Textbook of
Clinical Neuropsychopharmacology

Third Edition

Korean College of Neuropsychopharmacology

Editor-in-Chief :
Won-Myong Bahk, M.D., Ph.D. · Chan-Hyung Kim, M.D., Ph.D.

Σ Sigma Press

임상신경정신약물학, 제3판
TEXTBOOK OF CLINICAL NEUROPSYCHOPHARMACOLOGY, THIRD EDITION

발행일 | 2019년 6월 5일 1쇄 발행

저　자 | 대한정신약물학회 대표저자 박원명 · 김찬형

발행인 | 강학경

발행처 | ㈜시그마프레스

디자인 | 김은경

편　집 | 류미숙

등록번호 | 제10-2642호

주소 | 서울특별시 영등포구 양평로 22길 21 선유도코오롱디지털타워 A401~402호

전자우편 | sigma@spress.co.kr

홈페이지 | http://www.sigmapress.co.kr

전화 | (02)323-4845, (02)2062-5184~8

팩스 | (02)323-4197

ISBN | 979-11-6226-169-9

＊ 책값은 책 뒤표지에 있습니다.

이 도서의 국립중앙도서관 출판예정도서목록(CIP)은 서지정보유통지원시스템 홈페이지(http://seoji.nl.go.kr)와 국가자료공동목록시스템(http://www.nl.go.kr/kolisnet)에서 이용하실 수 있습니다.(CIP제어번호 : CIP2019018898)

정신약물의 등장은 정신의학의 역사에서 가장 혁명적인 사건이다. 현대정신의학은 19세기 후반 유럽의 정신과 의사들이 임상적으로 관찰된 다양한 증상에서 정신질환들을 구분해내면서부터 시작되었다. 하지만 20세기 초반까지도 정신질환의 효과적인 치료법은 거의 존재하지 않았으며, 환자들은 방치되거나 부적절한 치료에 노출되는 일이 빈번하였다. 이러한 상황에서 1950년대 chlorpromazine을 필두로 한 정신약물의 발견과 개발은 정신질환의 치료에 획기적인 전기가 되었을 뿐 아니라 질환의 병태생리를 규명하는 데에도 큰 기여를 하였다. 정신과 영역에서는 우연히 효과를 보인 약물의 기전을 밝혀내는 과정에서 질환의 병태생리가 규명되거나 새로운 약물이 개발되는 경우가 특히 많았기 때문이다. 이후 신경정신약물학의 비약적인 발전은 정신질환과 연관된 중추신경계의 이상과 유전학적, 생화학적 원인을 밝히는 데 큰 공헌을 하였을 뿐 아니라 인접 기초 분야인 생화학, 생리학, 약리학, 동물행동학 등에 매우 중요한 영향을 미쳤다. 아직은 항생제와 같은 완치 치료제는 없지만 최근 들어 다양하고 새로운 기전의 항정신병약물, 항우울제, 기분조절제, 인지기능 개선제 등에 대한 지속적인 개발과 연구들은 정신질환 치료에 있어 매우 의미 있고 희망적인 미래를 열어 줄 것으로 보인다.

한편 21세기에 들어 전 세계적으로 정신질환 치료에 있어 정신약물의 비중이 절대적이 되고 중요성이 더욱 강조되면서, 국내 정신건강의학과 전문의와 전공의들에게 정신약물학에 대한 올바른 이해와 최상의 진료를 돕기 위한 공식적이고 전문적인 임상신경정신약물학 교과서가 필요하다는 공감대가 이루어졌다. 또한 새로운 기전의 다양한 향정신성약물이 개발되고, 실제 임상에 적용됨으로써 변화된 정신약물 치료 전략에 관한 최신의 임상 정보를 공유할 필요성도 증대되었다. 이에 대한정신약물학회는 오랜 작업 끝에 2009년 국내 최초로 임상신경정신약물학 교과서(대표저자 연세의대 이홍식 교수)를 편찬하였으며, 이후 초판을 보완 수정한 제2판(대표저자 가톨릭의대 박원명, 연세의대 김찬형 교수)을 2014년에 발간하였다. 하지만 제2판 발간 이후로도 지속적으로 새로운 정신약물들이 개발되고 임상에서 새로운 연구결과들이 보고되고 있어, 그에 따른 최신의 정신약물치료 결과와 경향을 반영하고, 그 어느 때보다 빠르게 변화하고 있는 국내 의료 환경에 발맞추기 위하여 교과서 재개정 작업의 필요성이 대두되었다. 이에 2018년 1월 개최된 대한정신약물학회 이사회에서『임상신경정신약물학, 제3판』작업을 진행하기로 결정하였다.

이번『임상신경정신약물학, 제3판』은 2014년 제2판이 발간된 이후 지난 5년간의 정신약물학 분야의 발전을 근거로 개정하게 되었다. 이 책은 대한정신약물학회의 공식 교과서로 전체 12부, 총 57장으로 구성되어 있으며, 우리나라 정신약물학 분야의 전문가 82명이 집필진으로 대거 참여하였다. 이번 임상신경정신약물학 교과서에 수록된 내용이나 도표는 이미 국내외에서 보고된 연구결과들과 대한정신약물학회 등 주요 학술대회에서 발표된 내용들이 기초가 되었으며, 신경정신약물학에 대한 기초적인 내용은 물론, 주요 정신질환의 약물치료와 관련하여 임상의가 알아야 할 핵심적인 내용을 포괄적으로 다루려고 노력하였다. 특히 이번 제3판에서는 최근 들어 정신질환의 병태생리에 대한 개념이 변화했을 뿐 아니라, 이미 임상에서 사용되는 정신약물의 기전과 적응증이 확장되면서 기존의 약물 적응증에 따른 구분이 무의미해져 가는 현 시점에 맞춰, 약물학적 영역pharmacological domain과 작용 기전mode of action에 초점을 두고 개발되었고, 현재로서는 가장 과학적이고 합리적인 정신약물의 명명법이라 알려진 'Neuroscience based Nomenclature(NbN)'를 국내에서는 처음으로 적용하여 '제3부 신경정신약물의 약리학 및 특성'을 구성하였다.

이 책의 가장 주된 목적은 정신건강의학과 전문의와 전공의들이 정신약물을 폭넓고 깊이 있게 이해할 수 있도록 하는 것이다. 이런 이해를 통하여 냉철한 사고와 따뜻한 마음으로 정신질환을 겪는 환자들을 돌볼 수 있게 되기를 기대한다. 또한 이 책은 임상신경정신약물학에 대해 관심을 가진 타과 의사, 의과대학생, 간호대학생 그리고 임상심리사, 간호사, 사회사업사 등 연관 분야의 전문가들에게도 매우 훌륭한 참고서적이 될 것이다. 그뿐만 아니라 전문적인 지식을 원하는 환자와 보호자에게도 도움이 될 것으로 생각한다.

바쁜 일정에도 불구하고 지난 1년간 정신약물학에 대한 학문적 열정과 사명감을 가지고 원고를 기꺼이 집필하여 주신 임상신경정신약물학 교과서 팀과 이번 교과서 표지 그림을 직접 그려주신 계요병원 손인기 선생께 진심으로 감사를 드리며, 이 책의 출판을 도와주신 (주)시그마프레스 직원 여러분께도 감사를 드린다. 특히 이번 제3판은 편찬책임간사로 처음부터 끝까지 세세한 모든 부분을 챙겨 주신 건국의대 남범우 교수의 열정이 있었기에 어려운 작업을 끝마칠 수 있었다. 이 자리를 빌려 나의 고마움과 깊은 동료애를 표하고자 한다.

끝으로 이 책을 정신질환을 완치시키고자 노력하는 정신의학 분야 임상의와 연구자 그리고 이를 극복하고자 애쓰시는 모든 환자분께 바친다.

심신의 티끌을 닦아주려는 듯 내리는 봄비를 느끼며
2019년 4월 25일 오후에
대표저자 박원명

약물치료를 제외한 다른 생물학적 치료나 정신사회적 치료가 정신건강의학과 진료에서 일정한 역할이 있다는 것을 부정할 수는 없다. 하지만 정신약물을 배제한 정신과 임상 진료는 결코 상상할 수 없을 정도로 약물의 중요성은 크고 분명하다. 약물학 교과서는 진료에 필수적인 만큼 확고한 근거를 확보할 수 있어야 할 뿐만 아니라 최신의 연구 개발과 임상적 적용을 통한 약물학의 새로운 변화 역시 균형 있게 담아내야 하는 이중의 과제를 안고 있다. 이러한 목적을 위해 새로 개정되는『임상신경정신약물학, 제3판』에는 젊은 연구자와 임상가의 참여를 늘려 약물학의 새로운 변화와 경향을 반영하고자 하였다. 하지만 일부 장은 기존의 저자가 함께 참여하여 변화와 안정의 균형을 맞추었다.

새 개정판은 이전 판과는 다른 몇 가지 새로운 변화를 시도하였다.

첫째, 정신약물학의 새로운 연구결과를 반영하고 국내 약물임상시험의 활발한 수행을 고려하여 제3장 정신약물유전학, 제7장 신경정신약물 임상시험의 방법론 및 해석을 추가하였다.

둘째, 새로운 개정판의 가장 큰 변화이면서 타 정신약물 교과서와 구별되는 장점은 '제3부 신경정신약물의 약리학 및 특성'에서 나타난다. 기존의 적응증 중심의 분류에서 벗어나 약물학적 영역, 작용기전 중심의 과학적이고 합리적인 정신약물의 분류에 따라 제3부를 구성하였다. 이러한 시도는 아마도 국내 임상신경정신약물학의 연구와 발전에 중요한 역할을 할 것으로 기대한다.

셋째, 새로운 진단이 추가되고 임상 정신의학의 영역이 확대되는 최근의 경향을 반영하여 제33장 행위중독, 제35장 통증장애, 제42장 비만, 제47장 성인 ADHD, 제57장 노년기 초조증상이 추가되었다.

넷째, 개정판의 또 다른 특장점은 기존의 교과서에서 개별 장에서 다루어지던 약물의 부작용 관련 내용을 모아서 제45장 신경정신약물의 주요 부작용 및 예방으로 독립시키고 확대 개편한 것이다. 의료 행위와 관련하여 환자의 동의와 선택의 권리가 강조되는 현재의 큰 흐름에서 이러한 시도가 앞으로 정신약물 사용 표준 동의서 및 부작용 설명서와 부작용 예방 및 대응 매뉴얼로 발전하는 계기가 될 수 있기를 희망한다.

다섯째, 교과서는 고정된 실체로 정신약물학의 빠른 변화를 완벽하게 반영할 수 없다는 태생적인 책으로서의 한계가 있다. 이를 보완하기 위해 임상신경정신약물학을 교재로 사용하는「임상신경정신약물학 아카데미」를 준비하고 있다. 교과서가 아카데미 강의 교재가 되고 강의 준비와 강의가 새로운 교과서 집필 준비의 과정이 되는 유기적인 시스템을 구축하고 있다. 이것은 교과서 내용 자체의 변화라고는 할 수 없지만 새로운 시스템으로서 임상신경정신약물학 교과서의 저술 목적을 충분히 실현시킬 수 있는 참신한 변화의 시작이 될 것이다.

책을 처음 기획할 때 가졌던 이상이 여러 가지 현실적인 제약 때문에 충분히 반영되지 못하는 일은 흔하다. 하지만 이번『임상신경정신약물학, 제3판』은 초기 기획의 모든 기대와 이상이 충분히 실현된 흔치 않은 책이라고 자부할 수 있다.

이제 많은 학구적인 독자가 이 교과서를 이용하여 전문 지식을 쌓고 환자를 치료하는 데 작은 도움이라도 받았으면 하는 희망만이 남아 있다.

2019년 5월 13일 편찬책임간사

남범우

차례

제2부 신경정신약물 임상시험

제3부 신경정신약물의 약리학 및 특성

제**4**부   조현병의 약물치료

 제**5**부   기분장애의 약물치료

제6부　불안장애의 약물치료

 제7부　물질관련장애 및 행위중독의 약물치료

신체증상 및 관련장애의 약물치료

 수면장애의 약물치료

제**10**부 다양한 상황에서의 약물치료

소아청소년기 정신장애의 약물치료

제12부 노년기 정신장애의 약물치료

신경정신약물학의 개관

CLINICAL NEUROPSYCHOPHARMACOLOGY

CHAPTER 01

정신약물학의 역사와 개요

남범우 · 박원명

정신약물의 등장은 정신의학의 역사에서 가장 혁명적인 사건이다. 현대정신의학은 19세기 후반 유럽의 정신과 의사들이 임상적으로 관찰된 다양한 증상에서 정신질환들을 구분해내면서부터 시작되었다. 하지만 20세기 초반까지도 정신질환의 효과적인 치료법은 거의 존재하지 않았으며, 환자들은 방치되거나 부적절한 치료에 노출되는 일이 빈번하였다. 이러한 상황에서 1950년대 chlorpromazine을 필두로 한 정신신경계 약물의 개발은 정신질환의 치료에 획기적인 전기를 부여했을 뿐 아니라 질환의 병태생리를 규명하는 데도 큰 기여를 하였다. 특히 정신과 영역에서는 우연히 효과가 발견된 약물의 기전을 밝혀내는 과정에서 질환의 병태생리가 규명되거나 개량 약물이 파생되는 경우가 많았기 때문이다. 아직까지 약물치료가 정신질환의 근원을 완벽히 치료하는 수준에 이르지는 못하였으나, 정신질환의 가장 훌륭한 치료법이라는 사실은 여러 연구 및 임상적 치료를 통하여 인정받고 있다.

Hollister는 1970년대에 이르러 주류 정신의학계에서 정신분석의 영향이 줄어들기 시작하고 약물치료를 바라보는 시각이 긍정적으로 변화하였음을 기술하였다. 환자는 의사에게 이해 받기에 앞서 의학적 도움을 받기를 원하며, 약물치료를 통하여 정신적 고통을 경감시키고, 기분을 향상시키는 것이 정신치료적 관점에서는 환자의 치료 동기를 떨어뜨릴 수는 있으나 비윤리적인 일이 아니므로 약물치료가 정신질환의 훌륭한 치료법이 될 수 있다고 주장하였다.[1] 이후 정신약물학은 비약적인 발전을 거듭하며, 현재까지 새로운 약물들의 개발 및 기존 약물의 추가적인 효과에 대한 규명이 지속되고 있다. 정신질환의 병태생리에 대한 이해가 증진되고, 약물의 기전과 적응증이 확장되면서 미래에는 기존의 약물 적응증에 따른 구분이 무의미해지고 'Neuroscience based Nomenclature(NbN)' 등 신경생물학에 기초한 보다 더 과학적인 분류가 가능할 것으로 보인다.[2] 하지만 이 장에서는 역사적 관점에서 전통적인 약물 분류에 따라 그 흐름을 조망해보고자 한다.

1.1 항정신병약물

제2차 세계대전 당시 프랑스의 Rhône-Poulenc 제약사 연구진들은 항말라리아제 개발과정에서 phenothiazine계 유도체를 다수 합성하였으며, 이 약물들의 강력한 antihistamine 작용을 알게 되었다. 당시 약리학자였던 Laborit는 인공동면artificial hibernation을 유도하는 물질을 찾던 중, phenothiazine 유도체의 진정효과에 대하여 관심을 가지게 되었다. 그는 특히 chlorpromazine이 동물 실험에서 저체온증을 유발하고, 수술환자에서 마취효과를 향상시킨다는 것을 알게 되었고, 이 약물이 정신질환 치료에도 도움이 될 것으로 기대하였다. 그래서 그는 지인이자 정신과 의사인 Hamon과 Delay에게 이 약물의 사용을 권유하였다. 이에 1952년 1월 19일 프랑스 파리의 한 병원에서 Hamon에 의하여 정신과 환자에게 chlorpromazine이 최초로 투여되었다. 이후 Delay와 Deniker는 38명의 초조증상을 동반한 정신병 환자들에게 chlorpromazine 75~150mg/day를 투여하는 임상연구를 시행하였고, 1952년 5월에 그 결과를 발표하였다. 연구결과에 의하면, 이전의 충격요법이나 수면치료에 반응이 없었던 환자들에서 조증 및 초조증상, 공격성, 망상이 호전되었으며, 이러한 약물의 효과는 의식 혼란의 부작용을 보인 과거의 진정제들과 구분되는 것이었다.[3] chlorpromazine의 항정신병 효과를 발견한 것은 정신의학사의 혁명적인 사건으로 기록되었으며, 이 약물의 도입으로 정신병원에 단순히 수용되어 있던 환자들의 수는 급감하게 되었다.

이후 chlorpromazine의 사용은 프랑스뿐 아니라 유럽 전역과 미국으로 확산되었다. 1954년 미국정신의학회지인 'Archives of Neurology and Psychiatry'에 첫 임상결과가 보고되었으며, 1년 뒤 오스트레일리아와 러시아의 의학저널에서도 해당국 정신과 의사에 의해 임상경험이 보고되기 시작하였다. 그리고 1955년 10월 프랑스 파리에서 'International Colloquium on Chlorpromazine and neuroleptic Drugs in Psychiatric Treatment'라는 국제학술회의가 개최되었다. 이 회의에는 22개국, 약 200여 명의 정신의학자들이 모여 chlorpromazine에 대한 다양한 임상경험과 연구결과에 대하여 활발한 논의를 가졌으며, 1952년 이후의 chlorpromazine에 대한 임상경험을 집대성하여 학술지로 발간하기도 하였다.[4] 당시 보고 내용에 의하면, 대부분의 정신의학자들은 급성 조현병(정신분열병)이나 급성 조증에 대한 약물의 치료효과에 대해서는 동의하였지만, 만성 정신병, 우울증, 강박증, 공포증 등에 대한 효과 여부에 대해서는 다소 회의적이었다. 또한 약리적 특성으로 antihistamine, anticholinergic, adrenolytic, parasympatholytic, sympatholytic 효과들이 제시되었고, 약물의 작용 부위로 피질하영역subcortical area이 추정되었으나, 어느 기전도 약물의 임상적 효과를 충분히 설명하지는 못하였다고 기술되어 있다. 오히려 초창기의 학자들은 chlorpromazine의 효과를 심리학적 관점에서 설명하고자 하였다. 즉, 약물이 긴장을 해소시켜 인격의 재결합을 촉진함과 동시에 의사소통을 향상시킴으로써 대인관계가 호전되고 정신증상이 완화된다는 것이었다.

한편 chlorpromazine이 소개된 직후인 1952년 Muller는 인도 관목의 일종인 *Rauwolfia Serpentina*로부터 추출한 물질에 reserpine이라는 이름을 붙이고 혈압강하제로 사용하였다. 1953년에 Hakim이 Rauwolfia Serpentina의 항정신병 효과를 최초로 보고하였고, 1년 뒤 Kline은 reserpine의 항정신병 효과를 정리하여 발표하였다. reserpine은 chlorpromazine과 유사한 정도의 항정신병 효과가 있다고 생각되었으며, 약물의 효과에 대한 기대가 높았으나, 코막힘, 설사, 우울증 등 다양한 부작용을 유발하는 것으로 밝혀져 널리 사용되지는 못하였다. 그러나 reserpine의 기전을 연구하는 과정에서, 이 약물이 신경말단의 세로토닌 재흡수를 비가역적으로 차단하여 단가아민mono amine을 고갈시킨다는 것을 알게 되었다.[5] reserpine에서 도파민의 역할은 먼 훗날에서야 언급되었고 현재 사용되지는 않지만, 조현병의 도파민 가설이나 우울증의 단가아민 가설을 수립하는 데 큰 기여를 했다고 볼 수 있다.

이후 여러 제약회사가 chlorpromazine을 원형으로 한 다양한 유도체들을 개발하였으며, 1954년에 mepazine, 1957년에 perphenazine, 그리고 1958년에 trifluoperazine과 thioxanthene 등이 소개되었다. 이들의 약물효과는 거의 유사하였으나 용량 및 부작용 측면에서 차이가 있었다.

chlorpromazine에 이어 개발된 약물이 butyrophenone계인 haloperidol이다. 1958년 Janssen과 동료들은 보다 강력한 진통제를 개발하기 위하여 pethidine의 화학 구조를 변화시켜 새로운 물질을 합성하고 있었다. 그는 pethidine 유도체 중 하나인 R1187에서 chlorpromazine과 유사한 정온 효과를 발견하였다. 즉, 이 약물을 투여받은 동물이 점차 진정되었으며, 강직성 양상을 보이기도 했던 것이다. 이에 고무된 연구자들은 이와 유사한 R1625를 개발하였는데, 그것이 바로 haloperidol이다.[6] 이후에도 많은 관련 유도체들이 합성되어 항정신병약물antipsychotics로 소개되었다. 그중에서도 haloperidol은 1970~1980년대에 가장 흔히 처방되던 항정신병약물이었으며, 아직까지 주요 항정신병약물로 사용되고 있다.

항정신병약물에 대한 임상경험이 쌓이면서 연구자들의 관심은 추체외로 부작용extrapyramidal side effect으로 향했다. 항정신병약물의 항정신병 효과와 운동장애 유발 부작용이 공통적으로 도파민 신경계를 경유한다는 사실이 알려지면서 추체외로 부작용이 없을 경우 항정신병 효과도 없을 것이라는 주장이 제기되기도 하였다.[7] 하지만 이러한 민음은 1971년 추체외로 부작용을 거의 야기하지 않는 clozapine이 등장하면서 흔들리게 되었으며, 기존의 항정신병약물과는 다른 '비정형atypical' 항정신병약물의 개념이 탄생하는 계기가 되었다.

dibenzodiazepine계 약물인 clozapine은 양성증상뿐 아니라 음성증상에도 효과적이며, 추체외로 부작용과 지연성 운동이상tardive dyskinesia을 거의 유발하지 않는 것으로 알려져 큰 주목을 받았으나, 무과립구증agranulocytosis을 유발할 수 있는 위험성으로 인하여 1975년 제조가 중단되었다.[8] 1989년 미국 FDA에서 주기적인 혈액 검사를 전제로 약물사용을 다시 허가하였고, 이후 현재까지 난치성 조현병 환자의 치료에 가장 중요한 약물로 자리매김을 하고 있다. clozapine 이후 비정형성을 띠는 약물의 개발이 촉진되었는데, haloperidol의 특성에 세로토닌 수용체(5-HT2) 길항작용을 추가한 약물로서 risperidone과 ziprasidone이 합성되었으며, clozapine으로부터 olanzapine과 quetiapine이 파생되어 널리 사용되고 있다.[9] thienobenzodiazepine계 약물인 olanzapine은 clozapine과 같은 dibenzodiazepine 형태로 도파민 D2 및 세로토닌 5-HT2A 수용체에 높은 결합력을 지니고 있으며, 현재까지 개발된 비정형 항정신병약물 중 clozapine과 구조적 및 약물학적으로 가장 유사한 약물이다.

이후 도파민 활성의 과다 및 저하가 각 도파민 회로에 따라 서로 다르게 나타난다는 사실이 알려지면서, 이를 동시에 제어할 수 있는 3세대 항정신병약물, 즉 도파민 수용체 부분효현제partial agonist의 개발이 진행되었다. 1980년대 후반 일본 Otsuka사 연구진들은 시냅스전 도파민 자가수용체에 효현제로 작용하면서 시냅스후 D2 수용체 길항 작용을 가진 새로운 항정신병 약물을 찾고자 연구하던 중 D2 수용체에 부분효현 작용을 가진 aripiprazole을 합성하는 데 성공하였다. aripiprazole은 도파민 수용체 외에 세로토닌 5-HT1A 수용체에 부분효현제로 작용하고, 세로토닌 5-HT2 수용체에 대하여 길항제로 작용하기 때문에 dopamine-serotonin system stabilizer(DSS)라고 불리기도 한다.[10] 이러한 독특한 특징은 기존의 비정형 항정신약물이 가지던 이점은 그대로 유지하되, 상대적으로 도파민 신경전달이 활발한 mesolimbic system에서는 도파민 수용체

길항제로 작용하여 조현병 환자들의 양성증상을 줄이고, 도파민 신경전달이 정상 수준이거나 상대적으로 부족한 mesocortical, tuberoinfundibular, substantia nigral system에서는 도파민 수용체 길항 효과를 최소화함으로써 조현병 환자들의 음성증상을 줄이고 추체외로 부작용 및 고프로락틴증을 예방하는 데 기여한다. brexpiprazole과 cariprazine도 도파민 부분효현제로 새로운 치료제로 개발되었다.

한편, 치료효과 지속 및 증상 재발 방지를 돕고, 경구 약물에 대한 조현병 환자들의 낮은 순응도와 내약성 등을 극복하기 위한 주사형injectable/depot 제제의 연구개발도 이어져 왔다. 전통적으로 사용되어온 fluphenazine, haloperidol 등의 정형 항정신병약물 이외에 risperidone, paliperidone, olanzapine, aripiprazole 등 비정형 항정신병약물의 장기지속형 주사제제가 개발되어 널리 이용되고 있으며, 이들에 대한 임상연구도 활발히 진행되고 있다.[11]

1.2 항우울제

1950년대 이전에는 hematoporphyrin, amphetamine, opiate, dinitrile, succinate 등이 우울증 치료제로 시도되었다. 그러나 기전적인 측면에서 최초의 항우울제antidepressants는 결핵 치료제인 iproniazid와 isoniazid였다고 할 수 있다. 1952년 Selikoff는 iproniazid를 복용한 결핵 환자들이 즐거워하고 춤을 추는 등 활동이 증가하는 것을 관찰한 후, 우울증 환자들에게 이 약물을 처방하였다. 하지만 같은 해 Delay는 우울증 환자들에서 isoniazid를 사용한 후 항우울 효과를 관찰하지 못하였다고 보고했다. 이후 Zeller가 isoniazid의 단가아민 산화효소monoamine oxidase(MAO) 억제 기전을 보고하였고, Chessin이 iproniazid가 reserpine의 효과를 반전시킨다는 연구결과를 발표하였다. 이에 1958년 Saunders와 Kline은 iproniazid를 우울증 환자들에게 다시 사용하였고, 결국 항우울 효과를 입증하게 되었다.[12] 하지만 안전성 문제로 인하여 다른 유도체들이 연구되었으며, MAO 억제제는 임상에서 널리 사용되지 않았다.

또 다른 형태의 항우울제는 항정신병약물 연구과정에서 개발되었다. 1957년 스위스의 정신과 의사 Kuhn은 Ciba Geigy 제약사의 항정신병약물 후보물질 중 chlorpromazine

유사체인 G22355가 항정신병 효과는 없지만 항우울 효과가 크다는 것을 발견하였다. 그는 40명의 우울증 환자에게 G22355를 투여하고 3주 후 대부분의 우울증상이 사라지는 것을 관찰하였고, 그 결과를 취리히의 국제학술회의에서 발표하였다. 이후 이 물질은 imipramine으로 명명되었다.[12] 이후 imipramine과 유사한 유도체들이 연이어 개발되었으며, 이들의 화학구조가 공통적으로 3개의 고리 형태로 이루어져 있어 삼환계 항우울제tricyclic antidepressant, TCA라고 불리게 되었다. TCA는 MAO 억제제와 비교하였을 때, 구조 및 작용하는 수용체도 다르지만, 시냅스에서 신경전달물질의 가용성을 증가시킨다는 공통점을 가지고 있다.[13] 하지만 TCA는 변비, 구갈, 시야 흐림 등 anticholinergic 부작용, 체중증가, 졸림 등 antihistamine 부작용, 혈압 강하, 기립성 저혈압 등 α-adrenergic 부작용으로 인하여 내약성과 순응도 측면에서 복용에 어려움이 있었다. 따라서 이러한 측면을 개선하기 위하여 소수의 수용체에 작용하는 약물 개발에 많은 노력을 기울이게 되었으며, 그 결과 개발된 약물이 선택적 세로토닌 재흡수 억제제selective serotonin reuptake inhibitor, SSRI이다.

최초의 SSRI는 미국의 Eli Lilly사가 10여 년의 연구 끝에 1988년 출시한 fluoxetine(Prozac®)이었다. 이 약이 세상에 미친 영향은 실로 엄청난 것으로, fluoxetine 이후 항우울제의 내약성이 증가함과 동시에 우울증의 진단 역치는 감소하여 항우울제 복용이 대중적으로 유행처럼 퍼지는 현상을 불러일으키기도 하였다.[14]

기존 SSRI 계열 약물이 세로토닌 재흡수 수송체serotonin reuptake transporter, SERT의 작용을 억제하여 시냅스 간극에 분포하는 세로토닌 농도를 증가시키고, 시냅스전 뉴런의 5-HT1A 수용체를 탈감작시켜 세로토닌 분비를 더욱 촉진하는 기전을 이용했다면, 이러한 기전은 유지하되 복수의 수용체에 작용하면서 특정 수용체 아형에 선택적으로 주로 작용하여 보다 다양한 기전을 가진 새로운 약물들이 연구되기 시작하였다.[13] 그 결과 세로토닌-노르에피네프린 재흡수 억제제serotonin-norepinephrine reuptake inhibitor, SNRI, 노르에피네프린-도파민 재흡수 억제제norepinephrine-dopamine reuptake inhibitor, NDRI, noradrenergic and specific serotonergic antidepressant(NaSSA) 등이 새로 개발되었다. 특히 2013년 주요우울장애 치료제

로 미국 FDA 승인을 받은 vortioxetine은 기존 SSRI 계열의 SERT 억제기능은 물론, 기타 항우울제가 지닌 5-HT1A 수용체에 대한 효현작용, 5-HT1B/1D/3/7 등 수용체에 대한 길항작용을 모두 지녀 소위 multimodal agent의 대표적인 한 예로 거론된다.[15]

또한 멜라토닌 1, 2 수용체의 효현제인 agomelatine은 작용기전 및 효능, 부작용 면에서 새로운 항우울제로 개발되어 2009년부터 유럽에서 승인받아 valdoxan 등의 제품명으로 사용 중이며[16], 국내에도 재도입을 시도하고 있다.

그러나 TCA 이후에 개발된 이러한 약물들이 TCA에 비하여 부작용을 현저히 개선한 것은 확실하지만 항우울 효과 면에서 우월하다는 증거는 없다. 현재 임상연구 중이고 향후 개발될 다양한 항우울제들에 기대를 걸어 본다.

1.3 기분조절제

lithium이 기분을 안정시키는 효과가 있다는 사실은 기원후 2세기경부터 알려진 것으로, 그리스-로마 시대의 의사 Galen이 정신질환을 가진 환자의 입욕제로 lithium을 사용했다는 기록이 있다.[17] lithium은 19세기에 이미 흔하게 사용되었으며, 한때는 청량음료인 세븐업에도 lithium이 혼합된 적이 있었다고 한다. 하지만 오늘날처럼 lithium을 양극성장애의 치료제로 사용한 것은 아니었다. 20세기 초반까지도 양극성 조증에 전통적인 진정제인 bromide, barbiturate, paraldehyde 정도만이 일부 제한적으로 사용되고 있었다.

조증 삽화에 대한 lithium의 효과를 처음으로 이론화한 사람은 오스트레일리아의 정신과 의사 Cade였다. 그는 1949년 lithium과 요산을 섞은 혼합물을 기니피그에 정주한 후 활동이 줄어드는 것을 발견하였다. 이후 Cade는 중증의 조증 상태인 51세 남자에게 lithium을 투여하였으며 만족스러운 결과를 얻었다.[17] 그러나 당시 식이요법의 하나로 염분제거식을 권장하면서 대체성분으로 lithium이 사용된 적이 있었는데, 이때 lithium 독성이 문제가 되어 임상에서의 사용은 급격히 감소하게 되었다. 이러한 상황에서 1950년대 중반 덴마크의 Schou는 독성을 일으키지 않는 범위 내에서 lithium의 항조증 효과를 보고하였다.[18] 그

결과 lithium은 1960년대부터 조증 삽화의 치료제로 상용화되기 시작하였으며, 추후 기분 삽화의 재발을 예방하는 효과도 입증되어 1970년대 이후 최근까지 전 세계적으로 광범위하게 처방되고 있다.

항경련제의 기분조절 효과 역시 20세기 중반부터 인식되고 있었는데, lithium을 대체할 수 있는 약물로 처음 주목을 받은 것은 valproate였다.[19] 1980년대에 들어 조증 삽화의 치료에 carbamazepine도 lithium과 병합요법으로 많이 처방되었으나, 적절한 용량을 찾는 것이 어렵고 혈액학적 및 면역학적 부작용 문제로 현재는 사용이 많이 감소한 실정이다. 1995년에 divalproex sodium 장용정이, 2006년에는 divalproex 서방정이 미국 FDA에서 양극성 조증치료에 승인되었다. 이후 divalproex와 다양한 형태의 valproate들이 양극성장애의 급성기 치료와 장기적인 유지치료에 널리 쓰이고 있다.[20] 또 다른 항경련제인 lamotrigine은 미국 FDA에서 양극성장애 유지치료에 승인을 받아 최근에 널리 사용되고 있는 약물이다.

최근 양극성장애 환자들에서 기분조절제mood stabilizers에 병합 또는 기분조절제의 대체요법으로 비정형 항정신병약물을 처방받는 경우가 증가하고 있는 추세이다. 일찍이 1973년 chlorpromazine이 항정신병약물 중 최초로 양극성 조증 삽화 치료에 대해 미국 FDA 승인을 받은 바 있으나, 환자들의 낮은 내약성과 과다진정 및 저혈압 등의 부작용 문제로 널리 쓰이지 못했다. 하지만 2000년 olanzapine이 비정형 항정신병약물 중 최초로 양극성 조증 삽화 치료에 대한 FDA 승인을 받은 후, 현재까지 대부분의 비정형 항정신병약물이 미국 FDA에서 조증 증상의 치료에 승인을 받았다.

조증 삽화에 대한 치료제는 상대적으로 다양한 반면, 양극성 우울 삽화에 대해 치료효과가 분명한 약제는 드문 편이다. 2003년 olanzapine과 fluoxetine의 병합약물(OFC, Symbyax®)이, 2008년 quetiapine 단독요법이 미국 FDA 승인을 받은 이후, lurasidone의 단독요법 및 valproate 또는 lithium과의 병합요법이 2013년 미국 FDA 승인을 받았다.[21] 기존 비정형 항정신병약물과 마찬가지로 D2 수용체 및 5-HT2A 수용체에 대한 길항작용을 하면서, 항우울 및 인지개선 효과와 관련된 5-HT7 수용체 길항 및 5-HT1A 부분효현 작용을 보이며, 이들이 양극성 우울 삽화에 대한 치료효과에 기여하는 것으로 추정된다.

이와 같이 다양한 비정형 항정신병약물들이 기분조절 효과가 있다는 사실이 밝혀지면서 항정신병약물과 기분조절제 간의 구분은 흐려지고 있으며, 이들을 적절히 조합하여 치료효과를 늘리거나 여러 약물들의 장점을 두루 가진 신약을 개발하기 위한 노력이 이어지고 있다.[22]

1.4 항불안제

20세기 중반까지 유럽에서는 오늘날의 불안장애를 광범위하게 노이로제neuroses라고 불렀으며, 이에 대한 치료법으로 주로 정신치료를 사용하였다. 특히 약물치료는 매우 일부 환자에서만 시도되었고, 그마저도 정신치료를 용이하게 하기 위한 수단으로 이용되었다. 당시 대표적인 진정제는 barbiturate였으며, 경험적으로 술, 아편, 대마 등이 사용되기도 하였으나, 부작용으로 인한 많은 문제점들이 제기되었다.

1940년대 중반 영국의 Berger는 항균제의 연구과정에서 mephenesin이란 물질을 쥐에 투여하였을 때 가역적인 근이완 효과를 관찰하게 되었다. 그는 이 물질의 구조식을 약간 변형시켜 작용시간이 더욱 길고 근이완 효과가 8배 이상 강한 meprobamate를 개발하였다. meprobamate는 기존의 진정제가 가진 부작용 없이 신경증적 불안만 선택적으로 완화시키는 효과를 나타내어 항불안제anxiolytics로 인정을 받았고, 1950년대 중반부터 임상에서 널리 사용되었다.[23]

meprobamate의 상업적 성공은 항불안제 개발의 계기가 되었다. 대표적인 약물로서 1963년 Roche 제약사의 Sternbach가 개발한 최초의 benzodiazepine계 항불안제인 chlordiazepoxide가 있다. 이 약물은 meprobamate보다 약물 효과가 10배 더 강하고, 순화작용taming effect도 높았다. 이후 diazepam을 비롯한 약 100여 종의 benzodiazepine계 유도체들이 지속적으로 개발되었다. 이 계열의 약물들은 항불안 효과가 우수할 뿐 아니라 barbiturate에 비하여 호흡 억제 효과가 없어 안전하고 효소 촉진 효과도 없는 것으로 나타났다.[24] 이러한 장점으로 인하여 benzodiazepine계 약물은 단기간에 barbiturate와 meprobamate를 대체하게 되었다. 현재까지도 benzodiazepine계 약물들은 가장 널리 쓰이는 항불안제이며, 일부는 수면제 또는 항경련제로 사용되고 있다. benzodiazepine계 약물의 약리 효과는 거의 유사하나, 약동학적으로만 차이가 있다.[24]

benzodiazepine계 약물은 이전의 약물들에 비하여 비교적 안전하지만 진정작용 및 금단증상이 나타날 수 있고, 남용과 의존을 유발할 수 있어 장기적인 복용은 문제가 될 수 있다. 이후 세로토닌 5-HT1A 부분효현제인 buspirone이 개발되면서 benzodiazepine계 약물들의 진정작용 및 금단증상, 남용과 의존 문제를 해결하였으나 약물 효과가 복용 후 2주 정도가 경과해야 나타나고, 실제 임상 상황에서 항불안 효과가 benzodiazepine계 약물들과 동등한지에 대한 논란이 남아 있다.

1.5 한국 정신약물학의 역사

국내에 신경정신계 약물이 도입되기 전에는 인슐린과 전기를 이용한 충격요법shock therapy이 행해졌다는 기록은 있으나[25] 구체적인 임상결과나 자료가 보고된 바는 없다. 국내에서도 chlorpromazine이 정신질환에 사용된 최초의 치료약물이었다. 신경안정제tranquilizer로서 chlorpromazine이 국내에 소개되고 나서 충격요법의 많은 부분을 대체하게 되었다. 이 약물에 대한 최초의 공식 문헌은 1959년 김창선이 한국의약이라는 학술잡지에 기고한 "정신신경계 영역에 있어서의 chlorpromazine 치험보고"였다.[26] 이 문헌에서 chlorpromazine은 조현병과 조울병 등 정신증은 물론 정신신경증, 진행성 마비, 만성약물중독에도 효과적이었다고 기술되고 있다. chlorpromazine은 1960년부터 국내에 허가를 받아 널리 사용되었는데, 당시의 광고를 보면 이 약물이 다양한 정신신경증상에 효과적이라고 홍보되었으며, 처방전 없이도 약국에서 누구나 구입할 수 있었다.

lithium은 1966년 김채원이 신경정신의학에 처음으로 소개하였는데, 조증은 물론 각종 정신질환의 흥분증상에 대하여 사용할 수 있다고 기술하였다.[27] 이후 lithium에 대한 연구가 활발해졌고, 1973년 정식 허가를 받으면서 조증에 대한 치료약물로 임상에서 널리 사용하게 되었다.

항우울제로는 imipramine이 가장 먼저 사용되었으며,

1964년에는 대표적인 TCA인 amitriptyline이 허가되어 본격적으로 사용되기 시작하였다. 항우울제에 대한 국내 최초의 학술보고는 1969년 오길성이 신경정신의학에 기고한 "imipramine과 reserpine 동시 투여에 의한 우울증 치료 1례"라는 증례 보고로 imipramine에 효과를 보지 못한 만성 우울증 환자에게 reserpine을 동시 투여하였을 때 효과가 있었다는 보고였다.[28]

정신약물치료가 활기를 띠기 시작한 것은 haloperidol 등의 정형 항정신병약물과 다양한 TCA, 정신신경계 약물들이 국내로 들어오기 시작한 1980년대였다. 정신약물학 관련 전문 연구학회인 대한정신약물학회가 창립된 것도 1985년 2월 28일이었으며, 초대 회장으로는 연세의대 김채원 교수가 선출되었다. 이후 대한민국 정신약물학의 연구와 발전은 대한정신약물학회와 그 궤를 같이한다고 해도 과언이 아니다. 1980년대 후반에는 TCA의 부작용을 크게 줄인 SSRI가 국내에 도입되면서 우울증과 불안장애에 대한 약물치료가 급성장하였다. 대한정신약물학회 이사장을 역임한 민성길, 이홍식과 박원명은 fluoxetine[29], sertraline[30], paroxetine[31]에 대한 국내 임상연구 결과를 각각 보고하였으며, 2000년대에 도입된 SNRI인 venlafaxine[32], NaSSA인 mirtazapine[33] 등도 임상연구가 활발히 진행되었다.

또한 1990년대에는 국내에서도 비정형 항정신병약물이 사용되면서 조현병(정신분열병) 치료에 새로운 장이 열렸다. 1993년 이홍식 등이 "치료 저항 정신분열증 환자에서의 clozapine 효과"를 대한정신약물학회지에 처음 보고하였으며[34], 뒤이어 "만성 조현병 환자의 risperidone 치료효과"가 신경정신의학에 발표되었다.[35] 1996년에는 risperidone이 국내 허가를 받았으며, 뒤이어 1997년 olanzapine이 허가되어 1999년부터 사용되기 시작했다. olanzapine에 대한 최초의 공식적 보고는 2000년 채정호 등이 연구한 "조현병 환자의 입원치료 상황에서의 risperidone과 olanzapine"이라는 논문이다. 이 논문에서는 조현병 치료에서 olanzapine이 신경학적 부작용의 측면에서 장점을 가지며, risperidone은 경제적인 측면에서 장점이 있다고 보고하였다.[36] 이후 2001년에는 국내 환자를 대상으로 olanzapine의 효과와 안전성에 대한 다기관 공동 임상연구가 시행되었다.[37] 이후에도 quetiapine, aripiprazole, amisulpride, ziprasidone, paliperidone, blonanserin 등 비정

형 항정신병약물 계열의 약물들이 국내에 도입되어 대한 정신약물학회를 중심으로 다양한 임상연구를 진행하였다. 또한 대다수의 비정형 항정신병약물들은 양극성장애에도 허가를 받아 2002년 이후 활발한 임상연구를 진행하고 있다. 국내에서 시행한 양극성장애 조증 삽화에 대한 대규모 다기관 임상연구는 박원명 등이 909명의 환자를 대상으로 한 risperidone 연구가 최초이며 2004년 "risperidone in combination with mood stabilizers for acute mania: a multicentre, open study"라는 논문으로 International Clinical Psychopharmacology에 게재되었다.[38] 이후에도 박원명은 양극성장애 치료에 국내 허가를 받은 olanzapine, quetiapine, aripiprazole과 ziprasidone 등 모든 비정형 항정신병약물의 다기관 임상연구를 완료하는 업적을 이루었다. 이러한 새로운 약물들은 미국 FDA 통과 후 2~3년 이내의 비교적 빠른 시간 안에 국내에서 허가되었고, 최근에는 EU 국가들에서 개발된 약물까지 미국에 앞서 도입되고 있어, 우리나라의 정신약물치료는 선진국 이상의 수준에 도달하게 되었다. 임상연구도 국제적인 기준에 맞추어 진행되고 있다. 특히 1994년 국내에서 의약품임상시험 관리기준인 Korean Good Clinical Practice(KGCP)가 제정되고 Institutional Review Board(IRB)를 설치 및 운영하는 의료기관이나 연구시설이 급속도로 늘어나면서 국내 임상약물시험과 관련된 정확한 방법론은 물론 피험자 보호와 연구자의 윤리적인 측면이 강조되기 시작하였다.[39] 이후 국제적 기준에 따른 연구결과들이 대한정신약물학회 회원을 중심으로 활발하게 보고되었으며, 다국적 제약사가 신약 출시를 위한 국제 규모의 2~3상 연구를 국내에서 진행하는 경우가 많아졌다.[40]

또 하나의 발전은 다양한 임상진료지침clinical practice guideline의 개발이다. 신약 개발과 더불어 사용할 수 있는 약물이 증가함에 따라 다양한 상황에 따라 여러 치료법의 적용이 가능해지면서, 1990년대부터 선진국을 중심으로 주요 근거 및 권고를 담은 임상진료지침이 활발하게 제작되었다. 이러한 변화에 맞추어 2000년대 들어 국내에서도 근거 및 전문가 합의에 기초한 한국형 임상치료지침들을 개발하기 시작하였다.[41] 그 결과 대한정신약물학회(이사장 이홍식) 주도로 국내 최초의 '조현병 약물치료에 대한 한국형 알고리듬 지침서Korean Medication Algorithm of

Pharmacotherapy for Schizophrenia'(개발위원장 권준수)[42]와 '한국형 양극성장애 약물치료 지침서Korean Medication Algorithm for Bipolar Disorder'(개발위원장 박원명)[43]를 발표하였다. 이후 2006년 대한우울조울병학회와 공동으로 '한국형 우울증 약물치료 지침서Korean Medication Algorithm for Depression'[44], 대한불안의학회와 공동으로 2007년 '한국형 강박장애 치료지침서Korean Treatment Algorithm for Obsessive-Compulsive Disorder'[45], 2008년 '한국형 공황장애 약물치료 지침서Korean Medication Algorithm for Panic Disorder'[46], '외상후 스트레스장애 근거중심의학 지침서Evidence-based Medicine Guideline for Posttraumatic Stress Disorder'[47]를 개발하였다. 특히 '한국형 양극성장애 약물치료 지침서' 개정작업이 가장 활발하여 2002년 개발 이후에 4년마다 개정작업을 지속하여 2006년, 2010년, 2014년, 그리고 최근인 2018년에 4차 개정판을 만들었다.[48] 또한 대한우울조울병학회와 함께 '한국형 우울장애 약물치료 지침서'도 2012년, 2017년 지속적인 개정작업을 이어왔다.[49] 대한조현병학회와도 '한국형 조현병 약물치료 지침서'를 2006년에 이어 13년 만인 2019년 2차 개정작업을 진행하였다.[50] 이 밖에도 대한불안의학회에서 한국형 범불안장애 약물치료 지침서, 보건복지부지정 우울증 임상연구센터에서 근거중심 한국형 우울증 약물학적 치료지침서, 한국중독정신의학회에서 중독치료지침서 등을 개발하여 제공하였다. 한국형 임상진료지침의 개발은 외국과 다른 국내 현실을 반영하여 국내 정신과 의사에게 치료약물 선택에 대한 적절한 판단을 돕는 데 큰 도움이 되고 있다.

또한 대한정신약물학회는 1990년부터 발간해 온 Korean Medical Citation Index 등재 국문학술지인 대한정신약물학회지에 이어 2003년부터 영문학술지인 'Clinical Psychopharmacology and Neuroscience'(CPN)를 발행하기 시작하였으며, 2014년에 SCIE에 등재하는 쾌거를 이루었다. 2018년 현재 impact factor 2,090으로 정신약물학 분야의 저명한 학술지로 자리매김하고 있다.

1.6 요약

정신약물학은 정신의학에서 가장 중요한 분야이며 비

약적인 발전을 거듭해 왔다. 현재까지 새로운 약물의 개발 및 기존 약물에 대한 추가적인 효과의 규명이 지속되고 있다. 최초의 항정신병약물로서 chlorpromazine에 이어 haloperidol 등 정형 항정신병 약물 및 clozapine, olanzapine, risperidone, ziprasidone, quetiapine 등 비정형 항정신병약물, 도파민 수용체 부분효현제인 aripiprazole 등이 개발되었으며 장기 지속형 주사제의 개발로 새로운 치료 전기를 마련하였다. 또한 항우울제는 결핵치료제인 iproniazid와 isoniazid에서부터 imipramine 등 TCA, 이후 SSRI, SNRI, NDRI, NaSSA 등이 개발되었으며 최근 multimodal 약제와 멜라토닌 수용체 관련 약물이 소개되었다. 기분조절제는 전통적으로 효과를 인정받았던 lithium 및 valproate,

carbamazepine, lamotrigine에 이어 2세대 항정신병 약물이 다양하게 쓰이고 있으며, 최근 lurasidone까지 임상에 도입되고 있다. 그리고 항불안제는 meprobamate를 시작으로, benzodiazepine 계열 약제 및 buspirone이 개발되어 사용되고 있다.

이와 같이 다양한 약물의 개발과 더불어 국내에서도 약물치료가 활발해지면서 정신약물 연구의 증가 및 임상약물시험과 관련된 기준의 발전, 그리고 임상에서 약물치료 지침의 개발이 이루어졌으며, 그 중심에는 대한정신약물학회와 대한정신약물학회 공식 영문학술지인 'Clinical Psychopharmacology and Neuroscience'가 있다.

참고문헌

1. Hollister LE. Brain Chemistry and Mental Disease. New York: Plenum;1971.303-317.

2. Hiroyuki Uchida, Shigeto Yamawaki, Won-Myong Bahk, and Duk-In Jon Neuroscience-based Nomenclature (NbN) for Clinical Psychopharmacology and Neuroscience Clinical Psychopharmacology and Neuroscience 2016; 14(2): 115-116

3. Bennett MR. Monoaminergic synapses and schizophrenia:45 years of neuroleptics. J Psychopharmacol 1998.12:289-304.

4. Ban TA, Ray OS. A History of the CINP. U.S.A.: JM productions, Inc.;1996.401-417.

5. Preskorn SH. The evolution of antipsychotic drug therapy: reserpine, chlorpromazine, and haloperidol. J Psychiatr Pract 2007;13:253-257.

6. Awouters FH, Lewi PJ. Forty years of antipsychotic Drug research-from haloperidol to paliperidone-with Dr. Paul Janssen. Arzneimittelforschung 2007;57:625-632.

7. Friedman JH. Atypical antipsychotics in the EPS-vulnerable patient. Psychoneuroendocrinology 2003;28:39-51.

8. Hippius H. The history of clozapine. Psychopharmacology 1989;99:3-5.

9. Fink-Jensen A. Novel pharmacological approaches to the treatment of schizophrenia. Dan Med Bull 2000;47:151-167.

10. Keck PE Jr, McElroy SL. Aripiprazole: a partial dopamine D2 receptor agonist antipsychotic. Expert Opin Investig Drugs 2003;12:655-662.

11. Mallikaarjun, aS, aKane, aJM, MBricmont, rP, retal. tPharmacokinetics, tolerability and safety of aripiprazole once

-monthly in adult schizophrenia: an open-label, parallel-arm, multiple-dose study.oSchizophrenia Research. c2013;0150(1):0281-288.

12. Ban TA. Pharmacotherapy of depression:a historical analysis. J Neural Transm 2001;108:707-716.

13. López-Muñoz F, Alamo C. Monoaminergic neurotransmission: the history of the discovery of antidepressants from 1950s until today. Curr Pharm Des 2009;15:1563-1586.

14. Wong DT, Perry KW, Bymaster FP. Case history: the discovery of fluoxetine hydrochloride (Prozac). Nat Rev Drug Discov 2005;4:764-774.

15. Citrome L. Vortioxetine for major depressive disorder: a systematic review of the efficacy and safety profile for this newly approved antidepressantultiple-dose studyr needed to treat, number needed to harm and likelihood to be helped or harmed?pInt J Clin Pract.r2014;68(1):60.act

16. Smeraldi E, Delmonte D. Agomelatine in depression. Expert Opin Drug Saf Nov 2013;12(6):873-880.

17. Schou M. Biology and pharmacology of the lithium ion. Pharmacol Rev 1957;9:17.

18. Bech P. The full story of lithium. A tribute to Mogens Schou (1918-2005). Psychother Psychosom 2006; 75:265-269.

19. Lambert PA, Carraz G, Borselli S, Carbel S. Neuropsychotropic action of a new anti-epileptic agent: depamide. Ann Med Psychol 1966;124:707-710.

20. Post RM, Denicoff KD, Frye MA, Dunn RT, Leverich GS, Osuch E, et al. A history of the use of anticonvulsants as

mood stabilizers in the last two decades of the 20th century. Neuropsychobiology 1998;38:152-166.

21. T. A. Ketter, K. Sarma, R. Silva, H. Kroger, J. Cucchiaro, and A. Loebel, eLurasidone in the long-term treatment of patients with bipolar disorder: a 24-week open-label extension study,urypproved antidepressantu2016;33:4246the l

22. Mundo E, Cattaneo E, Zanoni S, Altamura AC. The use of atypical antipsychotics beyond psychoses: efficacy of quetiapine in bipolar disorder. Neuropsychiatr Dis Treat 2006;2:139-148.

23. Ramchandani D, López-Muñoz F, Alamo C. Meprobamate-tranquilizer or anxiolytic? A historical perspective. Psychiatr Q 2006;77:43-53.

24. López-Muñoz F, Alamo C, García-García P. The discovery of chlordiazepoxide and the clinical introduction of benzodiazepines: half a century of anxiolytic drugs. J Anxiety Disord 2011;25:554-562.

25. 이종규. 정신신경과영역의 최신치료경향. 한국의약 1959;2:31-34.

26. 김창선. 정신신경과영역에 있어서의 Chlorpromazine 치험보고. 한국의약 1959;2:77-82.

27. 김채원. Lithium의 치료적 용도. 신경정신의학 1966; 5:43-44.

28. 오길성. Imipramine과 Reserpine 동시 투여에 의한 우울증 치료 1례. 신경정신의학1969;8:61-63.

29. 민성길, 김종주, 신정호, 이호영. Fluoxetine의 임상시험. 최신의학 1989;32:61-67.

30. 이홍식, 김지현, 유계준, 이호영. 우울증 환자에서의 Sertraline의 항우울 효과. 대한정신약물학회지 1992; 3:122-127.

31. Pae CU, Bahk WM, Jon DI, Lee SY, Yoon BH, Min KJ. Effectiveness and tolerability of paroxetine controlled release(CR) in the treatment of major depressive disorder: an open-label, prospective, multi-center trial in Korea. Hum Psychopharmacol Clin Exp 2007;22(6):351-359.

32. 서호준, 우영섭, 채정호, 전태연, 박원명. 신체증상을 동반한 주요 우울장애 환자에서 Venlafaxine ER의 치료 유지기간. 대한정신약물학회지 2007;18(5): 329-337.

33. 박원명, 배치운, 채정호, 전태연, 김광수, 김원. 외상후 스트레스 장애에서 Mirtazapine의 효과-24주 개방 연장 연구. 대한정신약물학회지 2005;16:156-162.

34. 이홍식, 이희상, 남궁기, 김찬형, 최낙경, 도정호, 등. 치료 저항 정신분열증 환자에서의 Clozapine 효과. 대한정신약물학회지 1993;4:161-168.

35. 박순원, 정해익, 강병조. 만성 정신분열증 환자의 Risperidone 치료효과. 신경정신의학 1993;32:744-757.

36. 채정호, 윤수정, 배치운, 전태연, 박유진, 박원명, 등. 정신분열병 환자의 입원 치료 상황에서의 Risperidone과 Olanzapine 사용 비교. 대한정신약물학회지 2000; 11:247-253.

37. 안용민, 강대엽, 권준수, 김창윤, 김철응, 반건호, 등. 정신분열병 및 정신분열형 장애에 대한 올란자핀의 효과와 안전성. 신경정신의학 2001;40:693-707.

38. Bahk WM, Yoon JS, Kim YH, Lee YH, Lee C, Kim KS, et al. Risperidone in combination with mood stabilizers for acute mania: a multicentre, open study. Int Clin Psychopharmacol 2004;19(5):299-303.

39. 이홍식. 대한정신약물학회의 역사. 대한정신약물학회지 2000;11:97-99.

40. 김영훈, 이홍식, 장문정, 정도운. 국내정신과 임상약물연구:1962년-1998년. 대한정신약물학회지 2000;11:35-51.

41. 안용민, 김대진, 권준수, 박원명, 이홍식, 김용식. 주요 정신질환의 약물치료에 대한 한국형 알고리듬 개발(1)-알고리듬과 임상지침서의 장,단점 및 개발과 관련된 일반사항. 대한정신약물학회지 2002;13:18-29.

42. 한국형 정신분열병, 양극성장애 약물치료 알고리듬 개발 위원회. 정신분열병 약물치료에 대한 한국형 알고리듬 지침서. 2001.

43. 박원명, 신영철, 전덕인, 윤보현, 김대진, 안용민, 등. 양극성장애의 한국형 약물치료 알고리듬(I). 대한정신약물학회지 2002;13:205-221.

44. 서정석, 민경준, 김원, 석정호, 박원명, 송해철, 등. 한국형 우울장애 약물치료 알고리듬 2006(I). 신경정신의학 2007;46:53-460.

45. 김원, 김세주, 양종철, 하태현, 구민성, 권준수, 등. 한국형 강박장애 치료 알고리듬 2007(I): 개발과정과 개요. 대한정신약물학회지 2007;18:338-346.

46. 양종철, 김민숙, 유범희, 윤세창, 이상혁, 서호석, 등. 한국형 공황장애 약물치료 알고리듬 2008: 초기치료전략. 대한정신약물학회지 2009;20:32-39.

47. PTSD 근거중심의학지침서 개발위원회. 외상후스트레스장애 근거중심의학 지침서. 2008.

48. 한국형 양극성장애 약물치료 알고리듬 실무위원회. 한국형 양극성장애 약물치료 지침서. 2018.

49. 한국형 우울장애 약물치료 알고리듬 실무위원회. 한국형 우울장애 약물치료 지침서. 2017.

50. 한국형 조현병 약물치료 알고리듬 개정 실무위원회. 한국형 조현병 약물치료 지침서. 2019.

CHAPTER 02

신경신호전달

김영훈

2.1 신경세포

2.1.1 뇌세포의 종류와 기능

뇌는 환경으로부터 정보를 받아 이를 분석하여 지각하며 그 일부를 기억으로 저장한다. 뇌는 축적된 정보를 바탕으로 신체에 명령을 내리고 환경자극에 대하여 반응한다. 이 전 과정은 많은 신경원neuron 혹은 신경세포nerve cell라고 불리는 세포들의 협동으로 이루어진다. 뇌에는 신경원 외에 교세포glial cell라고도 불리는 신경교세포neuroglia가 있다.

(1) 신경원

인간의 뇌는 많게는 약 1,000억 개의 신경원을 갖고 있다. 하나의 신경원은 세포체, 수상돌기, 축삭돌기와 축삭말단으로 구성된다.[1] 신경원은 일반적인 세포와 마찬가지로 핵, 리보솜, 망상체, 골지체, 미토콘드리아와 같은 구조물도 갖지만, 다른 세포에는 없는 두 종류의 돌기를 가지고 있다. 수상돌기는 외부로부터의 자극을 받아들이는 역할을 하며, 축삭돌기는 신호를 다른 신경원으로 전달하는 역할을 한다. 보통 수상돌기는 많게는 수천 개까지 있지만 축삭돌기는 1개만 있다. 축삭말단에는 비대한 부분이 있는데, 이 부위는 인접한 신경원과 함께 시냅스synapse를 이룬다. 축삭말단은 전달된 전기신호를 받아 신경전달물질을 시냅스 틈새synaptic cleft로 분비한다.[2]

신경원은 기능에 따라 감각신경원, 운동신경원과 중간 신경원으로 구분하는데, 중간신경원의 수가 가장 많다. 신경원은 긴 축삭돌기를 갖고 원거리 신호전달에 관여하는 제1형과 짧은 축삭돌기를 갖고 국소 신호전달에 관여하는 제2형으로 구분한다.

(2) 신경교세포

신경교세포는 신경원 주변에 분포하며, 신경원과는 다른 여러 가지 특성을 갖는다. 신경세포와 신경교세포의 비율은 뇌 조직에 따라 크게 차이를 보인다. 이들은 직접 정보처리에는 관여하지 않지만 신경원을 돕고 신경계의 구조를 이루는 여러 중요한 역할을 한다.

신경교세포에는 성상교세포astrocyte, 핍지교세포oligodendrocyte, 소교세포microcyte와 상의세포ependymal cell의 네 가지 유형이 있다.[3] 뇌에서 성상교세포와 핍지교세포는 수초를 만들고, 신경원에 물질을 전달하며, 신경원의 이온 환경을 유지하고, 뇌의 전반적 구조를 지탱하는 역할을 한다. 소교세포는 신경조직의 노폐물을 처리하는 식작용phagocytosis에 관여한다. 상의세포는 뇌실의 내면을 덮는 일종의 상피세포로 표면에 수많은 미세융모microvilli가 있어 뇌척수액을 이동시킨다. 정신장애의 병태생리에 관한 연구들이 과거에는 주로 신경원에 집중되었으나 최근 신경교세포들이 신경원 활동에 많이 관여한다는 사실이 알려지면서 이들에 대한 연구가 늘고 있다.

2.1.2 세포의 전위

신경원의 세포막은 100Å 정도의 두께로서 친수성 말단이 세포막 양 표면으로 향해 있고, 혐수성 말단이 세포막 안쪽으로 향해 있는 인지질 이중막 구조로 되어 있다. 그 내부에는 이온통로, 수용체, 효소와 같은 단백질이 활성 또는 비활성 상태로 존재한다.[4]

이 세포막을 경계로 세포 내외에는 전해질 농도에 차이가 있다. 세포 안에는 네 가지 주된 이온이 존재하는데, Na^+과 Cl^-은 세포 밖보다 세포 안에서 농도가 낮고, K^+과 유기 음이온은 세포 밖보다 세포 안에서 농도가 높다. 세포막의 이온통로들은 막전위의 변화에 의해 혹은 신경전달물질, 호르몬, 약물과 같은 배위자ligand들이 수용체에 결합하여서 개폐가 조절된다. 안정 상태에서 Na^+과 같은 양이온통로가 열려 탈분극이 되면 흥분성 시냅스후 전위excitatory postsynaptic potential, EPSP가 유발되고, Cl^-과 같은 음이온통로가 열려 과분극hyperpolarization이 되면 억제성 시냅스후 전위inhibitory postsynaptic potential, IPSP가 유발된다.[5]

안정 상태에서는 Na^+과 Cl^-은 K^+에 비해 상대적으로 세포막 투과성이 낮으며, 음전위를 띤 단백질들은 세포막을 통과하지 못한다. 또한 3개의 Na^+을 세포 밖으로 내보내고 2개의 K^+을 세포 안으로 들여보내는 에너지 의존성 펌프가 작동하여 안정 상태의 세포는 −70mV의 전위를 유지한다. 이를 안정전위라고 한다.[6]

활동전위는 축삭말단으로 신호가 전달되면서 탈분극이 진행되어 세포 내 전위가 역치인 −55mV에 이를 때 전기활성이 갑자기 폭발하면서 생긴다. 이는 Na^+통로가 열리면서 Na^+이 세포 내로 급속히 유입되어서 일어난다. 활동전위가 유발되어 세포 내 전위가 최고 50mV에 이를 때 Na^+통로는 닫히고, 대신 K^+통로가 열리면서 세포 밖으로 K^+이 급속히 빠져나가면서 막전위는 다시 안정 상태로 돌아온다. 이때 일순간 막전위가 −70mV 이하로 떨어지면 세포는 과분극 상태가 되어 자극에 대한 불응기를 갖는다. 역치에 이르지 못한 탈분극은 활동전위를 유발하지 못하며, 어떤 신경원이든 유발된 활동전위의 크기는 항상 같다. 이는 실무율의 법칙에 따른다(그림 2.1).[7]

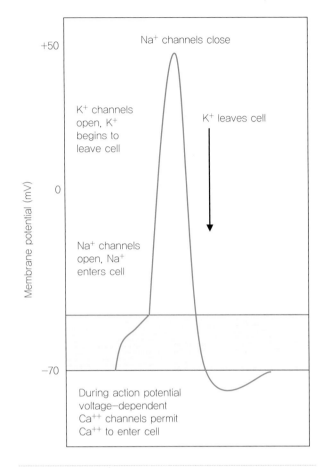

그림 2.1 Action potential

2.1.3. 신경신호전달의 종류

축삭말단에 활동전위가 도달하면 전기신호는 시냅스를 통해 인접한 신경원에 전달된다. 중추신경계에 존재하는 시냅스의 대부분은 화학적 시냅스chemical synapse이다. 소포 내에 저장되어 있던 신경전달물질들이 Ca^{++}의 도움을 받아 시냅스 틈새로 분비되고, 이들은 시냅스후 신경원의 세포막에 존재하는 수용체와 결합하여 신호를 전달하게 된다.

일부는 전기적 시냅스electric synapse를 통해 신호를 전달하는 경우도 있다. 전기적 시냅스는 화학적 시냅스보다 시냅스 틈새가 좁으며 신호는 빨리 전달하나 기능의 다양성은 떨어진다. 화학적 시냅스 틈새는 200Å 정도인 반면 전기적 시냅스 틈새는 20Å 정도이다.

2.2 신경신호전달

2.2.1 신경 시냅스

세포체에서 신경전달물질들이 합성되고, 이는 축삭말단으로 이전되어 시냅스 소포에 저장된다. 소포는 Ca^{++}의 도움으로 세포막으로 이전되어 세포막 부근에 정박하며, 이후 복잡한 기전에 의해 세포막과 융합한 후 신경전달물질을 시냅스 틈새로 분비한다. 이 마지막 과정을 세포외유출exocytosis이라고 한다.[8]

시냅스 틈새로 분비된 신경전달물질은 확산되어 인접세포의 세포막에 존재하는 수용체에 결합하여 신호를 전달하고, 다시 축삭말단으로 재흡수되거나 시냅스 틈새에 있는 대사효소에 의해 비활성물질로 대사된다.[9]

신경전달물질의 합성과 분비는 자가수용체autoreceptor에 의해 조절된다. 시냅스 틈새의 신경전달물질이 축삭말단에 위치한 자가수용체와 결합하면 주로 신경전달물질의 분비를 억제하고, 세포체나 수상돌기에 위치한 자가수용체와 결합하면 신경전달물질의 합성효소를 억제하여 최종적으로는 신경원 점화neuronal firing와 신경전달물질의 분비를 억제한다(그림 2.2).

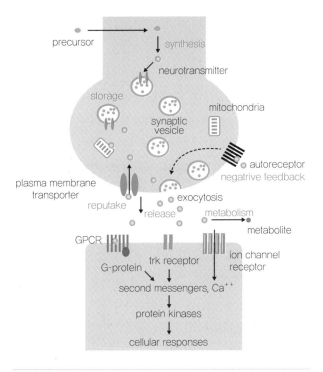

그림 2.2 Synapse

(1) 합성

단가아민 신경전달물질의 경우 그 전구물질인 아미노산이 뇌혈관장벽을 통과하여 신경원의 세포체에 도달한다. 이때 아미노산의 유입량은 혈액 내 아미노산들의 비율에 따라 조절된다. 세포체에는 합성효소들이 있어서 신경전달물질을 생산하며, 이는 미세소관microtubule을 통해 축삭말단으로 이전된다. 축삭말단에서도 미세소관을 통해 이동해온 아미노산과 합성효소들이 있어 신경전달물질을 생산한다. 신경펩타이드 신경전달물질들은 핵에서 만들어진 전구단백질이 단백질 분해효소들에 의해 잘려져서 합성된다.[10]

(2) 저장

시냅스 소포synaptic vesicle는 크기가 다양한 신경펩타이드들을 저장하는 큰 소포와 단가아민과 같은 작은 신경전달물질들을 저장하는 작은 소포로 나누어진다. 신경전달물질들을 소포 내로 흡수하여 저장하는 데는 소포 수송체vesicular transporter가 필요하다. 이 중 잘 알려진 것은 소포 단가아민 수송체vesicular monoamine transporter, VMAT와 소포 아세틸콜린 수송체vesicular acetylcholine transporter, VAChT이다. 이들 외에도 소포 GABA 수송체vesicular GABA transporter, VGAT와 소포 글루타메이트 수송체vesicular glutamate transporter, VGLUT 등이 있다.[11]

VMAT 1은 내분비계에서 발견되는 말초형이고, VMAT 2는 중추형이다. VMAT 2는 세포막 수송체membrane transporter들과는 달리 세포 내의 2개의 H^+을 세포 밖으로 내보내고 대신 1개의 단가아민 혹은 약물을 흡수한다(그림 2.3). VMAT는 세포막 수송체들과 같이 12개의 transmembrane domainTMD을 갖는다(그림 2.4).

(3) 분비

축삭말단과 인접세포의 접합부에는 많은 단백질들이 밀집해 있다. 축삭말단에는 소포가 미세필라멘트microfilament를 타고 내려와 세포막에 부착되고 융합하여 신경전달물질을 분비하는 exocytosis 기전에 관여하는 많은 단백질들이 있는데 이 부위를 active zone이라고 한다. 반면 인접세포의 접합부에는 많은 이온통로, G-단백질 연계 수용체와 효소들이 밀집해 있는데, 이 부위를 postsynaptic

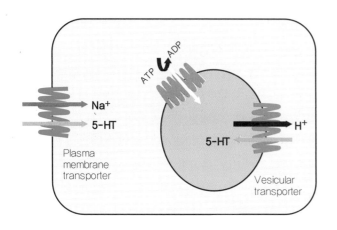

그림 2.3 Plasma membrane and vesicular transporter

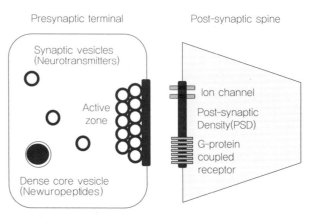

그림 2.5 Storage and release of neurotransporters

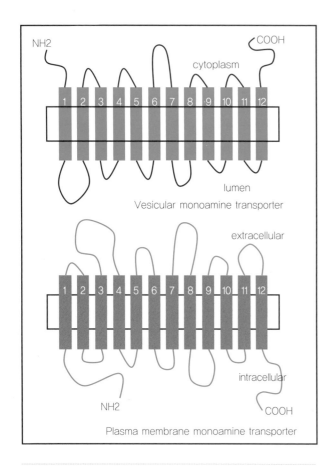

그림 2.4 Structure of monoamine transporter

density^{PSD}라고 한다(그림 2.5).[12]

축삭말단의 소포는 미세필라멘트를 타고 세포막까지 이동하는데, 이때 synapsin이라는 단백질이 소포와 미세필라멘트 사이를 연결시켜준다. 최종적으로 소포가 세포막에 정박하고 세포막과 융합하는 데는 많은 단백질과 효소들이 관여한다. 그 대표적인 물질들이 SNARE complex를 구성하는 syntaxin, SNAP-25, synaptobrevin과 SNARE complex를 억제하는 물질들인 Munc-18과 synaptophysin, 그리고 ATP 분해효소인 NSF들이다.[13] 장전priming 단계에서는 비활성상태로 결합되어 있던 3개의 SNARE complex가 NSF에 의해 풀리게 되고, 정박docking 단계에서는 Rab GTP를 통해 소포는 세포막의 정박 부위에 결합하게 된다. 마지막으로 융합fusion 단계에서는 SNARE complex로부터 Munc-18과 synaptophysin 같은 억제성 단백질들이 분리되어 나가면서 소포와 세포막의 융합이 이루어진다(그림 2.6).

(4) 재흡수

최근 밝혀진 수송체의 재흡수 기전을 세로토닌 수송체 모델을 통해 살펴본다. 첫 번째 단계로 세포 밖 Na^+이 수송체에 결합하고, 그다음에 양전하 세로토닌($5HT^+$)이 결합하고, 이어 Cl^-이 결합한다. 두 번째 단계로 이 $5HT^+$, Na^+/Cl^- 복합체가 세로토닌 수송체의 구조적 변화를 초래하고, 이 복합단백질은 세포 안팎으로 회전한다. 세 번째 단계로 세포 내 위치로 회전된 $5HT^+$과 이온들이 수송체로부터 세포질 내로 유리된다. 이후 세포 내의 K^+이 세로토닌 수송체에 결합하여 수송체가 원상태로 회전하면서 K^+은 시냅스 틈새로 유리되고, 세로토닌 수송체는 다음 세로토닌 재흡수 사이클에 대비하게 된다. 도파민 재흡수의 경우도 마찬가지다(그림 2.3, 2.7).

이와 대조적으로 신경펩타이드 신경전달물질들은 모두 재흡수되지 않으며, 시냅스 틈새에서 단백분해효소들에

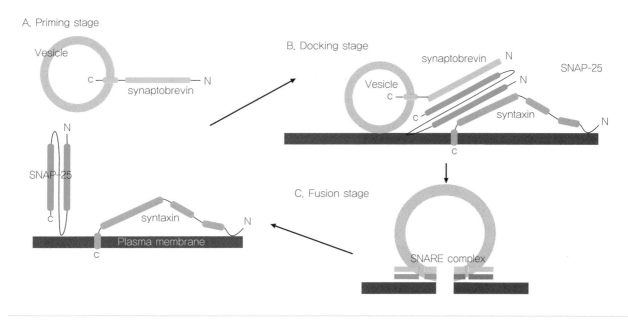

그림 2.6 Storage of exocytosis

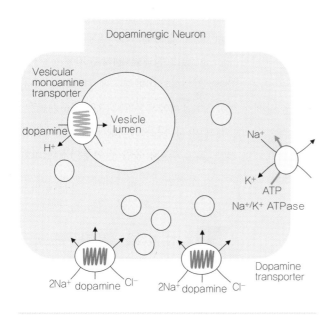

그림 2.7 Mechanism of neurotransmitter uptake

의해 비활성물질로 대사된다. 축삭돌기의 세포막에 존재하는 모든 단가아민 수송체들은 소포에 있는 소포 수송체들과 마찬가지로 12개의 TMD를 갖는다(그림 2.4).

(5) 자가수용체와 이종수용체

자가수용체는 주로 축삭말단과 세포체에 있다. 도파민계의 경우 축삭말단과 세포체의 도파민 D2 수용체가 자가수용체이며, 노르에피네프린의 경우 α2 아드레날린 수용체가 자가수용체이다. 세로토닌계의 경우 축삭말단에서는

5-HT1B/1D 수용체가, 세포체와 수상돌기에서는 5-HT1A 수용체가 자가수용체이다.

자가수용체는 신경전달물질의 합성과 분비를 조절한다. 여러 신경전달물질들이 축삭말단에서 한 신경전달물질의 분비를 조절하기도 한다. 일례를 들면 선조체에 있는 도파민 신경원의 축삭말단에는 endorphins, cholecystokinin(CCK), 세로토닌 등의 신경전달물질이 그들의 수용체를 통해 도파민의 분비를 억제하거나 촉진시킨다. dynorphin은 κ 수용체를 통해 도파민 분비를 억제하고, encephalin과 endorphin은 δ와 μ 수용체를 통해 도파민 분비를 촉진시킨다(그림 2.8). 이 경우 도파민 신경원에 있는 도파민 D2 수용체는 자가수용체이며, 기타 신경전달물질들의 수용체들은 모두 이종수용체heteroreceptor가 된다.[14]

(6) 신경전달계의 공존

한 신경원에서는 한 개의 신경전달물질만이 분비되어 신호를 전달한다는 것이 1930년대에 발표된 Dale의 법칙이다. 그러나 1970년대 이후로 이 법칙은 오히려 드문 사례로 간주되고 있다. 대부분의 소포에는 평균 4~5개의 신경전달물질들이 함께 저장되었다가 함께 분비된다(그림 2.8). 신경전달물질들의 공존방식에 특별한 법칙은 없으며, 수천 가지의 조합이 가능하다.

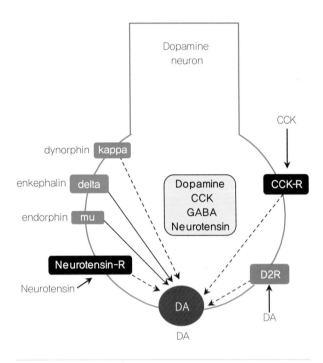

그림 2.8 Modulation of dopamine

한 신경전달물질이 자신의 고유한 기능은 갖지 못하고 함께 분비된 다른 신경전달물질의 분비만을 조절할 경우 이를 신경조절물질neuromodulator이라고 한다. 그러나 다른 신경전달물질의 분비를 조절하면서도 인접세포에 위치한 자신의 수용체를 통해 고유한 기능을 나타낼 경우 이를 두 신경전달물질의 공존co-transmission이라고 한다. 이 경우 한 신경전달계는 자신의 고유한 기능을 수행하면서도 다른 신경전달계를 보조하고 강화하며 때로 대체하는 기능을 하게 된다.

2.2.2 시냅스후 신경신호전달

신경전달물질, 호르몬, 약물, 독소와 같이 수용체에 결합하는 물질들을 배위재ligand라고 한다. 이것이 일차전령first messenger이다. 배위자가 수용체에 결합하면, 신호는 수용체에 연계되어 있는 G-단백질과 같은 전달기transducer를 거치거나 혹은 직접 효소나 이온통로와 같은 효과기effector에 전달되고, 이를 통해 세포 내의 반응이 시작된다.[15]

GABA-A 수용체나 니코틴 아세틸콜린 수용체는 효과기가 바로 이온통로로서 세포반응이 빠르게 나타난다. 그러나 아드레날린, 도파민, 세로토닌 수용체(단 5-HT3 수용체는 제외)들은 G-단백질을 통해 adenylate cyclase(AC)나 phospholipase C(PLC)와 같은 효소를 활성화시켜 cAMP 혹은 inositol triphosphate(IP3), diacylgycerol(DG), Ca^{++}과 같은 이차전령second messenger을 생산한다. 이차전령들은 단백질 인산화효소protein kinase를 활성화시키고, 이들은 세포 내 여러 기질들을 인산화시켜서 단기반응을 나타내기도 하고, 세포핵으로 이동하여 전초기유전자 immediate early gene의 형성이나 다른 단백질의 전사에 영

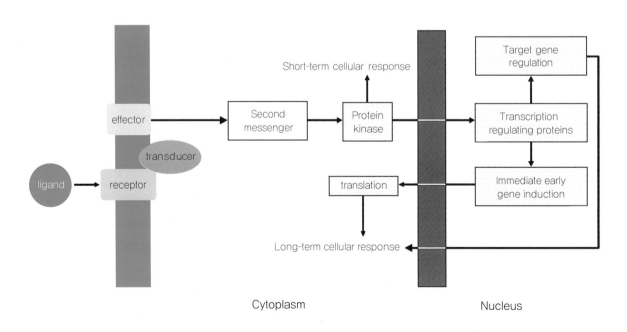

그림 2.9 Neural signal transduction

향을 미쳐 장기반응을 나타내기도 한다(그림 2.9).

(1) 수용체

시냅스로 분비된 신경전달물질은 인접세포에 있는 수용체와 결합한다. 수용체는 신호전달과정의 차이에 따라 네 가지로 구분된다.

가. 이온통로 수용체

이온통로는 막전위 변화에 의해 통로가 개폐되는 전압의존성 이온통로voltage-dependent ion channel와 배위자 결합에 의해 통로가 개폐되는 이온통로ligand-gated ion channel가 있다. 전압의존성 이온통로는 대개 24개의 TMD를 갖는 구조물이며, 배위자 개폐 이온통로는 대개 4개의 TMD를 갖는 5개의 소단위로 구성되어 총 20개의 TMD를 갖는 구조물이다(그림 2.10, 2.11).[16]

이온통로 수용체ion channel receptor란 수용체가 효과기인 이온통로와 직접 연합되어 있어서 신경전달물질이 수용체와 결합하면 바로 통로의 이온투과성이 변화되는 경우의 수용체들을 말한다. 이들은 일명 'fast receptor'로 불리는 class I 수용체들로서 극히 짧은 순간에 반응이 일어난다. GABA-A 수용체, 글라이신 수용체, 이온성 글루타메이트 수용체, 니코틴 아세틸콜린 수용체가 이에 속하며, 단가아민 수용체 가운데는 유일하게 5-HT3 수용체가 이에

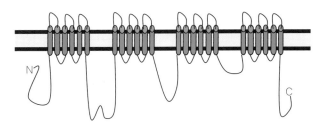

Voltage-dependent ion channel

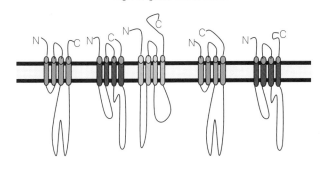

Ligand-gated ion channel

그림 2.10 Two types of ion channel

속한다. 대표적인 이온통로 수용체로는 GABA-A 수용체와 니코틴성 아세틸콜린 수용체를 들 수 있다(그림 2.11).

나. G-단백질 연계 수용체

뇌에 존재하는 신경전달물질의 수용체 가운데 80% 이상

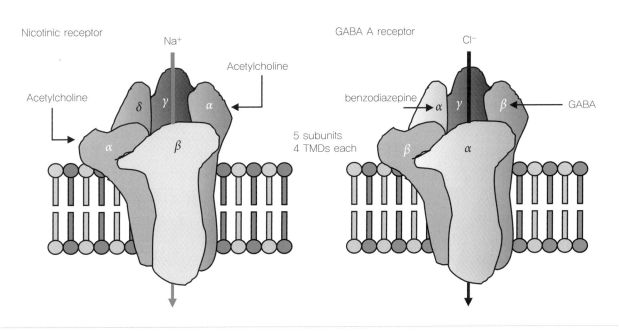

그림 2.11 Ligand-gated ion channels

이 G-단백질 연계 수용체G-protein coupled receptor, GPCR들이다. 이들 수용체에 배위자가 결합하면, 수용체에 연계되어 있던 G-단백질에 변화가 일어나 효소와 같은 효과기가 억제되거나 활성화된다. 이들은 일명 'slow receptor'로 불리는 class II 수용체들로서 서서히 반응을 나타낸다. α-아드레날린 수용체, β-아드레날린 수용체, 도파민 D1~D5 수용체, 5-HT3 수용체를 제외한 모든 세로토닌 수용체, 무스카린 아세틸콜린 수용체, 대사성 글루타메이트 수용체들과 모든 신경펩타이드 수용체들이 이에 속하고, 신경전달물질들의 유리를 조절하는 자가수용체들도 이에 속한다.

이들 수용체는 공통적으로 세포막을 7회 관통하는 TMD를 가지며, 약 450~600개 정도의 아미노산으로 구성된다. 이 단백질의 N-말단은 세포 밖에 C-말단은 세포 안에 위치한다. 7개의 TMD는 N-말단으로부터 각각 TMD I~TMD VII으로 불리고, 이에 따라 세포 안팎에 각각 3개씩의 고리가 생기는데, 이를 extracellular loop 1(e1)~extracellular loop 3(e3)와 intracellular loop 1(i1)~intracellular loop 3(i3)라고 부른다. 바로 i3 고리에 G-단백질이 결합하는 부위가 있다(그림 2.12). β-아드레날린 수용체의 경우, N-말단으로부터 113번째의 아미노산인 aspartate(Asp113)가 세포막 표면으로부터 약 11Å 정도 들어간 TMD III에 위치한다. 이 부위를 다른 아미노산으로 대체하면 노르에피네프린이 이 수용체와 결합하는 능력이 거의 없어진다. 도파민과 세로토닌도 각각 도

파민 수용체와 세로토닌 수용체의 같은 부위에 위치한 이 Asp113과 결합한다. 또한 TMD V에 위치한 204번째 serine(Ser204)과 207번째 serine(Ser207)도 카테콜아민의 결합에 필요하다. 세로토닌 수용체들의 경우에는 카테콜아민 수용체들과 같이 Ser204 부위에 serine이 있으나, Ser207은 다른 아미노산으로 대체되어 있다. 아미노산 배열의 동질성으로 볼 때 이들 수용체들은 계통발생적으로 단일수용체에서 분화되어 왔음을 알 수 있다.

다. 수용체 타이로신 인산화효소RTK

뇌에서 신경세포의 성장과 분화에 관여하는 여러 종류의 성장인자들이 발견되며, 이들은 성장과 분화가 완료된 성인의 신경세포에도 존재한다. 뉴로트로핀neurotrophin 계열의 물질로는 nerve growth factor(NGF), brain-derived neurotrophic factor(BDNF), neurotrophin-3(NT-3), neurotrophin-4/5(NT-4/5)가 있으며, transforming growth factor 계열의 물질로는 epidermal growth factor(EGF), transforming growth factor(TGF), glial cell-derived neurotrophic factor(GDNF)가 있다.[17,18] 그 외에도 fibroblast growth factor, insulin-like growth factor, platelet-derived growth factor(PDGF) 등이 있다.[19]

이들 성장인자들의 수용체들은 공통적으로 1개의 TMD를 가지며, 대개는 2개의 수용체가 결합한 이량체dimer로서 기능을 하게 된다. 이들 수용체 타이로신 인산화효소 receptor tyrosine kinase, RTK는 세포 밖 부분이 수용체이며, 세포 안 부분이 tyrosine kinase이다. 즉, 이들은 그 자체가

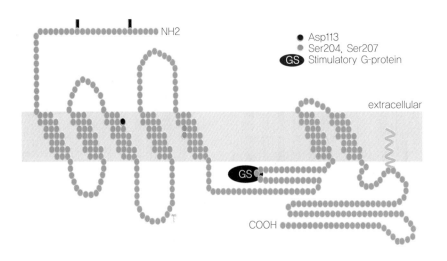

그림 2.12 β-adrenoceptor

수용체이면서 효과기로 구성된 단순하면서도 효과적인 형태의 수용체들이다. 이들의 명칭에 주의를 요한다. 이들은 tyrosine receptor kinase(trk)라고도 불리며, trkA, trkB, trkC 수용체 등으로 분류된다. NGF는 trkA, BDNF와 NT-4/5는 trkB, NT-3는 trkC와 결합한다(그림 2.13).

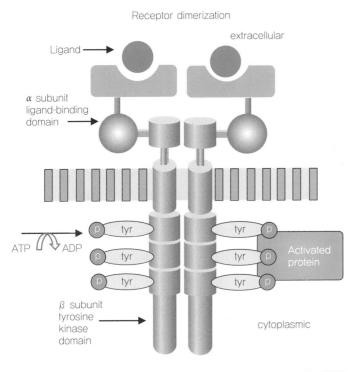

그림 2.13 Tyrosine kinase receptor

라. 스테로이드 수용체

glucocorticoid, mineralocorticoid와 estrogen, progesterone과 같은 성호르몬들은 세포막을 통과하고 세포질을 지나 핵 내에 있는 수용체와 결합한다. 단, glucocorticoid는 세포질에서 수용체와 결합한다. 이들 스테로이드-수용체 복합체는 세포핵에서 전사요소transcription factor와 결합하여 세포반응을 나타낸다.

(2) G-단백질

G-단백질은 수용체 결합에 의한 신호를 이온통로나 효소와 같은 효과기에 전달하는 전달기transducer로서, guanine nucleotide와 결합하고 있어서 G-단백질로 불린다. 이는 α, β, γ의 상이한 소단위들로 구성된 이형삼량체heterotrimer 구조를 하고 있다(그림 2.14). 신경전달물질이나 약물들이 GPCR에 결합하게 되면, G-단백질의 α 소단위에 있는 guanine nucleotide에 변형이 초래되어 GDP가 유리됨과 동시에 GTP가 결합하게 된다. GTP가 α 소단위에 결합하면, $\alpha\beta\gamma$ 소단위 복합체들 간에 해리가 일어나면서 $\beta\gamma$ 복합체로부터 α-GTP가 분리된다. 이렇게 분리된 α-GTP는 AC나 PLC, PLA2와 같은 효소나 K^+, Ca^{++}, Na^+통로와 같은 효과기에 반응을 일으킨다. α 소단위 내에 있는 효소에 의해 α-GTP의 GTP가 GDP로 전환되면 반

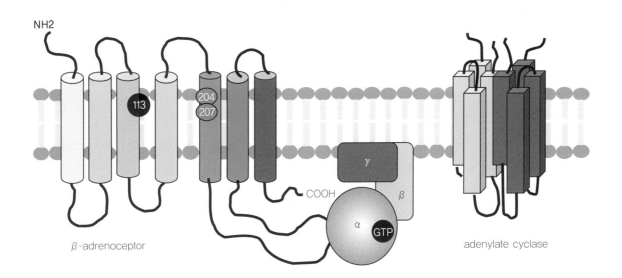

그림 2.14 G-protein coupled receptor and G-protein

응은 종료되고, 다시 $\alpha\beta\gamma$ 복합체가 복원되어 재순환에 대비하게 된다.

현재 최소 20종 이상의 G-단백질들이 확인되어 있고, G-단백질과 연관되어 있는 적어도 100종 이상의 수용체들과 수많은 효과기들이 밝혀져 있다. $\beta\gamma$ 복합체는 일부 독립적인 기능은 있으나 주로 구조적 역할을 하며, 대개 α 소단위의 기능적 차이가 G-단백질의 성상을 결정한다. 이 α 소단위는 크게 αs, αi, αq, αo, αt, αz와 같이 수종으로 분류되며, 이에 따라 G-단백질은 Gs, Gi, Gq, Go, Gt, Gz-단백질로 명명된다. 이 중 중요한 3개의 G-단백질은 Gs, Gi, Gq-단백질이다. Gs-단백질stimulatory G-protein은 AC를 활성화시켜 cAMP 형성을 촉진하며, Ca^{++}통로는 열고 Na^+통로는 닫는다.[20] Gi-단백질inhibitory G-protein은 AC를 억제하여 cAMP 형성을 저하시키고, K^+통로를 연다. Gq-단백질은 PLC를 활성화시켜 IP3 형성을 증가시킨다. 그 외 Gt-단백질은 cGMP phosphodiesterase의 활성을 조절한다. 이 외에도 guanylate cyclase, PLA2 등의 많은 효과기들이 G-단백질에 의해 조절된다. $\beta\gamma$ 복합체는 서로 견고히 붙어 있기 때문에 변성처리를 하지 않는 한 일반 상태에서는 서로 분리되지 않으며, 여러 형의 β, γ 소단위가 존재하여 이들이 여러 가지 조합을 이룸으로써 G-단백질은 더욱 다양한 기능을 하게 된다.

(3) 이차전령

G-단백질에 의해서 활성화된 효과기는 cAMP, cGMP, DG, IP3, Ca^{++} 등과 같은 이차전령second messenger의 생성을 조절한다.[21] 이들 이차전령들은 직접 이온통로의 투과성에 영향을 주기도 하지만 단백질 인산화효소의 활성을 조절하여 다양한 장단기 세포반응을 일으킨다.

(4) 단백질 인산화효소와 탈인산화효소

단백질 인산화효소protein kinase들은 여러 기질 단백질들을 인산화시켜서 그 생물학적 활성을 억제하거나 혹은 촉진시키는 반면 탈인산화효소phosphatase들은 이들을 다시 탈인산화시켜서 활성을 원상태로 환원시킨다. 전체 genome의 1~2%가 단백질 인산화효소 혹은 탈인산화효소들이며 그 수는 800여 종에 이른다고 추산된다.

단백질 인산화효소들은 기질에 따라 serine/threonine kinase와 tyrosine kinase로 구분하는데, 아래 기술하는 protein kinase A(PKA), protein kinase C(PKC), calmodulin-dependent protein kinase(CAM-PK), protein kinase G(PKG)는 serine/threonine kinase이며, tyrosine receptor kinase(trk)는 tyrosine kinase이다.[22] 진핵세포 가운데 효모와 같은 단순한 세포에서는 단백질 인산화효소의 대부분이 세포질 내에 있는 serine/threonine kinase들인데, 인간세포와 같이 복잡한 세포에는 더 많은 tyrosine kinase들이 있다.

가. 단백질 인산화효소

G-단백질을 통해 전달된 신호를 매개로 작동되는 5개의 주된 인산화효소는 다음과 같다.

① protein kinase A(PKA) : 배위자가 GPCR에 결합하면 G-단백질을 통해 AC가 활성화되고, 이 효소는 ATP를 cAMP로 전환시키고, 이때 생성된 cAMP는 PKA를 활성화시킨다.[23] 이 효소는 단백질의 serine 혹은 threonine 측쇄side chain를 인산화시킨다. 이 과정을 통해 glycogen synthase, tyrosine hydroxylase, cAMP responsive element binding protein(CREB) 등이 활성화된다.

② protein kinase C(PKC) : 배위자가 GPCR에 결합하면 G-단백질을 통해 PLC가 활성화되고, 이 효소는 세포막 인지질의 한 부분인 phosphatidyl inositol-4,5-biphosphate(PIP2)를 분해하여 2개의 이차전령 IP3와 DG를 생산한다. DG는 다시 PKC를 활성화시킨다.

③ calmodulin-dependent protein kinase(CAM-PK) : PLC에 의한 PIP2의 분해와 재생과정을 phosphatidyl inositol(PI) cycle이라 한다. 이 과정에서 생성된 IP3는 세포 내 Ca^{++} 저장소인 endoplasmic reticulum(ER)의 세포막에 있는 IP3 수용체와 결합하고, 그 결과 IP3 수용체와 연합해 있던 Ca^{++}통로가 열리면서 세포 내의 Ca^{++}이 증가한다.[24] 이때 4개의 Ca^{++}이 calmodulin과 결합하고, 이 Ca^{++}/calmodulin 복합체가 Ca^{++}/calmodulin-dependent protein kinase(CAM-PK)를 활성화시킨다. 이로 인해 인산화되는 효소로는 AC, phosphodiesterase, nitric oxide synthase(NOS) 등이 있다. 또한 세포 내에 증가된 Ca^{++}은 PKC도 활성화시킨다.

④ protein kinase G(PKG) : 배위자가 세포막 외부의 수용체에 결합하거나 혹은 세포 내 단백질이 세포막 내의 수용체에 결합하면, 수용체에 변화가 일어나 GTP를 cGMP로 전환시키는 guanylate cyclase(GC)가 작동을 한다. 이때 생성된 cGMP는 PKG를 활성화시킨다. 세포 외 수용체에 결합하여 PKG를 활성화시키는 물질로는 atrial naturetic factor가 있고, 세포 내 수용체에 결합하는 물질로는 산화질소가 있다.

⑤ receptor tyrosine kinase(RTK) 혹은 tyrosine receptor kinase(trk) : 그 자체로 효소기능을 갖고 있는 수용체이다. 신경성장인자와 같은 배위자들이 세포막의 수용체에 결합하면, 이 수용체에 구조적 변화가 일어나서 세포 내 부분이 활성 tyrosine kinase가 되고, 이로써 자신을 비롯한 여러 단백질의 tyrosine 측쇄를 인산화시킨다. 이들 수용체들은 대개 한 개 이상의 수용체가 결합된 상태여야 활성화된다. 가장 전형적인 것은 배위자가 2개의 수용체와 결합하여 이량체dimer로 되면서 효소 부분이 활성화되는 형태이다.

나. 단백질 탈인산화효소

탈인산화효소phosphatase도 인산화효소들과 마찬가지로 기질에 따라 serine/threonine phosphatase와 tryrosine phosphatase로 분류할 수 있다.

① serine/threonine phosphatase : protein phosphatase 1(PP-1)과 protein phosphatase 2(PP-2)가 있으며, PP-2는 다시 PP-2A, PP-2B, PP-2C로 분류된다. 이 중 PP-2B는 calcineurin 혹은 Ca^{++}/calmodulin-dependentphosphatase로도 불리며, PKA와 PKC를 조절한다.[25]

② tyrosine phosphatase : protein tyrosine phosphatase(PTPase)는 transmembrane phosphatase와 intracellular phosphatase로 구분된다. transmembrane phosphatase는 세포막에 있는 인산화된 인슐린 수용체, EGF 수용체와 PDGF 수용체 등을 탈인산화시킨다.

(5) 세포반응

배위자가 수용체에 결합해서 야기되는 가장 빠른 세포반응은 이온통로의 개폐이다. 일반적으로 단기반응은 세포 내 물질을 인산화시켜서 일어난다. 세포 내의 대사, 신경전달물질의 합성과 분비 조절, 수용체 민감도 조절, 막전위의 변화, 단기기억 등이 단기반응에 속한다. 장기반응은 주로 유전자 발현을 통하여 일어난다. PKA 혹은 PKC는 핵 내로 이동하여 전사조절인자transcription regulatory factor인 c-fos 등의 immediate early gene의 생성을 유도하고, 이온통로, 수용체, 신경펩타이드 전구단백질, 효소나 이차전령과 같은 물질들의 합성을 조절한다.[26] 시냅스의 형성, 학습과 기억 등도 장기반응에 속한다(그림 2.9).

2.2.3 대표적인 신경신호전달계

신경세포 내에서는 많은 신호전달계가 존재한다. 이들은 신호전달과정에서 인산화 혹은 탈인산화시키는 측쇄가 serine 혹은 threonine인가 아니면 tyrosine인가에 따라 크게 둘로 나눌 수 있다.

(1) GPCR 신호전달계 : Ser/Thr 신호전달계

이들 배위자들은 수용체와 결합한 후 G-단백질들을 매개로 AC나 PLC와 같은 효소를 활성화시키거나 억제한다. 이 두 효소는 Ser/Thr 측쇄를 인산화시키는 인산화효소들인 PKA, CAM-PK, PKC을 통해 세포반응을 나타낸다(그림 2.15).

가. PKA 경로

신경전달물질이 수용체에 결합하면 Gs-단백질을 매개로 AC가 활성화되고, 이는 ATP를 cAMP로 전환시킨다. cAMP는 PKA를 활성화시키고, PKA로부터 세포반응이 나타난다. 이 경로를 활성화시키는 것이 도파민 D1, D5 수용체, β1, β2-아드레날린 수용체, 5-HT4, 5-HT6, 5-HT7 수용체들이다.

신경전달물질이 수용체에 결합하면 Gi-단백질을 매개로 AC가 억제되고 cAMP 생성이 적어지면서 PKA 활성이 저하된다. 도파민 D2, D3, D4 수용체, α2-아드레날린 수용체, 5-HT1 계열의 수용체, M2, M4 무스카린 아세틸콜린 수용체와 대사성 글루타메이트 수용체인 mGluR2, 3, 4, 6, 7, 8들이 이에 속한다.

나. CAM-PK, PKC 경로

신경전달물질이 수용체에 결합하면 Gq-단백질을 매개로 PLC가 활성화되고, PLC에 의해 세포막 인지질인 PIP2

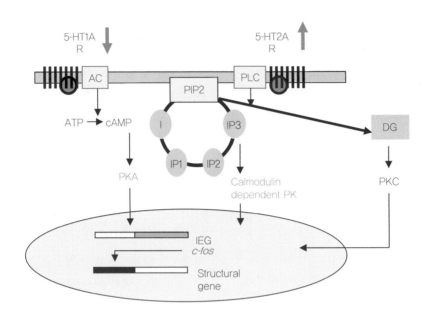

그림 2.15 Major GPCR signaling pathways

가 IP3와 DG로 분해된다. 이미 언급한 바와 같이 IP3는 CAM-PK를 활성화시키고, DG는 PKC를 활성화시켜 세포반응을 일으킨다. α1b, α1c, α1d-아드레날린 수용체, 5-HT2A, 5-HT2C 수용체, M1, M3, M5 무스카린 아세틸콜린 수용체와 대사성 글루타메이트 수용체인 mGluR1,5 들이 이에 속한다.

(2) TRK 신호전달계 : Tyr 신호전달계

가. mitogen-activated protein kinase(MAPK) 경로

배위자가 세포 밖의 수용체와 결합하면 세포 내의 tyrosine kinase 부위에 있는 tyrosine 측쇄들이 자가인산화된다. 인산화된 tyrosine 측쇄는 Grb-Sos 복합체가 정박하는 부위가 되며, 이 복합체는 일종의 작은 G-단백질인 Ras에 있는 GDP를 GTP로 치환시킨다. RasGTP는 Raf를, Raf는 mitogen-activated protein kinase kinase(MARKK)를, MAPKK는 mitogen-activated protein kinase(MAPK)를 단계적으로 활성화시킨다. 최종적으로 활성화된 MAPK는 핵에서 여러 전사인자들을 인산화시켜서 여러 구조 단백질들의 유전자 발현을 조절한다(그림 2.16).

나. RTK-phosphoinositide-3-kinase(PI3K)-Akt 경로

1980년대 초 인슐린 대사와 암 연구에서 trk를 통해 phosphoinositide-3-kinase(PI3K)-Akt 경로가 활성화된다는

것이 알려지기 시작했다. Akt는 protein kinase B(PKB)이다. 이는 많은 기질에 작용하여 여러 신호전달계에 영향을 미친다. 최근 Akt가 신속한 항우울작용을 중재하는 것으로 추정되고 있는 mammalian target of rapamycin(mTOR) complex 1을 인산화시킨다는 것이 알려졌다. mTORC1이 활성화되면 이는 전사개시효소인 4E binding protein 1(4EBP1)과 S6 kinase 1(S6K1) 등을 억제하거나 활성화시켜 세포증식에 필요한 여러 단백질들의 합성을 조절한다(그림 2.17).

(3) β-arrestin-Akt 경로

GPCR을 통한 신호전달은 여러 기전에 의해 조절된다. β-arrestin-1과 β-arrestin-2는 잘 알려진 GPCR 억제단백질이다. 배위자가 결합하고 있는 GPCR을 GPCR kinase(GRK)가 인산화시키면 여기에 β-arrestin이 결합하여 GPCR 신호전달을 차단한다. β-arrestin은 수용체와 G 단백질과의 결합을 해체시키고, β-arrestin에 결합된 수용체는 세포 내로 이입되어 분해된다. 즉, 이들은 GPCR을 탈감작시킨다. 최근 β-arrestin은 수용체와 함께 세포 내로 이입된 후 다른 단백질에 작용하여 새로운 신호전달을 중재한다는 사실이 밝혀졌다. 도파민 수용체는 GPCR이다. 도파민은 이를 통해 cAMP-PKA를 활성화시키거나 억제하여 GPCR 신호전달을 한다. 최근 도파민이 D2 수용체를 통해 D2R-

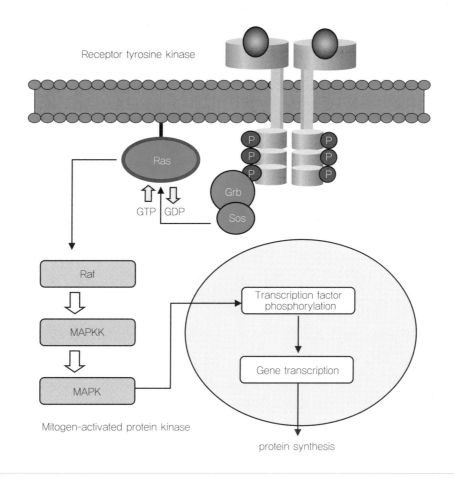

그림 2.16   Tyrosine kinase signaling

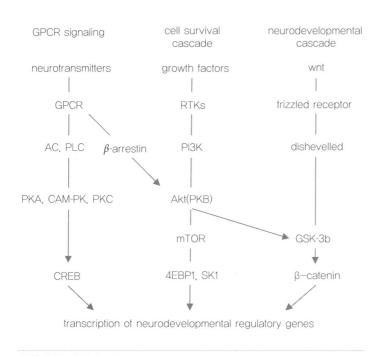

그림 2.17   Akt signaling

β-arrestin-2-Akt 신호전달계를 활성화시킨다는 것이 밝혀졌다. 이는 non-GPCR 신호전달이다. β-arrestin-2는 도파민을 통한 두 종류 신호전달 경로의 개폐를 조절하는 스위치 역할을 한다(그림 2.17, 18).[27] 최근 이 경로를 통한 항정신병약물들의 작용이 보고되고 있다.

(4) wnt 신호전달

wnt는 wingless와 Int의 합성어이다. wingless 유전자는 drosophila에서 발견된 태생기에 주로 활동하는 유전자이고, Int 유전자는 생쥐 mammary tumor virus에서 발견된 유전자로 둘은 아미노산 서열이 매우 유사하여 계통발생적으로 단일 유전자로 생각된다. wnt 신호전달은 태아 발달과 조직분화와 있어 매우 중요한 역할을 하며 암 발생과도 관계가 있다.[28] 이는 신경세포의 이동과 세포 간 결합, 세포증식과 시냅스 연결을 조

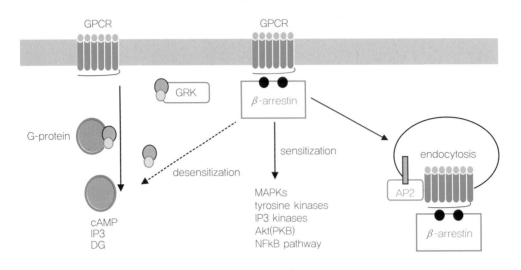

그림 2.18 Dopamine D2 receptor-β-arrestin2-Akt pathway

절한다. 최근 알츠하이머 치매의 한 원인으로 wnt 신호전달계의 문제가 제기된 바도 있다. wnt 신호전달을 하는 단백질은 20여 종이 알려져 있으며, 이들은 frizzled receptor를 통해 신호를 전달한다. 이는 Dsh. Axin, GBF와 결합하여 비활성 상태로 있던 GSK-3β를 복합체로부터 분리하여 활성화시킨다. β-catenin은 유리형이 신경 발달, 분화, 성장에 필요한 유전자 전사요소를 활성화시키는데, 활성화된 GSK-3β는 β-catenin과 결합하여 이를 대사시킨다(그림 2.17). 최근 양극성장애 치료제인 lithium이 wnt 신호전달계의 핵심 단백질인 GSK-3β를 억제함이 알려졌다. lithium은 GSK-3β의 활성을 억제하여 유리형 β-catenin의 농도를 높임으로써 신경보호작용을 나타낼 수 있다. 조현병의 부검소견에서도 GSK-3β 단백질 활성도 저하가 보고된 바 있으며, 비정형 항정신병약물도 이에 작용한다는 것이 알려져 있다.

2.3 신경전달물질

신경전달물질의 기준은 신경세포가 물질을 합성하는 효소를 갖고 있으며, 세포 내에서 합성된 이 물질은 축삭말단으로 이동하여 시냅스 소포 내에 저장되고, 이는 다시 신경세포의 탈분극에 의해 시냅스 틈새로 분비되어, 수용체와 결합하면 생물학적인 반응을 일으키고, 이와 유사한 다른 물질로 그 수용체를 자극하면 동일한 수용체 반응이 나타나야 한다는 것이다(그림 2.2). 1960년대만 하여도 수종의 물질들만이 이 기준을 만족시키는 것으로 생각되었다. 이후 한 신경세포가 한 개 이상의 신경전달물질과 신경펩타이드들을 분비하고 있음이 밝혀지면서 그 개념의 변화가 불가피해졌다. 현재 신경전달물질의 확장된 개념은 "정보가 한 신경원에서 다른 신경원으로 전달하게 하는 물질"이라고 할 수 있다.

신경전달물질은 크게 소분자의 물질로서 기존의 신경전달물질의 기준을 만족시키는 고전적 신경전달물질classic neurotransmitter들과 엔도르핀과 같이 핵주위질에서 합성된 전구단백질로부터 잘려져 나온 신경펩타이드 신경전달물질neuropeptide neurotransmitter들로 분류된다. 고전적 신경전달물질에는 도파민, 노르에피네프린, 세로토닌, 히스타민과 같은 단가아민들과 아세틸콜린이 있으며, GABA, 글라이신, L-글루타메이트와 같은 아미노산 신경전달물질amino acid neurotransmitter들도 이에 포함된다.

2.3.1 단가아민 신경전달물질과 아세틸콜린

(1) 도파민

가. 신경경로

가장 큰 도파민 신경세포핵은 중뇌에 있는 흑질substantia nigra과 복피개세포ventral tegmental area, VTA이다. 그 밖에 간뇌와 후각계, 망막 등에 작은 핵들이 있다. 뇌에는 도파민을 주된 신경전달물질로 사용하는 크게 4개의 신경경로가 있다. 첫 번째 도파민 신경경로는 중뇌의 흑질에서 시작되어 미상핵caudate과 피각putamen에 이르는 흑질-선조체 경로nigrostriatal pathway이다. 이 경로는 파킨슨병과 관련이 있고, 항정신병약물에 의해 이 경로가 차단되면 추체외로증상이 나타난다. 두 번째 도파민 신경경로는 중뇌의 복피개세포에서 시작하여 전전두엽과 대상회cingulate gyrus에 이르는 중뇌-피질 경로mesocortical pathway이고 세 번째 도파민 신경경로는 복피개세포에서 시작하여 후결절olfactory bulb, 측좌핵nucleus accumbens, 중격septum, 편도amygdala 등의 변연계에 이르는 중뇌-변연계 경로mesolimbic pathway이다. 복피개세포로부터 시작된 중뇌-변연계 경로가 항정신병약물의 치료작용을 중재한다고 알려져 있다. 네 번째 도파민 신경경로는 시상하부의 궁상핵arcuate nucleus과 뇌실 주위 회백질periventricular gray matter에서 시작하여 누두infundibulum와 뇌하수체 전엽에 이르는 결절-누두 경로tuberoinfundibular pathway이다. 항정신병약물에 의해 이 경로가 차단되면 프로락틴 분비가 증가된다(그림 2.19a).

나. 합성과 대사

도파민은 노르에피네프린, 에피네프린과 함께 카테콜아민catecholamine에 속한다. 이들은 tyrosine으로부터 단계적으로 합성된다. 도파민 합성의 첫 단계는 tyrosine이 tyrosine hydroxylase(TH)에 의해 dihydroxyphenylalanaine(DOPA)으로 되는 단계이며, TH가 속도제한효소이다. 도파민은 aromatic amino acid decarboxylase(AADC)에 의해 DOPA로부터 합성된다. 다시 도파민은 dopamine-β-hydroxylase(DBH)에 의해 노르에피네프린으로 전환된다. 도파민은 세포 내에서는 주로 축삭말단의 미토콘드리아 외막에 분포하고 있는 monoamine oxidase inhibitor(MAOI)에 의해, 세포 외에서는 catechol-O-methyl transferase(COMT)에 의해 최종적으로 homovanilic acid(HVA)로 대사된다(그림 2.20). 뇌척수액 HVA 농도는 중추 도파민 활성도를 연구하는 데 많이 활용되어 왔다. 도파민은 혈관-뇌 장벽을 통과할 수 없기 때문에 뇌 도파민 활성도를 높이려면 L-dopa를 복용한다.

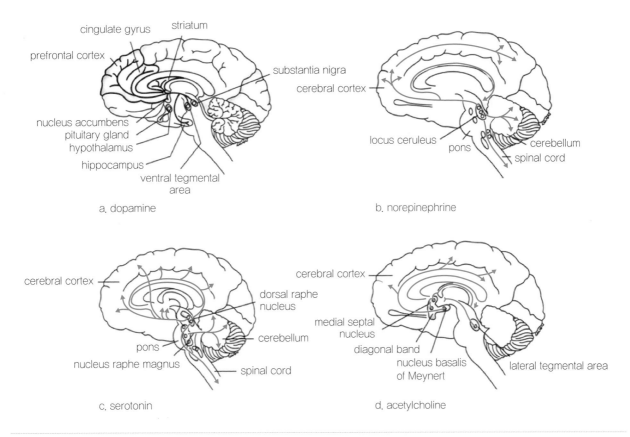

그림 2.19　Dopamine, norepinephrine, serotonin and acetylcholine pathways

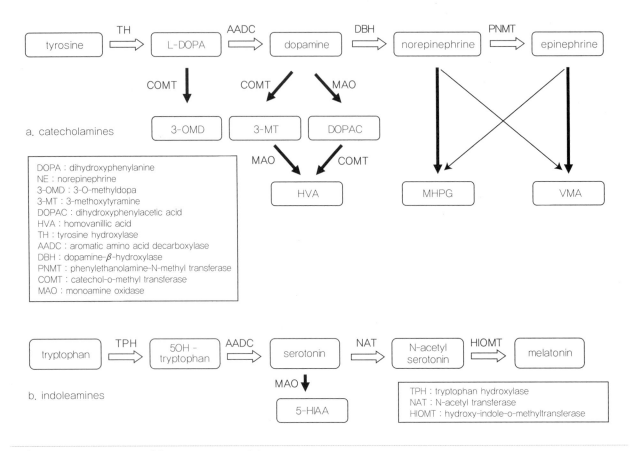

그림 2.20   Catecholamines (a) and indolamines (b) metabolism

다. 분비와 재흡수

도파민 분비는 두 가지 독립적인 기전에 의해 조절된다. 첫째는 도파민 신경원의 점화에 의해 일어나는 phasic dopamine release이고, 둘째는 전전두엽피질로부터 조절받는 tonic dopamine release이다. 행동을 유발시키는 자극은 phasic dopamine release를 촉진시킨다. 조현병에서 장기간 전전두엽 피질활성이 감소함에 따라 피질하 tonic dopamine release가 저하되고, 이에 대한 보상반응으로 피질하 phasic dopamine release가 증가하여 증상이 나타난다는 가설이 있다.

단가아민 수송체들은 그 유전적 구조들이 잘 밝혀져 있으며, 모두 12개의 TMD를 갖고 있다. 도파민 수송체는 조직에 따라 분포에 차이가 있다. 중뇌-피질 경로와는 달리 중뇌-변연계 경로에는 도파민 수송체가 없다.[29] 도파민 수송체 유전자에는 몇 개의 유전적 다형성이 있다.[30] 이 중 잘 알려진 것은 3' 미전사부위에 있는 40bp variable number of tandem repeat(VNTR) 유전적 다형성이다(그림 2.21). 엑손 8에도 한 개의 VNTR 다형성이 더 있으며, 이 외에도 30여 종의 single nucleotide polymorphism(SNP)이 알려져 있다.[31]

라. 도파민 수용체

지금까지 5개의 도파민 수용체가 존재한다고 알려져 있다. 크게 도파민 D1, D5 수용체와 도파민 D2, D3, D4 수용체로 양분한다. 이 중 D1형 수용체들은 AC를 활성화시키고, D2형 수용체들은 이를 억제한다. 이들 수용체들은 조직에 따라 달리 분포한다. 즉, 미상핵과 피각에는 도파민 D1, D2 수용체가 많고, 전전두엽에는 도파민 D1, D4 수용체가 많으며, 측좌핵과 같은 일부 변연계 구조물에는 도파민 D3 수용체가 많고, 뇌하수체에는 도파민 D2 수용체가 많다. 항정신병약물의 치료효과는 약물과 D2 수용체 간의 결합력과 상관이 있다. 항정신병약물을 장기간 사용하면 도파민 D2 수용체가 증가하는데, 이는 이 약물의 부작용인 지연성 운동장애tardive dyskinesia와 관계가 있을 것으로 생각된다.

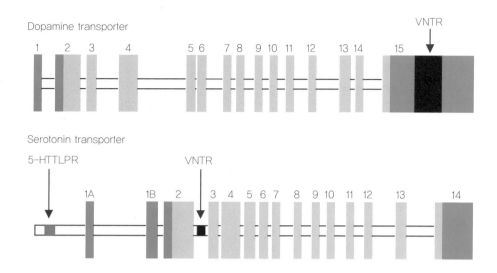

Dopamine transporter

Serotonin transporter

그림 2.21   Structures of dopamine and serotonin transporter

마. 도파민계의 기능

도파민은 보상체계reward system, 의욕체계will system, 주의력, 공격성, 학습 등과 관계된다. 도파민 신경경로 중 흑질-선조체 경로는 비수의적 운동기능과 관련이 있다. 중뇌-피질 경로는 인지기능, 중뇌-변연계 경로는 감정과 관련이 있고, 결절-누두 경로는 내분비기능과 관련이 있다.

도파민은 조현병과 관련이 깊다. 조현병의 원인에 대한 가설 가운데 도파민 과활성 가설이 가장 유력하다. 실제 조현병 치료제들은 모두 도파민 수용체 차단작용이 있고, 항정신병 효과는 도파민 D2 수용체 차단 강도와 상관이 있다. 또한 amphetamine은 도파민 분비를 촉진시키는데 amphetamine 중독 시 피해망상, 환청과 같은 조현병 증상이 나타난다. 항정신병약물을 복용할 때 혈중 프로락틴치가 상승하는데, 이는 이 결절-누두 경로의 도파민 수용체가 항정신병약물에 의해 차단되어 나타난다. 그 밖에 주요우울증과 양극성장애의 조증에서도 도파민의 역할이 중요한 것으로 알려져 있다. 최근에는 술, 아편, 대마, 담배 등 각종 물질중독에 있어서도 도파민이 상당히 관여하는 것으로 알려지고 있다. 즉, 복피개세포에서 측좌핵에 이르는 도파민 신경경로가 약물의 강화기전reinforcement mechanism과 밀접한 관련이 있다고 알려져 있다.

(2) 노르에피네프린

가. 신경회로

노르에피네프린 신경세포핵 가운데 가장 큰 것은 뇌교 후상측에 위치한 청반locus ceruleus이다. 연수로부터 시작된 하행경로는 척수로 내려가며, 청반 등에서 나오는 상행경로는 대뇌피질, 시상, 시상하부 및 소뇌를 비롯한 뇌 전역으로 널리 투사된다(그림 2.19b).

나. 합성과 대사

노르에피네프린도 카테콜아민계 신경전달물질로서 DBH에 의해 도파민으로부터 합성된다. 이는 자율신경계에 존재하며, 뇌보다는 부신수질에서 많이 만들어진다. 노르에피네프린은 다시 phenylethanolamine-N-methyltransferase(PNMT)에 의해 에피네프린으로 전환되는데, 뇌에서는 에피네프린의 양이 극히 적고 역할이 미미하다. 노르에피네프린도 도파민과 같이 MAO나 COMT에 의해 주로 3-methoxy-4-hydroxy phenyl glycol(MHPG)로 일부는 vanillylmandelic acid(VMA)로 대사된다(그림 2.20a).

다. 재흡수

노르에피네프린 수송체는 시냅스 틈새로 분비된 노르에피린을 재흡수하여 신경신호를 종결하는 역할을 한다. 이는 많은 항우울제들의 작용부위이기도 하다. 이 유전자에도 20여 종의 SNP가 있음이 확인되었고, 이들과 우울증과의 연관성이 추정된 바 있다.[32]

라. 노르에피네프린 수용체

노르에피네프린 수용체, 즉 아드레날린 수용체는 크게 $\alpha 1$,

α2, β1, β2, β3-adrenoreceptor(AR)로 분류된다. α1-AR은 다시 α1a, α1b, α1d-AR로 세분되고, α2-AR도 α2a, α2b, α2c-AR로 세분된다.[33] 시냅스후 흥분성 수용체인 α1-AR은 PLC를 활성화시켜 IP3의 생성을 촉진시킨다. 시냅스전 억제성 수용체인 α2-AR은 AC를 억제한다. 시냅스후 수용체인 β1-AR, β2-AR, β3-AR은 AC를 활성화시킨다. 최근에 알려진 β3-AR은 지방세포에 있으며 신체 에너지대사에 관여한다.[34]

α1-AR은 삼환계 항우울제나 항정신병약물 치료 시 발생하는 진정효과나 기립성 저혈압과 관계가 있다. α2-AR은 축삭돌기 말단에서 자가수용체 역할을 한다. 이 수용체 효현제인 clonidine은 약물금단, 불안 등 여러 정신질환을 치료하는 데 사용되고, 길항제인 yohimbin은 불안을 야기시킨다. 삼환계 항우울제들의 치료효과는 치료 시작 후 2~3주 후에나 나타나는데 이들의 치료효과는 β1-AR의 하향조절down regulation과 관계가 있는 것으로 생각된다.

마. 노르에피네프린계의 기능

노르에피네프린은 각성과 관련이 있으며, 공포반응과 스트레스 반응에 관여한다.[35] 노르에피네프린은 특히 감정과 밀접한 관련이 있어, 노르에피네프린 신경전도장애가 주요우울증이나 양극성장애와 같은 기분장애의 원인으로 생각되고 있다. 기분장애의 원인에 대한 카테콜아민 가설이 있다. 즉, 우울증은 노르에피네프린이나 도파민의 기능이 저하된 상태이며, 조증은 노르에피네프린이나 도파민의 기능이 항진된 상태라는 것이다. 그러나 세로토닌 신경계에만 작용하는 항우울제인 선택적 세로토닌 재흡수 억제제selective serotonin reuptake inhibitor, SSRI들이 현재 우울증의 1차 치료제로 가장 선호된다는 사실로 미루어 볼 때 이 가설은 지나치게 단순화된 것이다.

(3) 세로토닌

가. 신경회로

세로토닌 핵은 연수와 뇌교와 중뇌에 걸쳐 널리 분포하며 8개의 봉선핵군raphe nuclei complex을 이룬다. 세로토닌의 핵들은 후뇌에서 노르에피네프린의 핵들과 유사한 위치에 분포하며, 상행경로와 하행경로로 이루어진 신경경로도 유사하다. 상행경로는 기저신경절, 변연계, 뇌하수체, 뇌간, 소뇌, 대뇌피질을 포함한 중추신경계 전역에 광범위하

게 투사되며, 연수에서 시작된 하행경로는 척수로 내려간다(그림 2.19c).

나. 합성과 대사

세로토닌은 전구물질인 tryptophan으로부터 합성된다. tryptophan은 tryptophan hydroxylase(TPH)에 의해 5-hydroxytryptophan(5-HTP)이 되고, 이는 다시 AADC에 의해 5-hydroxytrytamine(5-HT), 즉 세로토닌이 된다. TPH가 속도제한효소이며, AADC는 카테콜아민 합성에도 관여하는 효소로서 뇌에 대량 있다. 세로토닌은 주로 MAO에 의해 대사되어 비활성물인 5-hydroxy-indole acetic acid(5-HIAA)가 된다. 세로토닌은 뇌-혈관 장벽을 통과하지 못하기 때문에 뇌에서의 세로토닌 활성도를 높이려면 전구물질인 L-tryptophan을 복용한다. 송과선pineal gland에서는 N-acetyl-transferase에 의해 세로토닌이 N-acetyl-serotonin이 되었다가 hydroxy-indole-O-methyltransferase(HIOMT)에 의해 melatonin이 된다(그림 2.20b).

다. 재흡수

세로토닌 수송체(5-HT transporter, 5-HTT)는 상당수 항우울제들의 일차적인 작용부위로서 그 임상적 의미가 크다. 5-HTT에는 잘 알려진 2개의 유전적 다형성이 있다. 하나는 인트론 3에 있는 VNTR 다형성이고, 다른 하나는 promotor 부위에 있는 44bp insertion/deletion 다형성으로 5-HT transporter-linked polymorphic region(5-HTTLPR) 다형성이라 한다(그림 2.21). 5-HTTLPR 다형성은 항우울제의 치료반응과 상당한 관련이 있음이 보고되어 있다.[36]

라. 세로토닌 수용체

세로토닌 수용체는 크게 7군(5-HT1~5-HT7) 14종의 수용체로 분류된다. 5-HT1 수용체는 5-HT1A, 5-HT1B, 5-HT1D, 5-HT1E, 5-HT1F 수용체로 분류되며, 이들은 AC를 억제하여 cAMP 생성을 감소시킨다. 5-HT2 수용체는 5-HT2A, 5-HT2B, 5-HT2C 수용체로 분류된다. 이들은 모두 PLC를 활성화하여 IP3 생성을 증가시킨다. 이전에 5-HT1 수용군으로 분류되었던 5-HT1C 수용체는 5-HT2C로 재분류되었다. 세로토닌 수용체 가운데 5-HT3 수용체만이 이온성 수용체이다. 새로운 5-HT4, 5-HT6,

5-HT7 수용체는 AC를 활성화하여 cAMP 생성을 증가시키나, 5-HT5A와 5-HT5B 수용체는 cAMP 생성을 감소시킨다.[37]

5-HT1 수용체는 불안, 우울, 알코올리즘, 공격성, 강박증, 체온조절, 심혈관 반응 등과 관련이 있다. 5-HT1A 수용체를 효현제인 buspirone으로 자극하면 항불안효과를 나타낸다. 5-HT1B 수용체는 시냅스전 자가수용체로서 공격성과 관련이 있다는 보고들이 있다. 5-HT1E와 5-HT1F 수용체에 대해서는 거의 알려져 있지 않다.

5-HT2 수용체들은 불안, 우울, 환청 등의 정신병리와 관련되며, 일부 항우울제나 항정신병약물의 효과가 5-HT2 수용체를 통해 나타난다. 삼환계 항우울제를 2~3주 사용하면 β1-AR의 하향조절은 물론 5-HT2A 수용체에도 하향조절이 일어난다. 따라서 5-HT2A 수용체도 항우울작용이 중재되는 중요한 작용부위로 생각되고 있다. 5-HT2B 수용체는 신경계에서는 소뇌 등에 분포하나 그 기능은 잘 알려져 있지 않다. 말초에서는 위장관과 심혈관계에 널리 분포하며 평활근 운동과 관계 있다.[38] 5-HT2C 수용체는 뇌와 맥락총choroid plexus에서만 발견되고, 이 수용체가 활성화되면 잘 먹지 않는다. 이 수용체는 식사장애의 치료제 개발과 관계되어 최근 큰 관심을 받고 있다.

5-HT3 수용체는 구토, 편두통, 약물금단 등과 관계 있다. 이들 수용체는 항암제나 방사선치료에 따른 오심과 구토의 생성에 관여하며, 이 증상들은 이 수용체의 길항제인 ondansetron 등으로 치료한다. 5-HT4 수용체는 뇌에서는 도파민, 세로토닌, 아세틸콜린, GABA와 같은 신경전달물질의 분비를 조절하여 시냅스에서의 신경전도를 증진시킨다. 5-HT6, 5-HT7 수용체는 여러 항정신병약물과 항우울제들이 결합하는 수용체이다. 따라서 정신질환의 병태생리나 치료기전과 관련이 있을 것으로 추정된다. 또한 5-HT4, 5-HT6, 5-HT7 수용체는 모두 인지기능과도 관련이 있다고 생각된다.

마. 세로토닌계의 기능

세로토닌은 대개 억제성으로 작용하는 신경전달물질로 수면, 섭식, 통증, 체온조절, 심혈관 반응, 성행위, 불안, 우울 등의 기본적인 생리현상들과 관계가 있다. 특히 세로토닌의 저하는 공격성, 충동성, 자살과 관계가 있음이 확인되고 있다. 충동적이고 잔인한 형태의 자살기도자들에서 뇌척수액 5-HIAA 농도가 낮다는 것은 이미 잘 알려져 있는 사실이다. 세로토닌 길항제인 lysergic acid diethylamide(LSD)는 조현병에서와 같은 환각을 유발시킨다. 임상에서는 세로토닌이 우울증, 조현병, 강박장애, 불안장애, 식사장애, 수면장애, 성장애, 충동조절장애, 발달장애, 퇴행성 뇌질환, 물질남용, 스트레스장애, 운동장애 등 여러 신경정신질환의 원인에 관여하는 것으로 생각된다. 특히 우울증과의 관계는 매우 중요하다. 밤에 송과선에서 세로토닌으로부터 합성되는 멜라토닌은 일주기 리듬circadian rhythm과 관련이 있고, 이는 계절성 정동장애seasonal affective disorder의 치료와 비행시차jet lag를 극복하는 데 활용된다.

바. 단가아민 유전자 조작 생쥐

유전자 조작으로 HT의 기능을 없앤 생쥐는 심장형성이 억제되어 모두 태중 사망하고, DBH의 기능을 없앤 생쥐는 태중 사망하기도 하고 일부 생존하는 경우도 있다. 유전자 조작으로 5-HT1B 수용체를 없앤 생쥐는 공격성을 나타내며, 5-HT2C 수용체가 없는 생쥐는 표현형으로 비만과 간질발작을 나타낸다. 이는 항정신병약물이나 항우울제 사용에 의한 이상반응인 비만 혹은 경련과 관계가 있을 것이다. 또한 PLC의 기능을 없앤 생쥐는 간질발작과 학습장애를 보인다.

사. 카테콜아민과 인돌아민 신경핵

도파민과 노르에피네프린 핵, 즉 카테콜아민 핵을 A핵이라고 한다. A핵은 연수에서 뇌교에 이르는 후뇌부에 A1-A7핵, 중뇌에 A8-A10핵, 간뇌에 A11-A15핵이 있으며, 후각계에 A16핵, 망막에 A17핵이 있다. 이 17쌍의 핵 중 A1-A7 핵이 노르에피네프린 핵이며, A8-A17 핵이 도파민 핵이다. 이 카테콜아민 핵들 중 A6핵이 청반locus ceruleus이고, A9핵이 흑질substantia nigra, A10핵이 복피개세포ventral tegmental area이다(그림 2.22).

이에 반해 세로토닌 핵 혹은 인돌아민 핵은 총칭 봉선핵으로 B핵이라고 한다. B핵들은 B1-8핵이 있으며, 이 중 B4 핵이 대봉선핵nucleus raphe magnus이고, B7 핵이 배봉선핵dorsal raphe nucleus이다(그림 2.22).

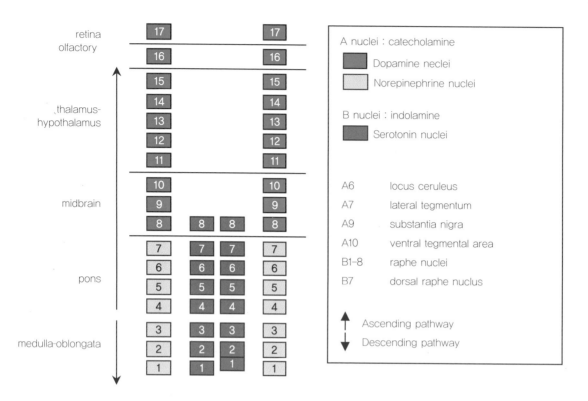

그림 2.22 Catecholamine and indoleamine nuclei in the brain

(4) 히스타민

히스타민histamine은 histidine으로부터 AADC에 의해 합성되고, MAO 혹은 diamine oxidase(DAO)에 의해 대사된다. 중추신경계에서 히스타민은 매우 제한적으로 시상하부의 tuberomammillary nucleus에서 만들어져서 대뇌피질, 변연계, 시상, 척수로 투사된다.[39] 히스타민 수용체는 H1, H2, H3 수용체의 세 종류가 있는데, H1 수용체는 PLC를 활성화시켜 IP3와 DG를 생산하고, H2 수용체는 AC를 활성화시킨다.[40] H3수용체는 GPCR에 속하나 이에 연결된 신호전달계는 아직 잘 모른다. 히스타민은 수면-각성주기, 호르몬분비, 심혈관조절, 체온조절, 섭식, 기억기능에 관여하는 것으로 알려져 있다. 삼환계 항우울제들을 사용할 때 나타나는 진정, 체중증가, 저혈압과 같은 이상반응은 주로 H1 수용체를 통해서 나타난다.

(5) 아세틸콜린

이는 가장 먼저 알려진 고전적 신경전달물질이며 단가아민에는 속하지 않는다.

가. 신경경로

아세틸콜린 신경세포핵들은 주로 전뇌 기저부에 있다. 이 중 Meynert 핵이 가장 크며, 이는 주로 대뇌피질로 투사된다. 기타 diagonal band of Broca와 septal nucleus를 이루고 해마와 대상회로 투사되는 신경핵과 기저신경절 내의 주요 구조로 들어가는 신경핵이 있다. 알츠하이머병에서는 이 전뇌 기저부의 아세틸콜린계 세포소실이 심하다. 이 밖에 후뇌에는 외피개세포lateral tegmental area에 전뇌보다는 작은 아세틸콜린 신경핵이 있다(그림 2.19d).

나. 합성과 대사

아세틸콜린은 acetyl-CoA와 choline으로부터 choline acetyltransferase(CAT)에 의해 합성되고, 다시 acetylcholinesterase(AChE)에 의해 choline과 acetate로 분해된다.

다. 아세틸콜린 수용체

아세틸콜린 수용체에는 이온성 수용체인 니코틴 아세틸콜린 수용체nicotinic acetylcholine receptor, nAChR와 대사성 수용체인 무스카린 아세틸콜린 수용체muscarinic acetylcholine receptor, mAChR의 두 종류가 있다.

니코틴 수용체는 뇌와 신경근육접합부neuromuscular junction, NMJ에 있다. NMJ에서는 니코틴 수용체는 대개 두 개의 α 소단위와 한 개씩의 β, γ, δ 소단위로 구성되며, 그 중앙이 이온통로이다. 아세틸콜린 두 분자에 의해 이온통로가 열린다. 현재 α 소단위는 $\alpha1 \sim \alpha10$이 알려져 있으며, β 소단위는 $\beta1 \sim \beta4$가 알려져 있다. 이 중 $\alpha1$ 소단위와 $\beta1$ 소단위는 근육형으로 뇌에는 없다. 뇌의 니코틴 수용체는 대개 2개의 α 소단위와 3개의 β 소단위로 구성되거나 또는 5개의 α 소단위만으로 구성된다. 뇌에 가장 흔한 형은 $(\alpha4)2(\beta2)3$ 수용체와 $(\alpha7)5$ 수용체로서 이들은 기억과 관계가 있음이 보고되어 있다. 또한 $\alpha7$ 수용체의 유전적 결함은 조현병이나 prepulse inhibition(PPI)의 이상과도 연관이 있다고 한다. 무스카린 수용체는 GPCR이며, M1~M5 수용체의 5개가 알려져 있다. 이 중 M1, M3, M5 수용체는 PLC를 활성화시켜 IP3를 증가시키고, M2, M4 수용체는 AC를 억제시켜 cAMP의 생성을 저하시킨다.

라. 아세틸콜린계의 기능

아세틸콜린은 뇌 외에도 근육에 존재하며, 결합하는 수용체에 따라 흥분성 혹은 억제성으로 작용한다. 아세틸콜린은 뇌에 광범위하게 분포하고 각성 상태에 영향을 미친다. 뇌에서는 주로 기억 및 학습에 관여하며, 또한 rapid eyeball movement(REM) 수면을 조절하는 것으로 알려져 있다.[41] 항콜린제를 복용하는 환자는 학습이나 기억장애를 나타내며, 이의 과복용으로 인해 콜린성 위기cholinergic crisis가 초래되면 기억장애, 착란, 환각, 지남력장애 등의 증상들이 나타난다. 알츠하이머 치매의 인지기능장애는 아세틸콜린계 신경세포의 파괴로 인한 것으로 추정되며, donepezil 등의 acetylcholinesterase inhibitor(AchEI)들이 주로 인지기능 개선제로 사용된다.[42,43]

무스카린은 타액 분비, 땀 분비, 축동, 호흡곤란, 복통, 설사, 현기증을 유발한다. 항정신병약물 혹은 삼환계 항우울제를 사용할 때 나타나는 시야혼탁, 구갈, 변비, 배뇨곤란 등은 M1 수용체 길항작용에 의한 부작용이다. atropine과 scopolamine이 대표적인 무스카린 수용체 길항제이고, D-tubocurarine이 대표적인 니코틴 수용체 길항제이다. 니코틴은 소량에서는 신경세포를 활성화시키나 대량에서는

이를 진정시킨다.

2.3.2. 아미노산 신경전달물질 : 글루타메이트, GABA, 글라이신

최근 글루타메이트와 GABA 같은 아미노산 신경전달물질들이 조현병, 양극성장애, 주요우울장애, 알츠하이머병, 불안장애 등 여러 신경정신질환의 병태생리에 중요한 역할을 한다는 것이 알려져 왔다,

(1) 글루타메이트

글루타메이트는 뇌에서 빠른 흥분성 신경전도를 중재하며, 뇌에 가장 많은 흥분성 신경전달물질이다.

가. 신경회로

글루타메이트는 대뇌피질의 추체세포pyramidal cell, 소뇌 피질의 과립세포granule cell, 미상핵, 해마와 내후각피질 enthorhinal cortex에 많이 존재한다. 모든 primary sensory afferent system은 글루타메이트를 사용한다. 글루타메이트 신경경로로서 잘 알려진 것은 전전두엽 대뇌피질로부터 기저신경절로 가는 피질-선조체 경로corticostriatal pathway와 시상에서 대뇌피질에 이르는 시상-피질 경로 thalamocortical pathway이다.[44] 또한 새로운 기억 형성에 관여하는 측두엽 회로temporal lobe circuit도 글루타메이트 시냅스로 구성되어 있다.

나. 합성과 대사

글루타메이트는 아스파테이트와 더불어 대표적인 흥분성 아미노산excitatory amino acid, EAA이다. 글루타메이트는 뇌-혈관 장벽을 통과하지 못하며, 포도당이나 α-ketoglutamate, ornithine, proline과 같은 전구물질들로부터 여러 경로를 통해 합성된다.

다. 글루타메이트 수용체

글루타메이트 수용체는 크게 두 종류로 분류된다. 첫째는 신속한 흥분성 신경전도를 일으키는 양이온 통로에 위치한 이온성 수용체ionotropic receptor들이고, 둘째는 카테콜아민 수용체와 같은 GPCR로서 대사성 수용체metabotropic receptor들이다.

이온성 글루타메이트 수용체는 다시 N-methyl-D-aspartate(NMDA) 수용체, α-amino-3-hydroxy-5-methyl-4

-isoxazol proprionic acid(AMPA) 수용체, kainate(KA) 수용체로 세분된다. 최근 이들 수용체를 코딩하고 있는 최소 16개의 유전자가 알려지면서 글루타메이트 수용체는 더욱 세분되고 재분류되었다. NMDA 수용체는 NMDAR1과 NMDAR2A, 2B, 2C, 2D, NMDAR3A, 3B로 분류되었고, AMPA 수용체는 GluR1, GluR2, GluR3, GluR4로 분류되었다. kainate에 대한 친화력이 낮은 low kainate 수용체는 GluR5, GluR6, GluR7로 분류되었고, kainate에 친화력이 높은 high kainate 수용체는 KAR1, KAR2로 분류되었다. 이 이온성 글루타메이트 수용체들은 세포 밖에 아미노 말단과 배위자 결합부위가 있으며, 세포막에 4개의 TMD가 있고, 세포 안으로 카르복실 말단이 있는 소단위 4개로 구성되는 것으로 추정된다. 이 사량체tetramer의 중앙이 양이온통로이다(그림 2.23, 2.24).[45]

이전에 trans-1-aminocyclopetane-1,3-dicarboxylic acid(ACPD) 수용체로 알려졌던 수용체들이 대사성 수용체들이다. 이들은 제1군인 mGluR1과 mGluR5, 제2군인 mGluR2와 mGluR3, 제3군인 mGluR4, mGluR6, mGluR7과 mGluR8로 분류된다. 제1군은 시냅스후에 위치하며 PLC를 활성화시키고, 제2군과 제3군은 AC를 억제한다. 제2군은 시냅스전, 후에 공히 위치하며, 제3군은 mGlu6R

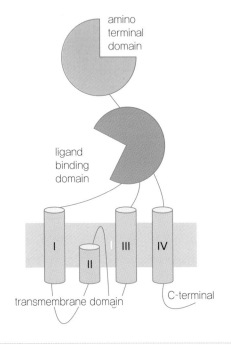

그림 2.23 A subunit of ionotrophic glutamate receptor

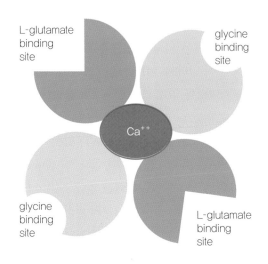

그림 2.24 Extracellular surface view of NMDA receptor

외에는 시냅스전에 주로 위치한다(표 2.1).

글루타메이트는 과활성화되면 신경독소로 작용한다. 이는 흥분성 독작용excitotoxicity, 세포사멸apoptosis과 관련이 있다. 흥분성 독작용이 나타날 때에는 지속적이고 과도하게 Ca^{++}이 세포 내로 유입된다. 이때 산화질소 합성효소nitric oxide synthetase, NOS가 활성화되면서 세포 내에서 L-아르기닌arginine으로부터 산화질소NO가 생성되고, 이로 인해 많은 세포 내 효소들이 과도하게 활성화되면서 세포는 죽게 된다.

글루타메이트 수용체 가운데 NMDA 수용체는 학습 및 기억과 관계가 있고, 조현병 유사증상을 일으키는 약물인 phencyclidine(PCP)의 작용부위가 있으며, 글라이신glycine 수용체가 보조수용체로 존재한다(그림 2.24). 이 수용체에는 이들 외에도 여러 조절물질들이 작용하는 부위가 있다. NMDA 수용체의 중앙은 양이온통로이며, 이 통로의 내부에 PCP 결합부위가 있다. 영구기억이 형성될 때에는 NMDA 수용체 내부에 있는 Ca^{++}통로가 장기간 열리는 long-term potentiation(LTP) 현상이 일어나며, 기억과 가장 관계 있는 대뇌 구조물인 해마에 NMDA 수용체가 가장 많이 분포한다.

이 수용체는 임상적으로는 조현병과 관련이 있다고 알려져 있다. PCP는 NMDA 수용체의 길항제로서 양이온통로를 차단하는데, PCP 중독은 조현병과 가장 유사한 증상들을 나타낸다. 이는 피해망상과 환청을 주로 나타내는 암페타민과 더불어 조현병 유사증상을 유발하는 두 가지 중

표 2.1 Classification of glutamate receptors

inotropic receptors				metabotropic receptors		
		KA				
NMDA	AMPA	low	high	group I	group II	group III
NMDAR1	GluR1	GluR5	KA1	mGluR1	mGluR2	mGluR4
NMDAR2A	GluR2	GluR6	KA2	mGluR5	mGluR3	mGluR6
NMDAR2B	GluR3	GluR7				mGluR7
NMDAR2C	GluR4					mGluR8
NMDAR2D						
NMDAR3A						
NMDAR3B						

요한 약물 중의 하나이다. 글루타메이트는 도파민과의 상호작용을 통해 조현병의 증상을 야기하거나 혹은 완화시킨다고 생각된다.[46] 알츠하이머 치매에서도 글루타메이트가 신경변성의 한 원인으로 작용한다. β-아밀로이드 섬유결합체가 신경세포를 탈분극시켜 NMDA 수용체를 차단하고 있는 Mg^{++}을 해제하면 글루타메이트에 대한 세포반응이 증가한다. 또한 β-아밀로이드 섬유결합체는 시냅스에서 성상교세포astrocyte를 통해 글루타메이트가 재흡수되는 것을 막아 세포 밖 글루타메이트 농도를 증가시킨다. 그 외에도 여러 기전을 통해 알츠하이머병에서 NMDA 수용체를 통해 신경독성이 나타난다. 이 병의 치료제로 사용 중인 NMDA 수용체의 비경쟁적 길항제인 memantine은 글루타메이트에 대한 tonic sensitivity를 낮추어 신경변성을 감소시킨다.

(2) γ-아미노부틸산GABA

γ-아미노부틸산γ-aminobutyric acid, GABA은 뇌에 가장 많은 억제성 신경전달물질이다. 불안장애, 조현병, 알코올의존, 경련질환 등 여러 신경정신질환에서 GABA계 이상이 발견된다.

가. 신경경로

GABA는 중추신경계에만 존재하고 뇌-혈관 장벽을 넘지 못한다. GABA의 신경경로는 국지성 회로와 긴 신경경로의 두 가지가 있다. 대뇌피질과 변연계에서는 대부분 국지성 회로를 가진다. 이 부위에서 짧은 억제성 중간신경원들이 GABA를 사용한다. 그러나 미상핵과 피각에 있는 GABA 신경세포는 담창구와 흑질로 가는 긴 신경경로를 낸다. 소뇌에도 GABA의 긴 신경경로가 있다. 카테콜아민, 세로토닌, 아세틸콜린에 비하면 GABA는 뇌에서 매우 넓은 분포를 보인다. 전체 신경원의 40% 정도가 신경전달물질로 GABA를 사용하므로 글루타메이트와 더불어 이는 양적으로도 가장 많은 신경전달물질이다.

나. 합성과 대사

GABA는 glutamic acid로부터 glutamic acid decarboxylase(GAD)에 의해 생성되고, 시냅스로 분비된 GABA는 신경세포나 인접한 성상교세포로 재흡수된다. GABA는 GABA transaminase(GABA-T)에 의해 succinic semialdehyde로 대사되어 Krebs 회로로 연결된다. 합성효소인 GAD를 두 개의 유전자 GAD65와 GAD67이 코딩하고 있다. 이들의 유전적 결함은 심한 신경계 이상을 초래한다. 잘 알려진 항경련제인 valproic acid는 GABA-T를 억제하여 GABA의 농도를 높인다.

GABA 수송체는 주로 인접한 성상교세포에 위치하는데 4종류가 알려져 있다. 이들도 다른 수송체들과 마찬가지로 12개의 TMD를 갖는다. GABA는 인접 성상교세포로 재흡수되어 궁극적으로는 glutamic acid로 전환되고, 이는 GABA 신경말단으로 다시 이송되어 GABA로 합성된다.

다. GABA 수용체

GABA 수용체는 크게 GABA-A 수용체, GABA-B 수용체, GABA-C 수용체의 3종류로 분류된다. GABA-A 수용체와 GABA-C 수용체는 이온성 수용체이고, GABA-B 수용체는 GPCR이다.[47]

GABA-A 수용체는 대개 2개의 α 소단위, 2개의 β 소단위와 1개의 γ 소단위로 구성되며, 중앙에는 Cl⁻ 통로가 형성되어 있다. GABA는 Cl⁻이온을 세포 내로 유입시켜 억제성 과분극을 일으키며, 이는 GABA-A 수용체 길항제인 bicuculline에 의해 차단된다. 최근에 알려진 바로는 GABA-A 수용체의 α와 β 소단위 접합부에 GABA 결합부위가 있고, α와 γ 소단위 접합부에 benzodiazepine 결합부위가 있다. 인간에서 GABA-A 수용체의 α 소단위는 α1~α6의 6종이 있고, β 소단위는 β1~β4의 4종이 있으며, γ 소단위도 γ1~γ4의 4종이 있다. 그 외 δ, ε, π, θ 소단위들이 발견된다. 이 중 포유류의 뇌에서 가장 흔히 발견되는 형태는 2개의 α1과 2개의 β2와 1개의 γ2 소단위로 구성된 α1β2γ2 오량체pentamer이다(그림 2.25)[48]

benzodiazepine에 의한 진정, 항불안작용, 항경련작용, 근육이완효과, 기억력 저하는 모두 GABA-A 수용체를 통해 나타난다. 그러나 모든 GABA-A 수용체에 benzodiazepine이 결합하지는 않는다. 이들의 결합에 있어 가장 중요한 결정인자는 GABA-A 수용체에 있는 α 소단위의 특성이다. α1, α2, α3, α5 소단위를 갖는 GABA-A 수용체에는 benzodiazepine이 결합한다. 그러나 이들 소

단위의 히스티딘이 아르기닌으로 치환된 α4, α6 소단위를 갖는 GABA-A 수용체에는 benzodiazepine이 결합하지 않는다. diazepam, clonazepam, triazolam과 같은 전형적인 benzodiazepine은 α1β2γ2, α2β2γ2, α3β2γ2, α5β2γ2 수용체 모두와 높은 친화력을 갖는 반면, 최근 수면제로 널리 사용되고 있는 zolpidem은 α1β2γ2 수용체에는 매우 높은 친화력을 보이나 α2β2γ2와 α3β2γ2 수용체에는 낮은 친화력을 보이고 α5β2γ2 수용체에는 매우 낮은 친화력을 보인다. 이 약물도 α4β2γ2와 α6β2γ2 수용체와는 전혀 결합하지 않는다. 현재까지 알려진 바로는 α1 소단위는 진정효과, 항경련작용, 기억장애와 관련이 있고, α2, α3, α5 소단위는 근육이완효과와 항불안작용이 관련이 있다. GABA-A 수용체에는 이 외에도 barbiturate 작용부위, picrotoxin 작용부위, 스테로이드 작용부위 등이 있다.[49,50]

benzodiazepine 수용체의 내인성 배위자endogenous ligand는 아직 밝혀져 있지 않으나, β-carboline은 이 부위에 결합하여 benzodiazepine과는 달리 불안을 야기시킨다. benzodiazepine 중독 시 응급처치로 사용하는 flumazenil과 같이 benzodiazepine 수용체에 작용하여 단지 benzodiazepine의 작용을 없애는 약물을 길항제라고 한다. 이와 달리 benzodiazepine의 항불안작용과는 상반되게 오히려 불안을 야기시키는 β-carboline과 같은 약물들을 역효현제inverse agonist라고 한다.

GABA-B 수용체는 GABA-A 수용체와는 달리 bicuculline에 의해 차단되지 않으며 baclofen에 의해서 활

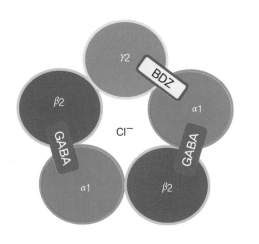

- GABA binds at the interface between alpha and beta subunits
- benzodiazepines bind at the interface between alpha and gamma subunits

α1	β1	γ1	δ	ε	π	θ	ρ1
α2	β2	γ2					ρ2
α3	β3	γ3					ρ3
α4	β4	γ4		GABA-A			GABA-C
α5							
α6							

그림 2.25 GABA-A receptor from the extracellular surface. GABA-A and GABA-C subunits

성화된다. 이는 일종의 GPCR이다. 이 역시 뇌 전역에 널리 분포하며, 시냅스전후에 위치한다. 시냅스후에서는 과분극을 일으키고, 시냅스전에서는 다른 신경전달물질들의 분비를 조절한다.

GABA-A 수용체와는 다르면서도 GABA에 의해 활성화되는 Cl⁻통로 수용체가 있다. 이 수용체는 GABA-A 수용체와는 달리 bicuculline에 의해 차단되지 않으며 benzodiazepine, barbiturate, 스테로이드와도 결합하지 않으나, GABA-A 수용체와 마찬가지로 picrotoxin에 의해서는 차단된다. 또한 이는 GABA-A 수용체와는 달리 cis-aminocrotonic acid(CACA)라는 GABA 효현제에 의해 활성화되는데, 이 수용체가 바로 GABA-C 수용체이다. 이 수용체에는 $\rho1$, $\rho2$, $\rho3$ 소단위가 있다(그림 2.25).

라. GABA계의 기능

GABA는 글루타메이트와 같은 아미노산 신경전달물질이다. 이 두 가지 아미노산 신경전달물질은 서로 상호 보완적 기능을 갖는데, GABA는 억제성, 글루타메이트는 흥분성 신경전달을 한다. GABA는 항불안작용과 관계가 있으며, 일부 간질은 GABA 결핍상태에 기인한다. 또한 미상핵에서 담창구로 이르는 긴 신경경로의 소실은 헌팅턴병에서 특징적인 무도형 운동장애를 일으킨다.

(3) 글라이신

글라이신은 GABA와 더불어 억제성 아미노산이다.[51] 이는 L-serine으로부터 hydoxymethyltransferase에 의해 생성된다. 이는 주로 척수와 뇌간에 분포하나 시상, 대뇌피질, 해마에도 분포한다. 글라이신은 소포막에 있는 억제성 아미노산 수송체inhibitory amino acid transporter에 의해 소포에 저장되었다가 분비되고, 시냅스로 분비된 글라이신은 세포막에 있는 glycine transporter II에 의해 재흡수된다. glycine tranporter I은 성상교세포에 위치하여 NMDA 수용체 기능을 조절한다.

글라이신은 독립적인 수용체를 가지고 억제성 신경전달물질로 기능을 하지만, 일부는 글루타메이트 수용체 중의 하나인 NMDA 수용체에 작용부위를 갖고 이 흥분성 수용체의 보조수용체 역할을 한다.[52] 독립적인 글라이신 수용체는 strychnine-sensitive glycine receptor이고, GABA와 마찬가지로 그 자체가 중앙에 Cl⁻통로를 형성하고 있으며,

억제성 수용체로서 척수에 많이 분포한다. strychnine은 이 수용체의 길항제로서 경련을 유발시킨다. 이 수용체는 3개의 α 소단위와 2개의 β 소단위의 복합체이다. α 소단위는 $\alpha1~\alpha4$가 알려져 있으며, β 소단위는 주로 구조적 역할을 한다. NMDA 수용체에 있는 글라이신 수용체는 non-strychnine-sensitive glycine receptor로서 양이온통로와 연관된 보조수용체이다.

(4) 아미노산 신경전달물질과 신경정신질환

조현병의 생물학적 원인으로 도파민 가설은 충분하지 못하다. 50년이 넘게 도파민 D2 수용체 차단제인 항정신병 약물들이 조현병 치료에 사용되었지만 아직도 2/3 이상의 환자들이 충분히 치료되지 못한 채 제기능을 못하고 있다. 조현병 환자들의 사후 뇌 대뇌피질에서 GAD 활성도가 낮아져 있는데, 이는 GABA계 결핍을 의미한다. GABA 중간신경원에서 GAD67과 GABA 수송체는 감소되어 있고 GABA-A수용체는 증가되어 있는 것이 발견되는데, 이는 시냅스전 GABA 결핍을 시사한다. 그러나 조현병에서 직접 GABA계 물질의 유전적 결함은 발견되지 않는다. 따라서 조현병에서의 GABA계 결핍은 보다 상위 유전자 결함에 따른 문제로 보인다.[53]

조현병이 NMDA 수용체의 기능저하로 인해 생긴다는 가설은 NMDA 수용체 길항제인 PCP를 비롯한 유사 마취제들이 조현병과 구분하기 힘든 증상을 유발한다는 관찰에서 비롯되었다. 실제 ketamine은 조현병의 양성증상, 음성증상은 물론 조현병에 특이한 인지장애를 나타낸다. 이는 또한 amphetamine에 의해 피질하에서 도파민 분비가 촉진되는 것을 강화한다. 조현병 발병과 관련이 있을 것으로 추정되는 위험 유전자들이 NMDA 수용체 기능과 관련이 있다. D-amino acid oxidase(DAAO)와 serine racemase의 유전자 결함은 D-serine의 농도를 낮추어 NMDA 수용체 기능을 저하시킨다. neuregulin은 NMDA 수용체에 직접 작용하고, dysbindin은 신경말단에서 글루타메이트 분비를 저하시키는데, 이 둘은 잘 알려진 조현병 연관유전자들이다.[54] 최근 NMDA 수용체 기능저하와 GABA계 결핍의 연관을 나타내는 보고가 있었다. 동물실험에서 NMDA 수용체 길항제를 장기간 처치하니 GAD67과 GABA 수송체 감소가 초래되었다. 조현병은 대뇌피질에서의 글루타메이트

-GABA 시냅스 불균형으로 인해 일차적으로 음성증상과 인지장애가 생기고, 이차적으로 피질 하 도파민 분비가 증가되어 양성증상이 생기는 것으로 추정된다.[55]

임상적으로 불안장애과 우울증은 흔히 함께 일어나는데 주요우울증은 물론 공황장애에서도 GABA계 이상이 자주 발견된다.[56] 글루타메이트 이상도 우울증에서 흔히 발견된다. NMDA 수용체 길항제는 강제수영검사 등 여러 가지 우울증 동물 모델에서 항우울효과를 나타내었다. 한 동물실험에서 ketamine 1회 주사는 10일 이상 항우울효과를 나타내었다. 두 개의 위약 비교 우울증 임상연구에서는 ketamine 1회 처치가 신속하고 지속적으로 우울증상을 감소시켰다. 알코올은 중독 용량에서 GABA 수용체 기능은 증진시키고 NMDA 수용체 기능은 감소시킨다. 지속적인 알코올의 남용은 GABA 수용체 기능을 저하시키고 NMDA 수용체 기능은 항진시킨다. 갑작스러운 알코올 금단은 진전 섬망delirium tremens이라는 과흥분상태를 유발한다.[57]

2.4 신경펩타이드

2.4.1 신경펩타이드의 일반적 특성

(1) 종류와 분포

신경펩타이드neuropeptide란 신경계에서 발견되는 모든 펩타이드들을 총칭한다. 이들은 뇌하수체 호르몬의 분비를 조절하는 시상하부에서 그 역할이 처음 알려졌다. 지난 30년간 많은 신경펩타이드들과 그 수용체들이 뇌 전역에 광범위하게 분포하여 신경전달물질의 분비부터 복잡한 감정이나 행동에 대한 조절까지 다양한 뇌기능을 수행하고 있음이 밝혀졌다. 100개 이상의 활성 신경펩타이드들이 뇌에서 확인 되었다. 이들은 3개의 아미노산으로 구성된 갑상선분비호르몬으로부터 200여 개의 아미노산으로 구성된 황체자극호르몬, 성장호르몬, 프로락틴까지 크기가 다양하다. 뇌하수체 신경펩타이드 분비를 조절하는 신경펩타이드들은 시상하부에 집중되어 있다. 제3뇌실 옆에 위치한 신경분비세포에서 뻗어 나온 신경돌기는 중앙돌기median eminence에 이르러 시상하부-뇌하수체 문맥 순환계hypothalamo-hypophyseal portal system로 신경펩타이드들을 분비한다. 갑상선호르몬에 의해 TRH의 분비가 조절되듯이 이들은 생체 되먹이기 기전에 의해 말초 호르몬의 조절을 받기도 한다. 그러나 신경펩타이드를 분비하는 많은 신경세포들과 그들의 돌기는 시상하부 외에도 변연계, 중뇌, 후뇌, 척수 등을 비롯한 뇌 전역에 널리 분포하고 있다.

(2) 합성과 대사

많은 신경펩타이드들의 유전자 구조와 합성경로들이 밝혀졌다. 전구물질이 뇌세포로 들어와서 세포 내에 있는 합성 효소에 의해 신경전달물질로 만들어지는 단가아민 신경전달물질과는 달리 신경펩타이드들은 유전자에서 mRNA로 전사transcription되고 이로부터 전이translation된 큰 전구호르몬preprohormone이 다시 펩티다아제peptidase들에 의해 잘려져서 만들어진다. 한 개의 전구호르몬이 다수의 활성 신경펩타이드를 함유하고 있다가 여러 효소들에 의해 분할되기도 한다.[58] 신경펩타이드들의 분비는 축삭말단에서만 일어나지 않고 축삭돌기 전체 심지어 수상돌기에서도 일어난다. 시냅스로 분비된 단가아민 신경전달물질들이 축삭말단으로 재흡수되는 데 비해 신경펩타이드들은 재흡수되지 않고 펩티다아제들에 의해 더 작게 잘려지면서 비활성화된다. 이 펩티다아제들은 세포막에 붙어 있거나 세포질에 용해되어 있기도 하고 세포 외에도 존재하며, 뇌는 물론 말초조직이나 혈액에도 있다. 따라서 일단 분비된 신경펩타이드들의 반감기는 매우 짧다.

(3) 수용체

신경펩타이드들도 신경전달물질들과 마찬가지로 뇌 여러 부위에 분포한 다양한 그들의 수용체를 통해 신호전달을 한다. 모든 신경펩타이드들의 수용체는 예외 없이 모두 GPCR에 속한다. 즉, 이들은 모두 7개의 TMD를 갖고, G-단백질을 통해 효과기를 활성화시키거나 억제한다.[59]

(4) 기능

이들은 한 신경세포 말단에서 다른 신경전달물질들과 공존하여 다른 신경전달물질들의 분비를 조절하기도 하고, 독자적인 수용체를 갖고 고유의 기능을 나타내기도 한다. 즉, 신경펩타이드들은 신경전달물질, 신경조절물질, 혹은 신경호르몬으로 작용한다. 신경전달물질은 축삭말단에서 시냅스로 분비되어 시냅스 후 세포막 활성을 변화시킨다. 반면 신경조절물질이나 신경호르몬은 직접적으로 세포활성을 변화시키지 않고 이차전령경로second messenger pathway를 조절하여 신경전달물질에 의한 세포반응에 영향을 미친다. 신경펩타이드들은 체온조절, 음식과 수분섭취, 성, 수면, 동작, 학습과 기억, 스트레스나 통증에 대한 반응, 감정, 인지기능 등 여러 행동 혹은 생리과정에 관여한다. 따라서 이들은 정신병, 기분장애, 치매, 자폐증의 증상이나 행동에 관여할 것으로 추정된다.[60] 대부분의 신경펩타이드들은 혈관-뇌 장벽을 통과하지 못하고 혈액이나 조직 내의 효소들에 의해 쉽게 분해되기 때문에 이들의 효과를 평가하기 위해서는 뇌에 직접 주입하거나 인간에게는 코를 통해 투입하는 방법이 있으나 이로 인해 연구들이 매우 제한적이다.

2.4.2 대표적인 신경펩타이드

(1) 갑상선자극호르몬 분비호르몬

갑상선자극호르몬 분비호르몬thyrotropin-releasing hormone, TRH은 tripeptide이다. 이는 시상하부에서 분비된 펩타이드가 뇌하수체 전엽의 호르몬 분비를 조절한다는 것을 밝힌 첫 번째 신경펩타이드이다. TRH는 후각신경, 내후각피질entorhinal cortex, 해마, 편도, 시상, 중뇌 등 뇌 전역에 분포한다. 대부분의 신경펩타이드와 마찬가지로 TRH 수용체는 GPCR이다. 시상의 TRH 신경원에서 나온 축삭돌기는 중앙돌기에 이르러 시상하부-뇌하수체 문맥 순환계로 TRH를 분비하고, 이는 선뇌하수체adenohypophysis에 전달되어 체순환계로 TSH를 분비하게 한다. TSH는 갑상선에서 triiodothyronine(T3), thyroxine(T4)와 같은 갑상선호르몬을 분비하게 한다. 시상하부의 paraventricular nucleus(PVN)의 TRH 신경원에 이들 갑상선호르몬의 수용체가 존재하여 음성 되먹이기 기전으로 TRH 합성을 조절한다. 이 음성 되먹이기 기전은 HPT 축에만 존재한다. 다른 뇌 영역에 존재하는 TRH 신경원에는 갑상선 수용체가 없다.

원발성 갑상선기능저하증의 증상이 우울증상과 유사하여 기분장애에 시상하부-뇌하수체-갑상선hypothalamus-pituitary-thyroid, HPT 축 이상이 관여하는지에 대한 탐구가

있었다. TRH가 시상 밖에도 존재하는 것이 알려지면서, 이들이 신경전달물질, 혹은 신경조절물질로 작용할 것이라는 가정이 뒤이었고, 결국 중추신경계에서 TRH가 도파민, 세로토닌, 아세틸콜린, 아편양제제 등 많은 신경전달물질들을 조절하고 있음이 밝혀졌다.[61]

갑상선 질환이 없는 주요우울증 환자의 25% 정도에서 TRH 자극 검사에 대한 TSH 반응이 감소되어 있다. 이 환자들의 갑상선호르몬 수치는 일반적으로 정상이다. 따라서 이는 TRH 분비가 과도하게 일어나고 이로 인해 뇌하수체에 있는 TRH 수용체가 하향조절되어 반응이 감소되어 나타나는 것으로 추정되었다. 우울증 환자의 뇌척수액에서 TRH 농도가 높다는 것은 이를 지지하나, 반대로 주요우울증 환자의 시상에 있는 신경원에서의 TRH mRNA 농도가 저하되어 있다는 보고도 있다.

(2) 부신피질자극호르몬 분비요소

부신피질자극호르몬 분비요소corticotropin-releasing factor, CRF는 스트레스에 대한 내분비계, 자율신경계, 면역계는 물론 행동에 이르는 복합적 반응에 통합적 역할을 하고 있다고 추정된다. 시상의 PVN에 존재하는 CRF 신경원에서 축삭돌기가 중앙돌기에 이르러 문맥계로 CRF를 분비하고, 이는 뇌하수체 전엽에 이르러 체순환계로 ACTH를 분비한다. 이들 중 일부는 뇌간과 척수로 가서 스트레스에 대한 자율신경반응에 관여한다. CRF 신경원도 시상하부-뇌하수체-부신hypothalamus-pituitary-adrenal, HPA 축 외에 대뇌피질, 편도, 뇌간, 척수 등 여러 뇌 영역에 광범위하게 분포한다.

일부 주요우울증 환자에서 HPA 축 과활성이 일관성 있게 보고되었지만 그 기전과 역할이 충분히 규명된 것은 아니다. 주요우울증 환자에게서 높은 혈중 코르티솔 농도, 덱사메타존dexamethasone 자극에 의한 혈중 코르티솔 억제 실패, CRF 자극에 대한 ACTH 분비 반응의 감소, 뇌척수액 CRF 증가 등이 발견된다. CRF 자극에 대한 ACTH 반응의 감소 역시 일차적 원인이 스트레스에 의한 CRF의 과분비로 인한 것으로 설명할 수 있다. 이에 반응하여 뇌하수체에 있는 CRF 수용체의 하향조절이 초래되고, 이로 인해 ACTH 분비가 감소된다는 가설이다. 뇌척수액 CRF 증가는 항우울제 치료 후 정상화된다는 보고도 있다.[62]

CRF 수용체 역시 GPCR로서 CRF-1, CRF-2a, CRF-2b, CRF-2g의 4종류가 있는데 이 중 3종류는 뇌에 있다. CRF-1은 대뇌 및 소뇌피질 영역에 주로 분포하며, CRF-2 수용체들은 주로 피질하에 분포한다. CRF-2a는 외중격 lateral septum과 시상, CRF-2g는 편도에 있다. CRF-2b는 맥락총과 뇌혈관에 존재하며, 주로 말초의 심장과 근육에서 발견된다. 몇몇 CRF-1 길항제들이 항불안 효과가 있음이 보고되었으며, antalarmin 같은 CRF-1 길항제는 항불안, 항우울, 그리고 항스트레스 효과가 있음이 보고되었다.[63]

(3) 옥시토신과 바소프레신

옥시토신oxytocin, OT과 바소프레신vasopressin, AVP은 시상하부에서 만들어져 뇌하수체 후엽에 저장되었다가 분비된다. 옥시토신과 바소프레신은 시상의 각기 다른 신경원에서 생성된다. 옥시토신은 주로 여성의 생식기능과 관계된 기능을 하고, 한 개의 옥시토신 수용체를 통해 작용한다. 옥시토신 수용체는 말초와 대뇌에서는 변연계에 분포한다. 바소프레신은 항이뇨호르몬antidiuretic hormone, ADH으로도 알려져 있으며, V1a, V1b, V2 수용체 등 3개의 수용체를 갖는다. V2 수용체는 신장에서만 발견되며 수분저장에 관여한다. V1a 수용체는 뇌에 널리 분포하며 바소프레신의 대부분의 작용은 이를 통해 이루어진다. 이 두 펩타이드는 학습과 기억에 관계되며, 감정의 조절에도 관련이 있다. 특히 옥시토신은 애착 형성에 관여하며 이를 통해 성격에도 영향을 미친다고 알려져 있다.[64,65]

(4) 뉴로텐신

뉴로텐신neurotensin, NT은 여러 뇌 영역에 분포한다. 주로 다른 신경전달물질과의 연관에 대한 연구가 많았다. 특히 중뇌-변연계 도파민계와의 연관을 통해 조현병의 병태생리를 밝히려는 연구가 많았다.[57] 뉴로텐신과 그 수용체들이 조현병 치료제 개발의 목표가 될 수 있다. 그 근거로는 첫째 뉴로텐신계의 해부학적 분포가 조현병과 관련된 신경회로를 조절할 수 있는 위치에 있으며, 둘째 말초에 투입한 항정신병약물이 항상 뉴로텐신계에 영향을 미치고 있고, 셋째 조현병 환자들에게서 중추 뉴로텐신계의 이상이 발견된다. NT는 진정작용이 있고, 항정신병약물과 공유하는 작용들이 있다. 둘 다 뇌로 전달되는 감각정보를 적절히 걸러내는 sensorimotor gating을 강화시킨다. 이 기능의 결핍이 있으면 필요 없는 다양한 감각정보들이 범람하게 되는데, 이를 조현병의 핵심장애로 보는 시각이 있다. 도파민 효현제나 NT 길항제는 sensorimotor gating을 훼방한다. NT는 중뇌-변연계 혹은 중뇌-피질 도파민 회로의 말단에서 도파민과 같이 분비된다. 도파민 D2, D4 수용체 길항제인 항정신병약물은 도파민계에 공존하는 NT의 합성, 저장, 분비를 증가시킨다. NT를 측좌핵에 직접 주입하면 GABA 신경세포에 위치한 수용체를 통해 도파민 분비를 억제한다. 조현병 환자들의 뇌척수액 내 NT 농도가 정상인 혹은 다른 정신질환자에 비해 저하되어 있고, 항정신병약물이 이를 다시 증가시킨다고 보고되어 있다. 그러나 이것이 치료효과와 관련이 있는지는 명확하지 않다. 향후 NT가 항정신병 효과를 갖는 내인성 물질인지에 대한 검증이 필요하다.[66,67]

(5) 콜레시스토키닌

콜레시스토키닌cholecystokinin, CCK은 본래 위장관에서 발견되었다. 그러나 이들 수용체는 뇌에서는 감정, 동기, 지각과 관계되는 피질, 선조체, 시상하부, 해마, 편도 등에서 발견된다. 이는 중뇌-대뇌피질과 중뇌-변연계 회로를 개시하는 VTA의 도파민 신경원에 공존한다. NT와 마찬가지로 CCK도 도파민 분비를 억제한다. CCK는 조현병, 공황장애, 거식증bulimia 등의 병태생리에 관여한다고 추정되고 있다.[68] CCK 수용체는 위장관형인 CCKA 수용체와 중추형인 CCKB 수용체로 구분되며, 이들은 PLC를 활성화시킨다. 특히 4개의 아미노산으로 구성된 CCK-4는 불안과 공황장애를 유발하고, CCKB 수용체 길항제들은 항불안 작용이 있다고 알려져 있다. CCK 절편을 건강인에게 주입하면 공황발작이 유발된다. 합성 CCK 효현제인 pentagastrin은 공황장애 환자들에게 공황발작과 같은 증상을 유발시킨다.[69]

(6) 물질 P

물질 Psubstance P는 11개의 아미노산으로 구성되어 있으며, 뇌에서는 기분조절, 불안, 스트레스, 강화, 신경세포생성, 호흡, 신경독성, 구토, 통증지각 등에 광범위하게 관여하는 것으로 알려져 있다. 이는 amygdala, hypothalamus, periaqueductal gray, locus ceruleus, peribrachial nucleus 등에 널리 분포하며, 노르에피네프린과 세로토닌 신경원에 공존한다. 특히 통증과 관련이 있는 신경전달물질로서 동물에 주면 스트레스 반응 시에 보이는 행동과 심혈관반응을 일으킨다. 최근 주요우울증과 PTSD 환자의 뇌하수체에서 substance P의 농도가 높다고 보고되었다. substance P의 수용체는 neurokinin 1(NK1) 수용체로 분류되고 있다.[70] 이 수용체 길항제는 심한 증상을 나타내는 주요우울증 환자에게서 위약보다는 효과가 있었고, 항우울제 paroxetine과는 동일한 효과를 보인다고 한다.

(7) 신경펩타이드 Y

신경펩타이드 Yneuropeptide Y, NPY는 시상하부, 뇌간, 척수, 여러 변연계 등에서 발견되는 36개의 아미노산으로 구성된 신경펩타이드이다. 세로토닌과 노르에피네프린 신경원에 공존하며, 스트레스에 의한 부정적 효과를 경감시킨다. 음식 섭취를 증가시키고, 불안과 스트레스를 경감시키며, 통증 민감도를 저하시키고, 생체 리듬에 관여하며, 알코올 섭취를 줄이는 등 다양한 기능을 한다.[71] 자살을 기도한 주요우울증 환자의 전두엽과 미상핵에서 NPY 농도가 현저히 낮았다는 보고도 있고 우울증 환자에서 뇌척수액 NPY 농도가 낮았다는 보고도 있다.[72]

(8) 소마토스타틴

소마토스타틴somatostatin은 일명 성장호르몬 억제호르몬 growth hormone-inhibiting hormone으로 신경계 외에 소화계에도 존재한다.[73] 시상하부에서 분비된 소마토스타틴은 시상하부－뇌하수체－문맥계를 통해 뇌하수체 전엽의 성장호르몬 분비를 억제한다. 소마토스타틴은 뇌하수체 외에도 여러 곳에서 많은 신경호르몬들의 분비를 억제한다. 신경조절기능이 주이며 복합적 작용을 나타낸다. 5개의 GPCR 수용체를 갖고 있으며, 모두 AC를 억제한다. 쥐의 뇌에 주입하면 이는 각성을 유발하고 수면을 감소시킨다.[74] 기분장애나 헌팅턴병, 알츠하이머병 등의 퇴행성 뇌질환에서 substance P와 somatostatin의 이상이 보고되었다.[75]

(9) 엔도르핀

엔도르핀endorphin은 모르핀과 유사한 작용을 하는 endogenous opioid neuropeptide를 총칭한다. endorphin, enkephalin, dynorphin의 세 종류가 잘 알려져 있다. 최근 μ 수용체에 선택적으로 결합하는 endomorphin-1과 endomorphin-2가 추가로 발견되었다. 이들은 진통효과를 중재하는 μ, δ, κ 3종류의 수용체와 결합한다. 이 중 endorphin은 μ와 δ 수용체에 공히 결합하고, enkephalin은 δ 수용체, dynorphin은 κ 수용체와 결합한다. 이들은 각기 다른 전구단백질로부터 생성되며, 각기 다른 뇌 부위에 존재한다. 이들의 전구단백질은 각각 prepro-opiomelanocortin(POMC), preproenkephalin, preprodynorphin 등이다. POMC로부터 31개의 아미노산으로 구성된 β-엔도르핀이 생성된다. 이 외 POMC로부터 adrenocorticotropic hormone(ACTH)과 α-melanocyte-stimulating hormone(α-MSH)과 β-lipotropic pituitary hormone(β-LPH)이 만들어진다. Pre-proenkephalin으로부터 5개의 아미노산으로 구성된 Met-enkephalin과 Leu-enkephalin이 만들어진다. Pre-prodynorphin으로부터는 Leu-enkephalin과 같은 아미노산 서열로 시작되는 dynorphin A, dynorphin B, neoendorphin 등 3개의 아편양 펩타이드가 만들어진다. 모든 아편양 펩타이드는 Tyr-Gly-Gly-Phe-Met 혹은 Tyr-Gly-Gly-Phe-Leu로 구성된 똑같은 아미노 말단을 갖고 있으며, 전체 5~31개의 아미노산으로 구성된다.[76] morphine은 μ 수용체, 아편양 진통제인 pentazocine은 κ 수용체에 주로 결합한다. 길항제인 naltrexone은 μ 수용체에 가장 강하게 결합한다. 이들은 시상하부, 간뇌, 뇌교, 해마, 중뇌에 많이 분포하며, 약물의 강화기제에도 관여한다.[77]

(10) 타키키닌

타키키닌tackykinin은 신경펩타이드 중 가장 큰 계열을 형성한다. 이들은 신속히 장의 수축을 일으키므로 타키키닌이라고 명명되었고, Phe-X-Gly-Leu-Met-NH2를 공유한다. 이들은 강력한 혈관 이완제이며, 많은 평활근을 수축시킨다. 인간에게는 TAC1과 TAC3이라고 불리는 2개의 타키키닌 유전자가 있다. 이들은 생쥐의 Tac1과 Tac2 유전자와 같다. TAC1 유전자는 neurokinin A(substance

K), neuropeptide K(neurokinin K), neuropeptide gamma 와 substance P의 4개 신경펩타이드를 코딩하고 있으며, TAC3 유전자는 neurokinin B를 코딩하고 있다. 이 중 가장 주목 받고 있는 것은 substance P이다. 포유류의 타키닌 수용체는 NK1, NK2, NK3이라고 불리는 3종류가 알려져 있다. 이들은 모두 7개의 TMD를 갖는 GPCR 수용체이고, PLC를 활성화시켜 IP3을 만든다. NK1, NK2, NK3은 각각 substance P, neurokinin A, neurokinin B에 선택적으로 결합하는 수용체들이다. 그러나 이들 수용체는 다른 타키닌에도 어느 정도의 친화성은 보인다.[78] 최근 substance P가 결합하는 NK1 수용체 길항제는 항우울작용이 있는 것으로 보고되었다.

(11) 갈라닌

갈라닌galanin은 뇌, 척수, 위장에 널리 분포하며, 그 기능은 아직 자세히 알려져 있지 않다. 이는 통증, 각성-수면, 혈압, 기분 등을 조절하며 인지기능, 섭식과도 연관이 있다. 알츠하이머 치매, 간질, 우울증, 섭식장애와 같은 신경정신질환과의 연관이 보고되어 있다. 지난 40여 년간 많은 신경펩타이드들이 인지기능에 관여한다는 것이 밝혀졌다. 이들은 주로 인지기능과 관계 있는 신경전달물질을 조절함으로써 그 기능을 나타내는 것으로 생각되었다. 현재 해마를 통한 학습과 신경가소성에는 dynorphin, nociceptin, galanin 등이 관여한다는 것이 알려져 있다.[79]

2.5 새로운 신경전달물질

2.5.1 아데노신 삼인산

아데노신 삼인산adenosine triphosphate, ATP이 신경전달물질로 작용한다는 것이 알려진 것은 토끼 귀의 감각섬유에서 분비된 ATP가 동맥을 확장시키는 것을 관찰하면서부터이다. 이는 신경말단에서 합성되고 저장되었다가 신경자극에 반응하여 시냅스로 분비된다. 작용 후 효소에 의해 분해되며, 여러 약물들이 ATP의 작용을 차단하거나 강화한다. 또한 ATP는 여러 신경전달물질의 co-transmitter로 활동하고 있다. adenosine 혹은 ATP는 평활근을 이완시킨다. 이를 중개하는 세포막 수용체를 퓨린

계 수용체purinergic receptor라 하는데, 이 중 adenosine의 수용체를 P1 수용체, ATP의 수용체를 P2 수용체라 한다. adenosine monophosphate(AMP)는 P1 수용체에, adenosine diphosphate(ADP)는 P2 수용체에 더 잘 결합한다. P1 수용체는 다시 A1, A2a, A2b, A3 등의 4종류로 세분된다. P2 수용체는 P2X, P2Y, P2Z, P2U, P2T 등 5개의 수용체로 세분된다. 현재까지 P2X 수용체에는 7개, P2Y 수용체에는 8개의 아형이 밝혀져 있다. 이 가운데 P2Y, P2U, P2T 수용체는 metabotropic receptor이며, P2X, P2Z 수용체는 ionotropic receptor이다. P1과 P2Y 수용체는 GPCR이다. 이들은 뇌, 심장, 신장, 지방조직 등에 광범위하게 분포한다.[80,81] xanthine계 약물들이 P1 수용체의 대표적인 길항제들이다. caffeine과 theophylline은 P1 수용체를 차단하여 흥분작용을 나타낸다. P2 수용체 중 P2X 수용체는 혈관이나 내장 평활근을 수축시키고, P2Y 수용체는 확장시킨다. P2X 수용체는 평활근 수축, 혈소판 응집, 거식세포 활성화, 세포사멸 등 많은 반응을 매개한다. purinergic receptor를 통한 신호전달은 학습과 기억, 동작, 섭식행동, 수면 등에 관여하는 것으로 알려져 있다. 이들은 신경세포의 증식과 이동, 혈관반응, apoptosis, cytokine 분비 등과 관련이 있다.

2.5.2 산화질소

가스도 신경전달물질과 같은 기능을 할 수 있다. 산화질소nitric oxide, NO는 전형적인 신경전달물질과는 달리 축삭돌기 말단에 저장되지 않으며, 시냅스로부터 재흡수되지도 않고, 세포막에 수용체를 갖고 있지도 않다. 산화질소는 작은 분자이기 때문에 인접세포로 쉽게 확산되어 들어간다. 효소에 의해 비활성화되는데 반감기가 수초에 불과하다. 이는 학습과 기억과정에 관여하며, 퇴행성 뇌질환과 관계가 있다. 산화질소는 세포 내에서 L-arginine으로부터 NO synthase(NOS)에 의해 만들어진다. NOS는 혈관확장과 관련이 있는 내피성 NOS와 뇌기능과 관련이 있는 신경성 NOS가 있다. 산화질소는 cGMP를 활성화시킨다.[82] 산화질소는 공격성, 성적 흥분, 발기, 수면 등과 관련이 있다. 양극성장애, 우울장애, 조현병 환자들의 혈액에서 NO 농도 혹은 NOS 활성도가 건강 대조군과 차이가 있다는 보고들도 있다. 뇌경색으로 인한 세포사망은 부분적으로

excitotoxicity라고 불리는 NMDA 수용체의 과활성에 기인한다. NMDA 수용체가 과활성화되면 NO 생성이 촉진되고 이로 인해 세포가 죽는다.

2.5.3 일산화탄소

일산화탄소carbon monoxide, CO는 신경세포에서 heme oxygenase(HO)에 의해 합성된다. NO처럼 소포에 저장되지 않고 인접세포로 쉽게 확산되어 들어간다. CO도 cGMP를 활성화시켜 세포반응을 일으킨다. CO는 생체농도에서 후각신경전도, 혈관이완, 평활근세포 증식, 혈소판 응집 등 많은 생리과정을 조절하고 있다.[83] 그러나 이러한 작용보다는 CO 중독 시의 독성효과가 더 잘 알려져 있다. 이는 hemoglobin의 heme 분자와 결합하여 carboxyhemoglobin를 형성하는데, 이로 인해 조직에 산소가 공급되지 않는다. CO 중독 시 5~10% carboxyhemoglobin 농도는 의식과 인지기능장애를 초래한다. CO는 냄새를 지각하는 데 관여한다. 냄새는 CO를 생산하고 cGMP가 증가하면 냄새 자극에 대한 적응력이 생긴다. CO는 통증지각에 대한 역치를 조정하여 만성통증에 대한 적응에도 관여한다. 또한 CO는 해마에서 일어나는 LTP 현상에 관여한다.

2.5.4 내인성 카나비노이드

cannabis, hemp, hashish, ma-fen 등의 이름으로 알려진 marijuana는 수천 년간 인류에 의해 경작되고 사용되어 왔지만, 최근에야 비로소 뇌에서의 작용이 알려졌다. 사용자들이 경험하는 다행감은 cannabis가 내인성 카나비노이드endocannabinoid가 관여하는 신경경로에 작용하여 나타날 것이다. marijuana의 주 활성성분은 tetrahydrocannabinol(THC)이다. 세포막 혹은 세포 내막에 존재하는 오메가-6 필수지방산인 arachidonic acid가 endocannabinoids, prostaglandins, leukotrienes 등을 합성하는 데 사용된다. endocannabinoid는 NO나 CO처럼 소포에 저장되지 않고 시냅스로 유리되어 수용체에 결합한다. 1980년대 후반 cannabinoid receptor 1(CB1)을 발견하였다. 현재 최소 5개 이상의 endocannabinoid가 발견되었고, 이들이 결합하는 cannabinoid 수용체는 CB1과 CB2 두 종류가 알려져 있다. CB1에는 anadamide, N-arachidonyl-

dopamine(NADA), noladin ether가 강하게 결합한다. CB2에는 virodhamine이 선택적으로 결합하고, 2-arachidonyl-glycerol(2-AG)은 CB1과 CB2에 동일한 결합력을 가진다. CB1은 뇌에 가장 많은 GPCR로 추정되며 기저핵, 소뇌, 해마, 시상하부, 대상회, 전두엽피질 등에 분포한다. 이 수용체는 주로 축삭돌기 말단의 시냅스전 세포막에 위치하여 여러 신경전도를 억제한다. CB2는 주로 백혈구에 분포하나 뇌간에도 일부 존재한다. CB1이 활성화되면 cAMP는 감소하고, K^+통로는 열리나 Ca^{2+}통로는 닫힌다. 신경전달물질의 유리에 관여하는 Ca^{2+}통로가 닫히면 신경전도는 억제된다. cannabinoid는 GABA, 노르에피네프린, 아세틸콜린 등의 유리를 억제하여 세포를 흥분시킬 수도 혹은 억제할 수도 있다. 반면 엔도르핀과 도파민의 유리는 증가시킨다. 이 밖에 endocannabinoid는 LTP 등 여러 형태의 신경가소성에 관여하는 것으로 알려져 있다.[84]

marijuana의 주성분인 THC는 진정작용이 있다. endocannabinoid는 불안을 조절하는 데 있어 중요한 역할을 하는 것으로 알려져 있다. CB1이 결핍된 쥐는 스트레스에 직면했을 때 심한 불안행동을 보인다. 또한 THC는 식욕을 증가시킨다. 오랫동안 cannabis는 식욕촉진제로 사용되어 왔었다. 이 작용은 시상하부에 있는 CB1을 통해 나타난다. CB1 길항제인 rimonabant(Acomplia)는 체중을 줄이기 위해 사용하는데, 부작용으로 불안과 우울을 초래한다. cannabis 중독자는 정신병 증상을 보인다. 조현병이 처음 발병하기도 하고 기존의 조현병 증상을 악화시키기도 한다. 처음 정신병 증상이 나타난 경우 단순히 약물에 의한 것인지 취약성이 있던 사람들에게서 증상이 유발되는 것인지에 대한 논란이 있을 수 있다. cannabinoid는 도파민 유리를 증가시키므로 조현병의 병태생리에 영향을 미칠 수 있다. 2-AG와 anadamide와 같은 효현제들은 뇌손상으로부터 신경보호작용을 나타낸다. 또한 endocannabinoid들이 통증지각을 조절한다는 근거들이 있다. THC와 cannabinoid 효현제들은 여러 병적 조건하에서 급성 및 만성통증을 완화시킨다.

2.5.5 아이코사노이드eicosanoids

보조식품으로 사용되는 오메가-3 불포화지방산인 eicosapentaenoic acid(EPA)와 docosahexaenoic acid(DHA)는

우울증, 양극성장애, 조현병의 증상을 완화시키고, 인지장애에 효과가 있다고 알려져 있다. 또한 EPA와 DHA는 소아에서 폭발적인 행동을 줄이고 집중력을 향상시킨다고 알려져 있다. 이들은 말과 플랑크톤 등에서 합성되며, 이를 섭취하는 청어, 연어, 고등어, 앤초비와 같은 등 푸른 생선에 많다. 이들은 세포막을 구성하는 인지질로 신호전달에 결정적인 역할을 한다. 신경계에서 지방산은 신경세포, 면역세포, 세포막 구조물의 핵심성분이다. 오메가-3 지방산은 혈압을 낮추고, 심근경색의 빈도를 줄이고 중성지방의 농도를 낮춘다. 오메가-3 지방산은 뇌 혈류를 증가시키고 혈소판 응집을 감소시키며, 동맥경화를 늦춘다. 오메가-6 지방산은 염증과 세포사망을 감소시키고, 이차 전령인 phosphatidylinositol의 활성도를 감소시킨다.[85]

생선 소비가 적은 국가에서 우울증, 양극성장애, 산후우울증 등의 유병률이 높았다고 한다. 또한 양극성 우울증 혹은 단극성 우울증 환자를 대상으로 lithium 혹은 valproic acid에 오메가-3 지방산을 부가했을 때도 이들의 우울증이 더 좋아지고 다음 재발까지의 기간이 더 길어졌다고 한다. 그러나 아직 양극성장애나 우울증 환자에 대한 오메가-3 지방산 단독치료에 대한 자료는 없다. 이들은 폭력성과도 관련이 있다. 한 수감자 연구에서 오메가-3 지방산의 소비가 많을수록 폭행빈도가 적었다. 오메가-3 지방산을 보조제로 사용했을 때 조현병 환자의 음성증상과 정신병적 증상이 더 좋아졌다는 보고가 있고, haloperidol과 함께 항산화제와 오메가-3 지방산을 사용하면 추체외로 부작용을 줄일 수 있다고 한다.

2.5.6 신경스테로이드

스테로이드는 생체 항상성 유지에 필수적이다. 신경스테로이드neurosteroids는 뇌에서 콜레스테롤로부터 합성되고, 말초에서는 부신과 생식기에서 합성된다. 수용체는 핵 혹은 세포질에 있다. 가장 잘 알려진 신경스테로이드는 GABA-A 수용체에 작용하는 것들이다. 이에 속하는 것이 allopregnanolone, pregnanolone, tetrahydrodeoxycorticosterone 등이다. 전구물질인 DHEA로부터 합성된 dehydroepiandrosterone-S(DHEA-S)가 뇌에 가장 많은 신경스테로이드이며, DHEA와 함께 GABA 수용체를 억제한다. 그 외 여러 신경스테로이드들이 NMDA, AMPA, kainate, glycine, serotonin, sigma type 1, nicotine acetylcholine 수용체에 작용한다. 일반적으로 신경스테로이드는 축삭돌기 성장을 촉진시키고 시냅스를 통한 신경전도를 향상시킨다.[86]

신경스테로이드는 우울증과 불안장애에 있어서 많은 역할을 하고 있다. 우울증 환자의 혈장 및 뇌척수액에서 allopregnanolone 농도가 낮으며, 우울증상의 심한 정도와 allopregnanolone의 농도는 역상관이 있다고 한다. 그러나 allopregnanolone을 비롯한 신경스테로이드의 임상효과에 대한 연구는 없다. 불안장애의 기전은 주로 GABA-A 수용체를 통해 설명한다. 스트레스에 의해 분비된 신경스테로이드는 GABA계 활성을 정상화시킨다. allopregnanolone은 benzodiazepine에 비해서는 20배, barbiturate에 비해서는 200배 이상 강력하게 GABA계 활성을 증가시킨다. 알코올이 GABA 수용체를 조절한다는 것은 잘 알려진 사실이고, 혈중 알코올 농도가 증가하면 뇌에서 pregnanolone, allopregnanolone, allotetrahydrodeoxycorticosterone 등의 농도가 증가한다.

참고문헌

1. Bird MM. Ultrastructural studies on neuromuscular contacts and the formation of junctions in the flight muscle of Antheraea polyphemus (Lep.) I. Normal adult development. Cell Tissue Res. 1975;159:245-266.

2. Re L, Di SB, Concettoni C, Giusti P. Computerized estimation of spontaneous and evoked acetylcholine release at the neuromuscular junction J Pharmacol Methods. 1989;22:233-242.

3. Franklin RJ, Cranq AJ, Blankemore WF. The role of astrocytes in the remyelination of glia-free areas of demyelination. Adv Neurol. 1993;59:125-133.

4. Kaladnar K, Sharma CP. Supported cell mimetic monolayers and their interaction with blood. Langmuir. 2004;20:11115-11122.

5. Behr J, Empson RM, Schmitz D, Gloveli T, Heinemann U. Electrophysiological properties of neurons in the rat subiculum in vitro. Exp Brain Res. 1993;96:304-318.

6. Berg HC. Membrane dipole potentials. Biophys J. 1968;8:1051-1053.

7. Mikula S, Niebar E. Correlated inhibitory and excitatory inputs to the coincidence detector : analytical solution. IEEE Trans Neural Netw. 2004;15:957-962.

8. Rousset M, Cens T, Vanmau N, Charnet P. Ca2+-dependent interaction of BAPTA with phospholipids. FEBS Lett. 2004;576:41-45.

9. Scanziani M, Salia PA, Vogt KE, Malenka RC, Nicoll RA. Use-dependent increases in glutamate concentration activate presynaptic metabotropic glutamate receptors. Nature. 1997;385:630-634.

10. Westerink BH, Boster FJ, Wirix E. Formation and metabolism of dopamine in nine areas of the rat brain : modifications by haloperidol. J Neurochem. 1984;42:1321-1327.

11. Issidorides MR, Havaki S, Arvanitis 이, Chrysanthou-Piterou M. Noradrenaline storage function of species-specific protein bodies, markers of monoamine neurons in human locus coeruleus demonstrated by dopamine-beta-hydroxylase immunogold localization. Prog Neuropsychopharmacol Biol Psychiatry. 2004;28:829-847.

12. Park E, Na M, Choi J, Kim S, Lee JR, Yoon J, Park D, Sheng M, Kim E. The Shank family of postsynaptic density proteins interacts with and promotes synaptic accumulation of the beta PIX guanine nucleotide exchange factor for Rac1 and Cdc42. J Biol Chem. 2003;278:19220-19229.

13. Leung YM, Kang Y, Xia F, Sheu L, Gao X, Xie H, Tsushina RG, Gaisano HY. Open form syntaxin-1A is a more potent inhibitor than wild type syntaxin-1A of Kv2.1 channels. Biochem J. 2005;387:195-202

14. Millan MJ, Lejeune F, Gobert A. Reciprocal autoreceptor and heteroreceptor control of serotonergic, dopaminergic and noradrenergic transmission in the frontal cortex : relevance to the actions of antidepressant agents. J Psychopharmacol. 2000;14:114-138.

15. Wennogle LP, Conder L, Winter C, Braunwalder A, Vlattas S, Kramer R, Cioffi C, Hu SI. Stabilization of C5a receptor--G-protein interactions through ligand binding. J Cell Biochem. 1994;55:380-388.

16. Magidovich E, Yifrach O. Conserved gating hinge in ligand-and voltage-dependent K+ channels. Biochemistry. 2004;43:13242-13247.

17. Yi JY, Shin I, Arteaga CL. Type I transforming growth factor beta receptor binds to and activates phosphatidylinositol 3-kinase. J Biol Chem. 2005;280:10870-10876

18. Yabe T, Herbert JT, Takanohashi A, Schwartz JP. Treatment of cerebellar granule cell neurons with the neurotrophic factor pigment epithelium-derived factor in vitro enhances expression of other neurotrophic factors as well as cytokines and chemokines. J Neurosci Res. 2004;77:642-652.

19. Wiedlocha A, Sorensen V. Signaling, internalization, and intracellular activity of fibroblast growth factor. Curr Top Microbiol Immunol. 2004;286:45-79.

20. Lewerenz J, Letz J, Methner A. Activation of stimulatory heterotrimeric G proteins Increases glutathione and protects neuronal cells against oxidative stress. J Neurochem. 2003;87:522-531.

21. York JD, Hunter T. Signal transduction. Unexpected mediators of protein phosphorylation.Science. 2004;306(5704):2053-2055.

22. Pierson-Mullany LK, Lanqe CA. Phosphorylation of progesterone receptor serine 400 mediates ligand-independent transcriptional activity in response to activation of cyclin-dependent protein kinase 2. Mol Cell Biol. 2004;24:10542-10557.

23. Aronoff DM, Canetti S, Serezani CM, Luo M, Peters-Golden M. Cutting Edge:Macrophage Inhibition by Cyclic AMP (cAMP) : Differential Roles of Protein Kinase A and Exchange Protein Directly Activated by cAMP-1. J Immunol. 2005;174:595-595.

24. Wayman GA, Kaech S, Grant WF, Davare M, Impey S, Tokumitsu H, Nozaki N, Banker G, Soldelig TR. Regulation of axonal extension and growth cone motility by calmodulin-dependent protein kinase I. J Neurosci. 2004;24:3786-3794.

25. Hatori H, Zenkoh T, Kobayashi M, Ohtsu Y, Shiqematsu N,

Setoi H, Hino M, Handa H. FR225659-binding proteins : identification as serine/threonine protein phosphatase PP1 and PP2A using high-performance affinity beads. J Antibiot (Tokyo). 2004;57:456-461.

26. Zayzafoon M, Fulzele K, Mcdonald JM. Calmodulin and calmodulin-dependent kinase II alpha regulate osteoblast differentiation by controlling c-fos expression. J Biol Chem. 2005;280:7049-7059.

27. Beaulieu JM, Gainetdinov RR, Caron MG. The Akt-GSK-3 signaling cascade in the actions of dopamine. Trends Pharmacol Sci. 2007;28:166-172.

28. Hendrickx M, Leyns L. Non-conventional Frizzled ligands and Wnt receptors. Dev Growth Differ 2008;50:229-243.

29. Shimada S, Kitayama S, Walther D, Uhl G. Dopamine transporter mRNA : dense expression in ventral midbrain neurons. Brain Res Mol Brain Res. 1992;13:359-362.

30. Simsek M, Al-Sharbati M, Al-Adawi S, Lawatia K. VNTR polymorphism for the human dopamine transporter gene (DAT1). Hum Mol Genet. 1993;2:335.

31. Doucette-stamm LA, Blakely DJ, Tian J, Mockus S, Mao JI. Population genetic study of the human dopamine transporter gene (DAT1). Genet Epidemiol. 1995;12:303-308.

32. Apparsundaram S, Galli A, DeFelice LJ, Hartzell HC, Blakely RD. Acute regulation of norepinephrine transport : I. protein kinase C-linked muscarinic receptors influence transport capacity and transporter density in SK-N-SH cells. J Pharmacol Exp Ther 1998;287:733-743.

33. Chong W, Lee LH, Lee K, Lee MH, Park JB, Ryu PD. Subtypes of alpha1-and alpha2-adrenoceptors mediating noradrenergic modulation of spontaneous inhibitory postsynaptic currents in the hypothalamic paraventricular nucleus. J Neuroendocrinol 2004;16:450-457. Erratum in : J Neuroendocrinol 2004;16:566-567.

34. Mersmann HJ. Evidence of classic beta 3-adrenergic receptors in porcine adipocytes. J Anim Sci. 1996;74:984-992.

35. Koob GF. Corticotropin-releasing factor, norepinephrine, and stress. Biol Psychiatry. 1999;469:1167-1180. Review.

36. Gelernter J, Kranzler H, Cubells JF Serotonin transporter protein (SLC6A4) allele and haplotype frequencies and linkage disequilibria in African-and European-American and Japanese populations and in alcohol-dependent subjects. Hum Genet. 1997;10:243-246.

37. Shpakov AO, Korol'kov VI, Plesneva SA. Effect of C-terminal peptide of G-protein alfa(s)-subunit on regulation of adenylate cyclase and protein kinase A activities by biogenic amines and glucagon in mollusc and rat muscles. Ross Fiziol Zh Im I M Sechenova 2003;89:837-850

38. Dawson LA, Nguyen HQ. The role of 5-HT1A and 5-HT1B receptors in antidepressant drug actions in the mouse forced swimming test. Eur J Pharmacol 1996;318:213-220.

39. Naoyuki I, Hiroshi W. Histamine and prostanoid receptors on glial cells. Glia 1994;11:102-109

40. Hill SJ, Ganellin CR, Timmerman H, Schwartz JC, Shankley NP, Young JM, Schunack W, Levi R, Haas HL. International Union of Pharmacology; Classification of histamine receptors. Pharmacol Rev 1997;49:253-278.

41. Semba K. Aminergic and cholinergic afferents to REM sleep induction regions of the pontine reticular formation in the rat. J Comparative Neurol 1993;330:543-556

42. Giacobini E. Cholinergic receptors in human brain : Effects of aging and alzheimer disease. J Neurosci Res 1990;27:548-560

43. Fodero LR, Small DH. Cholinergic abnormalities in Alzheimer's disease : are there new targets for drug development? Drug Develop Res 2002;56:369-379.

44. Kelly A, Stanley CA. Disorders of glutamate metabolism Mental Retardation and Developmental. Disabil Res Reviews 2001;7:287-295

45. Olney JW. Excitotoxicity and N-methyl-D-Aspartate receptors. Drug Develop Res 1989;17:299-319

46. Jeziorski M, White FJ, Wolf ME. MK-801 prevents the development of behavioral sensitization during repeated morphine administration. Synapse 1994;16:137-147

47. Johnston GAR. Multiplicity of GABA receptors. Biochem and Methodol (eds. Olsen RW, Venter, JC.) Alan R. Liss, Inc. 1986;5:57-71

48. Cerrito F, Aloisi G, Arminio P, FaniniA D. New GABA-A receptor subtype coupled with Ca++/Cl- synporter modulates aminergic release from rat brain neuronterminals. J Neurosci Res 1998;51:15-22

49. Sivilotti L, Nistri A. GABA receptor mechanisms in the central nervous system. Prog Neurobiol 1991;36:35-92.

50. Leonard BE. Therapeutic applications of benzodiazepine receptor ligands in anxiety Human Psychopharmacology : Clinical and Experimental 1999;14:125-135

51. Aprison MH, Ruano EG, Robertson DH, Lipkowitz KB. Glycine and GABA receptors : Molecular mechanisms controlling chloride ion flux. J Neurosci Res 1996;43:372-381

52. Oliver MW, Kessler M, Larson J, Schottler F, Lynch G. Glycine site associated with the NMDA receptor modulates long-term potentiation. Synapse 1990;5:265-270.

53. de Jonge JC, Vinkers CH, Hulshoff Pol HE, Marsman A. GABAergic Mechanisms in Schizophrenia : Linking Postmortem and In Vivo Studies. Front Psychiatry. 2017;8 : 118.

54. Balu DT. The NMDA Receptor and schizophrenia : From

pathophysiology to treatment. Adv Pharmacol. 2016;76:351–382.

55. Belsham B. Glutamate and its role in psychiatric illness. Hum Psychopharmacol. 2001;16:139–146.

56. Brambilla P, Perez J, Barale F, Schettini G, Soares JC. GABAergic dysfunction in mood disorders. Mol Psychiatry. 2003;8:721–737.

57. Peoples RW, Weight FF. Differential alcohol modulation of GABA(A) and NMDA receptors. Neuroreport. 1999;10:97–101.

58. Hallberg M. Neuropeptides : metabolism to bioactive fragments and the pharmacology of their receptors. Med Res Rev. 2015;35:464–519.

59. Reubi JC. Neuropeptide Receptors in Health and Disease : The Molecular Basis for In Vivo Imaging. NucI Med 1995;36:1825–1835.

60. Belzung C, Yalcin I, Griebel G, Surget A,Leman S. Neuropeptides in Psychiatric Diseases : An Overview with a Particular Focus on Depression and Anxiety Disorders. CNS Neurol Disord Drug Targets. 2006; 5 : 135–145.

61. Gary KA, Sevarino KA, Yarbrough GG, Prange. AJ, Winokur A. The Thyrotropin-Releasing Hormone (TRH) Hypothesis of Homeostatic Regulation : Implications for TRH-Based Therapeutics. Prog Clin Biol Res. 1981;68:99–116.

62. Hauger RL, Risbrough V, Brauns O, Dautzenberg FM. Corticotropin Releasing Factor (CRF) Receptor Signaling in the Central Nervous System : New Molecular Targets. CNS Neurol Disord Drug Targets. 2006;5 : 453–479.

63. Slater PG, Yarur HE, Gysling K. Corticotropin-Releasing Factor Receptors and Their Interacting Proteins : Functional Consequences. Mol Pharmacol 2016;90:627–632.

64. Young LJ. Oxytocin and vasopressin as candidate genes for psychiatric disorders : Lessons from animal models. A J Med Genet Part B : Neuropsychiatric Genetics. 2001;105:53–54

65. Meyer-Lindenberg A, Domes G, Kirsch P, Heinrichs M. Oxytocin and vasopressin in the human brain : social neuropeptides for translational medicine. Nat Rev Neurosci 2011;12:524–538.

66. Litwin LC, Goldstein JM. Effects of neurotensin on midbrain dopamine neuronal activity. Drug Develop Res 1994;32:6–12

67. St-Gelais F, Jomphe C, Trudeau LE. The role of neurotensin in central nervous system pathophysiology : What is the evidence? J Psychiatry Neurosci. 2006;31:229–45.

68. Greenough A, Cole G, Lewis J, Lockton A, Blundell J.Untangling the effects of hunger, anxiety, and nausea on energy intake during intravenous cholecystokinin octapeptide (CCK-8) infusion. Physiol. Behav. 1998;65:303–310.

69. Lydiard RB. Neuropeptides and anxiety : Focus on cholecystokinin. Clin. Chem. 1994;40; 315–318.

70. Susmit Suvas. Role of Substance P Neuropeptide in Inflammation, Wound Healing, and Tissue Homeostasis. J Immunol 2017; 199:1543–1552

71. Kuo LE, Kitlinska JB, Tilan JU. Neuropeptide Y acts directly in the periphery on fat tissue and mediates stress-induced obesity and metabolic syndrome. Nat Med 2007;13:803–811.

72. Decressac M, Barker RA. Neuropeptide Y and its role in CNS disease and repair. Experimental Neurology 2012;P238;265–272.

73. Shimon I, Melmed S. Structure and function of somatostatin receptors in growth hormone control Journal of Endocrinology. 1997;155;S3–S6.

74. Jump up to : a b Liu Y, Lu D, Zhang Y, Li S, Liu X, Lin H. The evolution of somatostatin in vertebrates. Gene 2010;463:21–28.

75. Beal MF, Clevens RA, Mazurek MF. Somatostatin and neuropeptide Y immunoreactivity in parkinson's disease dementia with Alzheimer's changes. Synapse 1998;2:463–467

76. Olster DH, Blaustein JD. Immunocytochemical colocalization of progestin receptors and endorphin or enkephalin in the hypothalamus of female guinea pigs. J Neurobiol 1990;21:768–780

77. Merenlender-Wagner A, Dikshtein Y, Yadid G. The beta-endorphin role in stress-related psychiatric disorders. Current Drug Targets. 2009;10;1096–1108

78. Severini C, Improta G, Giuliana M, Falconieri-Erspamer I, Salvediri S, AND VITTORIO Eespamer V. The Tachykinin Peptide Family. Pharmacol Rev 2002;54:285–322

79. Sipkova J, Kramarikova I. Hynie S, Klenerova V. The galanin and galanin receptor subtypes, its regulatory role in the biological and pathological functions. Physiol. Res. 2017;66:729–740.

80. Wieraszko A. Extracellular ATP as a neurotransmitter : its role in synaptic plasticity in the hippocampus. Acta Neurobiol Exp 1996;56:637–638

81. Edwards FA, Gibbb AJ. Minireview ATP-a fast neurotransmitter. FEBS. 1993;325;86–89

82. TM Dawson and SH Snyder. Gases as biological messengers : nitric oxide and carbon monoxide in the brain. J NEUROSCI. 1994;14;5147–5159

83. TM Dawson and SH Snyder. Gases as biological messengers : nitric oxide and carbon monoxide in the brain. J NEUROSCI. 1994;14;5147–5159

84. Zou S, Kumar U. Review Cannabinoid Receptors and the Endocannabinoid System : Signaling and Function in the Central Nervous System. Int. J. Mol. Sci. 2018;19:833–855

85. Leslie JB, Watkins WD. Eicosanoids in the central nervous system. J Neurosurg 1985;63:659-668

86. Reddy DS. Neurosteroids : Endogenous role in the human brian and therapeutic potentials Prog Brain Res. 2010; 186 : 113-137.

CHAPTER 03

정신약물유전학

이정구

3.1 서론

정신약물학 연구 및 진료에서 약물유전학을 이용하는 이유는 약물의 효과나 부작용을 예측하기 위함이다. 대부분의 정신질환은 복잡한 원인과 불확실한 경과를 가지기 때문에, 약물 유전체학을 이용한 맞춤 치료는 매력적인 치료방법이라고 할 수 있다. 실제로 최근에는 환자의 혈액이나 타액에서 DNA를 쉽게 추출하여 비교적 낮은 비용으로 환자의 유전자 정보를 얻을 수 있게 되었다. 또한 약물유전학을 이용하여 그동안 잘 알지 못했던 약물의 분자단위의 작용기전에 대해서도 예측할 수 있게 되었다. 그러나 현재까지 정신의학 분야에서의 약물유전학 연구는 뚜렷한 성과를 얻지 못했으며 임상적 활용도 극히 제한적이다. 이에 본 챕터에서는 정신의학에서 약물유전학 연구의 현황 대한 간략한 개요를 살펴보고, 약물유전학 검사 도구의 상용화 가능성을 설명하고 방법론적으로 고려할 사항을 살펴보고자 한다.

3.2 정신약물 반응에 대한 약물유전학 연구의 현황

약물유전학 연구는 여러 종류의 향정신성 약물로 수행되었으며 주로 약물 효능의 개인 간 편차에 중점을 두었다.

그리고 대부분의 약물유전학 연구는 정신약물들의 수용체 약리학을 기본으로 하여 후보유전자들을 활용하여 이뤄진다.[1-4] 이러한 약물유전학 연구 접근 방법은 현재 임상적으로 처방이 되고 있는 거의 모든 항정신병약물이 작용을 하는 도파민 D2 수용체를 발현시키는 DRD2 유전자에 대한 연구에도 적용이 되었다.[5] 최근의 메타연구결과에 의하면 도파민 D2 수용체 유전자인 DRD2 발현의 정도를 조절하는 프로모터 지역promoter region의 기능적 다형성이 항정신병약물의 효과에 영향을 주는 것으로 밝혀졌다.[6] 이와 유사하게 세로토닌 운반체 발현 유전자의 프로모터 지역의 다형성은 SSRI의 치료효과와 연관성이 있는 것으로 알려졌다.[7] 또한 이 두 연구에서는 변형 유전자를 가지고 있는 경우가 변형 유전자를 가지고 있지 않은 경우보다 치료반응이 30~50% 정도 떨어지는 것으로 나타났다.

이러한 유전자 변형에 따른 치료반응의 차이는 통계학적으로 의미는 있을 수 있지만 임상에서 사용할 수 있을 만큼의 민감도sensitivity나 특이도specificity가 높지는 않다. 그리고 약물치료에 대한 불충분한 치료반응과 연관된 유전자를 가지고 있는 경우 어떤 치료를 해야 하는지에 대해서 밝혀진 것이 없으며, 대부분의 정신약물들이 유사한 작용기전을 가지고 있다는 것도 약물유전학을 임상에 사용하기 어렵게 한다. 정신약물의 치료반응에 대한 약동학적 유전연구는 약물 대사작용에 영향을 주는 유전자의 다형성을 밝혀서 이뤄질 수도 있다. 예를 들면 여러 정신약물의 대사작용에 관여하는 P450 2D6 효소를 발현하는 유전자의 경우에는 100개 이상의 유전적 다양성이 있는데, 그 중 많은 경우에는 P450 2D6 효소가 정상적인 기능을 하지 않게 하거나 기능을 감소시키는 역할을 한다.[8]

CYP2D6의 유전적 다양성 조합에 의해서 4종류의 표현형이 만들어지게 되는데, 저하 대사군poor metabolizer, 중간 대사군intermediate metabolizer, 빠른 대사군extensive metabolizer, 초급격 대사군ultrarapid metabolizer이다. 빠른 대사군이 일반적으로 정상적인 CYP2D6 효소의 활동성을 가지고 있으며 저하 대사군은 CYP2D6 효소의 활동성이 최소로 떨어져 있음을 의미하고 중간 대사군은 CYP2D6 효소의 활동성이 저하가 된 상태를 의미한다. 초급격 대사군의 경우에는 CYP2D6 효소 유전자가 중복되거나 여러 개가 발현이 되어 효소의 활동성을 증가시킨다. 느린 대사군의 경우에는 약물이 혈중에 계속 축적이 될 수 있기 때문에 이론적으로는 유효한 치료효과를 이루기 위해서 낮은 용량을 복용해도 되며 대략 백인의 7~10%와 동양인이 1~2%가 느린 대사군이다.[9] 이와는 반대로 초급격 대사군은 약이 인체에서 제거되는 속도가 매우 빠르기 때문에 높은 용량의 약물 복용이 필요하며 전체 인구의 약 1% 정도가 이에 해당한다고 한다. 이렇게 CYP2D6 유전자 다양성이 효소의 기능에 미치는 영향이 큼에도 불구하고 CYP450 효소에 대한 약물유전학 연구는 많지 않으며 주로 CYP450 효소의 약동학적 연구가 이뤄져 왔다. 이는 혈중 약물농도와 정신약물의 치료효과에 대한 연관성에 대해서 충분한 근거가 부족했기 때문이라고 여겨진다. 여러 이전 연구들의 결과에 의하면 삼환계 항우울제인 nortriptyline은 50~150ng/ml의 치료효과 범위를 가지고 있으며 비정신병 약물인 clozapine은 200ng/ml 이상의 혈중농도에서 치료반응을 보인다고 알려졌다. 하지만 이러한 연구결과가 지속적으로 다른 연구결과에서는 재현이 되지 않으며 다른 종류의 정신약물에는 연구가 부족한 상태이다. 이러한 혈중 약물농도와 치료반응의 명확한 연관성이 부족하다는 사실은 CYP450 유전형 다양성은 치료효과 예측을 가능하게 하는 것보다도 약물 부작용을 예측하는 데 유용하다고 생각해볼 수도 있다.[10]

정신의학의 약물유전학 연구에서도 전장유전체연관분석genome-wide association study(GWAS)을 사용할 수 있다. 하지만 GWAS 약물유전학 연구에서 사용을 하는 것

에 대해서 큰 어려움은 수십만 개의 단일염기다형성single nucleotide polymorphism(SNP)을 통계적으로 분석할 때 나타나는 통계적 오류를 극복하기 위해서는 많은 숫자의 표본이 필요하다는 것이다.[11] 그러므로 질병 감수성 연구를 위해서는 달성하기는 어렵지만 약물유전학 검사를 위해서는 수천 또는 수만의 표본이 필요하다. 약물유전학 데이터들은 여러 임상연구가 진행되면서 부가적으로 알려지기도 한다. 특히 약물유전학 관점에서 설계되지 않은 여러 약물치료군, 인종, 증상이 서로 다른 다양한 표본, 탈락률이 높은 질환들을 포함하는 연구들에서 약물유전학 데이터를 얻는 경우도 많이 있다. 하지만 GENDEP genome-based therapeutic drug for depression project와 같은 약물유전학 목표를 가지고 시행된 연구도 있다. GENDEP 연구에서는 모든 연구 대상자는 단일 인종이었으며 오직 escitalopram과 nortriptyline의 두 종류의 약물군을 이용했고 각각 세로토닌과 노르아드레날린의 항우울 효과를 보기 위해서 약물이 선택되었다. 그리고 연구에 참여한 대상자의 숫자도 811명으로 다른 연구보다 많은 편이었다. 하지만 GENDEP 연구결과는 GWAS 분석이나 임상적으로도 항우울제의 치료반응에 대한 예측인자를 찾아 내지는 못하였다.[12] 또한 STEP-BDSystematic Treatment Enhancement Program for Bipolar Disorders에서 lithium의 치료반응에 대한 GWAS 연구와 CATIEClinical Antipsychotic Trials of Intervention Effectiveness에서 항정신병약물 반응에 대한 GWAS 연구에서도 예측인자를 찾지는 못하였다.[13] 이들 연구는 연구 대상자들이 만성화가 된 경우가 대부분이었고 약물 순응도도 떨어졌으며 증상에 대한 정의도 부정확하였다는 제한점이 있다.

3.3 정신건강의학에서의 약물유전학 검사법

약물유전학 연구에서 성공적인 결과들이 부족하기 때문에 그동안 임상현장에서 약물유전학 검사들을 이용하는 것이 어려웠다. 특히 정신질환에 대한 약물유전학 검사가 미국 식품의약국FDA의 승인을 받기 위해서는 높은 수준의 민감도와 특이도를 가져야 하는데, 아직은 이러한 수준에

도달을 하지 못하고 있는 실정이며, 하지만 높은 민감도와 특이도를 가지지 않은 약물유전학 검사방법들이 상업적인 목적으로 이용되기는 하고 있다. 미국의 경우에는 임상에서 사용되는 유전자 검사들에 대해서는 CLIA^Clinical Laboratory Improvements Amendments of 1988 인증 제도가 적용이 되고 있는데, CLIA 인증은 검사의 임상적인 유용성을 확인하기 위한 데이터 리뷰는 하지 않고 검사과정의 질적 관리에만 중점을 두고 있다. 여러 회사들과 연구소에서 제공을 하고 있는 대부분의 약물유전학 검사들은 CLIA 인증을 받았으나 FDA의 승인은 받지 않았다. 그러므로 연구소에서 제공하는 약물유전학 검사들은 생물학적으로는 정확한 검사이기는 하지만 임상 표현형을 정확하게 예측하기는 어려움이 있다.[8] 그러므로 이러한 검사방법들은 의사들이나 검사가 필요한 소비자가 이용할 수는 있지만 연구자가 연구방법으로 사용하기에는 부적절하다. 연구실에서 개발된 연구방법들은 기관에 의한 시판 후 조사가 이뤄지지 않으며, 그러므로 장기간 사용의 효용성에 대해서 알수 없고 결국 임상에서는 사용하기가 부적합하다.[14]

임상적으로 사용하는 것 말고 회사는 상업용 목적의 검사방법으로 FDA에 승인을 요청을 할 수 있다. 미국 FDA에서 규정한 중등도 위험성을 가진 검사방법에 대해서 510(k) 사용허가를 요청할 수 있고, 약물유전학 검사방법에 대한 중등도 위험성 510(k) 사용허가 요청을 할 수 있다. 하지만 기존의 중등도 위험성 510(k) 사용허가를 받기 위해서 약물유전학 검사방법을 변경해야 하는 상황이 발생할 수도 있다.[14] 현재 정신질환에 대한 약물유전학 검사로 미국 FDA에서 승인을 받은 것으로는 Roche Diagnostcis가 마이크로 어레이^microarray 검사를 바탕으로 개발한 AmpliChip R CYP450 검사가 있다. AmpliChip R CYP450 검사는 CYP2D6의 27개의 대립유전자와 CYP2C19의 3개의 대립유전자를 검사할 수 있는데, CYP450 유전형에 따라서 약물 대사작용이 다르고 약물의 치료효과와 안전성에 영향을 미칠 수 있다는 유전 연구 데이터를 바탕으로 개발이 되었다.[15] 그리고 상업적으로 사용되는 일부 약물유전학 검사들이 CYP2D6이나 CYP2D19로 주로 대사가 되는 항정신병약물이나 항우울제 등의 임상반응이 CYP2D6나 CYP2D19의 유전형에 따라서 달라질 수 있고 치료반응과 약물 부작용의 발생을 예측할 수 있다는 것

을 강조하고 있으나 특정 유전형이 특정 약물에 어떤 영향을 미치는지에 대해서는 아직 알려지지 않았다. 임상에서도 아직 약물유전학 검사들이 활용되지 않는 것은 현재 사용이 가능한 약물유전학의 검사결과에 대한 염려와 검사결과에 대한 후향적 결과가 매우 부족하기 때문이다. 또한 결과의 효용성에 비하여 비싼 검사 비용도 임상에서 사용을 주저하게 만드는 이유이다. 그리고 최근의 유전자 분석 기술의 발달로 인해서 여러 회사들이 약물유전학 검사에 적합한 유전자 분석 플랫폼을 개발하고 있는데, 주로 약물의 흡수, 분포, 대사 그리고 효소와 연관이 있는 유전자 분석에 초점을 맞추고 있다. 예를 들면 Iluminar사의 VeraCode ADME core panel은 34개의 유전자 분석이 가능한데, 이 중 1/3은 cytochrome P450 효소의 유전자이다.[16] 다른 회사들도 CYP450의 유전형 분석을 가능하게 하는 검사 플랫폼을 개발하였으나 아직 임상에서는 사용이 잘되지 않고 있다. 그 이유는 고가의 검사 비용과 검사결과를 얻기까지 시간이 오래 걸리기 때문이다. 몇몇 회사들은 FDA의 승인을 받지 못한 항정신병약물과 항우울제의 치료효과를 예측하는 약물유전학 검사도구를 개발하였으나 효용성이 떨어지고 임상에서도 사용이 잘 되지 않고 있다.

3.4 정신약물의 약물유전학 검사의 효용성을 높이기 위한 방법

3.4.1 조기 검사의 중요성

대부분의 정신질환의 약물유전학 검사 데이터들은 진행되고 있는 임상연구들을 통해서 획득된다. 하지만 임상연구에 참여하는 환자들의 대부분은 이미 치료를 받기 전에도 만성질환 상태였고, 이미 치료에 반응이 좋았던 환자는 치료방법의 변경이 필요치 않다. 그러므로 만성화된 대상자를 대상으로 시행한 연구는 치료반응이 충분하지 않은 대상자나 치료에 대한 순응도가 높지 않은 대상자도 포함이 되기 때문에 연구결과에 구조적인 삐뚤림이 생기게 되며 치료반응을 적절하게 예측할 수도 없게 된다.[17] 항정신병약물의 치료효과를 보기 위해서 시행된 연구결과를 보면 질병의 경과에 따라서 관해율이 다르게 나타나는데, 경과

를 구분하지 않고 시행한 연구에서보다 질병 초기에 있는 대상자로 국한한 연구에서는 관해율이 높게 나타난다. 또한 만성화가 된 경우에는 정신병적 증상의 이환기간이 길어지고 약물 남용이나 사회적 기능에도 저하가 일어나서 약물 반응에 영향을 줄 수 있고 자료를 분석하는데도 영향을 미칠 수 있다.[18] 이러한 이유들로 정신의학에서 약물유전학 연구결과들의 파워를 높이기 위해서는 초기나 첫 삽화 환자들을 대상으로 연구가 진행이 되어야 한다.

3.4.2 약물 부작용 발생의 예측

약물유전학을 연구함에 있어서 임상 평가 도구를 가지고 증상의 변화를 확인하고 치료효과를 평가하는 것은 적절한 방법은 아니다. 표준화된 평가 도구를 이용했다고 할지라도 환자의 주관적인 보고와 평가자의 민감도 그리고 표본의 크기에 따라서 평가 결과가 달라질 수 있다. 이러한 효과는 군이 두 개 이상인 약물유전학 연구에서도 나타나게 된다. 그러므로 이러한 약점을 보완하기 위해서는 약물유전학 연구를 할 때 대상자에게 많은 임상 표현형을 평가하기보다는 많은 숫자의 대상자를 연구에 참여시키는 것이 필요하다.[19] 약물유전학 연구에서 치료효과뿐만 아니라 치료에 관련해서 발생하는 부작용도 중요한 연구 목표이다. 정신의학이 아닌 다른 의학 분야에서는 약물유전학을 이용하여 약물 부작용을 성공적으로 예측하기도 하였다. human leukocyte antigen[HLA] 대립유전자를 가지고 있을 경우에 항생제인 fluvoxacilllin은 복용했을 때 간손상이 발생할 확률이 높다는 것이 알려졌고, HLA-B*5701 대립 유전자를 가지고 있는 모든 환자는 항바이러스 제제인 abacavir에 대한 과민반응이 나타나는 것도 밝혀졌다.[20, 21] 또한 HLA 대립유전자는 lamotrigine으로 발생하는 스티븐-존슨 증후군과도 연관이 있다고 알려졌다.[22] 이러한 연구결과가 있음에도 불구하고 아직 정신약물의 부작용을 예측함에 있어서 약물유전학 연구는 거의 사용되지 않고 있다. 최근의 연구결과에 의하면 clozapine으로 유발되는 무과립혈구증의 발생과 HLA-DQB1 유전자와의 연관성이 보고되었지만 민감도가 낮아서 실제로 임상에서는 사용할 수 없었다.[23] 그리고 또 다른 연구결과에서는 항정신병약물로 인해서 발생하는 체중증가와 세로토닌 2C 수용체의 프로모터 지역인 759 C/T 지역의 유전형 다형성과 연관성이

있을 수 있다는 연구결과들이 보고되고 있으며, 도파민 2 수용체의 프로모터 지역인 141C Ins/Del도 항정신병약물로 인한 체중증가를 유발할 수 있음이 보고되었다.[24, 25]

3.4.3 약물 순응도 예측

정신질환 환자들이 치료에 대한 순응도가 좋지 못한 것은 잘 알려진 사실이다. 주요 우울증, 양극성장애, 그리고 조현병 등의 질환을 가지고 있는 환자들의 거의 절반 이상이 치료에 대해 순응하지 않는 것으로 알려졌다.[26] 특히 CATIE 연구결과에 대해 18개월 이내의 74% 환자가 약물 복용을 중단하는 것으로 나타났다.[27] 전통적인 치료 순응도 평가는 환자의 보고, 가족의 보고, 약물의 숫자 확인, 약물 혈중농도 확인 등으로 이뤄져 왔다. 약물 복용의 비순응도는 증상의 악화나 재발을 일으킬 뿐만 아니라 임상 연구에서 약물 부작용이 잘 나타나지 않게 할 수도 있다. 이러한 약물 순응도의 저하는 약물유전학 검사에도 영향을 줄 수 있는데, 약물 순응도가 떨어지는 경우에는 임상 증상의 표현형과 유전자 간의 연관성을 파악하기가 어려워지기 때문이다. 즉, 아무리 특정 유전자가 증상과 연관성이 크다고 해도 약물 치료효과로 임상증상 표현형이 변하지 않으면 연관성이 있다고 이야기를 할 수가 없기 때문이다. 이러한 이슈는 특히 항정신병약물로 인한 체중증가와 유전자와 연관성을 연구할 때 크게 영향을 줄 수 있다. 즉, 낮은 치료 순응도 때문에 약물을 복용하지 않아서 체중증가가 없을 때에는 체중증가와 관련된 유전자의 연관성이 약해지는 삐뚤림이 생길 수 있다. 최근 들어서 이러한 삐뚤림을 낮추기 위해서 기계학습 알고리듬을 이용한 통계 분석 방법이 이용되기도 하는데, 몬테-카를로 시뮬레이션을 유전자와 약물 부작용의 발생을 예측하는 데 사용한 연구도 발표되었다.[8] 미래에는 약물유전학 방법으로 약물 부작용을 예측하는 방법을 개발하기 위하여 약물에 센서를 부착하여 환자가 약을 제대로 복용하였는지를 확인하는 방법들이 이용될 수 있는데, 최근 미국 FDA에서는 약물에 센서를 부착하여 환자가 약물을 복용을 하였는지를 확인할 수 있는 항정신병약물을 승인하였다. 즉, 약물유전학 연구에 새로운 기술들의 도입이 약물유전학 연구의 어려움을 해결해줄 수 있는 돌파구로 기대를 할 수 있을 것이다.

3.5 정신의학에서 약물유전학 연구의 특성

정신의학에서 약물유전학 검사는 초발 삽화 환자와 약물의 순응도를 모니터링하는 데 유용하게 사용될 수 있다. 하지만 약물유전학 검사를 정신의학에서 적용하는 것은 약물유전학 검사결과의 매우 작은 효과크기와 경제적인 효용성 때문에 논란이 되고 있다. 예를 들자면 정신질환을 진단하기 위해서 GWAS를 사용하였을 때 대립유전자의 효과크기가 매우 작게 나타나는데 1% 미만의 단일염기다형성 현상을 가지는 조현병, 양극성장애, 우울장애에서 승산비가 1.2 이하이다.[28] 이렇게 GWAS에서 작은 효과크기가 나타나는 것은 당뇨병, 심혈관질환뿐만 아니라 키나 몸무게에서도 일반적인 현상이다. 그러므로 질병에 대한 감수성과 일반 인구에서 나타나는 분포를 GWAS로 예측하기 위해서는 현재 일반적인 임상연구의 대상자 숫자보다 훨씬 많은 숫자의 대상자가 필요하다. 그리고 약물의 치료효과는 진단이나 환자의 개인력이나 임상 특성에 따라서 달라질 수 있고 다른 진단하에서도 같은 약물이 사용될 수도 있다. 그러므로 약물유전학 검사방법으로 정신의학에서 약물의 치료효과를 예측하기가 더욱더 어렵다. 예를 들면 조현병이나 양극성장애에서 항정신병약물로 인하여 발생한 체중증가는 같은 약물유전학적 검사를 시행하면 결과는 다르지 않지만 임상적으로는 조현병과 양극성장애는 다른 질환이다. 이러한 딜레마 임상연구 결과가 아주 좋게 나왔다고 할지라도 약물유전학 연구에 사용을 하기가 주저하게 된다. 결론적으로 약물유전학 검사가 임상적으로 쓸모가 있기 위해서는 유전학 검사를 바탕으로 약물의 선택과 용량을 결정하는 데 도움이 될 수 있는 대규모의 head-to-head 연구결과가 있어야 한다.[29] 그리고 찾아낸 유전자 마커를 가지고 약물을 선택하고 약물의 치료반응을 예측할 수 있게 하여야 한다. CYP2D6가 좋은 예가 될 수 있다. 조현병 환자가 느린 대사군인 경우로 밝혀지게 되면 임상의사는 CYP2D6로 주로 대사되는 risperidone과 aripiprazole보다는 quetiapine과 ziprasidone을 치료약물로 선택하는 것이 나을 수 있다. 하지만 이렇게 유전자 마커를 가지고 치료약물을 선택하였을 경우에 대한 후향적

결과들은 아직 알려져 있지 않았다. 도파민 수용체 유전자형에 따른 항정신병약물의 선택도 고려해볼 수 있다. 2형 도파민 수용체의 유전자인 141C Ins/Del의 Del 대립유전자는 항정신병약물에 대한 좋지 않은 치료반응과 항정신병약물에 의한 체중증가와 연관성이 있다.[25] 하지만 거의 모든 항정신병약물은 2형 도파민 수용체를 차단하면 환자가 Del 대립유전자를 가지고 있더라도 임상의사는 다른 약물을 선택을 하기 어렵다. 그러므로 향후 2형 도파민 수용체에 길항작용을 하지 않는 새로운 약제의 개발이 꼭 필요하며 제2형 도파민 수용체의 유전자 변이로 인한 약물치료 반응이 부족한 환자들을 치료할 방법에 대해서도 연구가 이뤄져야 한다.

3.6 정신약물학에서 약물유전학의 미래

다른 분야에서와는 달리 정신약물에서는 전향적인 약물유전학 연구가 많지 않다. 알코올 남용이 심한 환자에게서 세로토닌 운반체 유전자인 SLC6A4가 L/L 유전형인 경우에 L/S나 S/S인 경우보다 ondansetron에 치료반응이 좋다고 한 연구결과가 있었다.[30] 이 연구는 유전형에 따른 약물의 치료반응을 살핀 전향적인 연구라는 특징이 있지만, 가장 이상적인 약물유전학 검사는 특정 유전자형과 특정 약물을 매칭하여 서로의 상호작용을 밝히는 것이다.[31] 하지만 이런 연구를 진행하려면 많은 유전자형에 따라서 약물의 종류도 매우 많아야 하고 연구에 드는 비용도 많이 들어서 실제로 연구를 진행하기에 큰 어려움이 있다. 그러므로 이상적인 정신약물학에서 이상적인 약물유전학 연구는 치료효과에 대해서 후보 유전자 마커와 대체치료 방법이 서로 연관이 있는지 살펴보는 것이다. 예를 들면 특정 유전자형을 가지고 있는 환자에게 특정 약물이 효과가 있지만 특정 유전자형이 없는 경우에는 약물의 효과가 나타나지 않아야 한다. 그리고 환자들은 질환의 최초 삽화이며 약물에 가장 최소한으로 노출되었을 때 유전자형이 밝혀져야 한다. 환자의 유전자형은 약물 복용 후 48시간 이내에는 밝혀져야 한다.[31] 약물유전학 검사의 1차 목표는 증상을 완화시키는 데에 있으며, 약물 순응도 확인을 할 수 있어야 한다. 하지만 실제로 임상에서 유전학적 검사를

이용하기에는 실질적인 어려움이 많이 있는 것이 사실이다. 그리고 몇몇 연구결과들을 통해서 정신의학에서 약물유전학의 활용 가능성을 살펴보면 다음과 같다.

제2형 도파민 수용체의 −141C Ins/Del 유전자의 Del 대립유전자는 조현병에서 항정신병약물의 치료효과를 떨어뜨리는 것으로 알려졌기 때문에 Del 대립유전자를 가지고 있는 조현병 환자에게는 일찍 clozapine 같은 약물을 사용하게 하여 효과가 없는 불필요한 다른 항정신병약물에 노출되는 기간을 줄일 수 있을 것이다.[32] 제2형 세로토닌 C 수용체의 −759 C/T 유전자가 항정신병약물에 의한 체중증가와 연관이 있다는 연구결과가 있었기 때문에 −759 C/T 유전자를 가지고 있는 조현병 환자가 항정신병약물을 복용할 때 미리 체중 조절을 위한 약물을 같이 복용하여 볼 수 있다.[33] 많은 항정신병약물이 CYP2D6에 의해서 대사되기 때문에 느린 대사군의 조현병 환자에게는 CYP2D6의 유전형에 따라서 항정신병약물의 용량을 조절해서 투여하여 볼 수도 있다.

3.7 결론

정신의학에서 약물유전학은 합리적으로 예상이 되는 목표를 정하는 것이 중요하다고 할 수 있다. 아직 우리가 가지고 있는 지식과 기술적인 한계 때문에 맞춤정밀치료는 요원하다. 앞서 말한 바와 같이 모든 항정신병약물은 제2형 도파민 수용체에 작용을 하기 때문에 항정신병약물 반응이 좋지 않고 체중증가를 일으키는 것과 연관이 있는 제2형 도파민 수용제 유전형을 가지고 있는 환자에게 제2형 도파민 수용체에 작용을 하지 않은 항정신병약물을 투여할 수가 없다. 하지만 임상의사가 약물유전학적 검사를 통한 환자의 유전자형을 파악할 수 있다면 약물의 사용기간이나 용량을 환자의 유전자형에 맞춰서 조절하고 필요한 다른 종류의 약물을 사용해서 예상되는 부작용을 조절할 수 있다. 결론적으로 약물유전학 검사가 완벽한 민감도와 특이도를 현재도 가지지 못하고 앞으로도 가진다고 말할 수는 없지만 임상적으로 예후를 예측하거나 새로운 약물 치료방법을 제시하는 데 도움을 줄 수 있을 것이다.

참고문헌

1. Zhang JP, Malhotra AK. Pharmacogenetics and antipsychotics: therapeutic efficacy and side effects prediction. Expert Opin Drug Metab Toxicol. 2011; 7:9-37.

2. Kato M, Serretti A. Review and meta-analysis of antidepressant pharmacogenetic findings in major depressive disorder. Mol Psychiatry. 2010; 15:473-500.

3. Fleeman N, Dundar Y, Dickson R, Jorgensen A, Pushpakom S, McLeod C, et al. Cytochrome P450 testing for prescribing antipsychotics in adults with schizophrenia: systematic review and metaanalyses. Pharmacogenomics J. 2011; 11:1-14.

4. Taylor MJ, Sen S, Bhagwagar Z. Antidepressant response and the serotonin transporter gene-linked polymorphic region. Biol Psychiatry. 2010; 68:536-543.

5. Kapur S, Mamo D. Half a century of antipsychotics and still a central role for dopamine D2 receptors. Prog Neuropsychopharmacol Biol Psychiatry. 2003; 27:1081-1090.

6. Zhang JP, Lencz T, Malhotra AK. D2 receptor genetic variation and clinical response to antipsychotic drug treatment: a meta-analysis. Am J Psychiatry. 2010; 167:763-772.

7. Serretti A, Kato M, De Ronchi D, Kinoshita T. Meta-analysis of serotonin transporter gene promoter polymorphism (5-HTTLPR) association with selective serotonin reuptake inhibitor efficacy in depressed patients. Mol Psychiatry. 2007; 12:247-257.

8. Malhotra AK, Zhang JP, Lencz T. Pharmacogenetics in psychiatry: translating research into clinical practice. Mol Psychiatry. 2012 Jul;17(8):760-9.

9. Mizutani T. PM frequencies of major CYPs in Asians and Caucasians. Drug Metab Rev. 2003; 35:99-106.

10. Ulrich S, Lauter J. Comprehensive survey of the relationship between serum concentration and therapeutic effect of amitripty-line in depression. Clin Pharmacokinet. 2002; 41:853-876.

11. Cichon S, Craddock N, Daly M, Faraone SV, Gejman PV, Kelsoe J, et al. Genomewide association studies: history, rationale, and prospects for psychiatric disorders. Am J Psychiatry. 2009; 166:540-556.

12. Uher R, Perroud N, Ng MY, Hauser J, Henigsberg N, Maier W, et al. Genome-wide pharmacogenetics of antidepressant

response in the GENDEP project. Am J Psychiatry. 2010; 167:555-564.

13. Garriock HA, Kraft JB, Shyn SI, Peters EJ, Yokoyama JS, Jenkins GD, et al. A genomewide association study of citalopram response in major depressive disorder. Biol Psychiatry. 2011; 67:133-138.

14. McGuire AL, Evans BJ, Caulfield T, Burke W. Science and regulation. Regulating direct-toconsumer personal genome testing. Science (New York, NY). 2010; 330:181-182.

15. Kirchheiner J, Brosen K, Dahl ML, Gram LF, Kasper S, Roots I, et al. CYP2D6 and CYP2C19 genotype-based dose recommendations for antidepressants: a first step towards subpopula tionspecific dosages. Acta Psychiatr Scand. 2001; 104:173-192.

16. de Leon J. Pharmacogenomics: the promise of personalized medicine for CNS disorders. Neuropsychopharmacology. 2009; 34:159-172.

17. Malhotra AK, Lencz T, Correll CU, Kane JM. Genomics and the future of pharmacotherapy in psychiatry. Int Rev Psychiatry (Abingdon, England). 2007; 19:523-530.

18. Robinson DG, Woerner MG, Alvir JM, Geisler S, Koreen A, Sheitman B, et al. Predictors of treatment response from a first episode of schizophrenia or schizoaffective disorder. Am J Psychiatry. 1999; 156:544-549.

19. Perkins DO, Wyatt RJ, Bartko JJ. Penny-wise and pound-foolish: the impact of measurement error on sample size requirements in clinical trials. Biol Psychiatry. 2000; 47:762-766.

20. Daly AK, Donaldson PT, Bhatnagar P, Shen Y, Pe'er I, Floratos A, et al. HLA-B*5701 genotype is a major determinant of drug-induced liver injury due to flucloxacillin. Nat Genet. 2009; 41:816-819.

21. Mallal S, Phillips E, Carosi G, Molina JM, Workman C, Tomazic J, et al. HLA-B*5701 screening for hypersensitivity to abacavir. N Engl J Med. 2008; 358:568-579.

22. Hung SI, Chung WH, Liu ZS, Chen CH, Hsih MS, Hui RC, et al. Common risk allele in aromatic antiepileptic-drug induced Stevens-Johnson syndrome and toxic epidermal necrolysis in Han Chinese. Pharmacogenomics. 2010; 11:349-356.

23. Athanasiou MC, Dettling M, Cascorbi I, Mosyagin I, Salisbury BA, Pierz KA, et al. Candidate gene analysis identifies a polymorphism in HLA-DQB1 associated with clozapine-induced agranulocytosis. J Clin Psychiatry. 2011; 72:458-463.

24. Templeman LA, Reynolds GP, Arranz B, San L. Polymorphisms of the 5-HT2C receptor and leptin genes are associated with antipsychotic drug-induced weight gain in Caucasian subjects with a first-episode psychosis. Pharmacogenet Genomics. 2005; 15:195-200.

25. Lencz T, Robinson DG, Napolitano B, Sevy S, Kane JM, Goldman D, et al. DRD2 promoter region variation predicts antipsychotic-induced weight gain in first episode schizophrenia. Pharmacogenet Genomics. 2010; 20:569-572.

26. Julius RJ, Novitsky MA Jr, Dubin WR. Medication adherence: a review of the literature and implications for clinical practice. J Psychiatr Pract. 2009; 15:34-44.

27. Lieberman JA, Stroup TS, McEvoy JP, Swartz MS, Rosenheck RA, Perkins DO, et al. Effectiveness of antipsychotic drugs in patients with chronic schizophrenia. N Engl J Med. 2005; 353:1209-1223.

28. Sullivan PF. The psychiatric GWAS consortium: big science comes to psychiatry. Neuron. 2010; 68:182-186.

29. Simon GE, Perlis RH. Personalized medicine for depression: can we match patients with treatments? Am J Psychiatry. 2010; 167:1445-1455.

30. Johnson BA, Ait-Daoud N, Seneviratne C, Roache JD, Javors MA, Wang XQ, et al. Pharmacogenetic approach at the serotonin transporter gene as a method of reducing the severity of alcohol drinking. Am J Psychiatry. 2011; 168:265-275.

31. Kirchheiner J, Fuhr U, Brockmoller J. Pharmacogenetics-based therapeutic recommendations-ready for clinical practice? Nat Rev Drug Discov. 2005; 4:639-647.

32. Sicard MN, Zai CC, Tiwari AK, Souza RP, Meltzer HY, Lieberman JA, et al. Polymorphisms of the HTR2C gene and antipsychotic-induced weight gain: an update and meta-analysis. Pharmacogenomics. 2010; 11:1561-1571.

33. Wu RR, Zhao JP, Jin H, Shao P, Fang MS, Guo XF, et al. Lifestyle intervention and metformin for treatment of antipsychotic-induced weight gain: a randomized controlled trial. JAMA. 2008; 299:185-193.

CHAPTER 04

기능신경해부학

김재진

인간의 신경계는 중추신경계와 말초신경계로 분류된다. 중추신경계는 뇌와 척수를 포함하고 말초신경계는 말초기관에 위치한 신경수용체와 말초핵, 그리고 이들과 중추신경계를 연결하여 신경정보를 전달하는 신경섬유 등을 포함한다. 중추신경계는 구성 내용물에 따라 회색질, 백질, 뇌척수액으로 나누어질 수 있는데, 특히 2~4mm 두께로 뇌 바깥쪽 둘레를 형성하는 회색질 부분을 대뇌피질이라 한다. 대뇌피질은 인간의 뇌에서 가장 복잡하게 발달된 부분으로 고위신경기능의 중심이다. 인간의 대뇌피질에는 대략 150억 개 정도의 신경세포가 포함되는데, 이들 중 약 2/3는 작은 피라미드세포이다. 소뇌피질의 신경배선이 비교적 잘 알려진 데 비해, 대뇌피질의 신경배선은 매우 복잡하여 아직 잘 알려지지 않고 있다. 그러나 최근 발달된 뇌영상기법을 통해 대뇌피질의 기능적 구조와 신경배선이 활발히 연구되고 있어 인간 뇌의 기능신경해부학 분야에 획기적 발전이 이루어지고 있다.[1]

신경계의 가장 작은 기능적 단위는 고도로 특성화된 기능과 구조를 가진 신경세포neuron이다. 신경세포는 다른 신경세포들로부터 정보를 받아 이를 통합하여 다른 신경세포나 효과기effector에 메시지를 송출한다. 전형적 신경세포는 정보 수용을 위해 세포체에서 확장되어 특성화된 가지돌기dendrite와 전기적 흥분 형태의 신경정보를 전달하기 위해 길게 뻗은 줄기 형태의 축삭axon을 포함한다. 대뇌피질의 피라미드세포는 이러한 전형적 구조를 갖고 있다. 신경간 정보전달은 시냅스synapse에서 일어나는데,

여러 형태의 정보 전달 방법이 있기는 하지만, 한 신경세포의 축삭과 다른 신경세포의 가지돌기 사이에 신경전달물질neurotransmitter을 매개로 하여 정보가 전달되는 것이 가장 일반적인 경우이다.[2,3]

4.1 중추신경계의 발생

신경계의 기원은 태아기 3주째 말에 외배엽ectoderm이 두꺼워져 생긴 신경판neural plate이다. 이 신경판 가운데 주름이 접혀 신경구neural groove가 생겨나고, 이 주름이 깊어지면서 신경관neural tube이 형성된다. 이 신경관은 종적으로 자라면서 태아기 5주경이 되면 척수, 후뇌rhombencephalon, 중뇌mesencephalon, 전뇌prosencephalon의 모양을 갖추면서, 종국적으로 뇌로 발달하는 여러 팽창부와 돌출부가 생겨나고, 신경관 자체는 뇌척수액이 찬 뇌실로 발달한다. 후뇌와 중뇌는 표 4.1에서 보듯, 뇌줄기brain stem의 여러 구조물과 소뇌로 발달하고, 전뇌는 다시 시상 주변의 간뇌diencephalon와 대뇌반구 한 쌍이 되는 종뇌telencephalon로 나뉘어 발달한다. 최종 발달 후 대뇌피질과 안쪽의 백질, 그리고 중앙부에 신경핵들의 집합체인 기저핵basal ganglia과 기저전뇌basal forebrain 등을 포함하게 되는 종뇌는 인간 뇌에서 결국 가장 많은 부분을 차지하게 된다.

표 4.1 중추신경계의 발생학적 분류

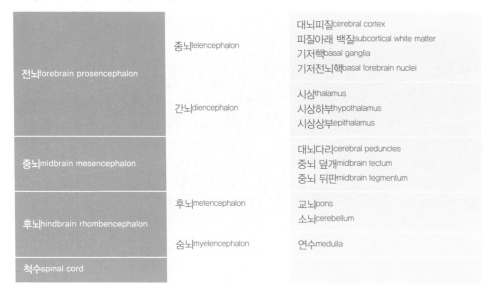

전뇌forebrain prosencephalon	종뇌telencephalon	대뇌피질cerebral cortex 피질아래 백질subcortical white matter 기저핵basal ganglia 기저전뇌핵basal forebrain nuclei
	간뇌diencephalon	시상thalamus 시상하부hypothalamus 시상상부epithalamus
중뇌midbrain mesencephalon		대뇌다리cerebral peduncles 중뇌 덮개midbrain tectum 중뇌 뒤판midbrain tegmentum
후뇌hindbrain rhombencephalon	후뇌metencephalon	교뇌pons 소뇌cerebellum
	숨뇌myelencephalon	연수medulla
척수spinal cord		

발생학적으로 종뇌는 태아기 5주째 전뇌의 아래바깥쪽에 생겨난 두 개의 종뇌소포telencephalic vesicle로부터 발달된다. 이 종뇌소포의 바깥 면이 자라나 대뇌반구와 기저핵을 형성하고, 안쪽의 공간은 뇌척수액이 담긴 뇌실ventricle이 되며, 나머지 부분은 간뇌가 된다. 태아기 3~4개월 동안 종뇌소포는 매우 활발한 성장을 하는데, 배쪽 부분의 안쪽 표피는 매우 빠른 속도로 3차원적으로 자라나 구 모양으로 발전하여 기저핵을 형성하게 된다. 이에 비해 등쪽과 가쪽의 표피부는 평면적 성장 형태로 2차원적으로 팽창하여 대뇌피질을 형성한다. 상대적으로 기저핵 부위에 인접한 배쪽 표면은 성장이 더디므로 등쪽과 가쪽 표면에 의해 둘러싸이게 되는데, 이 부위가 성인 뇌에서 뇌섬엽insula이 된다.

대뇌피질은 다시 발생순에 따라 원시피질archipallium, 구피질paleopallium, 신피질neopallium로 구분할 수 있다. 원시피질은 가장 오래된 것으로 안쪽 종뇌소포의 표면이 자라나 생겨난다. 조직학적으로 보면 3개의 층으로 구성되는데, 해마복합체hippocampal complex가 여기에 속한다. 구피질은 배쪽 종뇌소포의 표면이 자라나 생겨나는데, 한 개에서 5개까지의 피질층으로 이루어진다. 조롱박피질piriform cortex과 같은 후각 관련 피질이 여기에 포함된다. 이 두 부분 사이에 위치한 신피질은 가장 늦게 생겨나지만 매우 빠르게 성장하여 원시피질과 구피질을 안쪽으로 밀어 넣어 감싸게 되고, 결국 성인 뇌에서는 이 신피질이 대뇌피질의 90% 이상을 차지하게 된다. 이 신피질은 태아기 6개월 정도가 되면 굴곡 없이 밋밋하기는 하지만 전두엽, 두정엽, 측두엽, 후두엽 등의 대뇌피질을 갖춘 성인 뇌의 모양을 형성하게 된다. 조직학적으로 신피질은 6개의 층으로 구성된 전형적인 형태를 취한다.[4] 대뇌피질이 계속 자라남에 따라 뇌 전체 용적의 증가는 최소화되면서 표면적은 계속 증가할 수 있도록 주름이 생겨나 융기부의 이랑gyrus과 함몰부의 고랑sulcus이 형성된다. 결과적으로 대뇌피질의 2/3 이상은 고랑에 위치한다.

4.2 대뇌피질의 조직학적 구조

대뇌피질의 신경세포는 전형적으로 피라미드세포pyramidal cell, 과립세포granule cell, 방추세포fusiform cell, 수평세포horizontal cell 등 네 가지 형태로 구성된다. 매우 많은 다른 형태의 세포들이 명명되고 있지만 이들은 전형적 신경세포, 특히 과립세포의 변형된 형태인 경우가 대부분이다. 피라미드세포는 대뇌피질의 가장 특징적 신경세포로서, 피질의 신경세포 형태 중 그 수가 가장 많다. 세포체의 모양이 삼각뿔 형태로, 뿔의 위쪽으로 기다란 가지돌기 하나가 솟아 있고, 뿔 주변으로 여러 가지 돌기가 분포한다. 뿔의 바닥에서 축삭이 나오는데, 이들이 대뇌피질의 주요한 날신경섬유efferent fibers가 된다. 즉, 대뇌피질 아래의 백질 대부분은 피라미드세포의 축삭으로 이루어진 신경다발로 구성된다. 피라미드세포의 또 다른 특성 중의 하나는 축삭에 곁가지들이 많이 나 있고, 이들 중 일부는 거꾸로 세포체까지 연결되어 되먹임 역할을 한다는 것이다. 대뇌피질에 두 번째로 많은 신경세포는 과립세포이다. 가지돌기들이 사방으로 뻗쳐 있어 별 혹은 위성 모양을 한다. 방추세포는 피질의 가장 깊은 여섯 번째 층에서 주로 발견된다. 피라미드세포처럼 꼭대기 가지돌기가 피질 위쪽으로 뻗치고, 바닥쪽의 축삭은 백질로 연결된다. 수평세포는 가장 바깥쪽의 첫 번째 층에 한정되어 위치하고, 짧은 가지돌기들과 긴 축삭 모두 피질 표면만을 따라 분포하고, 그 연결도 바깥층에 한정된다.[5,6]

모든 신피질은 공통적으로 표 4.2에 제시된 바와 같은 6개의 층으로 구성된다. 서로 다른 층은 신경세포 유형의 분포와 다른 피질 및 피질아래 영역과의 날신경섬유 및 들신경섬유afferent fibers 연결의 양상이 서로 다르다. 그러나 뇌 부위별로 세포 구성과 층의 두께가 서로 달라 같은 여섯 층이라도 여러 가지의 서로 다른 유형으로 분류될 수 있다. 이러한 유형 분류는 뇌 표면의 지형적 형태에 비해 개인차가 그리 심하지 않고 일정한 편이어서 세포건축적cytoarchitectural 구획에 이용될 수 있다. 1909년에 처음 발표된 Brodmann의 세포건축적 지도가 이러한 구획법의 대표적인 예이다(그림 4.1, 표 4.3).

4.3 대뇌피질의 구획과 기능

이랑과 고랑들 중 대표적인 것들을 경계로 대뇌피질을 구획하는 방법을 지형학적geographical 구분이라 한다. 그림 4.2에서 보듯, 부위별 뇌 영역들은 전통적으로 이러한 이랑과 고랑을 기준으로 경계를 설정하여 명명되었다. 그러나 이랑과 고랑의 전체적 형태가 개인별로 매우 다양하여, 영역별로 그 경계에 대한 객관적 기준 제시와 정확한 경

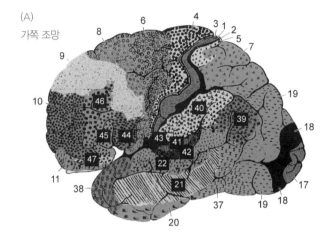

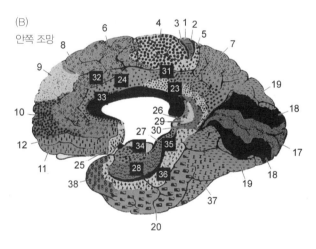

그림 4.1 Brodmann 영역

표 4.2 신피질의 세포층

층	명칭	주요 연결
I	molecular layer	다른 층으로부터의 가지돌기와 축삭
II	small pyramidal (external granular) layer	피질-피질 연결
III	medium pyramidal (external pyramidal) layer	피질-피질 연결
IV	granular (internal granular) layer	시상으로부터의 들신경섬유 연결
V	large pyramidal (internal pyramidal) layer	시상 이외의 피질아래 구조물들로의 날신경섬유의 시작
VI	polymorphic (multiform) layer	시상으로의 날신경섬유 시작

표 4.3 Brodmann 세포건축적 영역 분류와 기능

영역 번호	기능 영역	위치	기능
1, 2, 3	일차체성감각피질	중심뒤이랑	촉각
4	일차운동피질	중심앞이랑	수의적 운동조절
5	삼차체성감각피질, 두정연합피질	위두정소엽	공간인식
6	부운동피질, 전두눈영역, 전운동피질	중심앞이랑과 바로 앞쪽의 전두피질	사지와 안구운동계획
7	두정연합피질	위두정소엽	시운동지각, 공간지각
8	전두눈영역	위전두이랑, 중간전두이랑, 안쪽 전두이랑	안구운동조절
9~12	전전두연합피질, 전두눈영역	위전두이랑, 중간전두이랑, 안쪽 전두이랑	사고, 인지, 운동계획
11	전전두연합피질	안와전두이랑	정서, 행동제어
13~16		뇌섬엽	
17	일차시각피질	새발톱피질	시각
18	이차시각피질	안쪽, 가쪽 후두이랑	시각(깊이)
19	삼차시각피질	안쪽, 가쪽 후두이랑	시각(색깔, 운동, 깊이)
20	시각 아래측두영역	아래측두이랑	시각(모양 지각)
21	시각 중간측두영역	중간측두이랑	시각(모양 지각)
22	삼차청각피질	위측두이랑	청각, 언어
23~27	변연연합피질	띠이랑, 뇌량밑구역, 해마곁이랑	정서
28	일차후각피질, 변연연합피질	해마곁이랑	후각, 정서
29~33	변연연합피질	띠이랑	정서
34~36	일차후각피질, 변연연합피질	해마곁이랑	후각, 정서
37	두정-측두-후두연합피질, 중간측두 시각 영역	중간측두 및 아래측두이랑의 뒤쪽	지각, 시각, 읽기
38	일차후각피질, 변연연합피질	측두극	후각, 정서
39	두정-측두-후두연합피질	아래두정소엽의 각이랑	시각, 읽기, 언어
40	두정-측두-후두연합피질	아래두정소엽의 모서리위이랑	시각, 읽기, 언어
41	일차청각피질	위측두이랑의 헤슬이랑	청각
42	이차청각피질	위측두이랑의 헤슬이랑	청각
43	미각피질	뇌섬엽, 전두두정덮개	맛
44	브로카영역, 가쪽 전운동피질	아래전두이랑, 전두덮개	언어, 운동계획
45	전전두연합피질	아래전두이랑, 전두덮개	사고, 인지, 행동계획
46	등가쪽 전전두연합피질	중간전두이랑	사고, 인지, 행동계획, 안구운동조절
47	전전두연합피질	아래전두이랑, 전두덮개	사고, 인지, 행동계획

(A) 가쪽 조망

(B) 안쪽 조망

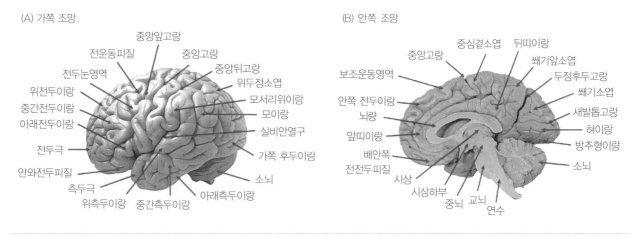

그림 4.2 뇌의 조망

계 정의는 쉽지 않다. 최근 자기공명영상을 이용하여 구조적·기능적 연구가 활발히 진행됨에 따라, 영역별 구분에 대한 객관적 기준 제시의 필요성이 증대되었다. 이에 따라 자기공명영상을 이용해 뇌 표면의 지형적 특성을 분류 정의하는 방법으로 비교적 신뢰도가 높은 지형적 구획법이 제시되고 있다.[7,8]

4.3.1 전두엽

중앙고랑central sulcus 앞쪽에 위치한 전두엽은 전체 피질 조직의 1/3을 차지하는 대영역으로, 크게 보아 행동 생성의 기능을 한다. 전두엽의 가쪽에는 중앙고랑과 중앙앞고랑precentral sulcus 사이에 운동 중추인 중앙앞이랑precentral gyrus이 있는데, 이 부분의 운동 담당 영역의 분포는 그림 4.3과 같다.

중앙앞고랑 앞쪽은 다시 위전두고랑superior frontal sulcus과 아래전두고랑inferior frontal sulcus을 경계로 위전두이랑, 중간전두이랑, 아래전두이랑 등이 위치한다. 기능적 역할을 고려한 분류에서는 중앙앞고랑 바로 앞쪽을 전운동피질premotor cortex이라 하고, 그 앞쪽을 전전두피질prefrontal cortex이라고 한다. 중간전두이랑의 전운동피질 부분은 특히 전두눈영역frontal eye field이라 불리는데, 안구 운동을 조절한다. 우세반구의 아래전두이랑은 브로카영역Broca's area으로 불리며, 언어 생성에 중요한 역할을 한다. 등가쪽 전전두피질dorsolateral prefrontal cortex, DLPFC은 위전두, 중간전두, 아래전두 등 가쪽의 모든 피질을 가리키는 넓은 의미로 사용되기도 하지만, 좁은 의미로 중간

전두이랑의 중심부, 즉 Brodmann 영역 46 주변을 가리키는 것이 보통이다. 이 부위는 문제해결, 계획, 작동기억 등에 중요한 중앙집행기 역할을 한다.[9] 전두엽 제일 앞쪽에 위치한 Brodmann 영역 10에 해당하는 피질을 전두극피질frontopolar cortex이라 부르기도 하는데, 이 영역은 행동 목표의 제어와 수정을 담당하는 것으로 알려지고 있다.[10]

전두엽의 배쪽은 안와orbit의 지붕부에 맞대어 있어 안와전두피질orbitofrontal cortex이라 불리며, 정서 및 행동 조절에 관여한다. 이 부분 중 특히 후각로olfactory tract 바로 위의 후각로고랑olfactory sulcus의 안쪽을 곧은이랑straight gyrus이라 한다. 후각로는 후반부에서 둘로 갈라져 삼각형 모양을 이루므로 후각로삼각olfactory trigone이라 하고, 이 후각로삼각 바로 뒷부분의 피질 영역을 앞관통질anterior perforated substance이라 한다.

전두엽의 안쪽 부위는 구조적으로 위전두이랑의 안쪽에 해당하지만, 기능적 차별성 때문에 안쪽 전두이랑medial frontal gyrus이라 불리기도 하는데, 특히 등쪽의 안쪽 전두이랑은 자기반향self-reflection과 정신화mentalization의 핵심 영역이다.[11] 곧은이랑을 모서리로 안쪽 전두이랑의 배쪽과 안와전두피질의 안쪽면을 합해 배안쪽 전전두피질ventromedial prefrontal cortex, VMPFC이라 부르는데, 이 부위의 주기능은 의사결정과 정서조절이다.[12] 또한 전두엽 안쪽에서 중심앞고랑의 바로 앞쪽을 특별히 보조운동영역supplementary motor area, SMA이라 부르기도 하는데, 자세 및 행위순서 조절 등의 기능을 한다.[13] 이 밖에 띠이랑cingulate gyrus의 전반부인 앞띠이랑anterior cingulate도 전

두엽의 안쪽 부분을 구성하며, 갈등 정보의 처리 및 오류 감지가 이 구조의 대표적 기능이다.[14]

4.3.2 두정엽

두정엽의 가쪽에는 중앙고랑과 중앙뒤고랑postcentral sulcus 사이의 체성감각 중추인 중앙뒤이랑postcentral gyrus이 위치한다. 이 부분의 체성감각 담당 부위는 바로 앞쪽의 운동 중추의 담당 부위와 매우 유사하다(그림 4.3). 중앙뒤고랑의 뒤쪽으로 길게 뻗은 두정속고랑intraparietal sulcus을 경계로 위두정소엽superior parietal lobule과 아래두정소엽inferior parietal lobule이 위아래에 각각 위치한다. 위두정소엽은 등쪽 시각경로의 주요부로 시지각의 공간정보 처리 역할을 하며,[15] 이 부분이 선택적으로 손상된 환자는 무시neglect 현상을 나타낸다. 아래두정소엽은 다시 앞뒤의 두 이랑으로 나뉘는데, 실비안열구Sylvian fissure 위쪽에 위치한 모서리위이랑supramarginal gyrus과 위측두고랑superior temporal sulcus 후반부의 위쪽에 위치한 모이랑angular gyrus이 그것이다. 모서리위이랑은 촉각 정보를 통합하는 체성감각 연합피질의 일부이며, 사지의 위치 지각에 관여하고, 다른 사람의 자세와 동작을 볼 때 활성을 일으키는 거울신경mirror neurons의 일부이기도 하다.[16] 모이랑은 시각과 청각 정보의 통합처리, 읽기와 같은 언어기능, 기억인출 및 주의 등에 중요하다.[17]

두정엽의 안쪽은 쐐기앞소엽precuneus으로 불린다. 이 쐐기앞소엽은 두정후두고랑parieto-occipital sulcus을 경계로 후두엽의 안쪽 면인 쐐기소엽cuneus과 구분되는데, 기능적으로 시공간적 심상 형성, 삽화기억의 인출, 자기반향 등에 관여한다.[18] 한편 중앙앞이랑과 중앙뒤이랑의 안쪽 면을 통틀어 중심곁소엽paracentral lobule이라 부르기도 한다. 이 중심곁소엽과 쐐기앞소엽 아래쪽으로 뒤띠이랑posterior cingulate이 위치한다. 뒤띠이랑은 쐐기앞소엽과 함께 휴지상태resting state의 기본적 기능신경망을 의미하는 디폴트양식신경망default mode network의 핵심 영역을 이루며, 주의초점의 제어와 의식적 인식을 통해 자기 자신을 향한 인지를 지원하는 역할을 한다.[19]

4.3.3 측두엽

측두엽의 가쪽 면에는 위측두고랑superior temporal sulcus과 아래측두고랑을 경계로 전후방으로 매우 길게 뻗어 있는 위측두이랑, 중간측두이랑, 아래측두이랑 등 3개의 이랑이 존재한다. 이들 중 위측두이랑은 주로 청각과 관련되는데, 이 이랑의 후반부에 언어이해 기능을 하는 베르니케 영역Wernicke's area이 위치한다. 위측두이랑의 등쪽 면은 실비안열구 안에 위치해 바깥쪽에서 보이지 않는 부분으로, 위쪽으로는 전두덮개frontal operculum와 두정덮개parietal operculum에 접해 있고, 더 안쪽으로는 뇌섬엽에 접해 있다. 이 등쪽 면의 중앙에는 일차 청각영역인 헤슬이랑Heschl's gyrus이 가로지르고, 이 이랑의 뒤쪽 면은 평평한 모양의 측두평면planum temporale이 위치한다.

위측두이랑과 달리 중간측두이랑과 아래측두이랑은 주로 시각과 관련된다. 아래측두이랑은 후두측두고랑occipito-temporal sulcus을 경계로 측두엽 배쪽의 후두측두이랑과 인접하는데, 이 후두측두이랑 역시 시각과 관련된 기능을 한다. 이 이랑들은 기능적으로 측두연합피질로 배쪽 시각경로를 구성하여 모양 및 색깔 지각에 관여한다. 또한 중간 및 아래 측두이랑 뒤쪽은 시각적 어의 처리semantic processing에 중요하다. 후두측두이랑 혹은 방추형이랑fusiform gyrus은 얼굴 지각에 중요한 역할을 한다.[20]

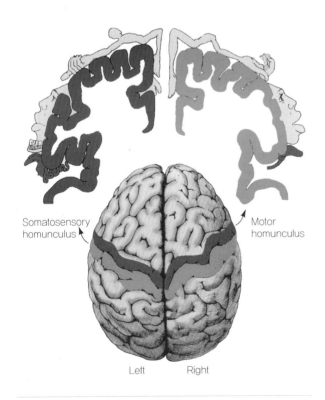

Somatosensory homunculus

Motor homunculus

Left   Right

그림 4.3   운동감각피질과 담당 부위

위측두이랑과 중간측두이랑 사이의 위측두고랑은 사물의 움직임을 처리하는 영역으로 타인의 마음읽기theory of mind 과정에 매우 중요한 역할을 한다.[21]

후두측두이랑의 안쪽으로는 곁고랑collateral sulcus을 경계로 해마곁이랑parahippocampal gyrus이 위치하고, 주기능은 장면scene 인식이다. 해마곁이랑은 뒤쪽으로 뇌량corpus callosum 팽대부splenium의 아래쪽에서 띠이랑의 잘룩부isthmus와 이어지고, 앞쪽은 주먹처럼 커져 갈고리이랑uncus을 형성한다. 후삼각의 가쪽, 갈고리이랑, 해마곁이랑 앞 1/3 등은 후각을 담당하는 영역으로 조롱박피질piriform cortex이라 불리기도 한다. 측두엽의 가장 앞쪽의 독립적 Brodmann 영역(38)을 형성하는 반구 모양의 구조를 측두극temporal pole이라 부르며, 측두피질뿐 아니라 안와전두피질, 해마복합체 및 후각피질과 밀접하게 연결되어 있어서, 사물 인식과 명시적 기억, 그리고 정서 처리를 아우르는 중요한 역할을 한다.[22]

4.3.4 후두엽

후두엽의 가쪽 면은 가쪽 후두이랑lateral occipital gyrus이라 부르고, 안쪽은 수평 방향으로 매우 깊은 새발톱고랑calcarine sulcus을 중심으로 위쪽을 쐐기소엽, 아래쪽을 혀이랑lingual gyrus이라 부른다. 후두엽의 새발톱고랑 주변의 새발톱피질calcarine cortex은 일차 시각영역이고, 외관상의 줄무늬 때문에 선조피질striate cortex이라 부르기도 한다. 나머지 후두엽 구조들은 이차 시각 중추로 작용하고, 외선조피질extrastriate cortex이라 부르기도 한다. 후두엽의 배쪽에는 방추형이랑이 위치하는데, 이 구조는 측두엽 배쪽으로 길게 연장되는 특성을 가지므로 후두측두이랑occipito-temporal gyrus이라 불리기도 한다. 일차 시각영역에 도달한 시각 정보의 추가적 처리는 두 갈래 흐름으로 나누어지는데, 두정엽으로 진행하는 등쪽 흐름은 공간 인식과 관련되고, 측두엽 아래쪽으로 진행하는 배쪽 흐름은 사물 인식과 관련된다.[23]

4.3.5 뇌섬엽

뇌섬엽은 실비안열구 내의 뇌 측면 깊숙이 위치한 삼각뿔 모양의 피질로, 뇌 발생적으로 초기에 생성되어 전두엽, 두정엽, 측두엽과 맞닿아 위치한다. 신체 상태에 대한 내수용성 감각, 통증지각, 운동조절, 자율신경조절, 맛, 냄새 등의 처리에 관여한다. 또 공감과 같은 사회적 정서, 혐오감의 발생, 돌출성 등과도 관련성이 높다.[24,25]

4.4 피질부 백질

피질부 백질은 피질과 하위 신경계를 연결하는 투사섬유projection fibers, 대뇌반구를 상호연결하는 맞교차섬유commissural fibers, 대뇌반구 내의 서로 다른 영역을 연결하는 연합섬유association fibers 등 세 가지 범주로 구성된다. 이러한 섬유들은 자기공명영상의 특수 촬영 기법인 확산텐서영상diffusion tensor imaging, DTI을 통해 시각화될 수 있다.[26]

피질 투사섬유의 대부분은 속섬유막internal capsule을 지난다. 속섬유막은 꼬리핵caudate nucleus 머리와 조가비핵putamen 사이의 앞다리anterior limb, 시상thalamus과 조가비핵 사이의 뒤다리posterior limb, 그리고 두 다리를 연결하는 무릎부genu로 구성된다. 뇌활fornix 역시 피질 투사섬유 다발로, 주로 해마복합체에서 시상하부와 기저전뇌 영역으로 가는 섬유와 사이막복합체septal complex에서 해마로 가는 섬유로 구성된다.

맞교차섬유 체계에는 뇌량, 앞맞교차anterior commissure, 해마맞교차hippocampal commissure, 뒤맞교차posterior commissure 등이 있다. 이 중에 가장 큰 것은 뇌량으로, 이는 양쪽 대뇌반구의 신피질 영역을 상호 연결하는 섬유다발로 구성되며, 뒤쪽의 팽대splenium, 가운데의 몸통body, 앞쪽의 무릎genu, 무릎 아래쪽의 부리rostrum 등 4개의 부위로 나눌 수 있다. 앞맞교차는 종말판lamina terminalis에서 뇌 가운데를 통과하는 섬유다발로, 후각망울olfactory bulb, 편도amygdala, 앞관통질, 해마곁이랑 및 기타 측두엽 앞쪽 영역들을 서로 연결하는 섬유로 구성된다. 해마맞교차는 뇌활의 한 부분으로 뇌량 팽대부 아래에 위치하고, 주로 해마에서 유래한 섬유들로 구성되며, 반대편의 뇌활로 들어간다. 뒤맞교차는 제3뇌실 뒤쪽에 있는 양쪽 반구 연결섬유의 집합이다.

대뇌반구 내의 백질은 같은 반구내의 피질 영역들을 서로 연결하는 막대한 양의 피질연합섬유를 포함한다. 여기에는 인접한 이랑을 연결하는 활꼴섬유arcuate fibers도 있지만, 극과 극을 연결하는 매우 긴 연합섬유들의 다발도 있다. 예를 들어 갈고리다발uncinate fasciculus은 갈고리이랑 및 측두엽 앞쪽과 전두엽을 연결하고, 아래전두후두다발inferior fronto-occipital fasciculus은 전두엽의 가쪽 아랫부분과 후두엽을 연결하며, 아래세로다발inferior longitudinal fasciculus은 측두엽의 아래 가쪽을 따라 측두엽과 후두엽을 관통해 연결한다. 또 위세로다발superior longitudinal fasciculus은 속섬유막의 가쪽을 통과해 전두엽, 두정엽, 후두엽을 상호 연결한다. 이 섬유들의 일부는 활처럼 굽어 측두엽으로도 연결된다. 가쪽 후두다발lateral occipital fasciculus은 때로 베르니케 섬유다발이라 불리기도 하는데, 후두엽 앞부분과 두정엽 및 측두엽의 뒷부분을 수직으로 연결한다. 위전두후두다발superior fronto-occipital fasciculus은 속섬유막의 안쪽을 통과해 후두엽 및 측두엽과 전두엽 및 뇌섬엽 사이를 상호 연결한다. 마지막으로 띠다발cingulum은 띠이랑 안쪽에 위치하여 사이막부 및 기저전뇌 영역에서부터 해마곁이랑까지 연결하는 커다란 연합섬유다발이다.

4.5 변연계 및 피질아래 구조물

4.5.1 변연계

하등동물의 후각계로부터 진화된 변연계limbic system는 정서, 기억, 동기, 자율신경 및 신경내분비 조절 등에 관여하는 다양한 뇌구조물로 구성된다.[27] 측두엽 안쪽에 위치한 해마복합체와 편도를 비롯해 시상 안쪽, 시상하부hypothalamus, 기저핵, 사이막핵septal nucleus, 전뇌를 포함한 뇌줄기의 여러 핵 등의 피질아래 구조들이 변연계의 주요 구성물이다. 또 해마곁이랑, 갈고리이랑, 안와전두피질, 뇌섬엽 앞쪽, 띠이랑 등과 같은 피질부도 변연계로 분류될 수 있다. 이처럼 많은 변연계 구조들 중에서 기능이 잘 알려진 것으로 해마복합체, 편도, 시상하부 등이 있다. 해마복합체는 해마곁이랑 위쪽하며 기억기능에 결정적 역할을 하는 구조로서 해마hippocampus, 치아이랑dentate gyrus, 곳능선subiculum 등으로 구성된다. 편도는 해마복

합체의 앞쪽에 위치한 여러 핵들의 집합이며, 공포 반응과 정서학습에 중요하다. 시상하부는 시상 아래에 위치한 여러 핵들의 집합체로서, 각종 호르몬을 분비하고, 생체리듬, 체온, 식욕, 성욕 등 항상성 조절의 역할을 한다.

4.5.2 기저핵

기저핵은 뇌 중심부에 위치하여 협응기능을 하는 핵들의 집합체로서 꼬리핵, 조가비핵, 창백핵globus pallidus, 시상밑핵subthalamic nucleus, 흑색질substantia nigra 등 5개의 주요 핵 집단으로 구성된다(그림 4.4). 이 기저핵의 협응기능은 수의운동 조절과 절차기억procedural memory, 안구운동 조절, 인지 및 정서 조절 등 매우 광범위하다.[28] 기저핵의 대부분은 GABA 신경세포로 구성되나 시상밑핵은 글루타메이트 신경세포로 구성된다. 또한 꼬리핵과 조가비핵, 그리고 흑색질에서는 도파민의 역할도 중요하다. 기저핵은 구조물의 서로 다른 조합에 따라 서로 다른 이름으로 불리기도 하는데, 예를 들어 조가비핵과 창백핵을 합쳐 렌즈핵lentiform or lenticular nucleus, 꼬리핵과 조가비핵을 합쳐 줄

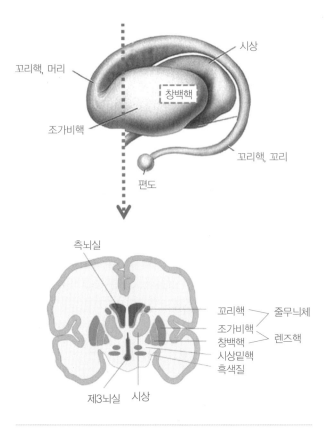

그림 4.4 기저핵의 입체적 모양과 단면도

무늬체corpus striatum라 한다.

발생학적으로 줄무늬체는 기저핵 중에 가장 나중에 생기고, 속섬유막의 앞다리에 의해 분리되어 꼬리핵과 조가비핵으로 분화된다. 꼬리핵은 주로 전전두피질의 연합영역과 연결되는 정보를 처리하고, 조가비핵은 주로 감각운동 정보를 처리한다. 창백핵은 조가비핵의 안쪽에 위치하면서, 바깥판external lamina에 의해 조가비핵과 구분된다. 더 나아가 말이집신경섬유myelinated fibers의 속판internal lamina을 경계로 속부와 바깥부로 나누어질 수 있다. 렌즈핵, 즉 조가비핵과 창백핵은 운동활성 통합이 주기능이다. 꼬리핵과 조가비핵이 피질, 시상, 뇌줄기 등에 광범위하게 연결된 데 비해, 창백핵의 연결 양상은 한정적으로 들신경섬유는 꼬리핵과 조가비핵에서 유래하고, 날신경섬유는 시상, 시상하부, 중뇌 등으로 연결된다.

4.5.3 기저전뇌

기저핵의 앞아래 쪽에 위치하면서 다양한 기능을 하는 작은 구조물들을 통틀어 기저전뇌라 일컫는다. 인간의 기저전뇌는 전체 뇌의 1% 이하로 매우 작기는 하지만, 다른 영장류에 비하면 상대적으로 큰 편이다. 이 영역에 속한 많은 신경핵들은 변연계 및 후각계의 일부로 기능하는데, 여기에 속하는 구조로는 앞관통질, 사이막복합체, 무명질 substantia innominate, 측위핵nucleus accumbens 등이 있다.

앞관통질은 후삼각의 바로 뒤에 위치하면서 뇌섬엽 배쪽의 앞부분과 접해 있다. 표면에 많은 수의 작은 혈관들로 구멍이 나 있어서 이러한 이름이 붙었다. 투명사이막 septum pellucidum은 전뇌의 중간시상면에서 가장 잘 보이는 얇은 판으로, 뇌활에서부터 뇌량으로 뻗쳐 있고, 가쪽 측실lateral ventricle 앞뿔의 안쪽 벽을 형성한다. 이 투명사이막 아래쪽에 여러 작은 핵들의 집합체인 사이막핵이 위치하고, 그 밑으로 백질인 대각섬유줄diagonal band과 분계섬유줄stria terminalis이 있다. 무명질 혹은 마이너트의 기저핵nucleus basalis of Meynert은 렌즈핵 아래에 위치하면서 앞쪽으로 편도와 측위핵으로 뻗어 있다. 무명질의 앞쪽 부분은 앞관통질의 위쪽 깊이 놓여 있다. 해부학적으로 무명질의 신경 연결은 창백핵과 비슷하고, 기능적으로도 변연계나 후각계보다는 기저핵의 기능에 더 가까우며, 아세틸콜린 신경핵으로 구성되어 학습과 기억에 중요하다.

측위핵은 사이막복합체 바닥부의 가쪽에 위치하는데, 꼬리핵과 조가비핵의 결합부까지의 부분이다. 해부학적으로 측위핵은 편도로부터 들신경섬유를 받고, 창백핵으로 날신경섬유를 내므로, 기저핵과 변연계를 연결하는 기능을 한다. 이 측위핵은 보상회로reward system의 일부로 동기motivation 형성에 중요한 역할을 한다.[29]

4.5.4 시상

20여 개의 상이한 핵으로 구성된 시상은 매우 다양한 먹임/되먹임 경로의 정류장으로, 정보의 관문 혹은 여과기로서 작용한다. 즉, 여러 부위로부터 정보를 받아 과다하거나 관계없는 자극은 걸러내고, 중요하고 적합한 정보는 다음 부위로 전송한다. 이러한 기능을 위해 시상의 핵들은 각각 대뇌피질, 변연계, 뇌줄기, 소뇌 등 뇌 전반의 구조들과 서로 다른 연결 양상을 갖는다. 예를 들어 안쪽등쪽medial dorsal, MD 시상핵으로부터의 신경다발은 전전두피질과 연결되고, 이 연결회로는 고등인지기능 조절에 중요한 경로로 작용한다.[30,31] 이밖에 배쪽가쪽ventrolateral, VL 시상핵은 운동피질과 연결되고, 중심가쪽centralis lateralis, CL, 배쪽주변paraventralis, Pcn, 중심중앙centromedian, CM 의 시상핵들은 뒤쪽 두정피질, 위측두고랑, 전전두피질, 띠이랑, 일차운동피질 등과 광범위한 피질 연결을 갖는다.

4.5.5 시상하부

시상하부는 변연계의 일부로서 시상과 뇌하수체 사이에 위치하는 아몬드 크기로 자그마한 핵 집합체이다. 그러나 바소프레신을 합성 유리하는 위시삭핵supraoptic nucleus, 옥시토신을 합성 유리하는 실방핵paraventricular nucleus, 일주기 리듬을 조절하는 위시교차핵suprachiasmatic nucleus 등 수많은 핵들이 위치하여 각종 호르몬 분비, 자율신경계 활성, 대사과정 등 다양한 기능이 시상하부에 의해 조절된다. 또 체온, 배고픔과 포만, 갈증, 성욕, 수면 등 항상성 유지에 필요한 생리기능도 시상하부에 의해 조절된다.

4.5.6 소뇌

소뇌는 매우 복잡하기는 하지만 실시간의 빠른 운동 조정 역할에 적합한 독특한 세포건축적 구조를 갖고 있다. 예를 들어 고밀도의 과립세포granular cell들은 분자층에서 특이하게 길고 두 갈래의 가지를 형성하는 가지돌기를 갖고, 조롱박세포Purkinje cell들은 질서정연한 배열과 광범위한 가지들을 갖고 있어, 신경발화의 시간적 연쇄반응 탐지에 적합한 구조를 갖추고 있다. 이러한 조정기능은 부위별로 그 역할이 다른데, 예를 들어 일차감각은 전엽anterior lobe에, 표상representation은 후엽posterior lobe에, 시각과 청각 및 두경부 감각은 충부vermis에 위치한다. 이러한 특성은 소뇌의 각 부위들이 대뇌의 일정 부위와 먹임/되먹임 경로들을 통해 서로 연결되어 있기 때문이다. 먹임 경로는 주로 대뇌피질-교뇌 섬유와 교뇌-소뇌 섬유로 구성되고, 되먹임 경로는 소뇌-시상과 시상-대뇌피질 섬유로 구성된다. 소뇌는 먹임 경로를 통해 대뇌피질로부터 받은 감각 운동성 정보를 수정하고, 이어 처리된 정보는 되먹임 경로를 통해 대뇌반구에 되돌려져 재분배된다. 또 소뇌는 띠이랑의 자율신경 관련 부위와도 연결되어 있고, 더 나아가 전전두피질과의 섬유연결을 통해 고등인지기능의 조정에도 관여한다.[32]

4.5.7 뇌줄기

뇌줄기는 중뇌와 교뇌, 그리고 연수로 구성된다. 중뇌는 덮개tectum, 뒤판tegmentum, 배쪽 뒤판ventral tegmentum 등 세 부분으로 나누어진다. 시각경로의 일부인 위둔덕superior colliculus과 청각경로의 일부인 아래둔덕inferior colliculus이 덮개에 위치하며, 운동기능 관련의 적색핵red nucleus, 도파민계에 속하는 흑색질과 배쪽 뒤판영역ventral tegmental area, VTA 등 많은 신경핵들이 중뇌에 위치한다. 또 그물체reticular formation가 중뇌 뒤쪽에서 연수 뒤쪽까지 뇌줄기의 위아래로 길게 걸쳐 위치해 있다. 교뇌에는 대뇌를 소뇌와 연수로 연결하는 많은 섬유들이 구성되어 있으며, 호흡 센터가 위치해 있기도 하다. 뇌줄기 가장 아래 연수에는 생명 유지에 직결되는 맥박, 호흡, 혈압 등을 조절하는 중추가 위치해 있다.

4.6 피질 활성 조절계

뇌줄기 그물체의 자극은 피질의 각성 혹은 활성으로 이어지는데, 이는 그물체에서 시상을 거쳐 피질에 이르는 그물-시상-피질 경로, 혹은 직접 피질에 이르는 그물-피질 경로를 통해 이루어진다. 신경화학적으로 서로 다른 최소한 여섯 가지의 신경투사계가 시상을 거치지 않고 직접 대뇌피질에 도달한다. 이들 중 노르에피네프린, 세로토닌, 도파민 등 세 가지 신경계는 뇌줄기 그물체에서 시작하고, 히스타민과 GABA 신경계는 시상하부에서 시작하며, 아세틸콜린 신경계는 기저전뇌에서 시작한다(그림 4.5). 덧붙여 이들 모두는 대뇌피질에서 끝나는 형태가 탈선적, 분기적이어서 간결한 형태를 취하는 시상피질 신경투사와 대조를 이룬다.

4.6.1 노르에피네프린계

기능적으로 각성과 보상에 관여하는 신경전달물질인 노르에피네프린의 신경계는 뇌줄기의 교뇌와 연수에 걸쳐 6개의 핵집합체로 구성된 청색반점locus ceruleus에서 시작한다. 약 13,000여 개의 신경이 청색반점에서 시작해 대뇌반구 양쪽으로 향하는데, 대부분은 같은 방향으로 가고, 일부는 교차해 반대 방향의 반구로 간다. 이러한 신경투사는 중뇌 뒤판의 중앙부를 거쳐, 간뇌 근처에서 안쪽 전뇌다발medial forebrain bundle에 있는 다른 신경섬유들과 합류한 후, 대뇌피질 전영역과 후각구조를 포함한 기저전뇌의 모든 신경핵들로 투사된다. 대뇌피질로 향하는 섬유들은 크게 3개의 경로를 취하는데, 첫째는 전두극을 거쳐 전두엽의 등쪽과 가쪽으로 향하는 무리들이고, 둘째는 뇌량 위를 돌아 뒤쪽으로 향하는 무리로 대뇌반구의 안쪽과 해마복합체를 포함한 배쪽 구조물들로 향하고, 셋째는 가쪽으로 나가 속후각피질entorhinal cortex과 편도를 포함한 측두엽으로 향한다.

4.6.2 세로토닌계

세로토닌은 기분, 정서적 행동, 식욕, 수면 등의 조절에 중요한 역할을 하는 신경전달물질이다. 6개의 피질조절계 중에서 세로토닌계는 가장 많은 섬유를 포함하므로 가장 높은 밀도의 피질 신경분포를 한다. 세로토닌계 신경들의 대부분은 연수, 교뇌 및 중뇌에 걸쳐 가운데 쪽에 길게 위치한 뇌줄기 핵들의 집합체인 솔기그물핵Raphe nuclei에서 시작한다. 노르에피네프린계처럼 많은 세로토닌계 신경들도 거의 모든 수준의 중추신경계로 투사된다. 중뇌 뒤판의 중앙부를 지나 간뇌 수준의 안쪽 전뇌다발에서 노르에피네프린계 섬유를 포함한 다른 신경섬유들과 합류하고, 노르에피네르핀계의 세 가지 경로와 거의 동일한 경로를 통해 모든 피질 부위로 분포한다. 또 배쪽으로 시상, 시상하부, 기저핵, 기저전뇌 등의 신경핵들과도 연결된다.

4.6.3 도파민계

운동, 보상, 인지, 내분비 등에 중요한 역할을 하는 도파민의 신경핵은 중뇌의 흑색질, 뒤적색핵retrorubral nucleus, 배쪽 뒤판 영역 등에 위치한다. 이들은 별도의 신경핵으로 구분될 수 있지만 보통 하나의 복합체로 취급되고, 중뇌-종뇌 도파민계라는 커다란 투사계의 시작점이 된다. 이 투사계는 흔히 중뇌-줄무늬체mesostriatal, 중뇌-변연계mesolimbic, 중뇌-피질mesocortical 등 3개의 경로로 나누어진다. 중뇌-줄무늬체 경로는 흑색질-줄무늬체nigrostriatal계로 더 잘 알려진 것으로 운동 활성의 시작을 강화하는 기능을 한다. 중뇌-변연계 경로는 안쪽 전뇌다발에서 위로 올라가 여러 변연계 구조들로 분산되고, 중뇌-피질 요소는 신피질의 모든 영역으로 투사되는데, 이 두 요소의 경로는 노르에피네프린계 및 세로토닌계의 경로와 유사하다. 이들 중에서도 특히 배쪽 뒤판 영역에서 시작

해 측위핵을 거쳐 전전두피질로 이어지는 투사계는 보상 및 동기행동의 핵심 경로로 작용한다. 한편 시상하부의 활꼴핵arcuate nucleus과 뇌실주위핵periventricular nucleus에서 시작해 뇌하수체로 투사되는 도파민 뉴런은 프로락틴 분비를 억제하는 작용을 한다.

4.6.4 콜린계

학습과 기억, 각성, 보상 등에 중요한 아세틸콜린을 조절하는 신경계로서, 대뇌피질로 투사되는 콜린계 신경핵은 기저전뇌에 위치하는데, 흔히 네 가지로 분류된다. 가장 큰 부분은 무명질 내의 마이너트 기저핵으로, 이 신경핵의 90% 이상이 콜린성(Ch_4)이고, 대부분 대뇌피질로 투사된다. 안쪽 사이막핵 신경세포의 약 10%도 콜린성(Ch_1)으로, 이들은 뇌활을 통해 해마복합체로 축삭을 보낸다. 브로카의 대각섬유줄핵에도 콜린성 섬유(Ch_2, Ch_3)가 많은데, 이들 역시 해마복합체와 다른 변연계 구조로 투사된다.

4.6.5 기타

위의 신경전달물질계에 비해 정확한 경로는 알려져 있지 않지만, 히스타민계와 GABA계 역시 피질 활성을 조절한다. 두 체계 모두 신경핵은 시상하부 뒤쪽에 위치하고, 광범위한 대뇌피질로 신경섬유가 투사된다.

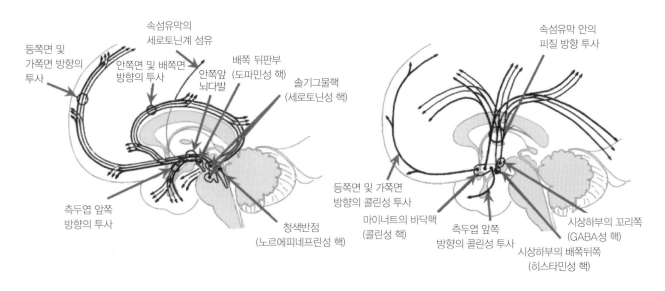

그림 4.5 신경전달물질 회로

4.7 기능 중심으로 살펴본 뇌 영역의 역할

정신은 뇌와 몸의 통합적 활동을 통해 발현된다. 다시 말해 정신이란 의식, 정서, 욕구, 기억 등의 영향하에 환경으로부터의 외적 자극과 신체 내부의 내적 자극을 감각으로 받아들여, 뇌의 인지 활동을 거쳐 행동으로 표출하는 일종의 정보처리 과정이다. 이러한 정신 요소들에 서로 다른 뇌 영역들이 때로는 단독으로, 때로는 기능연결을 통해 연합하여 관여한다.

4.7.1 감각 및 운동

인간의 신체에는 수많은 감각계와 운동계가 있다. 감각적 입력에는 체성감각, 시각, 청각, 후각, 미각, 균형감각, 그 밖에 신체 내부에서 일어나는 각종의 화학적·기계적 신호들로 구성된다. 비슷하게 수의근으로의 운동출력, 내장의 평활근과 각종 샘으로의 자율신경 출력, 신경내분비 출력 등 수많은 서로 다른 효과기 경로들이 신경계에서 생겨난다. 이러한 감각운동 경로들의 감각운동계에서 정보처리 과정은 계급적으로 조직화되어 있다. 예를 들어 일차체성감각 정보는 말초적 수준에서 수용체와 척수로 들어가는 일차체성감각 신경에 의해서 처리되지만, 이 정보는 더욱 정제되어 입력으로 통합되고, 뇌줄기, 시상, 일차체성감각피질, 연합피질 등으로 이어지는 연이은 고위 수준의 처리과정을 거치면서 정제되면서 다른 신경들에 의해 영향을 받는다.[33] 운동계에서도 비슷하게 계급식 처리과정이 역으로 일어난다. 그러나 계급적으로 조직화된 감각과 운동 경로에서 정보의 흐름은 단순히 선형적이지는 않다. 고위 처리과정 이전에 감각계와 운동계 사이에 직접적 연결이 존재하고, 복잡하게 얽힌 신경세포 간의 고리들이 여러 수준에서 정보를 전달하여 수많은 먹임, 되먹임 회로로 작용한다.

4.7.2 주의

주의란 정보의 여과 과정과 정보처리 과정의 유지를 총칭하는 것으로서, 주의에는 여러 가지 유형이 존재한다. 다른 자극은 무시하고 하나의 자극에만 집중하는 것을 의미하는 선택적 주의는 감각 양식 및 자극의 특성에 따라 매우 유연한 신경기전이 작동한다. 여러 자극에 동시에 집중하는 것을 의미하는 분할주의divided attention에는 등가쪽 전전두피질과 앞띠이랑 같은 전두엽 구조의 집행기능이 관여한다.[34] 특정한 자극에 대한 집중의 유지를 의미하는 지속주의sustained attention에는 전전두피질과 앞띠이랑 같은 뇌전반부와 두정피질을 포함한 뇌 후반부의 상호작용이 작동하고, 기저전뇌의 콜린 활성과 뇌줄기의 그물체에서 일어나는 각성 효과도 주의 유지에 중요하다.[35]

4.7.3 기억

기억은 시간 요인에 따라 뇌의 다른 공간적 위치가 그 과정을 매개한다. 즉, 짧은 시간의 기억을 의미하는 작동기억에는 등가쪽 전전두피질의 역할이 중요하며, 시간이 지나 기억의 공고화 단계가 되면 해마가 핵심적 역할을 하고, 장기기억은 대뇌피질에 저장된다. 또 기억은 유형별로 다른 뇌영역이 관여한다. 어의성 기억과 삽화성 기억 같은 명시적explicit 기억에는 해마를 포함한 측두엽 안쪽 구조가 관여한다. 또 의식되지 않는 과거의 경험이 현재의 행동 수행에 영향을 주는 기억의 형태를 암묵적implicit 기억이라고 하는데, 여기에는 기저핵과 소뇌가 관여하는 습관이나 기술 같은 절차기억과 편도가 관여하는 각종 정서의 조건화 과정이 포함된다.[36]

4.7.4 언어

사고와 느낌의 소통을 위해 말을 사용하는 방식을 의미하는 언어처리는 인간의 가장 특징적인 능력의 하나로 간주된다. 언어기능의 대부분은 뇌의 연합영역에서 처리되는데, 말의 생성에 관여하는 아래전두이랑 뒤쪽의 브로카 영역과 말의 이해에 관여하는 위측두이랑 뒤쪽의 베르니케 영역이 대표적이다. 이 영역들은 대개 우세반구에 국재화되는데, 인간의 경우 97%에서 좌반구가 우세반구이다. 글을 보고 읽기 위해 단어의 의미 파악과 음운을 파악하는 과정에는 측두엽 아래쪽과 모이랑이 관여하며, 언어 유창성에는 등가쪽 전전두피질의 역할이 중요하다.[37,38]

4.7.5 집행기능

집행기능executive functions이란 주어진 목표를 성취하기 위해 필요한 행동의 인지적 조절 과정에 포함되는 기능들을 총칭하여 이르는 말이다. 집행기능이란 곧 전두엽 기능이라고 할 정도로 전전두피질의 역할이 중요하며, 꼬리핵과 시상을 포함한 피질아래 영역의 역할이 보조적으로 관여한다. 집행기능 중에서 작동기억, 인지 변환, 계획 수립, 추론, 문제해결 등과 같은 고등인지기능에는 등가쪽 전전두피질, 주의조절과 인지조절에는 앞띠이랑, 인지적 억제와 행동의 억제는 배안쪽 전전두피질, 메타인지의 통합처리에는 전두극피질이 주요하게 관여한다.[39]

4.7.6 정서

정서는 생존 과정에 일어나는 복잡한 심리현상을 총칭하며, 생리적 각성, 상황 평가, 표현 행동, 의식적 경험 등을 포함한다. 뇌기능의 측면에서 정서는 편도, 아래쪽 줄무늬체, 시상하부 등의 피질아래 구조와 안와전두피질, 측두극, 앞띠이랑, 뇌섬엽 등의 피질 영역 같은 변연계에 속하는 구조들의 기능이다. 특히 편도는 정서와 가장 밀접한 관련이 있어서, 가장 기본적 정서에 속하는 공포 반응이 일어날 때 예외 없이 편도의 활성이 일어난다. 변연계는 정서 이외에도 후각피질을 통한 냄새 지각, 해마를 통한 기억, 시상하부를 통한 생체리듬과 항상성 유지 등에 관여한다. 특히 시상하부는 식욕과 성욕을 포함한 각종 욕구와도 밀접한 관련이 있다. 이러한 기능들이 같은 변연계에서 처리된다는 사실을 통해 정서가 이 기능들과 밀접한 관련이 있음을 알 수 있다.[40]

4.7.7 의식

의식은 신경계와 마음의 켜기-끄기 스위치 내지 밝기 조절 스위치이다. 의식의 수준을 조절하는 체계들은 각성 상태를 촉진시키는 기전을 포함하기 때문이다. 덧붙여 의식은 주의의 유지와 방향 선택을 포함하고, 자기와 환경의 인식을 포함한다. 이러한 인식은 여러 감각, 운동, 기억, 정서의 조각 정보들을 하나의 통일된 지각소로 통합, 연합, 혹은 결속을 요구한다. 뇌기능의 측면에서 의식 상태의 유지에는 뇌줄기와 시상의 활동을 필요로 하며,[41] 의식경험을 위해서는 시각피질의 핵심적 역할에 더불어 등쪽 전전두피질과 두정피질의 연합적 활동을 필요로 한다.[42]

참고문헌

1. Bennett IJ, Rypma B. Advances in functional neuroanatomy: a review of combined DTI and fMRI studies in healthy younger and older adults. Neurosci Biobehav Rev 2013;37:1201-1210.

2. Gazzaniga MS. The New Cognitive Neurosciences. 2nd ed. The MIT press, Cambridge MA, 2000.

3. Nichollas JG, Martin AR, Wallace BG, Fuchs PA. From Neuron To Brain. 4th ed. Sinauer associates, Inc., Sunderland MA, 2001.

4. Johnson M, Munakata Y, Gilmore R. Brain Development and Cognition. 2nd edition. Blackwell Publishing, Malden MA, 2002.

5. Martin JH. Neuroanatomy: text and atlas. 3rd ed. McGraw-Hill Companies, Inc. Columbia, 2003.

6. Douglas RJ, Martin KA. Neuronal circuits of the neocortex. Annu Rev Neurosci 2004;27:419-451.

7. Crespo-Facorro B, Kim JJ, Andreasen NC, O'Leary DS, Wiser AK, Bailey JM, et al. Human Frontal Cortex: an MRI-based parcellation method. Neuroimage 1999;10:500-519.

8. Kim JJ, Crespo-Facorro B, Andreasen NC, O'Leary DS, Zhang B, et al. An MRI-based parcellation method for the temporal lobe. Neuroimage 2000;11:271-288.

9. Diamond A. Executive functions. Annu Rev Psychol 2013;64:135-168.

10. Mansouri FA, Koechlin E, Rosa MGP, Buckley MJ. Managing competing goals-a key role for the frontopolar cortex. Nat Rev Neurosci 2017;18:645-657.

11. Grossmann T. The role of medial prefrontal cortex in early social cognition. Front Hum Neurosci 2013;7:340.

12. Hiser J, Koenigs M. The multifaceted role of the ventromedial prefrontal cortex in emotion, decision making, social cognition, and psychopathology. Biol Psychiatry 2018;83:638-647.

13. Hyland B, Chen DF, Maier V, Palmeri A, Wiesendanger M. What is the role of the supplementary motor area in movement initiation? Prog Brain Res 1989;80:431-436.

14. Allman JM, Hakeem A, Erwin JM, Nimchinsky E, Hof P. The anterior cingulate cortex. The evolution of an interface between

emotion and cognition. Ann N Y Acad Sci 2001;935:107−117.

15. Caminiti R, Ferraina S, Johnson PB. The sources of visual information to the primate frontal lobe: a novel role for the superior parietal lobule. Cereb Cortex 1996;6:319−328.

16. Cattaneo L, Rizzolatti G. The mirror neuron system. Arch Neurol 2009;66:557−560.

17. Seghier ML. The angular gyrus: multiple functions and multiple subdivisions. Neuroscientist 2013;19:43−61.

18. Cavanna AE, Trimble MR. The precuneus: a review of its functional anatomy and behavioural correlates. Brain 2006;129:564−583.

19. Leech R, Sharp DJ. The role of the posterior cingulate cortex in cognition and disease. Brain 2014;137:12−32.

20. Weiner KS, Zilles K. The anatomical and functional specialization of the fusiform gyrus. Neuropsychologia 2016;83:48−62.

21. Frith C, Frith U. Theory of mind. Curr Biol 2005;15:644−646.

22. Insausti R. Comparative neuroanatomical parcellation of the human and nonhuman primate temporal pole. J Comp Neurol 2013;521:4163−4176.

23. Kim JJ, Andreasen NC, O'Leary DS, Wiser AK, Ponto LLB, Watkins GL. Direct comparison of the neural substrates of recognition memory for words and faces. Brain 1999;122:1069−1083.

24. Phillips ML, Young AW, Senior C, Brammer M, Andrew C, Calder AJ, et al. A specific neural substrate for perceiving facial expressions of disgust. Nature 1997;389:495−498.

25. Jang DP, Kim JJ, Chung TS, An SK, Jung YC, Lee JK, Lee JM, Kim IY, Kim SI. Shape deformation of the insula in schizophrenia. Neuroimage 2006;32:220−227.

26. Sundgren PC, Dong Q, Gómez-Hassan D, Mukherji SK, Maly P, Welsh R. Diffusion tensor imaging of the brain: review of clinical applications. Neuroradiology 2004;46:339−350

27. Mega MS, Cummings JL, Salloway S, Malloy P. The limbic system: an anatomic, phylogenetic, and clinical perspective. J Neuropsychiatry Clin Neurosci 1997;9:315−330.

28. Ring HA, Serra-Mestres J. Neuropsychiatry of the basal ganglia. J Neurol Neurosurg Psychiatry 2002;72:12−21.

29. Day JJ, Carelli RM. The nucleus accumbens and Pavlovian reward learning. Neuroscientist 2007;13:148−159.

30. Andreasen NC. A unitary model of schizophrenia: Bleuler's "fragmented phrene" as schizencephaly. Arch Gen Psychiatry. 1999;56:781−787.

31. Kim JJ, Kim DJ, Kim TG, Seok JH, Chun JW, Oh MK, et al. Volumetric abnormalities in connectivity-based subregions of the thalamus in patients with chronic schizophrenia. Schizophr Res 2007;97:226−235.

32. Schmahmann JD. Disorders of the cerebellum: ataxia, dysmetria of thought, and the cerebellar cognitive affective syndrome. J Neuropsychiatry Clin Neurosci 2004;16:367−378.

33. Ruff CC. Sensory processing: who's in (top-down) control? Ann N Y Acad Sci 2013;1296:88−107.

34. Salo E, Salmela V, Salmi J, Numminen J, Alho K. Brain activity associated with selective attention, divided attention and distraction. Brain Res 2017;1664:25−36.

35. Sarter M, Givens B, Bruno JP. The cognitive neuroscience of sustained attention: where top-down meets bottom-up. Brain Res Brain Res Rev 2001;35:146−160.

36. Schacter DL, Chiu CY, Ochsner KN. Implicit memory: a selective review. Annu Rev Neurosci 1993;16:159−182.

37. Friederici AD. The brain basis of language processing: from structure to function. Physiol Rev 2011;91:1357−1392.

38. Martin RC. Language processing: functional organization and neuroanatomical basis. Annu Rev Psychol 2003;54:55−89.

39. Stuss DT. Functions of the frontal lobes: relation to executive functions. J Int Neuropsychol Soc 2011;17:759−765.

40. LeDoux JE. Emotion circuits in the brain. Annu Rev Neurosci 2000;23:155−184.

41. Zeman A. Consciousness. Brain 2001;124:1263−1289.

42. Rees G, Kreiman G, Koch C. Neural correlates of consciousness in humans. Nat Rev Neurosci 2002;3:261−270.

CHAPTER 05

임상약동학

배치운

정신작용약물의 경우 일반적으로 중추신경계에 작용하여 다양한 임상적 효과를 발휘하게 되며, 이에 수반하여 약물의 작용 중 원하지 않거나 예상되지 않았던 이상반응들도 다양하게 발현하게 된다. 따라서 이들 정신작용약물들을 안전하고 효과적으로 투여하여 임상적 효과를 극대화하고 이상반응을 최소화하려고 하면 약리학적으로 기본적인 약동학pharmacokinetics과 약력학pharmacodynamics의 원리를 이해하는 것이 중요하다.

정신작용약물을 투여한 후 약효가 발현되려면 투여약물이 체내에서 일련의 약리학적 과정을 거치게 되는데, 즉, 흡수absorption, 분포distribution, 대사metabolism, 배설 excretion/clearance 등의 약동학적 단계를 거친 후 실제 약물의 작용부위인 수용체 부위에 도달하게 된다.[1,2] 투약 후 약효의 출현은 작용부위에서의 약물-수용체 상호작용에 의한, 즉 약력학적 과정을 통해서 약효의 출현으로 나타나게 된다. 따라서 최종적인 약효의 강도 및 작용시간 등은 투여 약물의 특정 약물 수용체 부위에 도달하는 속도나 도달하는 양 등 약동학적 특성과 약력학적 특성에 의해서 결정된다고 볼 수 있다.[3,4] 그림 5.1은 약물의 처방 및 투여 이후의 경시적인 약동학 및 약력학적 과정을 모식하고 있다.

본 장에서는 투여된 약물의 체내 동태와 관련된 일련의 약동학적인 과정, 즉 약물의 흡수absorption, 생체이용률 bioavailability, 분포용적volume of distribution, 반감기half-life, 청소율clearance, 약물의 대사metabolism 및 배설excretion 등에 대한 부분을 주로 다루고 개별 정신작용약물들의 약동학적 특성들을 요약하고자 한다.

5.1 흡수

약물의 투여의 방법은 매우 다양하다. 크게 분류하면 혈관 내 혹은 혈관 외(구강, 국소, 흡입 및 직장 투여 등)로 나눌

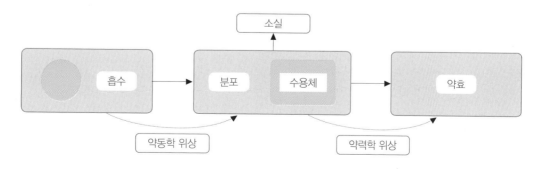

그림 5.1 약동학과 약력학의 개념적 모식도

수 있다. 혈관 내 투여는 약물을 직접 순환 혈액 내 투여하는 것으로 정맥투여하는 방법이 가장 흔히 이용되고, 전신 부작용을 최소화할 목적으로 간혹 표적장기에만 고농도의 약물을 주입하기 위하여 동맥 내 투여법이 이용되는 수가 있다.[5-8] 이와 유사한 투여방법으로 늑막 강이나 복막 내 투여 또는 척수액 내로의 직접 투여방법이 특정 부위에 효과적으로 약물을 이행시키기 위해 행해진다. 따라서 이러한 투여방법은 약물의 흡수 개념이 필요하지 않다.[4,8] 붕해disintegration는 정제나 캡슐제제를 투여 시 약물이 작은 조각으로 분해되는 과정이며 용해dissolution는 약물이 용매에 완전히 녹는 것을 의미한다.[9]

표 5.1은 다양한 약물의 투여 경로에 대한 요약이다.[10,11] 각 투여 경로에 따른 장단점이 기술되어 있으므로 이를 이용하여 환자의 임상적 진단 및 상황에 적절한 투여 경로를 선택하는 것이 최대한의 임상적 효과와 최소한의 이상반응을 발현하는 데 중요하다고 볼 수 있다.[12] 만약 환자의 임상적 상황에 적절하지 않은 투여 경로를 선택하는 경우에는 약물의 흡수 작용에도 도움이 되지 않을뿐더러 오히려 부작용만 초래할 수도 있다.[13] 약물 고유의 측면으로 볼 때는 약물의 분자량, 이온성상, 붕해도, 용해도 및 제형에 따른 흡수의 차이를 보일 수가 있으며 환자 측면으로 보면 당연히 투여 경로와 위산의 pH 정도, 상피세포의 투과성 및 위 내용물 등이 약물의 흡수에 영향을 미친다고 볼 수 있다.[4,8] 또한 연령의 증가도 상기에 기술한 약동학적 요인을 변화시키므로 약물 흡수에 영향을 주는 것으로 알려져 있다. 그러나 연령 증가에 따른 약리 효과의 변화에 영향을 미치는 여러 약동학적 요인 중에서 연령 증가에 의한 약물 흡수의 변화는 그 중요도가 가장 낮은 것으로 알려져 있다.[2,4,8]

한편, 일반적인 약물들과는 달리 펩타이드나 단백제제는 경구투여에 의해 치료적 목적을 달성하기 어렵다. 이는 두 가지 요소로 설명이 되고 있는데, 위장관의 peptidase와 protease의 높은 활성도 및 수용성 거대분자에 대한 위장관 점막의 흡수장벽이 그것이다.[11,14] 따라서 정맥 내 투여, 피하투여, 근육투여 등이 선호되는 투여 경로가 되며 각각의 제제에 대한 적절한 전달 체계를 개발하기 위해 생물공학제제의 물리화학적, 생물학적 특성을 신중히 고려하여야 한다.[11,14]

표 5.1   약물 투여 경로에 따른 장단점

	장점	단점
경구	간편, 편리, 저비용, 무통증, 무감염	실제 작용 부위에 도달 시까지 시간 소모, first-pass metabolism, 장관 흡수에 여러 요소가 좌우, 최소유효 혈중농도 이하에서 약효가 나타나지 않음
점막	간편, 편리, 적은 통증, 낮은 감염, 장관흡수 비노출, first-pass metabolism 회피, 실제 작용 부위에 도달 시까지 시간 절약	개발의 어려움, 실제 제형의 희소성
피하	Slow onset, oil-based drug에 유리	용량의 한계, 실제 작용 부위에 도달 시까지 시간 소모, 통증, 감염 위험
근육하	간편, 편리, 저비용, 무통증, 무감염, 무oil-based drug에 유리	통증, 출혈, 실험실 결과에 영향
혈관 내	속효성, 약물 전달체 조작 가능, 일정한 농도 유지 용이	상대적인 독성 발현 용이, 전문 인력의 감독 필요, 불편함
경피	간편, 편리, 적은 통증, 낮은 감염, 장관 흡수 비노출, first-pass metabolism 회피, 장기간 사용, 투약량 조절 용이, 생체이용률 증가, 위장관 독성 관련 부작용 최소화	부착부위 자극, 실제 작용 부위에 도달 시까지 시간 소모, 지용성 화합물에 적합

주 : first-pass metabolism(초회통과대사): 약물은 소화관에서 흡수된 후 소화관벽 상피세포 내 또는 간에서 대사되기 때문에 실제로 체순환계에 들어갈 수 있는 양이 상당히 감소하는데 이를 지칭. 초회통과효과가 큰 약물은 정맥주사 시에 비해 약물의 체내 반감기에는 변화가 없으나 경구투여 후 혈중최고농도는 현저히 감소. desipramine, imipramine, nortriptyline과 같은 항우울제들 및 베타차단제 등이 해당되고, 초회통과효과가 큰 약물의 경우에는 약물의 투여량과 혈장농도의 증가가 비례하지 않게 되므로 생체이용률에서 현저한 차이를 보일 수 있음. 즉, 초회통과효과가 크면 클수록 생체이용률은 저하됨.

약물의 흡수도 일반적인 물질의 이동과 동일한 형태의 방법, 즉 수동적 확산 이동passive diffusion, 막소공을 통한 이동penetration, 수송체 이동carrier-mediated transport, active transport 등의 방법으로 흡수가 일어난다.[4] 확산 이동의 경우에는 Fick's law에 의하여 속도가 결정이 되는데, charge를 띤 약물이면 membrane potential에 의해서도 영향을 받게 되고 lipid 확산인 경우에는 지질 용해도에 의하여 영향을 받게 된다.[2,4,8,15] 또한 산/염기 성상을 가진 화합물의 경우에는 pH에 따라 charge도 같이 변하여 흡수 정도에 영향을 미치게 된다.[4] 반면 막소공을 통한 이동의 경우에는 생체막 소공의 크기가 매우 작으므로 일반적으로 분자량이 60 이하인 경우에 가능하므로 일부 저분자량의 약물만이 가능하다고 볼 수 있다. 수송체 이동의 경우에는 아미노산, 펩티드 및 당 등의 amino acid, peptide, glucose 등의 수송체에 약물이 결합되어서 이송되는데, 이들의 경우 자체 화학적 성질에 의하여 약물의 배설 및 분포에 영향을 동시에 미치게 된다.[15-19]

생체이용률(bioavailability＝소화관 흡수율×[100-(소화관벽＋간) 대사율]/100)은 투여된 약물의 양과 활성화된 형태로 체순환에 도달하는 약물의 양의 비율로 정의한다.[15,20] 즉, 경구투여 후 체순환으로 흡수되는 정도는 장점막에서 얼마나 흡수되는지, 이것이 다시 간문맥을 통해 간장을 거치면서 얼마나 대사되는지에 의하여 결정된다.[4] 이는 실질적으로 약물 흡수의 약동학적 지표이며 정맥으로 투여된 용량은 모두 체순환으로 들어가므로 생체이용률은 100%가 되고, 이를 기준으로 하여 다른 경로(경구 혹은 근육)로 투여한 경우의 흡수는 이와 비교하여 표시한다.[4] 피하 또는 근육 내 투여 후에, 약물은 림프계를 통과하면서 보통 체순환으로 들어가기 전 제거가 일어나므로, 결과적으로 생체이용률은 100% 미만이 된다. 약물이 정맥으로 투여되지 않은 경우 추가 용량을 사용할 때에는 약물 흡수에 필요한 시간을 기다려서 투여하여야 한다. 이때 약물의 흡수는 예상하기 어려운 경우가 많으므로 약물을 반복해서 투여하는 것은 권장되지 않는다.[2,4]

일반적으로 경구투여 시 약물의 생체이용률은 매우 낮고(<1%) 그 개인차가 크다. 따라서 경피 및 경구를 통한 의약품 전달 기술이 많이 발전했으나, 상용화를 위한 신약물 후보물질로 이 두 경로를 이용하기 위해서는 높은 생체이용률이 필요하므로 개발이 용이하지는 않다.[2,8] 특히 대부분의 약물들이 소화관 내에서 흡수가 되는 정제의 형태를 띠고 있으므로 이 경우 약물의 흡수에 영향을 미치는 인자들에 대한 이해가 임상약동학에서 매우 중요하다고 볼 수 있다. 아래 그림 5.2에 소화관에서 흡수율에 미치는 다양한 요인이 기술되어 있다.[4,6,15]

한편, 투여 경로를 변경하는 경우에는 약물의 약동학 및 면역원성을 변화시킬 수 있다. 예를 들어 단백질의 흡수를 위해 제시되는 비강 내 및 폐를 통한 투여는 피하 또는 근육 내 등의 세포 간 조직을 피할 수 있다. 폐를 이용하는

그림 5.2 장관 내 약물 흡수율 결정 요인(위장관 배출 속도에 대한 영향)

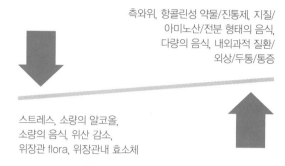

측와위, 항콜린성 약물/진통제, 지질/아미노산/전분 형태의 음식, 다량의 음식, 내외과적 질환/외상/두통/통증

스트레스, 소량의 알코올, 소량의 음식, 위산 감소, 위장관 flora, 위장관내 효소체

경우에는 폐포와 순환계 사이의 밀접한 접촉으로 인해 신속한 흡수가 가능하기 때문에 단백질의 투여 경로로 널리 연구되어 왔다. 반면, 흡입과 비강 내 투여 경로는 투여가 쉽고, 혈관 및 림프계가 풍부한 표면적으로 전달되며 초회 통과대사 효과에 영향을 받지 않는 장점이 있다. 약물전달 물질로 다양한 물질이 사용될 수 있는데, 그림 5.3에 이들의 예시가 되어 있다.

약물농도 곡선하 면적Area Under the Curve, AUC은 약물의 생체흡수율의 정도를 의미하며 체순환에 도달한 활성 약물의 총량을 반영한다. AUC의 단위는 농도×시간으로 표시하게 된다. T_{max}는 약물 투여 후 혈중농도가 최고치에 도달하는 시간으로서 약물 흡수가 최고에 도달한 시점으로 약물의 흡수 속도와 배설 속도가 같아지는 순간을 의미한다. T_{max} 이후에도 약물 흡수는 지속되지만 흡수 속도는 상당히 느려진다. C_{max}는 약물 투여 후 최고혈중농도로서 치료적 반응을 나타낼 정도로 체순환에 충분히 흡수되었는지를 가리키는 지표로, 혈액 내 약물의 최소 농도 또한 독작용을 일으킬 수 있는지에 대한 정보도 동시에 제공하게 된다. C_{min}은 최소혈중농도를 지칭한다. 최소유효 혈중농도는 생체 내로 투여된 약물이 약효를 나타낼 수 있는 최소한의 농도를 말하며 이 이하의 농도에서는 약효를 발

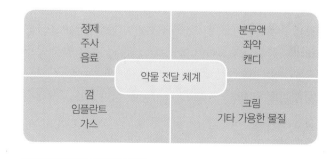

정제 주사 음료	분무액 좌약 캔디
약물 전달 체계	
껌 임플란트 가스	크림 기타 가용한 물질

그림 5.3 약물 전달 체계에 이용하는 물질

휘하지 못하는 약물들이 실제로 많다. 특히 경구용 정제의 경우가 그러하다.

치료 영역therapeutic index은 독성을 나타내는 농도와 약효를 나타내는 최소유효 혈중농도 사이의 범위를 지칭하는데, 이 범위가 좁은 약물은 특히 혈중농도 측정이 의미가 있으므로 정기적으로 확인하여 미리 예상할 수 있는 부작용을 예방할 수 있다. 또한, LD50lethal dose는 50%가 치사하는 용량이고, ED50effective dose는 50%가 효과를 나타내는 용량이며 안전역(LD50/ED50)은 그 계수가 클수록 안전한 약물임을 제시한다. 그림 5.4는 경구투여에 따른 농도와 효과의 상관관계를 모식하고 있다. 그림 5.5에 각 용어 설명을 모식화하였다. 그림 5.6은 투여 경로에 따른 약물농도의 변화를 모식화한 것이다. 그림 5.7은 용량

반응 곡선으로 효력potency과 효능efficacy의 차이를 제시하고 있다.

표 5.2는 연령에 따라 약물의 흡수에 영향을 미치는 요인에 대한 요약을 제시하고 있다.[21,22] 연령에 따라 변화하는 신체의 매우 복잡한 임상약동학적 요인의 변화에 의하여 약물의 대사 및 제거율이 달라지므로 이러한 사항을 유념하여야 한다.

5.2 분포

흡수된 약물이 혈관이나 림프관을 통해서 우리 몸에 필요한 장기나 세포로 퍼져나가는 것을 분포라고 한다.[15] 체순

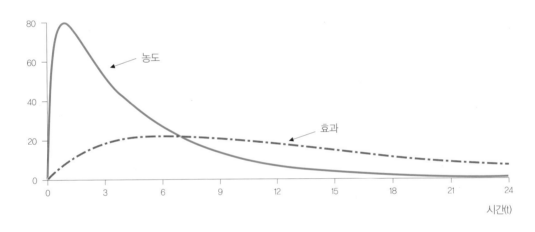

그림 5.4 경구투여에 따른 농도와 효과 곡선

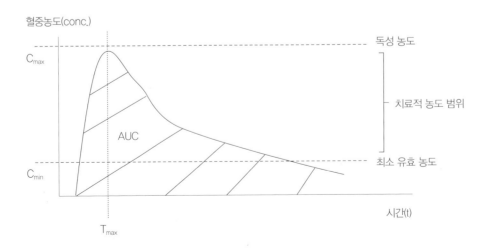

그림 5.5 시간에 따른 혈중 약물농도 모식도

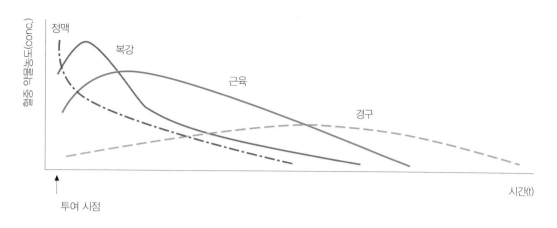

그림 5.6 투여 경로에 따른 약물농도 변화(약물농도 곡선하 면적)

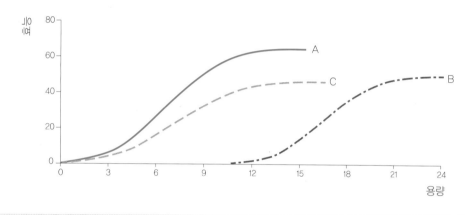

그림 5.7 용량 반응 곡선 : A는 B/C보다 효력 및 효능이 크다. C는 B보다 효력 및 효능이 크다.

표 5.2 연령별 약물 흡수 인자 변화

소아	노인
• 출생 직후부터 위산이 분비되고 수시간에 걸쳐 점차 그 양이 증가하여 3세에 성인과 동일. pH에 의해 그 흡수가 영향을 받는 약물은 피하는 게 유리 • 장연동운동은 불규칙적이고 감소, 위 배출 시간의 지연 • 담즙산이나 리파제의 감소, 지용성 약물의 흡수 • 위장관 효소의 활성도가 저하 • 근육층이 미약하고 혈류도 불충분 • 단위 체중당 체표면적이 더 넓음, 경피제를 통한 약물의 흡수율이 성인보다 높음	• 위내 pH가 상승 • 위 배출 시간이 지연 • 위장관의 운동성이 감소 • 위장관 혈류가 감소 • 근육의 감소

환에 흡수된 약물은 혈액과 각 조직 사이의 관문을 통과하여 각 조직으로 분포되어 약효의 발현, 지속적 작용, 조직 축적, 부작용의 발현 등에 관계한다.[4, 15, 23] 일반적으로 약

물의 조직 내 분포(이행) 속도를 결정하는 주요인자는 각 장기의 혈류량이며, 어느 정도의 비율로 장기 내 농도가 평형 상태에 도달할 것인지는 약물의 지용성과 각 장기의 지방 함유량 등에 의해 결정된다.[15] 즉, 지용성 약물이 수동확산에 의해 생체막을 투과하여 조직 내로 이행하기 쉽기 때문이다. 약물의 장기 내 분포 속도는 약물의 흡수나 체내 소실 속도에 비하여 상당히 빨리 단시간 내에 평형에 도달한다.[4] 장기와 조직 내에 이행한 약물은 평형 상태에 도달한 후, 혈중 약물농도 변화에 따라 점차 감소하며, 장기 또는 조직에 이행된 약물은 그 조직 자체에서 대사 또는 배설에 의해서 양이 감소되기도 한다.[4, 15, 23]

약물의 분포에 영향을 미치는 인자로는 첫째, 조직에 공급되는 혈액량 (많은 곳에 많은 약물이 분포 가능, 심장, 폐, 간, 신장은 관류량이 많아 약물이 이 구획으로 빠르게 순환), 둘째, 혈장단백질과의 친화성, 셋째, 조직 세포막 투과성(약물의 지방 용해도가 높을수록 세포막 투과에 유

리), 넷째, 조직 세포외액과 조직 세포내액의 pH차, 다섯째 조직 세포내 성분과 약물의 결합성, 여섯째, 분자의 크기(작을수록 유리) 및 세포장벽(혈액-뇌/혈액-태반/혈액-고환 장벽) 등이 있다. 특히 정신작용약물들의 경우 표적 조직은 뇌신경계이므로 이곳으로 분포되어 약물의 농도가 충분히 증가하면 효능을 발현한다.[2,4,15,19,23]

중추신경계의 모세혈관 내피세포는 별아교세포에 의해 강하게 결합되고 덮여 있는데, 이러한 구조적인 차이가 약물의 분포에 영향을 주는 요인 중의 하나인 혈액-뇌장벽으로, 정신작용약물이 혈액에서 뇌조직으로 빠르게 분포하기 위해서는 지질용해도가 높아야 한다.[2] 정신작용약물은 서로 다른 지질용해도를 가지므로 세포막으로의 확산과 관련하여 발현시간의 차이를 나타낸다. 지질용해도가 높은 정신작용약물을 정맥투여하면 혈액 내로 순환 후 혈액-뇌장벽과 뇌로 빠르게 분포한다. 따라서 지질용해도가 낮은 정신작용약물은 정맥투여로 적정하기 위해 거의 사용되지 않는다.[2,15]

분포 용적은 체내에 존재하는 약물의 총량을 혈장농도로 나눈 값이며, 이는 모든 약물이 혈장에 골고루 분포되었다는 가정을 전제로 한다(Vd=A 투여된 약물의 총량/C 혈장내 약물농도).[4,15] 분포 용적은 특정 약물의 부하 용량을 결정하는 데 매우 중요한 요소로 작용한다. 특히 분포 용적은 연령에 따라 달라지는데, 이는 연령별 변화에 따른 신체내 체액의 변화, 단백결합의 정도 및 다양한 혈류 역학적 인자들의 변화 때문이다. 이러한 이유로 약물을 연령에 따라 서로 다른 용량으로 적절히 조절하여 투여하게 된다. 이러한 약물 분포의 변화는 약물의 반감기와 작용시간에도 영향을 미칠 수 있다.

예를 들면 체중이 70kg인 사람을 가정하면 이 사람의 체내 체액의 총량은 약 42L에 해당한다. 만약 이 사람의 Vd가 42라고 한다면 이 사람에서의 약물 분포는 전신에 걸쳐서 매우 균일하다고 추론할 수 있다. 반면 Vd가 42 이하라고 가정한다면 이 사람의 경우 혈관내 약물농도가 높다고 생각할 수 있다. 이런 이유가 바로 혈관내 분포용적에 영향을 줄 수 있는 여러 물질, 즉 알부민 등의 혈장단백들에게 결합을 하기 때문이다. 만약 Vd가 42 이상이라고 가정한다면 약물이 혈관외 물질에 결합하여 결체 조직이나 근육 등으로 소실되고 있음을 의미한다.[23]

많은 약물이 혈장 내에서 큰 비율로 혈장단백과 결합하여 평형 상태를 유지하며 존재한다. 일반적으로 염기성 약물은 α1-acid glycoprotein에 대한 친화성이 크고 산성약물은 알부민에 친화성이 크다.[2,4,15] 즉, 약물의 혈장단백결합은 주로 혈장 알부민과 결합하지만 일부의 약물, 특히 염기성 약물의 경우에는 산성당단백질(α1-acid glycoprotein)과 더 잘 결합하는 경우가 있다. 또한, 혈장단백결합이 질병 상태(간질환, 신장질환, 저알부민혈증 등)에 따라 변할 수 있다는 점이 임상적으로 매우 중요하다.[2,4,15] 이런 질병 상태이거나 영양 상태가 불균형적인 경우에 혈장단백들이 감소하게 되면 약물들이 체순환하지 못하고 광범위하게 전신에 퍼지게 되어서 Vd가 증가하게 된다.[24] 이는 많은 약물들을 전신에 광범위하게 분포시켜서 약물농도가 독성 농도에 이르게 되면 심한 이상반응을 초래하게 된다.[4,23] 또 다른 예로 혈장단백들이 감소하는 경우에는 또한 특징적으로 낮은 Vd를 지닌 약물들의 약동학에 많은 영향을 미치게 되는데, NSAID 약물들이 대표적인 약물들이다.[2] 한편, 산성당단백질은 염증반응성 단백으로 체내 염증이 존재하는 경우, 즉 여러 가지 질병에서 그 양이 증가되어 이에 따르는 염기성 약물의 혈장단백결합 변화가 나타나게 되는 점이 독특하다.[4]

한편, 약물의 체내 분포는 약물의 흡수와는 달리 연령[21] 증가에 따른 변화가 더 크다. 연령에 따라서 체지방, 체액, 근육량, 신장 등 다기관의 노화, 혈류량 및 근육량 변화 등 여러 약동학적 인자가 변화를 일으키게 되므로 주요한 변수가 될 수 있으므로 적절한 약물 용량의 선택이 세심하게 요구된다.

표 5.3은 연령에 따라 약물의 분포에 영향을 미치는 요인에 대한 요약을 제시하고 있다.[21,22,25] 연령에 따라 변화하는 신체의 매우 복잡한 임상약동학적 요인의 변화에 의하여 약물의 분포율이 달라지므로 이러한 사항을 유념하여야 한다.

5.3 대사

대사는 생체 내 변화로 일컬어지기도 하는데 약물이 다른 화학형으로 전환되는 생리화학적(효소적) 과정을 지칭한

표 5.3 연령별 약물 분포 인자 변화

소아	노인
• 성인(50~60%)보다 높은 60 ~70%의 체액 • 체지방의 부족, 지용성 약물 독성에 취약 • 결합단백들이 감소, 유리 약 물농도 증가, 1세 이상이 되면 혈중 알부민과 α1-acid glycoprotein의 농도가 성인 과 동일	• 체내 총수분량 감소, 분포용적 이 감소하여 약물 투여 후 초 기 혈장농도의 증가를 초래 • 마른 체중이 감소, 분포용적은 감소하여 약물 투여 후 초기 혈장농도의 증가를 초래 • 체지방량이 증가, 지용성 약물 의 분포용적이 증가하여 약물 의 반감기가 연장되며 약리효 과가 늦게 나타나거나 오랫동 안 지속하거나 독성에 취약 • 알부민 감소, α1-acid glycoprotein 증가, 임상적 의의는 미미

다. 일반적으로 약물 역시 신체에 의하여 외부물질로 인식 되고, 이들의 대사는 간, 폐, 혈류순환을 통하여 대사되게 된다. 신체는 외부물질로 인식된 약물을 대사하고 제거하 기 위하여 투입된 약물을 보다 덜 활성화된 형태로 변환하 려는 노력을 하게 되고, 동시에 용해도를 증가시키는 방향 으로 항상성을 변화하게 된다.[26]

약리 활성화 기능으로서의 대사는 prodrug으로 대변될 수 있는데, 대사에 의하여 활성화된 활성대사체가 약리적 작용을 나타내는 경우이다. 독성 발현 기전으로서의 대사 는 대사과정 중 생성되는 반응성 중간매개화합물이 생체 고분자(단백질, 핵산)와 공유결합을 하여 결과적으로 세포 독성, 알레르기 및 최기형성 등을 유발하게 된다.[19] 경구로 투여한 약물은 일차적으로 문맥순환을 거쳐 체순환에 도 달하기 전에 간에서 일부 대사되며 이를 초회통과대사first -pass metabolism라 한다. 이러한 간에서의 약물 청소율은 약물대사에 관여하는 간 대사효소의 활성 정도와 간으로 가는 혈류량에 의해 결정된다.[15]

간에서 많은 양이 제거되는 약물은 주로 간혈류량에 의 존적으로 약물의 대사속도가 결정된다. 초회통과대사 효 과란 체순환계에 도달하기 이전의 대사(소장 점막, 신장, 폐)를 지칭하는 것으로 cyclosporin A를 예로 들면 소장 점 막 CYP3A4에 의한 초회통과대사 효과를 나타내게 되는 데, 소장에는 CYP 효소계phase I뿐만 아니라 glucuronosyl transferase와 sulfotransferase와 같은 대사효소phase II도 존 재하므로 약물의 생체이용률이 저하되게 된다. 따라서 경

구투여 약물의 경우 장관벽과 간에서의 초회통과대사 효 과 연구가 매우 중요하다고 볼 수 있다. 베타차단제와 nortriptyline/imipramine과 같은 삼환계 항우울제들도 초 회통과대사 효과를 지닌다.[4,15,26]

간대사 중 약물의 소실 경로 역할을 하는 경우는 phase I과 phase II로 나뉘게 되는데, phase I은 간세포의 소포체 에 있는 CYP450 효소계(17 family, 50종 isozyme)가 담당 하여 붕괴degradation 또는 비합성 반응nonsynthetic reaction 이 일어나게 된다(주된 역할: 산화, 환원, 가수분해 → 수 용성 증가 → 요중 배설 증가). 이 과정에서는 약물의 활 성화-작용강화 또는 독성의 발생-증가 등이 발생할 수 있다. CYP450 효소계 중 약물대사에 가장 중요한 효소 는 CYP3A4(55%)와 CYP2D6(30%)이다. phase II는 포합 conjugation(수용성 물질의 결합) 또는 합성 반응synthetic reaction(acetylation/methylation)을 일으키는 과정이다 (glucuronic acid, sulfate, glycine, glutathione 등과 포합 → 수용성 증가 → 요 배설 증가 → 분자량 증가 → 담즙 배 설 증가). 일반적으로 약물이 간대사를 통하는 시간은 극 히 짧아 약 10초 이내로 알려져 있으나 다량으로 존재하는 CYP450 효소계가 매우 중요한 역할을 하게 된다.[4,27,28] 또 한, 소장의 경우에도 점막 통과시간이 길고, 표면적이 넓 으므로 약물대사에 많은 영향을 주게 된다. CYP450 대사 효소계는 간 및 부신피질에 가장 분포를 많이 하여 소화기 관, 폐 및 신장의 순서로 그 분포가 적어진다. 그림 5.8은 phase I/II 대사 관련 효소 체계를 제시하고 있다.[4,15,26]

약물은 수용성이 높으면 대개 그대로 요중으로 배설되 나, 지용성이 높은 경우에는 신사구체여과 후 세뇨관에서 재흡수되므로 체외 배설이 어렵다. 따라서 지용성이 높은 약물의 체외배설을 위해서는 반드시 간 또는 다른 장기에 서 대사과정에 의해 수용성 물질로 변환되어야 한다.[2,15]

표 5.4는 연령에 따라 약물의 대사에 영향을 미치는 요 인에 대한 요약을 제시하고 있다.[21,22,25] 연령에 따라 변화 하는 신체의 매우 복잡한 임상약동학적 요인의 변화에 의 하여 약물의 대사율이 달라지므로 이러한 사항을 유념하 여야 한다.

약물대사에는 연령뿐 아니라 성별, 인종, 질병 상태, 식 이, 유전적 요인, 병용 약물 및 영양 상태 들도 관여하게 된다. 예를 들면 다이어트를 위하여 굶거나, 저단백/무단

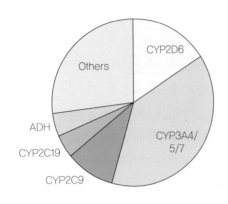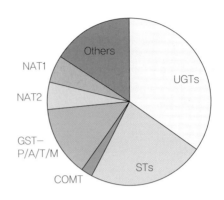

그림 5.8 phase I/II 대사 관련 효소 체계

표 5.4 연령별 약물대사 인자 변화

소아	노인
• 단위 체중당 상대적인 간의 용적이 성인보다 큼 • CYP450은 빨리 성숙되어 생후 6개월이면 그 활성도가 성인치에 도달	• 체중에 비하여 간의 용적이 감소 • 간 대사 효소 phase I 감소. 항응고제, NSAID, 경구혈당강하제, 벤조디아제핀 등의 반감기가 약 30% 정도 증가

백 식사를 지속하게 되면 CYP450 효소계의 활성도가 저하되어서 약물대사 활성이 현저히 감소하게 된다.[23] 자몽주스의 경우에는 소장 상피세포 중의 CYP450 3A4를 저하시키게 되므로 관련되는 약물의 대사가 저해된다. 병용 약물의 경우 동일한 대사효소계에 의하여 대사되는 약물을 동시에 투여하는 경우, 두 약물의 약물농도 곡선하 면적이 동시에 증가하므로 독성 반응이 증가할 우려가 있다.[4] 정신작용약물 중 CYP450 2D6 관련 약물들이 주의를 요하는 것은 주지의 사실이다. 즉, fluoxetine과 aripiprazole을 동시에 투여하면 aripiprazole의 농도가 증가하는 것 등을 예로 들 수 있다.[29,30] 그러나 어떤 약물을 투여하면 CYP450 대사효소의 양을 증가시켜 간 고유 제거율을 증가시켜 전신적으로 약물 제거를 촉진할 수도 있다. 잘 알려진 예로 흡연은 CYP1A2 대사효소를 유도하므로 theophylline의 전신제거율이 증가하게 된다. 이는 일상적인 theophylline 처방 용량으로는 흡연 환자의 증상을 완화시키지 못할 위험성을 내포하는 것이므로 환자의 생활 습관 등도 약물 처방에 있어서 매우 중요하다고 볼 수 있다.[2,4]

5.4 배설

생체 내에 흡수된 약물 또는 대사물이 체외로 빠져나가는 과정이다.[15] 체내 약물의 반감기는 약물의 분포용적에 비례하고 약물의 청소율에 반비례한다. 많은 약물은 신원세관의 원위부에서 수동적으로 재흡수된다. 지용성 약물은 신속, 광범위하게 재흡수되고, 극성 화합물이나 이온화된 물질은 요로 배설되게 된다.[4,15,23] 재흡수가 효율적으로 일어나는 약물일수록 생체 내 반감기가 길어진다. 일반적으로 사구체 여과속도는 125mL/min이고 여과율은 0.19이며 사구체 여과량은 180L/day에 달하지만, 재흡수 기전에 의해 요량은 1일 1~1.5L 정도가 된다. 근위세뇨관에서 생체필수성분의 재흡수를 담당하고 수송체를 이용하여 이러한 기전이 이루어진다.[10,31] 원위세뇨관에서 수동적 재흡수가 이루어지는데, 수분이 효율적으로 재흡수되기 때문에 뇨세관 내의 약물과 혈장 내의 약물 사이에는 농도 기울기가 커진다.[19] 뇨세관 막은 지용성 약물의 통과에 적합하고 지용성이 낮거나 이온화되어 있는 화합물은 재흡수가 불량한 것으로 알려져 있다. 약산이나 약염기성 약물의 재흡수는 뇨세관액의 pH에 의존한다.[15] 혈장 속 고분자 단백을 제외한 대부분의 용질이 사구체에서 여과되는데, 약물의 단백결합률이 약물의 배설 속도를 좌우하게 된다.[19] 질병에 따라 사구체 여과기능이 저하되는 경우도 있는데, 이 경우 약물의 제거 반감기가 연장되므로 약물 효과가 연장되는 위험이 있다. 약물의 신장을 통한 배설에 영향을 주는 요인으로는 (1) 단백결합, (2) 뇨의 pH/요량, (3) 병용 약물, (4) 약물대사, (5) 신질환 등이 있다.[11,15] 신장이 혈

장 중의 여러 약물을 제거하는 능력을 신장 청소율이라고 하며 단위시간당 요중 약물 배설량을 혈장 중 농도로 나눈 값이다. 신장 청소율을 반영하여 약물 투여 설계에 반영할 수 있는 사구체 신염이 있으며 여과능력이 저하되지만 분비와 재흡수는 정상적이다.[4] 반면 신부전이 있으면 여과능력, 분비능력 및 재흡수능력 모두가 저하된다. 이 외에도 호기 작용, 타액을 통한 배설, 담즙 및 유즙을 통한 배설도 약물의 전반적인 배설에 관여할 수 있다.[24]

정신작용약물 효과의 지속시간은 혈중농도의 감소와 관련이 있다. 제거 반감기elimination half-life가 긴 약물이 효과 지속시간이 긴 것이 아님을 유념하여야 한다.[2,19] 반감기는 혈중농도가 50% 감소하는 데 걸리는 시간으로 1회 정맥투여 후 혈중농도의 감소는 초기의 빠른 감소와 후기의 느린 감소로 이루어진다. 초기의 빠른 감소는 분포 반감기distribution half-life에 의해 결정되고, 그 후 느린 감소는 제거 반감기에 의해 결정된다.[2,19] 효과 지속시간은 약물이 제거되기 전 분포와 재분포에 의해 의존하게 되므로 제거 반감기보다 분포 반감기에 더 많은 상관관계를 가진다. 약물의 혈중농도는 반복 투여 후 증가하게 되고, 이에 따라 효과 지속시간이 길어지는데, 이는 약물이 조직에 포화되고 제거과정이 시작되기 때문이다. 대략 4번의 반감기가 지나면 혈중에서 대부분의 약물이 제거된다.[2,23]

표 5.5는 연령에 따라 약물의 제거/배설에 영향을 미치는 요인에 대한 요약을 제시하고 있다.[21,22,25] 연령에 따른 매우 복잡한 임상약동학적 요인의 변화에 의하여 약물의 대사 및 제거율이 달라지므로 이러한 사항을 유념하여야 한다.

또한 약물대사에 있어서 유전적/인종적 차이에 따른 부분을 간과할 수 없다.[28] CYP2D6의 대사기능이 낮은 변이는 통상 치료용량에서 높은 혈중농도를 보이며, 높은 대사기능의 변이는 동등한 혈중농도를 얻기 위해 더 많은 치료용량을 필요로 한다.[15,28] 일반적으로 백인종의 7% 정도가 CYP2D6의 낮은 대사기능을 보이고poor metabolizer 1~10%는 높은 대사기능을 보이는 것ultrarapid metabolizer으로 알려져 있다.[30,32] 그러나 이들 대사효소계 유전자 다형성을 이용한 약물유전체 연구결과들이 임상에서 수월하게 이용되기 위해서는 방대한 양의 유전학 연구가 계속 진행되어야 하며, 국외에서 그런 성과를 올린다 하더라도 한국인을 대상으로 한 체계적인 유전학적 연구 및 데이터베이스가 구축되지 않으면 인종 차이를 염두에 두고 개별 약물 효과의 차이를 예측하는 것은 매우 어렵다고 볼 수 있다.[20,28,33] 표 5.6은 인종간 CYP450 대사효소계 2D6/2C19 유전자 다형성의 분포를 제시하고 있다.[20,27,28,34-38]

5.5 반복 투여 시의 약동학

선형 약동학을 가정하는 경우, 약물의 축적현상이 없다면 반복 투여 시의 약물 혈장농도 추이는 단 회 투여시의 약물 혈장농도 추이를 중첩한 모양이 된다.[39] 반복 투여가 계속되면 약물농도는 일정한 정상 상태에 이르게 된다.[15,19]

표 5.5 연령별 약물 제거/배설 인자 변화

소아	노인
• 사구체 여과율이 6개월 후에는 성인치에 도달하고 기능의 성숙은 1세에 성인치 도달 • 근육량은 성장하지만 성인치보다 적음 • 좁은 기도 및 폐포/폐기능의 미성숙	• 사구체 여과율 감소 • 세뇨관 분비율 감소 • 크레아티닌 청소율 감소 • 근육량 감소 • 폐포 순환 감소

표 5.6 인종간 CYP450 2D6 유전자 다형성의 분포

대립유전자형	백인종	중국인	일본인	한국인
2D6*1	36	22.69	13	
2D6*2	33	7.98	13	17.3
2D6*3	2			0
2D6*4	20	0		0
2D6*5	5	4.62	8	5.46
2D6*7	9			
2D6*9	2			
2D6*10	2	54.2	43	39.33
2C19*3	1%		5~10%	
2C19*17	20%		5%	
2D6 Poor Metabolizer	5~10%		1%	
2C19 Poor Metabolizer	3~5%		15~20%	

정상 상태의 약물농도는 투여 간격 내에서 최고 농도와 최저 농도 사이에 반복 변화를 보이며 임의의 투여 간격 내의 약물농도는 약물 투여 후 경과시간이 동일하면 서로 같게 된다.[4,23] 정맥주입과 유사하게 정상 상태 도달시간은 반복투여 시작 후 약 4배의 반감기 이후가 된다. 한편 정상 상태 도달시간은 반감기에만 의존한다.[11,31] 그림 5.9는 반복 투여 시의 약동학적 모식도이다.

5.6 임신 중 약동학적 변화

정신작용약물의 경우에는 임신 중 태아에 미치는 여러 영향 때문에 대부분의 경우 임신 전 약물을 중단하고 임상적 경과를 관찰하면서 약물 투여에 따른 이익/위험도를 평가해야 한다. 만약 약물 투여가 필요하게 되면 임신 1기가 지난 이후에 대부분 약물 처방을 하고 태아에 대한 세심한 평가를 하게 된다. 그러나 대규모 코호트 임상연구들의 결과를 보면 약 50% 이상의 임산부들에서 적어도 1회 이상 약물을 투약받는 경우가 있는 것으로 알려져 있으므로,[40] 일반적인 약물 임산부들의 경우 일반적인 성인군과 다른 약물약동학을 보이게 되므로 약물 선택 및 용량의 조절이 필수적이라고 할 수 있다.[7,19]

먼저 위장관 흡수를 살펴보면 임산부들의 경우에는 위산도가 증가하는 반면 분비 능력은 저하되고 위장관 기능이 감소하여 위 배출시간의 지연과 소장의 연동운동저하 등 전반적인 위장관 기능의 저하가 두드러진다.[7,18] 하지만 이러한 위장관 흡수기능의 저하로 인한 전반적인 생체이용률에 미치는 영향은 미미하다. 오히려 임산부가 흔히 겪게 되는 구역 및 구토로 인한 실질적인 흡수량의 저하가 더욱 문제가 된다.[1,7,16-18]

전신혈류량은 임상약동학에서 매우 중요한 부분인데, 임산부의 경우에는 심박출량이 임신 전에 비해 40% 정도 증가하며 전신 체액의 양은 약 6~8L가 증가하며 혈장 용적이 약 50% 이상 증가한다.[15] 이로 인하여 약물 분포용적이 현저히 증가하여 최고혈중농도가 급격히 감소하므로 약물 효과를 지연하거나 감소시킬 수 있다.[15] 알부민 감소로 인하여 단백결합능이 감소하여 자유약물기도 증가한다. 호흡기를 통한 비경구적 약물의 흡수는 증가하는데, 이는 임신 중 말초혈관 확장으로 인한 것으로 말초 혈류량이 6배 정도 증가되어 있다.[1,7,16-18]

배설은 일반적으로 더 빨라지는 것으로 보고 있는데, 이는 간문맥혈류량의 증가, 신혈류량(25~50% 정도 증가) 증가 및 사구체 여과율(50% 이상 증가)이 증가되기 때문이다.[15] 주요 일반 약물들의 대사를 담당하는 CYP450 3A4 등의 효소계의 활성도가 증가하고, 항우울제의 주요 대사 효소계인 CYP450 2D6 효소계도 증가한다. 반면 CYP450 1A2 및 CYP450 2C19는 감소한다.[15] 이러한 효과는 간문맥을 통해 배설되는 약물의 경우 더욱 영향이 크다.[1,7,16-18] 따라서 임신 중에는 약물이 인체에 작용하여 흡수, 분포, 대사, 배설과정이 전반적으로 급격하게 변화하므로 약물

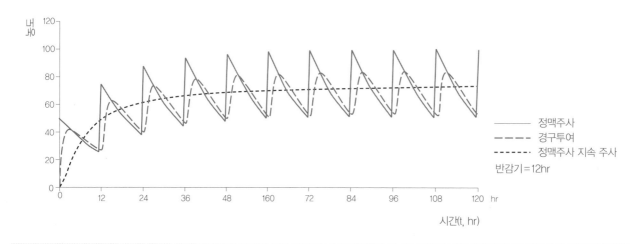

그림 5.9 반복 투여 시의 약동학적 모식도

용량의 변화와 개별 약물의 약동학적 작용에 따라 주의 깊은 선택이 반드시 요구된다.

5.7 약물의 생물학적 동등성

2001년 8월 약사법 개정에 의해 생물학적 동등성 입증 품목에 한해 대체 조제가 가능함에 따라, 복제약품은 허가 시 효과가 입증된 신약(브랜드)과의 생물학적 동등성 시험을 통해 동등성을 입증하면 조제 및 판매를 할 수 있게 되었다.[9]

일반적으로 신약물이 시판 허가된 후 5~10년 경과 후 물질 특허 소멸 시 타 제약회사가 신약물과 동일한 복제약품을 제조하고 시판할 수 있다. 생물학적 동등성 시험은 이미 허가되어 시판 중인 의약품과 성분, 함량, 제형은 물론 효능 효과, 용법 용량 등이 동일한 품목의 허가를 받기 위해 오리지널 제제와 비교하여 생체이용률이 동등함을 증명하는 시험이다.[8,41]

생물학적 동등성 시험에서 피험자 수는 주성분의 특성에 따라 적절히 가감하며, 최소 군당 12명 이상을 원칙으로 하고, 조건에 따라 추가 피험자에 대한 시험도 가능하다. 시험 모형은 2×2 교차시험을 기본으로 공복 상태에서 시험약 및 대조약을 동일 투약일에 1회 투약함을 원칙으로 한다.[9,13] 최근 정신작용약물들의 경우에도 복제약의 생산이 증가하고 있으며, 이들 약효 및 안전성에 대한 의문

이 완전히 해소된 것은 아니고, 특히 정신작용약물들의 경우에는 치료 농도 범위가 좁은 약물들이 특히 많으므로 임상의사들의 복제약물에 대한 의구심을 완전히 해소하기가 어렵다.

복제약품과 브랜드약물의 C_{max}, T_{max}, AUC를 비교하여 생물학적으로 동등함이 입증되면 생물학적 동등성을 유지한다고 본다.[15] 생물학적 동등성의 정확한 정의는 복제약품의 C_{max}, T_{max}, AUC의 90% 신뢰구간이 오리지널의 80~125% 내에 드는 것을 기준으로 하는데, 이는 미국 식품의약국FDA의 기준을 우리나라에서도 차용하고 있다. 일반적으로 비교임상시험 및 완전한 임상약동학적 시험을 통과해야만 생물학적 동등성을 부여하게 된다.[9,29,42]

국내에서 가장 일반적으로 흔히 이용되고 생물학적 동등성 시험에 갈음하는 것으로는 비교용출시험dissolution test이 이용된다. 이는 두 제제의 용출양상이 유사함을 입증하는 것으로 15분 또는 30분 이내에 85%로 유사하여야 한다.[9,12] 실제로 제약사들에서 약물의 품질관리를 위해 쓰던 방법이다. 그러나 현재 비교용출시험으로 생물학적 동등성 시험 자체를 대신할 수 있는 경우는 극히 이례적인 경우에 한하게 된다(예 : 빠르게 용해/용출되고 투과도가 크며 장점막 내 확산이 쉬우며 치료 농도 범위가 넓은 약물).[9]

그림 5.10은 브랜드 기준 약물과 생물학적 동등성을 입증하고자 하는 시험 약물의 약동학적 결과를 제시한다. 식품의약품안전처에서 제시하는 일부 기준에 따라 일부 약물들에서는 생물학적 동등성 시험을 면제 받기도 하지만

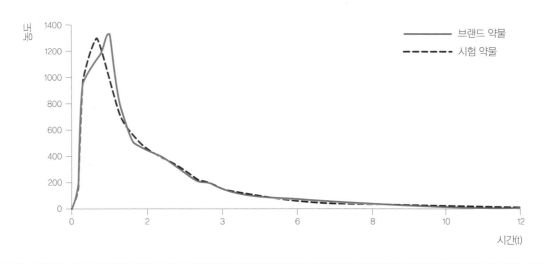

그림 5.10 브랜드 기준 약물과 생물학적 동등성을 입증하고자 하는 시험 약물의 약동학적 결과

치료 농도 범위가 좁은 약물, 특수 제형 및 구강흡수제제 등은 이러한 면제 기준에서 안전성을 이유로 제외된다. 현재는 비교용출시험과 생물학적 동등성 시험을 모두 하여 생물학적 동등성을 인정받는 것이 일반적이다.[42]

5.8 주요 정신작용약물의 개별 약동학적 인자

정신작용약물들은 대부분 간의 CYP450 효소계에 의하여 대사가 된다.[31,39,43] CYP 효소계는 alcohol, barbiturate, anticonvulsant, smoking 등에 의해 유도되어 다른 약물들의 대사를 촉진시킨다.[4] 전술한 바와 같이 정신작용약물의 대사에 있어서 매우 주요한 역할을 하게 되는 CYP450 2D6 효소계를 예로 들면, 인종간 매우 다양한 CYP450 2D6 유전자 다형성이 분포한다고 알려져 있어 인종간 동일 약물의 대사에 있어서 서로 다른 양상을 보이며, 이들 약물들의 효능, 이상반응 및 약물 간 상호작용에 영향을

미치게 된다.[4,20] CYP450 2D6가 부족한 poor metabolizer에게는 삼환계 항우울제, 항정신병약물 등이 잘 대사되지 않아 소량에서도 농도가 급상승하므로 이들을 조심스럽게 사용하거나, 같은 CYP 2D6에 의해 대사되는 선택적 세로토닌 재흡수제와의 병용을 피해야 한다.[4,20] 즉, 특정 효소를 억제하는 약물을 사용하면 그 효소가 억제하는 다른 약물을 병용했을 때 그 약물의 농도가 증가하여 심각한 독성 및 이상반응을 보여 안전성에 문제를 야기할 수 있다.[2,4,8] fluoxetine, fluvoxamine, nefazodone 등은 CYP 3A4를 억제하므로 alprazolam, triazolam, carbamazepine 등과는 병용하지 않는 것이 좋다.[4,20] 또한 선택적 세로토닌 재흡수제들은 대부분 CYP450 2D6 효소계를 억제하므로 삼환계 항우울제 및 항정신병약물과 병용할 때 유의해야 한다. 특히 최근에는 항정신병약물인 aripiprazole, olanzapine 그리고 quetiapine 등이 여러 항우울제와 증강 요법제로 흔히 사용되고 있으므로 이러한 약동학적 특성을 이용하여 약물을 처방하게 되면 최대한 안전하게 환자를 치료할 수 있다.[30] 표 5.7과 5.8은 현재 국내에서 기 사용되거나 사용될 수 있

표 5.7 주요한 항정신병약물들의 기본적인 약동학적 특성

Drug	risperidone	olanzapine	quetiapine	aripiprazole	clozapine	asenapine	lurasidone	paliperidone	ziprasidone	blonanserin	lloperidone
Half life (hours)	20	21	6	75	8	35	18	23	7	9	18
steady state plasma concentrations (days)	5	7	2	14	14	3	7	4	3	5	5~6
pharmaco-kinetics	linear	Linear and dose-portional	linear	linear	linear, or first-order	nonlinear	linear	linear	linear	Linear	linear
peak blood levels (hours)	1	1	1.5	3	2.5	0.5 to 1.5	1~3	24	6	2	2~4
food	NA	NA	AUC ↑ 15%	NA	NA	< 20%	affected (at least taken with 350 calories)	AUC ↑ 50%	AUC ↑ 200%	↑	NA
Bioavailability(%)	70	60	15	87	70	35	10~20	28	60	55	86
Plasma proteins binding affinity(%)	90	93	83	99	97	95	99.8	74	99	99	93
Primary liver enzyme(CYP450)	2D6	1A2, 2D6	3A4	2D6, 3A4	1A2, 2D6, 3A4	UGT 1A4 ≫ CYP 1A2	3A4	2D6, 3A4	3A4, 1A2	3A4	2D6 = 3A4

표 5.8 주요한 항우울제들의 기본적인 약동학적 특성

Drug	escitalopram	paroxetine	sertraline	fluoxetine	fluvoxamine	venlafaxine	duloxetine	mirtazapine	bupropion	vortioxetine
Half life (hours)	27~32	21	26	24	16.3	5 ± 2	18	20	21	66
steady state plasma concentrations (days)	7	4~14(10)	7	Norfluoxetine 30	7	3	3~5	4~6	8	14
pharmacokinetics	linear and dose-propor-tional	Nonlinear	nonlinear	nonlinear	nonlinear	linear	linear	linear	linear	linear
peak blood levels (hours)	5	4.9	4.5	6	3~8	1~6	6~10	2	3~5	7~11
food	NA	NA	NA	NA	NA	NA	NA	minimal	NA	NA
Bioavailability (%)	80	30~60	>44	70	50	45	32~80	50	87~100	75
Plasma proteins binding affinity (%)	56	95	98	95	80	27	90~96	85	84	99
Primary liver enzyme (CYP450)	**2C19**, 2D6, 3A4	**2D6**, 3A4, 1A2, 2C19, 3A5	**2B6**, **2C19**, 3A4, 2D6, 2C9	**2D6**, **2C9**, **2C19**, 3A4, 2B6	1A2 = 2D6	**2D6**, 3A4, 2C19	**1A2**, 2D6	**3A4**, **2D6**, 1A2, 2B6	2B6	2D6
Active metabolite	desmethyl-citalopram, didesme-thylcitalo-pram	NA	desme-thylser-traline	**norfluoxe-tine**	fluvo-xamine acid	**O-desme-thylve-nlafaxine**, N-desme-thylve-nlafaxine	NA	desme-thylmi-rtaza-pine	**hydroxy-bupro-pion**, threo-hydro-bupro-pion, erythro-hydro-bupropion	NA

주 : 굵은 체는 주요 대사 경로를 지칭함. NA: not applicable

는 주요한 항정신병약물[31,39,43]과 항우울제[10]들의 기본적인 약동학적 특성을 제시하고 있다.

5.9 요약

임상약동학은 약물의 흡수, 분포, 대사 및 배설에 대한 주요한 약리학의 한 분야이며 약물 개발 과정 중에 지속적으로 측정되고 평가하게 된다. 임상약동학은 독립된 연구를 수행하거나, 다른 연구의 한 부분으로 수행할 수도 있다.[2-4,8,13,20]

임상약동학은 약물의 청소율clearance 산출이나 모약물 또는 대사체의 축적 가능성 또는 약물 간 상호작용 평가에 매우 중요하며, 때로는 이후의 임상시험에서 약동학과 관련된 특수한 사항을 규명하기 위해 수행되기도 한다.[3,4]

약물 소실 기능 저하(신/간장애) 환자군, 고령자, 소아, 여성 그리고 특정 인종과 같은 특수 집단에서의 약동학적 정보도 필요하며, 최근의 경우 중복처방이 실제 임상에서 흔히 이루어지고 있으므로 약물 상호작용에 대한 연구 또한 매우 중요하다. 따라서 임상약동학은 약물 개발 및 생동성 실험 등 기본적이면서도 임상적인 적용에까지 이용될 수 있는 주요한 임상약리학의 한 분야이다.[3,4,20]

참고문헌

1. Loebstein R, Koren G. Clinical relevance of therapeutic drug monitoring during pregnancy. Ther Drug Monit 2002 Feb;24(1):15-22.

2. 이윤숙. 진정요법에 쓰이는 약물들의 약동학과 약력학. 대한의사협회지 2013;56(4):279-284.

3. 노형근. 국내 임상약리학 활동과 의의. 臨床藥理學會誌 2012;20(1):5-16.

4. 장인진, 신상구. 임상약동학 In 임상약리학: 서울대학교출판부; 2006.

5. Shin SG. Therapeutic monitoring and clinical pharmacolinetics. Kor Med Assoc 31: 361-368, 1988;31:361-368.

6. 이동건, 신현호. 항생제의 약동학/약력학 : 기본 개념 및 임상 응용. Infect Chemother;40(3):140-147.

7. Matsui DM. Therapeutic drug monitoring in pregnancy. Ther Drug Monit 2012 Oct;34(5):507-511.

8. 이혜원, 임미선, 성숙진, et al. 생명공학의약품의 약동학 시험 지침 개발 연구. 한국임상약학회지 2012;22(1):21-29.

9. 식품의약품안전청. 생물학적동등성시험기준 해설서. 2008.

10. Grundmann M, Kacirova I, Urinovska R. Therapeutic monitoring of psychoactive drugs-antidepressants: A review. Biomed Pap Med Fac Univ Palacky Olomouc Czech Repub 2013 Mar 21.

11. 임동석. 생물공학제제의 약동학과 약력학. 臨床藥理學會誌 2008;16(2):67-76.

12. 식품의약품안전청. 생명공학의약품의 약동학 시험 가이드라인. 2010.

13. 식품의약품안전청. 임상약리시험 지침- 건강한 성인 대상 -. 2011.

14. Rha JH, Jang IJ, Lee KH, et al. Pharmacokinetic comparison of two valproic acid formulations--a plain and a controlled release enteric-coated tablets. J Korean Med Sci 1993 Aug;8(4):251-256.

15. Ritter JM, Lewis LD, Mant GT, Ferro A. A Textbook of Clinical Pharmacology and Therapeutics, 5th Ed 2008.

16. Dawes M, Chowienczyk PJ. Drugs in pregnancy. Pharmacokinetics in pregnancy. Best Pract Res Clin Obstet Gynaecol 2001 Dec;15(6):819-826.

17. Little BB. Pharmacokinetics during pregnancy: evidence-based maternal dose formulation. Obstet Gynecol 1999 May;93(5 Pt 2):858-868.

18. Pavek P, Ceckova M, Staud F. Variation of drug kinetics in pregnancy. Curr Drug Metab 2009 Jun;10(5):520-529.

19. Levine RR. Pharmacology : Drug Actions and Reactions, 6th ed. . Parthenon Pub Group, 2000.

20. 장인진. 약물유전학 소개. 대한임상약리학회지 2007;15(1):5-19.

21. Boyce RD, Handler SM, Karp JF, Hanlon JT. Age-related changes in antidepressant pharmacokinetics and potential drug-drug interactions: a comparison of evidence-based literature and package insert information. Am J Geriatr Pharmacother 2012 Apr;10(2):139-150.

22. Funk RS, Brown JT, Abdel-Rahman SM. Pediatric pharmacokinetics: human development and drug disposition. Pediatr Clin North Am 2012 Oct;59(5):1001-1016.

23. 임형석. 임상약리의 개요: 약동학과 약력학. 강의록 발췌

24. Roberts DJ, Hall RI. Drug absorption, distribution, metabolism and excretion considerations in critically ill adults. Expert Opin Drug Metab Toxicol 2013 Sep;9(9):1067-1084.

25. 박민수. 소아과학에 있어서 임상 약리학의 중요성. 소아과 1997;40(11):1495-1500.

26. Craig C, R., Stitzel RE. Modern Pharmacology with Clinical. Application, 5th ed. Little, Brown and Co., 1997.

27. Kim EY, Jung HJ, Lee SS, Shon JH, Shin SG, Shin JG. Visualization of CYP2D6 genotype to phenotype correlation in Korean. AMIA Annu Symp Proc 2007:1009-1010.

28. Lim HS, Ju Lee H, Seok Lee K, Sook Lee E, Jang IJ, Ro J. Clinical implications of CYP2D6 genotypes predictive of tamoxifen pharmacokinetics in metastatic breast cancer. J Clin Oncol 2007 Sep 1;25(25):3837-3845.

29. Pae CU, Misra A, Ham BJ, Han C, Patkar AA, Masand PS. Paroxetine mesylate: comparable to paroxetine hydrochloride? Expert Opin Pharmacother 2010 Feb;11(2):185-193.

30. Pae CU, Patkar AA. Clinical issues in use of atypical antipsychotics for depressed patients. CNS Drugs 2013 May;27 Suppl 1:S39-45.

31. Preskorn SH. Clinically important differences in the pharmacokinetics of the ten newer "atypical" antipsychotics: Part 2. Metabolism and elimination. J Psychiatr Pract 2012 Sep;18(5):361-368.

32. Han C, Pae CU. Do we need to consider ethno-cultural variation in the use of atypical antipsychotics for Asian patients with major depressive disorder? CNS Drugs 2013 May;27 Suppl 1:S47-51.

33. Yu KS, Cho JY, Shon JH, et al. Ethnic differences and relationships in the oral pharmacokinetics of nifedipine and erythromycin. Clin Pharmacol Ther 2001 Sep;70(3):228-236.

34. Gaedigk A, Gotschall RR, Forbes NS, Simon SD, Kearns GL, Leeder JS. Optimization of cytochrome P4502D6 (CYP2D6) phenotype assignment using a genotyping algorithm based on allele frequency data. Pharmacogenetics 1999 Dec;9(6):669-682.

35. Garcia-Barcelo M, Chow LY, Lam KL, Chiu HF, Wing YK,

Waye MM. Occurrence of CYP2D6 gene duplication in Hong Kong Chinese. Clin Chem 2000 Sep;46(9):1411-1413.

36. Kubota T, Yamaura Y, Ohkawa N, Hara H, Chiba K. Frequencies of CYP2D6 mutant alleles in a normal Japanese population and metabolic activity of dextromethorphan O-demethylation in different CYP2D6 genotypes. Br J Clin Pharmacol 2000 Jul;50(1):31-34.

37. Yokoi T, Kosaka Y, Chida M, et al. A new CYP2D6 allele with a nine base insertion in exon 9 in a Japanese population associated with poor metabolizer phenotype. Pharmacogenetics 1996 Oct;6(5):395-401.

38. Chida M, Yokoi T, Kosaka Y, et al. Genetic polymorphism of CYP2D6 in the Japanese population. Pharmacogenetics 1999 Oct;9(5):601-605.

39. Preskorn SH. Clinically important differences in the pharmacokinetics of the ten newer "atypical" antipsychotics: Part 3. Effects of renal and hepatic impairment. J Psychiatr Pract 2012 Nov;18(6):430-437.

40. Mitchell AA, Gilboa SM, Werler MM, et al. Medication use during pregnancy, with particular focus on prescription drugs: 1976-2008. Am J Obstet Gynecol 2011 Jul;205(1):51 e51-58.

41. Shin SG. Two Years Experience on Bridging Studies in Korea. J Korean Soc Clin Pharmacol Ther;10(2):187-192.

42. 임동석. 대한임상약리학회 춘계심포지움 S2-1 비경구투여 약품의 생동시험 2009.

43. Preskorn SH. Clinically important differences in the pharmacokinetics of the ten newer "atypical" antipsychotics: part 1. J Psychiatr Pract 2012 May;18(3):199-204.

신경정신약물 임상시험

CLINICAL NEUROPSYCHOPHARMACOLOGY

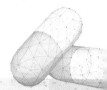

CHAPTER 06

임상약물 연구의 약물 효과 및 부작용 평가척도

이중서

약물을 비롯한 치료법의 가치는 기본적으로 그 효과와 부작용을 평가하는 임상시험 자료에 근거하여 결정된다. 그리고 이런 자료는 피험자를 대상으로 하는 측정을 통해 얻어진다. 정신의학에는 어떤 질병의 임상양상이나 특정 치료법의 효과와 부작용을 측정하는 공인된 방법이 존재하지 않는다. 현재 사용되고 있는 평가 방법은 모두 신뢰도나 타당도, 변화에 대한 민감성이나 결과의 해석 능력 등 여러 면에서 제각각 한계를 안고 있다.[1]

이런 점에서 새로운 평가도구들의 개발이 꾸준히 이어지고 있다. 예를 들어 Cochrane Schizophrenia Group's Register에 1948년부터 1997년 사이에 등재된 2,000개의 연구에서는 640가지의 평가도구들이 사용되었는데, 2008년까지 등재된 10,000개의 연구에서는 그 수가 2,194가지로 늘었고, 5개 연구 중 하나의 비율로 새로운 평가도구들이 사용되었다.[2,3] 그리고 여러 연구에서 5가지 이상의 평가도구들이 사용되었고 36가지가 동원된 연구도 있다.[3]

정신의학 연구와 임상에서 환자를 평가하는 최상의 방법은 자유롭고 완전한 면담으로, 척도와 같은 평가도구를 사용하면 많은 정보를 놓칠 수밖에 없다.[4] 그럼에도 불구하고 평가척도는 사전에 정의된 항목과 평가 방법 등을 통해 어떤 속성의 존재 여부, 빈도 및 심각도를 균일하게 정량화할 수 있도록 함으로써 자료 수집의 정확성과 일관성을 높이고 통계분석을 가능하게 한다. 따라서 임상약물 연구에서 평가척도는 연구 대상의 동질성을 확보하거나 증상의 심각도 및 치료효과와 결과를 평가하는 데 필수적이다.[5]

정신현상뿐 아니라 통증이나 건강, 기능, 삶의 질 등은 가설적인 구성개념으로 간접적으로 측정할 수밖에 없다. 따라서 물리적·화학적으로 측정 가능한 생리적 변화 등을 제외하고 인간 속성의 측정에 동원되는 평가척도는 일반적으로 다음과 같은 한계가 내재되어 있다.[6]

첫째, 척도의 구성 항목을 어떻게 선정할지는 크게 두 가지 방법으로 결정된다. 경험적인 방법을 따르면 측정하려는 속성에 해당하는 많은 수의 항목을 통계적으로 검증하여 최적의 항목을 추출하고 이론적인 방법을 따르면 특정한 이론적 관점에 부합하는 항목을 선정한다. 척도 구성의 바탕이 되는 이론이 있으면 연구결과의 의미를 해석하기 용이하다는 점에서 경험적인 방법에 의한 척도 개발은 점차 감소하고 있다.[7]

둘째, 어떤 현상을 측정할 때 요구되는 항목의 수와 내용을 결정하는 데 어려움이 있다. 예를 들어 조현병의 증상은 매우 다양하지만 모든 증상을 포괄하는 것은 불가능할 뿐 아니라 비효율적일 수 있다. 그러므로 일정 비율 이상의 환자가 보이는 대표성 있는 증상을 가려내야 하는데, 확립된 기준이 없으므로 개발자의 이론적 배경에 따라 차이가 생긴다.

셋째, 어떤 구성개념에 대해 보편적으로 인정되는 측정 방법은 존재하지 않는다. 환각이라는 현상을 측정할 때 그 성격(단순한 소음인지 사람 목소리인지 그리고 진성 환각인지 가성 환각인지 등), 빈도, 지속시간, 강도, 사고나 행동에 미치는 영향 등을 고려할 수 있는데, 개발자에 따라 조작적 정의가 달라질 수 있다. 따라서 상이한 조작적 정의로부터 상이한 측정 결과가 나올 수 있다.

넷째, 수량화하기에 적합하지 않은 현상은 흔히 범주화함으로써 측정된다. 일부 '그렇다/아니다' 등으로 이분하는 경우도 있지만 대부분은 범주변수의 하나인 순위변수를 이용하여 경도, 중등도, 고도 등으로 그 순위를 매긴다. 이와 같은 순위의 차이는 조작적으로 정해지는데, 단계를 나누고 그 차이를 정의하는 기준은 확립되어 있지 않다. 그러므로 어떤 항목의 점수가 각각 5 → 4, 4 → 3, 3 → 2점으로 감소한 피검자 세 명이 동일한 정도로 달라졌다고 할 수는 없다.

다섯째, 척도의 구성 내용뿐 아니라 피검자나 검사자의 기분, 피로도, 동기 또는 평가 과정이나 환경 등등에 따라 측정치가 달라질 수 있다. 이와 같은 무작위 오차의 정도를 어떻게 추정하느냐 하는 것도 문제가 된다.

여섯째, 건강과 관련된 문제는 하나가 해소되면 가려져 있던 새로운 문제가 드러난다. 따라서 건강지표는 끊임없이 진화할 수밖에 없다. 지난 150여 년 동안 건강에 대한 관점은 생존에서 질병으로부터의 자유로, 다시 일상생활이나 직업 등에서의 기능 향상으로 바뀌었다가 최근에는 안녕wellbeing과 삶의 질로 확장되어 가고 있다.[8] 이런 점에서 정신의학 분야의 치료 결과 영역도 안녕, 인지/감정, 행동, 신체건강, 대인관계, 사회적 측면 및 서비스의 7가지가 제시되는 등 그 범위가 점차 넓어졌고[9], 이들 개념을 측정하는 새로운 척도들이 등장하고 있다. 예를 들어 1958년 세계보건기구에서 건강을 "질병이나 병약함의 부재만이 아니라 신체적, 정신적, 사회적인 안녕"으로 정의했을 때 이와 같은 개념은 측정 불가능하다는 비판이 있었으나, World Health Organization Quality of Life Instrument(WHOQOL)[10] 등이 개발되어 널리 사용되고 있다. 이에 따라 임상약물 연구에서는 전통적으로 평가되던 치료법의 효과와 부작용을 넘어 그 결과 변수로 치료에 대한 주관적 만족도, 사회적·직업적 기능 및 삶의 질과 경제적 측면 등을 측정하는 새로운 척도들이 사용되고 있다.[11]

이처럼 각각의 결과 영역에 대해 혼란스러울 정도로 다양한 척도가 사용되면서 임상연구결과를 체계적으로 비교, 고찰하는 데 어려움이 지적되고 있다.[12] 또한 임상연구 결과를 보고할 때 측정치의 일부만을 취사선택하는 보고의 편향에 대한 우려도 이어지고 있다.[13] 이런 문제들을 보완하기 위해 특정 분야의 모든 임상연구에서 공통적으로 측정하고 보고해야 할 최소한의 표준화된 핵심 결과 목록을 개발하려는 시도가 진행되고 있다.[14] 정신질환 중에서는 양극성장애와 조현병[15], 섬망[16] 등의 핵심 결과 목록이 개발 중에 있다.

한편으로 증상이나 삶의 질 등 치료결과의 일부 영역은 전적으로 또는 거의 대부분 환자가 진술하는 경험에 근거할 수밖에 없다. 또한 치료결과 평가의 중심이 환자의 주관적 경험으로 이행해 가고 있다. 이런 점에서 근래에는 타당하고 신뢰성 있는 환자 보고 결과Patient-Reported Outcome, PRO 척도를 개발하려는 노력이 이어지고 있다.[17] 일례로 미국국립보건원 주도로 개발된 Patient-Reported Outcomes Measurement Information System(PROMIS)을 들 수 있다.[18]

이 장에서는 평가척도의 유형, 정신측정학적 기본 지식, 척도 선택 시 고려해야 할 사항 등 임상약물 연구에 도움이 될 만한 몇 가지 기초 지식을 간략하게 살펴보고자 한다.

6.1 평가척도의 유형

기능이나 다루는 범위 등 다양한 측면에서 분류할 수 있으나, 이 장에서는 방법론에 따라 나누어 보았다.[8]

6.1.1 자가보고형 척도

전통적으로 인격, 적응도, 증상 등을 평가하는 데 널리 쓰여 왔고 근래에는 치료에 대한 태도나 그 효과에 대한 환자의 주관적 경험이 강조되면서 다양한 척도들이 개발되고 있다.

자가보고형 척도self-rating scales는 다른 어떤 유형보다 피검자의 내밀한 정보를 얻을 수 있고 민감한 질문에 대해 솔직한 답변을 얻을 수 있다. 또한 평가자의 주관이나 균질하지 못한 면담 진행 또는 평가자와 피검자 간의 상호작용 등으로 인한 오차를 줄일 수 있다. 시행이 간편하여 대규모 표본을 대상으로 연구할 때 또는 잠재적인 환자나 연구 집단을 선별할 때 유용하다.

반면에 피검자의 동기나 기분 상태, 성격 등에 따라 답변이 왜곡될 수 있다. 성격이나 태도 등을 보는 척도의 경우 사회적으로 바람직하다고 여겨지는 쪽으로 평가하는 경향이 있다. 또한 나이, 성, 교육 수준 등 피검자의 특성이나 문항 기술의 명료성에 따라서도 반응이 달라질 수 있는데, 지능이나 독해 능력이 낮으면 사용할 수 없거나 매우 단순한 척도의 사용만이 가능하다. 증상 척도의 경우 치료 전에는 더 나은 치료를 받고자 하는 소망에서 증상을 과장하고 치료 후에는 치료자에게 잘 보이거나 반사이익을 기대하면서 축소 보고하는 경향이 있다. 또한 임상가처럼 정의된 기준에 맞춰 평가하지 못하고 자신의 현재 상태를 병전 상태와 비교하기 때문에 관찰자 평가척도에 비해 좀 더 심각하게 평가하는 경향을 보이기도 한다.[19] 따라서 증상의 심각도나 치료효과를 판정하는 데 한계가 있을 수 있기 때문에 관찰자 평가척도와 병용하여 주관적·객관적 측면을 모두 측정하는 것이 권장되고 있다.

6.1.2 정보제공자 평가척도

정보제공자 평가척도informant-rating scales는 가족이나 교사, 동료 등 환자 이외의 정보제공자가 평가하는 척도이다. 정보제공자는 흔히 무엇을 고려해서 어떻게 평가할지 지침을 받긴 하지만, 특별한 전문적 훈련을 요하지는 않는다. 이 유형의 척도는 정보제공자의 성향이나 평가 대상과 보내는 시간 등에 따라 측정치가 달라질 수 있다. 예를 들어 어머니가 아버지보다 학령전기 및 학령기 아동의 행동문제를 더 많이 보고하는 경향이 있다.[20]

6.1.3 과제 수행 검사

과제 수행 검사performance measure는 확고한 평가 규준에 따라 표준화된 자극을 준 후 그 반응을 측정하는 검사로 흔히 과제 수행의 관점에서 지각, 주의집중력, 지능 등 특정 정신기능을 분석할 수 있도록 해준다. 대개 자료 분석방법과 표준치가 정해져 있고 평가자나 피검자가 조작하기 어렵다.[21]

대표적인 것으로 치매 환자를 대상으로 하는 Alzheimer's Disease Assessment Scale-Cognitive Subscale(ADAS-cog)[22]이나 조현병 환자를 대상으로 하는 MATRICS Consensus Cognitive Battery(MCCB)[23] 등을 들 수 있다. 하지만 이들

인지기능검사도 포함시킬 영역이나 검사방법 등에 대해서는 논의가 이어지고 있고[24] 기분장애 등 여타 질환 환자의 인지기능 평가방법은 아직 확립되어 있지 않다.[25]

이 유형의 척도는 피검자의 병전 인지기능, 동기, 기분 상태, 나이 등에 의해 측정치가 달라질 수 있고 검사 환경으로부터도 영향을 받는다. 반복 시행하는 경우 검사 항목만이 아니라 그 형식도 학습되고 검사에 대한 불안이 경감되어 실제 변화와는 다른 결과를 보일 수 있다.[26]

6.1.4 행동관찰척도

행동의 양과 형태를 분류하는 일련의 범주를 이용하여 피검자의 행동을 직접 관찰함으로써 환경으로부터의 특정 신호에 의해 특정 행동이 유발되는지, 그럴 경우 그 행동의 양과 형태가 어떤지를 측정한다. 행동관찰척도 behavioral scales는 행동치료, 대인관계나 의사소통 능력을 평가할 때 많이 쓰인다.

일반적으로 하루 중 일정 시간대의 행동관찰을 통해 측정치를 산출하기 때문에 다른 시간대의 행동을 측정하지 못한다는 문제가 있다. 생활환경 내에서든 실험적인 환경에서든 관찰되고 있다는 인식 때문에, 그리고 실험적인 조건에서는 생활환경과의 심리적·물리적 차이 때문에 일상생활에서와 다르게 행동할 수 있다. 또한 평가자내intra-rater 신뢰도 및 평가자간inter-rater 신뢰도를 지속적으로 확인할 필요가 있다.

6.1.5 임상가 평가척도

(1) 총괄척도

질병의 심각도, 치료효과, 사회적 기능, 적응도 등 한 개 내지 몇 개 항목을 순위변수로 평가한다. 간단하기 때문에 짧은 시간 내에 사용할 수 있고 특이적인 척도에 비해 증상의 심각도와 치료에 따른 변화를 포괄적으로 좀 더 명료하게 알 수 있다는 장점이 있다. 반면에 측정 시 고려해야 할 요소나 각각의 요소를 종합하거나 가중치를 두는 방법 등이 정의되어 있지 못하여 평가자의 주관이 개입될 여지가 크고 일관성이 떨어질 우려가 있다. 그리고 특이적인 척도에 비해 얻을 수 있는 정보량이 적다. 또한 이 유형의 척도 중에는 신뢰도와 타당도에 대한 검증이 불충분하거나 결여된 척도가 많다. 잘 확립된 특이적인 척도가 없는

경우에는 이 유형의 척도가 주된 결과 평가도구로 사용되기도 하지만, 전술한 여러 제약 때문에 치료효과를 측정하는 주된 또는 유일한 척도로서는 유용성이 낮다.[27]

(2) 전반적 또는 특이적 척도

이 유형의 척도는 피검자의 주관적인 보고와 관찰자의 행동 관찰, 생리적인 반응 등을 포괄하여 평가가 이루어진다. 예를 들어 불안에 대해 평가할 때 환자의 주관적인 보고, 표정이나 행동 등의 행동관찰 그리고 발한, 홍조, 몸의 떨림 등 생리적인 현상을 모두 고려한다. 따라서 이들 척도는 앞서 살펴본 유형별 척도의 장점과 단점을 모두 가지고 있다.

6.2 정신측정학적 특성

6.2.1 신뢰도

척도가 측정오차로부터 자유로운 정도로서 피검자의 속성에 변화가 없는 한 항목을 분할하여 측정하거나 평가자나 평가 시기가 달라져도 측정치가 비슷해야 한다.

(1) 내적 일관성 신뢰도

내적 일관성 신뢰도internal consistency는 척도의 구성 항목이 동일한 개념을 측정하는 정도로 흔히 Cronbach's α 계수를 구하여 각 항목의 상호 연관성을 검증한다. 상관계수가 0.7 이상이면 양호하다고 보기도 하나 임상연구에 사용되는 척도의 경우 0.9 이상이 추천되고 있다.[28] 내적 일관성을 검증하는 또 다른 방법인 반분신뢰도split-half reliability는 임의로 척도를 반분하여 각각을 독립된 척도로 보고 이들 사이의 상관관계를 보는 것이다. 이때 반분된 척도의 항목 수는 그 자체가 완전한 척도를 이룰 만큼 충분해야 하는데 적어도 8~10개는 되어야 한다.

일반적으로 척도의 구성 항목이 많으면 내적 일관성이 높아진다. 부분적으로 중첩되는 항목들이 다수 포함된 척도는 내적 일관성은 높지만 민감성은 낮아질 수 있다. 이질적인 속성을 함께 측정하도록 구성된 척도는 내적 일관성이 낮기 마련인데 항목 수를 줄이면 일관성은 높아지지만 내용타당도는 떨어질 수 있다.[7,28]

(2) 평가자간 신뢰도

평가자간 신뢰도inter-rater reliability는 두 명 이상의 평가자가 동일한 표본을 측정한 값의 상관관계로, Pearson 상관계수나 Cohen's κ 또는 유목내 상관계수intraclass correlation coefficient로 검증한다. 연속자료의 평가자간 신뢰도를 검증하는 유목내 상관계수는 0.7 또는 0.8 이상이면 양호, 0.9 이상이면 우수하다고 본다.

(3) 검사-재검사 신뢰도

검사-재검사 신뢰도test-retest reliability가 낮은 척도를 사용하면 측정치의 차이가 진정한 변화를 반영하는 것인지 아니면 오류인지를 판가름할 수 없게 된다. 이 신뢰도는 척도 구성 내용(예 : 비교적 영속적인 성격 특성 등과 단기간에 변화 가능한 불면)의 영향을 받으므로 측정 간격을 어떻게 정하느냐에 따라 과대 또는 과소평가될 수 있다. 두 시기 사이의 간격이 너무 길면 측정하고자 하는 속성에 변화가 있을 수 있고, 너무 짧으면 피검자가 기억을 토대로 같은 반응을 반복할 위험이 있다. 또 측정 시기 사이에 발생한 사건이 재검사치에 영향을 줄 수도 있다. 학자에 따라 10~14일[29] 또는 2~4주[7]의 간격이 권장된다.

6.2.2 타당도

타당도는 측정하고자 하는 현상이나 속성을 얼마나 실제에 가깝게, 정확히 측정하느냐를 의미한다. 근래 모든 유형의 타당도를 구성타당도의 하위집합으로 보는 경향이 있는데, 전통적으로 중요시되어 온 타당도는 다음과 같다.

(1) 내용타당도

내용타당도content validity는 척도의 구성 항목이 측정하고자 하는 속성의 전체 범위를 완전하게 포괄하는가 그리고 그 속성에 부합되지 않는 항목을 완전히 배제하였는가의 정도이다. 또한 그 내용이 표적이 되는 집단에 부합하는지, 각 항목의 복잡성, 제시 형식, 요구되는 반응의 형식 등이 명료한 정도도 포함한다.[30] 아직까지 내용타당도를 검증하는 방법으로 확립된 것은 없으나 대개는 측정하고자 하는 현상을 정의하고 그에 따라 포함시킬 항목을 선정하여 시험판을 제작한 후 해당 분야의 전문가들의 검토, 분석을 통해 구성 항목이 척도 제작 목표에 부합하는지 판

단한다.[7,21]

안면타당도face validity는 피검자나 전문가가 보기에 척도가 측정하고자 의도하는 속성을 측정한다고 판단할 수 있으면 있다고 할 수 있다. 이를 검증하는 통계적 방법은 없다.[7,30,31] 이를 통해 잠재적인 피검자가 항목을 어떻게 이해하고 반응할지 파악하는 데 도움이 된다.[28] 피검자가 보기에 척도가 자신과 관련된 항목을 측정하면 평가에 협조할 가능성이 높아지는 반면, 평가 의도가 너무 분명하게 드러나면 실제와 달리 숨기려 들 수 있다.[31]

(2) 준거타당도

준거타당도criterion-related validity는 척도로 평가한 측정치와 준거라 불리는 기준값과의 상관계수를 구하여 검증한다. 준거타당도는 공존타당도concurrent validity와 예측타당도predictive validity로 나눈다. 공존타당도는 동일한 현상을 평가하는 기존 척도의 측정치와의 비교를 통해 검증한다. 예측타당도는 척도가 미래의 결과나 행동 등을 얼마나 잘 예측하는가를 보는 것이다.

(3) 구성타당도

구성타당도construct validity는 측정하고자 하는 추상적인 개념, 즉 이론적인 구성개념을 척도가 적절하게 측정하는가를 본다. 수렴타당도convergent validity는 같은 개념을 서로 다른 방법으로 측정하여, 이들 두 측정치 간의 상관관계로 검증한다. 예를 들어 우울증 척도는 사회활동의 감소와 상관관계를 보인다. 반대로 서로 다른 구성개념을 동일한 방법으로 측정했을 때, 이들 두 측정치 사이에 상관관계가 없으면 변별타당도discriminant validity가 있는 것으로 본다. a라는 속성을 평가하기 위해 개발된 척도 A로 a(+)군과 a(−)군을 측정했을 때, a(+)군이 a(−)군에 비해 유의하게 높은 측정치를 보이면 변별타당도가 있다고 할 수 있다.

구조적 타당도structural validity는 요인분석이라는 통계 방법을 이용하여 척도의 수렴타당도와 변별타당도를 보는 것이다. 하나의 척도는 한 가지 구성개념의 측정을 목표로 하지만 하나의 상위개념 밑에 여러 개의 하위개념, 즉 요인들이 각각의 구조를 이룰 수 있다. 구조적 타당도가 있는 척도는 각각의 요인들 간에는 변별타당도가 있으면서 각 요인은 전체 척도와 높은 상관관계를 보인다. 어떤 요인들이 어떻게 군집될지에 대한 선험적 가설이 존재하면

확인적 요인분석을, 부재하면 설명적 요인분석을 시행한다.

(4) 변화에 대한 민감성/반응성

변화에 대한 민감성과 반응성sensitivity to change/responsiveness을 구분하기도 하지만[32] 시간 경과에 따른 임상적으로 중요한 변화를 감지하는 척도의 능력[33]이라는 의미로 흔히 혼용되고 있다. 검증 방법은 아직 확립되어 있지 않으나[32] 변화에 대한 민감성은 표준 효과크기 등을 구해 검증한다. 반응성은 피검자의 변화 유무를 정의하는 외적 준거external criterion — 최소실제차smallest real difference, SRD나 수신자 조작 특성receiver operating characteristic, ROC 곡선 등을 이용해 구한 준거점수cut-off score — 를 이용해 검증한다.[33]

이상에서 살펴본 정신측정학적 특질을 포함하여 일반적으로 다음과 같은 기준을 만족시키는 척도를 이상적이라고 할 수 있다.[5,7,22,34]

① 항목 구성 : 척도의 항목들이 구성개념을 대표할 수 있을 만큼 특이도가 높아야 한다.

② 항목들의 균형 : 측정하고자 하는 구성개념의 각 하위개념이 고르게 조합되어 있어야 한다.

③ 자료의 유용성 : 요인분석이 가능하면 특정 치료가 어떤 증상군에 효과를 보이는지, 어떤 유형의 환자에게 적합한지에 대한 지침을 얻는 데 도움이 될 수 있다.

④ 항목의 정의 : 각 항목이 명료하게 정의, 기술되어 모든 사용자가 그 의미를 정확하게 알고 똑같이 이해할 수 있어야 한다.

⑤ 평가 단계의 수와 기술 방식 : 항목별로 평가 단계는 피검자들이 보일 수 있는 반응의 전 범위를 감당할 수 있어야 하고 미세한 변화도 측정할 수 있을 만큼 충분히 나누고 잘 정의되어 있어야 한다. 즉, 중등도, 고도와 같이 모호한 것보다는 평가 단계 각각에 대해 명료한 정의가 제시될수록 좋다. 하지만 아주 상세하게 조작적으로 정의된 척도는 관찰 범위를 좁히고 예측하지 못한 현상을 놓치게 만들 위험이 있다. 이를 신뢰도/타당도 딜레마라 한다.[6]

⑥ 변화에 대한 민감성/반응성 : 치료에 따른 변화나 집단 간의 차이를 찾아낼 수 있을 정도로 민감해야 한다.

⑦ 면담 방식 : 측정하고자 하는 자료를 빠짐없이 정확하

게 수집하려면 필요한 사항을 놓치는 일 없이 적절하게 질문할 수 있어야 한다. 따라서 면담 방법과 순서 등이 명확하게 기술된 표준화된 지침이 있으면 좋다.

⑧ 실용성 : 척도의 분량은 간략할수록 좋지만 동시에 세세한 내용을 포괄해야 하며 척도의 적용 대상과 이용 목적이 넓을수록 좋다. 또 시행이 간편하며 비용이 적게 들수록 좋다.

⑨ 이해도 : 임상가뿐 아니라 환자나 일반대중을 포함하는 광범위한 대상이 측정 내용 및 그 결과를 쉽게 이해하고 올바로 판단할 수 있으면 좋다.

⑩ 해석 능력 : 측정치 또는 측정치의 변화에 질적인 의미를 부여할 수 있어야 한다. 예를 들어 치료효과의 유무나 정도뿐 아니라 효과가 도출되는 과정 등에 대한 정보를 제공하는 척도가 그렇지 않은 척도보다 낫다.

척도의 질적 평가를 할 때 설문지 형식의 자가보고형 척도에 대해서는 Terwee 등[35]의 기준이 척도 전반에 대해서는 Consensus-based Standards for the Selection of Hhealth Measurement Instruments(COSMIN) initiative에서 Terwee 등의 기준을 수정한 기준[36]이 도움이 될 수 있다.

6.3 척도를 선택할 때 고려해야 할 사항

임상약물 연구를 설계할 때 적절한 결과 평가도구의 선정

은 피험자의 수, 비용, 피험자와 연구자가 받는 부담 그리고 그 결과의 가치 등에 영향을 미치는 가장 복잡한 사안이라 할 수 있다.[37] 임상연구에서 주요 결과 변수를 선정하는 확립된 기준은 없다. 일반적으로는 연구자의 합의에 의하거나 기존 연구의 방법을 참고하여 결정한다.[38]

먼저 표적이 되는 질병의 개념, 대상군의 성격, 연구 시행 환경, 연구의 목적과 설계 등 측정의 신뢰도와 타당도에 영향을 줄 수 있는 모든 요소를 면밀하게 검토하고 규정한다.[27] International Society for Pharmacoeconomics and Outcomes Research(ISPOR)에서는 임상가 평가척도를 사용할 때 고려해야 할 요소를 표 6.1과 같이 제시하고 있다.[27]

다음으로 연구가설을 구체적으로 수립하되, 연구의 초점이 되는 속성의 개념을 실제적이고 식별 가능하며 상세하게 정의한다. 그리고 기존 연구에서 어떤 목적에서 어떤 집단을 대상으로 어떤 변수를 측정하기 위해 무슨 척도가 쓰였는지 살펴보아 연구 목적에 부합하는 척도를 일차 선별한다. 이때 연구가설의 이론적 배경과 척도 구성의 이론적 배경이 일치하면 이상적이다. 또한 연구의 초점이 되는 치료법의 효과와 측정하고자 하는 치료결과 속성 간의 인과적 모형을 세워보면, 그 치료법이 어떻게 결과와 이어지는지 확인하는 데 도움이 될 수 있다.[32] 예를 들어 임상약물 연구 중 2상 시험에서는 증상 항목들이 군집되는 양상을 알 수 있다는 점에서 다차원적인 척도가 낫고, 3상 시험은 특정 환자군에 대해 어느 정도 효과가 있는지를 조사

표 6.1   Considerations in defining the context of use of ClinRO assessments[27]

Disease definition (including, if appropriate)	• Pathogenesis • Disease subtype
Targeted subpopulations	• Patients' demographic characteristics • Disease severity • History of previous treatment • Culture and language
Clinical trial design and objectives	• End point model • End point definitions • Analysis plan • Targeted labeling
Study setting	• Inpatient vs. outpatient • Geographic location • Clinical practice variation
ClinRO(clinician-reported outcome)	

하는 데 목적을 두므로 표적 차원을 가장 잘 평가하는 척도가 좋다.[34]

기존 연구 또는 표준점수와의 비교가 중요하다면 이런 목적에 맞추어 척도를 선택한다. 표준점수가 제시되어 있는 척도는 일부에 국한된다. 표준점수는 나이, 성별, 인종, 지역, 문화 등에 따라 차이가 나므로 각 집단에 따라 층화되어야 하는데, 외국에서는 여러 척도의 표준점수를 확립하려는 연구가 꾸준히 이뤄지고 있다.[39] 국내에서도 일부 척도의 표준점수가 제시되고 있지만[40] 거의 대부분 외국의 수치를 그대로 사용할 뿐 한국인을 대상으로 확립된 표준점수는 극소수에 불과하다.

이처럼 측정하고자 하는 속성의 개념에 적합한 척도를 선별한 후 치료에 대한 민감성 등 그 밖의 타당도와 신뢰도를 검토한다. 현재 국내 임상약물 연구에서 흔히 사용되는 척도는 대부분 서유럽 또는 미국에서 만들어진 것들로 그 밖의 문화권에는 맞지 않을 수 있다. 국내에서 여러 가지 척도들의 신뢰도와 타당도 검증이 이루어지고는 있으나, 부득이하게 그렇지 못한 척도를 사용해야 한다면 연구 전에 검증하는 작업을 선행하는 것이 원칙이다.[41]

다음으로 정보 수집 방법에 따라 척도의 유형을 결정한다. 자료 수집의 유형에 따라서는 직접 면접, 전화 면접, 자가보고의 순으로 자료의 질적 수준이 높은 대신 비용이 많이 든다. 전화 면접은 면담자가 철저한 훈련을 받고 지속적인 지도감독을 받는다면 상당히 신뢰성 있는 자료를 수집할 수 있다고 알려져 있다.[42] 근래 인터넷을 통한 자료 수집이 늘고 있는데, 신뢰도와 타당도가 있고 효율적이라

표 6.2 Guiding Principles for Selecting Measurement instrument[27,32,36]

Identification of the concept(s) of interest	1. Identification of the meaningful outcome of interest that is hypothesized as the intervention's treatment effect 2. Clear provision of the most relevant dimensions or aspects of the outcome
Evaluation of the relationship between the assessment and the selected target outcome	1. Concordance between the measurement construct and the target outcome 2. Ability of the instrument to address the relevant important domains 3. Ability of the items to sample the domain at the desired or appropriate level of specificity 4. Suitability of the items to the characteristics of the population 5. Ability of the measurement dimension to reflect the type of change expected from the intervention 6. Ability of the anchor points on the scale to reflect the degrees of variation expected in the study population 7. Appropriateness of the item and scale wording for the study population 8. Sensitivity of the measure to degrees of change expected in the study population 9. Presence of obvious score to set as a cut-point that define the meaningful change
Evaluation of the reliability	1. Internal consistency 2. Inter-rater, Intra-rater, Test-retest reliability
Type of the measurement instrument according to the information gathering method	1. Propriety of the informant(s) to the qualifications criteria of the instrument being considered 2. Ability of the informant(s) to complete the assessment (i.e., necessary sensory, literacy, cognitive, physical, and communication abilities) 3. Availability of the informant(s) throughout the study period (i.e., for all measurement points)
Determination of the time points when to measure outcomes	1. Responsiveness of the measure over the period of time between the delivery of the intervention and measurement of outcome 2. Expected trajectory of change in the study population
Evaluation of feasibility	1. Comprehensibility of respondent/assessor 2. Interpretability 3. Length of measurement instrument and completion time 4. Ease of administration 5. Copyright and cost of a measurement instrument 6. Availability in different settings and required equipment 7. Regulatory agency's requirement for approval 8. Ease of score calculation

는 보고들이 있다.[43] 하지만 임상가 평가척도를 전화나 인터넷을 통해 측정하는 경우 자가보고형 척도와 차이가 없어질 위험이 있다.[21]

그리고 치료에 따른 변화 시점을 면밀히 예측하여 적절한 평가 시점을 결정한 후 어떤 척도가 이를 잘 반영할지를 살펴본다.[32]

마지막으로 척도 사용료, 피검자의 부담, 척도 시행에 요구되는 평가자의 수와 훈련 및 평가 비용 등 실용적인 측면을 검토한다.[36] 길고 상세한 척도를 사용하는 경우 피로로 인해 제대로 응답하지 못하거나 요구되는 시간이 길어 평가에 응하지 않을 수 있다. 또한 임상가, 일반인, 연구 보조원 등 평가자의 자격을 고려하고 올바른 평가를 위해 어느 정도의 훈련과 지속적인 지도감독을 요하는지 따져보아야 한다.

6.4 신뢰도 향상 방법

신뢰도는 무작위 오류의 영향을 받는데, 그 원인으로 크게 세 가지를 들 수 있다.[44]

첫째, 관찰자의 변이성observer variability으로 면담 시 질문 내용이나 관계 형성 능력이 평가자마다 다르거나 또는 한 명의 평가자가 일관성 없게 검사를 수행할 때 오류가 생기게 된다.

둘째, 피검자의 변이성subject variability으로 기분이나 일중 리듬의 변화 또는 약물 복용 등으로 생기는 피검자의 내적 생물학적 변동에 의한 변이를 의미한다.

셋째, 기계적 변이성instrument variability으로 온도나 소음 등 주위 환경의 변화에 기인한다.

이런 점을 보완하여 신뢰도를 높이기 위해서는 측정 전에 어떤 환경을 조성하고 면담을 어떻게 어떤 순서로 진행할지 등 측정방법에 대해 구체적으로 기술한 지침이 있어야 한다. 특히 다수의 평가자가 동원되는 다기관연구의 경우 이 지침이 반드시 마련되어야 한다. 평가자가 1인인 경우라도 이런 지침서가 있으면 정해진 방식에 따라 일정하

게 측정할 수 있다.[27]

평가자 훈련은 철저히 이뤄져야 한다. 이를 소홀히 하는 경우 신뢰할 만한 자료를 얻지 못해 연구 기간이 길어지거나 표본의 규모를 늘려야 한다.[45] 척도 개발자가 요구하는 신뢰도 수준이 명기되어 있는 척도는 그 수준에 이를 때까지, 제시된 기준이 없으면 전술한 수준의 신뢰도에 도달할 때까지 훈련해야 한다. 그리고 면담 기술이나 피검자와의 관계 형성 능력 등 표준화된 면담기법을 숙달해야 한다. 연구 기간 중에는 평가자간 신뢰도가 목표 수준으로 유지되는지 추적해야 하고, 그 이하로 떨어지는 평가자에게는 앞 단계의 방법을 통해 재훈련을 실시한다.[27]

6.5 결론

어떤 양적 연구든 그 가치는 측정이 적절하게 이루어졌는지에 좌우된다. 임상약물 연구의 가치는 궁극적으로 선정한 평가척도가 시험 약물의 효과와 부작용의 유무 및 그 정도와 발현 시점을 얼마나 정확하고 신뢰성 있게 측정하는지에 달려 있다. 'Mental Measurements Yearbook'에는 3,000개 이상의 상업화된 척도가 등재되어 있고 'Directory of Unpublished Experimental Measures'에는 7,000개 이상의 척도가 등재되어 있는데, 그중 상당수는 거의 사용되지 않는다고 한다.[46] 따라서 관심의 초점이 되는 거의 모든 영역을 측정할 수 있는 척도가 개발되어 있긴 하지만 대다수는 정신측정학적 특성이 검증되지 못한 채로 남아 있다.[47] 검증된 척도라 하더라도 신뢰도와 타당도는 고정된 특성이 아니라 측정이 이루어지는 대상이나 상황에 따라 달라진다는 점을 명심해야 한다. 이런 점에서 신뢰도와 타당도 검증은 끝이 없다고 할 수 있다. 결국 모든 척도는 어느 정도의 오차를 내포하고 있다. 그러므로 모든 연구자들은 측정과 관련된 지식을 숙지하고 그 한계를 받아들일 때에 한해 그나마 약물의 효과와 부작용을 적절하게 평가할 수 있음을 잊지 말아야 한다.[48]

참고문헌

1. Walton MK, Powers JH 3rd, Hobart J, Patrick D, Marquis P, Vamvakas S, et al. Clinical Outcome Assessments: Conceptual Foundation-Report of the ISPOR Clinical Outcomes Assessment-Emerging Good Practices for Outcomes Research Task Force. Value Health 2015;18(6):741-52.

2. Thornley B, Adams C. Content and quality of 2000 controlled trials in schizophrenia over 50 years. BMJ 1998;317(7167):1181-4.

3. Miyar J, Adams CE. Content and quality of 10,000 controlled trials in schizophrenia over 60 years. Schizophr Bull 2013;39(1):226-9.

4. Hamilton M. The role of rating scales in psychiatry. Psychol Med 1976;6(3):347-9.

5. Myers K, Winters NC. Ten-year review of rating scales. I: overview of scale functioning, psychometric properties, and selection. J Am Acad Child Adolesc Psychiatry 2002;41(2):114-22.

6. 박동건. 심리측정의 개관: 신뢰도와 타당도를 중심으로. 한국심리학회 제10회 동계연수회. 1992년 2월 20-21일. 서울: 한국심리학회;1992. p.1-44.

7. Keszei AP, Novak M, Streiner DL. Introduction to health measurement scales. J Psychosom Res 2010;68(4):319-23.

8. McDowell I. 2. The Theoretical and Technical Foundations of Health Measurement. In Measuring Health: A Guide to Rating Scales and Questionnaires, 3rd ed. Oxford: Oxford University Press; 2006. p10-54.

9. Slade M. What outcomes to measure in routine mental health services, and how to assess them: a systematic review. Aust N Z J Psychiatry 2002;36(6):743-53.

10. World Health Organization's Quality of Life group. Measuring Quality of Life, Development of the World Health Organization Quality of Life Instrument (WHOQOL). 1992

11. Bech P. Applied psychometrics in clinical psychiatry: the pharmacopsychometric triangle. Acta Psychiatr Scand 2009;120(5):400-9.

12. Sautenet B, Contentin L, Bigot A, Giraudeau B. Strong heterogeneity of outcome reporting in systematic reviews. J Clin Epidemiol 2016;75:93-9.

13. Roest AM, de Jonge P, Williams CD, de Vries YA, Schoevers RA, Turner EH. Reporting Bias in clinical trials investigating the efficacy of second-generation antidepressants in the treatment of anxiety disorders: A Report of 2 meta-analyses. JAMA Psychiatry 2015;72(5):500-10.

14. Williamson PR, Altman DG, Blazeby JM, Clarke M, Devane D, Gargon E, Tugwell P. Developing core outcome sets for clinical trials: issues to consider. Trials 2012;13:132.

15. Keeley T, Khan H, Pinfold V, Williamson P, Mathers J, Davies L, et al. Core outcome sets for use in effectiveness trials involving people with bipolar and schizophrenia in a community-based setting (PARTNERS2): study protocol for the development of two core outcome sets. Trials 2015;16:47.

16. Rose L, Agar M, Burry LD, Campbell N, Clarke M, Lee J, et al. Development of core outcome sets for effectiveness trials of interventions to prevent and/or treat delirium (Del-COrS): study protocol. BMJ Open 2017;7(9):e016371.

17. Kroenke K, Monahan PO, Kean J. Pragmatic characteristics of patient-reported outcome measures are important for use in clinical practice. J Clin Epidemiol 2015;68(9):1085-92.

18. Cella D, Riley W, Stone A, Rothrock N, Reeve B, Yount S, Amtmann D. The Patient-Reported Outcomes Measurement Information System (PROMIS) developed and tested its first wave of adult self-reported health outcome item banks: 2005-2008. J Clin Epidemiol 2010;63(11):1179-94.

19. Faravelli C, Albanesi G, Poli E. Assessment of depression: a comparison of rating scales. J Affect Dis 1986;11:245-253.

20. Duhig AM, Renk K, Epstein MK, Phares V. Interparental agreement on internalizing, externalizing, and total behavior problems: a meta-analysis. Clin Psychol Sci Pract 2000;7:435-435;

21. Möller HJ. Standardized rating scale in psychiatry: methodological basis, their possibilities and limitation and description of important rating scales. World J Biol Psychiatry 2009;10(1):6-26.

22. Mohs RC, Cohen L. Alzheime's Disease Assessment Scale (ADAS). Psychopharmacol Bull 1998;24:627-8.

23. Nuechterlein KH, Green MF, Kern RS, Baade LE, Barch DM, Cohen JD, et al. The MATRICS Consensus Cognitive Battery, part 1: test selection, reliability, and validity. Am J Psychiatry 2008;165(2):203-13.

24. Black R, Greenberg B, Ryan JM, Posner H, Seeburger J, Amatniek J, et al. Scales as outcome measures for Alzheimer's disease. Alzheimers Dement 2009;5(4):324-39.

25. Ragguett RM, Cha DS, Kakar R, Rosenblat JD, Lee Y, McIntyre RS. Assessing and measuring cognitive function in major depressive disorder. Evid Based Ment Health 2016;19(4):106-109.

26. Riedel WJ, Mehta MA, Unema PJ. Human cognition assessment in drug research. Curr Pharm Des 2006;12(20):2525-39.

27. Powers JH 3rd, Patrick DL, Walton MK, Marquis P, Cano S, Hobart J, et al. Clinician-Reported Outcome Assessments of Treatment Benefit: Report of the ISPOR Clinical Outcome

Assessment Emerging Good Practices Task Force. Value Health 2017;20(1):2-14.

28. DeVon HA, Block ME, Moyle-Wright P, Ernst DM, Hayden SJ, Lazzara DJ, et al. A psychometric toolbox for testing validity and reliability. J Nurs Scholarsh 2007;39(2):155-64.

29. Switzer GE, Wisniewski SR, Belle SH, Dew MA, Schultz R. Selecting, developing, and evaluating research instruments. Soc Psychiatry Psychiatr Epidemiol 1999;34:399-409.

30. Scholtes VA, Terwee CB, Poolman RW. What makes a measurement instrument valid and reliable? Injury 2011;42(3):236-40.

31. Gilbody S, Morley S, Snaith P. Chapter 10. Principles of psychological Assessment. In Research Methods in Psychiatry 3rd ed. Ed by Freeman C and Tyrer P, London: The Royal College of Psychiatrists; 2006. p160-181.

32. Coster WJ. Making the best match: selecting outcome measures for clinical trials and outcome studies. Am J Occup Ther 2013;67(2):162-70.

33. de Vet HC, Bouter LM, Bezemer PD, Beurskens AJ. Reproducibility and responsiveness of evaluative outcome measures. Theoretical considerations illustrated by an empirical example. Int J Technol Assess Health Care 2001;17(4):479-87.

34. Van Riezen H, Segal M: Comparative Evaluation of Rating Scales for Clinical Psychopharmacology. Basel: Ciba-Geigy Ltd; 1988. p.3-14.

35. Terwee CB, Bot SD, de Boer MR, van der Windt DA, Knol DL, Dekker J, et al. Quality criteria were proposed for measurement properties of health status questionnaires. J Clin Epidemiol 2007;60(1):34-42.

36. Prinsen CA, Vohra S, Rose MR, Boers M, Tugwell P, Clarke M, et al. How to select outcome measurement instruments for outcomes included in a "Core Outcome Set"-a practical guideline. Trials 2016;17(1):449.

37. Rothwell PM. Responsiveness of outcome measures in randomised controlled trials in neurology. J Neurol Neurosurg Psychiatry 2000;68(3):274-5.

38. Andrade C. The primary outcome measure and its importance in clinical trials. J Clin Psychiatry 2015;76(10):e1320-3.

39. Müller MJ, Himmerich H, Kienzle B, Szegedi A. Differentiating moderate and severe depression using the Montgomery-Åsberg depression rating scale (MADRS). J Affect Disord 2003;77(3):255-60.

40. 김지혜, 유범희, 오강섭, 양종철, 김율리, 이소영, 임영진. 한국어 확장판 불안 민감도 지수의 타당화 연구. 신경정신의학 2004;43:53-61.

41. Uysal-Bozkir Ö, Parlevliet JL, de Rooij SE. Insufficient cross-cultural adaptations and psychometric properties for many translated health assessment scales: a systematic review. J Clin Epidemiol 2013;66(6):608-18.

42. Fenig S, Levav I, Kohn R, Yelin N. Telephone vs face-to-face interviewing in a community psychiatric survey. Am J Public Health 1993;83(6):896-8.

43. Moritz S, Andreou C, Klingberg S, Thoering T, Peters MJ. Assessment of subjective cognitive and emotional effects of antipsychotic drugs. Effect by defect? Neuropharmacology 2013;72:179-86.

44. Andreasen NC, McDonald-Scott P, Grove WM, Keller MB, Shapiro RW, Hirschfeld RM. Assessment of reliability in multicenter collaborative research with a videotape approach. Am J Psychiatry 1982;139(7):876-82.

45. Müller MJ, Szegedi A. Effects of interrater reliability of psychopathologic assessment on power and sample size calculations in clinical trials. J Clin Psychopharmacol 2002;22(3):318-25.

46. Goldman BA, Mitchell DF. Directory of Unpublished Experimental Measures. Washington, DC: American Psychological Association; 2008.

47. Streiner DL, Kottner J. Recommendations for reporting the results of studies of instrument and scale development and testing. J Adv Nurs 2014;70(9):1970-1979.

48. Kubie LS. The process of evaluation of therapy in psychiatry. Critical influence of the timing of the assessment on its outcome. Arch Gen Psychiatry 1973;28(6):880-4.

CHAPTER 07

신경정신약물 임상시험의 방법론 및 해석

김성완

7.1 서론

1940년대 후반 새로운 약물들이 우연히 발견되면서 효과를 검증할 수 있는 도구로서 임상시험이 본격적으로 시작되었다. 임상정신의학 분야에는 1949년에 lithium이 도입되면서 활발한 정신약물 개발 및 임상시험이 시작되었다.[1] 그러나 약물 효능을 평가할 수 있는 객관적 척도가 없었고 질병에 영향을 미치는 다양한 변수를 고려해야 하는 특성 때문에 어려움이 있었다. imipramine을 포함한 초기 정신약물 임상시험은 체계적 평가에 기반하기보다 임상 의사의 관찰에 기반해 약품 사용 승인을 받고 처방할 수 있었다.[2] 위약을 투여한 군에서도 1/3은 반응한다는 Beecher(1955)의 논문이 발표된 이후,[3] 위약과 대비해 효능을 입증하기 위한 연구 설계가 이루어지기 시작했다. 1965년 영국 의학연구위원회는 imipramine, phenelzine, 전기경련요법을 위약과 비교하는 이중맹검 무작위 대조시험 Double blind Randomized Controlled Trial, RCT을 실시하였다.[4] 이 연구는 이후 임상시험 수행의 기반이 되었는데, 관청의 허가를 받기 위한 기준으로 사용되었지만 역설적으로 새로운 임상정신약물을 시험하기 위한 대체 모형의 개발에는 부정적인 영향을 미치기도 하였다.[2] 약물의 효능을 평가하기 위한 RCT 유형이 반 세기 이상 관성적으로 지속되었는데, 제약사는 허가 관청의 승인을 받지 못할 수도 있는 임상시험 모형 개발에 투자할 만한 위험을 감수하지 않

았고, 규제 당국은 실제 효용이나 과학적 타당성과는 상관없이 현재의 모형에 만족하였다. 하지만 한 가지 임상시험 디자인으로 다양한 질병과 약물을 모두 완벽하게 검증할 수는 없을 것이다.[2] 이에 다양한 임상시험 방법에 대해 개괄적으로 살펴보고 각각의 장단점과 해석 시 유의점을 제시한다.

7.2 임상시험의 개괄

7.2.1 임상시험의 모형

임상시험은 인간 피험자를 대상으로 건강 관련 중재를 하고 그 결과를 평가하는 연구로 정의할 수 있다. 임상시험 모형은 다음 방법의 유형에 따라 결정된다: 무작위 배정, 맹검(이중맹검, 단일 평가자 맹검, 개방형), 대조군(위약, 활성약물, 비대조 단일군), 집단 할당(평행, 교차).[5] 또한 임상시험은 근거 수준에 따라 다양한 범위의 연구가 존재한다. 연속 증례 보고case series는 비슷한 특성을 가진 환자군에서 전향적 또는 후향적으로 결과를 조사한다. 코호트 연구와 비슷한 측면도 있지만 코호트 연구와 달리 대조군이 포함되지 않는다. 거울상mirror image 연구는 동일한 환자군에서 한 치료법과 다른 치료법의 효과를 비교한다. 즉, 환자가 자신의 비교군 역할을 하기 때문에 다른 비교군이 필요하지 않다. 거울상 연구는 후향적 평가와 전향

적 평가가 혼재되어 있다. 이에 따라 정확하지 않은 의무 기록에 대한 회상 편향, 환자 모집 중 발생하는 선택 편향, 새로운 치료에 대한 기대 편향 등 많은 편향이 발생할 수 있다.[1] 선택 편향에 의해 첫 치료가 만족스럽지 않았다면 두 번째 치료를 환자가 선호할 가능성도 있어 해석 시 주의해야 한다.[6] 횡단면 사례 대조cross-sectional case control 연구는 어느 시점에서 특정 결과의 발생을 조사하고 이들 집단에서 다양한 위험 요인과 관련성을 비교한다. 회상 편향을 최소화하기 위해서는 명확한 결과 변인을 선정하는 것이 필요한데, 예를 들어 코호트에서 사망이나 입원을 결과 변인으로 두고 사용 약물과의 관련성을 분석할 수 있다. 시간적 차원이 없고, 다양한 교란 변인이 공존하므로 인과관계를 연구하는 것에는 적합하지 않지만 자연스러운 임상 상황에서 관련성을 파악하는 데 유용한 방법 중 하나이다. 가장 근거 수준이 높은 연구는 RCT로 제품 허가 목적의 전통적인 임상시험을 포함해서 약물의 효능을 객관적으로 평가하기 위해 널리 사용된다.

7.2.2 약물 개발 임상시험의 단계

새로운 약물을 개발하여 허가를 받기 위해서는 여러 단계의 임상시험을 거쳐야 한다. 먼저 전임상 단계로 실험실 상황이나 동물시험을 통해 후보 물질을 개발하고 약동학 및 약역학 자료를 확보한다. 1상phase I 임상시험에서는 건강한 일반인을 대상으로 낮은 유효 용량으로 약동학적 평가와 안전성 검사를 시행한다. 암이나 조현병 환자에서는 환자를 대상으로 1상 연구를 시행하기도 한다. 2상 phase II 임상시험에서 100~300명 정도의 환자를 대상으로 약물의 효능과 부작용을 평가하여 유의한 장점이 확인되었을 때 3상으로 진입한다. 3상phase III 임상시험에서는 300~3,000명 정도의 충분한 표본에서 약물의 효능, 효과, 안전성 등을 검증하여 약품 허가를 받는다. 3상 임상시험에서는 보통 위약 대조 RCT를 시행하여 개발 약물의 효능을 확인한다.[7] 일반적으로 새로운 화학물질에 대한 아이디어에서부터 임상시험을 거쳐 약품이 허가를 받기까지는 10~15년 정도가 소요된다. 승인된 약품이 사용되면서 시판 후 임상시험Post-Marketing Surveillance, PMS을 통해 약물의 장기 효과나 부작용에 대한 모니터링을 이어간다. 일부 약물은 4상phase IV이나 PMS 단계에서 허가 당시 발견

하지 못했던 치명적인 부작용이 발견되어 허가가 취소되기도 한다. 신약의 허가를 위한 임상시험을 포함한 여러 RCT에서 위약을 대조군으로 삼아 약물의 효능을 검증하고 있다.

7.3 위약 효과

7.3.1 위약 반응의 기전

신경정신약물 임상시험이 과학적 힘을 갖기 위해서는 위약placebo 대조로 설계되어 진행되어야 한다. 위약은 불활성 물질inert substance 또는 가짜 약물sham drug로 활성 약물과 달리 특정한 기전을 갖지 않는다. 하지만 신경정신약물 임상시험에서 위약을 통해서도 증상이 호전되기 때문에 약물의 효과를 입증하기 위해서는 위약보다 통계적으로 유의한 효능을 증명해야 한다. 임상시험에서 위약 투여 후 나타나는 치료적 개선을 위약 효과라고 하고, 위약을 투여한 후 심리적 또는 뇌의 변화로 말미암은 호전 현상을 위약 반응이라고 한다.[8] 임상연구에서 나타나는 위약 효과는 위약을 투여받는 피험자의 심리적 및 생물학적 요인과 연구 진행 과정 중 증상 개선에 영향을 미칠 수 있는 다양한 요소에 의해 발생할 수 있다(그림 7.1).

위약 반응 발생의 심리적 기전으로 기대expectation, 암시suggestion, 조건화conditioning, 학습learning, 보상reward 등이 관련된다.[9] 피험자가 치료에 관해 받는 언어적 단서에 따라 기대하는 바가 정해지고 이를 매개로 위약 반응이 일어난다. 기대가 클수록 위약의 효과도 커지는데, 아스피린 연구의 대조군보다 마약성 진통제에 대한 대조군으로서 위약 효과가 더 크게 나타난다. 진통제나 항불안제를 투여할 때 환자가 보는 앞에서 약물을 투여하는 경우 보이지 않게 약물을 투여하는 경우보다 기대 심리로 인해 치료 효과가 크게 나타난다. 따라서 위약 반응은 위약을 투여할 때뿐만 아니라 실제 약물을 투여할 때도 발생할 수 있다. 무의식 수준에서는 고전적 조건화가 위약 반응을 일으킬 수 있다. 약물의 모양과 색, 주사기, 흰 가운, 병원, 의료진과 같은 자극이 조건화 과정을 통해 호전을 일으킬 수 있다. 과거의 경험과 사회적 관찰이 위약 반응을 매개하기도

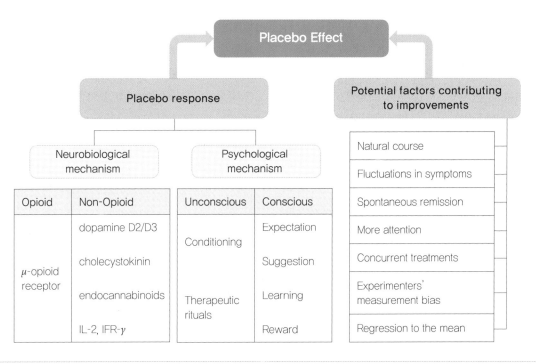

그림 7.1 위약 효과의 다양한 기전[8]

한다.

위약은 활성 물질이 아님에도 뇌에서 신경생물학적 변화를 일으킬 수 있는데, 대표적으로 opioid 체계에 영향을 준다. 이는 opioid 수용체 길항제인 naloxone이 위약의 진통 효과를 억제하고 양전자방출단층촬영술PET이나 기능적 자기공명영상fMRI을 이용한 연구에서도 위약에 의해 활성화되는 뇌의 부위가 opioid 복용 시 활성화되는 뇌의 부위와 비슷함을 통해 입증이 되었다.[10,11] 위약 반응은 세로토닌과 도파민과 같은 신경전달물질에 의해서도 매개된다. 특히 우울증, 파킨슨병, 하지불안 증후군, 통증, 피로와 같이 도파민이 주요 병태생리로 작용하는 질병에서 일반적으로 위약 반응이 크게 나타난다. 위약 투여 후 피험자가 임상적인 호전을 기대하게 되면 뇌의 보상체계와 관련이 있는 변연계의 도파민 시스템이 활성화된다.

7.3.2 신경정신약물 임상시험에서 위약 효과

중추신경계 치료약물 개발 임상시험에서 1상 연구를 거친 약물 중 10% 미만에서 최종 사용 허가를 받는데, 임상시험 실패는 갈수록 증가하는 경향이 있다. 이는 과거에 비해 임상연구에서 위약 효과가 점차로 커지는 것과 관련된다.[12] 특히 위약 효과가 크고 증상의 변화가 심하며 자연

회복 가능성이 상대적으로 높은 우울증의 임상시험에서 임상시험약물-위약 간 차이를 증명하는 것이 어려워지고 있다. 급성기 조현병 환자를 대상으로 하는 항정신병약물 임상시험에서도 위약군에서 정신병리 점수의 호전 정도가 최근 연구에서 증가하고 있다. 이러한 위약 효과의 상대적 증가는 신약과 위약 간 차이를 감소시켜 신약의 효과 증명을 어렵게 한다. 또한 메타분석을 통한 약물 효과 비교에서도 최근 임상연구에서 나타나는 높은 위약 효과가 결과 해석에 치우침으로써 작용할 수 있다.[13] 과거에 비해 임상시험에서 위약 효과가 증가하는 이유로 최근 개발되는 약물들의 낮은 부작용 발생 빈도 때문에 시험 약물과 구분이 어려운 점, 피험자가 증상이 심한 시점에서 임상연구에 참여하여 평균으로 회귀regression to the mean 현상이 나타나는 점, 임상시험 초기에 호전이 크지 않은 피험자의 조기 탈락 등을 고려할 수 있다.[12]

임상시험의 연구 디자인이나 실행과 관련한 다양한 요인들도 위약 효과를 발생시킬 수 있다. 연구 등록 후 투약 전부터 연구에 참여하는 것 자체만으로 기저선 값의 호전이 나타나는 호돈 효과Hawthorne effect가 발생할 수 있는데, 임상가로부터의 많은 관심, 돌봄의 증가, 연구 참여로 인한 치료 순응도 향상, 호전에 대한 기대 등이 영향을

줄 수 있다.[14] 병용 약물이나 정신사회적 중재로 인한 효과가 위약군에서 나타날 수 있음도 고려해야 한다. 피험자에게 주어지는 연구 참여에 대한 보상이나 연구자에게 제공되는 연구비는 임상연구 참여가 증상 개선에 효과적이었다는 쪽으로 응답하거나 평가하도록 영향을 줄 수 있다.[13] 임상연구가 많아지면서 등록 가능한 피험자 수에 상대적으로 제한이 생기게 되고, 이 때문에 엄격하게 선정 및 제외기준을 적용하지 않은 채 피험자를 등록하는 경우도 위약 효과의 증가와 관련될 수 있다. 특히 증상의 중증도에 대한 기준을 충족시키지 못한 환자의 병리 점수를 부풀려 선별기준의 하한점수 기준을 넘기는 기저선 부풀리기 baseline inflation 현상이 일어나는 경향이 있다. 즉, 연구마감 시한에 쫓겨 피험자 선정기준을 엄격하게 적용하지 않고 무리하게 피험자를 등록하는 경우이다. 이는 선별검사에 참여한 피험자들의 정신병리 점수의 분포가 정규분포하지 않고 기준점수를 약간 넘는 환자는 다수인 반면 기준점수에 약간 못 미쳐 선별검사를 통과하지 못한 환자의 수는 많지 않은 현상에서 추정할 수 있다. 또한 임상연구 초기에 등록된 환자보다 후기에 등록된 환자의 위약 효과가 크게 나타나는 현상에서도 추정할 수 있다.[8,15] 이처럼 부풀려진 점수로 선별검사를 통과한 환자들은 이 후 연구진행 과정에서 상대적으로 객관적인 평가를 받으면서 점수가 감소하여 위약 효과가 크게 나타날 수 있다.

7.3.3 임상시험에서 적정한 위약 효과를 위한 전략

필요 이상의 위약 효과를 줄이기 위해서는 과학적인 연구 디자인과 평가도구 및 훈련된 임상연구자의 참여가 필수적이다. 피험자가 호전에 대한 기대를 갖고 임상시험에 참여하거나 연구자를 기쁘게 하는 좋은 환자가 되고 싶은 욕구 때문에 실제보다 더 좋아졌다고 보고하는 경우가 있어, 임상시험에 참여하는 모든 환자가 호전되는 것은 아니고, 호전되지 않더라도 연구자는 실망하지 않으니 있는 그대로 답하라는 교육이 필요하다.[16] 아울러 실제 약이 아니더라도 치료에 대한 기대와 같은 요소에 의해서도 호전될 수 있는 위약 효과에 대해 환자에게 설명하는 것이 도움이 될 수 있다.[17] 임상시험 평가자도 기대 치우침에 유의해야 하고, 정신사회적 치료 수준을 증가시키지 않고 중립적 태도를 유지하는 것이 필요하다. 위약군의 표본 크기가 작을수

록 다양한 범위의 위약 반응이 나타나므로 적정한 표본 크기를 정해 임상시험을 실시하는 것이 필요하다.[2] 아울러 위약군에 할당 환자가 50명 미만인 경우 지나치게 낮은 위약 반응이 우연히 나타나 활성 약물의 비정상적인 높은 효능으로 결과가 부풀려질 가능성도 존재하므로 해석 시 주의해야 한다.[2] 연구 등록 후 무작위 배정 전에 '위약 run-in 시기'를 통해 위약 반응자를 발견해 무작위 배정에서 배제하는 연구 설계를 사용하기도 한다.[14] 끝으로 피험자 모집 과정에서 기저선 점수가 부풀려져 무작위 배정 후 위약 효과가 크게 나오는 것을 피하기 위해서 선별검사 때 사용하는 척도와 임상시험에서 일차 결과 변인으로 사용하는 척도를 달리하여 적용하기도 한다. 예를 들면 주요우울증 환자에서 aripiprazole의 효과를 확인하기 위한 RCT 연구에서 선별검사의 선정기준은 Hamilton Rating Scale for Depression의 18점 이상을 적용하였지만 일차 결과 변인은 Montgomery-Åsberg Depression Rating Scale로 정하였던 것이 좋은 예이다.[18]

7.4 임상시험 등록과 연구 보고의 통합된 표준

7.4.1 임상시험 등록과 재정 후원에 따른 편향

의학 연구에서 임상시험 수행의 투명성뿐만 아니라 출판 편향과 선택적 보고 편향도 중요한 문제이다. 즉, 새로운 치료법과 관련해 통계적으로 유의한 결과만을 보고하고 그렇지 않은 연구는 보고에서 누락되는 경향 때문에 임상가들에게 편향된 정보가 제공될 위험성이 있다. 이에 국제 의학잡지 편집자 위원회International Committee of Medical Journal Editors, ICMJE는 2005년 9월에 논문을 의학잡지에 출판하기 위해서는 임상시험을 www.clinicaltrials.gov 등의 사이트에 미리 등록하도록 결정하였다.[5] 이 결정 직후 임상시험의 사전 등록이 급증하였다.[19] 임상시험 등록 시 필요한 항목은 연구비 제공, 연구 수행자, 책임 연구자와 실무자, 연구의 전체 제목과 단축 제목, 윤리위원회 승인 여부, 대상 질병, 개입 방법, 선별 기준과 제외 기준, 연구 유형, 연구 개시일, 표본 크기, 일차 결과 변인, 핵심 이차 변

인 등이다.

출판된 연구에서 임상시험 등록 유무에 따라 시험 약물에 호의적인 결과가 보고되는 정도의 차이가 나는지 살펴보았을 때 유의한 차이는 없었다. 제약회사의 지원 여부에 따른 비교에서도 결과의 차이는 뚜렷하지 않았다. 하지만 논문의 기술과 결론에서는 제약회사의 지원이 있는 경우 시험 약물에 유리하게 기술되는 경향이 있다.[20] 제약회사의 후원을 받은 2세대 항정신병약물 간 비교 임상시험들에 대한 검토에서도 약 90%에서 후원사의 약물에 대해 호의적으로 기술되었다.[21] 즉, 결과가 비슷하더라도 편향되게 기술하는 경향이 적지 않은데, 유리한 결과는 상세히 기술하고 불리한 결과에 대해서는 짧게 언급하거나 부작용의 보고를 선택적으로 하는 경우도 있다. 이는 RCT의 경우도 마찬가지인데, 제약회사의 지원을 받는 경우 그렇지 않은 경우보다 대상 약물을 우선 선택약물로 강하게 권고하는 경향이 3배 이상 높았다.[22] 따라서 임상시험 결과를 해석하고 논문을 읽을 때 후원사에 따른 기술 편향을 고려하는 것이 필요하다. 아울러 제약회사의 지원을 받은 연구의 경우 임상시험 설계가 후원사의 약물에 유리하게 설정되었을 가능성을 살펴보아야 한다. 즉, 용량 설정과 증량의 속도, 피험자 선정 기준, 통계 방법, 결과 변인의 선정 등을 어떻게 정하느냐에 따라 연구결과는 달라질 수 있다.

7.4.2 연구 보고의 통합된 표준

RCT를 시행할 때는 연구 보고의 통합된 표준Consolidated Standards of Reporting Trials, CONSORT을 따라 연구를 설계하고 보고해야 한다.[23] CONSORT는 RCT 수행과 보고가 부적절하게 이루어져 발생하는 문제를 예방하기 위해 시행되고 있다. CONSORT 권고는 25개 항목의 체크리스트와 흐름도flow diagram로 이루어져 있고, 주요학술잡지를 포함해 절반 이상의 의학 잡지에서 이를 채택하고 있다. CONSORT 흐름도는 단계별 피험자 수를 제시하여 연구의 진행과 분석을 한눈에 살펴볼 수 있게 구성되어 있다. 구체적으로 살펴보면, 등록(선별, 배제, 무작위 배정), 각 군의 할당(할당된 군에서 실제 투여 유무에 따라 구분), 추적(추적 탈락과 투여 중단된 사유와 함께 제시), 분석(분석에 포함된 피험자, 배제된 피험자를 사유와 함께 제시) 단계에 포함된 피험자의 수를 흐름도를 통해 제시한다.

CONSORT 체크리스트는 논문 구성의 단계별로 필수 사항을 다음과 같이 제시하고 있다(표 7.1). 제목과 초록, 배경과 목적, 방법(디자인, 피험자, 시험, 결과 변인, 표본 크기, 무작위 배정, 맹검, 통계), 결과(흐름도, 등록, 기저 인구사회학적 및 임상적 특성, 분석 피험자 수, 주 분석과 보조 분석, 부작용), 고찰(제한점, 일반화 가능성과 해석), 기타(시험 등록, 프로토콜, 연구비 지원). 결과 변인은 연구 시작 전에 미리 정해져야 하고 이는 연구 가설의 기반이 되는 일차 결과 변인과 부수적 목적으로 분석하는 이차 결과 변인으로 나뉜다. 피험자 수는 일차 결과 변인에 의해 계산되어야 한다. 치료군 간의 잠재적 혼란을 줄이기 위한 무작위 배정의 방법(예 : 난수표나 컴퓨터 배정)을 구체적으로 제시해야 하는데, 교대로 배정하거나 병록변호 또는 생일에 의해 배정하는 것은 무작위 배정이 아니다.[23] 이들 체크리스트는 RCT가 아니더라도 임상시험을 보고하기 위한 논문 작성 시 필수 사항으로 포함할 필요가 있다.

7.4.3 분석 대상 피험자

분석에 포함되는 피험자를 결정하는 데는 여러 방법이 사용된다. 일차 분석으로는 무작위 배정의 취지를 극대화하기 위해 Intention To Treat(ITT) 방식을 사용하는데, 이는 시험약 투여 여부, 평가 누락, 계획서 준수 등과 상관없이 무작위 배정된 피험자 모두를 분석에 포함시키는 것이다.

표 7.1 임상시험을 보고하기 위한 CONSORT 체크리스트 요약[23]

Section	Topic and items
Title and Abstract	Structured summary
Introduction	Background and objectives
Methods	Trial design, Participants, Interventions, Outcomes, Sample size, Randomization (Sequence generation, Allocation concealment, Implementation), Blinding, Statistical methods
Results	Participant flow, Recruitment, Baseline data, Numbers analyzed, Outcomes and estimation, Ancillary analyses, Harms
Discussion	Limitations, Generalizability, Interpretation
Other information	Registration, Protocol, Funding

고전적인 ITT 방식은 실제 시험약이 투여되지 않았더라도 일단 배정이 되면 분석에 포함시키는데, 이는 누락된 평가나 계획서 위반protocol deviation 등의 이유로 제한점을 갖는다. 이를 보완하기 위해 연구 참여가 완료된 피험자만을 분석하거나Observed Case, OC 누락된 평가를 마지막 평가 점수로 대체하는 Last Observation Carried Forward (LOCF) 방법을 사용한다. 무작위 배정이 되었으나 첫 시험약 투여 전에 탈락한 경우는 분석에 포함하지 않으면서도 ITT라고 분석법을 제시하는 경우도 종종 있는데, 이는 적절하지 않은 용어 사용으로 '변형된 ITTmodified ITT'라고 기술하는 것이 옳다. 변형된 ITT에는 계획서 위반이나 정해진 최소한의 시험약을 투여받지 못한 피험자를 제외하는 경우도 포함하는데, 이런 경우는 계획서에 따른per protocol, PP 분석이라고 부르기도 한다. 단 계획서 위반으로 분석에서 제외할 때는 정확한 위반 사유를 함께 제시해야 한다.[23]

LOCF는 중도 탈락자를 분석에 포함하는 널리 사용되는 방법이지만 경우에 따라 약물의 효과를 과장할 수도 있다. 예를 들어 치매 임상연구에서 중도 탈락한 피험자의 평가 점수를 종료 시점으로 끌고 가면, 임상시험을 완료한 피험자에 비해 인지기능손상정도가 덜 하게 결과가 나올 수 있다.[24] 이러한 제한점을 보완하기 위해 임상시험을 중단하거나 계획서 위반으로 탈락한 환자들에 대해서도 추적 평가하여 결과를 살펴볼 필요가 있다. 높은 중도 탈락으로 결과가 오염되는 것을 피하기 위해서는 통계 분석 방법을 LOCF보다 혼합 효과 모형mixed effect model을 사용하는 것이 대안이 될 수 있다.[25]

임상시험 분석은 연구 시행 전 가설에 따라 결정된 일차 결과 변인에 따른 분석 외에 탐색적 분석이나 세부집단 분석은 반복 분석에 따른 위양성을 야기할 수 있으므로 주의해야 한다. 수집된 데이터에 의한 분석보다 시험 계획서에 따라 미리 예정된 분석이 보다 신뢰할 만하므로, 연구자는 어떤 것이 연구 기획 단계에서 미리 예정된 세부 분석인지 보고해야 한다. 치료 조건당 100명 미만의 작은 규모의 임상시험은 통계적 설명력이 약하고 우연한 결과 발생 가능성이 상대적으로 큰 내재된 부정확성 때문에 파일럿 시험으로 받아들여야 한다.

7.5 임상시험의 설계와 해석

7.5.1 효능과 효과

임상시험에서 효능은 RCT에서 통계적으로 유의하게 나타나는 치료반응이다. 반면 효과는 임상현장에서 확인할 수 있는 치료적 이익이다. 즉, 상대적으로 덜 통제된 실제 상황과 가까운 일반적인 환경에서 시행되는 중재의 결과를 말한다. 이는 효능과 안정성의 최종 결과라고 할 수 있다. 신약을 승인받는 절차로 이루어지는 2상과 3상 연구는 일반적으로 효능을 평가하는 연구이다. 허가 관청 등록용 임상시험은 상당히 제한된 포함 기준과 넓은 제외 기준에 의해 피험자를 모집해 변인을 통제하고 높은 임상적 증거를 확보하고자 한다. 즉, 신중하게 선택된 동질적인 피험자군을 대상으로 임상시험이 이루어지면서 신체질환이나 타 정신질환이 공존하는 경우, 병용 약물이 투여되고 있는 경우, 특정한 연령대 (소아나 노인) 등은 임상시험 참여가 제한되는 경우가 많다. 하지만 실제 임상현장에서 만나는 많은 환자는 이러한 동질적 환자 집단이 아닌 다양한 복합적 문제와 약물 복용이 이루어진다. 더욱이 3상 임상연구는 등록을 목적으로 진행되기 때문에 비교적 짧은 기간과 상대적으로 적은 숫자의 피험자를 대상으로 이루어진다. 때문에 약품 사용 허가를 받은 뒤에도 추가적인 근거를 확보할 필요가 있다. 결론적으로 효능을 평가하는 RCT는 훈련된 전문 치료자들에 의한 특화된 치료 환경과 이상적인 조건에서 치료가 해보다 이점이 더 많은지를 확인하기 위해 설계되었으며 치료법이 실제 환경에서 어떤 효과를 낼 것인지에 대한 정보를 주는 데는 한계가 있다.[26] 이에 제한된 조건에서 검증된 효능에 국한하지 않고 실제 임상현장에서의 효과를 확인하기 위한 연구가 필요하다(표 7.2).[27]

효과 연구의 예는 약품 승인 뒤 시행되는 PMS이다. 이는 진단기준과 약물의 사용 적응증에 맞으면 연구 참여에 특별한 제한을 두지 않고 실제 임상현장의 상황을 그대로 반영하여 보다 많은 피험자를 통해 약물의 효능 및 부작용에 대한 정보를 전향적으로 수집한다. 여기에는 다양한 교란 요인이 작용해 통계를 기반으로 한 과학적 근거 확보에 제한점이 있을 수 있으나, 보다 실제 상황을 잘 반영하는 장점이 있다. PMS 외에도 과학적 타당도를 갖춘 잘 설

표 7.2 효능 연구와 효과 연구의 비교

	Efficacy Trial	Effectiveness Trial
Characteristics of trial	Explanatory	Pragmatic
Eligibility criteria	Exclusive and highly restricted inclusive	Inclusive and more relaxed exclusive
Participants	Homogenous	Heterogeneous
Duration of trial	Short	Long
Outcome	Well validated scales	More comprehensive outcomes
Setting	Resource-intensive 'ideal setting	Real-world everyday clinical setting
Intervention	Strictly enforced and standardized	Applied with flexibility
Emphasis on	Reducing bias	Clinical needs
Purpose	Best quality clinical evidence	Greater applicability to real world practice

계된 4상 효과 연구도 시행되고 있는데, 자연적인 임상 상황을 반영하는 RCT가 시행되기도 한다. 효능 연구가 위약 대비 시험이 이루어지는 반면에 효과 연구는 일상적 치료와 비교하는 경우가 많다. 효능 평가가 주 목적인 일반 RCT를 설명적explanatory 연구라 부르는 것에 반해 효과 연구는 실용적pragmatic 연구라 부른다. 신경정신약물 효능 연구의 주 결과 변인이 평가척도의 점수인 반면 실용적 효과 연구는 보다 포괄적인 삶의 질, 사회 기능, 경제성이나 임상 실제에서 사용되는 지표인 재발, 입원, 약물 중단까지 걸리는 기간 등을 일차 결과 변인으로 삼는다. 따라서 실용적 효과 연구는 일반 RCT 효능 연구에 비해 보다 긴 기간 동안 시행된다. 초기에 실시된 대표적 실용적 RCT 중 하나는 제외 기준이 거의 없는 임상시험에서 조현병 환자에게 비정형 항정신병약물을 1세대 항정신병약물인 perphenazine과 비교한 Clinical Antipsychotic Trials of Intervention Effectiveness(CATIE) 연구이다.[28] CATIE의 주요 결과 변인은 효능, 부작용, 순응도 등 모든 원인에 의한

치료 중단이었는데, 이는 매우 실용적인 설계라 할 수 있다. 결론적으로 신경정신약물 임상시험은 정신병리의 개선이라는 효능을 확인하는 연구뿐만 아니라 다양한 환자군을 대상으로 내약성, 안전성, 순응도 등을 포괄적으로 고려한 실용적 효과 연구를 기반으로 임상 실제에 적용할 필요가 있다.

7.5.2 장기작용주사제 임상시험 결과 해석

RCT는 임상연구 설계의 '황금 표준gold standard'으로 간주되지만 제한된 조건의 환자만이 연구에 참여하게 되어 실제 임상 상황을 잘 반영하지 못할 수 있다. 이러한 문제는 조현병 치료에 널리 쓰이는 장기작용주사제Long-Acting Injection, LAI의 효과를 연구할 때 종종 나타난다. 즉, LAI는 재발의 가장 큰 원인인 순응도 저하 문제를 해결하여 재발과 재입원을 억제하기 위해 임상에서 널리 사용되고 있다. 하지만 일부 RCT에서 LAI는 경구용 약물과 비교해 큰 차이를 나타내지 못하였다. 이는 RCT에 등록되는 환자들이 기본적으로 치료에 대한 자발성과 순응도가 상대적으로 높은 특별한 환자군인 점이 관련되었을 수 있다. 즉, 선택편향이 결과를 왜곡했을 가능성이 있다.[29] 이에 반해 코호트 연구나 실용적 효과 연구에서는 실제 임상 상황을 보다 잘 반영하여 LAI가 더 우수한 것으로 결과가 나오는 경향이 있다.[30] LAI와 경구용 약물을 비교하는 여러 연구를 종합 분석한 연구에서도 LAI가 더 효과적이라는 결과가 나온 연구는 더 실용적 연구 설계를 채택하였고, 경구용 약물이 더 효과적이라는 결과가 나온 연구는 보다 설명적 연구 설계를 사용한 것이 확인되었다.[31] 즉, 제한되고 통제된 조건에서 시행된 연구보다 실제 임상 상황이 잘 반영된 실용적 연구에서 LAI의 효과가 더 잘 나타나므로 임상현장에 이들 연구결과를 해석해 적용할 때 이러한 특성을 참고할 필요가 있다. 거울상 연구는 RCT에 대한 대안으로 자연스러운 임상 상황에서 LAI의 효과를 평가하는 데 널리 활용되고 있다. 하지만 거울상 연구에서는 기대 편향과 평균 회귀로 인해 LAI에 대해 호의적인 결과가 나올 가능성이 큼을 고려하고 해석해야 한다.

7.6 결론

복합적인 증후군인 신경정신질환의 치료제에 대한 임상시험에는 다양한 변수와 한계가 존재한다. 따라서 임상시험을 수행할 때뿐 아니라 데이터를 해석하여 임상 실제에 적용할 때 신중해야 한다. 현재 신경정신약물 임상시험에 사용되고 있는 주요 척도와 연구 설계의 제한점을 인식하고 새로운 유형의 평가척도와 연구 수행 방법을 개발할 필요가 있다. 유전학이나 뇌영상의 발달과 더불어 약물의 효과나 부작용을 예측하고 약물을 선택하는데, 이들 검사 방법을 사용하는 것에 대한 임상연구가 적극적으로 이루어져야 한다. 신경정신약물 사용의 경제학적 가치와 보다 포괄적인 지표에 대한 연구도 수행될 필요가 있다. 결론적으로 신경정신약물의 개발 및 뇌과학의 발달과 더불어 신경정신약물 임상시험의 수행 방법과 분석의 발전이 함께 이루어져 가야 한다. 또한 임상시험 방법론의 한계를 고려하여 통계적 수치와 논문에 기술된 내용 이면의 본질적 의미를 이해하려는 태도가 필요하다.

참고문헌

1. Fagiolini A, Rocca P, De Giorgi S, Spina E, Amodeo G, Amore M. Clinical trial methodology to assess the efficacy/effectiveness of long-acting antipsychotics: Randomized controlled trials vs naturalistic studies. Psychiatry Res. 2017;247:257-264.

2. Khan A, Mar KF, Brown WA. The conundrum of depression clinical trials: one size does not fit all. Int Clin Psychopharmacol 2018;33:239-248.

3. Beecher HK. The powerful placebo. JAMA 1955;159:1602-1606.

4. Zangwill D. Clinical trial of the treatment of depressive illness. Br Med J 1965;1:881-886.

5. DeAngelis CD, Drazen JM, Frizelle FA, Haug C, Hoey J, Horton R, et al. Clinical trial registration: a statement from the International Committee of Medical Journal Editors. JAMA 2004;292:1363-1364

6. Rosa F, Schreiner A, Thomas P, Sherif T. Switching patients with stable schizophrenia or schizoaffective disorder from olanzapine to risperidone long-acting injectable. Clin Drug Investg 2012;32:267-279.

7. Umscheid CA, Margolis DJ, Grossman CE. Key concepts of clinical trials: a narrative review. Postgrad Med 2011;123:194-204.

8. Kim SW, Jang J-E, Yoon J-S. Placebo Effects and Clinical Trials of Neuropsychiatric Drugs. Korean J Biol Psychiatry 2012;19:164-171.

9. Price DD, Finniss DG, Benedetti F. A comprehensive review of the placebo effect: recent advances and current thought. Annu Rev Psychol 2008;59:565-590.

10. Levine JD, Gordon NC, Fields HL. The mechanism of placebo analgesia. Lancet 1978;2:654-657.

11. Scott DJ, Stohler CS, Egnatuk CM, Wang H, Koeppe RA, Zubieta JK. Placebo and nocebo effects are defined by opposite opioid and dopaminergic responses. Arch Gen Psychiatry 2008;65:220-231.

12. Kemp AS, Schooler NR, Kalali AH, Alphs L, Anand R, Awad G, et al. What is causing the reduced drug-placebo difference in recent schizophrenia clinical trials and what can be done about it? Schizophr Bull 2010;36:504-509.

13. Alphs L, Benedetti F, Fleischhacker WW, Kane JM. Placebo-related effects in clinical trials in schizophrenia: what is driving this phenomenon and what can be done to minimize it? Int J Neuropsychopharmacol 2012;15:1003-1014.

14. Benedetti F, Carlino E, Piedimonte A. Increasing uncertainty in CNS clinical trials: the role of placebo, nocebo, and Hawthorne effects. Lancet Neurol 2016;15:736-747.

15. Liu KS, Snavely DB, Ball WA, Lines CR, Reines SA, Potter WZ. Is bigger better for depression trials? J Psychiatr Res 2008;42:622-630.

16. Marks DM, J T, Pae CU. Innovations in clinical research design and conduct in psychiatry: shifting to pragmatic approaches. Psychiatry Investig 2009;6:1-6.

17. Evers AWM, Colloca L, Blease C, Annoni M, Atlas LY, Benedetti F, et al. Implications of Placebo and Nocebo Effects for Clinical Practice: Expert Consensus. Psychother Psychosom 2018;87:204-210.

18. Berman RM, Marcus RN, Swanink R, McQuade RD, Carson WH, Corey-Lisle PK, et al. The efficacy and safety of aripiprazole as adjunctive therapy in major depressive disorder: a multicenter, randomized, double-blind, placebo-controlled study. J Clin Psychiatry 2007;68:843-853.

19. Zarin DA, Tse T, Ide NC. Trial registration at ClinicalTrials.

gov between May and October 2005. N Engl J Med 2005;353:2779-2787.

20. Rasmussen N, Lee K, Bero L. Association of trial registration with the results and conclusions of published trials of new oncology drugs. Trials. 2009;10(1):116.

21. Heres S, Davis J, Maino K, Jetzinger E, Kissling W, Leucht S. Why olanzapine beats risperidone, risperidone beats quetiapine, and quetiapine beats olanzapine: an exploratory analysis of head-to-head comparison studies of second-generation antipsychotics. Am J Psychiatry 2006;163:185-194.

22. Als-Nielsen B, Chen W, Gluud C, Kjaergard LL. Association of funding and conclusions in randomized drug trials: a reflection of treatment effect or adverse events? JAMA 2003;290:921-928.

23. Schulz KF, Altman DG, Moher D; CONSORT Group. CONSORT 2010 statement: updated guidelines for reporting parallel group randomised trials. BMJ 2010;340:c332.

24. Molnar FJ, Hutton B, Fergusson D. Does analysis using "last observation carried forward" introduce bias in dementia research? CMAJ 2008;179:751-753.

25. Leucht S, Heres S, Hamann J, Kane JM. Methodological issues in current antipsychotic drug trials. Schizophr Bull 2008;34:275-285.

26. Sackett DL, Wennberg JE. Choosing the best research design for each question. BMJ 1997;315:1636.

27. Singal AG, Higgins PD, Waljee AK. A primer on effectiveness and efficacy trials. Clin Transl Gastroenterol 2014;5:e45.

28. Stroup TS, McEvoy JP, Swartz MS, Byerly MJ, Glick ID, Canive JM, et al. The National Institute of Mental Health Clinical Antipsychotic Trials of Intervention Effectiveness (CATIE) project: schizophrenia trial design and protocol development. Schizophr Bull 2003;29:15-31.

29. Kishimoto T, Nitta M, Borenstein M, Kane JM, Correll CU. Long-acting injectable versus oral antipsychotics in schizophrenia: a systematic review and meta-analysis of mirror-image studies. J Clin Psychiatry 2013;74:957-965.

30. Tiihonen J, Mittendorfer-Rutz E, Majak M, Mehtälä J, Hoti F, Jedenius E, et al. Real-World Effectiveness of Antipsychotic Treatments in a Nationwide Cohort of 29823 Patients With Schizophrenia. JAMA Psychiatry 2017;74:686-693.

31. Bossie CA, Alphs LD, Correll CU. Long-acting injectable versus daily oral antipsychotic treatment trials in schizophrenia: pragmatic versus explanatory study designs. Int Clin Psychopharmacol 2015;30:272-281.

CHAPTER 08

신경정신약물 임상시험의 윤리

한창수

8.1 서론

좋은 연구를 판단하는 기본 조건은 (1) 연구과정의 윤리성과 (2) 연구결과의 신뢰성이다. 연구의 아이디어와 창의적인 연구 디자인, 혁신적인 연구결과를 얻는 것이 모든 연구자의 목표임에는 틀림이 없지만, 연구과정에서 피해를 보는 연구 대상이 없도록 하는 것이 가장 중요하며, 더불어 연구결과를 믿을 수 있고, 기술된 방법에 따라 재현해낼 수 있는지 또한 강조되어야 하는 사안이다. 연구자가 약물이나 의료기기를 개발하는 가장 중요한 이유는 인간 신체의 기능과 사회적 기능을 저하시키는 각종 질환을 치료하기 위함이다. 인구의 고령화가 가속화되고 첨단과학 및 의학기술이 발달하면서 근력이나 지능을 강화시키는 등 인체의 기능을 증진시키거나 퇴행성 질환을 예측, 예방하는 약물과 기기에 대한 연구개발도 활발해지고 있다.

약물이나 기계를 실험실에서 개발해내는 과정이 끝나고 나면 사람을 대상으로 처방하기 전에 해당 치료법의 효과와 안정성을 반드시 확인하여야 한다. 의학이 덜 발달한 시기에는 몇몇 사람들을 대상으로 "사용해보니 좋더라." 하는 경험적인 자료를 근거로 하여 치료법으로 인정받던 시대도 있었고, 보완의학 요법들은 아직도 경험에 근거한 임상적 타당성을 주장하는 경우가 많다.

과거부터 세계 거의 모든 지역에서 약초나 광물을 사용하는 전통 치료법과 전통 치유자가 있었고, 종교시설 등에서 시행했던 사혈법phlebotomy 등도 그런 부류에 속한다고 하겠다.

하지만 현대에는 약품과 의료기기를 개발한다는 것이 기본적으로 수천, 수만의 대규모 인구를 대상으로 판매하고 처방한다는 것을 전제로 하기 때문에 보다 엄격한 검증을 필요로 하게 되었다.

또한 현재까지 수십 년간 관행처럼 사용하는 치료법이라 하더라도 엄격한 효과-안정성 검증과정을 거쳐서 퇴출시키거나 혹은 계승 발전시켜야 하는 것이 당연하다고 하겠다.

의학자들은 지난 100여 년이 채 안 되는 동안 수많은 의학적 발견을 하면서 수많은 시행착오를 겪었고, 그러면서 인체에 대한 안정성과 효과를 증명하는 과정을 비교적 체계적으로 갖추게 되었다. 이런 임상시험의 과정에는 거액의 연구비와 수많은 지원자가 필요한데, 연구에 참여하는 지원자나 연구비를 지급하는 기관은 연구결과에 대한 기대뿐 아니라 엄격한 윤리 기준 준수에 대한 신뢰를 확인하여야 한다. 이를 통해 윤리적인 연구방법을 통해 믿을 만한 연구결과를 얻어내도록 유도해야 한다.

이 장에서는 사전동의informed consent 및 기관윤리심의위원회institutional review board, IRB 승인과정에 필요한 윤리 원칙에 대해 주로 살펴볼 것이다. 기타 연구부정행위 scientific misconduct, 저작권authorship 등 추가적인 윤리 문제들을 논하고자 한다.

8.2 역사적 사건 : 터스키기 연구

제2차 세계대전 당시 독일 나치집단의 지원을 받은 의사들이 연구라는 미명하에 수행한 잔혹행위들, 미국의 교도소 수감자 연구 등이 취약집단을 대상으로 한 잘못된 연구들의 대표격이다. 그중에서도 비교적 현대에 이르기까지 가난한 흑인을 대상으로 수행되었던 터스키기 연구 사건은 현대 임상연구에 많은 교훈을 남겨주었다.[1]

터스키기 연구(Tuskegee Study)

연구 목적 : 치료받지 않은 매독의 자연 경과 및 장기적 영향을 밝혀내기 위함

연구 대상 : 미국 앨러배마 주 시골 터스키기 지역의 가난하고 교육수준이 낮은 흑인 남성들

연구 방법 : 1932년 미국 정부에서 피험자들을 모집하였으며, 식사, 기본 의료, 장례 보험을 제공받았다. 연구진은 피험자들이 매독에 대한 치료를 받고 있다고 하였지만, 연구목적으로 시행한 요추 천자에 대해 자세한 설명이 없이 무료 치료라고만 하였으며, 제2차 세계대전 기간에 개발된 페니실린 계열의 항생제 치료는 제공되지 않았다. 더욱 심했던 것은 매독에 대한 항생제 치료가 공중 보건 정책으로 권고된 이후에도 연구진은 피험자들이 그러한 치료를 받지 못하게 하면서 이들이 사망할 때까지의 자연 경과와 합병증을 관찰하였다.

이 연구사례가 공개된 이후, 1974년 미연방 정부는 인체 대상 연구에 대한 규제법안을 공표하였는데, 이 법안은 연방정부의 지원을 받는 임상연구는 피험자 사전동의 및 기관윤리심의위원회IRB의 검토를 의무화하는 것이었다. 터스키기 연구 참여자들에게는 1997년 클린턴 대통령 재임기에 이르러서야 공식적인 사과를 하였다.

8.3 임상연구의 윤리 원칙

1979년 벨몽트 보고서는 인간을 연구 대상으로 하는 임상연구에 대해 세 가지 윤리적 원칙을 명시하였다.[2] 첫 번째는 인간 존중의 원칙principle of respect for persons이다. 모든 사람은 연구 참여에 대해 스스로 결정할 수 있는 권리가 있다는 원칙이다. 모든 연구자는 참여자로부터 연구 시작 이전에 자발적인 동의를 받아야 하고, 참여자는 언제든지 참여의사의 철회가 가능하다는 것을 핵심으로 하고 있다. 또한 연구자는 의사결정 능력에 어려움이 있는 참여자를 보호해야 한다고 규정한다.

두 번째는 선행의 원칙principle of beneficence이다. 연구 설계는 전문가들에 의해 과학적으로 인정받아야 하며, 연구에 참여하는 사람이 얻는 혜택은 그로 인한 위험에 비해 더 많아야 한다는 것은 어쩌면 상식일 수 있다. 또한 참여자가 입을 수 있는 위험에는 신체적 손상뿐 아니라 비밀유지의 침해, 참여자의 질병정보로 인한 낙인, 차별 등 심리적 피해도 포함된다.

세 번째는 정의의 원칙principle of justice이다. 연구로 인한 혜택은 공정하게 배분되어야 하기 때문에 연구 주제에 적합한 집단을 선정할 때 저소득층, 저학력층 등과 같이 사회적으로 취약한 집단이나 의사결정 능력의 결함이 있는 사람들 중에서 대상을 선별하여 연구에 참여시키는 것은 원칙적으로 금한다. 연구책임자가 근무하는 대학교 학생의 경우처럼 접근하기 편하고, 추적관찰을 하기 쉽다는 이유로 연구 대상을 정하는 것은 부당한 것이며, 또 다른 형태의 갑질이기도 할 것이다. 또한 정의의 원칙에 따라서 연구의 혜택에 대한 접근성도 공정해야 한다. 현대에는 임상연구 참여를 통해 HIV 감염, 암, 장기 이식 분야의 신기술을 접할 수 있는 통로로 인식되기 때문에 더 이상의 치료법이 없는 난치성 질환에 대한 신약을 찾는 환자들의 임상연구에 대한 접근성도 균등하게 보장되어야 한다. 미국 NIH의 지원을 받는 연구는 반드시 어린이, 여성, 소수 인종 집단이 적절하게 대표될 수 있도록 설계하거나, 혹은 대표성이 적은 이유에 대해서는 정당한 근거를 제시하도록 하고 있다.[2]

8.4 기관윤리심의위원회 승인 조건

임상시험 연구를 수행하는 대부분의 기관에서는 기관심의위원회IRB 또는 연구윤리위원회research ethics committee를 운영하고 있다. 기관심의위원회는 통상 IRB라고 불리는데, 연구의 윤리적 적합성을 확인하고 연구 참여자의 복지와 권리를 보호하는 기관이다. IRB 구성원은 다수의 연구자들과 더불어 법률 전문가, 윤리 전문가, 종교인 등 피험자 보호 문제에 익숙한 인사가 포함되어 있어야 하며, 이는 IRB 규정으로 미리 정해져 있어야 한다. 공통 규정 외

에도 기관의 특성에 따른 연구 윤리성 판단기준이 매뉴얼로 정해져 있으며, 이를 바탕으로 하여 심의위원회의 심사를 거쳐 개별 연구의 적합성을 판단하게 된다. 그렇기 때문에 연구 세부계획에 따라 연구 윤리심의 기간이 오래 걸리는 경우도 있다. IRB는 연구 승인 과정에서 다음 사항에 대하여 판단한다.

1. 참여자의 위험도는 최소화되었는가?
2. 예상되는 혜택과 기대되는 연구결과의 중요성이 피험자의 위험수준에 비해 합리적인가?
3. 참여자 선정 과정은 공정한가?
4. 참여자나 법적 대리인으로부터 사전동의를 구하였는가?
5. 참여자의 개인정보는 적절히 보호되고 있는가?

최근에는 IRB가 동의서 내용에 과도하게 집착하면서 연구 설계 자체에 대한 고려는 부족한 경우가 많고, 연구의 과학적 부분 검토는 보통 연구재단 등의 자금 지원 기관이 이를 도맡아 하는 경우가 많다는 지적도 있다는 점에 신경을 써야 한다. 비록 IRB가 모든 프로토콜 개정안과 부작용, 개인정보 관리에 주의하여 감시하는 기능을 가진 것은 맞지만, 연구의 디자인과 연구 진행과정 전체를 조망하는 기능은 추후 보강하여야 할 것으로 보인다. 이에 따라 일부 기관에서는 연구의 '윤리성'뿐 아니라 '신뢰성' 있는 연구수행을 평가하는 것을 중요하게 고려하고 있다. 하지만 가장 중요한 것은 피험자 보호와 과학적 연구성과를 얻기 위한 연구자의 판단이라는 점을 잊지 말아야 한다.

8.5 IRB 검토 제외 신청이 가능한 연구

기관윤리심의의 면제를 요청할 때 가장 기본적으로 알아야 할 것은 '먼저 IRB에 문의'라는 것이다. 연구자가 자의적으로 면제 여부를 결정하고 연구를 진행할 수는 없으며, IRB 검토 제외 신청이 인정되었다는 증빙서류를 미리 받아놓는 것이 원칙이다. 간혹 연구자 개인의 판단으로 개인정보 이용에 대한 동의를 받아놓지 않고 있다가 연구자체의 진행이 어려워지는 경우도 있다. 일반적으로 심의가 면제되는 경우는 각 피험자에게 동의를 구하는 것이 불가

능하거나 이로 인해 연구기간과 비용이 현저하게 증가되어 현실적으로 연구가 불가능한 경우이지만, 이것을 판단하는 것은 연구자가 아니라 IRB라는 점을 명심해야 한다.

[심사면제 대상 연구]

1. 인간 대상의 조사연구, 면담 및 관찰의 경우(다음은 면제 대상에서 제외)
   A. 피험자의 신원이 확인 가능한 연구
   B. 피험자의 신원이 공개되어 법적 책임이나 명예 훼손, 재정적 손해가 예상되는 경우
2. 보유한 의무기록, 데이터, 피검물 등의 분석연구
   A. 표본이 존재하며 공식적으로 이용 가능한 경우
3. 피험자 신원이 확인되지 않도록 연구자에 의하여 기록된 정보

대다수의 IRB는 면제 자격을 심사하기 위하여 연구자에게 이러한 내용이 모두 기술된 연구 계획서를 제출할 것을 요구하고 있다.

8.6 IRB 신속심의 대상 연구

위원회 전체가 모이는 위원회의 승인이 필요한 정도는 아니지만, IRB의 간사나 신속 검토위원회에서 간소화된 검토 과정을 거쳐 연구 승인을 받을 수도 있다. 인간 연구 보호사무국office for human research protections에서 공표한 바에 따르면 신속심의에 적합한 연구 유형은 (1) 시험 시술이 최소한의 경미한 위험성을 가지는 경우, (2) 이미 연구 프로토콜을 승인받은 상태에서 약간의 변화만 있는 경우, (3) 데이터분석 또는 장기간의 추적관찰을 제외하고 이미 IRB 승인이 완료된 연구계획서의 개정신청 등이다. 여기서 말하는 최소한의 위험minimal risk to participants이란 "일반적인 신체-심리 검사 과정에서 혹은 일상생활에서 처할 수 있는 수준"의 것으로 정의된다. 정맥채혈, 타액 및 객담채취, 피부나 점막 면봉채취를 통한 검체수집이 신속심의 신청의 대상이 될 수 있다. 하지만 X-ray나 심전도 등의 데이터 취합을 해야 하는 연구는 처음부터 정식 IRB 신청을 하는 것이 일반적이다. 신청을 받은 신속심의 판정 위원회에서는 위험의 크기와 가능성을 모두 고려해서 해당 연구가 최소한의 위험을 가진 것이라 할 수 있는지 판단해야 한다.

8.7 사전고지에 입각한 자발적 동의

연구자는 연구 참여자들에게 충분히 정보를 제공한 후 자발적 의사에 의한 사전 동의를 받아야 한다. 이때 잠재적인 연구 참여자에게 공개하여야 하는 정보는 연구의 특성, 연구절차, 연구의 위험과 혜택 등이다.

8.7.1 연구 프로젝트의 특성

연구 참여 후보에게 연구의 목적, 참여자 모집 방법에 대하여 분명하게 설명한다. 이때 연구가설을 알려줄 필요는 없지만, 최대한 자세하게 설명하는 것을 권장한다.

8.7.2 실제적인 연구절차

참여하게 되는 경우 몇 번을 방문하고, 얼마나 시간이 걸리는지 구체적으로 알려주어야 한다. 이때 제공하는 중재법이 표준치료법이 아닌 경우에는 일반적으로 적용하는 표준치료법이 따로 있다는 것도 알려주어야 한다. 연구 대상자가 참여를 거절하는 경우에 본인이 받을 수 있는 치료 과정에 대해서도 알려준다. 연구방법에 맹검이나 무작위화 과정이 있다면, 이것에 대해 대상자가 이해할 수 있게 쉽게 설명해야 한다. 상담이나 설문조사를 설명할 때는 참여자가 설문 주제에 관하여 이해할 수 있어야 한다.

8.7.3 연구의 위험과 혜택

후보 대상자가 이해할 수 있는 용어로 연구 참여 시 얻을 수 있는 의학적, 심리적, 경제적 위험성과 함께 얻을 수 있는 혜택에 대해 설명해야 한다. 여기에는 교통비 같은 금전적인 보상도 포함된다.

또한 연구에 참여하지 않았을 때 어떤 치료를 받을 수 있는지에 대한 설명도 해야 한다. 종종 신약 임상시험 참가자를 모집하면서 연구에 참여하는 것이 마치 혜택을 받는 것처럼 기술하는 경우가 있는데, 이것은 참여자들로 하여금 시험중재기법을 '치료로 착각therapeutic misconception'하게 만들 수 있기 때문에 중요한 연구윤리 위반이 될 수 있다. 연구자는 연구 대상 약제나 의료기기가 표준치료법보다 효과가 높다고 알려진 것은 아니라는 것을 분명히 기술하고, 임상시험 과정에서 위해를 입을 수 있다는 사실을 분명히 밝혀야 한다.

8.8 동의서의 양식

동의서에는 앞서 설명한 필요한 정보가 모두 포함되어야 한다. 보다 간결한 양식을 쓸 수도 있는데, 여기에서는 고지된 동의에 필요한 요소들이 구두로 전달되었음을 언급해야 한다. 간결한 양식을 쓰는 경우에는 구두로 설명하는 과정을 입증할 수 있는 증인이 있어야 하며, 그 증인도 참여자와 함께 동의 양식에 서명하는 것이 필요하다. 각 IRB는 소속 연구자들에게 활용할 수 있도록 동의서 양식 샘플을 제공하고 있다. 기관에 따라서는 더 자세한 정보를 요구할 수도 있다는 점을 알아두어야 한다.

8.9 피험자가 임상연구 정보를 제대로 이해하게 하는 방법

잠재적인 연구 참여자에게 설명을 하거나 협의하는 과정이나 동의를 구하는 과정에서 연구자는 어려운 전문 용어나 복잡한 문장을 쓰지 않아야 한다. 이것은 동의서 양식에서도 마찬가지이다.

최근 IRB 심사위원들은 실제로 후보 피험자가 정보를 이해했는지를 판단하기 위해 동의서 양식과 내용을 아주 자세하게 평가하는 경향이 있다. 잠재적 연구 참여자의 이해도를 높이기 위해서는 연구진 또는 독립적인 별도의 연구자가 잠재적 연구 참여자와 일대일로 상담하는 시간을 충분히 가지는 것이 중요할 수도 있다. 동의 양식을 단순화하고, 질문에 답하는 시간을 가져야 한다. 한 번에 모든 설명을 하기보다는 여러 번 내원하는 동안 정보를 제공하여 숙고할 수 있는 시간을 주는 것이 좋다. 설명을 위한 문서자료나 영상을 활용하는 것도 좋다. 잠재적인 위험성이 크거나 논란의 여지가 있는 치료법을 사용하는 연구는 설명을 들은 연구 참여 후보자의 이해도를 평가하고, 연구의 핵심 사항에 대한 질문에 참여자가 정확히 이해하고 대답했음을 문서화하는 것도 중요하게 고려해야 한다.

8.10 연구 참여 동의의 자발성

연구가 윤리적이기 위해서는 자세하고 쉬운 정보제공 과정도 중요하지만, 피험자의 동의가 자발적이었는지가 중요하다. 피험자에게 과도한 보상을 제공하여 유도하거나 연구기관 소속 학생들을 연구 참여자로 등록하는 것은 부당한 영향력을 가하는 비자발성 동의의 흔한 예이다.

연구 참여자는 연구 참여를 거부해도 자신의 치료에 나쁜 영향이 없으며, 언제라도 프로젝트 참여를 철회할 수 있다는 점에 대해 충분히 이해하고 있어야 한다.

8.11 사전동의를 받지 않아도 되는 경우

8.11.1 신원확인이 불가능하게 익명화된 기존 검체 및 데이터를 이용한 연구

일상적인 임상진료 현장에서 임상 선별검사 이후에 남은 혈액이나 소변 검체는 다양한 임상연구에서 유용하게 사용된다. 이렇게 신원확인이 불가능한 상태의 기존 검체를 사용하는 연구에 대해서는 사전동의 및 IRB 심사가 필요 없다. 그럼에도 불구하고 다수의 IRB는 연구자가 해당 연구에 대해 보고하는 것을 원칙으로 한다. 논문 작성을 할때도 대부분의 저널에서는 해당 연구계획에 대한 IRB 승인 여부 또는 사전동의 면제의 IRB 결정을 명시할 것을 요구한다.

8.11.2 사전동의를 면제받은 경우

일부 연구의 경우는 신원확인이 가능한 기존의 정보 및 검체를 이용하는데, IRB 심사는 면제되지 않지만 사전동의는 면제되는 경우가 있다. 이런 연구들은 ① 참여자에게 최소한의 위험만을 가하는 연구이거나 ② 사전동의 면제가 피험자의 권리와 복지에 부정적 영향을 주지 않을 것으로 판단되는 경우, ③ 사전동의 면제 없이는 연구가 사실상 수행될 수 없는 경우, ④ 미리 연구 주제를 드러내면 연구의 타당성이 침해되는 경우로서 피험자가 요구하는 경우에는 언제든지 관련 추가 정보를 연구 참여 후에도 제공받을 수 있어야 한다.

사전동의 면제 가능성이 있는 연구의 예

대기 미세먼지와 중금속에 노출된 산모에서 출생한 아기들의 제대혈 중 중금속 농도와 저체중 출산, 미숙아, 주산기 사망 사이의 연관성을 조사하는 연구를 진행할 수 있다. 이런 연구를 하기 위해 연구진은 특정 시기에 특정 지역에 거주한 산모들의 정보와 그 자녀의 출생 증명서, 사망 증명서, 병원 의무기록 등을 확인하고 해당 검체를 구분하여야 한다. 적절한 검정력을 획득하기 위해서는 상당히 많은 수의 어린이가 필요하므로, 그 어린이의 부모 또는 법적 보호자로부터 동의를 얻는 것은 현실적으로 불가능하다고 판단할 수 있다.

8.12 의사결정 능력이 부족한 피험자의 경우

피험자가 설명을 이해하거나 사전동의를 승인할 수 있는 능력이 없는 경우에는 법적 대리인이 동의를 해야 한다(소아의 경우 부모 또는 법적 보호자). 하지만 시행할 연구계획이 의사결정 능력을 가진 다른 집단을 대상으로 수행될 수는 없는지를 심사숙고해야 한다.

8.13 임상연구 시 위험의 최소화를 위한 방법

8.13.1 비밀 보호

피험자의 비밀이 지켜지지 않으면 질병에 대한 사회적 낙인이나 차별의 문제가 생길 수 있다. 특히 정신질환이나 알코올 중독, HIV 감염 같은 주제의 연구에서 더욱 조심해야 한다.

피험자의 비밀을 보호하기 위해서는 연구 데이터의 암호화, 데이터 관리의 보안성 강화, 피험자의 신원을 파악할 수 있는 코드를 숨기거나 신원 확인 코드에 대한 접근권을 철저히 제한하는 것이 필요하다.

하지만 비밀유지 원칙에 예외가 발생할 수 있는데, 연구가 감사를 받거나 법원에서 제출요청이 받은 경우, 소아학대의 증거가 발견되거나 질환발병을 법적으로 보고되어야 하는 경우에는 비밀이 지켜지지 않을 수 있다. 이러한 상황이 예견되는 연구에서는 계획서에 이를 명기하고, 연구진과 피험자에게 대처 방법에 확실하게 알려놓아야 한다.

8.13.2 HIPAA 건강 개인정보 보호 규정[3]

건강 보험 양도 및 책임에 관한 법안Health Insurance Portability and Accountability Act의 약자를 따서 HIPAA로 널리 알려진 연방 건강 개인정보 보호 규정Health Privacy Rule 이 있다.

HIPAA 규칙은 개인 식별이 가능한 건강 정보를 보호하는 것을 목적으로 만들어졌다. 이 규정에 따르면 보호 대상으로 되어 있는 건강 정보를 활용하려면 피험자의 승인 서명을 반드시 받아야 한다. 이 경우에는 IRB의 필수사항인 사전동의와 별도로 HIPPA 승인 양식을 첨부해야 한다. 또한 같은 정보라 하더라도 새로운 연구를 위해 활용할 때마다 별도의 승인을 받아야 한다는 점이 중요하다. 개인 정보를 식별할 수 없는 데이터 또는 기타 특수 상황에서 HIPAA 승인이 필요한 것은 아니다.

우리나라에서는 임상연구를 시행하는 기관마다 의료법과 개인정보보호법에 따라 개인정보 및 권익을 보호하고 개인정보와 관련한 정보주체의 고충을 원활하게 처리할 수 있도록 개인정보처리방침을 두고 있다. 연구자들은 연구계획단계에서 개별연구의 개인정보 보호 규정에 대해서 각 기관의 IRB에 문의를 하는 것이 가장 현명한 일이다.

8.14 취약한 피험자에 대한 보호

일부의 잠재적 피험자는 연구 수행을 위해 윤리적으로 부적절하게 이용될 수 있다. 주로 이것은 이해능력 부족으로 인한 자발적 사전동의 과정의 문제이거나 혹은 신체적 특징으로 인한 부작용 발생에 대한 취약성 때문이다.

8.14.1 인지 및 소통 기능장애

인지기능에 문제가 있거나 발달장애 환자, 또는 의사소통 기능에 장애가 있는 환자는 연구 관련 정보와 위험성 및 혜택을 이해하는 데 어려움이 있을 수 있다. 이들을 대상으로 연구를 수행하고자 할 때는 이들의 보호 대상자에게 자세한 설명 및 동의를 받아야 하며, 당사자에게도 이들이 이해하는 한도에서 승인을 받는 절차가 필요한 것을 원칙으로 한다.

필요한 경우에는 당사자가 시험 내용을 이해할 수 있는 능력을 평가하여야 하는데, 인지기능장애나 의사소통 문제가 있는 피험자의 이해능력을 평가하는 구조적 평가도구도 존재하기 때문에 임상시험의 계획이나 IRB의 결정에 따라 이들의 사용도 고려해야 한다.

8.14.2 결정 주도권이 없는 경우

교도소 수감자나 요양시설 거주자의 경우 자신의 일상생활을 누군가에게 일임하고 있는 경우가 많기 때문에 연구 참여에 대한 결정을 할 때 압력을 받을 수 있다. 또한 임상시험의 참여를 평소 자신의 주치의가 권유하는 경우에도 무언의 압력으로 작용할 수 있다. 이것은 향후 치료에 대해 불이익을 받을까 하는 두려움과 더불어 의학지식을 잘 알지 못하기 때문에도 그럴 수 있다. 의과대학생이나 연구원, 레지던트 의사들의 경우도 자신의 상사가 수행하는 연구에 피험자로 참여하여야 한다는 압력을 받을 수 있다. 연구계획을 수립할 때나 IRB 승인과정에서는 피험자의 결정 주도권이 있는가에 대해 면밀하게 평가해야 한다. 수감자의 경우는 법무부의 승인과정을 거쳐야 하는 경우도 있다.

8.14.3 소아 대상의 연구

소아를 대상으로 하는 임상시험을 할 때는 부모의 동의뿐만 아니라, 적절한 발달을 한 경우라면 피험자 소아 본인의 동의도 받는 것이 원칙이다.[4]

8.15 과학적 부정행위

연구 수행과 관련한 부정행위는 매우 자주 일어나고 있다. 수년 전 국내의 연구자들이 연구 데이터를 조작 및 수정하면서 체세포 이식을 통해 인간 줄기세포를 배양했다고 주장한 경우가 그 대표적인 경우라 하겠다. 다양한 연구기관에서 다양한 수준으로 적발되는 일이기도 하다. 이러한 부정행위는 연구의 신뢰를 무너뜨리고, 추후 해당 기관 소속 연구자들의 지속 가능한 과학연구의 자금 지원을 중단시킬 수도 있다. 대표적 연구 부정 행위는 (1) 위조fabrication : 결과물을 만들어내어 기록하거나 보고하는 것, (2) 조작falsification : 연구 물질이나 기계, 절차를 바꾸거나 데이터나 결과를 바꿔서 결론을 왜곡하는 것, (3) 표절plagiarism : 타인의 연구결과나 토의내용 등을 적절한 인용의 형식 없이 사용하는 것이다.[4,5]

연구 위법행위가 의심되는 경우에는 연구재단과 같은 국책연구기관과 연구자 소속기관이 모두 신속하고 전체적인 조사를 해야 한다. 연구상 위법행위가 입증된 경우에는 보조금 중단 및 회수가 진행될 수 있으며, 이후 연구비 신청제한 등의 행정적 조치는 물론이고 형사적·민사적 절차 등도 포함될 수 있다. 무엇보다 연구자의 기본적인 덕목에 위배되는 행위임을 명심해야 한다.[5]

8.16 저작권

연구자로서 수행한 연구논문에 대한 저작권을 확보하기 위해서는 다음 중 적어도 한 가지 이상의 기여를 해야 한다. (1) 연구의 개념화 및 설계, (2) 데이터 분석 및 판독, (3) 논문 작성과 수정, (4) 원고의 최종 승인 등에 참여해야 저자라고 할 수 있는 것이다.[4,5] 연구에 실질적인 기여를 하지 않았지만, 연구자의 인지도, 실험기금 지원, 실험기자재 기부, 일부 피험자 소개 등을 했다고 하여 공동저자가 되는 것은 초청저자guest uthorship라고 부르는데, 이것도 비윤리적인 행위로 취급된다. 임상시험이 이미 완료되어 데이터가 분석되고, 심지어 첫 번째 초안 작성이 완성된 이후에 추가로 저자가 되는 것 역시 비윤리적인 행위라는 점을 명심하자. 다른 비윤리적 형태는 유령 저자ghost writer이다. 이들은 실질적으로 논문저술에 지대한 기여를 했으면서도 저자로서 등록되지 않는 경우인데, 보통 제약회사나 출판사의 직원인 경우가 많은데, 제약회사에서 원하는 전문가 패널토론 자료가 논문화되거나 자체 보유한 임상시험 데이터를 분석하는 경우에 발생하곤 한다.

연구진 사이에서 누가 주저자가 될 것인지에 대한 분쟁이 발생하는 경우가 종종 있는데, 이를 방지하기 위해서는 연구 초기에 분명하게 합의하고 시작하는 것이 가장 합리적이다. 일부 저널은 각 저자의 기여도를 발표 논문에 기술하도록 하고 있다.

현대의학은 국내외적으로 다양한 교류와 협력을 기본으로 하면서 의학뿐만 아니라, 공학과 인터넷 기술 등을 포함한 융합연구를 시행하고 있다. 이를 인체에 적용하여 건강향상에 이바지하기 위해서는 피험자의 보호와 연구결과의 신뢰성이라는 임상연구의 윤리적 측면을 엄격하게 지키는 것이 기본이다. 국가차원으로도 이를 위해 여러 기관에서 다양한 노력들을 다하고 있지만,[6] 무엇보다 가장 중요한 것은 연구자 개인의 책임이라는 점을 잊지 말아야 한다.

8.17 결론

1. 임상시험 윤리의 원칙은 인간 존중의 원칙principle of respect for persons, 선행의 원칙principle of beneficence, 정의의 원칙principle of justice이다.

2. 동의과정에서 설명을 충분히 이해한 상태에서 동의를 구하는 것이 중요하며, 연구 참여자에게 연구의 특성과 절차, 이득과 위험성, 치료적 대안에 대해 설명하여야 한다.

3. 아동, 죄수, 임신 여성, 인지 장애 및 사회적 약자와 같은 취약 계층에 대한 보호장치가 필요하다.

4. 위조, 조작, 표절을 포함하는 과학적 위법행위를 범해서는 안 된다.

참고문헌

1. Mays VM. The Legacy of the U. S. Public Health Services Study of Untreated Syphilis in African American Men at Tuskegee on the Affordable Care Act and Health Care Reform Fifteen Years After President Clinton's Apology. Ethics Behav 2012;22:411-418.

2. Miracle VA. The Belmont Report: The Triple Crown of Research Ethics. Dimens Crit Care Nurs 2016;35:223-8.

3. Shay DF. The HIPAA Security Rule: Are You in Compliance? Fam Pract Manag 2017;24:5-9.

4. 임상시험리뷰연구회. 한 손에 잡히는 임상연구: 설계와 실행의 모든 것. 서울, 군자출판사, pp246-264.

5. Bauchner H, Fontanarosa PB, Flanagin A, Thornton J. Scientific Misconduct and Medical Journals. JAMA 2018.

6. 임상시험 윤리기준의 이해. 식품의약품안정청. 국립독성연구원. 2005년12월 available at: http://www.nifds.go.kr/brd/m_18/view.do?seq=4031&srchFr=&srchTo=&srchWord=&srchTp=&itm_seq_1=0&itm_seq_2=0&multi_itm_seq=0&company_cd=&company_nm=&page=31

신경정신약물의 약리학 및 특성

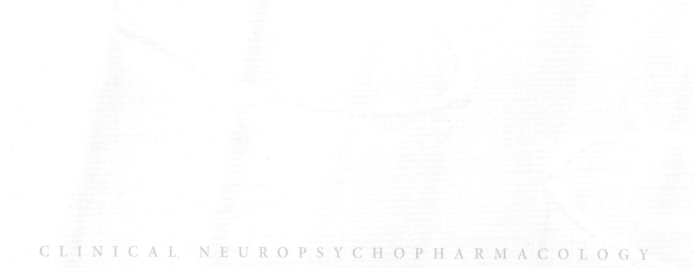

CLINICAL NEUROPSYCHOPHARMACOLOGY

CHAPTER 09

신경정신약물의 분류와 NbN

이정구

9.1 서론

현재 임상 진료와 문헌자료에서는 일반적으로 적응증(예 : 항우울제, 정신병치료제, 항불안증제, 최면제, 기분안정제, 자극제 등)을 기준으로 다른 종류의 약물을 명명하고 있다 이것은 World Health Organization(WHO)의 Drug Utilization Research Group(DURG)와 Anatomical-Therapeutic-Chemical(ATC) 분류 체계를 따르는 것으로 1976년에 처음 발간되었으며 지금까지 사용되고 있다(그림 9.1).[1,2] ATC 분류에서는 정신질환에 사용되는 약물들은 신경계의 해부학적인 분류에 따라서 약물이 분류되었으며 그리하여 광범위한 적응증을 갖게 되었다. 그림 9.1에서 분류가 된 'psycholeptics'에는 항치매약물, 항우울제, 정신신경자극제, 항정신병약물이 포함된다. 하지만 현재 psycholeptics라는 용어는 거의 사용되지 않으며 적응증이 아닌 질환에서도 약물이 사용되기 때문에 정확한 명명이라고 보기는 어렵다.[3,4] 그리고 ATC에서 항우울제는 그림 9.2에서와 같이 분류를 하고 있는데, 이 또한 새롭게 개발되고 임상현장에서 사용되고 있는 약물을 분류할 수가 없고 항우울제가 불안이나 초조와 같은 증상에 널리 사용되고 있기 때문에 새로운 명명법의 필요성이 제기되었다(그림 9.2).

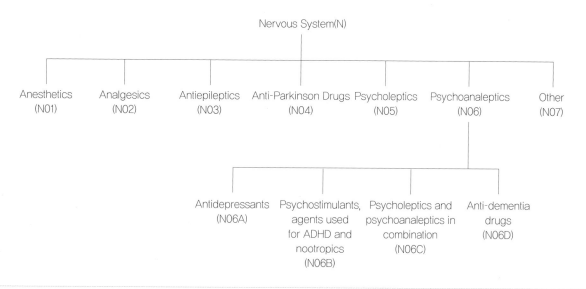

그림 9.1 신경에 작용하는 약물의 ATC 분류와 명명

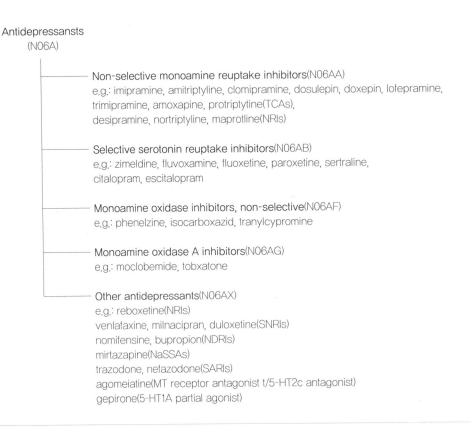

Antidepressansts
(N06A)

Non-selective monoamine reuptake inhibitors(N06AA)
e.g.: imipramine, amitriptyline, clomipramine, dosulepin, doxepin, lofepramine,
trimipramine, amoxapine, protriptytine(TCAs),
desipramine, nortriptyline, maprotline(NRIs)

Selective serotonin reuptake inhibitors(N06AB)
e.g.: zimeldine, fluvoxamine, fluoxetine, paroxetine, sertraline,
citalopram, escitalopram

Monoamine oxidase inhibitors, non-selective(N06AF)
e.g.: phenelzine, isocarboxazid, tranylcypromine

Monoamine oxidase A inhibitors(N06AG)
e.g.: moclobemide, tobxatone

Other antidepressants(N06AX)
e.g.: reboxetine(NRIs)
venlafaxine, milnacipran, duloxetine(SNRIs)
nomifensine, bupropion(NDRIs)
mirtazapine(NaSSAs)
trazodone, nefazodone(SARIs)
agomeiatine(MT receptor antagonist t/5-HT2c antagonist)
gepirone(5-HT1A partial agonist)

그림 9.2 현재 ATC 명명법에 따른 항우울제의 분류와 명명

9.1.1 Neuroscience-based Nomenclature

ATC 분류의 문제점들을 보완하기 위해서 2008년에 European College of Neuropsychopharmacology(ECNP), American College of Neuropsychopharmacology(ACNP), Asian College of Neuropsychopharmacology(AsCNP), International College of Neuropsychopharma cology(CINP), International Union of Basic and Clinical Pharmacology(IUPHAR)에서 테스크포스팀을 만들어서 정신약물의 새로운 명명법인 'Neuroscience-based Nomenclature(NbN)'를 개발하여 2014년에 초안을 제안하였다.[5] NbN은 약물학적 영역pharmacological domain과 작용기전mode of action에 초점을 맞춰 개발을 하였으며 전 세계에서 사용이 되고 있는 108개의 약물을 포함하고 있다. 모두 11개의 약물학적 도메인을 포함하고 있는데 각각의 도메인은 현재까지 알려진 약물의 수용체, 분자성질, 작용하는 시스템 등에 대하여 밝혀진 사실에 따라서 도메인을 나누었다. 그리고 규명된 10가지의 작용기전으로 나누었으며 두 가지 이상의 다작용기전multimodal을 가

지는 약물도 따로 명명을 하였다. NbN은 또한 'approved indication', 'efficacy and side effects', 'practical notes', 'neurobiology' 등 네 가지의 추가 차원도 가지고 있다.[5,6]

9.1.2 NbN의 이용방법

기존의 ATC 명명법에 따른 약물들을 NbN으로 변환을 하는 것은 무료 애플리케이션으로도 가능하며 다음의 표에 표기된 영역(표 9.1), 작용 기전(표 9.2), 추가 차원(표 9.3)이 있다. NbN으로 현재 ATC 명명법에 의한 약물을 새로 명명한 내용은 표 9.4에 정리를 하였다.[6]

9.2 결론

NbN은 다음과 같은 기대를 충족시키는 향정신성약물의 현대적인 약리학적 명명법이다. (1) 신경과학에서 최신의 발전된 내용을 포함하고 있으며, (2) 임상가에게 증명된 결과로 약물 처방을 하게 도움을 주며, (3) 특정한 정신약물을 선택할 수 있는 과학적 근거를 제공하며, (4) 새로운

작용기전에 따른 분류로 약물 처방의 스키마를 키울 수 있다. 하지만 아직까지 NbN은 앞서 언급한 기관들을 중심으로 개발 중이고 발전 중인 약물학 명명법이며 앞으로 많

은 변화와 발전이 있을 수 있다. 하지만 현재로서는 NbN이 가장 과학적이고 합리적인 정신약물의 명명법이다.

표 9.1 약물학적 영역

1.	Acetylcholine
2.	Dopamine
3.	GABA
4.	Glutamate
5.	Histamine
6.	Ion Channel
7.	Lithium mimetic
8.	Melatonin
9.	Norepinephrine
10.	Opioid
11	Serotonin

표 9.2 작용기전

1.	Receptor agonist
2.	Receptor partial agonist
3.	Receptor antagonist
4.	Reuptake inhibitor
5.	Reuptake inhibitor and releaser
6.	Reuptake inhibitor and receptor antagonist
7.	Enzyme inhibitor
8.	Ion channel blocker
9.	Positive allosteric modulator (PAM)
10.	Enzyme modulator

표 9.3 추가 차원

1 **Approved indications**	Based on the recommendations of the major regulatory bodies (e.g. FDA, EMA, etc.)
2 **Efficacy and side effects**	Aimed to highlight situations in which there is evidence to support additional indication(s) (as well as approved indications), for example well supported expert guidelines. In the side effects section, only prevalent or life-changing side-effects are listed.
3 **Practical note**	Summarizes the clinical knowledge that has been "filtered" though the taskforce "sieve".
4 **Neurobiology**	Derived from empirical data and divided into preclinical and clinical sections, with an emphasis on the latter.

표 9.4 NbN을 이용한 명명법

Former terminology	NbN		Drugs
Indication-based	**(Pharmacological-based)**		
	Pharmacology	**Mode of action** MM; multimodal (e.g. more than one mode)	
Antidepressants	**Drugs for depression**		
(TCA)	Norepinephrine	Reuptake inhibitor (NET)	Desipramine
	Norepinephrine, Serotonin	Reuptake inhibitor (NET and SERT)	Protriptyline,lofepramine, amoxapine, nortriptyline
	Serotonin, Norepinephrine	Reuptake inhibitor (SERT and NET)	Imipramine, dosulepin,
	Serotonin	Reuptake inhibitor (SERT)	Comipramine

(계속)

표 9.4   NbN을 이용한 명명법(계속)

Former terminology	NbN		Drugs
	Serotonin, Norepinephrine	MM; reuptake inhibitor (SERT and NET), 5-HT2 receptor antagonist	Amitriptyline
	Norepinephrine, Serotonin	MM; reuptake inhibitor (NET and SERT), 5-HT2 receptor antagonist	Doxepin
	Serotonin, dopamine	Receptor antagonist (5-HT2 and D2)	Trimipramine
(MAOI)	Serotonin, norepinephrine, dopamine	Enzyme inhibitor (MAO-A and -B)	Isocarboxazid, phenelzine
		Reversible enzyme inhibitor (MAO-A)	Moclobemide
		MM; enzyme inhibitor (MAO-A and -B), releaser (DAT, NET)	Tranylcypromine
	Dopamine, norepinephrine, serotonin	Enzyme inhibitor (MAO-B and -A)	Selegiline
(SSRI)	Serotonin	Reuptake inhibitor (SERT)	Citalopram, escitalopram, fluoxetine, fluvoxamine, paroxetine, sertraline
(SNRI)	Serotonin, norepinephrine	Reuptake inhibitor (SERT and NET)	Venlafaxine, duloxetine
	Norepinephrine, serotonin	Reuptake inhibitor (NET and SERT)	Milnacipran
Stimulants			
	Dopamine and norepinephrine	Reuptake inhibitors and release	Amphetamine (D) and (D,L), lisdexamfetamine, methylphenidate (D) and (D, L)
Antipsychotics	**Drugs for psychosis**		
Typical (1st generation)	Dopamine	Receptor antagonist (D2)	Flupenthixol, fluphenazine, haloperidol, perphenazine, pimozide, pipotiazine, sulpiride, trifluoperazine, zuclopenthixol
	Dopamine, serotonin	Receptor antagonist (D2, 5-HT2)	Chlorpromazine, thioridazine
Atypical (2nd generation)	Dopamine	Receptor antagonist (D2)	Amisulpiride
	Dopamine, serotonin	Receptor antagonist (D2, 5-HT2)	Iloperidone, loxapine, lurasidone, olanzapine, perospirone, sertindole, ziprasidone, zotepine
	Dopamine, serotonin	Receptor partial agonist (D2, 5-HT1A)	Aripiprazole
	Dopamine, serotonin, noradrenaline	Receptor antagonist (D2, 5-HT2, NE alpha-2)	Asenapine, clozapine, risperidone, paliperidone
		MM; receptor antagonist (D2, 5-HT2) and reuptake inhibitor (NET)(metabolite)	Quetiapine
Anxiolytics	**Drugs for anxiety**		
	GABA	Positive allosteric modulator (GABA-A receptor, benzodiazepine site)	Alprazolam, chlordiazepoxide, clonazepam, clorazepate, diazepam, flunitrazepam, lorazepam, oxazepam
	Serotonin	Receptor partial agonist (5-HT1A)	Buspirone
	Glutamate	Voltage-gated calcium channel blocker	Gabapentin, pregabalin
	Histamine	Receptor antagonist (H1)	Hydroxyzine
Hypnotics	**Drugs for insomnia**		
(Benzodiazepine)	GABA	Positive allosteric modulator (GABA-A receptor, benzodiazepine site)	Estazolam, eszopiclone, flunitrazepam, lormetazepam, midazolam, quazepam, temazepam, triazolam, zaleplon, zolpidem, zopiclone
	Melatonin	Receptor agonist (M1, M2)	Melatonin, ramelteon
Mood stabilizers	**Drugs for relapse prevention**		
	Glutamate	Voltage-gated sodium and calcium channel blocker	Carbamazepine, oxcarbazepine

(계속)

Former terminology	NbN		Drugs
Glutamate	Voltage-gated sodium channel blocker		Lamotrigine
Glutamate	Yet to be determined enzyme interactions		Valproate Lithium

*The glossary includes only the psychotropics relevant to former terminology. Newer medications or psychotropics not included here could be found in NbN by their name.

참고문헌

1. WHO Collaborating Centre for Drug Statistics Methodology, WHO Collaborating Centre for Drug Utilization Research and Clinical Pharmacological Services, 2003. Introduction to Drug Utilization Research/WHO International Working Group for Drug Statistics Methodology. Oslo, Norway. ISBN924156234X.

2. WHO Collaborating Centre for Drug Statistics Methodology, 2014. Guidelines for ATC Classification and DDD Assignment 2015. Oslo. ISBN:978-82-8082-649-7.

3. Baldwin DS, Anderson IM, Nutt DJ, Allgulander C, Bandelow B, den Boer JA, et al. Evidence-based pharmacological treatment of anxiety disorders, post-traumatic stress disorder and obsessive-compulsive disorder:a revision of the 2005 guidelines from the British Association for Psychopharmacology. J. Psychopharmacol.2014;28:403-439.

4. Howland RHA proposed system for classifying psychotropic drugs. J.Psychosoc.Nurs.Ment. Health Serv.2014;52:13-15.

5. Zohar J, Nutt DJ, Kupfer DJ, Moller HJ,Yamawaki S,Spedding M, Stahl S. M.A proposal for an updated neuropsychopharmacological nomenclature. Eur.Neuropsychopharmacol.2014;24:1005-1014.

6. Zohar J, Stahl S, Moller HJ, Blier P, Kupfer D, Yamawaki S, et al. A review of the current nomenclature for psychotropic agents and an introduction to the Neuroscience-based Nomenclature. Eur Neuropsychopharmacol. 2015;25:2318-2325.

CHAPTER 10

Acetylcholine 관련 약물

추일한 · 신일선

10.1 donepezil

10.1.1 약리학

donepezil은 piperidine의 유도체로 가역적이며, 경쟁적 또는 비경쟁적인 특징을 동시에 가지고 있는 콜린에스테라제 억제제로,[1] 콜린에스테라제 중 아세틸콜린에스테라제에 매우 선택적으로 작용한다. 생체이용률이 100%로 경구로 복용한 후 빠르게 흡수되어, donepezil 5mg, 10mg의 경우 3~5시간 후, donepezil 23mg의 경우 5~6시간 후 최대혈장농도에 도달한다. 음식과는 아무런 상호작용을 보이지 않는다. 거의 대부분(96%)이 혈장 단백질과 결합하지만, 다른 단백질 결합약물을 대체하지는 않는다. 간에서 2D6나 3A4와 같은 cytochrome P450 효소를 통해 대사된다. 반감기가 70~80시간으로 매우 길어 하루에 한 번만 복용하면 된다. donepezil의 농도는 투여 15일 후 항정상태에 도달한다.[2]

10.1.2 임상적 적응증 및 용법

1996년에 donepezil이 미국 식품의약국FDA으로부터 알츠하이머병의 치료제로 허가를 받았으며, 국내에서는 혈관성 치매에서도 사용이 허가되었다는 점이 장점이다. 기존 5mg, 10mg 제제는 경증에서 중증의 치매에 사용이 가능하며 최근 2010년 미국 FDA에서 서방형 donepezil 23mg의 효능과 안전성이 입증되어 중등도에서 중증의 알츠하이머병 치매에 승인되었다. 이처럼 donepezil은 경증, 중등도, 중증의 알츠하이머병 환자에서 효능이 입증되었으며, donepezil의 인지기능 개선 효과는 용량 의존적으로 나타난다.[2] 대규모 위약 대조연구와 다기관 연구, 무작위 추출시험 등에서 donepezil은 ADAS-cog^Alzheimer's Disease Assessment Scale cognitive subscale, SIB^Severe Impairment Battery 및 CIBIC^Clinician's Interview Based Impression of Change 등으로 측정하였을 때 알츠하이머병 환자에서 관찰되는 인지기능 감퇴 증상에 대하여 통계적으로 유의한 효과가 있었다.[3-5]

donepezil은 경증 및 중등도 알츠하이머병에서 단독으로 복용해도 효과가 있으며,[6] NMDA 수용체 길항제인 memantine과 병용 시 효과가 있고,[7-9] 중증 알츠하이머병 치료에서 부가적인 이득이 확인되었다.[10] 약물은 하루 5mg을 1일 1회 복용으로 시작하여 임상적 반응 평가한 후 4~6주 후에 10mg으로 증량할 수 있으며 이후 최소 3개월 동안 10mg을 1일 1회 복용한 환자에게 23mg을 1일 1회 투여 가능하다. 이상반응의 빈도는 증량 속도에 의해 영향을 받을 수 있으므로, 증량 기간 동안 임상적 반응을 평가하여야 하며, 10mg으로 증량하는 경우 소화기계 이상반응에 주의하여야 한다. donepezil 투여 중단 시 효과는 서서히 감소하며 갑작스러운 투여 중단으로 인한 반동 효과는 나타나지 않는다.[11]

10.1.3 부작용 및 독성

donepezil의 주요 부작용은 증가된 콜린성 활성과 관련이 있으며, 오심, 구토, 설사, 불면, 피로, 식욕 감퇴가 대표적이다. 부작용은 용량 의존적이므로 용량 증량 후 구토 등의 부작용에 더욱 유의하여야 한다. 이러한 부작용은 일시적으로 donepezil 복용 후 1주에서 3주 내에 나타났으며, 지속적으로 복용하였을 때 점차 사라지는 경우가 많다.[2] donepezil 23mg은 체중감소와도 연관이 있다.[2] 콜린성 활성으로 소변장애가 생길 수 있으며, 드문 부작용으로 서맥, 졸도, 수면장애 등이 있으며 이들도 역시 콜린성 활성의 증가로 인해 발생한다.

donepezil의 약리학적 작용인 콜린에스테라제 억제제는 심혈관 및 방실결절에 미주신경 긴장 효과를 나타내어 서맥 또는 심전도장애를 일으킬 수 있다.[2] donepezil 과복용으로 인한 독성은 심각한 오심, 구토, 발한, 서맥, 저혈압이 나타날 수 있으며, 근력약화가 증가하면서 호흡 억제가 일어나 사망까지 이를 수 있다. 이러한 증상이 나타날 경우 해독제인 항콜린제인 atropine을 정맥으로 투여해야 한다.[2]

10.1.4 다른 약물과의 상호작용

donepezil은 간에서 2D6나 3A4와 같은 cytochrome P450 효소를 통해 대사되며 CYP3A4 억제제(예 : itraconazole, erythromycin)와 CYP2D6 억제제(예 : quinidine, fluoxetine)는 donepezil의 대사를 방해하고 약효를 증가시킬 수 있으며, phenytoin, carbamazepine, dexamethasone, rifampin, phenobarbital과 같이 CYP3A4 및 CYP2D6 유도제 약물과 같이 사용할 경우 donepezil의 대사속도가 증가하여 농도가 감소한다.[11] paroxetine과 ketoconazole과 함께 투여하면 donepezil 농도가 증가할 수 있다. donepezil은 콜린에스테라제 억제제이므로 항콜린 약물의 효능을 저해할 수 있어 주의해야 하며, succinylcholine과 같은 신경근 차단제 또는 bethanechol과 같은 콜린 효능제와 병용 시 상승효과가 나타날 수 있어 병용 시 주의하여야 한다. 또한 천식, 폐쇄성 폐질환obstructive pulmonary disease 과거력이 있는 환자에게 주의하여 투여해야 한다.[2]

심장전도에 영향을 주는 베타차단제와 같은 약물과의 병용투여 또한 상승효과를 일으킬 수 있다.[11] 콜린성 활성의 증가로 위장관 내 산 분비가 증가될 수 있어 위궤양 병력이 있는 경우 비스테로이드성 항염증제Nonsteroidal anti-inflammatory drug, NSAID와 병용 시 유의하여야 한다.[2]

10.2 rivastigmine

10.2.1 약리학

rivastigmine은 carbamate형 콜린에스테라제 억제제로서 아세틸콜린에스테라제와 부티릴콜린에스테라제를 동시에 억제한다.[12] 부티릴콜린에스테라제는 정상적인 사람의 뇌에 있는 총 콜린에스테라제의 10%를 차지하며 별아교세포astrocyte나 미세아교세포microglia가 주로 관여하며, 변연계limbic area에 풍부하게 존재한다.[13,14] 알츠하이머병이 진행됨에 따라서 아세틸콜린에스테라제의 활성도는 감소하나, 부틸콜린에스테라제의 활성도는 증가하며, 이는 알츠하이머병 환자의 뇌에서 활성화된 별아교세포astrocyte와 관련이 있는 것으로 알려져 있다.[15,16] 이러한 현상은 부티릴콜린에스테라제가 아세틸콜린 메커니즘에서 보상적으로 작용할 가능성을 시사하며, 알츠하이머병 치료에 적합한 표적이 될 수 있음을 제시한다.

rivastigmine이 콜린에스테라제에 작용하는 기전은 가성-비가역적pseudo-irreversible 방식이라고 알려져 있는데, 이것은 rivastigmine이 마치 비가역적 억제제처럼 콜린에스테라제에 결합하지만, 결국 그것이 억제하고 있는 콜린에스테라제에 의해 대사가 되기 때문이다. 이런 상황이 가성-비가역적 상태로 rivastigmine의 반감기가 10시간으로 비가역적 콜린에스테라제 억제제에서 기대되는 것보다 훨씬 짧은 이유가 된다. 대개 비가역적 콜린에스테라제 억제제는 2~4주 정도 지속되는 것으로 알려져 있는데, 이것은 콜린에스테라제를 재생산하는 데 필요한 시간이다. 경구로 rivastigmine 3.0mg 복용하였을 때, 뇌척수액cerebrospinal fluid, CSF 내 아세틸콜린에스테라제의 활성도는 복용 후 1.5시간 내에 40% 감소하며, 활성도는 최대 억제효과에 도달한 후 약 9시간 후에 기저 수준으로 회복된다. rivastigmine은 생체이용률이 약 40%로 경구투여 후 빠르게 흡수되어, 최고혈장농도에 1시간 이내에 도달하며,

경구투약 시 소실 반감기는 1.3~2시간이다. 경구투약 시 음식에 의해서 흡수가 영향을 받아, 최대혈중농도 도달이 90분 정도 지연될 수 있다. 경구투약 시, 약력학적 특성을 고려하여 하루에 두 번 복용해야 한다.

패치patch 제제의 경우에는 제형의 특성상 최고혈장농도는 경구 제제에 비해 낮으며, rivastigmine의 최고혈장농도에 도달하는 시간은 약 8시간 정도이다.[17]

10.2.2 임상적 적응증 및 용법

rivastigmine은 알츠하이머병에 대한 약물효과가 입증되어,[18,19] 1999년에 유럽에서 경증에서 중등도 알츠하이머병의 치료제로 승인을 받았으며, 2000년에는 미국에서도 승인받게 되었다. 2006년에는 미국에서 rivastigmine 패치가 알츠하이머병과 파킨슨병 치매의 치료제로 승인을 받았다. rivastigmine은 국내에서 파킨슨병 치매 치료제로 적응증을 승인받은 유일한 콜린에스테라제 억제제로 파킨슨병 치매에 대한 약물효과는 임상시험을 통하여 입증되었다.[20]

루이체 치매에서도 인지기능 개선 등의 효과는 입증되었으나, 해당 적응증에 대해서는 승인받지 못했다.[21,22] 투여 용량은 하루 3mg(1.5mg, 2회 복용)으로 시작하여 최소 2주 간격으로 하루 6mg(3mg, 2회 복용), 9mg(4.5mg, 2회 복용), 12mg(6mg, 2회 복용)으로 증량할 수 있다. 6mg 이상의 높은 용량에서만 ADAS-cog 등에서 유의한 치료 효과를 보였다. rivastigmine 패치와 경구용 rivastigmine을 비교한 연구에서 두 제형의 효능은 비슷하였다. 패치 제제의 투여 용량은 4.6mg/24hr으로 시작하여 4주 후에 9.5mg/24hr으로 증량한다. 경구 제제를 복용하던 환자에서는 하루 9mg을 복용하던 환자에서는 바로 9.5mg/24hr 패치로 변경 가능하며, 하루 9mg의 용량에서 부작용이 있었거나, 용량을 증량한 지 오래되지 않은 경우에는 4.6mg/24hr 패치로 변경하여 4주 후 9.5mg/24hr으로 증량할 수 있다. 기존 9.5mg/24hr 투여 환자에서 알츠하이머병이 진행하여 인지기능이 악화되는 경우에는 13.3 mg/24hr 패치로 증량함으로써 ADAS-cog 개선 등의 효과를 기대할 수 있다.[23]

10.2.3 부작용 및 독성

rivastigmine의 흔한 부작용은 오심, 구토, 식욕 감소 및 체중감소 등이며, 그 외에 설사, 흉통, 현훈, 두통, 위약감, 피로 및 수면장애 등도 보고되었다. 이러한 약물 부작용은 특히 용량을 증량할 때 더 나타났다. rivastigmine 패치가 경구용 rivastigmine에 비하여 구역, 구토 등의 부작용이 더 적었다.[24]

10.2.4 다른 약물과의 상호작용

rivastigmine은 간이 아닌 콜린에스테라제에 의해 바로 대사되므로 다른 약물과 상호작용이 거의 없다.

10.3 galantamine

10.3.1 약리학

galantamine은 alkaloid 유도체로서 스위스 지방에서 자생하는 *galantus nivalis*라는 수선화과 식물에서 추출되었다. 가역적, 경쟁적으로 콜린에스테라제에 더 선택적으로 작용한다. 또한 galantamine은 시냅스 전 니코틴 수용체의 allosteric modulator로 작용하여 아세틸콜린의 분비를 촉진시킨다.[25] 그래서 약효가 다른 약들에 비해 오래 지속되고 우수할 가능성이 있다. 속방정은 경구 복용 후 빠르게 흡수되어 1시간 이내에 최고혈장농도에 도달한다. 서방정의 최고혈장농도는, 복용 후 4.5~5시간 이내에 나타나며, 속방정에 비해 25% 경감되어 나타난다. 간에서 CYP2D6와 CYP3A4를 통해 주로 대사된다. 반감기는 7시간으로, 속방정은 하루 2회 복용하며, 서방정은 하루 1회 복용한다.

10.3.2 임상적 적응증 및 용법

galantamine은 일련의 무작위, 위약-대조군, 이중맹검 연구를 통해 효능을 입증하여 2002년에 스웨덴에서 경도 및 중등도 알츠하이머병 치료제로 최초로 승인받았다. 이후 유럽 및 미국, 국내에서 승인받았다. 2년간 진행된 위약군과의 무작위배정 이중맹검 연구에서 galantamine은 인지기능 변화로 본 효능과 사망률로 본 안전성에서 위약군에 비해 유의한 효과를 보였다.[26,27] 이러한 galantamine의 인지기능 유지에 대한 장기간 효능과 내약성은 여러 연구에서 보고되었고, 80세 이상 고령의 환자군에서도 비슷한 결과를 보였다.[28] 몇몇 연구에서 donepezil에 반응이 없었던 경증-중등도의 알츠하이머 치매 환자군에서 galantamine 으로 약물을 전환한 경우, ADAS-cog/11 및 MMSE(Mini -Mental State Examination)로 평가한 효능에서 유의한 효과를 보였다.[29,30] 하지만 전반적으로 한 가지 약물이 다른 약물에 비해 더 효과적이라고 단정하기에는 근거 가 충분하지 않다. 제형으로는 속방형과 서방형이 있다. galantamine 서방정은 하루 1회 복용한다.

초기 용량으로 첫 4주 동안 8mg 투여가 권장되며, 이후 16mg을 최소 4주 이상 투여한 후 임상적 유익성 및 내약 성 등을 평가하여 최대 1일 24mg까지 증량 가능하다. 음 식물과 함께 복용 시 흡수가 지연될 수 있으나 흡수 정도 에는 영향을 주지 않는다. 콜린성 이상반응을 감소시키기 위해 이 약을 음식과 함께 복용하는 것을 권장한다.

10.3.3 부작용 및 독성

다른 콜린 작용성 약물들과 마찬가지로 약물학적 특성으 로 인해 심박률에 미주신경 항진효과(예 : 서맥, 방실차단) 를 나타낼 수 있다. 이 약의 임상시험에서는 위약과 비교 시 소화기계 궤양 또는 위장관 출혈 등의 발생률이 증가하 지 않았으나 궤양 병력이 있거나 궤양의 소인이 있는 환자 의 경우에는 주의해야 한다.

가장 흔한 이상반응은 구역과 구토이며, 주로 용량조절 과정에서 발생하고, 증상의 지속은 일주일 미만이었다. 이 러한 반응은 용량 의존적이며, 이런 부작용을 최소화하기 위해서 8mg씩 4주 간격으로 서서히 증량하여야 한다. 항 구토제의 처방 및 적절한 수분의 섭취가 이러한 증상 완화 에 도움이 될 수 있다.

10.3.4 다른 약물과의 상호작용

galantamine은 donepezil과 같이 간에서 2D6나 3A4와 같은 cytochrome P450 효소를 통해 대사되기 때문에 이들 효소 를 유도하거나 억제하는 약물과 함께 사용할 경우 주의를 요한다.

galantamine은 다른 콜린 작용성 약물과 병용 투여해서 는 안 된다.

10.4 varenicline

10.4.1 약리학

금연에 있어 varenicline의 효능은 $\alpha4\beta2$ 신경세포의 니코 틴성 아세틸콜린 수용체에 결합하여 작용제로서의 활성 을 나타내면서, 동시에 동일한 수용체에 니코틴 결합을 차단하는 varenicline의 활성에 의한 것이라고 여겨진다. varenicline은 $\alpha4\beta2$ 니코틴 수용체에 결합하고 수용체-매 개 활동을 자극하지만, 니코틴보다 유의하게 낮은 수치 로 자극하는 것으로 나타났다. varenicline은 흡연할 때 경 험하게 되는 강화와 보상의 신경세포 기전이라고 여겨지 는, 니코틴이 $\alpha4\beta2$ 수용체를 활성화하고 이에 따라 중추 신경의 중간변연 도파민계를 자극하는 활동을 차단한다. varenicline은 선택성이 매우 높고 다른 일반적인 니코틴 수 용체($\alpha3\beta4>500$배, $\alpha7>3,500$배, $\alpha1\beta\gamma\delta>20,000$배)보다, 또는 비니코틴성 수용체 및 전달체($>2,000$배)보다 $\alpha4\beta2$ 수용체에 더 강력하게 결합한다. varenicline은 또한 5-HT3 수용체에 중등도의 친화력(Ki=350nM)으로 결합한다.

경구투여 후 varenicline의 흡수는 실제적으로 완전히 이 루어지며 전신 이용률이 높다. varenicline의 경구투여 후 생물학적 이용률은 음식물이나 투여 시점에 영향을 받지 않는다. varenicline의 혈장단백 결합률은 낮으며(20% 이 하) 연령 및 신장기능과 무관하다. varenicline의 소실 반 감기는 약 24시간이다. varenicline은 대사가 거의 이루어 지지 않고 신장을 통해 배설된다. varenicline은 경구투여 후 전형적으로 3~4시간 내에 최대혈중농도에 도달한다. varenicline을 반복 경구투여 후, 4일 이내에 항정상태에 도 달한다. 권장 용량 범위에서 varenicline은 단회 또는 반복 투여 후 선형 약동학을 나타낸다.

10.4.2 임상적 적응증 및 용법

varenicline은 미국 FDA에서 2006년, 유럽 의약품청EMA에 서 2006년에 판매가 승인되었다. 이어 국내 식품의약품안 전처에서 2007년에 허가를 받았다. 무작위 대조연구에서 varenicline이 위약 및 서방형 bupropion에 비해 금연에 더 효과적이었고,[31] 이후 임상시험에서도 위약에 비해 6개월 또는 1년 후 금연에 유의한 효과가 있었다.[32] 알코올사용장애 대상자에게 의학적 관리와 함께 varenicline을 사용할 경우 폭음과 흡연을 줄이는 데 도움을 주었다.[33] 최근 시행된 무작위 대조연구에서 금연을 위한 varenicline 단독 또는 bupropion과 병합요법이 위약에 비해 우수한 효과를 나타내었다.[34]

varenicline은 지정한 금연 시작일의 1주 전부터 복용한다. 권장 용량은 다음과 같다. 1~3일은 0.5mg씩 1일 1회, 4~7일은 0.5mg씩 1일 2회, 금연 시작일인 8일에서 투약 종료 시까지 1mg씩 1일 2회 복용한다. varenicline의 투여기간은 12주이며, 처음 12주의 치료로 금연에 성공한 환자의 경우에는 장기간 금연의 가능성을 높이기 위해서 varenicline을 추가로 12주간 더 투여할 것이 권장된다. 또한 갑작스럽게 흡연을 중단할 수 없거나 중단하고자 하지 않는 환자의 경우, 이 약을 투여하면서 점진적으로 흡연을 중단하는 것을 고려한다. 이 약 투여 시작 후 첫 4주 이내에 치료 시작 전 대비 흡연량을 50% 감소시키고, 다음 4주 이내에 추가로 50%를 감소시켜야 하며, 지속적으로 흡연량을 감소시켜 12주까지는 완전한 금연에 성공할 수 있도록 한다. 총 24주간 치료를 위해 이 약을 추가로 12주 동안 더 투여한다. 환자가 준비되었다고 느끼는 경우 더 빠른 시일 내에 흡연을 중단하도록 장려한다.

varenicline은 대체로 신장을 통해서 배설되는 것으로 알려져 있으므로, 신기능장애 환자에서 이 약에 대한 독성 반응의 위험이 더 클 수 있다. 신기능장애 환자의 경우 경증(추정 크레아티닌 청소율>50mL/min 및 ≤80mL/min) 내지 중등도(추정 크레아티닌 청소율≥30mL/min 및 ≤50mL/min)의 신장애 환자에서 용량조절은 필요하지 않다. 중증의 신장애 환자(추정 크레아티닌 청소율<30mL/min)에서, varenicline의 개시 권장량은 0.5mg씩 1일 1회이다. 필요에 따라 최대 용량은 0.5mg씩 1일 2회이다. 혈액투석 중인 말기 신질환 환자에서 내약성이 좋은 경우에는 최대 용량으로 0.5mg씩 1일 1회 투여할 수 있다.

고령자와 성인 사이에 안전성 및 유효성은 전반적으로 차이가 없었으나, 고령자는 신장기능이 저하될 가능성이 더 크므로, 용량 선택에 주의를 기울여야 하며, 신장기능을 모니터하는 것이 유용하다. 특히 중증 신기능장애가 있는 고령자에서는 용량조절이 권장된다. 임부와 수유부에 대한 유해성은 확인되지 않았지만, 투여에 주의해야 한다.

또한 소아에 대한 안전성 및 유효성은 확립되어 있지 않으므로, 만 18세 미만의 소아에 대한 사용은 권장되지 않는다. 반면 간기능장애 환자에서 용량조절은 필요하지 않다.

10.4.3 부작용 및 독성

varenicline의 부작용으로는 주로 오심, 비정상적인 꿈, 불면증, 소화불량, 두통 등이 있다. 이 중 가장 흔한 이상반응은 오심이며, 일반적으로 경증-중등증이었으며 종종 일시적으로 나타났다. 오심의 발생률은 용량 의존적이며, 초기의 용량 적정은 오심의 발생률을 줄이는 데 유익하였다.

varenicline을 투여한 임상시험에서 치료효과를 유지하기 위해 용량을 단계적으로 증가시킬 필요가 없었으며, 이것으로 내성이 생기지 않음을 알 수 있다. 또한 varenicline은 니코틴에 비해 낮은 의존성을 가진 약물이다.

이 약으로 치료받은 환자들에서 중대한 정신건강의학 증상이 보고되었다. 시판 후 조사결과 이 약으로 금연을 시도한 환자들에서 자살관념, 자살행동, 자살뿐만 아니라 행동이나 생각의 변화, 우울증 및 조증을 포함한 기분변화, 정신병, 공격적 행동, 환각, 편집증, 망상, 살인관념, 적개심, 초조, 불안, 공황상태 등을 포함해 일부 중대한 정신건강의학 증상의 보고가 있었다. 일부 보고된 증상들은 금연 환자들의 니코틴 금단증상에 의해 악화되었을 수도 있다.

우울증은 니코틴 금단증상일 수 있다. 이렇게 드물게 자살관념을 수반하는 우울증은 의약품을 복용하지 않고 금연을 시도하는 흡연자들에서도 보고되었다. 그러나 이 증상들 중 일부는 흡연을 지속하면서 이 약을 복용 중인 환자들에서도 발생되었다. 또한 이 증상이 보고된 대부분은 이 약 복용 중이었지만 일부는 이 약의 복용을 중단한 이후 보고된 것이었다.

10.4.4 다른 약물과의 상호작용

현재까지 임상적으로 유의한 약물 상호작용은 발견되지 않았다. 따라서 varenicline 또는 병용약물의 용량조절은 필요치 않다. 기타 금연 요법과의 사용에 있어서 varenicline은 bupropion의 항정상태 약동학을 변화시키지 않았다. 반면 흡연자를 대상으로 varenicline과 니코틴 대체요법을 병합했을 때, 평균 수축기 혈압이 통계적으로 유의하게 감소하였다.

참고문헌

1. Wilkinson DG. The pharmacology of donepezil: a new treatment of Alzheimer's disease Expert Opin Pharmaco 1999;1:121-135.

2. Aricept (donepezil hydrochloride) Label -FDA

3. Rogers SL, Farlow MR, Doody RS, Mohs R, Friedhoff LT, Donepezil Study Group. A 24-week, double-blind, placebo controlled trial of donepezil in patients with Alzheimer's disease. Neurology 1998;50:136-145.

4. Rogers SL, Friedhoff LT. The efficacy and safety of donepezil in patients with Alzheimer's disease: results of a US multiple, Randomized, Double-Blind, Placebo-Controlled Trial. The Donepezil Study Group. Dementia 1996;7:293-303.

5. Farlow M, Veloso F, Moline M, Yardley J, Brand-Schieber E, Bibbiani F, et al. Safety and tolerability of donepezil 23 mg in moderate to severe Alzheimer's disease. BMC Neurol 2011;11:57.

6. Tsoi KKF, Chan JYC, Chan FCH, Hirai HW, Kwok TCY, Wong SYS. Monotherapy Is Good Enough for Patients With Mild-to-Moderate Alzheimer's Disease: A Network Meta-Analysis of 76 Randomized Controlled Trials. Clin Pharmacol Ther 2018 May 1. doi: 10.1002/cpt.1104. [Epub ahead of print]

7. Hansen RA, Gartlehner G, Webb AP, Morgan LC, Moore CG, Jonas DE. Efficacy and safety of donepezil, galantamine, and rivastigmine for the treatment of Alzheimer's disease: a systematic review and meta-analysis. Clin Interv Aging 2008;3:211-225.

8. Loveman E, Green C, Kirby J, Takeda A, Picot J, Payne E, et al. The clinical and cost-effectiveness of donepezil, rivastigmine, galantamine and memantine for Alzheimer's disease. Health technol Assess 2006;10:iii-iv, ix-xi, 1-160.

9. Kishi T, Matsunaga S, Oya K, Nomura I, Ikuta T, Iwata N. Memantine for Alzheimer's Disease: An Updated Systematic Review and Meta-analysis. J Alzheimers Dis 2017;60:401-425.

10. Deardorff WJ, Grossberg GT. Pharmacotherapeutic strategies in the treatment of severe Alzheimer's disease. Expert Opin Pharmacother 2016;17:1789-1800.

11. Aricept. Product Insert: ARICEPT® (donepezil hydrochloride) Tablets and ARICEPT® Orally Disintegrating Tablets. 2010.

12. Weinstock M. Selectivity of cholinesterase inhibition: clinical implications for the treatment of Alzheimer's disease. CNS Drugs 1999;12:307-323.

13. Darvesh S, Grantham D, Hopkins D. Distribution of butyrylcholinesterase in the human amygdala and hippocampal formation. J Comp Neurol 1998;393:374-390.

14. Carnevale D, De Simone R, Minghetti L. Microglia-neuron interaction in inflammatory and degenerative diseases: role of cholinergic and noradrenergic systems. CNS Neurol Disord Drug Targets 2007;6:388-397.

15. Perry EK, Perry RH, Blessed G, Tomlinson BE. Changes in brain cholinesterases in senile dementia of Alzheimer type. Neuropathol Appl Neurobiol 1978;4:273-277.

16. Darreh-Shori T, Vijayaraghavan S, Aeinehband S, Piehl F, Lindblom RP, Nilsson B, et al. Functional variability in butyrylcholinesterase activity regulates intrathecal cytokine and astroglial biomarker profiles in patients with Alzheimer's disease. Neurobiol Aging 2013;34:2465-2481.

17. Lefèvre G1, Sedek G, Jhee SS, Leibowitz MT, Huang HL, Enz A, et al. Pharmacokinetics and pharmacodynamics of the novel daily rivastigmine transdermal patch compared with twice-daily capsules in Alzheimer's disease patients. Clin Pharmacol Ther 2008;83:106-114.

18. Corey-Bloom JA, Anand R, Veach J for the ENA 713 B352 Study Group. A randomized trial evaluating efficacy and safety of ENA 713 (rivastigmine tartrate), a new acetylcholinesterase inhibitor, in patients with mild to moderately severe Alzheimer's disease. Int J Geriatr Psychopharmacol 1998;1:55-65.

19. Rösler M, Anand R, Cicin-Sain A, Gauthier S, Agid Y, Dal-Bianco P, et al. Efficacy and safety of rivastigmine in patients with Alzheimer's disease: international randomised controlled trial. BMJ 1999;318:633-638.

20. Emre M Aarsland D, Albanesea A, Byrne EJ, Deuschl G, De Deyn PP, et al. Rivastigmine for dementia associated with Parkinson's disease. N Engl J Med 2004 9;351:2509-2518.

21. McKeith I, Del Ser T, Spano P, Emre M, Wesnes K, Anand R, et al. Efficacy of rivastigmine in dementia with Lewy bodies: a randomised, double-blind, placebo-controlled international study. Lancet 2000;356: 2031-2036.

22. Stinton C McKeith I, Taylor JP, Lafortune L, Mioshi E, Mak E, et al. Pharmacological management of Lewy body dementia: a systematic review and meta-analysis. Am J Psychiatry 2015;172:731-742.

23. Cummings J, Froelich L, Black SE, Bakchine S, Bellelli G, Molinuevo JL, et al. Randomized, double-blind, parallel-group, 48-week study for efficacy and safety of a higher-dose rivastigmine patch (15 vs. 10 cm^2) in Alzheimer's disease. Dement Geriatr Cogn Disord 2012;33:341-353.

24. Winblad B, Cummings J, Andreasen N, Grossberg G, Onofrj M, Sadowsky C, et al. A six-month double-blind, randomized, placebo-controlled study of a transdermal patch in Alzheimer's disease--rivastigmine patch versus capsule. Int J Geriatr

Psychiatry 2007;22:456-467.

25. Maelicke A. Allosteric modulation of nicotinic receptors as a treatment strategy for Alzheimer's disease. Dement Geriatr Cog Disord 2000;11(Suppl 1):11-8.

26. Hager K, Baseman AS, Nye JS, Brashear HR, Han J, Sano M, et al. Effects of galantamine in a 2-year, randomized, placebo-controlled study in Alzheimer's disease. Neuropsychiatr Dis Treat 2014;10:391-401.

27. Nakagawa R, Ohnishi T, Kobayashi H, Yamaoka T, Yajima T, Tanimura A, et al. Long-term effect of galantamine on cognitive function in patients with Alzheimer's disease versus a simulated disease trajectory: an observational study in the clinical setting. Neuropsychiatr Dis Treat 2017;13:1115-1124.

28. Nakano Y, Matsuzono K, Yamashita T, Ohta Y, Hishikawa N, Sato K, et al. Long-term efficacy of Galantamine in Alzheimer's Disease: the Okayama Galantamine Study (OGS). J Alzheimers Dis 2015; 47:609-617.

29. Hwang TY, Ahn IS, Kim S, Kim DK. Efficacy of Galantamine on cognition in mild-to-moderate Alzheimer's Dementia after failure to respond to Donepezil. Psychiatry Invest 2016;13:341-348.

30. Engedal K, Davis B, Richarz U, Han J, Schäuble B, Andreasen N. Two galantamine titration regimens in patients switched from donepezil. Acta neurologica Scandinavica 2012;126:37-44.

31. Gonzales D1, Rennard SI, Nides M, Oncken C, Azoulay S, Billing CB, et al. Varenicline, an alpha4beta2 nicotinic acetylcholine receptor partial agonist, vs sustained-release bupropion and placebo for smoking cessation: a randomized controlled trial. JAMA 2006;296:47-55.

32. Ebbert JO, Hughes JR, West RJ, Rennard SI, Russ C, McRae TD, et al. Effect of varenicline on smoking cessation through smoking reduction: a randomized clinical trial. JAMA 2015;313:687-94.

33. O'Malley SS, Zweben A, Fucito LM, Wu R, Piepmeier ME, Ockert DM, et al. Effect of Varenicline Combined With Medical Management on Alcohol Use Disorder With Comorbid Cigarette Smoking: A Randomized Clinical Trial. JAMA Psychiatry 2018;75:129-138.

34. Cinciripini PM, Minnix JA, Green CE, Robinson JD, Engelmann JM, Versace F, et al. An RCT with the combination of varenicline and bupropion for smoking cessation: clinical implications for front line use. Addiction. 2018 Apr 21. doi: 10.1111/add.14250. [Epub ahead of print]

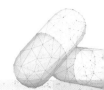

CHAPTER 11

Dopamine 관련 약물

이정석·김찬형

11.1 서론

도파민 관련 약물로는 항정신병약물과 각성제 그리고 도파민 수용체 효현제가 포함된다. 항정신병약물은 주로 조현병의 치료에 쓰이는 약물로 조현병은 약 1% 정도의 평생유병률을 보이는 정신질환으로 대개 만성적인 경과를 밟으며 사회, 경제적으로 큰 부담을 안겨줄 수 있다. Kraepelin과 Bleuler 등에 의해 조현병의 존재를 알게 된 이후에도 조현병에 대한 효과적인 치료법이 없었다. 하지만 1952년[1] chlorpromazine이 정신병적 증상의 치료에 효과가 있다는 것이 밝혀진 이후 항정신병약물이 조현병 치료의 중심으로 떠올랐다. 이후에도 perphenazine, haloperidol 등의 다른 항정신병약물이 개발되어 사용되었다. 이러한 항정신병약물은 조현병의 양성증상의 치료와 재발방지에는 효과가 있었지만, 환자의 25~60%에서 불량한 치료반응을 보이고, 음성증상 및 인지기능장애에 대해서는 큰 효과를 보이지 못했다. 또한 추체외로 부작용 및 지연성 운동장애 부작용을 유발하여 환자의 약물 순응도를 떨어뜨리게 하는 원인이 되었다. clozapine은 1960년대 말에 개발된 항정신병약물이지만 치명적인 혈액학적 부작용으로 인해 시장에서 퇴출되었다가 Kane 등[2]의 연구에 의해 치료 저항성 환자에서 우월한 효과를 보인다는 것이 밝혀진 뒤 1989년부터 다시 조현병 치료에 사용되기 시작했다. clozapine은 추체외로 부작용과 지연성 운동장애가 거의 없었으며

이를 통해 추체외로 부작용이 항정신병약물에 꼭 수반되는 것이라는 통념을 뒤집는 계기가 되었다. 또한 clozapine의 치료기전을 밝히면서 도파민과 세로토닌 수용체에 대한 이중 길항작용이 치료 효능 및 적은 추체외로 부작용과 관련된다는 가설을 세울 수 있었다. 이 가설을 기반으로 도파민과 세로토닌 수용체에 모두 작용하는 약물을 찾다가 risperidone이 개발되게 되었다. 이후에 개발된 약들은 공통적으로 기존의 항정신병약물에 비해 낮은 추체외로 부작용을 보였으며, 그에 따라 기존의 약을 정형 항정신병약물, 새로 개발된 약들을 비정형 항정신병약물로 부르게 되었다. 초기에는 비정형 항정신병약물이 정형 항정신병약물에 비해 부작용이 적을 뿐 아니라 양성증상, 음성증상 및 인지기능장애에도 더 나은 효과를 보일 것으로 기대되었다. 하지만 이러한 기대감은 여러 연구결과들이 축적되면서 점점 사라져 갔다. CATIE Clinical Antipsychotics Trials of Intervention Effectiveness[3]와 CUtLASS Cost Utility of the Latest Antipsychotic Drugs in Schizophrenia Study[4] 등 대규모 연구에서 정형과 비정형 항정신병약물이 치료중단, 정신병적 증상의 개선 및 삶의 질 측면에서 큰 차이가 없다는 것이 밝혀지면서 정형과 비정형이라는 항정신병약물의 구분에 대해서 의문점을 갖게 되었다. 또한 항정신병약물의 작용기전에 있어서도 지금까지 모든 항정신병약물이 도파민관련 약물이며 최근의 여러 연구들도 조현병에서의 도파민 이상을 시사하고 있다. 그렇지만 현재의 항정신병약물로는 많은 수의 환자들이 부작용과 부족한 치료반응

을 경험하기 때문에 최근에는 글루타메이트를 비롯한 다른 신경전달물질 체계에 관여하는 항정신병약물을 개발하기 위한 시도가 이루어지고 있다.[5]

도파민 관련 약물 중에서 각성제로는 modafinil, methylphenidate, amphetamine 등이 있다. 이 약물들은 도파민 재흡수를 차단해 시냅스의 도파민 농도를 높인다. modafinil은 기면증, methylphenidate와 amphetamine은 주의력결핍 과잉행동장애의 치료에 주로 쓰이지만 적응증 외off-label로 여러 신경과 또는 정신과 질환에서 인지기능 개선을 위해 쓰이기도 한다. 도파민 수용체D2 효현제로는 bromocriptine, pramipexole, ropinirole 등이 있다. 이 약물들은 주로 파킨슨병 치료에 쓰였으나 pramipexole과 ropinirole은 하지불안 증후군, bromocriptine은 고프로락틴혈증의 치료에도 이용된다. 이 장에서는 여러 항정신병약물, 각성제, 도파민 수용체 효현제를 작용기전에 따라 분류하고 각 약물의 약리적 특성에 대해서 기술하였다.

11.2 도파민 수용체D2 길항제

11.2.1 haloperidol

butyrophenone계 약물로 국내에서는 조현병, 양극성장애의 조증, 정신병적 장애의 증상, 투렛증후군, 구토, 딸꾹질의 치료에 허가를 받았다.

(1) 약동학

haloperidol은 정맥내주사, 근육내주사, 경구로 투여될 수 있다. 최고혈중농도에 도달하는 데 걸리는 시간은 경구투여 후 약 1.7~6.1시간, 근육내주사 후 정상인은 20분, 조현병 환자는 33.8분으로 보고되었다. 배설 반감기는 경구투여 시 14.5~36.7시간, 근육내주사 시 20.7시간, 정맥내주사 시 14.1~26.2시간이다.[6] 생체이용률은 60~70% 정도이다. 혈장단백질 결합률은 약 90%로 알려져 있으며, 이는 정상 성인, 청년, 노인, 간경변 환자 사이에서 큰 차이를 보이지 않는다. haloperidol은 대부분 간에서 대사되어 오직 1% 정도만이 변화되지 않은 채 소변으로 배설된다. 간에서의 대사는 CYP3A4, CYP2D6에 의한 glucuronidation, 환원, 산화반응에 의해 이루어진다.

(2) 약력학

저용량에서는 D2, α1 수용체에 길항작용을 나타내며, 고용량에서는 5-HT2 수용체에 길항작용을 보인다. 상대적으로 H1, M1 수용체에는 낮은 친화성을 보인다.

(3) 약물 상호작용

carbamazepine은 CYP3A4의 유도제로서 함께 투여할 경우 haloperidol의 농도를 19~100% 감소시킬 수 있으며 함께 투여하다가 carbamazepine을 중단할 경우 반대로 haloperidol의 농도가 증가할 수 있다. phenytoin과 phenobarbital도 CYP3A4의 유도제로서 haloperidol의 농도를 40~72% 감소시킬 수 있다. fluoxetine은 알려지지 않은 기전으로 haloperidol의 농도를 20%가량 증가시킨다고 알려져 있다. CYP3A4에 의해 대사되는 buspirone과 alprazolam이 haloperidol과 함께 투여될 경우 haloperidol의 혈중농도가 증가될 수 있다. haloperidol의 주요대사물질인 환원 haloperidol의 경우 CYP2D6의 활성을 억제하는 것으로 알려져 있다.[7]

11.2.2 perphenazine

phenothiazine계 약물로 국내에서는 조현병, 수술 전후의 구토, 메니에르증후군으로 인한 어지러움, 이명 치료에 승인되었다.

(1) 약력학

경구투여 후 1~3시간 후에 최고혈중농도에 도달한다. 반감기는 용량에 무관하게 9~12시간이며 항정상태steady-state에 72시간 내에 도달한다. 간에서 주로 CYP2D6에 의해 대사된다.[8]

(2) 약동학

D2에 강한 친화성을 보이나 그 외에도 D4, 5-HT2A, M1 수용체에도 친화성을 보인다. perphenazine의 대사물질인 n-dealkylperphenazine의 경우 perphenazine과 달리 D2보다 5-HT2A에 강한 친화성을 보이며, 이는 perphenazine이 상대적으로 추체외로 증후군의 빈도가 적은 것을 설명해준다.[9]

(3) 약물 상호작용

CYP2D6의 강한 억제제인 paroxetine과 fluoxetine은 perphenazine의 혈중농도를 증가시킬 수 있다.

11.2.3 pimozide

diphenylbutylpiperidine계 약물로 국내에서는 조현병 치료에 허가를 받았다.

(1) 약동학

경구투여 후 50% 이상이 흡수되며 6~8시간 후 최고혈중농도에 도달한다. 반감기는 약 55시간이다. 주로 간에서 CYP3A4, CYP1A2, CYP2D6에 의해 대사된다.[10]

(2) 약력학

강한 D2 수용체 길항제이다. α1 수용체와 5-HT2A 수용체에도 결합하지만 D2 수용체에 비해 낮은 친화성을 보인다. hERG 수용체에도 길항작용을 나타내 QT 간격을 연장시키는 작용을 나타낼 수 있다.

(3) 약물 상호작용

QT 간격을 연장시키는 것으로 알려진 약과 함께 투여하면 QT 간격을 더 연장시킬 수 있다. 따라서 tricyclic antidepressant[TCA], phenothiazine계 약물, quinidine, mefloquine 등과는 함께 투여하지 말아야 한다. CYP3A4의 억제제인 protease 억제제와 azole계 항진균제도 pimozide의 혈중농도를 증가시킬 수 있다. sertraline과 함께 투여하였을 때 pimozide의 혈중농도가 증가하였다는 보고도 있다. citalopram과 escitalopram은 병용 투여 시 QT 간격 연장의 가능성이 있다.

11.2.4 sulpiride

benzamide계 약물로 화학적으로 amisulpride와 metoclopramide와 연관되어 있다. 국내에서는 조현병, 우울증, 정신신경증의 치료에 허가를 받았다.

(1) 약동학

경구투여 후 서서히 흡수되어 2~3시간 뒤에 최대혈중농도에 도달한다. 생체이용률은 35% 정도이다. 혈장단백질에는 결합하지 않는다. 배설 반감기는 6~7시간이다. 간에서 거의 대사되지 않으며 확인된 활성대사물질은 없다. 배설은 대부분 소변을 통해 이루어진다.[11]

(2) 약력학

D2, D3, D4 수용체에 강한 친화성을 보이나 D1, 세로토닌, 콜린, 아드레날린성 수용체에는 거의 결합하지 않는다. 보통 정형 항정신병약물로 분류되나 다른 정형 약물과는 달리 변연계의 도파민 수용체에 선택적으로 작용하는 비정형 항정신병약물의 특징도 갖고 있다.

11.2.5 amisulpride

amisulpride는 benzamide계 유도체로 기존의 sulpiride와 화학적으로 가까우며, 라세미화합물racemate로서 50%의 S 거울상체enantiomer와 50%의 R 거울상체로 구성되어 있다. 국내에서는 조현병 치료제로 승인을 받았다.

(1) 약동학

경구투여 후 빨리 흡수되어 투약 1~3시간 뒤 최고혈중농도를 보인다. 생체이용률은 43~48%이며 17% 정도만 단백질과 결합한다고 알려져 있다. 배설 반감기는 약 12시간 정도이다. 약 5%만이 대사가 되고 주로 대사에 의한 변화 없이 소변으로 배출된다. 따라서 신장기능저하 환자에서는 혈액에서의 청소율이 감소한다.[12]

(2) 약력학

amisulpride는 D2, D3 수용체에 대해서만 친화성을 보인다. amisulpride의 D3 활성은 임상적으로 음성증상의 호전 및 추체외로 증후군의 완화와 관련된다. 용량에 따라 다른 작용기전을 보여서 저용량(≤10mg/kg)에서는 시냅스전 도파민 자가수용체를 차단하고 고용량(40~80mg/kg)에서는 시냅스 전후 수용체를 모두 차단한다.[13] 저용량에서 amisulpride는 자가수용체에 작용함으로써 시냅스의 도파민 방출을 증가시켜서 시냅스 후 수용체 차단효과를 완화시키고, 이를 통해 추체외로 증후군을 감소시키는 것으로 추정된다. 또한 선조체보다는 변연계의 도파민 수용체에 선택적인 친화성을 보여서 추체외로 부작용의 발생 확률이 낮다고 알려져 있다.[14,15]

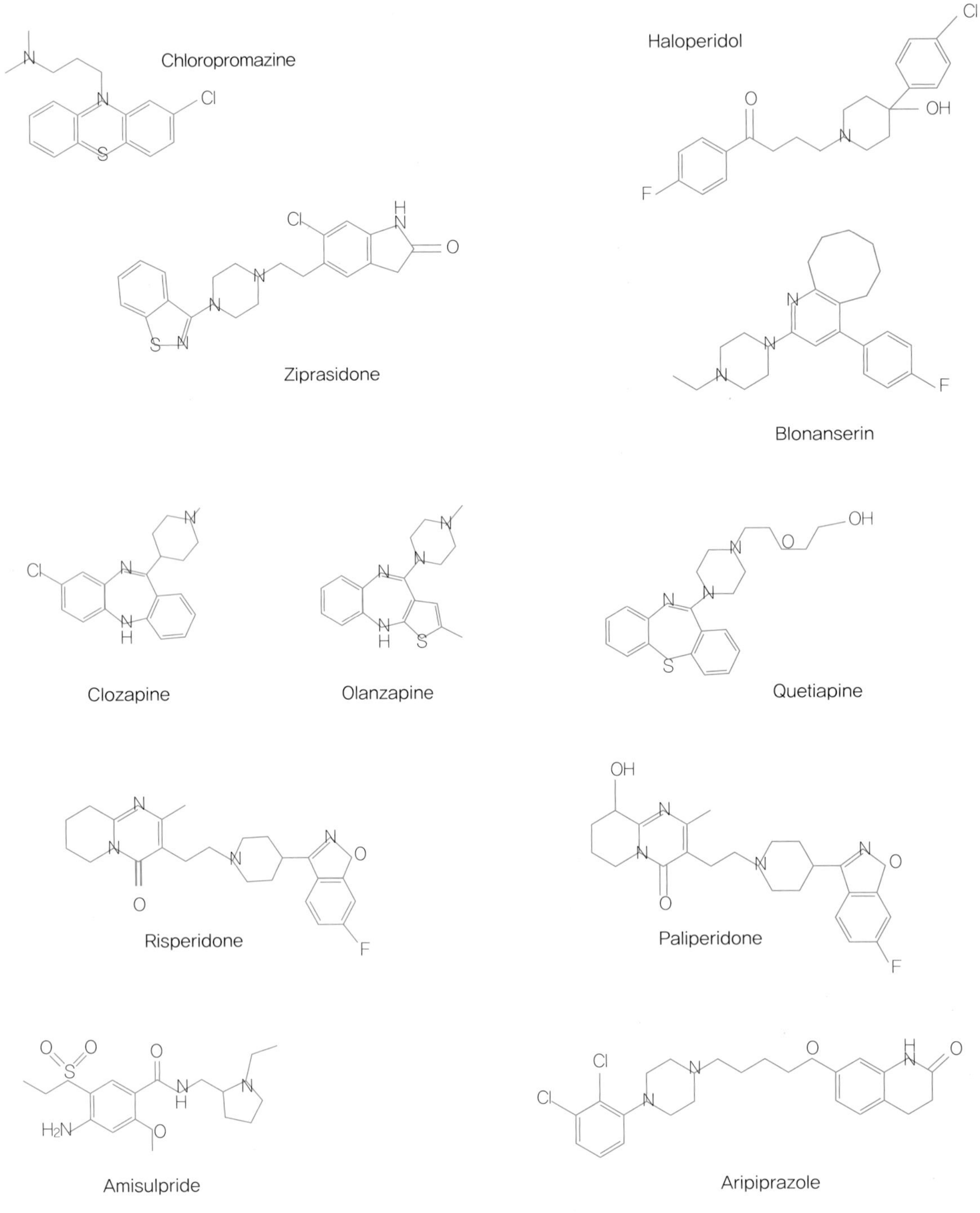

그림 11.1 항정신병약물의 화학구조식

clozapine, olanzapine, quetiapine의 구조는 유사하며 paliperidone은 risperidone에 수산화기가 추가된 구조이다.

(3) 약물 상호작용

amisulpride는 단백질 결합이 적으며, cytochrome P450계와의 상호작용이 미미하므로 다른 약물과 특별한 상호작용 문제를 일으키지 않는다. lithium과의 동반 복용에도 lithium의 약동과 안정성에는 영향을 미치지 않는다고 보고되었다.[16]

11.3 도파민 재흡수 차단제

11.3.1 modafinil

미국에서는 기면증, 폐쇄성 수면무호흡증, 교대근무수면장애에서의 과도한 졸리움 증상치료에 승인받았으나 국내에서는 기면증과 관련된 과다한 졸리움 증상치료에만 승인을 받았다.

(1) 약동학

경구투여 후 2~4시간 후 최고혈중농도에 도달하며 흡수는 음식에 큰 영향을 받지 않는다.[17] 약 60%가 혈장단백질에 결합하며 결합하는 단백질의 90%는 알부민이다. 간에서 주로 대사되어 비활성 대사물질인 modafinil acid(주 대사물질)와 modafinil sulfone을 생성한다. 반감기는 9~14시간이며 배설은 주로 신장을 통해 modafinil acid의 형태로 이루어진다.

(2) 약력학

치료효과의 기전에 대해서는 현재까지 불분명한 상태이다. modafinil은 약한 도파민 재흡수 차단 효과를 발휘하며, 이를 통해 간접적으로 외측 시상하부와 조면유두체핵 tuberomammailary nucleus에서 오렉신orexin 분비를 활성화한다.

(3) 약물 상호작용

CYP2C19의 억제제이며, CYP3A4의 유도제이다. CYP3A4와 관련되는 hydrocodone, oxycodone, fentanyl 등의 opioid 약물이 함께 투여될 경우 opioid의 혈중농도가 떨어질 수 있다.

11.4 도파민, 노르에피네프린 재흡수 차단제, 분비제

11.4.1 methylphenidate

piperidine 유도체로 d-threo-methylphenidate와 l-threo-methylphenidate의 두 가지 이성질체isomer로 구성된 라세미화합물이다. 국내에서는 주의력결핍 과잉행동장애의 치료에 허가를 받았다.

(1) 약동학

경구투여 후 거의 완전히 흡수되며 최고혈중농도에는 1~3시간 후 도달한다.[18] 반감기는 1.5~2.5시간이다. 음식과

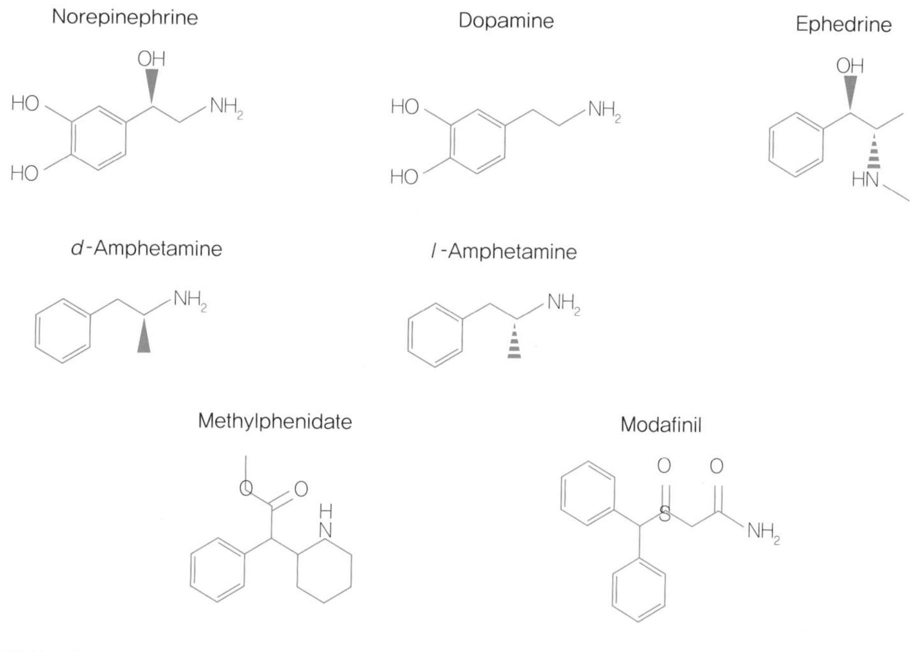

그림 11.2 각성제와 관련 화합물의 화학구조식

함께 섭취하면 흡수가 증가되며 혈장단백질과의 결합정도는 낮다. 두 가지 이성질체 중 d-이성질체가 주로 약리작용에 기여한다. 기본적인 속방정 외에도 여러 형태의 지속정extended release이 있으며 국내에서는 Concerta®, Medikinet retard® 등이 시판되고 있다.[19]

Concerta®는 경구투여 후 6~10시간 뒤 최고혈중농도에 도달하며 10~12시간 동안 혈중농도가 유지된다. Medikinet retard®는 경구투여 후 2~4시간 뒤 최고혈중농도에 도달하며 6~7시간 동안 혈중농도가 유지된다. carboxylesterase 1에 의해 ritalinic acid로 대사된다.

(2) 약력학

methylphenidate는 도파민 운반체와 노르에피네프린 운반체에 결합한다. 결과적으로 도파민과 노르에피네프린 재흡수를 차단해서 세포 외 도파민과 노르에피네프린 농도를 높인다. d-이성질체는 5-HT1A 수용체에 대한 친화도도 보인다.

(3) 약물 상호작용

항응고제인 쿠마린, 특정 항간질제와 TCA, SSRIselective serotonin reuptake inhibitor의 대사를 저해할 수 있다. 항우울제와 함께 투여 시 세로토닌 증후군이 유발되었다는 몇몇 증례보고가 있다. 술과 함께 복용할 경우 d-이성질체의 혈중농도가 40% 가까이 증가될 수 있다.

11.4.2 amphetamine

β-phenylethyalmine계 약물로 levoamphetamine, dextroamphetamine의 두 이성체로 구성된 라세미화합물이다. 미국에서는 주의력결핍 과잉행동장애와 기면증 치료에 허가를 받았으나 국내에서는 시판되지 않고 있다.

(1) 약동학

경구투여 후 대부분 흡수되며 약 3시간 후 최고혈중농도에 도달한다.[20] 반감기는 d-이성질체의 경우 9.8~11시간, l-이성질체는 11.5~13.8시간이다. CYP2D6, dopamine β-hydroxylase, flavin-containing monooxygenase 3, butyrate-CoA ligase, 그리고 glycine N-acyltransferase가 대사에 관여한다. 배설은 주로 신장을 통해 이루어지며, 소변의 pH에 따라 1~75%가 신장으로 배설된다.

(2) 약력학

도파민과 노르에피네프린 운반체에 결합해서 도파민, 노르에피네프린 재흡수를 차단하고 세포 외 도파민과 노르에피네프린 농도를 높인다. 또한 도파민, 노르에피네프린의 세포 외 배출을 촉진한다. 단가아민 산화효소도 억제하여 시냅스의 도파민, 노르에피네프린 농도를 더욱 올릴 수 있다.

(3) 약물 상호작용

단가아민 산화효소 억제제가 함께 투여될 경우 혈중 도파민, 노르에피네프린 농도가 더욱 증가될 수 있어 함께 투여되면 안 된다. CYP2D6 억제제와 병용 투여될 경우 반감기가 증가될 수 있다. 펌프억제제proton pump inhibitor가 함께 투여될 경우 위산 분비가 억제되면서 amphetamine이 최고혈중농도에 도달하는 시간이 줄어든다.

11.4.3 lisdexamfetamine

amphetamine의 전구약물prodrug로 미국에서는 주의력결핍 과잉행동장애와 폭식장애의 치료에 허가를 받았으나 국내에서는 시판되고 있지 않다.

(1) 약동학

lisdexamfetamine 자체는 약리학적 효과가 없으며 복용 후 적혈구에서 dextroamphetamine으로 변환된다.[21] 경구복용 후 최고혈중농도에 도달하는 데 걸리는 시간은 lisdexamfetamine은 1시간, dextroamphetamine은 3.5시간이다. 복용 후 dextroamphetamine의 반감기는 12시간이다.

(2) 약력학

dextroamphetamine이 주요 약리적 효과를 나타낸다. 도파민과 노르에피네프린 운반체에 결합해서 도파민, 노르에피네프린 재흡수를 차단하고 세포 외 도파민과 노르에피네프린 농도를 높인다. 또한 도파민, 노르에피네프린의 세포 외 배출을 촉진한다. 단가아민 산화효소도 억제하여 시냅스의 도파민, 노르에피네프린 농도를 더욱 올릴 수 있다.

(3) 약물 상호작용

amphetamine과 유사한 상호작용을 보인다.

11.5 도파민 수용체 효현제

11.5.1 bromocriptine

ergot alkaloid 파생물로 화학구조가 도파민과 유사하다. 국내에서는 파킨슨병, 고프로락틴혈증, 유즙분비의 예방 및 억제 등의 치료에 승인을 받았다.

(1) 약동학

경구투여 후 40~90%가 위장관을 통해 흡수되며 최고혈중농도에는 3~4시간 후 도달한다.[22] 반감기는 4~8시간이지만 프로락틴 억제효과가 20~30시간 지속되는 것으로 보아 생체활성은 약물의 반감기보다 긴 것으로 생각된다. 강한 소수성hydrophobicity을 보이기 때문에 약물이 뇌에서 혈중농도보다 더 높은 농도를 보인다. 주로 CYP 3A4에 의해 간에서 완전히 대사되며 90%는 담즙을 통해 10%는 소변을 통해 배설된다.

(2) 약력학

강력한 D2 수용체 효현제이며, 5-HT1D, D3, 5-HT1A, 5-HT2A, 5-HT1B, 5-HT2C 수용체에도 효현작용을 나타낸다. α2A, α2C, α2B, D1 수용체에 길항작용을 보이며 5-HT2B 수용체에는 부분 효현제로 작용한다. bromocriptine은 결절누두경로tuberoinfundibular pathway에서 도파민을 활성화시켜서 프로락틴 분비를 억제하며 흑질선조체경로nigrostriatal pathway에서 도파민 D2 수용체를 자극하여 항파킨슨 효과를 나타낸다.

(3) 약물 상호작용

CYP3A4에 의해 대사되기 때문에 CYP3A4 억제제인 azole 계 항생제나 HIV protease 억제제를 함께 투여할 경우 주의하여야 한다. erythromycin과 함께 투여 시 bromocriptine의 혈장농도 곡선하면적area under the curve, AUC이 3.7배 상승하며, 말단비대증 환자에서 octreotide와 병용 투여 시 혈장농도 곡선하면적이 38%가량 증가된다고 알려져 있다. 다른 ergot alkaloid와 병용 투여는 추천되지 않는다.

11.5.2 pramipexole

aminobenzothiazole계 화합물로 국내에서는 파킨슨병과 하지불안 증후군 치료에 허가를 받았다.

(1) 약동학

경구투여 후 빠르게 흡수되어 1.75시간 후 최고혈중농도에 도달한다.[23] 생체이용률은 90%이며 음식은 흡수에 영향을 주지 않는다. 대부분 신장에서의 양이온 수송cationic transport 기전을 통해 소변으로 배설된다. 따라서 신기능 장애에서는 pramipexole 투여가 금지된다.

(2) 약력학

도파민 수용체 중 D2, D3 수용체에 효현작용을 나타내며 특히 D3 수용체에 D2 수용체에 비해 5~7배의 친화도를 보인다.[23] D4 수용체 및 D1 계열 수용체와 아세틸콜린, β-아드레날린, 5-HT 수용체에 낮은 친화도를 보이며 α-아드레날린 수용체에는 중등도의 친화도를 보인다.

(3) 약물 상호작용

pramipexole은 levodopa의 흡수 및 배설에 영향을 주지 않으나 병용 투여 시 levodopa의 최고혈중농도가 40% 가까이 증가하기 때문에 levodopa의 용량을 조절하여야 한다.[23] 신장에서의 양이온 수송에 관련되는 약물cimetidine, ranitidine, quinidine, 칼슘통로차단제들은 pramipexole의 농도를 증가시킬 수 있다.

11.5.3 ropinirole

파킨슨병과 하지불안 증후군 치료에 허가를 받았다.

(1) 약동학

경구투여 후 빠르게 흡수되어 1.5시간 후 최고혈중농도에 도달한다.[23] 생체이용률은 50%이며 음식은 흡수를 지연시켜서 최고혈중농도를 25% 감소시킨다. 반감기는 약 6시간이다. 간에서 90%가량 대사되며 이후 소변으로 배설되며 주된 대사효소는 CYP1A2이다.

(2) 약력학

도파민 D2, D3 수용체에 효현제로 작용하며 D2보다는 D3 수용체에 더 높은 친화도를 보인다. D4 수용체 및 D1 계열 수용체에는 낮은 친화도를 보인다. 아세틸콜린, α-아드레날린, β-아드레날린, 5-HT 수용체에는 매우 낮은 친화도를 보인다.

(3) 약물 상호작용

ropinirole은 levodopa의 혈중농도에 영향을 주지 않는다. CYP1A2 억제제인 ciprofloxacin과 병용 투여 시 ropinirole 의 혈중농도가 증가될 수 있으며, 흡연은 CYP1A2의 유발 인자로 작용하여 ropinirole의 청소율을 증가시킬 수 있다.

11.6 도파민, 세로토닌 수용체 길항제
D2, 5-HT2

11.6.1 chlorpromazine

phenothiazine계 약물로서 국내에서는 조현병, 기타의 정 신병, 조증, 구역/구토, 딸꾹질, 정신병적 장애에서 나타나 는 불안, 긴장, 흥분의 치료에 승인을 받았다.

(1) 약동학

경구투여 후 1~4시간 후 최대혈장농도에 도달한다.[24] 반 감기는 개인에 따라 큰 차이가 있으나 평균적으로 30시 간 정도이다. 90~99%가 혈장단백질에 결합하며 배설은 43~65%가 소변으로 이루어진다. CYP2D6, CYP1A2에 의 해 대사되며 10개가 넘는 주요 대사산물을 남긴다.

(2) 약력학

D1, D2, D3, D4, 5-HT1, 5-HT2, H1, α1, α2, M1, M2 등 여러 다른 수용체에 길항제로 작용한다. D2 수용체 와의 친화도는 상대적으로 약한 편이기 때문에 치료효과 를 내기 위해서는 다른 항정신병약물에 비해 많은 용량 이 필요하다. 또한 다른 정형 항정신병약물과는 달리 D2 수용체보다 5-HT 수용체에 더 강한 친화도를 보이기 때 문에 비정형 항정신병약물과 가깝다고 얘기되기도 한다. chlorpromazine은 α 수용체와 히스타민 수용체에 가장 강 한 친화도를 보이는 항정신병약물 중 하나이다. 중추신경 계에 대한 작용뿐 아니라 H1 수용체에 작용해서 항알레르 기 효과를 나타내며 5-HT 수용체에 작용해서 소화기계에 대한 효과도 보일 수 있다.

(3) 약물 상호작용

음식섭취, 알코올, benztropine 투여는 chlorpromazine의 흡 수를 저해할 수 있다. lithium은 chlorpromazine의 청소율을 증가시키며 TCA는 청소율을 감소시킬 수 있다. CYP1A2 억제제인 ciprofloxacin, fluvoxamine과 CYP2D6 억제제 인 paroxetine, fluoxetine은 chlorpromazine의 청소율을 감 소시켜 chlorpromazine의 혈중농도를 증가시킬 수 있다. chlorpromazine 자체가 CYP2D6의 억제제이므로 CYP2D6의 기질인 dextromethorphan의 혈중농도를 증가시킬 수 있다.

11.6.2 olanzapine

thienobenzodiazepine계 약물로서 국내에서는 조현병 및 양극성장애 치료에 승인을 받았다. 구조식은 clozapine, quetiapine과 유사하다.

(1) 약동학

경구투여 시 약 6시간 후에 최대혈장농도에 도달하며 음식 물은 흡수에 영향을 미치지 않는다. 혈장 내 93%가 단백 질결합을 하지만 중증의 신부전 환자에서도 약동학적으로 유의미한 차이를 보이지 않는다. 혈중 반감기는 평균 30시 간이다. 주로 CYP1A2, flavin-containing monooxygenase, N-glucuronidation에 의해 대사된다.[25] 이러한 약동학적 변 인에 가장 큰 영향을 미치는 요인은 성별 및 흡연이다.[26] 흡연자에서 olanzapine 청소율은 40% 정도 높으며, 여성이 남성에 비해 청소율이 30% 정도 낮은 것으로 알려져 있다. 따라서 남성 흡연자에서는 고용량이 필요할 수도 있다. olanzapine 대사물 중 소변으로 60%, 대변으로 30%가 배 설된다.

(2) 약력학

D1, D2, D3, D4, 5-HT2 및 α1, M, H1 수용체에 대해 높은 친화도를 보인다.[26] 또한 5-HT2A 수용체에 대한 친 화도는 D2 수용체에 대한 친화도보다 훨씬 높다. 5-HT2 수용체에 대한 작용은 음성증상의 완화와 추체외로 증후 군의 감소와 관련이 있다. 조현병 환자의 PET 연구에서 5mg의 저용량에서도 5-HT2 수용체가 포화상태에 이르지 만, D2 수용체는 용량에 비례하여 5~20mg에서 43~80%, 30~40mg에서 83~88%의 점유율을 보인다.[27] 이러한 낮은

표 11.1 주요 항정신병약물의 약동학적 특성

Drug	Time to peak plasma level (hours)	Bioavailability	Protein binding(%)	Active metabolites	Metabolism	Elimination half-life(hours)
haloperidol	1.7~6.1	60~70	90	–	CYP3A4 CYP2D6	14.5~36.7
chlorpromazine	1~4	10~80	90~99	–	CYP2D6 CYP1A2	30
clozapine	1.1~3.6	12~82	92~95	norclozapine	CYP1A2 CYP3A4	9.1~17.4
risperidone	1~3	70	90	9-OH-risperidone	CYP2D6	20
paliperidone	24	28	74	–	CYP2D6 CYP3A4	24.6~25.2
olanzapine	6	87	93	–	CYP1A2	30
quetiapine	1~2	5~13	83	–	CYP3A4	7
ziprasidone	6~8	59	98~99	–	CYP3A4	7
amisulpride	1~3	43~48	17	–	–	12
aripiprazole	3~5	87	99	dehydro-aripiprazole	CYP3A4 CYP2D6	48~68
blonanserin	2	55	100	N-deethylated blonanserin	CYP3A4	10.2~16.2

표 11.2 주요 항정신병약물의 수용체 결합 친화력 (Ki, nM)*

Drug	D1	D2	D3	D4	5-HT1A	5-HT1D	5-HT2A	5-HT2C	α1	α2	H1	M1
haloperidol	120	1.4	2.5	3.3	3600	>5000	120	4700	4.7	1200	440	1600
clozapine	290	130	240	47	140	1700	8.9	17	4	33	1.8	1.8
risperidone	580	3.4	18	22	282	16	0.49	19	8	9.5	34	>10000
paliperidone	554	6.6	7.5	38	1030	7.3	0.83	19	11	11	34	>10000
olanzapine	52	20	50	50	2100	530	3.3	10	54	170	2.8	4.7
quetiapine	1300	180	940	2200	230	>5100	220	1400	15	1000	8.7	100
amisulpride	>10000	3.0	3.5	2369	>10000	1341	8304	>10000	>10000	1114	>10000	>10000
aripiprazole	265	0.45	0.8	44	4.4	–	3.4	15	57	–	61	>10000
blonanserin	1070	0.14	0.49	150	804	–	0.81	26	27	530	765	100
ziprasidone	130	3.1	7.2	32	2.5	2	0.39	0.72	13	310	47	5100

* Modified from Miyamoto et al.,[28] Schmidt et al.,[29] DeLeon et al.,[30] Schoemaker et al.,[14] and Corena-McLeod.[31]

D2 수용체 점유는 olanzapine이 상용량에서 추체외로 증후군의 적은 발생을 뒷받침해준다. olanzapine은 clozapine과 마찬가지로 H1에 선택적으로 결합하여 체중증가 등의 부작용을 일으킬 수 있다.

(3) 약물 상호작용

fluvoxamine은 CYP1A2 억제제로 olanzapine 청소율을 절반으로 감소시키며, 최대 혈장농도를 2배 가까이 증가시킨다. carbamazepine은 CYP1A2의 발현을 유도하며, omeprazole과 rifampin은 olanzapine의 대사를 촉진시킨다.

11.6.3 ziprasidone

benzisothiazolyl piperazine계 약물로서 국내에서는 조현병 및 양극성장애 치료에 승인을 받았다.

(1) 약동학

경구투여 후 위장관에서 빠르게 흡수되어 6~8시간 후 최고혈중농도에 이른다.[32] 음식물과 함께 약물을 복용하면 흡수가 증가된다. 반감기는 7시간 정도이며 하루에 2번 복용하는 것이 원칙이다.

나이나 성별에 관계없이 투여 시작 후 1~3일 뒤 항정농도에 이른다. 투여량의 97%가 혈장단백질과 결합한다. 약물의 대부분이 간에서 대사되며, 그중 약 3분의 2 정도가 aldehyde oxidase에 의해 대사된다. aldehyde oxidase에는 임상적으로 중요한 억제제나 유발제가 없다. CYP 효소계가 전체 대사의 3분의 1 이하를 담당하며, 이 중 CYP3A4가 제일 중요하다.

(2) 약력학

D2 수용체에 강한 친화작용을 가질 뿐 아니라 5-HT2A, 5-HT2C, 5-HT1D 수용체에 길항작용을 가지면서 5-HT1A 수용체에는 효현제 작용을 보인다. 5-HT2A 수용체 친화도가 D2 수용체보다 11배 높아 5-HT2/D2 수용체 친화도 비율이 clozapine과 더불어 높다고 알려져 있다.[33] 따라서 추체외로 부작용이 적으며 음성증상에 효과를 보일 것으로 추정된다. 또한 5-HT1A 효현제로서의 작용은 buspirone이 항불안 효과를 보이기 때문에[34] ziprasidone도 항불안 효과를 보일 가능성을 시사한다. 또한 세로토닌과 노르에피네프린 재흡수 억제효과를 보이는

데, 이는 여러 항우울제의 항우울 작용기전이기도 하다.

(3) 약물 상호작용

CYP3A4 억제제인 ketoconazole이 ziprasidone의 농도를 35%까지 증가시킬 수 있으며,[35] CYP3A4 유발인자인 carbamazepine은 ziprasidone의 청소율을 27~36% 증가시킨다.[36] CYP1A2에 의해 대사되는 비율이 작으므로 흡연은 큰 영향을 미치지 않는다.

11.6.4 zotepine

dibenzothiepine 그룹에 속하는 약물로 국내에서는 조현병의 치료에 적응증을 가지고 있다.

(1) 약동학

경구투여 후 빠르게 흡수된다. 최대혈중농도는 약 4시간 후에 도달하며 반감기는 21시간 정도이다.[37] 97%의 약물이 혈장단백질, 주로는 알부민과 결합한다. 항정상태는 3~4일 후에 도달하게 된다. 간에서 CYP 3A4, 1A2, 2D6에 의해 대사된다. 주된 대사의 경로는 N-demethylation이며, 이를 통해 활성 대사물질인 norzotepine이 생성된다. 그 외의 대사물질로는 3-hydroxyzotepine, zotepine S-oxide, 2-hydroxyzotepine이 있다. norzotepine은 zotepine에 비해 30~40%의 활성도를 가지며, zotepine S-oxide는 활성도가 약 10% 미만이다. 아주 소량의 대사되지 않은 zotepine이 소변으로 배설되며 담즙을 통해 zotepine과 대사물이 배설되는 것이 배설의 주된 경로이다.[38]

(2) 약력학

D1, D2, 5-HT2A, 5-HT2C, 5-HT6, 5-HT7 수용체에 강한 친화작용을 보인다. 저용량으로 투여될 때는 도파민 활성을 증가시키고 고용량에서는 도파민 전달을 억제한다는 보고가 있다.

노르에피네프린의 재흡수를 억제하며 세로토닌성 활성이 있기 때문에 음성증상에 효과를 보일 가능성이 있다. H1, α1 수용체에도 높은 친화도를 보이나 무스카린 수용체에는 거의 친화도를 보이지 않는다.

(3) 약물 상호작용

diazepam이 함께 투여되면 CYP3A4 경합에 의해 혈중농

도가 상승할 수 있다. 생체외in vitro 실험에서 imipramine, procyclidine, norfluoxetine, ketoconazole은 상호작용의 가능성이 낮은 것으로 드러났다. CYP 유발인자인 carbamazepine과 병용할 경우 zotepine의 혈중농도가 낮아지며, phenytoin과 병용 시 phenytoin의 혈중농도가 증가할 수 있다. TCA와 propranolol을 zotepine과 함께 투여할 경우 서로 혈중농도를 증가시킬 수 있다.

11.6.5 sertindole

phenylindole 유도체로 국내 및 미국에서는 시판허가를 받지 못했으며 현재 유럽에서만 조현병 치료에 승인을 받아서 사용 중이다.

(1) 약동학

경구 복용 후 천천히 흡수되어 약 10시간 후 최대혈중농도에 도달한다.[39] 생체이용률은 75% 정도이며 흡수는 음식, 제산제의 영향을 많이 받지 않는다. 혈장단백질과 결합률은 99.5%이며 주로 알부민과 α1-acid glycoprotein과 결합한다. 지방친화성이어서 혈액뇌장벽과 태반장벽을 쉽게 통과한다. CYP2D6, CYP3A45에 의해 간에서 대사되며 dehydrosertindole, norsertindone이 주요 대사산물이다. dehydrosertindole은 sertindole과 비슷한 활성을 가지지만 norsertindole은 매우 약한 활성을 보인다. 유전적으로 CYP2D6 대사가 약한 사람은 sertindole 청소율이 50~67%로 떨어지며 혈중농도가 2~3배로 증가될 수 있다. 반감기는 53~102시간이며 항정상태에 도달하는 데 2~3주가 걸린다. 성별, 나이, 신장질환은 약동학에 큰 영향을 주지 않으나 간기능이 저하된 환자에서는 sertindole 용량을 낮추는 것이 필요할 수 있다.

(2) 약력학

D2, 5-HT2A, α1 수용체에 강력한 길항제로 작용하나 α2, H1 및 무스카린 수용체에는 낮은 친화도를 보인다. 동물실험에 따르면 변연계의 도파민 신경세포에 선택적인 활성을 보인다고 알려져 있다.[40] 조현병 환자에서 6~8주 동안 sertindole을 투여한 PET 연구에서 상대적으로 낮은 D2 수용체 점유율(52~68%)에서 효과적인 것이 밝혀졌다.[41] 이는 sertindole의 낮은 추체외로 부작용 발현율을 뒷받침

해주지만 D2 수용체 친화도의 변연계 선택성은 관찰되지 않았다. 또한 5-HT2C 수용체에 역효현제로 작용하는데 이러한 기전이 조현병의 음성증상 개선에 기여할 수 있다는 가설도 제기되었다.

(3) 약물 상호작용

QTc 간격을 증가시킬 수 있어 QTc 간격을 증가시킬 가능성이 있는 다른 약물(quinidine, amiodarone, terfenadine, astemizole) 등과 함께 투여하면 안 된다. sertindole은 CYP 효소의 활성을 저해하지 않아 병용 투여된 다른 약물의 생체 내 변화에 큰 영향을 주지 않을 것으로 생각된다. 다만 CYP2D6 억제제인 quinidine, fluoxetine, paroxetine이나 CYP3A4 억제제인 ketoconazole, erythromycin과 함께 투여될 경우 sertindole의 혈중농도가 증가될 수 있다.

11.6.6 lurasidone

benzothiazole 유도체로 국내에서는 시판허가를 받지 못했지만 미국, 유럽에서 조현병 치료에 허가를 받았다. 미국에서는 1형 양극성장애와 연관된 우울삽화에 대해서도 허가를 받았다.

(1) 약동학

경구투여 후 빠르게 흡수되어 최고혈중농도는 1~3시간 후 도달한다.[42] 항정상태에 도달하는 데 7일이 걸리며 흡수를 촉진하기 위해 음식과 함께 복용하여야 한다. 반감기는 18~40시간 정도이며 99.8%가 혈장단백질에 결합한다. 주로 간에서 CYP3A4에 의해 대사된다.

(2) 약력학

D2, 5-HT2A에 강한 길항제로 작용한다. 다른 항정신병 약물과는 달리 D3, 5-HT1A, 5-HT7, α2C 수용체에 높은 친화도를 보인다. D1, 5-HT2C에는 낮은 친화도를 보이며 H1, M1 수용체에는 매우 미미한 친화도를 보인다.

(3) 약물 상호작용

ketoconazole 투여 시 혈중농도가 급격히 증가하며, rifampicin 투여 시 혈중농도는 감소할 수 있다. haloperidol, diazepam 병용 시 혈장단백질 결합에 큰 영향이 없었으며 lithium 병용 투여도 유의미한 영향을 주지 않는다.

11.7 도파민, 세로토닌 수용체 길항제
D2, 5-HT2A

11.7.1 blonanserin

4-phenyl-2-(1-piperazinyl) pyridine에 속하는 약물로 현재 일본과 한국에서만 조현병 치료에 허가를 받아 사용되고 있다.

(1) 약동학

경구투여 후 빠르게 흡수되며 2시간 내에 최고혈중농도에 도달한다.[43] 반복 투여시 5일 안에 항정상태에 도달한다. 거의 100% 혈장단백질에 결합하며 주로 알부민에 결합한다. 혈액뇌장벽을 쉽게 통과하며 haloperidol, sulpiride, risperidone, olanzapine과의 비교연구에서도 혈액뇌장벽을 가장 쉽게 통과하는 것으로 나타났다. 음식이 blonanserin의 생체이용률에 영향을 줘서 음식과 함께 복용했을 때가 공복 시에 비해 혈중농도가 높게 나타났다. 간에서 CYP3A4에 의해 대사되며 주된 대사산물은 M-1 (N-deethylated blonanserin), M-3(7-and 8-hydroxylated blonanserin)이다. M-1은 D2, D3, 5-HT2A 수용체에 강한 친화도를 보이지만 약리학적 활성은 blonanserin에 비해 낮다. 배설은 주로 소변과 대변을 통해 이루어지며 반감기는 10.2~16.2시간이다.

(2) 약력학

D2, D3, 5-HT2A에 길항제로 작용한다. 다른 비정형 항정신병약물과 달리 D2 수용체에 대한 친화도가 5-HT2A에 비해 6배에 달한다. 또한 D2 수용체에 대한 친화도가 haloperidol, risperidone에 비해 20~94배 정도 높다. 반면에 5-HT2C, α1, H1, M1 수용체에 대한 친화도가 낮아 관련 부작용은 적을 것으로 예상된다. 인지기능 향상에 관련된다고 알려진 5-HT6 수용체에도 상대적으로 강한 친화도를 보인다.

(3) 약물 상호작용

CYP3A4 억제제인 아졸계 항진균제, HIV protease 억제제와 함께 투여할 경우 blonanserin의 혈중농도가 증가될 수 있다. 또 다른 CYP3A4 억제제인 erythromycin, clarithromycin, cyclosporine, diltiazem, 자몽주스와 병용 투여도 조심해야 한다. CYP3A4 유도제인 phenytoin, carbamazepine, rifampicin은 blonanserin 혈중농도를 감소시킬 수 있어 주의해야 한다. 아드레날린과 함께 투여될 경우에는 혈압이 심각하게 떨어질 수 있어 병용 투여는 금기시된다.

11.8 도파민, 세로토닌 수용체 길항제
D2, 5-HT2, 재흡수 차단제 NET(대사산물)

11.8.1 quetiapine

benzothiazepine계 약물로 국내에서는 조현병과 양극성장애 치료에 승인을 받았으며, 서방정의 경우 주요우울장애 치료의 보조요법으로 허가되었다. 구조식은 olanzapine, clozapine과 유사하다.

(1) 약동학

경구투여 후 신속히 흡수되어 1~2시간 내에 최고혈중농도에 도달한다.[44] 반감기는 약 7시간이다. 인종, 성별, 체중, 흡연이 약동에 큰 영향을 미치지 않는 것으로 보인다.[45] 노인의 경우 약물의 혈장제거율이 젊은 성인의 약 1/3~1/2로 감소되므로 약물 용량을 낮추어야 할 수 있다. 약물의 주된 제거 경로는 간대사이며 주로 CYP3A4에 의해 대사되는 것으로 알려져 있다. 대사된 산물 중 73%는 소변으로 21%는 대변으로 배출된다. 서방정의 경우도 약동학은 큰 차이가 없다.

(2) 약력학

D1, D2, 5-HT1A, 5-HT2A, H1, α1, α2 등 여러 수용체에 대해 길항제로 작용한다.[46] clozapine과 달리 무스카린 수용체에 대한 친화도는 특징적으로 낮다. 조현병 환자에서 약물 투여 후 2~3시간 뒤 D2 수용체 점유율이 58~64%였다가 12시간 후에는 0~26%의 점유율을 보인다.[47] 이러한 신속 해리현상은 quetiapine에서 추체외로 증후군과 고프로락틴 혈증이 잘 나타나지 않는 것을 설명해줄 수 있다. 또한 quetiapine의 대사물질인 norquetiapine이 노르에피네프린 재흡수 억제작용을 하며, 이는 quetiapine

의 항우울 기전과 관련된다고 알려져 있다.[48]

(3) 약물 상호작용

CYP3A4가 주된 대사효소이기 때문에 CYP3A4에 영향을 미치는 약물은 quetiapine의 분포에 영향을 미칠 수 있다. 건강한 성인에서 강력한 CYP3A4 억제제인 ketoconazole을 함께 투여했을 때 quetiapine의 누적 농도가 5~8배 증가했다는 보고가 있다. 따라서 CYP3A4 억제제인 아졸계 항진균제(fluconazole, intraconazole 등), erythromycin, clarithromycin이 함께 투여되어서는 안 된다. phenytoin, carbamazepine, rifampin과 같은 CYP3A4 유도제들은 quetiapine의 혈중농도를 떨어뜨릴 수 있다.[48] cimetidine, haloperidol, risperidone, imipramine, fluoxetine과 함께 투여되었을 때 임상적으로 유의미한 약동학적 변화는 없었다.

11.9 도파민, 세로토닌 수용체 부분효현제D2, 5-HT1A, 수용체 길항제5-HT2A

11.9.1 aripiprazole

quinolinone 유도체로 국내에서는 조현병, 양극성장애와 관련된 조증 및 혼재 삽화의 치료, 주요우울장애 치료의 부가요법으로 승인받았으며, 소아에서는 자폐장애와 관련된 과민증과 투렛장애의 치료에 허가를 받았다.

(1) 약동학

복용 후 3~5시간 후에 최고혈중농도에 도달하고 배설 반감기는 48~68시간이다. 항정상태는 약 14일 후에 도달한다. 주로 CYP3A4와 2D6에 의해 대사되며 주 대사물질은 dehydroaripiprazole이다. 65세 이상 노인에서의 약물제거율이 65세 미만 성인에 비해 20% 낮았다. 신장과 간을 통해 각각 25%와 55%가 배출된다.[30]

(2) 약력학

D2, D3 수용체에 가장 높은 친화도를 가지고, D4, 5-HT1A, 5-HT2A, 5-HT2C, α1, H1에 비교적 높은 친화도를 보인다. 그러나 D1 수용체에 대한 친화도는 낮으며 M1 수용체에 대한 효과는 거의 없다. 임상적으로 D2와

5-HT1A 수용체의 강력한 부분효현제로서 소위 '도파민-세로토닌계 안정제'라고 불린다.[30] 즉, 도파민 수용체 자극 저하 상황에서는 수용체를 자극하여 도파민 활성을 강화하고, 수용체 자극과잉 상황에서는 수용체에 길항제로 작용하여 도파민 활성을 차단하는 것으로 알려져 있다.[49] 정상인에서 선조체 D2 수용체 점유율이 90% 이상에서도 추체외로 증후군을 보이지 않았으며, 이는 aripiprazole이 D2 부분효현제임을 보여준다.[50] 5-HT1A 수용체에 대한 부분효현작용, 5-HT2A에 대한 길항작용은 이 약물의 항불안 및 음성증상에 대한 효과 가능성을 시사한다.

(3) 약물 상호작용

대사에 주로 관여하는 효소는 CYP3A4와 2D6이다. 따라서 CYP 유도제인 carbamazepine은 aripiprazole의 농도를 낮추고 CYP 억제제인 ketoconazole, paroxetine, fluoxetine은 aripiprazole의 농도를 증가시킬 수 있다.[30]

11.9.2 brexpiprazole

Otsuka와 Lundbeck에서 공동으로 개발된 약물로 미국에서 조현병의 치료와 우울증의 부가치료에 허가를 받았으나 아직 국내에서는 시판허가를 받지 못했다.

(1) 약동학

경구투여 후 4시간 내 최고혈중농도에 도달하며 생체이용률은 95%이다.[51] 지속적으로 투여 시 10~12일 후 항정상태에 도달한다. 99% 이상 혈장단백질과 결합하지만 단백질 결합이 간기능과 신기능의 이상, diazepam, digitoxin, warfarin 투여에 영향받지 않는다. 주로 CYP3A4와 CYP2D6에 의해 대사되며 주된 대사물질인 DM-3411은 치료효과에는 기여하지 않는 것으로 보인다. 배설은 25%는 소변으로 46%는 대변으로 이뤄지며 반감기는 91시간이다.

(2) 약력학

D2, 5-HT1A의 부분효현제이며 5-HT2A의 길항제이다. brexpiprazole은 aripiprazole에 비해 D2 수용체에 대한 내재성 활성은 더 약하며, 5-HT1A와 5-HT2A 수용체에 대한 친화도는 10배 정도 높다. α1B, α2C 수용체에 대한 길항작용을 가지며 무스카린 수용체에 대한 친화도는 무시할

만한 수준이다.

(3) 약물 상호작용

CYP3A4 또는 CYP2D6 억제제와 함께 투여될 때는 brexpiprazole의 용량을 감량하는 것이 권고된다. 하지만 주요우울증 환자 임상시험 결과에 따르면 CYP2D6 억제제나 CYP3A4 유도제와 병용 투여 시 brexpiprazole의 용량을 조절할 필요는 없다.

11.10 도파민, 세로토닌 수용체 부분효현제D2, 5-HT1A, 수용체 길항제 5-HT2B

11.10.1 cariprazine

미국과 유럽에서 조현병과 양극성장애의 조증치료에 허가를 받았으나 아직 국내 시판허가는 받지 못하였다.

(1) 약동학

hydroxylation과 demethylation을 통해 광범위하게 대사되며, 이를 통해 cariprazine과 비슷한 활성을 보이는 두 가지의 활성 대사물질(desmethyl cariprazine, didesmethyl cariprazine)을 형성한다.[52] 따라서 cariprazine과 두 활성 대사물질의 전체 농도가 임상적으로 유의미한 약물의 농도가 되겠다. 경구투여 후 최고혈중농도에 도달하는 데 걸리는 시간은 cariprazine은 3.6시간, desmethyl cariprazine은 6.5시간, didesmethyl cariprazine은 18.1시간이다. 항정상태에 도달하는 데 걸리는 시간은 cariprazine과 desmethyl cariprazine은 1~2주, didesmethyl cariprazine은 4주 이내이며, 세 가지 화합물을 다 합치면 3주 이내이다. cariprazine의 흡수는 음식의 영향을 받지 않는다. 항정상태에서는 didesmethyl cariprazine이 혈장 내 주요 화합물로 존재하며 혈장농도 곡선하면적이 cariprazine의 2~3배가 된다. desmethyl cariprazine의 혈장농도 곡선하면적은 cariprazine의 20~40%정도가 된다. cariprazine과 주요대사물은 91~97%가 혈장단백질과 결합한다.

　cariprazine은 CYP3A4에 의해 주로 대사되며 CYP2D6에 의해서도 소량 대사된다. desmethyl cariprazine은 CYP3A4,

CYP2D6에 의해 didesmethyl cariprazine으로 변환되며, didesmethyl cariprazine은 CYP3A4에 의해 대사된다. 세 화합물을 모두 합친 약물의 반감기는 약 1주일 정도이다. cariprazine과 주요 대사물의 약동학은 나이, 성별, 인종, CYP2D6 대사의 개인별 차이에 영향을 받지 않는다.

(2) 약동학

강력한 D3, D2 수용체의 부분효현제이며, D2보다 D3에 6~8배의 친화도를 보인다. 또한 5-HT1A 수용체의 부분효현제이며 5-HT2B, 5HT2A, H1 수용체에 길항제로 작용한다. 5-HT2C, α1A 수용체에 낮은 친화도를 보이며 무스카린 수용체에는 유의미한 친화도가 없다.

(3) 약물 상호작용

cariprazine과 그 주요 대사물은 CYP 효소를 유도하지 않으며 CYP 효소 억제작용은 미약하다. 강한 CYP3A4 억제제인 ketoconazole과 병용 투여 시 cariprazine과 그 주요 대사물의 혈중농도를 올리는 것으로 알려져 있다.

11.11 도파민, 세로토닌, 노르에피네프린 수용체 길항제D2, 5-HT2, NE alpha-2

11.11.1 clozapine

dibenzodiazepine계 약물로 국내에서는 약제 내성 또는 심한 추체외로 증후군을 보이는 조현병 환자의 치료에 허가를 받았다. 화학구조식은 olanzapine 및 quetiapine과 유사하다.

(1) 약동학

경구투여 후 신속히 흡수되며 흡수율은 90~95% 이상이다. 음식에 의해 흡수율은 거의 영향을 받지 않는 것으로 보인다. 경구 생체이용률이 12~82%로 변이가 큰데, 이는 간 및 위장관에서의 일차 통과효과의 개인차 때문일 가능성이 크다.[53] 최대혈장농도에 도달하는 시간은 1.1~3.6시간이며 반감기는 9.1~17.4시간이다. 약물의 혈장농도가 항정상태에 도달하기 위해서는 7~10일이 걸린다. 혈장단백질과의 결합은 92~95% 정도이다. 대사는 주로 간에서 이루어지며 CYP1A2와 CYP3A4에 의한 대사가 중요하다. 주된 대사산물은 CYP1A2에 의한 desmethylclozapine(일 명 norclozapine)과 CYP3A4에 의한 clozapine N-oxide 이다. desmethylclozapine은 무과립구혈증의 주요 원인 이 되며, 그 혈장 농도를 clozapine 농도로부터 예측하 기가 어렵기 때문에 골수억제 위험이 있는 환자에서는 desmethylclozapine을 직접 측정할 필요가 있다. 대사된 산 물은 50%는 소변으로, 30%는 대변으로 배설된다.

(2) 약력학

다른 항정신병약물에 비해 D2 수용체 친화도가 낮으나 D1, D3, D4 수용체에 대한 길항효과를 보인다. 5-HT1A, 5-HT2A, 5-HT2C, 5-HT3, 5-HT6, 5-HT7 수용체에도 결합하며 α1, α2, M1, H1 수용체에도 길항효과를 나타낸 다. 사람 대상 PET 연구에서 clozapine은 다른 항정신병약 물과는 달리 선조체 D2 수용체 점유율이 20~67%로 낮게 나타났으며, 이는 추체외로 부작용의 낮은 발생률을 설명 해준다.[54,55] 또한 원숭이 대상 PET 연구에 따르면 임상적 으로 적절한 농도에서 5-HT1A 수용체 점유율이 관찰되었 으며, 이것이 clozapine 효과의 기전일 가능성이 있다.[56] 아 직까지 clozapine의 정확한 항정신병 효과의 기전은 아직 확립되어 있지 않지만, D1/D2 차단율, D3, D4에 대한 비 교적 강한 길항작용, 5-HT2A와 5-HT2C 수용체 길항작 용, 항콜린 및 항아드레날린성 효과, 그리고 중뇌-변연 경 로에 대한 강한 선택적 작용 등이 관련될 가능성이 제기되 고 있다.[57]

(3) 약물 상호작용

CYP1A2 억제제인 fluvoxamine과 함께 투여할 경우 clozapine의 혈장농도가 5~10배까지 올라갈 수 있다. 또한 fluoxetine이 clozapine의 혈장농도를 50% 이상 높였다는 보 고가 있었다. risperidone과 병용할 경우 clozapine의 혈장 농도가 2배로 증가한다는 보고도 있었다. carbamazepine과 담배에 포함된 타르가 CYP1A2를 유도하여 clozapine 혈장 농도를 낮출 수 있다.

11.11.2 risperidone

benzisoxazole 유도체로 국내에서는 조현병의 치료 및 양극 성장애의 조증삽화의 부가치료에 허가를 받았다. 또한 중 등도에서 중증인 알츠하이머형 치매 환자의 초조, 공격성 또는 정신병 증상의 치료와 정신지체 또는 평균 이하의 지 적 능력을 갖춘 소아, 청소년 및 성인의 행동장애, 기타 파 탄적 행동장애의 치료에 허가되었다.

(1) 약동학

경구투여 후 위장관에서 신속히 흡수되며 음식물과 같 이 먹어도 흡수에 영향을 받지 않는다. 복용 후 1~3시간 후 최대혈장농도에 도달하며 생체이용률은 70%이다. 주 로 CYP2D6에 의해서 간에서 대사된다. 주요 대사물질인 9-OH-risperidone은 D2, 5-HT2A 수용체에 risperidone 과 유사한 친화도를 보여서 약물학적 활성이 거의 동일 하다고 생각된다.[53] 따라서 CYP2D6의 유전적 다형성 이 치료효과에 미치는 영향은 제한적이라고 볼 수 있다. risperidone과 9-OH-risperidone을 포함한 활성성분의 반 감기는 약 20시간으로 하루 1번 복용도 가능하다. 항정 상태에 도달하는 시간은 risperidone은 1~5일, 9-OH- risperidone은 5~6일이다. 대사산물의 배설은 주로 신장을 통하며 일부는 담즙으로 배설된다.

(2) 약력학

D2, 5-HT2A, α1, α2, H1 수용체에 대한 친화도가 높다.[58] 5-HT1A, 5-HT1C, 5-HT1D, D1 수용체에 대해서는 중 등도의 친화도를 보이며, 무스카린 수용체와 β1, β2 수용 체에 대한 친화도는 매우 낮다. 항정신병 효과는 D2 및 5-HT2A 수용체에 대한 길항작용과 관련되며 5-HT2A 수용체에 대한 길항작용으로 흑질-선조 도파민 경로에 서 도파민 유리를 증가시켜 추체외로 증후군 발생률을 감 소시키는 것으로 생각된다. 조현병 환자를 대상으로 한 PET 연구에서 1일 6mg의 용량에서 D2, 5-HT2A 수용체 점유율이 각각 82%, 95%였고, 1일 3mg 용량에서는 D2, 5-HT2A 수용체 점유율이 72%, 83%였다.[59] 즉, risperidone 이 낮은 용량에서는 D2에 비해 5-HT2A 수용체를 더욱 차단하여 비정형성을 나타낼 수 있지만, 고용량에서는 D2 수용체 길항작용이 거쳐서 임상적 이점이 사라지는 것으

로 보인다. risperidone의 α2 수용체 길항작용은 항우울효과와 관련된다는 동물 실험이 있다.[60] α1 수용체에 대한 강한 친화력은 기립성 저혈압을 일으키며, α1 수용체와 H1 수용체에 대한 길항작용으로 진정과 졸음을 유발한다.

(3) 약물 상호작용

CYP2D6에 의해 주로 대사되나 원래 약물과 CYP2D6에 의한 대사산물이 같은 활성을 가지기 때문에 CYP2D6에 대해 영향을 주는 약물은 임상적 효능에 큰 차이를 가져오지 않는다. 다만 저혈압을 일으킬 수 있으므로 혈압강하 효과가 있는 약물과 병용할 경우 주의하여야 한다.

11.11.3 paliperidone

9-hyroxy-risperidone으로 risperidone의 활성 대사물질이다. 하루 1번 복용하는 경구용 제제와 1달에 1번 또는 3달에 1번 주사하는 장기지속형 주사제가 사용되고 있다. 국내에서는 조현병의 치료에 적응증을 받았다.

(1) 약동학

경구제제는 복용 후 24시간 뒤 최고혈중농도에 도달하며 반감기는 24.6~25.2시간이다.[61] 생체이용률은 28%로 낮으며 혈장단백질에는 74%가 결합한다. 항정상태에 도달하는 데는 4~5일이 소요된다. 1개월 장기지속형 주사제의 경우 13일 후 최고혈중농도에 도달하며, 주사 부위에서 약물의 방출은 주사 1일째부터 시작해서 126일 후까지 지속될 수 있다.[62] 1개월 주사제는 삼각근에 주사했을 때가 둔부에 주사했을 때에 비해 최고혈중농도가 28% 높으며 처음 2번의 주사는 삼각근에 투여되고, 이후에는 둔부 또는 삼각근에 자유롭게 주사될 수 있다. 3개월 주사제는 주사 후 30~33일 후 최고혈중농도에 도달하며, 삼각근에 주사할 경우에 둔부 주사에 비해 최고혈중농도가 11~12% 높게 나타난다.

대사는 주로 CYP2D6와 CYP3A4에 의해 이루어진다. 약 60%의 대사되지 않은 약물이 소변으로 배설된다. 간질환 환자의 경우 약물 용량조절이 필요하지 않으나 신장기능장애가 있는 경우 약물 용량조절이 필요하다. 크레아틴 청소율 50~80ml/min의 경증 신기능장애 환자의 경우 최고 권장용량이 1일 6mg이며, 크레아틴 청소율 10~50ml/min의 중등도~중증 신기능장애인 경우 최고 권장용량이 1일 3mg이다.

(2) 약력학

전반적으로 risperidone과 약력학적 특성은 유사하다. D2, 5-HT2A 수용체에 강력한 길항제로 작용하며 H1, α1, α2 수용체도 친화도를 보인다. 다만 β1, β2, 무스카린 수용체에는 관련되지 않는 것으로 보인다.

(3) 약물 상호작용

CYP 효소 활성에 큰 영향을 미치지 않으며 간대사가 제한적으로 이뤄지기 때문에 CYP 효소 유도제나 억제제와의 병용 투여에 큰 영향을 받지 않을 것으로 추정된다. 실제로 강력한 CYP2D6 억제제인 paroxetine과의 병용 투여 연구에서도 paliperidone의 혈중농도는 유의미한 차이를 보이지 않았다.

11.12 세로토닌, 도파민, 노르에피네프린 수용체 길항제 5-HT2, D2, NE alpha-2

11.12.1 asenapine

dibenzo-oxepino pyrrole계 약물로서 미국에서 조현병과 양극성장애의 치료 그리고 유럽 지역에서 양극성장애의 조증 치료에 대해 사용허가를 받은 약물로 국내에서는 사용되고 있지 않다.

(1) 약동학

경구복용 시 생체이용률이 낮아 구강점막에서 직접 흡수되도록 설하 붕해제로 개발되었다.[63] 설하 붕해제는 침에 닿으면 10초 내에 용해되며 생체이용률은 35%이다. 최고혈중농도에는 약 1시간 후 도달하며 반감기는 13.4~39.2시간, 항정상태에는 3일 내에 도달한다. UDP glucuronosyltransferase 1A4 UGT1A4와 CYP1A2에 의해 대사되며 CYP3A4, CYP2D6도 일부분 대사에 기여한다.

(2) 약력학

5-HT2C, 5-HT2A, 5-HT7, 5-HT2B, 5-HT6, D3 수용체에 매우 강한 친화도를 보이며 D2, H1, D4, α1, α2, D1, 5-HT5, 5-HT1A, 5-HT1B, H2 수용체에 강한 친화도를 보인다. 무스카린 수용체에 대한 친화도는 거의 없다. D2, 5-HT1A에 대해 길항작용을 보이는 것은 다른 항정신병약물과 유사하나 인지기능 개선효과의 가능성이 제기된 5-HT7, 5-HT2C 수용체 길항작용을 보이는 것이 특이점이다.

(3) 약물 상호작용

UGT1A4 억제제인 valproate와 병용 투여 시 asenapine의 약동학에 큰 영향을 주지 않았다. CYP1A2 억제제인 fluvoxamine과 투여 시에는 asenapine 혈중농도가 증가되는 것이 관찰되었다. asenapine은 paroxetine의 혈중농도를 증가시킬 수 있어서 병용 투여를 주의해야 한다.

11.13 항정신병약물의 작용기전

11.13.1 도파민 가설

지금까지 모든 항정신병약물은 도파민 D2 수용체에 결합하여 수용체를 봉쇄하는 특징을 갖고 있다. 이전부터 reserpine과 같이 도파민을 고갈시키는 약제를 사용했을 때 조현병의 정신병적 증상이 호전되는 연구결과가 있었다.[64] 이에 더해 항정신병약물의 임상적 효과가 D2 수용체의 친화도에 비례한다는 사실도 밝혀지면서 D2 수용체 차단이 정신병적 증상 호전에 기여한다고 생각하게 되었다.[65,66]

실제 환자에서 시행된 PET, SPECT 연구로부터 D2 수용체 점유율이 약물 효과와 부작용을 결정짓는다는 것을 알게 되었다. 한 연구에 따르면 항정신병 효과는 선조체에서 D2 수용체의 65~70% 점유 시 나타나며, 약 70% 이상은 prolactin 증가와 관련되고 80% 이상의 점유는 추체외로 부작용의 위험을 증가시킨다.[67]

하지만 정형 항정신병약물과 다른 작용기전을 가지는 비정형 항정신병약물들이 등장하면서 이러한 약물들의 효과와 특이성을 설명하기 위해 여러 가설이 제기되었다.

11.13.2 변연계 선택 작용

비정형 항정신병약물은 변연계 도파민 시스템에 선택적으로 작용한다는 가설이 있다. 즉 흑질-선조 경로와 중뇌-변연 경로 중 정형 항정신병약물은 두 경로를 모두 억제하고 비정형 항정신병약물은 중뇌-변연 경로를 억제한다는 것이다. 실제로 [^{123}I]-Epidepride SPECT 연구에서 정형약물은 선조체와 변연계의 D2/D3 수용체 봉쇄가 같은 비율로 나타나지만, clozapine, quetiapine, olanzapine, risperidone, amisulpride는 변연계 부위를 선택적으로 봉쇄하는 것으로 나타났다.[15,68-72] 정형 항정신병약물 중 amisulpride와 유사한 구조의 sulpiride도 D2 수용체에 대한 결합력은 낮지만 변연계에 선택적으로 결합하는 작용을 나타낸다고 알려져 있다. 하지만 다른 PET 연구에서는 이러한 선택적 수용체 친화성을 지지하지 않았으며,[73,74] 어떤 항정신병약물들은 변연계와 변연계 외 부위에 비슷한 정도의 친화성을 보였다.[72,75,76]

11.13.3 세로토닌-도파민 길항

비정형 항정신병약물의 특징으로 가장 많이 언급되는 것이 세로토닌 수용체 길항작용이다. 그중에서도 5-HT2A 수용체가 중요하며 5-HT2A/D2 동반 길항작용이 비정형 항정신병약물의 특성이라는 주장이 있어 왔다.[77] 비정형 항정신병약물은 5-HT2A 수용체를 차단하여 흑질-선조, 중뇌-변연, 중뇌-피질의 도파민 경로를 차별적으로 조절하게 되고, 이를 통해 적은 추체외로 부작용을 나타낸다고 생각되었다. 하지만 이러한 이론은 여러 가지 제한점을 가진다. 첫째, 추체외로 부작용을 일으키는 정도는 quetiapine, olanzapine, risperidone 순서로 나타나는데, 5-HT2A/D2 차단비율은 정반대라는 점이다. 둘째, D2, D3에만 높은 친화도를 보이는 amisulpride의 작용기전을 설명해주지 못한다.

11.13.4 D2 수용체 신속 해리

비정형 항정신병약물은 D2 수용체와 약하게 결합하고 수용체로부터 빠르게 해리되고 정형 항정신병약물은 D2 수용체와 강하게 결합하고 수용체로부터 해리가 느리다는 가설이 있었다.[78] 즉, D2 수용체에 결합한 haloperidol, chlorpromazine은 30분 이상이 지나야 다시 수용체에서 분리되는데 quetiapine, amisulpride는 60초 이내에 해리되는 것으로 나타났다. 이러한 사실은 [¹¹C] raclopride를 이용한 사람 대상 PET 연구에서도 검증이 되었다.[47,54] 하지만 이러한 이론에 맞는 약물은 quetiapine, amisulpride 정도이며 olanzapine, risperidone, ziprasidone과 같은 약물에는 적용되기 어렵다.

11.13.5 새로운 도파민 가설

사람을 대상으로 한 SPECT, PET 연구가 활발히 이루어지면서 조현병의 도파민 시스템에 대해 많은 사실들이 새롭게 밝혀졌다. 이러한 연구들에 따르면 조현병에서는 기존의 생각과 달리 시냅스후 도파민 수용체의 문제는 크지 않으며 대신 시냅스전 선조체 도파민 기능의 증가가 반복적으로 관찰되었다.[79-85] 또한 비정형 항정신병약물에서도 PET로 측정한 D2 수용체 차단 정도와 약물의 효과가 비례한다는 연구가 발표되면서 여전히 도파민이 항정신병약물에 중요하다는 것을 입증하였다.[86] 하지만 이러한 시냅스전 선조체 도파민 기능의 증가는 조현병뿐 아니라 정신병적 증상을 보이는 다른 정신질환에서도 관찰되었으며[85]

항정신병약물은 조현병 이외의 정동장애, 파킨슨병과 연관된 정신병적 증상의 치료에도 효과적이다. 따라서 도파민 이상이 조현병에 특이적으로 나타나는 것이 아니라 정신병적 증상과 관련될 가능성이 제기되었다.

이러한 연구결과들을 바탕으로 새로운 도파민 가설이 제시되었다.[87] 그 내용은 도파민 조절의 문제는 시냅스전 영역에 주로 나타나며, 그 도파민 조절의 문제는 조현병이 아니라 정신병적 증상에 관계된다는 것이다. 하지만 현재 항정신병약물은 정신병적 증상의 개선 효과에만 유효하기 때문에 음성증상, 인지기능장애 등 다른 조현병의 증상에도 효과가 있는 약제 개발이 시급하다. 또한 조현병 환자에서 상당한 비율로 관찰되는 치료 저항성의 문제도 계속 해결해야 될 과제로 생각된다. 현재까지의 항정신병약물은 시냅스후 수용체에 주로 작용하기 때문에 조현병 환자에서 나타나는 시냅스전 도파민 과활성과 같은 근본적인 문제를 해결하기는 어려운 것이 현실이다. 따라서 조현병의 근본적인 치료를 위해서는 지금까지의 항정신병약물과는 다른 작용기전을 가진 약물의 개발이 필요할 것으로 생각된다.

참고문헌

1. Delay J, Deniker P, Harl J. Traitement des etats d'excitation et d'agitation par une methode medicamentense derivee de l'hibernotherapie. Ann Med Psychol 1952;110:267-273.

2. Kane J, Honigfeld G, Singer J, Meltzer H. Clozapine for the treatment-resistant schizophrenic. A double-blind comparison with chlorpromazine. Arch Gen Psychiatry 1988;45:789-796.

3. Lieberman JA, Stroup TS, McEvoy JP, Swartz MS, Rosenheck RA, Perkins DO, et al. Effectiveness of antipsychotic drugs in patients with chronic schizophrenia. N Engl J Med 2005;353:1209-1223.

4. Jones PB, Barnes TR, Davies L, Dunn G, Lloyd H, Hayhurst KP, et al. Randomized controlled trial of the effect on Quality of Life of second-vs first-generation antipsychotic drugs in schizophrenia: Cost Utility of the Latest Antipsychotic Drugs in Schizophrenia Study (CUtLASS 1). Arch Gen Psychiatry 2006;63:1079-1087.

5. Miyamoto S, Miyake N, Jarskog LF, Fleischhacker WW, Lieberman JA. Pharmacological treatment of schizophrenia: a critical review of the pharmacology and clinical effects of current and future therapeutic agents. Mol Psychiatry 2012;17:1206-1227.

6. Kudo S, Ishizaki T. Pharmacokinetics of haloperidol: an update. Clin Pharmacokinet 1999;37:435-456.

7. Shin JG, Kane K, Flockhart DA. Potent inhibition of CYP2D6 by haloperidol metabolites: stereoselective inhibition by reduced haloperidol. Br J Clin Pharmacol 2001;51:45-52.

8. Eggert Hansen C, Rosted Christensen T, Elley J, Bolvig Hansen L, Kragh-Sorensen P, Larsen NE, et al. Clinical pharmacokinetic studies of perphenazine. Br J Clin Pharmacol 1976;3:915-923.

9. Sweet RA, Pollock BG, Mulsant BH, Rosen J, Sorisio D, Kirshner M, et al. Pharmacologic profile of perphenazine's metabolites. J Clin Psychopharmacol 2000;20:181-187.

10. Pinder RM, Brogden RN, Swayer R, Speight TM, Spencer R,

Avery GS. Pimozide: a review of its pharmacological properties and therapeutic uses in psychiatry. Drugs 1976;12:1-40.

11. Caley CF, Weber SS. Sulpiride: an antipsychotic with selective dopaminergic antagonist properties. Ann Pharmacother 1995;29:152-160.

12. Rosenzweig P, Canal M, Patat A, Bergougnan L, Zieleniuk I, Bianchetti G. A review of the pharmacokinetics, tolerability and pharmacodynamics of amisulpride in healthy volunteers. Hum Psychopharmacol 2002;17:1-13.

13. Martinot JL, Paillere-Martinot ML, Poirier MF, Dao-Castellana MH, Loc'h C, Maziere B. In vivo characteristics of dopamine D2 receptor occupancy by amisulpride in schizophrenia. Psychopharmacology (Berl) 1996;124:154-158.

14. Schoemaker H, Claustre Y, Fage D, Rouquier L, Chergui K, Curet O, et al. Neurochemical characteristics of amisulpride, an atypical dopamine D2/D3 receptor antagonist with both presynaptic and limbic selectivity. J Pharmacol Exp Ther 1997;280:83-97.

15. Scatton B, Claustre Y, Cudennec A, Oblin A, Perrault G, Sanger DJ, et al. Amisulpride: from animal pharmacology to therapeutic action. Int Clin Psychopharmacol 1997;12 Suppl 2:S29-36.

16. Canal M, Legangneux E, van Lier JJ, van Vliet AA, Coulouvrat C. Lack of effect of amisulpride on the pharmacokinetics and safety of lithium. Int J Neuropsychopharmacol 2003;6:103-109.

17. McClellan KJ, Spencer CM. Modafinil : A Review of its Pharmacology and Clinical Efficacy in the Management of Narcolepsy. CNS Drugs 1998;9:311-324.

18. Challman TD, Lipsky JJ. Methylphenidate: its pharmacology and uses. Mayo Clin Proc 2000;75:711-721.

19. Maldonado R. Comparison of the pharmacokinetics and clinical efficacy of new extended-release formulations of methylphenidate. Expert Opin Drug Metab Toxicol 2013;9:1001-1014.

20. Heal DJ, Smith SL, Gosden J, Nutt DJ. Amphetamine, past and present--a pharmacological and clinical perspective. J Psychopharmacol 2013;27:479-496.

21. Hutson PH, Pennick M, Secker R. Preclinical pharmacokinetics, pharmacology and toxicology of lisdexamfetamine: a novel d-amphetamine pro-drug. Neuropharmacology 2014;87:41-50.

22. Barbieri RL, Ryan KJ. Bromocriptine: endocrine pharmacology and therapeutic applications. Fertil Steril 1983;39:727-741.

23. Hobson DE, Pourcher E, Martin WR. Ropinirole and pramipexole, the new agonists. Can J Neurol Sci 1999;26 Suppl 2:S27-33.

24. Curry SH, Mould GP. Pharmacology of chlorpromazine: Relevance to clinical studies, of investigations of absorption, distribution and metabolism in animals (T). Br J Pharmacol 1971;41:432P.

25. Ring BJ, Binkley SN, Vandenbranden M, Wrighton SA. In vitro interaction of the antipsychotic agent olanzapine with human cytochromes P450 CYP2C9, CYP2C19, CYP2D6 and CYP3A. Br J Clin Pharmacol 1996;41:181-186.

26. Callaghan JT, Bergstrom RF, Ptak LR, Beasley CM. Olanzapine. Pharmacokinetic and pharmacodynamic profile. Clin Pharmacokinet 1999;37:177-193.

27. Kapur S, Zipursky RB, Remington G, Jones C, DaSilva J, Wilson AA, et al. 5-HT2 and D2 receptor occupancy of olanzapine in schizophrenia: a PET investigation. Am J Psychiatry 1998;155:921-928.

28. Miyamoto S, Duncan GE, Goff DC, Lieberman JA, eds. Therapeutics of schizophrenia. Philadelphia: LWW 2002.

29. Schmidt AW, Lebel LA, Howard HR, Jr., Zorn SH. Ziprasidone: a novel antipsychotic agent with a unique human receptor binding profile. Eur J Pharmacol 2001;425:197-201.

30. DeLeon A, Patel NC, Crismon ML. Aripiprazole: a comprehensive review of its pharmacology, clinical efficacy, and tolerability. Clin Ther 2004;26:649-666.

31. Corena-McLeod M. Comparative Pharmacology of Risperidone and Paliperidone. Drugs R D 2015;15:163-174.

32. Miceli JJ, Wilner KD, Hansen RA, Johnson AC, Apseloff G, Gerber N. Single-and multiple-dose pharmacokinetics of ziprasidone under non-fasting conditions in healthy male volunteers. Br J Clin Pharmacol 2000;49 Suppl 1:5S-13S.

33. Seeger TF, Seymour PA, Schmidt AW, Zorn SH, Schulz DW, Lebel LA, et al. Ziprasidone (CP-88,059): a new antipsychotic with combined dopamine and serotonin receptor antagonist activity. J Pharmacol Exp Ther 1995;275:101-113.

34. Rickels K, Schweizer E. The treatment of generalized anxiety disorder in patients with depressive symptomatology. J Clin Psychiatry 1993;54 Suppl:20-23.

35. Miceli JJ, Smith M, Robarge L, Morse T, Laurent A. The effects of ketoconazole on ziprasidone pharmacokinetics--a placebo-controlled crossover study in healthy volunteers. Br J Clin Pharmacol 2000;49 Suppl 1:71S-76S.

36. Miceli JJ, Anziano RJ, Robarge L, Hansen RA, Laurent A. The effect of carbamazepine on the steady-state pharmacokinetics of ziprasidone in healthy volunteers. Br J Clin Pharmacol 2000;49 Suppl 1:65S-70S.

37. Green B. Zotepine: a clinical review. Expert Opin Drug Metab Toxicol 2009;5:181-186.

38. Noda K, Suzuki A, Okui M, Noguchi H, Nishiura M, Nishiura N. Pharmacokinetics and metabolism of 2-chloro-11

-(2-dimethylaminoethoxy)-dibenzo[b,f]thiepine (zotepine) in rat, mouse, dog and man. Arzneimittelforschung 1979;29:1595 -1600.

39. Spina E, Zoccali R. Sertindole: pharmacological and clinical profile and role in the treatment of schizophrenia. Expert Opin Drug Metab Toxicol 2008;4:629-638.

40. Arnt J, Skarsfeldt T. Do novel antipsychotics have similar pharmacological characteristics? A review of the evidence. Neuropsychopharmacology 1998;18:63-101.

41. Nyberg S, Olsson H, Nilsson U, Maehlum E, Halldin C, Farde L. Low striatal and extra-striatal D2 receptor occupancy during treatment with the atypical antipsychotic sertindole. Psychopharmacology (Berl) 2002;162:37-41.

42. Jaeschke RR, Sowa-Kucma M, Panczyszyn-Trzewik P, Misztak P, Styczen K, Datka W. Lurasidone: The 2016 update on the pharmacology, efficacy and safety profile. Pharmacol Rep 2016;68:748-755.

43. Tenjin T, Miyamoto S, Ninomiya Y, Kitajima R, Ogino S, Miyake N, et al. Profile of blonanserin for the treatment of schizophrenia. Neuropsychiatr Dis Treat 2013;9:587-594.

44. Goldstein JM. Quetiapine fumarate (Seroquel): a new atypical antipsychotic. Drugs Today (Barc) 1999;35:193-210.

45. McConville BJ, Arvanitis LA, Thyrum PT, Yeh C, Wilkinson LA, Chaney RO, et al. Pharmacokinetics, tolerability, and clinical effectiveness of quetiapine fumarate: an open-label trial in adolescents with psychotic disorders. J Clin Psychiatry 2000;61:252-260.

46. Saller CF, Salama AI. Seroquel: biochemical profile of a potential atypical antipsychotic. Psychopharmacology (Berl) 1993;112:285-292.

47. Kapur S, Zipursky R, Jones C, Shammi CS, Remington G, Seeman P. A positron emission tomography study of quetiapine in schizophrenia: a preliminary finding of an antipsychotic effect with only transiently high dopamine D2 receptor occupancy. Arch Gen Psychiatry 2000;57:553-559.

48. Sanford M, Keating GM. Quetiapine: a review of its use in the management of bipolar depression. CNS Drugs 2012;26:435- 460.

49. Grunder G, Carlsson A, Wong DF. Mechanism of new antipsychotic medications: occupancy is not just antagonism. Arch Gen Psychiatry 2003;60:974-977.

50. Yokoi F, Grunder G, Biziere K, Stephane M, Dogan AS, Dannals RF, et al. Dopamine D2 and D3 receptor occupancy in normal humans treated with the antipsychotic drug aripiprazole (OPC 14597): a study using positron emission tomography and [11C]raclopride. Neuropsychopharmacology 2002;27:248-259.

51. Greig SL. Brexpiprazole: First Global Approval. Drugs 2015;75:1687-1697.

52. McCormack PL. Cariprazine: First Global Approval. Drugs 2015;75:2035-2043.

53. Byerly MJ, DeVane CL. Pharmacokinetics of clozapine and risperidone: a review of recent literature. J Clin Psychopharmacol 1996;16:177-187.

54. Farde L, Wiesel FA, Nordstrom AL, Sedvall G. D1-and D2-dopamine receptor occupancy during treatment with conventional and atypical neuroleptics. Psychopharmacology (Berl) 1989;99 Suppl:S28-31.

55. Nordstrom AL, Farde L, Nyberg S, Karlsson P, Halldin C, Sedvall G. D1, D2, and 5-HT2 receptor occupancy in relation to clozapine serum concentration: a PET study of schizophrenic patients. Am J Psychiatry 1995;152:1444-1449.

56. Chou YH, Halldin C, Farde L. Occupancy of 5-HT1A receptors by clozapine in the primate brain: a PET study. Psychopharmacology (Berl) 2003;166:234-240.

57. Owens MJ, Risch SC. Antipsychotic medications. In: Schatzberg AF, Nemeroff CB, eds. Textbook of Psychopharmacology. 2nd ed. Washington DC: American Psychiatric Press;1998.p. 323-348.

58. Schotte A, Janssen PF, Gommeren W, Luyten WH, Van Gompel P, Lesage AS, et al. Risperidone compared with new and reference antipsychotic drugs: in vitro and in vivo receptor binding. Psychopharmacology (Berl) 1996;124:57-73.

59. Nyberg S, Eriksson B, Oxenstierna G, Halldin C, Farde L. Suggested minimal effective dose of risperidone based on PET-measured D2 and 5-HT2A receptor occupancy in schizophrenic patients. Am J Psychiatry 1999;156:869-875.

60. Dhir A, Kulkarni SK. Risperidone, an atypical antipsychotic enhances the antidepressant-like effect of venlafaxine or fluoxetine: possible involvement of alpha-2 adrenergic receptors. Neurosci Lett 2008;445:83-88.

61. Spina E, Cavallaro R. The pharmacology and safety of paliperidone extended-release in the treatment of schizophrenia. Expert Opin Drug Saf 2007;6:651-662.

62. Chue P, Chue J. A review of paliperidone palmitate. Expert Rev Neurother 2012;12:1383-1397.

63. Citrome L. Asenapine review, part I: chemistry, receptor affinity profile, pharmacokinetics and metabolism. Expert Opin Drug Metab Toxicol 2014;10:893-903.

64. Carlsson A, Lindqvist M, Magnusson T. 3,4-Dihydroxyphenylalanine and 5-hydroxytryptophan as reserpine antagonists. Nature 1957;180:1200.

65. Seeman P, Lee T, Chau-Wong M, Wong K. Antipsychotic drug doses and neuroleptic/dopamine receptors. Nature

1976;261:717-719.

66. Creese I, Burt DR, Snyder SH. Dopamine receptor binding predicts clinical and pharmacological potencies of antischizophrenic drugs. Science 1976;192:481-483.

67. Kapur S, Zipursky R, Jones C, Remington G, Houle S. Relationship between dopamine D(2) occupancy, clinical response, and side effects: a double-blind PET study of first-episode schizophrenia. Am J Psychiatry 2000;157:514-520.

68. Bressan RA, Erlandsson K, Jones HM, Mulligan RS, Ell PJ, Pilowsky LS. Optimizing limbic selective D2/D3 receptor occupancy by risperidone: a [123I]-epidepride SPET study. J Clin Psychopharmacol 2003;23:5-14.

69. Bigliani V, Mulligan RS, Acton PD, Visvikis D, Ell PJ, Stephenson C, et al. In vivo occupancy of striatal and temporal cortical D2/D3 dopamine receptors by typical antipsychotic drugs. [123I]epidepride single photon emission tomography (SPET) study. Br J Psychiatry 1999;175:231-238.

70. Bigliani V, Mulligan RS, Acton PD, Ohlsen RI, Pike VW, Ell PJ, et al. Striatal and temporal cortical D2/D3 receptor occupancy by olanzapine and sertindole in vivo: a [123I] epidepride single photon emission tomography (SPET) study. Psychopharmacology (Berl) 2000;150:132-140.

71. Stephenson CM, Bigliani V, Jones HM, Mulligan RS, Acton PD, Visvikis D, et al. Striatal and extra-striatal D(2)/D(3) dopamine receptor occupancy by quetiapine in vivo. [(123)I]-epidepride single photon emission tomography(SPET) study. Br J Psychiatry 2000;177:408-415.

72. Xiberas X, Martinot JL, Mallet L, Artiges E, Loc HC, Maziere B, et al. Extrastriatal and striatal D(2) dopamine receptor blockade with haloperidol or new antipsychotic drugs in patients with schizophrenia. Br J Psychiatry 2001;179:503-508.

73. Farde L, Suhara T, Nyberg S, Karlsson P, Nakashima Y, Hietala J, et al. A PET-study of [11C]FLB 457 binding to extrastriatal D2-dopamine receptors in healthy subjects and antipsychotic drug-treated patients. Psychopharmacology (Berl) 1997;133:396-404.

74. Talvik M, Nordstrom AL, Nyberg S, Olsson H, Halldin C, Farde L. No support for regional selectivity in clozapine-treated patients: a PET study with [(11)C]raclopride and [(11)C]FLB 457. Am J Psychiatry 2001;158:926-930.

75. Kessler RM, Ansari MS, Riccardi P, Li R, Jayathilake K, Dawant B, et al. Occupancy of striatal and extrastriatal dopamine D2 receptors by clozapine and quetiapine. Neuropsychopharmacology 2006;31:1991-2001.

76. Xiberas X, Martinot JL, Mallet L, Artiges E, Canal M, Loc'h C, et al. In vivo extrastriatal and striatal D2 dopamine

receptor blockade by amisulpride in schizophrenia. J Clin Psychopharmacol 2001;21:207-214.

77. Meltzer HY, Matsubara S, Lee JC. Classification of typical and atypical antipsychotic drugs on the basis of dopamine D-1, D-2 and serotonin2 pKi values. J Pharmacol Exp Ther 1989;251:238-246.

78. Kapur S, Seeman P. Does fast dissociation from the dopamine d(2) receptor explain the action of atypical antipsychotics?: A new hypothesis. Am J Psychiatry 2001;158:360-369.

79. Meyer-Lindenberg A, Miletich RS, Kohn PD, Esposito G, Carson RE, Quarantelli M, et al. Reduced prefrontal activity predicts exaggerated striatal dopaminergic function in schizophrenia. Nat Neurosci 2002;5:267-271.

80. McGowan S, Lawrence AD, Sales T, Quested D, Grasby P. Presynaptic dopaminergic dysfunction in schizophrenia: a positron emission tomographic [18F]fluorodopa study. Arch Gen Psychiatry 2004;61:134-142.

81. Hietala J, Syvalahti E, Vuorio K, Rakkolainen V, Bergman J, Haaparanta M, et al. Presynaptic dopamine function in striatum of neuroleptic-naive schizophrenic patients. Lancet 1995;346:1130-1131.

82. Hietala J, Syvalahti E, Vilkman H, Vuorio K, Rakkolainen V, Bergman J, et al. Depressive symptoms and presynaptic dopamine function in neuroleptic-naive schizophrenia. Schizophr Res 1999;35:41-50.

83. Howes OD, Montgomery AJ, Asselin MC, Murray RM, Valli I, Tabraham P, et al. Elevated striatal dopamine function linked to prodromal signs of schizophrenia. Arch Gen Psychiatry 2009;66:13-20.

84. Lindstrom LH, Gefvert O, Hagberg G, Lundberg T, Bergstrom M, Hartvig P, et al. Increased dopamine synthesis rate in medial prefrontal cortex and striatum in schizophrenia indicated by L-(beta-11C) DOPA and PET. Biol Psychiatry 1999;46:681-688.

85. Reith J, Benkelfat C, Sherwin A, Yasuhara Y, Kuwabara H, Andermann F, et al. Elevated dopa decarboxylase activity in living brain of patients with psychosis. Proc Natl Acad Sci U S A 1994;91:11651-11654.

86. Agid O, Mamo D, Ginovart N, Vitcu I, Wilson AA, Zipursky RB, et al. Striatal vs extrastriatal dopamine D2 receptors in antipsychotic response--a double-blind PET study in schizophrenia. Neuropsychopharmacology 2007;32:1209-1215.

87. Howes OD, Kapur S. The dopamine hypothesis of schizophrenia: version III--the final common pathway. Schizophr Bull 2009;35:549-562.

CHAPTER 12

GABA, Glutamate
관련 약물

구본훈 · 이광헌

GABA와 glutamate는 CNS에 존재하는 대표적인 아미노산계 신경전달물질amino acid neurotransmitter이다. 단가아민계 신경전달물질과 펩타이드계 신경전달물질의 농도는 뇌에 소수 존재하나 아미노산계 신경전달물질은 대부분의 뇌 신경세포에 존재한다. 과거에는 주로 도파민과 세로토닌을 중심으로 한 단가아민 신경전달물질의 연구를 통해 정신질환의 생물학적 원인을 규명하려고 했으나 최근에는 단가아민 신경전달물질보다 GABA와 glutamate와 같은 아미노산계 신경전달물질의 연구가 활발하게 진행되고 있다.

12.1 GABA

GABAγ-aminobutylic acid는 CNS에 존재하는 대표적인 억제성 신경전달물질이다. 뇌 속에 넓게 분포되어 있고 불안장애, 조현병, 알코올의존, 경련성 질환 등 여러 정신질환의 병리에 연관되어 있다. GABA는 GADglutamic acid decarboxylase에 의해 glutamic acid로부터 생성되고, GABA-Ttransaminase에 의해 succinic semialdehyde로 대사되어 Krebs cycle로 다시 들어가게 된다. 생성된 GABA는 시냅스로 분비되었다가 성상세포astrocyte의 시냅스전 부위로 재흡수된다. GABA 수송체는 총 네 가지로 알려져 있다. 성상세포로 흡수된 GABA는 GABA-T에 의해 대사되어 glutamic acid로 전환되고, 다시 glutamine으로 전환되어 시냅스전 부위 말단으로 이동하여 다시 GABA 합성으로

들어가게 된다.[1]

항경련제인 tiagabine은 GABA 수송체의 억제로 인해 항경련 효과를 나타낸다. 또한 valproic acid와 γ-vinyl-GABA(vigabatrin)은 GABA-T를 억제하여 GABA 농도를 높여 항경련 효과를 나타내게 된다.

12.1.1 뇌회로

GABA의 신경회로는 두 가지로 나눌 수 있다. 피질과 변연계를 연결하는 국지성 회로는 피질의 바깥 경계를 따라 분포되어 있으면서 안쪽 축삭돌기로 뻗어 있다. 이 회로에서는 주로 glutamine성 신경세포의 활성화를 억제한다. 또 다른 신경회로에서 GABA성 신경세포는 선조체striatum에서부터 흑질substantia nigra로 이어지면서 주로 도파민성 신경세포의 활성화를 조절하고, 창백핵globus pallidus으로 이어진 회로는 시상밑핵subthalamic nucleus의 흥분성 출력을 조절한다.

12.1.2 수용체

GABA 수용체는 GABA-A, GABA-B, GABA-C 수용체 세 가지로 분류되는데 benzodiazepine이 결합하는 GABA-A 수용체가 임상적으로 가장 중요하다. GABA-A 수용체는 이온성 수용체로서 α 소단위, β 소단위, 그리고 γ 소단위의 조합으로 구성되어 있는 heteropentamer이다(그림 12.1). α와 β 소단위 사이 접합부에 GABA 결합부위가 있고, α와 γ 소

단위 사이의 접합부에 benzodiazepine 결합부위가 있다. 중앙에는 Cl^- 이온통로가 있어 Cl^- 이온을 세포 내로 유입시켜 억제성 탈분극을 일으킨다. Cl^- 이온의 유입은 활동전위 action potential의 역치를 증가시켜 억제기능을 하게 된다.

GABA-A 수용체의 각 소단위들은 여러 종류가 발견되었고, 그중 α1 소단위는 진정효과, 항경련 작용, 기억장애와 관련이 있고, α2, α3, α5 소단위는 근육이완 효과와 항불안 작용과 관련된 것으로 알려져 있다.[2] GABA-A 수용체는 알로스테릭 상호작용allosteric interaction을 하며, benzodiazepines, barbiturates, ethanol, 전신 마취제 등이 작용할 수 있다. benzodiazepine은 GABA 결합부위가 아닌 benzodiazepine 결합부위에 결합하여 간접적으로 GABA의 기능을 강화한다. 이로 인해 benzodiazepine은 barbiturate에 비해 호흡 억제의 위험이 낮은 편이다. 흡입성 마취제를 포함한 전신 마취제는 GABA-A 수용체의 Cl^- 이온의 전도를 증가시켜서 억제기능을 나타내게 된다. benzodiazepine 과량복용 시 치료제로 알려져 있는 flumazenil은 benzodiazepine 길항제이다.[3]

GABA-B 수용체는 G단백질 결합 수용체로서 GABA-A 수용체와는 약물학적으로 다른 특성을 가지고 있다. GABA-A 수용체 길항제인 bicuculline에는 반응이 없고, GABA-A 수용체에 반응이 없는 baclofen에 의해 강하게 활성화된다.

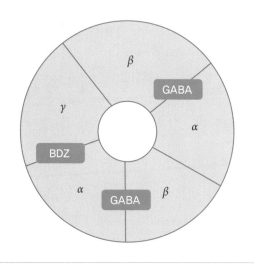

그림 12.1 GABA-A 수용체

GABA : γ-aminobutylic acid, BDZ : benzodiazepine

12.1.3 기능

기본적으로 glutamate의 기능과는 반대로 뇌에서 억제기능을 담당한다. 따라서 불안장애와 같은 불안증상을 억제하는 기능을 하고, 경련성 질환의 억제에도 관여한다. 헌팅턴 질환에서 나타나는 무도형 운동choreiform movement은 꼬리핵caudate에서 창백핵globus pallidus으로 이어지는 신경회로의 결함에 의해 발생할 수 있다.

12.1.4 약리작용에 의한 GABA계 약물 분류

GABA계 약물은 크게 GABA-A 수용체에 있는 benzodiazepine 수용체에 결합하는 benzodiazepine계 약물과 non-benzodiazepine계 약물로 나눌 수 있다. 인간의 뇌에서 신경세포의 억제기능을 하는 것이 GABA-A 수용체이기 때문이다. 최근에는 GABA-A 수용체의 아형에 따라 좀 더 선택적인 작용을 하는 후보약물에 대한 연구가 활발하다.[4]

(1) GABA-A benzodiazepine 수용체 작용제

GABA와 관련된 약제 중에 가장 오래전부터 사용되어 왔고 현재까지도 많이 사용되고 있는 약제가 benzodiazepine계 약물이다. 이 계통의 약제들은 GABA-A 수용체에 있는 benzodiazepine 수용체에 결합하여 GABA의 억제기능을 증진시켜 편도체 공포회로의 신경활동을 억제해준다. 이로써 항불안효과가 나타난다. 또한 대뇌피질의 억제작용을 통해 경련성 질환의 치료에도 사용될 수 있다. 그리고 수면중추에 억제기능으로 수면효과를 나타내어 수면제로도 사용할 수 있다. 즉, benzodiszepine은 진정제, 수면제, 근육이완제, 그리고 항경련제로 사용될 수 있다.

가. alprazolam

가장 대표적인 benzodiazepine계 약물로서 항불안제로 주로 사용된다. 첫 복용으로도 즉각적인 효과가 나타나며, 매일 복용하면 수 주일간 효과가 이어질 수 있다. 주로 범불안장애와 공황장애에 사용되고, 그 외의 불안장애, 우울을 동반한 불안장애, 생리전 증후군, 과민성 대장증후군, 불안을 동반한 신체화증상, 불면, 긴장증에도 사용되며, 급성 조증과 급성 정신증 치료의 보조약물로도 사용된다.

경련성 질환, 동반된 신체질환이 있는 경우, 그리고 오랜 기간 복용하는 경우에는 주기적인 간기능 검사와 혈액 검사가 필요할 수도 있다. 장기간 사용하는 경우 의존성과 내성, 금단증상에 유의해야 한다. 흔한 부작용으로는 진정sedation, 피로, 우울감, 어지러움, 실조ataxia, 불분명한 발음slurred speech, 쇠약감weakness, 잊어버림forgetfulness, 혼란confusion, 과민함hyperexcitability, nervousness 등이며, 드물게 환각증상, 조증, 저혈압, 입마름 등이 발생할 수 있다. 치명적인 부작용으로는 CNS 기능을 저하시키는 약물과 함께 사용 시에 호흡기능의 저하를 유발할 수 있다. 진정 부작용은 처음 복용 시 또는 용량을 증가할 때 잘 나타나고, 시간이 지나면 내성이 생긴다.

불안증상에는 대개 하루 1~4mg, 공황장애에는 하루 5~6mg까지 사용할 수 있다. 과량복용 시 치명적일 수 있고, 특히 술과 함께 복용 시에 진정, 혼란, 협응능력 저하, 혼수 등이 올 수 있다. 장기간 사용 시에 내성과 의존에 주의해야 하며, 가급적 12주 이상의 사용은 권유되지 않는다. 갑작스러운 중단은 드물게 경련이 나타날 수 있으며, 중단 시에는 천천히 용량을 감량해야 한다.

CYP450 3A4에 의해 대사되고, 반감기는 12~15시간이다. fluoxetine, fluvoxamine과 같은 CYP450 3A 억제제는 alprazolam의 청소율을 감소시키고 혈중농도를 증가시켜 부작용이 더 잘 나타날 수 있다. carbamazepine과 같은 CYP450 3A 유도제는 혈중농도를 감소시켜 약의 효과가 줄어들 수 있다. 신장애와 간장애가 있는 경우 낮은 용량으로 주의하며 사용해야 한다. 임신 시 위험 등급은 D이고, 임신 시 사용은 선천성 결함의 위험성을 증가시킨다. 모유 수유 시에 배출될 수 있으므로 모유 수유를 중단해야 한다.[5]

나. chlordiazepoxide

불안장애, 불안증상, 수술 전 불안, 급성 알코올성 질환의 금단증상 등에 사용되고, 긴장증에도 사용할 수 있다. alprazolam과 마찬가지로 첫 복용으로도 즉각적인 효과가 나타나며 매일 복용하면 수 주간 효과가 이어질 수 있다. 또한 경련성 질환, 동반된 신체질환이 있는 경우, 그리고 오랜 기간 복용하는 경우에는 주기적인 간기능 검사와 혈액 검사가 필요할 수 있다.

경도에서 중등도 불안증상 시에는 하루 15~40mg, 심한 불안증상의 경우 하루 60~100mg까지 사용 가능하다. 반감기는 24~48시간이고, CNS 기능을 억제하는 약물과 같이 사용 시에 억제기능이 증가한다. 그 외 특성은 alprazolam과 유사하다.

다. clonazepam

광장공포증을 동반하거나 동반하지 않은 공황장애, Lennox-Gastaut 증후군, 무운동 발작akinetic seizure, 간대성근육 경련발작myoclonic seizure, 결여발작absence seizure 등에 주로 사용되고, 무긴장 발작atonic seizure, 그 외 경련성 질환, 불안장애, 불면, 긴장증에 사용되며, 급성 조증과 급성 정신증의 부가적 치료로도 사용된다. 대뇌피질에서의 억제작용이 경련성 질환에 치료효과로 작용한다.

경련성 질환에서의 용량은 환자 개개인의 반응에 따라 다르나 하루 20mg까지 사용할 수 있고, 공황장애의 경우 하루 0.5~2mg 정도 사용한다. 반감기가 30~40시간 정도 다른 benzodiazepine보다 길고, CYP450 3A4에 영향을 주는 약물과 상호작용을 할 수 있다.

라. clorazepate

불안장애, 불안증상, 급성 알코올성 금단증상에 사용하고, 긴장증과 부분발작의 부가적 치료로도 사용된다. 불안증상에는 하루 15~60mg, 알코올 금단에는 하루 30~60mg 사용 가능하다.

마. diazepam

불안장애, 불안증상, 급성 초조, 떨림, 급성 알코올성 섬망, 급성 알코올성 금단으로 인한 환각, 국소적 병변으로 인한 근육경직muscle spasm, 상위운동신경질환upper motor neuron disorder으로 인한 경직, 무정위운동athetosis, Stiffman 증후군, 불면, 긴장증 등에 사용되고, 전환장애, 내시경 시술에 의한 불안, 수술 전 불안, 간질지속상태status epilepticus에 보조치료로도 사용되며, 가장 광범위하게 사용되는 약물이다. 근육경직의 치료효과는 척수의 억제기능에 의해 나타난다.

구강으로 복용 시에는 하루 4~40mg, 주사 시에는 성인에서 5mg/minute 정도로 사용한다. 반감기는 20~50시간 정도이고, cimetidine은 diazepam의 청소율을 떨어뜨려 혈중농도를 증가시킬 수 있다.

바. estazolam

수면의 입면 어려움, 밤 동안의 자주 깨임, 아침 일찍 깨임 등의 불면에 수면제로 주로 사용되고 긴장증에도 사용된다. 수면중추의 억제기능이 진정 및 수면 효과를 내는 것으로 생각된다.

용량은 자기 전에 하루 1~2mg이다. 반감기는 10~24시간이고, 흡연자에게는 청소율이 증가하여 농도가 떨어진다. 임신 시 위험 등급은 X로서 사용 금기이다.

사. flunitrazepam

불면증에 주로 사용되는 수면제로 긴장증에도 사용될 수 있다. 자기 전에 하루 0.5~1mg 복용한다. 반감기는 16~35시간이고, 활성화 대사물active metabolite의 반감기는 23~33시간이다. cisapride는 flunitrazepam의 흡수를 촉진시켜 일시적으로 진정효과가 증가할 수 있다. 임신 시 금기이고, 모유 수유에 대해서는 알려져 있지 않다.

아. flurazepam

수면의 입면 어려움, 밤 동안의 자주 깨임, 아침 일찍 깨임 등의 불면과 재발되는 불면증, 불량한 수면의 질과 급성 또는 만성적 내과질환으로 인한 불면 등의 수면제로 주로 사용되고 긴장증에도 사용된다. 자기 전 하루 15~30mg 복용한다. 반감기는 24~100시간이고, cimetidine은 청소율을 떨어뜨려 혈중농도를 증가시킨다. 임신 위험 등급은 X이고 모유 수유는 알려져 있지 않다.

자. lorazepam

불안장애, 우울증상을 동반한 불안, 간질 지속 상태의 초기 치료, 마취 전 처치에 주로 사용되고, 불면, 근육강직, 알코올 금단 정신증, 두통, 공황장애, 긴장증에도 사용되며, 급성 조증과 급성 정신증, 그리고 섬망의 부가적인 치료에도 사용된다. 용량은 구강 복용 시 하루 2~6mg이고, 주사제는 4mg을 서서히 주사한다.

반감기는 10~20시간이고, valproate와 probenecid는 청소율을 감소시켜 혈중농도를 증가시킨다. 반대로 구강 피임제는 청소율을 증가시켜 혈중농도를 감소시킨다. 임신 위험 등급은 D이고, 모유 수유 시에 아기에게 약물이 전달될 수 있다.

차. midazolam

소아 환자의 진정, 마취에서 부가적인 진정, 마취 전 항불안, 약물 유도 기억상실에 주로 사용되고, 긴장증에도 사용 가능하다. 성인에서 정맥 주사로 1~2.5mg 정도로 사용하고, 16세 이하에서는 0.25~1.0mg/kg으로 사용된다.

반감기는 1.8~6.4시간이고, CNS 억제 약물을 동시 사용 시에는 약물 용량을 반 이하로 줄여야 한다. CYP450 3A4를 억제하는 약물은 청소율을 감소시켜 혈중농도를 증가시킨다. 임신 위험 등급은 D이고, 모유 수유 시에 아기에게 약물이 전달될 수 있다.

카. oxazepam

불안증상, 우울증상을 동반한 불안, 알코올 금단, 그리고 긴장증에 사용된다. 용량은 경도 및 중등도 불안 시에 하루 30~60mg을 3~4회 분복하고, 심한 불안과 알코올 금단 시에는 하루 45~120mg을 3~4회 분복한다.

반감기는 3~21시간이고, 반감기가 짧고 활성화된 대사물이 없기 때문에 간질환 시에 사용 가능하나 혈중농도를 증가시킬 수 있다. 임신 위험 등급은 D이고, 모유 수유 시에 아기에게 약물이 전달될 수 있다.

타. quazepam

불면증에 단기간 사용 가능하고, 긴장증에도 사용된다. 자기 전 하루 15mg 복용한다. 반감기는 25~41시간이고 CYP450 3A4에 의해 대사된다. 따라서 CYP450 3A4 억제제는 혈중농도를 증가시킨다. 임신 위험 등급은 X이고, 모유 수유 시에 아기에게 약물이 전달될 수 있다.

파. temazepam

불면증에 단기간 사용 가능하고, 긴장증에도 사용된다. 자기 전에 하루 15mg 복용한다. 반감기는 8~15시간이고, 활성화된 대사물은 없다. 임신 위험 등급은 X이고, 모유 수유에 대해서는 알려지지 않았다.

하. triazolam

불면증에 단기간 사용 가능하고, 긴장증에도 사용된다. 자기 전 하루 용량은 0.125~0.25mg이다. 반감기는 1.5~5.5시간이고, CYP450 3A4 억제제는 청소율을 감소시켜 혈중농도를 증가시킨다. ranitidine은 triazolam의 혈중농도를 증가시킨다. 임신 위험 등급은 X이고, 모유 수유에 대해서

표 12.1 benzodiazepine계 약물의 용량과 반감기

Generic name	Usual adult dosage	Oral peak(h)	Half-time(h) parent
alprazolam	0.5~10mg/d tid	1.0~2.0	6.0~27
clonazepam	1~6mg/d tid	1.0~2.0	18~50
clorazepate	15~60mg/d bid	1.0~2.0	48
diazepam	2~40mg/d bid to qid	0.5~1.0	20~50
estazolam	1~4mg/d hs	0.5~6.0	10~24
flunitrazepam	1~2mg/d hs	1.0~2.0	16~35
flurazepam	15~30mg/d hs	0.5~1.0	2.0~4.0
lorazepam	1~4mg/d tid	2.0~4.0	10~20
midazolam	5~50mg/d parenteral	1.0~2.0	1.5~3.0
oxazepam	10~30mg/d	2~4	5~20
temazepam	7.5~30mg/d	1~2	3~19
triazolam	0.125~0.25mg/d hs	0.7~2	2~3

는 알려지지 않았다.

(2) GABA-A benzodiazepine 수용체의 alpha1 isoform 작용제

non-benzodiazepine계 수면제로서 GABA-A benzodiazepine 수용체의 alpha1 isoform 선택적 작용제이다. 다른 GABA 에 작용하는 약물보다 더 선택적으로 작용하여 수면 효과를 나타내는 것으로 추정된다.

가. eszopiclone

일차적 그리고 만성불면, 일시적 불면, 정신과 또는 내과적 질환으로 인한 일차적인 불면 등에 사용된다. 장기간 사용 시에도 내성이나 의존성은 보고되지 않았다.

용량은 자기 전에 2~3mg 사용한다. 과량복용 시 zopiclone 과량복용과 유사하며 치명적인 경우는 드물다. 반감기는 약 6시간 정도이고, CYP450 3A4와 2E1에 의해 대사되기 때문에 이에 영향받는 약물과 상호작용이 있다. 과다한 지방식 음식을 섭취하면 흡수가 느려져서 수면 효과가 줄어든다. 임신 시 위험 등급은 C이고, 모유 수유에 아기에게 전달되는지는 불명확하다.

나. zaleplon

불면증에 단기간 사용될 수 있다. 부작용으로는 진정, 어지러움, 실조, 용량에 비례한 기억상실, 과민성 등이 나타나고 드물게 환각, 두통, 식욕저하가 있다. 용량은 자기 전 하루 10mg 복용한다. 반감기는 1시간 정도로 매우 짧다. cimetidine은 혈중농도를 증가시킬 수 있다. carbamazepine 과 같은 CYP450 3A4 유도제는 약물농도를 감소시킨다. 임신 위험 등급은 C이고, 모유 수유 시에 아기에게 약물이 전달될 수 있다.

다. zolpidem

CR(controlled release) 제제는 수용체에 지속적으로 작용하여 전체 수면 시간을 호전시켜주고, 이른 새벽에 깨는 것을 방지해준다. 용량은 IR(immediate release) 제제의 경우 자기 전 하루 10mg 복용하고, CR 제제는 12.5mg으로 복용한다. 반감기는 2.5시간으로 짧다. sertraline과 ketoconazole 은 혈중농도를 증가시키고, rifampin은 혈중농도를 감소시킨다. imipramine 또는 chlorpromazine을 함께 사용하는 경우 각성을 저하시킨다. 임신 위험 등급은 C이고, 모유 수유 시에 아기에게 약물이 전달될 수 있다.

라. zopiclone

zolpidem과 마찬가지 기전과 적응증을 가지고 있다. 용량은 자기 전 하루 7.5mg 복용한다. 반감기는 3.5~6.5시간 이고 CYP450 3A4에 의해 대사된다. 따라서 CYP450 3A4 억제제는 혈중농도를 증가시킨다. 임신 위험 등급은 C이고, 모유 수유 시에 아기에게 약물이 전달될 수 있다.

마. 기타 GABA계 약물

그 외에도 GABA-A 수용체의 알코올 부위에 결합하는 약물로 chloral hydrate, chloral betaine 등이 있고, GABA-A 수용체의 barbiturate 부위에 결합하는 약물로 clomethiazole 이 있다. 이러한 약물들은 모두 GABA-A 수용체의 다른 자리에 양성적으로 결합하는 조절자(GABA positive allosteric modulator)이다.

(3) GABA-B 수용체 작용제

가. sodium oxybate(gamma hydroxybutyrate, GHB)

gamma hydroxybutyrate(GHB)는 GABA로부터 합성된 내인성 신경전달물질로 추정되고, sodium oxybate는 GHB의

sodium salt이다. GHB 수용체에 작용제이고, GABA-B 수용체에 부분작용제로 기능한다.

야간에 서파 수면을 호전시켜 수면을 향상시키고, 낮에는 좀 더 각성할 수 있게 해준다. 적응증으로는 기면증에서 과도한 졸음을 감소시키는 데 사용되고, 기면증의 탈력발작cataplexy에도 사용된다. 또한 섬유근육통fibromyalgia, 만성통증, 신경성 동통neuropathic pain에도 사용할 수 있다.

부작용으로는 두통, 어지러움, 진정, 오심, 구토, 유뇨증enuresis 등이 있다. 치명적인 부작용으로 혼란, 야간에 돌아다니기, 정신증, 우울증, 편집증, 초조 등이 있고, 과량 복용 시에 호흡기능 저하가 나타날 수 있다. 어떤 환자들에서는 의존과 내성을 일으킬 수도 있고, 특히 고용량일수록 의존 가능성은 증가한다. 용량은 밤에 6~9g을 2번에 걸쳐 2.5~4시간 나누어 복용한다. 간에서 대사되고, 반감기는 30~60분이다. 고지방음식과 같이 먹는 경우 흡수가 지연된다. 임신 위험 등급은 B이고, 모유 수유에 대해서는 알려져 있지 않다.

그 외에 GABA-B 수용체의 작용제로 작용하는 약물로는 baclofen이 있다.

(4) GABA 수용체 길항제(benzodiazepine 수용체)

가. flumazenil

benzodiazepine 수용체 길항제로서 GABA-A 수용체에 있는 benzodiazepine 수용체를 막아서 benzodiazepine이 결합하는 것을 방해한다. benzodiazepine에 의한 진정효과를 다시 돌리기 위해, 그리고 benzodiazepine 과다복용의 치료로 사용된다. 체내에 들어간 후 1~2분부터 효과가 시작되고 6~10분이 지나면 최고 효과가 나타난다.

진정과 정신운동성 지체는 빠르게 호전이 되나 기억은 완전히 회복되지 않는다. 부작용으로 어지러움, 주사 부위의 통증, 땀, 두통, 흐려 보임blurred vision 등이 있고, 심한 경우 경련, 심부정맥, 사망이 발생할 수 있다. 용량은 0.4~1mg 정도가 일반적인 benzodiazepine의 효과를 되돌릴 수 있고, 1~3mg은 benzodiazepine 과다복용 시에 사용된다. 반감기는 41~79분이고, 음식은 청소율을 증가시킨다. 임신 위험 등급은 C이고, 모유 수유에 대해서는 알려져 있지 않다.

12.2 glutamate

glutamate는 GABA와는 반대로 주로 빠른 흥분성 신경전달을 하는 대표적인 흥분성 아미노산excitatory amino acid이다. 뇌의 시냅스 부위에 많은 부분(80%)을 차지하고 있고, 포도당, ornithine, proline과 같은 전구물질로부터 다양한 경로를 통해 합성된다. 그중 특히 포도당으로부터 합성되는 과정은 포도당이 tricarboxylic acid cycle을 통해 α-ketoglutarate가 생성되고, transaminase에 의해 glutamic acid로 전환된다. glutamate의 대사는 시냅스후 부위에서 이루어지는 것이 아니라 성상세포에서 일어나며, 대사된 glutamate는 glutamine으로 전환되고, glutamine은 성상세포에서 분출되어 다시 시냅스후 부위로 들어가서 glutamate로 전환되는 glutamate cycle을 형성하게 된다.[6] 성상세포는 EAAT1과 EAAT2(excitatory amino acid transporter)를 통해 시냅스로부터 glutamate를 제거하여 기능을 끝내도록 한다. glutamate 수용체는 현재 다섯 가지(EAAT1~EAAT5)가 알려져 있다.[7]

12.2.1 뇌회로

주로 피질의 추체세포pyramidal cell, 소뇌피질의 과립세포granule cell, 꼬리핵, 해마, 내후각피질enthorhinal cortex 등에 분포되어 있다. 주요 신경회로로는 피질-선조체 경로cortico-striatal pathway, 시상-피질 경로thalamocortical pathway, 그리고 측두엽 경로temporal lobe circuit가 있다. 피질-선조체 경로는 피질에서부터 뻗어지는 원심성 흥분 투사efferent excitatory projection를 이룬다. 시상-피질 경로는 피질로 가는 구심성afferent 경로이다. 측두엽 경로는 새로운 기억을 형성하는 데 중요한 역할을 한다. 피질척수 경로corticospinal track와 소뇌로 올라가는 신경섬유도 이에 해당된다. 즉, 모든 1차지각구심 신경계primary sensory afferent system는 glutamate를 이용한다.

12.2.2 수용체

glutamate 수용체는 이온성 수용체ionotropic receptor와 대사성 수용체metabotropic receptor로 나누어지고, 이온성 수용체는 빠른 흥분성 신경전도를 담당하고, 대사성 수용체는 GPCR로서 glutamine 신경전도를 조절하는 역할을 한다. 이온성 수용체는 다시 N-methyl-D-aspartate(NMDA) 수용체, α-amino-3-hydroxy-5-methyl-4-isoxazol proprionic acid(AMPA) 수용체, 그리고 kainite(KA) 수용체 세 가지로 나누어진다.

NMDA 수용체는 휴지기resting membrane potential에는 Mg^{2+}에 결합되어 채널은 열리지 않게 되어 있다(그림 12.2). AMPA 수용체가 충분히 탈분극depolarized되어서 Mg^{2+}이 떨어져 나가야 활성화될 수 있다. 또한 NMDA 수용체의 NR1 소단위에 glycine과 D-serine이 결합할 수 있는 glycine 조절 부위modulatory site가 있고, NR2 소단위(NR2A-D)에는 glutamate가 결합하는 부위가 있다. NMDA 수용체가 활성화되기 위해서는 AMPA 수용체가 충분히 탈분극되어 Mg^{2+}이 떨어져 나가야 하고, glutamate가 충분히 분비되어야 하며, glycine과 D-serine이 충분히 분비되어야 일어날 수 있다. NMDA 수용체가 활성화되면 Ca^{2+}이 안으로 들어오게 되고 이로 인해 일련의 kinase들이 활성화되어 결국 유전자 발현gene expression이 발생하게 된다. NR2 소단위의 종류에 따라 수용체의 기능에 차이가 있는데, NR2A 소단위는 성숙한 뇌의 피질변연계corticolimbic 영역에 있고, NR2B 소단위는 아직 미성숙한 뇌에 많이 있으며 성숙하면서 점차 감소하게 된다. NR2C 소단위는 주로 소뇌에 있고, NR2D 소단위는 소뇌와 중뇌, 뇌간에 많이 분포되어 있다.[8]

AMPA 수용체는 뇌에 넓게 분포되어 있고, 일차적으로 흥분성 신경전도 역할을 담당한다. KA 수용체의 역할은 아직 명확히 밝혀지지 않았으나, KA 수용체가 glutamate 신경말단의 시냅스전 부위에 위치해 있는 것으로 보아 glutamate 신경전도를 감소시키는 것으로 추정된다.[9]

대사성 수용체는 metabotropic glutamate 수용체(mGluR)들로서, 모든 mGluR은 glutamate에 의해 활성화되고, 총 8개의 mGluR은 세 군으로 분류된다. 제1군인 mGluR1과 mGluR5, 제2군인 mGluR2와 mGluR3, 제3군인 mGluR4, mGluR6, mGluR7, mGluR8로 분류된다. 제1군은 시냅스후에 위치하여 PLC를 활성화시키고, 제2군과 제3군은 AC(adenylyl cyclase)를 억제한다. 제2군은 시냅스 전 후에 위치하며, 제3군은 mGluR6 외에는 시냅스전에 있다. mGluR은 voltage-dependent K^+ 채널을 닫아서 탈분극을 느리게 하고 흥분성을 감소시킨다.[10]

12.2.3 기능

glutamate는 대뇌에 대표적인 흥분성 신경전달물질이다. 신경세포에서 흥분성 독작용excitotoxicity과 세포사망에 관여하고 또한 학습과 기억에도 관여한다. 흥분성 독작용의 경우 지속성으로 발생하는 과도한 Ca^{2+} 이온이 세포 안으로 유입이 되면서 산화질소 합성효소nitric oxide synthetase, NOS가 활성화되고, 세포 내에 L-arginine에서 산화질소NO가 생성되어 세포 내 효소들이 과도하게 활성화되어 세포는 사망하게 된다.

허혈성 뇌경색 후에 일어나는 neuronal degeneration도

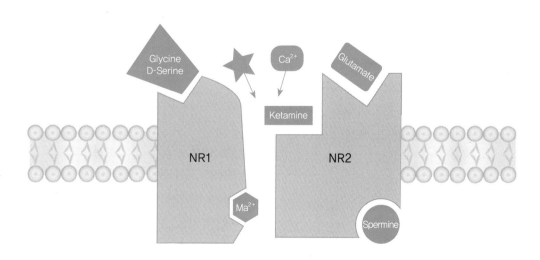

그림 12.2 NMDA(N-methyl-D-aspartate) 수용체

흥분성 독작용에 의한 것이다. 알츠하이머 치매에서 일어나는 neuronal degeneration도 마찬가지로 흥분성 독작용과 관련이 되어 있다. 즉, β-amyloid의 축적으로 인해, β-amyloid fibril은 신경세포의 탈분극을 일으키고, 이로 인해 Mg^{2+}의 결합이 떨어져 나가고 NMDA 수용체가 활성화된다. 또한 β-amyloid fibril은 glutamate 수송에 장애를 유발하여 glutamate의 농도를 증가시키고, 염증을 유발하여 흥분성 독작용을 유발하기도 한다. 알츠하이머 치매치료제인 memantine은 NMDA 수용체에 대해 약한 억제기능을 통해 NMDA 수용체가 과활성화되는 것을 감소시켜준다.[10]

NMDA 수용체가 학습 및 기억에 관여하는데, phencyclidine(PCP)의 작용 부위가 있고, glycine 수용체가 보조 수용체로 작용한다. 영구기억이 형성될 때에는 NMDA 수용체에 Mg^{2+}가 떨어져 나가면서 Ca^{2+} 이온통로가 장기간 열리며 장기 강화작용long-term potentiation, LTP 현상이 일어나게 된다. 특히 해마에 NMDA 수용체가 가장 많이 있다. 장기 강화작용과는 반대로 glutamate성 축삭돌기에 지속적으로 낮은 자극을 주게 되면 신경전도가 지속적으로 감소하는 장기억압 작용long-term depression, LTD이 일어난다. 해마에 있는 장기 강화작용을 억제하게 되면 새로운 기억의 형성에 장애가 일어난다.

편도체amygdala에 있는 NMDA 수용체의 활성화는 조건화된 공포conditioned fear의 소거extinction와 관계가 있는데, glycine 조절부위의 부분작용제partial agonist인 D-cycloserine은 조건화된 공포의 소거를 촉진시켜준다. 고소공포증을 가진 환자에게 인지행동치료와 함께 D-cycloserine을 추가하는 경우 대조군에 비해 공포증 증상이 유의하게 감소한다는 무작위 대조군 연구가 있다.[11]

glutamate에 의한 신경가소성은 기능적인 측면뿐만 아니라 구조적인 변화에도 영향을 미친다. NMDA 수용체의 지속적인 활성화는 척추의 성숙에도 관여한다. PCP는 NMDA 수용체 길항제로서 양이온통로를 차단하여 PCP 과량복용은 조현병과 유사한 증상들을 일으킨다.

12.2.4 약리작용에 의한 glutamate계 약물 분류

(1) NMDA 수용체 길항제

가. memantine

mementine은 경도에서 중등도의 친화력으로 비경쟁적으로 결합하는 NMDA 수용체 길항제이다. NMDA 수용체의 지속적인 활성화를 방해하여 알츠하이머형 치매에서 glutamate 분비가 과도하게 지속되는 것을 막아준다. 주된 적응증은 중등도에서 중증의 알츠하이머형 치매이고, 그 외에 다른 상태로 인한 인지장애, 경도 인지장애, 만성통증에 사용된다. 약을 복용한다고 해서 기억력이 호전되는 것은 아니고, 질환의 경과가 늦어지는 효과이며, 퇴행성 경과가 회복되는 것은 아니다. 부작용으로는 어지러움, 두통, 변비 등이 있고, 드물지만 경련이 나타날 수 있다.

용량은 하루 10mg을 두 번 복용한다. 처음에 5mg으로 시작해서 매주 5mg씩 증량한다. 과다복용 시 치명적이지는 않으나 안절부절증, 정신증, 환시, 진정, 혼수, 의식상실 등이 있을 수 있다. memantine은 acetylcholiesterase 억제제의 약동학에 영향을 미치지 않는다. 대사가 거의 되지 않고 대부분 소변으로 배출된다. 반감기는 60~80시간 정도이고, CYP450에 약한 억제제이기 때문에 CYP450에 의해 대사되는 약제와 상호작용이 없다. sodium bicarbonate와 같이 소변의 pH를 증가시키는 약물은 memantine의 제거를 감소시켜서 혈중농도를 증가시킬 수 있다. 임신 시 위험 등급은 B이고, 모유 수유에 대해서는 알려지지 않았다.[5]

(2) glutamate voltage-gated calcium channel blocker

voltage-gated calcium channel의 alpha 2 delta 소단위에 결합하여 칼슘의 유입을 막아 과도한 신경 활성화와 신경전달물질의 분비를 감소시켜준다.

가. gabapentin

부분발작에 부가적인 치료로 이용되고, 대상포진 후 신경통postherpetic neuralgia, 신경성 동통, 만성통증 등에도 사용되며, 하지불안 증후군, 그리고 불안과 양극성장애의 부가적 치료로도 사용된다. 경련이나 통증에 효과를 나타내기 위해서는 2주 정도 시간이 걸린다. 부작용은 진정, 어지러움, 실조, 피로, 안구진탕nystagmus, 진전tremor, 구토, 소화불량, 설사, 입마름, 변비, 체중증가, 흐려 보임, 말단 부종peripheral edema 등이 있다.

용량은 하루에 900~1,800mg을 세 번으로 나누어 복용한다. 과량복용 시 치명적이지는 않으나 불분명한 발음, 진정, 복시double vision, 설사 등이 나타난다. gabapentin은 대사되지 않고 신장을 통해 배설된다. 반감기는 5~7시간 정도이다. 제산제는 gabapentin의 생체활용률을 감소시키므로 제산제 복용 후 약 2시간 후 복용해야 한다. 신장으로 배설되므로, 신장애 시에 낮은 용량을 사용해야 한다. 임신 위험 등급은 C이고, 모유 수유 시에 아기에게 약물이 전달될 수 있다.

나. pregabalin

당뇨병성 말초신경병증peripheral neuropathy, 대상포진 후 신경통, 섬유근육통, 척수손상으로 인한 신경성 동통에 주로 사용되고, 부분발작의 부가적 치료에도 이용되며, 말초 신경성 동통, 범불안장애, 공황장애, 사회불안장애에도 사용될 수 있다. 부작용으로는 진정, 어지러움, 실조, 피로, 진전, 조음 곤란dysarthria, 기억장애, 집중력장애, 혼란, 고취된 기분euphoric mood, 자극과민성irritability, 구토, 입마름, 변비, 체중증가, 식욕증가, 흐려 보임, 복시, 말초 부종, 리비도 감소, 발기부전 등이 있다.

용량은 하루 150~600mg이다. 대사되지 않고 모두 소변으로 배출된다. 반감기는 5~7시간이다. 술이나 lorazepam과 같이 복용하면 진정효과가 강화된다. 신장애 시에 낮은 용량으로 복용해야 한다. 임신 위험 등급은 C이고, 모유 수유에 대해서는 알려져 있지 않다.

(3) glutamate voltage-gated sodium과 calcium channel blocker

voltage-gated sodium channel의 길항제로 channel의 α 소단위에 작용하여 glutamate의 분비를 억제한다.

가. carbamazepine

부분발작, 전신발작, 혼합성 경련 양상, 진성 삼차 신경통 true trigeminal neuralgia과 연관된 통증, 급성 조증, 혼합성 조증 등에 주로 사용되고, 혀인두 신경통glossopharyngeal neuralgia, 양극성 우울장애, 양극성장애 유지치료, 그리고

조현병의 부가적 치료제로 사용된다. 조증을 조절하기 위해서는 수 주일이 걸린다. 약물 복용 전에 혈액 검사, 간기능 검사, 신기능 검사, 그리고 갑상선기능 검사가 필요하고, 치료 중에도 간, 신장, 갑상선기능 검사를 6~12개월마다 시행해야 한다. 저나트륨혈증의 가능성으로 인해 혈중 나트륨 검사도 고려해야 한다.

부작용으로는 진정, 어지러움, 혼란, 두통, 오심, 구토, 설사, 흐려 보임, 양성 백혈구 감소증benign leukopenia, 발진 rash 등이 있다. 드물게 치명적인 부작용으로는 재생불량성 빈혈aplastic anemia, 무과립구증agranulocytosis, Stevens-Johnson 증후군, 저나트륨혈증을 동반한 SIADHsyndrome of inappropriate anti diuretic hormone secretion 등이 있다.

용량은 하루에 400~1,200mg이다. 과량복용 시 치명적일 수 있고, 오심, 구토, 불수의 운동involuntary movement, 불규칙적 심박동, 요 저류, 호흡곤란, 진정, 혼수 등이 발생한다. CYP450 3A4에 의해 간에서 대사되고 소변으로 배출된다. 초기의 반감기는 26~65시간이고, 반복적인 투여로 인한 반감기는 12~17시간이다. 활성화된 대사물의 반감기는 34시간이다.

carbamazepine을 비롯하여 CYP450 3A4 유도제는 다른 약제의 혈중농도를 떨어뜨린다. fluoxetine과 같은 CYP450 3A4 억제제들은 혈중농도를 증가시킨다. carbamazepine은 clomipramine, phenytoin, primidone의 혈중농도를 증가시킨다. 반대로 acetaminophen, clozapine, benzodiazepine, doxycycline, theophylline, warfarin, haloperidol, 그리고 valproate와 같이 다른 항경련제의 혈중농도를 감소시킨다. 그리고 구강 피임제의 효과도 떨어뜨릴 수 있다. lithium과 같이 사용 시에는 neurotoxic effect가 증가할 수 있다. 임신 위험 등급은 D이고, 임신 첫 3개월 때 사용 시 신경관 결손neural tube defect이 발생할 수 있다. 모유 수유 시에 아기에게 약물이 전달될 수 있다.

나. oxcarbazepine

성인 및 소아의 부분발작과 양극성장애에 사용된다. 복용한 후 첫 3개월 동안은 저나트륨혈증의 가능성 때문에 혈중 나트륨을 측정해야 한다. 용량은 하루에 1,200~2,400mg이고, 과량복용 시 치명적이지는 않다. 간에서 대사되고 신장으로 배출되며, CYP450 2C19를 억제

하고 CYP450 3A4의 약한 억제제이다. 반감기는 2시간이고, 활성화된 대사물의 반감기는 9시간이다. 구강 피임약을 같이 복용 시 구강 피임약의 혈중농도를 감소시킬 수 있다. 임신 위험 등급은 C이고, 모유 수유 시에 아기에게 약물이 전달될 수 있다.

(4) glutamate voltage-gated sodium channel blocker

가. lamotrigine

voltage-gated sodium channel의 길항제로 채널의 α 소단위에 작용하여 glutamate와 asparate의 분비를 억제한다. 양극성장애의 유지치료, 부분발작의 부가적 치료, Lennox-Gastaut 증후군의 전신발작 시 부가적 치료, 일차적인 전신발작의 부가적 치료, 양극성 우울장애에 주로 사용되고, 조증 삽화의 부가적 치료, 신경성 동통, 만성통증, 조현병의 부가적 치료, 우울증의 부가적 치료로도 사용된다. 양극성 우울장애를 호전시키기 위해서는 수 주일이 필요하다. lamotrigine은 melanin이 함유된 조직에 결합할 수 있어서 안과적 검사를 고려해야 할 수도 있다.

부작용은 알레르기 반응으로 발진이 약 10%에서 나타나고, 진정, 흐려 보임, 복시, 어지러움, 실조, 두통, 진전, 불면, 피로, 협응능력 저하, 오심, 구토, 소화불량, 복통, 변비, 비염 등이 나타날 수 있다. 드물게는 심각한 발진이 발생할 수 있고, Stevens-Johnson 증후군, 중독성 표피박리증toxic epidermal necrolysis, 약물 과민drug hypersensitivity 증후군, 조혈장애blood dyscrasia, 무균성 수막염aseptic meningitis 등이 발생할 수 있다. 발진은 수일 내에 발생하는데, 경한 경우에는 전신적으로 발생하지 않고 혈액검사상 정상소견을 보이는 데 반해, 심각한 발진의 경우 전신적으로 발생하고 발열, malaise, anorexia, 인두염 등의 증상과 함께 혈액 검사상 이상소견을 보인다. 어느 경우에도 환자에게 복용 시 발진 가능성을 설명하고 발생하는 경우 복용을 중단하고 병원에 방문하기를 권유해야 한다.

용량은 양극성장애 단일치료의 경우 하루 100~200mg이고, 양극성장애의 부가적 치료의 경우 valproate와 같이 복용하는 경우 하루 100mg, carbamazepine과는 하루 400mg 정도 사용한다. 시작 용량은 하루 25mg으로 시작해서 서서히 증량해 나간다. 과량복용 시 치명적인 경우

도 있고, 실조, 안구진탕, 경련, 혼수, 심실 내 전도 지연intraventricular conduction delay 등이 발생할 수 있다.

반감기는 약 33시간 정도이고, valproate를 같이 복용하는 경우 반감기는 59시간이며, carbamazepine과 같이 복용하는 경우에는 14시간이다. 간에서 대사되나 glucorunidation을 통해서이고 CYP450을 이용하지는 않는다. dihydrofolate reductase를 억제해서 folate 농도를 감소시킨다. valproate는 lamotrigine의 혈중농도를 증가시켜 발진의 가능성을 높인다. 구강 피임약은 lamotrigine의 혈중농도를 감소시킨다. lithium, 항우울제, 비정형 항정신병약물과 상호작용은 없다. 임신 위험 등급은 C이고, 임신 첫 3개월에 사용 시에 구개파열cleft palate, 구순파열cleft lip 기형이 발생된 보고가 있다. 모유 수유 시에 아기에게 약물이 전달될 수 있다.

(5) 그 외 glutamate와 연관된 약물

가. acamprosate

기전에 대해 아직 알려져 있지 않으나 이론적으로는 흥분성 glutamate 신경전도를 감소시키고, 억제성 GABA 신경전도를 증가시킬 것으로 생각되고 있다. metabotropic 수용체를 포함한 특정 glutamate 수용체에 결합하여 억제할 것으로 추정된다. 지속적인 음주 후에 발생하는 알코올 금단 시 과도한 glutamate의 활성화와 GABA 활동의 결핍을 일으키는데 acamprosate는 이를 완화시켜준다. 따라서 적응증은 알코올 금주의 유지치료이다.

부작용으로는 위장장애, 설사, 오심, 불안, 우울이 있다. 용량은 하루에 총 999mg으로 2~3회 분복한다. 반감기는 20~33시간이고 대사되지 않은 채로 신장으로 배출된다. 간 효소에 영향을 받지 않으므로 이러한 약제와 상호작용은 없다. naltrexone과 같이 복용 시에 acamprosate의 혈중농도가 증가될 수 있으나 임상적으로 유의하지 않아 용량 조절은 필요하지 않다. 임신 위험 등급은 C이고, 모유 수유에 대해서는 알려져 있지 않다.

나. tianeption

glutamate modulator로 불리며, 아마도 AMPA 수용체 기능을 강화시켜 glutamate 신경전도를 조절하는 것으로 추정된다. 주요우울장애, 감정부전장애, 우울증상과 연관된 불안 등에 사용된다. 복용 후 약 2~4주 지나야 효과가 나

타난다. 부작용은 경도의 항콜린성 부작용이 있으나 삼환계 항우울제보다는 미약하다. 진정, 입마름, 변비, 흐려 보임 등이 있으나 초기에 나타나고 지속적이지는 않다. 그외 두통, 어지러움, 불면, 오심, 복통, 비정상적 꿈이 있을 수 있고, 드물게 간독성, 빈맥이 나타날 수 있다. 이론적으로는 경련 역치를 낮출 수 있으나 경련은 드물다. 또한 이론적으로는 조증 유발과 자살 위험이 있을 수 있으나 단기 연구에서는 자살 위험이 대조군과 차이가 없었다.

용량은 하루 37.5mg으로 세 번 복용한다. 반감기는 2.5시간으로 짧다. 간 효소에 의해 대사되지 않는다. 임신 위험 등급은 아직 알려지지 않았고, 임신 시 권장되지는 않는다. 모유 수유 시에 아기에게 약물이 전달될 수 있다.

다. valproate

아직 기전이 알려지지 않았으나 voltage-gated sodium channel을 막고, 잘 모르는 기전에 의해 GABA 농도를 증가시키는 것으로 추정된다. 급성 조증, 혼합성 조증 삽화, 복합 부분발작, 단순 그리고 복합 결여발작absence seizure, 편두통 예방, 양극성장애의 유지치료, 양극성 우울증, 그리고 조현병의 부가적 치료로 사용된다. 양극성장애에서 기분안정 효과를 내기 위해서는 수 주가 필요하다. 약을 복용하기 전에 혈액 검사와 간기능 검사가 필요하다. 부작용으로는 진정, 진전, 어지러움, 실조, 두통, 복통, 오심, 구토, 설사, 식욕저하, 변비, 소화불량, 체중증가, 탈모 등이 있다. 드물게 치명적인 부작용으로 간독성이 있을 수 있고, 췌장염도 있을 수 있다.

용량은 조증 삽화에서는 하루 1,200~1,500mg, 두통 시에는 하루 500~1,000mg으로 사용된다. 과량복용 시 치명적일 수 있고 혼수, 안절부절증, 환각, 진정, 심장 블록heart block 등이 나타날 수 있다. 반감기는 9~16시간이고, 간에서 대사되며, 약 25%에서 CYP450에 의해 일어난다. 아스피린은 valproate의 대사를 억제하여 혈중농도를 증가시킨다. valproate는 여러 가지 약제의 대사를 억제해서 약제들의 혈중농도를 증가시킨다. 그러나 lithium과 비정형 항정신병약물과의 상호작용은 없다. 간장애 시 복용 금기이다. 임신 위험 등급은 D이고, 임신 첫 3개월에 사용 시 신경관 결손이 발생할 수 있다. 모유 수유 시에 아기에게 약물이 전달될 수 있다.

라. topiramate

아직 기전이 알려지지 않았으나 voltage-gated sodium channel을 막아 glutamate 분비를 억제하는 것으로 생각된다. 그리고 GABA 활동을 강화시킨다. 부분발작, 일차적 전신발작, Lennox-Gastaut 증후군과 연관된 경련, 편두통의 예방적 치료, 만성적인 체중증가, 정신과 약물에 의한 체중증가, 양극성장애의 부가적 치료, 식이장애 등에 사용된다. carbonic anhydrase 억제 효과로 신 결석과 이상감각paresthesis을 유발할 수 있고 대사성 산증metabolic acidosis이 발생할 수 있다.

부작용으로는 진정, 어지러움, 실조, 과민성, 안구진탕, 진전, 오심, 식욕저하, 체중감소, 흐려 보임, 혼란, 집중력저하, 기억장애, 정신운동성 지체, 피로 등이 있을 수 있다. 용량은 간질에서는 하루 200~400mg을 두 번 나누어 복용하고 양극성장애에서는 하루 50~300mg을 부가적으로 사용한다. 반감기는 약 21시간이고 신장으로 배출된다. carbamazepine, valproate, phenytoin은 topiramate의 청소율을 증가시켜 혈중농도를 떨어뜨린다. 마찬가지로 topiramate는 phenytoin과 valproate의 청소율을 감소시켜 이 두 가지 약제의 혈중농도를 떨어뜨린다. 또한 topiramate와 metformin은 서로 혈중농도를 증가시킨다. topiramate는 구강 피임약의 효과를 낮춘다. 임신 위험 등급은 D이고, 구개파열, 구순파열의 위험을 증가시킨다. 모유 수유 시에 아기에게 약물이 전달될 수 있다.

12.3 GABA, glutamate와 정신질환

12.3.1 조현병

과거 오랫동안 조현병의 생물학적 원인으로 도파민 가설이 지지되어 왔으나, 최근에는 도파민 외 다른 신경전달물질의 기능이상에 대한 연구가 활발하게 진행되고 있다. 임상적으로 그동안 조현병의 약물치료로서 도파민을 조절하는 항정신병약물의 치료효과가 기대한 만큼 높지 않았고, 약 2/3 정도의 환자는 치료에도 불구하고 음성증상 등의 어떠한 형태의 증상이라도 남아 있다.[12] 최근의 사후 연구, 약물학적 연구, 그리고 유전학 연구 등을 통해 조현병의

생물학적 원인이 도파민 및 세로토닌 가설에서 glutamate
와 GABA 쪽으로 관심이 넘어가고 있다.

초기의 사후 연구에서 조현병 환자들의 사후 뇌 대뇌피
질에서 GAD 활성도가 대조군에 비해 낮아져 있다는 것을
발견하였다. 이후 이어진 유전학적 연구와 면역세포화학
immunocytochemistry 연구에서도 조현병에서의 GABA 결
함을 보고하였다. 특히 GABA 중간신경원interneurons에서
GAD67, parvalbumin, 그리고 GABA 수송체가 감소되어
있고, GABA-A 수용체는 증가되어 있어 이것은 시냅스전
부위의 GABA 기능의 저하를 반영한다. 그러나 유전학적
연구에서 GABA 기능과 직접적으로 연결된 유전자는 발견
되지 않아 이러한 기능의 이상은 좀 더 상위 유전proximal
gene 결함의 결과로 나타나는 것으로 추정된다.

조현병의 생물학적 원인으로 추정되는 또 다른 신경전
달물질은 NMDA 수용체의 기능저하로서 NMDA 수용체
를 방해하는 PCP 등과 같은 약제가 조현병과 유사한 증상
을 일으킨다는 사실에서 유추해볼 수 있다. 또한 낮은 용
량의 ketamine도 조현병의 양성증상, 음성증상, 그리고 인
지결함과 유사한 증상을 야기할 수 있다. 또한 낮은 용량
의 ketamine은 amphetamine으로 유발되는 피질하 도파민
분비를 증가시키기도 한다.

조현병은 단일 유전자 질환이 아니고, 환경과 상호작용
을 통해 다중의 위험 유전자multiple risk genes를 가진 복합
적인 질환이다. NMDA 수용체와 연관된 위험 유전자들로
서, D-amino acid oxidaseDAAO와 serine racemase의 유전자
결함은 D-serine의 농도를 낮추어 NMDA 수용체 기능을
저하시킨다. 조현병 연관 유전자로 알려진 neuregulin은
NMDA 수용체에 직접 작용하고, dysbindin은 신경말단에
서 glutamate 분비를 저하시킨다. 따라서 NMDA 수용체
기능을 증가시키는 물질은 음성증상뿐만 아니라 인지기능
등과 같이 기존의 항정신병약물이 영향을 줄 수 없었던 증
상을 호전시킬 수도 있다.

조현병의 생물학적 원인으로서 GABA와 glutamate 가
설을 종합해보면, GABA의 억제기능이 줄어들게 되면
glutamine의 탈억제가 발생하게 되고, 이러한 억제 피드백
의 이상이 조현병에서 인지기능장애와 음성증상을 설명할
수 있고, 또한 이로 인해 피질하 도파민 분비가 증가되어
정신증이 발생할 수 있을 것으로 추정한다(그림 12.3). 즉,

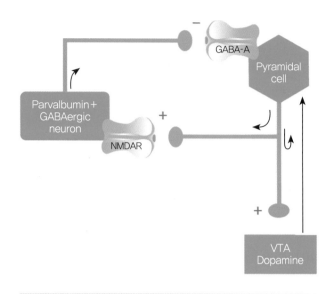

그림 12.3 조현병에서의 GABA 및 NMDA 가설

일차적으로 대뇌피질의 glutamate-GABA 시냅스 이상으
로 인해 음성증상과 인지장애가 발생하고, 더 진행이 되면
피질하에서 도파민 분비가 증가해서 양성증상이 발생하는
것으로 추정된다.

glutamate와 연관하여 먼저 NMDA 수용체와 AMPA 수
용체를 조절하는 약물 연구가 많이 있었으나 대부분의 경
우 치료효과가 부정적인 경우가 많이 있었다. 이것은 아
마도 glutamate 수용체의 복잡한 생물학적 특성들, 즉 많
은 수용체 아형, 다양한 결합 부위, 그리고 상호작용하는
다양한 단백질 등에 기인한 것으로 추정된다. 최근에는
glutamate의 대사성 수용체를 조절하는 후보 약물들의 연
구도 진행되고 있다. 현재까지로는 조현병의 모든 증상군
을 치료하는 단일 기전의 약제는 없고, 약물을 조합하는
치료가 더 효과적일 것으로 생각된다.[12,13]

12.3.2 우울증

우울증에서의 GABA 시스템의 이상은 GABA-A 수용체 조
절자modulator의 감소와 neurosteroid의 감소가 주요우울장
애 환자의 혈장plasma과 CSF에서 발견되었다. 그리고 선
택적 세로토닌 재흡수 억제제SSRI는 neurosteroid를 증가
시킨다. 주요우울 삽화를 보이는 환자에서 SSRI나 ECT는
후두엽의 감소된 GABA를 정상화시킨다.

또한 glutamate의 이상도 우울증에서 나타난다. 항우울
제를 장기간 사용하면 NMDA 수용체 소단위들의 발현

expression을 변화시키고, glycine 수용체 B의 결합을 감소시킨다.[14] 대표적인 NMDA 수용체 길항제인 ketamine의 단 1회 사용으로도 빠른 항우울 효과가 나타난다.[15]

12.3.3 불안장애

GABA 시스템의 이상은 우울증뿐만 아니라 공황장애와 같은 불안장애와도 연관이 있다. 우울증에서와는 반대로 공황장애 환자 혈장의 neurosteroid는 증가되어 있는데, 아마도 보상기전에 의한 것으로 추정된다. 공황장애 환자의 PET 연구에서 섬피질insular cortex 양쪽에 benzodiazepine 수용체가 감소되어 있었다.

불안장애는 대뇌에서 glutamate성 흥분성 신경전도와 GABA성 억제성 신경전도의 균형이 깨진 것으로 볼 수 있고, 그중 glutamate성 흥분성 시스템의 과도한 활성화로 설명할 수 있다. glutamate의 대사성 수용체들이 불안장애의 병리와 관계된 뇌의 부위에 많이 위치해 있기 때문에 mGluR 수용체를 조절하는 물질이 불안장애 치료의 후보 약물로 연구되고 있다.[11] 강박장애의 경우에도 선조체corpus striatum에 있는 glutamate성 신경전도에 이상이 있다는 연구들과 함께 최근에는 memantine, lamotrigine, topiramate, riluzole, ketamine 등 glutamate 관련 약물의 부가적 요법에 대한 연구도 활발하게 진행되고 있다.[16]

12.3.4 알코올의존

ethanol 급성 중독 상태는 GABA 수용체 기능을 항진시키고, NMDA 수용체 기능을 약화시킨다. 따라서 지속적인 알코올남용과 의존에서는 GABAA 수용체의 하향조절downregulation과 NMDA 수용체의 상향조절upregulation이 일어나게 된다. 갑자기 음주를 중단하는 경우에는 수용체의 과민한 상태로 인해 섬망이 일어날 수 있다. thiamine 결핍으로 인한 NMDA 수용체의 과민감성은 Wernicke-Korsakoff 증후군에서와 같이 신경세포의 흥분성 독작용으로 인한 퇴화excitotoxic degeneration가 발생할 수 있다.

참고문헌

1. Sadock BJ, Sadock VA, Ruiz P. Kaplan and Sadock's comprehensive textbook of psychiatry. 10th ed. Philadelphia: Wolters Kluwer;2017. p.76-84.
2. Möhler H, Fritschy JM, Rudolph U. A new benzodiazepine pharmacology. J Pharmacol Exp Ther 2002;300:2-8.
3. Stahl SM. Stahls Essential psychopharmacology-neuroscientific basis and practical applications. 4th ed. New York: Cambridge;2013. p.101-114, p.397-403.
4. Sigel E, Ernst M. The benzodiazepine binding sites of GABAA receptors. Trends Pharmacol Sci 2018;39:659-671.
5. Stahl SM. Stahl's Essential psychopharmacology-prescriber's guide. 5th ed. New York: Cambridge;2014. p.11-17.
6. Brosnan JT, Brosnan ME. Glutamate: a truly functional amino acid. Amino Acids 2013;45:413-418.
7. Zhou Y, Danbolt NC. Glutamate as a neurotransmitter in the healthy brain. J Neural Transm 2014;121:799-817.
8. Hackett JT, Ueda T. Glutamate Release. Neurochem Res 2015;40:2443-2460.
9. Mayer ML. Structural biology of glutamate receptor ion channel complexes. Curr Opin Struct Biol 2016;41:119-127.
10. Ribeiro FM, Vieira LB, Pires RG, Olmo RP, Ferguson SS. Metabotropic glutamate receptors and neurodegenerative diseases. Pharmacol Res 2017;115:179-191.
11. Pitsikas N. The metabotropic glutamate receptors: potential drug targets for the treatment of anxiety disorders? Eur J Pharmacol 2015;723:181-184.
12. McCullumsmith RE, Hammond J, Funk A, Meador-Woodruff JH. Recent advances in targeting the ionotropic glutamate receptors in treating schizophrenia. Curr Pharm Biotechnol 2012;13:1535-1542.
13. Matosin N, Frank E, Deng C, Huang XF, Newell KA. Metabotropic glutamate receptor 5 binding and protein expression in schizophrenia and following antipsychotic drug treatment. Schizophr Res 2013;146:170-176.
14. Jaso BA, Niciu MJ, Iadarola ND, Lally N, Richards EM, Park M, et al. Therapeutic Modulation of Glutamate Receptors in Major Depressive Disorder. Curr Neuropharmacol 2017;15:57-70.
15. Caddy C, Amit BH, McCloud TL, Rendell JM, Furukawa TA, McShane R, et al. Ketamine and other glutamate receptor modulators for depression in adults. Cochrane Database Syst Rev 2015;23:1-322.

16. Marinova Z, Chuang DM, Fineberg N. Glutamate-Modulating Drugs as a Potential Therapeutic Strategy in Obsessive-Compulsive Disorder. Curr Neuropharmacol 2017;15:977-995.

CHAPTER 13

Lithium

김태희 · 전덕인

13.1 역사

lithium은 정신질환 치료제로서 효능이 발견되기 이전에 1983년 방광결석 용해에 사용되었고, 1859년 통풍 약물로 사용되기 시작하였으며, 1930년대까지 결석과 요산 제거에 주로 사용되었다.[1]

1940년대 후반, 호주의 John Cade는 '퓨린 대사가 행동에 미치는 영향'에 관한 동물실험연구에서 우연히 lithium이 훌륭한 안정제 효과를 나타낸 것을 관찰하였고, 1949년 호주 의학저널에 lithium carbonate의 조증치료 효과를 발표하였다.[2] 그의 연구를 토대로 덴마크 정신과 의사 Schou가 1952년에 조증치료 무작위 연구를 진행하였고, 유지 용량에서 정상 상태가 지속될 수 있기 때문에 lithium을 전기경련요법의 유용한 대안으로 발표하였다.[3] 주요우울증 치료에 lithium의 효과성은 이후 많은 연구에서 입증되었지만, 용량 결정과 혈액 채취의 어려움 때문에 임상에서 널리 사용되지 못했다. 그러다 1958년 Coleman의 photometer를 통해 혈액에서 lithium의 양을 확인할 수 있게 되면서부터 정신의학 분야에서 보급될 수 있었다.[4]

1960년대에 미국이 lithium 치료에 뒤늦게 관심을 갖게 되었고, '양극성장애' 개념을 도입한 Ronald Fieve는 1960년 중반에 뉴욕주립 정신의학 연구소를 설립하여 lithium에 관한 영향력 있는 연구들을 발표하였다. 미국 FDA는 1970년에 양극성장애 급성 조증치료 약물로, 1975년에 양극성장애 예방 약물로 승인하였다. 1980년대 후반에 valproate가 조증치료에 사용되면서 lithium의 사용이 줄기는 했지만, 여전히 lithium은 양극성장애의 치료와 예방의 1차 약물로 추천되고 있다.[44]

13.2 작용기전

lithium은 가장 가벼운 금속 원소이며 주기율표의 수소와 헬륨에 이어 세 번째 위치를 차지한다. 대부분 lithium carbonate로 투약되고 있는 lithium은 전기화학적 성상을 가진 일가 양이온이다. lithium의 생물학적 기능은 알려져 있지 않고, 인체에서의 작용기전은 정확하게 규명되어 있지 않다.[5] Na 통로를 통해 세포 안으로 들어가서 Mg^{++} 등의 다른 일가 양이온과 비슷한 작용을 하여 adenylyl cyclase 일부 isoform을 경쟁적으로 차단함으로써 glycogen synthase kinase type 3(GSK-3)를 억제하거나 G-단백질 매개세포 신호전달 경로를 조절하며, 신경전달물질 및 Ca^{++}, K^+, Na^+ 등의 이온 분포를 변화시키는 등 여러 신호전달 경로와 세포 단계에서 다양한 효과를 개별적으로 나타내는 것으로 본다.[6]

아세틸콜린, 노르에피네프린 등의 신경전달물질의 매개체인 phosphoinositide의 신호전달 경로는 G-단백질 결합 수용체에 의해 활성화된다. 세포막 표면 수용체에 리간드가 결합하면, phospholipase C(PLC)의 활성화를 통해

phosphatidylinositol 4,5-bisphosphate(PIP2)가 가수 분해되어 inositol 1,4,5-trisphosphate(IP3)와 diacylglycerol(DAG)이 생산된다. IP3는 endoplasmic reticulum에서 cytoplasma로 칼슘 방출을 유발하고 DAG는 protein kinase C(PKC)와 그 이하 표적들을 활성화시킨다. 동시에 IP3는 탈인산화되면서 IP2, IP1으로 전환되고, phosphoinositide 신호전달 경로의 초기 단계인 PIP2를 재생산하는 데 필수적인 inositol이 된다.

lithium은 inositol이 생산될 때 필수 효소인 inositol monophosphatase(IMPase) 및 inositol polyphosphate 1-phosphatase(IPPase)를 직접적으로 억제한다. 따라서 lithium은 inositol을 감소시키고 PIP2를 고갈시킴으로써 세포의 여러 신경전달물질 유리를 억제하게 된다. lithium의 치료 효능이 일차적으로 inositol 고갈에 의한 것으로 생각되었으나 lithium의 inositol 감소효과를 발견하지 못한 양극성장애 임상연구들도 있어 불확실한 상태이며, 다른 기전들이 많이 제시되고 있다.[7,8]

lithium에 관한 다른 기전으로 GSK-3의 직간접적 억제가 보고되어 있다. GSK-3는 포도당이 글리코겐으로 전환되는 것을 저해하는 GSK로 처음 발견된 효소인데[9] Akt(protein kinase B, PKB) 및 wnt 신호전달을 포함하여 다양한 세포 내 신호전달계에 광범위하게 작용하는 것으로 알려진다. Akt는 인슐린이나 BDNF에 의해 조절되는 phosphoinositide 3-kinase(PI3K)에 의해 활성화되어 도파민 신호전달, 세포 사멸이나 성장에 관여한다.[10] wnt 경로는 배아 발달 및 조직 발달 또는 암 발생 등의 세포 기능에 관여하는 신호전달 경로이다.[11] wnt 경로에서 GSK-3는 유전자 발현을 증가시키는 β-catenin의 분해를 일으킨다. lithium이 GSK-3를 억제하면 β-catenin과 glycogen synthase가 활성화되어 유전자 전사가 촉진되고 포도당 합성이 증가하게 된다. GSK-억제와 관련하여 lithium이 도파민 활성을 증가시키는 약물로 인한 과잉행동을 줄인다는 연구들이 있으며 우울증상을 감소시키는 lithium의 작용도 GSK-3 억제와 관련된 것으로 보이는 여러 연구들이 있다. lithium 작용과 밀접한 관계로 인해 GSK-3 유전자의 다형성polymorphism이 주목받고 있는데, lithium 치료에 대한 반응과 관련된 SNP들이 보고되기도 하고, lithium 치료 환자에서의 뇌백질 미세변화와 관련된 SNP들이 보고되기도

한다.[7,8]

lithium의 신경보호 및 신경영양 효과에 대한 연구들은 상당히 증가하고 있고, 병리 상태에서 항상성 조절인자homeostatic regulator로서의 lithium 역할이 주목받고 있다.[12] lithium 치료용량에서 배양된 신경세포에서 glutamate 유발 흥분을 예방하고, 뇌허혈성 동물 모델에서 저산소증에 의한 뇌손상을 예방하며, 외상성 뇌손상의 생리적 변화를 감소시켰다.[7] 또한 사멸을 억제하는 신경보호인자로 알려진 B cell lymphoma/leukemia-2(BCL-2)의 농도가 lithium에 의해 상승되었고, lithium 반응성 양극성장애 환자에서는 말초 혈액세포에서 BCL-2와 같은 유전자의 발현 수준이 증가한 반면, 세포 사멸과 관련된 유전자 발현이 감소되었다.[13] 또한 해마의 신경재생을 높이고 장기간의 lithium 노출은 해마와 전두엽 피질 등 다양한 뇌영역에서 BDNF를 증가시켰다.[14] lithium의 이러한 신경보호적 작용은 GSK-3의 억제와 관련이 있으며, 직접적으로 BDNF 신호전달에 영향을 미치는지 여부는 명확하지 않다.[7] BDNF 다형성과 lithium 치료 반응성에 대한 여러 연구들이 있는데, 인종간 다른 결과가 있어 좀 더 많은 연구가 필요한 실정이다. 양극성장애 자체는 회백질 부피 감소와 관련이 있지만 최근의 메타분석은 lithium 치료가 인지기능과 밀접한 회백질 부피의 증가를 나타내어 lithium의 잠재적인 신경보호 효과를 지지하였다.[15] lithium의 신경보호 효과는 알츠하이머병이나 파킨슨병과 같은 다른 퇴행성 뇌질환에서도 관심을 가지고 연구되고 있다.[6]

신경전달물질과 관련하여 오랜 기간 세로토닌계 유전자가 lithium 치료반응을 이해하는 표적으로 연구되었으나 세로토닌 수용체 및 세로토닌 운반체 등과의 일관되고 명확한 관련성이 입증되지 못했다. 도파민계 다형성과의 관련성도 입증되지 못했는데, 최근에는 glutamate decarboxylase-line protein 1(GADL1) 유전자의 SNP가 lithium 치료반응과 밀접하게 연관되어 있음이 확인되었다.[16] 하지만 GADL1의 기능이 현재 알려져 있지 않기 때문에 기전을 예측하기는 어렵다. 그 외에도 일주기 시스템이 양극성질환의 병인 및 lithium 효능과 연관됨을 시사하는 연구들이 있어 lithium 반응 관련하여 일주기성 관련 유전자 역할들이 조사되고 있다. 그러나 lithium 반응성에 대한 정의 등이 이질적이고 환자의 자기보고에 주로 의존해

야 하기 때문에 기전을 이해하는 연구에 어려움이 있다. 이러한 이질적 정의 문제 등을 해결하기 위해서 2008년 Consortium of Lithium Genetics(ConLiGen)이 설립되었고 유럽, 미국, 아시아 및 호주의 여러 연구자들이 체계적인 평가를 위한 지원을 창출하고 있다.[17]

13.3 약역동학

lithium은 경구투여 후 수분 이내에 흡수되기 시작하여 8시간 정도에 완전 흡수된다. 속효형은 1~2시간에, 지속형은 4~5시간에 혈중농도가 최고에 도달한다. 항정 상태 steady state 혈중농도는 약 4~5일 정도에 도달한다. 장기 투여 시 혈청 내 반감기는 성인에서 18~24시간이다. 노인에서 lithium의 제거 반감기는 28~36시간으로 약동학적으로 상호작용이 있는 약물들을 복용할 경우 더 느려질 수 있다. 혈장단백질과 거의 결합하지 않으며 간에서 대사되지 않고 대사물이 없으며, 체액에 균등하게 분포하고, 24시간 이내에 50~75%가 소변으로 배설된다. 신장기능에 장애가 있을 때나 노인의 경우 배설이 늦어지고, 임신 시에는 신청소율의 증가로 배설이 증가하나, 분만 후에는 상대적으로 감소된다. 뇌내 농도는 최고혈중농도에 도달한 후 약 0~2시간에 최고에 달한다. 혈액-뇌 장막을 빨리 통과하지 않기 때문에 과량복용 시에도 빨리 처치하면 별문제가 되지 않으나, 반면 독성이 한 번 나타나면 회복하는데 시간이 오래 걸린다.[18]

13.4 약물 상호작용

lithium은 주로 사구체 여과를 통해 체내에서 제거되지만 일부는 근위 세뇨관을 통해 Na과 함께 재흡수된다. 따라서 lithium 농도는 수분과 전해질 균형에 민감하다. 수분과 Na을 낮추는 이뇨제는 lithium의 재흡수를 증가시켜 lithium 농도를 증가시킨다. 같이 사용할 수 없는 금기 약물은 없지만 상호작용이나 신장 청소율 감소에 의한 급성 lithium 중독 증상, 세로토닌 증후군, 항정신병약물 악성증후군, 당뇨성 케톤산증 등의 주의 관찰이 필요하다.

lithium은 citalopram, duloxetine, escitalopram, fluoxetine, sertraline, venlafaxine, paroxetine 등 대부분의 항우울증 약물과 상호작용을 통해 세로토닌 증후군을 유발할 수 있으므로 사용 시 주의해야 한다. 정형 항정신병약물과도 주된 상호작용으로 섬망, 진전, 지연성 운동장애, 항정신병약물 악성증후군, 당뇨성 케톤산증 등의 보고가 있다. olanzapine, risperidone, quetiapine, aripiprazole, zipreasidone 등의 비정형 항정신병약물과도 약간의 상호작용이 있으므로 lithium과 병용 투여 시 용량을 조절하거나 자주 모니터링이 필요하다. 그 외 mirtazpine, zolpidem, valproate(divalproex), clonazepam, lamotrigine, topiramate, pregablain 등의 약물과도 상호작용이 있을 수 있으므로 주의해야 한다.[19]

정신과 약물뿐 아니라 ibupropen, naproxen 등의 진통제, pethidine(meperidine), tramadol, oxycodone, fentanyl 등의 마약성 약물도 lithium 농도를 증가시키며 angiotensin-converting enzyme inhibitors(예 : captopril, enalapril, lisinopril)는 사구체의 구심성 동맥의 수축으로 사구체 여과율glomerular filtration rate, GFR과 청소율이 감소하여 lithium 농도를 증가시킨다.[20]

13.5 적응증

lithium은 양극성장애의 재발 횟수를 줄이거나 삽화 중증도를 낮추며 자살 위험성을 감소시키므로 양극성장애 예방에 1차 약물로 권장된다.[21] 삽화 예방과 자살 예방이 다른 약물들에 비해 lithium이 갖는 특수성이라고 할 수 있다.[8]

lithium은 Canadian Network for Mood and Anxiety Treatments(CANMAT), The International Society for Bipolar Disorders(ISBD), The Korean Medication Algorithm Project for Bipolar Disorder(KMAP-BP), The Ministry of Health(MOH), Royal Australian and New Zealand College of Psychiatrists(RANZCP) 등의 여러 치료지침에 급성 조증의 1차 선택약물로 강력한 지지를 얻고 있다.[22-26] 또한 American Psychiatric Association(APA), British Association for Psychopharmacology(BAP) 및 The Japanese Society of

Mood Disorders(JSMD)는 심하지 않은 급성 조증치료를 위한 단일요법으로 lithium을 권장한다.[27-29] The World Federation of Societies of Biological Psychiatry(WFSBP), the National Institute for Health and Care Excellence(NICE)는 급성 조증치료의 단독요법으로는 권하지 않으며, 항조증 효과가 늦게 나타나는 점 때문에 효과적인 치료를 위해 항정신병약물이나 benzodiazepine 등과의 단기 조합을 권한다.[30,31] 증상이 완화되면 삽화 예방을 위해 lithium을 유지하고 다른 약물들을 감량조절할 수 있다.

양극성 우울증의 급성치료에 lithium의 효과는 강한 지지를 받지는 못하지만, APA, CANMAT, JSMD, KMAP-BP, RANZCP에서는 첫 번째 단독요법으로 lithium을 권한다. lithium과 병합치료를 할 경우 CANMAT는 선택적 세로토닌 재흡수 억제제selective serotonin reuptake inhibitors, SSRI 또는 valproate를 권하고, RANZCP는 valproate, lamotrigine, 항정신병약물을 권하며, KMAP-BP는 항정신병약물, lamotrigine, 항우울제를 권한다. 양극성 우울증에서 lithium의 치료효과는 약 7~10일의 시간이 걸리기 때문에 대부분의 지침은 임상적 현실을 반영하여 항정신병약물이나 항우울제와의 병용 전략을 허용한다.

고용량의 독성 위험성 때문에 자살률이 높은 경우 lithium 사용은 제한될 수 있지만 관리 감독하에 lithium을 안전하게 투여하는 것은 자살 예방에 도움이 된다. 양극성 우울증뿐 아니라 단극성 우울증에서도 lithium이 위약에 비해 자살 감소에 더 효과적인 연구결과들이 있고, 양극성 장애의 여러 지침에서 자살 예방을 위해 lithium 사용을 지지하고 있지만, 아직까지 임상에서 충분히 사용되지는 못하고 있다.[21,32] 자살 예방에 대한 lithium 사용의 구체적이고 적극적 지시가 필요하며, 급성 삽화 동안 자살을 줄이는 데 있어 실증적 근거를 위해서 추가적 연구가 필요하다.[32,32]

이 외에 조현병 환자에게 항정신병약물과 lithium을 병용 투여하였을 때 약 1/5~1/2의 환자에서 증상이 감소한다. 정서적으로 불안정한 성격이나 경계성 인격장애 환자, 교도소 수감자 또는 지적장애에서 보이는 공격적 또는 난폭한 행동을 조절하는 데 효과가 있다.[18]

13.6 lithium 반응 예측

lithium에 대한 반응은 이형분포bimodal distribution를 이룬다.[33] lithium에 반응이 좋은 경우는 이전에 lithium에 반응이 좋았던 경우, 양극성 가족력이 있는 경우, 동반질환이 적은 경우, 전형적인 임상양상을 보이는 경우이다. 그 외에도 일정하게 조증과 우울증의 양극 패턴이 있는 경우, 급속순환형이 없는 경우, 사회적 지위가 높거나 사회적 지지 수준이 좋은 경우, 생활사건 스트레스가 적은 경우 lithium에 더 나은 반응을 보인다.[8]

13.7 용법과 용량

lithium 독성의 위험을 관리하면서 치료 효능을 최적화하기 위해 lithium 용량과 혈장농도 모니터링이 필요하다. 여러 지침마다 용량과 혈청농도를 제시하는 데 가장 일반적인 최적의 혈장농도 범위는 0.6~0.8mEq/L이며 시작 용량은 지침마다 약간씩 다르다. APA 경우, 속효성은 300mg 또는 그보다 낮은 용량으로 시작하도록 한다.[27,34] 대한우울조울병학회에 따르면 급성 조증에서 처음에 600~900mg으로 시작하여 1,200~1,800mg으로 점차 증량하되 개인에 따라 적절한 혈중농도를 유지할 수 있는 용량을 사용해야 하며, 일반적 치료 농도는 0.6~1.5mEq/L이지만 급성기 조증에서는 1.0~1.5mEq/L 정도로 높게 제시하고 있다.[35] 분복 복용과 하루 한 번 복용의 혈장농도의 차이가 없어 편의적 측면에서 하루 한 번 복용이 가능하며, 부작용이나 치료 순응도 등을 고려하여 결정한다.[36]

지침마다 혈중농도 모니터링 스케줄도 차이가 있다. NICE는 lithium 시작 1주 후, 안정 용량에 도달할 때까지 주 1회, 유지 기간에는 1년간 3개월마다, 이후에는 6개월마다 모니터를 권한다. 그러나 노인이나 다른 복용 약물이 많거나 순응도 문제가 있거나 증상조절에 어려움이 있는 경우 혈중농도가 0.8mEq/L보다 높은 경우, 신장이나 갑상선기능에 문제가 있는 경우에는 3개월마다 모니터링하며 조절한다. 혈중농도는 통상 최종 투여 12시간이 지나 측정한다.[31]

임상연구가 제한적이기는 하지만 여전히 양극성장애 노인에서도 lithium은 1차 약물이다. 단 낮은 용량에서도 효과적이고 혈장농도는 면밀히 모니터링해야 한다.[37] 노인의 경우 적정 혈청 lithium 농도에 대한 논란이 있다. 노인에서는 치료적 농도에서도 신경독성이 있는 것으로 알려졌으므로 나이뿐 아니라 내과적 상태 및 장애에 따라서 결정해야 한다. 시작 용량을 100mg으로 제시한 지침이 있으나 대부분의 지침에는 구체적인 권장 용량이 없다. 최적의 혈장농도는 일반 성인보다 낮으며 APA 가이드라인에서는 0.4~0.6mEq/L 범위를 제안한다. 유지 용량은 150~600mg, 최고 용량은 450mg~1,200mg으로 다양하다.[34]

임신을 계획한다면 기형 형성의 잠재적 위험성에 대해 논의하고, lithium 중단을 고려해야 한다. RANZCP 지침에는 중증의 양극성장애 여성이 사용할 기분조절제 중에서는 lithium을 안전한 것으로 간주하고, 임신 후반부에 사용하도록 했다.[26] 한 연구에서 태아의 엡스타인Ebstein 기형의 위험을 400배 증가한 것으로 보고하고[38] 심장 기형의 상대적 위험성이 일반 인구보다 10~20배로 알려져[27] 가능한 한 임신 중에는 lithium을 피해 왔지만, 위험성이 과대 평가되었다고 본다. 첫 삼분기의 lithium 노출 시 심장 기형 발생 위험성이 0.05~0.1%로 낮거나 없는 것으로 여러 지침에서 보고하고 있다.[26,28,30] 임신 중에는 사구체 여과율이 증가하므로 lithium의 혈중농도를 면밀하게 모니터링하며 용량을 조절할 필요가 있다. 첫 삼분기 임신 기간에는 매달 모니터링하면서 증량을 고려한다. 분만 시에는 lithium을 끊거나 수분 공급과 함께 용량을 감량시킨다. 분만 후에는 임신 전 용량으로 올리거나 부작용 위험을 고려하여 임신 전 용량보다 줄인다. 어머니의 혈청농도 40%가 모유로 배출되기 때문에 여러 지침에서 수유는 금기로 한다.[34]

양극성장애를 가진 소아나 청소년에서의 lithium 사용은 다루지 않거나 권하지 않거나 소량을 권하는 등 지침에 따라 차이가 있다.[34]

13.8 부작용 및 독성

최고혈중농도에서의 급성 부작용은 다뇨증, 인지저하, 손떨림, 위장장애, 갈증이 흔하며, 장기적 사용에 의한 잠재적 부작용으로는 신장문제와 내분비계 문제가 알려져 왔다.[39]

소변농축 능력은 정상범위 최고치의 15%가 감소한다. 소변농축 능력 감소는 다뇨증, 갈증, 요붕증(약 40%)과 관련되며 보통 가역적이다. 소변량 감소를 위해서는 1일 1회 투여로 변경한다. 장기적으로 lithium 투여 시 약 30%에서 사구체 여과율이 감소하는데, 대부분의 환자에서 임상적 의미는 없다. 30년 이상의 lithium 노출, 높은 lithium 농도, 사용 초기의 낮은 사구체 여과율, 나이, 동반 신체질환과 관련된다. 말기 신부전은 15년 이상 lithium을 복용한 환자의 약 1.5% 미만에서 나타난다. 사구체 섬유화나 간질성 신염, 세뇨관 위축 등의 형태적 변화가 보고되지만 lithium과의 관련성이 확실한 것은 아니다. lithium을 투여하기 전에 GFR, urea, creatinine, 전해질 농도의 혈액검사를 기본적으로 시행한다.[40,41]

갑상선 및 부갑상선 이상은 lithium 치료를 받는 환자의 약 25%에서 발생한다. 갑상선기능저하증은 대부분 무증상이며, 증상이 있을 경우에 lithium 중단으로 회복되는지에 대한 증거는 충분하지 않다.[42] 부갑상선기능항진증은 10%로 일반 인구의 유병률(0.1%)보다 상당히 높게 발생하고 부갑상선기능항진이 없어도 고칼슘혈증이 생기기도 한다. 고칼슘혈증은 여자, 노인에서 흔하며 대부분 무증상이다. 만일 피로, 복통, 변비, 요로결석 골통증 등이 있거나 칼슘 수치가 11.4mg/day을 초과한다면 lithium을 중단하고 정상화될 때까지 한 달 동안 매주 혈중 칼슘을 측정한다. 대체로 가역적이지만 지속적인 고칼슘혈증과 부갑상선종대goiter도 보고된다. lithium이 투여되기 전의 기본 혈액검사에 갑상선자극호르몬과 칼슘이 포함되어야 하며, 임상증상이 있는 경우에는 매년 또는 더 자주 모니터링이 필요하다. 고칼슘혈증도 신장기능저하에 기여할 것으로 고려되나 연구가 더 필요하다.[40,42]

lithium을 복용하는 환자는 갈증 증가, 포도당 섭취 증가, 시상하부 식욕센터 자극, 갑상선기능저하증 등과 관련하여 위약군보다 약 2배의 체중증가가 나타난다. 잠재적 변화를 고려하여 lithium 투여 전에 포도당, 지질, 체중, 체질량 지수 등의 평가가 필요하다.[40,43] 그 외에 탈모, 여드름양 발진, 건선 등의 피부질환, 탈모 등의 보고가 있으나 위험성이 높은 것은 아니다. 동결절 기능부진, 심전도상의 T파 평편화 또는 역전을 유발할 수 있으나 대개 특별한 문제는 없으나 치료 시작 전 심전도를 시행하고 심장기능, 심혈관기능 이상을 확인한다. APA는 40세 이상인 경우 처음에 심전도를 시행하도록 권고하고 있다.[18,27,43]

lithium은 과다복용, 나트륨결핍이나 수분결핍, 신체질병(위장장애, 심부전, 신부전, 수술 등), 약물 상호작용에 의해 급성 독성증상을 나타낼 수 있다. 중독증상은 혈중농도 1.5mEq/L 이상에서 나타나며, 메스꺼움, 구토, 설사, 무력증, 운동실조, 구음장애, 안구진탕, 기면 또는 흥분 등 다양한 증상이 가능하다. 혈액두뇌장벽 통과에 소요되는 시간으로 신경학적 증상 등 최대 독성증상이 나타나기까지 1~2일이 지연될 수 있다. 2.0~2.5mEq/L에서는 진전,

근속상수축, 간대성 운동, 건반사항진, 경련, 혼란, 혼수, 다뇨, 발작 및 혼수 등이 나타날 수 있으며, 2.5mgEq/L를 초과하는 경우 경련, 신부전, 사망 등으로 응급처치를 필요로 한다. 급성 독성의 기여요인에 따라 기도 확보, 위세척, 혈액투석 등의 처치가 필요하며 QTc 간격 증가 또는 서맥의 부정맥 위험이 높으므로 심전도 등 심장기능 모니터링이 필요하다. The Syndrome of Irreversible Lithium Effectuated Neurotoxicity(SILENT)는 lithium toxicity 이후 신경학적 증상과 정신행동증상이 지속되는 것으로 일부에서는 lithium을 제거하여도 신경학적 증상이 영구적으로 지속된다.[44]

혈중 lithium 농도 점검과 함께 정규적으로 부작용을 확인하고, 신장기능 검사는 첫 6개월 동안은 2~3개월에 한 번씩, 이후 6개월~1년에 한 번씩 확인하고 내분비계검사는 첫 6개월 동안은 1~2회 시행하고, 이후에는 6개월~1년에 한 번씩 확인하며 또는 임상적으로 필요시 확인하도록 한다.[27]

참고문헌

1. Shorter E. The history of lithium therapy. Bipolar Disord 2009;11 Suppl 2:4-9.

2. Cade JF. Lithium salts in the treatment of psychotic excitement. The Medical journal of Australia 1949;2:349-352.

3. Schou M, Juel-Nielsen N, Stromgren E, Voldby H. The treatment of manic psychoses by the administration of lithium salts. J Neurol Neurosurg Psychiatry 1954;17:250-260.

4. Ruffalo ML. A Brief History of Lithium Treatment in Psychiatry. Prim Care Companion CNS Disord 2017;19.

5. Aral H, Vecchio-Sadus A. Toxicity of lithium to humans and the environment--a literature review. Ecotoxicol Environ Saf 2008;70:349-356.

6. Brown KM, Tracy DK. Lithium: the pharmacodynamic actions of the amazing ion. Ther Adv Psychopharmacol 2013;3:163-176.

7. Can A, Schulze TG, Gould TD. Molecular actions and clinical pharmacogenetics of lithium therapy. Pharmacol Biochem Behav 2014;123:3-16.

8. Alda M. Lithium in the treatment of bipolar disorder: pharmacology and pharmacogenetics. Mol Psychiatry 2015;20:661-670.

9. Embi N, Rylatt DB, Cohen P. Glycogen synthase kinase-3 from rabbit skeletal muscle. Separation from cyclic-AMP-dependent protein kinase and phosphorylase kinase. Eur J Biochem 1980;107:519-527.

10. Manning BD, Toker A. AKT/PKB Signaling: Navigating the Network. Cell 2017;169:381-405.

11. Nusse R, Brown A, Papkoff J, Scambler P, Shackleford G, McMahon A, et al. A new nomenclature for int-1 and related genes: the Wnt gene family. Cell 1991;64:231.

12. Machado-Vieira R. Lithium, Stress, and Resilience in Bipolar Disorder: Deciphering this key homeostatic synaptic plasticity regulator. J Affect Disord 2018;233:92-99.

13. Lowthert L, Leffert J, Lin A, Umlauf S, Maloney K, Muralidharan A, et al. Increased ratio of anti-apoptotic to pro-apoptotic Bcl2 gene-family members in lithium-responders one month after treatment initiation. Biol Mood Anxiety Disord 2012;2:15.

14. Shim SS, Hammonds MD, Mervis RF. Four weeks lithium treatment alters neuronal dendrites in the rat hippocampus. Int J Neuropsychopharmacol 2013;16:1373-1382.

15. Sun YR, Herrmann N, Scott CJM, Black SE, Khan MM, Lanctot KL. Global grey matter volume in adult bipolar

patients with and without lithium treatment: A meta-analysis. J Affect Disord 2018;225:599-606.

16. Chen CH, Lee CS, Lee MT, Ouyang WC, Chen CC, Chong MY, et al. Variant GADL1 and response to lithium therapy in bipolar I disorder. N Engl J Med 2014;370:119-128.

17. Schulze TG, Alda M, Adli M, Akula N, Ardau R, Bui ET, et al. The International Consortium on Lithium Genetics (ConLiGen): an initiative by the NIMH and IGSLI to study the genetic basis of response to lithium treatment. Neuropsychobiology 2010;62:72-78.

18. Bahk WM. Clinical neuropsycho pharmacology. 2nd ed. Seoul: Sigmapress;2014.

19. Lithium drug interactions. [cited 2018 25 August]; https://www.drugs.com/drug-interactions/lithium-index.html]. Available from:

20. Finley PR, O'Brien JG, Coleman RW. Lithium and angiotensin-converting enzyme inhibitors: evaluation of a potential interaction. J Clin Psychopharmacol 1996;16:68-71.

21. Cipriani A, Hawton K, Stockton S, Geddes JR. Lithium in the prevention of suicide in mood disorders: updated systematic review and meta-analysis. BMJ (Clinical research ed) 2013;346:f3646.

22. Yatham LN, Kennedy SH, Parikh SV, Schaffer A, Beaulieu S, Alda M, et al. Canadian Network for Mood and Anxiety Treatments (CANMAT) and International Society for Bipolar Disorders (ISBD) collaborative update of CANMAT guidelines for the management of patients with bipolar disorder: update 2013. Bipolar Disord 2013;15:1-44.

23. Ng F, Mammen OK, Wilting I, Sachs GS, Ferrier IN, Cassidy F, et al. The International Society for Bipolar Disorders (ISBD) consensus guidelines for the safety monitoring of bipolar disorder treatments. Bipolar Disord 2009;11:559-595.

24. Jeong JH, Lee JG, Kim MD, Sohn I, Shim SH, Wang HR, et al. Korean Medication Algorithm for Bipolar Disorder 2014: comparisons with other treatment guidelines. Neuropsychiatr Dis Treat 2015;11:1561-1571.

25. Mok YM, Chan HN, Chee KS, Chua TE, Lim BL, Marziyana AR, et al. Ministry of Health clinical practice guidelines: bipolar disorder. Singapore Med J 2011;52:914-918; quiz 919.

26. Malhi GS, Bassett D, Boyce P, Bryant R, Fitzgerald PB, Fritz K, et al. Royal Australian and New Zealand College of Psychiatrists clinical practice guidelines for mood disorders. Aust N Z J Psychiatry 2015;49:1087-1206.

27. Hirschfeld RMA, Bowden, Charles L., Gitlin, Michael .J., Keck, Paul E., Suppes, Trisha, Thase, Michael E., Perlis, Roy H. Practice Guideline for the Treatment of Patients with Bipolar Disorder. 2nd Edition ed. US: American Psychiatric Association;2002.

28. Goodwin GM, Haddad PM, Ferrier IN, Aronson JK, Barnes T, Cipriani A, et al. Evidence-based guidelines for treating bipolar disorder: Revised third edition recommendations from the British Association for Psychopharmacology. J Psychopharmacol 2016;30:495-553.

29. Kanba S, Kato T, Terao T, Yamada K, Committee for Treatment Guidelines of Mood Disorders JSoMD. Guideline for treatment of bipolar disorder by the Japanese Society of Mood Disorders, 2012. Psychiatry Clin Neurosci 2013;67:285-300.

30. Grunze H, Vieta E, Goodwin GM, Bowden C, Licht RW, Moller HJ, et al. The World Federation of Societies of Biological Psychiatry (WFSBP) guidelines for the biological treatment of bipolar disorders: update 2012 on the long-term treatment of bipolar disorder. World J Biol Psychiatry 2013;14:154-219.

31. NICE. Bipolar disorder: the assessment and management of bipolar disorder in adults, children and young people in primary and secondary care. Clinical Guideline 185. London: National Institute for Health and Clinical Excellence;2014.

32. Smith KA, Cipriani A. Lithium and suicide in mood disorders: Updated meta-review of the scientific literature. Bipolar Disord 2017;19:575-586.

33. Manchia M, Adli M, Akula N, Ardau R, Aubry JM, Backlund L, et al. Assessment of Response to Lithium Maintenance Treatment in Bipolar Disorder: A Consortium on Lithium Genetics (ConLiGen) Report. PLoS One 2013;8:e65636.

34. Malhi GS, Gessler D, Outhred T. The use of lithium for the treatment of bipolar disorder: Recommendations from clinical practice guidelines. J Affect Disord 2017;217:266-280.

35. Won-Myong Bahk D-IJ. Textbook of bipolar disorders. Second ed. Seoul: Sigmapress;2014.

36. Malhi GS, Tanious M. Optimal frequency of lithium administration in the treatment of bipolar disorder: clinical and dosing considerations. CNS drugs 2011;25:289-298.

37. De Fazio P, Gaetano R, Caroleo M, Pavia M, De Sarro G, Fagiolini A, et al. Lithium in late-life mania: a systematic review. Neuropsychiatr Dis Treat 2017;13:755-766.

38. Nora JJ, Nora AH, Toews WH. Letter: Lithium, Ebstein's anomaly, and other congenital heart defects. Lancet (London, England) 1974;2:594-595.

39. Gitlin M. Lithium side effects and toxicity: prevalence and management strategies. Int J Bipolar Disord 2016;4:27.

40. McKnight RF, Adida M, Budge K, Stockton S, Goodwin GM, Geddes JR. Lithium toxicity profile: a systematic review and meta-analysis. Lancet (London, England) 2012;379:721-728.

41. Tondo L, Abramowicz M, Alda M, Bauer M, Bocchetta A, Bolzani L, et al. Long-term lithium treatment in bipolar

disorder: effects on glomerular filtration rate and other metabolic parameters. International Journal of Bipolar Disorders 2017;5.

42. Lehmann SW, Lee J. Lithium-associated hypercalcemia and hyperparathyroidism in the elderly: what do we know? J Affect Disord 2013;146:151-157.

43. Malhi GS, Gershon S, Outhred T. Lithiumeter: Version 2.0. Bipolar Disord 2016;18:631-641.

44. Adityanjee, Munshi KR, Thampy A. The syndrome of irreversible lithium-effectuated neurotoxicity. Clin Neuropharmacol 2005;28:38-49.

CHAPTER 14

Melatonin 관련 약물

김태희·전덕인

melatonin은 1958년에 수면에 영향을 미치는 임상적 효과가 발견된 이후로 수많은 연구가 이루어졌다.[1] melatonin은 serotonin-N-actyl transferase(SNAT), hydroxyinole-O-methyl transferase(HIOMT)에 의해 세로토닌으로부터 만들어지는 내인성 호르몬으로 수면-각성 리듬을 조절한다.

경추의 교감신경절이 활성화되면 α, β-noradrenigic sympathetic nervous system이 송과선의 melatonin 생산을 촉진시킨다. melatonin은 suprachiasmatic nucleus(SCN)의 MT1, MT2 수용체와 결합하여 작용하며, MT1은 SCN의 각성 신호를 차단하여 수면을 촉진시키고, MT2는 일주기 리듬의 위상이동을 매개한다.[2]

melatonin 관련 약물로는 유럽에서 개발된 서방형 melatonin이 있고, melatonin 수용체에 작용하는 약물로 ramelteon과 tasimelteon이 있으며, serotonertic-melatonergic 항우울제인 agomelatine이 있다.

14.1 서방형 melatonin

나이가 들면서 내인성 melatonin이 줄어들기 때문에 유럽 의약품청European Medicines Agency, EMA에서는 노인 환자에서 일차성 불면증의 단일요법 제제로 melatonin 대체요법을 권한다.[3] 그러나 건강기능식품으로 판매되는 melatonin은 반감기가 30분 이내로 매우 짧고, 생체이용률이 낮으며 개인 간의 작용 변이가 커서 수면에 미치는 영향에 관한 결과가 일정하지 못하였다. 이에 이스라엘 Neurim 제약회사가 2mg의 서방형 melatonin 제제, circadin을 개발하고, 2007년 EMA의 시판을 허락 받았다.[4] 그러나 미국에서는 사용이 제한적이며, 장기간 사용의 안정성 정보가 없어 사용에 주의를 권하고 있다.[5]

circadin은 melatonin의 방출시간을 연장시켜서 인체의 내인성 melatonin 방출 형태와 유사하게 약 8시간에 걸쳐 작용한다. 서방형 제제 특성상 약물이 천천히 방출되기 때문에 잠들기 2시간 전에 복용하도록 한다. 반감기는 3.5~4시간이며, 방출된 melatonin은 CYP1A1, CYP1A2, CYP2C19 등 간에서 주로 대사되고 대사물은 소변으로 약 80%가 배출되며, 배설은 섭취 후 12시간 내에 완료된다. 간기능이 손상된 사람은 melatonin 대사의 감소로 인해 체내 제거율이 감소되어 주간에도 melatonin 농도가 상승될 수 있다. 따라서 간기능 손상이 있는 환자에게는 투여를 권장하지 않는다. fluvoxamine은 CYP1A2를 저해하기 때문에 circadin 대사를 억제하고 melatonin 농도를 상승시킬 수 있어 병용을 피하도록 한다. escitalopram과 citalopram은 CYP2C19로 대사되므로 상호작용에 의해 농도가 상승될 수 있다.[6,7]

circadin은 기존의 수면제들이 가지고 있는 기억력저하, 인지저하, 낙상위험, 주간졸음이나 숙취 효과, 반동성 불면이나 금단증상이 덜하여 안정성 측면의 우수성이 있다.[8] 수면잠복기를 줄이고, 수면시간을 늘리며 렘수면 행동장애 증상 개선 및 치매 노인의 수면 질 개선 등의 효과가 있다.

노르웨이, 아이슬란드, 핀란드에서는 신경발달장애가 있는 소아의 수면문제를 대상으로 1차 치료제로 circadin 이 사용되고 있다. 기존에 benzodiazepine계 약물이나 비 benzodiazepine계 약물을 사용하고 있는 경우에는 금단증상 및 반동 불면증 때문에 점진적으로 감량이 필요하다. 기존 약물을 50% 수준으로 감량하여 2주간 circadin과 병용하고 다음 2주간은 25%로 감량하여 병용한다.[9]

14.2 ramelteon

ramelteon은 삼환계 합성 melatonin 유도체로서 Takeda 제약회사에서 개발하여 Rozerem이라는 상품명으로 시판되었다. melatonin MT1/MT2 수용체에 작용하며, MT1 수용체에 더욱 선택적으로 작용한다.[10] 2005년 미국 FDA로부터 불면증 치료제로 승인을 받았고, 2017년 미국수면학회의 만성불면증 치료제 가이드라인은 ramelteon을 수면개시불면증 및 수면유지불면증에 권고했다. 그러나 연구결과의 이질성 때문에 근거 수준은 '매우 낮음very low'으로 명시했다.[11]

보통 저녁 시간에 8mg의 용량으로 경구투여하며 위장관을 통해 빠르게 흡수된다. 1시간 이내에 최고혈중농도에 도달하고, 반감기는 1~2시간이다. 강력한 first-pass effect로 생체이용률은 2%로 낮다. 대사물질 M-II가 ramelteon의 전반적인 임상효과를 대부분 나타내며 반감기는 2~5시간이다. 수면잠복기 감소, 총수면시간 증가에 효과가 있으며, 다른 중추신경계의 수용체와 상호작용이 없어 숙취, 금단증상, 반동성 불면, 의존성이 관찰되지 않는다. CYP1A2와 CYP34A가 대사에 관여하므로 약물 상호작용을 유의해야 한다.[6,7]

14.3 agomelatine

agomelatine은 Servier 제약회사에서 개발하여 Valdoxan이라는 상품명으로 유럽에서 판매되고 있으며, 국내에서는 '아고틴정'으로 시판되고 있다. 구조적으로 melatonin과 흡사하여 melatonin MT1/MT2에 효현제로 작용하며, serotonin 5-HT2C 수용체에 강한 길항제로 작용한다. 주요우울장애 치료에 EMA 승인을 받았으며 melatonin 계열 약물 중 최초의 우울증약이다. 빠른 항우울효과를 나타내고 수면의 질을 개선시키며 세로토닌 수용체에 대한 작용으로 주간 각성효과가 있다. 렘수면에 영향을 미치지 않으면서 비렘수면 기간을 증가시키고 다른 항우울제에 비해 수면장애에 대한 효과가 빨리 나타난다.

first-pass effect로 생체이용률은 낮고, 반감기는 1~2시간이다. 혈액 내에서 95% 단백질 결합을 보이므로 간경화, 신장질환 등의 환자에서 용량에 주의가 필요하다. 간에서 대사되며, 강력한 CYP1A2 억제제인 fluvoxamine이나 ciprofloxacin과 병용 투여는 금기이다.[6,7]

14.4 tasimelteon

tasimelteon은 Vanda 제약회사에서 개발한 melatonin MT1/MT2 수용체 효능제로 Hetlioz라는 상품으로 2014년에 비24시간 수면-각성 장애non-24-hour sleep-wake disorder를 가진 시각장애인 환자의 치료제로 미국 FDA 승인을 받았다. 시각장애인은 수면-각성 주기가 빛에 의해 동기화가 되지 않기 때문에 24시간 이상의 일주기 리듬의 지연이 발생한다. tasimelteon은 마치 시차 같은 수면문제로 사회적 기능문제를 겪는 시각장애인의 입면과 수면유지를 개선시킨다. MT1보다 MT2 수용체에 강한 친화력을 가지며 일주기 리듬 조절제로서의 약리적 특성을 갖는다.[12]

참고문헌

1. Lerner AB, Case, JD, Takahashi Y, Lee TH, Miri N. Isolation of melatonin, a pineal factor that lightens melanocytes. J Am Chem Soc 1958;80:2587.

2. Claustrat B, Leston J. Melatonin: Physiological effects in humans. Neuro-Chirurgie 2015;61:77-84.

3. Haimov I, Laudon M, Zisapel N, Souroujon M, Nof D, Shlitner A, et al. Sleep disorders and melatonin rhythms in elderly people. BMJ (Clinical research ed) 1994;309:167.

4. Wilson SJ, Nutt DJ, Alford C, Argyropoulos SV, Baldwin DS, Bateson AN, et al. British Association for Psychopharmacology consensus statement on evidence-based treatment of insomnia, parasomnias and circadian rhythm disorders. J Psychopharmacol 2010;24:1577-1601.

5. National Institutes of H. National Institutes of Health State of the Science Conference statement on Manifestations and Management of Chronic Insomnia in Adults, June 13-15, 2005. Sleep 2005;28:1049-1057.

6. Laudon M, Frydman-Marom A. Therapeutic effects of melatonin receptor agonists on sleep and comorbid disorders. Int J Mol Sci 2014;15:15924-15950.

7. Posadzki PP, Bajpai R, Kyaw BM, Roberts NJ, Brzezinski A, Christopoulos GI, et al. Melatonin and health: an umbrella review of health outcomes and biological mechanisms of action. BMC medicine 2018;16:18.

8. Zisapel N. Melatoin and Sleep. The Open Neuroendocrinology Journal 2010;3:85-95.

9. Zisapel N. New perspectives on the role of melatonin in human sleep, circadian rhythms and their regulation. British journal of pharmacology 2018.

10. Pandi-Perumal SR, Srinivasan V, Spence DW, Moscovitch A, Hardeland R, Brown GM, et al. Ramelteon: a review of its therapeutic potential in sleep disorders. Adv Ther 2009;26:613-626.

11. Michael J. Sateia DJB, Andrew D. Krystal, David N. Neubauer, Jonathan L. Heald. Clinical Practice Guideline for the Pharmacologic Treatment of Chronic Insomnia in Adults: An American Academy of Sleep Medicine Clinical Practice Guideline. Journal of Clinical Sleep Medicine 2017;13:307-347.

12. Stahl SM. Mechanism of action of tasimelteon in non-24 sleep-wake syndrome: treatment for a circadian rhythm disorder in blind patients. CNS Spectr 2014;19:475-478.

CHAPTER 15

Norepinephrine 관련 약물

정영은 · 민경준

15.1 α2 수용체 작용제 : guanfacine, clonidine

현재 임상에서 사용되고 있는 α2 수용체 작용제agonist로는 clonidine, guanfacine, lefexidine이 있다. 정신약물치료 영역에서는 주의력결핍 과잉행동장애attention deficit hyperactivity disorder, ADHD, 품행장애, 적대적 반항장애, 투렛장애, 물질(아편계, 알코올, 니코틴, benzodiazepine계) 금단증상, 불안장애의 치료에 주로 사용되고 있다. 지금까지는 guanfacine과 lefexidine에 비해 상대적으로 clonidine의 효능 및 부작용에 대한 임상적 근거 자료가 많은 것이 사실이다. 40여 년 전 개발된 lefexidine의 경우 여전히 임상적 효능 및 안정성을 검증하는 단계에 머물러 있다. 그에 반해 guanfacine은 최근 치료효과에 대한 관심이 증가하고 있는데, clonidine에 비해 진정작용과 심혈관계 위험성이 적고 작용시간이 긴 장점이 있다.[1,2]

15.1.1 약리학

clonidine은 본래 혈압조절을 위해서 사용되어 왔다. α2 수용체에 대한 비선택적 작용제non-selective agonist로서 α2A-, α2B-, α2C- 아드레날린 수용체에 모두 작용하고 더불어 imidazoline 수용체에 대한 작용이 있다.[1] 이러한 수용체들이 자극되면 부신피질의 카테콜아민 호르몬 생성의 음성 되먹임 기전이 차단되고, 뇌는 카테콜아민 생성이 충분하

다고 판단하여 부신수질에서 카테콜아민 생성을 줄이라는 신호를 보내게 된다. 이러한 기전으로 부신수질 및 혈중 카테콜아민 농도를 조절함으로써 심장 박동수를 줄이고 혈압을 낮추는 작용을 하게 된다. 또한 전전두엽에 위치한 시냅스후postsynaptic α2A 수용체에 대한 clonidine의 작용은 주의력 및 작업기능을 증진시키는 효과를 나타낸다.[3,4]

guanfacine은 clonidine과 달리 α2A 수용체에 대한 선택적 작용제selective agonist이다. α2B-, α2C 수용체에 비해 α2A 수용체에 대하여 15~60배 더 선택적으로 작용한다. clonidine에 비해 혈압 강하 효과는 약하지만 전전두엽에 위치한 시냅스후 α2A 수용체에 직접적으로 미치는 효과는 25배가량 높다. 따라서 정신약물치료 영역에서 clonidine과 비교할 때 부작용은 줄이고 높은 치료 효능을 가진다고 할 수 있다.[4]

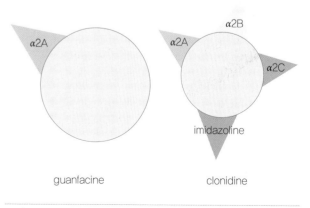

그림 15.1 α2 수용체 작용제

clonidine과 guanfacine은 위장관을 통해 잘 흡수되며, 경구투여 후 1~3시간 사이에 혈중농도가 최고치에 도달하게 된다. clonidine의 반감기는 6~20시간이고, guanfacine은 그보다 조금 긴 10~30시간이다.

15.1.2 임상적 적응증 및 용법

우선 clonidine과 guanfacine은 아편계 약물의 중단 시 발생하는 금단증상의 조절에 효과적으로 사용될 수 있다고 알려져 있다. 특히 혈압 상승, 빈맥, 동공 확장, 발한, 눈물 흘림 등의 자율신경계 증상을 줄여주고, 해독 작용을 도울 수 있다.[5] 아편계 약물의 금단증상을 조절하기 위해서 clonidine을 사용할 때는 0.1~0.2mg을 1일 2~4회 투여하고 금단증상이 해소된 이후에는 1~2주에 걸쳐서 서서히 감량해야 한다. 또한 clonidine과 guanfacine은 불안, 설사, 빈맥과 같은 알코올과 benzodiazepine계 금단증상을 감소시킬 수 있다. 또한 갈망, 불안, 자극과민과 같은 니코틴 금단증상 완화에도 효과적인 것으로 알려져 있다.

다음으로 clonidine과 guanfacine은 ADHD 약물치료에 대한 대안적 약물로 유용하게 사용될 수 있다.[6,7] 정신자극제, 항우울제에 반응하지 않거나 틱 증상이 동반된 ADHD 증상일 경우에 clonidine과 guanfacine 단독치료 혹은 정신자극제와의 병합치료가 시도될 수 있다.[7,8] ADHD 치료를 위한 사용 용량은 1일 0.05mg에서 시작하여 최고 1일 0.3mg까지 증량해볼 수 있다. 일부에서는 수개월에 걸친 사용 후 내성이 발생하여 치료효과가 감소될 수 있으며, 갑자기 복용을 중단하는 경우 고혈압이나 빈맥이 발생할 수 있으므로 주의가 필요하다.

투렛장애와 틱장애의 약물치료에 있어서 clonidine과 guanfacine은 항정신병약물에 반응하지 않거나 부작용으로 인해 사용이 문제되는 경우에 대안적으로 사용해볼 수 있다. 초기 용량은 1일 0.05mg이며, 증량이 필요한 경우 1일 최대 0.3mg을 3~4회 분복하여 투여한다. 투렛장애 환자에서 clonidine의 치료효과가 나오기까지 최대 3개월이 소요될 수 있고, 약 50% 정도에서 증상 호전이 관찰된다고 한다.[9]

clonidine과 guanfacine은 외상후 스트레스장애에서 보이는 과각성, 불면, 불안, 빈맥, 초조 등의 교감신경계 항진과 관련한 증상들을 줄여줄 수 있다. 그러나 가장 최근에 시행된 연구들에서는 guanfacine이 외상후 스트레스장애 증상 개선에 효과가 없는 것으로 조사된 바 있다.[10] clonidine은 그 외에도 공황장애, 특정공포증, 강박장애, 범불안장애 등 불안장애 치료에 사용될 수 있다. 또한 lithium이나 carbamazepine 투여에 clonidine을 병합 시 조증 삽화에 대한 치료효과가 상승할 수 있다. 조현병 환자에서 지연성 운동장애에 대한 치료효과가 보고된 바 있고, clonidine patch가 clozapine 사용에 따른 침 과다분비를 감소시킬 수 있다는 연구결과가 있다.

15.1.3 부작용 및 주의점

clonidine의 흔한 부작용으로 입마름, 어지럼증, 진정작용이 있으며, 그 외 피로감, 구역감, 저혈압, 변비, 성기능장애 등이 있을 수 있다. guanfacine의 부작용 또한 그와 유사하나 clonidine보다 정도가 덜하고, 1일 3mg 이상을 투여받은 경우에 한해 나타난다고 알려져 있다. 이러한 부작용들은 대부분 시간이 지나면서 점점 줄어들기 때문에 약물 사용에 크게 문제되지 않는다. 혈압이 90/60mmHg 이하이거나 서맥과 같은 부정맥이 있는 경우에는 clonidine과 guanfacine을 사용해서는 안 되고, 사용 중 서맥 발생 시 점진적으로 약물을 중단하여야 한다. clonidine의 경우 드물게는 불면, 불안, 우울, 환청과 같은 중추신경계 부작용이 나타날 수 있고, 보다 심각하게는 생명을 위협하는 심혈관계 부작용(동성 서맥, 방실결절차단)이 나타날 수 있다. 노인과 소아의 경우에서 clonidine을 투여할 때 특히 부작용 측면에서 유의하여야 한다.

clonidine과 guanfacine은 barbiturate, 알코올, benzodiazepine, trazodone과 같이 투여될 경우 진정작용이 더 강해질 수 있다. β 수용체 차단제, 칼슘통로차단제calcium channel blocker, 디지털리스digitalis 등과 복용하는 경우 심혈관계 부작용의 발생 위험이 높아지므로 약물 용량을 줄여야 한다. 또 삼환계 항우울제는 clonidine의 혈압을 낮추는 효과를 방해하므로 병합 투여를 피해야 한다. clonidine을 복용하다가 갑자기 중단하면 초조, 떨림, 두근거림, 복통, 두통, 혈압 상승 등의 금단증상이 발생할 수 있으므로 반드시 서서히 감량하면서 중단하여야 한다.

15.2 α1 수용체 길항제 : prazosin

15.2.1 약리학

prazosin은 α1 수용체 길항제antagonist이다. 시냅스후 α1 수용체를 경쟁적으로 억제, 노르아드레날린 과활성을 감소시키는 효과로 정맥 및 세동맥 혈관을 확장시킴으로써 혈압 강하 효과를 나타낸다. 주로 고혈압 치료제로 알려져 있으며, 그 외 울혈성 심부전, 배뇨장애, 레이노증후군 등의 치료에 주로 사용된다. 반감기는 2~3시간이며 대개 1일 2~4회 투여한다.[1,2]

15.2.2 임상적 적응증 및 용법

정신약물 영역에서는 prazosin이 수면 중 중추신경계 아드레날린 수용체의 활성을 막음으로써 악몽nightmare을 줄이는 효과를 가진다. 특히 외상후 스트레스장애에서 악몽, 불면 증상뿐만 아니라 낮 시간 동안 외상에 따른 심리적 고통distress을 감소시킨다고 보고된 바 있다.[11,12] 시작 용량은 1일 1mg 취침 전 복용하며 저혈압 증상에 주의하면서 서서히 증량하여 1일 최대 16mg까지 투여한다. prazosin 중단 시 악몽은 즉각적으로 재출현할 수 있고, 다시 도입 시 개선되는 경과를 보인다.

알츠하이머형 치매에서 prazosin 투여(1일 1~4mg)는 언어적 혹은 신체적 공격성, 초조, 비협조, 흥분 등 행동문제를 개선시키는 데 효과가 있다.[13] 또, 알츠하이머형 치매에 대한 동물 연구결과 prazosin이 기억력의 퇴행과 신경손상을 예방할 수 있음에 대한 가능성이 제기된 바 있다.[14]

15.2.3 부작용 및 주의점

prazosin의 흔한 부작용은 어지럼증, 피로감, 두통, 흐려 보임, 구역감 등이 있고, 드물게 실신, 의식소실, 균형장애, 감각이상, 성기능장애, 빈뇨, 기립성 저혈압, 심계항진 등이 나타날 수 있다. 심막질환, 폐색전증과 같은 기계적 폐쇄에 의한 울혈성 심부전 또는 폐고혈압에 의한 만성 심부전 환자에게는 prazosin을 사용해서는 안 된다.

15.3 β 수용체 차단제

현재 임상에서 사용되고 있는 β 수용체 차단제blocker에는 propranolol, nadolol, pindolol, labetalol, metoprolol, atenolol 등이 있으며, 말초 및 중추신경계에 모두 작용이 가능하다. 처음에 주로 고혈압, 협심증, 부정맥 등 심혈관계 질환의 치료에 사용되었고, propranolol이 초조증상에 효과적인 것이 보고되면서 정신약물 영역에서 그 사용이 점차 확대되었다.

15.3.1 약리학

β 수용체 차단제는 각각의 약물에 따라 약리학적 특성에 차이를 보인다. propranolol, nadolol, pindolol, labetalol은 비선택적으로 β1과 β2 수용체에 동등한 효과를 보이고, 반면에 metoprolol과 atenolol의 경우 β2 수용체보다 β1 수용체에 보다 선택적인 작용을 한다. β 수용체 차단제의 심혈관계에 대한 작용으로는 심박동수 및 심장근육의 수축력을 감소시키며 심장근육 내의 전기 전도에 영향을 주어서 심장박동 리듬의 변화를 유발할 수 있다. propranolol과 같은 비선택적 β 수용체 차단제의 경우 호흡기 내 평활근에 존재하는 β2 수용체를 차단할 수 있어 천식이나 만성폐쇄성 폐질환이 있는 환자에서 기관지 수축을 유발할 수 있으므로 사용을 피하여야 한다. 또한 당질 및 지질 대사에 영향을 미칠 수 있는데, β2 수용체 차단제는 글리코겐을 분해시켜서 혈당을 높이는 역할을 한다. 그러므로 당뇨병 환자가 propranolol을 복용하는 경우 혈당 강하가 은폐될 수 있으므로 주의가 필요하다. 대부분의 β 수용체 차단제는 경구로 복용할 때 거의 완전하게 흡수가 이루어지며 주로 간을 통해서 배설된다.[1,2,15]

15.3.2 임상적 적응증 및 용법

β 수용체 차단제는 불안증상 치료에 널리 쓰이고 있다. 대표적으로 propranolol은 사회불안장애의 형태가 수행형 단독performance only일 경우에 수행 상황 전 미리 투여하는 방법으로 효과적이다. 사회불안장애의 일반형인 경우에도 떨림, 홍조, 입마름 등의 교감신경 흥분증상을 호전시킨다.[16] 그 외에도 범불안장애, 공황장애, 광장공포증, 외

상후 스트레스장애의 불안증상 경감을 위해서 보조적으로 사용될 수 있다.[17] 그러나 최근 메타분석 결과에서는 불안장애에서 propranolol의 사용효과에 대한 근거가 불충분한 것으로 보고된 바 있다.[18]

β 수용체 차단제는 lithium, valproate, 삼환계 항우울제와 같은 약물에 의한 떨림증상을 개선시키는데, propranolol을 사용할 경우 1일 2~3회, 20~160mg 정도 사용할 수 있다. 또 항정신병약물에 따른 추체외로 부작용 중 좌불안석증의 조절에 효과를 보인다고 알려져 있으며, 항콜린제 등에 비하여 더 우선적으로 추천된다.

그 외에도 보조적 사용으로 조현병, 뇌손상과 관련된 기질적 정신장애, 충동조절장애 등에서 관찰되는 공격성과 폭력적 행동을 줄이거나,[19] 알코올 금단증상이 있을 때 과활성화된 활력 징후를 안정화시키는 데 도움이 된다. pindolol의 경우 함께 투여할 경우 항우울제의 작용을 증진시킨다는 보고가 있다.[20] β 수용체 차단효과가 일부에서 우울증을 유발한다는 보고도 있어 항우울 효과에 대해서는 향후 추가적인 연구들이 필요할 것이다.

15.3.3 부작용 및 주의점

β 수용체 차단제는 천식, 인슐린 의존성 당뇨, 울혈성 심부전, 협심증, 중대한 혈관질환 등의 심각한 부작용을 새로이 초래 또는 악화시킬 수 있으므로 기존에 이러한 질병 상태에 있는 환자에게 투여해서는 안 된다. 특히 심혈관계와 관련하여 방실 전도를 악화시켜서 최악의 경우 완전방실 차단과 사망을 초래할 수 있다.

β 수용체 차단제의 가장 흔한 부작용은 저혈압과 서맥이다. 그러므로 투여 시 정기적으로 활력 징후를 확인하여야 하며, 심박수가 분당 50회 이하, 수축기 혈압이 90mmHg 이하로 감소한 경우에는 복용을 중단해야 한다. 부작용이 염려되는 경우 1일 20mg 정도의 소량을 먼저 복용하여 본 후에 처방을 시도해볼 수 있다. propranolol과 같은 지질용해성이 높은 β 수용체 차단제의 경우 우울 증상을 유발할 수 있으며, 심한 중추신경계 부작용으로 초조, 혼돈, 환각 등이 나타날 수 있으나 발생빈도는 매우 낮다.[17,21] 그 외에도 위장관계 부작용으로 구역감, 설사, 복통을 유발할 수 있고, 성기능장애, 레이노증후군 등이 나타날 수 있다.

β 수용체 차단제는 항정신병약물, 항경련제, theophylline, levothyroxine과 병용 투여 시 이들 약물의 혈중농도를 증가시키고, 칼슘통로차단제와 병용 투여 시 심근수축력과 방실결절 전도를 억제할 수 있다. barbiturate, phenytoin, 흡연 등은 간에서 대사되는 β 수용체 차단제의 제거율을 증가시켜서 혈중농도를 감소시킬 수 있다.

15.4 α2 수용체 길항제 : mianserin

mianserin은 α2 수용체 길항제로서 norepinephrine 신경전달을 증강시키는 작용을 한다. norepinephrine은 아드레날린 신경세포의 α2 자가수용체autoreceptor에 작용하여 norepinephrine의 방출을 막는데, α2 수용체 길항제를 복용 시에는 이러한 작용이 방해를 받아 결국 노르아드레날린 신경세포가 탈억제되어 norepinephrine 분비가 증가하게 된다. 또한 mianserin의 α2 수용체 길항작용은 serotonin (5-HT) 신경세포의 스냅스전presynaptic α2 수용체 차단과 더불어 스냅스후 α1 수용체를 자극하여 결과적으로 serotonin 방출을 증가시킨다. 다시 말해 mianserin은 norepinephrine, serotonin 모두를 방출시키는데, 이는 수송체 차단을 통한 재흡수 억제제와는 다른, 독립적인 기전으로 동일한 효과를 내는 것이다. 추가적으로 5-HT2A, 5HT2C, 5HT3, 5HT7 수용체에 대한 직접적인 길항작용을 하며, 그에 따라 norepinephrine 신경전달이 증강되어 항우울 효과를 가져온다. histamine(H1) 수용체에 대한 길항작용에 따라 진정효과가 있으며, 5-HT2C 길항작용이 더해져 체중 및 식욕 증가를 가져올 수 있다.[2]

mianserin은 사환계 항우울제tetracyclic antidepressants로 분류되며 주로는 우울장애, 불안, 불면에 주로 사용된다. 오래전 개발되고 지난 수년 동안 유럽에서 꾸준히 사용되어왔으나, 미국을 포함한 국내에서 그 사용이 저조하며 치료효과에 대한 관련 연구 또한 현저히 제한적이다. 초기 용량은 1일 30mg이며, 증량이 필요한 경우 1일 최대 90mg까지 투여한다. mianserin은 성기능장애를 일으키지 않고 다른 삼환계 항우울제와 비교하여 심혈관계 부작용이 적은 장점을 가진다. 가장 흔한 부작용은 진정효과와 체중 및 식욕 증가이며, 이는 histamine 억제와 5-HT2C 길항

효과에 의한 것이다. 드물게는 경련, 혈액 이상, 자살사고의 증가 등이 나타날 수 있다.[21,22]

15.5 노르에피네프린 재흡수 억제제

15.5.1 atomoxetine

atomoxetine은 선택적 노르에피네프린 재흡수 억제제 norepinephrine reuptake inhibitor로서는 처음으로 미국에서 시판된 약물이다. 애초 항우울제의 목적을 가지고 개발된 것이 아니며, 소아청소년 및 성인에서 ADHD 치료를 위한 비자극제 약물nonstimulant drug로서 미국 FDA 및 국내에서 처음으로 승인을 받았다.

atomoxetine은 시냅스전 norepinephrine 수송체에 대해 매우 선택적인 억제제로 작용하며, serotonin 및 dopamine 수송체에 대해서는 낮은 친화도를 가진다. norepinephrine 수송체는 norepinephrine 재흡수뿐만 아니라 dopamine 재흡수에도 관여한다. 전전두피질에서 norepinephrine과 dopamine 농도를 증가시키지만, 선조체striatum나 중격측좌핵nucleus accumbens, NA에서는 norepinephrine과 dopamine 농도를 증가시키지 않는다. 이러한 전전두엽에 선택적인 dopamine 증가로 ADHD 증상에 효과적일 뿐 아니라 atomoxetine은 NA 영역에의 dopamine 증가에 따른 남용 및 선조체 dopamine 증가에 의한 틱 증상 악화 가능성이 거의 없다.[2,24]

만성적인 스트레스와 동반질환이 있는 ADHD는 이론적으로 전전두엽에서 지나치게 활성화된 norepinephrine과 dopamine 신경회로가 관련되어 있다. atomoxetine은 장기간 사용 시 전전두피질에서 norepinephrine 수송체 억제를 통해 스트레스에 따른 노르아드레날린 신경신호 전달을 회복하고 만성적 시상하부-뇌하수체-부신계의 과활성을 줄인다. 결과적으로 스트레스 반응으로부터 뇌를 보호하고 신경발생을 가져오는 변화를 기대할 수 있으며, 이러한 작용은 ADHD 증상의 감소 및 재발 방지와 더불어 불안, 우울증상 개선 효과를 가진다.[2]

atomoxetine의 대사는 주로 cytochrome P450의 2D6 효소에 의해 이루어지고, 대부분 신장을 통해 배설된다. 10,

18, 25, 45, 60, 80mg 제형이 있으며, 반감기는 약 5시간으로 하루 2번 복용이 권장되나 1일 1회 투약 시에도 오후까지 효과가 지속되는 것으로 알려져 있다. 대개는 투여 1주부터 효과가 나타나지만 최대 효과는 6주 경과가 지난 시점부터 나타나므로 치료효과 판정을 위해서는 충분한 치료용량으로 수주간 유지하는 것이 중요하다. 1일 0.5mg/kg으로 투여를 시작하고 서서히 증량하여 치료용량인 1일 1.2mg/kg까지 증량할 수 있다. 허가 권고 용량은 1일 1.4mg/kg까지이나 개인의 내약성과 치료반응에 따라 1.8mg/kg까지 증량도 가능하다. 체중 70kg인 성인의 경우라면 시작 용량은 1일 1회 40mg으로 서서히 증량하여 1일 80mg 정도 투여하는 것이 권고되며, 1일 최대 100mg까지 투여 가능하다.

atomoxetine은 ADHD 치료에 사용된다. 정신자극제인 methylphenidate와의 비교에서 동등한 치료효과를 보였으며, 수면과 식욕증상에 미치는 영향이 상대적으로 적고 심혈관계 부작용 측면에서 보다 안전한 것으로 알려져 있다. 남용의 위험성이 낮아 물질남용과 ADHD가 공존하는 경우 또는 ADHD 증상에 대한 불편을 호소하나 정신자극제의 오남용 위험이 높은 경우에 atomoxetine이 효과적이다. 또한 적대적 반항장애, 틱장애, 우울장애, 불안장애 등이 공존장애로 동반된 경우에는 ADHD 증상과 더불어 반항행동 및 불안증상에 대해서도 유의한 호전이 보고되었다.[24-28]

그 외에도 atomoxetine은 조현병 환자에서 사용 시 인지기능 개선에 도움될 수 있다. 또 섭식장애에서 폭식 삽화 빈도를 감소시키는 효능 및 SSRI에 치료반응이 없는 우울증에서 atomoxetine 병용 투여에 따른 항우울 개선 효과가 보고된 바 있다.

atomoxetine의 주요 부작용으로는 식욕 억제와 체중감소가 있는데, 이는 소아청소년에서 치료 초기에 한해 성장에 일시적이고 가역적인 영향을 주는 것으로 보인다. 다른 부작용으로 입마름, 불면 또는 졸림, 어지럼증, 피로감, 구역, 구토, 변비, 기분 변화 등이 있는데, 대부분은 치료 후 수개월 이내에 경감된다. 대개 용량 의존적으로 나타나므로 부작용 발생 시에는 용량을 감소하는 것이 도움이 된다. 심혈관계 부작용으로 경도의 혈압, 맥박 상승이 보고되나 임상적으로 유의한 정도는 아니다. 또 간 독성의 위험성에 대한 보고가 있어, 사용 중에 황달 등과 같이 간손상과 관련된 소견이 있을 경우에는 즉각 투약을 중단해야 한다.

atomoxetine의 대사는 주로 cytochrome P450의 2D6 효소에 의해 이루어지므로 2D6 억제 효과가 큰 약물과 병용할 때 주의해야 한다. 우울증 치료에 있어 fluoxetine, paroxetine, bupropion과 같이 2D6 억제 효과를 가지는 항우울제와 병용 시 atomoxetine의 혈중농도가 올라갈 수 있다. 또 기관제 확장제인 albuterol과 병용 시 심박수 및 혈압 상승 작용이 보고되고 있으며, 단가아민 산화효소 억제제monoamine oxidase inhibitor, MAOI와 중복 투여는 치즈로 인한 급성 고혈압의 위험도가 증가하므로 금기이다.

15.5.2 삼환계 및 사환계 항우울제

삼환계 및 사환계 항우울제tricyclic and tetracyclic antidepressants, TCA는 3개 혹은 4개의 고리모양 화학구조로 되어 있는 특징에서 이름이 유래되었고, 1970년에 소개 되어 가장 활발하게 사용된 항우울제이다. 다른 항우울제에 비해 심혈관계 및 항콜린성 부작용이 많고 과량복용할 경우 신체에 미치는 위험도가 높아 최근에는 사용량이 점차 줄고 있다. 그러나 중증의 주요우울장애, 멜랑콜리아 양상 및 정신병적 양상이 동반된 경우 등에서 대안적 치료 전략 또는 병용요법으로 선택되는 경향이 있다.[1,2,29]

TCA와 관련 화합물의 화학구조는 매우 유사하다. 측쇄에 붙은 methyl기의 수에 따라 2차 아민과 3차 아민 삼환계 항우울제로 분류된다. 2차 아민 삼환계 항우울제인 desipramine과 nortriptyline은 각각 3차 아민 삼환계 항우울제인 imipramine과 amitriptyline에서 methyl기가 하나씩 빠진 대사산물이다. 사환계 항우울제인 amoxapine은 항정신병약물인 loxapine의 유도체이며 곁가지로 4번째 추가 ring을 가지고 있다. maprotiline은 4개의 ring을 가진 화합물이고, 4번째 ring은 나머지 3개의 ring에 수직으로 올라와 있는 특징이 있다.

TCA의 대표적인 약리학적 작용은 norepinephrine과 serotonin의 재흡수를 억제하여 신경전달을 증강시키는 것이다.[30-32] 그러나 단지 즉각적인 재흡수를 억제하는 것만이 아니라 나아가 시냅스 전후 수용체, 2차 전달자의 기능과 다른 신경전달물질의 신호 전달에 대한 부차적인 효과를 가진다. 그 외에도 TCA는 공통적으로 무스카린성muscarinic, M1 수용체와 H1 수용체, 그리고 아드레날린 α1, α2 수용체에 대한 길항 효과를 가지는데, 약물마다 약리적인 특징은 조금씩 차이를 보인다(표 15.1).

TCA의 사용에 따른 수많은 부작용이 보고된다. 우선 M1, H1, α1, α2 수용체에 대한 길항 효과에 따른 주요 부작용으로는 진정작용, 항콜린 부작용(입마름, 시야 혼탁, 변비, 뇨 정체, 땀분비 저하, 빈맥, 의식 혼탁, 기억력저하)과 기립성 저혈압, 체중증가 등이 있다. 심혈관계 부작용에 대한 특별한 주의가 필요하며, 심장질환이 있거나 의심되는 경우에는 TCA 치료를 시작하기 전에 심전도 검사를 하는 것이 좋다. TCA는 안전 한계가 좁은 편이며 심장 내 전도 완화와 부정맥이 과량복용 시 사망을 일으키는 원인이 된다. 그 외 몇몇 TCA의 경우 높은 치료용량에서 경련, 추체외로증상과 같은 신경계 부작용이 나타날 수 있다. 이러한 부작용은 용량을 감소함으로써 조절되거나 약물을 천천히 증량함으로써 예방할 수 있으며, 시간이 지나면서 점차 완화되는 경향이 있다. 부작용에 민감하거나 노인 환자의 경우 초기 치료 시작 용량을 50% 낮추어 저용량에서 시작하는 것이 좋다. TCA를 갑자기 중단할 경우 어지럼증, 무기력, 두통, 악몽과 같은 약물중단증후군과 구역감, 구토, 설사, 지나친 침흘림, 발한, 불안, 섬망 등과 같은 콜린성 반향증상이 발생될 수 있다. 그러므로 TCA를 중단하거나 감량할 때는 가능한 한 천천히 감량해야 한다.

TCA는 일반적으로 간 마이크로솜 효소 활성을 방해하거나 증가시킴으로써 수많은 약물들이 혈중농도를 증가시키거나 감소시킨다(표 15.2). 그러므로 타 약물과 병용할 때 이러한 점을 염두에 두어야 하고, 특히 혈중농도를 증가시키는 항우울제와 병용 시 과량복용에 대해 반드시 주의를 기울여야 한다.[33,34]

현재 주로 사용되고 있는 TCA의 경우 norepinephrine 재흡수 차단과 serotonin 재흡수 차단 사이의 상대적 영향에 따라 효과의 차이를 보이며 어디에 보다 선택적이냐에 따라 달리 분류될 수도 있다. desipramine, maprotiline, nortryptiline, protriptyline은 norepinephrine 재흡수 억제에 보다 선택적인 특징을 가지는 약물이며, amoxapine, doxepin은 norepinephrine과 serotonin 모두에 작용하는 약물이나 norepinephrine에 대한 작용이 더 높다. 그와 달

표 15.1　삼환계 항우울제의 약리학적 특성

약물	단가아민 재흡수 차단작용			시냅스후 수용체 길항작용		
	norepinephrine (NE)	serotonin (5-HT)	선택적 작용	noradrenergic	histaminergic	muscarinic
amitriptyline	++	+++	+++5-HT	++++	++++	++++
amoxapine	+++	++	++NE	++	++	+++
clomipramine	++	++++	++++5-HT	++	++++	++++
desipramine	++++	~	++++NE	++	+	+
doxepin	++	++	++NE	++	++++	+++
imipramine	+++	+++	+++5-HT	++	+++	+++
maprotiline	+++	+	++++NE	++	+++	++++
nortriptyline	+++	++	+++NE	+	+	+
protriptyline	+++	++	++NE	++	+	++
trimipramine	++	++	+5-HT	+++	++++	++++

활성화 정도 : + ～ ++++

표 15.2　삼환계 항우울제의 주요 약물 상호작용

	Tricyclic antidepressants (TCA)								
	amitriptyline	amoxapine	clomipramine	desipramine	doxepin	imipramine	maprotiline	nortriptyline	protriptyline
TCA 농도 증가									
cimetidine	★	★	★	★	★	★	★	★	★
ciprofloxacine	★		★		★	★			
erythromycin	★		★		★	★			
fluoxetine	★	★	★	★	★	★	★	★	★
grapefruit juice	★		★		★	★			
itraconazole	★		★		★	★			
ketoconazole	★		★		★	★			
nefazodone	★		★		★	★			
paroxetine	★	★	★	★	★	★	★	★	★
methylphenidate	★		★		★	★			
paroxetine	★	★	★	★	★	★	★	★	★
quinidine	★	★	★	★	★	★	★	★	★
TCA 농도 감소									
barbiturates	★		★		★	★			
carbamazepine	★		★		★	★			
phenobarbital	★		★		★	★			
rifampin	★		★		★	★			
oxcarbamazepine	★		★		★	★			

리 amitriptyline, clomipramine, imipramine은 serotonin 재흡수 억제에 보다 선택적이다. 본 장에서는 TCA 중에서 norepinephrine 재흡수 억제에 보다 선택적인 약물을 중심으로 간단히 정리해보고자 한다.

(1) desipramine

삼환계 항우울제로서 serotonin 재흡수 억제보다 선택적으로 norepinephrine 재흡수를 더 강하게 억제하는 약물이다. desipramine은 TCA인 lofepramine의 주요 내사산물로서 유사한 약리 효과를 가지되 작용 시간이 매우 짧은 점을 보완한 약물이다. 일차 적응증은 주요우울장애로 주로 중증의 우울증 환자에서 사용한다.[35,36] 그 외 신경성 폭식증에 대한 치료효과를 검증하기 위한 대조군 임상연구 결과 전반적 임상 상태 및 폭식과 구토 증상의 개선이 보고된 바 있다.[37] 또 전전두엽피질 내 dopamine 신호전달을 증강시키는 효과로 ADHD 증상 치료에 효과가 있었으나 심혈관계 부작용 등 심각한 이상반응 발생으로 인해 최근에는 거의 사용되지 않는다. TCA에 속하는 다른 약물들에 비해 진정작용과 항콜린성 부작용이 적어 관련 부작용 발생 시 대안이 될 수 있다. cytochrome P450의 2D6 및 1A2 효소에 의해 대사되며, 반감기는 대략 24시간이다. desipramine의 시작 용량은 1일 25~50mg이며 치료용량 범위는 성인에서 1일 150~300mg이다.

(2) maprotiline

삼환계 항우울제이나 때로는 사환계 항우울제로 분류되기도 한다. 작용기전은 선택적인 노르에피네프린 재흡수 억제제로서 임상적 적응증은 주요우울장애 외에 만성통증, 불면증 등이 있다. TCA의 공통된 부작용 외에 경련의 발생이 보고된다. 경련의 경우 고용량의 maprotiline을 6주 이상 지속적으로 투약하거나 1주 안에 치료용량까지 빠르게 증량하였을 때 발생 위험이 높다. cytochrome P450의 2D6 효소에 의해 대사되며, 반감기는 대략 51시간이다. 초기 투여 2주간은 1일 75mg을 유지하고 6주에 걸쳐 서서히 1일 230mg까지 증량이 가능하나, 통상 1일 175mg 이하로 유지할 것을 권고한다.

(3) nortriptyline

삼환계 항우울제이며, 선택적인 노르에피네프린 재흡수

억제제로 알려져 있으나 고용량에서는 세로토닌 신호전달을 증강시키는 작용을 한다. nortriptyline은 국내 임상에서 가장 흔히 처방되는 TCA이다. 다른 TCA에 속하는 약물과 비교해서 진정작용이 적고 기립성 저혈압의 위험성이 낮아 노인 환자에서도 안전하게 처방할 수 있다. 또한 임상반응과 연관된 신뢰할 만한 혈중농도의 지침이 있어 처방에 용이하다. 약물 반응은 혈중농도와 함께 증가되고, 이후 약 50~150ng/mL 사이에서는 안정적인 반응이 오게 된다. 혈중농도가 너무 낮거나 너무 높을 경우 효과적이지 않을 수 있는데, 치료적인 nortriptyline 의 용량 범위는 성인에서 1일 50~150mg이다.[38] 1일 50mg의 용량으로 시작하여 1주마다 1일 용량을 50~100mg씩 증량할 것을 권장하고, 3주 뒤에 용량의 감소가 증상 조절에 도움이 될 수 있다. 노인의 경우에는 1일 25mg으로 시작하여 3~4일 후 1일 50mg으로 증량할 것을 권장한다. nortriptyline은 cytochrome P450의 2D6, 3A4 효소에 의해 대사되며, 반감기는 대략 36시간이다.

(4) protriptyline

삼환계 항우울제이며, serotonin 재흡수 억제보다 선택적으로 norepinephrine 재흡수를 더 강하게 억제하는 약물이다. 일차 적응증은 주요우울장애이며, 활성화 작용이 커 ADHD, 금연, 코카인 의존 등에도 보조적으로 사용될 수 있다. 젊은 성인의 경우 일반적으로 첫 1주 동안 1일 15mg을 3회 분복하는 것으로 시작하여 1주마다 1일 용량을 5~10mg씩 증량하여 최대 60mg까지 증량한다. 노인의 경우 이보다 낮은 1일 10mg으로 시작하여 최대 30~40mg까지 증량할 수 있다. cytochrome P450의 2D6 효소에 의해 대사되며, 반감기는 대략 74시간이다.

(5) amoxapine

amoxapine은 삼환계 항우울제이나 때로는 사환계 항우울제로 분류되기도 하고, 항정신병약물인 loxapine의 유도체이다. 일차 적응증은 주요우울장애이며, 불안, 초조를 동반한 경우에 효과적일 수 있다. amoxapine은 norepinephrine 재흡수 억제 효과 외에도 5-HT2A 수용체 및 dopamine D2 수용체 길항제로서 작용하여 dopamine 신호전달을 증가시키므로 정신병적 양상을 동반한 우울증 또는 양극성 우울증에 사용된다.[39,40] 그러나 amoxapine은 dopamine 수용체 억제와 연관된 많은 부작용을 초래할 가능성이 있다. 이는 정형 항정신병약물인 loxapine과 유사한 부작용들로 추체외로 부작용, 유즙분비, 운동장애 등이 그것이다.[41] amoxapine은 7-OH 대사산물로 대사되는데 어떤 경우 7번이 아닌 8번 위치가 수산화될 경우 항정신병약물과 유사한 대사산물이 축적되게 된다. 이와 같은 부작용이 발생할 경우 약물을 중단하거나 감량할 것을 권유한다. 일반적으로 1일 50mg을 2회 분복하는 것으로 시작하여 서서히 증량하여 최대 1일 400mg까지 증량한다. 노인의 경우 1일 25mg 취침 전 복용으로 시작하여 1주마다 1일 25mg씩 증량하여 최대 1일 300mg까지 투여 가능하다.

(6) doxepin

doxepin은 진정효과가 있는 삼환계 항우울제이다. norepinephrine과 serotonin 재흡수 억제 효과 외에도 H1 수용체에 대한 길항작용이 강한 것이 특징이다. 불안, 불면, 정신병적 양상이 동반된 우울장애에 효과적이며, 항히스타민 작용에 따라 피부질환의 치료, 기능성 소화장애, 만성통증 등에도 사용될 수 있다.[29,42] 특히 수면 유지에 어려움이 있는 불면증 환자의 치료에 대해서도 사용 승인을 받았다. doxepin은 낮은 용량에서 H1 수용체에 대해 매우 높은 친화력을 가지는데, 용량을 줄임으로써 H1 수용체에 대한 선택적 길항제로서 작용이 가능해진다. 항우울효과를 위해서는 통상 1일 75~150mg을 사용하는데, 시작 용량은 1일 25mg으로 하여 1일 최대 300mg까지 처방할 수 있다. 불면증에서는 상대적으로 매우 낮은 용량인 3~6mg을 처방한다. 24시간 이상의 반감기를 가지는 다른 TCA와 달리 doxepin은 낮시간 동안의 졸림, 진정효과가 별로 없고 장기간 복용 시 내성이 적은 것으로 알려져 있다.[43-45]

15.5.3 reboxetine

reboxetine은 유럽에서 처음으로 시판된 선택적 노르에피네프린 재흡수 억제제로서 다른 항우울제와 구분되는 독특한 기전의 약물이다.[46,47] 중추신경계의 norepinephrine 신경전달을 증강시키며 특히 norepinephrine 신경세포핵 가운데 가장 큰 청반locus ceruleus의 활성에 직접적으로 작용한다. 또한 norepinephrine 신경전달의 증강은 전전두피질의 dopamine을 증가시킨다. 이러한 선택적인 노르에피네프린 재흡수 억제제의 기능은 피로, 정신운동 지연, 피로, 무감동증과 같이 serotonin보다는 norepinephrine 기능과 더 밀접하게 연관되어 있는 우울증상에 효과를 기대해 볼 수 있다. 유럽을 중심으로 꾸준히 사용되어왔으나, 미국을 포함 국내에서는 그 사용이 저조하다.

유럽을 중심으로 시행된 대조군 임상연구 결과 reboxetine은 위약에 비해 유의한 치료효과를 보였고,[48,49] 적어도 desipramine이나 fluoxetine과 동등한 수준의 효능을 보였다. 특히 중증의 우울증과 멜랑콜리아 양상을 동반한 우울증의 경우 fluoxetine보다 우수한 치료효과를 보였다.[50] 그 밖에 개방연구를 통해 methylphenidate 치료에 효과가 없는 ADHD 증상의 개선과 섭식장애 환자에서 폭식 삽화 빈도의 감소에 있어 reboxetine이 효과가 있는 것으로 보고된 바 있다.[51]

성인에서는 1일 8mg을 2회에 걸쳐 분복하는 것으로 투여를 시작하는데 대부분의 환자들이 시작 용량이 그대로 치료용량이 되는 경우가 많다. 개인의 내약성과 치료반응에 따라 최대 1일 10mg까지 증량이 가능하다. 노인 환자의 경우 1일 4mg으로 시작하여 최대 6mg까지 증량 가능하며 2회 분복 투여할 것을 권장한다.

reboxetine의 주요 부작용으로는 입마름, 변비, 성기능장애, 저혈압 등이 있으며, 대개는 시간이 지나면서 사라진다. 남성에서 급박뇨가 나타날 수 있는데, 특히 노인인 경우 더욱 주의를 해야 한다. 심혈관계 부작용은 매우 드문 편으로, 고혈압을 경험하는 비율이 위약에서 1%인 것과 비교할 때 reboxetine의 경우 그리 높지 않은 3% 정도로 보고된다.

reboxetine의 대사는 주로 cytochrome P450의 3A4 효소에 의해 이루어지고, 다른 약물과의 약동학적 상호작용은 거의 없는 편이다. 다른 항우울제와의 병용 투여에 따른 효과는 아직까지 명확히 검증되지 않았다. 단, MAOI와 reboxetine의 병용 투여 시 세로토닌 증후군serotonin syndrome의 위험성이 높아진다.

15.6 노르에피네프린, 도파민 재흡수 억제제 : bupropion

15.6.1 약리학

bupropion은 작용기전이 명확하게 밝혀지진 않았지만 세로토닌계에 직접적인 영향을 미치는 다른 항우울제들과 달리 norepinephrine과 dopamine의 재흡수 억제작용이 주요한 작용기전으로 알려져 있다. 여러 동물실험에서 bupropion 투여 후에 뇌측핵과 전전두엽 피질에서 dopamine과 norepinephrine이 증가되는 것이 관찰되었으며, 우울증 동물 모델에서 dopamine과 norepinephrine 수용체 차단 약물을 투여하였을 때 bupropion과 그 1차 대사물질인 hydroxybupropion의 항우울 효과가 감소되는 것이 관찰되었다. bupropion과 그 대사물들은 histamine, noradrenaline, serotonin, dopamine, acetylcholine 수용체를 포함한 시냅스후 수용체에서는 친화력을 거의 보이지 않는 것으로 알려져 있으며, 따라서 심혈관계나 체중증가, 항콜린성 부작용들의 발생이 적은 것으로 생각되고 있다.[52,53]

무쾌감증, 동기 저하, 흥미와 즐거움 상실 등의 증상은 감소된 dopamine 활성과 연관되어 있으며, 따라서 dopamine과 norepinephrine 수송체에 작용하여 재흡수를 억제하는 bupropion은 이론적으로 전전두엽 피질과 뇌측핵에 dopamine과 norepinephrine을 증가시킴으로써 에너지, 쾌감, 동기 등에 두드러진 효과를 나타낸다고 보고되

고 있다.

bupropion은 세 가지 경구 제형, 즉 1일 3회 복용하는 bupropion IR(immediate release)과 2회 복용하는 bupropion SR(sustained release), 그리고 1회 복용하는 bupropion XL(extended/ modified release)이 있다. 각각은 최고혈중농도에 이르는 시간, 최고혈중농도 등에 있어 약간의 차이를 보인다(IR ≈ 1~2시간, SR ≈ 3시간 및 XL ≈ 5시간)(그림 15.2). 세 가지 제형이 항정상태에 도달하는 데 걸리는 시간은 약 8일로 동일하다.[54] bupropion의 대사는 주로 cytochrome P450의 2B6 효소에 의해 이루어지고, 반감기는 20~21시간이며, 대부분 신장을 통해 배설된다.

15.6.2 임상적 적응증 및 용법

bupropion은 그간의 많은 연구를 통해 그 항우울 효과가 입증된 바 있다. 여러 연구결과 bupropion은 중등도 내지 중증 우울증 환자에서 위약에 비해 우울증상의 개선 측면에서 유의한 차이를 나타냈을 뿐만 아니라 선택적 세로토닌 재흡수 억제제selective serotonin reuptake inhibitor, SSRI, 세로토닌 노르에피네프린 재흡수 억제제serotonin norepinephrine reuptake inhibitor, SNRI와의 비교에서도 동등한 치료효과를 보였다.[55,56] 또한 항우울 효과를 증강시키기 위하여 SSRI 혹은 SNRI와 bupropion의 병용 투여가 효과적이다. 대규모 우울증 연구인 STAR*DThe Sequenced Treatment Alternatives to Relieves Depression의 일환으로 이전에 citalopram으로 치료 받았으나 증상 관해에 이르지 못한 환자에서 bupropion의 효능이 조사된 바 있다. 이 연구

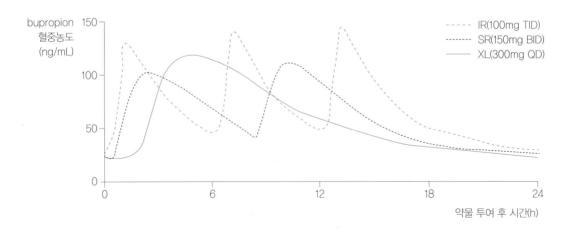

그림 15.2 bupropion 경구 제형에 따른 혈중농도의 변화[54]

에서 대상 환자들은 citalopram에서 bupropion, sertraline 또는 venlafaxine으로 약물 교체가 되거나 bupropion 또는 buspirone이 병용 투여되었는데, citalopram에서 bupropion, sertraline, 또는 venlafaxine으로 교체된 군들 간의 비교 결과, 우울증상 변화 및 관해율에서 동등한 효과를 보였으며, 관해까지 걸리는 시간(5.4 vs 6.2 vs 5.5주)도 차이가 없었다. 그러나 citalopram에 병용 투여한 경우를 비교하였을 때는 bupropion을 병용 투여한 군이 buspirone을 병용 투여한 군보다 우울증상 개선에 있어 우수한 효과를 보였다.[57,58]

특히 bupropion은 SSRI와 SNRI의 부작용으로 치료 유지가 어려운 우울장애 환자에게서 유용하다고 입증되었다. SSRI와 SNRI 치료 이후 긍정 정서의 감소 등 잔존 증상이 있는 경우 약물 부작용으로 성기능장애 또는 체중증가가 발생한 경우 등이 그에 해당된다. 이때 bupropion으로 교체하거나 병용 투여하는 것이 도움이 될 수 있는데, SSRI, SNRI와 bupropion을 조합하는 치료는 긍정 정서의 감소부터 부정 정서의 증가까지 우울에 해당하는 모든 증상을 조절하는 전략으로써 이론적 근거를 지닌다. 추가적으로 우울증상 치료에 있어 bupropion이 가지는 또 한 가지 특징은 다른 항우울제와 비교할 때 1형 양극성장애 환자에서 조증을 유발하거나 2형 양극성장애 환자에서 급속순환형을 발생, 악화시킬 가능성이 낮다는 점이다. 그러나 양극성 우울증의 치료와 관련하여 bupropion의 효능에 대해서는 근거가 부족하다.

우울증에서 사용하는 bupropion의 적정 용량은 비교적 상용량의 범위가 넓다. bupropion IR의 경우 시작 용량으로 75mg을 1일 2회 복용하고, 최대 용량으로 150mg을 1일 3회 또는 200mg을 1일 2회 복용하는 것이 가능하다. bupropion SR은 1일 100mg으로 시작하고 증상에 따라 최대 150mg을 하루 2번 복용하게 한다. 1일 1회 복용하는 bupropion XL의 경우 용량조절이 용이하며 150mg으로 시작하여 최대 450mg까지 대개 오전에 복용한다.

bupropion의 또 다른 적응증은 금연치료제로서의 사용으로, 1997년 FDA에 의해 승인을 받았다. 니코틴 대체요법(니코틴 패치 등)과 함께 사용할 경우 금연에 더 효과적이다.[59] 우울증의 치료와 마찬가지로 수 주일 이상 사용 시 그 효과가 확연하게 나타난다. 대조군 임상연구 결과 하루

300mg 용량의 bupropion을 복용하였을 때 치료 7주 이후 금연을 유지하고 있는 비율이 위약보다 2배 이상 높은 결과를 보였다. 일반적으로 금연을 시작하기 1~2주 전부터 bupropion XL 150mg으로 오전에 복용하기 시작하여 투여 3일째부터는 300mg으로 증량하여 복용하며 대개 7~12주간 복용을 유지한다.

또한 bupropion은 성인과 소아 모두에서 ADHD 치료에 효과적인 것으로 생각된다.[60] 많은 amphetamine 유사산물로 대사되기 때문에 ADHD의 치료제로 정신자극제의 안전한 대안이 될 수 있다. 실제 소아 및 성인 ADHD를 대상으로 methylphenidate 또는 atomoxetine과 효능을 비교한 연구는 시행된 바 없다. 그러나 ADHD와 우울증이 동반된 경우 품행문제 및 물질남용문제가 동반된 ADHD, 정신자극제 치료에 따른 틱 증상이 문제되는 경우 등에서 유용한 치료 전략이 될 수 있다.

그 외에도 bupropion은 성적 흥분, 극치감 및 만족감을 개선시킬 수 있으므로, SSRI와 같은 약물 사용에 따른 성기능장애 또는 성욕감퇴장애 등에 효과적일 수 있다.

15.6.3 부작용 및 주의점

bupropion에서 가장 흔히 보고되는 부작용은 두통, 입마름, 오심, 불면, 초조 등이다. 약물 제형에 따라 약간의 차이를 보이는데, 대체로 IR 제형에 비해 SR 및 XL 제형이 부작용 면에서 좀 더 안전한 것으로 보고되고 있다. 대조군 임상연구에서 위약에 비해 2배 이상 자주 보고된 부작용은 bupropion SR(300mg/day 또는 400mg/day)의 경우 입마름, 오심, 불면, 어지럼증이고, bupropion XL은 입마름, 불면, 발한이었다. 이들 부작용의 심각도는 대부분 경한 수준으로 시간이 지나면서 사라진다. 65세 이상의 노인 우울증 환자를 대상으로 시행한 연구결과의 안전성 평가에서도 일반 성인의 경우와 큰 차이를 보이지 않았다. 불면, 불안, 초조와 같은 부작용은 일반적으로 약물 용량 및 약물 증량 속도와 관련되어 있는데, 감량 투여하거나 저녁 용량을 오후 이전으로 옮긴다면 이러한 부작용들로 인한 치료의 어려움을 줄일 수 있을 것이다.

약물 용량에 따른 경련의 발생은 bupropion의 사용에 있어 가장 먼저 고려되는 심각한 이상반응이다. bupropion IR이 시판된 초기에 이 약제를 투여받은 식이장애 환자 55

명 중 4명에서 경련 발생이 보고된 바 있다. 그러나 이후 추가 연구를 통해 치료용량이 1일 450mg을 초과하지 않으면 다른 항우울제의 경련 발생률과 크게 차이가 나지 않으며, 1일 450mg에서 1,000명당 4명 정도의 경련 발생률을 보이는 것으로 보고되었다. 한편 경련 발생 위험이 약물 용량이나 혈중 약물농도와 강한 상관관계를 가지므로 bupropion SR 또는 XL은 IR 제형에 비해 안전할 것으로 기대된다. 실제 bupropion SR의 경우 300mg/day 이하에서는 1,000명당 1명, 400mg/day에서는 1,000명당 4명으로 보고되고, bupropion XL의 경우는 450mg/day 이하에서 1,000명당 1명으로 경련 발생률이 보고된다. 따라서 bupropion(IR, SR, XL)의 고용량 처방 시 이러한 점을 염두에 두어야 하며, 경련 또는 두부외상 과거력, 식이장애, 알코올, 코카인 등의 물질남용, 병용 약물과 같은 선행 요인 또한 경련 발생의 중요한 부분이므로 이러한 위험 요인이 있는 경우에는 bupropion 사용에 각별한 주의가 필요할 것이다.

내약성 측면에서 bupropion이 가지는 가장 주된 장점은 체중증가와 성기능장애의 위험이 적다는 점이다. 대부분의 항우울제가 장기치료 시 체중을 증가시키고 특히 세로토닌계에 직접적인 영향을 미쳐 성욕 감퇴와 사정 지연, 절정감장애 등을 일으킬 수 있는 것으로 알려져 있는데, 만일 SSRI, SNRI로 인한 성기능장애가 발생했을 때 약물 병용 투여 또는 교체 전략으로 bupropion을 첫 번째로 고려해볼 수 있다. bupropion은 체중을 감소시키는 경향이 있으며, 체중감소의 폭은 약물 용량에 비례하는 것으로 알려져 있다. 그 외에도 심혈관계에 미치는 영향이 거의 없고 이미 부정맥이나 다른 심장질환 환자에서도 비교적 안전하게 사용할 수 있는 것으로 보고되고 있다.

bupropion은 cytochrome P450의 2D6 효소를 억제하는 역할을 한다. MAOI와 bupropion의 병용 투여는 금기인데, MAOI의 일반적인 독성이 증가하고 치명적인 고혈압의 위험도가 높아진다. venlafaxine의 경우 약물농도가 높아질 수 있으므로 bupropion의 병용 투여는 신중하게 이루어져야 한다. 항파킨슨 약물과 같은 dopamine계 약물을 사용 중인 파킨슨병 환자에서 병합 투여 시 중추성 dopamine 신호전달의 증가로 정신병적 증상이 악화될 수 있다. 그 외 carbamazepine은 bupropion의 혈중농도를 낮추고,

bupropion은 valproate의 혈중농도를 올릴 수 있다. 대체로 bupropion에서는 심각한 약물 상호작용이 흔하지 않다.

15.7 노르에피네프린, α2, 5-HT2, 5-HT3 수용체 길항제 : mirtazapine

15.7.1 약리학

mirtazapine은 norepinephrine과 serotonin에 작용하며, NaSSA^{noradrenergic and specific serotonergic antidepressant}로 분류된다. 우선 mirtazapine의 약리효과는 중추성 α2 아드레날린 수용체에 대한 길항작용에 따라 norepinephrine 분비가 증가하고, 스냅스후 α1 수용체를 자극하여 결과적으로 serotonin 방출을 증가시키는 것으로 알려져 있다. 또한 5-HT2 수용체와 5-HT3 수용체를 억제한다. 5-HT2C 수용체에 대한 길항작용은 전전두엽에서 norepinephrine과 dopamine의 방출을, 5-HT3 수용체를 억제하는 것은 γ-아미노부틸산^{GABA} 중간신경원을 통해 serotonin, dopamine, norepinephrine, acetylcholine, histamine 방출을 자극한다. 이러한 두 수용체에 대한 길항 효과로 인해 5-HT1A 수용체에 대한 간접적인 자극이 가능하다. 따라서 mirtazapine은 다양한 신경전달물질의 방출을 증가시키고, 이러한 기전이 항우울제로서의 효과를 강화하는 것으로 알려져 있다. mirtazapine은 histamine-1 수용체^{H1}에도 높은 친화도를 보이며 무스카린성 콜린 수용체에는 낮은 친화도를 보인다. mirtazapine은 모든 단가아민 신경전달물질의 재흡수를 특정하게 억제하지 않는다.[61,62]

mirtazapine은 위장관계를 통하여 흡수되며, 혈장단백질과는 약 85%가 결합한다. 간에서 대사되고 cytochrome P450의 1A2, 2D6, 3A4 효소에 의해 대사되고, 2D6 효소에는 경도의 경쟁적 억제제로 작용한다. mirtazapine은 소변(75% 이상)과 대변(15% 이상)으로 배설되며, 20~40시간의 반감기를 갖는다.

15.7.2 임상적 적응증 및 용법

중증 우울증에 대한 치료효과에 있어 SSRI가 TCA에 미치지 못한다는 연구결과가 발표되면서 TCA의 효능과

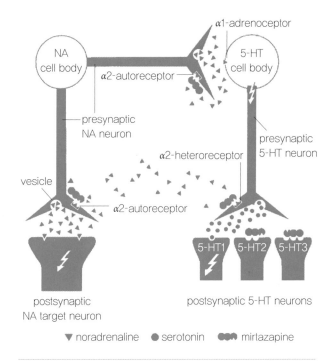

그림 15.3 mirtazapine의 작용기전[62]

SSRI의 높은 순응도를 동시에 가지는 약물 개발의 필요성이 제기되었다. 이러한 분위기 속에서 mirtazapine은 norepinephrine과 serotonin의 분비를 모두 증가시키는 기전을 가지면서 임상적 부작용을 최소화시킨 새로운 항우울제로 주목을 받았다. mirtazapine은 1996년에 미국 FDA 승인을 받았으며 1999년 처음으로 국내에 시판 허가되었다.

대조군 임상연구 결과 mirtazapine은 투약 1주 이후부터 위약에 비해 유의한 임상적 호전이 보고된 바 있다. SSRI와의 직접 비교연구에서 mirtazapine은 fluoxetine, paroxetine, citalopram과 효능 면에서 동등한 항우울 효과를 보였고, fluoxetine과의 비교연구에서는 3주 이후 mirtazapine이 보다 우수한 효과를 보였다. 특히 citalopram이나 paroxetine과의 비교에서 보다 빠른 치료효과가 보고되기도 하였다. mirtazapine의 진정작용은 심각한 수준의 불면증상이 동반된 우울장애 환자에서 효과적인 처방이 될 수 있다. 더불어 식욕 증가를 유발하는 경향이 있어 체중감소, 불면, 초조 등의 멜랑콜리아 양상을 동반한 우울증 치료에 적합할 수 있다. SSRI 또는 venlafaxine과의 병용 투여는 항우울 효과를 강화시키고, 때로는 구역감, 초조, 불면과 같은 세로토닌계 약물의 부작용이 있는 경우도움이 될 수 있다. bupropion과 nefazodone과 마찬가지로

mirtazapine은 성기능장애를 일으키지 않으므로 SSRI와 같은 약물사용에 따른 성기능장애 또는 성욕감퇴장애 등에 mirtazapine으로의 교체 또는 병용 투여가 도움이 될 수 있다.[63-65]

mirtazapine은 우울장애 여부와 상관없이 불면증 치료를 위해 사용되고 있다. 수면 잠복기를 줄이고 렘수면 변화 없이 수면 연속성을 증가시킨다. 특히 암환자의 수면장애에 효과적인 것으로 보고된다. mirtazapine의 약리 기전을 보면 항불안 효과가 기대되는데, 실제 효능을 입증할 만한 대조군 임상연구는 부족한 실정이다. 그러나 여러 경험적 연구에서 mirtazapine은 대부분의 불안장애에 치료 효과가 있는 것으로 보고된다. mirtazapine은 우울증의 동반 여부와 상관없이 공황장애, 범불안장애, 사회불안장애의 치료에 효과가 있었다. 외상후 스트레스장애에 대해서는 대조군 임상연구 결과 mirtazapine은 위약에 비해 유의한 임상적 호전이 보고된 바 있다.[66] 그 외에도 mirtazapine은 5-HT3 수용체를 차단하는 효과로 인하여 소화기장애, 특히 기능성 소화장애에 효과가 있다고 보고된다. 특히 항암제 투여에 따른 심한 위장관계 부작용을 개선시키며, mirtazapine이 가지는 진정효과와 식욕 증가는 오히려 이러한 환자군에서 도움이 될 수 있다.[67]

권장되는 시작 용량은 1일 15mg이고, 효능이 부족할 시 최대 1일 45mg까지 투여가 가능하다. 노인 환자와 신장 또는 간기능 저하가 동반된 경우에는 낮은 용량을 권장한다. 취침 전(잠들기 1시간 전) 하루 한 번 투여가 가능하다.

15.7.3 부작용 및 주의점

진정작용 또는 졸림은 mirtazapine으로 치료받는 환자 중 50% 이상이 경험하는 가장 흔한 부작용이다. 그러므로 mirtazapine 복용을 시작할 때는 운전 또는 위험한 기계 조작 시 주의가 필요함을 강조하고, 취침 전에 투여될 수 있도록 해야 한다. 이러한 진정작용은 고용량에서보다 저용량에서 더 뚜렷한데, 상대적인 진정작용을 고려할 때 1일 30mg으로 시작하는 것이 더 나을 때가 있다. mirtazapine으로 치료받는 환자 중 약 7%에서 어지럼증이 발생하며 드물게는 기립성 저혈압이나 그 반대인 고혈압이 나타난다.

mirtazapine은 환자 중 1/3에서 식욕 증가가 보고되며, 장기 복용한 환자 중 적어도 20%가 체중증가를 경

험한다. 또한 환자 중 15% 이상에서 혈중 콜레스테롤의 증가가, 그리고 6%에서 triglyceride의 증가가 발생될 수 있다. 그러므로 투약 전후로 규칙적인 확인이 필요하고, hypercholesterolemia나 hyperglyceridemia의 병력이 있는 경우에는 더욱 주의하여야 한다. 그 외에도 간기능 부작용으로 약 2%의 환자에서 정상치 3배 이상의 alanine transaminase 수치의 상승이 보고된다. 다른 부작용으로 mirtazapine 사용에 따른 조증 또는 경조증의 발생 가능성이 있으나 다른 항우울제와 비슷한 수준으로 보고된다.

mirtazapine은 다른 항우울제와 약리학적 상호작용의 위험이 거의 없어 병용 투여가 용이하다. 다만 benzodiazepine, barbiturate, 알코올 등과 병용 투여할 경우 진정작용과 졸림이 증가하고 추가적으로 운동기능의 손상을 유도할 수 있으므로 각별한 주의가 필요하다. 또 dopamine 수용체 길항효과를 가지는 항구토제나 tramadol을 복용 중인 경우에는 투여 초기에 하지불안 증후군 restless leg syndrome이 발생할 수 있다. MAOI와 병용 투여될 경우 치명적인 고혈압 발생할 위험이 있으며, 상호 교체가 필요한 경우 적어도 2주간의 약효 세척 기간이 필요하다.

참고문헌

1. Sadock BJ, Sadock VA. Kaplan & Sadock's Synopsis of Psychiatry. 11th edition. Lippincott Williams and Wilkins;2015.

2. Stahl SM. Essential psychopharmacology: neuroscientific basis and practical applications. 4th edition. Cambridge: Cambridge University Press;2013.

3. Arnsten AFT, Li B. Neurobiology of executive functions: Catecholamine influences on prefrontal cortical functions. Biol Psychiatry 2005;57:1377.

4. Langer SZ. α2-Adrenoceptors in the treatment of major neuropsychiatric disorders. Trends Pharmacol Sci 2015;36:196-202.

5. Gowing L, Farrell M, Ali R, White JM. Alpha$_2$-adrenergic agonists for the management of opioid withdrawal. Cochrane Database Syst Rev 2016 May 3;(5):CD002024.

6. Faraone SV, McBurnett K, Sallee FR, Steeber J, López FA. Guanfacine extended release: a novel treatment for attention-deficit/hyperactivity disorder in children and adolescents. Clin Ther 2013;35:1778-1793.

7. Sallee F, Connor DF, Newcom JH. A review of the rationale and clinical utilization of 2-adrenoceptor agonists for the treatment of attention-deficit/hyperactivity and related disorders. J Child Adolesc Psychopharmacol 2013;23:308-319.

8. Ogundele MO, Ayyash HF. Review of the evidence for the management of co-morbid Tic disorders in children and adolescents with attention deficit hyperactivity disorder. World J Clin Pediatr 2018;7:36-42.

9. Kossoff EH, Singer HS. Tourette syndrome: clinical characteristics and current management strategies. Paediatr Drugs 2001;3:355-363.

10. Belkin MR, Schwartz TL. Alpha-2 receptor agonists for the treatment of posttraumatic stress disorder. Drugs Context 2015;4:212-286.

11. Raskind MA, Peskind ER, Hoff DJ, Hart KL, Holmes HA, Warren D, et al. A parallel group placebo controlled study of prazosin for trauma nightmares and sleep disturbance in combat veterans with post-traumatic stress disorder. Biol Psych 2007;61:928-934.

12. Taylor FB, Lowe K, Thompson C, McFall MM, Peskind ER, Kanter ED, et al. Daytime prazosin reduces psychological distress to trauma specific cues in civilian trauma posttraumatic stress disorder. Biol Psych 2006;59:577-581.

13. Wang LY, Shofer JB, Rohde K, Hart KL, Hoff DJ, McFall YH, et al. Prazosin for the treatment of behavioral symptoms in patients with Alzheimer disease with agitation and aggression. Am J Geriatr Psychiatry 2009;17:744-751.

14. Katsouri L, Vizcaychipi MP, McArthur S, Harrison I, Suárez-Calvet M, Lleo A, et al. Prazosin, an α(1)-adrenoceptor antagonist, prevents memory deterioration in the APP23 transgenic mouse model of Alzheimer's disease. Neurobiol Aging 2013;34:1105-1115.

15. Baker JG. The selectivity of beta-adrenoceptor antagonists at the human beta1 ,beta2 and beta3 adrenoceptors. Br J Pharmacol 2005;144:317.

16. Davidson JR. Pharmacotherapy of social anxiety disorder. J Clin Psychiatry 1998;59(Suppl 17):47-53.

17. Ananth J, Lin KM. Propranolol in psychiatry. Therapeutic uses and side effects. Neuropsychobiology 1986;15:20-27.

18. Steenen SA, van Wijk AJ, van der Heijden GJ, van Westrhenen R, de Lange J, de Jongh A. Propranolol for the treatment

of anxiety disorders: Systematic review and meta-analysis. J Psychopharmacol 2016;30:128-139.

19. Peskind ER, Tsuang DW, Bonner LT, Pascualy M, Riekse RG. Propranolol for disruptive behaviors in nursing home residents with probable or possible Alzheimer disease: A placebo-controlled study. Alzheimer Dis Assoc Disord 2005;19:23-28.

20. Ballesteros J, Callado LF. Effectiveness of pindolol plus serotonin uptake inhibitors in depression: A meta-analysis of early and late outcomes from randomised controlled trials. J Affect Disord 2004;79:137-147.

21. McAinsh J, Cruickshank JM. Beta-blockers and central nervous system side effects. Pharmacol Ther 1990;46:163-197.

22. Wakeling A. Efficacy and side effects of mianserin, a tetracyclic antidepressant. Postgrad Med J 1983;59:229-231.

23. De Ridder JJ. Mianserin: result of a decade of antidepressant research. Pharm Weekbl Sci 1982;4:139-145.

24. Garnock-Jones KP, Keating GM. Atomoxetine: a review of its use in attention-deficit hyperactivity disorder in children and adolescents. Pediatr Drugs 2009;11:203-226.

25. Michelson D, Buitelaar JK, Danckaerts M, Gillberg C, Spencer TJ, Zuddas A, et al. Relapse prevention in pediatric patients with ADHD treated with atomoxetine: a randomized, double-blind, placebo-controlled study. J Am Acad Child Adolesc Psychiatry 2004;43:896-904.

26. Cheng JY, Chen RY, Ko JS, Ng EM. Efficacy and safety of atomoxetine for attention-deficit/hyperactivity disorder in children and adolescents-meta-analysis and meta-regression analysis. Psychopharmacology (Berl) 2007;194:197-209.

27. Cunill R, Castells X, Tobias A, Capellà D. Atomoxetine for attention deficit hyperactivity disorder in the adulthood: a meta-analysis and meta-regression. Pharmacoepidemiol Drug Saf 2013;22:961-969.

28. Kratochvil CJ, Milton DR, Vaughan BS, Greenhill LL. Acute atomoxetine treatment of younger and older children with ADHD: a meta-analysis of tolerability and efficacy. Child Adolesc Psychiatry Ment Health 2008;2:25.

29. Anderson IM. Selective serotonin reuptake inhibitors versus tricyclic antidepressants: a meta-analysis of efficacy and tolerability. J Affect Disord 2000;58:19-36.

30. Frazer A. Pharmacology of antidepressants. J Clin Psychiatry 1997;58:2S-18S.

31. Richelson E. The clinical relevance of antidepressant interaction with neurotransmitter transporters and receptors. Psychopharmacol Bull 2002;36:133-150.

32. Owens MJ, Morgan WN, Plott SJ, Nemeroff CB. Neurotransmitter receptor and transporter binding profile of antidepressants and their metabolites. J Clin Psychopharmacol 1997;283:1305-1322.

33. Antidepressants. In: Perry PJ, Alexander B, Liskow BI, DeVane CL. Psychotropic Drug Handbook. Philadelphia: Lippincott Williams & Wilkins;2007.

34. Sandson NB, Armstrong SC, Cozza KL. Med-psych drug-drug interaction update: an overview of psychotropic drug interactions. Psychosomatics 2005;46:464-494.

35. Janowsky DS, Byerley B. Desipramine: an overview. J Clin Psychiatry 1984;45:3-9.

36. Kerihuel JC, Dreyfus JF. Meta-analyses of the efficacy and tolerability of the tricyclic antidepressant lofepramine. J Int Med Res 1991;19:183-201.

37. McCann UD1, Agras WS. Successful treatment of nonpurging bulimia nervosa with desipramine: a double-blind, placebo-controlled study. Am J Psychiatry 1990;147:1509-1513.

38. Glassman AH, Perel JM, Shostak M, Kantor SJ, Fleiss JL. Clinical implications of imipramine plasma levels for depressive illness. Arch Gen Psychiatry 1977;34:197-204.

39. Jue SG, Dawson GW, Brogden RN. Amoxapine: a review of its pharmacology and efficacy in depressed states. Drugs 1982;24:1-23.

40. Anton RF, Sexauer JD. Efficacy of amoxapine in psychotic depression. Am J Psychiatry 1983;140:1344-1347.

41. Hayes PE, Kristoff CA. Adverse reactions to five new antidepressants. Clin Pharm 1986;5:471-480.

42. Godfrey RG. A guide to the understanding and use of tricyclic antidepressants in the overall management of fibromyalgia and other chronic pain syndromes. Arch Intern Med 1996;156:1047-1052.

43. Roth T, Rogowski R, Hull S, Schwartz H, Koshorek G, Corser B, et al. Efficacy and safety of doxepin 1 mg, 3 mg, and 6 mg in adults with primary insomnia. Sleep 2007;30:1555-1561.

44. Singh H, Becker PM. Novel therapeutic usage of low-dose doxepin hydrochloride. Expert Opin Investig Drugs 2007;16:1295-1305.

45. Stahl SM. Selective histamine 1 antagonism: novel hypnotic and pharmacologic actions challenge classical notions of antihistamines. CNS Spectrums 2008;13:855-865.

46. Fleishaker JC. Clinical pharmacokinetics of reboxetine, a selective norepinephrine reuptake inhibitor for the treatment of patients with depression. Clin Pharmacokinet 2000;39:413-427.

47. Kasper S, el Giamal N, Hilger E. Reboxetine: the first selective noradrenaline re-uptake inhibitor. Expert Opin Pharmacother 2000;1:771-782.

48. Eyding D, Lelgemann M, Grouven U, Härter M, Kromp M, Kaiser T, et al. Reboxetine for acute treatment of major depression: systematic review and metaanalysis of published and

unpublished placebo and selective serotonin reuptake inhibitor controlled trials. BMJ 2010;341:c4737.

49. Tanum L. Reboxetine: tolerability and safety profile in patients with major depression. Acta Psychiatr Scand Suppl 2000;402:37-40.

50. Massana J, Möller HJ, Burrows GD, Montenegro RM. Reboxetine: a double-blind comparison with fluoxetine in major depressive disorder. Int Clin Psychopharmacol 1999;14:73-80.

51. Sepede G, Corbo M, Fiori F, Martinotti G. Reboxetine in clinical practice: a review. Clin Ter 2012;163:e255-62.

52. Ferris RM, Cooper BR. Mechanism of antidepressant activity of bupropion. J Clin Psychiatry Monograph 1993;11:2-14.

53. Preskorn SH, Othmer SC. Evaluation of bupropion hydrochloride: the first of a new class of atypical antidepressants. Pharmacotherapy 1984;4:20-34.

54. Jefferson JW, Pradko JF, Muir KT. Bupropion for major depressive disorder: pharmacokinetic and formulation considerations. Clin Ther 2005;27:1685-1695.

55. Foley KF, DeSanty KP, Kast RE. Bupropion: pharmacology and therapeutic applications. Expert Rev Neurother 2006;6:1249-1265.

56. Papakostas GI,Nutt DJ, Hallett LA, Tucker VL, Krishen A, Fava M, et al. Resolution of sleepiness and fatigue in major depressive disorder: a comparison of bupropion and the selective serotonin reuptake inhibitors. Biol Psychiatry 2006;60:1350-1355.

57. Rush AJ, Trivedi MH, Wisniewski SR, Stewart JW, Nierenberg AA, Thase ME, et al. Bupropion-SR, sertraline, or venlafaxine -XR after failure of SSRIs for depression. N Engl J Med 2006;354:1231-1242.

58. Trivedi MH, Fava M, Wisniewski SR, Thase ME, Quitkin F, Warden D, et al. Medication augmentation after the failure of SSRIs for depression. N Engl J Med 2006;354:1243-1252.

59. Ferry L, Johnston JA. Efficacy and safety of bupropion SR for smoking cessation: data from clinical trials and five years of postmarketing experience. Int J Clin Pract 2003;57:224-230.

60. Cantwell DP. ADHD through the life span: the role of bupropion in treatment. J Clin Psychiatry 1998;59(Suppl 4):92-94.

61. Anttila SA, Leinonen EV. A review of the pharmacological and clinical profile of mirtazapine. CNS Drug Rev 2001;7:249-264.

62. Nutt D. Mirtazapine: pharmacology in relation to adverse effects. Acta Psychiatr Scand Suppl 1997;391:31-37.

63. Benkert O, Muller M, Szegedi A. An overview of the clinical efficacy of mirtazapine. Hum Psychopharmacol 2002;17(Suppl 1):S23-S26.

64. Fawcett J, Barkin RL. A meta-analysis of eight randomized, double-blind, controlled clinical trials of mirtazapine for the treatment of patients with major depression and symptoms of anxiety. J Clin Psychiatry 1998;59:123-127.

65. Watanabe N, Omori IM, Nakagawa A, Cipriani A, Barbui C, Churchill R, et al. Mirtazapine versus other antidepressive agents for depression. Cochrane Database Syst Rev 2011 Dec 7;(12):CD006528.

66. Davidson JR, Weisler RH, Butterfield MI, Casat CD, Connor KM, Barnett S, et al. Mirtazapine vs. placebo in posttraumatic stress disorder: a pilot trial. Biol Psychiatry 2003;53:188-191.

67. Falkai P. Mirtazapine: other indications. J Clin Psychiatry 1999;60(Suppl 17):S36-S40.

CHAPTER 16

Opioid 관련 약물

서정석 · 장세헌

아편opium은 양귀비 추출물로, 기원전 7천년경 이집트의 파피루스에서 소아 복통에 사용된 언급이 있으며, 기원전 3,400년경 메소포타미아에서 재배 기록이 있을 정도로 인류의 역사와 오랜 기간을 함께해 온 진통제이지만 그만큼 오용과 중독의 문제도 오랜 기간 관심의 대상이 되고 있다.

1804년 독일의 Fridrich Serturner가 처음으로 아편에서 모르핀을 정제하여 시판하였지만 40여 년이 지나 프랑스 외과의사 Charles Pravaz가 주삿바늘을 은으로 개량하면서 아편 주사가 널리 퍼지게 되었다. 특히 남북전쟁 참전 군인에서 모르핀 주사가 유행하면서 생겨난 아편 중독자를 Soldier's disease라고 부를 정도였다. 1874년 독일 화학자 Adler Wright가 염산 모르핀을 무수초산으로 처리하여 diamorphine을 합성하였으며, 1898년에 Bayer사는 이 물질이 중독성이 없다며 진해제로서 헤로인으로 판매하였다. 그러나 헤로인이 모르핀에 비해 중독성이 높은 것으로 알려져서 'king of drug'이란 별명과 함께, 지옥 같은 금단증상을 가리키는 용어로 'cold turkey'가 쓰이게 되었다. 헤로인의 유행은 이후 codeine을 이용한 oxycodone, hydrocodone 등을 개발하게 하였다. 그러나 헤로인의 높은 중독성을 인지한 미국은 1924년 헤로인 생산과 반입과 의료 목적 이외의 사용을 금지했다. 1939년 독일 Otto Eisleb가 아편 없이 meperidine(상품명 Demerol)으로도 알려진 pethidine을 합성하였고 릴리사가 이를 매입하여 methadone으로 출시하였다. 1960년에 얀센사가 순도 100%의 헤로인보다 50배 강력한 fentanyl을 합성하였고 1968년에 미국에서 의학적 사용 허가를 받았다. 1965년 국내에서도 국도 제약에서 methadone을 첨가한 진통제를 판매하다가 당국에 적발된 기록이 있다. 1967년에 뉴욕 Sterling Drug Company에서 pentazocine을 개발하였으며 1969에 buprenorphine이 합성되었다. 한편 1942년에 Weijlard와 Erickson이 morphine에 의한 호흡 억제를 회복시킬 수 있는 첫 번째 아편제제 길항제인 nalorphine을 생산했다. 2016년 현재 아편류 마약은 생아편을 함유한 94여 종과 합성 아편을 함유한 150여 종을 합쳐 총 250여 종으로 추산되고 있으며 의학적 용도 이외의 남용과 의존문제를 유발하여 법적이고 사회적인 중독 관련 문제를 유발하고 있기에 강력한 법적 규제를 받고 있는 대표적인 약물이다.[1,2]

16.1 opioid 수용체와 약물 분류

아편은 설익은 양귀비 열매에 상처를 내어 흘러내린 추출물로부터 만들어진 것을 말하며, 생아편이라고도 한다. 아편제제opiate는 양귀비로부터 추출한 모르핀으로부터 합성된 헤로인 등을 말하며, 아편유사제제opioid는 하나 이상의 opioid 수용체에 작용하는 모든 종류의 펩타이드, 천연 알칼로이드 및 합성물질 전체를 포함하는 넓은 개념의 용어이다.

opioid 수용체는 μ, δ, κ로 이루어진다. μ 수용체는 통증, 호흡마비, 변비, 약물 중독을 매개하며, δ 수용체는 통증, κ 수용체는 진통, 이뇨, 진정 작용을 매개한다. 1975년에 enkephalin의 동정 이후 endorphin, dynorphin이 동정되면서 뇌에 3종의 내인성 아편의 존재를 입증하였다. 내인성 아편들은 급성 손상으로 인한 통증 또는 심한 신체적 스트레스 감소를 위해 자연적으로 분비된다. 천연 아편에는 morphine, codeine, 반합성 제제에는 heroine, hydrocodeine, oxycodone, buprenorphine 등, 합성 아편제제에는 phethidine, meperidine, fentanyl, methadone 등으로 분류할 수 있으며, 혼합형 길항−효현제로 penatazocine, buprenorphine으로 분류할 수 있다. 그리고 길항제로는 naloxone, naltrexone, nalophine, apomorphine 등이 있다.[3]

16.1.1 opioid 의 적응증

기전에 따라 각 약물의 국내 적응증은 표 1과 같다.

표 16.1 opioid 관련 약물의 국내 적응증

약물	국내 적응증
buprenorphine	1. 비마약성 진통제에 반응하지 않는 중등도 및 중증의 만성통증 완화. 이 약은 급성통증의 치료에는 적절하지 않다.
naloxone	1. 천연, 합성마약, 프로폭시펜, 메타돈 및 마약 길항진통제(예 : 날부핀, 펜타조신, 부토르판올) 등의 아편류에 의한 호흡억제를 포함하는 마약 억제의 전체적 또는 부분적 역전 2. 급성마약 과량투여 시 진단 3. 뇌졸중, 뇌출혈로 인한 허혈성 뇌신경장애
naltrexone	1. 마약의 과량/독성에 대한 해독치료를 받은 환자에서 opioid-free 상태의 유지 보조 2. 알코올 중독
nalmefene	1. 천연 또는 합성 opioids에 의해 초래된 호흡억제 등의 마약성 제제의 부작용/독성을 완전히 또는 부분적으로 반전시키기 위하여 사용 2. 수술 후 opioid 억제의 반전 3. opioid 과량복용 시나 과량복용이 의심되는 경우의 치료 4. opioid 의존성이 의심되는 경우 : 과거력과 동공축소를 동반한 호흡억제의 증상에 기초해 과량복용의 가능성이 높은 경우에만 nalmefene을 사용한다.

식품의약품 안전처

16.1.2 opioid 급성중독과 금단증상

급성중독 증상은 다행감이나 따뜻한 느낌의 기분변화, 사지의 무거움, 구갈, 홍조, 졸림, 코 주변의 가려움과 동공수축, 체온변화, 장 운동 저하 및 변비, 주의집중력과 기억력 저하, 진통, 오심과 구토, 과량 복용 시에는 호흡 마비로 인해 사망할 수 있다.

급성 금단증상으로는 모르핀이나 헤로인 금단 8~10시간 후에 감기 양상의 증상, 근육이나 복부 경련, 설사, 뼈의 통증, 콧물, 눈물, 발한과 안면홍조, 소름이 돋거나 하품, 동공산대가 일어난다.

16.2 opioid 수용체 효현제 : methadone

1960년대에 헤로인 등의 아편 중독이 다시 유행하면서 아편제제의 갈망이나 금단증상을 완화시킬 수 있는 경구용 아편제제가 필요하게 되었다.

μ 수용체 효현제이고 NMDA 수용체 길항제인 methadone은 이성질체로 제조되었으며 R형이 진통 효과를, L형은 NMDA 수용체 차단효과나 QTc 간격 연장과 관련이 있는 것으로 생각된다. 반감기는 8~59시간으로 다양하며, 섭취 후 1~7.5시간 후면 최고혈장농도에 도달하며, P450 3A4 효소에 의해 주로 대사된다.

급성 opioid 금단에는 10~30mg의 methadone을 투여하여 증상이 안정되면 2주 정도 유지하다가 사용량의 10~20%씩 1~2일 간격으로 2~3주에 걸쳐 감량하면서 중단한다.

1966년에 Dole 등이 opioid 효현제인 methadone을 장기 투여하면 다른 아편제제와 교차내성cross−tolerance이 생겨나서 다른 아편의 효과를 차단하는 현상을 입증한 것이 지금의 많은 나라에서 아편 중독의 치료 프로그램으로 사용하고 있는 methadone maintenance therapy의 근거가 된다. 이는 methadone 20~40mg/day으로 시작하여 1주에 10mg씩 증량하여 최대 80~120mg/day까지 증량 후 수개월에서 수년간 유지하면서 아편제제의 갈망과 금단증상을 조절하며 재발 방지를 목적으로 하는 유지 치료법이다.[4] 그러나 과연 마약류 중독을 치료하기 위해 opioid 효

현제를 사용하는 것이 적절한가에 대한 논란이 이어지고 있다.[5]

16.3 opioid 수용체 길항제 : naloxone

naloxone은 μ, κ 수용체 길항제로 미국에서는 1971년에 opioid 과다 복용의 치료제로 처방이 허용된 약물이다.

naloxone은 opioid 과다 복용 환자에게 정맥, 근육, 피하 주사제제로 투여할 수 있다. 정맥주사가 가장 빠른 효과를 볼 수 있지만 정맥주사를 투여하기 어려운 상황에서는 근주 또는 피하주사 또는 비강으로 투여를 한다. 동공 수축, 호흡 저하, 혼수 등의 opioid 과다 복용 증후가 나타나면 즉시 naloxone 0.4mg을 투여한다.

부작용으로는 심정지, 빈백, 심실 세동, 심실 빈맥 등의 심장 부작용과 오심, 구토, 혈압 상승, 경련과 진전, opioid 금단증상, 폐 부종, 발한 등을 보일 수 있다.[6]

16.4 opioid 수용체 길항제 : naltrexone

μ 수용체 길항제로 알코올 사용장애의 폭음과 금주에 효과를 보여 acamprosate와 함께 항갈망제로 허가받은 약물이다.[7,8]

알코올을 섭취하면 β-endorphin, encephalin, dynorphin과 같은 내인성 opioid 펩타이드가 분비되고, 이것이 μ, δ 수용체와 결합을 하면 측좌핵에서 도파민 분비를 증가시켜 보상 중추에서 강화 현상을 일으킨다. 따라서 natrexone이 이러한 강화 효과를 차단하여 항갈망 효과를 보인다.[9,10]

2008년도의 메타분석 결과를 보면 NMDA 길항제인 acamprosate가 금주 기간 연장에 효과적인 것에 비하여 naltrexone은 금주 기간의 연장과 폭음 일수를 줄이는 효과를 보였으며,[10] 행동요법과 naltrexone을 병합 치료하면 알코올 의존에 더욱 효과를 보였다.[11]

급성 간염이나 간부전 환자나 opioid 사용 중인 환자에서는 금기이다. 부작용에는 식욕저하, 두통, 어지러움, 피로감, 불안 등이 있다.

16.5 opioid 수용체 부분효현제 : buprenorphine

1969년 Reckitt과 Colman이 개발한 다중 수용체에 작용하는 대표적인 진통제로 μ 수용체 부분효현제이면서 δ와 κ 길항 효과를 갖는다. morphine이나 fentanyl과 같은 전형적인 아편제와 유사한 임상양상을 보이지만 약역학적으로 용량에 비례하여 U 모양 곡선 양상으로 강하지만 느리게 μ 수용체 결합과 그리고 느린 수용체와의 분리를 하여 부분효현제 작용을 나타낸다.[12,13]

모르핀에 비해 20~40배 강한 진통효과를 갖지만 헤로인 등을 정맥 투여한 후에 나타나는 rush나 high 현상을 보이지 않는다.

opioid 사용장애 환자를 대상으로 한 위약대비 연구와 methadone과의 비교 연구들에서 buprenophine의 효과가 입증되면서 미국 FDA로부터 통증뿐만 아니라 opioid 제독 및 유지치료에 사용 허가를 받았다. opioid 의존 환자에게 methadone이나 buprenorpine으로 교체하여 상태를 안정시킨 후에 금단증상이 해결되면 natrexone과 정신심리 치료를 병행하는 장기 유지치료 프로그램으로 사용하고 있다.[14]

미국에서는 설하 경구제인 subutex와 buprenorphine과 naltrexone을 4:1로 병합한 설하 경구제인 suboxone, 주사제인 buprenex가 있으며 buprenorphine 임플란트 제제인 propuphine이 있다. 국내에도 buprenorphine 주사제와 buprenorphine 5mg이 함유된 패치가 있다. 한국 식품의약품안전처는 패치를 저용량의 마약성 진통제(경구용 모르핀 등가량으로 환산하면 1일 90mg 이하) 및 복합진통제를 복용하고 있던 환자에서 대체치료제로 사용하며 이러한 환자는 가능한 한 최저용량(5mg 패치)으로 시작하여야 하며 증량 기간 동안 필요한 경우 단시간형 추가진통제를 권장 상용량으로 사용할 수 있다고 명시하고 있다.

P450 3A4 효소에 의해 대사되기 때문에 이 효소에 영향을 주는 약물과 상호작용을 보인다.

흔한 부작용으로는 변비, 두통, 오심, 노정체, 진정 등이다. 부분효현제 약리 작용 때문에 허가 용량에서 심각한 호흡 억제는 드물지만, 과량복용 시에는 치명적인 호흡 억제가 나타날 수 있다.

16.6 opioid 길항제, 부분효현제 : nalmefene

nalmefene은 naltrexone 유도체로서 반감기는 약 29시간인 μ, δ 수용체 길항제이다.

유럽에서는 음주량 감소를 위해 필요시 사용할 수 있도록 사용 허가를 받았으며, 1정에 21.916mg의 nalmefene이 함유되어 있다.

부작용으로 오심, 구토, 불면, 어지러움, 피로감과 식욕 저하 등이다. 심한 신장, 간기능장애, 현재 opioid 진통제 복용자, opioid 의존이 의심되는 경우에는 사용 금기이다.[15]

16.7 opioid 제제와 사회문제

중독 물질도 유행을 탄다. 1900년대에 알코올과 아편, 1960년대에 대마초, 1970년대에 환각제, 1980년대에 코카인, 1990년대에는 designer drugs, 2000년대에 methamphetamine과 헤로인이 유행하였다. 2016년도 UN 마약범죄사무소 보고서에 따르면 2015년 한 해 동안 전 세계 성인인구의 5%인 약 2억 5천만 명이 적어도 한 번 이상 마약류를 투약한 경험이 있는 것으로 추정되며, 2016년도 미국 국가 약물사용 및 건강조사 결과 36세 이상 성인의 불법 약물 사용에 대한 평생유병률이 50.2%로 조사되었다. 국내에서 2015년 마약류 사범이 11,916명에서 2016년도에 14,214명이 검거되어 빠르게 증가하고 있는 추세다.[16] 특히 opioid 약물들은 의학적 목적 이외에 사용되어 의존, 신체 합병증 등과 같은 의학뿐만 아니라 폭력, 성범죄 등 사회경제적 또는 법적인 문제와 관련이 있기 때문에 예방에 깊은 관심을 가져야 한다.

참고문헌

1. Martin WR. History and development of mixed opioid agonists, partial agonists and antagonists. Br J Clin Pharmac. 1979;7:273s–279s.

2. Brownstein MJ. A brief history of opiates, opioid peptides, and opioid receptors. Proc Natl Acad Sci. 1993;90:5391–5393.

3. Raffa RB. On subclasses of opioid analgesics. Curr Med Res Opin. 2014 Dec;30(12):2579–84. doi: 10.1185/03007995.2014.952717.

4. Kreek MJ, Vocci FJ. History and current status of opioid maintenance treatments: blending conference session. J Subst Abuse Treat. 2002 Sep;23(2):93–105.

5. Uchtenhagen A. Abstinence versus agonist maintenance treatment: an outdated debate? Eur Addict Res. 2013;19(6):283–6. doi: 10.1159/000350373.

6. Wermeling DP. Review of naloxone safety for opioid overdose: practical considerations for new technology and expanded public access. Ther Adv Drug Saf. 2015 Feb;6(1):20–31. doi: 10.1177/2042098614564776.

7. Srisurapanont, M. and Jarusuraisin, N. Opioid antagonists for alcohol dependence. Cochrane Database Syst. Rev. 2005. DOI: 10.1002/14651858.CD001867.pub2

8. Kiefer F, Jahn H, Tarnaske T, Helwig H, Briken P, Holzbach R, et al. (2003) Comparing and combining naltrexone and acamprosate in relapse prevention of alcoholism: a double-blind, placebo-controlled study. Arch. Gen. Psychiatry 2003;60:92–99.

9. Gianoulakis C. Influence of the endogenous opioid system on high alcohol consumption and genetic predisposition to alcoholism. J Psychiatry Neurosci. 2001;26(4):304–18.

10. Walker BM, Koob GF. Pharmacological evidence for a motivational role of j-opioid systems in ethanol dependence. Neuropsychopharmacology. 2008;33(3):643–52.

11. Rösner S, Leucht S, Lehert P, Soyka M. Acamprosate supports abstinence, naltrexone prevents excessive drinking: evidence from a meta-analysis with unreported outcomes. J Psychopharmacol. 2008;22(1):11–23. doi: 10.1177/0269881107078308.

12. Anton RF, O'Malley SS, Ciraulo DA, Cisler RA, Couper D, Donovan DM, et al. Combined pharmacotherapies and behavioral interventions for alcohol dependence: the

COMBINE study: a randomized controlled trial. JAMA. 2006 May 3;295(17):2003-2017.

13. Welsh C, Valadez-Meltzer A. Buprenorphine: a (relatively) new treatment for opioid dependence. Psychiatry. 2005;2(12):29-39.

14. Foster B, Twycross R, Mihalyo M, Wilcock A. Buprenorphine.

J Pain Symptom Manage. 2013;45(5):939-949.

15. Keating GM. Nalmefene: a review of its use in the treatment of alcohol dependence. CNS Drugs. 2013 Sep;27(9):761-72. doi:10.1007/s40263-013-0101-y.

16. 중독정신의학회, 중독정신의학 2판, 2019 (in press)

CHAPTER 17

Serotonin 관련 약물

박영민 · 박원명

17.1 receptor agonist(5-HT1A), receptor antagonist(5-HT2A) : filbanserin

flibanserin과 같은 약물은 주로 성기능장애, 특히 성욕 저하 환자의 치료제로 개발되었다.[1,2] 성욕은 테스토스테론과 에스트로겐과 같은 성호르몬에 의해서도 조절되지만 성욕이나 성적 관심을 증가시키는 도파민과 노르에피네프린 또는 이들을 감소시키는 세로토닌에 의해서도 조절된다.

17.1.1 약리학적 효과

flibranserin과 같은 약물은 기본적으로 세로토닌 1A 수용체 자극과 2A 수용체 차단을 통해 도파민과 노르에피네프린의 분비를 증가시키고 세로토닌은 감소시킨다.[3] 즉, 글루타메이트, GABA, 도파민 상호작용과 글루타메이트, GABA, 노르에피네프린 상호작용을 통해서 각각 도파민과 노르에피네프린의 분비를 촉진시키고 글루타메이트, GABA, 세로토닌 상호작용을 통하여 세로토닌의 분비를 감소시킨다. 도파민, 노르에피네프린, 세로토닌의 변화를 통해서 감소된 보상 회로의 회복에 도움을 준다.

17.1.2 적응증

위와 같은 기전을 통해 flibranserin은 hypoactive sexual desire disorder(HSDD) 혹은 female sexual interest and arousal disorder(FSIAD)의 치료에 효과를 보인다. 최근 여성 HSDD 환자에서 flibranserin 100mg을 위약과 비교한 결과 성적 만족의 빈도와 성욕이 모두 증가된 소견을 보였다. 5,914명을 대상의 메타분석 연구에서도 flibranserin의 효능이 입증되었다.[2]

17.1.3 부작용

8개의 flibranserin의 위약 대조군 연구를 종합한 결과 약물 유해 사례로 중단된 위험비가 2.19였으며 어지럼증, 졸림, 오심, 피로 등의 순으로 위험비가 높았다.[2]

17.2 receptor antagonist(5-HT2A), receptor agonist(5-HT1A) : nefazodone, trazodone

이 계열의 약물은 5-HT1A 수용체를 자극하고 5-HT2 수용체를 차단하는 약물들로 항우울 효과의 기전이 selective serotonin reuptake inhibitors(SSRI)와는 다르다. trazodone은 1960년대 이탈리아에서 개발되었고 1981년 미국 FDA에서 항우울제로 승인되었다. trazodone은 비삼환계 항우울제로 미국에서 승인받은 최초의 항우울제였다. nefazodone은 1980년대 미국에서 trazodone의 대표적 부작용인 진정작용을 개선시킬 목적으로 개발되었다.

17.2.1 약리학적 효과

trazodone과 nefazodone의 주요 작용은 시냅스후 5-HT2A와 5-HT2C 수용체의 차단이다. 이러한 수용체 차단이 5-HT2 수용체의 하향 조절을 유발하여 항우울 효과를 내는 것으로 알려지고 있다. nefazodone과 trazodone이 5-HT2 수용체를 길항함으로써 5-HT1A 수용체를 자극하는 것으로 보인다. 또한 두 약물은 낮은 정도로 5-HT 재흡수를 억제한다. trazodone과 nefazodone의 주요 대사 산물인 m-chlorophenylpiperazine(m-CPP)은 강력한 5-HT 효현제로 5-HT2C 수용체에 작용한다.

17.2.2 적응증

trazodone과 nefazodone의 일차 적응증은 주요우울증이다. 주요우울증의 치료에 대한 효능이 여러 연구에서 입증되었다. 몇몇 연구에서 trazodone과 nefazodone이 주요우울증의 치료에 TCA와 같은 대조 약물만큼 효과적이라고 설명하였다.[4,5] 그러나 trazodone의 경우 대조군 연구의 상당수는 경도와 중등도의 주요우울증 외래 환자를 대상으로 하였기 때문에 중증 우울증 환자 치료에 있어서도 trazodone이 효과가 있는지는 확실하지 않다. 반면 nefazodone은 중증 우울증을 가진 입원 환자의 치료에도 효과가 있음이 보고되었다.

trazodone과 nefazodone은 항불안 작용을 한다. 이 항불안 작용은 항우울 작용보다 먼저 나타난다. 범불안장애의 치료로 trazodone과 chlordiazepoxide를 비교한 연구에서 두 약물이 동등한 효과를 보이는 것으로 밝혀졌다.[6,7] 범불안장애의 치료로 trazodone을 imipramine과 diazepam과 비교한 연구에서도 유사한 결과가 나타났다.[8] nefazodone의 항불안 작용은 하루 250mg 이하의 저용량에서 나타났고,[9] 반면 trazodone은 25~100mg 저용량 사용 시 주로 수면 효과가 나타났다. 진정작용이 크고 남용 가능이 낮으므로 trazodone은 benzodiazepine의 안전한 대체제가 될 수 있다. 또한 trazodone은 SSRI와 MAOI에 의한 불면의 좋은 치료제로 사용되고 있다.

우울증 외 nefazodone이 효과가 있는 것으로 알려진 장애는 외상후 스트레스장애이다. 현재까지 nefazodone은 외상후 스트레스장애의 치료로 자주 사용되는 약물 중 하나인데, 이는 외상후 스트레스장애가 약물남용 및 우울증과 자주 공존하며, 또한 수면장애 및 초조증상이 흔하기 때문이다. 외상후 스트레스장애의 치료로 nefazodone을 이용한 사례연구에서 nefazodone이 악몽과 과각성을 완화시키고 분노를 감소시킨다고 보고되었다.[10] 하루 300~600mg의 용량이 효과적이다.

nefazodone이 trazodone처럼 수면제로서 유용한지에 대해서는 명확하지 않은데, 이는 nefazodone이 trazodone에 비해 진정작용이 적기 때문이다. 그러나 일부 연구에서는 nefazodone이 다른 정신과 약물과는 달리 일부 환자에서 REM 수면을 늘리고 평온한 수면을 늘린다고 보고되었다.[11]

이 외에도 nefazodone에 대한 잠재적인 역할을 제안하는 많은 사례 보고가 있었다. nefazodone이 사회불안증, 공황장애, 월경전불쾌장애에 유용하며, 또한 조현병의 음성증상의 부가적인 치료로서도 유용함이 보고되었다.

17.2.3 부작용

5-HT2 길항제는 SSRI와 작용기전이 다르며 따라서 부작용도 다르다. 지금까지 개발된 세로토닌계 항우울제의 흔한 부작용은 위장관계 부작용이다. trazodone과 nefazodone의 오심 발생률은 SSRI보다는 적은 편이다. 그러나 오심은 임상시험에서 nefazodone을 중단하는 가장 많은 원인으로 밝혀졌다. trazodone의 용량이 증가할수록 특히 공복에 복용하였을 경우 오심을 많이 일으킨다. SSRI와 마찬가지로 위장관계 부작용은 음식을 함께 복용함으로써 감소될 수 있다.

보고된 바와 같이 trazodone과 nefazodone은 강력한 항콜린성 작용을 갖고 있지 않다. 그러나 이 두 약물은 α1-adrenergic receptor 억제로 인해 구갈을 일으킬 수 있다. trazodone에서 α1 억제는 특히 노인 환자에서 기립성 저혈압을 일으킬 수 있다. 공복에 많은 양의 trazodone을 복용할 경우 어지러움과 심지어 기절할 수도 있다. 그러므로 취약한 환자에게는 혈압을 면밀히 관찰하고 적절한 수분을 공급해야 한다. 혈전방지 스타킹도 도움이 된다. nefazodone의 경우 기립성 저혈압의 발생률은 trazodone보다 낮은 것으로 보고되었다. 그러나 고용량의 nefazodone을 사용할 때나 취약한 환자에게 사용할 때 기립성 저혈압이 발생할 수 있다.

중추신경계 활성화는 일반적으로 두 약물에서 별다른 문제가 되지 않는다. 그러나 cytochrome P450 2D6 효소가 결핍되어 있거나 SSRI를 복용하고 있는 환자들은 2D6 효소에 의해 대사되는 대사산물 m-CPP의 영향에 따라 활성화 증상을 경험할 수 있다. SSRI를 같이 복용하지 않으면서도 nefazodone으로 인한 불쾌감을 경험할 수 있으므로 nefazodone을 적은 용량에서 서서히 증량시키면서 시작하는 것이 좋다.

trazodone으로 치료받는 남성에서 200례 이상의 발기지속증priapism이 보고되었다. 6,000명당 1명꼴로 발생하는 발기지속증은 드물지만 치명적인 문제가 될 수 있다. trazodone 연관 발기지속증의 위험은 아침에 일어날 때 지속적인 발기가 일어나거나 또는 비교적 짧은 시간 동안(수 시간 동안) 빈번하게 발기할 수 있는 젊은 남자에서 더 높은 것으로 보인다. 심한 환자들은 수술적인 교정이 필요하다. 급성기의 치료는 음경에 α-adrenergic receptor 효현제epinephrine를 주사하는 것이다. 즉각적으로 교정되지 않는다면 발기지속증은 영구적인 발기불능을 야기할 수도 있다. 따라서 남성 환자들이 발기지속증을 시사하는 증상을 경험한다면 즉시 약물을 중단하도록 하고, 발기가 1시간 이상 지속된다면 응급처치를 받도록 해야 한다. 음핵의 발기지속증의 사례도 보고되었다.[12] 발기지속증이 adrenergic pathway에 의해 매개되므로 nefazodone은 trazodone보다는 덜 문제가 되는 것으로 생각된다. nefazodone에서 발기지속증은 보고된 적이 없으나 남성에서 지속되는 발기와 야간의 음경 울혈의 증가에 대한 사례 보고는 있었다. nefazodone의 경우 음핵 증가의 사례는 보고된 적이 있다.

nefazodone으로 치료받던 환자들에서 지속적인 간부전이 발견되었다. 이 환자들은 평균 수개월간 200~400mg의 nefazodone을 복용한 16~57세의 여성들이었다.[13] 환자들은 간세포 손상을 입어 간 이식을 받게 되었다. 한 환자는 이식 없이 회복되었다. 이 환자들 중 적어도 한 명에서 지속적인 약물복용이 간독성에 기여한 것으로 보인다. TCA 등 항우울제들이 돌발성 간부전과 극히 드물게 관련이 있으며, 이는 특이체질적인 것과 연관이 있을 것으로 보인다. 항우울제로 인한 간독성을 예측할 수 있는 인구학적 변수는 없다. 그러나 환자의 병력에 간기능의 문제가 있을 경우 약물 투여 이전 간 효소 수치를 확보하고 주기적으로 관찰하는 것이 좋다. 이 부작용이 발생하는 빈도는 낮으나 FDA는 경고문을 포함시키도록 지시하였다. 현재 nefazodone의 개발사는 생산을 중단하여 우리나라에서는 처방할 수 없지만 미국에서 여전히 제네릭으로 처방되고 있는 중이다.

17.2.4 과량복용

trazodone과 nefazodone은 과량복용의 경우에도 상당히 안전한 약물농도 범위를 갖고 있다. trazodone 10g 정도의 고용량도 특별한 문제 없이 복용되었다. 동물에서의 치사 용량은 평균 500mg/kg이었다.

nefazodone이나 trazodone의 치명적인 과량복용의 위험도가 아주 낮음에도 불구하고 많은 보고에서 trazodone과 alcohol과 같은 다른 중추신경계 억제제와의 조합은 과량복용 시 치명적일 수 있음이 보고되었다. 사망의 흔한 원인은 호흡기계의 억제이다. 이론적으로는 trazodone 과량복용만으로 간질이나 호흡기계 정지가 야기될 수 있으나 동물에서의 치사 용량은 거의 체중의 반에 해당한다. nefazodone의 경우 12g까지의 과량복용 사례가 있는데, 이는 최고 하루 용량의 20배였으나 심각한 영향은 없었다.

17.2.5 약물 상호작용

5-HT2 길항제는 약물 상호작용에서는 안전하다고 할 수 있다. trazodone은 다른 중추신경계 억제제의 효과를 증강시키며 타액 분비를 억제한다. 항고혈압제와 병용될 경우 trazodone과 연관된 기립성 저혈압이 악화될 수 있으므로 체위에 따른 혈압 관찰이 필요하다. 5-HT2 길항제 약물들이 세로토닌 유사 효과를 갖고 있기 때문에 이론적으로는 MAOI와 병용 시 고용량에서 세로토닌 증후군의 위험도가 증가하게 된다. 그러나 nefazodone이 어느 정도의 재흡수 억제를 하기는 하지만 trazodone과 nefazodone 모두 강력한 catecholamine 재흡수 억제 효과를 갖지 않는다. 따라서 5-HT2 길항제와 MAOI의 병용으로 치명적인 고혈압의 위험도는 낮은 편이다.

nefazodone은 cytochrome P450 효소 3A3/4의 강력한 억제제이다. 앞에서 기술되었던 것처럼 이 효소는 triazolobenzodiazepine인 alprazolam과 triazolam 및

ketoconazole, eythromycin, carbamazepine과 같은 약물의 대사에 관여한다. 따라서 이 약물들과 nefazodone의 병용은 혈중농도를 증가시키게 되므로 이 약물들의 조합에 있어 신중을 기해야 한다.

때로 SSRI에서 5-HT2 길항제 특히 nefazodone으로 교체할 때가 있는데, 이때 문제가 될 소지가 있다. nefazodone의 대사산물 중의 하나인 m-CPP는 cytochrome P450 2D6에 의해 대사된다. m-CPP의 혈중농도 증가는 불쾌한 정신운동성 흥분의 원인이 된다. 그러므로 SSRI와 nefazodone를 동시 사용하는 경우 부작용을 야기할 수 있다. fluoxetine은 중단하기 전 4~5주 동안 m-CPP의 혈중농도를 증가시킬 수 있고, 다른 SSRI는 중단하기 전 1~2주 동안 이와 같은 현상을 일으키게 된다.

17.2.6 용량과 복용 방법

제조사는 trazodone의 경우 하루 150mg으로 시작하고 이후 하루 600mg까지 증량하도록 권유한다. 그러나 약물의 진정작용이 커서 하루 50mg의 용량으로 시작하고 7일까지 하루 150mg으로 증량하는 것이 좋다. 이후 하루 용량을 50~75mg씩 매주 증량하여 최고 300mg까지 증량한다. 환자들은 하루 150~300mg의 지정용량에서 반응하게 되는 것으로 보인다. trazodone의 짧은 반감기로 인해 우울증 치료 시 약물의 적정 투여는 하루에 2~3번으로 나누어 이루어지게 된다. 하루 용량의 상당량은 낮 동안의 기면을 줄이기 위해 취침 전에 주게 된다.

어떤 연구자들은 trazodone이 치료용량 범위를 갖는다고 제안한다. 즉, nortriptyline처럼 높은 혈중농도에서 오히려 약물의 반응이 떨어지게 된다고 한다. 연구에서 혈중농도와 효과 사이에 상관관계가 있음이 밝혀졌다.[14,15] 650mg/mL 이상으로 안전하게 유지되는 trazodone의 혈중농도가 항우울 효과로서 이상적인 농도이다. 그러나 trazodone의 혈중농도를 규칙적으로 검사하는 것이 현실적으로 임상 실제에서 가치 있는 일인지에 대해서는 더 많은 연구가 필요하다.

권장하는 nefazodone의 시작 용량은 하루 두 번 100mg을 투여하는 것이다. 그러나 50mg을 하루 두 번 투여하고 이후 4일마다 50mg씩 증량하여 최고 200mg까지 증량하는 것을 권장한다. 그 이후 치료용량에 도달할 때까지 일

주일마다 1일 용량을 100mg씩 증량하는 것이 좋다. 항우울제로서 최소의 치료용량은 하루 300mg이고, 대부분 환자들은 적어도 하루 400mg을 필요로 한다. 그러므로 하루 400mg까지 증량하는 것이 합리적이며, 이후 이 용량을 3~4주 동안 유지한다. 반응이 나타나지 않을 경우 하루 용량을 최고 600mg까지 올려볼 수 있다. 노인 환자에서의 초기 용량은 하루 50mg이 되어야 한다. 어떤 환자들은 하루 두 번 100mg의 용량에 졸려 하거나 흥분될 수 있지만, 50mg을 하루 두 번 투여하는 것에는 종종 내성을 보일 수 있다. 따라서 모든 환자에게 일관적으로 하루 50~100mg의 용량으로 시작하고 있다.

17.2.7 중단

중단 증후군은 trazodone과 nefazodone의 경우 매우 드문 일이지만 보고된 바는 있다. 몇몇 보고에서 trazodone을 급격히 중단한 뒤 불면증과 같은 중단 증상이 발생함이 관찰되었다.[16] SSRI에서처럼 nefazodone의 급작스러운 중단과 연관된 이상감각과 어지러움에 대한 보고도 있다.[17] 그러므로 일반적으로 이 약물들을 갑작스럽게 중단하는 것보다는 서서히 줄여 나가는 것이 좋을 것이다. nefazodone과 trazodone의 하루 총용량을 매주 50~100mg씩 줄이는 것이 좋다.

17.3 receptor antagonist(5-HT2A) : pimavanserin

pimavanserin은 2016년 미국 FDA에서 파킨슨병에서 동반되는 정신증의 치료제로 승인되었다. 동물 연구에서 도파민 신경원의 손상은 striatum 내의 5-HT2A 수용체 mRNA의 발현 증가를 포함한 세로토닌 신호의 보상작용이 나타난다는 것이 증명되었다. 인간 연구에서도 도파민 신경원의 손상에 따른 세로토닌 신호의 이상반응으로 파킨슨병을 가진 환자에서 정신증을 초래할 수 있다는 근거들이 제시되고 있다. 이러한 근거가 세로토닌 수용체만 차단하는 항정신병약물이 개발되게 한 배경이 되었다.[18]

pimavanserin은 항정신병약물이지만 도파민 차단 효과는 없고 5-HT2A 수용체와 히스타민 수용체만을 차단하는

독특한 약물이다.[18] 또한 이 약물은 도파민 차단 효과 부재로 파킨슨병의 운동 증상 악화가 없으며 과도한 진정작용도 없는 것으로 알려져 있다. pimavanserin은 비교적 안전한 약물로 알려져 있으나 QT 간격의 연장이나 정신증의 악화가 나타날 수가 있어서 주의가 필요하다. 그 밖에 부종과 오심 등도 나타났다는 보고가 있었다. 현재 조현병과 알츠하이머 치매에서도 pimavanserin으로 임상시험을 진행하고 있다. 향후 주목해야 할 약물이다.

17.4 receptor partial agonist(5-HT1A) : buspirone, tandospirone

17.4.1 buspirone

buspirone은 azapirone계 약물로서 원래는 항정신병약물로서 개발되었다. 시냅스전 신경원에서 5-HT1A 수용체의 완전 효현제로서 작용하고 시냅스후 신경원에서는 5-HT1A 수용체의 부분효현제로 작용한다. 또한 D2, D3 수용체의 길항제로도 작용한다.[19] buspirone은 범불안장애의 치료제로 승인받았고, 이론적으로 세로토닌 활동성을 증가시켜 항우울 효과를 낼 수 있어 우울증의 부가요법으로 사용할 수 있다. benzodiazepine과 달리 진정 효과와 금단 증상이 없다. 따라서 운전 같은 주의집중을 요하는 행동에 영향을 주지 않는다. 범불안장애의 치료 효능에 있어서도 benzodiazepine과 차이를 보이지 않았다. 하지만 buspirone은 benzodiazepine에 비해 치료효과를 나타내는 데 시간이 걸린다. 일반적으로 2~4주 정도 지나서 효능을 나타내는 것으로 알려져 있다. 따라서 buspirone은 일시적이고 상황에 따른 불안보다는 만성적인 불안일 때 더 효과를 보일 수 있다.

buspirone은 치매 환자에서의 공격성과 초조에 대한 치료로도 시도되고 있으며 신체추형장애, 강박장애, 사회불안장애 등에도 시도되고 있다. 또한 SSRI로 유발된 성기능장애 및 bruxism에도 효과가 보고되고 있다.[19] 정신의학 영역뿐만 아니라 파킨슨병의 dyskinesia 등의 운동장애 치료에도 시도되고 있으며, 최근에는 조현병의 부가요법으로도 연구되고 있다.

buspirone은 최고혈중농도에 1시간 전후에 도달하는 것으로 알려져 있으며, 반감기는 약 2~3시간 정도이다. 신기능장애가 있는 환자가 복용 시에는 최고혈중농도가 2배 이상으로 상승될 수 있고 간기능장애가 있는 환자가 복용 시에는 15배 이상 상승할 수 있으므로 주의가 필요하다. 부작용으로는 어지러움, 두통, 초조, 진정작용, 오심 등이 나타날 수 있다. 하루에 2~3번 정도 투여할 수 있으며, 초기 용량은 15mg 하루 두 번이며 최대 용량은 60mg이다. cytochrome P450 3A4로 대사되므로 fluoxetine, fluvoxamine, nefazodone과 병용 시 혈중농도를 증가시킬 수 있다. MAOI를 복용 중이라면 MAOI 중단 이후 14일 지나서 처방해야 한다.

17.4.2 tandospirone

tandospirone도 buspirone과 마찬가지로 azapirone계 약물이다. 주요우울장애의 부가요법으로서 buspirone과 tandospirone을 포함한 azapirone계 약물들의 효능을 메타분석한 연구에서 위약보다 통계적으로 더 우월한 효능을 보였다.[20] tandospirone은 raphe nuclei에서 5-HT1A 수용체의 완전효현제로서 작용하며 시냅스후 신경원에서는 부분효현제로 작용한다. buspirone보다 다른 수용체에는 덜 영향을 미치기 때문에 보다 5-HT1A 수용체에 선택적으로 작용하는 약물이라고 할 수 있다. buspirone과 마찬가지로 범불안장애, 사회불안장애, 강박장애, 외상후 스트레스장애와 같은 불안장애에 사용될 수 있으며, 우울증의 부가요법으로도 사용된다.[21] 항우울제와 마찬가지로 해마에서의 신경재생 효과를 나타내고 스트레스로 인한 lactate 증가를 억제한다는 보고가 있다. buspirone과 마찬가지로 알츠하이머 치매, 파킨슨병, 조현병 등에서도 연구되고 있다.

17.5 reuptake inhibitor(SERT) : citalopram, escitalopram, fluoxetine, fluvoxamine, paroxetine, sertraline

삼환계 항우울제TCA가 30년 이상 가장 많이 사용되던 항우울제였으나, SSRI가 최근 15년 사이에 사용 빈도에서

TCA를 추월하게 되었다. 현재까지 이 계열에 fluoxetine, paroxetine, sertraline, fluvoxamine, citalopram, escitalopram 등이 있다. SSRI는 또한 적정 치료용량을 얻기가 용이하여 다양한 정신과적 질환에 광범위하게 사용되고 있다. SSRI의 처방이 선호되는 이유는 TCA나 MAOI에 비해 안정성이 높고 부작용이 적기 때문이다. 그러나 모든 환자가 SSRI에 반응하고 부작용이 없는 것은 아니며, 이전에 제안되었던 것처럼 몇몇 질환에 대해서는 전통적인 다른 계열의 항우울제에 비해 탁월하다고 볼 수는 없다.

17.5.1 약리학적 효과

이 계열의 항우울제의 명칭에서 알 수 있듯이 SSRI는 시냅스전 신경세포에서 Na^+/K^+ adenosine triphosphatase(ATPase) 의존 전달자에 대한 억제 작용을 통해 세로토닌5-HT의 재흡수를 선택적으로 차단한다. 5-HT와 norepinephrine의 신경 재흡수를 동등하게 차단하는 amitriptyline과 같은 TCA와 비교하면 대표적인 SSRI인 fluoxetine은 norepinephrine보다 5-HT의 재흡수를 더 선택적으로 차단한다. 실험적으로 fluoxetine은 amitriptyline보다 5-HT를 4배 더 선택적으로 차단하며, paroxetine은 80배 더 선택적으로 차단한다. 현재 사용되는 다섯 가지 SSRI 중에서 paroxetine과 citalopram/escitalopram이 가장 강력한 5-HT 재흡수 차단제이다.

대다수 SSRI는 다른 신경전달체계에도 작용을 한다. 가령 paroxetine이 venlafaxine과 비슷하게 norepinephrine의 재흡수를 차단한다는 실험적인 증거가 있다. fluoxetine이나 sertraline 역시 dopamine의 재흡수를 차단하는 것으로 보이며, dopamine의 재흡수를 차단하는 측면에 있어 bupropion보다 더 강력하게 작용할지도 모른다는 의견도 있다. 마찬가지로 paroxetine은 desipramine만큼 강한 항콜린성 작용을 가지고 있다.

SSRI의 재흡수 차단 효과는 대략 두 단계를 거쳐 전반적인 serotonergic tone을 증강시킨다. 첫 번째로, SSRI는 synaptic cleft에서 5-HT의 작용 유용성을 증가시킨다. 그러나 이는 SSRI도 다른 모든 항우울제처럼 항우울 효과가 지연되어 나타나는 현상을 감안한다면 이 효과가 항우울 효과와는 직접적인 관계는 없는 것으로 추정된다. 즉, 약물을 반복적으로 복용하면 somatodendritic/terminal 5-HT1A autoreceptor의 민감도가 감소하게 되며, 시간의 경과 측면에서 보면 이 작용이 항우울 반응과 보다 밀접한 관련이 있다.

TCA와 달리 SSRI는 histaminic(H1, H2), muscarinic, α1-adrenergic receptor에는 비교적 친화력이 없다. sertraline이 imipramine처럼 α1-adrenergic receptor에 25%의 친화력을 갖는 것으로 보고되었지만, 임상적으로는 뚜렷한 연관성이 없는 것으로 밝혀졌다. 반면 paroxetine은 미약하기는 하지만 임상적으로 유의미한 antimuscarinic activity를 갖는다. paroxetine의 anticholinergic affinity는 대략적으로 desipramine과 비슷한 정도이다.

SSRI는 간 효소 중 특히 cytochrome P450 2D6 효소에 의해 대사된다. sertraline은 cytochrome P450 3A3/4 효소에 의해 대사되기도 한다. fluoxetine과 sertraline만이 약리학적으로 활성화된 대사산물을 갖게 된다. fluoxetine은 norfluoxetine으로 demethylation되며 sertraline은 N-desmethylsertraline과 hydroxyketone으로 대사된다. 그 결과 fluoxetine과 sertraline의 기능적인 반감기는 paroxetine이나 fluvoxamine에 비해 상당히 긴 편이다. 즉, fluoxetine은 약 34시간의 반감기를 갖는다. norfluoxetine의 반감기는 약 1주 정도이다. sertraline은 약 26시간의 반감기를 갖고, 대사산물의 반감기는 48~72시간이다. paroxetine과 fluvoxamine이 평균 20시간 이하의 반감기를 갖는 데 비해, citalopram은 약 35시간의 반감기를 갖는다. 반복적인 약물 투여로 약물들이 자신의 대사를 억제하는 작용을 하기 때문에 SSRI의 반감기는 증가하게 된다. 그러므로 fluoxetine과 norfluoxetine의 실질적인 반감기는 지속적인 사용 시 2~3주 정도 된다고 본다.

17.5.2 적응증

SSRI는 일차적으로 주요우울증의 치료에 사용한다. 이중 맹검, 위약 대조연구에서 SSRI가 외래 환자의 경도와 중등도의 주요우울증의 치료에 유용함이 입증되었다. SSRI는 비정형적 우울증에도 효과가 있고, 공인된 항정신병 약물과의 병용치료로 정신병적 우울증에도 사용되며, 재발성 우울증의 유지치료에도 효과적임이 입증되었다. SSRI는 지속형 우울장애가 있는 만성 주요우울증의 치료에도 효과가 있다. 멜랑콜리아와 같이 심한 우울증에 있어 SSRI의 역할에 대해서는 아직 많은 반론이 있다. 메타분석과 전문가들의 의견을 종합하면 중증 우울증의 치료에 SSRI와 TCA 사이에 유의미한 차이가 있음이 입증되지 못하였다.[22,23] TCA와 SSRI를 직접적으로 비교한 연구에서는 paroxetine이 clomipramine보다 멜랑콜리아 환자에게 증상의 소실을 포함하여 효과가 적은 것으로 밝혀졌고, fluoxetine은 우울증으로 입원한 멜랑콜리아와 심장질환이 있는 노인 환자에게 nortriptyline보다 못한 것으로 드러났다.[24] 이 연구들에서 '반응이 있음'은 전반적인 증상의 감소가 아니라 궁극적인 증상의 소실로 정의했다는 점을 고려해야 한다. 다른 연구들에서도 중증의 우울증을 가진 환자에게 TCA와 SSRI 사이에 효과의 차이는 없는 것으로 알려졌다. 중증 우울증에 대한 SSRI의 효과에 대한 논쟁은 아직도 지속된다. 그러나 SSRI가 중증의 우울증을 가진 노인 환자에게 뛰어난 효과를 갖고 있지는 않지만, TCA보다 훨씬 더 부작용이 적은 것은 확실하다.

SSRI의 두 번째 적응증은 강박장애이다. 강박장애의 치료에 clomipramine의 유용성이 1968년에 처음으로 알려졌다. 그 이후 다른 세로토닌계 약물 역시 난치성 사례의 치료에 유용함이 밝혀졌다.[25,26] fluvoxamine, fluoxetine, sertraline, paroxetine이 강박장애의 치료제로 FDA의 승인을 받았지만 다른 SSRI도 이 질환의 치료에 효과가 있음이 점차 입증되고 있다. 강박장애의 치료에 사용되는 SSRI의 용량은 우울증 치료 시 사용되는 용량보다 높으며 반응 시간도 보통 더 길다.

SSRI의 세 번째 적응증은 신경성 폭식증을 포함한 식이장애이다. fluoxetine은 일부 신경성 폭식증 환자에서 과식-구토 주기에 좋은 효과가 있는 것으로 알려졌다.[27] SSRI는 신경성 폭식증이나 비만과 연관된 탄수화물에 대한 갈망과 기분장애도 줄일 수 있다. fluoxetine과 sertraline은 비만환자에서 체중과 음식섭취의 감소에 중등도의 효과를 갖는 것으로 알려졌다. 그러나 SSRI의 치료 초기 일어나는 체중의 감소는 시간이 지나면 원점으로 돌아오는 경향이 있다. fluoxetine은 신경성 거식증에도 뚜렷한 효과가 있다.[28]

마지막으로 공황장애, 사회공포증, 범불안장애, 외상후 스트레스장애 등 불안장애의 치료에도 SSRI가 효과가 있다. 공황장애 환자들이 몇몇 SSRI의 활성화 효과에 과민하게 반응하기도 하지만 대부분은 용량을 서서히 올릴 경우 별다른 부작용을 보이지 않는다. 예를 들면 fluoxetine 시작 용량이 하루 20mg일 경우 부작용을 경험하지만, 대부분의 환자들은 시작 용량이 하루 5mg일 경우에도 도움을 받을 수 있다고 한다.[29]

citalopram과 fluvoxamine을 포함하여 모든 SSRI는 공황장애의 치료에 효과적인 것으로 보인다. paroxetine과 sertraline은 공황장애의 치료제로 FDA의 승인을 받았다. 1999년에 paroxetine은 사회공포증의 치료제로 FDA의 승인을 받았으며, 예비 연구결과에서 다른 SSRI도 사회공포증의 치료에 효과가 있는 것으로 알려졌다. 이중맹검 연구에서 하루 20~50mg의 paroxetine이 과도한 공포와 대인관계 회피를 포함한 사회불안증 증상을 줄이는 데 위약보다 훨씬 더 효과적인 것으로 밝혀졌다. 더욱이 paroxetine은 극심한 형태의 사회공포증과 연관된 다양한 장애를 줄이는 것으로 알려졌다.[30] 외상후 스트레스장애는 다양한 증상을 동반하는데, 특히 우울증, 물질남용과 연관이 깊다. SSRI는 1980년대 후반부터 우울증, 불면, 과각성, 초조 등의 외상후 스트레스장애와 동반되는 증상을 치료하는 데 사용되었다. fluoxetine, paroxetine, sertraline이 이와 같은 증상을 감소시키고 동반된 물질사용까지 줄일 수 있다는 증거들이 발표되었다. sertraline으로 치료받은 외상후 스트레스장애 환자들은 최고 효과를 얻기 위해 하루 100mg 이상의 용량을 필요로 할 수도 있다. paroxetine의 경우 외상후 스트레스장애에 하루 20mg의 용량이 40mg의 용량만큼 효과가 있을 수 있다.

SSRI는 범불안장애에도 사용될 수 있는데 paroxetine은 이 질환의 치료제로 FDA 승인을 받았다. 하루 20~50mg의 paroxetine은 해밀턴 불안척도를 60%가량 줄임으로써 상당한 효과를 보여주었다. 대단위 연구에서 범불안장애에 escitalopram도 효과적임이 보고되었다.

월경전불쾌장애premenstural dysphoric disorder, PMDD는 약 3%의 여성에서 1개월마다 반복되는 질환이다. 1995년에 PMDD의 치료로 fluoxetine을 대상으로 한 연구가 있었는데, 20mg과 60mg의 fluoxetine이 6번의 연속적인 월경주기 동안 증상을 줄이는 데 위약보다 효과가 있는 것으로 나타났다.[31] 약물을 시작한 이후 첫 월경 주기에 효과가 나타날 정도로 약물의 효과는 빨리 나타났다. 이 연구 이후 수많은 연구에서 fluoxetine과 sertraline의 사용이 PMDD에 효과가 있음이 밝혀졌다. 더욱이 이 두 약물은 월경 주기의 황체기에 간헐적으로 사용되었을 때에도 유용하며 효과가 있는 것으로 나타났다.

serotonergic system이 관여하는 질환들은 점점 많이 밝혀지고 있으며, SSRI의 잠재적인 역할이 지속적으로 확대되고 있다. norepinephrine-serotonin 혼합 재흡수 억제제가 여러 질환에 더 효과가 있음에도 불구하고, SSRI는 인격장애와 관계되는 분노와 충동적 공격성에 효과가 있고,[32] 당뇨성 신경병과 섬유근통과 같은 몇몇 통증장애에도 효과가 있음이 밝혀져 널리 사용되고 있다.[33]

17.5.3 부작용

SSRI는 이전에 나왔던 약물보다 더 안전하고 부작용이 적은 편이다. SSRI가 임상에서 사용되면서 과량복용되는 경우가 많았지만 치명적인 결과를 일으킨 적은 많지 않았다. 실제 234건의 fluoxetine 과잉투여 예를 재검토하였을 때 한 번의 사망도 없었으며, 반 수 이상의 환자가 전적으로 별다른 증상이 없었다.[34] 중등도의 과량복용(권장량의 3~50배 정도)은 거의 심각하지 않았다. 모든 SSRI의 치명적인 과량복용은 이론적으로 가능하기는 하나 거의 드물다. 사망의 흔한 원인은 간질이나 그 합병증인 경우가 많으며, 전형적으로는 수천 밀리그램을 복용했을 때에만 일어난다. 따라서 SSRI가 TCA나 MAOI에 비해 훨씬 더 안전함에 대해서는 의문의 여지가 없는 것 같다.

초기 임상연구에서 TCA의 부작용으로 약물을 중단해야 했던 경우는 SSRI에 비해 대략 2배 정도 되었다. SSRI는 TCA의 약점인 항콜린성 부작용이 매우 적다. 또한 기립성 저혈압은 SSRI의 경우에 거의 발생하지 않는다. 하지만 모든 환자가 TCA보다 SSRI에 부작용이 없다고 단정할 수는 없다. 근래에 등장한 연구에서는 남자가 여자보다 TCA에 반응이 좋고 부작용이 적다고 보고되기도 했다. 이 결과에 대한 근거가 아직 밝혀지지는 않았다. 그러나 실험적으로 입증이 되지 않는다면 약물에 대한 부작용이 더 적다고 하더라도 TCA가 SSRI보다 안전하다고는 할 수 없으며, 계속적으로 두 번째로 선택되어야 할 약물이 될 것이다. 환자들이 치료 초기 SSRI를 끊게 되는 가장 흔한 이유는 위장관계 부작용이다. 여기에는 오심, 구토, 설사, 복통, 흉부의 화끈한 느낌, 위장관계 장애의 여러 증상이 있다. 장은 5-HT3를 포함한 세로토닌 수용체로 덮여 있는데, 이 때문에 SSRI와 연관된 위장관계 장애가 생기는 것으로 보인다. 초기의 보고에서 fluoxetine을 투여하는 환자들 중 20~30%가 위장관계 부작용을 경험한다고 보고되었지만, 실제 임상에서의 발생률은 훨씬 더 낮았다. 초기 연구에서는 보통 20mg으로 시작해서 첫 1주가 끝날 때에 60mg까지 빠르게 증량했다. 실제 임상에서 시작 용량을 20mg으로 하여 3주 동안 유지하게 되면 오심은 거의 발생하지 않고 심각하지도 않다. 더욱이 위장관계 부작용은 치료 첫 2~4주가 지나면서 감소하는 경향이 있다. 몇 가지 전략이 SSRI 관련 위장관계 부작용을 줄이는 데 유용하다. 첫 번째는 약물의 점진적인 증량이다. 민감한 환자에게 보통 시작 용량의 반이나 반 이하로 약물을 시작할 경우 약물에 대한 적응이 발생하게 된다. 두 번째 전략은 환자에게 식사와 함께 약물을 복용하도록 교육하는 것이다. 위에 음식물이 포함되어 있을 경우 위장관계 부작용이 감소한다. 세 번째 전략으로 5-HT3 길항작용을 갖는 위장관운동 조절제를 사용하여 SSRI 관련 위장관계 장애를 줄일 수 있다. mirtazapine은 강력한 5-HT3 길항제이므로 위장관계를 감소시키기 위한 목적으로 SSRI와 함께 사용할 수 있다. SSRI의 또 다른 흔한 부작용으로 중추신경계 활성화가 있다. SSRI를 복용하는 환자의 10~20%가 치료 과정 중에 불면, 불안, 흥분을 호소하게 된다. 이 부작용들은 특별히 주의를 기울여야 되는 것은 아니며, 중추신경계의 세로토닌 전달에 대한 SSRI의 선택적 효과로 발생한다. 즉, SSRI는 전반적인 세로토닌 경로에 영향을 미치며 이 경로들 중 중추신경계 각성에 관여하게 되는 것으로 보인다. 따라서 활성화 성향이 가장 많은 fluoxetine의 경우 수면을 방해하지 않도록 아침에 복용해야 한다. 마찬가지로 환자가 SSRI로 인해 수면장애가 발생할 경우 약물을 아침에 복용하도록 하는 것이 효과적일 수 있다. 초조와 불면에 도움을 주기 위해 치료 과정 중에 benzodiazepine을 처방할 수 있다. SSRI 유도 불면에 trazodone 50~100mg을 취침 시에 사용하는 것도 도움이 된다. 반면 SSRI에 진정작용을 보이는 환자들도 있다. 대표적으로 paroxetine을 사용했을 경우 관찰된다. 진정작용이 발생했을 때 약물을 오후 8시경에 복용하는 것이 진정이 가장 필요한 시간(새벽 2시)에 혈중농도를 최고로 높이게 되므로 유용한 방법이 될 수 있다. SSRI를 복용하는 다른 환자들은 정상적인 기분의 범위 내에서 멍하거나 무기력한 느낌을 경험하기도 한다. 최근 modafinil이 항우울제 유도 과수면을 중화시키는 데 사용되고 있다. modafinil은 남용 가능성이 적은 흥분제이고 수면발작과 특발성 과수면의 치료에 FDA 승인을 받았다.[35] 아침에 100~200mg의 용량을 주는 것이 치료 중 불시에 나타나는 기면을 줄이는 유용한 방법이다. 최근 수년 동안 치료 중 나타나는 성장애가 이전에 알고 있던 것 이상으로 심각한 문제임이 드러났다. 발매 이전 연구에서는 지연사정, 불감증, 발기불능, 성욕감퇴와 같은 성장애의 빈도가 4% 미만인 것으로 제안되었다. 그러나 최근 연구에서는 성장애의 빈도가 모든 SSRI 사용의 30~40%로 보고되고 있다. 성기능과 연관된 부작용에 대해 환자들이 적응하는 경우가 많으나 경우에 따라 이러한 적응 반응이 수개월에서 수년의 시간이 걸릴 수도 있다. paroxetine이나 sertraline과 같은 작용 시간이 짧은 SSRI의 경우 예상되는 성관계 이전 24시간 동안 휴약기를 가지면 환자들의 50%에서 도움이 되었다는 연구가 있었다. fluoxetine의 경우 긴 반감기로 인해 이와 같은 방법은 효과가 없다. 치료 중 발생하는 성장애를 회복시키기 위한 수많은 중재법이 제시되었지만, 확실한 치료법이 아직은 없는 상태이다. 궁극적으로 치료 연관 성장애에 대한 부가적인 치료약물들은 현재 사례 보고 수준이거나 open-label 연구에서 나온 자료들일 뿐이다. 최근 소수의 대조군 연구가 시행되었는데, 도움이 되는 확실한 연구 결과들은 나오지 못했다. 지금까지 출간된 성장애 치료제에 대한 소수의 이중맹검 연구들 중 한 연구에서 5-HT1A 수용체의 부분효현제인 buspirone을 하루 20~60mg 사용했을 경우 SSRI 관련 성장애에 도움이 된다는 보고가 있었다.[36] 그러나 Eli Lilly의 지원 아래 시행된 fluoxetine 유도 성장애의 치료로 buspirone을 이용한 이중맹검 연구에서는 buspirone이 유효하지 않은 것으로 밝혀졌다. bupropion으로의 교체나 SSRI 약물에 bupropion 75~150mg을 추가하는 것이 유효한 것으로 증명되었다.[37] 소량의 bupropion이 성각성의 증가에만 효과가 있었다. 그러나 300mg 이상의 용량이 성장애를 개선시키기 위해 필요하다는 보고도 있다.[38] 최근 sildenafil의 사용이 SSRI 유도 성장애가 있는 남자에게 위약보다 훨씬 효과적임이 보고되었다.[39] SSRI 유도 성장애를 회복시키는 sildenafil의 유용성에 대한 보고는 다소 논란이 된다. 즉, SSRI의 가장 흔한 성장애는 발기 문제라기보다는 성욕 감소와 사정지연이다. 하지만 sildenafil이 SSRI로 인한 성장애 환자에서 성욕을 증가시키고 남자와 여자에게 오르가슴에 쉽게 도달할 수 있게 도와준다는 보고가 있다. 하루 50~100mg의 sildenafil이 여자보다 남자에게 더 도움이 된다. 하루 4~12mg의 cyproheptadine도 성장애에 도움이 된다. 그러나 cyproheptadine은 SSRI의 항우울 효과와 항강박 효과를 중화시키고 진정작용이 많은 편이다. α_2-adrenergic 차단제인 yohimbine이 도움이 되기도 한다.[40] 그러나 yohimbine은 환자에게 불안을 일으킬 수 있다. 사례연구에서 amantadine, amphetamine, bromocriptine과 같은 도파민계 약물들이 효과를 나타낼 수 있다. 그러나 이 효과를 얻기 위해서는 고용량을 수 주 동안 필요로 하며, 때때로 위장관계 부작용이나 출혈 증가와 연관되며 노인에서는 의식의 혼란을 가져올 수도 있다. 다른 부작용이 SSRI와 연관될 수 있으나 많지는 않다. 치료 초반에 두통이 발생할 수 있다. 반면 장기적으로 사용할 경우 편두통의 예방약제로 사용되기도 한다. 과호흡과 구갈과 같은 자율신경계 증상은 빈번한 편이다. 어떤 환자에서는 과호흡이 문제를 일으킬 수도 있다. SSRI 유도 과호흡의 치료로 베타차단제와 항콜린성 약물을 사용한 연구가 있었으나, 아직 충분히 입증되지는 못했다. SSRI 용량이 증가할수록 진전이 발생하는데, 상용량의 propranolol에 잘 반응한다. paroxetine으로 치료받는 환자의 20%에서 구갈이 나타나는데, 이는 항콜린 작용 때문이다. SSRI의 장기적인 사용 시 나타나는 체중증가가 최근 관심의 초점이 되고 있다. SSRI 중에 paroxetine은 체중증가와 다소 관련이 있으나, fluoxetine은 체중증가가 없다.

17.5.4 과량복용

SSRI를 많이 사용하게 된 근거로 중요한 것은 과량으로 복용했을 때 비교적 안전하기 때문이다.[41] 수천 건의 과량투여가 과거 15년 동안 발생했었지만, SSRI만의 과량투여로 인한 사망은 극소수였다. 미국에서 처음 사용된 SSRI이면서 가장 많이 사용되는 fluoxetine이 과량복용 시 가장 많은 사망 사고를 일으켰다. 대개 상용량의 30배 정도의 복용을 하는 사고가 많으며, 이 정도 수준의 과량복용은 부작용 증상이 심각하지 않다. 고용량을 복용했을 경우 가장 흔한 증상은 구토, 오심, 진전, 진정 등이다. 상용량의 75배 이상에서는 심혈관계 이상, 간질, 의식의 변화 및 감소와 같은 좀 더 심각한 부작용이 발생한다.

SSRI의 과량투여와 연관된 가장 흔한 사망원인은 간질의 합병증이거나 부정맥과 같은 심혈관계 이상이다. 대부분의 사망은 다른 약물을 함께 복용했을 때 발생하는데, 특히 TCA처럼 cytochrome P450 2D6에 대사되는 알코올이나 다른 약물과 연관될 때 발생한다.[42] 응급실에서의 위세척과 지지적인 치료만으로 SSRI의 과량복용을 회복시킬 수 있으며, 과량복용 시 다른 약물과 병용되었을 때에는 심장기능 관찰과 간질에 대한 치료가 필요하다.

17.5.5 약물 상호작용

SSRI의 경우 심각한 약물 상호작용의 위험은 비교적 적다. 그러나 몇 가지 유형의 약물 상호작용이 발생할 수 있다. 이 중 가장 심각한 것은 앞에서 논의되었던 것처럼 MAOI와의 상호작용이다. SSRI가 병용 투여되지 않았음에도 MAOI의 사용 시기와 비슷한 시기에 사용되었을 때 세로토닌 증후군으로 인한 사망이 보고되었다. 이 중 두 번의 사례는 fluoxetine을 중단한 뒤 바로 MAOI를 시작한 경우였다. 그러므로 MAOI를 시작하기 전 SSRI를 끊은 뒤 충분히 washout해야 한다. 세로토닌 증후군이 의심되면 먼저 의심되는 약물을 끊는 것과 필요 시 체온을 낮추는 등의 내과적 치료를 시작하는 것이 우선이다. myoclonic jerking이 관찰되는 경우 cyproheptadine 혹은 dantrolene을 사용한다.

다른 형태의 발생 가능한 약물 상호작용은 cytochrome P450 시스템을 경쟁적으로 억제하는 기전으로 인해 발생한다. SSRI에 의해 2D6 효소가 억제되는 경우가 대표적인 예이다. TCA와 type 1C 항부정맥 약물들, 베타차단제들, 대다수의 항정신병약물들이 이 효소에 의해 대사된다. 대부분의 SSRI들은 2D6 효소를 억제할 수 있고 다른 약물들의 혈중농도를 높이게 된다. 예를 들어 SSRI와 TCA를 함께 사용하였을 때, fluoxetine은 TCA의 혈중농도를 8배 정도 올릴 수 있다. fluoxetine, paroxetine, sertraline은 2D6 효소를 경쟁적으로 억제하는 경향이 비슷하나, citalopram과 fluvoxamine은 이 효소를 비교적 적게 억제한다. 20mg의 fluoxetine이 50mg의 sertraline보다 desipramine의 농도를 두세 배 더 올린다. fluvoxamine은 2D6 효소에 대한 경쟁적 억제가 다른 SSRI에 비해 약 1/10 정도로 보았으나 최근 사례연구에서 amitriptyline의 농도를 2배 상승시켰으며, clomipramine의 농도를 7배 정도 상승시켰다.[43] 또한 fluvoxamine은 cytochrome P450 1A2 효소를 억제하여 clozapine의 농도를 올린다.

2D6 효소가 cytochrome P450 효소 중 가장 대표적인 것이며, 이 외에도 30가지 이상의 다른 효소가 존재하며, SSRI는 위에서 기술되었던 것처럼 이들 중 여러 효소를 선택적으로 억제하게 된다. fluvoxamine은 theophylline, caffeine, 몇몇 benzodiazepine, haloperidol의 대사를 담당하는 1A2 효소를 억제하는 것으로 알려져 있다. 그러므로 천식 환자를 fluvoxamine으로 치료할 때 theophylline의 용량을 낮추는 것이 안전하다. 또한 fluoxetine과 fluvoxamine은 alprazolam, triazolam, trazodone 등을 포함하는 triazolo 화합물처럼 많이 사용되는 약물을 분해하는 3A3/4 효소를 억제할 수 있다. SSRI와 alprazolam을 함께 사용하는 경우 진정작용이 증가한다고 보고되었지만 심각한 상호작용은 보고된 적이 없다. 그러나 병용 투여되는 약물의 용량을 낮추는 것이 경우에 따라 필요할 수 있다. 또한 H2 blocker는 원하지 않는 상호작용의 상대 약물로 특별히 문제가 될 수 있으나, 이 부분에 대해 아직 입증되지는 않았다.

SSRI 중에 지금까지 알려진 바로는 citalopram이 약력학적 상호작용이 가장 적은 것으로 알려져 있다. citalopram은 cytochrome P450 2D6뿐만 아니라 3A3/4, 1A2, 2C19에 대해 매우 미미한 억제작용을 가지고 있다. venlafaxine과 함께 citalopram/escitalopram은 약물 상호작용이 적은 것으로 되어 있어 노인 환자의 치료에 많이 사용된다.

17.5.6 용량과 복용 방법

SSRI가 많이 처방되는 이유에 기여하는 요소들 중 하나는 약물의 시작 용량이 대개 적정 용량이 되기 때문이다. 항우울 효과가 나타나기까지 긴 시간을 필요로 함에도 불구하고, SSRI는 전형적으로 TCA나 MAOI처럼 치료용량에 도달하기 위해 긴 적정 시간을 필요로 하지 않는다. fluoxetine은 보통 하루 20mg의 용량으로 시작되며, 권장 최고 용량은 하루 80mg이다. 주요우울증의 치료에 대한

fluoxetine의 이중맹검 연구에서 fluoxetine의 최고 효과가 20~40mg 사이에서 나타났으며, 오히려 60mg에서는 다소 떨어지는 것으로 나타났다. 20mg이 대개 효과적이고 약물이 긴 반감기를 갖고 있기 때문에, 제조사에서는 하루 20mg의 시작 용량을 3주 동안 유지하고 이후 필요시 하루 40~80mg의 용량을 사용할 것을 권유하고 있다. 심각한 정신운동성 흥분이 있는 환자들은 보통 하루 40mg 이상의 용량을 필요로 한다. 일부 환자들의 경우 하루 10mg의 용량이 효과적일 때도 있다. fluoxetine의 경우 10mg, 20mg, 40mg의 캡슐제가 있으며, 아울러 10mg 정제와 현탁액도 있다. 현탁액의 경우 하루 2mg의 적은 용량을 투여할 수도 있으며, 고용량을 견디기 힘들어하는 환자들에게 유용하다.[44]

paroxetine의 용량을 결정하는 것은 fluoxetine의 경우와 거의 비슷하여 하루 20mg을 시작 용량으로 한다. paroxetine은 현재까지 10mg, 20mg, 30mg, 40mg의 정제가 나와 있다. 정제 표면에 용량이 기록되어 있고 정제 한 알에 부작용을 경험하는 환자들은 2~3주 동안 반 알로 용량을 줄이게 된다. 반응이 나타나지 않으면 일주일마다 하루 10~20mg의 용량을 올리게 되고, 하루에 쓰는 용량은 최고 50mg까지 가능하다. 우울증상이 더 심할수록 환자들은 더 많은 용량을 필요로 한다(30~50mg/day).

citalopram은 하루 20~60mg의 용량으로 투여된다. citalopram의 새로운 버전인 escitalopram(lexapro)은 더욱 강력한 항우울 효과를 보이며, 일반적으로 하루 10~20mg의 용량으로 투여된다. 하루 20mg의 escitalopram의 부작용은 하루 40mg의 citalopram에 나타나는 부작용과 대략 비슷하다.

sertraline의 용량 범위는 fluoxetine, paroxetine, citalopram에 비해 좀 더 넓은 편이다. 즉, 거의 수평의 용량-반응 곡선을 갖고 있는 다른 SSRI에 비해 sertraline은 보다 직선(비례관계)의 용량-반응 곡선을 갖는다. 보통 하루 50mg의 용량으로 시작되는데, 다른 SSRI들처럼 낮은 용량으로 시작해야 될 때가 있다. 50mg 용량은 2주 동안 지속될 수 있으며, 반응을 보이지 않는다면 이후 일주일에 50mg씩 증량을 하여 최고 200mg까지 올릴 수 있다. sertraline은 25mg, 50mg, 100mg 정제가 나와 있으며 농축액도 존재한다.

fluvoxamine은 사용용량의 범위가 넓은 편이다. 보통 하루 50~100mg의 용량으로 시작한다. fluvoxamine의 짧은 반감기 때문에 하루 100mg 이상의 용량은 최저의 약물 유용성을 얻기 위해 분복하는 것이 좋다. 발매 이전 연구에서 대부분의 주요우울증 환자들은 하루 100~200mg의 용량을 필요로 하였다. 그러나 어떤 환자들은 하루 300mg 이상의 고용량을 필요로 하기도 한다.

17.5.7 중단

SSRI의 약물 중단 증상 discontinuation syndrome은 TCA에 비해 덜 빈번한 편이다. 그러나 짧은 반감기를 가지고 있는 paroxetine이나 sertraline, fluvoxamine 등의 경우 중단하였을 때의 금단증상이 갑작스럽게 나타날 수 있다.

SSRI의 금단 증후군의 가장 흔한 증상은 SSRI를 중단한 지 2~7일 안에 발생하는 근육통, 오심, 두통과 같이 감기와 유사한 증상들이다. 그 밖에 이상 감각, 어지러움, 초조, 우울증의 반동 등도 보고되었다. serotonin transporter에 대한 paroxetine의 높은 친화도, 짧은 반감기, 항콜린성 성향으로 인해 금단증상들이 다른 SSRI에 비해 더 흔한 것으로 생각된다. fluoxetine은 반감기가 길고 citalopram도 중간 정도 되는 반감기이므로 이 두 약물의 경우 중단 증상의 위험은 적은 편이다. 따라서 fluoxetine은 별 다른 어려움 없이 급히 끊을 수 있다. 그러나 환자가 부작용 때문에 약물을 점진적으로 올린 경우라면 짧은 반감기를 갖는 SSRI들의 경우 수 주일 동안 천천히 약물을 줄여 나가야 한다. paroxetine 30mg, sertraline 100mg, fluvoxamine 150mg 이상을 썼을 경우, 가능한 경우라면 일주일에 25%씩 줄이는 것이 합리적이다. 4주 미만 사용하였을 경우에는 좀 더 빠르게 줄여도 되며 대부분 점진적인 감량을 필요로 하지 않는다.

금단증상이 발생한다면 첫 번째 단계는 이전의 용량으로 증량하고 이후 좀 더 서서히 약물을 감량하는 것이 필요하다. 또는 이전 용량으로 되돌아가는 것이 48시간 내 금단증상을 해결하는 좋은 방법이다. 심한 금단증상을 보이는 환자의 경우 paroxetine과 같은 짧은 반감기의 약물을 fluoxetine과 같은 긴 반감기를 가진 약물로 대체하기도 한다. 그러나 이 방법에 대한 안정성과 유효성에 대한 정보는 아직 충분하지 않다.

SSRI를 끊은 뒤에 MAOI를 시작할 때 필요한 washout

기간은 약물과 대사산물의 반감기에 따라 다르다. fluoxetine의 경우 제조사는 fluoxetine에서 MAOI로 바꿀 때 5주를 기다릴 것을 권유한다. 이 기간은 fluoxetine의 활성화 산물인 norfluoxetine의 반감기의 5배이다. 좀 더 짧은 기간(3주)이 충분한 것으로 보이지만 아직 정확한 연구결과는 없는 상태이다. MAOI에서 SSRI로 교체할 경우 SSRI를 시작하기 전 2주 동안 MAOI를 사용하지 않는 것이 권장된다.

임상 상황에서 흔히 접하는 질문은 한 SSRI에 효과가 없을 경우 다른 SSRI에도 효과가 없느냐는 것이다. 한 SSRI에서 다른 SSRI로 교체하는 것이 흔한 일이지만, 이와 같은 임상 경험을 지지해주는 전향적인 대조군 연구는 극소수이다. 그러나 한 SSRI에 부작용이 많은 환자들이 다른 SSRI로 교체하였을 경우 많은 이점을 얻을 수 있다. fluoxetine에 반응하지 않았던 환자들이 sertraline에 효과를 보였다고 한 연구결과가 있었다.[45] 한 SSRI에 반응하지 않는 환자들 중 50%는 다른 SSRI에 반응을 한다. 그러나 SSRI의 충분한 용량에도 반응하지 않는 멜랑콜리 유형의 우울증 입원 환자들의 경우 다른 SSRI에도 잘 반응하지 않는다고 한다. 또 다른 연구에서는 반복적 주요우울장애 환자들이 이전 삽화에서 반응이 있었던 SSRI에 다른 SSRI보다 더 잘 반응한다고 보고하였다.[46] 예를 들어 첫 번째 우울삽화에서 fluoxetine에 환자가 반응을 하였다면, 그 환자는 이후 삽화에서 fluoxetine에 반응할 확률이 90%이지만 fluvoxamine의 경우에는 50% 정도만 반응한다는 것이다. 임상 실제에서 한 SSRI의 복용을 시작하는 많은 환자들이 이후 다른 SSRI를 복용하게 된다. 최근에 있었던 후향적 연구에서 SSRI로 치료받은 환자의 25% 이상이 다른 SSRI를 복용하게 되었다.[47] 이 연구의 저자들은 한 가지 SSRI에 반응이 없거나 부작용으로 중단하게 된 환자들이 다른 SSRI에는 좋은 반응을 기대할 수 있기 때문에, SSRI가 서로 교체될 수는 없다고 결론지었다. 유사한 다른 연구에서는 fluoxetine을 견디지 못한 환자 중 91%가 sertraline에 좋은 반응을 보였다고 보고하였다.[45]

17.6 reuptake inhibitor(SERT), receptor partial agonist(5-HT1A) : vilazodone

vilazodone은 주요우울증의 치료에서 FDA 승인을 받은 약물로 몇몇 임상연구에서 위약보다 유의한 효능 및 안전성을 보여주었다.[48,49] vilazodone은 주로 CYP450 3A4로 간에서 대사되며 ketoconazole과 같은 약물과 병용할 때는 용량을 감량하여야 한다. 그러나 간기능 저하나 중등도의 신기능 저하가 있는 환자에게 투여할 때 특별히 용량을 조절할 필요는 없는 비교적 안전한 약물이다. 용량은 10mg에서 시작해서 40mg까지 증량할 수 있다. 반감기는 25시간이며 3일 후 항정상태 농도에 도달한다. 시냅스전 5-HT1A 자가수용체를 자극하여 일시적인 세로토닌 분비 저하 상태를 만들지만 탈감작을 이루어 결국 세로토닌 분비가 활성화된다. 또한 시냅스후 5-HT1A 수용체를 자극해서 세로토닌 분비를 증가시킨다. 그뿐만 아니라 SSRI와 같은 세로토닌 수송체를 차단하여 시냅스 간극에 세로토닌 분비를 증가시킨다. 하지만 SSRI와 달리 5-HT1A 수용체에 대한 영향으로 이론적으로는 SSRI처럼 효능을 나타내는 시간이 지체되는 현상이 일어나지 않는다. 우울증 2상 연구에서 위약과의 차이를 나타내지 못했다. 그러나 3상 연구, 메타분석 등에서 위약보다 우수한 효능을 나타냈다. 부작용은 오심, 구토, 설사, 두통, 불면 등이 있었으나 비교적 경도에서 중등도 수준이어서 vilazodone은 안전성 측면에서 비교적 좋은 모습을 보여주었다. vilazodone은 범불안장애에서도 연구되고 있고, 몇몇 연구에서 위약보다 우수한 효능을 보여주었다. 따라서 향후 불안장애치료에서의 사용도 기대되고 있다.

17.7 reuptake inhibitor(SERT), receptor partial agonist(5-HT1A), receptor antagonist(5-HT3) : vortioxetine

vortioxetine은 2013년 우울증치료에 대하여 미국 FDA 승인을 받았다. 우리나라에도 발매가 되어 현재 처방이 이루어지고 있다. 세로토닌 재흡수 저해뿐만 아니라 여러 수용체에 작용하여 다양한 기전을 나타내는 약물로 알려져 있고 우울증뿐만 아니라 인지기능 개선에도 효과가 있는 것으로 알려져 있다.

vortioxetine은 여러 가지 다양한 기전을 가지고 있다.[50] SSRI처럼 세로토닌 재흡수를 방해하는 기전뿐만 아니라, vilazodone과 마찬가지로 시냅스전 5-HT1A 자가수용체에 대한 효현 작용을 통해 탈감작을 일으키고 시냅스후 5-HT1A 수용체를 활성화시켜 항우울 효과를 일으킨다고 알려져 있다. 또한 5-HT3 수용체에도 길항작용을 하고 있으며, 이를 통해 궁극적으로는 노르아드레날린과 아세틸콜린의 분비를 증가시킨다. 또한 5-HT6, 5-HT7, 5-HT1D 수용체에 길항작용을 하고 5-HT1B 수용체에 부분효현제로 작용하여 항우울과 항불안 효과를 나타낸다. 그뿐만 아니라 동물 실험 결과 vortioxetine은 단가아민을 조절하여 해마와 전전두엽에서 세포 외의 세로토닌, 노르아드레날린, 도파민 수치를 증가시킨다.[51] 흥미롭게도 vortioxetine은 escitalopram과 duloxetine과는 달리 피질 회로를 조절하여 지적인 활동을 할 때 전두엽 피질 활동성을 증가시키는 것으로 알려져 있다.[52] vortioxetine의 반감기는 57시간으로 긴 편으로 하루 한 번 복용이 추천되고 있다. CYP2D6의 poor metabolizer의 경우 최대 용량으로 10mg을 권고하고 있다. 또한 다른 CYP2D6 저해제를 같이 복용할 경우에는 용량을 반으로 줄이는 것으로 권고하고 있다. 주요한 vortioxetine의 대사물은 Lu AA34443이며 voirtioxetine의 반감기와 유사하지만 별다른 약리학적인 기능을 하지 않는다. 반면에 주요 대사물은 아니지만 N-hydroxy-piperazine은 세로토닌 수송체의 기능을 저해한다.

현재 주요우울증의 치료에서 FDA 승인을 받았다. 하지만 전임상연구에서 우울뿐만 아니라 불안, 인지기능에서도 효능을 보여주고 있다.[50] 6~8주의 단기 연구에서 vortioxetine은 위약에 비해 우수한 효능을 보여주었고 다른 항우울제와 동등한 효능을 보여주었다. 또한 유지치료에 있어서도 효능을 보여주었다. vortioxetine은 항우울 효능뿐만 아니라 인지기능 개선 효과에 대한 장기 연구에서도 효능이 있음을 보여주었다.

안전성 및 내약성 평가에서 vortioxetine은 비교적 좋은 결과를 보여주었다. 성인 환자 대상의 우울증 연구에서

2.5~10mg 사이의 vortioxetine과 다른 항우울제와 비교했을 때 약물 부작용으로 인한 더 낮은 탈락률을 보여주었고[53] 노인 대상의 우울증 연구에서도 같은 결과를 보여주었다.[54] 그러나 15와 20mg 용량에서는 duloxetine보다 더 높은 탈락률을 보였다.[53] 흔한 유해 사례는 오심, 두통, 구토였다. pooled analysis에서 위약과 비교한 vortioxetine의 통계적으로 유의한 부작용은 단지 오심과 구토였다.[55] 장기 연구에서는 오심, 두통, 어지러움, 비인두염, 설사 등이 관찰되었다. vortioxetine은 흥미롭게도 대부분의 항우울제에서 나타나는 성기능 부작용이 매우 적었다.[56] 위약과 비교했을 때도 비교적 낮은 수준의 빈도가 관찰되었다. 또한 불면증의 빈도도 다른 항우울제에 비해서 낮아 수면-각성 주기에 영향을 덜 주는 것으로 나타났다. 하지만 우리 나라에서는 발매된 지 오래되지 않아 좀 더 장기간의 연구가 필요할 것으로 보인다.

17.8 receptor antagonist(5-HT2, D2) : iloperidone

iloperidone은 2009년 FDA에서 조현병의 치료로 승인을 받았다. 이 약물은 여러 수용체에 작용하며 우수한 효능과 낮은 대사성 부작용을 보인다.[57] D3 수용체와 제일 높은 친화력을 보이고 다음으로 α2C, 5-HT1A, D2A, 5-HT6 순으로 친화력을 보인다. 히스타민 수용체에는 비교적 낮은 친화력을 보여 진정작용과 체중증가의 위험성은 높지 않다. 반감기는 13.5~14시간이며 항정상태 농도에는 3~4일이 걸린다. iloperidone은 CYP 3A4와 CYP 2D6에 의해서 대사된다. iloperidone은 조현병 치료에 있어서 haloperidol, risperidone, ziprasidone 등 다른 항정신병약물과 동등한 효능을 보이며 유사한 수준의 부작용 및 중단율을 보여준다. 정좌불능, 추체외로증상, 프로락틴 증가와 같은 부작용은 다른 항정신병약물에 비해 낮은 편이며 가장 흔한 부작용은 어지러움, 저혈압, 구갈 등이 있다. 또한 iloperidone은 QTc 간격이 증가될 수 있어 임상가의 주의가 필요하다. 성인은 초기 1mg 하루 두 번으로 시작해서 12~24mg까지 증량할 수 있으며, 최대 용량은 24mg이다. 또한 iloperidone은 CYP450 2D6 혹은 CYP 3A4 저해제와

동시 복용 시 반으로 감량해야 한다. 이전의 항정신병약물에서 비교적 쉽게 교체할 수 있다.

17.9 reuptake inhibitor(SERT, NET) : clomipramine, desvenlafaxine, dosulepin, duloxetine, imipramine, milnacipran, levomilnacipran, venlafaxine

17.9.1 TCA(amitriptyline, clomipramine, desimipramine, dosulepin, doxepin, imipramine, maprotiline, nortriptyline, trimipramine)

TCA와 관련 화합물의 화학구조는 매우 유사하다. desipramine과 nortriptyline은 각각 imipramine과 amitriptyline에서 methyl기가 빠진 대사산물이다. amoxapine은 항정신병약물인 loxapine의 유도체이며 곁가지로 네 번째 추가적인 환ring을 가지고 있다. maprotiline은 4개의 환을 가진 화합물이며, 네 번째 환은 전통적인 세 번째 환에 수직으로 올라와 있다. maprotiline의 곁가지는 desipramine의 곁가지와 동일하다.

(1) 약리학적 효과

삼환계 항우울제와 사환계 항우울제의 약리학적 작용은 거의 유사하다. 초기에 norepinephrine이나 5-HT의 재흡수를 억제하는 데 있어 각 약물들의 상대적인 효과에 특별히 강조점을 두었다. 이 차이들이 우울증의 병태생리를 설명하는 다양한 이론을 뒷받침하게 되었는데, 특히 norepinephrine 저농도 이론과 5-HT 저농도 이론을 뒷받침하게 되었다. 최근 수년 동안 삼환계 항우울제의 약리학적 작용이 단지 즉각적인 재흡수를 억제하는 것만이 아니라 나아가 시냅스 이전과 이후 수용체, 2차 전달자 시스템과 다른 신경전달물질 시스템에 이은 2차적인 효과들을 포함하게 됨으로써 여러 이론이 더욱 복잡해지게 되었다. 이와 같은 효과들이 각 약물들의 효과와 부작용에 있던 다양한 약물 사이의 차이를 설명할 수 있다. 한때 norepinephrine 재흡수 차단과 5-HT 재흡수 차단 사이의

상대적인 영향이 각 약물의 진정작용(5-HT)과 활성화 성향 norepinephrine을 설명하는 데 기반이 되었다. 일찍이 세로토닌 효과와 항콜린 효과에 속한다고 생각되었던 진정작용은 부분적으로는 TCA의 항히스타민H1 receptor 작용에 속하기도 한다. 어떤 연구자들은 체중증가 또한 H1 receptor 억제효과에서 기인한다고 주장하였다. 항콜린 효과는 구갈, 변비, 급박뇨, 시야 혼탁, 혼란 등을 포함한다. TCA가 가지고 있는 H2 receptor 억제 효과는 소화불량의 치유 효과를 증진시키는 데 중요한 역할을 한다.

현재 사용되고 있는 TCA들이 비교적 약한 5-HT 재흡수 억제제라는 것을 주목할 필요가 있다. clomipramine은 유일한 예외이다. 실제로 생체 내에서의 clomipramine 이외의 TCA들은 5-HT 억제 효과가 trazodone처럼 거의 없다. 게다가 최근의 연구에서 5-HT 수용체 억제 효과를 갖는 항우울제들 중 몇몇 약제는 5-HT 길항제 효과를 갖는 것으로 보고되었다. 실험 결과 clomipramine 이외의 삼환계 항우울제들은 매우 약한 세로토닌계 약물이다. 대조적으로 SSRI들은 비교적 온전한 5-HT 재흡수 차단제로 다른 길항 효과는 거의 없다. 삼환계 및 사환계 항우울제들은 궁극적으로 도파민 재흡수 억제 효과가 없다. 사용 가능한 항우울제 중 sertraline과 bupropion만이 이와 같은 효과를 갖고 있으며, 이 효과들도 강하지 않은 편이다. 임상 효과와 부작용 측면에서 생물학적 효과의 다양성이 약물을 선택하는 데 있어 도움이 된다.

(2) 적응증

FDA의 공인을 받은 TCA와 관련 화합물의 일차 적응증은 주요우울증이다. 다른 FDA 승인 적응증은 불안(doxepin)과 유아기 야뇨증(imipramine)이 있다. 승인받지는 못했지만 흔하게 사용되는 경우는 불면(amitriptyline과 doxepin), 두통(amitriptyline, imipramine, doxepin), 공황발작을 동반한 광장공포증(imipramine과 clomipramine), 만성통증 증후군(doxepin과 maprotiline), 신경성 대식증(imipramine과 desipramine)이다. imipramine은 범불안장애의 치료에 효과적인 것으로 보고되고 있으며, doxepin은 한때 소화불량 치료에 효과적인 것으로 생각되었다. clomipramine은 강력한 항강박 효과를 가지고 있고, 이 장애의 치료제로 FDA의 공인을 받았다. 현재까지 8개의 삼환계 항우울제와 2개의

사환계 항우울제가 사용되고 있다. 이 중 삼환계 항우울제인 clomipramine은 강박장애의 치료로 승인되었으나 주요 우울장애의 치료로는 승인되지 못했다.

(3) 혈중농도

과거 수십 년 동안 다양한 정신과 약물의 치료에 있어 혈중농도의 측정에 상당한 주의를 기울여 왔다. 현재 혈중농도는 TCA, 신경이완제, clozapine, lithium carbonate, 항경련제를 투여받는 환자에서 가장 흔하게 측정되고 있다. 혈중농도는 SSRI와 새로 개발된 대부분의 항우울제의 경우에 유용한 것으로 검증되지 못하였다. 마찬가지로 benzodiazepine의 혈중농도 검사 역시 대체로 유용하지 않으며 흔히 사용되지도 않는다. 약물농도는 일차적으로 혈청(lithium carbonate, 항경련제)이나 혈장TCA에서 결정된다. 혈중에서 신경이완제의 농도를 측정하는 것뿐 아니라 어떤 연구실에서는 dopamine 수용체에 결합하는 상대적인 비율을 측정하기도 한다.

일반적으로 TCA의 혈청농도는 환자가 마지막 약을 복용한 뒤 12시간 뒤에 측정해야 한다. 환자가 안정적인 혈중농도를 유지한 이후에 혈액을 추출하는 것이 혈장농도가 가장 정확하다. 즉, 수 일 동안 약물을 투여한 뒤 약물의 특정 용량이 변함없는 혈중농도를 유지하게 되는 시점을 말한다. 대부분의 TCA의 경우 이 기간은 대략적으로 5~7일이다. 혈장농도는 특히 약물대사의 유용한 지침이 될 수 있다. 약물을 kg당 정해진 mg을 1회 투여한 이후 얻어지는 TCA의 혈중농도는 개개인에 따라 30배까지 차이가 날 수 있는데, 이는 약물의 흡수와 대사가 서서히 대사시키는 사람과 빠르게 대사시키는 사람에서 다르다는 것을 반영한다. TCA는 CYP450 2D6에 의해 부분적으로 대사된다. 인구의 5~7%는 이 효소가 결핍되어 있다. 게다가 TCA의 대사는 연령과 다른 약물의 억제나 활성화에 영향을 받는다. 확실히 약물을 서서히 대사시키는 사람들은 약물에 의해 독성을 띠게 되는 농도까지 쉽게 오르게 된다. 빠르게 약물을 대사시키는 사람들은 안정적인 약물농도를 얻기가 어렵게 된다. 그러나 대부분의 환자들은 정상적인 벨 모양의 농도 분포곡선의 중간에 위치하게 된다.

TCA의 사용은 주로 중증의 우울증 환자들을 대상으로 한다. 내인성 이외의 우울증을 가진 환자이거나 지속형 우울장애를 가진 환자들에게 TCA 농도와 임상적인 반응 사이에 연관성은 없다. 내인성 우울증 환자에게 TCA 농도와 임상반응 사이에 두 가지 형태의 양의 상관관계가 있음이 문헌에서 제시된 바 있다. 한 연구에서 imipramine과 desipramine 농도와 반응 사이에 S자 모양의 양의 상관관계가 있음을 보고하였다.[58] 임상적인 반응이 약 250ng/mL 농도까지는 증가하나 그 이상의 농도에서는 임상반응이 더 이상 올라가지 않고 plateau를 형성하였다. 또한 혈중농도 150 이하와 150~225, 225 이상의 농도를 가진 환자들의 각각의 반응률이 30%, 67%, 93%였다고 보고하였다.[58] nortriptyline의 경우에는 curvilinear relationship이 기술되었다. 반응은 혈중농도와 함께 증가되고 이후 약 50~150ng/mL 사이에서는 안정적인 반응이 오게 되고, 150ng/mL 이상에서는 반응률이 감소하게 된다. 이 명확하게 구분되는 50~150ng/mL 사이의 구간을 'therapeutic window'라고 부르게 된다. 약 150ng/mL의 혈중농도에서 반응을 보이지 않는 환자들은 이 window 내로 용량이나 혈중농도를 낮출 경우 반응할 수도 있다. 이 window 이상의 농도에서 반응이 감소하는 것은 부작용 때문은 아니다. therapeutic window가 때때로 다른 약물들에서도 보고되었으나 nortriptyline에서처럼 뚜렷하지 않았다.

일반적으로 간 마이크로솜 효소 활성을 방해하거나 증가시킴으로써 수많은 약물이 혈중농도를 증가시키거나 감소시킨다. 예를 들어 니코틴, barbiturate, chloral hydrate, phenytoin, carbamazepine은 TCA의 분해를 유도한다. 반대로 항정신병약물(phenothiazine)과 SSRI, methylphenidate, disulfiram, fenfluramine은 간에서 약물의 대사를 완화시킴으로써 TCA 혈중농도를 증가시킨다. TCA의 혈중농도를 고려함에 있어 수많은 논란이 발생한다. 일반적으로 모든 연구에서는 고정화된 kg당 mg의 용량을 사용하게 되는데, 그 결과 주어진 용량의 약물(예 : imipramine 300mg)을 복용하면서 주어진 TCA 혈중농도(예 : 250ng/mL)를 유지하는 환자가 더 낮은 용량이나 더 낮은 혈중농도에서 더 좋은 반응이 있을 수도 있다.

어느 점에서는 혈중농도가 적정치료의 지침으로 여겨질 수도 있다. imipramine을 4~6주 동안 사용하였는데도 반응을 보이지 않으나 150ng/mL 이하의 혈중농도를 유지하는 환자들이 증량을 하거나 200ng/mL 이상의 혈중농도에서 반응이 나타날 수도 있다. 반면에 정확하게 같은 용량과 혈중농도에 반응하고 있는 다른 환자들은 용량이나 혈중농도의 증가를 필요로 하지는 않으며, 혈중농도가 치료범위 이하에 있을 때에도 그러하다. 어떤 연구자들은 약물을 복용하고 있는 동안 환자의 치료적인 혈중농도를 기록하기 위해 TCA에 반응을 보이는 모든 환자에게 혈중농도를 검사할 것을 옹호하기도 한다. 환자가 재발하거나 재치료를 필요로 할 경우 혈중농도 검사가 중요한 것으로 판명되었다.

임상적으로 호전을 보이고 부작용이 경미할 경우 TCA 혈중농도의 정기적인 검사는 400ng/mL 이상의 혈중농도를 보이기도 하며, 혈중농도를 낮추기 위해 용량이 감소되었을 때 재발하기도 한다. 이 결과는 앞에서 언급하였던 환자들의 경우 높은 혈중농도가 호전에 필수적임을 시사한다.

(4) 부작용

Physician's Desk Reference(PDR)에서 TCA와 관련 약물들 각각의 정보 삽입에 대한 신판에서 약물들의 수많은 부작용이 기술되어 있다. 구분이 다소 인위적일 수 있는데, 하나의 부작용(예 : 진정작용)이 실제로 여러 가지 구분되는 신경화학적 효과에 의한 것이기 때문이거나(예 : 히스타민 억제, 증가된 세로토닌 유용성, 5-HT2 길항 효과) 이 효과들의 조합이기 때문이다. 게다가 어떤 부작용은 뇌에서나 말초 또는 두 부위 모두에서 발생하는 약물작용을 반영할 수 있다.

임상의들이 부작용의 치료에서, 특히 내과적 질환을 가지고 있는 환자들에서는 부작용 조절이 가능하지 않을 수도 있다. 초기에 어떤 정신과 의사들은 대개 약물에 대해 부정적인 관점을 갖고 있어서 환자에게 간접적으로나 과도하게 약물의 부정적인 측면이 전달되었고, 특히 약물을 유지하려는 원동력이 의사가 아닌 환자로부터 나왔을 경우 더욱 심하였다. 약물 선택의 일반적 원칙은 부작용이 용량의 감소로 조절될 수 있거나 약물을 천천히 증량함으로써 회피될 수 있다는 것이다. 예를 들면 이인화, 혼란, 기립성 저혈압, 심한 진정작용 등이 초기에 나타나는 경우다. 이 반응들이 일상적으로 시행되는 약물의 증량 일정 중에 지속된다면, 다른 TCA나 다른 계열의 항우울제로 교체하는 것이 필요하다. 즉, 항콜린 부작용이나 진정작용을 다룰 때, desipramine으로의 교체가 합리적일 수 있다. 기립성 저혈압이 발생한 환자의 경우 nortriptyline이 소위 therapeutic window 밖의 혈중농도에서 기립성 저혈압을 유도하는 경향이 있기 때문에 nortriptyline이 유용한 대안이다. nortriptyline은 낮은 용량에서 기립성 저혈압이 종종 발생하는 imipramine보다 훨씬 더 쉽게 적응이 될 수 있다. 뇌졸중 이후 우울증과 노인성 우울증에 대한 일부 연구에서도 nortriptyline이 효과적임이 보고되었다.

말초의 항콜린 부작용이 또한 전콜린계 약물인 bethanechol을 하루 3~4회 25~50mg씩 투여함으로써 완화됨이 보고되었고, 이 부작용은 일반적으로 환자가 TCA의 복용을 지속하는 동안만 지속된다. 이 약물은 특별히 급박뇨를 가지고 있는 환자에게 도움이 된다. 항콜린성 부작용으로 인한 섬망의 경우 진단을 위해 physostigmine(중추신경계 작용 전콜린성 약물)이 혈관으로 또는 근주로 투여될 수 있다.

TCA의 사용으로 생기는 시야 혼탁은 4% pilocarpine 안약이나 경구 bethanechol로 치료될 수 있다. TCA 유지치료에 잘 견뎌 일정 시간 지속적으로 약물을 복용할 가능성이 높은 환자들은 시야 혼탁을 교정하기 위해 안경 처방을 변경시켜주어야 한다.

심각한 구갈의 경우 안약으로 나와 있는 4% 용액을 세 배의 물로 희석하여 1% pilocarpine 용액으로 만들어 사용할 수 있다. 타액 분비를 필요로 하기 전 30분 전에 2~3분 동안 이 용액으로 입안을 헹구면 도움이 된다. 5mg 또는 10mg 정제 bethanechol을 유사한 효과를 얻기 위해 설하로 투여될 수도 있다. 항콜린 효과가 cholinesterase inhibitor로 완화될 수 있을 것으로 보이나 현재까지 연구결과는 없다.

TCA의 중요한 부작용은 체중증가로 이는 항히스타민 효과에 의한 것으로 보이며, 특히 amitriptyline과 doxepin에서 관찰되고 약리학적으로 조절하기가 어려운 부작용이다. 종종 한 가지 TCA를 복용하는 동안 이 부작용을 경험하는 환자들은 화학적으로 연관된 다른 약물로 교체하여도 계속 체중증가를 보이게 된다. 어떤 환자들에서는 새로운 항우울제 중 하나로 교체하는 것만이 항우울 효과를 유지하면서 체중증가를 증진시키는 유일한 방법일 수 있는데, MAOI 또한 체중증가를 일으키기 때문이다. 어떤 환자들은 항우울 효과를 보이고 있는 약물을 복용하는 동안 지속적으로 체중증가를 경험하게 된다. 이 경우에 식이와 연관된 지지와 충고가 유일한 수단이 된다. 또한 topiramate의 추가가 체중감소를 촉진할 수 있다.

삼환계 항우울제 중 maprotiline과 amoxapine 두 약제는 간질과 추체외로계 증상을 야기하는 것으로 보고되었는데, 반면 다른 대표적인 TCA에서는 드물게 보고되는 부작용들이다. maprotiline을 복용하는 환자에서 간질이 발생하였다는 사례 보고들이 있었다. 고용량(225~400mg/day)에서 지속적인 투약을 한 경우(6주 이상)가 대부분이다. 7일 안에 150mg까지 증량하는 급속 증량이 표본 조사에서도 중요 인자로 보인다. 이 두 가지 요소가 제거되었을 경우 간질의 위험도는 전통적 항우울제에 의한 발생률과 비슷해지는 것으로 생각되었다(대략 0.2%). maprotiline의 제조사는 용량 증량 지침을 변경하였는데, 2주 동안 하루 75mg으로 치료를 시작하여 6주까지 최고 225mg까지만 증량하며 175mg 이하의 용량으로 유지할 것을 권유하고 있다. 이전 용량 증량 지침은 imipramine의 증량과 유사하였다.

(5) 과량복용

과량복용은 사망을 일으킬 수 있다. 삼환계 항우울제들은 안전 한계가 좁은 편이며 심장 내 전도 완화와 부정맥이 과량복용 시 사망을 일으키는 원인이다. 게다가 과량복용을 한 환자들은 혼란, 섬망, 의식 소실을 보일 수 있다.

(6) 용량 및 복용 방법

우울증 환자를 평가함에 있어 임상의는 TCA가 적절한 치료인지를 결정해야 한다. 과거 내인성 우울증이나 주요 우울증의 치료에 TCA가 첫 번째 선택약물이었다. SSRI를 포함한 새로운 약물들의 뛰어난 안전성과 내성의 결과로 TCA는 현재 두 번째로 선택되어야 할 약물로 되었다. 그러나 어떤 연구자들은 TCA가 더 심각한 멜랑콜리아형의 우울삽화의 치료에 SSRI보다 우월하다고 한다. TCA가 SSRI보다 효과가 낫다는 것을 입증하는 연구는 적으나 결론은 아직 나지 않았다. 따라서 입원 환자와 멜랑콜리아 우울증을 가진 대다수 환자들을 대상으로 한 연구에서 TCA가 사용된 점을 감안한다면 여전히 심한 우울증의 치료 초기에는 TCA를 사용할 것을 고려해야 할 것이다.

어느 TCA를 사용할 것인지 결정하는 것은 어느 정도 의사의 치료 경황과 관련되는 문제일 것이다. 어떤 약물들은 활성화 작용이 크고(desipramine과 protriptyline) 다른 약물들은 진정작용이 크지만(amitriptyline과 doxepin), 다양한 약물 사이에 실제로 상당한 교차되는 부분이 있다. 이차 아민 약물 중에, desipramine과 nortriptyline은 치료 초기에 가장 선호되는 TCA이다. 이 두 약물은 선호될 만한 부작용을 갖고 있다. 게다가 이 두 약물은 임상반응과 연관된 신뢰할 만한 혈중농도를 갖고 있다. 반면에 amitriptyline은 항콜린 부작용과 항히스타민 부작용에 이은 심각한 부작용을 갖고 있고 많은 환자들에게 적절한 1차 선택약물이 되지 못한다. 이 약물들 모두 임상의는 비교적 적은 용량으로 시작한 뒤 서서히 증량하여 사용하여야 한다.

imipramine의 경우 시작 용량이 다양하며 사용 가능한 제형도 다양하다. 흔하게 사용되는 imipramine 적정법은 1주 동안 하루 75mg을 복용토록 한 뒤 필요시 일주일마다 용량을 증가하여 2주에는 150mg까지, 3주에는 225mg까지, 4주에는 300mg을 복용하게 한다. 다른 방법은 하루 50mg으로 시작하여 2~3일마다 25mg씩 증량하고 부작용이 없으면 하루 150mg까지 증량한다. 이후 약 2주 후에 3일마다 50mg씩 증량하여 하루 300mg까지 증량한다. 공황장애나 통증장애의 경우에도 유사하게 용량을 적정화하면 된다. imipramine을 투여하는 경우 일부 환자(특히 노인 환자)에서(특히 부작용이 심하거나 다른 약물을 복용하는 경우) 첫날 25mg으로 시작하여 이틀째에 50mg으로 증량하는 것이 좋을 때가 있는데, 이는 환자로 하여금 소량의 단일 용량에 순응하게 해준다. 노인 환자들에게는 좀 더 신중한 증량법을 권유하는데, 1주 동안 하루 50mg으로 유지하고 이후 2일마다 25mg씩 증량하여 하루 150mg이 될 때까지 증량한다. 7일째 하루 150mg이 된 후, 부작용이 없을 때까지 용량을 증가시키면 된다. 노인 환자들은 약물 상호작용과 연관된 다소 구분되는 문제를 보이게 된다. 드물지 않은 내과적 문제와 노인들의 비교적 느린 대사는 보통 보전적인 치료를 요구하게 된다. 그러나 어떤 노인 환자들은 약물을 서서히 대사시키지 않으며, 대신 아주 높은 용량을 요구하게 되고 적절히 치료받지 못하게 될 위험성에 놓이게 된다. 부작용의 정도는 주어진 용량에 내성이 생기게 되는 능력에 대한 지침이 될 수 있다.

doxepin, amitriptyline, trimipramine의 경우 imipramine 의 경우와 유사한 용량 범위가 젊은 환자와 노인 환자에게 권장되고 있다. trimipramine은 노인 환자에서 비교적 적은 부작용을 보이며 수면을 증진시키는 데 빠른 효과를 보인다.

protriptyline과 nortriptyline은 다소 다른 방법으로 처방된다. 젊은 환자들의 경우 protriptyline은 일반적으로 첫 1주 동안 하루 15mg(하루 3번 5mg씩)으로 시작하여 일주일마다 5~10mg씩 증량하여 최고 60mg까지 증량한다. 노인 환자의 경우에는 protriptyline은 일반적으로 하루 10mg으로 시작하여 하루 최고 30~40mg까지 증량한다. 확실하게 therapeutic window를 갖는 유일한 TCA인 nortriptyline은 혈중농도가 너무 낮거나 너무 높을 경우 효과적이지 않을 수 있다. 치료적인 nortriptyline의 용량 범위는 성인의 경우 50~150mg 사이이다. 우리는 하루 50mg의 용량으로 시작하여 일주일마다 1일 용량을 하루 50~100mg씩 증량할 것을 권장한다.(노인 환자에서는 하루 25mg으로 시작하여 3~4일 후에 하루 50mg으로 증량한다.) 3주 뒤에 용량의 감소가 실제로 도움이 될 수 있는데, 다른 TCA와 다른 점이라고 볼 수 있다.

건강한 성인에서 amoxapine의 시작 용량은 하루 150mg 이며, 1일 최고 400mg까지 사용할 수 있다. 소수의 환자들에게 600mg 이상 사용하기도 한다. 그러나 이 용량은 간질의 위험도를 증가시킨다. 이 약물은 특히 정신병적 우울증을 치료하는 데 효과적이다.[59]

(7) 중단

TCA를 중단하거나 감량할 때 2~3일마다 아무리 빠르게 줄인다 하더라도 25~50mg을 넘지 않게 감량하는 것이 중요하다. TCA를 너무 빠르게 줄일 경우 콜린성 반향증상을 경험할 것이다. 이 증상들에는 오심, 경련, 발한, 두통, 목의 통증, 구토 등이 있다. TCA 중단 이후에 강력한 위장관계 증상을 경험하는 환자들을 관찰한 결과, propantheline bromide(필요시 하루 3번 1회 15mg씩)가 도움이 되었다. TCA를 갑자기 끊을 경우 일부 환자들이 반향 경조증이나 반향 조증을 보인다. 금단 유도 조증이 desipramine을 다시 투여함으로써 호전되었다.[60]

17.9.2 venlafaxine, desvenlafaxine

venlafaxine(effexor)은 phenylethylamine으로 1994년에 시판되었다. 1998년에 확장형 제제effexor XR가 선보이게 되어 하루 한 번 복용이 가능해졌다. 우울증의 치료제로 FDA 의 승인을 받았을 뿐만 아니라 effexor XR은 범불안장애의 치료제로 공인된 첫 번째 항우울제이다. 과거 수년 동안 venlafaxine은 TCA와 유사한 효과와 작용기전을 가지면서도 TCA보다는 적은 부작용으로 인해 그 사용이 증가하고 있다. desvenlafaxine은 venlafaxine의 활성 대사물로 역시 주요우울증의 치료에 승인받았으며 venlafaxine과 유사한 성상을 가진다.

(1) 약리학적 효과

SSRI와 비교하여 venlafaxine의 5-HT 차단 효과는 norepinephrine 재흡수에 대한 중등도의 효과에 의해 대체된다. 몇 가지 다른 약리학적 성향이 venlafaxine을 다른 항우울제와 구분하게 된다. 예를 들면 한 번의 투약으로 β-adrenergic receptor-coupled camp(cyclic adenosine monophosphate)의 downregulation을 조장하는 유일한 항우울제이다. 이로 인해 venlafaxine 작용 시작이 빠르다. 더욱이 venlafaxine은 다른 항우울제보다 단백질에 더 약하게 결합한다(27%). 단백질에 약하게 결합하면 warfarin과 phenytoin처럼 단백질에 강력하게 결합하는 약물을 대체할 가능성을 낮추게 된다. venlafaxine은 cytochrome P450 간 효소에 대한 강력한 억제제가 아니므로 citalopram과 마찬가지로 약력학적 약물 상호작용 가능성이 낮아 비교적 안전하게 사용할 수 있다. desvenlafaxine은 음식으로 인한 영향이 적으며 반감기는 11시간이며 항정상태 농도에 4~5일 안에 도달한다. venlafaxine과 유사하게 단백질 결합은 30% 정도이다.

(2) 적응증

venlafaxine은 우울증 외래 환자와 멜랑콜리아가 있는 입원 환자 치료로 유용하다. 심각한 우울증 입원 환자에 대한 SSRI의 유용성에 대한 논쟁이 아직 진행 중이지만, venlafaxine은 멜랑콜리 환자 치료에 TCA의 대안으로 안정성과 효능이 입증되었다. 한 연구에서 venlafaxine은 멜랑콜리아 입원 환자의 치료에 있어 fluoxetine보다 더 효과적인 것으로 보고되었다.[61] 추가적으로 venlafaxine은 치료 저항성 우울증을 가진 환자의 35%에서 효과적이라고 한다.[62]

일반적으로 환자 연구에서 전체적인 반응률에 대한 SSRI와 venlafaxine 사이의 차이를 신뢰성을 가지고 입증하는 것이 어려운 일이다. 그러나 전반적인 관해율에 약간의 차이가 있는 것으로 보인다. venlafaxine은 TCA나 SSRI에 비해 증상의 완화를 야기할 가능성이 더 큰 것으로 나타났다.[63]

effexor XR의 두 번째 FDA 승인 적응증은 범불안장애에 대한 치료이다. 현재까지 범불안장애의 치료로서 effexor XR에 대한 모두 5개의 대조군 연구가 시행되었는데, buspirone과 같은 대조약물이나 위약보다 우월함이 보고되었다.[64] venlafaxine의 작용기전은 TCA와 유사하기 때문에 만성적인 통증장애의 치료로서의 효능성에 대해 연구되었다. venlafaxine은 신경병증 통증, 섬유근통, 다른 만성통증장애의 치료에 효과적이다.[65] venlafaxine은 만성통증에 TCA와 SSRI만큼 효과가 있다.

venlafaxine은 다른 장애에서도 연구되었다. 예를 들어 하루 150~300mg 용량의 venlafaxine이 아동기와 성인의 주의력결핍 과잉행동장애ADHD에 효과적이었음이 입증되었다. 또한 사례 보고와 개방연구에서 venlafaxine이 사회불안증 치료에 효과가 있었다.[66] desvenlafaxine의 경우도 venlafaxine과 유사하게 주요우울증에서 효능이 입증되었다. desvenlafaxine 역시 통증에 효능을 보였고 폐경 시 vasomotor 증상에도 효능을 보였다.

(3) 부작용

venlafaxine의 부작용은 대부분 SSRI와 비슷한 편이다. 판매 전 임상시험에서 환자가 약물을 중단하는 가장 큰 이유는 불면증이었다. venlafaxine은 오심을 야기하는 경향이 있으며, SSRI와 비슷한 비율로 성장애도 발생한다.

SSRI의 부작용과 다른 한 가지 부작용은 치료 중 갑자기 발생하는 고혈압이다. 이 noradrenergic system에 의해 매개되는 부작용은 하루 200mg 이하의 용량에서는 약 5%에서 발생하고 하루 300mg 이상의 용량에서는 약 13%에서 발생하게 된다. 보통 중등도의 혈압 증가가 발생하고 약 1%에서 고혈압으로 약물을 중단하게 된다. 따라서 첫 2개월 동안 혈압을 관찰하는 것이 중요하다. 기존의 고혈압이 있는 환자들에서 venlafaxine의 추가로 혈압이 더 증가한다는 구체적인 증거는 아직 없다.[67] 치료로서 용량의 감량이 때로 도움이 되며, β-blocker나 α-blocker를 추가하는 것을 고려해야 한다. 단 서방정의 경우 1일 총용량이 감소하거나 약물농도의 급격한 상승이 없기 때문에 고혈압이 그다지 문제가 되지 않는다. desvenlafaxine의 부작용 역시 venlafaxine과 유사하다. 위약과 비교에서 오심, 어지러움, 땀분비, 변비, 식욕 저하, 성기능 저하 등의 부작용을 나타냈다. 또한 수축기와 이완기 혈압 모두에서 위약보다 더 증가하는 것으로 나타났다.

(4) 과량복용

SSRI에서처럼 venlafaxine의 과량복용으로 인한 사망은 극히 드물지만 사례 보고는 있다. SSRI와 유사하게 1일 용량의 30배 이하 중등도의 과량복용은 다른 증상보다는 위장관계 부작용을 더 많이 일으킨다. 위세척이 중등도의 과량복용 시 도움이 된다. 10g 이상의 고용량을 복용하였을 경우 간질이 발생한 적이 있었고, 세로토닌 증후군도 발생할 수 있다.

(5) 약물 상호작용

venlafaxine은 특히 MAOI와 함께 사용되었을 때 세로토닌 증후군이 발생할 수 있으므로 venlafaxine을 시작하기 전 MAOI를 중단한 뒤 2주의 기간이 반드시 확보되어야 한다. venlafaxine은 반감기가 짧기 때문에(venlafaxine의 반감기 5시간, 주요 대사산물인 O-desmethylvenlafaxine의 반감기 11시간) MAOI를 시작하기 이전 1주간의 washout 기간이 필요하다.

venlafaxine은 SSRI보다 2D6 효소와 다른 P450 효소를 미약하게 억제하며, 따라서 상당한 약물 상호작용과 거의 관련이 없는 편이다. citalopram처럼 venlafaxine은 다른 간 효소의 억제를 거의 일으키지 않는 것 같다. 그러나 venlafaxine은 2D6 효소에 의해 대사된다. 따라서 venlafaxine의 대사를 억제하는 cimetidine, paroxetine이나 다른 약물들은 혈압의 뚜렷한 증가를 야기하게 된다. venlafaxine은 haloperidol의 혈중농도를 높일 수 있으나, 이는 1A2나 2D6 효소에 의해 매개되는 것은 아니며, 약물 배출에 대한 영향으로 보인다. desvenlafaxine의 경우 CYP

3A4에 의해서 약한 정도로 대사된다. 노인, 중증 신부전 환자, 중등도에서 중증 간부전에서는 용량을 조절하여야 한다.

(6) 용량과 복용 방법

제조사는 venlafaxine의 서방정effexor XR을 37.5mg으로 시작하도록 권유한다. 그 이후에는 하루 150mg의 용량에 도달할 때까지 3일마다 37.5mg씩 또는 일주일에 75mg씩 한다. 그 이후 일주일마다 75mg씩 증량해야 한다. 제조사에서는 노인 환자의 경우 하루 37.5mg의 용량에서 서서히 증량하도록 권유한다. 대부분의 우울증 외래 환자들은 하루 75~225mg의 용량에서 반응을 하는 것 같다. 그러므로 시작 용량에서 반응이 2주 동안 관찰되지 않는다면 부작용이 없는 범위 내에서 3일마다 37.5mg씩 증량하여 적정 용량을 찾아내도록 한다. 판매 이전 연구에서는 치료 첫 주에 최고 용량까지 급격히 증량한 적이 있었다. 급격한 증량은 신속한 작용 발현과 연관되었지만, 많은 경우 부작용이 발생되었다. venlafaxine 용량은 일직선 형태의 용량-반응 곡선을 가지며 고용량에서 치료반응과 연관된다. 멜랑콜리아 우울증 입원 환자와 다른 치료에 불응하는 우울증 환자들은 종종 하루 최고 용량인 375mg에 가까운 용량을 필요로 하며 분복의 형태로 투여된다. desvenlafaxine은 하루 한 번 50 혹은 100mg를 투여할 수 있다.

(7) 중단

venlafaxine의 반감기는 비교적 짧기 때문에 약물을 급격히 중단하였을 때 환자들에게 중단 증상 발생위험이 높다.[68] 급격한 중단 시 어지러움증이 발생한다고 보고되었고, 이상감각과 전형적인 SSRI 금단증상 또한 발생한다. 그러므로 7일 이상 약물을 복용하였던 환자도 약물을 서서히 줄여 나갈 것을 권유하고 있다. 2주 이상 venlafaxine을 복용한 환자들의 경우에는 적어도 2주간에 걸친 감량기간이 권유되며, 환자들에 따라 4주 이상의 감량기간을 필요로 할 수도 있다. 3일마다 37.5mg씩 또는 일주일에 75mg씩 감량하는 것이 많은 환자들에게 금단증상을 피하게 할 수 있다. sertraline으로의 교체나 항구토제인 ondansetron의 첨가가 또한 도움이 될 수 있다.[69,70] desvenlafaxine의 경우도 중단 시에 오심, 어지러움, 두통, 자극과민성, 꿈, 불면, 설사

등이 보고되었다. 고용량에서 중단 시에 더 심한 부작용 양상이 관찰되었다.

17.9.3 duloxetine

duloxetine(Cymbalta®)은 serotonin-norepinephrine 재흡수 억제제이다. venlafaxine처럼 duloxetine은 muscarinic receptor나 histaminic receptor와 같은 다른 신경전달물질에 대한 영향이 거의 없다. 그러나 venlafaxine보다 serotonin과 norepinephrine의 재흡수를 더욱 강력하게 억제한다. 이 증강된 효능 때문에 항우울 효과가 더 나은지는 아직 밝혀지지 않았다. 이중맹검 연구에서 duloxetine의 유용성이 입증되었는데, 특히 위약에 비해 우울증 관해에 좋은 것으로 보고되었다. 주요우울장애의 치료에 대한 9주간의 연구에서 duloxetine 60mg을 하루 한 번 복용하게 하여 위약과 비교하였다. 9주가 끝나 갈 때쯤 duloxetine을 투여한 123명의 환자 중 44%가 remission이 되었으며, 122명의 위약 투여군의 16%만이 remission이 되었다.[71,72] 두 번째로 시행된 연구에서는 173명의 환자를 하루 120mg의 duloxetine, 하루 20mg의 fluoxetine, 위약으로 무작위 지정하여 8주간 약물을 투여하였다. duloxetine은 fluoxetine이나 위약보다 치료반응과 관해를 더 많이 일으키는 것으로 관찰되었다.[73]

venlafaxine이나 TCA처럼 두 가지 신경전달물질의 재흡수를 억제하는 다른 약물들은 통증이 있는 질환의 치료로 유용하다. duloxetine 역시 신체 증상과 통증 증상의 치료로 효과가 있다. duloxetine으로 치료받은 환자들은 우울증상의 호전뿐만 아니라 어깨와 등의 통증 및 일상생활을 억제하는 통증까지 호전되었다. 통증의 호전은 TCA에서처럼 우울증상의 호전과는 연관이 없다. 또한 주요우울증의 진단과 무관하게 신경병성 통증과 만성적인 통증에도 duloxetine이 효과적이다.

duloxetine이 사용될 수 있는 또 다른 적응증으로 긴장성 요실금이 있다. 533명의 여성을 대상으로 한 대단위 연구에서 하루 20~80mg의 duloxetine은 요실금 삽화의 빈도를 줄이는 데 위약보다 우월한 것으로 보고되었다. duloxetine으로 치료받은 환자들 중 64%에서 요실금 삽화가 감소한 반면, 위약으로 치료받은 환자들의 41%만이 요실금 삽화가 감소하였다.[74] 약물 투여 이전 요실금 삽화가 많을수록 위약과의 차이는 더 두드러졌다.

duloxetine의 부작용은 venlafaxine의 부작용과 비슷하다. 임상연구에서 환자들이 duloxetine을 복용하지 못하게 되는 가장 흔한 이유는 용량 의존 오심이다. 구갈과 기면 또한 흔한 편이다. venlafaxine에서처럼 고용량(하루 120mg)에서 용량과 연관하여 혈압이 크게 증가하였으나 저용량에서는 거의 발생하지 않았다. 또한 성기능장애가 SSRI나 venlafaxine과 유사하게 발생할 수 있다.

duloxetine의 용량 조정은 대개 평균 하루 60mg 정도이다. 그러나 어떤 환자들은 하루 두 번 1회 60mg 이상을 필요로 하기도 한다. venlafaxine과 유사하게 갑작스러운 중단은 중단 증상을 일으킬 수 있으며, 따라서 이 약물은 수 주 동안 서서히 감량해야 한다.

duloxetine이 통증이나 긴장성 요실금과 같은 병존 병리를 가진 우울증 환자에게 첫 번째 선택약물이 될 수 있다. duloxetine은 중증의 우울증 환자에게도 합리적인 선택이 될 수 있다.

17.9.4 milnacipran, levomilacipran

milnacipran은 세로토닌 재흡수 차단을 더 많이 하는 다른 SNRI와 달리 노르에피네프린과 세로토닌 차단에 대해 비슷하거나 노르에피네프린을 더 많이 차단한다.[75] 2~3일 내에 항정상태에 도달하며 단백질과의 결합은 낮은 편으로 13%에 불과하다. 반감기는 8시간이며 대부분 신장으로 대사된다. 따라서 간손상이 있더라도 milnacipran의 대사에 큰 영향을 주지 못한다. 또한 CYP450 효소와는 관련성이 적은 편이다. 이와는 대조적으로 신장으로 대사되기 때문에 신부전의 정도에 따라 대사가 영향을 받게 된다. levomilacipran은 milnacipran의 라세믹 형태로 역시 노르에피네프린보다 세로토닌을 더 많이 차단한다.[76] 동물 실험에서는 milnacipran에 비해 노르에피네프린은 50배, 세로토닌은 13배 더 많이 차단하는 것으로 알려져 있다. 두 약 모두 다른 수용체에 거의 영향을 미치지 않는다. levomilacipran은 단백질과 22% 결합하며 milnacipran과 달리 간에서 42%, 신장에서 58% 대사를 담당한다. 간에서는 주로 CYP 3A4로 대사되며 일부는 CYP 2C8, CYP 2C19, CYP 2D6, CYP 2J2로 대사된다.

milacipran은 주요우울증과 지속형 우울장애의 치료뿐만 아니라 만성통증의 치료에서도 사용된다. 용량은 50mg을 하루 두 번 처방하는 것을 추천한다. 식사와 함께 먹는 것도 가능하며 오심을 줄여줄 수 있다. 환자에 따라 하루에 200mg까지 증량할 수 있다. milacipran은 비교적 내약성이 좋은 편이다. 부작용은 어지러움, 땀분비, 불안, 기립성 저혈압, 심계항진, 빈맥 등이 있다. 하지만 노르에피네프린과 세로토닌 재흡수 차단을 제외하고 다른 수용체에 대한 영향이 적어서 내약성에 있어서 다른 약물보다 유리한 편이다. levomilacipran은 역시 주요우울증 치료 관련하여 몇 개의 연구가 있다. 대부분의 연구에서 효능이 확인되었으며 내약성 또한 우수하였다. 부작용은 오심, 땀분비, 변비, 빈맥, 성기능장애, 구토, 심계항진 등으로 보고되었으며, milacipran의 부작용과 거의 유사하였다.

참고문헌

1. Katz M, DeRogatis LR, Ackerman R, Hedges P, Lesko L, Garcia M, Jr., et al. Efficacy of flibanserin in women with hypoactive sexual desire disorder: results from the BEGONIA trial. J Sex Med 2013;10:1807-1815.

2. Jaspers L, Feys F, Bramer WM, Franco OH, Leusink P, Laan ET. Efficacy and Safety of Flibanserin for the Treatment of Hypoactive Sexual Desire Disorder in Women: A Systematic Review and Meta-analysis. JAMA Intern Med 2016;176:453-462.

3. Stahl SM. Mechanism of action of flibanserin, a multifunctional serotonin agonist and antagonist (MSAA), in hypoactive sexual desire disorder. CNS Spectr 2015;20:1-6.

4. Schatzberg AF. Trazodone: a 5-year review of antidepressant efficacy. Psychopathology 1987;20 Suppl 1:48-56.

5. Ansseau M, Darimont P, Lecoq A, De Nayer A, Evrard JL, Kremer P, et al. Controlled comparison of nefazodone and amitriptyline in major depressive inpatients. Psychopharmacology (Berl) 1994;115:254-260.

6. Lehmann HE, Ban TA, Schwartz GV. Psychotherapeutic profile of a new psychoactive drug trazodone (AF-1161). Int Pharmacopsychiatry 1975;10:42-53.

7. Schwartz T, Nihalani N, Virk S, Jindal S, Costello A, Muldoon R, et al. "A comparison of the effectiveness of two hypnotic

agents for the treatment of insomnia". Int J Psychiatr Nurs Res 2004;10:1146-1150.

8. Rickels K, Schweizer E. The treatment of generalized anxiety disorder in patients with depressive symptomatology. J Clin Psychiatry 1993;54 Suppl:20-23.

9. Fontaine R, Ontiveros A, Elie R, Kensler TT, Roberts DL, Kaplita S, et al. A double-blind comparison of nefazodone, imipramine, and placebo in major depression. J Clin Psychiatry 1994;55:234-241.

10. Hidalgo R, Hertzberg MA, Mellman T, Petty F, Tucker P, Weisler R, et al. Nefazodone in post-traumatic stress disorder: results from six open-label trials. Int Clin Psychopharmacol 1999;14:61-68.

11. Armitage R, Rush AJ, Trivedi M, Cain J, Roffwarg HP. The effects of nefazodone on sleep architecture in depression. Neuropsychopharmacology 1994;10:123-127.

12. Pescatori ES, Engelman JC, Davis G, Goldstein I. Priapism of the clitoris: a case report following trazodone use. J Urol 1993;149:1557-1559.

13. Aranda-Michel J, Koehler A, Bejarano PA, Poulos JE, Luxon BA, Khan CM, et al. Nefazodone-induced liver failure: report of three cases. Ann Intern Med 1999;130:285-288.

14. Monteleone P, Gnocchi G. Evidence for a linear relationship between plasma trazodone levels and clinical response in depression in the elderly. Clin Neuropharmacol 1990;13 Suppl 1:S84-89.

15. Spar JE. Plasma trazodone concentrations in elderly depressed inpatients: cardiac effects and short-term efficacy. J Clin Psychopharmacol 1987;7:406-409.

16. Otani K, Tanaka O, Kaneko S, Ishida M, Yasui N, Fukushima Y. Mechanisms of the development of trazodone withdrawal symptoms. Int Clin Psychopharmacol 1994;9:131-133.

17. Benazzi F. Nefazodone withdrawal symptoms. Can J Psychiatry 1998;43:194-195.

18. Hawkins T, Berman BD. Pimavanserin: A novel therapeutic option for Parkinson disease psychosis. Neurol Clin Pract 2017;7:157-162.

19. Loane C, Politis M. Buspirone: what is it all about? Brain Res 2012;1461:111-118.

20. Kishi T, Meltzer HY, Matsuda Y, Iwata N. Azapirone 5-HT1A receptor partial agonist treatment for major depressive disorder: systematic review and meta-analysis. Psychol Med 2014;44:2255-2269.

21. Huang X, Yang J, Yang S, Cao S, Qin D, Zhou Y, et al. Role of tandospirone, a 5-HT1A receptor partial agonist, in the treatment of central nervous system disorders and the underlying mechanisms. Oncotarget 2017;8:102705-102720.

22. Hirschfeld RM. Efficacy of SSRIs and newer antidepressants in severe depression: comparison with TCAs. J Clin Psychiatry 1999;60:326-335.

23. Nierenberg AA. The treatment of severe depression: is there an efficacy gap between SSRI and TCA antidepressant generations? J Clin Psychiatry 1994;55 Suppl A:55-59; discussion 60-51, 98-100.

24. Roose SP, Glassman AH. Antidepressant choice in the patient with cardiac disease: lessons from the Cardiac Arrhythmia Suppression Trial (CAST) studies. J Clin Psychiatry 1994;55 Suppl A:83-87; discussion 88-89, 98-100.

25. Chouinard G, Saxena BM, Nair NP, Kutcher SP, Bakish D, Bradwejn J, et al. Brofaromine in depression: a Canadian multicenter placebo trial and a review of standard drug comparative studies. Clin Neuropharmacol 1993;16 Suppl 2:S51-54.

26. Chouinard G, Saxena BM, Nair NP, Kutcher SP, Bakish D, Bradwejn J, et al. Efficacy and safety of brofaromine in depression: a Canadian multicenter placebo controlled trial and a review of comparative controlled studies. Clin Neuropharmacol 1992;15 Suppl 1 Pt A:426A-427A.

27. Fluoxetine in the treatment of bulimia nervosa. A multicenter, placebo-controlled, double-blind trial. Fluoxetine Bulimia Nervosa Collaborative Study Group. Arch Gen Psychiatry 1992;49:139-147.

28. Kaye WH, Weltzin TE, Hsu LK, Bulik CM. An open trial of fluoxetine in patients with anorexia nervosa. J Clin Psychiatry 1991;52:464-471.

29. Schneier FR, Liebowitz MR, Davies SO, Fairbanks J, Hollander E, Campeas R, et al. Fluoxetine in panic disorder. J Clin Psychopharmacol 1990;10:119-121.

30. Stein MB, Liebowitz MR, Lydiard RB, Pitts CD, Bushnell W, Gergel I. Paroxetine treatment of generalized social phobia (social anxiety disorder): a randomized controlled trial. JAMA 1998;280:708-713.

31. Steiner M, Steinberg S, Stewart D, Carter D, Berger C, Reid R, et al. Fluoxetine in the treatment of premenstrual dysphoria. Canadian Fluoxetine/Premenstrual Dysphoria Collaborative Study Group. N Engl J Med 1995;332:1529-1534.

32. Kavoussi RJ, Liu J, Coccaro EF. An open trial of sertraline in personality disordered patients with impulsive aggression. J Clin Psychiatry 1994;55:137-141.

33. Wolfe F, Cathey MA, Hawley DJ. A double-blind placebo controlled trial of fluoxetine in fibromyalgia. Scand J Rheumatol 1994;23:255-259.

34. Borys DJ, Setzer SC, Ling LJ, Reisdorf JJ, Day LC, Krenzelok EP. Acute fluoxetine overdose: a report of 234 cases. Am J

Emerg Med 1992;10:115-120.

35. DeBattista C, Doghramji K, Menza MA, Rosenthal MH, Fieve RR. Adjunct modafinil for the short-term treatment of fatigue and sleepiness in patients with major depressive disorder: a preliminary double-blind, placebo-controlled study. J Clin Psychiatry 2003;64:1057-1064.

36. Landen M, Eriksson E, Agren H, Fahlen T. Effect of buspirone on sexual dysfunction in depressed patients treated with selective serotonin reuptake inhibitors. J Clin Psychopharmacol 1999;19:268-271.

37. Hirschfeld RM. Management of sexual side effects of antidepressant therapy. J Clin Psychiatry 1999;60 Suppl 14:27-30; discussion 31-25.

38. DeBattista C, Posener JA, Kalehzan BM, Schatzberg AF. Acute antidepressant effects of intravenous hydrocortisone and CRH in depressed patients: a double-blind, placebo-controlled study. Am J Psychiatry 2000;157:1334-1337.

39. Nurnberg HG. Managing treatment-emergent sexual dysfunction associated with serotonergic antidepressants: before and after sildenafil. J Psychiatr Pract 2001;7:92-108.

40. Jacobsen FM. Fluoxetine-induced sexual dysfunction and an open trial of yohimbine. J Clin Psychiatry 1992;53:119-122.

41. Barbey JT, Roose SP. SSRI safety in overdose. J Clin Psychiatry 1998;59 Suppl 15:42-48.

42. Dalfen AK, Stewart DE. Who develops severe or fatal adverse drug reactions to selective serotonin reuptake inhibitors? Can J Psychiatry 2001;46:258-263.

43. Bertschy G, Vandel S, Vandel B, Allers G, Volmat R. Fluvoxamine-tricyclic antidepressant interaction. An accidental finding. Eur J Clin Pharmacol 1991;40:119-120.

44. Fava M, Rosenbaum JF, McGrath PJ, Stewart JW, Amsterdam JD, Quitkin FM. Lithium and tricyclic augmentation of fluoxetine treatment for resistant major depression: a double-blind, controlled study. Am J Psychiatry 1994;151:1372-1374.

45. Brown WA, Harrison W. Are patients who are intolerant to one serotonin selective reuptake inhibitor intolerant to another? J Clin Psychiatry 1995;56:30-34.

46. Sacchetti E, Conte G, Guarneri L. Are SSRI antidepressants a clinically homogeneous class of compounds? Lancet 1994;344:126-127.

47. Nurnberg HG, Thompson PM, Hensley PL. Antidepressant medication change in a clinical treatment setting: a comparison of the effectiveness of selective serotonin reuptake inhibitors. J Clin Psychiatry 1999;60:574-579.

48. Wang SM, Han C, Lee SJ, Patkar AA, Masand PS, Pae CU. Vilazodone for the Treatment of Depression: An Update. Chonnam Med J 2016;52:91-100.

49. McCormack PL. Vilazodone: a review in major depressive disorder in adults. Drugs 2015;75:1915-1923.

50. Tritschler L, Felice D, Colle R, Guilloux JP, Corruble E, Gardier AM, et al. Vortioxetine for the treatment of major depressive disorder. Expert Rev Clin Pharmacol 2014;7:731-745.

51. Mork A, Pehrson A, Brennum LT, Nielsen SM, Zhong H, Lassen AB, et al. Pharmacological effects of Lu AA21004: a novel multimodal compound for the treatment of major depressive disorder. J Pharmacol Exp Ther 2012;340:666-675.

52. Leiser SC, Pehrson AL, Robichaud PJ, Sanchez C. Multimodal antidepressant vortioxetine increases frontal cortical oscillations unlike escitalopram and duloxetine--a quantitative EEG study in rats. Br J Pharmacol 2014;171:4255-4272.

53. Khin NA, Chen YF, Yang Y, Yang P, Laughren TP. Exploratory analyses of efficacy data from major depressive disorder trials submitted to the US Food and Drug Administration in support of new drug applications. J Clin Psychiatry 2011;72:464-472.

54. Katona C, Hansen T, Olsen CK. A randomized, double-blind, placebo-controlled, duloxetine-referenced, fixed-dose study comparing the efficacy and safety of Lu AA21004 in elderly patients with major depressive disorder. Int Clin Psychopharmacol 2012;27:215-223.

55. Baldwin DS, Chrones L, Florea I, Nielsen R, Nomikos GG, Palo W, et al. The safety and tolerability of vortioxetine: Analysis of data from randomized placebo-controlled trials and open-label extension studies. J Psychopharmacol 2016;30:242-252.

56. Alvarez E, Perez V, Dragheim M, Loft H, Artigas F. A double-blind, randomized, placebo-controlled, active reference study of Lu AA21004 in patients with major depressive disorder. Int J Neuropsychopharmacol 2012;15:589-600.

57. Tonin FS, Wiens A, Fernandez-Llimos F, Pontarolo R. Iloperidone in the treatment of schizophrenia: an evidence-based review of its place in therapy. Core Evid 2016;11:49-61.

58. Glassman AH, Perel JM, Shostak M, Kantor SJ, Fleiss JL. Clinical implications of imipramine plasma levels for depressive illness. Arch Gen Psychiatry 1977;34:197-204.

59. Anton RF, Sexauer JD. Efficacy of amoxapine in psychotic depression. Am J Psychiatry 1983;140:1344-1347.

60. Nelson JC, Schottenfeld RS, Conrad CD. Hypomania after desipramine withdrawal. Am J Psychiatry 1983;140:624-625.

61. Clerc GE, Ruimy P, Verdeau-Palles J. A double-blind comparison of venlafaxine and fluoxetine in patients hospitalized for major depression and melancholia. The Venlafaxine French Inpatient Study Group. Int Clin Psychopharmacol 1994;9:139

−143.

62. Nierenberg AA, Feighner JP, Rudolph R, Cole JO, Sullivan J. Venlafaxine for treatment-resistant unipolar depression. J Clin Psychopharmacol 1994;14:419−423.

63. Einarson TR, Arikian SR, Casciano J, Doyle JJ. Comparison of extended-release venlafaxine, selective serotonin reuptake inhibitors, and tricyclic antidepressants in the treatment of depression: a meta-analysis of randomized controlled trials. Clin Ther 1999;21:296−308.

64. Davidson JR, DuPont RL, Hedges D, Haskins JT. Efficacy, safety, and tolerability of venlafaxine extended release and buspirone in outpatients with generalized anxiety disorder. J Clin Psychiatry 1999;60:528−535.

65. Kiayias JA, Vlachou ED, Lakka-Papadodima E. Venlafaxine HCl in the treatment of painful peripheral diabetic neuropathy. Diabetes Care 2000;23:699.

66. Altamura AC, Pioli R, Vitto M, Mannu P. Venlafaxine in social phobia: a study in selective serotonin reuptake inhibitor non-responders. Int Clin Psychopharmacol 1999;14:239−245.

67. Thase ME. Effects of venlafaxine on blood pressure: a meta-analysis of original data from 3744 depressed patients. J Clin Psychiatry 1998;59:502−508.

68. Dallal A, Chouinard G. Withdrawal and rebound symptoms associated with abrupt discontinuation of venlafaxine. J Clin Psychopharmacol 1998;18:343−344.

69. Luckhaus C, Jacob C. Venlafaxine withdrawal syndrome not prevented by maprotiline, but resolved by sertraline. Int J Neuropsychopharmacol 2001;4:43−44.

70. Raby WN. Treatment of venlafaxine discontinuation symptoms with ondansetron. J Clin Psychiatry 1998;59:621−622.

71. Detke MJ, Lu Y, Goldstein DJ, Hayes JR, Demitrack MA. Duloxetine, 60 mg once daily, for major depressive disorder: a randomized double-blind placebo-controlled trial. J Clin Psychiatry 2002;63:308−315.

72. Detke MJ, Lu Y, Goldstein DJ, McNamara RK, Demitrack MA. Duloxetine 60 mg once daily dosing versus placebo in the acute treatment of major depression. J Psychiatr Res 2002;36:383−390.

73. Goldstein DJ, Mallinckrodt C, Lu Y, Demitrack MA. Duloxetine in the treatment of major depressive disorder: a double-blind clinical trial. J Clin Psychiatry 2002;63:225−231.

74. Norton PA, Zinner NR, Yalcin I, Bump RC. Duloxetine versus placebo in the treatment of stress urinary incontinence. Am J Obstet Gynecol 2002;187:40−48.

75. Pickering G, Macian N, Delage N, Picard P, Cardot JM, Sickout-Arondo S, et al. Milnacipran poorly modulates pain in patients suffering from fibromyalgia: a randomized double-blind controlled study. Drug Des Devel Ther 2018;12:2485−2496.

76. Bruno A, Morabito P, Spina E, Muscatello MR. The Role of Levomilnacipran in the Management of Major Depressive Disorder: A Comprehensive Review. Curr Neuropharmacol 2016;14:191−199.

CHAPTER 18

기타 약물

송후림 · 구민성

18.1 Monoamine Oxidase Inhibitors (MAOI)

1950년대에 결핵약인 isoniazid가 항우울 효과가 있으면서 monoamine oxidase^{MAO}를 저해하는 기전이 있다는 것을 알게 되면서부터 다수의 MAOI가 개발되기 시작했다. MAO는 미토콘드리아의 외막에서 세포질 내외의 monoamine을 분해하는 역할을 하는 효소로서 A와 B의 두 가지 아형이 있다. MAO-A와 MAO-B 모두 dopamine과 tyramine을 대사하지만, MAO-A는 serotonin과 norepinephrine을 대사하고, MAO-B는 phenylethylamine을 대사하는 것이 특징이다.[1]

대부분의 MAOI는 MAO-A와 MAO-B에 공통적으로 작용하지만, 항우울제로서는 MAO-A 저해제가 유리하고 파킨슨병 치료제로서는 MAO-B 저해제가 유리하다. 그리고 MAO-A는 위장관 점막에 분포하여 tyramine 등 고혈압을 유발하는 amine의 분해를 담당하고 있어 MAO-A에 선택적인 저해제가 고혈압을 유발할 가능성이 크다.[2]

MAOI는 혈압 상승과 tyramine 식이 제한의 부담으로 인해 현재는 1차 약제로는 잘 선택되지 않으며, TCA에도 반응하지 않는 치료 저항성 우울증 환자에게 사용을 고려하는 실정이다. 과거에는 비전형적 우울증에 대해 TCA보다 효과적이라는 연구결과로 인해 비전형적 우울증에 대해 처방되는 경향이 있었는데, SSRI가 개발되고 나서 사용이 많이 감소했다.

현재 미국에서 사용이 가능한 MAOI는 phenelzine, isocarboxazid, tranylcypromine, rasagiline, moclobemide, selegiline 등이 있으며, 이 가운데 항우울제로는 MAO-A에 대한 선택적이고 가역적인 저해제selective reversible inhibitor of MAO-A, RIMA인 moclobemide가, 파킨슨병 치료제로는 주로 MAO-B에 대해 작용하고 free radical 생성을 줄이는 selegiline이 주로 사용되고 있다. selegiline은 24시간 방출형 경피용 제제도 출시되어 있으며, 또 다른 RIMA인 brofaromine과 befloxatone은 미국 FDA의 승인을 받지는 못한 상태이다.

18.1.1 약리학적 효과

초기의 MAOI인 isocarboxazid, phenelzine, tranylcypromine은 비선택적, 비가역적 억제제로서 복용 후 2시간 내에 최고혈중농도에 도달하고 2~3시간의 반감기를 가지지만, 이 약물에 의해 MAO가 억제되고 나면 새로운 MAO가 생성될 때까지 효과가 지속되기 때문에 실제로는 1회 복용으로 2주가량의 효과를 보일 수 있다. RIMA인 moclobemide는 0.5~3.5시간의 반감기를 가지며, 16~48시간 뒤에는 MAO가 다시 정상적으로 작동한다.[3]

MAOI는 대개 MAO 이외의 수용체나 재흡수에 직접적으로 관여하지는 않지만, phenelzine과 tranylcypromine은 amphetamine과 구조가 유사하여, MAO를 저해함과 동시에 dopamine과 norepinephrine의 분비를 증가시키는 효과가 있다.

18.1.2 용량 및 복용 방법

phenelzine은 15mg/day으로 시작해서 1주간 45mg/day까지 증량한 다음, 매주 15mg/day씩 올려서 통상 30~60mg/day 범위에서 사용하되 4째주에 90mg/day까지 증량할 수 있다.[4] isocarboxazid은 10mg/day으로 시작해서 1주간 30mg/day까지 올려본 다음 필요에 따라 60mg/day까지 추가 증량할 수 있다.[5] tranylcypromine은 10mg/day으로 시작하고 일주일마다 10mg/day씩 추가해서 60mg/day까지 증량한다. 하루 3회 분복이 일반적이나 각성이나 진정 상황에 따라 오전이나 야간 1회 복용으로 조정할 수 있다.[6] moclobemide는 100mg 혹은 150mg 제형을 하루 3회 복용으로 시작하여 통상 300~600mg/day으로 유지한다.[7] MAOI는 음식과의 상호작용을 최대한 피하기 위해 식후 1시간 뒤나 공복에 복용할 수 있다.

selegiline은 5mg 제형을 하루 2회 복용하는 것이 일반적이고, 필요시 30~60mg/day까지 증량한다. 파킨슨병에 대한 용량(5~10mg/day)에서는 MAO-B에 선택적으로 작용하고 항우울 효과는 적으며, 우울증에 대한 용량에서는 MAO-A에도 작용이 증가하면서 고혈압의 발생 가능성도 올라간다. 통상 다른 MAOI를 부작용 때문에 복용하지 못하는 환자에게 40mg/day 정도까지의 selegiline이 좋은 대안이 될 수 있다.[8]

경피형 selegiline은 위장관을 경유하지 않으나 최소 용량인 6mg에서 MAO-B에 선택적이고 그 이상이 되면 위장관의 MAO-A에도 영향을 미칠 수 있다. 6mg/day으로 시작하여 2주 뒤 9mg/day, 다시 2주 뒤 12mg/day까지 올린다. 다른 MAOI에 비해 SSRI와 병용 시 세로토닌 증후군의 위험은 상대적으로 낮지만 여전히 가능성은 있으며, 부착 부위에 발진 등 피부 부작용이 발생할 수 있다.

노년기에 MAO 활성은 증가하는 것으로 알려져 있어 노인에서 용량을 적게 처방할 필요는 없으나 부작용에 더 민감할 수 있으므로 유의해야 한다. 소아에서 MAOI 사용에 대한 연구는 거의 없어 처방되지 않고 있다.

MAOI는 단독으로 과량복용 시 큰 문제가 없기 때문에 내약성이 좋지만 효과가 부족하다면 최대 용량 이상으로

올려볼 수도 있다. 하지만 중독 현상으로 초조, 체온 상승, 혈압 상승, 빈맥, 운동장애 등이 나타나기도 한다. 그리고 다른 세로토닌 계열 약물과 함께 과량복용했을 경우 세로토닌 증후군이 발생할 가능성이 높아 주의를 요한다. 중독 현상이 나타나면 전해질 수액으로 urine acidification을 시켜 MAOI의 배설을 촉진하거나 투석을 시행한다.[9]

감량은 수 주일에 걸쳐 점진적으로 줄여 나가는 것이 원칙이며, 갑자기 약을 끊으면 섬망과 유사한 흥분성이 발생하기도 한다. 비가역적 MAOI는 복용 중단 후 2주까지도 tyramine 제한 식이를 유지하도록 하며, 약물을 교체하는 경우에도 MAO가 재생산되는 데 소요되는 2주가량의 휴약 기간을 가진 다음 새 약물을 시작한다. 일반적으로 MAOI를 교체하는 경우는 약효 부족보다는 부작용 때문이고, 약효가 부족할 때 다른 MAOI로 교체하는 것이 도움이 된다는 근거는 없다.[10] TCA와 SSRI 등 다른 항우울제에서 MAOI로 교체할 때도 동일하게 2주가량 휴약 기간을 가지되, 반감기가 가장 긴 fluoxetine은 5주가량 약물을 복용을 중단한 다음 다른 약물로 교체하는 것을 권장한다.[11]

18.1.3 부작용

가장 흔한 부작용은 어지럼증이다. 이는 기립성 저혈압으로 인한 경우가 많아 약을 소량으로 분복하면서 수분 섭취와 고염식, 압박 스타킹 등 기립성 저혈압에 대한 처치를 하게 되며, 심한 경우 fludrocortisone이나 methylphenidate를 복용하기도 한다.[12] 저혈당으로 인한 어지럼증일 수도 있으므로 혈당을 함께 확인한다.

가장 주의해야 할 부작용은 급성 고혈압이다. tyramine은 tyrosine이 숙성되는 과정에서 decarboxylation되어 생성되는 아미노산으로서 norepinephrine의 분비를 증가시켜 혈압을 상승시킨다. tyramine은 소화기에서 분해되지만, MAOI가 이를 저해하면 tyramine이 혈중으로 그대로 흡수되어 교감신경이 항진되고 두통이 발생하며 심한 경우 고혈압 위기hypertensive crisis가 나타날 수 있다.

따라서 예방적으로 tyramine이 함유된 식이를 제한해야 하는데, 이는 주로 발효 숙성 과정을 거치는 음식들로서 치즈, 소시지, 김치, 절임, 장류, 맥주, 와인 등이다. 숙성되지 않은 치즈나 증류주는 안전하다는 의견도 있으며,

RIMA의 경우 고농도 tyramine 식이가 아닌 한 RIMA 복용을 전후하여 1~2시간 정도만 제한해도 큰 문제가 없다.[13] 혈압이 상승할 소지가 있는 갑상선질환이나 신장질환, 교모세포종pheochromocytoma 등 환자에게는 MAOI를 처방하지 않는 것이 좋다.

만일 고혈압 위기 상황이 발생하면 nifedipine 10mg 설하정을 20분 간격으로 2회 복용하고, 그래도 혈압이 계속 떨어지지 않으면 α-blocker 효과가 있는 phentolamine, chlorpromazine을 투여할 수 있는데, 이때 부정맥 발생 가능성이 있으므로 심혈관계 모니터링을 해야 한다.[14] 고혈압이 발생한 환자에게는 추후 MAOI가 아닌 다른 계열의 항우울제를 사용한다.

TCA에서 흔히 나타나는 항콜린성 부작용은 드문 편이고, 간기능이나 신기능에 미치는 영향도 적지만, 주기적으로 검사하는 것이 권장된다. 체중증가와 부종, 성기능장애가 발생할 경우 용량을 조절하는 것보다 다른 약으로 교체하는 것이 낫다.[15] 진정과 각성 모두 발생할 수 있는데, 수면장애가 발생할 경우 야간에 복용하지 말고 불면증에 대한 대증 처방을 한다. tranylcypromine은 amphetamine과 유사하게 각성 효과를 가질 수 있어 오전에 주로 처방하고, 필요할 경우 용량을 감량하거나 phenelzine 등 각성 효과가 적은 다른 약물로 교체한다. 드물게 근육통이나 근경련, 이상 감각이 나타날 수 있는데, MAOI가 pyridoxine(vitamin B6)의 대사를 억제하기 때문으로 pyridoxine 100mg/day을 복용하는 것이 도움이 된다.[16]

18.1.4 약물 상호작용

대부분의 다른 항우울제들과 병용을 피하는 것이 권고된다. RIMA는 SSRI와 병용해볼 수도 있으나 역시 주의가 필요하다. MAOI를 복용하고 있는 환자는 내외과적 치료를 받을 때 본인이 MAOI를 복용하고 있음을 고지해야 하며, 다른 약물을 복용하기 전에 약물 상호작용을 검증하고, 수술이나 마취 전에는 MAOI를 중단하는 것이 안전하다. meperidine, fentanyl, epinephrine, pseudoephedrine과 함께 복용할 경우 위험한 것으로 알려져 있으며, 파킨슨병 환자에게 levodopa를 함께 쓰는 것도 금기에 속한다.[17]

18.2 antihistamines

histamine은 비만세포에 의해 분비되어 면역과 염증 반응에 관여하는 물질이지만, 생체 아민계에 속하는 신경전달물질로서 중추신경계에도 작용한다. 항히스타민제 antihistamines는 진정작용과 항콜린 작용을 갖고 있어 오랫동안 정신질환의 치료에도 사용되어 왔다. 특히 H1 수용체는 중추신경계 전체에 분포되어 있으면서 시상 하부에 가장 밀집되어 있어 H1 수용체가 자극되면 각성 효과가, 길항되면 진정 효과가 나타난다. 그래서 H1 길항제는 항불안제나 수면제 용도로 사용되어 왔으며, 항정신병약물로 인해 유발되는 파킨슨 증상과 급성 근긴장증의 치료제이기도 하다.

현재 정신건강의학과에서 많이 사용되는 항히스타민제들은 대부분 H1 길항제로서 diphenhydramine, hydroxyzine hydrochloride, hydroxyzine pamoate, promethazine, cyproheptadine 등이 있다.

diphenhydramine은 파킨슨 증상과 급성 근긴장증, 좌불안석증에 대해 항콜린제나 amantadine을 대신하여 사용된다.[18] hydroxyzine과 promethazine은 항불안제 혹은 수면유도제로 사용되고 있으며, benzodiazepine보다 효과적이라는 근거는 없어 단기적으로만 사용되는 편이다.[19] cyproheptadine은 식욕촉진제, 성기능장애 중 절정감장애, 특히 SSRI에 의한 부작용에 대한 치료제, 세로토닌 증후군에 대한 치료제로 사용되며, 외상후 스트레스장애에서 반복적으로 나타나는 악몽을 줄이는 효과도 있다.[20] 진정이 덜한 2세대 H1 길항제인 fexofenadine, loratadine, cetirizine은 정신질환에 대해서는 잘 처방되지 않고 있다.

H2 길항제는 주로 위점막에 분포하는 수용체에 작용하여 제산제로 사용된다. 하지만 H2 수용체 역시 중추신경계에 분포하며, ranitidine, cimetidine을 복용하는 환자들에게 섬망이나 정신병적 증상이 발생하였다는 보고들이 있다.[21]

H3 수용체는 중추신경계에서 먼저 발견된 수용체로서 histamine 분비 신경에 autoreceptor로 작용하여 H3 수용체가 자극되면 진정 효과가, 길항되면 각성 효과가 나타난다. H3 길항제인 pitolisant는 현재 기면증 치료제로 개발

되어 있으며, 과수면증에 대해서도 임상시험이 진행 중이다.[22]

18.2.1 약리학적 효과

diphenhydramine은 정주 시 15~30분 뒤 파킨슨 증상에 효과가 나타나고, 1~3시간 뒤 진정 효과가 가장 높게 나타난다. hydroxyzine과 promethazine은 복용 후 30~60분 뒤 작용을 시작하여 4~6시간 지속된다. diphenhydramine과 cyproheptadine을 제외한 대부분의 H1 길항제는 모두 간에서 대사가 되어 간질환이 있는 경우 혈중농도가 높아질 수 있다. H1 길항제들은 대부분 항콜린성 작용도 가지고 있으며, cyproheptadine은 5-HT2 길항제이기도 하다.[23]

H3 길항제인 pitolisant는 오전에 복용하여 1~3시간 뒤 혈중농도가 최고조에 달하고 반감기는 10~12시간이다. 복용하고 5~6일 뒤 안정적인 농도를 유지한다. 간에서 대사되어 주로 소변으로 배설된다. 과량복용 시 심전도에서 QTc prolongation이 발생할 수 있어 주의를 요한다.[24]

18.2.2 용량 및 복용 방법

diphenhydramine의 경우 항정신병약물로 인한 파킨슨 증상에는 25mg 제형을 하루 3회 복용하는 것으로 시작하여 200mg/day까지 증량해볼 수 있다. 수면 유도를 위해서는 취침 전 50mg을 복용한다. 급성 근긴장증에 대해서는 25~50mg을 정주한다.

hydroxyzine은 경구로는 50~100mg 제형을 하루 3~4회 복용하고, 급성 항불안 효과를 위해서는 50~100mg을 근주한다.

cyproheptadine은 4~20mg/day을 복용하며, 국내에 나와 있는 제형인 Trestan® 캡슐은 cyproheptadine orotate 1.5 mg, DL-carnitine hydrochloride 150mg, cyanocobalamin 1mg, lysine HCl 150 mg이 함유된 복합 제제로서, 식욕 부진에 대해 처음 8일간 1캡슐을 아침, 저녁으로 식전 2회 복용하다가 이후부터는 2캡슐을 아침, 저녁으로 식전 2회 복용하도록 되어 있다.

pitolisant은 4.5mg/day으로 시작해서 36mg/day까지 증량해볼 수 있다.

18.2.3 부작용

H1 길항제의 부작용은 진정, 어지럼, 저혈압이 흔하다. 노인들에게서 더 잘 나타나는데, 노인은 항콜린 효과에도 민감하다. 변비나 배뇨장애, 녹내장 등 항콜린 효과에 취약한 환자들에게는 주의가 필요하다. 드물지만 일부 사람들에게는 역설적으로 흥분성과 초조증상이 발생하기도 하며, 과량복용 시에는 위험할 수도 있다.

18.2.4 약물 상호작용

알코올이나 다른 진정제 등 중추신경 억제제와 같이 복용하면 진정작용이 증가하고, 항콜린제와 병용하면 항콜린 효과가 증가한다. 마약성 진통제와 병용할 경우 고양감을 느끼기도 하여 남용 가능성이 있다. cyproheptadine은 5-HT2 길항 작용을 갖고 있어 SSRI와 함께 복용하면 SSRI의 효과를 감소시킬 수 있다.[25]

18.3 Orexin Receptor Antagonists

orexin 혹은 hypocretin은 시상하부에서 생성되는 흥분성 신경펩타이드로서 전체 뇌영역에 작용하여 신경전달물질 분비에 관여하며, 각성과 수면을 안정화시키는 역할을 한다. orexin A(hypocretin 1)와 orexin B(hypocretin 2)의 두 가지 유형이 있으며, 수용체도 orexin receptor 1(OX1), orexin receptor 2(OX2)의 두 가지가 있다.

OX1은 noradrenaline 신경세포가 많은 locus coeruleus에, OX2는 histamine 신경세포가 많은 TMN^tuberomammillary nucleus에 밀집해 있다. orexin의 각성 효과는 주로 orexin B에 의한 OX2의 활성화에 기인하고 OX1의 활성화는 부수적인 효과가 있는 것으로 보인다. orexin의 결핍은 기면증의 유력한 원인으로서 탈력발작이 동반된 기면증 환자의 뇌척수액에서 검출되는 hypocretin 1은 110pg/ml 이하로 저하되어 있다.[26]

또한 orexin은 주로 OX1을 경유하여 식욕과 보상, 에너지 대사에 관여하여 식욕을 촉진하고, 열량을 연소시키는 갈색 지방을 활성화시키는데, orexin 분비는 지방세포에서 분비되는 leptin에 의해 억제된다. orexin 유전자가 결손된 쥐에게 고지방식을 투여하면 체중이 45%까지 증가하는 것으로 보아, 식욕 중추를 자극하는 것보다 말초의 열량을 소비하는 효과가 더 커서 비만 약물 개발의 유력한 단서가 되고 있다.[27]

OX1과 OX2를 동시에 길항하는 약물dual orexin receptor antagonist, DORA로 almorexant(SB-649868), filorexant(MK-6096), lemborexant(E-2006), suvorexant(MK-4305) 등과 같은 약물이 있다. 이 가운데 suvorexant는 입면과 수면 유지에 모두 효과가 있으면서도, 기면증과 관련된 부작용 및 benzodiazepine이 가진 부작용은 없는 것으로 나타나 2013년 미국 FDA에 의해 불면증 치료제로 승인되었다. 승인 용량은 5mg, 10mg, 15mg, 20mg 4종류로 대부분의 환자에게 10mg을 권장하며 하루 20mg을 초과해서 복용하지는 않는다.[28]

suvorexant는 기존의 수면제가 중추신경계를 억제하는 기전을 가진 데 비해 각성을 줄여 수면을 유도하는 새로운 기전을 가진 약이다. 흔한 부작용은 졸음이며 12시간의 반감기를 갖고 있어 20mg을 초과하여 복용하면 운전과 관련된 사고가 증가할 수 있음이 보고되어 있다.

또 다른 DORA인 almorexant는 부작용으로, filorexant는 효과 부족으로 인해 개발이 중단되었고, lemborexant는 현재 3상 시험을 마치고 허가신청서가 미국 FDA에 제출된 상태이며, 국내에서도 3상 시험이 진행 중이다. 또한 불면증 외에도 알츠하이머병 환자의 불규칙적 수면각성리듬장애에 대해서 2상 시험이 진행 중이다.

참고문헌

1. Chajkowski-Scarry S, Rimoldi JM. Monoamine oxidase A and B substrates: probing the pathway for drug development. Future Med Chem 2014; 6: 697-717.

2. Wang CC, Billett E, Borchert A, Kuhn H, Ufer C. Monoamine oxidases in development. Cell Mol Life Sci 2013; 70: 599-630.

3. Shulman KI, Herrmann N, Walker SE. Current place of monoamine oxidase inhibitors in the treatment of depression. CNS Drugs 2013; 27: 789-797.

4. Bieck PR, Firkusny L, Schick C, Antonin KH, Nilsson E, Schulz R et al. Monoamine oxidase inhibition by phenelzine and brofaromine in healthy volunteers. Clin Pharmacol Ther 1989; 45: 260-269.

5. Kurland AA, Destounis N, Shaffer JW, Pinto A. A critical study of isocarboxazid (Marplan) in the treatment of depressed patients. J Nerv Ment Dis 1967; 145: 292-305.

6. Rossel L, Moll E. Moclobemide versus tranylcypromine in the treatment of depression. Acta Psychiatr Scand Suppl 1990; 360: 61-62.

7. Bonnet U. Moclobemide: therapeutic use and clinical studies. CNS Drug Rev 2003; 9: 97-140.

8. Fabbrini G, Abbruzzese G, Marconi S, Zappia M. Selegiline: a reappraisal of its role in Parkinson disease. Clin Neuropharmacol 2012; 35: 134-140.

9. Gahr M, Schönfeldt-Lecuona C, Kölle MA, Freudenmann RW. Intoxications with the monoamine oxidase inhibitor tranylcypromine: an analysis of fatal and non-fatal events. Eur Neuropsychopharmacol 2013; 23: 1364-1372.

10. Amsterdam JD, Shults J. MAOI efficacy and safety in advanced stage treatment-resistant depression--a retrospective study. J Affect Disord 2005; 89: 183-188.

11. Dingemanse J, Kneer J, Fotteler B, Groen H, Peeters PA, Jonkman JH. Switch in treatment from tricyclic antidepressants to moclobemide: a new generation monoamine oxidase inhibitor. J Clin Psychopharmacol 1995; 15: 41-48.

12. Young JP, Lader MH, Hughes WC. Controlled trial of trimipramine, monoamine oxidase inhibitors, and combined treatment in depressed outpatients. Br Med J 1979; 2: 1315-1317.

13. Simpson GM, White K. Tyramine studies and the safety of MAOI drugs. J Clin Psychiatry 1984; 45: 59-61.

14. Clary C, Schweizer E. Treatment of MAOI hypertensive crisis with sublingual nifedipine. J Clin Psychiatry 1987; 48: 249-250.

15. Baldwin DS. Unmet needs in the pharmacological management of depression. Hum Psychopharmacol 2001; 16: S93-S99.

16. Carroll BJ. Monoamine precursors in the treatment of depression. Clin Pharmacol Ther 1971; 12: 743-761.

17. Hill S, Yau K, Whitwam J. MAOIs to RIMAs in anaesthesia--a literature review. Psychopharmacology (Berl) 1992; 106 Suppl: S43-45.

18. Truong DD, Sandroni P, van den Noort S, Matsumoto RR. Diphenhydramine is effective in the treatment of idiopathic dystonia. Arch Neurol 1995; 52: 405-407.

19. Guaiana G, Barbui C, Cipriani A. Hydroxyzine for generalised anxiety disorder. Cochrane Database Syst Rev 2010; : CD006815.

20. Noble RE. Effect of cyproheptadine on appetite and weight gain in adults. JAMA 1969; 209: 2054-2055.

21. Eisendrath SJ, Ostroff JW. Ranitidine-associated delirium. Psychosomatics 1990; 31: 98-100.

22. Schwartz J-C. The histamine H3 receptor: from discovery to clinical trials with pitolisant. Br J Pharmacol 2011; 163: 713-721.

23. Kalpaklioglu F, Baccioglu A. Efficacy and safety of H1-antihistamines: an update. Antiinflamm Antiallergy Agents Med Chem 2012; 11: 230-237.

24. Calik MW. Update on the treatment of narcolepsy: clinical efficacy of pitolisant. Nat Sci Sleep 2017; 9: 127-133.

25. Graudins A, Stearman A, Chan B. Treatment of the serotonin syndrome with cyproheptadine. J Emerg Med 1998; 16: 615-619.

26. Sakurai T. Orexin deficiency and narcolepsy. Curr Opin Neurobiol 2013; 23: 760-766.

27. Blais A, Drouin G, Chaumontet C, Voisin T, Couvelard A, Even PC et al. Impact of Orexin-A Treatment on Food Intake, Energy Metabolism and Body Weight in Mice. PLoS ONE 2017; 12: e0169908.

28. Kishi T, Matsunaga S, Iwata N. Suvorexant for Primary Insomnia: A Systematic Review and Meta-Analysis of Randomized Placebo-Controlled Trials. PLoS ONE 2015; 10: e0136910.

조현병의 약물치료

CLINICAL NEUROPSYCHOPHARMACOLOGY

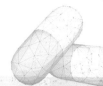

CHAPTER 19

조현병의
약물치료 원칙

이중선 · 김찬형

19.1 일반적 원칙

조현병은 망상, 환각, 인지 저하뿐만 아니라 다양한 증상을 보이는 만성질환으로 잦은 재발을 보인다. 이로 인해 환자의 사회적 기능과 삶의 질이 저하된다. 따라서 의사는 단순히 조현병의 증상 호전뿐만 아니라 재발을 예방하고 삶의 질과 사회적 기능 회복을 목표로 해야 한다.

급성기 조현병의 치료 목표[1]는 위험을 예방하고 문제행동을 조절하며, 정신병적 증상과 관련된 다른 증상을 줄이고, 급성기 발생에 영향을 준 요소를 확인하고 병전 상태로 기능을 회복시키고, 환자 및 가족과 치료적 동맹을 형성하며 중장기 치료 계획을 세우고 환자를 적절한 지역 치료 시설과 연계를 시키는 것이다. 조현병의 치료로는 크게 약물적 치료와 비약물적 치료로 나눌 수 있는데, 궁극적인 치료를 위해서는 약물치료와 병행하여 비약물치료(사회기술 훈련, 인지재활 치료, 정신치료, 약물 교육, 가족 교육 등)를 해야 한다.

19.1.1 약물사용 전 고려사항

조현병의 약물치료를 시작하기 전에 몇 가지 고려해야 할 것이 있다.

첫째, 약물치료를 하기 위해서는 먼저 정확한 진단을 해야 한다. 둘째, 약물치료 시 치료 목표 증상을 정해야 한다. 목표 증상이 뚜렷해야 약물치료가 제대로 되는지 평가

할 수 있기 때문이다. 셋째, 목표 증상을 정한 후에는 평가 척도 등을 이용해서 객관적, 정량적으로 평가하는 것이 중요하다. 이와 별개로 약물치료에 영향을 줄 수 있는 신체적 상태를 확인하고 약으로 인한 부작용을 사전에 예방하기 위해서 기본적인 혈액학적 검사를 포함한 검사를 시행해야 한다. 물론 항정신병약물은 비교적 안전한 약물이기 때문에 기본적인 검사 없이 병력을 검토하고 약물치료를 시작해도 대체로 무리가 없다. 그러나 약제에 따라서는 심각한 심혈관계 질환, 골수기능 저하, 혈액장애, 간 효소의 증가 또는 대사성 증후군 등을 일으킬 수 있으므로 주의하여야 하며, 약물치료를 시작하기 이전에 충분한 검사를 하는 것이 바람직하다. 가능하다면 치료를 시작하기 전에 체중, 혈압, 체온 측정을 포함한 이학적 검사와 신경학적 검사는 물론 심전도 검사, 전혈 검사, 전해질 검사, 신장기능 검사, 간기능 검사, 갑상선기능 검사와 C형 간염, HIV, 그리고 매독 감염에 대한 검사를 하는 것이 권장된다[1,2](정책연구소보고서, 대한신경정신의학회, 정신과임상검사지침서, 2008). 가임기 여성의 경우 항정신병약물사용 전에 임신검사를 시행하는 것이 좋다. 또한 대사장애 확인을 위해 혈압, 복부둘레, 혈중 지질 농도, 공복 혈당을 조사하여야 한다(대한조현병학회, 항정신병약물과 연관된 심혈관계대사장애 한국형 지침서 2008). 일부 환자의 경우 정신병적 증상이 약물 중독에 의해 발생할 수 있기 때문에 약물 중독에 대한 선별 검사를 필요시 시행해야 한다. 그리고 일부 항정신병약물의 경우 심전도상에서 QTc 지연을 유발

할 수 있기 때문에 심전도를 측정해야 한다. 또한 추체외로증상과 지연성 운동장애가 항정신병약물 사용 이전부터 존재할 수 있기 때문에 약물치료 시작전에 확인을 하는 것이 좋다. 그래야 항정신병약물 복용 중인 환자의 추체외로증상이나 지연성 운동장애가 항정신병약물 사용으로 인한 것인지 이전부터 존재했던 것인지 알 수 있다.

표 19.1은 대한신경정신의학회 정책연구소에서 권장하는 정신건강의학과 환자의 약물치료와 관련하여 권고되는 검사 항목이다.

19.1.2 약물의 선택

조현병의 약물치료는 일반적으로 증상에 따라 여러 약을 선택하지 않고 한 종류의 항정신병약물로 치료하는 것을

표 19.1　정신건강의학과 환자들에서 검사별 평가 주기

검사	평가 주기
CBC with WBC differential panel	기초검사, 추적검사 : 1년마다. 추가적으로 임상적 판단에 따라 측정(예 : 발열, 강직, 발한 등)
Renal (BUN, Creatinine)	기초검사, 추적검사 : 1년마다
Electrolytes	기초검사, 추적검사 : 1년마다
LFT (ALT, AST, gamma GT)	기초검사, 추적검사 : 1년마다
Thyroid function	기초검사, 추적검사 : 1년마다
Weight/ BMI	기초검사, 추적검사 : 6개월까지는 1개월마다, 이후에는 3개월마다
Glucose, lipid profile	기초검사, 추적검사 : 3, 6개월째, 이후에는 1년마다
Urinalysis	기초검사, 추적검사 : 1년마다
Prolactin	기초검사, 이후 고프로락틴혈증의 위험성이 있다고 의심되는 경우(예 : 유즙분비, 월경 불순 증상이 있는 경우)
ECG	40세 이상이거나, 심혈관질환에 대한 위험도가 높은 경우 기초검사, 추적검사 : 1년마다
Blood Pressure, pulse rate	기초검사, 추적검사 : 3개월마다
안과검진	40세 미만에서는 2년마다, 40세 이상에서는 1년마다

대한신경정신의학회 정책연구소(정책연구소 2008)

원칙으로 한다. 그러나 임상가의 필요에 따라서 두 가지 이상의 항정신병약물을 병합하여 사용하거나 우울, 불안, 불면 등의 증상을 조절하기 위해 약을 추가로 사용할 수도 있다. 그러나 항정신병약물을 병합하여 사용하는 것이 효과-부작용 면에서 유용한지에 대해서는 후반부에 다시 고찰해 보겠다.

항정신병약물을 선택할 때는 과거에 사용한 약물에 대한 반응 정도, 부작용에 대한 민감도, 약물에 대한 순응도, 동반된 내과적 질환 유무, 약제비용, 환자가 선호하는 약물의 제형 등을 고려해야 한다. 특히 초발 조현병 환자의 경우, 불필요한 약물 부작용을 회피하는 약물 선택이 환자의 건강에도 유리하며, 약물치료에 대한 환자의 견해에 부정적인 영향을 주지 않을 수 있다.[3] 약물 선택 시 고려할 주요 약물 부작용으로는 추체외로 부작용, 체중증가 및 당뇨와 연관된 대사부작용, 프로락틴 상승과 연관된 내분비 부작용, QT 간격 연장 등의 심혈관계 부작용이 있다. 자주 사용되는 항정신병약물에서 나타나는 주요 약물 부작용의 빈도는 표 19.2와 같다.[4]

현재 항정신병약물은 작용기전이나, 개발된 시기에 따라 정형 항정신병약물(1세대 항정신병약물)과 비정형 항정신병약물(2세대 항정신병약물)로 구분한다. 정형 항정신병약물은 D2 수용체를 차단하여 증상을 호전시키고, 또 이로 인해 다양한 관련된 부작용이 발생한다고 알려져 있다. 정형 항정신병약물은 다시 haloperidol과 같은 고역가 약물과 chlorpromazine과 같은 저역가 약물로 나누어진다. 약물의 치료효과 면에서는 큰 차이를 보이지 않는다고 알려져 있지만 부작용 면에서는 다른 특성을 가지고 있다. 고역가 약물은 추체외로증상이 주로 나타나고 저역가 약물은 진정작용, 항콜린성 부작용이 많이 나타난다. 비정형 항정신병약물은 정형 항정신병약물과 달리 D2 이외 5-HT2 수용체 차단 등의 효과로 증상이 호전된다고 알려져 있다. 이 정형 항정신병약물과 비정형 항정신병약물 중에서 어떤 약물을 선택할 것인가를 결정하기 위해서는 두 약제의 차이를 알아야 한다. 일부 임상연구에 의하면 비정형 항정신병약물이 치료효과가 전반적으로 정형 항정신병약물에 비해 더 우수하고 특히 우울증이나 인지증상에 대해서는 효과적이라고 한다. 하지만 이에 대해서는 아직 일치된 결론을 내릴 수 없다. 이에 대해서 후반부에서 다시

표 19.2 항정신병약물의 주요 부작용 발생빈도

약물	부작용			
	추체외로증상/정좌불능/TD	체중증가/대사 부작용	프로락틴 혈증/유즙분비/월경통	QT 간격 연장
haloperidol	+++/+++/+++	+/(+)	+++/++/++	+
amisulpiride	+/0/(+)	+/(+)	+++/++/++	(+)
aripiprazole	+/+/(+)	(+)/0	0/0/0	(+)
clozapine	0/0/0	+++/+++	0/0/0	(+)
olanzapine	(+)/0/(+)	+++/+++	(+)/+/+	(+)
paliperidone	++/0/(+)	++/++	++/++/++	(+)
quetiapine	+/0/?	++/++	(+)/0/+	(+)
risperidone	++/0/(+)	++/++	++/++/++	(+)
ziprasidone	(+)/0/?	(+)/0	0/0/(+)	++

0=no risk; (+)=occasionally, maybe no difference to placebo; +=mild(less 1%); ++=sometimes(less 10%); +++ =frequently()10%); ?= lack of data/체중증가(6~10주 기준) : +=low(0-1.5kg); ++=medium(1.5~3kg) ; +++=high(>3kg)

논의하겠다. 효과를 제외한 부작용에 대해서는 대부분의 임상가들도 정형 항정신병약물과 비정형 항정신병약물 간에 뚜렷한 차이가 있다는 점을 인정하고 있다.

이렇게 두 약제가 부작용 측면에서는 명확하게 다르지만 효과 측면에서는 의견이 아직 일치되지 않았기 때문에 치료지침이나 임상가마다 선호되는 약제가 조금씩 다른 결과를 보인다. 초발 조현병 환자의 약물치료에 대해 최근 치료지침들을 살펴보면[5], 정형 또는 비정형 항정신병약물(clozapine 제외) 모두 양성증상의 치료에 효과가 있다는 데 대체로 의견 일치를 보였고, 10개 중 5개 치료지침에서는 부작용을 이유로 비정형 항정신병약물이 정형 항정신병약물보다 일차약물로 우선 선호된다고 명시하였다. 이외에도 PORT, Harvard, Royal Australian and New Zealand Colleage of Psychiatrists 치료지침에서는 대사 부작용을 이유로 olanzapine을 일차약물에서 배제하도록 권고하였으며, Harvard 치료지침에서는 관해 유지효과에 대한 불충분한 근거를 이유로 quetiapine을 일차약물에서 배제하도록 권고하였다.

19.2 단계별 약물치료

조현병의 치료 단계는 흔히 급성기, 안정기, 유지기로 나눈다. 급성기는 증상이 현저하게 나타나 적극적인 치료가 필요한 시기를 말한다. 안정기는 급성기 증상은 상당 부분 감소하였지만 재발의 위험이 높은 시기를 말하며 통상적으로 급성기 이후 3~6개월이다. 유지기는 급성기 증상이 없어지고 재발의 위험성만 남은 상태를 말한다. 급성기 치료의 목표가 급격히 악화된 증상을 조절하여 자해나 타해 위험을 예방하고 안정된 상태로 지역 사회로 복귀 시키는 것이라면, 유지기 치료의 목표는 잔류 증상의 호전 또는 증상의 관해 상태를 유지하고 재발을 방지하며 사회적 기능의 호전을 도모하여 삶의 질을 높이는 것이다.

19.2.1 급성기 약물치료

급성기 환자는 와해된 언어와 행동 그리고 심한 정신병적 증상과 초조, 흥분 등의 증상을 보이고 이로 인해 자해나 타해 위험성이 높다. 따라서 이런 행동문제를 신속하게 치료해야 한다. 급성기부터 장기치료를 염두에 두고 약물을 선택하고 환자 및 가족에게 치료에 대한 교육을 시행하되 가급적 빠른 시일에 약물치료를 시작하는 것이 좋다. 일단

정신병적 흥분이나 초조, 행동장애를 조절하고 이후에는 망상이나 환각과 같은 양성증상의 호전을 치료의 목표로 한다. 일차적 음성증상이나 인지기능의 저하는 양성증상에 비해 약물치료로 쉽게 호전되지 않기 때문에 급성기 치료반응 여부와 이에 따른 약물의 용량조절 또는 변경은 주로 양성증상의 변화로 판단하는 것이 일반적이다.

(1) 급성기 치료효과

항정신병약물은 조현병의 급성증상인 양성증상 호전에 효과가 있다는 것은 여러 임상연구를 통해 입증되었다. 물론 약물치료에 반응을 보이는 환자의 비율은 연구마다 다르며, 환자의 상태에 따라서도 많이 다르다고 알려져 있다. 초발 조현병 환자의 경우 항정신병약물에 대한 치료반응이 60~70%로 다른 환자군보다 높다고 알려져 있다.[6-8] 일반적으로 초발 조현병 환자는 적은 용량의 항정신병약물에도 잘 반응하고 부작용에도 취약한 반면, 질환이 만성화될수록 치료반응까지 시간이 더 걸리며, 높은 용량의 항정신병약물이 필요하다.[9] 항정신병약물을 투여하면 먼저 진정작용이 나타나서 흥분, 초조, 불안, 불면 등의 증상이 1주 이내에 호전된다. 망상이나 환청과 같은 정신병적 증상은 보통 2주부터 의미 있는 호전을 보이며 4주 내지 6주에 걸쳐 50% 이상의 호전을 기대할 수 있다. 따라서 일반적으로 4~6주 후에도 증상 변화가 거의 없는 경우에는 약물 교체를 고려해보도록 권장된다.[10] 그러나 최근 연구에서는 항정신병약물의 치료효과가 기존에 알려진 것보다 일찍 나타난다고 하고[11-13], 초기 2~4주 이내의 치료반응이 환자의 장기적인 반응을 매우 높게 예측 가능하므로,[14] 4~6주까지 치료반응을 기다리지 말고 보다 조기에 약물에 대한 치료효과 판정을 내리는 것이 좋다고 한다. 예를 들어 한 연구에 의하면 olanzapine, haloperidol, ziprasidone의 경우 위약과 비교하여 양성증상 호전 효과가 24시간부터 관찰되며, 초기 2주 이내 증상 호전이 가장 많이 된다고 한다.[11] 또한 olanzapine 10mg/day, haloperidol 7.5mg/day 그리고 위약을 주사로 맞고 나서 PANSS를 이용하여 주사 직후, 2시간, 24시간 뒤에 증상을 평가해본 결과 24시간 뒤부터 유의하게 증상 호전이 관찰되었는데, 이런 호전은 정신증의 핵심 증상인 개념의 와해, 환각 관련된 행동, 비정상적인 사고에서도 관찰되었다.[15] 그러나 만성 조

현병 환자에서 clozapine 사용 시에는 최소 12주 이상의 관찰이 필요하며 환자에 따라 정신병적 증상이 6개월 내지 1년에 걸쳐 서서히 호전되는 경우도 있어 치료반응 여부는 좀 더 시간을 두고 판단해야 하는 경우도 있다.

(2) 급성기 치료용량

급성기 항정신병약물의 권장 시작 용량은 chlorpromazine 25~100mg, haloperidol 2~5mg, risperidone 1~2mg, olanzapine 5~10mg, quetiapine 50~100mg, amisulpride 50~100mg, aripiprazole 10~15mg부터 서서히 시작하여 흥분 또는 초조증상을 목표로 1주일 이내에 적절 용량에 도달하도록 서서히 증량한다. 다만 clozapine은 25~50mg부터 시작하여 2주에 걸쳐 서서히 증량한다. 급성기 항정신병약물의 1일 권장 용량[1]은 chlorpromazine 300~1,000mg, haloperidol 5~20mg, risperidone 2~8mg, olanzapine 10~30mg, quetiapine 300~800mg, amisulpride 400~800mg, aripiprazole 10~30mg, ziprasidone

표 19.3 항정신병약물의 권장 용량

	Starting dose	Target dose	Maximum dose
amisulpride	100	400~800	1,000
aripiprazole	10	15~30	30
chlorpromzaine	100	300~600	800
clozapine	25	200~500	800
fluphenazine	3	5~15	20
haloperidol	3	5~15	20
loxapine	17.5	20~100	200
olanzapine	5	10~20	30
paliperidone	3	6~9	12
perphenazine	8	12~24	42
quetiapine	100	400~800	1,000
risperidone	2	4~6	8.5
sulpride	100	300~600	1,000
ziprasidone	40	120~160	200
zotepine	50	100~300	400

120~200mg 정도이나 증상 및 개별적인 치료 반응에 따라 용량 및 증량 속도를 조절할 수 있다. 그런데 항정신병약물의 적정 용량에 대해서는 연구자나 기관에 따라 조금씩 다른 경향이 있다. 최근 2010년에 전 세계 18개 나라 43명의 경험 많은 정신과 전문의에게 설문 조사를 통해 조사한 각 항정신병약물의 시작, 권장 용량은 표 19.3과 같다.[16]

일부에서는 초기에 권장 용량보다 높게 사용하는 것이 환자의 증상 호전에 도움이 된다는 보고가 있다. 예를 들어 급성기 정신병적 흥분 및 초조증상을 조절하기 위해 olanzapine 5~10mg에서 시작하는 것보다 15~20mg/day으로 시작하였을 때 급성기 증상 조절에 보다 효과적이었다고 한다.[17] 하지만 일반적으로 효과나 부작용 등을 고려할 때 이렇게 초기 용량을 고용량으로 또는 급속하게 증량하는 것은 바람직하지 않다.[18]

또 하나 고려해야 할 부분은 급성기 약물치료 시 권장 용량보다 고용량을 사용하는 것이 필요한지에 대해 생각해봐야 한다. quetiapine을 권장 용량보다 많이 사용한 군이 권장 용량을 사용한 군보다 증상이 더 많이 호전되었다는 보고도 있고[19], 사례보고 수준에서 quetiapine, aripiprazole에서 고용량 치료가 효과적이라는 보고가 있었다.[20-23] 하지만 quetiapine의 경우 800mg/day 이상 복용하는 군과 그렇지 않은 군을 8주간 이중맹검 연구한 결과 체중증가가 더 유의하게 많았고 효과는 차이가 유의하지 않았다.[24] 그뿐만 아니라 고용량 치료의 효과에 대해 많은 환자를 대상으로 한 연구에 의하면 효과가 명확하지 않고 오히려 부작용이 많았다.[25-27] 그래서 요즘에는 권장 용량보다 고용량은 잘 사용되지 않으며, 실제 아시아 지역에서 2001년에 비해 2004년에 고용량(chlorpromazine 등가용량 1,000mg/day 이상) 사용 환자의 비율이 감소한 것을 통해 확인할 수 있다.[28]

초발 환자들은 항정신병약물의 부작용에 민감하고 적은 용량으로도 치료효과를 충분히 볼 수 있기 때문에 다른 환자보다 적은 용량을 사용하는 것이 좋다.[29-31] 가드너 등의 설문조사에 의하면 약물치료를 시작한 지 6개월 이내 환자의 경우 대부분의 정신건강의학과 전문의는 30% 정도 용량을 줄여서 처방하는 것이 적절하다는 의견을 제시하였다.[16]

(3) 급속 정온화 및 주사제 사용

급속 정온화 요법은 급성기 정신병적 증상을 신속히 조절하기 위해 항정신병약물을 급속하게 고용량으로 증량하여 투여하는 방법으로 과거에 흔히 사용되었다.[1,10] 예를 들어 응급상황이나 급성기에 급속 정온화가 필요한 경우에는 haloperidol 5~10mg을 30분 내지 1시간 간격으로 경구투여 또는 근육주사를 임상적 호전, 진정이 관찰되거나 부작용이 나타날 때까지 반복한다. 그러나 haloperidol 고용량을 급속하게 증량시키는 것이 하루 10~15mg을 사용하는 것보다 나을 것이 없고 부작용 등의 문제로 인해 정형 항정신병약물을 이용한 급속 정온화는 최근에 권장되지 않는다.[32] 급성 진정이 필요한 경우에는 항정신병 작용은 없으나 비교적 안전하고 진정작용이 강한 benzodiazepine을 항정신병약물과 병용 투여하는 것이 좋다. 이런 병용 투여의 장점은 환자가 진정이 더 잘 될 뿐만 아니라, 병용 투여함으로써 각각의 약물 용량을 줄일 수 있어 부작용 또한 감소시킬 수 있다는 장점이 있다.[32]

(4) 약물의 교체 전략

항정신병약물의 효과가 미흡하거나 부작용이 문제될 경우 약물 교체를 고려해볼 수 있다. 특히 정형 항정신병약물에 효과가 없었던 경우에는 다른 정형 항정신병약물에 대한 효과도 별로 좋지 않은 경우가 많아 비정형 항정신병약물을 시도하는 것이 바람직하다. 특히 지속적인 음성증상이나 심한 추체외로증상, 지연성 운동장애가 있는 경우에는 비정형 항정신병약물로 교체하는 것이 바람직하다. 그런데 교체 과정에서 증상의 변화나 부작용의 발생 가능성이 크기 때문에 실패할 가능성이 높다. 특히 교체 과정에서 생기는 부작용은 주로 새로운 약제의 부작용도 있지만 기존 약제의 금단증상으로 인한 부작용도 많이 발생한다. 따라서 이러한 것까지 고려하여 교체 전략을 수립하여 약물을 교체하는 것이 실패 위험성을 낮출 수 있다.

교체 전략은 크게 세 가지로 나눌 수 있다. 약물을 교차시켜 교체하거나(cross-titration, 기존 약물 용량을 서서히 줄이면서 새로운 약물 용량을 서서히 늘림), 포갠 뒤 교체하는 방법(overlap and taper, 새로운 약물 용량을 서서히 늘리는 동안 기존 약물은 최대 용량을 유지한 뒤에 기존 약물을 서서히 줄임), 마지막으로 기존 약물을 완전히 끊은 이후 다른 약물을 시작하는 방법이다. 마지막 방법은 사용하던 약물을 갑자기 중단하기 때문에 금단증상이 나타날 가능성이 크고, 새로운 약물도 높은 용량에서 시작해야 하기 때문에 이에 따른 부작용이 나타날 수 있다. 첫 번째와 두 번째 방법은 동등하게 효과적이고, 견딜 만한 것으로 알려져 있으나,[33] 교차시켜 교체하는 첫째 방법이 주로 권장되는 경향이 있다.[34] 그러나 메타분석에 의하면 이렇게 점진적 교체를 하는 것이 갑자기 교체하는 방법보다 부작용이 적은 것은 아니며 더 교체 실패할 확률이 낮은 것도 아니라고 조사되었다. 즉, 교체 성공 여부와 교체 전략과는 무관한 것으로 조사되었으나, 이 결과는 여러 연구 결과를 종합한 논문으로 분석에 포함된 연구가 소수이고 다양한 약제 간에 약물을 변경했기 때문에 연구결과를 해석하는 데 주의가 필요하다. 또한 약물을 교차시킬 때에는 약물의 부작용이나 재발의 위험을 피할 수 있도록 적절한 속도로 하는 것이 중요하다. 최근에 재발한 적이 있거나, 불안정하거나 심한 증상을 보이는 시기 혹은 추적 관찰이 어려운 외래 환자의 경우에는 주의를 요한다. 교체 이전에 사용하던 항콜린성 약물은 교체 이후에도 2~4주간은 유지하도록 한다. clozapine에서 다른 약물로 교체하는 경우에는 빠른 재발의 위험이 있고 금단증상도 더 심할 수 있으므로 다른 2세대 항정신병약물에 비해 서서히 교체하여야 한다.

(5) 혈장농도와 효과

약물의 용량을 결정하는 데 또 다른 방법으로 혈장농도를 측정하여 용량을 조절하는 방법도 고려해볼 수 있으나, 대체로 항정신병약물의 혈장농도와 임상적 반응과의 관계가 명확하지 않은 경우가 많아 실제 임상에서 흔히 사용하지 않는다.[35] 다만 aripiprazole의 경우 용량과 혈중농도, 수용체 점유율, 치료반응이 어느 정도 관련성이 있다고 한다.[36] 아직까지는 항정신병약물의 혈장농도를 측정하는 것이 일반적이지 않지만, 임상적으로 충분한 용량을 사용하였는데도 비효과적이거나, 심각한 약물 부작용이 있을 때 약동학적 상호작용이 의심되거나 소아나 노인 또는 내과적 문제가 있는 경우에는 혈장농도 측정이 도움이 될 수 있다.

19.2.2 유지기 약물치료

유지기 치료는 보통 급성기 증상이 호전된 이후 상태를 유지하여 재발을 막는 것을 말하는데, 증상이 완전히 소실되지 않고 잔류 증상이 남아 있는 경우나, 약물을 증량하여도 증상이 더 이상 좋아지지 않고 약물을 감량하여도 악화되지 않았을 때 안정된 상대에 노달하였다고 볼 수 있다. 유지기 치료의 목표는 증상의 관해를 유지하고, 잔류 증상을 줄이고, 재발을 방지하는 것이다. 그리고 우울증상의 호전과 음성증상의 개선, 사회적 기능과 삶의 질 회복, 약물 순응도 유지와 병식 개선 등도 유지기 치료에서 고려할 사항들이다. 약물 유지치료와 더불어 약물 순응도를 높이기 위한 약물 교육, 사회성 훈련, 인지재활 치료 등의 비약물치료를 병행하는 것이 재발률을 낮추는 데 도움이 된다.

(1) 유지기 치료효과

초발 조현병 환자를 증상 호전 후 5년 동안 추적 관찰하였을 때 재발률이 80%가량으로 보고되고 있으며, 재발 위험은 시간이 지남에 따라 증가하는 것으로 알려져 있다.[29] 따라서 조현병 환자의 치료에서 급성기 증상이 호전된 후 재발 방지를 위한 노력이 중요한데, 항정신병약물을 유지하는 것이 가장 중요하며 유지치료의 필요성은 장기 관찰 위약 비교 연구 및 약물 중단 연구들을 통해 충분히 입증되었다. 이런 연구들에 의하면 위약을 유지할 경우 6개월 내에 약 53%가량 재발하는 데 비해 항정신병약물을 유지할 경우 재발률은 약 20%가량 된다고 한다. 재발의 위험은 시간이 경과함에 따라 증가하게 되며, 만일 시간 경과에 따른 재발률이 일정하다면 약물 중단 시 매월 10%가량 재발 위험이 증가한다고 한다. 또한 1년 이상 관해 상태를 유지하던 환자의 경우에도 항정신병약물을 중단할 경우 재발률은 위약을 유지해 온 경우와 차이가 없는 것으로 보고되었다. 대략 약물을 유지하면 2.5배 내지 5배 정도 재발 위험이 낮아지는 것으로 보고되었다.[37] 2세대 항정신병약물의 경우에도 위약과의 장기 비교 연구를 통해 재발 방지를 위한 유지치료 효과는 입증되었다. 최근 메타분석에서도 항정신병약물을 복용하는 환자의 1년 후 재발 비율이 27%인 반면, 위약군은 64%이다. 그뿐만 아니라 삶의 질이 호전되고 공격적인 행동 비율도 감소한다고 한다.[38]

(2) 유지치료 용량

환자가 유지기에 들어섰다고 판단되면, 임상가는 재발의 위험도와 부작용을 최소화하기 위한 장기적 치료 전략을 짜는 것이 중요하다. 일반적으로 급성기 개선 효과를 보인 약물을 6개월 이상 치료용량으로 사용하는 것이 권장된다.[4] 유지기의 항정신병약물의 용량은 급성기 용량에 비해서 상대적으로 낮은 용량을 사용할 수 있다. 만약 약물을 중단하기로 결정했다면 한 달에 10%씩 용량을 서서히 줄이는 것이 좋다.[1]

유지 용량을 고용량으로 유지하는 것이 저용량에 비해 재발률을 낮추는 데 있어 더 효과적인 경우가 많기는 하나 고용량을 사용할 경우 부작용이 생길 가능성이 크고 그로 인해 순응도가 떨어질 가능성이 있다. D2수용체 점유율과 항정신병 효과는 비례하나 80%를 넘어가면 추체외로 부작용이 현저해진다. haloperidol의 경우 2mg 투여 시 53~73%, risperidone 3mg 투여 시 72%, 6mg 투여 시 82%, olanzapine 10~20mg 투여 시 71~80%, 20mg 이상 투여 시 80% 이상의 D2 수용체 점유율을 보인다고 한다.[39] 조현병 급성기에는 이보다 고용량이 필요한 경우도 있으나 조현병의 재발 방지를 위한 유지 용량으로는 임상적으로도 이 정도의 용량이 적절해 보인다

(3) 유지치료 기간

미국 정신병 의학회 조현병 치료지침에 따르면 초발 조현병 환자의 경우 최소 1~2년, 재발의 경우 최소 5년 이상 치료를 권장하며, 세계생물정신의학회의 2012년 치료지침에서는 초발 조현병 환자의 경우 최소 1~2년, 한 번 재발한 환자는 2~5년, 2회 이상 재발한 경우 5년 이상 또는 평생 약물치료를 유지할 것을 권장하고 있다. 대부분의 치료지침에서 2회 이상의 삽화를 경험한 환자의 경우는 약물치료 중단을 권유하지 않았고 간헐적 유지치료 역시 권유하지 않았다.[40] 현재 환자가 약을 중단해도 증상이 재발하지 않고 잘 지낼 수 있는 환자인지 아닌지를 예측할 수 없기 때문에 약물 부작용에 대한 부담이 크지 않다면 약 복용을 중단하지 않도록 하는 것이 최우선이다. 따라서 유지치료의 필요성과 약물 복용의 이유에 대하여 교육하는 것이 필요하고, 임상가의 판단에 의해 투약을 중단할 경우에는 재발 가능성 및 경과 관찰의 필요성에 대해 교육하고 증상

재발의 조기 경고 증상에 대하여 환자가 알 수 있도록 해주는 것이 필요하다. 약물을 복용하지 않는다 하더라도 외래 경과 관찰을 정기적으로 하는 것이 좋으며, 관찰 도중 증상이 나타나면 즉시 약물 투여를 다시 시작해야 한다.

(4) 장기지속형 항정신병약물

약물 순응도가 낮은 환자의 경우 재발 방지를 위해 장기지속형 항정신병약물을 사용할 수 있다. 이런 약제는 체내에서 서서히 방출됨으로써 장기간 일정한 혈중농도를 유지할 수 있게 해준다. 경구용 항정신병약물에 비해 장기지속형 항정신병약물은 순응도의 증가와 더불어 재발률을 감소시킬 수 있을 것으로 생각된다. 또한 임상가는 환자의 약물 비순응 사실을 명확하게 알 수 있기 때문에 증상이 재발한 경우 약물의 순응도 문제인지 아니면 그렇지 않으면 약물의 유효성 문제인지를 판단할 수 있다. 정형 항정신병약물의 장기지속형 주사제 중에서 fluphenazine decanoate는 2주 간격으로, haloperidol decanoate는 4주 간격으로 투여하게 되는데, 항정상태에 도달하거나 약물 중단 시 체내에서 제거되는 데 수개월이 걸려 급성기 치료에 사용하는 것은 적합하지 않다. 또한 약물의 부작용이 발생할 경우 이에 대한 대처가 쉽지 않다. 비정형 항정신병약물인 risperidone의 장기지속형 주사제 Risperdal Consta는 경구약제에 비해 혈중농도의 기복이 적으면서 부작용도 적고 재발 방지 효과가 있다고 보고되었다. risperidone 장기지속형 주사제는 2주 간격으로 25~50mg씩 투여한다. 다만 처음 사용으로부터 항정 상태에 도달하는 데까지 3주간의 시간이 걸리기 때문에 그 기간에는 경구 약제와 함께 투여하여야 한다. 다른 비정형 항정신병약물 가운데 paliperidone, aripiprazole, olanzapine 등이 최근에 장기지속형 주사제로 개발되었다.

paliperiodone 장기지속형 주사제는 1개월 간격 또는 3개월 간격으로 투여할 수 있다. 3개월 간격 주사제는 적어도 4개월간 1개월 간격 주사제로 유지치료를 안정적으로 한 경우에 투여 가능하다. paliperidone 1개월 간격 주사제를 haloperidol decanoate와 치료효과를 비교한 ACCLAIMS 연구에서는 병동 입원, 외래 빈도 증가, 위기, 경구제제 보충 필요성 등으로 정의된 효능 실패efficacy failure 비율이 두 약제(paliperidone palimitate 33.8%, haloperidol decanoate 32.4%) 간 유의한 차이가 없었다.[41] paliperidone 1개월 간격 주사제를 risperidone 지속형 주사제와 PANSS 총점수의 감소를 기준으로 비교한 연구에서는 동등한 효과noninferiority를 보였다.[42] paliperidone 3개월 간격 장기지속형 주사제와 1개월 간격 장기지속형 주사제의 효과를 비교한 결과, 3개월 간격 주사제는 재발률 및 PANSS 총점수 호전 면에서 동등한 효과를 보였다.[43]

aripiprazole 장기지속형 주사제는 1개월 간격으로 400mg을 투여하며, 부작용이 있을 경우에 300mg으로 감량한다. 주사제를 시작하는 초기 2주 동안 경구 aripiprazole을 함께 투여해야 한다. aripiprazole 장기지속형 주사제 400mg을 경구 aripiprazole, 혈중농도가 치료용량에 미치지 못하는 aripiprazole 장기지속형 주사제 50mg과 비교한 연구에서 재발률은 400mg 주사제(7.12%), 경구 약제(7.76%), 50mg 주사제(21.80%)로 각각 나타났다. 즉, 장기지속형 주사제 400mg은 경구 약제와 동등한 효과를 보였고, 재발률 면에서 주사제 50mg에 비해 우수하였다.[44] 최근의 메타분석에서 aripiprazole 400mg 장기지속형 주사제는 PANSS 총점을 위약보다 유의하게 낮추었고, 경구 aripiprazole과는 유의한 차이가 없었다. all-cause discontinuation 발생률은 장기지속형 주사제가 경구 약제보다 더 적었다(RR 0.78, 0.64~0.95).[45]

일반적으로 장기지속형 주사제는 경구용 약물에 비해 순응도를 증진시키고, 재입원의 위험도를 20~30%까지 감소시킨다고 한다.[46] 하지만 메타분석에 의하면 경구용 약물에 비해 주사제가 증상개선 효과 측면에서 우월한 증거는 없다고 조사되었다.[47] 최근 3개월 간격 paliperidone 장기지속형 주사제나 2개월 간격 aripiprazole 장기지속형 주

표 19.4   장기지속형 주사제의 장단점

장점	단점
• 순응도 향상	• 약물 투여의 유연성 감소
• 재발방지 향상 및 조기재발 감지	• 최적 용량까지 조절이 지연될 가능성
• 최소 유효 용량 원칙의 용이한 달성	• 투여 중단으로부터 실제 부작용 개선까지 시간이 지연됨
• 위장관계 흡수 관련 문제가 없음	• 주사부위 국소 조직반응(통증, 부종, 가려움, 덩어리)
• 간 초회 통과대사 회피	
• 사고나 고의로 인한 과량복용 가능성이 낮음	

사제의 개발로 장기지속형 주사제 내에도 투여 간격을 비롯한 약물 선택의 폭은 점차 다양해지는 추세이다. 기존 경구용 약물 대비 장기지속형 주사제의 장단점[48]과 용량 및 투여 방법에 대해 숙지하고 적절한 약제 선택을 할 필요가 있다.

19.3 약물치료와 관련된 기타 문제

19.3.1 순응도

환자가 호전을 보이지 않을 때에는 진단이 정확한지, 용량이 적절한지, 다른 약물과의 상호작용은 없는지 등을 알아 보아야 하지만, 순응도 문제도 검토해야 한다. 한 연구 보고에 따르면 항정신병약물의 평균 순응도는 약 58% 정도로 항우울제 처방의 경우 65%, 다양한 신체장애의 경우 76%에 비해 더 낮은 것으로 나타나 단순 만성질환에 따른 순응도 저하와는 양상이 다른 것으로 조사되고 있다.[49]

비순응의 원인들로는 병식의 부족, 약물치료의 효과에 대한 이해 부족, 약에 대한 부작용이 생긴 경우, 약에 대해 망상이 생긴 경우, 약물 복용 방법이 너무 복잡하여 환자가 제대로 지키기 어려운 경우, 치료자와의 관계가 좋지 않은 경우, 정신과 약물을 복용한다는 것에 대한 사회적인 인식, 약을 복용하도록 도와주는 사회 및 가족들의 정서적 지지가 부족한 경우 등 여러 가지가 있다. 약물에 대한 부작용이 심하여 환자가 비순응을 보이는 경우에는, 가능한 수준에서 항정신병약물의 용량을 줄여주거나 부작용을 줄여줄 수 있는 약물을 추가로 사용하거나, 다른 약물로의 교체를 고려할 수 있다. 그러나 환자가 약에 대한 망상이 생긴 경우에는 항정신병약물을 증량하여 증상을 조절해주거나 적절하게 약물에 대한 교육을 해주는 것이 도움이 된다. 갑작스러운 약물 순응도 저하는 재발의 경고 증상일 수도 있어 주의를 요한다. 약물 순응도가 저하되어 병이 재발할 수도 있으나 반대로 증상이 악화되어 갑자기 약물 순응도가 저하될 수 있기 때문이다. 환자와 치료적 동맹을 잘 맺는 것은 더욱 중요한 정보를 환자로부터 얻을 수 있게 하고 의사에 대해 신뢰를 갖게 하며, 치료에 좀 더 협조적이게 할 수 있다는 점에서 매우 중요하다. 이러한 관계

를 지속시켜 나가고 환자 치료에 도움을 주기 위해서는 계속적으로 같은 의사가 치료하는 것을 권장한다. 환자의 인지기능이나 사회적 지지 수준, 만성화 정도 등을 고려하여 환자가 치료에 얼마나 잘 참여할 수 있을지를 고려하여야 하며, 환자의 가족들에게도 충분한 정보를 제공하고 신뢰를 얻을 수 있도록 노력하여야 한다. 특히 가족의 협조 정도, 생활 환경, 법적인 문제, 재정적인 문제 등도 고려해야 한다.

19.3.2 음성증상

지속적인 음성증상은 직업 및 사회적 기능장애와 연관이 있는데, 양성증상에 비해 상대적으로 약물치료 반응이 좋지 않은 편이어서 적극적인 치료가 이루어지지 않는 경우가 많다. 음성증상 중에서 망상이나 환청과 같은 양성증상, 추체외로증상과 같은 신경학적 부작용이나 우울증상이 겉보기에 음성증상처럼 보이는 경우 이를 이차적 음성증상이라고 한다. 이런 이차적 음성증상은 일차적 음성증상과 감별이 필요하지만 실제로는 구별하기 힘들다. 그렇기 때문에 일부 연구에서 비정형 항정신병약물이 음성증상에 효과가 있다는 결과는 실제 일차적 음성증상이 좋아진 것이 아니라 우울증상과 같은 이차적 음성증상이 항정신병약물에 의해 호전된 것일 수 있다. 따라서 비정형 항정신병약물의 음성증상에 대한 연구결과를 해석하는 데에 주의가 필요하다.

정형 항정신병약물이 음성증상을 줄이는 데 효과가 있다는 증거는 있었으나 대부분의 환자에서 지속적으로 음성증상을 줄이지는 못하며 신경학적 부작용 등으로 오히려 음성증상을 악화시킬 수도 있다. 비정형 항정신병약물은 정형 항정신병약물에 비해 신경학적 부작용이 적을 뿐 아니라 음성증상을 개선하는 데 보다 효과적인 것으로 조사되었다. 또한 비정형 항정신병약물의 음성증상에 대한 개선 효과가 경로 분석 결과 단지 신경학적 부작용이 적은 데 기인하는 것이 아니고 직접적 효과라는 연구결과도 있다. 비정형 항정신병약물이 일차적 음성증상을 개선시키는지 직접적 효과인지에 대해 아직 논란은 있으나 지속적 음성증상을 보이는 경우에는 신경학적 부작용이 적다는 장점만으로도 비정형 항정신병약물이 적극 권장된다. olanzapine의 경우 haloperidol에 비해 음성증상을 직접적으

로 호전시키는 효과가 더 뛰어나다는 보고가 있다.[50]

음성증상은 우울증과 공존하거나 구별하기 어려운 경우도 많아 항우울제 병용치료를 시도해볼 수 있다. 항우울제의 음성증상에 대한 치료효과에 대해서는 논란이 있으나 일차적이든 이차적이든 음성증상이 항우울제 투여 후 상당히 호전되는 경우가 적지 않기 때문에 적극적인 항우울제 투여가 권장된다. 최근에 음성증상을 치료하기 위해 CNS stimulants를 병용해서 사용하는 것에 대한 연구가 진행되었으나 연구결과는 일관되지 않았다. risperidone에 modafinil 병합 사용 시 음성증상 호전에 효과적이라는 보고가 있고,[51] 반대로 다른 연구에서는 olanzapine, risperidone, paliperidone을 복용하고 있는 환자에게 armodafinil(150~250mg/day) 병합 사용 시 음성증상 호전에 유의한 효과는 없었다.[52] 이렇게 음성증상에 대한 약물치료효과가 일관되지 않는 것은 연구마다 사용한 음성증상에 대한 정의가 다른 것도 하나의 이유가 된다.

19.3.3 인지기능장애

인지저하는 조현병의 발병 이전부터 존재하며, 발병 시점 및 이환 기간 동안 지속적으로 나타나는 조현병의 핵심적인 임상양상 중 하나이며, 조현병 환자의 기능적 예후와 연관된다. 조현병의 인지저하에 대한 본격적인 연구를 위하여 National Institute of Mental Health 회의에서는 MATRICS(Measurement and Treatment Research to Improve Cognition In Schizophrenia)-Consensus Cognitive Battery(MCCB)를 개발하고, 향후 개발될 약물치료의 유망한 신경생화학적 타깃으로 (1) 전전두엽의 D1 도파민 수용체 (2) 전전두엽과 전대상피질의 세로토닌 수용체 (3) 흥분성 글루타메이트 (4) 아세틸콜린 (5) GABA(g-aminobutyric acid)가 제시되었다.

조현병의 인지저하에 공인된 치료약물은 아직 없는 실정이다. 지금까지 연구는 주로 아세틸콜린, 글루타메이트, 세로토닌 시스템에 작용하는 약물을 기존 항정신병약물에 부가적으로 사용할 때 인지개선 효과에 대한 보고가 많은 편이다.

아세틸콜린 시스템에 관하여 항정신병 약물에 부가적인 ACEI 사용에 대한 무작위 대조시험에 관한 Cochrane 리뷰에서는 주의집중력, 언어기억, 시각기억, 실행기능 영

역에서 효과를 보고하였다.[53] 그러나 또 다른 연구에서는 donepezil 및 rivastigmine의 부가적 요법이 위약대비 효과가 없어서 ACEI의 효과에 대한 결과가 일치되지 않는다.[54] 저용량에서 니코틴 $\alpha 4\beta 2$와 $\alpha 7$ 수용체 조절효과를 함께 지니는 galantamine의 경우 언어기억과 처리속도, 주의집중과 언어 및 비언어기억을 유의하게 호전시켰다는 결과도 있다.[55] 글루타메이트 관련 약물 가운데 글라이신의 부분작용제인 D-cycloserine, 글라이신의 전구물질인 D-serine은 소수 환자 대상 무작위 연구에서 위약대비 인지개선 효과를 보였으나,[56,57] 후속 대규모 연구에서는 위약대비 인지개선 효과가 없었다.[58] 세로토닌 관련 약물로서 5-HT1A 작용제인 tandospirone을 항정신병약물에 추가한 환자군에서 언어기억과 실행기능이 위약대비 유의하게 호전되었고, 5-HT1A 부분작용제인 buspirone 병용요법이 주의집중과 처리속도를 호전시켰다는 보고가 있지만, 소수 환자 대상 연구이며, 위약대비 효과가 없다는 상반된 결과도 존재한다.[59,60] 5-HT6 수용체 길항제인 dimebon을 안정화 시기에 항정신병약물과 병용 시에 인지증상과 음성증상 호전에 도움이 되었다고 한다.[61] 이 외에도 mirtazapine, dehydroepiandrosterone(DHEA), pregnenolone(PREG), minocycline, modafinil, intranasal oxytocin 등을 기존 항정신병약물에 병용했을 때 인지기능에 도움이 되었다는 결과도 있다. 이상에서 항정신병약물에 부가적인 약물치료 가운데 일관되고 유의미하게 인지증상을 호전시킨다고 결론 내리기에는 아직 연구결과가 불충분하다.

19.3.4 우울증

우울증상은 조현병 환자의 약 17~83%에서 관찰되며, 첫 삽화를 비롯하여 급성기 증상이 호전된 이후까지 조현병의 모든 시기에 나타날 수 있다.[62] 우울증상은 항정신병약물로 인한 불쾌감, 운동불능, 좌불안석증과 같은 약물 부작용이나 조현병의 음성증상과는 구별되는 증상이다.[1,63] 초기 연구에서는 초발 환자가 급성기에 우울증상을 보이면 약물의 치료반응이 좋을 것으로 예측할 수 있었고, 정신병적 증상이 호전된 뒤에 우울증상을 보이면 장기적인 예후가 좋지 않음이 시사되었다.[64] 최근에는 우울증상과 조현병의 관해율이나 회복과의 연관성에 대해 연구가 진행되었다.[65,66] 그러나 조현병 환자에서 우울증상의 약물

치료에 대해서는 아직 충분히 연구가 이루어지지 않았다. haloperidol이 위약대비 우울증상 호전에 효과가 있다는 메타분석 결과가 있으나, D2 수용체의 높은 차단율과 정형 항정신병약물의 고용량 사용은 우울증상과 불쾌감을 유발하고, 악화시킬 수도 있다고 알려져 있다.[67,68] 일반적으로 정형 항정신병약물에 비해 대부분의 비정형 항정신병약물이 우울증상 호전에 도움이 된다고 보고된다.[69] 비정형 항정신병약물 중에서 주로 quetiapine이 일관되게 우울증상에 대한 효과가 보고되는 반면,[70,71] risperidone은 효과가 부족하다고 보고된다.[72]

조현병 환자의 우울증상에 대해 항우울제를 항정신병약물에 추가로 사용하는 것이 널리 사용되는 방법이지만, 이에 대한 근거는 아직 불충분하다. 대부분의 연구가 정형 항정신병약물에 삼환계 항우울제를 병합했을 때 우울증상의 호전을 보고하였으며, 소규모 환자를 대상으로 한 연구에서 일부 SSRI나 mirtazapine의 병합이 우울증상에 대한 효과를 보고하였다. 그러나 비정형 항정신병약물에 항우울제를 추가하는 것이나 삼환계 항우울제 이외 새로운 항우울제에 대한 대조시험 결과는 여전히 부족한 실정이다. 항정신병약물의 지속 사용에도 불구하고 우울증상이 주요 우울장애의 진단기준을 충족하거나, 증상이 심해서 임상적으로 중요한 경우, 기능상의 저해를 초래하는 경우에 한하여 항우울제를 추가하는 것이 제한적으로 권장된다.[1,63]

19.3.5 간헐적 치료와 지속적 치료

유지기 치료를 지속적으로 하는 것 대신에 간헐적으로 하자는 주장도 있다. 지속적인 유지치료를 할 경우 지연성 운동장애와 같은 부작용이 생길 위험이 있고, 항정신병약물이 음성증상을 악화시킬 가능성이 있다. 특히 안정기에 접어든 환자에게는 장기 복용 시 환자의 순응도가 떨어질 것이라는 이유에서 약물을 천천히 감량한 후 중단하고 정기적으로 관찰하면서 증상이 다시 나타나면 약물 투여를 다시 시작하는 것이 좋다는 것이다. 그러나 지속적 치료 전략과 간헐적 치료 전략을 비교한 연구들 대부분에서, 간헐적 치료 전략을 사용한 경우가 지속적인 치료 전략을 사용한 경우에 비해 재발률과 입원율이 더 높은 것으로 보고되었다. 최근 Cochrane Schizophrenia Group Trials Register에서 17개 임상연구 결과를 분석한 결과 간헐적 약물을 복

용하는 것이 치료를 받지 않는 것보다 재발을 예방하는 데 도움이 되지만 지속적으로 복용하는 것보다는 재발을 예방하는 측면에서는 효과가 부족하였다.[73] 따라서 현재 간헐적 치료 전략은 일반적으로 권장되지 않으며, 유지기 치료를 지속하는 것이 금기가 되는 경우에 한해서만 권장된다.[74]

19.3.6 단일요법과 병용요법

조현병 치료에서 항정신병약물을 병합해서 사용하는 비율이 연구마다 차이가 있지만 20~60% 정도 된다.[75] 국내의 대학병원 입원 환자의 퇴원 약물을 분석한 결과 퇴원 환자의 47.3%가 두 가지 이상의 항정신병약물을 처방받았으며 가장 많이 병용요법에 사용된 약물은 quetiapine이었다.[76] 병용요법은 clozapine 부작용이 있거나 clozapine을 복용해도 양성증상이 충분히 치료되지 않는 치료 저항성 조현병 환자를 치료하는 경우, 폭력적인 행동이나 초조감을 보이는 환자에서 약물의 효과를 빠르게 얻을 필요가 있는 경우, 한 가지 약물의 과량복용으로 인한 부작용을 줄이기 위한 경우 등과 같이 다양한 임상적 배경에서 사용된다.[76]

병용요법의 사용 근거는 선조체의 도파민 D2 수용체 차단율을 증가시켜 임상적 효과를 증가시킬 수 있다는 것이다. 낮은 수용체 점유율을 갖는 clozapine 혹은 quetiapine과 risperidone을 병용하며 기대하는 경우가 이에 해당한다.[77] 또 다른 근거는 도파민 수용체를 제외한 여러 수용체의 작용을 차단 또는 증진시킨다는 점이다. 예를 들어 risperidone이나 ziprasidone 단독요법은 충분한 D2 혹은 5-HT2 수용체 차단 효과를 갖지만, adrenergic, muscarinic, histaminic 수용체 차단효과는 부족하므로, quetiapine이나 olanzapine을 함께 사용하여 그 효과를 보완할 수 있다.[77] dopamine 부분효현제인 aripiprazole은 D2 수용체를 차단하는 다른 항정신병약물에 의해 유발된 고프로락틴혈증을 호전시킬 수 있다.[78]

임상현장과 달리 임상치료 지침들은 항정신병약물의 병용요법의 사용에 대해 소극적인 입장이다. 2012년 World Federation of Societies of Biological Psychiatry의 치료지침은 치료 저항성 환자들에게도 단독요법 사용을 권유하고 병용요법에 대해서는 추가적인 논의가 필요하다고 언급하였다.[9] National Collaborating Centre for Mental Health 치료

지침에서는 약물의 교체기간 이외에는 두 가지 항정신병약물을 동시에 사용하지 않을 것을 권고하고 있다.[79] 병용요법을 경계하는 이유는 첫째 병용요법이 단독요법에 비해 추체외로 부작용, 항콜린성 약물 사용의 증가와 관련되어 비정형성을 없애고, 혈중 프로락틴의 증가나 체중증가와 당뇨병의 유병률이 늘어나는 등 각종 부작용을 증가시키기 때문이다.[80] 둘째, 병용요법이 높은 사망률과 연관될 가능성 때문이다. 예를 들어 항정신병약물 1개 사용이 증가할 때마다 사망률이 2.5배 증가한다고 한다.[81] 병용요법과 사망률 사이에 관계가 없다는 상반된 보고가 존재하긴 하나, 심혈관계 질환 및 대사증후군을 가진 환자들에게 병용요법의 사용은 주의를 요한다. 마지막으로 병용요법은 항정신병약물뿐만 아니라 다른 종류의 약물 사용을 늘리는 등 치료비 상승을 야기할 수 있다.[82]

병용요법의 효과적 측면을 평가한 연구 중 신뢰할 수 있는 무작위 대조군 연구는 수가 많지 않다. 단독요법과 병용요법의 효과를 비교한 메타분석에서는 질병의 급성악화기나 clozapine과의 조합일 경우, 연구기간이 10주 이상이었던 경우, 치료유지 면에서 단독요법보다 병용요법이 유리할 수 있다고 보고하였지만, 부작용에 대한 고려가 부족하여 병용요법의 효용성을 인정하기엔 한계가 있다고 언급하였다.[83] 종합해보면 단독요법에 비해 병용요법의 효과가 우수하다는 일관된 결론은 없는 상태로 부작용은 더 많이 보고되기 때문에 조현병 치료에서 병용요법을 일차적 치료로 권장하기는 어렵다.

19.3.7 정형 항정신병약물FGA vs. 비정형 항정신병약물SGA

최근에는 정형 항정신병약물에 비해 비정형 항정신병약물을 주로 사용하고 있다. 이런 현상은 비정형 항정신병약물이 부작용이 적고 효과 면에서 우수할 것이라는 임상가들의 예측이 반영된 현상이다. 그러나 대규모 임상연구에서 조현병의 증상 개선 효과가 비정형 항정신병약물이 정형 항정신병약물보다 뚜렷하게 우월하지 않다는 연구결과가 나와서 임상가들을 당황하게 만들고 있다.[84] 그러나 증상 개선 효과와 별개로 치료 중단이나 재발방지 측면에서 비정형 항정신병약물이 정형 항정신병약물보다 우월하다는 결과가 있으며, 음성증상과 인지증상의 개선효과 면에서

비정형 항정신병약물이 정형 항정신병약물보다 우월하다는 결과가 보고되었다. 다만 기존 연구들은 약물 용량이나 비교 대상으로 선정된 정형 항정신병약물의 종류, 개별 약물 간 비교인지 그룹 간 비교인지 등과 같은 연구 디자인이 연구별로 상이하여 해석에 주의를 요한다. 부작용의 경우 추체외로 부작용은 정형 항정신병약물에서 비정형 항정신병약물에서 더 흔한 경향이 있지만, 몇몇 비정형 힝징

신병약물은 정형 항정신병약물보다 심각한 대사 및 심혈관계 부작용을 일으킬 수 있다. 최근 연구에 의하면 효과 및 부작용은 개별 약제 간에 차이가 많다고 보기도 한다. Bayesian 방법으로 네 가지 비정형 항정신병약물 clozapine, olanzapine, risperidone, aripiprazole 효과를 비교한 메타분석에서는 clozapine이 가장 효과적이고 가장 효과가 낮은 약물은 aripiprazole이었다.[85]

참고문헌

1. Lehman AF, Lieberman JA, Dixon LB, McGlashan TH, Miller AL, Perkins DO, et al. Practice guideline for the treatment of patients with schizophrenia, second edition. Am J Psychiatry 2004; 161: 1-56.
2. Weiden PJ. Switching in the era of atypical antipsychotics. An updated review. Postgrad Med 2006; Spec No: 27-44.
3. Robert E. Hales MD, M.B.A., Stuart C. Yudofsky, M.D., and Laura Weiss Roberts, M.D., M.A. The American Psychiatric Publishing Textbook of Psychiatry, Sixth Edition. American Psychiatric Association 2014.
4. Hasan A, Falkai P, Wobrock T, Lieberman J, Glenthoj B, Gattaz WF, et al. World Federation of Societies of Biological Psychiatry (WFSBP) guidelines for biological treatment of schizophrenia, part 2: update 2012 on the long-term treatment of schizophrenia and management of antipsychotic-induced side effects. World J Biol Psychiatry 2013; 14: 2-44.
5. Keating D, McWilliams S, Schneider I, Hynes C, Cousins G, Strawbridge J, et al. Pharmacological guidelines for schizophrenia: a systematic review and comparison of recommendations for the first episode. BMJ Open 2017; 7: e013881.
6. Lieberman JA, Koreen AR, Chakos M, Sheitman B, Woerner M, Alvir JM, et al. Factors influencing treatment response and outcome of first-episode schizophrenia: implications for understanding the pathophysiology of schizophrenia. J Clin Psychiatry 1996; 57 Suppl 9: 5-9.
7. Agid O, Arenovich T, Sajeev G, Zipursky RB, Kapur S, Foussias G, et al. An algorithm-based approach to first-episode schizophrenia: response rates over 3 prospective antipsychotic trials with a retrospective data analysis. J Clin Psychiatry 2011; 72: 1439-1444.
8. Agid O, Schulze L, Arenovich T, Sajeev G, McDonald K, Foussias G, et al. Antipsychotic response in first-episode schizophrenia: efficacy of high doses and switching. Eur Neuropsychopharmacol 2013; 23: 1017-1022.
9. Hasan A, Falkai P, Wobrock T, Lieberman J, Glenthoj B, Gattaz WF, et al. World Federation of Societies of Biological Psychiatry (WFSBP) Guidelines for Biological Treatment of Schizophrenia, part 1: update 2012 on the acute treatment of schizophrenia and the management of treatment resistance. World J Biol Psychiatry 2012; 13: 318-378.
10. Sadock BJ Sadock VA. Kaplan & Sadock's synopsis of psychiatry, 10th ed. Lippincott Williams & Wilkins Publishers, Philadelphia, PA, US, 2007.
11. Agid O, Kapur S, Arenovich T Zipursky RB. Delayed-onset hypothesis of antipsychotic action: a hypothesis tested and rejected. Arch Gen Psychiatry 2003; 60: 1228-1235.
12. Leucht S, Busch R, Hamann J, Kissling W Kane JM. Early-onset hypothesis of antipsychotic drug action: a hypothesis tested, confirmed and extended. Biol Psychiatry 2005; 57: 1543-1549.
13. Leucht S, Busch R, Kissling W Kane JM. Early prediction of antipsychotic nonresponse among patients with schizophrenia. J Clin Psychiatry 2007; 68: 352-360.
14. Tandon R. Antipsychotics in the treatment of schizophrenia: an overview. J Clin Psychiatry 2011; 72 Suppl 1: 4-8.
15. Kapur S, Arenovich T, Agid O, Zipursky R, Lindborg S Jones B. Evidence for onset of antipsychotic effects within the first 24 hours of treatment. Am J Psychiatry 2005; 162: 939-946.
16. Gardner DM, Murphy AL, O'Donnell H, Centorrino F Baldessarini RJ. International consensus study of antipsychotic dosing. Am J Psychiatry 2010; 167: 686-693.
17. Baker RW, Kinon BJ, Maguire GA, Liu H Hill AL. Effectiveness of rapid initial dose escalation of up to forty milligrams per day of oral olanzapine in acute agitation. J Clin Psychopharmacol 2003; 23: 342-348.

18. Weinberger DR Harrison PJ. Schizophrenia, 3rd Edition. Wiley-Blackwell, 2011.

19. Lee JS, Ahn JH, Kim DH, Kim JJ, Kim TY, Yoo SY, et al. Antipsychotic effects of quetiapine in naturalistic long term follow up study. Psychiatry Investig 2010; 7: 128-134.

20. Bobes J, Garcia-Portilla MP, Saiz PA, Bascaran MT, Bousono M Arango C. High degree of tolerability for monotherapy with high doses of quetiapine: a case report. J Clin Psychiatry 2002; 63: 1048-1049.

21. Boggs DL, Kelly DL, Feldman S, McMahon RP, Nelson MW, Yu Y, et al. Quetiapine at high doses for the treatment of refractory schizophrenia. Schizophr Res 2008; 101: 347-348.

22. Chavez B Poveda RA. Efficacy with high-dose aripiprazole after olanzapine-related metabolic disturbances. Ann Pharmacother 2006; 40: 2265-2268.

23. Duggal HS Mendhekar DN. High-dose aripiprazole in treatment-resistant schizophrenia. J Clin Psychiatry 2006; 67: 674-675.

24. Honer WG, MacEwan GW, Gendron A, Stip E, Labelle A, Williams R, et al. A randomized, double-blind, placebo-controlled study of the safety and tolerability of high-dose quetiapine in patients with persistent symptoms of schizophrenia or schizoaffective disorder. J Clin Psychiatry 2012; 73: 13-20.

25. Li C, Xia J Wang J. Risperidone dose for schizophrenia. Cochrane Database Syst Rev 2009: Cd007474.

26. Lindenmayer JP, Citrome L, Khan A, Kaushik S Kaushik S. A randomized, double-blind, parallel-group, fixed-dose, clinical trial of quetiapine at 600 versus 1200 mg/d for patients with treatment-resistant schizophrenia or schizoaffective disorder. J Clin Psychopharmacol 2011; 31: 160-168.

27. Goff DC, McEvoy JP, Citrome L, Mech AW, Bustillo JR, Gil R, et al. High-dose oral ziprasidone versus conventional dosing in schizophrenia patients with residual symptoms: the ZEBRAS study. J Clin Psychopharmacol 2013; 33: 485-490.

28. Sim K, Su HC, Fujii S, Yang SY, Chong MY, Ungvari G, et al. High-dose antipsychotic use in schizophrenia: a comparison between the 2001 and 2004 Research on East Asia Psychotropic Prescription (REAP) studies. Br J Clin Pharmacol 2009; 67: 110-117.

29. Robinson D, Woerner MG, Alvir JM, Bilder R, Goldman R, Geisler S, et al. Predictors of relapse following response from a first episode of schizophrenia or schizoaffective disorder. Arch Gen Psychiatry 1999; 56: 241-247.

30. Rummel C, Hamann J, Kissling W Leucht S. New generation antipsychotics for first episode schizophrenia. Cochrane Database Syst Rev 2003: Cd004410.

31. Kwon JS, Jang JH, Kang DH, Yoo SY, Kim YK Cho SJ. Long-term efficacy and safety of aripiprazole in patients with schizophrenia, schizophreniform disorder, or schizoaffective disorder: 26-week prospective study. Psychiatry Clin Neurosci 2009; 63: 73-81.

32. Powney MJ, Adams CE Jones H. Haloperidol for psychosis-induced aggression or agitation (rapid tranquillisation). Cochrane Database Syst Rev 2012; 11: Cd009377.

33. Kane JM, Leucht S, Carpenter D Docherty JP. The expert consensus guideline series. Optimizing pharmacologic treatment of psychotic disorders. Introduction: methods, commentary, and summary. J Clin Psychiatry 2003; 64 Suppl 12: 5-19.

34. Lambert TJ. Switching antipsychotic therapy: what to expect and clinical strategies for improving therapeutic outcomes. J Clin Psychiatry 2007; 68 Suppl 6: 10-13.

35. Sparshatt A, Taylor D, Patel MX Kapur S. Relationship between daily dose, plasma concentrations, dopamine receptor occupancy, and clinical response to quetiapine: a review. J Clin Psychiatry 2011; 72: 1108-1123.

36. Sparshatt A, Taylor D, Patel MX Kapur S. A systematic review of aripiprazole--dose, plasma concentration, receptor occupancy, and response: implications for therapeutic drug monitoring. J Clin Psychiatry 2010; 71: 1447-1456.

37. Weiden PJ Olfson M. Cost of relapse in schizophrenia. Schizophr Bull 1995; 21: 419-429.

38. Leucht S, Tardy M, Komossa K, Heres S, Kissling W, Salanti G, et al. Antipsychotic drugs versus placebo for relapse prevention in schizophrenia: a systematic review and meta-analysis. Lancet 2012; 379: 2063-2071.

39. Kapur S, Zipursky R, Roy P, Jones C, Remington G, Reed K, et al. The relationship between D2 receptor occupancy and plasma levels on low dose oral haloperidol: a PET study. Psychopharmacology (Berl) 1997; 131: 148-152.

40. Takeuchi H, Suzuki T, Uchida H, Watanabe K Mimura M. Antipsychotic treatment for schizophrenia in the maintenance phase: a systematic review of the guidelines and algorithms. Schizophr Res 2012; 134: 219-225.

41. McEvoy JP, Byerly M, Hamer RM, Dominik R, Swartz MS, Rosenheck RA, et al. Effectiveness of paliperidone palmitate vs haloperidol decanoate for maintenance treatment of schizophrenia: a randomized clinical trial. Jama 2014; 311: 1978-1987.

42. Li H, Rui Q, Ning X, Xu H Gu N. A comparative study of paliperidone palmitate and risperidone long-acting injectable therapy in schizophrenia. Prog Neuropsychopharmacol Biol Psychiatry 2011; 35: 1002-1008.

43. Savitz AJ, Xu H, Gopal S, Nuamah I, Ravenstijn P, Janik A, et al. Efficacy and Safety of Paliperidone Palmitate 3-Month

Formulation for Patients with Schizophrenia: A Randomized, Multicenter, Double-Blind, Noninferiority Study. Int J Neuropsychopharmacol 2016; 19.

44. Fleischhacker WW, Sanchez R, Perry PP, Jin N, Peters-Strickland T, Johnson BR, et al. Aripiprazole once-monthly for treatment of schizophrenia: double-blind, randomised, non-inferiority study. Br J Psychiatry 2014; 205: 135-144.

45. Oya K, Kishi T Iwata N. Efficacy and tolerability of aripiprazole once monthly for schizophrenia: a systematic review and meta-analysis of randomized controlled trials. Neuropsychiatr Dis Treat 2015; 11: 2299-2307.

46. Anderson JP, Icten Z, Alas V, Benson C Joshi K. Comparison and predictors of treatment adherence and remission among patients with schizophrenia treated with paliperidone palmitate or atypical oral antipsychotics in community behavioral health organizations. BMC Psychiatry 2017; 17: 346.

47. Fusar-Poli P, Kempton MJ Rosenheck RA. Efficacy and safety of second-generation long-acting injections in schizophrenia: a meta-analysis of randomized-controlled trials. Int Clin Psychopharmacol 2013; 28: 57-66.

48. Nasrallah HA. The case for long-acting antipsychotic agents in the post-CATIE era. Acta Psychiatr Scand 2007; 115: 260-267.

49. Cramer JA Rosenheck R. Compliance with medication regimens for mental and physical disorders. Psychiatr Serv 1998; 49: 196-201.

50. Lindenmayer JP, Khan A, Iskander A, Abad MT Parker B. A randomized controlled trial of olanzapine versus haloperidol in the treatment of primary negative symptoms and neurocognitive deficits in schizophrenia. J Clin Psychiatry 2007; 68: 368-379.

51. Arbabi M, Bagheri M, Rezaei F, Ahmadi-Abhari SA, Tabrizi M, Khalighi-Sigaroudi F, et al. A placebo-controlled study of the modafinil added to risperidone in chronic schizophrenia. Psychopharmacology (Berl) 2012; 220: 591-598.

52. Kane JM, Yang R Youakim JM. Adjunctive armodafinil for negative symptoms in adults with schizophrenia: a double-blind, placebo-controlled study. Schizophr Res 2012; 135: 116-122.

53. Singh J, Kour K Jayaram MB. Acetylcholinesterase inhibitors for schizophrenia. Cochrane Database Syst Rev 2012; 1: Cd007967.

54. Chouinard S, Stip E, Poulin J, Melun JP, Godbout R, Guillem F, et al. Rivastigmine treatment as an add-on to antipsychotics in patients with schizophrenia and cognitive deficits. Curr Med Res Opin 2007; 23: 575-583.

55. Schubert MH, Young KA Hicks PB. Galantamine improves cognition in schizophrenic patients stabilized on risperidone. Biol Psychiatry 2006; 60: 530-533.

56. Tsai GE, Yang P, Chung LC, Tsai IC, Tsai CW Coyle JT. D-serine added to clozapine for the treatment of schizophrenia. Am J Psychiatry 1999; 156: 1822-1825.

57. Tsai G, Yang P, Chung LC, Lange N Coyle JT. D-serine added to antipsychotics for the treatment of schizophrenia. Biol Psychiatry 1998; 44: 1081-1089.

58. Buchanan RW, Javitt DC, Marder SR, Schooler NR, Gold JM, McMahon RP, et al. The Cognitive and Negative Symptoms in Schizophrenia Trial (CONSIST): the efficacy of glutamatergic agents for negative symptoms and cognitive impairments. Am J Psychiatry 2007; 164: 1593-1602.

59. Sumiyoshi T, Park S, Jayathilake K, Roy A, Ertugrul A Meltzer HY. Effect of buspirone, a serotonin1A partial agonist, on cognitive function in schizophrenia: a randomized, double-blind, placebo-controlled study. Schizophr Res 2007; 95: 158-168.

60. Sumiyoshi T, Matsui M, Nohara S, Yamashita I, Kurachi M, Sumiyoshi C, et al. Enhancement of cognitive performance in schizophrenia by addition of tandospirone to neuroleptic treatment. Am J Psychiatry 2001; 158: 1722-1725.

61. Morozova MA, Beniashvili AG, Lepilkina TA Rupchev GE. Double-blind placebo-controlled randomized efficacy and safety trial of add-on treatment of dimebon plus risperidone in schizophrenic patients during transition from acute psychotic episode to remission. Psychiatr Danub 2012; 24: 159-166.

62. Rybakowski JK, Vansteelandt K, Szafranski T, Thys E, Jarema M, Wolfgang Fleischhacker W, et al. Treatment of depression in first episode of schizophrenia: results from EUFEST. Eur Neuropsychopharmacol 2012; 22: 875-882.

63. Hasan A, Falkai P, Wobrock T, Lieberman J, Glenthoj B, Gattaz WF, et al. World Federation of Societies of Biological Psychiatry (WFSBP) Guidelines for Biological Treatment of Schizophrenia. Part 3: Update 2015 Management of special circumstances: Depression, Suicidality, substance use disorders and pregnancy and lactation. World J Biol Psychiatry 2015; 16: 142-170.

64. Oosthuizen P, Emsley R, Niehaus D, Koen L Chiliza B. The relationships between depression and remission in first-episode psychosis. World Psychiatry 2006; 5: 172-176.

65. Lambert M, Karow A, Leucht S, Schimmelmann BG Naber D. Remission in schizophrenia: validity, frequency, predictors, and patients' perspective 5 years later. Dialogues Clin Neurosci 2010; 12: 393-407.

66. Mosolov SN, Potapov AV, Ushakov UV, Shafarenko AA Kostyukova AB. Design and validation of standardized clinical and functional remission criteria in schizophrenia. Neuropsychiatr Dis Treat 2014; 10: 167-181.

67. Van Putten T May RP. "Akinetic depression" in schizophrenia. Arch Gen Psychiatry 1978; 35: 1101-1107.

68. Pani L Gessa GL. The substituted benzamides and their clinical potential on dysthymia and on the negative symptoms of schizophrenia. Mol Psychiatry 2002; 7: 247-253.

69. Nemeroff CB. Use of atypical antipsychotics in refractory depression and anxiety. J Clin Psychiatry 2005; 66 Suppl 8: 13-21.

70. Kasper S. Quetiapine is effective against anxiety and depressive symptoms in long-term treatment of patients with schizophrenia. Depress Anxiety 2004; 20: 44-47.

71. Addington DE, Mohamed S, Rosenheck RA, Davis SM, Stroup TS, McEvoy JP, et al. Impact of second-generation antipsychotics and perphenazine on depressive symptoms in a randomized trial of treatment for chronic schizophrenia. J Clin Psychiatry 2011; 72: 75-80.

72. Kasper S, Montagnani G, Trespi G Di Fiorino M. Treatment of depressive symptoms in patients with schizophrenia: a randomized, open-label, parallel-group, flexible-dose subgroup analysis of patients treated with extended-release quetiapine fumarate or risperidone. Int Clin Psychopharmacol 2015; 30: 14-22.

73. Sampson S, Joshi K, Mansour M Adams CE. Intermittent drug techniques for schizophrenia. Schizophr Bull 2013; 39: 960-961.

74. Kuipers E, Yesufu-Udechuku A, Taylor C Kendall T. Management of psychosis and schizophrenia in adults: summary of updated NICE guidance. Bmj 2014; 348: g1173.

75. Faries D, Ascher-Svanum H, Zhu B, Correll C Kane J. Antipsychotic monotherapy and polypharmacy in the naturalistic treatment of schizophrenia with atypical antipsychotics. BMC Psychiatry 2005; 5: 26.

76. Jhin-Goo Chang, Daeyoung Roh Chan-Hyung Kim. Recent Trends of Antipsychotics Polypharmacy in Schizophrenia. 대한 정신약물학회지 2013; 24: 69-75.

77. Freudenreich O Goff DC. Antipsychotic combination therapy in schizophrenia. A review of efficacy and risks of current combinations. Acta Psychiatr Scand 2002; 106: 323-330.

78. Shim JC, Shin JG, Kelly DL, Jung DU, Seo YS, Liu KH, et al. Adjunctive treatment with a dopamine partial agonist, aripiprazole, for antipsychotic-induced hyperprolactinemia: a placebo-controlled trial. Am J Psychiatry 2007; 164: 1404-1410.

79. The NICE Guidelines on Core Interventions in the Treatment and Management of Schizophrenia in Primary and Secondary Care. Update ed. British Psychological Society, Royal College of Psychiatrists, London, 2010.

80. Gallego JA, Nielsen J, De Hert M, Kane JM Correll CU. Safety and tolerability of antipsychotic polypharmacy. Expert Opin Drug Saf 2012; 11: 527-542.

81. Joukamaa M, Heliovaara M, Knekt P, Aromaa A, Raitasalo R Lehtinen V. Schizophrenia, neuroleptic medication and mortality. Br J Psychiatry 2006; 188: 122-127.

82. Zhu B, Ascher-Svanum H, Faries DE, Correll CU Kane JM. Cost of antipsychotic polypharmacy in the treatment of schizophrenia. BMC Psychiatry 2008; 8: 19.

83. Correll CU, Rummel-Kluge C, Corves C, Kane JM Leucht S. Antipsychotic combinations vs monotherapy in schizophrenia: a meta-analysis of randomized controlled trials. Schizophr Bull 2009; 35: 443-457.

84. Lieberman JA, Stroup TS, McEvoy JP, Swartz MS, Rosenheck RA, Perkins DO, et al. Effectiveness of antipsychotic drugs in patients with chronic schizophrenia. N Engl J Med 2005; 353: 1209-1223.

85. Klemp M, Tvete IF, Skomedal T, Gaasemyr J, Natvig B Aursnes I. A review and Bayesian meta-analysis of clinical efficacy and adverse effects of 4 atypical neuroleptic drugs compared with haloperidol and placebo. J Clin Psychopharmacol 2011; 31: 698-704.

CHAPTER 20

치료 저항성 조현병

이승환

20.1 치료 저항성의 정의

치료 저항성treatment refractory은 조현병의 약물학적 치료에서 가장 중요한 임상 과제 중 하나이다. 정확한 통계는 없으나 많은 임상 연구자들은 모든 조현병 환자의 약 20~30%가 일차 항정신병 약물치료에 적절하게 반응하지 않는다고 추정한다.[1]

치료반응에 대한 정의는 다양하다. 치료 저항성을 내포하는 용어들로는 'partial response', 'nonresponse', 'treatment-resistant', 'treatment-refractory' 등이 있다. 'ultra-resistant'는 clozapine에도 반응이 없는 사람들을 지칭할 때 사용된다. 다양한 영역의 치료반응을 측정하여 치료 저항성을 정의할 수 있는데, 정신병리뿐 아니라 직업, 사회 그리고 인지적 기능 등이 포함될 수 있다. 또한 치료에 반응을 보이는 시기, 반응의 정도, 손상의 정도, 그리고 삶의 질 등이 추가로 포함될 수 있다. 연구자들은 자신들이 수행하는 연구의 목적과 치료 상태에 따라 치료 저항성의 정의를 점차 발전시켜 왔다. 치료반응이 치료 초기에 나타날 수도 있지만, 이전에 합의된 가이드라인들은 항정신병 약물을 최대 용량으로 3~6주간 투약했을 때 no response/little response를 보이거나 4~10주간 치료했을 때 partial response를 보이는 경우로 규정하고 있다. 조현병 치료 가이드라인과 알고리즘은 단일 2세대 혹은 1세대 항정신병 약물을 2~3차례 시도한 후에도 치료반응에 실패한 환자들을 치료 저항성으로 정의하였다(www.ipap.org).

'Kane criteria'[2]는 난치성 조현병을 정의하는 데에 있어서 사용되는 고전적인 기준이다. 이 기준은 clozapine과 chlorpromazine을 비교한 자료에 근거하며, 치료 저항에 대한 기준을 제시하고 있다. 하지만 일련의 후속 연구에서 chlorpromazine 400mg/day의 투여로 도파민 수용체의 80~90%가 차단된다고 보고되면서[3] 치료용량과 기간이 조금씩 완화된 기준이 제시되고 있다. 정신병 치료반응과 치료 저항성에 대한 연구 집단은 2017년에 치료 저항성에 대한 합의된 기준을 발표하였다(표 20.1).[4]

치료 저항성을 정의하는 다양한 접근을 논의할 때, 과거에는 주로 조현병 양성증상의 호전 실패를 고려하였다는 점에 유의해야 한다. 양성증상 이외의 증상, 사회적 기능 또는 삶의 질과 같은 기능적 평가는 충분히 고려되지 않았다. 현재 장기치료 목적(회복)이 조현병의 치료 저항성의 정의로 더 많은 관심을 받고 있다.[5]

[18F]-DOPA 양전자방출단층촬영을 이용하여, 무반응 환자들과 항정신병약물에 적절하게 반응한 환자들 및 건강한 지원자들을 비교하여 항정신병약물에 대한 치료 저항성의 신경생물학적 원인을 연구하였다.[6] 이 연구에서 항정신병약물에 적절한 치료반응을 보인 환자들보다 치료 저항성 조현병 환자들에서 도파민 합성능력dopamine synthesis capacity이 더 낮았다. 또한 치료 저항성 조현병 환자들과 건강한 지원자들 간에는 유의한 차이가 없었다. 이 결과는 도파민 수용체를 차단하는 항정신병약물은 도

표 20.1　Consensus Criteria for Assessment and Definition of Treatment-Resistant Schizophrenia[a]

Domain and Subdomain	Minimum Requirement	Optimum Requirement
Current Symptoms		
Assessment	Interview using standardized rating scale (e.g., PANSS, BPRS, SANS, SAPS)	Prospective evaluation of treatment using a standardized rating scale
Severity	At least moderate severity	At least moderate severity and <20% symptom reduction during a prospective trial or observation of ≥ 6 weeks
Duration	≥ 12 weeks	≥ 12 weeks; specify duration of treatment resistance
Subjective distress	Not required	Not required
Functioning	At least moderate functional impairment measured using a validated scale (e.g., SOFAS)	At least moderate functional impairment, measured using a validated scale (e.g., SOFAS)
Adequate treatment		
Assessment of past response	Information to be gathered from patient/carer reports, staff and case notes, pill counts, and dispensing charts	Information to be gathered from patient/carer reports, staff and case notes, pill counts, and dispensing charts
Duration	≥ 6 weeks at a therapeutic dosage; record minimum and mean (SD) duration for each treatment episode	≥ 6 weeks at a therapeutic dosage; record minimum and mean (SD) duration for each treatment episode
Dosage	Equivalent to ≥ 600mg of chlorpromazine per day.[b] Record minimum and mean (SD) dosage for each drug.	Equivalent to ≥ 600mg of chlorpromazine per day.[b] Record minimum and mean (SD) dosage for each drug.
Number of antipsychotics	≥ 2 past adequate treatment episodes with different antipsychotic drugs. Specify median number of failed antipsychotic trials.	≥ 2 past treatment episodes with different antipsychotic drugs and at least one utilizing a long-acting injectable antipsychotic (for at least 4 months). Specify median number of failed antipsychotic trials.
Current adherence	≥ 80% of prescribed doses taken. Adherence should be assessed using at least two sources (pill counts, dispensing chart reviews, and patient/carer report). Antipsychotic plasma levels monitored on at least one occasion. Specify methods used to establish adherence.	Same as the minimum criteria, with the addition of through antipsychotic serum levels measured on at least two occasions separated by at least 2 weeks (without prior notification of patient)
Symptom domain	Positive, negative, cognitive	Same as for minimum criteria
Time course	Early onset (within 1 year of treatment onset), medium-term onset (1~5 years after treatment onset), late onset (>5 years after treatment onset)	Same as for minimum criteria
Ultra-treatment resistant: clozapine	Meets the above criteria for treatment resistance plus failure to respond to adequate clozapine treatment	Same as for minimum criteria

[a] BPRS: Brief Psychiatric Rating Scale, PANSS: Positive and Negative Syndrome Scale, SANS: Scale for Assessment of Negative Symptoms, SAPS: Scale for the Assessment of Positive Symptoms, SOFA: Social and Occupational Functioning Scale. All patients should have a diagnosis of schizophrenia made using established criteria and a clinical review to establish that their symptoms are not primarily due to comorbidity or substance misuse.

[b] Based on established conversion criteria (e.g., 19-22)

파민 합성능이 증가된 환자들에서 특히 효과적이지만, 상대적으로 도파민 합성능이 정상이거나 낮은 환자에서는 덜 효과적이라는 것을 의미한다.

20.2 항정신병약물 병합 투여

치료 저항성 조현병 환자에게 손쉽게 시도해볼 수 있는 치료 전략은 항정신병약물 병합 투여이다. Kane 등[2]은 조현병이나 조현정동장애 환자들 중에서 risperidone이나 quetiapine 투여 후에도 부족한 치료반응을 보인 총 323명을 대상으로 16주간 aripiprazole과 위약을 추가로 투여하여 병합치료 효과를 비교하였다. 기준점과 비교하여 최종 평가시기의 PANSS 총점의 변화가 측정되었다. 총 70명의 환자를 대상으로 한 이 연구는 정신병적 증상의 유의미한 변화를 관찰하지 못했다. Correll 등[7]은 항정신병약물의 단독 사용과 병합 사용에 대한 메타분석 연구를 하였다. 약물치료 중단의 모든 원인과 평가에 영향을 미치는 다른 요인들을 모두 고려하였을 때 항정신병약물의 단독요법보다 병합 투여가 우월한 치료효과를 보여주었다. 하지만 부작용 발생과 높은 치료비용이 병합용법의 문제점이라고 지적하였다. 이러한 병합요법은 향후 보다 확실한 연구결과들이 나올 때까지는 단독요법에 반응이 부족하고 증상이 상대적으로 심한 환자들에게만 선택적으로 시도되어야 한다.

20.3 고용량의 항정신병약물

Pierce 등[8]은 고용량(1,200~2,400mg) quetiapine이 양성증상, 난폭한 행동, 행동장애, 그리고 사회성의 현저한 호전을 유도한다고 보고하였다. 한 개방표지시험[9]에서 난치성 조현병 환자 치료에 quetiapine 용량을 1,400mg까지 높게 사용하였다. 치료 종결 후 환자의 33%는 치료반응이 나났고, BPRS 총점, 양성, 음성, 그리고 불안/우울 하위요인에서 증상의 감소가 관찰되었다.

무작위 대조연구[9]는 6개월간의 이중맹검 치료를 통해 치료 저항성 조현병에서 고용량의 olanzapine 대 clozapine의 효과와 내성을 조사하였다. 6주에서 6개월 사이의 치료

동안 여러 정신병리 영역에서 유의하고 뚜렷한 호전을 나타냈다. 특히 clozapine에서 GAF 점수의 유의한 호전이 관찰되었다. 다른 소규모 연구[10]에서 고용량의 olanzapine이 clozapine만큼 효과를 나타냈지만, olanzapine은 심각한 체중증가가 제한점이 되었다. 6개월 동안 olanzapine을 투약한 경우 clozapine과 비교하였을 때 평균 BMI의 상승 폭은 각각 2.2 대 0.3이었다. Kumra 등[11]은 치료 저항성을 보이는 39명의 청소년 조현병 환자에서 고용량의 olanzapine과 clozapine의 치료효과를 12주간 비교하였는데 clozapine이 더 우위의 결과를 보인다고 보고하였다.

1세대 항정신병약물과 관련하여 많은 임상연구 및 체계적 고찰들은 하루 800~1,000mg 이상(혹은 더 낮은)의 용량이 항정신병적 효능을 향상시키지는 않지만 특히 추체외로 부작용을 증가시킨다고 하였다.[12] 허가 용량 이상의 증량을 일반적으로 권고할 수는 없지만, 일부 환자들은 고용량 또는 심지어 해당 약물의 허가 적응증이 아닌 질환에 대해서도 약물에 반응할 수 있다. 약물 혈액 농도 측정은 고용량 약물치료에 효과를 보이는 환자를 식별하는 데 도움이 된다.[13] 예를 들어 약물 제거율이 높은 cytochrome P450 효소계 다형성 환자(급속 대사자rapid metabolizer)는 표준 용량의 치료 범위보다 고용량의 약물로 치료효과를 볼 수 있다. 환자에게 고용량 치료를 시작할 때 주의 깊게 증량하여야 하며, 효과가 없는 경우에는 다시 항정신병약물의 표준 용량으로 돌아가야 한다.

표 20.2는 치료 저항성이 아닌 조현병 환자에서 항정신병약물의 치료효과를 비교 정리한 것이다.[14]

20.4 강화치료

valproate가 구체적으로 난치성 조현병에서 사용된 것을 평가한 연구는 없다. valproate는 조현병의 잔류증상의 치료, 특히 공격성의 치료를 위한 강화 요법으로 널리 사용된다. 메타분석에 따르면 조현병의 치료에 valproate의 사용이 도움이 된다는 근거는 없으나, 공격성 치료효과에 대한 일부 근거가 존재한다.[15]

lithium 강화요법에 대한 유의미한 치료 결과들이 존재한다. 하지만 증상의 호전은 정신병적 증상과 연관된 정

표 20.2　Relative Efficacy of Different Antipsychotic Drugs in Schizophrenia

1. Clozapine was superior to all the other antipsychotics, with SMDs ranging from 0.22 to 0.55.

2. Amisulpride was superior to all the other antipsychotics (SMDs, 0.16 to 0.33) except clozapine, olanzapine, risperidone, and zotepine.

3. Olanzapine was superior to all the other antipsychotics (SMDs, 0.14 to 0.26) except clozapine, amisulpride, risperidone, paliperidone, and zotepine.

4. Risperidone was superior to all the other antipsychotics (SMDs, 0.11 to 0.24) except clozapine, amisulpride, olanzapine, paliperidone, and zotepine.

5. Paliperidone was superior to lurasidone and iloperidone only (both SMDs 0.17)

6. Haloperidol was superior to iloperidone only (SMD, 0.12)

7. Differences in the remaining antipsychotic drug pairwise comparisons were not statistically significant. These drugs, occupying the bottom of the hierarchy, were quetiapine, aripiprazole, sertindole, ziprasidone, chlorpromazine, asenapine, lurasidone, and iloperidone.

Abbreviation: SMD = standardized mean difference.

동 증상과 관련된다. 치료 저항성 조현병에서는 위약과 lithium의 강화요법 사이의 유의한 효과 차이가 관찰되지 않았다. Leucht[16]의 메타분석에 따르면 조현정동장애 환자들에서 항정신병약제에 lithium을 추가하는 강화요법이 전반적인 효과를 증가시킨다고 하였다. 하지만 조현병의 핵심증상에 대한 lithium의 치료효과는 명확하지 않다.

carbamazepine이 치료 저항성 조현병의 강화요법으로 사용한 연구는 없다. 치료 저항성이 아닌 일반 조현병 치료의 강화요법으로 시행된 연구들에서도 carbamazepine의 유의한 효과는 발견되지 않았다. pregabalin은 voltage-gated Ca^{2+} channels의 $\alpha_2\delta$ subunit의 길항제이며, 이는 여러 신경전달물질 시스템을 조절하고, 다른 정신질환에서 불안을 감소시키는 것으로 밝혀졌으나, 조현병에서는 평가된 적이 없다. 치료 저항성을 보이는 조현병 환자 11명에게 pregabalin 강화요법을 시도한 사례에서 유의한 HAM-A 점수와 PANSS 점수의 호전이 보고되었다.[17]

무쾌감증anhedonia, 비사회성asociality, 무의욕avolition, 무감동apathy 등의 증상은 조현병의 음성증상과 우울증 사이의 공통적인 요소이기 때문에 조현병의 음성증상의

치료에서 SSRI의 효과가 조사되어 왔다. Sepehry 등[18]은 항정신병제에 SSRI 강화를 시도한 연구들의 메타분석에서 치료 그룹 사이에서 음성증상의 유의한 차이를 발견하지 못했다.

20.5　clozapine

clozapine은 다른 항정신병약제보다 치료 저항성 조현병에서 더 효과적이다. 그러나 생명에 위협이 될 수 있는 부작용의 발생이 사용에 큰 한계점이 된다. 게다가 clozapine에 순응을 보이는 경우에도 단지 30%에서 50%만이 임상적으로 유의한 호전을 경험하게 된다. 결국 이러한 낮은 효능은 허가되지 않은 약물의 처방과 부작용의 발생을 높이고 치료적 증거가 부족한 항정신병 약제의 병합 사용을 증가시킨다.

20.5.1　clozapine 단독치료 효과

부작용이 적고 효과가 입증된 여러 2세대 항정신약물들의 출현으로, 1세대 항정신병약물과 clozapine을 임상실제에서 사용하는 경우는 줄어들고 있다. 다양한 2세대 항정신병약물을 일대일로 비교하여 치료효과를 조사한 연구에서는 일관된 결과를 보이지 못하였다. 약물 간에 부작용 및 내성의 차이는 확실하지만, 치료 효능의 차이는 확실치 않았다. 게다가 치료 저항성 환자를 대상으로 한 연구는 매우 적다.

clozapine이 다른 2세대 항정신병약물보다 효능 면에서 우위를 보인다는 증거는 Clinical Antipsychotic Trials of Intervention Effectiveness II(CATIE II)와 Cost Utility of the Latest Antipsychotic Drugs in Schizophrenia Study 2(CUTLASS 2) trials에서 확증되었다.[19,20] 하지만 이들 연구에서도 clozapine이 치료 저항성 환자군을 대상으로 투여된 것은 아니었다. CATIE II 연구에서는 초기에 olanzapine, quetiapine, risperidone, ziprasidone을 사용하다가 치료를 중단한 환자들이 후속연구에 참여하였다. 치료 내성과 효능 면에서 clozapine은 quetiapine과 risperidone보다 우수하였으나, olanzapine과의 비교에서는 그렇지 않았다. 효과 부족에 의한 치료 중단에서는 clozapine이 세 가

지 다른 약과 비교하여 우수하였다. CUTLASS 2에서는 clozapine, risperidone, olanzapine, amisulpride, zotepine, 그리고 quetiapine 등이 포함되었으며, 두 가지 이상의 항정신병약물을 이전에 사용하였음에도 반응이 좋지 않았던 조현병 환자들을 대상으로 하였다. clozapine은 PANSS로 측정된 총점수의 감소로 유의한 호전을 보였지만, 삶의 질에서의 유의한 호전은 없었다.

20.5.2 clozapine으로의 교체 시기

중국에서 clozapine의 처방률은 약 26~76%로 매우 높다. 치료 반응성 조현병 환자를 대상으로 한 연구에서 1세대와 2세대 항정신병약물의 양성증상에 대한 치료 효능은 비슷한 수준이다.[21] clozapine은 치료 저항성 조현병 환자의 치료에서 다른 2세대 항정신병약물보다 우월한 치료효과를 보여 왔다. 지속적인 공격성을 보이는 난폭한 조현병 환자에게 clozapine 사용을 고려해볼 수 있다.[21] 또한 clozapine은 자살의 위험성도 현저히 떨어뜨리는 것으로 보고된다. 정신병적 증상의 치료효과 이외에 약물의 부작용 측면도 clozapine 선택에 고려되어야 한다. 지연발생운동이상증 tardive dyskinesia을 포함한 추체외로 증상, 체중증가와 연관된 대사증후군 관련 부작용, prolactin 증가와 연관된 성적 부작용, 그리고 QTc 연장 등의 부작용 등이 고려되어야 한다. clozapine은 무과립구증agranulocytosis, 대사성 문제, 체중증가, 그리고 심장 염증 등의 부작용을 유발할 수 있는 것으로 명확하게 밝혀져 있으며, 이러한 증상을 보이는 환자에게 clozapine이 첫 번째 선택 약이 되어서는 안 된다. 미국에서는 치료 저항성 조현병 환자 숫자와 clozapine 처방의 건수를 고려할 때 clozapine의 처방률은 낮다.

20.6 clozapine과의 병합요법

치료 저항성 조현병 환자에서 clozapine의 우월한 효과는 증명되었지만, 40~70%의 환자들은 여전히 치료적 반응을 보이지 않는다. 이런 환자를 ultra-resistant라고 하기도 한다. 기존에 clozapine을 투여하고 있는 환자에게 다른 항정신병약물을 추가적으로 병합하여 사용하는 병합요법이 새로운 대안이 될 수 있다. 일반적으로 clozapine의 병합요법

을 시행하기에 앞서 추가할 약물의 적절한 용량과 약물농도를 먼저 고려해야 한다.

Taylor 등[22]은 14개의 이중맹검, 무작위, 위약 대조 2세대 항정신병약물과 clozapine의 병합 연구로 구성된 메타분석에서 위약과 비교하여 병합요법의 유의한 우수성을 발견했다. 2012년도에 발간된 Sommer 등[23]에 의한 또 다른 메타분석에서 clozapine과 다양한 약물을 병합하였을 때 (단일 시행을 기준으로 하여) 유의한 긍정적 효과가 sulpride에만 있었으며, amisulpride, aripiprazole, risperidone, haloperidol에서는 그렇지 않았다. Barbui 등[24]은 무작위 개방연구에서는 2세대 약물 및 clozapine 병합요법의 유의한 우수성을 발견하였지만 이중맹검 시험에서는 그렇지 않았다. Correll 등[7]은 메타분석에서 항정신병약물 병합요법을 단독요법과 비교했다. 병합요법의 효과는 치료반응 부족으로 인한 중단 및 탈락한 환자의 경우 단일요법보다 우수했다. 그러나 중국에서 시행된 많은 연구들이 이 연구에 포함되었으며, 이 연구들은 치료 저항성 환자들만으로 구성되지는 않았다는 점에 주목해야 한다. 게다가 이 메타분석에서 출판 편향publication bias을 완전히 배제할 수 없다.

가장 흔히 시행되는 단일 병합은 clozapine과 risperidone 이다. 약리학적 관점에서 amisulpride, sulpride, haloperidol 또는 risperidone과 같은, 도파민 수용체에 대해 특히 강한 친화성을 특징으로 하는 항정신병약물과 clozapine과 같은 낮은 도파민 친화성을 갖는 항정신병약물을 병합하는 것이 유리할 것으로 보인다.

20.6.1 risperidone

한 연구에서 clozapine에 부분적인 반응이 있는 환자군에서 risperidone과 위약을 추가하여 비교한 결과 risperidone의 병합치료가 정신병리나 삶의 질에 유의미한 향상을 보이지는 않았다고 보고하였다.[25] 하지만 동일한 해에 발표된 다른 연구에 따르면 호전이 있다고 보고하였다.[26] clozapine에 반응이 없거나, 부분적인 반응만을 보인 환자들을 대상으로 risperidone(6mg/day까지)과 clozapine을 같이 사용하였을 때 BPRS 양성증상의 소척도들과 SANS 점수의 유의한 향상이 관찰되었다. 하지만 이후 발표된 이중맹검 연구의 결과들은 대체로 부정적이다. 첫째로, 인지기능 측면

에서 risperidone을 추가한 군보다 위약을 추가한 집단에서 언어 작업 기억력, 언어 학습과 기억, 그리고 집중력의 향상을 보고하였다. risperidone이 언어 학습에 유해한 영향을 미치는 이유로는 striatal과 extrastriatal 영역에서 D2 수용체 차단이 증가되었고, 피질과 해마에서 도파민이 과다 방출되었기 때문이라고 추정하였다.[27] 둘째로, 안정적이지만 증상이 남아 있는 조현병 환자에게 clozapine에 더하여 rispcridone 4mg을 고정용량으로 6주 동안 치료하였지만 risperidone을 투약받은 환자에서 유의한 수준의 PANSS 총점 감소는 없었다[28]. 셋째로 8주간의 병합시험에서 위약을 받은 34명의 환자 중에서 9명이, risperidone을 받은 34명의 환자 중에서 6명이 치료에 반응을 나타내었다. 주목할 만한 점은 clozapine에 risperidone 병합요법의 유의한 효과는 12주 이상의 시험에서만 관찰되었다는 점이며, 주로 6주 이후부터 12주까지 큰 변화를 발견하였다.[29]

clozapine에 더하여 ziprasidone과 risperidone의 상대적인 효과와 안정성을 평가한 연구에서, 조현병의 양성 및 음성 증상의 유의한 호전은 보였으나, 그룹들 간의 유의한 차이는 보이지 않았다.[30] 상기의 모든 시험은 환자 수가 적다는 제한점이 있다.

20.6.2 sulpride/amisulpride

clozapine에 부분적으로 반응이 있는 조현병 환자군에서 sulpride를 병합하였을 때에 양성 및 음성증상의 유의한 호전이 있음이 보고되었다. 여러 사례 보고와 개방형 연구에서도 난치성 조현병에서 clozapine의 amisulpride 병합요법의 우수한 효과를 보고하였다. amisulpride는 독특한 약물학적 프로파일을 갖고 있어, dopamine D2/D3 수용체에 선택적인 상호작용을 보인다. Genc 등[31]은 clozapine을 단독으로 사용하였을 때 부분적인 반응을 보였던 50명의 조현병 환자를 상대로 clozapine-amisulpride와 clozapine-quetiapine 조합을 비교하였다. amisulpride를 사용한 집단이 quetiapine을 사용한 집단보다 우월한 효과를 보였다. 유의미한 차이는 BPRS, SANS, SAPS[Scale for the Assessment of Positive Symptoms] 총점수의 평균치에서 보였으며, 양성 및 음성증상 모두에 효과적인 것으로 관찰되었다. 게다가 CGI scale은 더욱 큰 향상을 보였다. amisulpride의 도파민 특이적, 변연계 특이적 작용 때문에

치료효과가 더욱 증진된 것으로 추정된다. 비록 환자 수는 적지만 Assion 등[32]은 clozapine과 amisulpride를 함께 사용하여 치료한 군이 clozapine과 위약을 사용한 군보다 GAF, CGI, MADRS[Montgomery and Asberg Depression Rating Scale]에서 호전을 보인다고 보고하였다. 현재까지의 치료 경험과 연구결과는 근거 수준이 약하기는 하지만 치료 저항성 조현병 환자에게 clozapine과 amisulpride/sulpride 병합치료의 치료효과를 지지해준다.[33,34]

20.6.3 aripiprazole

부분 D2 작용제인 aripiprazole의 작용기전은 다른 항정신병 약제와 많은 차이가 있다. aripiprazole은 부분 5-HT1A 작용제, 5-HT2 작용제이며 도파민-세로토닌 시스템의 안정제로서의 역할을 한다. clozapine에 aripiprazole 병합은 위약을 더한 경우와 비교하였을 때에 전체 증상 심각도의 유의한 효과 차이가 관찰되지 않았으나, BPRS 음성증상 점수와 SANS 점수에서 향상을 보였다[35]. 다른 연구에서 3개월간의 안정된 clozapine 용량으로 불충분한 증상 조절을 보이며, 최소 2.5kg 이상의 체중증가가 있는 외래 환자들에서 aripiprazole 혹은 위약을 조합한 연구를 시행하였다. 16주째에 aripiprazole으로 치료한 군에서 위약과 비교하였을 때 유의한 체중과 허리둘레의 감소가 나타났다. 양쪽 치료군 모두 비슷한 GAF의 호전을 보였다. 두 그룹에서 수면과 피로증상의 유의한 호전을 보였다. Fleishchhacker 등[36]은 16주간 aripiprazole 사용군에서 체중, BMI, 공복 콜레스테롤 수치에서 유익한 효과를 관찰하였다. aripiprazole의 체중감소 효과가 초기에는 유효하다가 시간이 지나면 정체기를 가지는 것으로 해석되었다. 집단 간에 PANSS의 총점수의 유의한 차이는 없었지만, 증상 호전 정도는 aripiprazole이 더 우세하였다.

부분 도파민 작용제인 aripiprazole에 관해서는 이 약물과의 병합치료가 조현병 증상 중 어떠한 증상이라도 호전시킨다는 확인된 증거가 없지만[23,37] aripiprazole 동시치료는 증가된 혈청 프로락틴 수치뿐만 아니라 항정신병약물 유발 대사적 부작용을 감소시키는 것으로 보인다.[37]

20.7 clozapine과의 강화요법

병합요법과 마찬가지로 치료 저항성 조현병에서 약물학적 강화 전략을 일반적으로 권고할 충분한 근거는 없다. 가능한 부작용과 약물 상호작용의 증가가 반드시 고려되어야만 한다. 강화 전략은 매우 초조한 정신병적 환자에서의 벤조디아제핀 또는 동반된 우울 또는 현저한 음성증상의 치료에 있어 항우울제와 같이 특정 표적 증상의 치료를 위해서만 우선적으로 고려해야 한다. 강화 및 병합요법은 효과가 없는 경우 중단되어야 하며 항정신병약물 단독치료로 다시 돌아가야 한다.

20.7.1 경련제와의 강화요법

glutamatergic neurotransmitter의 기능이상이 조현병의 병태생리학에 중요한 요소인 것으로 알려져 있다. lamotrigine은 뇌의 sodium channel을 차단하고 GABA 분비를 증가시킴으로써 과도한 glutamate의 분비를 억제하여 항경련 효과를 가진다. 이러한 기전은 clozapine과의 병합치료의 이론적 배경이 된다. Tiihonen 등[38]은 clozapine 단독치료에 비해 clozapine과 lamotrigine 강화치료 시에 정신병적 증상 호전에 더 우수한 결과를 나타내었다. 치료 그룹 간에 약물의 부작용으로 인한 연구 중단율의 차이는 없었다. 이 연구는 clozapine 저항성 조현병에서의 약물치료 효과를 보고한 첫 번째 시도이다. 정신병적 증상에 대한 총점수의 효과 크기는 0.57로 (Cohen's d의 경우 0.5~0.80은 medium effect를 의미함) 이는 일반병리증상에 중등도의 이득이 있음을 시사한다. Sommer 등[23]은 clozapine 저항성 조현병 환자에서 lamotrigine 강화에 있어 유의한 긍정적 효과를 발견하였지만, 이상치 연구를 제외한 후에는 민감도 분석에서 효과가 없는 것으로 나타났다.

topiramate 강화가 치료효과를 보인다는 보고가 있다. Tiihonen 등[39]은 26명의 치료 저항성 조현병 환자를 대상으로 실험한 결과 PANSS 일반병리증상에서 topiramate의 유의한 효과를 보고 하였으며, 우울, 집착, 죄책감에서 가장 효과를 보인다고 보고하였다. 양성증상 및 음성증상에서는 유의한 차이가 관찰되지는 않았다. 다른 연구에서는 최대 용량의 clozapine을 사용하여도 임상적 반응이 좋지

않았던 32명의 환자를 상대로, 8주간 PANSS의 변화를 측정한 결과, 세 가지 세부증상 척도(음성, 양성, 일반병리)에서 모두 유의한 감소를 보였다.[40]

20.7.2 N-methyl-D-aspartate^{NMDA} 작용제와의 강화치료

조현병의 NMDA 기능 저하 가설에 기초하여 조현병 치료에 NMDA를 증가시키는 약물을 사용해볼 수 있다. phencyclidine과 ketamine 같은 NMDA 수용체 작용제는 정신병적 증상을 나타내고, 신경 인지적 결손을 일으키며, 조현병 환자의 정신병적 증상을 악화시킨다. NMDA 인식 부위의 작용제는 신경독성이 매우 강한 성질을 보이는 반면 NMDA-glycine 결합 부위 작용제는 신경독성이 적어 치료효과를 낼 수 있다. NMDA-glycine 결합 부위 작용제는 glycine, D-serine, 그리고 D-alanine 등이 있으며, 부분작용제는 D-cycloserine이 있다. 또한 sarcosine은 glycine transporter-1(GlyT-1)을 차단함으로써 시냅스에서 glycine의 가용성을 높이는 작용을 한다. 그러므로 과도한 신경독성을 보이지 않으면서 NMDA 길항제로 작용하는 약물들은 조현병에 치료효과를 낼 것으로 기대되며 임상시험이 진행되었다.

Tsai와 Lin[41]은 최소 4주 이상 안정적 용량의 항정신병 약제에 NMDA 작용제를 추가 복용한 26개의 이중맹검 실험 대상자 약 800명을 대상으로 메타분석을 시행하였다. 위약과 NMDA 작용제와의 강화치료 효과에 대한 효과크기를 비교하였을 때 이는 0.4(small effect size)였고 우울감, 음성증상, 인지기능, 양성증상과 일반정신병리 증상의 유의한 호전을 보였다. glycine, D-serine, sarcosine 등의 치료는 여러 임상 증후군에서 호전을 보였다. 하지만 D-cycloserine에서는 호전이 관찰되지 않았다. 같이 사용된 항정신병 약제의 종류가 NMDA를 증가시키는 약물의 효과에 영향을 주는 것으로 보인다.

20.7.3 인지 향상 약물의 병합치료

memantine은 약하고 비선택적 NMDA 수용체 길항제로서 중등도 및 중증의 알츠하이머 치매의 치료제로 승인되었다. De Lucena 등[42]은 치료 저항성 조현병으로 최소 10년 이상 clozapine을 복용하는 사람들을 대상으로 memantine

과 위약의 강화치료 효과를 12주 이상 비교하였다. 12주째부터 memantine 치료군의 총 BPRS 점수와 양성, 음성증상 하위지표에서 유의한 호전이 관찰되었다. memantine 투여군에서 MMSE 점수가 6.12점 상승하는 것이 관찰되었다. 추체외로 부작용과 체중은 두 그룹 간에서 유의한 차이를 보이지 않았다. 동물 연구에서 memantine은 BDNF의 발현을 증가시킴으로써 인지기능을 상승시키는 것으로 추정된다. 그러나 사람을 대상으로 한 실험에서 memantine 사용과 혈중 BDNF 농도 증가 사이의 연관성을 찾지 못하였다. 비록 소규모 연구결과이기는 하지만 memantine은 clozapine을 복용하는 치료 저항성 환자에게 유익한 효과를 가져오는 것으로 보인다. clozapine을 제외한 비정형 항정신병 약제를 사용한 이전 연구들은 유의미한 효과를 보고하지 못했다.[43]

　　CX516(an ampakine)과 modafinil과 같은 인지 향상 약물은 무작위 조절 연구에서 불확실한 결과를 보였다. CX516은 clozapine, olanzapine, risperidone과 함께 4주간 투약했을 때 총 PANSS 점수에는 호전이 없었고, 위약과 비교했을 때 피로, 불면, 상복부 불편감을 호소하였다[44]. modafinil은 clozapine을 복용하는 35명의 환자에게 8주간 함께 투약하여도 정신병적 증상을 악화시키지는 않았지만 피로, 음성증상, 인지기능의 호전이 없었다.[45]

20.8 그 밖에 사용해볼 수 있는 약물

20.8.1 glutathione metabolism

glutathione(GSH)은 활성 산소와 다른 free radicals의 해독 작용을 담당하는 물질로, 활성 산소로 인한 손상으로부터 세포를 보호하는 역할을 한다. 도파민은 GSH를 만들어 내는 재료 중 하나이다. 게다가 GSH는 glutamate에 대한 NMDA 반응성을 증진시킨다. 약물을 투여하지 않은 조현병 환자군의 뇌척수액에서 대조군에 비해 GSH 농도가 27% 감소하고, 내측전전두엽피질medial prefrontal cortex에서 GSH 농도가 52% 감소한 것으로 알려져 있다. 또한 조현병 환자에서 후내측전전두엽피질posterior medial prefrontal cortex의 감소된 GSH 농도는 증가된 음성증상

과 의미 있는 상관을 보인다. N-acetyl-C-cysteine(NAC)는 cysteine의 공여자이며, GSH의 합성을 조절하는 전구물질이다. 항정신병약물을 복용하는 조현병 환자 140명을 대상으로 NAC를 투여하였을 때, NAC 치료군이 위약군에 비해서 PANSS 총점, 음성, 일반병리증상 점수에서 유의한 향상을 보였다.[46]

20.8.2 gamma-aminobutyric acid systemGABA

조현병과 연관된 인지결핍은 가장 중요한 사망원인이며, 뇌의 GABA 신경의 조절이상과 관련된다. 조현병의 인지결핍이 GABA 사이신경interneuron 이상 때문이라면,[47] 작업기억 수행은 조현병 환자에서 GABA-A 수용체 전달에 영향을 미치는 약물에 의해 다르게 조절될 것이다. 뇌에 작용하는 약물치료효과는 인지기능과 상관을 보이는데, 조현병 환자에서는 비정상적일 것이라고 예측할 수 있다. 실제 연구에서는 작업기억에서 건강한 대조군과 조현병 환자 사이에 차이가 있음이 밝혀졌다. GABA-A 작용제인 lorazepam은 조현병 환자에서 작업기억을 손상시켰고, flumazenil(GABA-A antagonist 또는 partial inverse agonist)은 작업기억을 향상시켰다. 실험적 약물인 MK-0777은 GABA-A 수용체의 선택적 작용제이며, GABA-A 수용체를 통한 GABA 신호의 강화로 조현병 환자에서 배외측전전두엽피질dorsolateral prefrontal cortex의 기능 향상의 가능성이 보고된다.[48]

20.8.3 nonsteroidal anti-inflammatory agents

중추신경에서 proinflammatory cytokines의 활성화는 인지기능이상과 연관되어 있다. 이 과정은 prostaglandins과 cyclo-oxygenase-2(COX-2)에 의해서 매개된다. COX-2 억제제는 인지기능장애를 보이는 질환에서 이득을 줄 수 있는 것으로 보고된다. Laan 등[49]은 적절한 항정신병약물 사용 후에도 최소 중등도의 잔류증상을 보이는 조현병 환자에게 a-selective COX inhibitor인 aspirin의 보조치료 효과를 조사하였다. 안정적인 항정신병약물을 복용 중인 70명의 환자에게 임의로 1,000mg 아스피린이나 위약을 주었다. 통계학적으로 매우 유의하게 아스피린 치료가 PANSS

총점 및 양성증상을 호전시키는 것으로 관찰되었다. 좋은 효과를 보인 환자군은 질병 이환기간이 가장 짧고, 상대적으로 항염증 cytokine 생성을 보이는 군이었다. 하지만 인지기능에는 영향이 없었다.

20.9 비약물적 치료

20.9.1 인지행동치료

clozapine에 저항성을 보이는 환자에게 인지행동치료 cognitive-behavior therapy가 효과적이라고 보고하는 연구들이 있다. Barretto 등[50]은 정신병적 증상을 보이는 환자(n = 12)를 대상으로 3주 이상의 20회기의 개별적 인지행동치료 효과와 비특이적 사회적 지지요법 간의 효과를 비교하였다. 약 6개월 후 BPRS 총점, PANSS 총점, 일반정신병리 증상에서 중등도의 호전이 있었다. 하지만 이 연구는 치료 저항을 보일 가능성이 큰 음성증상 점수가 높은 환자를 연구 대상에서 제외하였다는 단점이 있다. Turkington 등[51]은 치료 저항성 양성증상을 가지고 있는 환자를 대상으로 5년 이상 인지행동치료(n=31)와 친구가 되어주는 것(n = 28)의 효과를 비교하였다. 전반적 증상 심각도와 음성증상의 호전이 인지행동치료에서 나타났다. 치료 중간에 규칙적인 추적관찰과 강화회기의 시행이 더 큰 인지행동치료 효과를 보일 것으로 제안되었다.

20.9.2 전기경련치료

치료 저항성 조현병 환자에 대한 신뢰할 만한 전기경련치료electroconvulsive therapy, ECT 자료를 근거로 메타분석을 시행한 결과 현재 항정신병약제를 함께 투약하거나 그렇지 않은 환자에서 ECT를 통한 전반적인 증상의 호전은 단기간이고 작은 효과를 나타내는 것으로 보인다.

Levy-Rueff 등[52]은 약물치료에 저항을 보이는 환자 19명의 차트를 리뷰하였다. 환자들은 항정신병약제를 복용하면서 동시에 유지 ECTmaintenance ECT를 시행하였다. ECT는 약 43개월 동안, 약 1주에서 8주 간격으로, 평균 47회기를 시행하였다. 기분, 망상, 식욕저하, 자살사고 및 불안증상의 호전이 관찰되었다. 유지 ECT를 시행한 군에서 연간 입원 기간이 10.5달에서 2.1달로 80%가량 감소하였다. 각 입원의 평균 재원 기간도 4.1개월에서 2.5개월로 40%가량 감소하였다. 일상적 기능의 호전은 대부분의 참여자들에서 공통적으로 보고되었다.

20.9.3 반복적 경두개자기자극술

전체 대뇌신경의 흥분과 전신경련을 일으키는 ECT와는 달리, 반복적 경두개자기자극술repetitive transcranial magnetic stimulation, rTMS은 경련을 일으키지 않고, 마취나 근육이완을 필요로 하지 않는다. rTMS의 사용에 대한 연구들은 난치성 조현병에서 양성 및 음성증상의 치료에 유익함을 보여준다. Freitas 등[53]은 난치성 조현병에서 rTMS 치료효과에 대한 메타분석을 시행하였다. 고주파 rTMS(>1Hz)는 좌측의 배외측전전두엽 피질을 자극함으로써 음성증상을 치료하고자 하였고, 저주파 rTMS는 좌측 측두두정엽피질temporoparietal cortex에 적용되어 양성증상인 환청치료에 사용하였다. 전반적인 양성증상에서 rTMS의 효과를 또한 보고하였다. 증상의 호전은 약 8~20주 정도 지속되는 것으로 관찰되었다. 음성증상의 호전은 유의하지 않았다. 그러므로 항정신병약물로 호전을 보이지 않는 환청치료에 저주파 rTMS가 좌측 측두두정엽피질에 사용될 수 있다. 최근의 연구결과들도 rTMS의 치료 저항성 조현병 환자에서의 치료효과에 확실한 진보를 보여주지 못하고 있다.[54]

20.10 결론

조현병과 연관된 증상들은 다양하며 증상에 따라 서로 다른 병리적 기전을 가지고 있는 것으로 추정된다. 중뇌변연계 영역의 도파민 과활성이 양성증상을 유발하는 것으로 밝혀져 있고, 양성증상들은 현재 시판되는 항정신병약물들에 비교적 잘 반응한다. 음성증상의 병리는 잘 알려지지는 않았으며, 상대적으로 난치성이고 조현병 치료를 어렵게 하는 요인이다. 또한 생각과 행동의 와해, 그리고 강박증상은 더욱 심각한 정신병리와 좋지 않은 예후와 관련된다. 조현병 환자의 약 20~30%는 난치성 혹은 치료 저항성으로 추정된다.

기존의 대단위 약물 연구결과는 치료 반응성 조현병에서 1세대 항정신병약물에 비해 2세대 항정신병약물이 치료효과 면에서 더 우월하다는 결론을 내지 못하고 있다. 하지만 치료 저항성 조현병에서 1세대 및 2세대 항정신병약물에 비해 clozapine의 치료효과가 더 낫다는 것은 정설이다. clozapine은 다른 치료 방식에 효과가 없는 치료 저항성 조현병 환자의 치료반응을 증진시킨다. 또한 치료 저항성 조현병 환자에서 자살의 위험성이 높거나 공격성이 높은 경우도 clozapine이 상대적으로 유용하다는 것을 보여준다. 하지만 clozapine은 치명적 부작용을 발생시킬 가능성이 있으므로 사용에 제한이 된다. clozapine의 부작용은 무과립구증과 같이 급격히 발생하는 문제와 상대적으로 서서히 진행되는 체중증가 및 대사증후군에 이르기까지 다양하다. 많은 연구에서 clozapine 치료가 olanzapine 다음으로 BMI와 체중을 증가시킨다고 보고하였다. 또한 clozapine에 치료 순응을 보이는 환자일지라도 임상적으로 유의한 증상 호전은 단지 30~50%에서만 관찰된다. 다시 말해 clozapine 복용 환자의 40~70%는 여전히 반응이 없거나 부분적인 반응만을 보인다.

clozapine에 다른 약물을 추가하는 병합 및 강화요법으로 많은 약물에서 시도되었다. 하지만 sulpride/amisulpride, lamotrigine를 제외하고 병합 및 강화요법의 치료적 이득은 약한 것으로 나타났다. sulpride/amisulpride의 병합요법은 clozapine의 상대적으로 약한 도파민 수용체 차단능력을 보강하여 도파민 수용체에 대해 특히 강한 친화성 때문에 효과를 보이는 것으로 추정된다. lamotrigine 병합은 PANSS 점수, BPRS 점수, 양성 그리고 음성증상의 하위평가척도에 유의한 호전을 나타냈다. 증거량이 부족하지만 NMDA 효현제가 olanzapine이나 risperidone을 복용하는 환자들에게 병합 사용되면 임상적인 호전을 나타내지만, clozapine과의 병합에서는 유의한 효과가 관찰되지 않았다. clozapine과 aripiprazole의 병합요법은 정신병적 증상의 변화를 유발하지는 못하였지만, 체중감소 혹은 최소한 체중증가 억제 효과를 가진다. clozapine을 사용하기 힘들 경우 고용량의 olanzapine 투여를 시도해볼 수 있다. rTMS는 환청 증상에 특별히 호전을 보이는 반면, ECT는 호전효과가 상대적으로 작고, 단기간이다.

참고문헌

1. Hasan A, Falkai P, Wobrock T, Lieberman J, Glenthoj B, Gattaz WF, et al. World Federation of Societies of Biological Psychiatry (WFSBP) Guidelines for Biological Treatment of Schizophrenia, part 1: update 2012 on the acute treatment of schizophrenia and the management of treatment resistance. World J Biol Psychiatry 2012 Jul;13(5):318-378.

2. Kane J, Honigfeld G, Singer J, Meltzer H. Clozapine for the treatment-resistant schizophrenic. A double-blind comparison with chlorpromazine. Arch Gen Psychiatry 1988 Sep;45(9):789-796.

3. Farde L, Nordstrom AL, Wiesel FA, Pauli S, Halldin C, Sedvall G. Positron emission tomographic analysis of central D1 and D2 dopamine receptor occupancy in patients treated with classical neuroleptics and clozapine. Relation to extrapyramidal side effects. Archives of general psychiatry 1992 Jul;49(7):538-544.

4. Howes OD, McCutcheon R, Agid O, de Bartolomeis A, van Beveren NJ, Birnbaum ML, et al. Treatment-Resistant Schizophrenia: Treatment Response and Resistance in Psychosis (TRRIP) Working Group Consensus Guidelines on Diagnosis and Terminology. Am J Psychiatry 2017 Mar 1;174(3):216-229.

5. Suzuki T, Remington G, Mulsant BH, Uchida H, Rajji TK, Graff-Guerrero A, et al. Defining treatment-resistant schizophrenia and response to antipsychotics: a review and recommendation. Psychiatry Res 2012 May 15;197(1-2):1-6.

6. Demjaha A, Murray RM, McGuire PK, Kapur S, Howes OD. Dopamine synthesis capacity in patients with treatment-resistant schizophrenia. Am J Psychiatry 2012 Nov;169(11):1203-1210.

7. Correll CU, Rummel-Kluge C, Corves C, Kane JM, Leucht S. Antipsychotic combinations vs monotherapy in schizophrenia: a meta-analysis of randomized controlled trials. Schizophrenia bulletin 2009 Mar;35(2):443-457.

8. Pierre JM, Wirshing DA, Wirshing WC, Rivard JM, Marks R, Mendenhall J, et al. High-dose quetiapine in treatment refractory schizophrenia. Schizophrenia research 2005 Mar 1;73(2-3):373-375.

9. Boggs DL, Kelly DL, Feldman S, McMahon RP, Nelson MW, Yu Y, et al. Quetiapine at high doses for the treatment of refractory schizophrenia. Schizophrenia research 2008

Apr;101(1-3):347-348.

10. Meltzer HY, Bobo WV, Roy A, Jayathilake K, Chen Y, Ertugrul A, et al. A randomized, double-blind comparison of clozapine and high-dose olanzapine in treatment-resistant patients with schizophrenia. J Clin Psychiatry 2008 Feb;69(2):274-285.

11. Kumra S, Kranzler H, Gerbino-Rosen G, Kester HM, De Thomas C, Kafantaris V, et al. Clozapine and "high-dose" olanzapine in refractory early-onset schizophrenia: a 12-week randomized and double-blind comparison. Biological psychiatry 2008 Mar 1;63(5):524-529.

12. Davis JM, Chen N. Dose response and dose equivalence of antipsychotics. J Clin Psychopharmacol 2004 Apr;24(2):192-208.

13. Hiemke C, Baumann P, Bergemann N, Conca A, Dietmaier O, Egberts K, et al. AGNP consensus guidelines for therapeutic drug monitoring in psychiatry: update 2011. Pharmacopsychiatry 2011 Sep;44(6):195-235.

14. Andrade C. Antipsychotic Drugs in Schizophrenia: Relative Effects in Patients With and Without Treatment Resistance. J Clin Psychiatry 2016 Dec;77(12):e1656-e1660.

15. Schwarz C, Volz A, Li C, Leucht S. Valproate for schizophrenia. Cochrane Database Syst Rev 2008(3):CD004028.

16. Leucht S, Kissling W, McGrath J. Lithium for schizophrenia. Cochrane Database Syst Rev 2007(3):CD003834.

17. Englisch S, Esser A, Enning F, Hohmann S, Schanz H, Zink M. Augmentation with pregabalin in schizophrenia. J Clin Psychopharmacol 2010 Aug;30(4):437-440.

18. Sepehry AA, Potvin S, Elie R, Stip E. Selective serotonin reuptake inhibitor (SSRI) add-on therapy for the negative symptoms of schizophrenia: a meta-analysis. J Clin Psychiatry 2007 Apr;68(4):604-610.

19. McEvoy JP, Lieberman JA, Stroup TS, Davis SM, Meltzer HY, Rosenheck RA, et al. Effectiveness of clozapine versus olanzapine, quetiapine, and risperidone in patients with chronic schizophrenia who did not respond to prior atypical antipsychotic treatment. Am J Psychiatry 2006 Apr;163(4):600-610.

20. Lewis SW, Barnes TR, Davies L, Murray RM, Dunn G, Hayhurst KP, et al. Randomized controlled trial of effect of prescription of clozapine versus other second-generation antipsychotic drugs in resistant schizophrenia. Schizophrenia bulletin 2006 Oct;32(4):715-723.

21. Kreyenbuhl J, Buchanan RW, Dickerson FB, Dixon LB. The Schizophrenia Patient Outcomes Research Team (PORT): updated treatment recommendations 2009. Schizophrenia bulletin 2010 Jan;36(1):94-103.

22. Taylor DM, Smith L, Gee SH, Nielsen J. Augmentation of clozapine with a second antipsychotic-a meta-analysis. Acta Psychiatr Scand 2012 Jan;125(1):15-24.

23. Sommer IE, Begemann MJ, Temmerman A, Leucht S. Pharmacological augmentation strategies for schizophrenia patients with insufficient response to clozapine: a quantitative literature review. Schizophr Bull 2012 Sep;38(5):1003-1011.

24. Barbui C, Signoretti A, Mule S, Boso M, Cipriani A. Does the addition of a second antipsychotic drug improve clozapine treatment? Schizophr Bull 2009 Mar;35(2):458-468.

25. Anil Yagcioglu AE, Kivircik Akdede BB, Turgut TI, Tumuklu M, Yazici MK, Alptekin K, et al. A double-blind controlled study of adjunctive treatment with risperidone in schizophrenic patients partially responsive to clozapine: efficacy and safety. J Clin Psychiatry 2005 Jan;66(1):63-72.

26. Josiassen RC, Joseph A, Kohegyi E, Stokes S, Dadvand M, Paing WW, et al. Clozapine augmented with risperidone in the treatment of schizophrenia: a randomized, double-blind, placebo-controlled trial. Am J Psychiatry 2005 Jan;162(1):130-136.

27. Akdede BB, Anil Yagcioglu AE, Alptekin K, Turgut TI, Tumuklu M, Yazici MK, et al. A double-blind study of combination of clozapine with risperidone in patients with schizophrenia: effects on cognition. J Clin Psychiatry 2006 Dec;67(12):1912-1919.

28. Freudenreich O, Henderson DC, Walsh JP, Culhane MA, Goff DC. Risperidone augmentation for schizophrenia partially responsive to clozapine: a double-blind, placebo-controlled trial. Schizophr Res 2007 May;92(1-3):90-94.

29. Honer WG, Thornton AE, Chen EY, Chan RC, Wong JO, Bergmann A, et al. Clozapine alone versus clozapine and risperidone with refractory schizophrenia. N Engl J Med 2006 Feb 2;354(5):472-482.

30. Zink M, Kuwilsky A, Krumm B, Dressing H. Efficacy and tolerability of ziprasidone versus risperidone as augmentation in patients partially responsive to clozapine: a randomised controlled clinical trial. Journal of psychopharmacology 2009 May;23(3):305-314.

31. Genc Y, Taner E, Candansayar S. Comparison of clozapine-amisulpride and clozapine-quetiapine combinations for patients with schizophrenia who are partially responsive to clozapine: a single-blind randomized study. Adv Ther 2007 Jan-Feb;24(1):1-13.

32. Assion HJ, Reinbold H, Lemanski S, Basilowski M, Juckel G. Amisulpride augmentation in patients with schizophrenia partially responsive or unresponsive to clozapine. A randomized, double-blind, placebo-controlled trial. Pharmacopsychiatry 2008 Jan;41(1):24-28.

33. Barnes TRE, Leeson V, Paton C, Marston L, Osborn DP, Kumar

R, et al. Amisulpride augmentation of clozapine for treatment-refractory schizophrenia: a double-blind, placebo-controlled trial. Ther Adv Psychopharmacol 2018 Jul;8(7):185-197.

34. Barnes TR, Leeson VC, Paton C, Marston L, Davies L, Whittaker W, et al. Amisulpride augmentation in clozapine-unresponsive schizophrenia (AMICUS): a double-blind, placebo-controlled, randomised trial of clinical effectiveness and cost-effectiveness. Health Technol Assess 2017 Sep;21(49):1-56.

35. Chang JS, Ahn YM, Park HJ, Lee KY, Kim SH, Kang UG, et al. Aripiprazole augmentation in clozapine-treated patients with refractory schizophrenia: an 8-week, randomized, double-blind, placebo-controlled trial. J Clin Psychiatry 2008 May;69(5):720-731.

36. Fleischhacker WW, Heikkinen ME, Olie JP, Landsberg W, Dewaele P, McQuade RD, et al. Effects of adjunctive treatment with aripiprazole on body weight and clinical efficacy in schizophrenia patients treated with clozapine: a randomized, double-blind, placebo-controlled trial. Int J Neuropsychopharmacol 2010 Sep;13(8):1115-1125.

37. Fleischhacker WW, Uchida H. Critical review of antipsychotic polypharmacy in the treatment of schizophrenia. Int J Neuropsychopharmacol 2014 Jul;17(7):1083-1093.

38. Tiihonen J, Wahlbeck K, Kiviniemi V. The efficacy of lamotrigine in clozapine-resistant schizophrenia: a systematic review and meta-analysis. Schizophr Res 2009 Apr;109(1-3):10-14.

39. Tiihonen J, Halonen P, Wahlbeck K, Repo-Tiihonen E, Hyvarinen S, Eronen M, et al. Topiramate add-on in treatment-resistant schizophrenia: a randomized, double-blind, placebo-controlled, crossover trial. J Clin Psychiatry 2005 Aug;66(8):1012-1015.

40. Afshar H, Roohafza H, Mousavi G, Golchin S, Toghianifar N, Sadeghi M, et al. Topiramate add-on treatment in schizophrenia: a randomised, double-blind, placebo-controlled clinical trial. Journal of psychopharmacology 2009 Mar;23(2):157-162.

41. Tsai GE, Lin PY. Strategies to enhance N-methyl-D-aspartate receptor-mediated neurotransmission in schizophrenia, a critical review and meta-analysis. Curr Pharm Des 2010;16(5):522-537.

42. de Lucena D, Fernandes BS, Berk M, Dodd S, Medeiros DW, Pedrini M, et al. Improvement of negative and positive symptoms in treatment-refractory schizophrenia: a double-blind, randomized, placebo-controlled trial with memantine as add-on therapy to clozapine. J Clin Psychiatry 2009 Oct;70(10):1416-1423.

43. Lieberman JA, Papadakis K, Csernansky J, Litman R, Volavka J, Jia XD, et al. A randomized, placebo-controlled study of memantine as adjunctive treatment in patients with schizophrenia. Neuropsychopharmacology 2009 Apr;34(5):1322-1329.

44. Goff DC, Lamberti JS, Leon AC, Green MF, Miller AL, Patel J, et al. A placebo-controlled add-on trial of the Ampakine, CX516, for cognitive deficits in schizophrenia. Neuropsychopharmacology 2008 Feb;33(3):465-472.

45. Freudenreich O, Henderson DC, Macklin EA, Evins AE, Fan X, Cather C, et al. Modafinil for clozapine-treated schizophrenia patients: a double-blind, placebo-controlled pilot trial. J Clin Psychiatry 2009 Dec;70(12):1674-1680.

46. Berk M, Copolov D, Dean O, Lu K, Jeavons S, Schapkaitz I, et al. N-acetyl cysteine as a glutathione precursor for schizophrenia--a double-blind, randomized, placebo-controlled trial. Biol Psychiatry 2008 Sep 1;64(5):361-368.

47. Sung K, Lee SH, Kim HT. Impairement of gamma oscillation in patients with schizophrenia. Korean Journal of Psychopharmacology 2011;22(1):15-22.

48. Lewis DA, Cho RY, Carter CS, Eklund K, Forster S, Kelly MA, et al. Subunit-selective modulation of GABA type A receptor neurotransmission and cognition in schizophrenia. Am J Psychiatry 2008 Dec;165(12):1585-1593.

49. Laan W, Grobbee DE, Selten JP, Heijnen CJ, Kahn RS, Burger H. Adjuvant aspirin therapy reduces symptoms of schizophrenia spectrum disorders: results from a randomized, double-blind, placebo-controlled trial. J Clin Psychiatry 2010 May;71(5):520-527.

50. Barretto EM, Kayo M, Avrichir BS, Sa AR, Camargo M, Napolitano IC, et al. A preliminary controlled trial of cognitive behavioral therapy in clozapine-resistant schizophrenia. J Nerv Ment Dis 2009 Nov;197(11):865-868.

51. Turkington D, Sensky T, Scott J, Barnes TR, Nur U, Siddle R, et al. A randomized controlled trial of cognitive-behavior therapy for persistent symptoms in schizophrenia: a five-year follow-up. Schizophr Res 2008 Jan;98(1-3):1-7.

52. Levy-Rueff M, Gourevitch R, Loo H, Olie JP, Amado I. Maintenance electroconvulsive therapy: an alternative treatment for refractory schizophrenia and schizoaffective disorders. Psychiatry Res 2010 Feb 28;175(3):280-283.

53. Freitas C, Fregni F, Pascual-Leone A. Meta-analysis of the effects of repetitive transcranial magnetic stimulation (rTMS) on negative and positive symptoms in schizophrenia. Schizophr Res 2009 Mar;108(1-3):11-24.

54. Dollfus S, Jaafari N, Guillin O, Trojak B, Plaze M, Saba G, et al. High-Frequency Neuronavigated rTMS in Auditory Verbal Hallucinations: A Pilot Double-Blind Controlled Study in Patients With Schizophrenia. Schizophr Bull 2018 Apr 6;44(3):505-514.

CHAPTER 21

조기 정신증

정영철

전구기란 용어는 어떤 사건의 전조를 의미하는 그리스어인 *prodromos*로부터 유래한 것으로 임상의학적으로는 어떤 질병의 특징적인 양상이 명백하게 나타나기 전의 초기 증상과 징후를 가리킨다. 정신의학에서는 일반적으로 명백한 정신증의 시작 전 단계 혹은 정신증이 재발하기 직전의 단계를 말하는데 Bustillo 등[1]은 재발 직전의 전구 증상을 초기 위험 신호early warning signs로 구별하여 사용할 것을 주장한다. 또한 전구기란 기본적으로 후향적 개념으로 전구 증상을 보이는 사람 중 일부는 정신증으로 발전하지 않을 수 있기 때문에 Yung과 McGorry[2]는 "위험한 정신 상태at risk mental state"를 그리고 Cornblatt 등[3]은 "임상적 위험clinical risk"이란 용어를 사용할 것을 제안하였다. DSM-5에서는 약화된 정신증 증후군Attenuated psychosis syndrome, APS으로 분류되었다. 명칭에서 '위험'이라는 용어가 빠진 것은 추적 조사 시 정신증 전환율이 처음 보고된 것보다 점차 감소하고, 전환 여부에 관계없이 APS가 있는 많은 사람들이 기능의 저하 및 삶의 질 저하를 겪고 있다는 점에서 하나의 장애로 봐야 한다는 견해가[4] 반영된 것이다.

조현병의 경우 대략 평균 2년[5] 또는 5년의[6] 전구기를 가지며 이 기간 동안 여러 가지 다양한 증상이 나타날 수 있다. 연구자마다 차이가 있긴 하지만 우울증상,[6] 인지기능 저하(집중력 및 주의력 저하),[2] 또는 사회적 고립이[7] 가장 흔한 전구 증상으로 조사되었다. 그러나 이러한 증상들은 특이성이 부족하여 정신증으로의 발전성을 예측할 수 있

는 힘이 매우 약하다. 좀 더 예측력이 높은 특징적 증상들로서 Cameron[8]은 의심, 멍하거나 혼란스러운 느낌, 기이한 신체 경험을, Chapman[9]은 선택적 주의력과 지각장애를, Moller와 Husby[10]는 자신에 대한 지각장애와 지배 관념에 대한 지나친 몰두를 그리고 Huber 등[11]은 비정상적인 신체감각을 포함하는 주관적 결핍을 제안하고 있지만, 이것들 역시 다른 정신질환에서도 발견되기 때문에 특이성이 높은 고유 증상으로 볼 수는 없다. DSM-III-R에서 기술된 9가지 전구 증상이 DSM-IV에서 삭제된 것은 이러한 전구 증상들의 낮은 타당도 및 특이도를 고려한 결과라 볼 수 있다. 따라서 조현병의 발생 가능성에 대한 예측력을 높이기 위해서는 비특이적인 전구 증상 외에 조현병의 발생과 관련이 있는 여러 원인적 요인이나 임상적 또는 생물학적 표지자를 같이 사용할 필요가 있다. 여기에는 가족력, 나이, 사회적 계층, 산과적 합병증, 출생 계절, 연성 신경학적 징후, 신경심리학적 이상소견 등이 있는데 Bromet와 Fennig[12]은 가족력과 사회적 계층을 조현병의 발병과 관련하여 확인된 가장 강한 요인으로 제시하였다. 호주 멜버른 대학의 조기 정신증 예방 및 중재 센터Early Psychosis Prevention and Intervention Center, EPPIC에서는 1994년 젊은 청년(14~30세)에서 보이는 전구 증상에 대한 조기 개입을 위해 개인 사정 및 위기 평가Personal Assessment and Crisis Evaluation, PACE 클리닉을 개설하였는데, 여기에서는 가족력과 최근의 기능 수준의 저하, 약화된 정신증적 증상, 단기간의 제한되고 간헐적인 정신증적 증상으로 구성된 위

험 정신 상태의 포괄적 평가Comprehensive Assessment of At Risk Mental State, CAARMS를[13] 자체 개발하여 중재 여부를 결정하는 면담 도구로 사용하고 있다. 이와 비슷한 내용으로 구성된 전구 증상 기준Criteria of Prodromal Symptoms, COPS은[14] 미국 예일대학교의 위험 확인, 관리, 교육을 통한 예방연구 클리닉Prevention through Risk Identification, Management and Education, PRIME, Research Clinic에서 사용하는 것이다. 이러한 면담도구들을 사용하여 평가된 정신증 고위험자들의 추적결과를 보고한 여러 연구들을 메타분석하였을 때 1년 추적 조사 시 22%, 2년에 29% 그리고 3년에 36%가 정신증으로 전환된다고 보고되었다.[15]

정신증 고위험자의 조기 발견 및 개입에 대해 최근 관심이 증가되었는데 그 배경과 중요성은 다음과 같다. 첫째, 초발 조현병의 정신증 비치료기간duration of untreated psychosis, DUP이 짧을수록 치료반응 및 전귀가 우수하다는 연구결과들이[16,17] 많이 발표되면서 자연스럽게 고위험자의 조기개입으로 관심이 확장되었다. 둘째, 조기개입은 고위험자에서 나타날 수 있는 사회적 기능의 감소, 공격적 행동이나 자해, 가족과의 갈등, 개인적 인격 발달 기회의 상실과 같은 여러 정신사회적 독성 효과들의 불필요한 경험을 최소화할 수 있다. 셋째, 약화된 정신증적 증상을 보이는 사람들의 신경생물학적인 연구를 통해 조현병의 발생과정에 대한 병리적 기전을 밝힐 수 있다. 정신증으로 이행할 위험성이 높은 대상자의 신경심리학적 검사 결과가 정상인과 조현병 환자의 중간에 해당되며[18] 극-고위험군에서 초발 정신증으로 이행된 기간 동안 좌 내측 측두 용적의 감소가 있었다는[19] 연구결과들은 이 시기에 신경생물학적 독성 과정이 일어날 수 있음을 시사하는 것으로 조기개입의 중요성을 지지한다. 이와 같은 배경 및 중요성에 발 맞추어 세계 여러 나라에서는 대중매체를 이용하여 조기 발견 및 치료의 중요성에 대해 적극적인 홍보를 하고 있고 정신보건 인력의 교육을 통해 DUP를 줄일 수 있는 협력 체계를 구축하고 전구 증상 또는 초기 정신증에 대한 조기개입을 목표로 하는 여러 프로그램의 개발 및 센터의 설립이 활발히 이루어지고 있다. 대표적인 예로서 앞서 소개한 PACE와 PRIME 외에도 뉴욕의 Hillside Recognition and Prevention[RAP] Program,[20] 독일 쾰른대학교의 FruhEkennungs-und Therapie Zentrum fur

Psychische Krisen(FETZ), 노르웨이의 Tidlig Intervensjon Ved Psykoser(TIPS) project,[21] 스위스의 Swiss Early Psychosis Project(SWEPP), 덴마크의 OPUS 등이 있으며 아시아권에서는 홍콩의 Early Assessment Service for Youth(EASY)(http://www3.ha.org.hk/easy/eng/help02.html), 싱가포르의 Early Psychosis Prevention Programme(EPIP)(http://www.epip.org.sg/), 한국의 마인드 링크(http://www.mindlink.or.kr/) 등이 있다.

21.1 약물치료적 개입

21.1.1 약물치료의 효과

전구 증상에 대한 최초의 약물치료적 개입(표 21.1)은 Falloon 등[41]에 의해 이루어졌다. 이 연구에서는 인구 35,000명의 영국 버킹엄카운티에 있는 가정의들에게 전구 증상에 대한 교육을 시행한 후 전구 증상이 있는 것으로 의심되는 대상자들을 24시간 운영되는 정신보건 팀에게 의뢰될 수 있는 시스템을 구축하고 조기에 적극적인 약물치료와 정신사회적 중재를 제공하였다. 저자는 연구 동안 조현병의 연간 발생률(10만 명당 0.75명)이 과거에 비해 감소함을 확인하였고, 이는 전구기에서의 적극적인 치료가 조현병의 발생을 예방하거나 지연할 수 있음을 나타내는 것이라고 주장하였다. 이러한 주장은 본 연구의 대상자 수가 너무 적고 그리고 연구 동안 확인되지 못했던 추가 조현병 환자가 있었다는 점들을 고려할 때 제한적으로 받아들여져야 한다. 그럼에도 불구하고 이 연구는 전구 증상에 대해 조기 개입을 한 최초의 시도였다는 점과 대부분의 대상자가 치료적 개입에 의해 짧은 시간 안에 완전한 회복을 보일 수 있음을 보고하였다는 점에서 매우 큰 의의를 가지고 있다.

이후 약 25년 동안 많은 약물치료 연구가 시행되었고 최근 이를 메타분석한 결과들이[42-46] 보고되었다. 결과를 해석할 때 세 가지 중요한 관점이 있다. 첫째는 "등록 시 대상자들이 가지고 있었던 기저선 증상들이 호전되었는가?" 둘째는 "좀 더 우수한 치료방법이 있는가?" 그리고 셋째는 "정신증으로의 이환을 예방하였는가?"이다.

표 21.1 정신증 고위험군에 대한 약물연구의 결과

Author, year	Country	Study design	Intervention	Control	Treatment duration (weeks)	Included in analysis	CHR patients N	Age M±SD	Male N(%)	Baseline positive M±SD	Change score (end of treatment-baseline)	Positive symptom	Positive symptom measure
Antipsychotics													
• Aripiprazole													
Kobayashi et al. (2009)[22]	Japan	Open label	Aripiprazole: 7.1~10.7mg/day	None	8	NA	36	23.4±5.6	15 (42)	14.8±4.1	−6.8	Significantly improved	SOPS
Liu et al. (2013)[23]	Taiwan	Open label	Aripiprazole: 3.8~15mg/day	None	4	NA	11	21.3±3.5	6 (55)	13.3±2.1	−3.5	Significantly improved	PANSS
Woods et al. (2007)[24]	USA	Open label	Aripiprazole: 5~30mg/day	None	8	NA	15	17.1±5.5	8 (53)	13.6±3.7	−10.0	Significantly improved	SOPS
• Risperidone+CBT													
McGorry et al. (2002)[25]	Australia	RCT	Risperidone: 1~2mg/day +CBT	NBI	24	PW, NMA	59	20±4.0	34 (58)	Risperidone: 4.7±2.7 NBI: 4.6±2.6	Risperidone: −1.6 NBI: −1.0	Both groups improved	BPRS
McGorry Pd et al. (2013ª)[26]	Australia	RCT	Risperidone: 0.5~2mg/day+CBT or CBT+placebo	Supportive therapy+placebo or monitoring	52	PW, NMA	193	18.1±3.0	81 (42)	Risperidone+CBT: 6.6±2.3 CBT+placebo: 6.9±3.5 Supportive: 5.6±2.3 Monitoring: 5.0±3.4	Risperidone+CBT: −4.0 CBT+placebo:−4.1 Supportive: −2.5 Monitoring: −3.5	All groups improved	BPRS

(계속)

표 21.1 정신증 고위험군에 대한 약물연구의 결과(계속)

Other anti-psychotics

Author, year	Country	Study design	Intervention	Control	Treatment duration (weeks)	Included in analysis	CHR patients			Baseline positive M ± SD	Change score (end of treatment-baseline)	Positive symptom	Positive symptom measure
							N	Age M± SD	Male N(%)				
McGlashan Th et al. (2006)[27]	USA + Canada	RCT	Olanzapine: 5~15 mg/day	Placebo	52	NMA	60	Olanzapine: 18.2±5.5 Placebo: 17.2±4.0	39 (65)	Olanzapine: 10.7±5.7 Placebo: 9.6±4.3	Olanzapine: -3.5 Placebo: 0.31	No difference between groups	SOPS, PANSS
Morita et al. (2014)[28]	Japan	Naturalistic	Supportive therapy and/or psychotropic medication.	None	52	NA	46	23.5±6.6	13 (28)	18.9±4.8	0.7	No change	SOPS
Ruhrmann et al. (2007)[29]	Germany	RCT	Amisulpride: Mean dose 118.7mg/day + NFI	NFI	12	NA	124	25.6±6.3	70 (57)	Amisulpride: 12.3±3.8 NFI: 12.8±4.0	Amisulpride: -2.6 NFI: -1.0	Amisulpride +NFI improved compared to NFI	PANSS
Shim et al. (2008)[30]	Korea	Open label	Anti-psychotics varied	None	Varied	NA	27	21.5±4.8	16 (59)	8.8±6.5	-2.0	Significantly improved	PANSS, SAPS
Tsujino et al. (2013)[31]	Japan	Open label	Perospirone: 4.0~10.2 mg/day	None	26	NA	11	26.7±6.5	4 (36)	15.0±2.1	-8.8	Significantly improved	SOPS
Woods et al. (2017)[32]	USA	RCT	Ziprasidone: 20~160 mg/day	Placebo	52	NA	50	22.3±NR	32 (64)	Ziprasidone: 13.8±3.8 Placebo: 11.4±3.5	Ziprasidone: -9.0 Placebo: -4.9	Ziprasidone improved compared to placebo	SOPS

표 21.1 정신증 고위험군에 대한 약물연구의 결과(계속)

Author, year	Country	Study design	Intervention	Control	Treatment duration (weeks)	Included in analysis	CHR patients			Baseline positive M ± SD	Change score (end of treatment-baseline)	Positive symptom	Positive symptom measure
							N	Age M± SD	Male N(%)				
Anti-depressants													
Cornblatt et al. (2007)[33]	USA	Naturalistic	Second generation anti-psychotics: Varied	Anti-depressants: Varied	24	NA	48	Treatment: 16,3±2,6 TAU: 15,7±1,9	29 (60)	Anti-psychotics: 8.5 ±NR Anti-depressants: 10.5±NR	NR	Both groups improved	SOPS
Walker et al. (2009)[34]	Canada, USA	Naturalistic	Anti-depressant/anti-psychotic treatment: Varied	No medication	NR	NA	191	18,6±4,7	107 (56)	Anti-psychotics at baseline and follow-up: 14,4±5,0	Anti-psychotics at baseline and follow-up: -7,7	Anti-psychotic groups improved compared to no anti-psychotic use groups	SOPS
Mood stabilizers													
Berger et al. (2012)[35]	Australia	Open label	Low-dose lithium: 450mg/day	Monitoring	52	NA	103	Lithium: 20,1±3,4 Monitoring: 17,8±2,6	45 (32)	Lithium: 6,5±2,0 Monitoring: 5,8±3,0	Lithium: -3,0 Monitoring: -2,7	Both groups improved	BPRS
Omega-3													
Amminger et al. (2010)[36]	Austria	RCT	Omega-3 PUFA: 1,2g/day	Placebo	12	PW, NMA	81	Omega: 16,8±2,4 Placebo: 16,0±1,7	27 (33)	Omega: 15±3,4 Placebo: 14,2±3,1	Omega: -4,4 Placebo: -1,5	Omega group improved compared to placebo	PANSS
Cadenhead et al. (2017b)[37]	USA, Canada	RCT	Omega-3: 740 mg EPA, 400mg DHA/day	Placebo	52	PW, NMA	127	18,8±NR	71 (56)	Omega: 12.58±3,4 Placebo: 12.38±4,19	Omega: -5,19 Placebo: -5,77	Both groups slightly improved	SOPS

(계속)

표 21.1 정신증 고위험군에 대한 약물연구의 결과(계속)

Author, year	Country	Study design	Intervention	Control	Treatment duration (weeks)	Included in analysis	CHR patients				Change score (end of treatment-baseline)	Positive symptom	Positive symptom measure
							N	Age M± SD	Male N(%)	Baseline positive M ± SD			
McGorry et al. (2017)[c,38]	Multi-national[b]	RCT	Omega-3 ω-3 PUFA: 1.4 g/day + CBCM	Placebo+ CBCM	24	PW, NMA	304	19.1±4.6	139 (46)	Omega: 7.7±NR Placebo: 7.9±NR	Omega: -2.3 Placebo: -2.4	Omega improved significantly compared to placebo	BPRS
N-methyl-D-aspartate-receptor (NMDAR) modulators													
Kantrowitz et al. (2015)[39]	USA	RCT	D-serine: 60 mg/kg	Placebo	16	PW	35	D-serine: 20±4.9 Placebo: 19±3.5	23 (65)	D-serine: 9.4±4.6 Placebo: 11.0±4.0	D-serine: -1.9 Placebo: -2.9	Both groups improved	SOPS
Woods et al. (2013)[c,40]	USA	Open label	Glycine: 0.8g/kg/day	None	8	NA	10	17.3 ±3.3	7 (70)	11.3±3.3	-5.7	Significantly improved	SOPS
Woods et al. (2013)[40]	USA	RCT[d]	Glycine: 0.8g/kg/day	Placebo	12	PW	8	Glycine: 15.3±0.5 Placebo: 16.5±2.4	6 (75)	Glycine: 14.8±2.2 Placebo: 13.0±2.8	Glycine: -2.3 Placebo: -2.0	Glycine improved compared to placebo	SOPS

[a] Risk-based Allocation Design.
[b] Multinational trial: Australia, Switzerland, Germany, Denmark, Hong Kong, Austria and Singapore
[c] Positive symptom data obtained from corresponding authors
[d] Article was translated from German to English using the Google Translator Kit

21.1.2 기저선 증상의 호전

현재까지 시도된 약물에는 항정신병약물(amisulpride, aripiprazole, olanzapine, perospirone, risperidone, ziprasidone), 항우울제, lithium, N-methyl-D-aspartate-receptor[NMDAR] modulators(D-serine, glycine)가 있으며 향후 계획되어 있는 것으로 minocycline,[47] cannabidiol이 있다. 한 개 연구를[28] 제외하고는 모두 기저선 증상의 호전을 보고하였다. 이 결과는 정신증 이환 예방 효과 여부를 떠나서 그 자체가 중요한 의미를 갖고 있다. 왜냐하면 정신증으로 이환되지 않은 APS 대상자를 평균 7년 추적 조사하였을 때 여전히 APS를 가지고 있는 사람이 28%였고, 추적 조사 동안 49%가 기분장애를, 35%가 불안장애를 그리고 29%가 물질사용장애를 경험한 것으로 조사되어[48] 대부분의 대상자들이 임상적으로 유의한 고통과 어려움을 겪고 있기 때문이다. 다만 정신사회적 중재도 약화된 정신증적 증상attenuated psychotic symptoms, APS 감소에 있어서 약물치료와 비슷하거나[42] 약간 나은 경향을[43] 보이고 항정신병약물 사용에 따른 낙인과 약물 부작용 등을 고려했을 때 항정신병약물이 1차 치료로 제공되어서는 안 된다고 권고하고 있다.[49]

21.1.3 우수한 치료법

지금까지 시도된 모든 치료법(정신사회적 중재 포함)의 효과를 치료 후 6개월과 12개월 시점의 APS의 증상 변화를 일차 결과로 분석하였을 때 전체적으로 보면 어떤 것 하나가 다른 것보다 현저하게 우수한 치료법은 없다고 보고된다.[42,43] 그러나 세부적으로 살펴보면 의미 있는 결과도 있다. 치료법 간 효과크기를 비교한 네트워크 메타분석은 6개월 시점에서 ziprasidone과 욕구기반 중재needs-based intervention, NBI를 같이 제공한 것이 인지행동치료cognitive behavioral therapy, CBT+NBI, NBI, 그리고 risperidone+CBT+NBI보다 우수한 효과가 있었다. 수용성 측면에서 볼 때는 12개월 시점에서 olanzapine+NBI 방법과 aripiprazole+NBI 방법에 있어 유의한 차이가 있었다. 누적순위 곡선하 표면surface under the cumulative ranking curve, SUCRA으로 네트워크 메타분석을 하였을 때 ziprasidone+NBI와 olanzapine+NBI가 효과에 있어서는 상위 순위이지만 수용성에서는 모두 제일 낮은 순위이며 aripiprazole+NBI는 수용성에서는 높은 순위이나 효과에서는 중간 정도에 해당된다(그림 21.1).[42] ziprasidone+NBI 치료법의 유의한 결과는 단 한 개의 연구결과에서[32] 나온

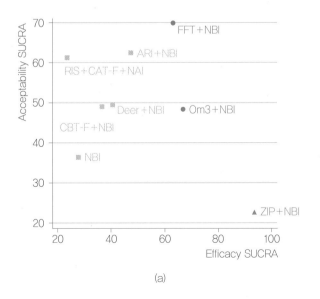

(a)

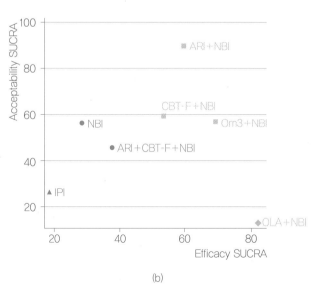

(b)

그림 21.1　6개월 및 12개월의 효과와 수용성에 대한 SUCRA 값에 의한 치료의 군집 순위[42]

ARI, aripiprazole; NBI, needs-based interventions (including placebo); CBT-F, cognitive behavioral therapy (French and Morrison protocol); Dser, D-serine;
FFT, family-focused therapy; Om3, omega-3 fatty acids; RIS, risperidone; SUCRA, surface under the cumulative ranking curve; ZIP, ziprasidone; IPI, integrated psychological interventions; OLA, olanzapine.

것이며 추가적인 민감도 분석에서 유의성이 없어졌기 때문에 해석에 주의를 요한다. 전체적으로 현저히 우수한 치료법이 없다는 결론에 대해 위약이나 NBI에도 쉽게 반응을 하는 APS의 하위집단이 영향을 미쳤을 가능성이 거론된다. 다르게는 현존하는 치료법이 APS의 병리적 현상을 바꿀 수 있는 치료법이 아니라는 점을 생각할 수 있다.

고위험자의 약물치료 중 중요한 쟁점 중 하나는 항우울제가 항정신병약물처럼 동일한 효과가 있느냐 그리고 항우울제와 항정신병약물 중 어느 것을 1차 선택약물로 해야 하느냐는 점이다. 미국의 Cornblatt 등[33]은 항우울제를 사용한 군에서 항정신병약물을 사용한 군과 대등한 증상 호전이 있으며 항정신병약물에 대한 약물복용 충실도가 안 좋기 때문에 항우울제를 1차 선택약물로 먼저 쓰고 증상이 심해지면 항정신병약물을 쓸 것을 제안하고 있다. 그러나 북아메리카 전구 증상 종단연구North American Prodromal Longitudinal Study, NAPLS에서는 6개월 추적 조사 시점에서 항우울제를 사용한 군에서는 증상의 호전이 없고 항정신병약물을 쓴 군에서만 상당한 호전이 있음을 보고하였다.[36] 항우울제를 사용한 군의 기저증상의 심각도가 비교적 낮았기 대문에 호전이 될 수 있는 공간이 적었다는 지적도 있지만 기저증상 심각도를 통제하고 다시 분석하였을 때도 여전히 항정신병약물의 사용은 증상 호전도와 밀접한 관계가 있었기 때문에 항정신병약물이 1차 선택약물이어야 함을 제시하는 결과로 해석할 수 있다.

21.1.4 정신증 이환 예방 효과

12개월 시점에서의 정신증 전환율에 대한 여러 다양한 중재법의 효과를 메타분석하였을 때 유의한 효과가 있었다.[44-46] 그러나 항정신병약물 치료로만 국한할 때는 예방효과가 없었다.[45] 2년 이상 추적 조사 시 다양한 중재법의 전체 예방 효과는 유의한 경향이거나[45] 유의성이 있지만[46] 항정신병약물로만 국한하면 예방 효과는 없었다. 12개월에서 전체적으로 예방 효과가 있었던 것은 오메가-3[36] 및 집중적인 가족치료의[50] 효과가 컸기 때문이며 24개월에서는 통합적인 심리중재법integrated psychological intervention, IPT의 효과가 컸기 때문으로[51] 분석된다. Van der Gaag 등의[46] 분석에 의하면 12개월에서 정신증 전환을 예방하기 위해 치료가 필요한 환자 수는NTT 9명, 24개월 이상에서

는 12명이었는데, 우울증 예방의 NTT는 22명이고[52] 고지혈증 환자에서 심혈관 질환의 예방을 위해 statin 치료의 NTT는 100명이라는 점에서 위 결과는 나름대로 큰 의미가 있다. 그러나 전체적인 효과가 세부 분석에서 특정 연구를 제외하면 유의성이 사라지고 항정신병약물의 예방효과는 없었다는 결과에 대해서 몇 가지 논의가 필요하다. 첫째는 정신증 전환율이 매우 낮기 때문에 발생하는 낮은 통계 검증력의 문제를 고려해야 한다. 둘째는 APS가 임상적으로 다양한 하위집단으로 구성된 이질집단이라는 점이다. 예컨대 일시적으로 정신증적 삽화를 충족하는 APS군은 유전적 위험성이 있는 군보다 전환율이 매우 높다(2년 전환율이 40~50% vs. 3%).[53] 따라서 동질성이 높은 하위군 그리고 더 나아가서는 우울증, 불안장애와 같은 동반 정신질환이 없거나 통제된 대상자를 모집하는 것이 중요해 보인다. 셋째는 항정신병약물의 부정적 결과는 12개월에 평가한 연구가 3편이고 36개월은 1편밖에 없기 때문에 아직 단정짓기에는 이르거나 항정신병약물이 질병 자체를 바꾸는 효과는 없기 때문에 다른 치료제를 찾아야 함을 시사한다.

21.1.5 가이드라인

대부분의 가이드라인(표 21.2)은 주의 깊은 평가와 모니터링이 필요하고 항정신병약물의 사용은 의심스럽거나, 처방하지 말 것을(특히 정신증의 예방 목적으로) 제시한다.[49] 그러나 기능저하와 함께 정신증적 증상이 빠르게 악화되거나 자해나 타해의 위험이 증가하는 경우는 저용량의 항정신병약물을 사용할 수 있음을[54] 제한적으로 설명한다. 이와 같이 항정신병약물의 사용을 반대하거나 극히 제한적으로 허용하는 이유는 정신사회적 중재와 비교 시 우수한 효과가 없고, 예방 효과의 확인에 실패하였으며 약물사용에 따른 부작용이 있기 때문이다. 전임상연구에서 일부 비정형 항정신병약물의 경우 신경보호작용이 있음이 보고되었지만 초발 조현병 환자 211명을 약 7년간 추적 조사하면서 여러 번 자기공명영상을 얻었을 때 뇌용적의 감소를 확인한 것과[55] 항정신병약물을 장기간(haloperidol은 27개월, olanzapine은 17개월) 원숭이에게 투여했을 때 좌측 측두엽의 회백질 용적의 감소, 신경교세포의 감소 등이 나타났다.[56] 또한 항정신병약물을 일정 기간 사용하고 끊

표 21.2 여러 국제조직에서 제안된 정신증 고위험상태에 대한 치료지침[44,49,54]

Organization	Recommendation
American Psychiatric Association	"Careful assessment and frequent monitoring" "신중한 평가와 빈번한 모니터링"
Canadian Psychiatric Association	"Should be offered monitoring" "모니터링을 제공받도록 해야 함"
Early Psychosis Guidelines Writing Group	antipsychotics should not be first line, but 'if rapid worsening of psychotic symptoms occurs together with significant deterioration in functioning related to these symptoms and elevated risk to self or others, a low-dose atypical antipsychotic may be considered, in conjunction with close monitoring and support' 항정신병약물은 1차 치료제일 수는 없으나 '만약 정신증적 증상이 급속도로 악화되면서 이 증상과 연관된 기능의 현저한 저하를 동반하고 자신 또는 타인에게 위험을 가할 가능성이 커진다면 면밀한 모니터링과 지원하에 저용량의 비정형 항정신병약물이 고려될 수 있다.'
German Association for Psychiatry, Psychotherapy, and Neurology	"Continuous care and follow-up; if relevant symptoms reaching the level of a disorder occur, CBT and sociotherapy should be offered; if psychotic symptoms emerge antipsychotics should be offered" "지속적인 관심과 후속치료가 필요; 만약 질환의 발병 수준에 도달하는 관련 증상이 발생 시, CBT와 사회적 치료가 제공되어야 한다; 만약 정신증적 증상이 발생한다면 항정신병약물이 처방되어야 한다."
Italian Institute of Health	"Use of antipsychotic medication is doubtful, behavioral cognitive treatment is recommended" "항정신병약물의 사용은 의심스러우며, 인지행동치료가 추천된다."
National Institute for Health and Care Excellence(NICE)	'Do not offer antipsychotic medication: to people considered to be at increased risk of developing psychosis or with the aim of decreasing the risk of or preventing psychosis' (NICE 2014: p. 15). "정신증의 발병 위험성이 높을 것으로 생각되는 사람들 또는 정신증의 위험성을 낮추거나 예방하기 위한 목적으로 항정신병약물을 처방하지 마시오."
Royal Australian and New Zealand College of Psychiatrists	"Antipsychotic medication not normally prescribed unless symptoms are directly associated with risk of self-harm or aggression" "항정신병약물의 처방은 직접적으로 자해 또는 공격성의 위험과 연관될 때를 제외하고 일상적으로 처방되어서는 안 된다."

었을 때 1년 시점의 전환율(olanzapine은 16.1%, risperidone은 19.3%)이 인지치료(5.7%)나 오메가-3(4.8%)의 경우보다 높았다.[45] 이러한 여러 이유 때문에 고위험자에 대한 항정신병약물의 사용은 보다 보수적인 태도를 견지하여야 한다.

21.2 비약물치료적 개입

항정신병약물 치료 자체에 대한 우려와 예방 효과 확인의 실패에 따른 침체된 분위기에서 오메가-3 지방산을 12주간 투여한 후 1년 뒤 조사 시 4.9%만이 정신증으로 전환되었지만 위약을 투여받은 군은 27.5%가 전환되었다는 결과는[36] 새로운 방향을 제시한다는 점에서 고무적이다. 그러나 이후 대규모(304명) 국제 임상연구를 진행하였을 때는 정신증 예방 효과가 밝혀지지 않았다.[38] 부정적 결과에 대한 이유로는 시험군과 대조군 모두 인지행동 기반 사례관리를 받았고, 항우울제 사용이 허락되었으며 전환율이 너무 낮은 것 등이 논의된다. 추가 세부분석에서 전체 대상자들의 증상 개선과 불포화지방산 수치와 유의한 상관관계가 있었는데, 이는 불포화지방산이 증상 개선의 기전에 관여됨을 시사한다. 오메가-3 지방산 효과의 기전으로는 세포막의 유동성 증가,[57] 수용체와 결합된 arachidonic acid의 유리 조절, 산화 스트레스를 막는 glutathione 증가, cytokines의 조절을 통한 신경발생neurogenesis,[58] 수초화 myelination[59]에 관여 등이 제시된다.

21.3 정신증 환자의 조기발견 및 치료의 장단점

헌팅턴병, 유방암, 낫적혈구빈혈sickle cell anemia에 대한 유전검사나 선별 프로그램으로 자신의 병적 상태에 대해 알게 될 때 환자 자신과 그 가족에겐 매우 큰 영향을 미치게 되어 불안, 우울, 대인관계에서의 긴장 등을 일으키게 되는 것처럼[60-62] 조현병의 주요한 증상이 나타나기 전 위험군에 대한 연구는 복잡한 여러 문제들을 안고 있기 때문에 위험군에 대한 연구를 할 때 동의서에는 평가척도의 정확성, 위험 평가의 특성, 예방적 개입의 효과와 유용성 및 검사를 받는 환자와 가족의 정신사회적 결과를 포함해야 한다.[63,64] 정신증 고위험자의 조기발견과 조기치료의 단점으로는 불필요한 불안이나 우울을 유발하고 불필요한 약물치료에 노출될 수 있으며, 타인으로부터 차별이나 낙인을 받을 수 있다는 점이다. 최근 고위험자라는 명칭이 부적절하다는 설문조사 결과를 감안할 때[65] 고위험자라는 명칭보다는 "정신증의 약한 초기 증상이 있다" 또는 "사고지각 민감 상태" 용어의 사용을[66] 제안한다. 전구기 조현병 환자를 발견하여 조기에 적극적으로 치료함으로써 얻을 수 있는 장점은 증상의 신속한 호전, 학업이나 직업상 손실의 최소화, 자살시도, 폭력 또는 사회적으로 용납할 수 없는 행동과 같은 좋지 않은 일 등을 최소화할 수 있다는 점이다.[67] 그리고 정신증의 이행기에 지연 없이 치료함으로써 의사-환자 간 협조를 증진시킬 수 있고, 병원치료를 감소시킬 수 있으며 동료, 가족 구성원들 간의 장애를 줄일 수 있다.

21.4 결론

많은 논란 끝에 정신증 고위험자에 대한 진단기준이 DSM-5에서 정식 진단명이 아닌 부록에 수록된 것은 매우 실망스러운 결과이다. 정신증의 1년 발생률은 0.032%, 조현병의 1년 발생률은 0.015%이며[68] 지역사회에서 정신증 고위험자에 해당되는 사람은 1.3[69]~8.1%[70]이다. 세계보건기구에서 발표한 질병부담보고서에[71] 의하면 정신증은 말기 암이나 사지마비와 같은 정도의 심각도 가중치인 0.7~1.0으로 분류하고 있으며, 정신증의 1년 발생률을 10만 명당으로 계산하면 32명으로 이것은 한국의 자살률과 거의 비슷한 수치이다. 즉, 심각도가 매우 높고 발병 시 만성 경과를 밟는 중증 질병을 조기에 발견하고 최적의 치료를 제공하여 어둠에서 밝음으로 절망에서 희망으로 이끌고자 하는 것이 조기 정신증의 모든 동력이며 철학인 것이다. 약물치료 및 정신사회적 중재의 연구결과가 비록 정신증 예방 효과 및 보다 우수한 치료법을 확인하는 데 실패하였지만 증거가 없다는 것이 정말 효과적인 치료가 존재하지 않는다는 것을 의미하지는 않는다. 이 분야에 대한 끊임없는 도전적인 연구와 프로그램의 개발과 적용이 이루어짐으로서 중증 정신질환자의 치료와 삶의 질 향상에 희망이 되기를 바란다.

참고문헌

1. Bustillo J, Buchanan RW, Carpenter WT, Jr. Prodromal symptoms vs. early warning signs and clinical action in schizophrenia. Schizophr Bull. 1995;21(4):553-9.

2. Yung AR, McGorry PD. The prodromal phase of first-episode psychosis: past and current conceptualizations. Schizophr Bull. 1996;22(2):353-70.

3. Cornblatt BA, Lencz T, Kane JM. Treatment of the schizophrenia prodrome: is it presently ethical? Schizophr Res. 2001;51(1):31-8.

4. Fusar-Poli P, Rocchetti M, Sardella A, Avila A, Brandizzi M, Caverzasi E, et al. Disorder, not just state of risk: meta-analysis of functioning and quality of life in people at high risk of psychosis. Br J Psychiatry. 2015;207(3):198-206.

5. Loebel AD, Lieberman JA, Alvir JM, Mayerhoff DI, Geisler SH, Szymanski SR. Duration of psychosis and outcome in first-episode schizophrenia. Am J Psychiatry. 1992;149(9):1183-8.

6. Hafner H, Loffler W, Maurer K, Hambrecht M, an der Heiden W. Depression, negative symptoms, social stagnation and social decline in the early course of schizophrenia. Acta Psychiatr Scand. 1999;100(2):105-18.

7. Jackson HJ, McGorry PD, Dudgeon P. Prodromal symptoms of schizophrenia in first-episode psychosis: prevalence and specificity. Compr Psychiatry. 1995;36(4):241-50.

8. D. Ewen Cameron. EARLY SCHIZOPHRENIA. Am J Psychiatry. 1938;95(3):567-82.

9. Chapman J. The early symptoms of schizophrenia. Br J Psychiatry. 1966;112(484):225-51.

10. Moller P, Husby R. The initial prodrome in schizophrenia: searching for naturalistic core dimensions of experience and behavior. Schizophr Bull. 2000;26(1):217-32.

11. Huber G, Gross G, Schuttler R, Linz M. Longitudinal studies of schizophrenic patients. Schizophr Bull. 1980;6(4):592-605.

12. Bromet EJ, Fennig S. Epidemiology and natural history of schizophrenia. Biol Psychiatry. 1999;46(7):871-81.

13. Phillips LJ, Yung AR, McGorry PD. Identification of young people at risk of psychosis: validation of Personal Assessment and Crisis Evaluation Clinic intake criteria. Aust N Z J Psychiatry. 2000;34 Suppl:S164-9.

14. Miller TJ, McGlashan TH, Woods SW, Stein K, Driesen N, Corcoran CM, et al. Symptom assessment in schizophrenic prodromal states. Psychiatr Q. 1999;70(4):273-87.

15. Fusar-Poli P, Bonoldi I, Yung AR, Borgwardt S, Kempton MJ, Valmaggia L, et al. Predicting psychosis: meta-analysis of transition outcomes in individuals at high clinical risk. Arch Gen Psychiatry. 2012;69(3):220-9.

16. Harrigan SM, McGorry PD, Krstev H. Does treatment delay in first-episode psychosis really matter? Psychol Med. 2003;33(1):97-110.

17. Norman RM, Malla AK. Duration of untreated psychosis: a critical examination of the concept and its importance. Psychol Med. 2001;31(3):381-400.

18. Hawkins KA, Addington J, Keefe RS, Christensen B, Perkins DO, Zipurksy R, et al. Neuropsychological status of subjects at high risk for a first episode of psychosis. Schizophr Res. 2004;67(2-3):115-22.

19. Pantelis C, Velakoulis D, Suckling J, McGorry P, Phillips L, Yung A, et al. Left medial temporal volume reduction occurs during the transition from high-risk to first-episode psychosis [See poster session A199]. Schizophr Res. 2000;41(1):35.

20. Cornblatt BA. The New York high risk project to the Hillside recognition and prevention (RAP) program. Am J Med Genet. 2002;114(8):956-66.

21. Johannessen JO, McGlashan TH, Larsen TK, Horneland M, Joa I, Mardal S, et al. Early detection strategies for untreated first-episode psychosis. Schizophr Res. 2001;51(1):39-46.

22. Kobayashi H, Morita K, Takeshi K, Koshikawa H, Yamazawa R, Kashima H, et al. Effects of aripiprazole on insight and subjective experience in individuals with an at-risk mental state. J Clin Psychopharmacol. 2009;29(5):421-5.

23. Liu CC, Demjaha A. Antipsychotic interventions in prodromal psychosis: safety issues. CNS drugs. 2013;27(3):197-205.

24. Woods SW, Tully EM, Walsh BC, Hawkins KA, Callahan JL, Cohen SJ, et al. Aripiprazole in the treatment of the psychosis prodrome: an open-label pilot study. Br J Psychiatry Suppl. 2007;51:s96-101.

25. McGorry PD, Yung AR, Phillips LJ, Yuen HP, Francey S, Cosgrave EM, et al. Randomized controlled trial of interventions designed to reduce the risk of progression to first-episode psychosis in a clinical sample with subthreshold symptoms. Arch Gen Psychiatry. 2002;59(10):921-8.

26. McGorry PD, Nelson B, Phillips LJ, Yuen HP, Francey SM, Thampi A, et al. Randomized controlled trial of interventions for young people at ultra-high risk of psychosis: twelve-month outcome. J Clin Psychiatry. 2013;74(4):349-56.

27. McGlashan TH, Zipursky RB, Perkins D, Addington J, Miller T, Woods SW, et al. Randomized, double-blind trial of olanzapine versus placebo in patients prodromally symptomatic for psychosis. Am J Psychiatry. 2006;163(5):790-9.

28. Morita K, Kobayashi H, Takeshi K, Tsujino N, Nemoto T, Mizuno M. Poor outcome associated with symptomatic deterioration among help-seeking individuals at risk for psychosis: a naturalistic follow-up study. Early intervention in psychiatry. 2014;8(1):24-31.

29. Ruhrmann S, Bechdolf A, Kuhn KU, Wagner M, Schultze-Lutter F, Janssen B, et al. Acute effects of treatment for prodromal symptoms for people putatively in a late initial prodromal state of psychosis. Br J Psychiatry Suppl. 2007;51:s88-95.

30. Shim G, Kang DH, Choi JS, Jung MH, Kwon SJ, Jang GE, et al. Prospective outcome of early intervention for individuals at ultra-high-risk for psychosis. Early intervention in psychiatry. 2008;2(4):277-84.

31. Tsujino N, Nemoto T, Morita K, Katagiri N, Ito S, Mizuno M. Long-term Efficacy and Tolerability of Perospirone for Young Help-seeking People at Clinical High Risk: a Preliminary Open Trial. Clinical psychopharmacology and neuroscience : the official scientific journal of the Korean College of Neuropsychopharmacology. 2013;11(3):132-6.

32. Woods S, Saksa J, Compton M, Daley M, Rajarethinam R, Graham K, et al. 112. Effects of Ziprasidone Versus Placebo in Patients at Clinical High Risk for Psychosis. Schizophr Bull. 2017;43(suppl_1):S58-S.

33. Cornblatt BA, Lencz T, Smith CW, Olsen R, Auther AM, Nakayama E, et al. Can antidepressants be used to

treat the schizophrenia prodrome? Results of a prospective, naturalistic treatment study of adolescents. J Clin Psychiatry. 2007;68(4):546-57.

34. Walker EF, Cornblatt BA, Addington J, Cadenhead KS, Cannon TD, McGlashan TH, et al. The relation of antipsychotic and antidepressant medication with baseline symptoms and symptom progression: a naturalistic study of the North American Prodrome Longitudinal Sample. Schizophr Res. 2009;115(1):50-7.

35. Berger GE, Wood SJ, Ross M, Hamer CA, Wellard RM, Pell G, et al. Neuroprotective effects of low-dose lithium in individuals at ultra-high risk for psychosis. A longitudinal MRI/MRS study. Curr Pharm Des. 2012;18(4):570-5.

36. Amminger GP, Schafer MR, Papageorgiou K, Klier CM, Cotton SM, Harrigan SM, et al. Long-chain omega-3 fatty acids for indicated prevention of psychotic disorders: a randomized, placebo-controlled trial. Arch Gen Psychiatry. 2010;67(2):146-54.

37. Cadenhead K, Addington J, Cannon T, Cornblatt B, Mathalon D, McGlashan T, et al. 23. Omega-3 fatty acid versus placebo in a clinical high-risk sample from the North American Prodrome Longitudinal Studies (NAPLS) Consortium. Schizophr Bull. 2017;43(suppl_1):S16-S.

38. McGorry PD, Nelson B, Markulev C, Yuen HP, Schafer MR, Mossaheb N, et al. Effect of omega-3 Polyunsaturated Fatty Acids in Young People at Ultrahigh Risk for Psychotic Disorders: The NEURAPRO Randomized Clinical Trial. JAMA psychiatry. 2017;74(1):19-27.

39. Kantrowitz JT, Woods SW, Petkova E, Cornblatt B, Corcoran CM, Chen H, et al. D-serine for the treatment of negative symptoms in individuals at clinical high risk of schizophrenia: a pilot, double-blind, placebo-controlled, randomised parallel group mechanistic proof-of-concept trial. The lancet Psychiatry. 2015;2(5):403-12.

40. Woods SW, Walsh BC, Hawkins KA, Miller TJ, Saksa JR, D'Souza DC, et al. Glycine treatment of the risk syndrome for psychosis: report of two pilot studies. Eur Neuropsychopharmacol. 2013;23(8):931-40.

41. Falloon IR. Early intervention for first episodes of schizophrenia: a preliminary exploration. Psychiatry. 1992;55(1):4-15.

42. Davies C, Radua J, Cipriani A, Stahl D, Provenzani U, McGuire P, et al. Efficacy and Acceptability of Interventions for Attenuated Positive Psychotic Symptoms in Individuals at Clinical High Risk of Psychosis: A Network Meta-Analysis. Frontiers in psychiatry. 2018;9:187.

43. Devoe DJ, Farris MS, Townes P, Addington J. Attenuated psychotic symptom interventions in youth at risk of psychosis: A systematic review and meta-analysis. Early intervention in psychiatry. 2018.

44. Fusar-Poli P, Borgwardt S, Bechdolf A, Addington J, Riecher-Rossler A, Schultze-Lutter F, et al. The psychosis high-risk state: a comprehensive state-of-the-art review. JAMA psychiatry. 2013;70(1):107-20.

45. Preti A, Cella M. Randomized-controlled trials in people at ultra high risk of psychosis: a review of treatment effectiveness. Schizophr Res. 2010;123(1):30-6.

46. van der Gaag M, Smit F, Bechdolf A, French P, Linszen DH, Yung AR, et al. Preventing a first episode of psychosis: meta-analysis of randomized controlled prevention trials of 12 month and longer-term follow-ups. Schizophr Res. 2013;149(1-3):56-62.

47. Qurashi I, Chaudhry IB, Khoso AB, Farooque S, Lane S, Husain MO, et al. A randomised, double-blind, placebo-controlled trial of minocycline and/or omega-3 fatty acids added to treatment as usual for at-risk mental states (NAYAB): study protocol. Trials. 2017;18(1):524.

48. Lin A, Wood SJ, Nelson B, Beavan A, McGorry P, Yung AR. Outcomes of nontransitioned cases in a sample at ultra-high risk for psychosis. Am J Psychiatry. 2015;172(3):249-58.

49. National Institute for Health and Care Excellence. Psychosis and Schizophrenia in Adults: Treatment and Management (NICE Clinical Guideline CG178). NICE 2014.

50. Nordentoft M, Thorup A, Petersen L, Ohlenschlaeger J, Melau M, Christensen TO, et al. Transition rates from schizotypal disorder to psychotic disorder for first-contact patients included in the OPUS trial. A randomized clinical trial of integrated treatment and standard treatment. Schizophr Res. 2006;83(1):29-40.

51. Bechdolf A, Wagner M, Ruhrmann S, Harrigan S, Putzfeld V, Pukrop R, et al. Preventing progression to first-episode psychosis in early initial prodromal states. Br J Psychiatry. 2012;200(1):22-9.

52. Cuijpers P, van Straten A, Smit F, Mihalopoulos C, Beekman A. Preventing the onset of depressive disorders: a meta-analytic review of psychological interventions. Am J Psychiatry. 2008;165(10):1272-80.

53. Fusar-Poli P, Cappucciati M, Borgwardt S, Woods SW, Addington J, Nelson B, et al. Heterogeneity of Psychosis Risk Within Individuals at Clinical High Risk: A Meta-analytical Stratification. JAMA psychiatry. 2016;73(2):113-20.

54. Early Psychosis Guidelines Writing Group. Australian Clinical Guidelines for Early Psychosis (2nd edn). Orygen Youth Health 2010.

55. Ho BC, Andreasen NC, Ziebell S, Pierson R, Magnotta V.

Long-term antipsychotic treatment and brain volumes: a longitudinal study of first-episode schizophrenia. Arch Gen Psychiatry. 2011;68(2):128-37.

56. Konopaske GT, Dorph-Petersen KA, Pierri JN, Wu Q, Sampson AR, Lewis DA. Effect of chronic exposure to antipsychotic medication on cell numbers in the parietal cortex of macaque monkeys. Neuropsychopharmacology. 2007;32(6):1216-23.

57. Yehuda S, Rabinovitz S, Mostofsky DI. Modulation of learning and neuronal membrane composition in the rat by essential fatty acid preparation: time-course analysis. Neurochem Res. 1998;23(5):627-34.

58. Shahbakhti H, Watson RE, Azurdia RM, Ferreira CZ, Garmyn M, Rhodes LE. Influence of eicosapentaenoic acid, an omega-3 fatty acid, on ultraviolet-B generation of prostaglandin-E2 and proinflammatory cytokines interleukin-1 beta, tumor necrosis factor-alpha, interleukin-6 and interleukin-8 in human skin in vivo. Photochem Photobiol. 2004;80(2):231-5.

59. Peters BD, Duran M, Vlieger EJ, Majoie CB, den Heeten GJ, Linszen DH, et al. Polyunsaturated fatty acids and brain white matter anisotropy in recent-onset schizophrenia: a preliminary study. Prostaglandins Leukot Essent Fatty Acids. 2009;81(1):61-3.

60. Jenkins JB, Conneally PM. The paradigm of Huntington disease. Am J Hum Genet. 1989;45(1):169-75.

61. Croyle RT, Achilles JS, Lerman C. Psychologic aspects of cancer genetic testing: a research update for clinicians. Cancer. 1997;80(3 Suppl):569-75.

62. Kash KM, Ortega-Verdejo K, Dabney MK, Holland JC, Miller DG, Osborne MP. Psychosocial aspects of cancer genetics: women at high risk for breast and ovarian cancer. Semin Surg Oncol. 2000;18(4):333-8.

63. Lerman C, Croyle R. Psychological issues in genetic testing for breast cancer susceptibility. Arch Intern Med. 1994;154(6):609-16.

64. Nayfield SG. Ethical and scientific considerations for chemoprevention research in cohorts at genetic risk for breast cancer. J Cell Biochem Suppl. 1996;25:123-30.

65. Kim SW, Polari A, Melville F, Moller B, Kim JM, Amminger P, et al. Are current labeling terms suitable for people who are at risk of psychosis? Schizophr Res. 2017;188:172-7.

66. Chung Y, Li C, Park J. What is the new name for schizophrenia?: thought perception sensitivity disorder. Korean J Schizophr Res. 2008;11:89-96.

67. McGlashan TH, Miller TJ, Woods SW. Pre-onset detection and intervention research in schizophrenia psychoses: current estimates of benefit and risk. Schizophr Bull. 2001;27(4):563-70.

68. Kirkbride JB, Errazuriz A, Croudace TJ, Morgan C, Jackson D, McCrone P et al. Systematic review of the incidence and prevalence of schizophrenia and other psychoses in England. Executive summary, February 2011.

69. Kang NI, Park TW, Yang JC, Oh KY, Shim SH, Chung YC. Prevalence and clinical features of Thought-Perception-Sensitivity Symptoms: results from a community survey of Korean high school students. Psychiatry Res. 2012;198(3):501-8.

70. Kelleher I, Murtagh A, Molloy C, Roddy S, Clarke MC, Harley M, et al. Identification and characterization of prodromal risk syndromes in young adolescents in the community: a population-based clinical interview study. Schizophr Bull. 2012;38(2):239-46.

71. World Health Organization. THE GLOBAL BURDEN OF DISEASE 2004 update.

기분장애의 약물치료

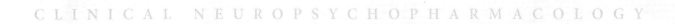
CLINICAL NEUROPSYCHOPHARMACOLOGY

CHAPTER 22

우울장애

석정호 · 전덕인

기분장애에서 가장 자주 볼 수 있는 우울증은 히포크라테스가 멜랑콜리아라고 기술하기 시작한 이래 가장 오래전부터 의학에서 질병으로 생각해 온 정신질환이다. 우리나라의 2016년 정신질환에 대한 역학조사에서는 주요우울증에 대한 전체 평생유병률이 5%로 남자 3.0%, 여자 6.9%로, 1년 유병률은 1.5%(남자 1.1%, 여자 2.0%)로 나타났다.[1] 많은 국가에서 8~12% 사이의 평생유병률을 보이는 것으로 파악되고 있다.[2] 여성에서 남성에 비해 약 2배 더 많이 발생하며 우리나라의 경우 여자, 20대, 월소득 200만원 미만의 저소득층에서 1년 유병률이 높았고 남자는 미혼 집단에서 여자는 이혼/별거/사별 집단에서 그렇지 않은 집단에 비하여 주요우울장애의 1년 유병률이 높았다.[1] 치료를 받지 않는 경우 자연적인 주요우울삽화의 경과는 일반적으로 6개월에서 2년 정도로 생각되고 있으며, 첫 삽화에서 회복된 사람의 약 절반 정도에서 재발이 보고되기도 하였고,[3] 첫 삽화보다 재발 삽화에서 삽화 사이의 간격이 짧아지는 것으로 알려져 있다.[4]

주요우울증의 임상양상은 매우 다양한데, 정서증상(우울한 혹은 불쾌한 기분), 수면 및 생리증상(수면, 식욕, 체중, 기력 및 성욕의 변화), 인지증상(집중력 및 기억력의 감소, 부정적 왜곡, 절망감, 무력감), 신체증상(두통, 위통, 근육통 등), 행동증상(정신운동 속도 변화, 자해 및 타해, 충동조절의 어려움) 및 동기증상(동기나 쾌감, 흥미의 감소) 등이 나타날 수 있다. 2주 이상 거의 매일 지속되는 우울한 기분 또는 흥미나 즐거움의 상실과 함께 식욕, 체중,

수면의 뚜렷한 변화, 피로감, 무가치감, 의욕저하, 집중력 감소, 자살에 대한 생각 등의 증상은 주요우울삽화를 진단하기 위한 주요 항목이다.[5] 최근까지의 연구를 통해 우울증은 부정적 감정을 전달하는 변연계의 과활성화와 이 영역의 조절을 담당하는 전전두엽을 중심으로 한 대뇌피질 영역의 조절기능이 약화되고 뇌 영역 간 서로 연관성을 보이는 네트워크의 기능변화 등이 주요한 생물학적 발병기전으로 이해되고 있으며, 유전적 취약성과 환경적 스트레스의 상호작용에 의해 신경내분비계를 포함한 신경세포단위의 기능변화도 밝혀지고 있어 스트레스 및 기질적 취약성의 상호작용으로 인한 뇌의 기능변화와 연관된 정신질환으로 이해되고 있다.[6]

주요우울증의 치료는 약물치료뿐 아니라 고전적인 정신치료들과 함께 인지행동치료, 대인관계치료, 행동활성화치료 등의 심리사회적 치료와 경두개자기자극술, 뉴로바이오피드백 등 뇌자극을 통한 신경기능조절치료 등 다양한 형태의 비약물적 치료방법들이 발전해 가고 있는데,[7] 이 장에서는 약물치료에 초점을 맞추어 기술하고자 한다. 주요우울증은 지금까지 기능적 자기공명영상 등의 신경생물학적 연구를 통해 뇌의 뚜렷한 기능변화를 확인하게 되면서 약물치료가 함께 발전하여 최근의 가장 대규모 임상연구에서 SSRI를 처방한 1단계 치료에서 약 30%의 관해율과 50%에 가까운 반응률을 보였다.[8] 일반적으로 약 2/3 정도의 환자에서 항우울제 치료로 관해 상태에 이를 수 있는 것으로 알려져 있지만,[9] 치료반응을 보인 환자들 중에

도 유지치료 중에 재발하거나 치료 저항성 우울증으로 진행하는 등 불량한 경과와 예후를 보일 수 있기 때문에 초기치료에서 완전한 관해가 치료의 목표로 중요하게 생각되고 있다.[10]

요즘 임상현장에서 사용되고 있는 항우울제들은 일반적으로 투약 후 2~3주가 지나면서 뚜렷한 치료효과를 나타내지만 조금 더 빨리 효과를 보이는 경우도 있다. 주요우울증 환자에서 초기에 어떠한 항우울제를 선택할지 결정할 때 고려해야 할 사항은 약물 효과뿐 아니라 환자의 연령, 성별, 동반된 신체질환이나 신체상태, 생활방식이나 환경, 성격적 특성 등을 고려해야 하는데, 효과에 못지않게 중요한 것이 부작용 특성이다. 특히 약물복용 초기 반응에 나타나는 부작용들은 환자의 이후 약물 순응도에 매우 중요한 영향을 미치기 때문에 부작용은 최소한으로 경험하면서 효과가 좋을 수 있는 약물을 환자의 사례별 특성에 맞추어 선택해야 한다. 이와 함께 약물치료를 시작한 경우 적정 용량으로 충분한 기간 동안 유지하는 것이 중요하다. 초기에 약물 부작용이 발생한다 하더라도 그 부작용이 심각한 수준이 아니라면 바로 약물을 교체하기보다는 약물감량, 복용 방법, 시간 변경 등을 통해 부작용을 관리해보고 반응을 평가하기에 적당한 기간 동안 약물을 유지해보는 것이 중요하다.

이 장에서는 주요우울증에서 가장 광범위하게 사용되고 효과적인 치료방법인 약물치료를 임상 현실에 가깝게 정리하기 위하여 임상적 사례를 제시하고, 이 사례의 치료를 위한 약물치료의 선택과 사용에 대한 구체적인 내용의 형식으로 내용을 정리하였다. 따라서 환자의 증상 및 임상적 특성을 제시하고, 이를 고려해서 적절한 작용기전의 약물을 선택하는 과정과 용량 증량 및 임상적 사용방법을 정리하며 약물치료 과정에서 발생할 수 있는 부작용인 이상반응, 약물 상호작용, 그 밖에 약물치료를 진행하는 동안 고려해야 할 사항 등에 대하여 정리할 것이다.

사례 1. 불안증상을 동반한 30대 주요우울증 여성

30세 여자가 두 달 전부터 가슴이 답답하면서 잠이 안 오고 기운이 없어 쉽게 피로해지는 문제로 종합검진을 받아 보았으나 갑상선 기능을 포함한 검진결과에서 특별한 신체적 질환이나 이상소견

은 없어 정신과 치료를 권유받았다고 한다. 1년 전 출산을 하여 아이를 키우면서부터 집에서만 주로 지내다 보니 답답한 느낌에 스트레스를 받았고 최근 들어 사소한 일에도 짜증이 늘면서 자신이 남편에게 짐만 되는 존재라는 생각이 들었고, 아이에게도 도움이 되지 않는 것 같다는 생각에 우울한 기분이 들었다고 한다. 수유 중은 아니라고 하며 이전에 우울증 치료를 받아 본 적은 없고 가족 중에 우울증 치료를 받은 사람은 없다고 한다.

22.1 Selective Serotonin Reputake Inhibitor(SSRI)

22.1.1 개요

SSRI는 요즘 우울증의 치료에 가장 많이 사용되고 있는 약물로 1980년대 fluoxetine이 기존의 삼환계 항우울제에 비하여 부작용이 적고 비슷한 효과를 보인 이후로 항우울제의 1차 선택약물로 자리를 지켜 오고 있다.[11] SSRI는 기존에 사용하던 삼환계 항우울제가 차단하던 무스카린성 수용체, 히스타민 수용체, α-아드레날린성 수용체 및 노르아드레날린 재흡수 차단에는 역할이 없거나 적고 세로토닌 수송체의 재흡수 효과를 선택적으로 차단하는 작용을 하면서 우울증상을 좋아지게 한다. SSRI는 fluoxetine, paroxetine, sertraline, escitalopram, fluvoxamine 등이 국내에서 처방되고 있으며, 이 약물들 중에서는 escitalopram이 다른 수용체에 대한 차단효과가 거의 없이 가장 선택적인 세로토닌 재흡수 차단효과를 가지고 있다. 이러한 선택적 효과가 불필요한 수용체 차단에 의한 부작용을 줄일 수 있는 점이 1차 선택약물로 사용이 늘어나는 데 기여하였으며, 높은 혈장농도에서도 생명을 위협할 정도의 부작용이 발생할 확률이 적어서 과량복용 시에도 기존의 삼환계 항우울제와 비교해서 훨씬 안전하다. 또한 간질발작의 역치나 심전도기능에도 영향을 거의 미치지 않아 심장 부정맥 등의 심장질환이 있는 환자나 경련성 질환이 있는 환자들을 포함한 신체질환 환자들에게도 비교적 안전하게 사용할 수 있다.[12]

SSRI는 약물 용량의 조절범위가 넓지 않은 편이고, 치료적 용량을 약물치료 초기부터 사용할 수 있어 우울증뿐

만 아니라 불안증상이나 신경증적 증상을 동반한 다양한 정신질환에 사용할 수 있다. SSRI로 약물치료를 받으면서 가장 큰 불편함은 위장장애와 성기능장애 등의 이상반응이며, 이들 부작용은 종종 약물중단의 원인이 되기도 하고 장기간 지속되는 경우도 있다. SSRI는 같은 계열 내부에서 비교적 유사한 정도의 효과와 부작용을 보이고 있지만 구조적으로는 약간의 차이가 있고 세로토닌 수송체 이외의 수용체에 작용하는 특성이 약간씩 다르다. 반감기에도 차이가 있으며 cytochrome P450 효소 아형에 따른 상호작용 및 대사과정에 차이가 있어 이러한 특성을 고려하여 약물을 선택한다면 좀 더 섬세한 SSRI의 특성을 활용한 약물치료를 할 수 있다.[13]

fluoxetine은 가장 긴 반감기를 가지고 있어 반감기가 약 4~6일 정도 되고 활성 대사물인 norfluoxetine은 반감기가 일주일이 넘는다. sertraline과 paroxetine은 둘 다 반감기가 약 24시간이며, sertraline의 활성 대사물인 desmethylsertraline은 반감기가 62~104시간이다. escitalopram은 citalopram의 광학적 이성질체의 S형인데, S형이 세로토닌 수송체에 대한 친화도가 높다. R형은 약물효과가 거의 없고 S형이 약물효과 발현에 중요하기 때문에 S형만으로 치료효과를 높이기 위해 개발된 약물이다. escitalopram의 반감기는 약 30시간이라서 하루 한 번 투여로 충분하며 임상적으로 유의한 대사물질은 없다. fluvoxamine의 반감기는 12~15시간이라서 하루 두 번 복용해야 한다. 반감기가 긴 약물들은 항정상태에 도달하기까지 시간이 많이 걸리기는 하지만, 치료효과는 대부분의 SSRI에서 2~3주 지나야 본격적인 효과가 나타나는 것은 비슷한데 세로토닌 신경세포 연접의 수용체 조절기전에 의해서 효과가 지연되어 나타나는 것으로 알려져 있다. 반감기가 긴 약물은 급격한 약물중단 시에 약물농도의 급격한 감소에 의해 발생할 수 있는 세로토닌 금단 증후군의 발생확률이 낮다는 점이 장점으로 작용할 수 있다.

22.1.2 작용기전

SSRI는 신경연접 앞쪽에 위치한 세로토닌 수송체의 재흡수를 방해하여 신경연접 내의 세로토닌 농도를 증가시키고, 이 효과로 신경연접전 자가수용체presynaptic autoreceptor가 하향조절되면 결국 전체적인 세로토닌 전

달이 증가하면서 항우울효과가 나타난다. 세로토닌 전달 증가효과는 신호전달과 유전자 전사에 2차적인 영향을 미쳐 우울증상의 호전에 기여하는 것으로 생각되고 있다.[14]

22.1.3 임상적 사용

우울증 환자에게 SSRI를 투여하기 시작할 때 필요한 의학적 검사는 없지만 전신적 상태를 약물치료 전에 평가하거나 알고 있는 것이 필요하다. 간질환, 고령환자, 만성 신질환이 있는 환자 등에서는 SSRI를 저용량에서 시작하는 것이 좋으며, 불안증상이 높거나 약물 부작용에 민감한 환자들에서도 통상적인 시작 용량보다 적은 용량에서 시작하는 것이 좋다. 초기 부작용을 평가한 후 시간이 지나서 점차 치료용량까지 증량하는 것이 초기 부작용에 의한 약물 조기중단을 방지하는 데 효과적이다.

우울증에 대한 통상적인 하루 치료용량은 escitalopram 10~20mg, fluoxetine 20~40mg, paroxetine 20~40mg, sertraline 50~150mg, fluvoxamine 50~150mg이다. SSRI는 우울증상의 치료에 대해서는 고용량이 표준용량에 비해서 치료효과가 뚜렷하게 차이 나지 않는 경우가 일반적이기 때문에 고용량의 치료를 시도하는 것이 일반적이지는 않지만, 강박증상을 동반한 경우와 같이 환자에 따라 고용량의 SSRI 치료가 필요한 경우도 있다. 우울증 환자에서 약물투여 후 치료반응을 평가하기까지 2주에서 4주 정도의 기간을 치료용량으로 유지할 것을 대부분의 약물치료 지침에서 권장하고 있으며,[15,16] 이 기간 이후에 증상의 호전이 불충분할 경우 약물의 병용, 교체, 강화요법 등이 권장된다. SSRI 투여 초기에 불안, 초조감, 과민함이 증가할 수 있으며 용량을 빠르게 증가시킬 경우 이러한 이상반응이 나타날 가능성이 커질 수 있다. 이러한 이상반응이 자살위험성을 증가시킬 수 있다는 보고가 소아청소년 환자에서 있었으나, 항우울제의 사용과 자살률의 감소가 연관성을 보이는 부분도 있어 실제 소아청소년의 우울증 약물치료가 자살위험성을 낮출 수도 있기 때문에, 사례에 따라 면밀한 증상 및 부작용 평가와 함께 약물치료의 필요성 여부가 전문의에 의해 판단되어야 할 것이다.[17]

여성우울증인 산후우울증, 월경전불쾌기분장애, 폐경기우울증 등에서도 SSRI의 치료는 좋은 효과를 보이는 것으로 보고되고 있다. 월경전불쾌기분장애에서는 생리전

황체기에만 SSRI를 투여하는 경우에도 효과를 볼 수 있다.

약물별 사용 용량과 특성에 대한 자세한 내용은 제3부 '신경정신약물의 약리학 및 특성'에서 참고할 수 있다.

22.1.4 부작용 및 처치

(1) 흔히 나타나는 부작용

SSRI를 사용하는 초기에 나타나는 부작용에는 오심, 설사, 불안, 두통, 불면, 발한 증가, 하품 등의 증상이 있다. 대부분의 부작용은 경하며 2~3주의 초기 투여기간에만 있다가 사라지는 경우가 많다. 낮은 용량으로 시작하여 서서히 증량할 경우 최소화될 수 있다.

(2) 신경학적 부작용

긴장성 두통이 나타나거나 편두통 증상이 악화될 수 있다. SSRI 사용 시 동반되는 두통은 진통제를 함께 복용하면 잘 조절되는 편이며, SSRI 사용 초기 몇 주간 있다가 점차 완화되기 때문에 심하지 않은 경우 약물치료를 유지할 수 있다. 손떨림이나 정좌불안과 같은 증상은 덜 흔하지만 용량을 줄여 보거나 β-수용체 차단제나 벤조디아제핀계 약물을 추가할 경우 좋아질 수 있다. SSRI 사용 중에도 드물게 근긴장이상증과 같은 심한 추체외로증상이 나타나거나 파킨슨증후군 증상을 악화시킬 수 있는데, 도파민 수용체 길항작용이 있는 소화제나 항정신병약물을 함께 사용하고 있을 경우 이런 부작용이 나타날 확률이 높으며, 심한 추체외로증상이 나타난 경우 약물을 중단하고 추체외로증상을 유발하지 않는 항우울제로 교체하는 것이 좋다.

(3) 신경과민/불면

약물복용 중에 초조, 긴장, 불면 등의 증상을 호소하는 경우도 있다. 이런 부작용은 우울증 치료효과가 나타나기 전인 약물치료 초기에 주로 나타난다. 이런 부작용이 나타난 경우 일시적인 것임을 환자에게 알려주며, 용량을 낮추거나 불안증상이 동반된 예민한 환자의 경우 치료 초기에 저용량으로 시작하면서 부작용이 발생되지 않음을 확인하며 천천히 증량하는 것이 좋다. 치료 초기에 나타난 부작용이 견디기 힘든 정도일 경우, 벤조디아제핀계 약물을 단기간 병용하는 것도 도움이 될 수 있다. 이러한 일시적인 증상에도 불구하고 충분한 기간 사용할 경우 SSRI 계열 약물은 불안, 초조증상이 동반된 우울증의 치료에도 효과적이다. 불면증상의 경우 벤조디아제핀계 약물 외에도 trazodone과 같은 수면에 도움이 되는 항우울제를 병용하거나 수면제를 일시적으로 사용할 수 있다.

(4) 진정작용/무력감/무감동증

일부 환자에서는 SSRI를 복용한 후 졸림이나 무력감을 호소한다. 진정작용이 심하지 않은 경우 더 낮은 용량으로 변경하여 경과를 관찰하거나 진정작용이 심한 경우 약물변경을 고려할 수 있다. 초기 혹은 약물치료를 상당한 기간 유지한 뒤 아무런 감정변화를 느끼지 못하겠다는 무감동증을 호소하기도 한다. 무감동증은 우울증상의 재발 혹은 악화로 혼동되기도 한다. 하지만 무감동증은 슬픔이나 비탄, 집중력 감소, 희망의 상실이나 무가치감과 자살충동 등은 없다. 이런 경우 운동량을 늘리거나 주간에 햇빛을 보는 시간을 늘리는 등의 비약물적 방법으로 뇌활성화를 증가시키는 방법을 시도해볼 수 있다. 약물치료와 관련해서는 약물의 용량을 감량하여 유지해보거나 아침에 뇌를 각성시켜주는 효과가 있는 항우울제 혹은 정신자극제 psychostimulant, 전두엽피질의 도파민 활성을 정상화시키는 aripiprazole 등의 강화약물을 병용해볼 수 있다.

(5) 체중 변화

fluoxetine은 식욕 조절에 도움을 주어 체중감소에 도움이 될 수 있다는 보고도 있다. paroxetine의 경우 체중증가가 보고되기도 하였다. 대부분의 SSRI는 체중에 영향을 주지 않거나 약간의 영향을 주는 것으로 알려져 있다.

(6) 성기능장애

SSRI를 복용하는 동안 사정지연과 절정감 감소, 성욕감퇴 등의 성기능 부작용이 나타나 지속될 수 있으며 드물지 않게 관찰되나 환자들이 스스로 보고하는 경우가 드물기 때문에 치료자가 관심을 가지고 적극적으로 확인하면 부작용 발생 평가에 도움이 될 수 있다. 자살위험성이나 우울증상이 심한 경우 우울증상을 먼저 충분히 좋아지게 한 후에 성기능 부작용에 대한 치료를 고려해야 한다. 우울증상이 호전되고 약물치료 기간이 유지되면서 성기능 부작용이 약해지거나 없어질 수도 있으며 SSRI에 의한 성기능 부작용이 지속되는 경우 성기능 부작용이 없다고 알려진

bupropion이나 mirtazapine 등의 항우울제로 변경하는 것이 권장된다. 발기부전 등이 동반된 경우 발기부전치료제를 병용할 수 있으며, 우울증상이 호전되어 약물치료를 종결할 수 있는 경우 치료를 종결하면 약물과 관련된 성기능 부작용은 해소되는 것이 일반적이다.

(7) 항이뇨호르몬 부적절 분비증후군 SIADH

고령에서 더 자주 관찰되며 졸림, 의식저하, 두통, 저나트륨증 hyponatremia, 소변으로의 나트륨 배출 증가, 그리고 고농축뇨 hyperosmolar urine 등의 특징을 보인다. SSRI 투여와 SIADH syndrome of inappropriate secretion of antidiuretic hormone 발생 사이에 관계가 있다는 증례보고들이 있기는 하나, 실제적인 인과관계가 확립될 정도로 발생률의 증가가 관찰되지 않아 SSRI 투여와의 연관성은 아직 불명확한 단계에 있다. 급성기 치료는 약을 끊고 등장성 식염수 isotonic saline solution를 이용한 수액 보충을 통해 저나트륨혈증을 천천히 교정하는 방법으로 치료하며 저나트륨혈증을 너무 빨리 교정할 경우 신경계 합병증을 초래할 수 있으므로 주의해야 한다.[13]

(8) 세로토닌 증후군

SSRI를 단가아민 산화효소 억제제 monoamine oxidase inhibitor, MAOI, 트립토판, lithium 등과 함께 사용할 때 나타날 수 있으며, 세로토닌 신경계의 과도한 자극에 의한 증상들이 나타난다. 기면, 초조, 혼란, 안면발적, 발한, 진전, 근경련발작 등의 증상을 보인다. 증상이 지속되면 고체온증, 과긴장, 횡문근융해증, 신부전 및 사망에까지 이를 수 있다. 세로토닌 증후군 serotonin syndrome의 치료는 첫 단계로 유발 가능한 약을 중단하고 필요한 내과적 응급처치를 하는 것이다. 이 증후군은 드물게 나타나며, 대개 MAOI와 SSRI를 병용했을 때 나타나기 때문에 병용을 피하는 것이 좋으며 SSRI에서 MAOI로 약물을 교체할 때 반감기를 고려하여 약물이 체내에서 충분히 빠져나갈 수 있는 충분한 시간을 가져야 한다. 특히 fluoxetine의 경우 MAOI로 교체 시 적어도 5주 정도의 시간이 지난 후에 투여하는 것이 좋고 다른 SSRI에서 MAOI로 바꿀 때에도 약 1주 이상의 시간을 두는 것이 좋다. 반대로 MAOI에서 SSRI로 바꿀 때에는 효소 재합성을 위해 약 1주 정도의 시

간을 가져야 한다.[14,16]

(9) 세로토닌 금단증후군

SSRI를 복용하던 중 갑자기 중단하거나 용량을 빠르게 줄일 때 나타나는 증후군으로 어지럼증, 두통, 이상감각, 오심, 설사, 불면, 짜증 등의 증상을 흔하게 보인다. paroxetine과 같이 짧은 반감기를 갖는 SSRI에서 흔하게 나타날 수 있으며 fluoxetine과 같은 긴 반감기를 가진 약물에서는 거의 나타나지 않는다. 세로토닌 금단증후군 serotonin withdrawal syndrome의 발생을 예방하기 위해서는 반감기가 긴 약물을 사용하거나 약물 용량을 매우 천천히 감량하고 종결하기 전 격일복용 등을 시도하며 가능한 서서히 혈중 약물농도를 낮추는 것이 도움이 된다.[16]

(10) 약물 상호작용

삼환계 항우울제나 MAOI에 비해서는 SSRI에서 약물 상호작용이 심각하진 않지만, 대개의 SSRI는 CYP (cytochrome P450) 효소를 억제하기 때문에 같은 효소에 의해 대사되는 다른 약물의 농도를 올리게 된다. SSRI 중에서는 fluvoxamine이 CYP 1A2, 2C, 3A4를 고도로 억제하며 CYP 2D6는 경도의 억제작용을 해서 가장 많은 CYP 효소와 상호작용을 하기 때문에 병용하는 약물에 대한 자세한 검토가 필요하다. paroxetine과 fluoxetine은 CYP 2D6에 상당한 영향을 미치지만 sertraline, escitalopram 등은 CYP에 의한 상호작용이 거의 없는 편이다. SSRI는 삼환계 항우울제의 혈중농도를 증가시킬 수 있음을 주의해야 하며, 특히 fluvoxamine의 경우 clozapine의 농도를 올려 경련을 일으킬 수 있으므로 병용투여 시 용량조절에 주의해야 한다.[16]

사례 2. 불면과 식욕 저하, 자살사고 등 중증 재발성 주요우울삽화의 40대 남성

45세 남자가 3개월 전 자신이 투자했던 주식이 큰 폭으로 하락하자 허탈감이 커졌고, 이후로 회복될 기미를 보이지 않자 하고 있는 일에도 집중력이 떨어지고 하루에 2시간 이상 잠을 잘 수 없으며 입맛이 하나도 없어 체중이 5kg 줄었다고 한다. 자신의 가족이 다 망할 것 같고, 이 상황을 수습하기 힘들 것 같아 죽고 싶은 생각이 반복되었다고 하며 건강검진에서는 우울증 이외의 다른 이상은

발견되지 않았다. 3년 전 가을 무렵에도 비슷한 우울증상이 있어 6개월 정도 치료 후 좋아져서 약물치료를 중단했다고 한다.

22.2 mirtazapine

22.2.1 개요

mirtazapine은 약물복용 초기부터 불면과 불안을 줄여주면서 식욕을 촉진시켜 우울증상을 빨리 회복시켜주는 특징을 가지고 있기 때문에 이 약물을 처방한 경우 우울증이 완화되는 효과가 초기부터 뚜렷한 환자와 초기에 심한 부작용을 호소하는 환자로 양분되는 특징이 있다. CYP450에 의해 매개되는 약물 상호작용과 관계가 없어 약물 상호작용을 고려할 때 다른 약과 함께 사용하기 좋은 이점이 있다.[18]

22.2.2 작용기전

$\alpha2$ 수용체에 대한 길항작용과 세로토닌 2C 수용체에 대한 역효현제inverse agonist로 작용하여 아드레날린성 신경계 및 세로토닌 신경계, 도파민 신경계의 활성화를 유도하며 또한 세로토닌[3] 수용체5-HT3에 대한 길항작용으로 오심을 일으키지 않으며, 세로토닌 2A 수용체에 대한 길항작용은 불안, 불면, 식욕저하 등의 증상을 호전시키는 작용기전으로 생각되고 있다. mirtazapine은 또한 강력한 히스타민 1 수용체에 대한 역효현제로서 강력한 진정과 수면효과를 가지고 있어 자기 전에 투약하는 것이 일반적이다. 하지만 이러한 효과는 초기에 두드러지며 약물을 유지할 경우 히스타민 수용체에 대한 효과는 쉽게 적응되어 심한 진정효과가 지속되지 않는 경향이 있다. 체중증가와 진통효과를 함께 가지고 있어 심한 우울증 삽화에서 뚜렷한 항우울 효과를 보일 수 있는 항우울제이다. $\alpha1$ 수용체와 무스카린성 아세틸콜린 수용체에 대한 친화력은 낮은 편이라서 임상적 용량에서의 효과는 미미할 것으로 생각한다. 하지만 초기 부작용이 심할 수 있어 이러한 경우 환자의 약물 순응도와 치료관계 형성에 어려움을 줄 수 있음도 함께 고려해야 한다.[19]

22.2.3 임상적 사용

중등도 이상인 주요우울삽화에 효과적이며, 특히 불면, 식욕 및 체중감소, 불안, 초조증상이 주 증상인 환자에게 좋은 효과를 기대할 수 있다. 일반적으로 노인 환자에게 반응이 좋은 편이지만 젊은 사람이나 부작용에 민감한 여성에서는 초기 부작용을 견디기 힘들어하는 경우가 관찰될 수 있다. 용량은 자기 전 15mg/day으로 시작하는 것이 일반적이지만 부작용이 예상될 경우나 노인의 경우 3.75mg이나 7.5mg으로 시작할 수도 있다. 최대 용량은 45mg/day까지 증량할 수 있다. 간질환이나 신장질환, 노인에서는 저용량에서 시작해서 유지용량도 적은 용량에서 하는 것이 일반적이다.[20]

22.2.4 부작용 및 처치

(1) 흔히 나타나는 부작용

가장 흔한 부작용은 진정 혹은 졸림, 체중증가, 어지러움, 입마름, 변비 등의 증상이다. 이 약물을 복용한 환자의 약 절반에서 초기에는 졸림을 호소한다. 하지만 앞에 설명한 것처럼 이에 대한 내성은 쉽게 나타나서 치료 몇 주 안에 더 이상 졸림으로 힘들어하지 않게 된다. 체중증가는 식욕증가에 따른 이차적인 현상일 가능성이 크므로 식욕조절과 운동량 증가를 통해 관리하도록 교육이 필요하다.

(2) 혈중지질농도 증가

15% 이상의 환자에서 혈청 콜레스테롤의 수치가 20% 정도 상승하고 6%의 환자는 500mg/dL 이상까지 올라간다는 보고가 있다. 이러한 비율은 위약이나 다른 비교 약물에 비해 2배에 가까운 증가이다.

(3) 무과립구증

무과립구증 agranulocytosis을 비롯한 혈액학적 이상은 1,000명당 1명 미만으로 드물게 나타날 수 있다.

(4) 심혈관계 부작용

고혈압, 기립성 저혈압, 말초부종을 동반한 혈관확장, 어지럼증 등의 증상이 나타날 수 있다.

(5) 과다복용

과다복용에 의한 부작용은 알려진 것이 거의 없다. 주로 졸음, 빈맥, 기억력장애 등으로 나타나고 치료는 위세척, 심장 모니터링, 보존적 치료를 시행한다.

(6) 약물 상호작용

CYP450 효소에 유의한 억제효과가 없으며, 진정효과를 가진 약물이나 혈관 및 심혈관계에 영향을 주는 약물들을 병합투여 시 그 효과가 강화될 수 있음을 고려해야 한다. MAOI와 병합하거나 MAOI 치료 중단 14일 이내에 사용하면 안 된다.[18]

사례 3. **신체통증과 공황발작을 동반한 주요우울증 재발 삽화의 50대 여성**

55세 여자가 목과 어깨가 아프고 머리가 아파서 병원에 왔다. 3개월 전 통증이 시작되어 뇌단층촬영 및 경추 자기공명영상 검사를 받아 보았지만 증상과 연관성이 있는 이상소견은 없었다고 한다. 터널이나 엘리베이터 안에서 숨이 막히는 것 같은 느낌이 들고 심장이 조이는 것 같아 심장내과에서 검사를 받았으나 이상은 없다고 한다. 2년 전 남편이 교통사고로 사망하였고 6개월 전 외동딸이 결혼을 하게 되어 혼자 살게 되면서 위와 같은 증상이 시작되었고 아침에 일어나면 기운이 너무 없고 눈물이 나며 살고 싶지 않은 마음도 가끔씩 든다. 10년 전과 5년 전에도 두통과 몸의 여러 곳이 아프면서 우울한 증상이 있어 1년 정도 약물치료를 받고 좋아진 적이 있다고 한다.

22.3 Serotonin Norepinephrine Reputake Inhibitor(SNRI)

22.3.1 개요

SNRI 계열의 약물로는 venlafaxine, duloxetine, milnacipran 등이 있으며 주요우울장애와 불안장애에 대한 1차 치료제로 많이 사용되고 있다. 또한 만성통증이나 SSRI로 치료효과를 보는 신체형 장애를 비롯한 다른 질환에 대해서도 효과가 있다. 초기 SSRI나 다른 항우울제 치료에 반응을 보이지 않는 환자에게 2차 선택약물로 사용할 경우에도 치료

효과를 기대할 수 있다. 적절한 항우울제 치료나 전기경련 치료에서 실패한 환자를 대상으로 한 연구에서 venlafaxine 투여로 33%의 반응률을 보였다. CYP450 효소에 대한 작용이 크지 않아 약물 상호작용에 대한 고려를 덜해도 되며, 반감기는 짧은 편이라서 하루 두 번 복용해야 하나 서방정의 형태는 하루 한 번 복용이 가능하다. 고용량에서는 혈압상승 효과가 있을 수 있다.[21]

22.3.2 작용기전

SNRI는 노르에피네프린과 세로토닌의 신경연접에서의 재흡수를 방해하는데, 낮은 용량에서는 세로토닌계 신경의 재흡수 방해효과가 두드러지고 고용량으로 가면 노르에피네프린 재흡수 방해가 더 커진다. 도파민 재흡수 방해효과도 고용량에서는 나타날 수 있다.[21]

22.3.3 임상적 사용

우울증치료에 효과가 좋은 편으로 몇몇 연구에서는 SSRI 보다 치료 관해율이 높은 것으로 보고되었다. 범불안장애를 비롯한 불안장애에서도 치료효과가 좋은 편으로 venlafaxine의 경우 75~225mg을 하루 용량으로 사용하고, duloxetine의 경우 30~60mg, milnacipran의 경우 25~100mg을 치료용량으로 사용하는 것이 일반적이나 환자에 따라 치료 범위를 다소 초과한 용량까지 증량할 수 있다. 오심 등의 부작용이 드물지 않게 나타나기 때문에 최소 용량에서 시작하는 것이 좋고, 약 용량이 증가함에 따라 확장기 혈압이 올라갈 수 있으므로 혈압을 주기적으로 관찰할 필요가 있다. 신장이나 간기능이 좋지 않은 환자에서는 적은 용량을 써야 하며 보통 일반 용량의 절반 정도를 사용하는 것이 좋다. SSRI와는 다르게 SNRI는 용량 반응 관계를 보여서 경한 우울증은 저용량에서, 심한 우울증이나 재발성 우울증에는 고용량 투여에 효과가 있다.[21,22]

22.3.4 부작용 및 처치

(1) 흔히 나타나는 부작용

SNRI의 부작용은 위장관장애, 성기능장애, 일시적인 금단 증상 등이 흔하게 관찰된다. SSRI와 마찬가지로 심전도에

영향을 미치거나 경련의 역치를 낮추지는 않는다. 대개의 환자에 있어서 진정효과는 뚜렷하지 않으며 경도의 체중 증가가 보고되기도 한다.

(2) 고혈압

고용량을 복용할 때 확장기 고혈압이 나타날 수 있다. 임상에서 고혈압이 나타나면 용량을 줄이거나 약물 중단이나 교체를 고려해야 한다. 고혈압이 발생했으나 항우울 효과가 뚜렷하여 계속 쓰는 것이 좋을 것으로 판단되는 경우 용량을 줄여서 유지해 보면서 고혈압 치료약물을 병용하는 것도 한 방법이 될 수 있다.

(3) 과다복용

과다복용에 대한 자료는 거의 없지만 삼환계 항우울제에 비해서는 안전할 것으로 생각된다. 현재까지 보고된 사례에서는 심각한 증상은 없었고, 졸림, 빈맥, 대발작 등이 보고되었다. 과다복용에 대한 치료는 일반적인 보존적 치료와 대증치료가 필요하다.

(4) 약물 상호작용

bupropion은 venlafaxine의 농도를 증가시키고, venlafaxine은 haloperidol의 농도를 증가시키는 것으로 알려져 있어 함께 사용할 때 용량조절 및 부작용 발현에 대한 주의가 필요하다. CYP 효소에 대한 방해작용도 없고 단백질 결합 상호작용도 적은 편이라서 약물 상호작용에 있어서도 고려사항이 많지는 않다. SSRI와 마찬가지로 MAOI와 병용시 세로토닌 증후군의 발생 위험성이 커지므로 함께 사용하는 것을 피하는 것이 좋다.[23]

사례 4. **주의력 감소, 과수면, 무기력증을 동반한 30대 여성**

30세 여자가 두 달 전 남자친구와 헤어진 뒤 슬프고 짜증나는 기분을 조절하기 힘들다며 병원에 왔다. 식욕이 증가하여 음식을 많이 먹고 잠을 10시간 이상 자는데도 아침이 되면 피곤하고 몸이 여기저기 쑤시고 아프며 신문이나 책을 보기 어려울 정도로 집중력이 떨어졌다고 한다. 최근 기침과 가래가 심해져 피우던 담배도 함께 끊고 싶다고 한다.

22.4 Norepinephrine Dopamine Reputake Inhibitor(NDRI)

22.4.1 개요

NDRI로 현재 사용되는 bupropion은 다른 항우울제와 뚜렷이 구별되는 특징이 있다. 가장 유의한 장점은 신정작용이나 성기능 부작용이 적다는 것이다. 다른 항우울제의 사용으로 성기능 부작용이 시작된 경우에도 bupropion의 추가로 성기능부전이 좋아질 수 있다. 파킨슨병과 같이 도파민의 감소로 우울증상이 동반된 경우 bupropion의 투여로 원발 질환의 악화 없이 우울증상이 좋아질 수 있다. bupropion의 또 다른 특징적 임상적용은 도파민과 관련한 보상회로에 대한 긍정적 효과로 담배를 피우던 사람이 금연을 시도하면서 생기는 정서불안과 우울감을 호전시킬 수 있어 금연보조제로 사용할 수 있다는 점이다.

소아의 경우 주의력결핍 과잉행동장애에 효과가 있는 것으로 알려져 있으며 체중증가나 심전도계에 미치는 영향이 없어 안전한 편이다. 단점으로는 불안증상에 대한 치료효과는 세로토닌계 약물에 비하여 적은 것으로 생각되며 고용량에서는 뇌경련이 일어날 위험성이 증가하는 점을 들 수 있다.[24-26]

22.4.2 작용기전

bupropion은 체내에서 hydroxybupropion으로 대사되어 이것이 노르에피네프린과 도파민의 재흡수를 방해한다. 금연에 대한 효과는 도파민 관련 보상회로 혹은 니코틴성 아세틸콜린 수용체의 차단과 관련이 있을 것으로 생각된다.[14,25]

22.4.3 임상적 사용

가장 심각한 부작용인 경련 발생의 위험성을 감소시키기 위해 서방형 제제sustained or extended-release preparation의 사용이 권장된다. 서방형 제제는 보통 아침에 150mg 투약하는 것으로 시작하여 1주일 후에 300mg으로 증량한다. 4주 후에도 반응이 없는 환자는 하루 최대 450mg까지 증량할 수 있다. 점진적으로 약물을 늘리는 것이 초기의 불안과 불면 부작용 발생을 줄이는 데 도움이 된다. 치료 초기에는 부작용에 민감한 환자에게 항불안제나 수면제를 일시적으로 병행할 수 있다. 우울증 치료효과에 있어서는 SSRI와 거의 동등한 수준이며 계절성 정동장애 환자에게 특히 효과적으로 알려져 있다. 주의력결핍 과잉행동장애에서는 2차 선택제로 사용하며 우울증이나 물질남용이 동반된 경우에 사용하면 좋다. 금연치료에 bupropion이 효과가 있다는 보고는 지속되고 있다.[27] 특히 고용량으로 시작하는 경우 경련의 위험성이 증가하기 때문에 저용량에서 시작하여 천천히 증량하는 것이 권장된다.

22.4.4 금기

경련성 질환이 있거나 bupropion 사용으로 경련을 했던 과거력이 있는 경우 사용을 금하는 것이 좋다. 머리에 외상을 입은 적이 있거나 중추신경계 종양, 그 외에 경련성 질환의 위험성을 높이는 질환이나 약물을 복용하는 경우는 다른 약물의 사용을 고려하는 것이 좋다.

22.4.5 부작용 및 처치

(1) 흔히 나타나는 부작용

가장 흔한 부작용은 초기에 나타나는 불안, 불면, 발한, 두통 등이다. 손떨림과 정좌불안, 위장관 불편감 등도 나타날 수 있다. 심한 불안이나 공황장애가 동반된 경우 사용하지 않는 것이 좋다. bupropion은 항콜린성 부작용이나 기립성 저혈압, 체중증가, 심전도계의 변화와는 관련성이 없는 것으로 알려져 있다.

(2) 경련

300mg/day 이하의 서방형 제제에서는 경련 발생이 0.05%이다. 이 정도의 발생률은 다른 항우울제를 사용할 때의 경련 발생률과 비슷하다. 400mg/day에서는 경련 발생률이 0.1%로 증가한다. 경련을 했던 적이 있거나 경련역치를 낮추는 약을 함께 처방하거나 복용하고 있는 경우 bupropion을 처방할 때는 환자에 대한 교육과 더불어 경련 발생에 대한 주의를 기울여야 한다.

(3) 정신병적 증상

bupropion에 의한 중추성 도파민 레벨의 증가로 망상, 환각, 편집증상 등이 나타날 수 있다. 도파민계 약물을 사용 중인 파킨슨병 환자나 정신병적 장애가 있는 환자에서는 특히 주의해야 하는 부작용이다.

(4) 과다복용

서방형 제제에 대한 자료는 부족하지만 속방형immediate-release formulation에서의 과다복용에 대한 보고에서는 경련, 환각, 의식소실, 빈맥 등이 나타난다고 알려져 있다. 과다복용에 대한 처치는 복용 직후에는 구토를 유발하고 charcoal 등의 흡착제를 투여하는 등 흡수를 방해하기 위한 보존적 치료와 뇌파, 심전도, 산소포화도, 호흡수 등의 모니터링을 시행한다. 경련이 발생할 경우 항경련제를 투여하기도 한다. 과다복용에 따른 심혈관계나 호흡기계와 관련한 독성은 없고 치명적인 경우는 드문 편이다.

(5) 약물 상호작용

고혈압 위기의 위험 때문에 이 약물도 앞서 SSRI나 SNRI와 마찬가지로 MAOI와 병용 투여해서는 안 된다. MAOI를 복용하다가 bupropion으로 바꾸면 MAOI를 중단하고 14일이 지난 후 bupropion 투여를 시작해야 한다. bupropion은 venlafaxine과 병용 투여 시에도 주의해야 한다. bupropion이 혈중 venlafaxine의 농도는 높이고 활성 대사물의 혈중농도는 낮추기 때문에 약물치료 효과가 감소되고 부작용은 증가할 수 있다. 환자가 항파킨슨 약물과 같은 dopaminergic drug을 복용하는지도 확인하고 병합 투여 시에 위의 부작용 발생에 대해 주의해야 한다. bupropion은 CYP 2B6에 의해 대사되며 bupropion의 대사를 방해할 우려가 있는 약과의 병합에 주의를 기울여야 한다.[25,28]

사례 5

25세 남자가 한 달 전부터 시작된 두통, 불면, 불안 및 우울감 때문에 병원에 왔다. 매사에 걱정이 많고 꼼꼼한 성격으로 책상 위 물건이 흐트러져 있는 것만 보아도 스트레스를 받는다고 하며, 야뇨증이 중학교 입학 후에도 지속되어 중학교 3학년 때 imipramine 75mg을 복용하면서 불안감과 우울감도 함께 좋아져서 6개월 정도 치료받고 중단한 적이 있다고 한다.

22.5 Tricyclic Antidepressant(TCA)

22.5.1 개요

3개 혹은 4개의 고리모양 화학구조로 되어 있는 특징에서 이름이 유래된 이 계통의 항우울제는 SSRI가 등장하기 이전인 1970년대에 소개되어 가장 활발하게 사용된 우울증 치료약물이다. 최근에는 새로운 항우울제에 비해 심전도계 혹은 항콜린성 부작용이 많고 과량복용할 경우 인체에 대한 위험도가 높기 때문에 사용량이 점차 줄고 있다. 또한 치료용량에 도달할 때까지 상대적으로 긴 기간 점진적 증량이 필요하기 때문에 치료용량까지 도달하는 치료 기간도 새로운 항우울제들에 비해 긴 편이다. 따라서 우울증치료에서는 현재 2차 혹은 3차 약물로 선택되거나 증상이 심한 우울증에서 병용요법으로 선택되는 경향이다. 삼환계 항우울제는 side chain에 붙은 methyl기의 수에 따라 2차 아민과 3차 아민으로 분류되는데, 2차 아민 삼환계 항우울제는 노르아드레날린 재흡수 억제작용이 크고, 정신운동을 활성화시키는 한편, 3차 아민 삼환계 항우울제는 세로토닌의 재흡수 억제와 α-아드레날린 수용체에 대한 친화력이 있어 진정작용과 혈압을 낮추는 효과가 있어 약물 특성과 환자의 임상적 특성을 잘 고려하여 약물을 선택해야 한다. 2차 아민 TCA는 nortriptyline, desipramine, protriptyline 등이 있고, 3차 아민 TCA는 imipramine, amitriptyline, clomipramine, trimipramine, doxepin 등이 있다. 사환계 항우울제는 작용기전의 측면에서는 3차 아민 TCA보다 2차 아민 TCA와 더 유사하다. 사환계 항우울제는 TCA에 비해 항콜린 부작용과 혈압에 미치는 영향이 작다.[29]

22.5.2 작용기전

삼환계 혹은 사환계 항우울제는 신경연접전 세포막에 위치한 노르아드레날린, 세로토닌, 혹은 도파민 수송체를 차단하여 이 물질들의 재흡수를 억제한다. 이러한 기전에 의해 TCA의 치료효과가 발현된다고 알려져 있다. 또한 TCA에 의한 부작용이 발생하는 기전은 콜린성 수용체, 히스타민 1 수용체, α1, α2-아드레날린 수용체를 차단하는 기전에 의한 것으로 알려져 있다.

22.5.3 임상적 사용

TCA는 약물 투여에 앞서 약물을 복용할 환자의 심혈관계 상태에 대한 포괄적인 이해가 필요하며, 이를 위해 체계적인 문진과 검사가 필요하다. 심장질환이 있거나 의심되는 40대 이상의 환자에서는 TCA 치료를 시작하기 전에 심전도검사를 하는 것이 좋다. 만일 심전도 검사에서 의학적으로 유의한 이상소견이 관찰될 경우 환자의 약물치료가 항정 상태에 이르렀을 때 심전도 검사를 다시 시행해야 한다. 부정맥이나 bundle branch block이 있는 환자에서는 가급적 다른 약제를 먼저 사용해보고 효과가 없거나 TCA가 꼭 필요한 경우에만 처방하는 것이 좋다. TCA를 복용하는 중에는 기립성 저혈압이 생기기 쉽기 때문에 TCA를 복용하는 동안 앉은 자세나 누운 자세에서 몸을 일으킬 때 천천히 자세를 바꿔야 혈압이 갑자기 떨어지는 것을 예방할 수 있다고 환자에게 교육해야 한다.

부작용에 민감한 환자의 경우 초기 치료 시작 용량을 50% 낮추어 저용량에서 시작하는 것이 좋으며, 고령 환자나 심혈관계 질환 혹은 간질환이 있는 환자에서도 초기 용량을 낮추어 시작하는 것이 좋다. imipramine, amitriptyline, doxepine, desipramine, clomipramine, trimipramine은 25mg/day에서 50mg/day으로 시작할 수 있으며, 처음에는 부작용을 줄이기 위해 분복하거나 총용량을 자기 전에 한 번에 투여할 수도 있다. 약물 투여 2주째 150mg/day, 3주째 225mg/day, 4주째에는 300mg/day까지 올릴 수 있다. 단 clomipramine의 경우 고용량에서 간질을 유발할 수 있으므로 250mg/day을 초과하지 않도록 한다. nortriptyline은 25mg/day으로 시작해서 내성과 임상적 반응에 따라 1~2주에 걸쳐 75mg/day까지 올릴 수 있다. 일부 환자에서는 150mg/day까지 올려서 좋은 반응을 기대할 수 있는 경우도 있다. amoxapine은 50mg/day에서 시작하여 400mg/day까지 증량할 수 있는데, 반감기가 짧기 때문에 분복 투여하는 것이 좋다. protriptyline은 10mg/day으로 시작하여 60mg/day까지 증량할 수 있다. maprotiline은 너무 빨리 증량하면 간질을 유발할 수 있기 때문에 50mg/day으로 시작해서 그 용량을 2주 동안 유지해야 하며 225mg/day까지 4주에 걸쳐 증량할 수 있다.[29]

22.5.4 혈중농도 및 치료 모니터링

통상적인 용량의 항우울제에 반응하는 환자의 경우, 혈중농도를 모니터링할 필요는 없다. 예를 들어 신체적으로 건강한 우울증 환자의 약 2/3에서 nortriptyline 75mg/day 투약은 적절한 치료적 혈중수치에 이르게 되고 대개의 경우 만족스러운 치료반응을 보인다. 모니터링이 꼭 필요한 경우는 약물의 적정량을 투여해도 치료효과가 없는 환자, 적은 용량에도 부작용을 보일 위험이 큰 환자, 자살 위험 때문에 약물을 빨리 증량해야 하는 환자, 약물 순응도에 대한 확인이 필요한 환자, 약물 상호작용의 가능성이 있는 경우 등이다.

imipramine, desipramine 그리고 nortriptyline의 혈중농도는 임상적으로 유용한 정보를 제공한다. imipramine의 경우 체내 대사산물인 desipramine(desmethyl metabolite)의 혈중농도의 합이 200~250ng/mL 이상을 넘어야 효과가 있으며 desipramine은 125ng/mL 이상이 되어야 효과가 있다. nortriptyline의 적정한 임상적 반응을 나타내는 치료농도therapeutic window는 50~150ng/mL이다. 이러한 치료농도는 약물의 항정상태에서 나타나며, 일반적으로 투약 5~7일 이후에 도달된다. 채혈은 마지막 용량을 복용한 뒤 약 10~14시간 뒤에 이뤄져야 한다.[30,31]

22.5.5 부작용 및 처치

(1) 항콜린성 부작용

항콜린성 부작용은 muscarine cholinergic 수용체에 대한 길항작용으로 인해 나타난다. 가장 흔한 증상으로 구갈, 변비, 뇨정체, 시야 흐려짐, 빈맥 등을 들 수 있다. 나이가 많은 환자에서는 항콜린성 약물이 인지적 손상이나 혼동을 초래할 수 있다. 특히 3차 아민과 protriptyline이 이 수용체에 높은 친화력을 갖기 때문에 이러한 약제에서 항콜린성 부작용이 나타날 확률이 높다.

이러한 부작용이 발생한 경우 bethanechol chloride 등의 콜린성 약물이 어느 정도의 증상 완화에 도움을 줄 수 있다. 다른 처치로는 투여 중인 약물의 용량을 줄이거나 항콜린성 부작용이 적은 약제로 교체할 수 있다. 전립선비대증이나 협각녹내장과 인지적 손상이 있는 환자에서는 더욱 각별히 항콜린성 부작용이 있는 항우울제 사용에 대한 부작용 발생에 대해 주의를 기울여야 한다.

(2) 진정작용

TCA의 진정효과는 히스타민 수용체에 대한 친화력과 관계가 있다. trimipramine, amitriptyline, doxepin 등이 진정효과가 가장 큰 TCA 제제들이다. desipramine, protriptyline은 비교적 진정효과가 작은 편이다.

(3) 심혈관계 부작용

많은 TCA는 기립성 저혈압을 유발하거나, 심장전도를 지연시키는 등의 심혈관에 영향을 미친다. 기존에 심장질환을 가지고 있는 환자에서 TCA의 투여는 혈압, 심박동수, 심전도 리듬에 대해 임상적으로 문제를 야기할 수 있다. 기립성 저혈압은 특히 고령의 환자나 울혈성 심부전이 있는 환자에서 가장 흔하게 보이는 심혈관계 부작용이다. nortriptyline이 이러한 부작용을 가장 적게 일으키는 TCA이다. TCA에서의 기립성 저혈압은 용량과 크게 관계가 없기 때문에 용량을 줄인다고 현훈이나 혈압의 변화를 기대하기는 어렵다. TCA에 의한 심박동수의 증가로 실제로 병이 생기거나 사망에 이르는 경우는 드물지만 빈맥으로 인해 환자가 겁에 질리거나 당황스러워할 수 있고, 공황장애를 가진 환자에서 문제가 될 수 있다. TCA는 독성수준의 혈중농도에서는 생명을 위협하는 부정맥을 야기할 수 있기 때문에 치료용량에서 위험한 부정맥을 일으킬 수도 있다. 사실 TCA는 quinidine 유사 특성의 항부정맥 효과가 있다. TCA는 심전도상 P-R 및 QRS 간격을 늘릴 수 있으므로 심차단을 가진 환자에서는 사용하지 말아야 한다. 이런 환자에서 TCA는 생명에 위험한 2도 혹은 3도의 심차단을 종종 야기할 수 있다.[31]

(4) 체중증가

TCA를 복용하는 환자들 중에 원치 않는 체중증가를 경험하는 경우가 있는데, 이는 환자의 기분이 개선되는 것과 관련은 없는 것으로 알려져 있다.

(5) 신경계 부작용

clomipramine은 간질을 유발할 수 있으므로 하루에 250mg 이상 투여하지 않도록 권장하고 있다. 과량의 TCA, 특히 amoxapine과 desipramine에서 간질이 발생할 수 있다.

TCA가 치료적 농도에서 간질역치를 낮추는지는 분명하지 않지만, 간질 환자에서는 TCA보다는 다른 계열의 약물을 선택하는 것이 보다 안전하다. amoxapine은 추체외로증상, 정좌불능, 지연성 운동장애 등의 부작용을 일으킬 수 있다.

(6) 과다복용

TCA의 과다복용으로 일어날 수 있는 주요 합병증으로는 섬망, 저혈압, 심부정맥, 경련 등이 있다. TCA는 항콜린성 작용을 갖고 있기 때문에 항콜린성 섬망이 일어날 수 있으며, 이는 고령의 환자나 정신병적 상태의 환자에서 심각한 문제를 초래할 수 있다. 항콜린성 섬망을 나타내는 환자에서는 뜨겁고 건조한 피부, 점막건조, 동공확장, 장음소실, 빈맥이 나타난다. 항콜린성 섬망은 의학적 응급상황으로 적극적인 응급처치와 의학적 치료가 필요하다. physostigmine은 중추와 말초에 가역적인 anticholinesterase 작용을 하므로 항콜린성 독성이 의심될 때 진단적으로 사용할 수 있다. 이 약물을 1~2mg 근주하거나 분당 1mg이 넘지 않도록 서서히 정주하면 된다. 그러나 physostigmine을 해독제로 지속적으로 사용할 경우 콜린성 위기 cholinergic crisis가 발생할 수 있으므로 주의해야 한다. 콜린성 위기는 오심, 구토, 서맥, 경련을 특징으로 한다. 이러한 반응은 atropine과 같은 항콜린성 약물로 회복시킬 수 있다.

TCA에 의해 유발되는 저혈압은 수액요법으로 치료해야 한다. 항우울제 과용으로 경련과 심장합병증을 유발할 수도 있다. QRS 간격이 0.1 미만인 경우 경련이나 심실성 부정맥이 감소한다. 과용에 의해 2차적으로 일어나는 심실성 부정맥은 quinidine 유사제의 과량복용으로 인해 일어나는 전형적인 부정맥으로 입원 첫 24시간 이내에 시작된다. 심실성 부정맥은 lidocaine, propranolol 혹은 phenytoin으로 치료해야 한다. QRS complex의 폭이 늘어난 환자(.120msec)에 있어서는 phenytoin이나 일시적 심박동기를 이용한 예방적 치료를 고려해야 한다. TCA 과용으로 경련이 일어난 경우에는 표준적인 응급처치를 시행해야 한다. 약물 과량복용은 종종 여러 약제의 혼합 복용과 관계되므로 알코올이나 벤조디아제핀계 약물을 복용했을 가능성에 대해서도 주의를 기울여야 한다.[31]

22.6 기타 항우울제

22.6.1 trazodone

trazodone은 세로토닌 재흡수를 억제하는 작용과 함께 세로토닌 2A와 2C 수용체를 차단하는 효과를 가진 항우울제로 serotonin antagonist/reuptake inhibitor(SARI)로 분류되기도 한다. 하지만 이러한 기전에 의한 항우울작용을 나타내기 위해서는 중간 용량 이상의 고용량이 필요하다. 저용량의 trazodone은 세로토닌 2A수용체에 대한 차단효과와 더불어 히스타민 1 수용체와 α1 아드레날린 수용체에 대한 길항효과를 통해 항우울작용보다는 불면증의 치료제로서 주로 사용된다. 우울증 환자에게 동반된 불면증은 잔류증상으로 재발에 관여하기도 하기 때문에 불면증을 치료하는 것은 우울증의 완치를 위해 중요하며 습관성이나 의존성이 없기 때문에 불면증의 효과적인 치료제로 임상에서는 더욱 많이 사용되고 있다. 따라서 trazodone은 단독요법보다는 다른 항우울제로 치료하는 과정에서 강화요법 약물로 더 자주 사용되고 있으며, 우울증상이 없는 일차성 불면증의 치료에도 사용되고 있다. trazodone 단독요법으로 항우울효과를 내기 위해 중등도 이상의 높은 용량을 사용할 경우 과도한 진정효과가 문제가 될 수 있다. trazodone의 또 하나 임상적인 장점은 성기능부전을 일으키지 않는다는 점이다.[32] 이러한 점은 앞서 소개한 mirtazapine과 유사한 특징이라고 할 수 있다. 임상적으로 사용하는 용량은 불면증치료를 위해 사용할 경우 25~50mg을 사용하는 것이 일반적이고 우울증치료를 위해 사용할 경우 150mg에서 시작하여 증상이 심한 경우 600mg/day까지 증량할 수 있다. 소아에서는 하루 25mg 이하로 시작하여 최대 150mg까지 증량할 수 있다.

22.6.2 tianeptine

tianeptine은 1960년대에 개발된 오랜 역사를 가진 항우울제로 다른 항우울제의 일반적인 작용기전과 다르게 중추신경계에서 세로토닌의 재흡수를 촉진하고 스트레스에 의한 신경세포의 수상돌기의 위축을 막는 작용을 한다. 구조적으로는 TCA에 가깝지만 부작용 측면에서는 SSRI에 가까운 특성을 보여 인지적 부작용이나 기타 심혈관계 부작용, 진정작용, 체중변화 등의 부작용이 없고 과량복용 등의 남용 위험이 없는 것이 장점이며, 노인이나 약물 부작용에 민감한 환자에게 안심하고 사용할 수 있는 것이 임상적 장점이다. 흔한 부작용으로는 오심, 변비, 복통, 두통, 어지럼증 등의 증상이 있을 수 있다. 간의 1차 대사를 거치지 않고 체내에서 빨리 배출되기 때문에 약물 상호작용에서도 특별한 고려사항이 필요하지 않다. 이러한 특징 때문에 노인우울증에서 이 약물의 사용은 장점이 많지만 약물의 효과 측면에서는 임상적으로 강한 인상을 주지 않는 편이다. 하지만 여러 임상연구를 통해 항우울효과 및 재발방지 효과가 SSRI를 포함한 다른 항우울제에 비해 동등하게 보고되고 있다. 또한 알코올사용장애 환자의 우울 및 불안 증상에도 치료효과를 보이는 것으로 알려져 있다. 임상에서 사용하는 용량은 일반적으로 하루에 25~50mg이며 반감기가 짧아 하루 2회 혹은 3회로 나누어 복용하는 것이 일반적이다.[33]

22.6.3 단가아민 산화효소 억제제MAOI

monoamine oxidase inhibitor(MAOI)는 비정형 우울증에 효과적이라는 보고가 있긴 하지만 임상현장에서 그러한 특징이 두드러지는 편은 아니다. 단가아민 산화효소는 단가아민을 산화탈아미노작용을 통해 불활성화시키는 효소로 두 가지 종류가 있는데, A형은 노르에피네프린과 세로토닌에 선택적으로 작용하는 반면, B형은 페닐에틸아민에 더 많은 영향을 주고 두 종류 모두 도파민과 티라민에는 비슷하게 작용한다. 따라서 A형 효소를 억제하는 MAO-A 억제제가 항우울효과와 가장 관계가 있으며 특히 비가역적 MAOI는 티라민 대사를 억제하여 고혈압 위기를 야기할 수 있다. 비가역적 MAOI에는 phenelzine과 tranylcypromine이 있는데, 이른바 티라민이 많이 함유된 치즈를 먹고 심한 혈압상승효과가 나타날 수 있기 때문에 비가역적 MAOI를 복용하는 경우 티라민이 함유된 음식은 절대 삼가야 한다. 이런 문제로 음식섭취 등에서 일상생활에 제한을 많이 주게 되어 비가역적 MAOI는 우울증치료를 위해서는 거의 사용되지 않고 있다. 하지만 파킨슨병 치료를 위해 사용되는 경우가 있기 때문에 파킨슨병 환자에게 항우울제를 처방할 때 MAOI의 병용 여부에 대해 확인할 필요가 있다. 가역적인 MAO-A 효소 억

제제로 임상에 사용되고 있는 항우울제로는 moclobemide가 있다. 최근 MAOI는 1차 약제로 거의 사용되지 않고 있으나 다른 약제에 반응을 보이지 않는 환자들에게 가역적 MAO-A효소 억제제가 치료적 선택옵션이 될 수 있다. moclobemide의 경우 가역적이고 선택적이기 때문에 음식의 제한이 필요 없고 150mg으로 하루 두 번 복용하는 것으로 시작해서 치료용량은 300~600mg/day으로 생각하지만, 충분한 효과가 없는 경우 900mg까지 증량할 수 있다. 간질환이 있는 경우 용량을 1/3에서 1/2로 줄여서 투여하는 것이 좋고 신장질환의 경우 용량조절을 필요로 하지 않는다. 투약 첫 주 동안에는 생체 내 이용률이 증가하기 때문에 이 기간에는 용량을 증가시키지 말아야 한다. moclobemide는 가능한 한 아침식사 종료 시 투여하는 것이 좋다고 권장된다.[34] 흔한 부작용으로는 기립성 저혈압, 두통, 불면, 체중증가, 성기능부전, 말초성 부종, 졸림 등이 있으며 세로토닌 증후군이나 고혈압 위기가 중대한 부작용이다. 다른 약물과의 상호작용도 많기 때문에 약물 상호작용에 주의해야 한다.

사례 6

32세 회사원인 남자가 우울감 때문에 병원을 방문하였다. 2개월 전부터 상사로부터 반복적인 지적과 실적 저하에 따른 압박을 받아 불안증상과 더불어 우울감, 짜증 등 정서적인 불편감이 심해졌고 의욕저하와 일이 손에 잡히지 않고 멍하게 있는 시간이 많아지고 해야 할 일들을 자꾸 뒤로 미루는 증상 때문에 힘들다고 하였다. vortioxetine 2주 복용 후 업무에 대한 집중력이 좋아지기 시작했고 짜증과 불안감 등 정서적 불편감도 줄어들기 시작했다고 한다.

22.7 Novel and Promising Antidepressants

22.7.1 vortioxetine

이 약물은 미국 식품의약국으로부터 2013년 9월에 주요 우울증의 치료에 승인된 항우울제로, 세로토닌 수송체 재흡수 차단효과와 더불어 세로토닌 3A, 1D 및 7 수용체에 대한 길항작용 그리고 세로토닌 1B 수용체에 대한 부분효

현제, 세로토닌 1A 수용체에 대한 효현제의 작용 등 세로토닌 계통에 대한 복합적 작용기전을 갖는 항우울제이다. 6~8주의 급성기 치료효과에 대한 여러 연구와 1개의 유지치료에 대한 연구를 통해 항우울효과를 입증하였으며 이 연구들과 52주의 확장연구를 통해 안전성과 내약성에 대한 근거도 확립하였다. 권장 용량은 5~20mg/day으로 흔하게 보고되는 부작용은 오심, 변비, 구토 등의 위장관계 부작용이다. 반감기는 약 66시간으로 알려져 있으며, 혈중농도가 항정상태에 도달하기까지 2주 정도의 시간이 걸리는 것으로 알려져 있다. 경구투여 후 7~11시간에 최고혈중농도에 도달하며 음식과의 상호작용도 없으며 98%가 혈중단백질과 결합하는 것으로 알려져 있다. 간에서 주로 대사되며 CYP450 2D6, 3A4/5, 2C19, 2C9, 2A6, 2C8, 2B6 등 다양한 효소에 의해 산화과정을 통해 대사되는 것으로 알려져 있으며, 2D6가 1차 대사효소이다. bupropion과 함께 투여할 경우 혈중농도가 상승할 수 있으며, rifampicin과 함께 투여할 경우 혈중농도가 감소할 수 있기 때문에 용량조절이 필요할 수 있다.[35]

22.7.2 agomelatine

agomelatine은 유럽에서 작용기전 및 효능, 부작용 면에서 새로운 항우울제로 개발되어 2009년부터 항우울제로 유럽에서 승인받아 valdoxan 등의 제품명으로 사용 중인 항우울제로 국내에는 도입을 시도하다가 agomelatin은 유럽에서 작용기전 및 효능, 부작용 면에서 새로운 항우울제로 개발되어 2009년부터 항우울제로 유럽에서 승인받아 valdoxan 등의 제품명으로 사용 중이다. 국내에서는 임상시험 후 도입을 시도하던 중 중단되었다가 2019년 '아고틴agotine'이라는 제품명으로 다시 도입될 예정이다. agomelatine은 생체호르몬인 멜라토닌과 구조적으로 유사한 물질로 멜라토닌 1, 2 수용체의 효현제로 작용하며 시상하부의 시교차상핵suprachiasmatic nucleus의 활성을 멜라토닌과 유사한 정도로 억제하면서 일주기 리듬circardian rhythm의 재동기화를 유도하고 세로토닌 2C(5-HT2C) 수용체의 길항제로도 작용하여 항우울효과를 나타내는 것으로 알려져 있다. 한편 다른 세로토닌 수용체에 대한 자극효과는 없어 오심, 구토, 성기능장애, 체중증가, 세로토닌 중단증후군 등의 부작용이 나타나지 않는 점도 이 약의 내약성을 높이는 특징이라고 할 수 있다. 이와 같은 작용기전을 통해 수면시간 및 질의 향상, 체온의 감소, 집중력 및 의욕 향상 등의 우울증의 치료효과와 만족할 만한 내약성을 보인다. 경구 복용을 통해 위장관점막에서 신속히 흡수되어 1~2시간 후에 최고혈중농도에 도달하며 혈중에서는 약 95%의 단백질 결합을 통해 전신에 분포한다. 혈중농도의 반감기는 1~2시간으로 빠른 편이어서 반복 투여를 해도 약물 축적이나 자가대사유도반응autoinduction이 거의 없는 것으로 알려져 있다. CYP450 1A2(90%)와 2C9(10%)에 의해 대사되며 유럽에서 허가받은 치료용량은 25~50mg이다.[36]

최근의 한 메타분석 자료에 의하면 위약에 비해 뚜렷한 우울증상의 감소 효과를 나타내며, 약물반응이 위약에 비해 좋지만 재발방지 효과에 대한 자료는 위약과 유의한 차이를 보이지는 못했다. 내약성 측면에서도 위약에 비해 연구 중도 탈락률에서 유의한 차이를 보이지 않았다.[37]

사례 7 정신병적 양상과 자살위험성이 최고도에 이른 위기개입이 필요한 중증 우울증 사례

45세 여성이 목을 매려고 하는 것을 딸이 발견하여 응급실을 통해 입원하였다. 환자의 남편이 1년 전 자살로 사망하였고 환자는 주위 사람들이 자신을 남편 잡아먹을 운명이라고 비난하고 있다고 하면서 불면, 불안, 식욕저하 등의 증상을 보이고 있다.

22.7.3 esketamine과 mifepristone

사례 7과 같이 정신병적 증상과 임박한 자살 위험을 동반한 중증 주요우울삽화에는 현재 대부분의 약물치료 지침에서 항우울제와 비정형 항정신병약물의 병합치료를 권장하고 있다. 하지만 현재 3상 임상연구를 통해 유망한 치료 가능성을 보이고 있는 새로운 항우울제들이 있어서 소개한다. mifepristone은 글루코코르티코이드 수용체에 대한 강력한 가역적인 길항효과를 갖는 약물로 단기간에 정신병적 증상을 보이는 우울증에 치료효과를 보인다는 임상연구 결과들이 보고되고 있다.[38] 임박한 자살시도의 위험성이 있는 우울증 환자에게는 esketamine의 비강을 통한 투여가 우울증상과 자살생각을 빠르게 줄여줄 수 있다는 임상연구가 주목을 받고 있다.[39]

참고문헌

1. Hong JP, Lee DW, Hahm BJ, Lee SH, Sung SJ, Yoon T et al. The 2016 Epidemiological Survey of Mental Disorders in Korea. Seoul: Ministry of Health and Welfare; 2017.

2. Andrade L, Caraveo-Anduaga JJ, Berglund P, Bijl RV, De Graaf R, Vollebergh W, et al. The epidemiology of major depressive episodes: results from the International Consortium of Psychiatric Epidemiology (ICPE) Surveys. Int J Methods Psychiatr Res 2003;12(1):3-21.

3. Sadock BJ, Sadock VA. Kaplan & Sadock's synopsis of psychiatry: behavioral science and clinical psychiatry. 10th ed. Philadelphia: Lippincott Williams & Wilkins; 2007.

4. Eaton WW, Anthony JC, Gallo J, Cai G, Tien A, Romanoski A, et al. Natural history of Diagnostic Interview Schedule/DSM-IV major depression. The Baltimore Epidemiologic Catchment Area follow-up. Arch Gen Psychiatry Nov 1997;54(11):993-999.

5. American Psychiatric Association. Diagnostic and Statistical Manual of Mental Disorders. 5th ed. Arlington, VA.: American Psychiatric Publishing; 2013.

6. Nestler EJ, Barrot M, DiLeone RJ, Eisch AJ, Gold SJ, Monteggia LM. Neurobiology of depression. Neuron Mar 28 2002;34(1):13-25.

7. Lau MA. New developments in psychosocial interventions for adults with unipolar depression. Curr Opin Psychiatry Jan 2008;21(1):30-36.

8. Trivedi MH, Rush AJ, Wisniewski SR, Nierenberg AA, Warden D, Ritz L, et al. Evaluation of outcomes with citalopram for depression using measurement-based care in STAR*D: implications for clinical practice. Am J Psychiatry Jan 2006; 163(1):28-40.

9. Rush AJ, Trivedi MH, Wisniewski SR, Nierenberg AA, Stewart JW, Warden D, et al. Acute and longer-term outcomes in depressed outpatients requiring one or several treatment steps: a STAR*D report. Am J Psychiatry Nov 2006;163(11):1905-1917.

10. Rush AJ, Kraemer HC, Sackeim HA, Fava M, Trivedi MH, Frank E, et al. Report by the ACNP Task Force on response and remission in major depressive disorder. Neuropsychopharmacology Sep 2006;31(9):1841-1853.

11. Lieberman III JA. History of the use of antidepressants in primary care. Primary Care Companion J Clin Psychiatry 2003;5(Suppl 7):6-10.

12. Sadock BJ, Sadock VA. Selective Serotonin Reuptake Inhibitors. Kaplan & Sadock's synopsis of psychiatry: behavioral science and clinical psychiatry. Philadelphia: Lippincott Williams & Wilkins; 2007:1083-1091.

13. Sussman N. Selective Serotonin Reuptake Inhibitors. In: Sadock BJ, Sadock VA, Pedro R, eds. Kaplan & Sadock's Comprehensive Textbook of Psychiatry. Vol 2. Baltimore: Lippincott Williams & Wilkins; 2009:3190-3205.

14. Stahl SM. Stahl's Essential Psychopharmacology: Neuroscientific Basis and Practical Applications. 3rd ed. Cambridge: Cambridge University Press 2008.

15. Sung SH, Park SC, Han KM, Won ES, Lee HY, Koo JW, et al. Evidence-Based Korean Pharmacological Treatment Guideline for Depression, Revised Edition (II) : Antidepressant Efficacy Compared with Placebo, Difference in Efficacy of Antidepressants, and Appropriate Time of Efficacy Judgment in Antidepressant Therapy. J Korean Neuropsychiatr Assoc 2013;52(5):372-385.

16. Song HR, Seo JS, Lee HB, Park YM, Hong JW, Kim W, et al. Korean Medication Algorithm for Depressive Disorder 2012 (I) : Major Depressive Disorder without Psychotic Features. J of Kor Soc for Dep and Bip Disorders 2013;11:5-11.

17. Ryan ND. Treatment of depression in children and adolescents. Lancet Sep 10-16 2005;366(9489) :933-940.

18. Thase ME. Mirtazapine. In: Sadock BJ, Sadock VA, Pedro R, eds. Kaplan & Sadock's Comprehensive Textbook of Psychiatry. Vol 2. Baltimore: Lippincott Williams & Wilkins; 2009:3152-3154

19. Norman TR. Mechanism of action of mirtazapine: dual action or dual effect? Aust N Z J Psychiatry Apr 2004;38(4):267-269; author reply 269.

20. Kirkton C, McIntyre IM. Therapeutic and toxic concentrations of mirtazapine. J Anal Toxicol Nov-Dec 2006;30(9):687-691.

21. Thase ME. Selective Serotonin-Norepinephrine Reuptake Inhibitors. In: Sadock BJ, Sadock VA, Pedro R, eds. Kaplan & Sadock's Comprehensive Textbook of Psychiatry. Vol 2. Baltimore: Lippincott Williams & Wilkins; 2009:3184-3190.

22. Shelton C, Entsuah R, Padmanabhan SK, Vinall PE. Venlafaxine XR demonstrates higher rates of sustained remission compared to fluoxetine, paroxetine or placebo. Int Clin Psychopharmacol Jul 2005;20(4):233-238.

23. Thase ME, Sloan DME. Venlafaxine. In: Shatzberg AF, Nemeroff CB, eds. Textbook of Psychopharmacology. Washington, DC: American Psychiatric Publishing, Inc; 2003:349-360.

24. Clayton AH, Warnock JK, Kornstein SG, Pinkerton R, Sheldon-Keller A, McGarvey EL. A placebo-controlled trial of bupropion SR as an antidote for selective serotonin reuptake inhibitor-induced sexual dysfunction. J Clin Psychiatry Jan 2004;65(1): 62-67.

25. DeBattista C, Schatzberg AF. Bupropion. In: Sadock BJ,

Sadock VA, Pedro R, eds. Kaplan & Sadock's Comprehensive Textbook of Psychiatry. Vol 2. Baltimore: Lippincott Williams & Wilkins; 2009:3056-3059.

26. Weihs KL, Houser TL, Batey SR, Ascher JA, Bolden-Watson C, Donahue RM, et al. Continuation phase treatment with bupropion SR effectively decreases the risk for relapse of depression. Biol Psychiatry May 1 2002;51(9):753-761.

27. Cinciripini PM, Robinson JD, Karam-Hage M, Minnix JA, Lam C, Versace F, et al. Effects of varenicline and bupropion sustained-release use plus intensive smoking cessation counseling on prolonged abstinence from smoking and on depression, negative affect, and other symptoms of nicotine withdrawal. JAMA Psychiatry May 2013;70(5):522-533.

28. Faucette SR, Hawke RL, Lecluyse EL, Shord SS, Yan B, Laethem RM, et al. Validation of bupropion hydroxylation as a selective marker of human cytochrome P450 2B6 catalytic activity. Drug Metab Dispos Oct 2000;28(10):1222-1230.

29. Nelson JC. Tricyclics and Tetracyclics. In: Sadock BJ, Sadock VA, Pedro R, eds. Kaplan & Sadock's Comprehensive Textbook of Psychiatry. Vol 2. Baltimore: Lippincott Williams & Wilkins; 2009:3259-3271.

30. Van den Broek WW, Birkenhager TK, Mulder PG, Bruijn JA, Moleman P. Imipramine is effective in preventing relapse in electroconvulsive therapy-responsive depressed inpatients with prior pharmacotherapy treatment failure: a randomized, placebo-controlled trial. J Clin Psychiatry Feb 2006;67(2):263-268.

31. Watson WA, Litovitz TL, Rodgers GC, Jr., Klein-Schwartz W, Youniss J, Rose SR, et al. 2002 annual report of the American Association of Poison Control Centers Toxic Exposure Surveillance System. Am J Emerg Med Sep 2003;21(5):353-421.

32. Stahl SM. Stahl's Essential Psychopharmacology: Neuroscientific Basis and Practical Applications. 3rd ed. Cambridge: Cambridge University Press 2008:565-572.

33. Wagstaff AJ, Ormrod D, Spencer CM. Tianeptine: a review of its use in depressive disorders. CNS Drugs 2001;15(3):231-259.

34. Youdim MB, Edmondson D, Tipton KF. The therapeutic potential of monoamine oxidase inhibitors. Nat Rev Neurosci Apr 2006;7(4):295-309.

35. Citrome L. Vortioxetine for major depressive disorder: a systematic review of the efficacy and safety profile for this newly approved antidepressant-what is the number needed to treat, number needed to harm and likelihood to be helped or harmed? Int J Clin Pract Oct 25 2013.

36. Smeraldi E, Delmonte D. Agomelatine in depression. Expert Opin Drug Saf Nov 2013;12(6):873-880.

37. Koesters M, Guaiana G, Cipriani A, Becker T, Barbui C. Agomelatine efficacy and acceptability revisited: systematic review and meta-analysis of published and unpublished randomised trials. Br J Psychiatry Sep 2013;203:179-187.

38. Block TS, Kushner H, Kalin N, Nelson C, Belanoff J, Schatzberg A. Combined analysis of mifepristone for psychotic depression: Plasma levels associated with clinical response. Biol Psychiatry 2018;84:46-54.

39. Canuso CM, Singh JB, Fedgchin M, Alphs L, Lane R, Lim P, et al. Efficacy and safety of intranasal esketamine for the rapid reduction of symptoms of depression and suicidality in patients at imminent risk for suicide: Results of a double-blind, randomized, placebo-controlled study. Am J Psychiatry 2018;175:620-630.

CHAPTER 23

치료 저항성 우울증

김원 · 홍진표

지난 10여 년간 새로운 우울증 치료제들이 많이 개발되어 우울증 환자들은 자신의 증상과 부작용 특성에 따라 보다 적절한 약물치료를 받을 수 있게 되었고, 우울증 치료에도 많은 발전이 있었다. 그러나 여전히 우울증의 약물치료가 완전히 성공적인 것은 아니다. 적절한 약물치료를 받은 환자 중 적어도 20%는 만족스러운 치료반응을 보이지 않고, 50% 정도는 우울증이 재발하거나 만성화되는 것을 경험한다고 한다.[1,2]

치료반응이 좋지 않은 환자들에 대해 난치성 우울증, 저항성 우울증 또는 약물 저항성 우울증 등의 여러 용어가 사용되었고, 이제는 치료 저항성 우울증이라는 용어가 널리 사용되고 있다. 하지만 치료 저항성 우울증이라는 용어도 그 정의가 명확하지 않고 전문가들의 일치된 의견도 없어서 여러 연구들이 서로 다른 기준을 적용하고 있다.[3] 일반적으로 치료 저항성 우울증은 서로 약물학적 분류가 다른 항우울제 치료를 2차례 이상 적절하게 받았음에도 불구하고 의미 있는 치료반응이 없었던 경우를 말한다. 적절한 치료란 적정한 항우울제의 용량과 적정한 치료 기간을 포함하는 개념인데, 이 용량과 기간에 대해서도 여러 연구자들은 조금씩 다른 기준을 적용하고 있다. 그러므로 앞으로의 연구와 치료의 발전을 위해서는 명확한 정의와 기준이 필요하다는 의견이 대두되고 있다.[3]

치료 저항성 우울증의 치료 전략은 대체로 일차 치료에 반응이 없을 때 다음 단계에서 할 수 있는 치료 방침을 정하고, 이에 반응이 없을 때 또 다음 단계의 방침을 정하는 방식으로 이루어진다. 그래서 많은 전문가들이 단계적 치료모델staging model을 제시하였고,[4,5] 국내 전문가들도 우울장애에 대한 약물치료 알고리듬 프로젝트를 통해 이런 치료지침을 제시하기도 하였다.[6] 그리고 이러한 단계적 모델은 주로 항우울제의 최적화optimization, 교체switching, 병합combination, 다른 종류 약물을 추가하는 강화augmentation로 이루어진다.

하지만 지금까지의 치료 저항성 우울증의 치료 개념은 치료 목표를 오로지 증상 감소에만 맞추고 있다는 비판이 많다.[7] 증상 감소 이외에 병전 기능의 회복, 삶의 질 향상, 사회적 관계의 회복 등도 중요한 치료 목표이고, 이것들이 달성되지 못할 경우 우울증 증상의 재발과 만성화를 조장할 수 있다는 점에서 이는 타당한 비판이라 하겠다. 그러므로 치료 저항성 우울증의 치료 전략에는 약물치료뿐 아니라 심리사회적 치료도 함께 고려되어야 한다.

이 장에서는 비교적 많이 사용되는 치료 저항성 우울증 관련 용어들과 치료 저항성 우울증의 단계 모델들을 살펴보고, 각각의 약물치료 전략의 최신 지견을 자세히 기술한 다음, 비약물학적 치료 전략과 심리사회적 치료 전략을 간단히 소개하려고 한다.

23.1 여러 가지 용어의 정의

23.1.1 적절한 치료 시도

치료 저항성 우울증을 정의하기 위해서는 먼저 적절한 치료에 대한 개념을 정리하는 것이 중요하다. 치료 시도가 적절하였는지 검토하고 적절한 치료 시도adequate treatment trial를 확립하는 것이 치료 저항성 우울증 치료의 첫걸음이기 때문이다. 실제로 조사해보면 치료 저항성이라고 분류된 환자들 중에 적절한 치료를 한 번도 받지 못한 경우도 많이 있다.

적절한 치료 시도란 우울증 약물치료에서 중요한 요소인 효과적인 약물 용량, 충분한 치료 기간, 적절한 경로, 양호한 약물 순응도를 모두 충족시키는 치료 시도를 의미한다. 효과적인 약물 용량이란 일반적으로 이중맹검, 위약-대조군 연구에서 효과적이라고 확인된 용량으로, 보통 imipramine 200~300mg 또는 fluoxetine 20~40mg과 동등한 효능을 지니는 용량을 뜻한다. 어느 정도의 치료 기간이 충분한가에 대해서는 지금도 논란이 지속되고 있다. 대부분의 임상연구에서는 4주 이상 혹은 6주 이상의 치료를 적절한 치료 기간으로 규정하였다.[3]

이전의 치료 시도가 적절했는지 판단하기 위해서는 항우울제 복용 기간, 항우울제 용량, 환자가 항우울제를 의사의 지시대로 복용했는지에 대하여 정확한 정보를 얻는 것이 매우 중요하다.

23.1.2 치료반응

어느 정도의 반응이 적정한 치료반응인지 그 기준도 한 가지로 규정하기가 쉽지 않다. 보통 임상연구에서는 전반적 임상 인상clinical global impression, CGI 척도에서 "상당히 호전된much improved" 척도 이상을 받거나, 우울평가척도에서 어느 정도 이상 점수가 감소된 경우(예 : Hamilton 우울평가척도나 Montgomery-Åsberg 우울평가척도에서 50% 이상의 점수 감소)를 적정한 치료반응으로 규정한다. 또한 최종 평가하는 우울증상척도가 어느 점수 이하일 경우(예 : Beck 우울척도 점수가 9 이하)로 규정하기도 하고, 이 기준들을 적절히 혼합해서 사용하기도 한다.

그러나 50%라는 증상 감소의 기준도 특별한 근거가 없는 인위적 기준이다. 또한 우울척도 50% 이상 감소로 규정되는 치료반응 개념에서 가장 큰 문제점은 치료반응을 달성한 환자들도 우울증상에서 자유롭지 않다는 점이다. 최근 연구들에 따르면 50% 이상 우울척도가 감소한 환자들에서도 잔류증상이 남아 있는 경우가 많고, 잔류증상은 우울증의 재발률을 높이고 환자의 직업기능과 대인관계 능력을 손상시켜 환자의 완전한 복귀를 어렵게 한다고 보고하고 있다. 이러한 이유로 최근에는 우울증 치료의 목표도 치료반응을 얻는 것에 그치지 않고 관해에 도달할 때까지 치료하는 것으로 바뀌고 있다.

23.1.3 부분적인 치료반응

부분적인 치료반응partial response은 치료를 시작했던 초기 상태보다는 호전되었으나, 아직 증상이 계속 남아 있어 치료가 더 필요한 상태를 말한다. 부분적인 치료반응은 대체로 처음의 우울척도 점수가 25% 이상 감소되었지만 50% 감소에는 미치지 못할 때로 규정된다. 이는 전반적 임상 인상에서 "최소한 만큼 호전된minimally improved" 척도에 해당한다. 이런 경우 현재의 치료약물을 계속 유지할 수도 있고, 병합/강화요법을 하거나 다른 약물로 치료약물을 바꿀 수도 있다. 그러나 현재의 약물을 완전히 끊고 다른 약물로 교체하는 것은 현재의 약물로 얻은 부분적인 반응마저도 잃을 수 있기 때문에 병합/강화요법이 권장된다.

23.1.4 무반응

치료 저항성 우울증은 그 개념상 치료에 대한 완전한 무반응nonresponse과 부분적인 반응 사이에 계속 머물러 있는 것이라 볼 수 있다.[8] 그러나 이에 대한 명확한 정의는 현재 없고, 치료 목표를 어떻게 설정하느냐에 따라 무반응의 개념이 변화된다. 대체로 최소한의 치료반응도 얻지 못한 상태를 무반응이라고 할 때, 치료 시점의 우울척도 점수의 감소가 25% 미만일 경우를 무반응이라 할 수 있다. 그러나 최근에는 우울증의 치료 목표가 치료반응 또는 관해로 상향 조정되고 있어 이에 도달하지 못하는 것을 치료의 실패, 즉 무반응이라고 규정해야 한다는 주장이 늘고 있다. 이와 같은 이유로 NIMH가 시행한 연구를 포함한 몇몇 연구에서는 관해에 도달하지 못하는 것을 치료의 실패로 규정하였다.[9]

23.1.5 관해

현재의 우울증 치료는 치료반응뿐 아니라 완전한 증상의 관해remission를 목표로 하고 있다. 관해란 우울증상과 잔류증상 모두가 개선되어, 환자가 전혀 우울하지 않던 이전 상태와 같은 수준으로 회복되는 것을 뜻한다. 여러 연구자들은 17항목 Hamiltom 우울척도에서 7점을 기준으로 잡고, 그 이하로 점수가 떨어지면 관해라고 규정하고 있다. 그러나 7점 이하의 환자에서도 잔류증상이 남아 있다는 보고가 있다.[10]

따라서 관해의 임상적인 개념에서 중요한 것은 우울증상의 호전 측면만이 아니라 환자의 직업 능력, 정신사회 능력이 이전의 정상 수준으로 돌아와야 한다는 점이다. 그러나 임상연구에서 관해에 도달하는 환자는 25~50% 정도에 그치고 있다. 더욱이 관해란 한 시점에서 측정되는 것이기 때문에 관해 상태가 계속 유지되어 완전한 회복이 되는 환자는 더욱 적을 것으로 추정된다.

23.2 치료 저항성 우울증의 단계 모델

앞에서 언급했듯이 일반적으로 서로 다른 계통의 항우울제를 이용한 두 번의 적절한 치료에도 치료반응이 없는 경우가 치료 저항성 우울증의 기준으로 가장 많이 사용된다. 그러나 임상현장에서 치료 전략을 세우기 위해서는 더 자세하고 단계적으로 심화할 수 있는 전략 지침이 필요하다.

이에 Thase와 Rush[11]는 치료 저항성 우울증을 여러 단계로 나누어 좀 더 명확하게 규정하자는 제안을 하였다. 이 단계들은 사용한 항우울제의 계통과 숫자에 따라 정해지기 때문에 다양한 치료 경력을 가지고 있는 환자들을 더 확실히 기술할 수 있는 방법이다. 단계 1은 하나의 약물로 적절한 치료시도를 했을 때 반응이 없는 경우이고, 단계 2는 단계 1의 치료 저항성에 더하여 다른 계통의 항우울제로 적절한 치료시도를 했음에도 반응이 없는 경우로 규정되며, 단계 3은 단계 2에 삼환계 항우울제 치료가 덧붙여지는 방식이다.

Sourey 등[12]의 유럽 단계 모델은 두 번의 서로 다른 계통 항우울제를 이용한 적절한 치료에도 치료반응이 없었던 경우를 치료 저항성 우울증이라 규정하고, 적용된 치료 기간에 따라 단계를 나누자고 하였으며, 12개월 이상, 여러 가지의 항우울제와 병합/강화요법에도 반응이 없는 경우를 만성 저항성 우울증chronic resistant depression이라고 하였다. 또한 메사추세츠 종합병원Massachusetts General Hospital, MGH의 Fava 등[13]은 치료 저항성 우울증의 단계를 점수화시킨 단계 모델을 제시하였고, 가장 최근에 영국 Maudsley 병원의 Fekadu 등[14]도 여러 측면을 점수화시킨 치료 저항성 우울증의 단계 모델을 제시하였다.

그러나 관해를 치료 목표로 삼아야 한다는 주장과 함께 한 번의 적절한 치료시도로 관해에 도달하지 못한 모든 우울증을 치료 저항성 우울증으로 규정하자는 주장도 있다.

23.3 치료 저항과 관련된 요소

23.3.1 진단의 정확성과 양극성 우울증의 가능성

우울증 환자에서 첫 번째 치료시도에 치료반응이 없는 경우는 우선 정확한 진단에 대한 재평가가 필요하다. 환자가 주요우울증 진단이 맞는지, 양극성장애에서의 우울증이 아닌지 과거력과 가족력을 면밀히 살펴야 한다. 양극성 우울증은 증상 기간도 길고 항우울제에 대한 치료반응도 적어서 종종 치료 저항성이 있는 주요우울증으로 오진되기 쉽다. 한 연구는 양극성장애 환자의 약 40%가 처음에는 주요우울증으로 진단된다고 보고하기도 하였다.[15]

오랫동안 양극성장애 환자는 조증 삽화 기간에 치료의 초점이 맞추어져 왔다. 그러나 여러 연구들이 양극성장애 환자들은 인생의 전반에 걸쳐 조증 삽화보다 우울증 삽화를 훨씬 오랜 기간 겪으며 그에 따른 고통도 심하다는 보고를 하였고, 제2형 양극성장애의 진단도 많아지면서 요즘은 양극성 우울증의 진단과 치료에 많은 관심이 기울여지고 있다. 그러므로 우울증 증상이 치료에 반응이 없는 경우에는 양극성 우울증의 가능성을 항상 염두에 두는 것이 좋다.

23.3.2 다른 정신과 질환과 동반된 경우

우울증은 여러 다른 정신과 질환과 동반될 수 있고, 이것이 치료반응에 영향을 미치기 때문에 치료반응이 없는 경우는 동반질환의 유무를 재검토해야 한다. 특히 우울증은 불안장애와 동반되는 비율이 높은데, 불안장애가 동반되어 있는 경우 환자는 더욱 심한 우울증상을 경험하고 치료에도 반응이 느리며 잔류증상이 남을 가능성이 커진다고 보고되었다.[16] 반대로 다른 정신과적 질환에 이차적으로 우울증이 이환되었을 경우에도, 이에 대한 정확한 진단 없이는 치료에 어려움을 겪을 수 있다. 예를 들어 강박상애 환자들은 쉽게 우울증에 이환되지만, 자신의 증상을 잘 이야기하지 않아 우울증이 진단되지 않는 경우가 있다. 물질남용 문제도 우울증 치료를 방해하는 한 요인이다. 알코올, 담배를 포함하여 의존성 물질을 남용하는 경우 환자의 치료 순응도가 낮고 항우울제에 대한 반응도 좋지 않다고 알려져 있다.[16] 또한 여러 성격장애도 우울증과 동반되는 경우가 많고 치료반응을 나쁘게 하므로 성격장애에 대한 적절한 치료적 접근이 함께 이루어져야 한다.

23.3.3 신체질환과 동반된 경우

우울증이 신체질환과 동반되거나 그 질환에 이차적으로 발생한 경우는 그렇지 않은 경우에 비해 치료가 어렵다. 당뇨병, 갑상선기능저하증, 고혈압, 심장질환, 만성신부전, 여러 가지 악성종양 그리고 만성통증 등은 우울증을 일으킬 수 있다. 또한 이러한 질환들이 우울증과 동반되는 경우 항우울제에 대한 반응이 좋지 않은 편이다. 약물 간 상호작용이나 대사 문제도 약물농도를 변화시킬 수 있으므로 고려해야 한다. 결국 동반질환들을 성공적으로 치료하면서 항우울제 치료를 하는 것이 다른 어떤 치료 전략보다 우선되어야 한다.

23.3.4 인구학적 특징, 가족력

이전 문헌들에서는 여성이 치료 저항성 우울증에 빠지기 쉽다고 하였으나, 이는 우울증의 유병률이 여성에게 많기 때문인 것으로 생각되고, 일반적으로 성별에 따라 치료 저항성에 차이가 있다는 증거는 없다.

치료 저항성 우울증 환자들은 기분장애의 가족력이 있는 경우가 많다. 또한 가족력은 우울증의 조기 발병과도 연관이 있고 만성 우울증으로 발전할 가능성도 크며 양극성 우울증일 가능성도 크다.[17] 임상적인 관점에서 가족 중

에 치료에 좋은 반응을 보이는 우울증이 있었던 경우에는 치료반응이 좋을 가능성이 크고, 가족 중에 치료 저항성 우울증이 있는 경우에는 치료 저항성 우울증이 될 가능성이 크다.[16]

23.3.5 환자의 치료 순응도

무엇보다도 환자가 의사의 지시대로 약을 복용하지 않는다면, 치료 목표를 달성할 가능성은 매우 작다. 정신과 치료에 대한 환자의 인식, 자신의 병에 대한 태도, 인격장애의 동반 유무 등이 치료 순응도와 연관이 많다.

23.4 치료 저항성 우울증의 치료 전략

치료 저항성 우울증을 치료하기 위한 전략에는 초기 치료의 최적화 및 극대화, 약물 교체, 병합요법 그리고 강화요법 등이 있다. 약물 교체와 병합, 강화요법 중에서 어떤 전략을 먼저 적용해야 하는가에 대해 명확한 지침은 없지만 초기 치료에 부분적인 반응이 있었을 때에는 병합, 강화요법을 적용하고, 전혀 반응이 없었을 경우에는 약물을 교체하는 것이 일반적이다.[11]

23.4.1 초기 치료의 효과를 극대화하기

치료약물을 바꾸거나 다른 전략을 고려하기 전, 초기 치료의 효과를 극대화하는 것이 치료 저항성 우울증에 대한 첫 번째 치료 전략이다. 효과를 극대화하기 위해선 우선 적절한 치료 기간과 치료용량이 확보되었는지 확인하여 항우울제의 용량을 증량하고 충분한 치료 기간을 제공하는 것이 중요하다. 그러나 치료약물의 용량을 증가시키기 전에 반드시 환자의 치료 순응도를 검토해야 하고, 문제가 있다면 치료 순응도를 높이기 위한 면담치료를 적용할 수 있다. 또한 동반질환의 유무 등의 진단 문제와 약물 간 상호작용을 재검토한다.

(1) 치료 기간의 연장

치료에 반응이 없을 경우 가장 간단한 전략은 초기의 치료를 그대로 2주 내지 4주 더 연장하는 것이다. 많은 연구들이 치료 기간이 길수록 치료효과 면에서 유리하다는 보고

를 하고 있다. 치료 기간이 늘어남으로써 우울 삽화의 자연경과가 호전되는 것을 노릴 수도 있고, 항우울제를 너무 일찍 중단하는 과오를 막을 수도 있다. 또한 인종이나 유전자형, 인격특성 등의 특징에 따라 항우울제에 반응이 느린 환자들이 있다는 보고들도 있다. 재발성 우울증을 연구한 피츠버그 연구진에 따르면 치료 기간을 10주 내지 16주로 유지해야 관해에 이르는 일군의 환자들이 있다고 보고하였고, 대상 환자들 중 3분의 1이 인격장애와 삶의 스트레스가 높은 특성이 있다고 하였다. 또한 5-HT 유전자의 promotor region의 다형성인 5-HTTLPR L/L 유형이 다른 유형에 비해 항우울제에 대한 반응이 빠르다는 연구들은 환자들에 따라 항우울제에 대한 반응 속도가 다르므로 초기 치료시도를 연장하는 것이 좋은 전략 중 하나임을 뒷받침한다. 실제로 4주간의 항우울제 치료는 환자에 따라서는 충분치 않은 치료 기간일 수 있기 때문에 치료 기간의 기준을 적어도 6주 이상으로 늘리는 것이 좋다. 특히 fluoxetine은 적어도 8주 이상의 치료 기간을 가져야 한다는 보고가 있다.[18]

하지만 일반적으로 치료 저항성 우울증은 이보다 훨씬 오랜 기간의 치료에도 호전이 없는 경우가 많다. 여러 연구들은 두 번 이상의 적극적 약물치료에 효과가 없었던 환자들은 다른 치료에도 호전이 어려운 경우가 많다고 보고한다. 그러나 치료 저항성 입원 환자 225명을 대상으로 한 연구에서는 69%의 환자가 75% 이상의 치료반응을 보였다는 희망적인 결과를 보고하였다. 이 환자들은 고용량 약물치료, 심리치료, 가족치료, 입원환경치료 등 종합적인 치료를 받았으며, 최대 72주까지 입원하였고, 큰 호전을 보이기까지는 평균 40주가 걸렸다고 하였다.[19] 이 연구는 일부 치료 저항성 환자들에게는 장기 입원을 통한 집중치료가 도움이 될 수 있음을 시사한다.

그러나 장기적인 항우울제 치료에 대해서는 비판적인 보고들도 있다.[20] 장기적인 약물치료가 내성을 유발하고 치료효과를 떨어뜨린다는 주장과 함께 항우울제를 복용하다 중단한 환자가 항우울제를 복용하지 않은 환자들보다 재발률이 높다는 메타분석도 있다.[21]

(2) 약물 용량의 적정화

항우울제의 용량이 부족한 것도 치료 실패의 흔한 원인 중 하나이다. SSRI가 나오기 전 TCA와 MAOI의 용량을 증가시켜 최대 용량으로 유지하는 것이 치료 저항성 우울증의 치료에 아주 중요한 전략이었다. SSRI의 사용에 있어서도 일반적인 용량보다 최대 용량으로 치료한 경우 반응이 좋다는 연구들이 있고, 최대 용량 이상의 항우울제로 치료반응을 보았다는 사례연구들도 있다.

하지만 SSRI는 일반적으로 저용량(fluoxetine 20mg, paroxetine 20mg, sertraline 50mg)과 고용량(fluoxetine 60mg, paroxetine 50mg, sertraline 200mg)의 효과에 큰 차이가 없다는 의견도 많다. 앞으로 저용량의 항우울제에 효과가 없었던 환자를 대상으로 고용량의 약물 효과를 조사하는 연구가 필요하다.

TCA는 여러 부작용 때문에 충분한 치료용량을 확보하지 못하는 경우가 많으므로 주의를 기울여야 한다. TCA 중 nortriptyline은 분명한 치료적 농도 구간therapeutic window이 있어서, 혈중농도 50~150ng/ml 사이의 구간을 확보하여야 하며, 그 이상이나 그 이하의 혈중농도에서는 치료효과가 적다.

bupropion, mirtazapine 등 항우울제의 적정 용량은 SSRI에 비해 유동적이다. bupropion은 시판 전 600mg/day의 용량으로 연구되었으나, 경련 유발의 부작용 문제 등으로 인하여 지금은 300~450mg/day으로 처방되고 있다.

23.4.2 약물 교체

약물 교체에는 같은 계통의 항우울제로 교체하는 방법과 다른 계통의 항우울제로 교체하는 방법이 있는데, 이는 환자의 이전 치료 경력과 부작용 측면을 고려하여 결정되어야 한다. 많은 임상가들은 첫 항우울제로 치료반응이 없는 경우 다른 기전을 지닌 다른 계통의 항우울제로 교체하는 경향이 많고,[22] 한 메타분석 연구도 이를 지지하는 결과를 보고하였다.[23] 그러나 최근 연구는 다른 계통의 항우울제로 교체하는 것이 같은 계통으로 교체하는 것에 비해 더 나은 효과를 보이지 않았다고 하였다.[24] 그리고 여러 항우울제의 효과를 비교 분석한 연구에서는 각각 모두 다른 계통인 clomipramine, venlafaxine, escitalopram이 다른 약제에 비해 우수한 것으로 나타나 효과와 계통에는 큰 연관이 없다는 주장도 있다.[25]

결국 아직까지 약물 교체에 대해서는 연구가 부족하여

근거 중심의 명확한 지침은 없지만, 아래에 몇몇 연구들을 소개하였다. 현재 대부분의 우울증 환자들은 선택적 세로토닌 재흡수 억제제SSRI로 치료를 시작하기 때문에 SSRI에 대한 연구가 가장 많이 이루어졌다.

(1) SSRI에서 다른 SSRI로 교체

몇몇 연구들은 첫 SSRI에 반응이 없었던 환자가 교체한 두 번째 SSRI로 효과를 보았다고 보고하였다.[26,28] 이 연구들에서는 하나의 SSRI에 반응이 없었던 환자들을 다른 SSRI로 6주간 치료한 결과 42~76% 정도가 치료반응을 보였다고 하였다. 하지만 이 연구들은 모두 개방연구였다는 제한점이 있다.

(2) SSRI에서 TCA로 교체

SSRI가 시판된 이후 삼환계 항우울제의 사용은 급격히 줄어들었지만 SSRI 치료에 반응이 없는 경우, TCA로 교체 투여한 이후에 효과를 보았다는 몇몇 보고들이 있다. 한 연구에서는 paroxetine에 반응이 없었던 15명 중 11명(73%)이 imipramine으로 교체한 뒤 치료반응을 보였다고 했고, sertraline에 반응이 없었던 117명을 대상으로 한 이중맹검 연구에서는 imipramine으로 12주 치료한 결과 52명(47%)이 치료반응을 보였다고 하였다.[29,30]

TCA로 약물을 교체하는 것이 효과적일 수 있지만, TCA는 심장기능이상을 포함한 여러 부작용이 동반될 수 있고, 과다복용 시 사망의 가능성도 있으므로 주의가 요구된다. 또한 SSRI에서 TCA로 갑작스럽게 약물을 교체할 경우 약물 상호작용으로 인해 TCA의 혈중농도가 높아질 수 있고, 반감기가 짧은 SSRI는 갑작스러운 중단으로 인해 금단증상이 생길 수 있으므로 용량을 천천히 줄이면서 교체하는 것이 좋다.

(3) SSRI에서 SNRI로 교체

SSRI에 반응이 없는 환자들은 SNRI 계통의 약물로 교체함으로써 치료효과를 거둘 수도 있다. 한 연구는 여러 약물에 치료 저항을 보인 환자 84명 중 30% 정도가 12주 동안의 venlafaxine 치료에 반응을 보였다고 하였고, 또한 연구도 SSRI에 반응이 없었던 환자들 중 50% 이상이 venlafaxine으로 교체한 다음에 효과가 있었다고 보고하였으며, SSRI에서 duloxetine으로 변경한 후 추가 효과가 있

었다는 연구도 있다.[31,34] duloxetine과 milnacipran은 주요 우울증뿐 아니라 통증이나 섬유근육통에도 효과가 있다는 연구들도 많아서 이런 신체증상이 치료 저항성과 연관이 있는 환자에게는 효과가 좋을 수 있다.

(4) SSRI에서 NDRI(bupropion)로 교체

bupropion은 노르에피네프린계와 도파민계에 작용하는 항우울제이다. SSRI를 bupropion으로 교체 후 추가 치료효과가 있었다는 연구가 있지만[34] 치료 저항성 우울증에서의 bupropion의 효과에 대한 근거는 충분하지 않다. 다만 bupropion으로의 교체는 SSRI나 SNRI 복용으로 인해 성기능장애 부작용이 있을 때, 이를 줄일 수 있는 좋은 방법으로 많은 보고가 있었다.

(5) SSRI에서 NaSSA(mirtazapine)로 교체

mirtazapine으로의 교체에 대한 연구도 많지 않다. 하나의 SSRI에 반응이 없었던 250명의 환자를 대상으로 sertraline으로의 교체와 mirtazapine으로의 교체를 비교한 연구에서는 각각 관해율이 28%, 38%였으나 두 군 사이에 유의한 차이는 없었고, 다만 mirtazapine군이 치료효과가 더 빨리 나타난다고 하였다.[35] STAR*D 연구의 3단계에서는 두 개 이상의 항우울제 치료에 반응이 없었던 치료 저항성 환자에서 mirtazapine과 nortriptyline의 효과를 비교하였는데, 각각 관해율이 12.3%, 19.8%로 역시 유의한 차이가 없었다.[36] 하지만 한 연구에서는 mirtazapine이 venlafaxine에 비해서는 한 번 치료에 실패한 환자에서의 효과가 유의하게 적다고 보고되기도 하였다.[37] 결국 mirtazapine도 치료 저항성 우울증에 사용해볼 수 있는 항우울제이지만, 다른 약제와의 효과 비교와 같이 자세한 사항에 대한 근거는 부족하다.

23.4.3 병합요법

병합요법combination은 효과가 확인된 항우울제 두 가지를 함께 사용하는 전략이다. 1980년대 초까지 대표적인 항우울제였던 MAOI와 TCA는 함께 병합할 경우 약물 상호작용으로 인한 치명적인 고혈압의 발생 가능성 때문에 적용하기 어려웠지만, SSRI가 개발되면서 치료 저항성 우울증의 치료에 병합요법의 적용이 활발해졌다. 병합요법은 두

가지 이상의 항우울제가 서로 다른 작용으로 뇌의 더 많은 종류의 수용체에서 항우울 효과를 가져올 수 있다는 장점이 있지만 약물 상호작용의 가능성을 고려해야 한다. 병합요법의 원칙에 대한 연구는 많지 않아서 치료지침이 정립되지는 않았지만 일반적으로 병합요법을 4주 내지 6주 지속한 후에 그 효능을 평가하고, 병합요법에 효과를 보여 환자의 증상이 관해에 이르면 그 후에도 6개월에서 9개월 정도 더 유지한 다음 천천히 하나의 항우울제를 중단하는 것이 일반적인 원칙이다.

(1) SSRI와 NDRI(bupropion)

다양한 수용체에 작용한다는 점에서 병합요법으로 자주 선택되는 것이 SSRI와 bupropion의 병합요법이다. 이 두 조합은 세로토닌계, 노르에피네프린계 및 도파민계에 모두 작용한다는 장점이 있고 몇몇 개방연구와 증례보고들은 이 조합이 단독요법보다 우수하다고 보고하였다.[38] 또한 SSRI의 부작용인 성기능장애를 bupropion이 호전시킬 수 있다는 장점이 있다. 하지만 두 조합으로 진전과 공황발작이 유발될 수 있다는 보고들이 있어 주의를 요한다.[39]

(2) SSRI와 NaSSA(mirtazapine)

mirtazapine은 $\alpha2$ autoreceptor, heteroreceptor, 5-HT2 receptor와 5-HT3 receptor를 차단하여 세로토닌계와 노르에피네프린계의 활동을 모두 증가시키는 이중작용 항우울제이다. SSRI에 반응이 없었던 환자들에서 SSRI와 mirtazapine의 병합이 도움이 되었다는 개방연구가 있었고,[40] SSRI와 위약을 병합한 경우보다 SSRI와 mirtazapine의 병합이 훨씬 우수하였다고 보고한 이중맹검 연구가 있다.[41] 이 외에 치료 저항성 우울증 대상의 mirtazapine 병합연구는 없었고, 우울증 치료 초기부터 SSRI와 mirtazapine의 병합요법이 단독요법보다 효과가 좋다는 주장이 있다.[42] mirtazapine은 SSRI로 인한 성기능장애를 호전시킬 수 있으나, 체중증가와 진정작용이 심하게 나타날 수 있는 것이 이 조합의 가장 큰 약점이다.

(3) SSRI와 TCA

SSRI와 TCA의 병합은 단독요법보다 항우울 효과가 나타나는 시간이 빠르다고 보고한 연구와 TCA인 desipramine과 fluoxetine을 병합한 연구에서는 단독요법보다 병합요법

의 관해율이 더 높았다고 보고한 연구가 있다.[43,44] 이 외에도 몇몇 연구들이 TCA와 SSRI의 병합은 단독치료보다 효과가 좋다고 보고하였다.[45,46] 하지만 병합을 하여도 반응률이 낮았다는 보고도 있다.[47]

SSRI와 TCA의 병합에서 가장 문제가 되는 것은 cytochrome P450(CYP) 2D6 효소에 의한 약물 상호작용이다. 이 효소를 억제하는 몇몇 SSRI와 함께 사용할 경우 TCA의 혈중농도가 급격하게 상승할 수 있기 때문에 TCA로 인한 심장 독성이 유발될 수 있다. 그러므로 TCA를 적은 용량(25~75mg)으로 유지하고 가능하면 혈중농도를 검토하는 것이 필요하다.

(4) SSRI와 NRI(reboxetine)

비교적 노르에피네프린계에만 작용하는 reboxetine은 아직 우리나라에는 시판되지 않았지만 SSRI에 반응이 없었던 환자들이 reboxetine과 병합하여 효과를 보았다는 미국의 개방연구들이 있다.

(5) SSRI와 SNRI(venlafaxine)

venlafaxine과 SSRI의 병합 효과에 대해서는 연구들이 부족하다. venlafaxine은 CYP2D6로 대사되기 때문에 이 CYP2D6를 억제하는 여러 SSRI와 병합할 경우 혈중농도가 급격히 높아져 세로토닌 증후군, 혈압 상승 및 심한 항콜린성 부작용 등을 유발할 수 있어 주의해야 한다.

(6) SSRI와 다른 SSRI

SSRI는 기본적으로 세로토닌 재흡수 억제 작용을 주요 기전으로 가지고 있지만, 약물에 따라 그 특성이 조금씩 다르다. paroxetine과 fluoxetine은 다른 SSRI에 비해 상대적으로 노르에피네프린 재흡수 억제 작용도 강하고, sertraline은 도파민 재흡수 억제 작용이 강하다. 그래서 두 가지 SSRI를 병합해서 사용하는 것이 단독치료보다 효과가 좋을 수 있다는 것이 이론적으로 가능하고 몇몇 개방연구의 보고들도 있다. 그러나 이런 이점을 위해서는 각 신경전달물질에 주요 작용을 가지는 다른 항우울제들을 사용할 수 있기 때문에 SSRI끼리 병합하는 것은 추천되기 어렵다. 또한 두 가지 이상의 SSRI 병합요법은 세로토닌계의 부작용을 높여 세로토닌 증후군의 가능성을 높일 수 있기 때문에 주의해야 한다.

23.4.4 강화요법

강화요법augmentation therapy은 항우울제에, 일반적인 항우울제가 아닌 약물을 추가하는 것을 말한다. 그동안 많은 약물들이 강화요법에 이용되었다. 이 중에는 이중맹검 연구를 통해 그 효과가 이미 알려진 lithium과 갑상선 호르몬이 가장 빈번하게 선택되고, buspirone과 정신자극제 psychostimulant도 많이 사용된다. 최근에는 비정형 항정신병약물 중에서도 우울증 치료효과를 인정받은 약물이 있고, 이에 대한 연구와 임상경험도 늘고 있다.

일반적으로 항우울제에 다른 약물들을 추가한 뒤, 항우울 효과는 약 3~4주 후에 나타난다고 알려져 있다. 그러므로 강화요법의 효과 유무를 성급하게 결론짓기보다는 충분한 기간을 유지한 뒤 효과를 판단해야 한다. 효과가 있을 때의 일반적인 원칙도 병합요법과 마찬가지로 관해 후 6~9개월을 더 유지하고 서서히 추가 약물을 중단하도록 권장하고 있다.

(1) lithium

1980년대에 TCA에 반응이 좋지 않은 환자에게 lithium 강화요법이 많이 이용되었다. 여러 연구들도 TCA, MAOI 및 SSRI에 반응이 없는 치료 저항성 우울증 환자들에게 lithium을 추가하여 좋은 효과를 거두었다고 보고하였다.[48-50] 이중맹검 연구들을 종합해보면 lithium 추가는 평균 52%의 반응률을 보였다. lithium 강화요법의 항우울 기전은 lithium이 세로토닌의 회전을 증가시켜 세로토닌계를 전반적으로 더욱 활성화시킴과 이차전령물질이나 신경보호작용 등에 의한 것으로 추측되고 있다. lithium은 보통 600~900mg/day 정도의 용량이 사용되고 혈중농도는 0.4mEq/L 이상이 되어야 효과가 있다.

모든 강화요법이 그렇지만 약물을 추가함으로써 발생할 수 있는 부작용에 대한 주의가 필요하다. lithium의 일반적인 부작용은 진전, 갑상선기능저하증, 체중증가, 신장독성이고, 혈중농도가 1.2mEq/L 이상되면 신경독성으로 인해 섬망까지 발생할 수 있으므로 혈중농도를 정기적으로 조사해야 한다.

lithium은 최근 자살 예방 효과가 있다는 연구 보고들이 많이 나오면서 다시 주목을 받고 있고 사용도 늘어나고 있다.[51] lithium이 우울삽화의 재발을 막음으로써, 공격성과 충동성을 줄임으로써 자살 예방 효과가 나타난다는 가설도 제기되었다. 치료 저항성 우울증 환자의 일부가 양극성 장애일 가능성도 이런 lithium의 자살 예방 효과에 시사하는 바가 있다.

(2) 갑상선 호르몬

갑상선 호르몬thyroid hormones에는 triiodothyronine(T3)과 thyroxine(T4)이 있고, 이 중 T3가 작용이 빠르기 때문에 더 선호된다. 갑상선 호르몬의 항우울 효과는 노르에피네프린계의 신경전달을 활성화하고 잠재된 갑상선기능저하의 교정, 세포 내 갑상선 활성의 하향 조절 등의 작용으로 추측되고 있지만 정확한 기전은 알려져 있지 않고, 효과에 대해서도 논란이 있다. TCA에 반응이 없던 환자에서 T3 25~50μg 정도를 추가하여 좋은 효과를 거두었다는 보고들이 많이 있고, TCA와의 강화요법으로 예전에 널리 사용되었지만, SSRI가 나온 이후 SSRI와의 강화요법에 대한 연구는 활발하지 않았다. 그나마 연구에 사용된 호르몬 제형이나 용량도 다양하여 메타분석을 하기 어렵고, 각 연구들의 결과도 일관되지 않아서 SSRI의 강화요법으로써 갑상선 호르몬의 유용성은 결론내리기 어려운 상태이다.[52] 최근 153명을 대상으로 한 연구에서는 T3를 sertraline에 추가한 것이 sertraline 단독치료에 비해 우수하지 않았다고 보고하였다.[53]

(3) buspirone

buspirone은 5-HT1A 부분효현 작용을 하는 항불안약물로 약물 상호작용이 적고 매우 안전하기 때문에 최근 항우울제에 추가하여 많이 사용된다. 그러나 buspirone의 항우울 효과는 아직 확실한 결론이 없이 여러 연구들이 각각 다른 결과를 보고하고 있다. 현재 buspirone 추가로 기대할 수 있는 효과는 우울증 환자의 불안증상을 감소시킬 수 있고, SSRI로 인한 성기능장애에 도움이 된다는 것이다.

(4) pindolol

pindolol은 β 차단 효과와 시냅스전 5-HT1A 자가수용체에 길항작용을 가진 약물로 주로 유럽에서 항우울제에 추가하여 많이 쓰이고 있다. 몇몇 연구들은 7.5mg/day 정도의 pindolol이 SSRI에 추가되어 항우울 효과를 증진시킨다고 보고하였지만, 효과를 얻지 못한 연구들도 있었다.

pindolol 추가의 문제점은 몇몇 환자에서 자극과민성을 증가시킨다는 것이다.

(5) 도파민 활성 약제

도파민 활성 약제dopaminergic agents를 추가하는 것도 치료 저항성 우울증 치료에 이용될 수 있는 전략 중 하나이다. 이론상 도파민 활성을 높임으로써 항우울 효과를 증가시킨다고 볼 수 있는데 몇몇 연구들이 파킨슨병 치료제인 pergolide(0.25~2mg/day), amantadine(200~400mg/day) 또는 pramipexole(0.375~0.75mg/day) 등으로 치료 저항성 우울증의 치료에 좋은 효과를 얻었다고 보고하였다. 그러나 이들 대부분이 개방연구이고 대상 수가 적었기 때문에 도파민 활성 약제의 효능에 대해선 아직 확실한 결론은 없다. 동물 실험에서 도파민 활성 약제는 성기능을 활성화시키기 때문에 이론적으로 SSRI로 인한 성기능장애를 호전시킬 수 있다는 의견이 있지만 확실한 연구결과는 없다.

(6) 정신자극제

정신자극제psychostimulants는 도파민 활성 약제와 마찬가지로 도파민계를 활성화시킴으로써 항우울 효과를 가진다는 가설하에 강화요법으로 이용되고 있다. 가장 많이 사용되는 약물은 methylphenidate로 10~40mg/day의 용량이 사용되고, 최근에는 기면병 치료제인 modafinil도 우울증의 강화요법으로 이용이 늘고 있다. 정신자극제는 특히 노인이나 활동이 거의 없는 우울증 환자에서 우울한 감정을 호전시키고 활동을 증진시키는 효과가 있다고 보고되었다. 그러나 이들 정신자극제 강화요법이 수면문제나 피로증상의 개선 효과는 있지만 항우울제 단독치료에 비해 유의한 추가 효과를 나타내지 못한 연구가 많다.[54,55] 최근에는 methyphenidate의 서방정이나 modafinil과 비슷한 armodafinil도 우울증 강화요법으로 시험적으로 사용되고 있지만 효과가 아직 검증되지는 않았다.

정신자극제는 환자에게 불안과 과민성을 증가시킬 수 있고 심한 불면증도 유발할 수 있으므로 저녁 시간을 피해 아침 시간에 처방하는 것이 좋다.

(7) 항전간제

양극성장애에 많이 사용되는 valproate, carbamazepine, lamotrigine, gabapentin 그리고 topiramate 등이 치료 저항성 우울증의 추가 약물로 사용될 수 있다. 몇몇 항전간제 anticonvulsant들이 우울증의 강화요법으로 도움이 된다는 사례보고와 연구들이 있었지만 결론을 내리기에 근거가 부족하고, fluoxetine과 병합하여 lamotrigine과 위약을 비교한 이중맹검 연구에서는 lamotrigine이 위약과 비교해 별 차이가 없는 것으로 나타났다.[56] 항전간제를 추가하여 얻을 수 있는 장점은 환자의 불안을 줄이는 데에 도움이 된다는 것이지만 항전간제 강화요법의 가장 큰 문제점은 과다한 진정작용과 혈중농도를 정기적으로 확인해야 하는 부담이 있다는 것이다.

(8) 비정형 항정신병약물

항정신병약물은 이전에는 주로 정신병적 증상을 동반한 우울증과 비정형적 양상을 보이는 우울증에 강화요법으로 사용되었다. 그러나 1990년대에 비정형 항정신병약물이 등장하면서 비교적 적은 부작용을 이점으로 이전보다 우울증에 사용하는 경우가 많아졌고, 여러 비정형 항정신병약물이 강화요법 또는 단독요법으로도 효과가 있다는 보고가 늘고 있다.

가. aripiprazole

aripiprazole은 항우울제에 치료반응이 좋지 않은 환자에서 추가할 수 있는 약물로 2007년 미국에서 공식 허가되어, 우울증의 강화요법으로 허가된 첫 번째 항정신병약물이 되었다. 이를 뒷받침한 연구는 이중맹검 연구 2개인데 총 743명을 대상으로 6주간 위약대조를 통해 추가 효과를 밝혔다.[57,58] aripiprazole의 용량은 2~20mg/day이었고, 위약군에서는 5.8점의 MADRS 점수가 감소한 것에 비해 aripiprazole군은 8.8점의 감소를 보였다고 하였다. 349명을 대상으로 한 추가 연구에서도 위 연구들과 마찬가지 결과를 보였다.[59] 이 외의 연구에서도 aripiprazole 강화요법은 치료 저항성 우울증 환자의 사회적 기능, 삶의 질, 자살생각, 정신운동성 저하, 불면, 일반 신체증상들에도 좋은 효과를 보인다고 보고되었다. aripiprazole 강화요법의 부작용은 일반적으로 심하지 않고, 흔한 부작용으로는 좌불안석증, 불면, 피로, 시야 흐림, 변비 등이 있다.

나. quetiapine

quetiapine은 서방정 제형quetiapine XR이 항우울제에 치료

반응이 좋지 않을 때 추가할 수 있는 약물로 2009년 미국
에서 허가되었다. 역시 이것도 2개의 위약대조 이중맹검
연구로 뒷받침되었는데, 총 936명을 대상으로 quetiapine
XR 150mg/day이나 300mg/day의 고정 용량으로 6주간 관
찰한 결과 항우울제 단독치료에 비해 추가 효과가 있었다
고 보고되었다.[60,61] 이 외에도 quetiapine은 우울증에 대해
비교적 많은 연구가 이루어졌는데, 강화요법뿐 아니라 단
독치료나 우울증 재발방지 효과에 대한 연구 등 10개가 넘
는 위약 대조연구가 있었고, 대부분의 연구가 quetiapine
의 항우울 효과를 보고하였다.[62] 이 중 흥미로운 것은
quetiapine를 인지행동치료에 강화요법으로 사용한 연구
인데, quetiapine을 인지행동치료에 추가한 그룹이 위약
을 추가한 그룹에 비해 우울증 호전 효과가 좋았고, 인지
행동치료를 끝까지 참여한 비율도 높았다고 보고하였다.[63]
quetiapine 강화요법의 부작용은 일반적인 quetiapine의 부
작용과 비슷하며 구갈, 졸리움, 피로, 진정작용 등이 있으
나 역시 가장 문제가 되는 것은 체중증가이다.

다. olanzapine

olanzapine은 항우울제인 fluoxetine과 병합한 제제인
olanzapine-fluoxetine combination(OFC)가 미국에서는 치
료 저항성 우울증의 치료제로 허가를 받아 사용되고 있다.
이 OFC는 치료 저항성 우울증이나 양극성 우울증 등 여
러 우울증에서 효과적이라고 보고되었지만, olanzapine 단
독치료나 fluoxetine 단독치료에 비해 추가적인 효과가 있
는지에 대해서는 연구에 따라 조금씩 다른 결과를 보이고
있다.[62] 현재 우리나라에서는 aripiprazole과 quetiapine XR
이 우울증 치료에 있어서 항우울제에 추가할 수 있는 약물
로 식약처 허가를 받아 사용되고 있지만, OFC는 우리나
라에 들어오지 않은 상태이다.

라. risperidone

risperidone 강화요법에 대해선 지금까지 5개 정도의 위
약 대조연구가 있었고 대부분 연구에서 risperidone을 추
가한 것이 위약에 비해 효과가 좋았다고 보고하였다. 이
중 가장 최근 연구는 97명을 대상으로 4주간 관찰하여
risperidone 추가군이 위약군보다 유의하게 관해율이 높았
으며, 평균 risperidone 용량은 1.6mg/day이라고 보고하였
으며,[64] 또 다른 연구는 risperidone 강화요법이 우울증 재

발방지 기간을 연장시켰다고 보고하였다.[65]

마. ziprasidone

ziprasidone 강화요법에 대한 이중맹검 연구는 아직 없다.
하지만 몇몇 개방연구들은 SSRI에 ziprasidone을 추가하여
치료 저항성 우울증의 치료반응을 높일 수 있었다고 보고
하였다.[66] 강화요법은 아니지만 우울증에 대한 ziprasidone
단독치료의 효과를 조사한 최근 연구는 ziprasidone의 항우
울 효과가 위약에 비해 우수하지 않다고 보고하였다.[67] 그
러므로 ziprasidone 강화요법의 항우울 효과에 대해서는 아
직 연구가 더 필요하다.

바. asenapine과 paliperidone

asenapine은 조현병, 양극성장애의 조증과 혼재성 상태에
대한 치료로 승인을 받은 신약으로 몇몇 연구들에서 양극
성장애 환자의 우울증상에 대한 좋은 치료효과를 보고하
였다. 또한 약물의 분자 구조와 작용기전이 mirtazapine과
비슷하여 양극성장애 이외의 경우에서도 우울증상 치료효
과를 보일 가능성에 대한 기대가 있다. 하지만 주요우울증
에 대한 연구는 아직 부족하다.

paliperidone은 조현병과 조현정동장애의 급성치료에 승
인된 약으로, 조현정동장애 환자에서의 우울증상에 대한
효과를 언급하는 연구들은 있지만, 주요우울증에 대한 본
격적인 연구는 거의 없다.

(9) inositol

inositol을 항우울제에 추가하는 것이 효과가 있다는 보고
들이 초기에 있었으나 최근의 이중맹검, 대조연구에 따르
면 SSRI에 inositol을 추가하여도 특별한 효과는 거두지 못
했다고 보고되었고, 지금은 사용이 활발하지 않다.

(10) 에스트로겐

여성 호르몬인 에스트로겐estrogen은 신경계의 에스트로
겐 수용체에 대한 상호작용을 통해 사람의 여러 행동에 영
향을 주는 것으로 알려져 있다. 폐경 후 여성에 대한 에스
트로겐의 이용이 많아지면서 중년 여성의 치료 저항성 우
울증에 에스트로겐을 추가하는 전략도 많이 이용되었다.
몇몇 연구들에 따르면 에스트로겐이 단독으로 항우울제로
쓰이기에는 효과가 적지만, 중년 여성 우울증에 대한 강화

요법으로서 항우울제의 효과를 촉진시키고, 반응시간을 단축시킨다고 하였다.[68] 또한 폐경 이행기의 여성들에서는 항우울 효과가 뚜렷하다는 이중맹검 연구 보고도 있었다.[69] 그러나 폐경 후 여성을 대상으로 시행된 연구들은 에스트로겐이 유의한 항우울 효과가 없었다는 보고가 많아서 연구결과들이 혼재되어 있다. 이에 대해 에스트로겐이 폐경 이행기에는 우울증 치료효과가 어느 정도 있고, 폐경 후에는 효과가 없다고 생각하는 임상가들이 많다. 어떤 연구자는 호르몬에 반응하는 우울증을 따로 진단할 수 있고, 이 경우에 에스트로겐을 치료로 이용할 수 있다고 제안하였다.

에스트로겐 사용과 유방암 위험성의 관련에 대해서도 고려해야 한다. 폐경 후 에스트로겐 사용이 유방암의 위험성을 높인다는 보고들이 있은 후 에스트로겐 사용에 대해 많은 논란이 제기되었다. 현재 전문가들은 연령이나 유방암 위험도 등에 따라 고위험군을 구분하여 이들에게는 에스트로겐 치료를 자제하고, 저위험군에게도 위험성에 대해 설명하고 동의를 얻은 뒤 처방하도록 권고하고 있다. 치료 저항성 우울증에서도 에스트로겐을 언제, 어떻게 사용해야 한다는 지침은 아직 없다.

(11) dehydroepiandrosterone(DHEA)

DHEA는 부신에서 생성되어 혈류를 통해 순환하는 코르티코스테로이드로서 에스트로겐이나 테스토스테론의 전구물질이며 이들 호르몬보다 혈중농도가 월등히 높은 주요 스테로이드 호르몬이다. 최근 스테로이드 호르몬의 세포 내 작용에 대한 연구가 활발해지고, 몇몇 동물 실험에서 DHEA가 당뇨나 비만 등을 예방한다는 결과를 보고한 후 이 호르몬에 관심이 높아지고 있다. 그러나 DHEA의 인체 내 생리적 효과에 대해서는 아직 정확히 알려지지 않았다. 다만 DHEA와 그 대사물질인 DHEA-S가 중요한 생물학적 작용을 통해 기분을 조절하고 안녕감well-being sense을 높여준다는 이중맹검 연구가 있었다. 한 예비적 연구에서는 90mg/day의 용량을 항우울제에 추가해 치료 저항성 우울증 환자를 치료한 결과 좋은 효과를 보였다고 하였지만, 효과를 검증하기 위해서는 더 많은 연구가 필요하다.

(12) 엽산과 메티오닌

엽산folate과 메티오닌s-adenosyl-methionine, SAMe은 뇌의 메틸화 과정에 깊이 관여하는 물질로 이전부터 보조적 항우울제로서의 가능성이 보고되었다. SSRI에 반응이 없었던 환자에서 메틸엽산methylfolate은 강화 제제로 좋은 효과를 보였고,[70] 한 연구는 fluoxetine에 엽산을 0.5mg/day 정도 추가함으로써 여성 우울증 환자에서 위약을 추가한 것보다 우수한 반응률을 보였다고 보고하였다.[71]

메티오닌은 아미노산의 일종으로 항우울제에 추가하면 항우울 효과를 높이고 더 빨리 유도할 수 있다는 보고들이 있다. SSRI에 저항성이 있는 우울증 환자에게 시행한 개방 연구에서는 메티오닌을 추가한 1주일 후부터 Hamilton 우울척도 점수가 유의하게 감소하였다고 보고하였고,[72] 최근 시행된 위약 대조군 연구에서도 메티오닌이 강화요법으로 유의한 효과가 있었다고 보고하였다.[73]

(13) 오메가-3 지방산

항우울제에 추가할 수 있는 자연물질로 엽산과 더불어 오메가-3 지방산도 관심을 받고 있다. 그동안 오메가-3 지방산이 양극성장애 환자의 초기 경과를 호전시키고 우울증에 단독 혹은 강화요법으로 치료효과가 있다는 보고들이 있었다. 그러나 13개의 이중맹검 연구를 메타분석한 최근 연구에서는 오메가-3 지방산의 항우울 효과가 유의하지 않았고, 효과가 있었다고 보고한 기존 연구들에 문제가 있었다고 주장하였다.[74] 따라서 강화요법으로서의 오메가-3 지방산의 효능은 명확한 결론을 내리기 어려우므로 환자

표 23.1 강화요법의 개요

SSRI에 강화요법으로 고려될 수 있는 약물	
효과 및 안전성 고려	강화요법 전략
효과가 밝혀진 추가 약제	lithium, 비정형 항정신병약물 (aripiprazole, quetiapine)
추천되는 추가 약제	도파민 활성 약제, 정신자극제, 비정형 항정신병약물(olanzapine, risperidone, ziprasidone), 엽산/메틸엽산
시도해볼 수 있는 추가 약제	항전간제, 메티오닌, DHEA, 에스트로겐, 오메가-3 지방산
논란이 많은 추가 약제	buspirone, pindolol, inositol

의 개별 임상적 상황에 따라 임상적 이득/위험성의 관점에서 판단해야 할 것으로 생각된다.[75]

23.4.5 새로운 항우울제 후보 : ketamine

기존 항우울제의 느린 치료반응 속도와 만족스럽지 못한 관해율 등으로 인해 새로운 항우울제를 개발하려는 노력이 계속되고 있다. 마취제로 많이 쓰이는 ketamine은 글루타메이트 수용체인 NMDA 수용체 길항제로 현재 새로운 항우울제 후보 중 가장 관심을 받고 있다. ketamine은 여러 연구에서 매우 빠른 항우울 효과를 보이고, 치료 저항성 우울증에 대해서도 급성치료효과가 좋은 것으로 나타났다.[76] ketamine은 현재 정맥주사제와 비강내흡입제의 두 제제로 연구들이 진행 중인데, 정맥주사제는 투여 후 2시간 내에 위약보다 유의한 치료효과가 나타난다는 보고도 있었다.[77] 하지만 문제는 ketamine의 항우울 효과가 환자에 따라 매우 다르게 나타나는 경우도 많고, 항우울 효과의 유지 기간도 매우 짧아서 한 번의 정맥주사 후 3일에서 1주일 정도만 효과가 유지된다는 점이다.[78] 현재 정맥주사를 반복하여 1개월 이상 효과를 유지시키거나 비강내흡입제를 사용한 연구들이 진행 중이다. 향후 항우울 효과를 어떻게 유지시킬 것인가가 항우울제로서의 ketamine의 핵심 과제이다.

ketamine의 또 다른 제한점은 안전성 문제이다. ketamine 주사 후 우울증상이 더 심해지거나 일시적인 정신병적 증상이 나타났다는 보고도 있고, 반복 사용 시에 의존성에 대한 논란도 끊이질 않는다. ketamine을 비롯한 새로운 항우울제 개발에 대해서는 앞으로 더 많은 연구가 필요하다.

23.5 비약물학적 생물치료

23.5.1 전기경련치료

전기경련치료electro-convulsive therapy, ECT는 우울증 치료에서 최소한 항우울제와 동등한 효과를 가지고 있고, 보통 50~70%의 반응률을 보인다. 물론 치료 저항성 우울증에서는 ECT도 보통의 우울증보다 반응률이 낮다. 하지만

ECT는 치료 저항성 우울증에서 최소한 대부분의 항우울제보다 치료효과가 좋다. 또한 단측성 전기경련치료에서 반응이 좋지 않은 경우 양측성 치료로 반응률을 높일 수 있기 때문에 현재에도 ECT는 증상이 매우 심하고 치료가 어려운 우울증 환자에게 적용되고 있다.[79]

ECT가 효과 면에서는 치료 저항성 우울증에 좋은 치료법이지만, 성공적인 치료 과정 이후에도 종종 재발하는 경우가 있다는 단점이 있다. 재발을 방지하기 위해서는 유지 전기경련치료를 하거나 약물치료와 병합하는 것이 좋다. 또한 ECT에 대한 사회적 편견으로 환자나 보호자의 동의를 받기 어렵다는 점도 이 치료가 많지 않은 이유 중 하나이다.

ECT에도 치료반응이 없는 환자는 더 이상의 검증된 치료법은 없는 가장 어려운 환자라고 할 수 있다. 이런 경우에는 모든 치료를 잠시 중단하는 휴지기를 가진 후, 지금까지 적용하지 않았던 주요 치료 전략을 시도해볼 수 있다. 몇몇 연구와 사례보고들에 따르면 어떤 환자들은 전기경련치료가 실패한 후에 항우울제에 대한 반응이 좋아졌다고 하는데, 연구자들은 이것을 전기경련치료에 의해 시냅스후 수용체의 민감도가 변한 결과라고 추측하였다.

23.5.2 미주신경 자극법

미주신경 자극법vagus nerve stimulation, VNS은 이 치료법을 시행받은 경련성 질환 환자들에서 기분이 좋아지는 현상이 관찰된 후 우울증에 대해서도 연구가 시작되었다. 미주신경 자극법의 작용은 기분조절과 연관이 있는 뇌의 청반locus coeruleus과 변연계에 영향을 미치는 것으로 생각된다. VNS에 대한 첫 번째 임상연구는 이전에 적어도 4번 이상의 항우울제 치료에 반응이 없었던 30명의 치료 저항성 우울증 환자를 대상으로 미주신경 자극법을 10주간 매주 한 번씩 시행한 결과, 40%의 환자에서 Hamilton 우울척도 점수가 50% 이상 감소되었고, 17%의 환자들이 관해에 가깝게 호전되었다고 보고하였다.[80] 더욱이 반응이 좋았던 환자들은 활동성과 사회기능 등의 전반적인 삶의 질도 호전되었다. 이후에도 몇몇 개방연구가 위 연구와 비슷한 반응률과 관해율을 보고하였고, 일반적 치료와의 비교연구에서도 VNS의 추가 효과를 보고하였다.[81] 지금까지 시행된 유일한 이중맹검 연구는 Hamilton 우울척도 점수

는 유의하게 감소하지 않았으나 환자의 자기보고척도에서
는 유의하게 호전 효과가 있었다고 보고하였다.[82] VNS와
함께 뇌심부자극술deep brain stimulation, DBS도 치료 저항
성 우울증에 대한 연구가 진행 중인 또 하나의 신경자극기
법이다. 하지만 치료 저항성 우울증(4회 이상의 항우울제
치료에도 반응이 없을 때)에서 시도할 수 있는 치료로 미
국 FDA의 승인을 받은 VNS와 달리 DBS는 아직 실험 단
계에 머물러 있다. 국내에서는 VNS와 DBS 모두 식약처
허가와 의료보험 적용이 되지 않은 상태이다.

23.5.3 반복적 경두개자기자극술

반복적 경두개자기자극술repetitive transcranial magnetic
stimulation, rTMS은 1990년대 초기부터 우울증 치료 가능
성에 대한 연구가 이루어지기 시작하였고, 많은 긍정적 보
고가 나와서 일반적으로 왼쪽 전전두엽 부위에 3주 내지
6주 정도 매일 시행하면 우울증 호전 효과가 있음이 밝혀
졌다.[83] rTMS는 이전 하나의 항우울제로 만족스러운 치료
효과를 보지 못한 환자에게 적용할 수 있도록 2008년 미
국 FDA 승인을 받았고, 이제는 효능efficacy뿐 아니라 효
과effectiveness 측면의 연구가 활발하다. 효능 연구에서도
rTMS는 30% 정도의 관해율을 나타내어 적어도 1차 치료
다음 단계의 항우울제의 관해율과 비슷한 정도의 항우울
효과가 있음이 인정되고 있다.[84] 부작용 측면에서도 두통
이나 주관적 불편감 정도의 가벼운 증상만이 흔한 부작용
이고, 경련은 1,000명 중 한 명, 그리고 30,000회의 치료
중 한 번 정도로 아주 드물게 나타난다.

앞으로 시술의 횟수, 강도, 코일의 모양, 목표 뇌 부위
등에 대한 더 자세한 연구가 필요하지만, 일단 rTMS의 항
우울 효과는 확실히 밝혀졌고, 현재 만성통증이나 다른 정
신과적 질환에서의 활용에 대한 연구도 활발히 진행 중이
다.[85]

23.5.4 자기경련치료

자기경련치료는 경련을 일으키는 자극으로 전기 대신 자
기를 쓴다는 점 외에는 전기경련치료와 같은 효과를 지닌
다고 할 수 있다. 최근 자기경련치료는 뇌의 국소부위에만
경련을 일으킬 수 있고, 이론상 전기경련치료의 부작용인
기억장애 없이 치료효과를 거둘 수 있기 때문에 전기경련

치료를 대체할 수 있을지에 대한 관심과 연구가 늘어나고
있다.[86] 하지만 명확한 결론을 위해서는 자기경련치료의
치료 저항성 우울증에서의 효능과 전기경련치료와의 비교
에 대한 연구가 더 필요하다.

23.6 심리사회적 치료

여러 가지 심리사회적 요인들이 우울증을 악화시킬 수 있
고, 우울증의 약물치료 과정과 효과도 여러 심리사회적 요
인들에 의해 영향을 받을 수 있다. 의사와 환자의 치료적
관계, 사회적 지지체계, 생활 스트레스, 신경증적이거나
비관적인 인격 성향들은 분명히 우울증의 치료를 어렵게
만든다. 전통적으로 심리치료는 치료 저항성 우울증의 치
료에 보조적으로 유용하게 이용되었다. 그러나 전통적인
정신분석적 심리치료의 효과에 대한 연구는 매우 드물고
현재 실정에서 적용시키기가 점점 어려워지고 있다.[87]

이런 어려움을 극복하기 위해 1970년대부터 인지행동
치료와 같이 우울증 해결에 초점을 맞춘 새로운 심리치료
들이 등장하였고, 연구들도 상당히 진행되어 우울증의 여
러 심리사회적 요인들을 해결하는 데에 도움이 되고 있다.
현재 우울증에 대해 치료효과의 근거가 있는 심리치료는
인지행동치료, 대인관계치료, 재발방지를 위한 마음챙김
기반 인지치료, 변증법적 행동치료, 행동활성화 치료 등이
있다. 이 중에서도 인지행동치료는 다른 치료들의 근간이
되는 치료로서 대부분의 연구가 집중되어 있고, 임상현장
에서의 활용도 가장 활발하다.

치료 저항성 우울증에 대한 연구도 대부분 인지행동치
료에 대해서 이루어졌는데, 한 종설 보고에 따르면 6개의
무작위 연구 중 하나를 제외한 모두가 치료 저항성 우울증
에서의 인지행동치료가 도움이 된다고 보고하였다.[88] 이
중 대규모 연구였던 STAR*D 연구에서도 1차 항우울제 치
료에 효과가 좋지 않았던 환자의 다음 단계에 적용한 인지
행동치료가 다른 항우울제와 비슷한 효과를 보였다고 하
였다.[89] 또한 최근 469명을 대상으로 한 대규모 무작위 대
조군 연구에서도 치료 저항성 우울증에서 항우울제에 추
가한 인지행동치료가 유의한 추가 효과가 있음을 보였
다.[90] 몇몇 연구가 심리사회적 치료의 효과를 의심하기도

하였지만, 전반적으로 심리사회적 치료는 우울증에 단독 혹은 추가 효과를 지니고 있고, 치료 저항성 우울증에서도 약물치료와 병합할 수 있는 치료로 인정되고 있다.[91] 심리사회적 치료의 이점은 증상 호전뿐 아니라 치료 유지율이나 삶의 질에서도 드러난다.[88]

치료 저항성 우울증 환자들의 심리치료를 위한 지침은 다음과 같이 정리할 수 있다. 치료적 관계는 상호 협력적이고 만성질환에 대처하는 새로운 기술을 습득하는 데에 초점을 맞추어 공감, 이해와 함께 실제적인 이완 훈련이나 문제해결 기술 향상에 집중해야 한다. 또한 치료자는 재활이 중요한 다른 만성질환의 예를 많이 이용하여 치료 저항성 우울증도 재활 측면에서 대처할 수 있도록 해야 한다. 치료 과정 중에서는 치료자가 낙관적인 관점을 견지하도록 노력하고 환자가 거둘 수 있는 여러 수준의 치료 성공에 대한 이해를 도우며, 단계적이고 달성 가능한 목표부터 설정하여 점차적인 호전을 이룰 수 있도록 한다. 역기능적 사고나 왜곡된 대인관계를 해결하기 위해 숙제나 대처기술의 실제 연습을 적극적으로 적용한다. 환자에게 중요한 사람을 치료에 개입시키고 정신교육을 통해 가족 간의 협조를 증진시킨다. 환자가 관해에 이르고 4~6개월까지 유지할 수 있도록 심리치료를 유지해야 한다.

치료 저항성 우울증은 쉽게 만성화될 수 있기 때문에 약물치료와 함께 심리치료적 접근이 반드시 필요하다. 요즘에는 전통적인 인지행동치료 이외에도 이에 기반한 다양한 치료가 많이 개발되고 연구되고 있다. 특히 동양의 선과 명상을 서양의 심리학과 통합한 여러 기법들이 최근 각광을 받고 있다.[91] 앞으로 이에 대한 연구와 적용이 기대된다.

참고문헌

1. Sackeim HA. The definition and meaning of treatment-resistant depression. J Clin Psychiatry 2001;62(suppl 16):10-17.

2. Crown WH, Finkelstein S, Berndt ER, Ling D, Poret AW, Rush AJ et al. The impact of treatment-resistant depression on health care utilization and costs. J Clin Psychiatry 2002;63:963-971.

3. Berlim MT, Turecki G. What is the meaning of treatment resistant/refractory major depression (TRD)? A systematic review of current randomized trials. European Neuropsychopharmacology 2007;17:696-707

4. RuhéHG, van Rooijen G, Spijker J, Peeters F, Schene AH. Staging methods for treatment resistant depression. A systematic review (2012) Journal of Affective Disorders 2012;137:35-45.

5. Berlim MT, Turecki G. Definition, assessment, and staging of treatment-resistant refractory major depression: a review of current concepts and methods. Can J Psychiatry 2007;52:46-54.

6. 송후림, 서정석, 이황빈, 박영민, 홍정완, 김 원, et al. 우울증 알고리듬. 한국형 우울장애 약물치료 알고리듬 2012(I) : 정신병적 양상이 없는 주요우울장애 우울조울병 2013;11:12-19

7. Keitner GI, Mansfield AK. Management of Treatment-Resistant Depression. Psychiatr Clin N Am 2012;35:249-265.

8. Nierenberg AA, Mulroy R. Declaration of treatment failures. Mod Probl Pharmacopsychiatry 1997;25:17-33.

9. National Institute of Mental Health. Sequenced Treatment Alternatives to Relieve Depression. Available at http://www.edc.gsph.pitt.edu/stard.

10. Nierenberg AA, Keefe BR, Leslie VC, Alpert JE, Pava JA, Worthington JJ 3rd, et al. Residual symptoms in depressed patients who respond actually to fluxetine. J Clin Psychiatry 1999;60:221-225.

11. Thase ME, Rush AJ. When at first you don't succeed: Sequential strategies for antidepressant responders. J Clin Psychiatry 1997;58(Supple 13):23-29.

12. Sourey D, Amsterdam J, de Montigny C, Lecrubier Y, Montgomery S, Lipp O, et al. Treatment resistant depression: Methodological overview and operational criteria. Eur Neuropsychopharmacol 1999;9:83-91.

13. Fava M. Diagnosis and definition of treatment-resistant depression. Biol Psychiatry 2003;53:649-659.

14. Fekadu A, Wooderson S, Donaldson C, Markopoulou K, Masterson B, Poon L, et al. A multidimensional tool to quantify treatment resistance in depression: the Maudsley staging method. J Clin Psychiatry 2009;70:177-184.

15. Ghaemi SN, Sachs GS, Chiou AM, Pandurangi AK, Goodwin K. Is bipolar disorder still underdiagnosed? are antidepressants overutilized? J Affect Disord 1999;52:135-144.

16. Kornstein SG, Schneider RK. Clinical features of treatment-resistant depression. J Clin Psychiatry 2001;62(Suppl 16):18-25.

17. Klien DN, Schatzberg AF, McCullough JP, Dowling F, Goodman D, Howland RH, et al. Age of onset in chronic major depression : relation to demographic and clinical variables, family history, and treatment response. J Affect Disorder 1999;55:149-157.

18. Schweizer E, Rickles K, Amsterdam JD. Fox I, Puzzuoli G. Weise C. what constitute an adequate antidepressant trial for fluoxetine? J Clin Psychiatry 1990;51:8-11.

19. Wooderson SC, Juruena MF, Fekadu A, Commane C, Donaldson C, Cowan M, et al. Prospective evaluation of specialist inpatient treatment for refractory affective disorders. J Affect Disord 2011;131:92-103.

20. Fava GA, Offidani E. The mechanisms of tolerance in antidepressant action. Prog Neuropsychopharmacol Biol Psychiatry 2011;35:1593-602.

21. Andrews PW, Kornstein SG, Halberstadt LJ, Gardner CO, Neale MC. Blue again: perturbational effects of antidepressants suggest monoaminergic homeostasis in major depression. Front Psychol 2011;2:1-24.

22. 박영민, 김 원, 임은성, 이황빈, 정종현, 송후림, et al. 한국형 우울장애 약물치료 알고리듬 2012(III) : 임상 아형. 대한정신약물학회지 2013;24:18-24

23. Papakostas GI, Fava M, Thase ME. Treatment of SSRI-resistant depression: a meta-analysis comparing within-versus across-class switches. Biol Psychiatry. 2008;63:699-704.

24. Souery D, Serretti A, Calati R, Oswald P, Massat I, Konstantinidis A, et al. Switching antidepressant class does not improve response or remission in treatment-resistant depression. J Clin Psychopharmacol 2011;31:512-516.

25. Montgomery SA, Baldwin DS, Blier P, Fineberg NA, Kasper S, Lader M, et al. Which antidepressants have demonstrated superior efficacy? A review of the evidence. Int Clin Psychopharmacol. 2007;22:323-329.

26. Brown W, Harrison W. Are patients who are intolerant to one serotonin selective reuptake inhibitor intolerant to another? J Clin Psychiatry 1995;56:30-34.

27. Joffe RT, Levitt AJ, Sokolov ST, Young LT. Response to an open trial of a second SSRI in major depression. J Clin Psychiatry 1996;57:114-115.

28. Thase ME, Blomgren SL, Birkett MA, Apter JT, Tepner RG. Fluoxetine treatment of patients with major depressive disorder who failed initial treatment with sertraline. J Clin Psychiatry 1997;58:16-21.

29. Peselow ED, Filippi AM, Goodnick P Barouche F, Fieve RR, et al. The short-and long-term efficacy of paroxetine HC. Psychopharmacol Bull 1989;25:272-276.

30. Thase ME, Rush AJ, Howland RH, Kornstein SG, Kocsis JH, Gelenberg AJ, et al. Double-blind switch study of imipramine or sertaline treatment of antidepressant-resistant chronic depression. Arch Gen Psychiatry 2002;59:233-239.

31. de Montigny G, Silverstone PJ, Debonnel G, Blier P, Bakish D. Venlafaxine for treatment resistant depression: a Canadian multi-center, open label trial. J Clin Psychopharmacol 1999;19:400-406.

32. Kaplan EM. Efficacy of venlafaxine in patients with major depressive disorder who have unsustained or no response to selective serotonin reuptake inhibitors : an open-label, uncontrolled study. Clin ther 2002;24:1194-1200.

33. Perahia DG, Quail D, Desaiah D, Corruble E, Fava M. Switching to duloxetine from selective serotonin reuptake inhibitor antidepressants: a multicenter trial comparing 2 switching techniques. J Clin Psychiatry 2008;69:95-105.

34. Rosso G, Rigardetto S, Bogetto F, Maina G. A randomized, single-blind, comparison of duloxetine with bupropion in the treatment of SSRI-resistant major depression. J Affect Disord 2012;136:172-176

35. Thase ME, Kremer C, Rodrigues H. Mirtazapine versus sertraline after SSRI non-response [abstract]. The Annual Meeting of the New Clinical Drug evaluation Unit (NCDEU) of the National Institute of Mental Health; 2001 May 28-31; Phoenix (AZ)

36. Fava M, Rush AJ, Wisniewski SR, Nierenberg AA, Alpert JE, McGrath PJ, et al. A comparison of mirtazapine and nortriptyline following two consecutive failed medication treatments for depressed outpatients: a STAR*D report. Am J Psychiatry 2006;163:1161-1172

37. Baldomero EB, Ubago JG, Cercos CL, Ruiloba JV, Calvo CG, López RP. Venlafaxine extended release versus conventional antidepressants in the remission of depressive disorders after previous antidepressant failure: ARGOS study. Depress Anxiety 2005;22:68-76

38. Fredman SJ, Fava M, Kienke AS, White CN, Nierenberg AA, Rosenbaum JF. Partial Response, nonresponse, and relapse with selective serotonin reuptake inhibitors: a survey of current "next-step" practices. J Clin Psychiatry 2000;61:403-408.

39. Bodkin JA, Lasser RA, Wines JD Jr, Gardner DM, Baldessarini RJ. Combining serotonin reuptake inhibitors and bupropion in partial responders to antidepressant monotherapy. J Clin Psychiatry 1997;58:137-145.

40. Carpenter LL, Jocic Z, Hall JM, Rasmussen SA, Price LH. Mirtazapine augmentation in the treatment of refractory depression. J Clin Psychiatry 1999;60:45-49.

41. Carpenter LL, Yasmin S, Price LH. A double blind, placebo controlled study of mirtazapine augmentation for refractory

depression. Biol Psychiatry 2002;51:183-188.

42. Blier P, Ward HE, Tremblay P, Laberge L, Hébert C, Bergeron R. Combination of antidepressant medications from treatment initiation for major depressive disorder: a double-blind randomized study. Am J Psychiatry 2010;167:281-288.

43. Nelson JC, Mazure CM, Browers MB, Jatlow PI. A preliminary open study of the combination of fluoxetine and desipramine for rapid treatment of major depression. Arch Gen Pshchiatry 1991;48:303-307.

44. Nelson JC. Combinding drug treatments: pros and cons. In: Syllabus and Proceedings Summary of the 1999 Annual Meeting of the American Psychiatric Association: May 15-20, 1999; Washington DC No. 8C:227.

45. Seth R. Jenning AL, Bindman J, Phillips J, Bergmann K. Combination treatment with noradrenaline and serotonin reuptake inhibitors in resistant depression. Br J Psychiatry 1992;161:562-565.

46. Zajecka JM, Jeffries H, Fawcett J. The efficacy of fluoxetine combined with heterocylcic antidepressant in treatment-resistance depression: a retrospective analysis. J Clin Psychiatry 1995;56:338-343.

47. Fava M, Rosenbaum J, McGrath P, Stewart JW, Amsterdam JD, Quitkin FM. Lithium and tricyclic augmentation of fluoxetine treatment for resistant major depression: a double-blind, controlled study. Am J Psychiatry 1994;15:1372-1374.

48. Dinan TG. Lithium augmentation in sertralline-resistant depression: a preliminary dose-response study. Acta Psychiatr Scand 1993;88:300-301.

49. Baumann P, Nil R, Souche A, Montaldi S, Baettig D, Lambert S et al. A double blind, placebo controlled study of citalopram with and without lithium in the treatment of therapy resistant depressive patients : a clinical, pharmacokinotic, and pharmacogenetic investigation. J Clin Psychopharmacol 1996;16:307-314.

50. Johnson FN. Lithium augmentation therapy. Rev Contemp Pharmacother 1991;2:1-52.

51. Cipriani A, Hawton K, Stockton S, Geddes JR. Lithium in the prevention of suicide in mood disorders: updated systematic review and meta-analysis. BMJ. 2013;346:f3646.

52. Cooper-Kazaz R, Lerer B. Efficacy and safety of triiodothyronine supplementation in patients with major depressive disorder treated with specific serotonin reuptake inhibitors. Int J Neuropsychopharmacol. 2008;11:685-699.

53. Garlow SJ, Dunlop BW, Ninan PT, Nemeroff CB. The combination of triiodothyronine (T3) and sertraline is not superior to sertraline monotherapy in the treatment of major depressive disorder. J Psychiatr Res. 2012;46:1406-1413.

54. Patkar AA, Masand PS, Pae CU, Peindl K, Hooper-Wood C, Mannelli P et al. A randomized, double-blind, placebo-controlled trial of augmentation with an extended release formulation of methylphenidate in outpatients with treatment resistant depression. Journal of Clinical Psychopharmacology. 2006;26:653-656.

55. DeBattista C, Doghramji K, Menza MA, Rosenthal MH, Fieve RR. Modafinil in Depression Study Group. Adjunct modafinil for the short-term treatment of fatigue and sleepiness in patients with major depressive disorder: a preliminary double-blind, placebo-controlled study. J Clin Psychiatry 2003;64:1057-1064.

56. Barbosa L Berk M Vorster M. A double-blind, randomized, placebo-controlled trial of augmentation with lamotrigine or placebo in patients concomitantly treated with fluoxetine for resistant major depressive episodes. J Clin Psychiatry 2003;64:403-407.

57. Berman RM, Marcus RN, Swanink R, McQuade RD, Carson WH, Corey-Lisle PK et al. The efficacy and safety of aripiprazole as adjunctive therapy in major depressive disorder: a multicenter, randomized, double-blind, placebo-controlled study. J Clin Psychiatry 2007;68:843-853.

58. Marcus RN, McQuade RD, Carson WH, Hennicken D, Fava M, Simon JS et al. The efficacy and safety of aripiprazole as adjunctive therapy in major depressive disorder: a second multicenter, randomized, double-blind, placebo-controlled study. J Clin Psychopharmacol 2008;28:156-65

59. Berman RM, Fava M, Thase ME, Trivedi MH, Swanink R, McQuade RD et al. Aripiprazole augmentation in major depressive disorder: a double-blind, placebo-controlled study in patients with inadequate response to antidepressants. CNS Spectr 2009;14:197-206

60. Bauer M, Pretorius HW, Constant EL, Earley WR, Szamosi J, Brecher M, et al. Extended-release quetiapine as adjunct to an antidepressant in patients with major depressive disorder: results of a randomized, placebo-controlled, double-blind study. J Clin Psychiatry 2009;70:540-549

61. El-Khalili N, Joyce M, Atkinson S, Buynak RJ, Datto C, Lindgren P, et al. Extended-release quetiapine fumarate (quetiapine XR) as adjunctive therapy in major depressive disorder (MDD) in patients with an inadequate response to ongoing antidepressant treatment: a multicentre, randomized, double-blind, placebo-controlled study. Int J Neuropsychopharmacol 2010;13:917-32

62. McElroy SL, Guerdjikova A, Mori N, Keck PE Jr. Therapeutic potential of new second generation antipsychotics for major depressive disorder. Expert Opin Investig Drugs 2010;19:1527-1544.

63. Chaput Y, Magnan A, Gendron A. The co-administration of quetiapine or placebo to cognitive-behavior therapy in treatment refractory depression: a preliminary trial. BMC Psychiatry 2008;8:73. doi: 10.1186/1471-244X-8-73.

64. Keitner GI, Garlow SJ, Ryan CE, Ninan PT, Solomon DA, Nemeroff CB, et al. A randomized, placebo-controlled trial of risperidone augmentation for patients with difficult-to-treat unipolar, non-psychotic major depression. J Psychiatr Res 2009;43:205-214

65. Rapaport MH, Gharabawi GM, Canuso CM, Mahmoud RA, Keller MB, Bossie CA, et al. Effects of risperidone augmentation in patients with treatment-resistant depression: Results of open-label treatment followed by double-blind continuation. Neuropsychopharmacology. 2006;31:2505-2513.

66. Papakostas GI Petersen TJ, Nierenberg AA, Murakami JL, Alpert JE, Rosenbaum JF, et al. Ziprasidone augmentation of selective serotonin reuptake inhibitors (SSRIs) for SSRI-resistant major depressive disorder. J Clin Psychiatry 2004;65:217-221.

67. Papakostas GI, Vitolo OV, Ishak WW, Rapaport MH, Zajecka JM, Kinrys G, et al. A 12-week, randomized, double-blind, placebo-controlled, sequential parallel comparison trial of ziprasidone as monotherapy for major depressive disorder. J Clin Psychiatry. 2012;73:1541-1547

68. Grigoriadis S, Kennedy SH. Role of estrogen in the treatment of depression. Am J Ther 2002;9:503-509.

69. Soares CN, Almeida OP, Joffe H, Cohen LS. Efficacy of estradiol for the treatment of depressive disorders in perimenopausal women: a double-blind, randomized, placebo-controlled trial. Arch Gen Psychiatry 2001;58:529-534.

70. Alpert JE, Mischoulon D, Rubenstein GE, Bottonari K, Nierenberg AA, Fava M. Folinic acid (Leucovorin) as an adjunctive treatment for SSRI-refractory depression. Ann Clin Psychiatry 2002;14:33-38.

71. Coppen A, Bailey J. Enhancement of the antidepressant action of fluoxetine by folic acid : a randomised, placebo controlled trail. J Affect Disord 2000;60:121-130.

72. Berlanga C, Ortega-Soto HA, Ontiveros M, Senties H. Efficacy of S-adenosyl-L-methionine in speeding the onset of impramine.. Psychiatry Res 1992;44:257-262.

73. Papakostas GI, Mischoulon D, Shyu I, Alpert JE, Fava M. S-adenosyl methionine (SAMe) augmentation of serotonin reuptake inhibitors for antidepressant nonresponders with major depressive disorder: a double-blind, randomized clinical trial. Am J Psychiatry. 2010;167:942-948

74. Bloch MH, Hannestad J. Omega-3 fatty acids for the treatment of depression: systematic review and meta-analysis. Mol Psychiatry 2012;17:1272-1282

75. Su KP, Wang SM, Pae CU. Omega-3 polyunsaturated fatty acids for major depressive disorder. Expert Opin Investig Drugs. 2013 Oct 2. [Epub ahead of print]

76. Zarate C, Duman RS, Liu G, Sartori S, Quiroz J, Murck H. New paradigms for treatment-resistant depression. Ann N Y Acad Sci. 2013;1292:21-31.

77. Niciu MJ, Luckenbaugh DA, Ionescu DF, Guevara S, Machado-Vieira R, Richards EM, et al. Clinical predictors of ketamine response in treatment-resistant major depression. J Clin Psychiatry. 2014;75:e417-423.

78. DeWilde KE, Levitch CF, Murrough JW, Mathew SJ, Iosifescu DV. The promise of ketamine for treatment-resistant depression: current evidence and future directions. Ann N Y Acad Sci 2015;1345:47-58.

79. Kellner CH, Greenberg RM, Murrough JW, Bryson EO, Briggs MC, Pasculli RM. ECT in treatment-resistant depression. Am J Psychiatry 2012;169:1238-1244.

80. Rush AJ, George MS, Sackeim HA. Vagus nerve stimulation (VNS) fot treatment-resistant depressions: A multicenter study. Biol Psychiatry 2000;47:287-295.

81. George MS, Rush AJ, Marangell LB, Sackeim HA, Brannan SK, Davis SM, et al. one-year comparison of vagus nerve stimulation with treatment as usual for treatment-resistant depression. Biol Psychiatry 2005;58:364-373.

82. Rush AJ, Marangell LB, Sackeim HA, George MS, Brannan SK, Davis SM, et al. Vagus nerve stimulation for treatment-resistant depression: a randomized, controlled acute phase trial. Biol Psychiatry 2005; 58: 347-354.

83. George MS, Lisanby SH, Avery D, McDonald WM, Durkalski V, Pavlicova M, et al. Daily left prefrontal transcranial magnetic stimulation therapy for major depressive disorder: a sham-controlled randomized trial. Arch Gen Psychiatry 2010; 67:507-516.

84. Carpenter LL, Janicak PG, Aaronson ST, Boyadjis T, Brock DG, Cook IA, et al. Transcranial magnetic stimulation (TMS) for major depression: a multisite, naturalistic, observational study of acute treatment outcomes in clinical practice. Depress Anxiety 2012;29:587-596.

85. George MS, Taylor JJ, Short EB. The expanding evidence base for rTMS treatment of depression. Curr Opin Psychiatry 2013;26:13-18.

86. Hoy KE, Fitzgerald PB. Magnetic seizure therapy for treatment-resistant depression. Expert Rev Med Devices. 2011;8:723-732.

87. Thase ME, Friedman ES, Howland RH. Management of Treatment-Resistant Depression: Psychotherapeutic Perspectives. J Clin Psychiatry 2001;62(Suppl 18):18-24.

88. Trivedi RB, Nieuwsma JA, Williams JW Jr. Examination of

the utility of psychotherapy for patients with treatment resistant depression: a systematic review. J Gen Intern Med 2010;26:643 -650.

89. Thase ME, Friedman ES, Biggs MM, Wisniewski SR, Trivedi MH, Luther JF, et al. Cognitive therapy versus medication in augmentation and switch strategies as second-step treatments: a STAR*D report. Am J Psychiatry 2007;164:739-752.

90. Wiles N, Thomas L, Abel A, Ridgway N, Turner N, Campbell J, et al. Cognitive behavioural therapy as an adjunct to pharmacotherapy for primary care based patients with treatment resistant depression: results of the CoBalT randomised controlled trial. Lancet. 2013;381:375-384

91. 김 원. 우울증의 인지행동치료: 개요와 현실, 그리고 전망. 대한우울조울병학회지 2008;6:67-72

CHAPTER 24

양극성장애 : 조증 및 경조증 삽화

우영섭 · 박원명

1949년 Cade에 의해 lithium이 '정신병적 흥분' 치료에 효과적이라는 사실이 밝혀진 이후, lithium은 오랜 경험과 다양한 임상적 근거에 기초하여 양극성장애 치료의 'gold standard', 즉 1차 선택제로서의 확고한 위치를 지켜왔었다. 그러나 급성 조증에 대한 lithium 단독치료의 반응률은 최소 50% 이상으로 그 효능이 분명하지만, '순수' 조증이 아닌 혼재성 혹은 비전형적 양상이 동반된 경우, 또는 2차성 조증의 경우에는 그 반응률이 크게 감소하는 것으로 보고되고 있다. 또한 양극성장애 치료에서는 급성 조증뿐만 아니라 이후의 우울 삽화의 예방을 위한 유지치료가 중요함에도, lithium 단독치료에 의한 삽화 예방 효과는 만족스럽지 못하다. 이런 이유 등으로 지난 30여 년간 양극성장애 급성기 및 유지기 모두에 효과적인 '진정한 기분조절제'를 찾기 위한 많은 노력이 경주되어 왔다. 그 결과 항경련제인 valproate, carbamazepine, 그리고 비정형 항정신병약물인 olanzapine, risperidone, quetiapine, ziprasidone, aripiprazole, asenapine, cariprazine 등이 미국 FDA에서 급성 조증 및 혼재성 삽화(주 : 이 장에서는 혼재성 상태/양상/삽화를 혼용한다. DSM-IV의 진단기준을 적용한 경우에는 '삽화', DSM-5 진단기준을 적용한 경우에는 '양상'으로 표기하며 DSM 이외의 기준을 적용하였거나 포괄적인 의미를 내포하는 경우 '상태'로 표기한다)의 치료에 승인을 받았으며, 이 외에도 다양한 약물이 임상시험 중에 있다. 새로운 항경련제와 항정신병약물이 조증 삽화 및 혼재성 상태의 치료에 상당한 기여를 하였음에도 불구하고,

아직까지도 25% 이상의 환자들은 한 가지 약물치료로는 관해에 도달하지 못하고 두세 종류 약물의 병합치료가 필요하다.

이 장에서는 현재까지 축적되어온 근거를 중심으로 양극성장애 조증/경조증 및 혼재성 상태에 효과적인 약물들과 그 사용 전략에 관하여 살펴보고자 한다.

24.1 lithium

24.1.1 lithium의 효능

1954년부터 1971년까지 시행된 4개의 위약대조 교차연구를 고찰한 Goodwin과 Jamison[1]에 의하여 Cade가 관찰하였던 항조증 효과가 입증되었으며, 이후 1970년대와 1980년대에 들어서는 chlorpromazine 혹은 haloperidol과의 무작위배정 대조연구randomized controlled trial, RCT를 통하여 lithium의 항조증 효과가 입증되었다. 대부분의 연구에서 lithium의 항조증 효과는 최소한 대조약물과 동등한 것으로 나타났으나, 그 대상자 수가 적은 경우가 많았다. 1980년대 이후 여러 대조약물과 lithium을 비교한 소규모 연구에서도 일관되게 lithium의 항조증 효과는 지지되었다.[2]

lithium은 급성기 조증에서 위약보다 효과적임은 분명하다. 다섯 개의 대조군 연구에서 lithium은 위약보다 우월한 항조증 효과를 나타냈다.[3] 이들 RCT의 반응률을 종

합하여 분석한 결과 조증에 대한 lithium 치료의 반응률은 약 70%였으며, 치료 필요 수number needed to treat, NNT는 5~6 정도였다.[4] 현대적 설계를 이용한 연구인 Bowden 등의 자료[3] 및 그 후속 분석에 의하면, 순수한 조증 증상이거나 과거 조증 시에 lithium에 반응이 좋았던 경우,[3] 과거 삽화의 수가 적은 경우, 급속순환성 경과가 아닌 경우, 정신병적 증상이 없는 경우, 물질남용이나 공존 증상이 동반되지 않은 경우, 그리고 조증 상태이 심각도가 덜 한 경우에 lithium에 대한 반응이 좋은 것으로 나타났다.[5]

항정신병약물과 lithium의 효능을 비교한 초기의 연구에서는 lithium의 항조증 효과를 정형 항정신병약물과 비교하였는데, 그 결과에서는 정형 항정신병약물이 더 효과적이라는 결과들이 제시되었다. 한 연구에서는 lithium은 chlorpromazine에 비하여 과잉행동이나 초조증상이 심한 환자에서는 효과가 적었으나 lithium 역시 조증증상을 호전시켰고 부작용이 덜하였다.[6] 이 외에 급성기 조증 환자를 대상으로 3주간 lithium, haloperidol, 그리고 두 약물의 병합요법을 비교한 이중맹검double-blind, DB 연구에서 haloperidol 혹은 haloperidol과 lithium을 병합하여 복용한 환자들이 lithium만을 복용한 환자에 비하여 유의한 호전을 보였고, lithium과 haloperidol 병합요법은 haloperidol 단독요법과 비슷한 정도의 내약성을 보였다.[7] 그러나 이후의 연구에서는 급성기 조증 입원 환자에서 lithium, haloperidol, risperidone이 유사한 반응률을 나타낸다고 보고되어, lithium이 정형 항정신병약물에 비하여 항조증 효과가 부족하지 않다고 하였다.[8] 비정형 항정신병약물의 항조증 효과를 입증하기 위하여 lithium을 대조약물로 사용한 연구에서는 대체로 비정형 항정신병약물이 lithium보다 효과는 빠르나 체중증가 및 기타 대사성 부작용의 위험성이 높다. 예를 들어 lithium을 대조약물로 사용한 연구에서 olanzapine은 4주간 조증증상을 lithium에 비하여 통계적으로 유의한 정도로 호전시켰으나, 유의하게 심한 체중증가를 유발하였다.[9]

항경련제와 lithium을 비교한 DB-RCT 결과 carbamazepine과 lithium은 급성기 조증에 유사한 효과를 보였으며,[10] lithium과 valproate를 직접 비교한 연구에서도 두 약물 모두 위약에 비하여 유사한 정도로 우월하였고, 두 약물 모두 3주간 48%의 반응률을 보였다.[3] 12주간

lithium과 valproate를 비교한 개방 RCT에서 역시, 비교적 장기간 연구를 시행하였음에도 두 약물의 효능은 유사하였다.[11] 또한 조증에서 lithium, valproate, carbamazepine의 효능을 비교한 메타분석 결과, 세 약물 사이에 효능의 차이는 나타나지 않았지만 항경련제의 내약성이 lithium에 비하여 우월하였다.[12] 특히 조증 환자에서 신경학적 이상이 동반된 경우 항경련제가 lithium에 비하여 효과적일 수 있는데, 뇌파 검사에서 이상이 나타난 환자들은 lithium보다는 valproate에 더욱 잘 반응하였다.[13]

이론적으로 lithium은 조증증상과 우울증상 모두에 효과적이기 때문에 혼재성 양상에도 효과적일 것으로 생각할 수 있다. 그러나 실제 연구결과를 종합하면 혼재성 조증은 lithium에 잘 반응하지 않는다. lithium과 valproate를 비교한 결과 치료 전 우울증상 점수가 높은 경우 valproate가 더욱 효과적이었고,[14] 다른 연구에서도 급성 조증 시기에 우울증상이 동반된 경우 lithium에는 잘 반응하지 않고 valproate에 잘 반응하였다.[15]

24.1.2 lithium의 부작용

lithium으로 치료받는 환자의 35~93%는 부작용을 경험하게 된다.[16] 급성기 치료 시 lithium과 관련되어 흔히 나타나는 부작용으로는 오심, 구토, 진전, 졸음, 체중증가, 인지기능저하 등이 있다. 전신적 부작용 이외에도 내분비, 피부, 신장, 심혈관계 부작용 등이 나타날 수 있다. lithium의 부작용과 독성은 급성기의 혈중농도 상한선인 1.2mEq/L 및 유지기의 상한선인 0.8mEq/L를 넘어서는 혈중농도에서 발생 위험이 커진다. 부작용은 고령 환자들이 젊은 환자들보다 위험하며, 우울한 상태에서 더 잘 발생한다. 부작용을 피하기 위해서는 적은 용량으로 개시하여 서서히 증량하는 전략을 사용하는 것이 좋다. 충분한 혈중농도에 도달할 때까지는 1~2주마다 1회씩 혈중농도를 검사하는 것이 좋고, 그 이후 6개월간은 2~3개월에 1회, 그리고 그 후에는 적어도 6~12개월에 1회씩 모니터를 하는 것이 추천된다. 또한 lithium은 갑상선기능에 부정적 영향을 줄 수 있고, 신장의 질환을 악화시킬 수 있기 때문에 lithium 사용 시 갑상선과 신장기능의 정기적 검사는 필수적이다. lithium을 포함한 기분조절제의 부작용과 처치에 대한 자세한 내용은 이 책의 다른 장에서 자세히 제시할 것이다.

24.2 항경련제

24.2.1 valproate

valproate는 급성기 조증 삽화 및 혼재성 양상에 대하여 위약에 비해 치료효과가 우월하다.[17] valproate의 항조증 효과에 대한 최초의 연구에서 valproate는 급성기 조증 환자에서 Young Mania Rating Scale(YMRS) 점수를 54% 감소시킨 반면 위약은 YMRS 점수를 5% 감소시켰다.[18] 이후의 연구에서도 valproate군은 혈중농도 150μg/ml에서 치료 반응률이 48%로, 위약군의 25%보다 유의하게 높았으며, 급속순환 조증 환자에서도 효과적이었다.[3] 한 연구에서는 혈중농도를 85~125μg/ml으로 유지하였을 때 valproate 치료의 반응률은 48%로, 역시 위약의 34%에 비하여 높았으며 두 군 간 치료 효능의 차이는 5일째부터 나타났다.[17] 이 연구에서 valproate는 가벼운 조증증상을 가진 환자들보다 중증의 증상을 가진 환자들이 위약과 비교하여 더욱 큰 효과를 보였다. valproate는 또한 RCT에서 lithium,[3] haloperidol,[19] olanzapine,[20] quetiapine[21] 등과 유사한 효과를 나타냈다. 여러 연구들을 종합하면 valproate의 조증에 대한 치료반응 NNT는 약 10 정도로 나타난다.[22] lithium 부분에서 언급한 바와 같이 우울증상이 존재하는 조증 삽화에서는 lithium보다 valproate의 치료효과가 우월하여 혼재성 양상에서의 효과 또한 기대할 수 있다.

valproate와 다양한 항정신병약물의 병합 투여에 대해서도 많은 연구들이 시행되었는데, valproate 단독 투여에 비하여 항정신병약물 병합 투여가 더욱 효과적이었다.[23] 3주간의 이중맹검, 위약 대조연구에서는[24] 두 군의 양극성장애 환자를 대상으로 기분조절제(lithium 혹은 valproate)에 risperidone, haloperidol, 혹은 위약을 병합 투여하였다. 첫 번째 군은 기분조절제를 적정 용량으로 2주 이상 투여하였으나 계속 조증증상을 보이는 군이었고, 두 번째 군은 조증증상을 보이지만 아직 기분조절제 치료를 받지 않고 있던 군이었다. 첫 번째 군은 risperidone, haloperidol, 혹은 위약 중 하나를 병합하였으며 두 번째 군은 기분조절제와 risperidone, haloperidol, 혹은 위약을 동시에 병합 투여받기 시작하였다. 그 결과 기분조절제와 병합 투여를 동시에 시작한 두 번째 군에서는 위약과 항정신병약물 병합 투여

군 사이에 차이가 나타나지 않았으나, 이미 기분조절제를 투여받고 있던 중 항정신병약물을 병합 투여받은 첫 번째 군에서는 위약 병합에 비하여 항정신병약물과 기분조절제 병합 투여가 유의하게 효과적이었다.[24] 이러한 결과는 병합 투여를 초기부터 시행하는 것보다는 단기간이라도 단독치료를 한 이후에 반응을 보이지 않는 경우로 국한하는 것이 나을 것이라는 점을 시사한다. 또한 정형 항정신병약물 단독치료에 비하여 valproate를 정형 항정신병약물에 병합하여 사용하는 경우 항정신병약물을 낮은 용량으로 사용하면서도 더욱 우월한 효능을 보인다.[23]

경조증 삽화는 조증 삽화에 비하여 흔하지만, 경조증에 대한 항조증 약물의 효과를 조사한 연구들은 드물다. YMRS 점수가 10~20점인 경조증 혹은 경한 조증 외래 환자를 대상으로 8주간 시행한 DB-RCT에서 valproate는 위약에 비하여 경조증/경도의 조증증상을 유의하게 호전시켰다.[25]

이들 연구를 종합해보면 급성 조증에서 valproate 단독요법은 위약보다 우월하며 lithium에 필적하는 효능을 나타냈으며, 정신병적 증상, 우울증상, 급속순환 양상, 그리고 다수의 과거 우울 삽화의 유무 여부와 무관하게 valproate는 급성 조증에 광범위한 효능을 나타낸다는 사실이다. 급성기 조증에 대한 효능은 혈중농도가 50~125μg/ml으로 유지될 때 나타나는데, 특히 치료용량 범위 중 고농도에 가까운 경우 치료효과가 더욱 좋다는 일부 근거들도 제시되고 있다. 또한 일부 환자에서 혈중농도를 125μg/ml 이상으로 높여야 항조증 효과를 얻을 수 있는 경우도 있지만, 혈중농도가 증가할수록 부작용이 심해진다는 측면에서 주의가 필요하다. valproate는 입원 환자의 경우 20~30mg/kg/day의 용량으로 투여를 시작한다. 일부 연구에서 상기 용량으로 투여하는 경우, 저용량(750mg/day)으로 시작하여 점진적으로 증량하는 경우에 보다 빠른 효과를 얻을 수 있다고 보고하고 있다.

24.2.2 carbamazepine

급성기 조증에서 carbamazepine의 효과를 조사한 대조연구는 20여 개가 있다.[26] carbamazepine 역시 소수를 대상으로 한 초기 연구에서부터 급성기 조증증상을 호전시키는 데 효과적이어서, 최초의 연구에서는 carbamazepine

600~1,600mg/day을 투여하고 혈중농도를 8~12μg/ml으로 유지한 결과 9명의 조증 환자 중 7명이 호전되었다.[27] 과거 carbamazepine을 haloperidol과 병합 투여 시 haloperidol 단독군과 차이가 없다는 보고[28]와 lithium[29] 또는 valproate[30] 보다 효과가 떨어진다는 보고는 carbamazepine을 일차 치료제로 선택하는 데에 주저함을 낳게 하였다. 그러나 최근의 연구에서는 800mg/day의 carbamazepine(평균 혈중농도 8.9μg/ml)을 투여한 결과 2주 시점부터 조증증상의 유의한 호전이 나타났고, carbamazepine 투여군의 반응률은 41.5%로 위약의 22.4%에 비하여 유의하게 높아 항조증 효과가 입증되었다.[31] 여러 연구들을 종합한 결과 조증 삽화에서 carbamazepine의 치료반응 NNT는 5 정도로 양호한 수준이다.[22] 혼재성 양상에 대한 carbamazepine의 효과에 대해서 한 연구에서는 혼재성 삽화 환자에서 항조증 효과는 없이 항우울 효과를 보였다고 하였고, 다른 연구에서는 반대로 혼재성 조증증상에는 효과적이었으나 혼재성 우울증상에는 효과가 없다고 하여, 혼재성 양상에 효과를 기대해볼 수는 있겠으나 아직 충분한 근거가 있다고는 하기 어렵다.

그리고 carbamazepine의 10-keto 유도체인 oxcarbazepine과 그 대사물인 (es)licarbazepine의 항조증 효과에 대한 연구도 일부 시행되었으나 아직 대상자의 수가 적고, 연구 디자인에 제한이 있기 때문에 그 항조증 효과는 분명하지 않다. 이러한 약물들은 carbamazepine과 유사한 작용기전을 가지고 있고 내약성이 개선되었다는 점에서 그 효과를 추정하여 조증 및 혼재성 양상에 대한 치료효과를 기대할 수 있으나, 최근의 메타분석에 의하면 oxcarbazepine과 (es)licarbazepine의 항조증 효과는 위약과 차이가 없었다.[32]

24.2.3 기타 항경련제

항경련제 모두가 양극성장애의 효과적인 치료제는 아니며, 일부만이 양극성장애의 핵심 증상에 효과가 있다고 밝혀지고 있다. 또한 양극성장애에 효과가 있는 항경련제들도 그 효능의 범위는 서로 다르다고 생각되고 있다. 표 24.1에서는 기타 항경련제들의 양극성장애 조증 및 혼재성 삽화에 대한 효과를 정리하였다.

(1) lamotrigine

두 개의 소규모 DB-RCT[37]에서 급성 조증에 대한 효과가 시사되었으나, 대상자의 수가 적고, 이후의 연구에서는 항조증 효과가 입증되지 않았다. 출판되지 않은 연구에서는

표 24.1   양극성 조증에서 기타 항경련제의 이중맹검 연구

저자 및 연도	연구설계	대상 수	대조치료	기간	결과
Pande 등, 2000[33]	무작위, 평행	117	GBP+MS vs. PBO+MS	10주	GBP+MS(반응률 37%)=PBO+MS(반응률 47%)
Frye 등, 2000[34]	무작위, 교차	31	GBP vs. LMT, PBO	6주	LMT(반응률 52%) > GBP(반응률 26%)=PBO(반응률 23%)
Berk 등, 1999[35]	무작위, 평행	45	LMT vs. OLZ, LIT	4주	LMT=OLZ=LIT
Anand 등, 1999[36]	무작위, 평행	16	LMT+LIT vs. PBO+LIT	8주	LMT+LIT(반응률 63%)=PBO+LIT(반응률 50%)
Ichim 등, 2000[37]	무작위, 평행	30	LMT vs. LIT	4주	LMT(반응률 53%)=LIT(반응률 60%)
Mishory 등, 2000[38]	무작위, 평행	39	PHN+HAL vs. PBO+HAL	5주	PHN+HAL > PBO+HAL
Kushner 등, 2000[63]	무작위, 평행, 4개 연구 종합 분석	1315	TPM vs. PBO, LIT	3주	TPM(YMRS -5.1~8.2)=PBO(YMRS -6.4~8.4) < LIT(YMRS -12.9~13.8)
Roy Chengappa 등, 2006[40]	무작위, 평행	287	MS+PBO vs. MS+TPM	12주	TPM(YMRS -10.1)=PBO(YMRS -9.6)

GBP: gabapentin, HAL: haloperidol, LIT: lithium, LMT: lamotrigine, MS: mood stabilizer, OLZ: olanzapine, PBO: placebo, PHN: phenytoin, TPM: topiramate, YMRS: Young Mania Rating Scale

3주와 6주의 연구기간 동안 급성 조증에는 위약과 유의한 차이가 없다고 보고되기도 하여,[41] 급성 조증에 대한 효과는 크게 기대되지 않으며, 메타분석에서도 항조증 효과는 위약과 차이가 없었다.[32] 반면 대규모 DB-RCT[42]를 통해 나타난 바와 같이 양극성 우울증과 급속순환형에는 효과적일 수 있다는 점은 전형적 조증 이외의 양극성장애 치료에 lamotrigine이 유용할 수 있을 가능성을 제시한다. 그러나 급성 조증을 예방하는 효과는 부족하므로, 중등도 이상 심각도의 조증 병력을 지닌 환자에게는 단독치료로 사용하기 어렵다. 또한 피부발진의 위험성을 낮추기 위하여 저용량으로 투약 개시하고 천천히 증량해야 하는 용법은 급속한 효능 발휘가 요구되는 급성 조증이나 혼재성 양상의 치료에 대한 요구에 부합하기 어려운 면이 있다.

(2) gabapentin

gabapentin은 초기 개방연구에서 항조증 효과가 보고되었으나, 이후 시행된 DB-RCT에서 단독요법[34] 그리고 부가요법으로서[33] 급성 조증치료에 위약보다 우월한 효능을 나타내지 못하였다. 그러나 gabapentin은 사회공포증과 공황장애의 불안 및 약물남용에 유용하고 안전하여 이들 질환이 동반된 양극성장애 환자들에게 시도될 만하다. 200~300mg/day으로 개시하여 2~3일마다 200~300mg씩 증량이 가능하며, 치료적 효능을 얻기 위해서는 1,200~3,000mg/day까지 요구될 수 있다. 임상적으로 유의한 약동학적 상호작용이 없기에 다른 약물들과 안전하게 병용할 수 있다.

(3) topiramate

RCT에서 topiramate 단독 및 병합 투여는 급성기 조증 삽화 및 혼재성 상태의 치료에 효과적이지 못하였고, 메타분석에서도 항조증 효과는 위약과 차이를 보이지 않았다.[32] 그러나 topiramate는 다른 기분조절제나 항정신병약물과 안전하게 병용될 수 있고, 특히 체중증가의 병력이 있는 환자들에게 유용하며, 또한 공존 알코올 남용, 편두통, 폭식장애 환자들에게 유용하다. 25~50mg/day으로 개시하여 4~7일마다 25~50mg씩 증량하며, 100~400mg/day을 사용한다. 체중감소, 용량 증가에 따른 인지적 변화, 신석, 급성 협우각 녹내장, 급성 양측 시야 소실 등이 부작용으로 나타날 수 있으며, 이러한 부작용들은 투약을 중단하면 곧 회복된다.

(4) 기타 항경련제

levetiracetam, zonisamide, tiagabine, retigabine, pregabalin 등의 양극성장애에 대한 치료효과에 대한 근거는 매우 제한적이다. levetiracetam과 zonisamide는 사례보고와 소규모 개방연구에서 항조증 효과가 보고되었고, tiagabine은 사례보고가 있었으나, 개방연구에서는 항조증 효과가 없었다. phenytoin은 1940년대부터 항경련제로서 사용되어 왔음에도 불구하고 양극성장애의 치료에 있어서는 거의 관심을 받아오지 못한 약물이다. 한 소규모 DB-RCT[38]에서 haloperidol에 부가된 phenytoin은 양극성 조증과 분열정동장애의 조증치료에 위약보다 Brief Psychiatric Rating Scale(BPRS) 점수 및 Clinical Global Impression(CGI) 점수를 유의하게 호전시켰지만, YMRS 점수는 위약과 유의한 차이가 없었다.

24.3 항정신병약물

24.3.1 정형 항정신병약물

Klein 등의 연구[43]를 제외하고는 정형 항정신병약물과 위약 대조연구는 없다. 이 연구에서 '조증 흥분성'에 대한 효과는 chlorpromazine 치료군이 imipramine이나 위약에 비해 월등하였다. haloperidol이나 chlorpromazine을 이용한 대부분의 연구들은 기분조절제나 비정형 항정신병약물과의 대조연구이다. 대부분의 연구에서 정형 항정신병약물은 급성 조증에 대하여 기분조절제에 필적한 효과를 보인다. 가장 엄격한 대규모 연구로 평가받는 Prien 등의 연구[6]에서 치료 3주 시점에 lithium과 chlorpromazine이 동등한 효과를 나타냈으나, 정신운동초조가 매우 심한 환자에서는 초기에 chlorpromazine이 더 효과적이었다. 조증에 동반된 정신병적 증상도 물론 lithium으로 호전되지만, 심한 조증이나 심한 초조가 동반된 경우는 정형 항정신병약물이 lithium에 비해 빠른 효과를 나타낼 수 있다.

일부 연구자들은 기분조절제는 조증의 모든 증상에 효과적이지만 정형 항정신병약물은 진정효과와 정신운동지연을 일으키는 경향이 있을 뿐 핵심적인 조증증상에는 변화를 일으키지 않는다는 점에서 정형 항정신병약물이 진정으로 항조증 효과를 지니는지에 대해서 의문을 제기한다. 또한 정형 항정신병약물은 신경학적, 신경내분비학적 부작용을 유발할 수 있으며, 조증치료 후 우울 삽화의 위험성을 증가시킬 수 있어 점차 양극성장애의 치료에 사용이 감소되고 있다.

24.3.2 비정형 항정신병약물

급성기 조증 및 혼재성 삽화의 치료에 미국 FDA 승인을 받은 비정형 항정신병약물로는 aripiprazole, asenapine, cariprazine, olanzapine, quetiapine, risperidone, ziprasidone이 있다. 대개의 연구에서 비정형 항정신병약물의 효과는 정신병적 증상이 있는 경우와 없는 경우, 조증 삽화와 혼재성 삽화 사이에 두드러진 차이를 보이지 않았다.

(1) aripiprazole

aripiprazole 15~30mg/day 단독 투여는 3주 시점에 위약에 비해 우월한 항조증 효과를 보여주었으며,[44] 12주간의 연구에서는 haloperidol,[45] lithium[46]과 최소 동등한 효과를 나타냈다. 여러 연구의 결과를 종합적으로 분석한 이후의 연구에서[47] aripiprazole의 효과는 조증증상의 심각도, 정신병적 증상의 동반 여부, 급속순환형 여부, 성별, 우울증상의 심각도, 혼재성 삽화 여부 등에 관계없이 위약에 비하여 우월하였다. 단 Fagiolini 등[48]에 의하면 최소한 한 개의 연구에서 위약과 비교한 aripiprazole의 항조증 효과를 입증하는 데 실패하였으나, 그 결과는 공식적으로 발표되지는 않았다. 급성기 조증에서 aripiprazole과 활성 대조약물을 비교한 연구에서,[45] 12주 시점에서의 반응률은 aripiprazole군이 49.7%로 haloperidol군은 28.4%에 비하여 높았다. aripiprazole을 lithium 및 위약과 비교한 연구[46]에서도 lithium과 aripiprazole 모두 위약에 비해 우월한 효과를 보였고, 전반적인 효과 측면에서는 lithium과 aripiprazole 사이에 유의한 차이는 없었다. 그러나 lithium에 비하여 aripiprazole이 더욱 빠른 효과를 보였다.

조증과 혼재성 삽화에서 aripiprazole과 lithium 혹은 valproate 병합요법의 효능 역시 6주간의 위약 병합군 비교연구에서 입증되었다. 위약 병합군과 비교할 때 YMRS 총점, CGI-BP-S 점수에서 모두 우월하였다.[49] valproate에 aripiprazole을 병합 투여한 국내의 연구에서도 급성기 조증 및 혼재성 삽화 환자에서 aripiprazole은 YMRS, MADRS Montgomery-Åsberg Depression Rating Scale, CGI-BP-S mania, CGI-BP-S overall 점수를 1주 시점부터 유의하게 감소시켰다.[50]

종합해볼 때 aripiprazole은 조증치료 반응 NNT가 5~10 정도로 위약에 비교하여 항조증 효과가 우월하며,[22] 일부 활성 대조약물에 비하여 빠른 항조증 효과를 보이는 것으로 생각된다. aripiprazole에 의한 흔한 부작용으로는 두통, 오심, 구토, 변비, 불면, 졸음 그리고 불안과 좌불안석증 등이며, 체중증가, prolactin 증가, QTc 연장은 유발하지 않는다.

(2) olanzapine

olanzapine은 양극성장애에서 가장 많이 연구된 항정신병약물로서 매우 엄격하게 정의된 급성 조증 치료약물의 기준을 충족한다. olanzapine은 여러 DB-RCT에서 조증 및 혼재성 삽화, 그리고 동반된 정신병적 양상에 대한 치료효과가 입증되었다.[56] 조증에 대한 치료반응의 NNT는 5 정도로 나타난다.[22] olanzapine은 조증의 핵심 증상뿐만 아니라 우울증상에도 효과적이어서 혼재성 양상과 급속순환 환자에서도 효과를 기대할 수 있다. 조증에 대한 다른 활성약물과의 대조연구를 보면 valproate에 비하여 우월하거나 최소한 동등한 효과를 보였으며,[51] lithium,[52] risperidone,[53] haloperidol[54]과도 동등한 효과를 보였다. 병합요법 연구에서 lithium 혹은 valproate 단독치료에 충분한 반응을 보이지 않은 환자에서 olanzapine 병합요법은 위약 병합군에 비해 효과가 유의하게 우월하였다.[55] 다수의 개방연구들은 기분조절제와 병용함으로써 단독 투여에 비하여 효과적이며, lithium 등 표준 약물에 잘 반응하지 않는 혼재성이나 급속순환형 등에 유용함을 시사하고 있다.[56,57] 정형 항정신병약물들이 비특이적 진정효과를 통해 항조증 효과를 나타내는 데에 반해, olanzapine을 포함한 비정형 항정신병약물들은 보다 특이적 항조증 효과, 즉 기분조절 효과를 지니고 있다고 생각되고 있다. 한 국내 연구에서도 olanzapine을 비롯한 비정형 항정신병약물을 기분조절제와 병합 투여하였을 때, 유의한 항조증 효과를 보인다고 하였

다.[58]

급성기 환자를 대상으로 한 단기 연구에서 olanzapine의 가장 흔한 부작용은 졸음, 변비, 구갈, 식욕 증가, 체중증가, 그리고 기립성 저혈압 등이었다. olanzapine 치료군은 위약치료군에 비해 추체외로계 증상extrapyramidal symptoms, EPS 발현에 차이가 없었다. 49주간 시행된 장기간 개방연구에서 olanzapine 평균용량 14mg/day을 투여한 결과 지연성 운동장애는 나타나지 않았다.[59]

(3) quetiapine

quetiapine의 항조증 효과는 최대 800mg/day까지의 용량을 사용한 여러 연구에서 입증되었다. 단 한 연구[60]에서는 12주간 quetiapine과 haloperidol의 항조증 효과를 비교하였는데, 연구 종료 시점인 84일 시점의 반응률은 haloperidol군에서 70.4% quetiapine군은 61.4%로, 위약군 39.0%에 비하여 유의하게 높았고, quetiapine군의 관해율은 61.4%로 haloperidol군의 63.3%와 유사하며 위약의 38.0%에 비하여 유의하게 높았다. 그러나 21일 시점에서 quetiapine과 haloperidol은 위약에 비하여 유의하게 우월한 항조증 효과를 보였지만 haloperidol이 quetiapine에 비하여 YMRS 점수를 더 감소시켰고, quetiapine 투여군의 반응률은 위약과 유의한 차이가 없었으나 haloperidol 투여군의 반응률은 위약에 비하여 유의하게 우월하여 quetiapine의 항조증 효과 발현 속도는 기존의 약물에 비하여 떨어질 가능성을 제시하였다.

기분조절제와 quetiapine 병합요법의 경우 급성기 조증 환자를 대상으로 lithium 혹은 valproate에 quetiapine과 위약 병합요법을 3주간 비교한 연구에서[61] YMRS 점수의 감소는 quetiapine 병합군이 위약 병합군에 비하여 우월하였다. 반응률 역시 quetiapine군에서 우월하게 나타났으나 관해율은 위약군과 차이를 보이지 않았다. 다른 6주간의 DB-RCT에서도 lithium 혹은 valproate에 quetiapine 병합요법의 항조증 효과를 급성기 조증 환자에서 위약 병합군과 비교하였으나, 위약군과 유의한 차이를 보이지는 못하였다.[62] 그러나 이 연구의 결과와 상기 3주 연구의 결과를 종합하여 분석한 연구에서는 quetiapine 병합군이 위약 병합군에 비하여 우월한 효과를 보였다.[63] DelBello 등[64]의 연구에서는 다른 DB-RCT와는 달리 조증뿐만 아니라 혼재성

삽화를 포함하였는데, valproate에 quetiapine 병합 투여가 valproate와 위약을 함께 투여한 경우에 비하여 유의하게 YMRS 점수를 호전시켰다고 하였다. 국내에서 시행된 개방연구에서도 4주간 기분조절제에 quetiapine을 병합 투여한 결과 조증증상의 유의한 호전을 보였다.[65]

종합적으로 볼 때 항조증 효과는 치료반응 NNT가 4~6 정도로 분명하고, 우울증상에도 효과적이지만 혼재성 양상이나 정신병적 증상, 급속순환형의 치료효과에 대한 근거는 아직 부족하다.[22] quetiapine에 의한 흔한 부작용으로는 두통, 구갈, 변비, 체중증가, 졸음, 기립성 저혈압과 어지러움 등이 있다.

(4) risperidone

risperidone은 3~4주간의 급성기 조증 혹은 혼재성 삽화에 대한 단독 투여 연구에서 위약에 비해 우월하였고,[66,67] olanzapine,[53] haloperidol,[68] lithium[8]과 동등한 효과를 보였다. 단독요법 DB-RCT[66]에서 조증증상, 우울증상, 정신병적 증상 모두에 대해 risperidone이 위약에 비해 우월한 효과를 나타냈는데, 항조증 효과는 치료 개시 3일째부터 관찰되어 risperidone의 빠른 효과가 시사되었다. 병합요법에 대한 연구로, lithium 또는 valproate 치료에 risperidone, haloperidol, 그리고 위약을 무작위로 병합 투여한 결과 기분조절제에 risperidone이나 haloperidol을 병합한 환자군은 3주에 걸쳐 위약 병합군보다 우월한 효능을 보였다.[24] 다른 연구에서도[69] 기분조절제에 병합요법으로 risperidone과 위약을 비교한 결과 risperidone 병합군에서 반응률이 높았다. 그러나 YMRS 점수의 변화는 위약 병합군과 유의한 차이를 보이지 못하였다.[69] 단독 혹은 부가요법 risperidone의 항조증 효과를 입증하기 위하여 시행된 6개의 대조군 연구에 포함된 총 1,343명의 급성기 조증 환자들을 종합하여 분석한 결과,[70] 단독요법 및 기분조절제와의 병합요법 모두에서 risperidone은 위약에 비하여 우월한 효과를 보였으며, haloperidol과는 동등한 효과를 보였다. 여러 연구를 종합하면 조증증상에 대한 치료반응 NNT는 3~5 정도이다.[22] 국내에서 시행된 개방연구에서도 기분조절제와 risperidone의 병합요법은 급성기 조증 환자에서 YMRS 점수를 유의하게 감소시켰으며, 이러한 효과는 혼재성 삽화 환자에서도 동등하게 나타났다.[71]

risperidone은 평균 4mg/day 이하로 사용할 경우 EPS의 발생률은 낮았으나,[69] 평균 6mg/day 이상으로 사용하였을 경우 그 발생률이 증가하였다.[67] 단기 연구에서 EPS 이외에 흔히 관찰된 부작용으로는 혈중 prolactin 농도 증가, 좌불안석증, 졸음, 소화불량 그리고 오심이었다.

(5) ziprasidone

ziprasidone 역시 3주간 시행된 두 개의 연구에서 평균 120~130mg/day을 사용하였을 때 위약에 비하여 우월한 항조증 효과를 나타냈다.[72,73] Keck 등[72]에 의한 최초의 DB-RCT에서 3주간 급성기 조증 및 혼재성 삽화 환자를 대상으로 ziprasidone(80~160mg/day)과 위약의 효능을 비교한 결과 ziprasidone 단독 투여는 위약에 비하여 Mania Rating Scale(MRS) 점수를 유의하게 큰 폭으로 감소시켰으며, 이러한 차이는 2일째부터 나타났다. 반응률 역시 3주 시점에서 ziprasidone군에서 50%로 위약군의 35%에 비하여 높았다. Potkin 등[73]의 연구에서도 이전 연구와 유사한 결과를 보여, 급성기 조증 및 혼재성 환자를 대상으로 ziprasidone과 위약을 비교한 결과 MRS 점수의 감소, 반응률, CGI-S 및 CGI-I 점수 모두에서 위약에 비하여 유의하게 우월하였다.

병합요법에 대한 연구[74]에서는 lithium에 ziprasidone을 병합한 결과 4일 시점에서는 MRS, Positive and Negative Syndrome Scale(PANSS), Hamilton Depression Rating Scale(HAMD) 점수로 평가한 효과에서 위약에 비하여 우월하였으나, 14일 시점에서는 위약과 차이가 없었고, 3주 시점에서는 PANSS 총점 및 PANSS 양성척도, PANSS 음성척도에서 위약에 비해 우월하였다. 국내의 개방연구[75]에서는 급성기 조증 및 혼재성 삽화 환자를 대상으로 valproate와 ziprasidone을 병합 투여한 결과 저용량(80mg/day 미만)으로 ziprasidone 투여를 시작한 경우 표준용량(80mg/day)으로 투여한 경우에 비하여 효과가 부족하였다. 정리하면 ziprasidone은 조증과 혼재성 상태 환자 모두에서 효과적이며, 정신병적 증상과 조증의 핵심 증상에도 효과적으로 치료반응의 NNT는 6 정도로 나타난다.[22] 그러나 우울증상에 미치는 영향은 불분명하며, 급속순환에 대한 치료효과의 근거도 부족하다. ziprasidone에 의해 흔히 나타나는 부작용으로는 두통, 졸음, EPS, 좌불안석증,

그리고 어지러움 등이 있으며, 체중이나 혈중지질농도에는 영향을 주지 않는다. 일부 연구에서는 임상적으로 유의한 수준은 아니나 QTc 연장이 보고되었다.

(6) 기타 비정형 항정신병약물

asenapine은 3개의 DB-RCT에서 조증과 혼재성 삽화에 대하여 위약에 비하여 우월한 효과를 보였다.[76] 치료반응의 NNT는 6~12 정도이며,[22] 흔한 부작용으로는 EPS, 졸음, 어지러움, 피로감, 구갈 및 체중증가가 있다. cariprazine 또한 2015년 이후 시행된 3개의 DB-RCT에서 위약에 비하여 조증 및 혼재성 삽화 환자치료에 우월함을 입증하였으며, NNT는 4~7 정도로 나타났다.[22] 이 두 약물 모두 우울증상을 호전시킨다는 근거는 부족하다. asenapine과 cariprazine은 가장 최근에 미국 FDA에서 조증 및 혼재성 삽화의 치료에 승인을 받았으나 아직 국내에는 승인을 받지 못한 상태로 추후 국내에 도입이 되면 많은 임상경험과 활발한 연구가 필요할 것이다.

paliperidone은 조증과 혼재성 삽화 환자를 포함한 두 개의 DB-RCT에서 12mg/day 투여군의 경우 위약에 비하여 우월한 항조증 효과를 보였다.[77,78] 그러나 lithium 혹은 valproate와의 병합 투여에 대한 연구에서는 기분조절제 단독 투여에 비하여 paliperidone 병합 투여가 효과적이지는 못하였다. 또한 아직까지 정신병적 증상, 우울증상이나 급속순환에 대한 효과 역시 불확실하다. paliperidone에 의한 부작용으로는 두통, 졸음, EPS, prolactin 증가 등이 흔하게 나타난다.

clozapine의 경우 DB-RCT는 없지만, 일련의 사례와 개방 시험 결과들은 급성 및 장기간 치료 시 항조증 효과 및 유지효과가 있다는 것을 시사한다. 이러한 효과는 순수 조증이나 혼재성 조증, 급속순환, 정신병적 증상의 유무 여부와 무관해 보이며, 기분조절제, 항정신병약물, 그리고 전기경련요법에 치료 저항성인 환자들의 증상에 대한 효과도 포함한다. 적어도 세 편 이상의 개방연구에서 clozapine의 급성 조증에 대한 효과가 보고되었다. clozapine은 치료 저항성 양극성장애 또는 조현정동장애 환자들의 72%에서 조증증상의 호전, 32%에서 정신병적 증상의 호전을 보였으며, 양극성장애 및 비급속순환형 환자들이 조현정동장애 및 급속순환형 환자들에 비해 정신

병적 증상이 더 호전되었다.[79] 치료 저항성 정신병적 조증 환자를 대상으로 한 소규모 연구에서는 clozapine 치료군 중 46%가 조증과 정신병적 증상의 50% 이상의 호전을 보였으며, 12주 단독요법을 완료한 모든 환자는 20% 이상의 증상 호전을 보였고, 71%는 50% 이상의 증상 호전을 보였다.[80] 이러한 연구결과를 볼 때 clozapine은 조현병의 경우와 마찬가지로 기존의 약물에 치료 저항성인 경우 시도해볼 만하다.

24.4 조증 삽화의 약물치료

24.4.1 초기 치료

급성기 조증 혹은 혼재성 상태의 치료 시 1차 약물의 선택에 영향을 미치는 요인으로는 과거 치료반응, 조증증상의 중증도, 증상의 종류나 현 삽화의 아형, 유지치료가 필요한 경우 유지치료에 대한 효과 및 내약성 등이 있다. 과거에 좋은 치료반응을 보였던 약물을 선택하는 것은 타당하나 경우에 따라서는 반응성이 떨어질 수도 있음을 주지하고 있어야 한다.

조증 삽화의 초기 치료로는 비정형 항정신병약물, lithium 혹은 valproate 단독요법이나 비정형 항정신병약물과 lithium 혹은 valproate 병합요법이 권고된다. 과거에는 주로 단독요법을 우선적으로 선택하고 병합요법은 단독요법의 효과가 부족할 경우에 고려하는 것이 대부분 근거중심 치료지침의 권고였으나, 최근에는 단독요법과 병합요법을 같은 수준에서 권고하는 치료 지침들도 있다. 실제로 2016년 영국에서 발표된 Evidence-Based Guidelines for Treating Bipolar disorder: Recommendations from the British Association for Psychopharmacology(BAP 2016)[81]에서는 조증 삽화의 초기 치료에 lithium, valproate, haloperidol, olanzapine, quetiapine, risperidone 단독치료를 권고하였다. 또한 2017년 발표된 The International College of Neuro-Psychopharmacology Treatment Guidelines for Bipolar Disorder in Adults(CINP-BD 2017)[82]에서는 aripiprazole, paliperidone, quetiapine, risperidone, 혹은 valproate을 이용한 단독치료를 권고하였고, 동시에 아직 국내에는 도입되

지 않은 asenapine이나 cariprazine의 단독치료 역시 권고하였다.

반면 2018년의 Canadian Network for Mood and Anxiety Treatments Guidelines for the Management of Patients with Bipolar Disorder(CANMAT 2018)[83]에서는 단독치료와 병합치료 모두를 1차적으로 권고하고 있다. 이때 단독치료로는 lithium, quetiapine, valproate, asenapine, aripiprazole, paliperidone, risperidone, cariprazine이 권고되었고, 병합치료로는 valproate 혹은 lithium에 quetiapine, aripiprazole, risperidone, 혹은 asenapine을 병합하여 투여할 것이 권고되었다. 그리고 2018년 국내에서 발표된 Korean Medication Algorithm for Bipolar Disorder 2018(KMAP-BP 2018)[84]에서도 CANMAT 2018과 유사하게 기분조절제 혹은 비정형 항정신병약물 단독치료와 이 두 가지의 병합치료가 모두 초기 치료 전략으로 권고되었다. KMAP-BP 2018에서는 정신병적 양상이 동반되지 않은 조증과 정신병적 조증을 구분하였는데, 이 두 가지 모두에 대하여 기분조절제와 비정형 항정신병약물의 병합치료가 최우선 치료로, 비정형 항정신병약물 단독치료는 1차 전략으로 권고되었다. 기분조절제 단독치료는 정신병적 양상이 동반되지 않은 경우에 대해서만 1차 전략이었다. KMAP-BP 2018에서 단독치료 시 사용하도록 권고된 약물은 정신병적 양상이 동반되지 않는 경우에는 valproate, lithium, olanzapine, 그리고 quetiapine였으며, 정신병적 양상이 동반된 경우에는 olanzapine, quetiapine, risperidone, aripiprazole가 권고되었다. 병합치료 시에는 lithium 혹은 valproate과 olanzapine, quetiapine, aripiprazole, risperidone의 병합이 권고되었다.

24.4.2 초기 치료에 불충분한 반응을 보이는 경우

BAP 2016에서는 초기 단독치료에 불충분한 반응을 보이는 경우에 lithium 혹은 valproate에 항정신병약물을 병합하여 사용할 것을 권고하였으며, 치료 저항성인 경우 clozapine의 사용을 권고하였다. CINP-BD 2017에서는 초기 치료에 불충분한 반응을 보인 경우 한차례 더 초기 치료에서 권고하였던 약물 중 다른 약물로 단독치료를 시도해볼 것을 권고하였고, 이후에도 반응이 충분하지 못하다면 olanzapine, lithium, carbamazepine, haloperidol,

혹은 ziprasidone 단독치료나 lithium 혹은 valproate에 asenapine, aripiprazole, haloperidol, olanzapine을 병합할 것을 권고하였다. 이 외에도 valproate에 정형 항정신병약물, allopurinol, 혹은 celecoxib을 병합하는 것 또한 고려해볼 수 있을 것이라고 하였고, 여기에도 반응이 충분하지 못하다면 lithium 혹은 valproate에 quetiapine 혹은 risperidone을 병합하여 사용할 것을 권고하였다. CANMAT 2018에서는 초기 치료에서 권고되었으나 사용하지 않았던 lithium, valproate나 비정형 항정신병약물을 이용한 단독치료 혹은 병합치료를 권고하였는데, 단 비정형 항정신병약물 중 ziprasidone이나 paliperidone은 병합치료에 대한 근거가 부족하여 권고하지 않았다. 여기에도 불충분한 반응을 보이는 경우 2단계 약물인 olanzapine, carbamazepine, ziprasidone, haloperidol이나 olanzapine과 lithium 혹은 valproate의 병합, 그리고 lithium과 valproate의 병합을 권고하였다. 이후에도 반응이 불충분하다면, CANMAT 2018에서는 chlorpromazine, clonazepam, tamoxifen 단독치료나 clozapine의 사용을 권고하였으며, 이 외에도 carbamazepine 혹은 oxcarbazepine을 이용한 병합요법, haloperidol 혹은 tamoxifen과 lithium 혹은 valproate의 병합 또한 고려해볼 수 있도록 권고하였다.

KMAP-BP 2018에서는 이전 단계의 치료에 따라 치료전략을 구분하여 제시하였는데, 초기 치료로 기분조절제 혹은 비정형 항정신병약물 단독치료를 시행하였으나 불충분한 반응을 보인 경우 기분조절제＋비정형 항정신병약물 병합치료가 권고되었고, 만약 정신병적 양상이 동반된 경우에 비정형 항정신병약물 단독치료가 불충분하였다면 비정형 항정신병약물을 한 가지 더 추가하는 것 또한 권고되었다. 초기 치료에서 기분조절제와 비정형 항정신병약물의 병합요법을 사용하였음에도 불충분한 반응을 보인 정신병적 양상이 동반되지 않은 조증에서는 기존 비정형 항정신병약물이나 기분조절제를 교체하거나 다른 기분조절제 혹은 비정형 항정신병약물을 추가하는 것이 권고되었고, 정신병적 양상이 동반된 조증에서는 다른 비정형 항정신병약물을 추가하거나 기존 비정형 항정신병약물을 다른 비정형 항정신병약물로 교체하는 것이 권고되었는데, 만약 기존의 병합요법에 부분적 반응을 보였다면 다른 기분조절제를 추가하는 것 또한 고려하도록 하였다.

또한 KMAP-BP 2018에서는 이후 단계에서 lithium 혹은 valproate과 두 가지 비정형 항정신병약물의 병합, 그리고 lithium, valproate과 두 가지 비정형 항정신병약물의 병합을 고려하도록 권고하였다.

KMAP-BP 2018에서는 외국의 치료지침에 비하여 세 가지 이상의 약물을 병합하여 사용하는 것을 빈번하게 권고하고 있다. 이는 국내의 경우 asenapine과 cariprazine과 같은 새로운 약물들이 도입되지 않아 선택할 수 있는 약물이 제한적이기 때문에 기존 약물들을 다양하게 조합하여 사용하기 때문일 수 있을 것이며, 또한 안전성과 내약성 측면에서의 제약에도 불구하고 병합요법에서 기대할 수 있는 치료효과를 국내의 임상가들이 선호하는 것을 반영한 결과일 수 있다. 또한 CANMAT 2018과 CINP-BD 2017의 경우 allopurinol, celecoxib, tamoxifen 등 기존 정신건강의학과 영역에서 빈번하게 사용하지 않았으나 최근 항조증 효과에 대한 근거가 제시되고 있는 약물의 사용을 조금 더 이른 시점에 권고하고 있다.

24.5 혼재성 양상의 약물치료

BAP 2016에서는 DSM-IV-TR에 의한 혼재성 삽화의 경우에는 asenapine, olanzapine, paliperidone-ER, risperidone, ziprasidone, aripiprazole 등의 비정형 항정신병약물이 단독치료 및 병합치료로 효과적이라고 하였다. 단 조증증상이 우세한 경우에 대해서는 메타분석에서 효과가 입증되어 있으나, 혼재성 양상이 동반된 우울 삽화에 대한 치료효과는 아직 불확실하다고 하였다. CINP-BD 2017에서는 조증 삽화에 대한 치료와 동일한 권고를 하고 있는데, 만약 DSM-IV 진단기준에 의한 혼재성 삽화를 만족한다면 olanzapine＋fluoxetine 병합치료 혹은 ziprasidone 단독치료를 권고하였다. CANMAT 2018에서는 혼재성 양상이 동반된 조증 삽화에서는 asenapine, aripiprazole, olanzapine, ziprasidone과 같은 비정형 항정신병약물 혹은 valproate을 권고하였고, 병합치료가 흔히 사용된다고 하였으며, 혼재성 양상이 동반된 우울 삽화에서는 olanzapine-fluoxetine 병합치료, asenapine, lurasidone 단독치료를 권고하였다.

KMAP-BP 2018에서는 혼재성 조증에서는 기분조절제+비정형 항정신병약물과 비정형 항정신병약물 단독치료가 권고되었고, 혼재성 우울증에서는 기분조절제, 비정형 항정신병약물, lamotrigine 중 두 가지 약물을 조합하는 것을 권고하였다. 만약 조증과 우울증 증상이 비슷한 심각도라면 기분조절제+비정형 항정신병약물 혹은 비정형 항정신병약물 단독치료를 우선적으로 권고하였다. 만약 이러한 치료에도 충분한 반응을 보이지 않는 경우에는 혼재성 조증의 경우, 이전 단계에서 단독치료를 하였을 경우에는 기분조절제+비정형 항정신병약물 병합치료를 하는 것이 최우선 치료였고, 이 외에 기분조절제에 다른 기분조절제를 추가하는 것, 비정형 항정신병약물에 다른 비정형 항정신병약물을 추가하는 것, 혹은 비정형 항정신병약물을 다른 비정형 항정신병약물로 교체하는 것도 1차 전략으로 권고하였다. 만약 초기 치료로 기분조절제+비정형 항정신병약물을 사용하였음에도 효과가 부족하다면 기분조절제 혹은 비정형 항정신병약물을 다른 기분조절제나 비정형 항정신병약물로 교체하거나 기존 약물에 비정형 항정신병약물이나 기분조절제를 추가하는 것을 권고하였다. 혼재성 우울증에서는 초기 치료로 기분조절제, 비정형 항정신병약물, 혹은 lamotrigine을 이용한 단독치료를 하였을 경우, 이 세 가지 중 사용하지 않았던 계열의 약물을 추가하는 것, 그리고 만약 비정형 항정신병약물 단독치료를 했다면 한 가지 비정형 항정신병약물을 더 추가할 것을 권고하였다. 만약 기분조절제+비정형 항정신병약물을 사용하였던 경우라면 비정형 항정신병약물을 교체하거나 기분조절제, 비정형 항정신병약물, lamotrigine 중 한 가지를 추가하고, 기분조절제+lamotrigine에 반응이 없으면 기분조절제를 비정형 항정신병약물로 교체하거나 비정형 항정신병약물을 추가하도록 하였으며, 비정형 항정신병약물+lamotrigine의 경우 다음 단계로 기분조절제 혹은 비정형 항정신병약물을 추가하거나 비정형 항정신병약물을 교체할 것을 권고하였다. 초기 치료로 항우울제를 기분조절제 혹은 비정형 항정신병약물과 병합하여 사용하였던 경우에는, lamotrigine을 추가하거나 기분조절제+비정형 항정신병약물+항우울제의 병합치료를 하는 것이 권고되었고, 기분조절제+항우울제를 사용한 경우에 대해서는 항우울제를 비정형 항정신병약물로 교체할 것을 제시하였다.

2018년 World Federation of Societies of Biological Psychiatry(WFSBP 2018)[85]에서는 혼재성 상태에 초점을 둔 치료지침을 발표하였다. 이 치료지침에서는 혼재성 상태를 혼재성 조증과 혼재성 우울증으로 구분하여 각 상태에 적절한 약물치료를 제시하였다. 또한 혼재성 상태에서도 각 약물이 우울증상에 효과적인지 혹은 조증증상에 효과적인지도 구분하였다. 여기에서는 혼재성 조증에 대하여 olanzapine 단독치료, olanzapine과 valproate 병합치료가 가장 높은 수준으로 권고되었고, 그다음으로는 aripiprazole, paliperidone, quetiapine과 기분조절제 병합치료가 권고되었다. 단 olanzapine의 경우 단독치료 시 혼재성 조증의 조증증상에 대해서는 효과적이었으나 우울증상에 대해서는 그 근거가 부족하였고, aripiprazole 단독치료는 조증증상과 우울증상 모두에 비교적 효과가 입증된 것으로 나타났다. olanzapine은 기분조절제와 병합치료 시에는 우울증상과 조증증상 모두에 분명한 효과가 제시되었다. 혼재성 우울증에 대해서는 ziprasidone과 기존에 사용 중인 약물의 병합치료가 가장 우선적으로 권고되었고, olanzapine, carbamazepine, lurasidone과 기존 사용 중인 약물의 병합치료가 그다음 단계로 권고되었다.

24.6 요약

lithium은 양극성장애 조증치료의 1차 선택제로서의 위치가 굳건하나, 혼재성 양상이나 정신병적 증상이 동반된 경우, 그리고 급속순환형을 비롯한 일부 유형의 삽화에 대한 효과가 떨어진다. 순수 조증이 아닌 비전형적 양상에는 valproate나 비정형 항정신병약물이 더 유용하게 이용될 수 있다. 급성 조증치료에 일부 정형 항정신병약물은 비특이적인 진정효과를 통해 기분조절제보다 상대적으로 빠른 시간에 안정화 효과를 가져오는 데에 도움이 될 수 있고, 비정형 항정신병약물은 정형 항정신병약물에 비해 조증의 핵심 증상에 특이적 효과가 있고 우수한 내약성으로 안전하게 이용될 수 있다. olanzapine, risperidone, quetiapine, aripiprazole, valproate 등이 가장 다수의 근거를 바탕으로 급성 조증에 이용될 수 있으며 olanzapine, quetiapine, aripiprazole, ziprasidone, valproate, carbamazepine 등은 혼재성 양상의 치료에도 효과적이다. levetiracetam, oxcarbazepine, phenytoin, tiagabine, topiramate 그리고 zonisamide 등은 조증 치료제로서 가능성이 일부 시사되고 있으나, 사례보고와 개방연구에 의존하고 있고, 몇몇 연구에서는 효능이 없는 것으로 보고되어 아직까지 조증 치료제로서는 의미가 없거나 미약하다. lamotrigine은 양극성 우울증의 치료와 예방에 효과적이나 조증증상에 대한 효과는 기대하기 어렵다. gabapentin과 pregabalin은 공황장애, 사회공포증, 그리고 범불안장애에 효과적일 수도 있어, 양극성장애의 공존질환 치료에 고려될 수 있다. gabapentin과 topiramate는 알코올 의존성에 효과적이었고, topiramate는 편두통과 비만에 관련된 폭식에 효과적이라는 보고들이 있어, 이러한 문제가 동반된 경우 조증 치료제에 부가적인 사용을 고려할 수 있다.

비정형 항정신병약물을 포함하는 여러 약물학적 치료방법의 도입은 양극성 조증 및 혼재성 삽화 치료에 있어 선택의 폭을 크게 넓혔다. 이들 약물은 일반적으로 내약성이 우수하여 비교적 안전하게 사용될 수 있다. 또한 최근의 임상연구 결과 및 치료지침들이 시사하듯이 대부분의 단독요법에 비해 병합요법은 치료반응을 향상시킨다. 각기 독립적인 작용기전을 지닌 다수 약물의 병합요법은 상승 작용을 통해 현재 치료의 결과를 크게 향상시킬 가능성이 있지만, 부작용의 위험 또한 증가시킬 수도 있음을 주지하여야 하며, 약물 상호작용에 대한 이해와 발생할 가능성이 크거나, 위험성이 높은 부작용에 대한 환자 교육이 반드시 필요하다.

참고문헌

1. Goodwin FK, Jamison K. Manic-depressive illness. New York:Oxford University Press;1990.

2. Licht RW. Lithium in the treatment of mania. In: Bauer M, Grof P, Muller-Oerlinghausen B, editors. Lithium in neuropsychiatry. The comprehensive guide. Abingdon:Informa Healthcare;2006. p.59-72.

3. Bowden CL, Brugger AM, Swann AC, Calabrese JR, Janicak PG, Petty F, et al. Efficacy of divalproex vs lithium and placebo in the treatment of mania. The Depakote Mania Study Group. JAMA : the journal of the American Medical Association 1994;271:918-924.

4. McElroy SL, Keck PE, Jr. Pharmacologic agents for the treatment of acute bipolar mania. Biol Psychiatry 2000;48:539-557.

5. Swann AC, Bowden CL, Calabrese JR, Dilsaver SC, Morris DD. Differential effect of number of previous episodes of affective disorder on response to lithium or divalproex in acute mania. Am J Psychiatry 1999;156:1264-1266.

6. Prien RF, Caffey EM, Jr., Klett CJ. Comparison of lithium carbonate and chlorpromazine in the treatment of mania. Report of the Veterans Administration and National Institute of Mental Health Collaborative Study Group. Archives of general psychiatry 1972;26:146-153.

7. Garfinkel PE, Stancer HC, Persad E. A comparison of haloperidol, lithium carbonate and their combination in the treatment of mania. Journal of affective disorders 1980;2:279-288.

8. Segal J, Berk M, Brook S. Risperidone compared with both lithium and haloperidol in mania: a double-blind randomized controlled trial. Clinical neuropharmacology 1998;21:176-180.

9. Niufan G, Tohen M, Qiuqing A, Fude Y, Pope E, McElroy H, et al. Olanzapine versus lithium in the acute treatment of bipolar mania: a double-blind, randomized, controlled trial. Journal of affective disorders 2008;105:101-108.

10. Small JG, Klapper MH, Milstein V, Kellams JJ, Miller MJ, Marhenke JD, et al. Carbamazepine compared with lithium in the treatment of mania. Arch Gen Psychiatry 1991;48:915-921.

11. Bowden C, Gogus A, Grunze H, Haggstrom L, Rybakowski J, Vieta E. A 12-week, open, randomized trial comparing sodium valproate to lithium in patients with bipolar I disorder suffering from a manic episode. International clinical psychopharmacology 2008;23:254-262.

12. Emilien G, Maloteaux JM, Seghers A, Charles G. Lithium compared to valproic acid and carbamazepine in the treatment of mania: a statistical meta-analysis. European neuropsychopharmacology : the journal of the European College of Neuropsychopharmacology 1996;6:245-252.

13. Reeves RR, Struve FA, Patrick G. Does EEG predict response to valproate versus lithium in patients with mania? Annals of clinical psychiatry : official journal of the American Academy of Clinical Psychiatrists 2001;13:69-73.

14. Freeman TW, Clothier JL, Pazzaglia P, Lesem MD, Swann AC. A double-blind comparison of valproate and lithium

in the treatment of acute mania. The American journal of psychiatry 1992;149:108-111.

15. Swann AC, Bowden CL, Morris D, Calabrese JR, Petty F, Small J, et al. Depression during mania. Treatment response to lithium or divalproex. Arch Gen Psychiatry 1997;54:37-42.

16. Dunner DL. Optimizing lithium treatment. J Clin Psychiatry 2000;61 Suppl 9:76-81.

17. Bowden CL, Swann AC, Calabrese JR, Rubenfaer LM, Wozniak PJ, Collins MA, et al. A randomized, placebo-controlled, multicenter study of divalproex sodium extended release in the treatment of acute mania. The Journal of clinical psychiatry 2006;67:1501-1510.

18. Pope HG, Jr., McElroy SL, Keck PE, Jr., Hudson JI. Valproate in the treatment of acute mania. A placebo-controlled study. Archives of general psychiatry 1991;48:62-68.

19. McElroy SL, Keck PE, Stanton SP, Tugrul KC, Bennett JA, Strakowski SM. A randomized comparison of divalproex oral loading versus haloperidol in the initial treatment of acute psychotic mania. The Journal of clinical psychiatry 1996;57:142-146.

20. Zajecka JM, Weisler R, Sachs G, Swann AC, Wozniak P, Sommerville KW. A comparison of the efficacy, safety, and tolerability of divalproex sodium and olanzapine in the treatment of bipolar disorder. The Journal of clinical psychiatry 2002;63:1148-1155.

21. DelBello MP, Kowatch RA, Adler CM, Stanford KE, Welge JA, Barzman DH, et al. A double-blind randomized pilot study comparing quetiapine and divalproex for adolescent mania. Journal of the American Academy of Child and Adolescent Psychiatry 2006;45:305-313.

22. Fountoulakis KN, Yatham L, Grunze H, Vieta E, Young A, Blier P, et al. The International College of Neuro-Psychopharmacology (CINP) Treatment Guidelines for Bipolar Disorder in Adults (CINP-BD-2017), Part 2: Review, Grading of the Evidence, and a Precise Algorithm. Int J Neuropsychopharmacol 2017;20:121-179.

23. Muller-Oerlinghausen B, Retzow A, Henn FA, Giedke H, Walden J. Valproate as an adjunct to neuroleptic medication for the treatment of acute episodes of mania: a prospective, randomized, double-blind, placebo-controlled, multicenter study. European Valproate Mania Study Group. Journal of clinical psychopharmacology 2000;20:195-203.

24. Sachs GS, Grossman F, Ghaemi SN, Okamoto A, Bowden CL. Combination of a mood stabilizer with risperidone or haloperidol for treatment of acute mania: a double-blind, placebo-controlled comparison of efficacy and safety. The American journal of psychiatry 2002;159:1146-1154.

25. McElroy SL, Martens BE, Creech RS, Welge JA, Jefferson L,

Guerdjikova AI, et al. Randomized, double-blind, placebo-controlled study of divalproex extended release loading monotherapy in ambulatory bipolar spectrum disorder patients with moderate-to-severe hypomania or mild mania. The Journal of clinical psychiatry 2010;71:557-565.

26. Kakkar AK, Rehan HS, Unni KE, Gupta NK, Chopra D, Kataria D. Comparative efficacy and safety of oxcarbazepine versus divalproex sodium in the treatment of acute mania: a pilot study. European psychiatry : the journal of the Association of European Psychiatrists 2009;24:178-182.

27. Ballenger JC, Post RM. Carbamazepine in manic-depressive illness: a new treatment. The American journal of psychiatry 1980;137:782-790.

28. Moller HJ, Kissling W, Riehl T, Bauml J, Binz U, Wendt G. Doubleblind evaluation of the antimanic properties of carbamazepine as a comedication to haloperidol. Progress in neuro-psychopharmacology & biological psychiatry 1989;13:127-136.

29. Lerer B, Moore N, Meyendorff E, Cho SR, Gershon S. Carbamazepine versus lithium in mania: a double-blind study. The Journal of clinical psychiatry 1987;48:89-93.

30. Vasudev K, Goswami U, Kohli K. Carbamazepine and valproate monotherapy: feasibility, relative safety and efficacy, and therapeutic drug monitoring in manic disorder. Psychopharmacology (Berl) 2000;150:15-23.

31. Weisler RH, Hirschfeld R, Cutler AJ, Gazda T, Ketter TA, Keck PE, et al. Extended-release carbamazepine capsules as monotherapy in bipolar disorder : pooled results from two randomised, double-blind, placebo-controlled trials. CNS Drugs 2006;20:219-231.

32. Yildiz A, Nikodem M, Vieta E, Correll CU, Baldessarini RJ. A network meta-analysis on comparative efficacy and all-cause discontinuation of antimanic treatments in acute bipolar mania. Psychol Med 2015;45:299-317.

33. Pande AC, Crockatt JG, Janney CA, Werth JL, Tsaroucha G. Gabapentin in bipolar disorder: a placebo-controlled trial of adjunctive therapy. Gabapentin Bipolar Disorder Study Group. Bipolar Disord 2000;2:249-255.

34. Frye MA, Ketter TA, Kimbrell TA, Dunn RT, Speer AM, Osuch EA, et al. A placebo-controlled study of lamotrigine and gabapentin monotherapy in refractory mood disorders. Journal of clinical psychopharmacology 2000;20:607-614.

35. Berk M. Lamotrigine and the treatment of mania in bipolar disorder. Eur Neuropsychopharmacol 1999;9 Suppl 4:S119-123.

36. Anand A, Oren DA, Bermna RM, Cappiello A, Charney DS. Lamotrigine treatment of lithium failure outpatient mania [abstract]. Bipolar Disord 1999;1:23.

37. Ichim L, Berk M, Brook S. Lamotrigine compared with lithium in mania: a double-blind randomized controlled trial. Ann Clin Psychiatry 2000;12:5-10.

38. Mishory A, Yaroslavsky Y, Bersudsky Y, Belmaker RH. Phenytoin as an antimanic anticonvulsant: a controlled study. Am J Psychiatry 2000;157:463-465.

39. Kushner SF, Khan A, Lane R, Olson WH. Topiramate monotherapy in the management of acute mania: results of four double-blind placebo-controlled trials. Bipolar disorders 2006;8:15-27.

40. Roy Chengappa KN, Schwarzman LK, Hulihan JF, Xiang J, Rosenthal NR, Clinical Affairs Product Support Study I. Adjunctive topiramate therapy in patients receiving a mood stabilizer for bipolar I disorder: a randomized, placebo-controlled trial. The Journal of clinical psychiatry 2006;67:1698-1706.

41. Yatham LN. Newer anticonvulsants in the treatment of bipolar disorder. J Clin Psychiatry 2004;65 Suppl 10:28-35.

42. Calabrese JR, Suppes T, Bowden CL, Sachs GS, Swann AC, McElroy SL, et al. A double-blind, placebo-controlled, prophylaxis study of lamotrigine in rapid-cycling bipolar disorder. Lamictal 614 Study Group. J Clin Psychiatry 2000;61:841-850.

43. Klein DF. Importance of psychiatric diagnosis in prediction of clinical drug effects. Arch Gen Psychiatry 1967;16:118-126.

44. Keck PE, Jr., Calabrese JR, McIntyre RS, McQuade RD, Carson WH, Eudicone JM, et al. Aripiprazole monotherapy for maintenance therapy in bipolar I disorder: a 100-week, double-blind study versus placebo. The Journal of clinical psychiatry 2007;68:1480-1491.

45. Vieta E, Bourin M, Sanchez R, Marcus R, Stock E, McQuade R, et al. Effectiveness of aripiprazole v. haloperidol in acute bipolar mania: double-blind, randomised, comparative 12-week trial. The British journal of psychiatry : the journal of mental science 2005;187:235-242.

46. Keck PE, Orsulak PJ, Cutler AJ, Sanchez R, Torbeyns A, Marcus RN, et al. Aripiprazole monotherapy in the treatment of acute bipolar I mania: a randomized, double-blind, placebo-and lithium-controlled study. Journal of affective disorders 2009;112:36-49.

47. Suppes T, Eudicone J, McQuade R, Pikalov A, 3rd, Carlson B. Efficacy and safety of aripiprazole in subpopulations with acute manic or mixed episodes of bipolar I disorder. Journal of affective disorders 2008;107:145-154.

48. Fagiolini A, Nitti M, Forgione RN, Marra FS, Casamassima F. Aripiprazole for the treatment of bipolar disorder: a review of current evidence. Expert opinion on pharmacotherapy 2011;12:473-488.

49. Vieta E, T'Joen C, McQuade RD, Carson WH, Jr., Marcus RN, Sanchez R, et al. Efficacy of adjunctive aripiprazole to either valproate or lithium in bipolar mania patients partially nonresponsive to valproate/lithium monotherapy: a placebo-controlled study. The American journal of psychiatry 2008;165:1316-1325.

50. Woo YS, Bahk WM, Chung MY, Kim DH, Yoon BH, Lee JH, et al. Aripiprazole plus divalproex for recently manic or mixed patients with bipolar I disorder: a 6-month, randomized, placebo-controlled, double-blind maintenance trial. Human psychopharmacology 2011;26:543-553.

51. Tohen M, Baker RW, Altshuler LL, Zarate CA, Suppes T, Ketter TA, et al. Olanzapine versus divalproex in the treatment of acute mania. The American journal of psychiatry 2002;159:1011-1017.

52. Berk M, Ichim L, Brook S. Olanzapine compared to lithium in mania: a double-blind randomized controlled trial. International clinical psychopharmacology 1999;14:339-343.

53. Perlis RH, Baker RW, Zarate CA, Jr., Brown EB, Schuh LM, Jamal HH, et al. Olanzapine versus risperidone in the treatment of manic or mixed States in bipolar I disorder: a randomized, double-blind trial. J Clin Psychiatry 2006;67:1747-1753.

54. Tohen M, Goldberg JF, Gonzalez-Pinto Arrillaga AM, Azorin JM, Vieta E, Hardy-Bayle MC, et al. A 12-week, double-blind comparison of olanzapine vs haloperidol in the treatment of acute mania. Archives of general psychiatry 2003;60:1218-1226.

55. Tohen M, Chengappa KN, Suppes T, Zarate CA, Jr., Calabrese JR, Bowden CL, et al. Efficacy of olanzapine in combination with valproate or lithium in the treatment of mania in patients partially nonresponsive to valproate or lithium monotherapy. Archives of general psychiatry 2002;59:62-69.

56. McElroy SL, Frye M, Denicoff K, Altshuler L, Nolen W, Kupka R, et al. Olanzapine in treatment-resistant bipolar disorder. Journal of affective disorders 1998;49:119-122.

57. Zarate CA, Jr., Narendran R, Tohen M, Greaney JJ, Berman A, Pike S, et al. Clinical predictors of acute response with olanzapine in psychotic mood disorders. J Clin Psychiatry 1998;59:24-28.

58. Pae CU, Nassir Ghaemi S, Patkar A, Chae JH, Bahk WM, Jun TY, et al. Adjunctive risperidone, olanzapine and quetiapine for the treatment of hospitalized patients with bipolar I disorder: a retrospective study. Progress in neuro-psychopharmacology & biological psychiatry 2006;30:1322-1325.

59. Sanger TM, Grundy SL, Gibson PJ, Namjoshi MA, Greaney MG, Tohen MF. Long-term olanzapine therapy in the treatment of bipolar I disorder: an open-label continuation phase study. The Journal of clinical psychiatry 2001;62:273-281.

60. McIntyre RS, Brecher M, Paulsson B, Huizar K, Mullen J. Quetiapine or haloperidol as monotherapy for bipolar mania--a 12-week, double-blind, randomised, parallel-group, placebo-controlled trial. European neuropsychopharmacology : the journal of the European College of Neuropsychopharmacology 2005;15:573-585.

61. Sachs G, Chengappa KN, Suppes T, Mullen JA, Brecher M, Devine NA, et al. Quetiapine with lithium or divalproex for the treatment of bipolar mania: a randomized, double-blind, placebo-controlled study. Bipolar disorders 2004;6:213-223.

62. Brahm NC, Gutierres SL, Carnahan RM. Quetiapine for acute mania in bipolar disorder. American journal of health-system pharmacy : AJHP : official journal of the American Society of Health-System Pharmacists 2007;64:1045-1053.

63. Yatham LN, Paulsson B, Mullen J, Vagero AM. Quetiapine versus placebo in combination with lithium or divalproex for the treatment of bipolar mania. Journal of clinical psychopharmacology 2004;24:599-606.

64. Delbello MP, Schwiers ML, Rosenberg HL, Strakowski SM. A double-blind, randomized, placebo-controlled study of quetiapine as adjunctive treatment for adolescent mania. Journal of the American Academy of Child and Adolescent Psychiatry 2002;41:1216-1223.

65. Bahk WM, Yoon BH, Lee KU, Chae JH. Combination of mood stabilizers with quetiapine for treatment of acute bipolar disorder: an open label study. Human psychopharmacology 2004;19:181-185.

66. Hirschfeld RM, Keck PE, Jr., Kramer M, Karcher K, Canuso C, Eerdekens M, et al. Rapid antimanic effect of risperidone monotherapy: a 3-week multicenter, double-blind, placebo-controlled trial. The American journal of psychiatry 2004;161:1057-1065.

67. Khanna S, Vieta E, Lyons B, Grossman F, Eerdekens M, Kramer M. Risperidone in the treatment of acute mania: double-blind, placebo-controlled study. The British journal of psychiatry : the journal of mental science 2005;187:229-234.

68. Smulevich AB, Khanna S, Eerdekens M, Karcher K, Kramer M, Grossman F. Acute and continuation risperidone monotherapy in bipolar mania: a 3-week placebo-controlled trial followed by a 9-week double-blind trial of risperidone and haloperidol. European neuropsychopharmacology : the journal of the European College of Neuropsychopharmacology 2005;15:75-84.

69. Yatham LN, Grossman F, Augustyns I, Vieta E, Ravindran A. Mood stabilisers plus risperidone or placebo in the treatment of acute mania. International, double-blind, randomised controlled trial. The British journal of psychiatry : the journal of mental science 2003;182:141-147.

70. Rendell JM, Gijsman HJ, Bauer MS, Goodwin GM, Geddes GR. Risperidone alone or in combination for acute mania. The Cochrane database of systematic reviews 2006:CD004043.

71. Woo YS, Bahk WM, Jon DI, Chung SK, Lee SY, Ahn YM, et al. Risperidone in the treatment of mixed state bipolar patients: results from a 24-week, multicenter, open-label study in Korea. Psychiatry and clinical neurosciences 2010;64:28-37.

72. Keck PE, Jr., Versiani M, Potkin S, West SA, Giller E, Ice K, et al. Ziprasidone in the treatment of acute bipolar mania: a three-week, placebo-controlled, double-blind, randomized trial. The American journal of psychiatry 2003;160:741-748.

73. Potkin SG, Keck PE, Jr., Segal S, Ice K, English P. Ziprasidone in acute bipolar mania: a 21-day randomized, double-blind, placebo-controlled replication trial. Journal of clinical psychopharmacology 2005;25:301-310.

74. Weisler R, Dunn J, English P, editors. Ziprasidone in adjunctive treatment of acute bipolar mania: Double-blind, placebo-controlled trial. In: 55th Psychiatric Services Meeting;2003; Boston, MA, USA.

75. Woo YS, Bahk WM, Jo SH, Yoon BH, Lee JG, Kim W, et al. Effect of initial ziprasidone dose on treatment outcome of korean patients with acute manic or mixed episodes. Psychiatry investigation 2011;8:207-213.

76. Landbloom RL, Mackle M, Wu X, Kelly L, Snow-Adami L, McIntyre RS, et al. Asenapine: Efficacy and safety of 5 and 10mg bid in a 3-week, randomized, double-blind, placebo-controlled trial in adults with a manic or mixed episode associated with bipolar I disorder. J Affect Disord 2016;190:103-110.

77. Berwaerts J, Xu H, Nuamah I, Lim P, Hough D. Evaluation of the efficacy and safety of paliperidone extended-release in the treatment of acute mania: a randomized, double-blind, dose-response study. Journal of affective disorders 2012;136:e51-60.

78. Vieta E, Nuamah IF, Lim P, Yuen EC, Palumbo JM, Hough DW, et al. A randomized, placebo- and active-controlled study of paliperidone extended release for the treatment of acute manic and mixed episodes of bipolar I disorder. Bipolar Disord 2010;12:230-243.

79. Calabrese JR, Kimmel SE, Woyshville MJ, Rapport DJ, Faust CJ, Thompson PA, et al. Clozapine for treatment-refractory mania. The American journal of psychiatry 1996;153:759-764.

80. Green AI, Tohen M, Patel JK, Banov M, DuRand C, Berman I, et al. Clozapine in the treatment of refractory psychotic mania. The American journal of psychiatry 2000;157:982-986.

81. Goodwin GM, Haddad PM, Ferrier IN, Aronson JK, Barnes T, Cipriani A, et al. Evidence-based guidelines for treating bipolar disorder: Revised third edition recommendations from the

British Association for Psychopharmacology. J Psychopharmacol 2016;30:495-553.

82. Fountoulakis KN, Grunze H, Vieta E, Young A, Yatham L, Blier P, et al. The International College of Neuro-Psychopharmacology (CINP) Treatment Guidelines for Bipolar Disorder in Adults (CINP-BD-2017), Part 3: The Clinical Guidelines. Int J Neuropsychopharmacol 2017;20:180-195.

83. Yatham LN, Kennedy SH, Parikh SV, Schaffer A, Bond DJ, Frey BN, et al. Canadian Network for Mood and Anxiety Treatments (CANMAT) and International Society for Bipolar Disorders (ISBD) 2018 guidelines for the management of patients with bipolar disorder. Bipolar Disord 2018;20:97-170.

84. Woo YS, Bahk W-M, Lee JG, Jeong J-H, Kim M-D, Sohn I, et al. Korean Medication Algorithm Project for Bipolar Disorder 2018 (KMAP-BP 2018): Fourth revision. Clin Psychopharmacol Neurosci 2018:in press.

85. Grunze H, Vieta E, Goodwin GM, Bowden C, Licht RW, Azorin JM, et al. The World Federation of Societies of Biological Psychiatry (WFSBP) Guidelines for the Biological Treatment of Bipolar Disorders: Acute and long-term treatment of mixed states in bipolar disorder. World J Biol Psychiatry 2018;19:2-58.

CHAPTER 25

양극성장애 : 우울 삽화

서정석 · 윤보현

양극성 우울증은 단극성 우울증(주요우울장애의 주요우울 삽화는 양극성 우울 삽화와 구별하기 위해 단극성 우울 삽화로도 부른다)과 비교하여 삽화 기간, 임상증상, 가족력, 약물치료의 반응, 특히 항우울제에 대한 치료반응에서 차이를 보이는 등 임상양상이 다르기 때문에,[1] 대부분의 약물치료 지침서에서는 단극성 우울증의 표준 치료약물인 항우울제 단독치료를 양극성 우울증에서는 권장하지 않는다. 그리고 양극성장애의 모든 삽화에 효과적인 단일 약제는 매우 드물다. 이런 점들이 양극성장애, 특히 우울 삽화의 치료를 어렵고 복잡하게 만들고, 나아가 의료비용의 증가와 생산성 저하, 자살 등 높은 사회경제적 부담을 유발시킨다.

양극성 우울증은 복잡한 임상양상을 보이며, 그리고 첫 삽화가 주로 주요우울 삽화로 시작하기 때문에 양극성 우울증으로 확진하기까지 오랜 시간이 걸리며 그동안 치료가 쉽지 않다.[2] 따라서 일관된 치료와 그 효율성을 높이기 위하여 국내외에서 양극성장애 치료지침서를 제작, 개정하고 있다.

여기서는 두 가지 지침서, 즉 2002년에 대한정신약물학회와 대한우울조울병학회가 주관이 되어 국내 최초로 개발되었고,[3] 이후 4년마다 개정돼 2018년에 4번째 개정판을 완료한 국내 전문가 합의 지침서인 한국형 양극성장애 약물치료 지침서Korean medication algorithm project for bipolar disorder(KMAP-BP 2018)[4]와 근거 중심의 Canadian Network for Mood and Anxiety Treatments and International Society for Bipolar Disorders(CANMAT 2018)[5]를 위주로 양극성 우울증의 치료에 대해 기술하고자 한다. 양극성 우울증도 다른 삽화처럼 급성기 치료에는 약물치료와 함께 개인정신치료, 인지행동치료 등의 정신사회치료를 병행해야 하지만 여기서는 약물치료를 위주로 기술한다.

25.1 양극성 우울증의 1단계 약물치료 전략

KMAP-BP 2018에서는 양극성 우울증을 심각도에 따라 경도와 중등도, 정신병적 양상이 없는 심한 우울 삽화, 정신병적 양상을 동반한 심한 우울 삽화로 나누어 1단계 치료 전략을 조사하였다.[4]

경도와 중등도의 우울 삽화의 1단계의 1차 치료 전략으로 lamotrigine, 비정형 항정신병약물 또는 기분조절제 단독치료 또는 lamotrigine과 비정형 항정신병약물, lamotrigine과 기분조절제, 기분조절제와 비정형 항정신병약물의 병합치료를 권장하였다. 정신병적 양상이 없는 심한 우울 삽화에는 비정형 항정신병약물과 lamotrigine, 기분조절제와 비정형 항정신병약물 또는 기분조절제와 lamotrigine의 병합요법을, 그리고 정신병적 양상을 동반한 심한 우울 삽화에서는 기분조절제와 비정형 항정신병약물의 병합치료가 최우선 치료(treatment of choice, TOC, 응답자의 50% 이상이 가장 적절하다고 판단한 치료)였으며,

이와 함께 비정형 항정신병약물과 lamotrigine, 비정형 항정신병약물과 항우울제의 병합치료를 1단계의 1차 치료 전략으로 권장하였다(표 25.1).

CANMAT 2018에서는 quetiapine 단독치료, lurasidone 과 lithium 또는 valproate와의 병합치료를 level 1(좁은 신뢰 구간을 갖는 메타분석 결과의 근거가 있는 경우)으로, lithium, lamotrigine 또는 lurasidone 단독치료와 lamotrigine 과 다른 약물과의 병합치료를 level 2(넓은 신뢰구간을 갖는 메타분석 결과의 근거가 있는 경우)로 권장하였다.[5]

2016년 발표된 영국정신약물학회 지침서British Association for Psychopharmacology Guidelines(BAP 2016)[6] 에서도 처음 치료받는 양극성 우울 삽화 환자에게 quetiapine, lurasidone 또는 olanzapine 사용을 중간 강도(소규모 무작위 대조연구나 관찰연구의 근거가 있는 경우)로 권장하였으며, lamotrigine과 기분조절제와의 병합치료를 고강도(대규모 무작위 대조연구 등의 근거가 있는 경우)로 권유하였다. 그러나 양극성 우울증에서 항우울제 사용 연구 부족을 이유로 단극성 우울증에서의 항우울제 효능을 차용하여 양극성장애에서 항우울제를 처방할 때에는 항조증약과 병합 사용하도록 권장하였으나, 항우울제 단독치료는 권장하지 않았다.

표 25.1 Initial treatment strategies for bipolar depression in 2018

severity of episode	1단계 치료 전략
mild to moderate	MS monotherapy LMT monotherapy AAP monotherapy MS+AAP AAP+LMT MS+LMT
non-psychotic severe	MS+AAP AAP+LMT MS+LMT
psychotic severe	MS+AAP* AAP+AD AAP+LMT

AAP: atypical antipsychotics, AD: antidepressant, LMT: lamotrigine, MS: mood stabilizer

* Treatment of choice

25.1.1 기분조절제

KMAP-BP 2018에서는 1단계 치료에서 선호하는 기분조절제는 단독치료제로서 lithium과 valproate, lamotrigine이 1차 약물이었고, 병합치료에는 lamotrigine이 TOC였으며, lithium과 valproate를 1차 약물로 사용할 수 있도록 권장하였다.[4]

lithium은 양극성 유지기와 조증치료에 승인이 된 가장 오래되고 전통적인 기분조절제이지만, 미국 FDA에서는 양극성 우울 삽화 치료약물로는 승인받지 못했다. 양극성 우울 삽화에서 lithium의 항우울 효과는 quetiapine의 항우울 효과에 비하여 약할 수 있으며, 장기간 사용 시 사구체 여과기능 저하를 일으킬 수 있고, 갑상선에도 영향을 줄 수가 있으므로 정기적으로 신장과 갑상선과 심전도 검사를 해야 한다.[7]

lamotrigine도 양극성 우울 삽화 치료 후 유지치료제로 미국 FDA 허가를 받았으나, 급성 우울 삽화에 대한 허가는 받지 못했다. 그러나 양극성 우울 삽화에 긍정적인 치료효과가 꾸준하게 보고되고 있다. 4개의 단극성 우울증 대상연구, 14개의 양극성 우울증 대상연구 등 총 18개 연구(n=2,152)를 메타분석한 결과, 11개 연구에서 효과크기는 작았지만 위약에 비해 우울증상의 유의한 호전을 보였다(SMD=−0.15, 95% CI=−0.27, −0.02, p=0.02; heterogeneity: p=0.24, I2=22%). 특히 너무 동떨어진 자료가 포함된 한 연구를 제외하고 재분석한 결과 lamotrigine은 위약에 비해 유의하게 높은 치료반응률을 보였고 number needed to treat(NNT)는 7로 계산되어 유용한 것으로 나타났지만 부작용 발생에서는 위약군과 차이가 없었다.[8]

또한 lamotrigine 단독치료와 lamotrigine과 기분조절제 또는 항우울제와 병합치료 간에 유의한 치료반응에도 차이가 없었으며(p=0.98), 단극성과 양극성 우울증을 구분하여 분석한 결과에서도 양군 간에 항우울 효과는 동등하게 나타났다(p=0.60).[8] 또한 CANMAT 2018에서도 급성 양극성 우울 삽화에 대한 4개의 lamotrigine 단독치료 연구 결과가 위약과 비교하여 유의한 차이를 보이지 못했지만, 이 4개 연구를 메타분석한 결과 위약과 비교하여 유의한 차이를 보였으며, 4개 연구의 치료용량이 실제 임상 사용량보다 적은 200mg을 이용했기에 그 효과가 저평가되었을 가능성과 다른 단기 연구결과들의 결과를 종합적으로 판단하여 양극성 우울 삽화에 level 2 권고 수준으로 1차 약물로 권장하였다.[5]

25.1.2 비정형 항정신병약물

KMAP-BP 2018에서 양극성 우울증의 1단계 치료에서 비정형 항정신병약물로는 aripiprazole, quetiapine이 단독치료를 할 때, 그리고 병합치료제로는 quetiapine, olanzapine, aripiprazole을 권장하였다.

비정형 항정신병약물을 포함 양극성장애의 모든 삽화에 허가를 받은 약물은 quetiapine이다. 특히 양극성 우울 삽화에 대한 11개 연구(n=3,488)의 메타분석에서 항우울 효과와 조증 전환 예방 모두에 대하여 유의한 효능을 보였다.[9] 이런 관점에서 양극성 우울증이 아닌 주요우울장애 치료지침으로 발간된 2016년 CANMAT(CANMAT 2016)에서 quetiapine을 2차 항우울제로 분류한 것이 매우 의미가 있고 흥미롭다.[10] 양극성 우울 삽화에 대한 quetiapine의 저용량군(300mg)과 고용량군(600mg)의 반응 차이를 메타분석한 결과 증상 호전, 반응률과 관해율 측면에서 차이가 없었으며, 부작용이 고용량군에서 유의하게 많았다.[11] 이는 quetiapine 300mg이 양극성 우울 삽화 치료에 적정 용량임을 시사한다.

그러나 CANMAT 2018[5]에서는 olanzapine 또는 aripiprazole 단독치료는 급성 우울 삽화의 1차 치료에 포함하지 않았으며, 추가로 2차 치료에 cariprazine과 olanzapine-fluoxetine complex(OFC)를 권장하였다.

모든 약물이 그러하듯 비정형 항정신병약물을 사용할 때에도 효능과 안정성의 균형을 맞추어야 한다. Gao 등[12]은 1980~2014년에 이루어진 양극성 우울증에 대한 비정형 항정신병약물의 효능 연구를 고찰하여 각 약물에 대한 NNT와 number needed to harm(NNH)을 계산하였다. 반응률 NNT는 olanzapine 단독치료가 11~12, OFC가 4, quetiapine IR 단독치료가 7~8, quetiapine XR 단독치료가 4~5, lurasidone 단독치료가 7이었다. 관해 NNT는 각각 11~12, 4, 5~11, 7, 6~7이었으며, NNH는 각각 24, 8~14, 9, 12, 10으로 보고하였다. 양극성 우울 삽화에 대한 다른 연구에서는 OFC와 quetiapine 단독치료 시의 반

응 NNT는 각각 4, 6이지만 OFC의 체중증가 NNH=6, quetiapine의 진정/졸림 NNH=5임에 비해, 최근에 양극성 우울증에 미국 FDA의 사용 승인을 받은 lurasidone은 단독치료의 반응 NNT=5, 다른 약물과의 lurasidone 병합치료의 반응 NNT=7, 그리고 정좌불능증 NNH=15(단독치료), 오심 NNH=16(병합치료)이라고 연구결과를 보고하면서, 효과와 부작용 모두 고려한 '균형 처방'의 관점에서 보면 현재 개발된 약물 중 lurasidone이 가장 효율적인 약물이라고 주장하였다.[13] 즉, NNT가 낮고 NNH가 높은 약을 선택하는 것이 적절하겠다. 그러나 lurasidone은 아직 국내에 시판이 되고 있지 않다.

25.1.3 항우울제

어떠한 항우울제도 양극성 우울증에 허가된 약물은 없다. 따라서 항우울제 단독치료는 피해야 하며 다른 약물과의 병합치료를 하는 것이 바람직하다.

양극성 우울증에 대한 항우울제의 사용에 대한 논란은 오랫동안 지속되어 왔다. 항우울제의 효과 부족, 조증이나 급속 순환으로의 전환 위험성 증가,[14] 자살 위험성 증가 등의 회의적인 주장도 많이 있지만, 반면에 실제로 항우울 효과가 있다거나, 예상보다 조증 전환 위험성이 높지 않고, 조기에 항우울제 사용이 이후의 예후에 도움이 된다는 옹호론도 있는 것이 현실이다.[15] 다만 양극성 우울증에 대한 다양한 항우울제의 단독치료 연구가 제대로 이루어지지 못하기 때문에 직접 비교는 어렵지만, 단극성 우울증과 양극성 우울증에 대한 항우울제 단독치료 효과가 동일하지 않다는 것은 예측해볼 수 있다. 이러한 이유로 인하여 외국의 치료지침서에서는 항우울제 단독치료를 권장하지는 않으며 다른 기분조절제나 비정형 항정신병약물 또는 lamotrigine과의 병합치료를 권장한다.[5] 또한 BAP 2016[6]에서는 장기간 항우울제 사용 시 효능에 대한 근거 부족으로 우울 삽화가 관해가 된 후 12주 이내에 항우울제 중단을 권장하는 것도 항우울제에 대한 조심스러운 입장을 보여준다.

25.1.4 1단계 치료에 효과가 부족할 때 2단계 치료까지 기다리는 시간

KMAP-BP 2018에서 1단계 약물치료를 시작한 후 효과를

기다리는 기간은 비정형 항정신병약물, 기분조절제 또는 lamotrigine 단독치료나 병합치료 모두 약 2~4주를 기다리다가 2단계 약물치료 전략을 고려하여, 이전 조사결과에 비해 기다리는 2014년의 3~6주보다 다소 짧아졌음을 보여준다.[4]

'초기 호전early improvement'은 주요우울장애 환자에서 항우울제 처방 2주 이내에 20% 이상의 증상 호전으로 정의되며, 6,562명의 주요우울장애 환자에서 2주 이내에 '초기 호전'을 보인 환자가 4주 후에도 90%에서 안정적인 치료반응과 92%에서 안정적인 관해로 이어진 결과를 근거로 초기 4주간의 치료반응이 이후의 반응과 관해를 예측할 수 있다는 개념이다.[16] 따라서 치료 초기에 반응이 없으면 과거처럼 기다리기보다는 다음 단계로의 치료 계획을 고려를 빨리 해볼 수 있다. CANMAT 2016에서는 초기 호전 개념을 도입하여 주요우울장애 환자에게 항우울제를 투여하여 2~4주간 효과가 20% 이하로 부족하면 다음 전략을 고려하도록 권장하면서 약물 교체 대신에 우선 사용하던 약물을 증량하도록 권고하고 있다.[10] CANMAT 2018에서도 주요우울장애의 초기 호전 개념을 양극성 우울증에도 도입하여 소개하고 있다.[5]

25.2 양극성 우울증의 2단계 약물치료 전략

KMAP-BP 2018에서는 1단계에서 사용하던 치료가 단독치료 또는 병합치료인지의 여부에 관계없이 사용하던 치료 전략에 (1) 비정형 항정신병약물의 추가나 교체, (2) lamotrigine의 추가나 lamotrigine으로 교체, (3) 정신병적 양상을 동반한 심한 우울증에는 기존의 비정형 항정신병약물에 다른 약을 추가하여 두 가지 비정형 항정신병약물을 사용할 것을 권장하고 있다.[4]

25.3 양극성 우울증의 3단계 약물치료 전략

KMAP-BP 2018에서는 2단계 치료에도 반응이 부적절하

면 clozapine 추가 또는 교체, buspirone, 갑상선호르몬과 정신자극제 추가를 임상 상황에 따라 조심스럽게 고려할 것을 권장하였다.[4]

갑상선호르몬의 경우 초기 약물치료에 반응이 불충분한 양극성 우울증 환자에게 triiodothyronine(T3)을 추가한 3개의 개방연구, 1개의 비교연구, 2개의 이중맹검 연구결과를 살펴본 결과 1개의 이중맹검 연구를 제외하고 호전율이 56~89%를 보여 항우울제나 lithium과 같은 기분조절제에 추가 사용 시 부가적 이득을 기대할 수 있다.[17] 또한 2008년 Cochrane Review에서 우울증상에 modafinil을 제외한 정신자극제의 위약 대비 유의한 호전 효과가 보고되면서[18] 정신자극제 사용을 치료 전략으로 고려해볼 수 있겠지만 아직 양극성 우울 삽화 치료에 정식 허가된 약물이 아니라는 점과 조증 전환 여부 등을 주의 깊게 관찰해야 한다. CANMAT 2018에서는 양극성 우울증의 3단계 치료약물로 modafinil(level 2), n-acetylcycteine(level 2), eicosapentaenoic acid(level 2), promipexol(level 3, 적어도 한 개 이상의 이중맹검 무작위 대조연구의 근거가 있는 경우), levothyroxine(level 3), armodafinil(level 4, 대조군이 없는 연구 또는 전문가 합의 등을 근거로 하는 경우) 사용을 권장하였지만[5] 이에 대한 향후 추가적인 근거 축적이 필요하다.

25.4 치료 저항성 양극성 우울증의 비약물적인 생물학적 치료

KMAP-BP 2018에서는 다양한 약물치료에도 반응이 없는 경우에는 반복적 경두개자기자극술repetitive transcranial magnetic stimulation,TMS, 광치료, 심부뇌 자극술deep brain stimulation, DBS, 미주신경 자극술vagus nerve stimulation, VNS을 고려할 수 있도록 권장하였다.[4]

25.4.1 반복적 경두개자기자극술rTMS

연구 초기에는 주로 단극성 우울증에 대한 효과를 연구하였지만, 이후 양극성 우울증, 강박장애, 파킨슨병 등의 운동장애, 투렛장애, 조현병, 인지기능저하 및 치매 등에서도 치료결과가 발표되고 있다.[19] 특히 양극성 우울증

에 대한 효과를 살펴본 19개의 무작위 대조군 연구(n = 161)를 체계적으로 고찰한 결과, 겉보기 rTMS에 비하여 치료 rTMS가 NNT는 6으로 유의한 임상 반응을 보였다 (47/106, 44.3%, vs. 19/75, 25.3%; 95% CI: 0.06~0.30, p<0.01). 좌-우측 자극으로 나누어 비교해보면 왼쪽 겉보기 rTMS(1/15, 6.6%)에 비하여 우측 배외측 전전두엽의 자극 반응률이 더 높았으며(9/15, 60%), 이때 NNT는 3이었다. 왼쪽 배외측 전전두엽을 자극하는 rTMS(33/68, 48.5%)도 겉보기 rTMS(15/50, 30.0%)에 비하여 유의한 반응률(95% CI: 0.00~0.31, p<0.05)을 보였으며 이때의 NNT는 7(95% CI: 4~112)이었다.[20]

국내에서 주요우울장애에 대한 rTMS 치료 현황을 조사한 결과, 국내 기분장애 전문가 79명 중에 86%가 주요 우울장애 치료에 rTMS를 고려하고 있으며, 31.6%가 실제 치료에 사용하고 있다고 답하였다.[21]

최근에 발표된 광치료 연구에서 32명의 양극성 우울증 환자를 1만 룩스 치료군과 500룩스 이하 치료군으로 나누어 오전에 30분씩 2주 동안 광치료를 시행한 결과, 1만 룩스 군에서 반응률과 관해율이 81%, 44%로, 500룩스 미만 군의 19%, 12.5%에 비하여 유의한 치료반응을 보였으며, 양군 간에 부작용 발생 차이는 없어 밝은 조도의 광치료가 더 효과적이었다.[22] 계절성 단극성 우울증에서 효과적으로 알려진 광치료가 양극성 우울증에서도 도움이 될 것으로 보인다.

25.4.2 전기경련치료ECT

KMAP-BP 2018에서는 전기경련치료electroconvulsive therapy, ECT는 충분한 약물치료 후에 적용을 고려하는 것이 일반적이나 치료 초기에 증상이 매우 심하거나 자살의 위험이 높거나 신체적 질환이 동반되어 빠른 호전을 기대

하는 경우에 약물치료의 단계에 관계없이 언제라도 임상가의 판단에 따라 시행할 수 있도록 권장하였다.[4]

초기의 ECT 연구는 대부분 단극성 우울장애 환자를 대상으로 하였으나 양극성 우울증에서도 그 효과가 입증되고 있다. 최근 연구결과를 보면, 500명의 양극성장애 환자에게 ECT를 시행하여 344명(68.8%)이 치료반응을 보였고, 156명(31.2%)은 반응을 보이지 않았다. 아형별로 반응률을 보면 양극성 우울증에는 68.1%, 혼재성 상태 72.9%, 조증 75%, 강직을 보이는 양극성 환자에서는 80.8%의 반응률을 보였다.[23]

국내 기분장애 전문가 79명 중에서 92%가 주요우울장애 치료에 ECT를 고려하고 있으며, 46.8%가 실제 치료에 사용하고 있다고 조사에 답하였다.[21]

25.5 맺음말

양극성장애는 증상기의 대부분이 우울증상을 보이지만 단순 우울증 치료방법으로 적절한 치료를 하기에 매우 까다로운 질병이다. 양극성 우울증과 단극성 우울증은 임상양상이나 약물치료 반응과 그 예후가 다르다. 그럼에도 불구하고 양극성 우울증의 기준은 주요 우울 삽화의 진단기준을 그대로 차용하고 있으며, 단극성 우울증에서의 항우울제 효과를 차용하여 양극성 우울증에 사용하는 경향이 있고, 소수의 약물만이 양극성 우울증에 허가를 받고 있기 때문이다.

앞으로 양극성 우울증에 특이적으로 효과적인 약물과 치료 전략이 개발될 때까지 임상의는 환자의 고통을 경감시키고 삶의 질을 향상하기 위하여 현재 사용 가능한 다양한 전략으로 적절하고 주의 깊은 치료를 해야 할 것이다.

참고문헌

1. Bahk WM, Min KJ. Textbook of Depressive Disorder. Seoul, Sigma press; 2012. p. 267-282.
2. Bahk WM, Min KJ. Textbook of Depressive Disorder. Seoul, Sigma press; 2012. p. 267-282.
3. Bahk WM, Shin YC, Jon DI, Yoon BH, Kim DJ, Ahn YM, et al. Korean medication algorithm for bipolar disorder (I). Korean J Psychopharmacol 2002;13:205-221.
4. Seo JS, Bahk WM, Yoon BH, Jon DI, Kim W, Lee JG, et al. Korean medication algorithm for bipolar disorder 2018: Depressive episode. Mood Emot 2018;16:57-68.

5. Yatham LN, Kennedy SH, Parikh SV, Schaffer A, Bond DJ, Frey BN, et al. Canadian Network for Mood and Anxiety Treatments (CANMAT) and International Society for Bipolar Disorders (ISBD) 2018 guidelines for the management of patients with bipolar disorder. Bipolar Disord 2018; 20(2):97-170.

6. Goodwin GM, Haddad PM, Ferrier IN, Aronson JK, Barnes T, Cipriani A, et al. Evidence-based guidelines for treating bipolar disorder: Revised third edition recommendations from the British Association for Psychopharmacology. J Psychopharmacol 2016;30(6):495-553.

7. Won E, Kim YK. An oldie but goodie: Lithium in the treatment of bipolar disorder through neuroprotective and neurotrophic mechanisms. Int J Mol Sci 2017;18(12),E2679

8. Solmi M, Veronese N, Zaninotto L, van der Loos ML, Gao K, Schaffer A, et al. Lamotrigine compared to placebo and other agents with antidepressant activity in patients with unipolar and bipolar depression: a comprehensive meta-analysis of efficacy and safety outcomes in short-term trials. CNS Spectr 2016;21(5):403-418.

9. Suttajit S, Srisurapanont M, Maneeton N, Maneeton B. Quetiapine for acute bipolar depression: a systematic review and meta-analysis. Drug Des Devel Ther 2014;8:827-838.

10. Kennedy SH, Lam RW, McIntyre RS, Tourjman SV, Bhat V, Hasnain M, et al. Canadian Network for Mood and Anxiety Treatments (CANMAT) 2016 Clinical Guidelines for the Management of Adults with Major Depressive Disorder: Section 3. Pharmacological Treatments. Can J Psychiatry 2016;61(9):540-560.

11. Bartoli F, Dell'Osso B, Crocamo C, Fiorillo A, Ketter TA, Suppes T, et al. Benefits and harms of low and high second-generation antipsychotics doses for bipolar depression: A meta-analysis. J Psychiatr Res 2017;88:38-46.

12. Gao K, Yuan C, Wu R, Chen J, Wang Z, Fang Y, et al. Important clinical features of atypical antipsychotics in acute bipolar depression that inform routine clinical care: a review of pivotal studies with number needed to treat. Neurosci Bull 2015;31(5):572-588.

13. Ketter TA, Miller S, Dell'Osso B, Calabrese JR, Frye MA, Citrome L. Balancing benefits and harms of treatments for acute bipolar depression. J Affect Disord 2014;169 Suppl 1:S24-S33.

14. El-Mallakh RS, Vöhringer PA, Ostacher MM, Baldassano CF, Holtzman NS, Whitham EA, et al. Antidepressants worsen rapid-cycling course in bipolar depression: A STEP-BD randomized clinical trial. J Affect Disord 2015;184:318-321.

15. Bahk WM, Jon DI. Understanding and treating the bipolar disorder. Seoul, Sigma press; 2012. p. 477-491.

16. Szegedi A1, Jansen WT, van Willigenburg AP, van der Meulen E, Stassen HH, Thase ME. Early improvement in the first 2 weeks as a predictor of treatment outcome in patients with major depressive disorder: a meta-analysis including 6562 patients. J Clin Psychiatry 2009;70(3):344-53.

17. Parmentier T, Sienaert P. The use of triiodothyronine (T3) in the treatment of bipolar depression: A review of the literature. J Affect Disord 2018;229:410-414.

18. Candy M, Jones L, Williams R, Tookman A, King M. Psychostimulants for depression. Cochrane Database Syst Rev 2008;2:CD006722.

19. Bahk WM, Min KJ. Depression Seoul, Sigma press; 2012. p. 204-207.

20. McGirr A, Karmani S, Arsappa R, Berlim MT, Thirthalli J, Muralidharan K, et al. Clinical efficacy and safety of repetitive transcranial magnetic stimulation in acute bipolar depression. World Psychiatry 2016;15(1):85-86.

21. Seo JS, Bahk WM, Wang HR, Woo YS, Park YM, Jeong JH, et al. Korean medication algorithm for depressive disorders 2017: Third revision. Clin Psychopharmacol Neurosci 2018;28;16(1):67-87

22. Yorguner KN, Bulut NS, Carkaxhiu BG, Kurt E, Kora K. Efficacy of bright light therapy in bipolar depression. Psychiatry Res 2017 Dec 12;260:432-438.

23. Perugi G, Medda P, Toni C, Mariani MG, Socci C, Mauri M. The Role of Electroconvulsive Therapy (ECT) in Bipolar Disorder: Effectiveness in 522 Patients with Bipolar Depression, Mixed-state, Mania and Catatonic Features. Curr Neuropharmacol 2017;15(3):359-371.

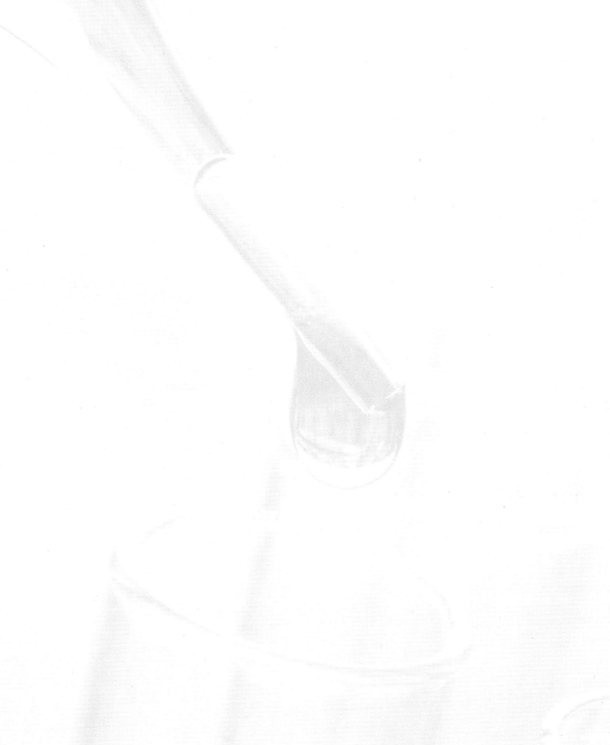

CLINICAL NEUROPSYCHOPHARMACOLOGY

CHAPTER 26

공황장애

이경욱 · 제영묘

공황장애panic disorder는 전 세계 인구의 1.6~2.2%가 이환되는 흔한 정신질환이다.[1] 국내 전국 조사에서 공황장애 평생유병률은 0.4%, 남자 0.07%, 여자 0.72%였고, 1년 유병률은 0.19%, 남자 0.07%, 여자 0.29%였다.[2] 일반적으로 여자가 남자보다 2~3배 많으며, 호발 연령은 젊은 성인으로 평균 발병 연령은 25세(20~29세)이나 어떤 나이에도 발병할 수 있다. 위험요인으로는 나이(청장년), 여성, 사회경제적 자원의 결핍, 흡연, 알코올 문제, 부모의 정신질환, 생애 초기 외상적 사건이나 학대, 불안성 기질, 최근의 이혼이나 이별과 같은 스트레스 사건 등이 있다.[3]

공황장애는 갑작스러운 심한 불안발작과 이에 동반되는 죽을 것 같은 두려움을 특징으로 하는 질환이다. 환자는 또다시 공황발작panic attack이 나타나는 것에 대한 예기불안anticipatory anxiety, 공황발작이 생길 만한 상황에 대한 회피를 특징적으로 보인다. 공황발작은 자율신경계 증상 autonomic symptoms 및 공황발작으로 인하여 파국적 결과가 초래될 것이라는 인지가 특징적이다. 이런 증상으로 인하여 공황장애 환자는 응급실을 흔하게 많이 이용하며, 불안 반응으로 나타나는 신체 증상으로 인하여 심장내과, 호흡기내과에서 검사와 입원을 반복하는 경향이 있다.

공황장애는 DSM-III가 되면서 불안신경증anxiety neurosis을 공황장애와 범불안장애로 분리하면서 정식으로 명명되었다. DSM-III에서 공황장애는 12개의 증상 중에서 최소 4개의 증상이 갑작스럽게 발생하는 최소 3번의 공황발작이 3주 내에 일어나야 한다. 공황발작이 없는 광장

공포증은 공황발작이 있는 광장공포증과 개념적으로 다르다고 보아 독립된 진단을 내릴 수 있게 하였다. DSM-5에서 공황장애는 반복적인 예상하지 못한 공황발작이 최소 한 번 이상 있고, 다시 공황발작이 올 것에 대한 지속적 걱정, 공황발작의 결과에 대한 걱정, 또는 공황발작과 관련된 부적응적인 행동(예 : 직장이나 학교 결근)이 있으면 진단된다. 공황발작은 물질, 약물 또는 의학적 상태로 인한 것이 아니어야 한다. DSM-5에서는 문화특이적 증상(예 : 목 통증, 통곡)을 기술하고 있는데, 이들 증상은 진단기준에는 포함시키지 않는다. 다른 정신질환으로 더 잘 설명된다면 공황장애는 진단되지 않는다.

ICD-9에서는 공황발작, 공황장애, 공황상태의 불안상태anxiety state와 광장공포증, 동물공포증animal phobia, 불안히스테리anxiety hysteria, 폐소공포증claustrophobia, 미분류 공황증phobia, NOS의 공포상태phobic state로 분류하였다. ICD-10에서도 공황장애와 광장공포증을 동등하게 분리된 상태로 유지하였다.

DSM-5의 공황장애의 진단기준은 표 26.1에 기술되어 있다.

26.1 생물학적 원인론

공황장애의 생물학적 원인으로는 유전적 요인, 가성질식 알림가설, 공황유발인자, 신경회로 모델, 신경화학적 이상

표 26.1 DSM-5 공황장애 진단기준

공황장애
A. 예상하지 못한 반복적 공황발작

B. 적어도 1회 이상의 발작 이후에 1개월 이상 다음 중 한 가지 이상의 조건을 만족
  1. 추가적인 공황발작이나 그에 대한 결과(예 : 통제를 잃음, 심장발작을 일으킴, 미치는 것)에 대한 지속적인 걱정
  2. 발작과 관련된 행동으로 현저하게 부적응적인 변화가 일어남
    (예 : 공황발작을 회피하기 위한 행동으로 운동이나 익숙하지 않은 환경을 피하는 것 등)

* 공황발작은 극심한 공포와 고통이 갑작스럽게 발생하여 수분 이내에 최고조에 이르러야 하며, 그 시간 동안 다음 중 네 가지 이상의 증상이 나타남

1. 심계항진, 가슴 두근거림 또는 심장박동 수의 증가
2. 발한
3. 몸이 떨리거나 후들거림
4. 숨이 가쁘거나 답답한 느낌
5. 질식할 것 같은 느낌
6. 흉통 또는 가슴 불편감
7. 메스꺼움 또는 복부 불편감
8. 어지럽거나 불안정하거나 멍한 느낌이 들거나 쓰러질 것 같음
9. 춥거나 화끈거리는 느낌
10. 감각이상(감각이 둔해지거나 따끔거리는 느낌)
11. 비현실감(현실이 아닌 것 같은 느낌) 혹은 이인증(나에게서 분리된 느낌)
12. 스스로 통제할 수 없거나 미칠 것 같은 두려움
13. 죽을 것 같은 공포

등이 알려져 있다.

유전적 요인으로 공황장애가 있는 일차친족에서 다른 정신질환이 있는 일차친족보다 공황장애의 위험은 4~8배 증가하였다. 이란성 쌍생아보다 일란성 쌍생아에서 공황장애의 일치율이 증가하는 것은 유전적 요인을 시사한다.

가성질식알림가설false suffocation alarm theory은 Klein에 의하여 제기되었는데, 이산화탄소에 대한 비정상적인 민감성으로 인하여 질식 감시기suffocation monitor가 정상적인 생리적 상태인데도 산소가 부족하다는 잘못된 신호를 발생시키고 질식경고시스템을 활성화시킴으로써 호흡곤란과 과호흡 등 공황발작을 일으킨다는 이론이다.[4] 이 이론은 공황장애 환자들이 이산화탄소 유발 검사에 공황증상을 일으키는 결과를 보임으로써 뒷받침되었다. Klein은 이 가설을 확장하여 내인성 아편유사제 조절곤란 endogenous opioid dysregulation이 CO_2 감수성, 소아기 부모의 상실로 인한 분리불안 및 공황발작을 증가시킨다고 보았다.[5]

공황발작을 유발하는 물질 또는 공황유발인자들은 대부분의 공황장애 환자에게 공황발작을 유발한다. 호흡기계 공황유발인자로는 이산화탄소, 고삼투압 젖산hyperosmolar sodium lactate, 중탄산염bicarbonate이 있고, 신경화학적 공황유발인자로는 yohimbine, isoproterenol, mCPPmeta-chlorophenylpiperazine, flumazenil, cholecystokinin, caffeine 등이 있다. 이들은 호흡기계를 자극하고 산-염기 불균형을 초래하여 공황발작을 유발한다.[6]

뇌영상연구가 발달하면서 신경회로 모델이 제시되었는데, 기능적 뇌영상연구에서 감정생성영역emotion generation area의 과활성화와 감정조절영역emotion regulation area의 기능이상으로 특징지어지는 공포조절회로fear regulation circuit의 이상이 시사된다. 불안장애에 공통적으로 편도amygdala, 전대상피질anterior cingulate cortex, 해마hippocampus의 변화가 관여하는데, 위협자극에 대한 편도의 과활성화, 해마의 과활성화, 위협자극에 대한 등쪽 전대상피질의 과활성화 등이 일관되게 보고되고 있다. 기능적 뇌연결성 연구에서는 감정을 생성하는 부위인 섬엽과 대뇌피질의 조절영역인 내측전전두엽, 입쪽 전대상회rostral ACC의 연결성의 저하를 보인다.[7] 공황장애 환자에서의 뇌회로의 이상은 편도 및 측두엽의 용적 감소, 내측두엽의 크레아틴 및 인산화크레아틴 대사물의 감소, 편도, 해마, 시상 및 뇌간 당대사의 감소 등이다. 물론 이러한 뇌회로의 변화는 공황장애에 특이적이지는 않고 다른 불안장애에서도 보인다는 문제가 있어 더 연구가 필요한 실정이다. 많은 연구에서 편도 및 해마 주변부에서 벤조디아제핀 수용체 밀도의 감소가 보고되었는데, 일부에서 5HT1A 수용체의 저하도 보고되었다.

신경화학적 이상 모델은 중추신경계의 노르아드레날린, 세로토닌, GABA 시스템의 이상이 공황장애와 관련 있는 모델이다. 공황장애 병태생리에서 세로토닌 모델은 잘 받아들여지고 있는데, 공황 억제 시스템의 이상으로 공황장애의 병태생리를 설명하는 근거들이 있다. 첫째, 항우울제는 시냅스후 세로토닌 수용체의 과활성을 하향조절함으로써 항공황 효과를 발휘한다. 둘째, 복외측 솔기핵 ventrolateral dorsal raphe nuclei, DRVL 및 복외측 수도관주위회백질ventrolateral periaqueductal gray, VLPAG에 있는 세로토닌 신경원이 배측 수도관주위회백질dorsal periaqueductal gray이 유발한 공황 반응을 억제한다. 셋째, 상황과 관련된 공포가 편도의 중심핵 DRVL/VLPAG 회로를 활성화시켜 동결반응과 회피 반응을 억제하는 데 관여한다. 넷째, DRVL/VLPAG 세로토닌 신경원은 중추 화학수용체로 젖산 나트륨과 이산화탄소 같은 공황유발물질에 대한 행동적 심호흡기 반응을 매개한다.[8]

공황장애 환자들에서 중추 노르아드레날린계의 과민성이 제시되었는데, 과민한 청반locus ceruleus과 중추신경계 노르아드레날린 시스템이 공황발작을 유발한다. yohimbine은 선택적 α2 아드레날린성 길항제로 중추와 말초 노르아드레날린 유출을 증가시킨다. yohimbine을 공황장애 환자에 투여했을 때 공황발작이 유발된다. 반면 α2 아드레날린성 효현제인 clonidine은 항불안효과가 있다.

GABA는 주요 억제성 신경전달물질로 공황을 유발하는 perifornical hypothalamus와 배측 수도관주위회백질 영역을 억제한다.[9] 공황장애에서는 억제성 GABAergic tone이 감소한다고 알려져 있다. 벤조디아제핀은 GABA 활성을 증가시켜 항공황 효과를 나타낸다.

26.2 공황장애의 치료

공황장애의 치료는 공황발작의 빈도 및 강도를 줄이는 것뿐만 아니라, 예기불안 및 광장공포에 의한 회피를 줄임으로써 증상의 완전한 관해를 통해 병전 기능 상태로 회복하는 것을 목표로 한다.

26.2.1 일반적 접근

(1) 치료관계의 형성

공황장애 환자는 증상 자체에 대해 불안이 높은 상태에서 병원을 방문할 뿐만 아니라 치료에 대해서도 불안을 나타낸다. 특히 치료 초기에는 약물 부작용에 대한 두려움이 크고, 치료가 진행되어 광장공포로 인하여 회피하는 상황에 노출하도록 치료자가 시도할 경우에 대해 저항한다. 따라서 치료에 대한 환자의 선호도와 걱정에 대한 주의 깊은 평가를 통하여 환자와 치료관계를 형성하는 것이 매우 중요하다. 치료 초기에 환자가 알아들을 수 있는 쉬운 말로 공황장애와 치료에 대해 교육하는 것이 치료 순응도를 증가시키고 결국 치료 목표를 달성하는 데 도움을 줄 것이다.

(2) 정신과적 의학적 질환에 대한 평가

일반적으로 공황장애는 다른 정신질환과 흔히 동반되고, 내과적 질환이 공존할 수 있으므로, 환자가 복용하고 있는 다른 약물(향정신약물, 내외과에서 처방받거나 약국에서 구입한 약물, 다이어트 약물 등)에 대해 파악할 뿐만 아니라, 카페인 같은 공황증상을 유발할 수 있는 물질을 얼마나 많이 자주 복용하는지 파악하고 필요시 조정할 수 있도록 한다. 감별해야 할 의학적 상태로는 심혈관, 호흡기, 신경학적 및 내분비 질환 등이 있다. 심장센터 환자 중 약 1/3에서 공황장애가 있으며, 공황장애 환자의 약 21%에서 심장이상이 발견된다. 과민성대장증후군은 자율신경계증상, 예기불안, 회피행동 등의 측면에서 공황장애와 비슷한데, 공황장애 환자의 약 7~46%에서 발견된다. 갑상선기능항진증, 반응성 저혈당증, 크롬친화세포종pheochromocytoma, 복합부분발작complex partial seizures으로 인하여 드물게 발생할 수 있다.

(3) 기능장애의 심한 정도와 영역의 평가

공황장애는 직업, 학교, 가정, 사회적 관계의 다양한 영역에 악영향을 끼치므로 이러한 영역에 얼마나 심한 기능 제한을 일으키는지 평가할 필요가 있다. 예를 들어 환자는 광장공포로 인하여 심한 경우 지하철이나 버스 같은 대중교통을 피하므로 직장에 출근하는 데 지장을 받기도 하고, 친구와의 약속을 피하기도 한다. 치료계획은 이러한 기능장애를 최소화하는 데 목표를 둔다.

(4) 환자의 안전 확보

공황장애 환자는 죽음에 대한 강한 공포를 가지고 있지만, 공황발작 증상이 견디기 힘들기 때문에 흔히 자살사고를 경험하게 된다. 메타연구에서 공황장애는 자살 사망률을 10배 증가시키는 것으로 알려져 있다[10]. 특히 알코올사용장애, 우울증, 양극성장애 동반 시 주의가 필요한데, 동반장애를 동시에 치료하면서 필요하다면 환자의 안전을 확보하기 위해 입원치료를 고려해야 한다. 자살사고와 관련된 정신과적 증상(초조, 무망감, 공격성, 충동성, 기분장애, 물질관련장애)에 대해 평가하고, 자살시도의 과거력 및 가족력, 현재 스트레스, 보호요인, 자살사고의 정도, 자살계획 등에 대해 구체적으로 평가할 필요가 있다. 항우울제는 25세 이하의 청소년에게 자살사고와 행동을 증가시킬 수 있으므로 치료 초기에 유의하게 관찰해야 한다.

(5) 환자 교육

치료 초기 환자와의 면담에서 공황장애의 증상과 약물치료의 부작용에 대해 교육하는 것이 매우 중요하다. 환자들이 흔히 생각하듯 공황장애 증상이 생명을 위협하는 상태가 아니고 불안의 신체적 정신적 반응일 뿐이라고 교육하는 것이 환자를 안심시키는 데 도움이 된다. 병태생리에 대한 신경해부학적 모델 그림을 보여주면서 질환이 생기는 이유와 치료를 통해서 공포회로가 어떻게 안정되는지 의학적 모델로 설명해주는 것이 환자가 질환을 쉽게 받아들일 수 있게 해준다. 또한 약물치료로 증상이 어떤 경과를 거치면서 호전될 것인지, 어떤 약물 부작용이 예상되는지 미리 알려줌으로써 치료 순응도를 향상시킬 수 있다. 운동, 수면습관, 카페인, 담배, 술 등 공황장애를 악화시킬 수 있는 물질을 조절하도록 권고한다.

26.2.2 치료방법의 선택

어떤 치료방법을 선택할지는 일반적인 약물치료 원칙과 크게 다르지 않은데, 환자의 선호도, 이전 치료약물의 반응 이력, 공존하는 정신과적 내외과적 질환, 비용, 부작용, 약물 상호작용 등을 고려한다. 다양한 약물치료 및 심리치료 전략이 공황장애 치료에 효과적인데, 선택적 세로토닌 재흡수 억제제selective serotonin reuptake inhibitors, SSRI, 세로토닌 노르에피네프린 재흡수 억제제serotonin-norepinephrine reuptake inhibitors, SNRI, 삼환계 항우울증tricyclic antidepressants, TCA, 벤조디아제핀benzodiazepines, BDZ 또는 인지행동치료가 초기 치료로 추천된다. TCA는 약물 부작용의 부담이 크고 BDZ는 약물 의존성과 인지기능저하가 문제가 되므로 대개 2차 치료제로 선택된다[11]. 한편, SSRI 치료 시 첫 주 동안 고역가 BDZ(alprazolam, clonazepam 등) 저용량을 같이 투여하는 것이 도움이 되는데, 환자를 빨리 안정시키고 첫 주 동안 반응률을 높일 수 있으며, SSRI 치료 초기에 나타나는 불안의 악화를 줄이는 데도 도움이 된다.[12]
2018년에 발간된 한국형 공황장애 치료지침서 개정판

(그림 26.1)에 따르면 초기 치료 전략으로 광장공포증 공존 유무에 관계없이 항우울제+BDZ계 항불안제+인지행동치료의 병용치료가 최우선 치료로 추천된다. 국내 정신건강의학과 의사들은 초기 약물치료 전략으로 광장공포증이 공존하는 경우는 항우울제+BDZ계 항불안제 병용치료를 최우선 치료로 합의한 반면, 광장공포증이 공존하지 않는 공황장애 단독의 경우에는 최우선 치료의 일치도는 없으나 항우울제+BDZ계 항불안제 병용치료와 함께 항우울제 단독치료도 1차 치료로 선택하였다. 유지치료 전략으로는 광장공포증 공존 유무에 관계없이 항우울제+인지행동치료의 병용치료를 최우선 치료로 합의하였다. 유지 약물치료 전략으로 광장공포증이 공존하지 않는 경우에는 항우울제 단독치료를 최우선 치료로 합의한 반면, 광장공포증이 공존하는 경우에는 최우선 치료의 일치도는 없으나 항우울제 단독치료와 함께 항우울제+BDZ계 항불안제 병용치료도 1차 치료로 선택하였다.

공황장애 환자들은 일반적으로 약물 부작용에 민감하기 때문에 SSRI, SNRI, TCA 등의 약물은 보통 표준 시작 용량의 절반 정도 저용량으로 시작하여 수일에 걸쳐 천천히 목표 용량까지 증량한다. 내약성이 확보되면 충분한 용량을 사용하는 것이 치료에서 중요한데, 목표 용량까지 증량하지 않고 저용량을 계속 사용하는 것은 부분적 치료반응 또는 무반응의 중요한 요인이기 때문이다.

정신건강의학과 의사가 약물치료의 부작용에 대해 잘 알고 이를 적절히 조절하는 것이 치료 순응도를 높이는 데 기여한다. 각 약물의 부작용에 대해서는 이 장의 후반부에 각각의 약물에 대해 구체적으로 기술된 부분을 참조하면 된다.

약물 간 상호작용도 고려해야 하는데, SSRI 중 fluoxetine, fluvoxamine, paroxetine 같은 약물은 cytochrome P450 시스템을 통하여 대사되므로 다른 약물과 상호작용에 유의한다. 진정작용을 유발하는 약물을 같이 사용할 경우(TCA, BDZ, 또는 pregabalin)에는 졸림, 운동반응 속도의 저하를 유발하므로 운전이나 위험한 기계를 다룰 때 주의하도록 환자를 교육한다.

각 약물의 시작 용량, 치료용량, 부작용, 대사/약물 상호작용 등은 표 26.2에 정리되어 있다.

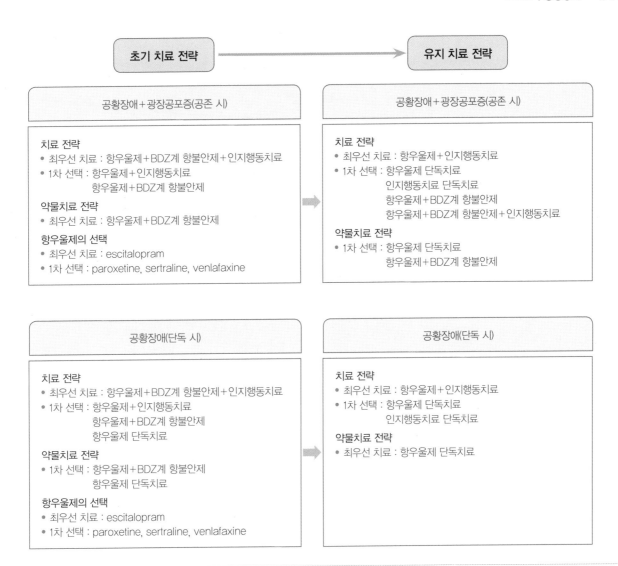

그림 26.1 한국형 공황장애 치료지침서 개정판 (2018)

26.2.3 치료반응의 평가

공황발작의 빈도와 강도, 예기불안의 정도, 광장공포에 의한 회피의 정도, 공황장애 증상으로 인한 괴로움의 정도 등을 관찰하면서 치료반응을 평가한다. 치료가 효과적이라면 호전되는 영역 간에 차이는 있을지라도 증상이 점차 나아질 것이다. 우울증이나 다른 불안장애 같은 공존질환에 대해서도 주기적으로 호전 정도를 평가할 필요가 있다. 평가척도를 이용하는 것도 도움이 된다.

약물치료에 대한 반응은 환자마다 큰 차이를 보일 수 있는데, 좋지 않은 치료반응의 예측 요인은 긴 질병 이환기간, 광장공포증 증상, 인격장애, 높은 불안민감도, 우울증의 공존, 회피 적응 전략 등이 알려져 있다.[13,14]

26.2.4 치료반응이 불충분할 경우

공황장애 증상이 치료에 잘 반응하지 않는 경우 우선 정확한 진단, 치료 순응도, 치료용량 및 기간 등을 평가해야 한다. 또한 공황증상에 영향을 주는 공존하는 내과적 질환, 정신과적 질환, 치료동맹, 정신사회적 스트레스 등도 평가해야 한다. 환자들이 커피나 알코올 등을 지속적으로 과다하게 섭취하는 경우도 흔하기 때문에 임상가는 이에 대한 평가도 놓치지 말아야 한다.

4~6주간의 충분한 치료에도 반응이 없거나 불충분한 반응을 보이면 다른 치료 전략을 선택하는데, 다른 약물을 추가하거나 인지행동치료를 추가하는 등의 부가 전략이나 다른 약물이나 치료법으로 변경하는 변경 전략을 사

표 26.2 공황장애에 사용되는 약물별 용량 및 작용

	시작용량(mg/day)	치료용량(mg/day)	부작용
SSRIs			
citalopram	10	20~40	초조, 구역, 안절부절못함, 두통, 피로, 식욕 감소, 체중증가,
escitalopram	5~10	10~20	진전, 발한, QTc 지연, 성기능장애, 설사, 변비, 위장관 출
fluoxetine	10~20	20~40	혈, 골다공증
fluvoxamine	25~50	100~200	
paroxetine	10	20~60	
paroxetine CR	12.5	25~50	
sertraline	25~50	100~150	
SNRIs			
duloxetine	20~30	60~120	구역, 입마름, 변비, 식욕 감소, 불면, 졸리움, 진전 및 성기
venlafaxine	37.5	75~225	능장애, 고혈압
TCAs			
imipramine	10~25	75~250	항콜린 부작용, 졸림, 어지러움, 심혈관계 부작용, 체중증
clomipramine	10~25	75~250	가, 구역, 두통, 성기능장애
desipramine	25~50	100~200	
nortriptyline	25	50~150	
Benzodiazepines			
alprazolam	0.75~1.0	1.5~8	졸림, 피로, 실조증, 어눌한 발음, 기억력장애, 낙상, 골절
lorazepam	1.5~2.0	4~8	
clonazepam	0.5~1.0	1~4	
MAOIs			
phenelzine	10	40~90	초조, 불면, 입마름, 두통, 어지러움, 위장장애, 구역
moclobemide	150	300~600	

용할 수 있다. 부분적 반응을 보일 때 첫 번째로 고려할 수 있는 전략은 용량을 증가시키는 것이다. 충분한 용량을 사용하였다면, 다른 약물을 추가하는 것이 일반적으로 선호된다. 잔존 증상이 있을 경우 벤조디아제핀을 항우울제에 추가할 수 있다. 1차 및 2차 선택약물이 실패한 경우 gabapentin, second-generation antipsychotics 등의 치료를 시도해볼 수 있다.

2차 치료제에 반응이 없는 경우에는 다른 1차 치료약물로 바꾼다. 한 연구에서 2주 이내 반응이 없는 경우 4주 이후에 치료에 반응할 확률이 20% 이하이기 때문에 조기에 약물을 교체하는 것도 고려해볼 수 있다.

26.2.5 치료의 유지 및 종료

공황장애는 재발을 잘하는 만성적 경과를 보이는 질환이므로, 증상의 관해가 이루어지고 난 후에도 약 6~12개월 정도 유지치료를 하는 것이 좋다. 유지치료 시에는 급성기 치료에서 효과가 있었던 것과 같은 용량을 유지한다. 약물을 중단할 때 불안증상이 재발하거나, 증상이 심한 경우, 또는 환자의 병력이 장기적인 치료가 필요할 경우에는 12개월 이상을 치료할 수도 있다.[15,16]

치료를 종결하기 전 증상이 안정된 기간, 정신사회적 스트레스의 유무, 약물치료 중단에 대한 환자의 기대 정도 등을 평가한다. 치료를 종료할 경우에는 수주에서 수개월에 걸쳐서 서서히 약물을 감량하는데, 금단증상을 피할 수 있고, 초기 재발 징후를 확인할 수 있는 장점이 있다. 다만 환자가 임신을 했거나 다른 이유로 빨리 약물을 중단하기를 원한다면 그렇게 할 수도 있다. 환자에게 약물치료를 중단할 때 생길 수 있는 가능한 금단증상 및 공황증상의 재발에 대해서도 교육하고, 추가 외래 방문을 통해서 변화가 있는지를 관찰한다.

26.3 항우울제

26.3.1 선택적 세로토닌 재흡수 억제제SSRI

SSRI에는 fluoxetine, sertraline, paroxetine, fluvoxamine, citalopram 및 escitalopram이 있는데, 공황장애에 효과적이며 부작용이 적어 1차 치료제로 추천된다. 우울증이나 강박증 등의 다른 불안장애에도 효과가 있으므로, 이들 질환과 공존할 때 우선 추천된다. SSRI 간에 효과는 차이가 없으나 부작용, 약물 상호작용 및 반감기에 차이가 있으므로 환자의 증상과 약물의 특성을 고려하여 약을 처방한다.[17]

일부 환자들은 약물 투여 초기에 불안, 초조, 안절부절못함 등이 오히려 악화될 수 있으므로, 적은 용량으로 시작하는 것이 좋다. SSRI는 공황발작 증상은 빠르게 호전시키지만, 예기불안이나 공포증적 회피증상까지 호전시키지는 못할 수도 있다.

SSRI의 흔한 부작용으로는 입마름, 소화불량, 두통, 발한, 설사, 구역, 구토, 성기능장애, 진전, 졸림, 불면, 무력감 등이 나타날 수 있다. 초기 부작용은 일시적으로 대개 1~2주 지속되고 이후 호전된다. 이 외에도 추체외로 부작용, 상부 위장관계 출혈, 65세 이상 남성에서 뼈 미네랄 감소, 노인 여성에서 고관절 뼈 소실 및 골절, 25세 이상에서 자살사고의 증가 등의 부작용이 있다.

부작용의 생물학적인 기전이 알려져 있는데[18] 구역 및 구토의 경우 중추신경계의 시상하부, 뇌간이 관여하는 것으로 알려져 있고, 위장관계 통증과 설사는 장내 5HT3 수용체에서의 증가된 세로토닌이 유발할 수 있다. 뇌간의 수면 중추의 증가된 세로토닌은 불면, 수면장애를 일으킬 수 있다. 성기능장애는 다양한 신경경로가 관여하는데, 척수의 5HT2 수용체로의 세로토닌 신경경로가 관여한다.

SSRI는 과복용 시에도 치명적이지는 않으며, 심혈관계 부작용은 적다.

SSRI 제제는 다양한 금단증상이 나타날 수 있는데, 현훈, 운동실조, 두통, 안절부절못함, 오심 등이 약물 중단 후 24시간 이내에 시작되며, 이런 부작용은 약물 중단 후 5일째에 가장 심하고 대개는 2주 이내에 사라진다. 반감기가 긴 fluoxetine의 경우에는 금단증상이 적다고 알려져 있다.

26.3.2 세로토닌 노르아드레날린 재흡수 억제제 SNRI

공황장애 치료에서 venlafaxine의 효능은 이중맹검 연구를 통해서 확립되어 있다.[19-21] SSRI와 마찬가지로 초기 부작용을 줄이기 위해 저용량부터 서서히 증량해야 한다. venlafaxine의 부작용은 SSRI와 유사한데, 구역, 입마름, 변비, 식욕의 감소, 불면, 졸림, 진전 및 성기능장애 등이 있고, 발한은 좀 더 흔하다. 300mg/day 이상의 고용량에서는 혈압을 정기적으로 관찰해야 한다.

다른 SNRI인 duloxetine은 공황장애 치료효과를 지지하는 이중맹검 연구는 없지만 개방연구에서 일부 효과가 보고되었다.[22]

SNRI도 갑자기 중단할 경우 SSRI와 유사한 금단증상을 유발할 수 있으므로 서서히 중단하는 것이 좋다.

26.3.3 삼환계 항우울제TCA

imipramine은 공황장애에 효과가 있다고 알려진 TCA 중에서 가장 많이 연구된 약물인데, clomipramine, desipramine, nortriptyline 등도 효과가 있다. 노르아드레날린 친화성이 높은 desipramine, maprotiline 등은 세로토닌 친화성이 높은 약물보다 좀 덜 효과적이다.[23]

TCA도 투여 초기 불안을 증가시킬 수 있으므로, 저용량으로 시작한다. 흔한 부작용으로는 항콜린성부작용(입마름, 변비, 배뇨 곤란, 심박수 증가, 시야 흐림), 발한, 수면장애, 기립성 저혈압, 어지러움, 피로, 인지장애, 체중증가, 성기능장애 등이 있다. 급성좁은앞방각녹내장이나 전립선비대증에는 금기이다. 기립성 저혈압으로 인해 노인에서 낙상의 위험이 있으며, 심장전도 이상을 유발할 수 있다. 용량이 증가될수록 부작용이 증가하고, 약물 순응도가 감소할 수 있으므로 부작용에 유의하면서 치료해야 한다. 과복용 시 심장독성으로 인하여 사망할 수 있다.

TCA는 1차 치료제로 선택되는 SSRI나 SNRI보다 부작용이 심하여 공황장애의 1차 치료제로 사용되는 경우는 별로 없고, 1차 치료제에 적절한 치료반응을 보이지 않을 때 2차 선택제로 사용되는 경우가 많다.

26.3.4 기타 항우울제

monoamine oxidase inhibitors(MAOI)인 phenelzine도 공황장애 치료에 효과가 있다고 보고되었지만[24], SSRI 등 다른 약물을 투여할 때 세로토닌 증후군의 발생 위험으로 인해 최소 2주간의 간격을 두어야 하고, tyramine이 함유된 음식을 섭취했을 때 hypertensive crisis가 발생할 수 있어 공황장애 치료에 1차 선택제는 아니다. 다른 부작용으로는 저혈압, 체중증가, 성기능장애, 감각이상, 간대성 반사, 입마름, 부종, 주간 졸림, 불면 등이 있다.

moclobemide 같은 reversible inhibitors of monoamine oxidase A의 경우 tyramine이 낮은 음식을 지키지 않아도 되어 공황장애 치료에 사용할 수도 있다.

mirtazapine은 몇몇 개방연구 및 적은 수의 환자가 포함된 이중맹검 연구에서 공황장애에 효과를 보였다.[25] 흔한 부작용으로는 졸림, 체중증가, 시야 흐림, 식욕 증가, 근육통, 피로감 등이 있는데, 성기능 부작용이 적다는 장점이 있지만, 체중증가와 졸림으로 인하여 순응도가 감소할 수 있다.

reboxetine은 선택적 노르아드레날린 재흡수 억제제로서 히스타민, 콜린성 억제작용이 없다는 것이 특징이다. 몇몇 개방연구 및 적은 수의 환자가 포함된 이중맹검 연구에서 공황장애에 효과가 있는 것으로 보고되었다.[25] 흔한 부작용으로는 구역, 빈맥, 변비, 어지러움, 식욕 감소, 시야 흐림, 입마름, 발한, 두통 및 불면 등이 있으며, 성기능장애 및 체중증가가 없다는 것이 특징이다.

26.4 벤조디아제핀

alprazolam, clonazepam, lorazepam, diazepam 등이 공황장애에 효과적이라고 알려져 있다. 벤조디아제핀은 공황장애 치료에 2차 선택제이지만, 빠른 효과를 보이기 때문에 흔히 SSRI에 병용하여 치료 초기 단기간 투여한다. 의존성, 남용 및 금단증상이 흔히 발생하므로 장기 사용은 특별히 주의해야 한다.

공황발작이 발생한 이후에 증상을 줄이기보다는 공황발작을 예방하는 것이 치료의 목표이므로, BDZ는 필요시 투여하기보다 상용 투여하는 것이 좋다. alprazolam의 경우 반감기가 짧기 때문에 하루 3~4회 분복하고, clonazepam은 반감기가 길어 하루 1~2회 분복하는데, 반감기가 길기 때문에 금단증상이 덜 심하여 선호하기도 한다.

흔한 부작용으로는 졸림, 피로, 실조증, 어눌한 발음, 기억장애, 전신쇠약감 등이 있다. 노인 환자에서는 낙상과 골절의 위험이 있고, 인지기능이 저하된 노인 환자의 경우 기억력장애를 악화시킬 수 있으므로 주의해서 사용해야 한다. BDZ를 투여한 초기나 용량을 증가할 때, 운동기능장애로 인해 사고를 유발할 수 있어, 운전이나 위험한 기계를 다룰 때 주의할 것을 반드시 교육해야 한다. BDZ와 알코올이 상호작용하여 진정 및 호흡기계 억제 효과가 심해질 수 있으므로 가능한 음주를 피하도록 교육한다. 물질사용장애 환자는 BDZ를 남용할 수 있으므로, 약물 복용을 면밀히 확인한다.

BDZ를 4~6주간만 사용해도 약물을 중단했을 때 일시적으로 공황증상이 더 악화되는 신체적 의존 증상의 초기 징후들이 나타나며, 6개월 이상 사용할 경우 대부분의 환자에서 신체적 의존이 나타난다. 따라서 공황증상이 호전되면 치료 초기에 BDZ의 용량을 줄이는 것을 고려한다. BDZ를 중단할 때는 특히 천천히 용량을 감량해야 하는데, 금단증상이나 증상의 반동이 흔히 생기기 때문이다. 공황장애 환자에서 2~4개월에 걸쳐 1주에 10%보다 높지 않은 속도로 천천히 감량한다.

26.5 기타 약물

그 외 부가적으로 사용될 수 있는 약물로 gabapentine은 심한 공황장애 환자에서만 효과가 있었고, bupropion, valproic acid, levetiracetam 등은 개방연구에서 효과를 보였다.[26] 비정형 항정신병약물 중에서 olanzapine, risperidone, aripiprazole 등의 효과가 일부 보고되었지만, 추체외로증상, 체중증가, 대사증후군 등 부작용으로 인하여 치료 저항성 공황장애 환자에 부가요법으로만 고려된다.

26.6 개발 중인 약물

glutamate와 orexin(ORX) 관련 신경전달이 공황장애 치료 약물 개발에 주요 목표가 되고 있는데, mGlu II 수용체 길항제와 ORX1R 길항제가 동물실험에서 공황반응을 억제한다고 밝혀졌다.[27] 하지만 ORX1R 길항제에 대한 인간 연구는 없으며, mGlu II 수용체 길항제의 인간 연구는 결론이 나지 않았다. corticotrophin-releasing factor 1(CRF1) 수용체 길항제는 동물연구에서 항공황효과를 보였으며, angiotensin II(A-II) 길항제인 losartan, saralasin도 공황장애 치료에 가능성을 보여주었다.

참고문헌

1. Weissman MM, Bland RC, Canino GJ, Faravelli C, Greenwald S, Hwu HG, et al. The cross-national epidemiology of panic disorder. Arch Gen Psychiatry 1997;54:305-309.
2. 조맹제, 함봉진, 김장규, 박강규, 정은기, 서동우, et al. 한국 정신장애의 역학 조사 연구[I]. 신경정신의학 2004;43:470-480.
3. Moreno-Peral P, Conejo-Ceron S, Motrico E, Rodriguez-Morejon A, Fernandez A, Garcia-Campayo J, et al. Risk factors for the onset of panic and generalised anxiety disorders in the general adult population: a systematic review of cohort studies. J Affect Disord 2014;168:337-348.
4. Klein DF. False suffocation alarms, spontaneous panics, and related conditions. An integrative hypothesis. Arch Gen Psychiatry 1993;50:306-317.
5. Preter M Klein DF. Lifelong opioidergic vulnerability through early life separation: a recent extension of the false suffocation alarm theory of panic disorder. Neurosci Biobehav Rev 2014;46 Pt 3:345-351.
6. Vollmer LL, Strawn JR Sah R. Acid-base dysregulation and chemosensory mechanisms in panic disorder: a translational update. Transl Psychiatry 2015;5:e572.
7. Duval ER, Javanbakht A Liberzon I. Neural circuits in anxiety and stress disorders: a focused review. Ther Clin Risk Manag 2015;11:115-126.
8. Paul ED, Johnson PL, Shekhar A Lowry CA. The Deakin/Graeff hypothesis: focus on serotonergic inhibition of panic. Neurosci Biobehav Rev 2014;46 Pt 3:379-396.
9. Johnson PL, Federici LM Shekhar A. Etiology, triggers and neurochemical circuits associated with unexpected, expected, and laboratory-induced panic attacks. Neurosci Biobehav Rev 2014;46 Pt 3:429-454.
10. Harris EC Barraclough B. Suicide as an outcome for mental disorders. A meta-analysis. Br J Psychiatry 1997;170:205-228.
11. Bandelow B, Lichte T, Rudolf S, Wiltink J Beutel ME. The diagnosis of and treatment recommendations for anxiety disorders. Dtsch Arztebl Int 2014;111:473-480.
12. Goddard AW, Brouette T, Almai A, Jetty P, Woods SW Charney D. Early coadministration of clonazepam with sertraline for panic disorder. Arch Gen Psychiatry 2001;58:681-686.
13. Roy-Byrne PP Cowley DS. Course and outcome in panic disorder: a review of recent follow-up studies. Anxiety 1994;1:151-160.
14. Cowley DS, Flick SN Roy-Byrne PP. Long-term course and outcome in panic disorder: a naturalistic follow-up study. Anxiety 1996;2:13-21.
15. Bandelow B, Zohar J, Hollander E, Kasper S, Moller HJ, Zohar J, et al. World Federation of Societies of Biological Psychiatry (WFSBP) guidelines for the pharmacological treatment of anxiety, obsessive-compulsive and post-traumatic stress disorders-first revision. World J Biol Psychiatry 2008;9:248-312.
16. Association AP. Practice guideline for the treatment of patients with panic disorder. 2nd edition. American Psychiatric Publishing, Inc., Washington, DC, 2009.
17. Maron E Shlik J. Serotonin function in panic disorder: important, but why? Neuropsycho-pharmacology 2006;31:1-11.
18. Stahl SM. Mechanism of action of serotonin selective reuptake inhibitors. Serotonin receptors and pathways mediate therapeutic effects and side effects. J Affect Disord 1998;51:215-235.
19. Pollack MH, Worthington JJ 3rd, Otto MW, Maki KM, Smoller JW, Manfro GG, et al. Venlafaxine for panic disorder: results from a double-blind, placebo-controlled study. Psychopharmacol Bull 1996;32:667-670.
20. Liebowitz MR, Asnis G, Mangano R Tzanis E. A double-blind, placebo-controlled, parallel-group, flexible-dose study of venlafaxine extended release capsules in adult outpatients with panic disorder. J Clin Psychiatry 2009;70:550-561.
21. Bradwejn J, Ahokas A, Stein DJ, Salinas E, Emilien G

Whitaker T. Venlafaxine extended-release capsules in panic disorder: flexible-dose, double-blind, placebo-controlled study. Br J Psychiatry 2005;187:352-359.

22. Simon NM, Kaufman RE, Hoge EA, Worthington JJ, Herlands NN, Owens ME, et al. Open-label support for duloxetine for the treatment of panic disorder. CNS Neurosci Ther 2009;15:19-23.

23. Den Boer JA Westenberg HG. Effect of a serotonin and noradrenaline uptake inhibitor in panic disorder; a double-blind comparative study with fluvoxamine and maprotiline. Int Clin Psychopharmacol 1988;3:59-74.

24. Sheehan DV, Ballenger J Jacobsen G. Treatment of endogenous anxiety with phobic, hysterical, and hypochondriacal symptoms. Arch Gen Psychiatry 1980;37:51-59.

25. Serretti A, Chiesa A, Calati R, Perna G, Bellodi L De Ronchi D. Novel antidepressants and panic disorder: evidence beyond current guidelines. Neuropsychobiology 2011;63:1-7.

26. Katzman MA, Bleau P, Blier P, Chokka P, Kjernisted K, Van Ameringen M, et al. Canadian clinical practice guidelines for the management of anxiety, posttraumatic stress and obsessive-compulsive disorders. BMC Psychiatry 2014;14 Suppl 1:S1.

27. Murrough JW, Yaqubi S, Sayed S Charney DS. Emerging drugs for the treatment of anxiety. Expert Opin Emerg Drugs 2015;20:393-406.

CHAPTER 27

사회불안장애

양종철 · 정상근

사회불안장애(사회공포증)의 핵심증상은 면밀한 관찰이나 부정적 평가를 받을 수 있는 사회적 상황에 대한 극심한 공포와 불안 및 이로 인한 회피행동이다. 일반적으로 사회불안장애는 10대 중반의 이른 나이에 발병하는 경우가 많으며, 사회적 · 직업적 기능에 심각한 손상을 초래한다. 또한 주요우울장애나 알코올 의존과 같은 동반질환이 많으며 만성적 경과를 보인다.[1] 진단에 있어 일시적 두려움의 과도한 진단을 최소화하기 위해 18세 미만에만 국한되었던 6개월의 증상 지속 기간이 DSM-5에서는 전 연령으로 확대되었다. 또한 '일반형generalized' 명시자가 삭제되고, '수행형 단독performance only' 명시자를 추가하여 공포나 불안이 대중 앞에서 말하거나 수행하는 것에 국한되는 경우를 세분하였다.

사회불안장애의 치료 목적은 사회불안증상으로 인한 고통을 감소시켜 사회불안 및 공포로 인한 회피행동을 조절하고, 우울증과 같은 다른 동반질환을 치료하여 전반적인 삶의 질을 개선하는 것이다.[2,3] 사회불안장애는 정신치료와 약물치료가 모두 효과적이며 다양한 치료적 접근이 적용된다. 여러 연구에서 두 가지 치료를 병합하는 것이 가장 바람직한 것으로 밝혀졌으나, 일부 연구에서는 병합요법의 치료효과가 어느 한 가지 치료와 비교하여 유의한 차이가 없다는 결과도 있으므로 환자의 특성 등 임상 상황에 따라 적절한 치료방법을 선택하는 것이 중요하다.[1,4,5] 약물치료는 빠른 치료효과가 필요하거나, 정신치료 시 과제 수행이 어려운 환자 또는 치료반응이 없는 환자에서 주로 사용된다. 소아청소년의 사회불안장애에서도 조기중재를 통한 만성화를 예방함으로써 후유증을 최소화할 수 있어 약물치료가 효과적이라는 연구결과가 많다.[6] 체계적 문헌 고찰에서도 약물치료군이 위약군에 비하여 증상의 심각도와 치료 비반응자가 감소하는 것을 보여주었다.[7]

27.1 사회불안장애의 치료약물

현재 사회불안장애의 치료에는 선택적 세로토닌 재흡수 억제제, 세로토닌 노르에피네프린 재흡수 억제제, 단가아민 산화효소 억제제(비가역적, 가역적), 벤조디아제핀계 약물, 베타수용체 차단제 및 기타 약물들이 사용되고 있다.

약물의 선택 시에는 아형, 공존질환, 과거 치료반응, 부작용의 위험도 등을 고려해야 한다.[6]

각 약물군의 특성 및 사용기준은 다음과 같다.

27.1.1 선택적 세로토닌 재흡수 억제제SSRI

SSRI는 약물의 치료효과 및 안전성, 부작용 등을 고려할 때 가장 선호되는 약물로, 현재 사회불안장애의 치료에서 1차 선택약물로 사용되고 있다.[8-11] 특히 사회불안장애는 우울장애, 공황장애, 외상후 스트레스장애, 강박장애 등과 공존하는 경우가 많아 이들 질환의 치료에도 효과가 입증된 SSRI계열 약물들이 선호된다.[6] SSRI는 환자의 기능 수준을 향상시키고[6] 다른 치료 약제에 비하여 부작용이 적으며 치료 적응증이 광범위하다는 장점이 있으나 치료효과가 늦게 나타난다는 단점이 있다. paroxetine, sertraline, extended-release fluvoxamine이 미국 FDA로부터 사회불안장애의 치료 적응증을 받았다.

SSRI계열 약물 중 paroxetine의 치료효과에 관한 위약 대조연구가 가장 많이 시행되었다. 모두 위약에 비해 유의한 효과가 있는 것으로 보고되었으며, 미국, 캐나다 등 다기관 이중맹검 위약 대조연구에 의한 효과적인 치료용량은 20~50mg/day이다.[12] sertraline을 사용한 연구들에서도 유의한 효과가 있는 것으로 나타났으며 사용된 용량은 50~200mg/day이다.[8] escitalopram은 사회불안장애의 증상 감소와 재발 예방에 효과적인 것으로 보고되었으며, 5~20mg/day의 모든 용량에서 치료효과가 있는 것으로 나타났다.[11,13] 그 외에 fluoxetine, fluvoxamine, citalopram 등 다른 약물들도 사회불안장애(사회공포증)의 치료에 효과적인 것으로 보고되고 있다.[14]

최근에는 재발 방지relapse prevention를 위한 12개월 이상의 paroxetine, sertraline, escitalopram 장기치료 효과 연구들도 보고되고 있다.[14,15]

27.1.2 세로토닌 노르에피네프린 재흡수 억제제 SNRI

초기에는 SSRI 계열의 약물에 반응하지 않는 사회불안장애 환자들에서 효과적인 것으로 보고되었다. 최근에는 SNRI 계열 약물 역시 SSRI와 안전성 및 효과 면에서 비슷하게 사용된다는 점을 근거로 위약 대조연구들이 시행되었으며, venlafaxine이 사회불안장애 치료에 효과적인 것으로 보고되었다. venlafaxine XR은 미국 FDA 적응증을 받았으며, 용량은 75~225mg/day(평균 150mg/day)이 주로 사용된다.[14]

27.1.3 단가아민 산화효소 억제제MAOI

단가아민 산화효소 억제제는 1970년대부터 그 효과가 보고되었으며 사회불안장애의 치료연구 중 최초로 위약 대조연구를 통하여 치료효과가 입증된 약물이다. phenelzine에 관한 연구가 가장 많으며 따라서 미국의 경우 단가아민 산화효소 억제제 중에서도 phenelzine이 사회불안장애 치료의 기준 치료제로 간주되기도 하였다.[6] 그러나 식

이제한low-tyramine diet, 체중증가, 기립성 저혈압, 진정과 같은 흔한 부작용 및 고혈압 위기와 같은 심각한 부작용의 위험이 있어 사용에 많은 제약이 있다.[8] 따라서 최근에는 가역적 단가아민 산화효소 억제제reversible inhibitors of monoamine oxidase, RIMA인 moclobemide 등이 주로 사용된다. 최근 연구들에서 위약과 대조 시 moclobemide가 사회불안장애의 증상 감소에 유의한 효과가 있는 것으로 나타났으며, 고용량(600mg/day 이상)에서 더 좋은 효과를 나타내는 것으로 보고하는 연구도 있다.[16]

27.1.4 벤조디아제핀계 약물

clonazepam, alprazolam, bromazepam의 치료효과에 관한 연구가 있다.[11,17] clonazepam은 두 개의 위약 대조연구에서 모두 사회불안장애 치료에 유의한 효과가 있는 것으로 보고되었다.[11] alprazolam의 경우 위약군과 비슷한 치료반응을 보였으며, 약물 중단 2개월 후 높은 재발률이 보고되었다.[11,18] bromazepam이 효과적이라는 연구도 있다.

벤조디아제핀계 약물은 가장 흔한 부작용인 진정작용으로 인해 수행 능력이 저하될 수 있고, 노인에서 인지장애나 낙상 위험이 높다는 단점이 있다. 또한 사회불안장애의 경우 우울증 또는 약물/알코올남용이 동반되는 경우가 많아 불안 경감효과에 비하여 그 이득이 의문시되고, 약물남용의 위험성과 중단의 어려움이 있는 벤조디아제핀계 약물은 1차 선택제로는 권장되지 않고 있다. 그러나 사회불안장애의 초기 치료 시, 항우울제의 치료효과가 늦게 나타나므로 빠른 증상 완화를 위해 단기간 사용될 수 있다. 국내에서는 항우울제와 병합요법으로 1차 치료제로 선호된다.[8,9,17,19]

27.1.5 베타수용체 차단제

사회불안장애 환자들 중 수행 불안performance-related anxiety을 호소하는 환자들에게 '필요시as-needed' 용법으로 사용된다.[9] 주로 떨림, 홍조, 구갈, 진전 등의 자율신경계 증상 호전에 효과가 있다.[9] DSM-5에서 사회불안장애의 수행형 단독performance only 명시자로 진단되는 환자들에서 특정 수행 상황의 30~60분 전에 복용하여 수행 시 나타나는 불안증상을 예방할 수 있다. atenolol, propranolol 등이 주로 사용된다.[8]

27.1.6 기타 약물

사회불안장애의 치료로 항우울제에 관한 연구들이 가장 많이 시행된다. 최근에는 새로운 항우울제인 mirtazapine, bupropion-SR, selegiline 등의 치료효과를 보고하는 개방형 연구들open trials이 발표되고 있는데, mirtazapine은 위약 대조연구에서도 위약군에 비하여 유의한 효과를 나타내었다. 삼환계 항우울제tricyclic antidepressants, TCA로는 imipramine, clomipramine 등에 관한 연구가 있으나 사회불안장애의 치료에 효과적이지 않은 것으로 알려져 있다.[11]

항경련제도 사회불안장애의 치료약물로 사용될 수 있다. $\alpha2\delta$ 시그마 칼슘통로 차단제인 gabapentine, pregabalin 등의 치료효과에 관한 위약 대조연구들이 보고되고 있다. 이들 연구에서 gabapentine은 900~3,600mg/day이 사용되어 위약보다 효과적인 것으로 보고되었고, pregabalin의 경우 600mg/day 사용군에서 위약 또는 150mg/day 사용군보다 유의미하게 호전되는 양상을 보였다.[8] 그 외에 levetiracetam, topiramate, valproic acid의 치료효과 연구도 있다.[20]

항정신병약물인 olanzapine, quetiapine, risperidone의 치료효과에 관한 연구도 있다. 대부분 효과 면에서는 유의한 결과를 나타내었으나 장기적 효과 및 부작용 부분에 관한 연구가 더 필요하다는 의견이 많다.[8,11]

그 외에 항불안제로 세로토닌 수용체5-HT1A 부분효현제partial agonist인 buspirone과 진토제antiemetics인 세로토닌 수용체5-HT3 길항제 ondansetron이 사회불안장애의 치료에 효과적이라는 연구도 있다.[21]

27.2 사회불안장애의 약물치료 지침

사회불안장애 치료에 관한 여러 외국의 치료지침 및 임상가들의 평가를 토대로 최근 발표된 한국형 사회불안장애 약물치료 지침에 따른 초기 치료 시 1차 치료약물로는 SSRI(escitalopram, paroxetine, sertraline), SNRI(venlafaxine), propranolol이 권장된다. SSRI나 SNRI(venlafaxine) 단독요법, 항우울제와 benzodiazepine(고정적 또는 필요시) 또는 propranolol(필요시)의 병합요법이 1차 치료 전략으로 선호된다. 2차 치료약물로는 fluoxetine, fluvoxamine, duloxetine, alprazolam, clonazepam이 우선시되며, 그 외 milnacipran, TCAs(imipramine, amitriptyline), mirtazapine, benzodiazepines(lorazepam, diazepam, bromazepam), atypical antipsychotics(olanzapine, aripiprazole, risperidone) 등도 2차 치료약물로 제시되고 있다.[19]

사회불안장애 환자의 약물치료 시 초기 치료 평가에는 평균적으로 4~6주의 기간이 소요된다. 치료약물의 최대 효과를 기대하려면 약물에 따라 수개월이 필요한 경우도 있다.[11] 환자들은 약물을 복용하면서 지속적으로 공포 상황에 노출되어야 치료효과를 확인할 수 있다. 약물치료의 경우 약물 중단 시 재발률이 매우 높기 때문에 최소 12개월 이상의 유지치료를 권장한다. 동반질환이 있거나, 회피성 인격장애가 동반된 경우, 이른 시기에 발병한 경우, 그리고 재발의 과거력이 있는 경우에는 장기 약물치료long-term pharmacotherapy가 요구된다.[11,14,15]

참고문헌

1. Canton J, Scott KM, Glue P. Optimal treatment of social phobia: systematic review and meta-analysis. Neuropsychiatr Dis Treat 2012;8:203-215.

2. Stein MB, Kean YM. Disability and quality of life in social phobia: epidemiologic findings. Am J Psychiatry 2000;157:1606-1613.

3. Schneier FR, Heckelman LR, Garfinkel R, Campeas R, Fallon BA, Gitow A, et al. Functional impairment in social phobia. J Clin Psychiatry 1994;55:322-331.

4. Mayo-Wilson E, Dias S, Mavranezouli I, Kew K, Clark DM, Ades AE, et al. Psychological and pharmacological interventions for social anxiety disorder in adults: a systematic review and network meta-analysis. Lancet Psychiatry 2014;1(5):368-376.

5. Hofmann SG. Recent advances in the psychosocial treatment of social anxiety disorder. Depress Anxiety 2010;27:1073-1076.

6. Van Ameringen M, Mancini C. Pharmacotherapy of social

anxiety disorder at the turn of the millennium. Psychiatr Clin North Am 2001;24:783-803.

7. Stein DJ, Ipser JC, van Balkom AJ. Pharmacotherapy for social anxiety disorder (Review). The Cochrane Library 2009; Issue 1.

8. Davidson JR. Pharmacotherapy of social anxiety disorder: what does the evidence tell us? J Clin Psychiatry 2006;67 Suppl 12:20-26.

9. Hansen RA, Gaynes BN, Gartlehner G, Moore CG, Tiwari R, Lohr KN. Efficacy and tolerability of second-generation antidepressants in social anxiety disorder. Int Clin Psychopharmacol 2008;23:170-179.

10. Muller JE, Koen L, Seedat S, Stein DJ. Social anxiety disorder : current treatment recommendations. CNS Drugs 2005;19:377-391.

11. Blanco C, Bragdon LB, Schneier FR, Liebowitz MR. The evidence-based pharmacotherapy of social anxiety disorder. Int J Neuropsychopharmacol 2013;16(1):235-249.

12. Stein MB, Liebowitz MR, Lydiard RB, Pitts CD, Bushnell W, Gergel I. Paroxetine treatment of generalized social phobia (social anxiety disorder): a randomized controlled trial. JAMA 1998;280: 708-713.

13. Baldwin DS, Asakura S, Koyama T, Hayano T, Hagino A, Reines E, et al. Efficacy of escitalopram in the treatment of social anxiety disorder: A meta-analysis versus placebo. Eur Neuropsychopharmacol 2016;26(6):1062-1069.

14. Stein MB, Stein DJ. Social anxiety disorder. Lancet 2008;371:1115-1125.

15. Stein DJ, Versiani M, Hair T, Kumar R. Efficacy of paroxetine for relapse prevention in social anxiety disorder: a 24-week study. Arch Gen Psychiatry 2002;59:1111-1118.

16. Nutt D, Montgomery SA. Moclobemide in the treatment of social phobia. Int Clin Psychopharmacol 1996;11 Suppl 3:77-82.

17. Davidson JR, Tupler LA, Potts NL. Treatment of social phobia with benzodiazepines. J Clin Psychiatry 1994;55 Suppl:28-32.

18. Gelernter CS, Uhde TW, Cimbolic P, Arnkoff DB, Vittone BJ, Tancer ME, et al. Cognitive-behavioral and pharmacological treatments of social phobia. A controlled study. Arch Gen Psychiatry 1991;48:938-945.

19. Yoon H, Oh DJ, Suh HS, Lee KU, Lim SW, Lee JY, et al. Korean guidelines for the pharmacological treatment of social anxiety disorder: Initial treatment strategies. Psychiatry Investig 2018;15(2):147-155.

20. Mula M, Pini S, Cassano GB. The role of anticonvulsant drugs in anxiety disorders: a critical review of the evidence. J Clin Psychopharmacol 2007;27:263-272.

21. Tancer ME, Uhde TW. Role of serotonin drugs in the treatment of social phobia. J Clin Psychiatry 1997;58 Suppl 5:50-54.

CHAPTER 28

범불안장애

서호석

범불안장애는 이전의 anxiety neurosis라는 개념에서 공황장애와 범불안장애로 구분되며 1980년 DSM-III에서 처음으로 generalized anxiety disorder(GAD)라는 진단명으로 소개되었으나, 처음에는 불안의 잔여 진단 정도로 여겨졌다. 또한 흔히 약물치료가 잘 안 되는 질환, 질환 자체가 애매하고 규정짓기 힘든 질환, 진단 및 치료에서 하위 질환으로 여기는 등의 편견과 흔한 신체증상으로 인해 내과 의사나 일반의에게 치료를 받는 경우가 많고, 공존질환이 흔히 동반되고, DSM-III 이후에도 진단 체계의 잦은 변화가 있는 등 그동안 정신과 임상 영역에서 진단 및 치료의 어려움과 함께 큰 관심 대상이 아니었다. 그러다가 DSM-IV[1] 발표 이후 진단이 명료해지고 안정되었으며, 최근 여러 약물치료의 장기치료 효과 및 안전성 등이 입증되면서 치료 영역에서의 큰 팽창을 이루어 현재 불안장애 질환 중 매우 활발히 연구가 진행되고 있는 질환이며, 임상적으로 관심이 급격히 증가되고 있다.[2]

최근 Kessler의 National Comorbidity Survey Replication(NCS-R)[3]에 의하면 미국에서 범불안장애의 평생유병률이 5.7%로 조사되었고, 비교적 일차 의료기관에서 흔히 발견되는 질환이다. 다른 불안장애처럼 범불안장애도 많은 공존질환을 동반하는 데 주요우울증과의 공존이 약 60%, 다른 어떤 불안장애와는 약 57%, 다른 어떤 물질사용장애와는 약 34% 동반하며, 약 88%의 환자가 평생 하나 이상의 다른 정신장애와 공존하는 것으로 알려져 있다.[4] 따라서 불안장애에서 동반하는 공존질환은 예외

exception라기보다는 관례rule처럼 여겨지고 있다.[5] 범불안장애는 주요우울증과 공존할 때 기능손상이 더 심하고 더욱 만성적이 되며, 주요우울증이 없는 범불안장애 환자일지라도 50%에서 1~2년 내에 주요우울증으로 발전한다. 따라서 범불안장애가 주요우울증의 선행질환이라고 말할 수 있으며, 주요우울증으로 아직 발전하지 않은 범불안장애 환자일지라도 적극적 치료가 필요하다.[2]

28.1 범불안장애의 진단과 DSM-5

DSM-IV[1]에 의한 범불안장애는 일상생활의 상황들에 대하여 최소한 6개월 이상의 기간 중 안 그런 날보다 더 많은 날 동안 과도한 불안과 걱정이 나타나고 이런 걱정을 통제하기 어렵고, 또한 (1) 안절부절못하거나 긴장, 아슬아슬한 느낌, (2) 쉽게 피로해짐, (3) 주의집중 곤란이나 정신이 멍해지는 느낌, (4) 화를 잘 냄, (5) 근육의 긴장, (6) 수면장애 등 여섯 가지의 증상 중 세 가지 이상을 동반하며, 이로 인해 정신사회적 기능에 장애를 보이는 등의 진단기준을 만족할 때 진단을 내리는 것으로 되어 있다.

2013년 5월 DSM-5[6]가 발표되기 직전까지 범불안장애가 과도한 걱정이 주요 특징임을 반영하여 진단명으로 'generalized worry disorder', 'pathological worry disorder' 혹은 'major worry disorder' 등이 제안되기도 하였다. 또한 DSM-IV에 의한 범불안장애 진단기준의 신뢰도, 타당도

의 문제가 제기되며 진단기준으로는 기간 기준이 3개월로 축소되고, DSM-IV의 여섯 가지의 진단기준 증상군 중 우울증이나 외상후 스트레스장애와 중복되는 네 가지 증상군을 배제하여 (1) 안절부절못하거나 긴장, 아슬아슬한 느낌, (2) 근육의 긴장 등 두 가지만으로 국한하고, 불안, 걱정 및 부정적 결과를 초래하는 활동이나 사건에 대해 과도한 회피, 과도한 시간과 노력, 과도한 꾸물거림, 반복되는 확인 등 네 가지의 행농 중 한 가지 이상을 만족하는 기준이 추가 제안되기도 하였다.[7]

그러나 여러 논란 끝에 결국 DSM-5의 범불안장애 진단기준은 DSM-IV의 진단기준에서 별 변화 없이 발표되었다. 하지만 DSM-5가 발표되기 전에 제안되었던 개념과 내용들은 추후 버전 등에서 반영될 수 있으리라고 본다.

28.2 범불안장애의 치료약물

범불안장애의 약물치료에는 초기부터 benzodiazepine 계열의 항불안제들과 삼환계 항우울제TCA 및 azapirone계 약물인 buspirone[8] 등이 효과적으로 사용되어 왔다. 이후 선택적 세로토닌 재흡수 억제제SSRI와 세로토닌 노르에피네프린 재흡수 억제제SNRI가 개발되면서 최근에는 이들 약물이 범불안장애의 약물치료에 있어 중요한 위치를 차지하게 되었다. 또한 pregabalin[9,10] 등의 항경련제, mirtazapine[10] 등의 또 다른 종류의 항우울제, hydoxyzine[8,12] 등의 항히스타민제, quetiapine XR[13,14] 등의 비정형 항정신병약물 등이 범불안장애의 치료 약제로 효과가 있다는 연구결과들이 발표되고 있고, 이에 따라 많은 임상연구가 진행되고 있다.

이 중에서 현재 미국 FDA에서 범불안장애 치료로 승인된 약물은 paroxetine과 escitalopram 등 2개의 SSRI, venlafaxine XR과 duloxetine 등 2개의 SNRI, alprazolam, lorazepam, diazepam 등 3개의 benzodiazepine계 약물 및 buspirone 1개의 azapirone계 약물이며, 최근 pregabalin이 유럽에서 범불안장애 치료 약제로 승인되었다. 그러나 꼭 FDA의 승인이 안 된 약물이라 할지라도 임상에서는 여러 약물이 범불안장애의 치료로 적용되고 있고 여러 임상연구가 시도되고 있다.

28.2.1 선택적 세로토닌 재흡수 억제제SSRI

최근에는 범불안장애의 치료에 SSRI가 1차 치료 약제로 권유되고 있으며,[15] paroxetine과 escitalopram 2개의 SSRI가 범불안장애 치료 약제로 미국 FDA에서 승인되었다. SSRI가 기존의 약물들에 비하여 항불안 효과와 항우울 효과를 동시에 가지고 있으며, 범불안장애의 치료 약제로 효과가 있다는 많은 임상연구가 진행되고 있다.

범불안장애에 대한 치료약물로 SSRI 중 paroxetine에 관한 연구가 가장 먼저 시작되었으며, 1일 20~50mg의 paroxetine이 범불안장애 치료에 효과가 있다고 보고되었다.[16,17] 최근에는 escitalopram의 범불안장애에 대한 임상연구가 증가하고 있으며, 1일 10~20mg의 escitalopram이 범불안장애 치료에 효과가 있다고 보고되고 있다.[18] escitalopram의 6개월 장기치료에 대한 효과[19] 및 20mg의 escitalopram의 76주 유지치료 시의 재발 방지 효과에 대하여 보고되었다.[20] 그 외에 sertraline의 범불안장애에 대한 치료효과에 관한 연구 보고도 있다.[21]

28.2.2 세로토닌 노르에피네프린 재흡수 억제제SNRI

범불안장애의 치료에 SNRI 또한 1차 치료 약제로 권유되고 있으며,[15] venlafaxine XR과 duloxetine 등 2개의 SNRI가 범불안장애 치료 약제로 미국 FDA에서 승인되었다.

venlafaxine XR은 세로토닌 및 노르아드레날린 재흡수 차단 효과가 있으며, 장단 기간(8~28주)의 위약 또는 다른 항불안제와의 비교연구에서 venlafaxine XR의 치료효과가 입증되었다.[23] 치료용량은 1일 75~225mg이 추천되고 있으며, 1일 225mg의 venlafaxine XR이 가장 강력한 효과를 나타낸다는 보고도 있다.[23] 또한 1일 75~225mg의 venlafaxine XR이 우울증을 동반한 범불안장애 치료에 효과가 있음이 보고되었다.[24]

duloxetine 또한 SNRI로서, 1일 60~120mg의 duloxetine이 위약 비교연구에서 범불안장애에 대한 치료효과가 입증되었으며, 유지치료 시의 재발 방지 효과에 대하여 보고되었다.[25,26]

28.2.3 azapirone계 약물

azapirone계 약물로 buspirone, gepirone, tandospirone 등

이 있으며, 이들 약물은 5-HT1A 수용체에 부분효현제 partial agonist로 작용하며 항불안 효과를 나타낸다. 그중 buspirone에 대한 임상연구가 가장 많으며, buspirone은 범불안장애 1차 치료 약제로 미국 FDA에서 승인되었다. 범불안장애 환자들에게서 위약 및 benzodiazepine계 약물과의 비교연구들은 buspirone이 우수한 효과를 나타내는 것으로 보고하였으며,[8] benzodiazepine계 약물과 비교하여 진정, 정신운동장애, 인지기능장애 등이 적고 남용, 의존성 및 금단증상의 위험이 없다는 장점이 있다.[27,28]

범불안장애에 있어 buspirone의 적절한 사용으로는 1일 15mg을 2~3회 분복으로 시작하여 이후 최대 1일 30mg까지 증량하며, 3~4주 동안 1일 최고 60mg까지 증량한다. buspirone의 치료적 제한점은 치료효과가 benzodiazepine계 약물보다 서서히 나타나 급성기 불안증상의 호전을 기대하기 어렵다는 것이고, 고용량에서 현훈, 졸림, 구역, 두통, 신경과민, 피로감, 불면, 구갈 등의 부작용이 있을 수 있다.[29] 그러나 buspirone의 장기치료 시 부작용이 적은 장점이 있고 또한 범불안장애 환자에서 흔히 동반되는 우울증상의 개선이 기대되기 때문에 azapirone계 약물은 범불안장애 환자의 장기치료 시 선호되기도 한다.[30]

28.2.4 pregabalin(α2δ ligands)

pregabalin은 3-aminomethyl-5-methyl-hexanoic acid의 S-거울상체enantiomer로서, GABA의 구조적 유사물질이다.[31] 작용기전은 중추신경계 내 시냅스 전막에 있는 칼슘이온 통로의 보조 단위인 α2δ 단위와 결합하여 신경 말단에서 칼슘이온의 유입을 감소시켜 norepinephrine, glutamate, substance P 및 calcitonin 유전자 관련 펩티드와 같은 대뇌 흥분성 신경전달물질의 방출을 억제하여 항불안 효과를 나타내는 것으로 추정된다.[32,33] pregabalin은 GABA와 구조적으로 유사함에도 불구하고 GABA-A, GABA-B 또는 benzodiazepine 수용체 부위에 직접적인 영향을 주지 않는다. 즉, benzodiazepines을 포함한 다른 GABA 관련 약물에서와 같이 억제성으로 작용하거나, GABA 전달 체계를 활성화시키거나 GABA의 재흡수 또는 분해 및 GABA transaminase 억제 등에 관여하는 것이 아니라 시냅스전 흥분성 전달을 억제하는 역할을 한다.[34,35]

따라서 이런 약리적 특성으로 인해 pregabalin은 초기 항경련제로 개발되었으나 이후 항불안 효과를 나타내는 것으로 밝혀져[36] 범불안장애 치료효과에 대한 많은 임상연구가 시행되었고, 현재 유럽에서 범불안장애에 대한 1차 치료 약제로 승인되어 널리 임상에서 사용되고 있다. 범불안장애에 대한 pregabalin의 치료용량 적정 수준은 1일 150~600mg으로서 이를 1일 2~3번 분복하고, 75mg으로 시작하여 서서히 증량하는 것이 권장된다.

범불안장애에 대한 치료약물로서 pregabalin의 효과에 대해 Feltner 등[37]에 의해 가장 먼저 보고되었다. 이는 무작위 이중맹검, 위약 통제연구로 pregabalin 150mg/day 또는 600mg/day 투여와 위약, lorazepam 6mg/day 투여 간의 효능을 비교하였고, 그 결과 위약과 비교하여 유의한 치료효과가 보고되었다. 특히 1일 600mg pregabalin 투여 1주째부터 치료효과가 나타났으며, Hamilton 불안척도Hamilton Anxiety Rating Scale, HAM-A의 정신적·신체적 소항목 모두에서 유의한 호전을 보였다. 범불안장애 환자를 대상으로 한 pregabalin과 venlafaxine 간의 비교연구에서 pregabalin군이 venlafaxine군보다 투여 1주 시점부터 유의하게 더 빠른 호전을 보이는 것으로 조사되었다.[38] 65세 이상의 노인 범불안장애 환자에서도 pregabalin이 유의한 유효성 및 안전성이 보고되었으며,[39] 장기치료 효과 및 유지치료 시의 재발 방지 효과 및 안전성에 대해서도 입증되었다.[40,41]

28.2.5 benzodiazepine계 약물

benzodiazepine계 약물들은 1960년대 소개된 이후 불안증상 치료에 널리 쓰이고 있으며, 이들의 작용은 GABA-A 수용체에 억제성 신경전달물질인 GABA의 강화 작용을 통해 매개된다.[42] benzodiazepine계 약물의 단기치료 효과 및 안전성은 비교적 확립되었으나,[43] benzodiazepine계 약물의 장기 사용은 내성, 의존성, 금단증상 및 운동실조, 진정작용 및 인지기능저하 등의 부작용으로 인해 제한 요인이 된다. 더 나아가 benzodiazepine계 약물은 물질사용장애 병력이 있을 경우 피해야 하며, benzodiazepine계 약물의 사용은 범불안장애에 흔히 동반되는 우울증에 효과적이지 못하고, 또한 장기 사용은 우울증을 유발할 수 있기 때문에 사용에 주의해야 한다.[44]

비록 alprazolam, lorazepam, diazepam 등 3개의 benzodiazepine계 약물이 초기에 미국 FDA에서 범불안장

애의 1차 치료 약제로 승인되었으나, 범불안장애 치료에 있어 benzodiazepine계 약물은 단기에 국한하여 사용하고, 장기 사용은 피해야 하며, benzodiazepine계 약물치료 후 서서히 감량하여 약물 중단에 따른 부작용을 최소화하여야 한다.[45] 그러나 benzodiazepine계 약물은 여전히 범불안장애의 치료에 널리 사용되고 있다.

28.2.6 기타 약물

(1) mirtazapine

Goodnick 등[46]이 범불안장애를 동반한 주요우울증에서 mirtazapine의 치료효과를 제기하였고, Gambi 등[9]이 범불안장애 환자에 대한 12주간 30mg의 고정 용량 개방연구에서 mirtazapine의 범불안장애 치료효과를 보고하였다. 이론적으로 mirtazapine의 고유한 항불안 효과를 고려하면 범불안장애에 대한 치료효과를 추측할 수 있으나 후속적인 통제 임상연구가 필요하다.

(2) 삼환계 항우울제TCA

SSRI가 개발되기 전 benzodiazepine계 약물 사용에 대한 우려와 범불안장애에 흔히 동반되는 우울증에 대한 항우울 효과를 얻기 위하여 TCA에 대한 치료효과 연구가 시작되었다. 그중에서 imipramine이 위약 및 다른 항불안제와의 비교연구에서 범불안장애의 치료에 효과적인 것으로 보고되었다.[47,48] 그러나 TCA는 구갈, 변비 등의 항콜린성 부작용, 기립성 저혈압 등의 심혈관계 부작용, 성기능저하, 체중증가 및 과량복용 시 심장독성 등의 문제로 현재에는 사용이 제한되고 있다.

(3) hydroxyzine

항히스타민제인 hydroxyzine 또한 범불안장애 치료효과에 대해 연구되었다. 4주 위약 대조군 연구에서 효과를 나타내었고,[8] 1일 50mg의 hydroxyzine 12주 투여 연구에서 bromazepam보다 월등한 효과가 보고되었다.[12] 그러나 장기 투여 연구가 없고 낮시간 진정작용으로 인해 사용에 제한적이다.

(4) 비정형 항정신병약물

범불안장애에 대한 비정형 항정신병약물 치료효과 또한 연구가 진행되고 있다. 이 중 특히 quetiapine XR이 현재까지 가장 많이 임상연구가 진행되고 있으며,[13,14] 5-HT1A 및 5-HT2C에 대한 부분효현제와 5-HT2A 길항제의 독특한 작용기전의 aripiprazole의 항불안 효과 또한 최근 범불안장애에 대한 치료효과가 있을 것으로 제기되고 있다.[49] 이들 비정형 항정신병약물은 SSRI, SNRI 등의 1차, 2차 약물치료에도 불구하고 증상이 심하거나 불응성일 경우 부가적인 치료로 제안되고 있다.

(5) 향후 치료효과가 기대되는 약물

melatonin(MT1, MT2) 수용체 효현제 및 5-HT2C, 5-HT2B 수용체 길항제인 agomelatine의 항불안 효과와 관계되어 범불안장애 치료효과에 대한 임상연구가 활발히 진행되고 있다. 범불안장애에 대한 무작위 이중맹검 위약 대조군 연구에서 장단기 치료효과 및 재발 방지에 대한 효과가 입증되고 있으며[50] 조만간 범불안장애의 치료 약제로 승인될 것으로 기대되고 있다.

최근에 국내에 우울증 치료제로 소개된 vortioxetine이 항우울 효과와 항불안 효과를 모두 나타내는 것으로 보아 범불안장애에 대한 치료효과 또한 기대되며, 최근 범불안장애에 대한 여러 임상연구에서 치료효과가 입증되고 있다.[51]

serotonin partial agonist/reuptake inhibitor(SPARI)인 vilazodone 또한 그 독특한 기전으로 인해 항우울 효과뿐이 아니라 항불안 효과 및 범불안장애에 대한 치료효과가 기대되고 있다.[52]

28.3 범불안장애의 약물치료 원칙 및 알고리듬

이렇게 다양한 치료약물에도 불구하고 범불안장애 환자의 약 40% 이상이 5년 이상 증상이 지속되는 등 종종 만성적인 경과를 취하고 광범위한 기능손상과 삶의 질 저하를 야기하기 때문에 범불안장애 환자의 치료에 있어서 장기적인 치료 목표를 세워야 한다.[53] 또한 적절한 약물치료에도 불구하고 치료반응은 40%에서 70%까지 매우 다양하게 나타나며,[54,55] 종종 부적절한 효과와 부작용 및 내약성 문제 등으로 인해 환자들의 장기적 관해를 획득하기가 어려운 경우가 많으며, 초기 치료에 반응을 보인다 할지라도 종종 재발하는 경우가 많다.[56] 이런 치료 불응성 범불안장애 환자들에 대한 치료 전략은 인지행동치료를 포함하여 여러 약물의 다양한 전략이 제시되고 있다.[53]

현재까지 범불안장애 치료에 대한 다양한 치료방법들이 시도되고 있지만, 여전히 실제적인 임상에서 범불안장애 치료는 복잡하고 판단하기 어려운 여러 가지 상황들로 인해 어떠한 치료 결정을 내려야 되는지에 대해서 어려움을 겪고 있다. 따라서 여러 다양한 치료방법들에 대한 결정을 정확하고 합리적으로 내리는 것이 치료에 있어 필수적이며, 이를 위해서는 순차적으로 체계화된 치료지침 혹은 치료 알고리듬이 필요하다. 외국에서는 이미 이런 범불안장애 환자 치료에 대한 여러 지침 개발에 대한 노력이 이어져 오고 있으며,[57-60] 우리나라에서는 2009년 최초로 한국형 범불안장애 약물치료지침서가 개발되었고[61] 관련 논문들이 발표되었다.[62-64] 2019년에 한국형 범불안장애 치료지침서 개정판이 출간될 예정이다.

28.3.1 1차 치료약물 및 2차 치료약물

World Federation of Societies of Biological Psychiatry(WFSBP)의 Guidelines for the Pharmacological Treatment of Anxiety, Obsessive-compulsive and Post-traumatic Stress Disorders[15]와 한국형 범불안장애 약물치료지침서[61] 및 Stahl의 Essential Psychopharmacology[65]를 토대로 보면 1차 치료약물로는 대체로 SSRI, SNRI, pregabalin, buspirone 및 benzodiazepine계 약물이 제안되며, 2차 치료약물로는 mirtazapine, TCA, hydroxyzine, SPARI 등이 제시되고 있다. 또한 비정형 항정신병약물은 3차 치료약물로 부가적 요법으로 제안되고 있다. 각 약물의 권장되는 용량 범위는 표 28.1과 같으며,[60] 재발 방지 및 유지치료의 기간으로 최소한 12개월 이상이 권장되고 있다.

28.3.2 약물치료 지침

범불안장애 환자 치료에 대한 외국의 여러 지침[57-60]을 토대로 개발된 한국형 범불안장애 약물치료 알고리듬은 다음과 같다.

SSRI 계열, SNRI 계열 혹은 buspirone 약물 중 하나를

표 28.1 Dose Ranges for Medication in GAD[a]

Drug Class	Drug	Dose Range (mg/day)
Antidepressants		
SNRIs	duloxetine[b]	30~120
	venlafaxine-XR[b]	37.5~225
SSRIs	escitalopram[b]	5~20
	paroxetine[b]	10~50
	sertraline	25~200
TCAs	imipramine	25~300
Other antidepressants	mirtazapine	15~45
	trazodone	50~400
	bupropion	100~400
Antianxiety agents		
benzodiazepines	alprazolam[b]	0.75~4
	diazepam[b]	15~40
	lorazepam[b]	2~6
azapirones	buspirone[b]	10~60
$\alpha 2\delta$ calcium channel modulators	pregabalin	150~600
antihistamines	hydroxyzine[b]	50~100
Antipsychotics		
atypical	quetiapine	50~150

[a] Adapted from the International Psychopharmacology Algorithm Project (IPAP).60 The IPAP algorithm is descriptive and not prescriptive.

[b] Indicated for treatment of GAD or related conditions by the US Food and Drug Administration.

Abbreviations : GAD = generalized anxiety disorder, SNRI = serotonin-norepinephrine reuptake inhibitor, SSRI = selective serotonin reuptake inhibitor, TCA = tricyclic antidepressant, XR = extended release.

최소한 4주 이상 기간 적절한 용량으로 투여했음에도 불구하고 부분 반응이나 혹은 무반응을 보이는 경우, "1단계에서 SSRI를 사용한 경우 2단계에서 다른 SSRI를 사용하거나 SNRI, buspirone을 사용해보고, SNRI를 썼을 경우에는 SSRI, buspirone을 사용한다. buspirone을 1단계로 사용한 경우에는 SSRI나 SNRI를 사용한다.", "2단계 약물에도 효과가 없는 경우 3단계로서 2단계 약물에 atypical antipsychotics, antihistamine, benzodiazepine 중의 한 가지를 추가한다.", "3단계 약물에 효과가 없는 경우 4단계로

서 SSRI, SNRI, mirtazapine, 혹은 TCA 계열이 포함된 또 다른 병용요법으로 바꾸어 사용한다.", "5단계로서 4단계에서 사용되는 약물들과 다른 계열의 3번째 약물을 추가한다.", "5단계 약물요법에도 효과가 없는 경우 6단계로서

진단에 대한 재평가가 필요하다." 등과 같은 지침이 제시되었다. 또한 benzodiazepine은 초기 혹은 단기에 국한하여 처방하도록 권유하였다. 한국형 범불안장애 약물치료 알고리듬 흐름도는 그림 28.1과 같다.

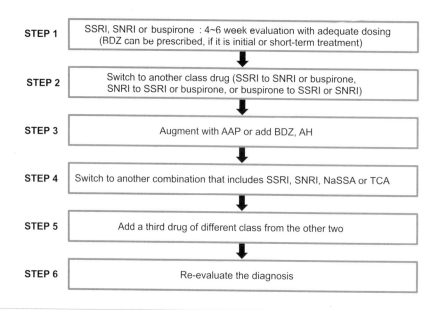

그림 28.1 Korean medication algorithm flow chart for generalized anxiety disorder[61]

SSRI: Selective serotonin reuptake inhibitor, SNRI: Serotonin norepinephrine reuptake inhibitor, AAP: Atypical antipsychotic, BDZ: Benzo diazepine, AH: Antihistamine, NaSSA: Noradrenergic and specific serotonergic antidepressant, TCA: Tricyclic antidepressant.

참고문헌

1. American Psychiatric Association. Diagnostic and Statistical Manual of Mental Disorders, 4th edition. Washington, DC: American Psychiatric Publishing; 1994.

2. Goodman WK. Selecting pharmacotherapy for generalized anxiety disorder. J Clin Psychiatry. 2004;65(Suppl13):8-13.

3. Kessler RC, Wang PS. The descriptive epidemiology of commonly occurring mental disorders in the United States. Annu Rev Public Health. 2008;29:115-129.

4. Kessler RC, Andrade LH, Bijl RV, Offord DR, Demler OV, Stein DJ. The effects of co-morbidity on the onset and persistence of generalized anxiety disorder in the ICPE surveys. International Consortium in Psychiatric Epidemiology. Psychol Med. 2002 ;32(7):1213-25.

5. van Balkom AJ, van Boeijen CA, Boeke AJ, van Oppen P, Kempe PT, van Dyck R. Comorbid depression, but not comorbid anxiety disorders, predicts poor outcome in anxiety

disorders. Depress Anxiety. 2008;25:408-415.

6. American Psychiatric Association. Diagnostic and Statistical Manual of Mental Disorders, 5th edition. Washington, DC: American Psychiatric Publishing; 2013.

7. Andrews G, Hobbs MJ, Borkovec TD, Beesdo K, Craske MG, Heimberg RG, et al., Generalized worry disorder: a review of DSM-IV generalized anxiety disorder and options for DSM-V. Depress Anxiety. 2010;27(2):134-147.

8. Lader M, Scotto JC. A multicentre double-blind comparison of hydroxyzine, buspirone and placebo in patients with generalized anxiety disorder. Psychopharmacology(Berl). 1998;139:402-406.

9. Pande AC, Crockatt JG, Feltner DE, Janney CA, Smith WT, Weisler R, et al. Pregabalin in generalized anxiety disorder: a placebo-controlled trial. Am J Psychiatry. 2003;160:533-540.

10. 정영은, 채정호. 범불안장애의 약물치료와 pregabalin. 대한정신약물학회지. 2008;19(3):136-146.

11. Gambi F, De Berardis D, Campanella D, Carano A, Sepede G, Salini G, et al. Mirtazapine treatment of generalized anxiety disorder : a fixed dose, open label study. J Psychopharmacol. 2005;19:483-487.

12. 12. Llorca PM, Spadone C, Sol O, Danniau A, Bougerol T, Corruble E, et al. Efficacy and safety of hydroxyzine in the treatment of generalized anxiety disorder: a 3-month double-blind study. J Clin Psychiatry. 2002;63:1020-1027.

13. Khan A, Joyce M, Atkinson S, Eggens I, Baldytcheva I, Eriksson H. A randomized, double-blind study of once-daily extended release quetiapine fumarate (quetiapine XR) monotherapy in patients with generalized anxiety disorder. J Clin Psychopharmacol. 2011;31(4):418-428.

14. Bandelow B, Chouinard G, Bobes J, Ahokas A, Eggens I, Liu S, Eriksson H. Extended-release quetiapine fumarate (quetiapine XR): a once-daily monotherapy effective in generalized anxiety disorder. Data from a randomized, double-blind, placebo- and active-controlled study. Int J Neuropsychopharmacol. 2010;13(3):305-320.

15. Bandelow B, Zohar J, Hollander E, Kasper S, MB, Zo HJ; WFSBP Task Force on Treatment Guidelines for Anxiety, Obsessive-Compulsive and Post-Traumatic Stress Disoders, Zohar J et al. World Federation of Societies of Biological Psychiatry (WFSBP) guidelines for the pharmacological treatment of anxiety, obsessive-compulsive and post-traumatic stress disorders-first revision. World J Biol Psychiatry. 2008;9:248-312.

16. Pollack MH, Zaninelli R, Goddard A, McCafferty JP, Bellew KM, Burnham DB, et al. Paroxetine in the treatment of generalized anxiety disorder: results of a placebo-controlled, flexible-dosage trial. J Clin Psychiatry. 2001;62(5):350-357.

17. Rickels K, Zaninelli R, McCafferty J, Bellew K, Iyengar M, Sheehan D. Paroxetine treatment of generalized anxiety disorder: a double-blind, placebo-controlled study. Am J Psychiatry. 2003;160(4):749-756.

18. Davidson JR, Bose A, Korotzer A, Zheng H. Escitalopram in the treatment of generalized anxiety disorder: double-blind, placebo controlled, flexible-dose study. Depress Anxiety. 2004;19(4):234-240.

19. Bielski RJ, Bose A, Chang CC. A double-blind comparison of escitalopram and paroxetine in the long-term treatment of generalized anxiety disorder. Ann Clin Psychiatry. 2005;17(2):65-69.

20. Allgulander C, Florea I, Huusom AK. Prevention of relapse in generalized anxiety disorder by escitalopram treatment. Int J Neuropsychopharmacol. 2006;9(5):495-505.

21. Brawman-Mintzer O, Knapp RG, Rynn M, Carter RE, Rickels K. Sertraline treatment for generalized anxiety disorder: a randomized, double-blind, placebo-controlled study. J Clin Psychiatry. 2006;67(6):874-881.

22. Stuzik L, Vermani M, Coonerty-Femiano A, Katzman MA. Treatment for generalized anxiety disorder. Expert Rev Neurother 2004;4:285-294.

23. Rickels K, Pollack MH, Sheehan DV, Haskins JT. Efficacy of extended-release venlafaxine in nondepressed outpatients with generalized anxiety disorder. Am J Psychiatry. 2000;157(6):968-974.

24. Silverstone PH, Salinas E. Efficacy of venlafaxine extended release in patients with major depressive disorder and comorbid generalized anxiety disorder. J Clin Psychiatry. 2001;62(7):523-529.

25. Allgulander C, Hartford J, Russell J, Ball S, Erickson J, Raskin J, et al. Pharmacotherapy of generalized anxiety disorder: results of duloxetine treatment from a pooled analysis of three clinical trials. Curr Med Res Opin. 2007;23(6):1245-1252.

26. Rynn M, Russell J, Erickson J, Detke MJ, Ball S, Dinkel J, et al. Efficacy and safety of duloxetine in the treatment of generalized anxiety disorder: a flexible-dose, progressive-titration, placebo-controlled trial. Depress Anxiety. 2008;25(3):182-189.

27. Cohn JB, Bowden CL, Fisher JG, Rodos JJ. Double-blind comparison of buspirone and clorazepate in anxious outpatients. Am J Med. 1986;80:10-16.

28. Enkelmann R. Alprazolam versus buspirone in the treatment of outpatients with generalized anxiety disorder. Psychopharmacology (Berl). 1991;105(3):428-432.

29. Schweizer E, Rickels K, Lucki I. Resistance to the anti-anxiety effect of buspirone in patients with a history of benzodiazepine use. N Engl J Med. 1986;314(11):719-720.

30. Gammans RE, Stringfellow JC, Hvizdos AJ, Seidehamel RJ, Cohn JB, Wilcox CS, et al. Use of buspirone in patients with generalized anxiety disorder and coexisting depressive symptoms. A meta-analysis of eight randomized, controlled studies. Neuropsychobiology. 1992;25(4):193-201.

31. Selak I. Pregabalin (Pfizer). Curr Opin Investig Drugs 2001;2:828-834.

32. Dooley DJ, Donovan CM, Pugsley TA. Stimulus-dependent modulation of [(3)H]norepinephrine release from rat neocortical slices by gabapentin and pregabalin. J Pharmacol Exp Ther 2000;295:1086-1093.

33. Fehrenbacher JC, Taylor CP, Vasko MR. Pregabalin and gabapentin reduce release of substance P and CGRP from rat spinal tissues only after inflammation or activation of protein kinase C. Pain 2003;105:133-141.

34. Fink K, Dooley DJ, Meder WP, Suman-Chauhan N, Duffy S, Clusmann H, et al. Inhibition of neuronal Ca2 + influx by gabapentin and pregabalin in the human neocortex. Neuropharmacology 2002;42:229-236.

35. Dooley DJ, Donovan CM, Meder WP, Whetzel SZ. Preferential action of gabapentin and pregabalin at P/Q-type voltage-sensitive calcium channels: inhibition of K + -evoked [3H]-norepinephrine release from rat neocortical slices. Synapse 2002;45:171-190.

36. Field MJ, Oles RJ, Singh L. Pregabalin may represent a novel class of anxiolytic agents with a broad spectrum of activity. Br J Pharmacol 2001;132:1-4.

37. Feltner DE, Crockatt JG, Dubovsky SJ, Cohn CK, Shrivastava RK, Targum SD, et al. Randomized, double-blind, placebo-controlled, fixed-dose, multicenter study of pregabalin in patients with generalized anxiety disorder. J Clin Psychopharmacol 2003;23:240-249.

38. Montgomery SA, Tobias K, Zornberg GL, Kasper S, Pande AC. Efficacy and safety of pregabalin in the treatment of generalized anxiety disorder: a 6-week, multicenter, randomized, double-blind, placebo-controlled comparison of pregabalin and venlafaxine. J Clin Psychiatry 2006;67:771-782.

39. Montgomery SA. Pregabalin for the treatment of generalised anxiety disorder. Expert Opin Pharmacother. 2006;7(15):2139-2154.

40. Kasper S, Iglesias-Garcer C, Schweizer E, Wilson J, Dubrava S, Prieto R, et al. Pregabalin long-term treatment and assessment of discontinuation in patients with generalized anxiety disorder. Int J Neuropsychopharmacol. 2013;19:1-11.

41. Feltner D, Wittchen HU, Kavoussi R, Brock J, Baldinetti F, Pande AC. Long-term efficacy of pregabalin in generalized anxiety disorder. Int Clin Psychopharmacol. 2008;23(1):18-28.

42. Schatzberg AF, Nemeroff CB. Textbook of Psychopharmacology, 4th edition. Washington, DC: American Psychiatric Publishing; 2008.

43. Rickels K, Case WG, Downing RW, Winokur A. Long-term diazepam therapy and clinical outcome. JAMA. 1983;250(6):767-771.

44. Lydiard RB, Laraia MT, Ballenger JC, Howell EF. Emergence of depressive symptoms in patients receiving alprazolam for panic disorder. Am J Psychiatry. 1987;144(5):664-665.

45. Allgulander C, Bandelow B, Hollander E, Montgomery SA, Nutt DJ, Okasha A, et al., World Council of Anxiety. WCA recommendations for the long-term treatment of generalized anxiety disorder. CNS Spectr. 2003;8(Suppl 1):53-61.

46. Goodnick PJ, Puig A, DeVane CL, Freund BV. Mirtazapine in major depression with comorbid generalized anxiety disorder. J Clin Psychiatry. 1999;60(7):446-448.

47. Hoehn-Saric R, McLeod DR, Zimmerli WD. Differential effects of alprazolam and imipramine in generalized anxiety disorder: somatic versus psychic symptoms. J Clin Psychiatry. 1988;49(8):293-301.

48. Rickels K, Downing R, Schweizer E, Hassman H. Antidepressants for the treatment of generalized anxiety disorder. A placebo-controlled comparison of imipramine, trazodone, and diazepam. Arch Gen Psychiatry. 1993;50(11):884-895.

49. Hoge EA, Worthington JJ 3rd, Kaufman RE, Delong HR, Pollack MH, Simon NM. Aripiprazole as augmentation treatment of refractory generalized anxiety disorder and panic disorder. CNS Spectr. 2008;13(6):522-527.

50. Stein DJ, Ahokas A, Albarran C, Olivier V, Allgulander C. Agomelatine prevents relapse in generalized anxiety disorder: a 6-month randomized, double-blind, placebo-controlled discontinuation study. J Clin Psychiatry. 2012;73(7):1002-1008.

51. Sowa-Kućma M, Pańczyszyn-Trzewik P, Misztak P, Jaeschke RR, Sendek K, Styczeń K, et al. Vortioxetine: A review of the pharmacology and clinical profile of the novel antidepressant. Pharmacol Rep. 2017;69(4):595-601.

52. Khan A, Cutler AJ, Kajdasz DK, Gallipoli S, Athanasiou M, Robinson DS, et al. A randomized, double-blind, placebo-controlled, 8-week study of vilazodone, a serotonergic agent for the treatment of major depressive disorder. J Clin Psychiatry. 2011;72(4):441-447.

53. Allgulander C, Bandelow B, Hollander E, Montgomery SA, Nutt DJ, Okasha A, et al. World Council of Anxiety. WCA recommendations for the long-term treatment of generalized anxiety disorder. CNS Spectr. 2003;8 Suppl 1:s53-61.

54. Gelenberg AJ, Lydiard RB, Rudolph RL, Aguiar L, Haskins JT, Salinas E. Efficacy of venlafaxine extended-release capsules in nondepressed outpatients with generalized anxiety disorder: A 6-month randomized controlled trial. JAMA. 2000;283:3082-3088.

55. Pollack MH. Optimizing pharmacotherapy of generalized anxiety disorder to achieve remission. J Clin Psychiatry. 2001;62 Suppl 19:s20-25.

56. Andrews G, Sanderson K, Slade T, Issakidis C. Why does the burden of disease persist? Relating the burden of anxiety and depression to effectiveness of treatment. Bulletin of the World Health Organization. 2000;78:44600;78

57. Davidson JR, Zhang W, Connor KM, Ji J, Jobson K, Lecrubier Y, et al. A psychopharmacological treatment algorithm for generalised anxiety disorder (GAD). J Psychopharmacol. 2010;24(1):3-26.

58. Bereza BG, Machado M, Ravindran AV, Einarson TR.

Evidence-based review of clinical outcomes of guideline-recommended pharmacotherapies for generalized anxiety disorder. Can J Psychiatry. 2012;57(8):470-478.

59. National Collaborating Centre for Mental Health (UK). Generalised Anxiety Disorder in Adults: Management in Primary, Secondary and Community Care. Leicester (UK): British Psychological Society; 2011.

60. International Psychopharmacology Algorithm Project (IPAP). International Psychopharmacology Algorithm Project (IPAP) Generalized Anxiety Disorder (GAD) Algorithm Notes. 2006. Available at http://www.ipap.org

61. 한국형 범불안장애 약물치료 알고리듬 실무위원회. 한국형 범불안장애 약물치료 지침서 2009. 서울: ML Communication; 2009.

62. 김민숙, 유범희, 김찬형, 양종철, 이상혁, 이준엽, 서호석. 한국형 범불안장애 약물치료 알고리듬 2009(I): 초기 치료 전략. 신경정신의학. 2010;49:546-552.

63. 이준엽, 김민숙, 이상혁, 양종철, 김찬형, 유범희, 서호석. 한국형 범불안장애 약물치료 알고리듬 2009(II): 약물치료 알고리듬 및 장기 약물치료 전략. 신경정신의학. 2010;49:553-563

64. 이상혁, 양종철, 서호석, 이준엽, 김민숙, 김찬형, 유범희. 한국형 범불안장애 약물치료 알고리듬 2009(III): 공존질환의 치료. 신경정신의학. 2010;49:564-569.

65. Stahl SM. Stahl's Essential Psychopharmacology, 4th edition. Cambridge, UK: Cambridge University Press; 2013.

CHAPTER 29

강박관련장애

노대영 · 김찬형

강박장애obsessive-compulsive disorder, OCD는 평생유병률이 1~3%에 이르는 흔한 정신질환이다. 강박장애는 제대로 치료받지 않을 경우, 증상의 재발이 반복되는 만성적인 경과를 보인다. 강박장애 환자는 흔히 삶의 질이 떨어지고, 일상생활에 심대한 장애를 겪는다. 조기 진단 및 치료가 예후에 매우 중요하다. 하지만 발병 후 첫 치료까지의 기간이 평균 17년에 달한다[1]는 보고가 있다. 이는 질환에 대해 잘 모르고, 증상을 창피하게 생각하고 숨기는 경우가 많기 때문이다.

강박장애는 비교적 최근까지도 치료가 어려운 정신장애로 간주되어 왔다. 1980년대 이후 선택적 세로토닌 재흡수 억제제SSRI가 사용되면서 강박장애에 효과가 있음이 알려지고 이와 동시에 기존의 행동치료기법이 병행되어 효과가 있다는 점이 소개되면서 강박장애의 치료에 새로운 기대를 갖게 되었다. 현재까지의 강박장애 치료는 크게 나누어 생물학적 치료와 비생물학적 치료로 대별할 수 있다. 비생물학적 치료는 대표적으로 노출 및 반응억제기법exposure and response prevention을 사용하는 행동요법이다. 노출은 강박적인 고통을 유발하는 상황에 환자를 노출시키는 것이며, 반응 억제는 환자에게 강박행동적인 의식ritual을 행하지 않는 방법을 환자에게 훈련하는 치료법이다. 생물학적 치료는 주로 약물치료를 의미하며 최근 개발하기 시작한 정신수술요법을 포함하는 기타 생물학적 치료가 포함된다. 현재까지도 생물학적 치료는 주로 약물치료를 의미하며, 따라서 이 장에서는 강박장애의 약물치료

에 대한 개괄을 소개한다. 현재 강박장애의 치료에 있어서 약물치료는 선택적 세로토닌 재흡수 억제제SSRI를 포함 하는 이른바 세로토닌 재흡수 억제제SRI를 이용한 치료가 주로 사용된다. 즉, 일반적으로 초기 치료는 SRI계 약물 중 하나를 선택하여 시작한다고 볼 수 있다.

29.1 강박관련장애 개념의 재정립

강박증의 개념은 DSM 분류 기준에 따라 크게 3~4회 정도 변천과정을 거쳤다. DSM-I과 DSM-II에서는 강박신경증의 일환으로 신경증으로 분류되었다. S. Freud의 정신분석적 영향으로 항문기와 오이디푸스 콤플렉스 시기의 갈등이 강박증상으로 표출되고 있다는 개념으로 정신분석으로 이를 치료하는 틀에서 강박증을 신경증으로 분류하였다. DSM-III에서는 불안장애의 범주 내에 강박증상으로 분류함으로써 신경증을 보다 세분화하면서 증상을 기술적descriptive으로 분류하여 진단화하였다. 정신분석적 접근이 아닌 기술적 접근을 통해 강박사고와 강박행동을 주 진단기준으로 확립하였다. 강박증에 대한 연구가 진행되면서 강박증이 전두엽과 피질하 부위를 연결하는 회로에서의 생물학적 이상에 의해 발생하며 강박증 약물치료가 생물학적 이상을 치료하는 증거들이 발견되어 DSM-IV에서의 불안장애 범주 내의 다른 질환과 차별화된다는 점이 부각되었다. 증상에 입각한 진단분류 연구에서도 강박증 내

에 수집광hoarding type은 요인분석 결과 다른 강박증상군과 별도의 군으로 분류됨이 반복하여 보고되었다. 더욱이 충동성을 중심으로 증상을 재분류하면 강박증상은 충동성 질환과 여타 정신질환들과 유사한 측면이 많은 결과가 보고되고 있다. 이른바 강박스펙트럼 질환obsessive compulsive spectrum disorder의 스펙트럼상 강박증은 하나라고 볼 수 있다는 개념이다.

이를 종합하면 강박증상은 다른 불안장애군과 차별화되는 질환이며, 충동성 질환과 유사한 측면이 많다는 것이다. 이에 따라 DSM-5에서는 표 29.1과 같이 강박증을 강박관련장애의 하나로 분류하였다. 이와 같은 분류는 최근 WHO에서 개정된 국제질병분류인 ICD-11에서도 거의 동일하게 반영되었다. ICD-11에서는 DSM-5와 마찬가지로 강박관련장애 하위 진단으로 신체추형장애가 포함되었으나, 건강염려증이 포함되고 olfactory reference disorder라는 신규 진단이 추가된 점이 다르다(표 29.1). 강박장애는 반복되는 강박증상을 특징으로 하는 강박관련장애로 개념이 확대되고 있다. 이러한 강박장애의 질환 특이성과 하위 강박관련장애의 유사성을 바탕으로 환자를 진단, 평가하고 치료를 계획하면 임상적으로 보다 유용할 수 있다.

29.2 세로토닌 재흡수 억제제

강박증 약물치료는 clomipramine이 강박증상을 가장 두드러지게 감소시킨다는 임상경험에서 개발되기 시작되었다. 삼환계 항우울제의 구조와 흡사한 3-chloro 유도체로서 clomipramine은 세로토닌 재흡수 억제작용을 가지고 있다. 삼환계 항우울제나 MAO 억제제와 차별화되는 clomipramine의 세로토닌 재흡수 억제작용이 항강박증 효과가 있다는 점이 강박증 약물치료의 시발점이 되는 근거가 되었다. 이를 바탕으로 강박증상의 병태생리로서 유력하게 세로토닌의 연관성이 대두되었다. 이른바 세로토닌 가설은 우울증이 아닌 강박증의 clomipramine 약물치료 반응 임상경험을 근거로 한 것이다.[2] 현재까지도 강박증 치료 선택약물은 강박증상 유발의 세로토닌 가설을 기반으로 하는 세로토닌 재흡수 억제제serotonin reuptake inhibitor, SRI 혹은 선택적 세로토닌 재흡수 억제제selective serotonin

표 29.1 ICD-11과 DSM-5의 강박관련장애의 하위 진단 분류 비교

ICD-11 obsessive-compulsive or related disorders	DSM-5 obsessive-compulsive and related disorders
6B20 obsessive-compulsive disorder	obsessive-compulsive disorder
6B21 body dysmorphic disorder	body dysmorphic disorder
6B22 olfactory reference disorder	
6B23 hypochondriasis*	
6B24 hoarding disorder	hoarding Disorder
6B25 body-focused repetitive behavior disorders	tricholtillomania (hair-pulling disorder) excoriation (skin picking) disorder
6B2Y other specified obsessive-compulsive or related disorders	obsessive-compulsive or related disorder attributable to another medical condition
6B2Z obsessive-compulsive or related disorders, unspecified	obsessive-compulsive or related disorder not elsewhere classified
	substance-induced obsessive-compulsive or related disorders†

비교의 편의를 위해 DSM-5의 진단은 ICD-11의 순서에 따라 배열함

*DSM-5에서 somatic symptom disorder와 illness anxiety disorder는 somatic symptom and related disorders의 하위 진단으로 분류됨

†CD-11에서 6C4E.72 obsessive-compulsive or related disorder induced by other specified psychoactive substance는 disorders due to substance use or addictive behaviors의 하위 진단으로 분류됨

reuptake inhibitor, SSRI가 주를 이룬다. 그러나 SSRI, SRI 치료에 반응이 적거나 부족한 강박증이 상당수 있으며 따라서 이러한 치료에 반응이 없는 환자군에 대한 치료는 세로토닌 가설만으로 부족하다고 볼 수 있다.

clomipramine은 미국 FDA에서 강박장애 치료제로서 처음 허가를 받았다. clomipramine의 대사물인 desmethylclomipramine은 세로토닌과 노르에피네프린 재흡수를 억제한다. 장기적인 치료에서 desmethylclomipramine은 모체인 clomipramine보다 혈중농도가 더 높다. clomipramine의 부작용은 수용체 결합 특성을 통해 예측할 수 있다. clomipramine도 다른 우울증 약물

과 마찬가지로 항콜린성 부작용이 흔하게 나타난다. 항히스타민H1 작용의 결과로 상당수 환자들이 진정작용과 체중증가를 호소한다. 기립성 저혈압은 α-아드레날린 억제에 의한 것이다. SSRI와 같이 clomipramine에서도 오심과 진전이 발생하며, 불감증이 나타날 수 있다. 특히 QT 간격 연장과 간질발작이 보고된다. 하루 250mg 이상 사용하는 경우 간질의 위험성이 현저히 증가할 수 있다. 이러한 부작용을 고려하여 임상의들은 clomipramine을 1차 선택 약물보다는 2차 약물로 사용하는 추세이다.

1980년 이후 최근까지 강박장애 환자를 대상으로 새로운 항우울제인 SSRI인 fluvoxamine, paroxetine, sertraline, fluoxetine, 및 citalopram(또는 escitalopram)에 대한 임상연구가 진행되었다. clomipramine과 달리 이들 약물은 생체실험에서 세로토닌의 재흡수를 억제하는 선택적 특성이 있다. clomipramine 및 다른 삼환계 약물에 비해서 SSRI는 히스타민이나 아세틸콜린 그리고 α-아드레날린 수용체에 대한 결합이 미약하다. 현재까지 임상에 소개된 모든 SSRI계 약물이 대부분 강박장애에 효과적임이 인정되고 있다. SSRI 약물의 가장 흔한 부작용은 오심과 졸림, 불면, 진전, 그리고 성기능장애 등이나 과량 투여에 따르는 위험성이 매우 적다.

29.3 강박장애 약물치료의 일반적인 특징

세로토닌 재흡수 차단작용이 있는 항우울제 약물은 대부분 강박장애에 효과적이다. 특징을 종합하면 첫째, 세로토닌의 재흡수를 억제하지 않는 항우울제는 일반적으로 강박장애 치료에 유의한 효과가 없다. 예를 들면 clomipramine이나 fluvoxamine이 desipramine에 비해 강박 증상에 대해 보다 효과적이다.[2] 우울증이나 공황장애는 세로토닌 이외의 단가아민에 주로 작용하는 항우울제에도 치료반응을 보이는 반면, 강박장애의 경우는 이들 약물에 대한 치료효과가 거의 없다는 점은 특징적이다. 둘째, 우울증이나 공황장애의 치료에 비해 강박장애 치료의 경우 치료반응이 나타나기까지 걸리는 시간이 더 길고, 치료효과 또한 완만하거나 불충분한 경우가 많다. 치료 유지기간

도 우울증에 비해 강박증 치료가 매우 길다는 것을 임상의들 사이에서 공통적으로 경험하고 있다. 통상적으로 우울증의 경우 약물치료 후 2~4주에 치료반응이 나타나는 데 반해, 강박장애의 경우는 적어도 6~8주 이상 또는 그 이상의 시간을 요한다. 물론 우울증의 치료반응을 평가하는 척도와 강박장애의 치료반응을 평가하는 척도의 구조가 다른 점도 고려해야 한다. 치료반응을 평가하는 전통적인 기준에 따르면, 대략 40~60%의 강박장애 환자가 SRI를 이용한 치료에 대해 임상적으로 의미 있는 반응을 보이는 것으로 알려져 있다. 마지막으로 강박장애의 경우 우울증의 경우보다 고용량의 약물을 필요로 하는 경우가 많다. 즉, 강박증 약물치료는 우울증의 경우보다 고용량의 항우울제를 장기간 유지해야 하는 특징을 가지고 있다. 이상은 강박장애가 우울증과는 전혀 다른 질환임을 시사하는 근거가 된다.

29.4 강박장애의 초기 약물치료

약물치료의 시작은 먼저 강박장애를 확인하고 진단하는 것이다. 강박장애의 진단과 평가가 정확하지 않다면 이후 치료 또한 부적절할 가능성이 크다. 가령 강박장애는 흔히 다른 정신장애와 공존되며, 이들 공존질환 여부가 강박장애의 치료와 예후에 많은 영향을 줄 수 있다. 따라서 약물치료의 시작 단계에서 공존장애에 대한 철저한 평가가 필수적이다.

강박장애의 1차적인 약물치료는 적절한 용량의 SSRI 약물로 10~12주간 치료하는 것이다. SSRI가 갖는 우수한 내약성과 안전성 및 효과의 측면을 고려하면, clomipramine으로 치료를 시작하는 경우가 적다. 처음 약물치료를 시작할 때 SSRI계 약물 중 한 가지를 결정할 때 예상되는 부작용이나 약리학적인 특성을 충분히 고려하여 결정되어야 한다. 각각의 환자에 따라 가장 잘 맞는 특정 약물을 예측하는 것은 중요하지만 반면 어려운 일이다. 특히 치료 초기 단계에서는 약물의 순응도를 높이는 것이 매우 중요하다. 순응도를 높이기 위해서는 환자에 대해 강박장애의 전반적인 특징과 치료에 대해 충분히 교육시키는 것이 중요하며, 치료 기관의 명성이나 임상의의 지명도도 순응도에 영향을 줄 수 있다. 강박장애 환자는 심한 고통과 기능장

애를 겪어 왔음에도 불구하고, 일반적으로 대부분 발병 후 수년이 경과된 이후에야 치료를 받게 된다. 이는 강박증상의 특징 및 관련 동반질환이나 인격장애적 특성으로 인해 병원치료 상황에 늦게 참여하기 때문일 것이다.

SSRI의 용량은 외래 환자의 경우 3~4일마다 점진적으로 증가시킬 수 있으나, 환자에게 부작용의 문제가 있다면, 특히 오심의 경우 더 천천히 증량해야 한다. 입원 환자의 경우는 외래 환자보다 신속히 증량할 필요가 있다. fluoxetine, citalopram, paroxetine 그리고 sertraline의 경우 하루 한 번 투여할 수 있다. 약품 사용 설명서에 의하면 clomipramine과 fluvoxamine은 1일 2회 투여가 권장되지만, 대부분의 경우 이러한 약품은 진정효과를 유발하므로 대부분 야간에 1회 투약될 수도 있다. 반면에 fluoxetine은 환자를 활성화시키는 경향이 있어, 수면을 방해하지 않도록 아침에 투약하는 것이 좋다. 만약 환자가 fluvoxamine을 투약받는 동안에 불면증을 호소한다면, 투약 일정을 바꾸어 아침에 투약해야 한다.

다음은 1차 선택약물을 적절한 용량에서 어느 기간 투여한 후 치료효과를 판정해야 하는가에 관한 문제이다. 실제 임상에서 강박장애의 경우 초기 약물치료에 반응하지 않는 환자가 약 40%에 달한다. 따라서 이 초기 약물의 치료기간은 임상적으로 매우 중요하다. 일반적으로 전문가들은 적정 용량의 약물로 10~12주간 투약하는 것에 동의하지만, 최적의 조건은 약물 용량의 조합에 따라 달라질 수 있다. 앞서 언급한 바와 같이 상당수의 강박장애 환자의 경우는 저용량보다 고용량을 투여한 경우 치료효과가 더 우수한 것으로 나타났다. 강박장애를 paroxetine으로 치료하는 경우, 1일 20mg을 투여하는 것은 위약과 차이가 없었으며, 최저 치료용량은 1일 40mg이었다. 강박장애의 치료에서 fluoxetine을 투여한 경우, 1일 60mg이 20mg보다 훨씬 효과적이지만, 20mg이나 40mg도 위약에 비해서는 효과가 있는 것으로 나타났다. 1일 60mg의 fluoxetine 투여가 이보다 낮은 용량보다 부작용을 일으킬 가능성이 크므로, 강박장애 환자의 임상적 치료에서는 증량하기 이전, 약 8주간 40mg을 투여하는 것이 보다 선호된다. 그러나 일부 연구자들은 약물의 특별한 부작용이 없는 한 빠른 시간 내에 증량하는 것이 필요하다고 주장하기도 한다. 최종적으로 적절한 투약 기준은 해당 약물에 따라 다

르게 결정되어야 한다. 강박장애 환자에게 clomipramine, fluvoxamine, sertraline 그리고 paroxetine을 사용하는 경우, 각각 최소 치료용량인 150mg, 150mg, 40mg, 150mg, 그리고 40mg으로 최소 8주간 투약하는 것을 포함하여, 10~12주간 치료하는 것이다. 비록 1일 40mg의 fluoxetine으로 총 12주의 치료기간 중 10주 치료하는 것이 적절하다고 생각되지만, 이러한 용량에 반응을 보이지 않는 경우에도 1일 80mg의 용량에 도달할 때까지는 fluoxetine 저항성이라는 판정을 유보할 필요가 있다.

fluvoxamine을 이용하여 다수의 기관에서 행해진 8세 이상의 소아와 청소년에 대한 강박장애 치료연구[3]에 따르면, 이들 연령의 강박장애 환자에게 취침 시 25mg 용량으로 투약을 시작할 것을 권장한다. 이 용량은 대략 3일간 지속되어야 하며, 최대 200mg의 용량에 이를 때까지 3~4일 간격으로 25mg씩 점진적으로 증량해야 한다. fluvoxamine은 1일 용량이 75mg 이상이 되면, 취침 시에 많은 용량을 투여하는 식으로 하여 하루에 두 차례로 나누어 투여해야 한다. 일반적으로 노인 환자나 간기능에 문제가 있는 환자의 경우는 필요 최소량으로 투여되어야 한다.

citalopram과 escitalopram은 강박장애 치료에 FDA 승인을 받지 못했으나, 다른 SSRI 약물과 비슷한 수준의 효과를 보였다. citalopram은 고용량에서 심전도와 관련한 심각한 부작용이 보고되어 FDA의 블랙박스 경고를 받았다. 상대적으로 제약이 적은 escitalopram은 약제 간 상호작용이 적고 내약성이 양호한 편으로 20~30mg 용량에서 강박장애 치료에 사용될 수 있다.

앞서 초기 약물의 선택은 부작용 양상과 환자 개인의 특성에 따라 결정해야 한다고 기술하였다. 현재 여러 가지 강력한 SRI 약물이 사용되는 상황에서, 임상적으로 중요한 의문 중 하나는 강박장애 치료에 있어서 과연 이들 약물 간에 의미 있는 차이가 있는가 하는 것이다. 다수의 연구기관에서 발표된 결과를 비교 분석하면, clomipramine이 fluoxetine, sertraline 그리고 fluvoxamine에 비해 의미 있는 수준으로 우수한 것으로 나타났다.[4] 그러나 이러한 메타분석은 약물의 효과로 드러나는 차이가 실제로는 대상환자군의 차이에 의한 것일 가능성 등을 포함하여, 여러 가지 문제점을 안고 있다. 초기에 시행된 clomipramine 임상연구는 당시 clomipramine 이외에는 다른 효과적인

약물이 없는 상황에서 시행된 것이며, 후속 연구에서는 clomipramine을 포함하여 여러 가지 약물이나 치료에 반응을 보이지 않는 많은 환자들이 포함되었기 때문이다. 1990년 후반 clomipramine과 다른 SSRI 약물을 비교하는 몇 편의 임상연구가 발표되었다.[6-8] 그러나 이들 연구에서는 clomipramine이 SSRI 약물보다 치료효과가 우수하다는 결과를 얻지 못했다. 최근 네트워크 메타분석에서도 clomipramine과 SSRI 간에 뚜렷한 효과성의 차이를 발견하지 못했다.[5] 부작용을 고려한다면 SSRI 약물이 일반적으로 clomipramine에 비해 치료 과정에서 내약성이 높으며, 심각한 부작용과의 연관성이 작다. 결론적으로 현재 강박장애에 사용되는 약물의 경우 평균적으로 어떤 약물이 다른 약물에 비해 치료효과 면에서 우수하다는 증거는 없다.

29.5 장기치료의 필요성

강박장애는 일반적으로 만성질환으로 간주되고 있으며 일단 관해된 환자도 재발의 위험이 높다는 점을 고려한다면 장기 유지치료는 매우 중요한 문제이다. 우울증의 경우 장기 약물치료에 대한 자료가 많은 데 반해, 강박장애 치료에 있어서는 얼마나 오랫동안 약물치료를 해야 하는지에 관한 통제된 연구가 거의 없다. 몇몇 추적 연구에서는 1~2년 이상 약물을 유지하는 기간에 꾸준히 증상이 호전되었다. 실제 임상에서 대부분의 환자는 1년 이상 약물치료를 받으며, 일부 환자는 거의 무기한 치료를 필요로 하기도 한다. 강박장애에서 급작스러운 약물 중단에 따르는 재발률은 몇몇 연구[6]에 의하면 약 90%에 이를 정도로 높다. 임상에서 보통 행해지듯이, 장기간에 걸친 점진적으로 약물을 감량하는 경우 재발률이 낮은지에 대해 아직 확실한 연구 결과가 없다. 약물을 급작스럽게 감량하는 대신 새로이 안정적인 수준으로 감량하는 것이 대안이 될 수 있다. 임상 경험과 최근 보고[7]에 의하면, 강박장애 환자는 초기 반응 용량보다 낮은 용량에서 치료가 성공적으로 유지될 수 있다고 한다. 즉, 증상이 심한 급성기에는 고용량의 투여가 필요하고 증상이 어느 정도 경감된 유지기에는 최소 용량으로 유지할 필요가 있다. 이는 우울증이나 기타 정신질환의 약물치료 원칙과 같다.

clomipramine, 그리고 paroxetine, citalopram, fluvoxamine, 그리고 sertraline과 같은 SSRI 약물을 급작스럽게 중단할 경우 약물 중단과 관련된 부작용이 나타날 수 있다. fluoxetine을 갑자기 끊고 난 후 금단증상이 일어난다는 보고가 상대적으로 적은 것은, fluoxetine과 그 대사산물인 norfluoxetine의 반감기가 길기 때문이다. SSRI 약물과 관련해서 보고된 증상은 일정하지 않지만, 가장 흔한 것은 수일에서 1주 이상 지속되는, 독감 유사증상, 어지러움, 불면, 뚜렷한 꿈, 이자극성 그리고 두통 등이다. 내과적으로 심각한 부작용은 보고되지 않았으나, 환자들은 종종 심각한 불편감을 호소한다. 투약 중단에 따르는 증상을 감소시키기 위해서 fluoxetine을 제외한 모든 SSRI 약물은 점진적으로 감량해야 한다.

29.6 치료 저항성 환자의 치료 전략

29.6.1 치료 저항성의 정의

강박장애 환자의 25%는 초기 SRI 약물에 전혀 반응하지 않으며, 어떤 치료에도 반응하지 않는 비율도 30~40%에 달한다. 1차 치료에 실패한 환자군을 기술하기 위한 다양한 용어들이 사용되지만, 아직 이에 대해 학자 간에 합의된 바는 없다. 일반적으로 치료 저항성treatment-resistant이라는 용어는, 적어도 두 가지 이상의 SSRI 약물을 적정 용량 사용한 경우에도 만족할 만한 반응을 보이지 않았던 환자들에게 적용된다. 치료 불능treatment refractory 혹은 난치성intractable이라는 용어는 보다 심한 수준의 치료 저항성treatment-resistance을 의미하며, 행동치료뿐만 아니라 약물병합 요법을 포함하여 다양한 강박장애 치료에도 실패하는 경우를 의미한다.

치료반응 유무에 따라 환자군을 구분하는 것은 결국 치료반응 여부를 어떤 기준으로 평가하는가에 전적으로 달려 있다. 대부분의 연구에서는 10항목으로 이루어진 Yale-Brown obsessive compulsive scale(Y-BOCS)[8,9]을 이용하여 치료반응을 평가한다. 대부분 대단위 약물시험에서는 Y-BOCS 초기 점수가 25% 이상 감소하는 경우를 치료반응군으로 정의한다. 다수의 기관에서 행해진 clomipramine 연구에서는 Y-BOCS의 35% 감소한 경우를 반응군으로 정의하여 기준을 높이 잡았다. 몇몇 연구에서는 Y-BOCS 기준에 덧붙여, clinical global impression scale(CGI)에서 "much" 또는 "very much improved"의 성적을 거둔 경우를 반응군의 요구조건으로 삼았다. 이와 같이 치료반응의 기준으로 기준시점에서의 '변화'만을 고려할 경우 치료반응군으로 구분된 환자도 임상적으로 심각한 수준의 강박장애 증상을 여전히 갖고 있을 수 있다는 것이다. 예를 들어 매우 심각한 수준의 증상(초기 Y-BOCS score=30)을 갖고 치료를 받기 시작한 환자가 Y-BOCS 점수가 35% 감소했지만 여전히 중등도의 증상(Y-BOCS score=19.5)을 갖고 있는 경우도 반응군으로 간주될 수 있다. 이 경우는 '부분 반응자partial responder'로 규정되는 것이 가장 좋으며, 'responder'는 종국의 점수가 일정 수준(예 : Y-BOCS score=14) 이하에 이른 환자로 국한되어야 한다.

29.6.2 치료 저항성의 원인

강박장애 환자가 초기 SSRI 치료에 반응을 보이지 않는 경우 여러 가지 원인을 생각할 수 있다. 첫째로 초기 약물치료가 적절했는지를 평가해야 된다. 기간이 충분했는지, 용량은 충분했는지를 먼저 확인해야 한다. 약물의 혈장농도를 측정하고 남은 알약의 개수를 확인하는 등 약물 순응도를 평가하는 것은, 치료가 적절했는지 평가하는 데 도움이 된다. 강박장애 환자는 그들의 강박증상이 방해를 받는 경우를 제외하고는, 일반적으로 치료에 매우 순응적인 편이다. 임상에서 SRI의 혈장농도와 강박장애의 치료반응 간에 직접적인 연관성은 발견되지 않는다. 어쨌든 이 장의 후반에서 설명되는 바와 같이 다른 약제와 병합 투여되는 경우, 가능하다면 clomipramine의 혈장농도를 측정하는 것이 좋다. 일단 치료가 적절했음이 확인된 후에는, 치료 저항성의 다른 가능한 원인을 찾아보아야 한다. 약물에 대한 반응이 다르게 나타나는 가능한 이유는 동반질환의 유무, 병태생리적 차이 그리고 치료에 영향을 미칠 수 있는 정신사회적 요인 등이 포함된다. 일반적으로 강박장애 환자에서 다른 정신질환이 동반되면 예후가 더 나쁜 경향이 있다. 분열형 인격장애를 갖는 강박장애 환자는 상대적으로 치료반응이 낮은 것으로 나타난다.[10] 대부분의 연구에 의하면, 일반적으로 SSRI 약물에 대한 강박증상의 반응이 동반된 우울증상의 심각성과는 무관한 것으로 나타났다. 만

성 틱장애를 가진 강박장애 환자의 경우 SSRI 단독요법으로는 치료 성공률이 낮은 경향이 있다.[11] 일차적 강박적 느림(primary obsessive slowness: 일상행동에서 보속적인 느림, 병적인 의심 그리고 확인 행동을 특징으로 함)으로 지칭되는 형태의 강박장애 환자는 치료에 반응이 저조한 것으로 보인다.

약물치료를 진행하기 전에 다시 한 번 감별진단에 유의하여야 한다. 강박성 성격이 약물치료에 반응한다는 증거가 없기 때문에, 강박장애와 강박성 성격장애를 감별 진단하는 것은 특히 중요하다. 비록 전형적이고 단순한 강박장애 환자의 경우에도 SSRI 단독치료에 대한 반응은 다양한 결과를 보일 수 있다. 약물치료에 대한 반응에 있어서, 이와 같이 다양한 반응을 보이는 것은 강박장애의 병리기전이 이질적일 가능성 때문이다. 여러 임상 보고에 의하면 기저핵 구조의 손상이 강박증상을 야기할 수 있다고 한다.[2] 현재 어쨌든 개별 환자가 SRI 치료에 반응을 보일지를 예측하는 데 있어서, 강박장애의 하위 유형을 구분하는 것에 의존할 수는 없다. 뇌손상의 후유증으로 강박증상을 보이는 환자조차도 SRI 치료를 받고 증상이 호전될 수 있다.

29.6.3 증량 또는 약물의 교체

앞서 언급한 바와 같이 강박장애 환자에 대한 표준 초기 약물치료는 한 가지의 SSRI계 약물을 선정하여 충분 용량을 8주 이상 투여하는 것이다. 불행하게도 약 40% 이상의 환자는 표준 초기 약물치료에 만족할 만한 치료효과를 보이지 않는다. 이 경우 다음 단계로 어떤 약물치료 전략을 선택할 것인가를 임상의는 결정해야 한다. SSRI를 투약받는 환자가 부분적인 반응을 보이고, 부작용이 적은 경우, 논리적인 다음 단계의 치료는 권장 최대치로 증량하는 것이다. 다행히도 SSRI 약물은 고용량에서도 일반적으로 안전하다. 이에 반해 clomipramine의 경우는 심전도 등의 내과적 관찰을 하면서 주의하여 증량해야 한다. 이 경우 일반적으로 하루 250mg 이상은 특별한 경우를 제외하고는 사용하지 않는 것이 좋다. SSRI 약물의 경우 권장량 이상의 고용량을 사용하는 것이 강박증 치료에 특별히 효과가 있다는 통제된 연구는 없었지만, 많은 임상사례에서 고용량이 효과적이었다는 경험과 보고에 주목할 필요가 있다.[12]

한 가지 SSRI 약물로 적절히 치료한 경우에도 증상의 호전이 없는 경우에 다른 SSRI 약물로 교체하는 것이 좋다는 의견이 많이 있다. 부분적인 호전이 있는 경우에는 약물 교체보다는 다른 약제와의 병합 방법이 일반적으로 권장된다. 환자가 한 가지 SSRI 약물에 부작용으로 인해 치료를 지속할 수 없다면, 당연히 예상되는 부작용을 근거로 하여 다른 약물로 교체할 것을 권장한다. 종종 특정 환자의 치료에 가장 적합한 약제를 확인하기 위해 두 가지 이상의 SSRI 약물이 시도될 필요도 있다.

비선택적인 SRI 약물인 clomipramine보다 SSRI 약물로 시작하는 것이 대부분 약물치료의 출발점이다. 최근 연구에 따르면, clomipramine은 효과 면에서 SSRI보다 우수하지 않으며, 반면 SSRI는 clomipramine에 비해 일반적으로 보다 내약성이 높다. SSRI가 보여주는 동일한 치료 효과와 우월한 안전성, 내약성으로 인해 환자가 이전에 clomipramine으로 잘 치료됐다는 과거력이 없는 경우를 제외하고는, clomipramine으로 치료를 시작하는 것은 적절하지 않다. 그러나 일부 환자의 경우는 분명히 clomipramine에 보다 잘 반응하며, 따라서 어떤 환자가 clomipramine 치료를 받아본 적도 없이, 치료에 저항을 보인다고 단정할 수는 없다고 주장하는 학자들이 있다. 이 문제는 연구자 간에 이견이 있는 사항이다.

몇몇 흥미로운 사례 보고[13,14]에 의하면, monoamine oxidase inhibitor[MAOI]는 공황장애를 동반한 강박장애 환자에서 희망적인 결과를 보여주었다. 보다 최근에 Jenike 등[15]은 phenelzine(60mg/day)과 fluoxetine(80mg/day)을 이용하여 10주간의 이중맹검, 위약 대조실험을 시행하여, 불안증상이 동반된 경우 MAOI 약물에 반응을 보인다는 가설을 검증하였다. 이 임상연구에서 fluoxetine은 위약이나 phenelzine에 비해 매우 우수한 효과를 보였다. phenelzine은 환자가 두드러진 불안증상을 가진 경우에도, 위약보다 나은 효과를 보이지 않았다. 치료 저항성을 보이는 강박장애 환자의 경우 일부 환자, 특히 불안이 현저히 동반되는 경우는 MAOI의 사용을 고려해볼 필요가 있다.

항우울제로서 몇 가지 새로운 약물이 소개되었지만, 강박장애 치료에서 이들 약물의 효과에 대해서는 아직 확립된 바는 없다. venlafaxine은 muscarine이나 histamine 또는 noradrenergic 수용체에 결합하지 않고, 세로토닌과 노르에

피네프린의 재흡수를 차단한다. 일부의 사례 보고와 개방 연구에서는 강박장애 치료에 venlafaxine이 효과적이라고 보고한다.[16,17] 이에 반해 30명의 강박장애 환자를 대상으로 한 이중맹검 실험에서 venlafaxine이 위약보다 의미 있게 나은 결과를 보이지 않았다.[18] 8주의 비교적 짧은 치료 기간이 이 연구의 제한점이다. 발표된 이들 연구와 아울러, 강박장애 환자를 대상으로 venlafaxine을 이용한 추가적인 10~12주의 이중맹검 실험이 필요할 것으로 보인다. 그러나 저자들의 견해로는 강박장애 환자의 경우 고용량을 필요로 하는 환자가 많기 때문에 현재로서는 venlafaxine을 1차 약물로 사용하는 것은 그리 권장되지 않는다.

nefazodone은 구조적으로는 trazodone과 관련이 깊지만, trazodone과는 다른 약물학적 특성과 적은 부작용(진정을 포함)을 갖고 있다. 강박장애에 대한 nefazodone의 초기 예비 실험결과는 효과가 없어 유보되었다(Pigott 등 미발표 자료, 1991). nefazodone의 사용은 우울증으로 치료를 받던 환자에서 강박증상이 새롭게 생긴 경우에 관련된다.[19] 최근 nefazodone의 경우 간독성으로 사용이 중지된 상태이다.

29.6.4 병합 또는 강화요법

(1) SRI계 약물과 행동요법

SRI와 노출 및 반응 억제 기법을 병용하는 것이 강박장애 치료에서 가장 폭넓게 효과적인 것으로 믿어지고 있지만, 이중맹검 위약 대조시험의 지지 근거는 부족하다. 사실 강력한 SRI와 행동치료를 병합하는 것이 각각의 단독치료보다 우수한지를 증명하는 적절한 연구결과는 충분하지 않다. 이러한 의문을 확인하는 그간의 연구들은 결과 해석의 모호함이나 방법론상의 한계가 있었다. 최근 몇몇 연구에서는 행동치료의 병합요법이 SSRI의 치료반응이 충분하지 않은 환자군에서 추가적인 효과가 있고, risperidone 병합요법보다 효과가 더 좋았다.[20] 아직 근거가 충분하지는 않지만, 치료 저항성 환자에 행동요법의 병합치료를 고려해볼 수 있다.

(2) SRI와 항정신병약물

항정신병약물은 병합요법을 위한 약제로 가장 많이 연구된 약물 중 하나이다. 최근 14개의 RCT 연구에 대한 메타분석 결과, 항정신병약물의 부가요법이 유의한 효과가 있

었다.[21] 특히 비정형 항정신병약물 중에서 병합요법에 상대적으로 근거가 확보된 약물로 risperidone과 aripiprazole이 있다. 다만 항정신병약물의 장기적인 사용에 따른 위험을 충분히 고려해야 한다.

가. 정형 항정신병약물

강박장애 치료에서 정형 항정신병약물의 단일요법이 적용되지는 않지만, 몇몇 환자군에서 SRI와 항정신병약물을 결합하여 치료하는 것이 유익하다는 증거들이 제안되었다.[22] 오늘날 가장 주목을 받고 있는 환자군은 만성 틱장애를 동반한 강박장애 환자들이다. 이러한 치료 전략은 틱 증상을 억제하는 표준 항정신병약물의 효과와 관련하여 어떤 강박장애와 투렛장애의 연관성을 기초로 한다.[23] fluvoxamine refractory 강박장애 환자에게 haloperidol을 추가하는 이중맹검, 위약 대조실험을 시행한 결과는, 이러한 병합치료의 효과를 지지한다. 8주간의 fluvoxamine 단일치료로 만족할 만한 반응을 보이지 않았던 34명의 환자가 일정한 fluvoxamine 용량에 무작위로 4주간 haloperidol 또는 위약을 추가하여 투약받았다. 4주간의 치료에서 최종 평균 6.2＋3.0mg의 haloperidol이 투약되었다. fluvoxamine과 haloperidol 병합은 fluvoxamine과 위약의 병합보다 우수한 결과를 보였다. 예상했던 대로 fluvoxamine에 haloperidol을 추가하는 효과의 대부분은 만성 틱장애가 동반된 강박장애 환자에서 나타났다. 이들 환자 중 아무도 정신병적 증상이 없었던 점은 주목할 만하다. 강박장애 환자와 분열형 인격장애 환자에서 항정신병 약물의 효과는 확립되지 않았다.

나. 비정형 항정신병약물

투렛장애에서 정형 항정신병약물의 제한적인 효과와 내약성으로 인해, 임상의들은 조현병 치료를 위해 새롭게 등장한 항정신병약물에 주의를 기울이기 시작했다. 도파민과 세로토닌 양자를 차단하는 항정신병약물군에 속하는 risperidone은 틱장애의 치료를 위해 임상가들에 의해 널리 쓰이게 되었고, 긍정적인 결과들이 발표되었다.[24,25] 몇몇 초기 발표에 의하면 risperidone이 SRI 치료에 추가되면 강박증상을 경감시킨다고 제안되었다.[26] 몇몇 RCT 연구 및 메타분석 결과, risperidone과 aripiprazole이 병합요법으로 가장 일관된 치료효과를 보였다.[21,27,28] 다만 저용

량(risperidone: 1~3mg, aripiprazole: 5~10mg)을 추천하며, 최소한 8주 이상 유지하기를 권고한다. olanzapine이 강박장애의 병합요법으로 효과가 있다는 결론을 내리기에는 너무 이르다. 초기 형태의 비정형 항정신병약물인 clozapine은 12명의 치료 저항성 강박장애 환자에서 효과가 없는 것으로 나타났다.[29] quetiapine의 경우 소수의 개방 연구에서 SRI를 투여받는 강박장애 환자에게 같이 투여한 경우 효과가 있었다는 보고[30]는 있으나, 다른 연구[31]에서는 150mg을 투여한 경우 효과가 없었다. 비정형 항정신병약물과 SRI의 병합요법에 반응 여부를 추정할 수 있는 임상적 특성은 아직도 확인되어야 할 과제이다. 어쨌든 이러한 반응은 틱이 동반된 환자에게만 국한된 것이 아닌 것으로 보인다.

(3) SRI와 세로토닌 작용에 영향을 미치는 약의 병합

추가적으로 시도해볼 수 있는 약제 병합의 이론적 근거는 tryptophan, fenfluramine, lithium 또는 buspirone과 같이 세로토닌 작용에 영향을 미치는 약물을 SRI 치료에 첨가하는 것이다. clonazepam, trazodone, pindolol 또는 다른 SRI 약물을 첨가하는 것도 이 장에서 논의될 것이다.

가. tryptophan

세로토닌의 아미노산 전구체인 tryptophan을 병용 투여하는 것이, clomipramine을 투여받는 강박장애 환자에서 도움이 된다는 보고[32]가 있다. fluoxetine과 tryptophan을 병용해서 투여한 동물실험에서, 세로토닌 증후군과 유사한 신경학적 부작용이 관찰되었다.[33] 이들 약제가 심각한 치명적인 혈액학적/교원조직 질환과 관련이 있다[34]는 증거로 인해, 현재 미국에서는 경구제제 tryptophan이 시판되고 있지 않다. tryptophan의 시판이 제한되지 않은 McGill university(Montreal, Quebec, Canada)의 Blier와 Bergeron (1996)[35]은 SRI와 pindolol의 병용 투여를 받는 강박장애 하위집단에서 typtophan을 추가하는 것의 도움이 될 가능성이 있음을 제시하였다.

나. fenfluramine

개방 임상연구에서 d,l-fenfluramine(pondimen)(Hollander 등, 1990)[36]과 dexfenfluramine(Redux®)은 SRI 약물에 반응을 보이지 않는 강박장애 환자의 경우 병용 투여하면 유의

한 효과가 있다고 보고된 바가 있다. 이들 약물은 과거 식욕저하 약물로서 사용되던 세로토닌 분비 및 재흡수 차단제이다. 1997년 9월, 이들 약물의 제조사(Wyeth-Ayerst)는 심각한 심장 부작용이 보고된 직후 전 세계 시장에서 자체적으로 이들 약물을 수거했다.

다. lithium

lithium을 병용 투약하는 것은 우울증 환자에서 항우울증 약물의 효과를 강화하는 것으로 확인된 방법이다.[37] lithium이 대뇌의 특정 부위에서 시냅스전 세로토닌 분비를 증강시킴으로써 항우울증 약물에 의해 유발된 세로토닌 신경전달의 증가를 강화한다는 가설이 제시되었다.[38] 이전의 몇몇 긍정적인 보고에도 불구하고, lithium 병용의 효과에 대해서 통제된 연구를 통해 확인되지는 않았다. 비록 전반적인 연구결과는 낮지만, 특히 우울증상이 심한 일부 환자에서는 lithium 강화요법이 효과적일 수 있다.

라. buspirone

일부 개방연구에서 fluoxetine을 복용 중인 강박장애 환자에게 5-HT 1A agonist인 buspirone을 추가하여 fluoxetine 단복요법보다 더 나은 강박증상 개선효과를 보였다. 이러한 긍정적인 결과는 이어 실시된 이중맹검 실험[39,40]에서는 확인되지 않았다.

마. clonazepam

benzodiazepine인 clonazepam은 일반적으로 세로토닌성 약물로 여겨지지 않는다. 그러나 동물 및 인체 실험에 의하면 다른 benzodiazepine과 달리 clonazepam이 세로토닌성 작용이 있다는 증거가 있다. 몇몇 임상가들은 SRI 치료에 clonazepam을 추가하는 것이 강박장애의 증상을 감소시키는 데 도움이 된다고 주장한다. 비록 현재 발표된 연구에서 clonazepam 추가의 강박증상의 치료효과를 향상시킨다는 근거가 부족한 실정이지만 보다 장기간에 걸친 병합요법을 추가로 연구할 필요가 있다.

바. trazodone

약한 세로토닌 재흡수 억제작용과 아울러 항우울증 효과를 갖는 trazodone과 그 주요 대사산물인 m-chlorophenylpiperazine은 몇 가지 세로토닌 수용체와 α-adrenaline 수용체를 포함하여, 다양한 신경수용체에 작

용한다. 임상에서 소량의 trazodone이 fluoxetine과 같은 활성작용이 있는 SRI 처방에 덧붙여 수면제로서 처방된다. 이러한 약물의 병합이 강박증상에 직접적인 효과가 있는지는 앞으로의 연구 과제이다.

사. pindolol

동물실험에서 항우울증 약물이 유발하는 세로토닌의 신경전달 강화효과는 세로토닌 자가수용체에 의한 억제로 인해 즉각적으로 발현되지는 않는다고 시사되었다. Artigas 등(1994)[41]은 somatodendritic 5-HT 1A 자가수용체에 차단하는 약물을 첨가하는 것이 체내에서 항우울증 약물의 작용을 강화 증진시킨다는 가설을 주장하였다. 몇몇 연구에 의하면 β 길항제인 pindolol이 presynapse에서 5-HT 1A 길항제로 작용한다고 한다. 우울증 환자에서 항우울증 약물에 덧붙여 pindolol을 투여하는 것은 몇몇 경우에서[41,42] 반응을 증강시키고 강화한다고 보고되었으나, 모든 연구에서 동일한 결과를 보이지는 않았다.[43]

강박장애에서 pindolol 부가 사용의 경험은 그 결과가 일관되지 않다. Koran 등(1996)이[44] 연구한 개방성 표지 실험에서 SRI 단독요법에 반응을 보이지 않았던 8명의 강박장애 환자에게 SRI와 pindolol이 병용 투여되었다. 이들 8명 중 단지 1명만이 반응을 보였다. 다른 개방성 표지 실험에서도, Blier와 Bereron(1996)[35]이 SRI 단독요법에 증상의 개선을 보이지 않던 13명의 강박장애 환자에게 pindolol(2.5mg 3회 하루)을 추가하였다. 4주 동안 병합요법을 시행한 결과 우울증상을 가진 환자에서는 항우울 효과를 보였지만, 평균 Y-BOCS 점수로 표현되는 강박증상은 완화되지 않았다. 개별 환자의 Y-BOCS 점수를 평가한 결과 13명의 환자 중 4명에서 강박증상의 임상적 호전이 확인되었지만, 전체로는 pindolol 추가가 집단에 미치는 효과는 크지 않았다.

SRI와 pindolol 병합치료에 tryptophan을 추가하여 4주간 치료하는 것은, 강박증상의 중요한 호전과 관련이 있다. 이러한 3중 치료SRI-pindolol-tryptophan의 고무적인 결과는 이중맹검, 위약 대조실험을 통해 다시 확인될 필요가 있다. Byerly와 Goodman(1997)[12,45]은 12주간의 fluoxetine 단독 혹은 pindolol 병합, 이중맹검, 위약 대조시험의 초기 결과를 보고하였다. 치료 저항성 환자는 이 실험에

서 제외되었는데, 이는 본 실험의 주목적이 과연 pindolol 이 fluoxetine의 기존 반응을 빠르게 하는가를 확인하는 것이기 때문이었다. 처음 12명의 환자를 분석한 결과, fluoxetine에 pindolol을 추가한 집단에서 강박장애의 호전이 보다 빠른 경향을 보여주었다. 최근 연구[46]에서 pindolol이 5-HT 1A 자가수용체의 길항제가 아닌 항진제로 작용하는 것으로 나타난 것은 언급할 가치가 있다. 만약 이것이 확인된다면 이 결과는 pindolol이 Artigas 등[41]이 주장한 가설을 확인하는 데 적합한 약물이 아니라는 것을 의미한다.

아. 5-HT3 수용체 길항제

ondansetron과 granisetron은 5-HT3 receptor antagonist로 항암제 유발성 구토증상을 억제하는 진토제로 잘 알려져 있다. ondansetron은 치료 저항성 환자를 대상으로 한 몇 몇 단일맹검 연구결과 SRI에 부가적으로 1mg/day 용량으로 사용하였을 때, 64%의 반응률을 보이기도 하였고,[47] 12주간 사용 시, 21명 중 12명이 반응을 보이고 그중 8명이 약 중지 이후 4주 동안 증상이 다시 나타났다.[48] granisetron은 치료 저항성이 아닌 강박장애 임상군에서 부가요법 약제로 효과가 있다는 초기 연구결과들이 보고되었다. 적절한 치료용량이나 치료기간에 대한 연구가 더 필요하나, 내약성과 안정성 측면에서 SRI 부가요법 치료 상황에 고려해볼 만하다.

자. 기타 세로토닌 재흡수 억제제

임상에서는 몇몇 SRI 저항성 강박장애 환자들의 경우 동시에 두 가지 SSRI 약물로 치료를 받게 된다. 그러나 이러한 치료방법은 경험적 또는 이론적 근거가 빈약하다. 한 가지 약물을 고용량 투약하는 것에 비해 SSRI 이중 치료의 장점은 현재 이들의 약동학적 특성(예 : 세로토닌 전달의 억제를 통한 동일한 작용기전)으로는 설명하기는 어렵다. 이중맹검하에서 단일한 SRI 약제의 고용량 치료를 받는 집단과 대조하는 적절한 연구가 필요하다. 보다 가능한 치료방법은 SSRI와 clomipramine을 병합하는 것이다. clomipramine과 fluoxetine을 동시 투여하는 것이, 원치 않는 clomipramine의 부작용을 최소화한다는 고무적인 사례 보고[49, 50]도 있다. clomipramine과 fluvoxamine을 병합하는 것은 약물 상호작용의 위험성은 있으나 이론적으로는 부가적인 효과가 있을 가능

성이 있어 신중하게 검토될 필요가 있다.[51] cytochrome p450 1a2의 강력한 억제제인 fluvoxamine은 clomipramine이 desmethylclomipramine으로 하는 demethylation을 억제하고, 이를 통해 desmethylclomipramine과 clomipramine의 비율을 역전시켜서, 전구체의 농도를 대사산물에 비해 높여준다. 정상 상태에서는 장기간 복용하는 경우 desmethylclomipramine의 혈장농도는 clomipramine에 비해 높아진다. clomipramine은 desmethylclomipramine에 비해 보다 강력한 세로토닌 진달 억제 물질이고, 또한 강박장애의 치료약물로서도 보다 강력한 것으로 생각된다. 어쨌든 약물효과와 간질발작과 심전도 이상과 같은 가능한 위험성에 대한 적절한 연구가 없는 상태에서 clomipramine과 fluvoxamine 병합요법은 보다 중증의 치료 저항성 환자의 경우에만 고려해볼 가치가 있다. 만약 병합치료를 시행하는 경우 clomipramine과 desmethylclomipramine의 농도를 주기적으로 측정해야 하며, clonazepam과 같은 항전간 약물이 예방적으로 처방되어야 하고, 정기적으로 심전도를 시행해야 한다.

(4) 세로토닌 재흡수 억제제와 노르에피네프린 재흡수 억제제

일부 연구자들은 clomipramine이 세로토닌과 노르에피네프린 양자를 이중으로 차단하는 작용이 있기 때문에 강박장애의 치료효과가 있다고 주장했다. 이것이 사실이라면 SSRI와 선택적 노르에피네프린 재흡수 차단제 desipramine의 병합치료가 clomipramine의 효과와 유사한 결과를 얻을 수 있다고 예상할 수 있다. Barr 등(1997)[52]은 10주간 SSRI 단일 처방으로 효과를 보지 못한, fluvoxamine, fluoxetine, sertraline 등으로 치료를 받는 23명의 강박장애 환자에게, 이중맹검의 방법으로 위약이나 desipramine을 추가하는 임상연구를 시행했다. 그러나 두 치료군 사이에 강박증상이나 우울증상에서 중요한 차이는 발견되지 않았다.

29.7 새로운 실험적 약물치료

지금까지 소개한 방법 외에도 다양한 대안적인 약물치료가 강박장애에서 시도되어 왔다. 그중에 주목할 만한 치료법에 대해 몇 가지 소개한다.

29.7.1 glutamatergic agents

강박증의 주요 병태생리는 cortico-striato-thalamo-cortical 회로에서 glutamate의 신경전달체계 이상과 연관될 가능성이 있다. 이에 glutamate의 신호전달과 관련된 부위를 목표로 하는 약물 개발이 새롭게 시도되고 있다. ALS 치료제로 쓰이는 riluzole이 항강박효과에 대해 가장 먼저 연구되었으나, RCT에서 치료효과가 일관되게 확인되지 않았다. memantine은 현재 치매 환자 치료에 널리 쓰이고 있는 NMDA 수용체 길항제로, 2개의 이중맹검 RCT와 1개의 단일맹검 RCT에서 SRI의 병용 투여제로서 유의한 치료효과를 보였다. 아직 근거가 충분하지는 않으나, 항정신병약물보다 부작용 면에서 장점이 많기 때문에 병용요법을 위한 약제로 활용 가능성이 높다.

glutamatergic neurotransmission을 억제하는 항전간제로 lamotrigine과 topiramate가 있다. 특히 lamotrigine은 SRI 약제에 부가적으로 투여했을 때, 몇몇 이중맹검 RCT에서 유의한 효과를 보였다.[53] 여전히 추가적인 RCT 연구가 필요하나, 100~200mg 정도의 용량 범위에서 정신증이나 기분변화가 있는 환자에서 유용할 수 있다. topiramate 역시 적은 수의 이중맹검 연구결과가 있으나, 용량에 따른 부작용 때문에 사용에 주의가 필요하다.

n-methyl-d-aspartate 수용체의 partial agonist인 d-cycloserine도 주목을 받았으나, 현재로써 용량과 투여시간을 고려한 추가 연구가 좀 더 필요하다. n-acetylcysteine (NAC)는 glutamatergic neurotransmission을 완화시키는 amino acid 복합체로 알려져 있으며, 발모광에서는 유의한 RCT 결과가 있으나, 강박장애에서는 통제된 연구결과가 보고된 바 없다.

29.7.2 기타 약제

clomipramine 정맥주사는 그 효과성이 잘 입증된 편이다. 몇몇 개방연구에 의하면, clomipramine 정맥주입이 clomipramine 경구치료에 저항성을 보이는 환자에게 도움이 될 수 있다고 한다.[54-56] 이중맹검 시험[57]은 치료 저항성 환자에서 clomipramine 정맥주사의 효과를 지지한다. 이러한 연구방법의 약점은 이것이 몇몇 소수의 연구 환경에서만 가능하고, 장기적인 효과에 대한 정보가 제한적이라는 것이다.

강박장애 치료에서 호르몬과 neuropeptide의 역할의 가능성에 대해 연구되기 시작했지만, 초기 결과들은 아직 확실하지 않다. clomipramine에 부분적인 반응만을 보였던 16명의 강박장애 환자에서 4주간 triiodothyronine을 추가로 사용하는 것은 효과가 없었다.[58] 전임상 연구에서, neuropeptide oxytocin은 몇몇 행동 효과를 매개하여, 혐오스러운 상황에 익숙해지는 것을 방해하는 것을 포함하여 인간에서 강박행동과 관련이 있을 수 있음이 제안되었다.[23] Ansseau 등(1987)[59]이 4주간 비강 내로 oxytocin을 주입하는 것이 강박증상을 호전시킨다는 사례를 발표했지만, 기억장애, 정신증 그리고 삼투압 이상 등을 포함하여 그 부작용이 심각했다. 다른 발표에 의하면, oxytocin은 강박장애의 호전에 효과가 없다고 한다.[60] 여성 강박장애 환자를 대상으로 소규모 연구를 실시한 바에 의하면, antiandrogen cyproterone acetate는 강박장애의 치료효과를 보였지만, 이러한 결과는 후속연구에서 확인되지 않았다.[61] 다른 연구자들이 이러한 결과를 반복하기 위해, 중증의 강박장애를 앓는 여성을 대상으로 시도한 실험은 성공하지 못했다.[62]

fluoxetine 치료에 steroid 억제제인 aminoglutethimide를 추가하는 것이 치료 저항성 강박장애 환자를 호전시킨다고 한다.[63] 이러한 치료의 근거는 steroid가 우울증상을 유지시키고, steroid 억제제가 치료 저항성 우울증에 효과적일 수 있다는 증거를 기반으로 한다. 몇몇 소아기에 발병한 강박장애의 경우 rheumatic fever의 후기 증상인 Sydenham's chorea와 유사하게, 감염에 의해 유발된 자가면역 과정과 관련이 있을 수 있다.[64] Sydenham's chorea 환자의 70% 이상이 강박증상을 보인다.[65] Sydenham's chorea의 발병원인은, group A β-hemolytic streptococcus 감염으로 생성된 항체가 basal ganglia나 다른 뇌 부위에 교차반응을 하는 것과 관련이 있다고 생각된다.[66] Swedo는 group A β-hemolytic streptococcus 감염 직후 발병하여, 신경학적 징후를 동반하고, episodic 경과를 취하는 Sydenham's chorea와 유사한 소아기에 발병한 강박장애의 사례를 기술하기 위해 PANDAS pediatric autoimmune neuropsychiatric disorder associated with streptococcal infection라는 용어를 사용했다.[65] 면역조절치료(예 : prednisone, plasmapheresis, 면역 글로불린 정맥주사)나 antimicrobial prophylaxis(예 :

penicillin)와 같은 다양한 약제들이 PANDAS 환자의 치료를 위해 미국의 National Institute of Mental Health를 중심으로 연구되고 있다.

29.8 비약물 생물학적 치료

29.8.1 비침습적 뇌자극술

우울증치료의 우수한 표준치료 방법으로 여겨지는 전기경련치료ECT는 치료 저항성 환자에 대한 제한적인 성공 보고[67]에도 불구하고, 일반적인 강박장애 환자의 치료에는 제한적인 효과만 있는 것으로 여겨진다. 몇몇 예에서 ECT의 긍정적인 효과는 단시간 지속된다. Khanna 등(1988)[68]은 ECT 치료를 받은 9명의 치료 저항성 강박장애 환자(우울증이 없는)를 기술했는데, 결과적으로 전반적인 강박장애 지수가 20% 이상 감소하는 것을 보였다. 어쨌든 이들 환자 모두 4개월 이후에는 치료 이전의 수준으로 돌아갔다. ECT는 자살의 위험성이 있는 치료 저항성 강박장애 환자의 심한 우울장애에 제한적으로 고려되어야 한다.

반복적 경두개자기자극술repetitive transcranial magnetic stimulation, rTMS은 대뇌피질 영역에 비침습적인 자기자극으로 신경의 활성도를 조절한다. rTMS에서는 두피에 접촉된 코일로부터 방출되는, 박동적인 고강도의 전자기장이 하부의 대뇌피질에 국소적인 전류를 유발한다. 피질의 활성은 rTMS에 의해 자극을 받거나 방해를 받게 된다. 오늘날 이것이 기초적으로 적용되는 영역은, 건강한 사람과 환자에 있어서 대뇌피질의 활성과 기능 간의 관계를 연구하는 것이지만, 몇몇 연구에 의하면 rTMS가 우울증[69]과 아마도 강박장애[70]의 경우에 있어서 치료적 가치가 있음이 시사되었다. 초기 대조연구에서 Greenberg 등(1997)[70]은 우측 prefrontal cortex에 한 차례 rTMS를 가하는 것이 강박적 충동의 일과적인 감소를 유발한다고 보고하였다. 몇몇 통제된 연구에서 dorsolateral prefrontal cortex(DLPFC)에 가하는 저주파수 또는 고주파수의 rTMS의 치료효과는 불일치한 결과를 보였다. 반면 supplementary motor area(SMA) 및 orbitofrontal cortex(OFC) 영역의 저주파수 rTMS 자극은 유의한 효과가 있을 가능성을 보였다.[71] 2018년, 일반적인 8자형 코일이 아닌 H 코일을 사용하여 대뇌의 보다

깊은 영역까지 자극할 수 있는 새로운 rTMS 기술이 비침습적 뇌자극술로는 처음으로 강박장애 치료용으로 미국 FDA 승인을 받았다. 약물치료 중인 100명의 강박장애 환자를 대상으로 한 다기관 RCT 연구결과 6주간 자극치료를 받은 환자들 중 38.1%가 치료반응을 보였고, 심각한 부작용은 보고되지 않았다.[72] rTMS가 위험성이 없지는 않다. 처치를 받은 250명의 대상 중 최소 6명 이상의 경우에서 간질발작이 보고되었다.[73] 또한 두피 근육과 신경의 활성화로 인해 야기된 국소적인 통증이 나타나지만 안전성과 적절한 치료 프로토콜에 대한 충분한 연구결과가 축적된다면 rTMS는 약물치료의 대안으로 활용될 수 있다.

경두개직류전기자극술transcranial direct current stimulation, tDCS 역시 대뇌피질에 국소적인 전기자극으로 뇌 활성도를 조절하는 비침습적 뇌자극기술이다. 자극 전극의 극성에 따라 활성도가 늘어나거나 줄어드는 기전을 이용한다. tDCS의 항우울 효과 및 안전성에 대해서는 상당한 근거가 확보되고 있다. 몇몇 개방연구와 일부 무작위 대조군 연구에서 강박장애 환자에서의 유효성이 검증되었다. 그러나 환자에 맞는 목표 자극 영역과 자극 프로토콜이 아직 확립되지 않아 더 많은 연구가 필요하다.

29.8.2 수술적 치료법

수술적 치료는 강박장애의 병리와 관련된 CSTC 회로의 특정 국소 영역에 병소를 만들어 기능을 변화시키는 방법이다. 현대적인 정위 수술 기법은, 이전에 상대적으로 조악했던 신경외과적 방법과는 다른 것이다.[74] 최근 증거들에 의하면, cingulum bundle(cingulotomy)이나 anterior limb of the internal capsule(capsulotomy)에 정위적인 손상을 가했을 때, 몇몇 강박장애 환자에 있어서 유의할 만한 후유증 없이 실질적인 임상적 효과를 보였다. cingulotomy를 받은 33명의 강박장애 환자를 회귀적으로 추적 분석한 결과 Jenike 등(1991)[75]은 이들 환자 중 25~30%가 전통적인 기준에 의해, 실제적인 효과를 경험한 것으로 확인되었다. 보다 최근의 전향적인 연구는 Baer 등(1995)[76]이 18명의 강박장애 환자를 양측cingulotomy 이전과 수술 6개월 이후에 평가한 것이다. 5명의 환자(28%)는 전통적인 기준에 따르면, 치료에 반응을 보인 것으로 나타났다. 최근에는 두 개 절개 없이 감마나이프나 자기공명영상유도를 활용한

초음파 수술법도 시도되고 있다.[77] 강박장애의 신경외과적 치료에 대한 해결되지 않은 몇몇 문제점이 남아 있다. ① 수술의 실제적인(위약대조) 효과는 무엇인가? ② 어떤 수술법(예 : cingulotomy, capsulotomy, limbic leucotomy)이 가장 나은가? ③ 최적의 수술 부위는 어디인가? ④ 최적의 수술 대상 환자를 예상할 수 있는가? 현재까지는 정위적인 신경외과 수술은 수종의 SRI(clomipramine 포함), 노출반응 억제요법, 이들의 병합(SRI 병합과 행동치료), MAOI, 새로운 항우울증 약물(예 : venlafaxine) 그리고 ECT(우울증이 동반된 경우) 등을 이용한 5년 이상 잘 계획된 적절한 치료에도 반응을 보이지 않았던 중증 강박장애 환자를 위한 최후의 선택 수단으로 여겨야 한다.

뇌심부자극술deep brain stimulation은 기존의 capsulotomy나 cingulotomy와 같이 전기적으로 열을 가하여 병소lesion를 만드는 절개 수술에 비해 가역적reversible이고 조절 가능adjustable하다는 점에서 상대적으로 덜 침습인 장점이 있다. 특히 난치성 강박장애의 DBS 적용은 humanitarian device exemption(HDE)으로 FDA의 제한적 허가를 받았다. 강박장애 환자에서는 강박증상과 관련 있다고 여겨지는 배쪽 속 섬유막ventral capsule 또는 배쪽 선조ventral striatum가 주된 목표 자극 부위다. 최근 메타분석에 따르면, DBS의 반응률은 60%이고, 강박증상이 약 45% 정도 경감되었다. 국내에서도 난치성 강박장애 환자에서 DBS의 장기 치료효과가 보고된 바 있다.[78] DBS는 다른 신경절제술에 비해서는 상대적으로 안전하지만, 전극 삽입을 위한 신경외과적 수술에 따른 위험은 불가피하다. 따라서 DBS 역시 난치성 강박장애 환자의 마지막 치료방법으로 고려해야 한다.

대한정신약물학회에서 개발하여 권장하는 강박장애에 대한 기본 치료 알고리듬의 한국형 모델은 그림 29.1과 같다.

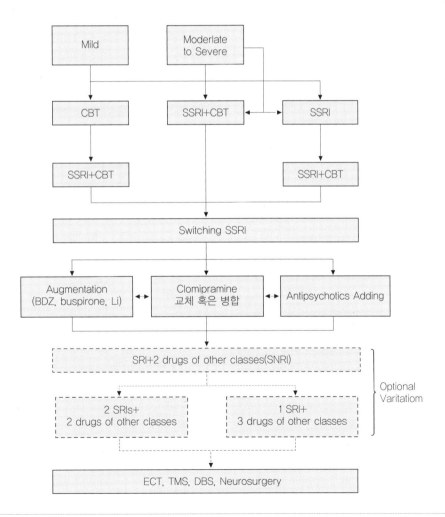

그림 29.1 한국형 강박장애 치료 알고리듬

29.9 요약

강박장애 약물치료의 주류는 10~12주간의 SRI 치료이다. 대부분의 환자에서 SSRI 중 한 가지를 선택하여 약물치료를 시작한다. 약물은 일반적인 우울증 치료에서의 사용 용량보다 높은 용량이 보다 효과적일 수 있다. SSRI의 효과를 확인하기 위해서는 충분한 용량으로 대개 12주 이상 약물을 유지할 필요가 있다. 약물의 선택은 약물의 부작용과 개별 환자에 따른 공존질환, 내약성 및 약물 상호작용 등을 고려하여 결정한다. clomipramine은 강박장애 약물치료의 표준으로 남아 있지만, SSRI가 갖는 우수한 내약성과 안전성 그리고 동일한 효과를 고려한다면, 1차 선택약

물로서는 적절하지 않다. 강박장애에 대한 약물치료와 행동치료의 진전에도 불구하고, 어떤 환자들은 호전이 적거나 거의 없다. SRI-저항성 강박장애 치료의 선택 가능한 대안으로는, 다른 SRI로 약을 바꾸는 것, 다른 약제(또는 행동치료)와 SRI의 병합, 새로운 실험적인 약물 또는 드문 경우지만 ECT나 수술과 같은 비약물적 생물학적 치료 등이 포함된다. SRI 병합요법을 위한 약물은 저용량의 항정신병약물을 먼저 고려해볼 수 있다. 치료반응에 있어서 다양한 특성을 보이는 강박장애의 하위유형을 확인하기 위해 추가적인 연구가 필요하다. 일반적으로 SRI와 행동치료의 병합이 강박장애 치료에 가장 폭넓은 효과적인 치료 방법일 수 있다.

참고문헌

1. Pinto A, Mancebo MC, Eisen JL, Pagano ME, Rasmussen SA. The Brown Longitudinal Obsessive Compulsive Study: clinical features and symptoms of the sample at intake. J Clin Psychiatr 2006;67:703.

2. Goodman WK, McDougle CJ, Price LH, Riddle MA, Pauls D, Leckman J. Beyond the serotonin hypothesis: a role for dopamine in some forms of obsessive compulsive disorder? J Clin Psychiatr 1990;51 suppl:36-43.

3. Riddle MA, Reeve EA, Yaryura-Tobias JA, Yang HM, Claghorn JL, Gaffney G, et al. Fluvoxamine for children and adolescents with obsessive-compulsive disorder: a randomized, controlled, multicenter trial. J Am Acad Child Adolesc Psychiatry 2001;40:222-229.

4. Jefferson JW, Kobak KA, Katzelnick DJ, Serlin RC. Efficacy and tolerability of serotonin transport inhibitors in obsessive-compulsive disorder: a meta-analysis. Arch Gen Psychiatry 1995;52:53-60.

5. Skapinakis P, Caldwell DM, Hollingworth W, Bryden P, Fineberg NA, Salkovskis P, et al. Pharmacological and psychotherapeutic interventions for management of obsessive-compulsive disorder in adults: a systematic review and network meta-analysis. Lancet Psychiatry 2016;3:730-739.

6. Pato MT, Hill JL, Murphy DL. A clomipramine dosage reduction study in the course of long-term treatment of obsessive-compulsive disorder patients. Psychopharmacol Bull 1990;26(2):211-214.

7. Ravizza L, Barzega G, Bellino S, Bogetto F, Maina G. Drug treatment of obsessive-compulsive disorder (OCD): long-term trial with clomipramine and selective serotonin reuptake inhibitors (SSRIs). Psychopharmacol Bull 1996;32(1):167-173.

8. Goodman W, Price L, Rasmussen S, Mazure C, Fleischmann R, Hill C, et al. Yale-brown obsessive compulsive scale (Y-BOCS). Arch Gen Psychiatry 1989;46:1006-1011.

9. Goodman WK, Price LH, Rasmussen SA, Mazure C, Delgado P, Heninger GR, et al. The yale-brown obsessive compulsive scale: II. Validity. Arch Gen Psychiatry 1989;46:1012-1016.

10. Jenike MA, Baer L, Minichiello WE, Schwartz CE, Carey RJ. Concomitant obsessive-compulsive disorder and schizotypal personality disorder. Am J Psychiatry 1986;143:530-532.

11. McDougle CJ, Goodman WK, Price L. The pharmacotherapy of obsessive-compulsive disorder. Pharmacopsychiatry 1993;26:24-29.

12. Byerly MJ, Goodman WK, Christensen R. High doses of sertraline for treatment-resistant obsessive-compulsive disorder. Am J Psychiatry 1996;153:1232.

13. MA J. Obsessive compulsive disorder. Compr Psychiatry 1983;24:99-115.

14. Jenike MA, Surman O, Cassem N, Zusky P, Anderson W. Monoamine oxidase inhibitors in obsessive-compulsive disorder. J Clin Psychiatr 1983;44(4):131-132.

15. Jenike MA, Baer L, Minichiello WE, Rauch SL, Buttolph ML. Placebo-controlled trial of fluoxetine and phenelzine for obsessive-compulsive disorder. Am J Psychiatry 1997;154:1261.

16. Ananth J, Burgoyne K, Smith M, Swartz R. Venlafaxine for treatment of obsessive-compulsive disorder. Am J Psychiatry 1995;152(12):1832.

17. Rauch SL, O'sullivan RL, Jenike MA. Open treatment of obsessive-compulsive disorder with venlafaxine: a series of ten cases. J Clin Psychopharmacol 1996;16:81-84.

18. Yaryura-Tobias JA, Neziroglu FA. Venlafaxine in obsessive-compulsive disorder. Arch Gen Psychiatr 1996;53:653-654.

19. Sofuoglu M, Debattista C. Development of obsessvie symptoms during nefazodone treatment. Am J Psychiatry 1996;153:577-578.

20. Simpson HB, Foa EB, Liebowitz MR, Huppert JD, Cahill S, Maher MJ, et al. Cognitive-behavioral therapy vs risperidone for augmenting serotonin reuptake inhibitors in obsessive-compulsive disorder: a randomized clinical trial. JAMA Psychiatry 2013;70:1190-1199.

21. Dold M, Aigner M, Lanzenberger R, Kasper S. Antipsychotic augmentation of serotonin reuptake inhibitors in treatment-resistant obsessive-compulsive disorder: a meta-analysis of double-blind, randomized, placebo-controlled trials. Int J Neuropsycho-pharmaco 2013;16:557-574.

22. McDougle CJ, Goodman WK, Leckman JF, Lee NC, Heninger GR, Price LH. Haloperidol addition in fluvoxamine-refractory obsessive-compulsive disorder: a double-blind, placebo-controlled study in patients with and without tics. Arch Gen Psychiatry 1994;51:302-308.

23. Leckman JF, Grice DE, Barr LC, de Vries AL, Martin C, Cohen DJ, et al. Tic-related vs. non-tic-related obsessive compulsive disorder. Anxiety 1994;1:208-215.

24. Bruun R, Budman CL. Risperidone as a treatment for Tourette's syndrome. J Clin Psychiatry 1996;57:29-31.

25. Stamenkovic M, Aschauer H, Kasper S. Risperidone for Tourette's syndrome. Lancet 1994;344:1577-1578.

26. Saxena S, Wang D, Bystritsky A, Baxter JL. Risperidone augmentation of SRI treatment for refractory obsessive-compulsive disorder. J Clin Psychiatry 1996;57:303-306.

27. Sayyah M, Sayyah M, Boostani H, Ghaffari SM, Hoseini A. Effects of aripiprazole augmentation in treatment-resistant obsessive-compulsive disorder (a double blind clinical trial). Depress Anxiety 2012;29:850-854.

28. Selvi Y, Atli A, Aydin A, Besiroglu L, Ozdemir P, Ozdemir O. The comparison of aripiprazole and risperidone augmentation in selective serotonin reuptake inhibitor-refractory obsessive-compulsive disorder: a single-blind, randomised study. Human Psychopharmacology: Clin Experi 2011;26:51-57.

29. McDougle CJ, Fleischmann RL, Epperson CN, Wasylink S, Leckman JF, Price LH. Risperidone addition in fluvoxamine-refractory obsessive-compulsive disorder: three cases. J Clin Psychiatry 1995;56(11):526-528.

30. Atmaca M, Kuloglu M, Tezcan E, Gecici O. Quetiapine augmentation in patients with treatment resistant obsessive-compulsive disorder: a single-blind, placebo-controlled study. Int Clin Psychopharmacol 2002;17:115-119.

31. Sevincok L, Topuz A. Lack of efficacy of low doses of quetiapine addition in refractory obsessive-compulsive disorder. J Clin Psychopharmacol 2003;23:448-450.

32. Rasmussen SA. Obsessive compulsive spectrum disorders. J Clin Psychiatry 1994;55(3):89-91.

33. Steiner W, Fontaine R. Toxic reaction following the combined administration of fluoxetine and L-tryptophan: five case reports. Biol Psychiatry 1986;21:1067-1071.

34. Hertzman PA, Blevins WL, Mayer J, Greenfield B, Ting M, Gleich GJ. Association of the eosinophilia-myalgia syndrome with the ingestion of tryptophan. N Engl J Med 1990;322:869-873.

35. Blier P, Bergeron R. Sequential administration of augmentation strategies in treatment-resistant obsessive-compulsive disorder: preliminary findings. Int Clin Psychopharmacol 1996;11:37-44.

36. Hollander E, DeCaria CM, Schneier FR, Schneier HA, Liebowitz M, Klein D. Fenfluramine augmentation of serotonin reuptake blockade antiobsessional treatment. J Clin Psychiatry 1990;51(3):119-123.

37. Heninger GR, Charney DS, Sternberg DE. Lithium carbonate augmentation of antidepressant treatment: an effective prescription for treatment-refractory depression. Arch Gen Psychiatr 1983;40:1335-1342.

38. Blier P, De Montigny C. Lack of efficacy of lithium augmentation in obsessive-compulsive disorder: the perspective of different regional effects of lithium on serotonin release in the central nervous system. J Clin Psychopharmacol 1992;12(1):65-66.

39. Grady TA, Pigott TA, L'Heureux F, Hill JL, Bernstein SE, Murphy DL. Double-blind study of adjuvant buspirone for fluoxetine-treated patients with obsessive-compulsive disorder. Am J Psychiat 1993;150:819-819.

40. Pigott TA, Hill JL, Grady TA, L'Heureux F, Bernstein S, Rubenstein CS, et al. A comparison of the behavioral effects of oral versus intravenous mCPP administration in OCD patients and the effect of metergoline prior to iv mCPP. Biol Psychiatry 1993;33:3-14.

41. Artigas F, Perez V, Alvarez E. Pindolol induces a rapid improvement of depressed patients treated with serotonin reuptake inhibitors. Arch Gen Psychiat 1994;51:248-251.

42. Artigas F, Bel N, Casanovas JM, Romero L. Adaptative changes of the serotonergic system after antidepressant treatments. Adv

Exp Med Biol 1996;398:51-59.

43. Berman ME, Tracy JI, Coccaro EF. The serotonin hypothesis of aggression revisited. Clin Psychol Rev 1997;17:651-665.

44. Koran LM, McElroy SL, Davidson JR, Rasmussen SA, Hollander E, Jenike MA. Fluvoxamine versus clomipramine for obsessive-compulsive disorder: a double-blind comparison. J Clin Psychopharmaco 1996;16:121-129.

45. Goodman WK, Ward H, Kablinger A, Murphy T. Fluvoxamine in the treatment of obsessive-compulsive disorder and related conditions. J Clin Psychiatry 1997;58:32-49.

46. Clifford EM, Gartside SE, Umbers V, Cowen PJ, Hajós M, Sharp T. Electrophysiological and neurochemical evidence that pindolol has agonist properties at the 5-HT1A autoreceptor in vivo. Br J Pharmacol 1998;124:206-212.

47. Pallanti S, Bernardi S, Antonini S, Singh N, Hollander E. Ondansetron Augmentation in Treatment-Resistant Obsessive-Compulsive Disorder. CNS drugs 2009;23:1047-1055.

48. Pallanti S, Bernardi S, Antonini S, Singh N, Hollander E. Ondansetron augmentation in patients with obsessive-compulsive disorder who are inadequate responders to serotonin reuptake inhibitors: improvement with treatment and worsening following discontinuation. Eur Neuropsychopharmacol 2014;24:375-380.

49. Browne M, Horn E, Jones TT. The benefits of clomipramine-fluoxetine combination in obsessive compulsive disorder. Can J Psychiatry 1993;38:242-243.

50. Simeon JG, Thatte S, Wiggins D. Treatment of adolescent obsessive-compulsive disorder with a clomipramine-fluoxetine combination. Psychopharmacol Bull 1990;26(3):285-290.

51. Szegedi A, Wetzel H, Leal M, Härtter S, Hiemke C. Combination treatment with clomipramine and fluvoxamine: drug monitoring, safety, and tolerability data. J Clin psychiatry 1996;57:257-264.

52. Barr LC, Goodman WK, Anand A, McDougle CJ, Price LH. Addition of desipramine to serotonin reuptake inhibitors in treatment-resistant obsessive-compulsive disorder. Am J Psychiatry 1997;154:1293.

53. Bruno A, Micò U, Pandolfo G, Mallamace D, Abenavoli E, Di Nardo F, et al. Lamotrigine augmentation of serotonin reuptake inhibitors in treatment-resistant obsessive-compulsive disorder: a double-blind, placebo-controlled study. J Psychopharmacol 2012;26:1456-1462.

54. Fallon BA, Campeas R, Schneier FR, Hollander E, Feerick J, Hatterer J, et al. Open trial of intravenous clomipramine in five treatment-refractory patients with obsessive-compulsive disorder. J Neuropsychiatry Clin Neurosci 1992.

55. Thakur AK, Remillard AJ, Meldrum LH, Gorecki DK. Intravenous clomipramine and obsessive-compulsive disorder. Can J Psychiatr 1991;36:521-524.

56. Warneke L. Intravenous chlorimipramine therapy in obsessive-compulsive disorder. The Can J Psychiatr 1989;34:853-859.

57. Koran LM, Sallee FR, Pallanti S. Rapid benefit of intravenous pulse loading of clomipramine in obsessive-compulsive disorder. Am J Psychiatr 1997;154:396-401.

58. Pigott TA, Pato MT, L'heureux F, Hill JL, Grover GN, Bernstein SE, et al. A controlled comparison of adjuvant lithium carbonate or thyroid hormone in clomipramine-treated patients with obsessive-compulsive disorder. J Clin Psychopharmacol 1991;11:242-248.

59. Ansseau M, Legros J-J, Mormont C, Cerfontaine J-L, Papart P, Geenen V, et al. Intranasal oxytocin in obsessive-compulsive disorder. Psychoneuroendocrinology 1987;12:231-236.

60. Den Boer JA, Westenberg HG. Oxytocin in obsessive compulsive disorder. Peptides 1992;13:1083-1085.

61. Casas M, Alvarez E, Duro P, Garcia-Ribera C, Udina C, Velat A, et al. Antiandrogenic treatment of obsessive-compulsive neurosis. Acta Psychiatr Scand 1986;73:221-222.

62. Feldman JD NH, Chu C. Improvement in female patients with severe obsessions and/or compulsions treated with cyproterone acetate. Acta Psychiatr Scand 1988;78:254.

63. Chouinard G, Bélanger M-C, Beauclair L, Sultan S, Murphy B. Potentiation of fluoxetine by aminoglutethimide, an adrenal steroid suppressant, in obsessive-compulsive disorder resistant to SSRIs: a case report. Prog Neuropsychopharmacol Biol Psychiatry 1996;20:1067-1079.

64. Swedo SE, Rapoport JL, Cheslow DL, Leonard HL, Ayoub EM. High-Prevalence of Obsessive-Compulsive Symptoms in Patients with Sydenham's Chorea. Am J Psychiatry 1989;146:246.

65. Swedo SE. Sydenham's chorea: a model for childhood autoimmune neuropsychiatric disorders. Jama 1994;272:1788-1791.

66. Murphy TK, Goodman WK, Fudge MW, Williams Jr RC, Ayoub EM, Dalal M, et al. B lymphocyte antigen D8/17: a peripheral marker for childhood-onset obsessive-compulsive disorder and Tourette's syndrome? Am J Psychiatry 1997;154:402-407.

67. Husain MM, Lewis SF, Thornton WL. Maintenance ECT for refractory obsessive-compulsive disorder. Am J Psychiatry 1993;150(12):1899-1900.

68. Khanna S GB, Sinha V, Rajendra PN, Channabasavanna SM. Electroconvulsive Therapy in Obsessive-Compulsive Disorder. Convuls Ther 1988;4(4):314-320.

69. George MS WE, Williams WA, Callahan A, Ketter TA, Basser

P et al. . Daily repetitive transcranial magnetic stimulation (rTMS) improves mood in depression. . Neuroreport 1995;6:1853–1856.

70. Greenberg BD GM, Martin JD, Benjamin J, Schlaepfer TE, Altemus M. . Effect of prefrontal repetitive transcranial magnetic stimulation in obsessive-compulsive disorder: a preliminary study. . Am J Psychiatry 1997;154:867–869.

71. Fontenelle LF, Coutinho E, Lins-Martins NM, Fitzgerald PB, Fujiwara H, Yücel M. Electroconvulsive therapy for obsessive-compulsive disorder: a systematic review. J Clin Psychiatry 2015;76:949–957.

72. https://www.fda.gov/newsevents/newsroom/pressannouncements/ucm617244.htm

73. Green RM P-LA, Wasserman EM. Ethical guidelines for rTMS research. Irb 1997;19:1–7.

74. Mindus P RS, Lindquist C. Neurosurgical treatment for refractory obsessive-compulsive disorder: implications for understanding frontal lobe function. J Neuropsychiatry Clin Neurosci 1994;6:467–477.

75. Jenike MA BL, Ballantine T, Martuza RL, Tynes S, Giriunas I, et al. Cingulotomy for refractory obsessive-compulsive disorder. A long-term follow-up of 33 patients. Arch Gen Psychiatry 1991;48(6):548–55.

76. Baer L RS, Ballantine HT, Jr., Martuza R, Cosgrove R, Cassem E, et al. Cingulotomy for intractable obsessive-compulsive disorder. Prospective long-term follow-up of 18 patients. Arch Gen Psychiatry 1995;52(5):384–392.

77. Jung HH, Kim SJ, Roh D, Chang JG, Chang WS, Kweon EJ, et al. Bilateral thermal capsulotomy with MR-guided focused ultrasound for patients with treatment-refractory obsessive-compulsive disorder: a proof-of-concept study. Mol Psychiatry 2015;20(10):1205–1211.

78. Roh D, Chang WS, Chang JW, Kim C-H. Long-term follow-up of deep brain stimulation for refractory obsessive-compulsive disorder. Psychiatr Res 2012;200:1067–1070.

CHAPTER **30**

외상 및
스트레스 관련장애

채정호

30.1 외상후 스트레스장애의 개요

30.1.1 정의

(1) 역사적 배경

생명체는 끊임없이 발생하는 스트레스에 접해서 적응하고 변화해 간다. 따라서 스트레스 사건들은 다양한 정서 및 행동상의 문제를 가져올 수 있지만 전쟁, 강간, 자연재해, 학대 등과 같이 개인이 감당하기 어려운 정신적 외상 혹은 충격trauma으로 작용하여 병적인 상태에 이르면 외상후 스트레스 장애posttraumatic stress disorder, PTSD로 지칭하는 질환이 발생할 수 있다.[1] 이렇게 극심한 스트레스 상황을 겪고 병적인 상태가 발현하는 것은 인류의 역사와 그 연원을 함께하였다. 다양한 고대 문헌에 PTSD와 유사한 증상을 보이는 경우가 나타나고 있고, 특히 런던 대화재 사건 이후에는 그 임상양상이 아주 잘 기술되어 있다. 군인들이 주로 겪었던 향수 증상도 이와 유사하고 미국의 남북전쟁에서 보였던 소위 '병사의 심장soldier's heart' 상태, 화재, 철도사고, 충돌 등의 여러 사고 이후 발생한 양상, 제1차 세계대전 이후의 소위 '포탄 충격shell shock', 제2차 세계대전에서 '전투 신경증combat neuroses' 등 비록 하나의 특정한 진단체계로 구분되지는 않았지만 다양한 형태로 표현되어 왔다.[2]

우리나라는 자연재해가 많은 나라는 아니나 급격한 근

대화 과정에서 여러 인위적 사건, 사고, 재해 등이 빈발하여왔으며, 이에 대한 대처와 인프라는 매우 미숙하고 취약하여 PTSD 고위험 사회라고 할 수 있다. 대한민국 정부 수립 이후만 하더라도 한국전쟁, 베트남전 참전 등의 전쟁과 더불어, 산업화가 급격하게 진행되면서, 마포 와우아파트 붕괴, 대연각호텔 화재, 광주 민중항쟁, 서울 지하철 공사장 붕괴, 청주 우암아파트 붕괴, 부산 구포역 열차 탈선, 도봉동 LPG 폭발, 성수대교 붕괴, 서울 아현동 도시가스 폭발, 대구 지하철 공사장 폭발, 삼풍백화점 붕괴, 인천 노래방 화재, 부산 냉동창고 화재, 대구 지하철 방화, 청도 버섯공장 화재, 이천 냉동창고 화재, 천안함 피격, 연평도 포격 사건, 세월호 침몰 참사 등 사회적으로 잘 알려진 대형 사고들이 지속적으로 발생하여 왔고, 이 외에도 가정폭력, 교통사고 및 안전사고 등 PTSD가 유발할 수 있는 외상적 사건이 많이 발생하고 있다.

(2) 미국정신의학계 진단체계

19세기에 Charcot가 심리 충격에 의한 증상을 제시하였고 Da Costa의 병사의 심장, Janet의 해리와 신경쇠약 증상, Freud의 히스테리아 등의 기술 이후 1952년에 간행된 미국의 정신장애의 진단 및 통계 편람Diagnostic and Statistical Manual for Mental Disorders, DSM-I에서는 전투나 재해와 같은 극심한 신체적 요구나 극도의 스트레스에 노출된 상태를 지칭하는 '전반적 스트레스 반응'이라는 용어가 등장하였다.[3] 이후 1968년에 발간된 DSM-II에서는 "기저의 정신장애가 없는 개인에게 일어나는 어떠한 강도의 일과성 장애로 거대한 환경적 스트레스에 대한 급성 반응"을 지칭하는 "일과성 상황장애"라는 개념이 도입되어 사용되었다.[3] 베트남전을 거치면서 더욱 많은 연구가 시행되면서, 1980년에 간행된 DSM-III[4]에 이르러 PTSD라는 용어가 최초로 정신의학의 공식 진단체계에 편입되었다. 당시 DSM-III의 개념에는 강간 외상 증후군, 매맞는 아내 증후군, 참전용사 증후군, 학대 아동 증후군 등에서 나타나는 상태들이 포함되었다. 1994년에 간행된 DSM-IV[5]에 이르러서는 다음과 같은 변화가 나타난다. 첫째, DSM-III[4]에서는 외상적 사건 자체를 "거의 누구에게나 상당한 정도의 고통을 일으킬 수 있는"이라는 전제를 가지고 정의하였는데, 반드시 이러한 극심한 스트레스 사건 이외에도 실제로는 교통사고, 폭행사건처럼 보다 비교적 가볍고 빈번한 사건들에 의해서도 PTSD가 유발될 수 있다는 것이 알려지면서, DSM-IV[5]에 이르러서는 이 부분이 삭제되었다. 그러나 미국을 제외한 곳에서 국제적으로 통용되고 있는 국제질병분류International Classification for Diseases, ICD[6]에서는 "거의 대부분의 사람들에게 범발적 고통을 야기하는 극도로 두려움을 주거나 파국적인 사건이나 상황"이라는 보수적인 정의를 사용하였다. 두 번째, DSM-IV[5]에서는 외상적 사건을 직접적인 위협이 있었던 것을 넘어서 타인에게 일어난 사건을 목격하게 되는 것도 포함시켰다. 세 번째, 외상적 사건의 정의에 "강렬한 공포, 무력감, 두려움 등의 강한 반응"이 있을 것을 전제하도록 하였다. 이와 함께 특정적 군집의 증상을 제시하여 PTSD는 "외상적 사건을 겪은 사람이 적어도 1개월 이상 지속되는 세 가지 군집의 특징적인 증상, 즉 재경험, 회피, 과도각성 등을 나타내는 불안장애"라는 것으로 정의하였다.[7] 2013년에 개정된 DSM-5에서는 개념 자체의 혁신적인 변화가 있었다. 우선적으로 PTSD가 기존의 '불안장애' 항목에서 독립하여 '트라우마 및 스트레스 요인 관련장애'라는 신설 분류를 만들었다.[8] DSM-IV를 기준으로 하면 너무 많은 임상 진단이 내려질 수 있다는 단점을 보완하기 위하여 진단기준도 상당히 변화하였다. 외상 사건 자체를 보다 구체적이고 질적으로 기술하였고 DSM-IV에서 중요한 진단기준이었던 "강렬한 공포, 무력감, 두려움 등의 강한 반응" 등 주관적인 요소가 강한 항목은 아예 삭제하였다. 또한 DSM-IV의

세 가지 주 증상 군집에 한 가지를 추가하여 네 가지 증상 군집을 기술하였다. 즉, '회피, 둔감'이라는 군집을 두 가지로 구별해서 '회피' 군집 외에 '지속되는 인지와 기분의 부정적 변화' 군집을 추가하였다. 또한 마지막 군집인 과도각성 부분에서 자극 과민 행동, 분노발작, 무분별하고 자기파괴적 행동 등을 자세하게 기술했다. 또한 6세 이하인 경우에는 독립된 진단기준을 따로 만들어서 아동에서 너무 과도하게 진단되는 것을 막으려는 노력을 기울이는 등 실제 임상경험을 통하여 진단기준을 변화시켰다. 이렇게 PTSD는 인류 역사와 그 연원을 같이하는 질환이기는 하나 다른 질환에 비하여 독립적으로 기술하기 시작한 역사도 오래되지 않았고 매번 진단기준이 변화되는 등 아직 정확한 이해도가 높지 못한 상병이라고 할 수 있다.

30.1.2 진단

(1) 진단기준

가. 외상 사건

PTSD로 진단하기 위해서는 정의상 '외상 사건traumatic events'이 있어야 한다. 통상 스트레스 유발원stressor과 외상 사건을 구분할 수 있는 것은 그 개체의 발달에 변화를 일으킬 정도의 사건, 즉 특정 사건 이후 그 개체의 삶이 달라질 정도의 사건을 외상 사건이라고 할 수 있다.[9,10] DSM-5에서는 이러한 외상 사건을 상당히 구체적으로 기술하여 실제 혹은 죽음의 위협, 심한 부상 혹은 성폭행에 폭로된 것이라고 하면서 그 방식에 대해서 ① 외상 사건을 직접 경험한 것, ② 그런 사건이 다른 사람에게 발생한 것을 직접 목격한 것, ③ 친한 가족이나 친구에게 외상 사건이 발생한 것을 알게 된 것, ④ 외상 사건에 대해서 혐오적인 사실에 대해서 반복적으로 혹은 심하게 노출되는 것이라고 규정하여 주관적인 공포나 무력감이 있는 것을 전제로 하였던 DSM-IV에 비하여 비교적 객관적인 외상 사건을 겪은 것이 분명한 경우에만 진단하는 보다 보수적인 방식으로 변경하였다.

나. 특징적 증상

외상 사건을 경험한 사람이 PTSD의 전형적인 네 가지 범주의 증상, 즉 ① 외상 사건과 연관된 침습 증상(DSM-5[8] 진단기준상 B 기준 증상), ② 외상 사건 관련 자극의 지속

적 회피(C 기준 증상), ③ 외상 사건과 관련되어 인지와 기분의 부정적 변화(D 기준 증상) 및 ④ 외상 사건과 관련되어 각성과 반응성에 현저한 변화 등의 증상이 있을 때 PTSD를 진단할 수 있다. 이들 핵심 증상 이외에도 기능장애, 스트레스에 대해 견디는 능력의 저하, 공존질환 상태 등과 같은 다양한 이차적 증상이 있을 수 있다.

① 침습
PTSD의 본질적인 양상의 하나로 의식 속으로 반복해서 침습하는 외상 사건에 대한 두려운 반복 경험을 지칭한다. 이는 외상 사건에 대하여 반복적·불수의적으로 침습하는 괴로운 기억 출현, 외상 사건과 연관된 괴로운 악몽, 마치 사건이 재현되는 것과 같은 해리 반응, 외상 사건을 상징하거나 유사한 단서에 도출되었을 때 강렬하고 지속되는 고통이 나오거나 현저한 생리 반응이 나타난다.

② 회피
침습 사고로 인한 외상 관련 기억의 재경험과 이에 따른 각성은 매우 불쾌하므로 환자들은 외상을 떠올리게 하는 모든 것을 회피하기 위하여 절박한 노력을 한다. 외상 사건과 관련한 괴로운 기억, 생각, 감정 등을 극도로 회피한다. 또한 외상 사건과 연관되어 그것을 상기시킬 수 있는 사람, 장소, 대화, 활동, 물건, 상황 등을 기억나게 하는 것들을 회피하고자 노력한다.

③ 인지와 기분의 부정적 변화
DSM-5에 추가된 기준 증상으로 자기 자신이나, 타인, 세상에 대해서 지속적으로 증폭된 부정적인 신념을 가지게 된다. 외상 사건의 원인이나 결과 등에 대해서 지속적으로 왜곡된 인지를 나타낸다. 공포, 분노, 죄책감, 수치감 등처럼 지속적으로 부정적인 정서를 보이기도 한다. 분리되거나 타인으로부터 떨어져 나가는 것 같은 느낌을 갖게 되고 긍정적인 정서를 경험하는 것이 지속적으로 불가능해지는 등의 다양한 부정적인 변화가 발생한다.

④ 각성과 반응성의 과도한 변화
PTSD 환자는 신체적인 각성이 높아지며, 자극에 노출된 후 이에 반응하여 나타나는 각성도 증가하여 작은 스트레스에도 민감하게 반응하는 수가 많다. 자극 과민 행동과 분노발작, 무절제하거나 자기파괴적인 행동, 경악 반응의 증가, 집중 곤란, 수면장애 등이 나타난다.

다. 기간
PTSD로 진단하기 위해서는 이러한 증상들이 최소 1개월 이상 지속되어야 한다. 만일 외상 사건 이후 병적인 과정이 1개월 내에 종료된다면 이는 급성 스트레스 장애acute stress disorder로 진단해야 한다.[8] 급성 스트레스 장애를 구분하는 이유는 아직 많은 증거가 있지는 못하나 1개월 내에 회복되는 경우는 만성으로 문제를 일으키는 경우가 적다는 관찰에 의거한 것이다. DSM-IV에서는 3개월 이내에 증상이 해결되면 급성 PTSD로, 증상이 3개월보다 오래 지속되면 만성 PTSD로 구분하였으나 이러한 구분은 삭제되었고, 만일 외상 사건에 폭로된 이후 최소 6개월 후에 증상이 시작된 경우라면 지연성 표현이라고 구분해서 분류한다.

라. 사회적·직업적 기능의 장애
PTSD 환자들은 과각성 때문에 정상적인 각성-수면 유지 주기를 유지하는 것이 어렵고, 자신이나 타인에게 공격적이 되는 수가 많다. 성적(性的) 충동조절이 어려워지기도 하며, 애정관계 유지에도 어려움이 생긴다. 또한 여러 자극을 구분해내는 신경생물학적 능력에도 손상을 받아, 주의집중이 어려우며, 해리나 신체화 증상도 나타난다. 또한 외상과 관련된 자극에 대하여 학습된 공포 반응이 나타난다. 대인관계 면에서도 의미 있는 관계가 깨져 신뢰, 희망의 상실, 사회적 회피, 애착관계에 대한 장애 등이 현저하게 나타날 수 있게 된다.

이처럼 PTSD는 인간 관계나 직업적 기능에 심각한 영향을 미친다. 단순히 증상만 있다고 진단을 하는 것이 아니라, 감정적 둔마, 내면으로의 침잠, 사람과 사회 상황의 회피, 적의, 충동조절장애 등으로 인하여 심각한 대인관계 장애가 나타나며 장기 결근, 피로, 집중력장애 등으로 직업 수행 능력에도 영향을 미치며 이러한 사회적, 직업적, 기타 중요 영역에서의 임상적으로 유의미한 고통이나 장해가 있을 때 PTSD로 진단한다.

마. 특별 분류
DSM-5에서는 이인화, 비현실화가 주로 나타나는 형태를 해리증상 동반형이라고 별개로 구분한다.

(2) 역학

미국에서의 평생유병률은 약 8.7%, 1년 유병률은 3.5% 수준으로 비교적 빈번하게 발생하는 질환이라고 할 수 있으나 유럽, 아시아, 아프리카, 중남미 지역에서는 대개 0.5~1% 정도로 나타나고 있다.[8] 국내에서 18세 이상 5,100명을 대상으로 이루어진 조사[11]는 평생유병률이 남자 1.3%, 여자 1.8%, 전체 1.5%로 미국이나 프랑스 등의 서구권 국가에 비하여 낮았다. 1년 유병률은 0.5%로 미국에 비하여 매우 낮으나 유럽이나 멕시코 등과는 비슷한 수준을 보였고, 같은 아시아 국가인 중국이나 일본보다는 유병률이 높았다. 이는 국내 조사의 대상 수가 적은 역학 조사 방법의 차이일 수도 있지만 외상적 사건 이후에 발병하는 것에 문화적 차이를 고려해야 하는 것은 분명하다. 미국에서는 남자에서 약 5%, 여자에서 약 10% 수준으로 보고되는 바와 같이 여자에게서 약 2배 이상 많고, 평균 증상 이환 기간도 여자에서 더 길다.[1,5]

30.1.3 생물학적 병태생리

PTSD는 그 증상이 다양한 것처럼 여러 신경생물학적 계통이 병태생리와 연관이 있다. 최근 생물정신의학과 뇌신경과학이 발전하면서 그 어떤 정신질환보다 PTSD의 원인에 대한 생물학적인 소견이 다양하게 밝혀지고 있다. 특히 외상 자극에 대하여 생리 반응의 고양, noradrenaline계의 활성 증가, 시상하부-뇌하수체-부신피질hypothalamic-pituitary-adrenal, HPA 축의 민감화, 내인성 opioid계의 조절이상, serotonin계의 조절이상, 독성으로 인한 해마hippocampus의 용적 감소, 편도체amygdala 및 대상 cingulate 일부의 과잉활동 및 전전두엽 및 브로카Broca 영역을 중심으로 한 대뇌피질의 활성 저하 등이 가장 특징적인 양상으로 알려지고 있다.[9-12] 이 외에도 신경계의 장기 강화long-term potentiation 과정의 장애, 신경세포 가지의 위축, 신경 재생의 억제, 신경독성의 증가 등도 PTSD의 발병에 관여하는 과정으로 알려지고 있다.[13]

우선 신경내분비적으로는 HPA 축 계통의 기능이상이 많이 보고되었다.[14] 우울증에서는 부신피질자극호르몬corticotropin releasing hormone, CRH과 코르티솔이 모두 증가하지만, PTSD에서는 CRH는 증가하는 반면에 코르티솔은 저하되고, 특히 HPA 축의 기능을 평가하는 덱사메사손 억제 검사dexamethasone suppression test 시행 시 우울증에서는 특징적인 비억제를 보이는 반면에 PTSD에서는 과도 억제가 일어난다고 하여 코르티솔에 대한 부적 되먹이가 강화되어 있다고 주장하는 연구자들도 있다.[15] 비록 이는 항상 일관된 결과를 보이는 것은 아닐지라도 일반적으로 PTSD의 신경내분비적 변화는 통상적인 스트레스를 받은 경우나 우울증 환자들과는 다르다고 알려지고 있다.[16]

신경전달물질계에서는 광범위한 이상소견을 보인다. norepinephrine을 중심으로 하는 catecholamine계의 과도 활성은 잘 알려진 소견이며, 이는 전두엽 기능손상과 관련된다고 한다.[17] 해마의 위축과 관련하여 glutamate계의 이상도 문제가 된다고 한다.[18] 또한 스트레스 상황에서는 opioid 길항제인 naloxone의 투여로 역전될 수 있는 진통 효과가 나타나고, opioid 계통이 주요 스트레스 반응을 억제하는 조절효과가 있으며, 많은 PTSD 환자들이 opioid 중독에 빠지는 경우가 많다는 소견을 통하여 opioid계도 PTSD의 발병과 연관이 있다고 하였다.[19] 또한 두뇌 활성을 조절하는 역할을 하는 serotonin계의 특성 및 선택적 세로토닌 재흡수 억제제SSRI가 PTSD 치료에 효과적이라는 점 등에서 세로토닌계도 병태생리에 매우 중요한 역할을 한다고 알려져 있다.[20]

신경인지기능 측면에서도 PTSD 환자들은 감각 처리 과정에 장애가 있으며, 경악 반응의 증강과 같은 과도각성 양상, P300의 이상 등 신경생리적 이상, 감각 정보 유입에서의 정보 여과의 장애 등을 나타낸다.[21]

뇌영상연구에서는 주로 해마의 위축이 보고되고 있으며, 이러한 소견은 흥분성 신경전달물질 계통 및 glucocorticoid 계통과 관련되는 것으로 생각되고 있다.[22] 기능적 뇌영상연구에서 가장 확실하게 재현되고 있는 소견은 공포 관련 자극에 대한 편도체의 활성화와 전전두엽의 기능저하라고 할 수 있으며, 편도체가 PTSD의 공포 및 회피 관련 증상과 핵심적으로 관련 있는 두뇌 구조로 생각되고 있다.[23-26] 전전두엽은 본래 편도체를 억제함으로써 스트레스 반응에 대하여 조절효과를 나타내는데, 이러한 억제기능에 장애가 생기면서 공포 반응이 더 강화된다고 한다. 이러한 전전두엽의 기능장애가 외현적 기억의 장애와도 연관이 있는 것으로 생각된다. 또한 전측 대상회는 공포 관련 행동과 관계된 선택적 집중 과정에 영향을 주는 것으로 알려지고 있다. 안전두부 피질은 소거 및 과잉각성과 연관되며, 감각 연관 및 운동피질은 외상적 자극에 의하여 재경험을 겪는 것과 관련 있다고 한다.[25] 이상을 종합하면 편도체를 경유하는 조건화된 공포기억이 문제를 일으키고, 이를 부적 되먹이 과정을 통해 억제하여야 하는 전두엽의 기능 저하로 인한 소거 과정의 장애 등으로 공포반응이 반복적으로 나타나는 것으로 이해할 수 있을 것이다. 아울러 측두엽의 반응성이 증진되고 반복되는 외상적 기억에 점진적으로 민감화된다고 생각된다.[26]

이러한 생물학적 과정을 통괄적으로 살펴보면 외상적 사건에 의해 신경전달물질계, 신경내분비계의 다양한 변화가 일어나며 공포 및 무력감을 겪게 되고 편도, 해마 등의 두뇌기능상의 변화에 따라 외상기억이 잔류하게 되면서 의도, 계획, 추론, 사고 등의 능력이 떨어지며 과도한 위험 지각, 변화하지 않는다는 부정적 인지 고정, 부정적 기억 반복, 고통과 상처에의 몰입, 미래의 기대 불능, 충동성 증진 등으로 연결되면서 PTSD로 발현하는 것으로 이해할 수 있을 것이다.

30.2 PTSD의 약물치료

전통적으로 PTSD는 비통상적인 사건을 접한 경우에 나타나는 정상적인 반응이라고 하여 외상 사건의 의미를 파악하는 정신치료적 접근을 중시하는 경향이 높았으며 약물치료는 그리 중요하게 여겨지지 않아왔다. 그러나 최근 PTSD가 두뇌 생리학적 기능이상을 나타내는 전형적인 스트레스 관련 정신생물학적 현상이라는 것이 밝혀지면서 약물치료가 매우 중요하다는 관점이 확산되고 있다. 그럼에도 불구하고 현 시점에서는 약물치료보다는 안정화, 지속노출치료, 인지치료, 안구운동 탈감작화 및 재처리치료 등의 심리 및 정신치료방법이 약물치료에 비하여 우월한 효과를 거두고 있다.[27] 현재 비록 모든 PTSD를 완전히 치유하는 약물은 없는 실정이기는 하나 비교적 제한되더라도 다양한 PTSD 증상들을 효과적으로 치료할 수 있는 약물요법들이 많이 알려지고 있다.[28] 특히 PTSD에서 문제가 생긴다고 알려진 두뇌 내 물질인 norepinephrine, serotonin,

dopamine, opioid 등에 영향을 주는 약물들이 유용하다고 한다. 따라서 serotonin계 항우울제, lithium 등의 기분안정제, benzodiazepines, 비정형 항정신병약물, 교감신경 억제제, 또는 opioid 길항제 등이 사용되고 있다.[27] 이런 약물치료의 목적은 PTSD 증상을 완화시키고, 스트레스에 대한 저항성을 증가시키며, 삶의 질을 호전시키고, 장애를 감소시키며 공존질환의 문제를 해결하는 효과를 거두는 것 등이라고 할 수 있다.

30.2.1 항우울약물

(1) 선택적 세로토닌 재흡수 억제제SSRI

현재 PTSD를 치료하는 데에서 강력한 증거를 가지고 1차적으로 우선 선택할 수 있는 약물은 SSRI 계통의 항우울제라고 할 수 있다. 원래 항우울제는 우울증을 치료하기 위해 개발된 약물이지만 공황장애, 강박장애 등의 불안장애, 만성통증, 식이장애, 생리 전 긴장 증후군 등 여러 상태에서 효과를 거둔다. 특히 PTSD 환자들은 serotonin 기능에 이상이 많다는 소견에 따라서 SSRI가 효과적인 것은 당연히 추론할 수 있다. serotonin 감소는 충동성, 공격성, 공포, 슬픔, 우울증과 연관되어 있고, SSRI는 serotonin 기능을 증대시켜 불안, 공포 등의 정서를 호전시키고 충동조절 능력을 향상시킨다고 한다.[29] 여러 가지 SSRI 중에 sertraline과 paroxetine은 대규모 임상연구로 효과에 대한 충분한 자료를 확보하여 미국 식품의약국에서 PTSD의 치료로 승인받은 대표적인 약물이다.

12주간의 위약 대조 이중맹검 연구로 sertraline을 50~200mg 사용한 연구에서 53%의 반응률을 보여 32%의 반응률을 보인 위약군보다 우수한 효과를 나타내었다. 아울러 위약군에 비하여 회피, 과도각성 증상군에 유의한 효과를 보였으나 재경험 증상군에는 유의한 효과를 나타내지 않았다.[29] 다른 보고에서도 sertraline 치료군은 PTSD 증상의 약 30%가 감소되는 효과가 있었으며, sertraline 사용군에서는 60%에서 반응을 나타내었으나 대조군에서는 38%만이 호전되어 위약보다 우수하다고 하였다.[30] 비록 영국의 National Institute for Health and Clinical Excellence (NICE)에서는 PTSD 증상의 완화도에 대한 sertraline의 효과가 미흡하다고 하였으나[31] 미국정신의학회[32]와 국방부

재향군인보건국[33] 및 캐나다 정신의학회[34] 등 대부분의 치료지침서에서 sertraline이 PTSD 치료에 유용하다고 하였다.

만성 PTSD 환자를 paroxetine 20mg군, paroxetine 40mg군 및 위약군으로 나누어 12주간 투약한 이중맹검 무작위 대조연구에서 paroxetine 20mg군과 40mg군은 유의한 차이가 없었으나, 재경험, 회피/무감각, 과각성 등 PTSD의 세 가지 증상 군집 및 사회적·직업적 기능에서 4주부터 위약군에 비해 유의한 호전을 나타내었다.[35] 만성 PTSD 환자를 대상으로 20~50mg의 paroxetine군과 위약군으로 나누어 12주간 이중맹검 무작위 대조연구도 시행되었다.[36] paroxetine군이 위약군에 비해 PTSD 전체 증상은 4주부터, 회피/무감각 및 과각성 점수는 8주부터, 재경험 점수는 12주부터 유의한 호전을 나타내었다. paroxetine은 sertraline보다도 우수한 효과가 있다고 하는 등 대부분의 치료지침서에서도 1차 선택약물로 제안되고 있다.[35-37]

SSRI의 원조격인 fluoxetine도 PTSD에서 다양한 연구가 시행되어 왔다. 비록 최근 12주간의 위약 대조 다기관 연구에서 PTSD의 효능을 밝혀내지 못한 연구가 있었으나[38] 대부분의 이중맹검 연구에서 위약보다 우수한 효과를 입증한 바 있다.[39,40]

이 외의 다른 SSRI에 대해서는 비록 단편적이기는 하지만 몇 개의 연구가 시행되어 fluvoxamine[41], citalopram[42], escitalopram[40] 등이 PTSD에서 유효하다는 연구가 있었다.

SSRI는 사고의 재경험, 침습/사고 관련 상황 회피, 과도각성 등의 특징적인 PTSD의 증상 군집 세 가지에 모두 다 효과를 거둔다는 측면에서 다른 약물에 비해 우월하다고 할 수 있다. 아울러 PTSD로 인한 장애, 스트레스 취약성, 삶의 질, 공존질환 등에 모두 효과가 좋은 것으로 되어 있으므로 현 시점으로는 가장 좋은 1차적인 선택약물이라고 할 수 있다. 효과적인 측면을 제외하고도 SSRI가 1차적 선택약물로 사용되는 것은 이들 약물의 부작용들이 대부분 경미하고 안전하다는 것이 큰 이유를 차지한다. 물론 전혀 부작용이 없는 것은 아니어서 불면, 설사, 구역, 피로, 식욕 감퇴 등의 부작용이 위약군보다 많은 것으로 알려지고 있다.[29,30] 이 외에도 무력감, 사정이상, 발기부전, 기면, 구갈 등의 부작용이 비교적 많이 나타난다.[35,36] 그러나 심혈관계 부작용 등 치명적으로 연결될 수 있는 부작용이 거의 없고 전통인 항우울제에 비하여 구갈(口渴), 시야 혼탁과

같은 부작용들이 적어 환자들의 순응도가 비교적 높고 중도 탈락률이 낮은 편이며 노인에서도 비교적 안전하게 쓰일 수 있다. 아울러 PTSD 환자들이 자살시도를 할 우려가 높다는 측면에서 과량복용 시에도 비교적 안전한 편이라는 것이 유리한 점의 하나라고 할 수 있다. 또한 SSRI는 우울증과 광범위한 불안장애에 효과적인 바, 많은 PTSD 장애 환자들이 우울증과 불안장애들과 공존하므로 더욱 효과적이라고 할 수 있다.

(2) 새로운 항우울제

SSRI는 아니지만 새로운 항우울제인 venlafaxine, mirtazapine, duloxetine 등도 PTSD의 치료에 유용하게 사용될 수 있다.

세로토닌 노르에피네프린 재흡수 차단제SNRI인 venlafaxine도 비교적 대규모 연구에서 효과가 입증되었다. venlafaxine ER 37.5~300mg을 6개월간 위약과 대조 연구를 시행한 결과 전체 증상이 위약군보다 호전되었고, 재경험 및 회피 증상의 유의한 호전을 나타내었고, 과도각성은 대조군과 유의한 차이가 없었다.[44] venlafaxine ER 37.5~300mg, sertraline 20~200mg, 위약군을 12주간 비교한 이중맹검 대조연구에서 대부분의 증상 감소 효과가 sertraline보다 우월하다고 하였으며, 12주 동안의 관해율은 venlafaxine ER 30.2%, sertraline 24.3% 및 위약 19.6% 등으로 비교적 우수한 효과를 나타냈다.[45] 더불어 venlafaxine 치료가 역경을 극복하는 힘인 회복탄력성을 증진시킨다는 연구[46]도 있었다.

mirtazapine은 소위 노르아드레날린성 선택적 세로토닌성 항우울제noradrenergic and specific serotonergic antidepressant, NaSSA로 분류되며 norepinephrine 신경말단의 $\alpha2$-자가수용체를 차단함으로써 norepinephrine의 방출을 증가시키고, serotonin 신경말단의 $\alpha2$-이형수용체를 차단함으로써 serotonin의 방출을 증가시켜 norepinephrine계와 serotonin계에 모두 작용하는 이중기전을 가진 약물이다. 비교적 소규모의 이중맹검 연구에서 1일 평균 38.8mg의 mirtazapine을 복용한 군의 PTSD 치료반응률 64.7%로 위약 대조군에서 22.2%보다 우월하였다.[47] 다른 약물에 비하여 국내 연구가 많이 이루어진 편으로 1일 평균 29mg 정도를 복용한 mirtazapine 치료군에서 유의한 증상 호전

효과가 있었다.[48] 무작위 개방 고안으로 진행된 6주간 연구에서 mirtazapine(1일 평균 34.1mg)과 sertraline(1일 평균 101.5mg)을 비교한 결과 두 약물 모두 유의하게 PTSD 증상 호전에 효과적이었지만, mirtazapine군의 치료반응률이 88%로 sertraline군의 69%에 비해 유의하게 우월하였다.[49] 또한 국내에서는 비교적 장기간인 24주간 추적한 연구에서 1일 평균 27.2mg으로 치료한 mirtazapine군의 치료반응률은 66.6%로 비교적 양호한 효과를 보인다는 것이 보고되었다.[50]

비교적 새로운 SNRI인 duloxetine도 소규모, 자연연구이기는 하나 PTSD 증상을 호전시킨다는 보고가 있었으나 이에 대해서는 지속적인 추적 및 대규모 연구가 필요할 것이며,[51] 여타 SNRI인 milnacipran 및 desvenlafaxine의 효과를 보고한 연구는 많지 않다.

(3) 삼환계 항우울제TCA 및 단가아민 산화효소 억제제MAOI

전통적인 항우울제인 TCA와 norepinephrine이나 serotonin과 같은 단가아민의 대사를 억제하는 MAOI도 PTSD에 효과적으로 사용될 수 있다. 그러나 이 약물들은 그 역사에 비하여 PTSD에 대한 체계적인 연구는 잘 되어 있지 못한 편이다. TCA는 serotonin 전달계를 증진시키고 α2 adrenergic 기능을 조절하며 단가아민 전달체에 영향을 주고 이차 전령계에 영향을 주는 등 다양한 작용을 하는 데 이러한 일련의 과정이 임상적 효과를 가져오는 것으로 알려지고 있다.

TCA를 PTSD 환자에서 사용한 여러 연구가 있으나 위약 대조 이중맹검 연구결과 amitriptyline, imipramine 등이 일부 효과가 있다고 하였다. 1일 200~300mg의 amitriptyline은 위약에 비해서 우울, 불안, 침습 및 회피 증상에서 유의한 호전이 있었으나 이러한 호전은 자가 보고에서만 유의했고 관찰자의 객관적인 평가에서는 유의하지 못했다.[52] 8주간의 위약 대조 이중맹검 고안으로 imipramine과 phenelzine의 유용성을 연구한 결과 평균 225mg의 imipramine이 위약 대조군에 비해서 침습 증상을 감소시켰으나 회피 혹은 우울증상에서는 차이가 없었다.[53] TCA를 이용한 대부분의 연구는 상당히 오래전에 행해진 것으로 현 시점에서 확실하게 단언하기는 어렵지만 최소한 amitriptyline과 imipramine은 유용하게 사용될 수 있을

것이다. 그러나 저혈압, 심장전도장애, 구갈, 혼돈, 배뇨 및 배변장애와 같은 TCA의 전형적인 부작용들은 약물의 순응도를 낮추는 주요한 문제라고 할 수 있으며, 이중맹검 연구결과 비교적 높은 탈락률을 나타냈던 점을 고려한다면 부작용 및 안전성에 대한 더욱 주의를 기울여야 할 것이다.[51-53]

단가아민의 대사를 억제하여 신경계에서 사용 가능한 단가아민 수준을 증강시키는 MAOI도 PTSD에서 효과적이라는 보고들이 있다. phenelzine, imipramine 및 위약을 8주간 무작위 비교한 연구결과 phenelzine군에서 탈락되지 않고 유지되는 경우가 가장 많았고 PTSD 증상들도 44%가 호전되어 25%가 호전된 imipramine군보다 우월하였고, 특히 침습 증상에 효과적이었다.[53] MAOI가 TCA에 비해서 더 작용 시간이 빠르고 더 광범위한 PTSD의 증상에 대하여 효과를 거두는 것으로 알려지고 있으나 반면에 위약에 비하여서 PTSD 핵심 증상, 우울, 불안증상 등에서 별로 우월하지 않았다는 보고[54]도 있다는 것을 염두에 두어야 할 것이다. 이러한 미흡한 효과 측면 이외에도 부작용이 MAOI의 사용을 제한하는 큰 이유가 된다. MAOI는 치즈, 고기 등에 많은 성분인 tyramine의 대사를 막기 때문에 이런 음식을 먹은 상태에서 MAOI를 복용하면 혈압이 상승하고, 두통, 뇌출혈 등을 일으키는 심한 부작용을 야기할 수 있다. 특히 우리나라의 경우 김치와 같은 발효식품에 tyramine이 많이 함유되어 있어서 MAOI 사용은 극히 곤란하였다. 이러한 문제점을 최소화시킨 가역성 MAOI인 moclobemide가 시판되어 국내에서도 사용할 수 있게 되었으나 소수의 개방연구[55,56]만이 PTSD에서 효과를 나타내고 있을 뿐이다.

(4) 기타 항우울제

노르에피네프린 도파민norepinephrine-dopamine 재흡수 차단제인 bupropion은 흡연을 줄일 수 있다는 의미에서 약물 탐닉성이 큰 PTSD 환자의 치료의 한 방법[57]으로 제시되기도 하였으나 다른 대조연구에서는 PTSD 치료에 효과가 없었다.[58] 1일 50~400mg의 trazodone은 serotonin 수용체 길항작용을 하며 그 대사물은 serotonin 효현제로 작용하는 약물로 특히 수면에 문제가 있는 환자나 악몽을 꾸는 환자에서 좋은 선택이 될 수 있다고 하나 대규모 연구는 행해

지지 못했다.[59,60] serotonin 재흡수에도 영향을 주며 해마의 세포의 자발 활동을 증진시키고 기능적 억제 후의 회복을 촉진하며 일부 기억 및 학습에 양호한 영향을 주는 것으로 알려진 tianeptine도 PTSD에 사용한 일부 소규모 연구에서 효과적이라고 하였으나 대규모 연구는 행해진 바가 없다.[55] 새로운 melatonin성 항우울제인 agomelatine도 기대할 수 있으나 현재로서는 사례 보고 수준에 머물고 있는 수준이다.[61]

30.2.2 기분안정제 및 항경련제

다양한 기분안정제들이 PTSD에서 효과적으로 사용될 가능성이 제시되고 있다. 특히 정서적으로 불안정하고, 과민하며, 분노, 충동조절장애가 심한 경우에 효과를 거둘 수 있을 것으로 생각된다.

전통적인 기분안정제인 lithium은 분노, 과도각성, 스트레스에 대한 지나친 반응, 과도한 음주 등에 효과가 있다고 알려지고 있다. lithium은 serotonin 기능을 항진시키며, dopamine 전달을 조절하고 norepinephrine 분비를 촉진하고 acetylcholine과 GABAgamma aminobutyric acid 등의 다양한 신경전달물질에 영향을 주므로 PTSD에 효과를 거둘 가능성이 있으나 단편적인 적용[62] 이외에 많은 연구들이 행해지지는 못했다.

기분의 진폭과 변화에 대한 병태생리적 설명으로 특정한 반응을 일으키지 못하는 역치하의 약한 자극일지라도 반복되면 신경세포의 반응이 과민화 현상을 일으켜서 외부 자극과 무관하게 반응을 일으킬 수 있다는 소위 kindling 모형이 대두되었다. 이 모형에 따르면 외상적 사건에 노출되면서 편도체가 kindling 작용에 따라 민감화되면서 adrenaline성 작용이 증폭되어 PTSD 증상이 나타난다고 할 수 있다. 따라서 과도한 신경세포의 활성을 안정화시키는 항경련제로 사용되는 다양한 기분안정제들이 치료에 유용할 수 있다.

800~1,200mg의 carbamazepine이 충동조절을 높이고 폭력적인 행동이나 분노표출을 막는 데 효과적이라고 하였고[63] 소규모 개방연구에서도 70%의 환자에서 증상 호전을 가져올 수 있다는 보고가 있었다.[64]

일부 문헌[65] 들이 valproate가 PTSD 환자에서 과도각성, 자극과민, 분노발작을 감소시키고 기분을 호전시켜 좋은 성과를 거둘 수 있다고 한 반면에 최근 장병 PTSD 환자를 대상으로 한 연구[66]에서는 효과가 없었다.

새롭게 등장한 기분안정제들도 PTSD에서 효과적으로 쓰일 수 있다고 하여 흥미를 끌고 있다. 초기의 개방연구[67]에서 PTSD 증상의 호전 효과가 있다고 하여 기대되었던 topiramate는 추후 단독 투여 연구[68] 및 부가 연구[69]에서 미흡한 결과를 나타내었다.

25~500mg의 lamotrigine은 50%의 환자에서 재경험, 회피 등의 PTSD 증상을 호전시킨다는 것이 보고되었고, 특히 인지기능저하 효과가 없고 오히려 인지기능을 증진시키는 효과가 있다고 하여 기대가 되는 약물이다.[70]

gabapentin처럼 통증에 효과가 있는 항경련제와 특히 불안장애에 효능이 있다고 밝혀진 pregabalin 등은 통증과 불안이 동반되는 PTSD 환자에서 좋은 선택이 될 수 있을 것이나 증례 보고 수준의 연구밖에 행해지지 못하여 향후 지속적으로 그 효능이 규명되어야 할 것이다.[71,72]

요약하면 기분안정제들은 PTSD에서 나타나는 현저한 이자극성, 공격성, 폭발적 행동을 보이는 환자들에서 유용할 것이나 아직 많은 연구가 필요한 상태이며, 기존의 인증된 치료방법이라고 할 수 있는 항우울제들과 부가적으로 사용할 때의 효과에 대한 면밀한 검토가 체계적으로 필요할 것이다.

30.2.3 비정형 항정신병약물

PTSD의 핵심 증상과 연계된 재경험 현상의 하나로 지난 외상 사건이 마치 현재에 일어나는 것처럼 강렬하게 재현되는 플래시백이 심한 경우에 정신병적 증상으로 보일 수 있으며, 주요 우울증 혹은 약물중독과 같은 심한 정신과적 상태와 공존하면서 정신병적 증상이 출현하는 경우에 항정신병약물이 효과를 거둘 수 있다. 특히 의심과 피해의식이 많고 공격적이고 편집적인 성향이 있으며 분노가 심하며 자기파괴적 행동이 있거나 환각적인 플래시백이 심한 환자에서 항정신병약물은 특히 유용할 것이다. 부작용이 많은 전형적 항정신병약물보다는 비정형 항정신병약물이 비교적 안전하게 사용될 수 있다고 하여 많이 시도되고 있다. 이들 약물이 SSRI 등의 일차성 약물에 부가하여 사용할 때뿐만 아니라 단독 사용 시에도 효과를 거둘 수 있다는 보고가 나오고 있다.

olanzapine은 초기 연구에서는 PTSD 치료에 효과적이지 못하다고 하였으나[73] 이후 정신병적 증상이 있는 경우[74] 및 치료 저항성 PTSD에서 좋은 효과를 거둘 수 있다는 연구[75]가 지속되고 있으며, 소규모이기는 하지만 이중맹검 연구에서도 양호한 결과가 보고되었다.[76]

risperidone은 여러 연구에서 단독 및 부가요법으로 정신병적 증상 및 PTSD의 증상에 효과적으로 사용될 수 있다는 것이 반복 보고되고 있으며,[77-80] 최근의 olanzapine과 risperidone 사용했던 연구들을 메타분석한 결과에 따르면 이들 약물이 PTSD 증상, 특히 침습 증상 치료에 효과가 있다고 하였다.[81]

비록 소규모 연구이기는 하지만 quetiapine[82, 83] ziprasidone[84] aripiprazole[85] clozapine[86] 등도 PTSD에서 유용하다는 보고가 축적되고 있다.

30.2.4 기타 약물

불안, 안절부절, 불면, 과도경계, 과잉 경악반응, 이자극성 등 자율신경계의 흥분증상은 PTSD의 핵심 증상들인 바, 이런 증상들이 adrenaline 흥분증상과 관련이 있으므로 adrenaline성 신경계 작용을 억제하는 약물들도 치료제로 고려되고 있다. 소규모 연구이기는 하지만 α2 효현제로 adrenaline 계통을 억제하는 clonidine[87]이 악몽이나 플래시백 증상에, α1 수용체 차단제인 prazosin류가 악몽과 수면장애에 효과가 있다는 보고들[88,89]이 있으며 전반적인 기능 및 과도각성을 포함한 PTSD 증상 자체를 호전시킨다고 하여 향후 특히 기대되는 약물이다.[90] β 차단제인 propranolol이 폭발성이나 과도각성에 효과적이라고 한다.[91] 특히 외상적 사건을 당한 직후에 propranolol로 전 처치를 하면 추후에 PTSD가 발병할 확률이 낮아지므로 예방 효과도 거둘 수 있다는 의견도 있다.[92]

PTSD 발병에 내인성 opioid계가 관련한다는 것에 착안하여 nalmefene[93]과 naltrexone[94]과 같은 opioid 수용체 길항제가 효과가 있다는 소규모 연구가 있었으나 그 결과는 그렇게 명확하지 않다.

대표적인 항불안제인 benzodiazepine계 약물들은 수면장애를 비롯한 일부 증상에 일부 유용하다고 하여 사용하는 경향이 많으나 전체적으로 보아 PTSD의 특이한 증상에 효과적이라는 보고는 없다.[95] 약간의 불안 감소 효과 이외에는 PTSD의 핵심 증상에는 효과가 없었으며 탈억제 효과가 있어 분노발작 등이 있을 수 있으며, 남용의 우려가 많고, 장기 복용 시 우울증을 유발할 가능성이 커 가급적이면 피하는 것이 좋다는 의견이다.[96,97]

5-HT1A 효현제로 탐닉성이 없는 항불안제로 알려진 buspirone이 소규모 개방연구와 증례 보고 등에서 PTSD에 대해서 일부 효과적이라는 보고가 있으나 충분한 자료는 없는 실정이다.[98]

30.2.5 향후 기대되는 약물치료

이처럼 다양한 약물들이 PTSD 장애의 치료제로 제안되고 있으나 현재까지의 약물치료는 매우 제한적이라고밖에 할 수 없다. 따라서 향후 PTSD의 생물학적 발병 기전을 더 잘 이해하고 이에 따른 근본적인 치료약물이 개발되어야 할 것이다. 현 시점으로서는 스트레스 반응의 가장 중심적인 역할을 한다고 알려진 CRH 길항제가 불안, 과도각성, 우울증, 스트레스 불감내(不堪耐) 등에 효과가 있을 것으로 기대되고 있으나 아직 안전상의 문제로 임상적으로 쉽게 사용될 수 있는 약물로 개발되지는 못하였고 다양한 임상적 개발과 적용이 시도되고 있다.[99] 이 외에도 neuropeptide-Y 효현제, dehydroepiandrosterone(DHEA) substance P 길항제, N-methyl-D-asparate(NMDA) 및 비-NMDA성 글루타민 수용체 조절인자, brain derived neurotrophic factor(BDNF)나 oxytocin 수용체 작동물질 등이 향후 가능한 치료방법일 것이다. 불면에 대하여 orexin 길항제인 suvorexant 같은 것도 기대되고 있고, 공포기억을 소거하는 것을 촉진하는 부분 NMDA 효현제인 D-cycloserine도 이론적인 측면에서 사용될 가능성이 있으나[100] 단독치료가 아니라 노출치료 시에 소거를 강화하는 효과를 통해 작용할 수 있다.[101] 매우 실험적이기는 하지만 소위 엑스타시로 알려진 유명한 마약의 주성분인 methylene dioxymethamphetamine(MDMA)를 이용하여 부정적인 감정에 덜 지배당하면서 정서기억을 처리하는 것이 가능하여 MDMA와 함께 정신치료를 하는 것이 효과를 거둘 수 있다는 보고도 있다.[102] 또 cannabinoid 수용체가 외상기억을 비활성화시키는 역할에 관여한다는 발견에 따라 그동안 참전 군인 등의 PTSD 환자들이 자기 위안 목적으로 사용하던 대마marijuana를 PTSD의 치료에 사용할 수 있을 것이라는 기대가 있으나 아직 사례 경험 수준의 초보적 연구만 진행된 상태라서 결론은 내릴 수는 없으며 fatty acid amide hydrolase(FAAH) 억제제처럼 endocannabionids를 목표로 하는 신약이 기대되고 있다.[103]

현재로서는 심리충격인 트라우마를 직접 해결하는 데에는 인지 및 노출중심치료를 중심으로 하는 정신심리적 방법이 더 효과적인데, 향후 이러한 과정에 직접 영향을 미치거나 외상기억에 변화를 줄 수 있는 약물치료 방법이 개발되어야 할 것이다.[104]

30.2.6 물리적 치료

약물을 제외한 두뇌자극술 등의 물리적 치료방법도 PTSD에 효과를 거둘 가능성이 있어서 전기경련치료ECT[105] 및 경두개자기자극술TMS[106-108], 경두개직류전기자극술tDCS[109] 등도 시도되고 있으나 아직 통상적인 임상 적용에 이르지는 못하고 있다. 이러한 두뇌자극술은 공포기억 소거 등을 직접 두뇌회로를 통하여 이룰 수 있을 가능성이 있어 지속적인 연구가 필요한 분야이다.

30.3 PTSD의 치료 권고 수준

대한정신약물학회와 대한불안의학회 공동으로 PTSD 약물치료의 국내외 근거를 조사하여 외상후 스트레스장애 근거중심의학 지침서를 발간한 바 있다.[110] 이에 따르면 증거수준 1(위약 대조군을 포함한 메타분석 또는 2개 이상의 대조군 연구)에 해당하는 약물인 fluoxetine, paroxetine, sertraline 등의 SSRI와 증거수준 2(위약 대조군 또는 다른 치료와 비교한 하나 이상의 무작위 대조군 연구)에 해당하는 imipramine, lamotrigine, mirtazapine, phenelzine, prazosin, venlafaxine 등의 단독요법이 권고수준 1(증거수준 1 또는 2의 효과 및 효과나 부작용에 대한 임상적 증거가 있는 경우)로 평가되었다. 그러나 PTSD는 약물치료로 특효 약물이 있는 상태가 아니므로 임상 상태에 따라 다양한 약물이 임상적 판단에 의해서 사용할 수 있을 것이다. 1980년부터 2012년까지의 논문을 통괄한 메타분석 연구에서도 paroxetine, sertraline, fluoxetine, risperidone, topiramate 및 venlafaxine 등이 효과적인 것으로 규명되었

다.[27]

심리외상에 관한 국제공인학회인 국제트라우마연구학회International Society for Traumatic Stress Studies, ISTSS에서 2018년 10월 수정한 국제진료기준[111]에 의하면 치료방법을 크게 세 가지 형태로 구분하여 심리적 치료에서는 강력하게 권장되는 치료로는 심리외상중심 인지행동치료, 인지처리치료, 인지치료, EMDR 및 지속노출치료를, 표준권장치료로는 심리외상중심이 아닌 인지행동치료, 심리외상중심 집단인지행동치료, 심리외상중심 안내화 인터넷 기반 인지행동치료, 내러티브노출치료 및 현재중심치료를, 대두되는 증거가 있는 치료로 외상중심 커플치료, 1회기 인지행동치료 트라우마 중심 집단 및 개인치료, 기술노출치료 및 가상현실치료 등을 들었다. 약물치료 중에서는 낮은 효과가 있는 치료로 fluoxetine, paroxetine, sertraline 및 velanfaxine을 대두되는 증거가 있는 치료로 quetiapine을 들었다. 흥미 있는 것은 비심리적, 비약물학적 치료로 대두되는 증거가 있는 치료로 침, 뉴로피드백, 한약제인 사이코케이시칸교토, 신체 경험치료, TMS 및 요가 등을 제시하였다.

이와 같이 PTSD는 정신질환 중에서 비교적 그 병태생리의 생물학적 규명이 진일보되고 있지만 아직 그 기전에 맞춘 약물은 제대로 개발되거나 사용되지 못하고 있는 실정이기에 다양한 증상을 보이는 PTSD 현상에 맞추어 증상을 완화하고 기능을 유지하는 것을 목표로 여러 약물 및 심리적 혹은 비심리적 개입을 사용하는 것이 일반적인 진료 현실이다.

처방사례 1

L씨는 48세 여자 환자로 1년 전 남편이 운전하는 차를 타고 가다가 트럭에 충돌당하는 교통사고를 당하였다. 안면부의 열상을 입고 3주간 신경외과 병원에서 입원치료를 받고 퇴원하였는데, 점점 심해지는 PTSD 증상을 겪게 되었다. 자꾸 사고 순간이 떠오르고, 길을 가다가도 차소리만 들어도 놀라서 어쩔 줄을 모르게 되었고, 깜짝깜짝 놀라는 일이 많아지고, 차 타는 것이 너무 두려워서 집 밖에 나가지 않고 지내게 되었다. 밤에 악몽이 지속되고 살림도 할 수 없게 되고 무섭고, 우울한 증상이 지속되었으며 "넌 살 가치가 없다.", "나가 죽어라."라는 환청이 계속되어, 개인병원 정신과를 거쳐서 정신병원에 입원하여 6개월 이상 입원치료를 하였지

만 호전이 없는 상태로 내원하게 되었다. 당시까지 사용하고 있던 기존의 약물을 중단하고 SSRI인 paroxetine을 처방하기 시작하여 40mg까지 증량하였다. 불면증상이 완화되고, 과도각성, 침습적 사고 등이 좀 줄기 시작하였다. 빈맥과 과도각성을 목표 증상으로 propranolol을 투여하여 60mg까지 사용하였으며, 환청과 피해적 사고를 목표로 하여 비정형성 항정신병약물인 olanzapine을 투여하기 시작하여 10mg으로 증량하였다. 현재 외래치료 중으로 경도의 불안증상은 있으나 살림을 할 수가 있고 차를 타고 다니는 등 일상생활이 가능한 상태로 호전되어 지내고 있다.

처방사례 2

P양은 26세의 대학원생으로 끊임없이 떠오르는 죽음에 대한 상상, 우울감, 무력감 등을 주소로 동네 정신과 의원에서 치료받다가 전원되었다. 외부로 표출되는 증상은 우울증으로 생각되었지만 병력을 자세히 들어보니, 의붓 아버지로부터 5세 이후 지속인 성폭행과 아동기 학대를 받아왔다는 것을 확인할 수 있었다. 밤마다 성적인 능욕을 받아왔고, 어머니도 이에 대하여 어느 정도는 알고 있었던 것 같은데 지켜주지 않았다고 이야기하였다. 좀 커서부터는 아버지로부터 심하게 매질을 당하였고, 말리는 어머니와 함께 맞아 "이러다 죽는가 보다."라는 정도의 공포를 수도 없이 느껴왔다고 했다. 밤에 전혀 잠을 이루지 못하고 아버지가 다가오는 것 같은 환상이 되풀이되고 깜짝깜짝 놀라며, 식은땀을 흘리는 증상이 계속되고 있는 상태로 내원하였다. SSRI인 sertraline을 투여하기 시작하여 200mg까지 증량하였으나 증상의 호전이 별로 없는 상태였다. 빈맥을 목표로 propranolol을 60mg까지 증량하였으나 현훈이 심해 30mg으로 감량하였다. 감정적으로 불안정하고 기분 변화가 심한 것을 목표 증상으로 하고 기분안정제 divalprex sodium을 1,000mg까지 투여하였고 간헐적 환상에 대하여 비정형성 항정신병약물인 olanzapine을 15mg까지 투여하였으나 낮에 공부를 하지 못할 정도로 진정된다고 하여 quetiapine으로 치환하여 200mg까지 투여하였다. 처음보다는 지낼만 하지만 아직도 증상이 있는 상태로 졸업 논문을 준비하며 외래치료 중이다.

30.4 PTSD의 약물치료에 관한 임상적 논란

이제까지 살펴본 것처럼 PTSD의 약물치료에는 매우 다양한 약물이 시도되고 있으며 이것은 환언하면 매우 효과적인 치료가 없다는 것을 의미하기도 하겠다. 따라서 약물을 선정하는 데에는 개인별로 다양한 임상양상을 잘 검토하여야 할 것이다.

최근 근거중심의학의 대두로 PTSD도 소위 알고리듬 방식에 의한 단계별 치료가 여러 가지 제안되고 있다.[31-34] 그러나 PTSD는 아직 알고리듬에 의한 단계별 치료는 지나친 단순화의 가능성이 있으므로 반드시 개인차를 염두에 두고 치료에 임해야 할 것이다. 특히 인지치료, 노출치료, 안구운동탈감작 및 재처리 치료 등의 치료가 약물치료보다 더 효과적이었다는 것을 인지하여야 할 것이다.[27] 특히 신체 기반치료를 중심으로 한 비약물학적, 비심리적 치료도 기대되고 있다.

PTSD는 매우 흔한 질환이면서 또 적어도 하나 이상의 다른 장애와 공존하는 경우가 대부분이라고 할 정도로 공존장애가 많은 질환이므로, 환자를 다면적 · 다축적으로 평가하여 가장 적절한 약물을 투여해야 한다.

또 고려해야 할 것은 성별에 따른 차이이다. 이제까지의 많은 연구가 참전 군인들을 대상으로 시행되었으나 일반적으로 여자가 PTSD에 보다 더 취약한 것으로 알려지고 있다. 따라서 성별에 따른 차이가 있는지에 대한 향후 연구가 필요할 것이다. 특히 가임기 여성에 대한 약물학적 연구는 불충분하므로 이에 대한 자료도 축적이 필요하다.

문화적 차이도 충분한 고려가 있어야 한다. 주로 약물 연구가 미국, 이스라엘 및 몇몇 유럽 국가에서 행해져 왔기에 문화와 인종에 따라서 차이가 있을 수 있다. 국내에서도 참전 군인과 민간인의 PTSD 양상이 다를 수 있으므로 이에 대한 보다 면밀한 연구가 필요할 것이다.

외상 사건의 양태와 심각도도 고려 대상이다. 그동안의 연구는 주로 전쟁과 관련된 외상에 중심을 두어 왔다. 그러나 이제는 민간 상태에서의 외상적 사건에 대해서 관심을 기울여야 할 것이다. 특히 아동기의 학대 등과 관련된 외상치료에 대해서 보다 많은 관심이 필요하다.

또한 PTSD는 만성화되기 쉬운 질병으로 약물에 대한 순응도, 약물의 가격, 가장 적절한 치료기간 등도 충분히 탐색되어야 할 필요가 있다. 일반적으로 외상 사건 이후 1개월 이내인 급성 스트레스 장애에서의 치료 여부 및 방법에 대하여도 보다 자세한 연구가 필요하다.

PTSD는 특정 사건 이후에 증상이 발현한다는 측면에서 매우 특징적이면서도 소질과 스트레스라는 정신과 영역의 가장 중요한 두 가지 요인이 가장 강력하게 작용한다는 측면에서 매우 흥미로운 질환이다. 이에 대한 다양한 이해와 적절한 치료는 정신질환 전반을 이해하고 해결하는 데에 중요한 단서가 될 수 있을 것이다.

30.5 요약

PTSD는 상당히 흔하며 만성적이 되기 쉬우며 심각한 기능장애를 초래하는 질환이다. 이 질환에 대해 많은 연구가 행해지고 있으나 비교적 현대적인 질병 개념이 출현한 역사가 일천하고 다양하게 출현하는 임상양상과 다른 여러 정신과적 질환과 공존질환이 많아서 PTSD를 정확하게 진단하고 이해하는 데는 많은 어려움이 있어 왔다. 그러나 최근 PTSD 장애에서 나타나는 임상적 양상의 복잡성과 다양성에 대한 이해가 증가되어 왔고, 효과적인 새로운 치료법을 발견하기 위한 연구들도 크게 발전하고 있으며 여러 가지 정신약물학적 제제가 치료적으로 사용되고 있고,

그 효과가 검증되고 있다. 현 단계에서 모든 PTSD를 완치할 수 있는 약물은 없는 것으로 생각된다. 그러나 현 시점으로서는 SSRI를 중심으로 한 항우울제가 PTSD 치료에 가장 효과적인 것으로 생각된다. 이 약물은 PTSD의 모든 증상 집단에 다 효과적이며, 특히 동반되는 우울증, 불안장애, 수면장애 등에 효과를 거둘 수 있으므로 특히 유용하다. 다른 세로토닌을 증진시키는 새로운 항우울제들도 효과를 거둘 수 있으나 아직 많이 연구가 된 상태는 아니다. TCA와 MAOI 등은 효과적일 가능성은 많지만 부작용이 심한 편이어서 환자들이 장기간 약물을 복용하기가 어려운 단점이 있다. 이 외에도 기분안정제, 비정형 항정신병약물, 항아드레날린성 약물 등을 환자의 증상에 맞추어 사용할 수 있다.

물론 PTSD가 약물만으로 완전히 치유가 되는 것은 아니지만 이러한 약물들을 적절하게 사용할 경우 상당히 많은 환자가 쉽게 치유될 수 있게 도와줄 수 있다. 최근 PTSD 장애에 대한 병태생리학적 기전과 정신약물학의 급격한 발전은 앞으로 이 심각한 질환의 치료에 큰 희망을 가져올 수 있을 것으로 생각된다.

참고문헌

1. Sadock BJ, Sadock VA, Ruiz P. Synopsis of psychiatry. 11th ed. Philadelphia: Lippincott Williams & Wilkins; 2014.

2. van der Kolk BA, Herron N, Hostetler A. The history of trauma in psychiatry. Psychiatr Clin North Am 1994;17:583-600.

3. Saigh PA, Bremner JD. The history of posttraumatic stress disorder. In: Saigh PA, Bremner JD, editors. Posttraumatic stress disorder. Needham Heights: Allyn & Bacon;1999.p.1-17.

4. American Psychiatric Association. Diagnostic and statistical manual of mental disorders, 3rd ed. Washington DC: American Psychiatric Press; 1980.

5. American Psychiatric Association. Diagnostic and statistical manual of mental disorders, 4th ed. Washington DC: American Psychiatric Press; 1994.

6. World Health Organization. The ICD 10 classification of mental and behavioural disorders: diagnostic criteria for research. Geneva: WHO; 1993.

7. Kinzie JD, Goetz RR. A century of controversy surrounding posttraumatic stress stress-spectrum syndromes: The impact on DSM-III and DSM-IV. J Trauma Stress 1996;9:159-179.

8. American Psychiatric Association. Diagnostic and statistical manual of mental disorders, 5th ed. Washington DC: American Psychiatric Press; 2013.

9. Gersons BPR. Diagnostic dilemmas in assessing post-traumatic stress disorder. In: Nutt D, Davidson JRT, Zohar J, editors. Post-traumatic stress disorder: diagnosis, management and treatment. London: Martin Dunitz;2000.p.29-40.

10. 채정호. 외상후 스트레스 장애의 진단과 병태 생리. 대한정신약물학회지 2004;15:14-21.

11. 홍진표 등. 2016년도 정신질환실태 역학조사. 보건복지부 학술연구용역사업과제. 2016.

12. Liberzon I, Sripada CS. The functional neuroanatomy of PTSD: a critical review. Prog Brain Res. 2008;167:151-169.

13. McEwen BS. Plasticity of the hippocampus: adaptation to chronic stress and allostatic load. Ann N Y Acad Sci

2001;933:265-277.

14. Yehuda R. Psychoneuroendocrinology of post-traumatic stress disorder. Psychiatr Clin North Am 1998;21:359-379.

15. Yehuda R, Southwick SM, Krystal JH, Bremner D, Charney DS, Mason JW. Enhanced suppression of cortisol following dexamethasone administration in posttraumatic stress disorder. Am J Psychiatry 1993;150:83-86.

16. Rasmusson AM, Vythilingam M, Morgan CA 3rd. The neuroendocrinology of posttraumatic stress disorder: new directions. CNS Spectr 2003;8:651-656.

17. Strawn JR, Geracioti TD Jr. Noradrenergic dysfunction and the psychopharmacology of posttraumatic stress disorder. Depress Anxiety 2008;25:260-271.

18. Javitt DC. Glutamate as a therapeutic target in psychiatric disorders. Mol Psychiatry 2004;9:984-997.

19. Kosten TR, Krystal J. Biological mechanisms in posttraumatic stress disorder. Relevance for substance abuse. Recent Dev Alcohol 1988;6:49-68.

20. Zhang W, Davidson JR. Post-traumatic stress disorder: an evaluation of existing pharmacotherapies and new strategies. Expert Opin Pharmacother 2007 ;8:1861-1870.

21. Orr SP, Metzger LJ, Pitman RK. Psychophysiology of post-traumatic stress disorder. Psychiatr Clin North Am 2002;25:271-293.

22. Villarreal G, Hamilton DA, Petropoulos H, Driscoll I, Rowland LM, Griego JA, et al. Reduced hippocampal volume and total white matter volume in posttraumatic stress disorder. Biol Psychiatry 2002;52:119-125.

23. Rauch SL, Whalen PJ, Shin LM, McInerney SC, Macklin ML, Lasko NB et al. Exaggerated amygdala response to masked facial stimuli in posttraumatic stress disorder: a functional MRI study. Biol Psychiatry 2000;47:769-776.

24. Chung YA, Kim SH, Chung SK, Chae JH, Yang DW, Sohn HS, et al. Alterations in cerebral perfusion in posttraumatic stress disorder patients without re-exposure to accident-related stimuli. Clin Neurophysiol 2006;117:637-642.

25. Grossman R, Buchsbaum MS, Yehuda R. Neuroimaging studies in post-traumatic stress disorder. Psychiatr Clin North Am 2002;25:317-340.

26. Hull AM. Neuroimaging findings in post-traumatic stress disorder. systematic review. Br J Psychiatry 2002;181:102-110.

27. Watts BV, Schnurr PP, Mayo L, Young-Xu Y, Weeks WB, Friedman MJ. Meta-analysis of the efficacy of treatments for posttraumatic stress disorder. J Clin Psychiatry 2013;74:e541-550.

28. Davidson JR. Biological therapies for posttraumatic stress disorder: an overview. J Clin Psychiatry 1997;58(suppl 9):29-32.

29. Brady K, Pearlstein T, Asnis GM, Baker D, Rothbaum B, Sikes CR, et al. Efficacy and safety of sertraline treatment of posttraumatic stress disorder: a randomized controlled trial. JAMA 2000;283:1837-1844.

30. Davidson JR, Rothbaum BO, van der Kolk BA, Sikes CR, Farfel GM. Multicenter, double-blind comparison of sertraline and placebo in the treatment of posttraumatic stress disorder. Arch Gen Psychiatry 2001;58:485-492.

31. National Institute for Clinical Excellence (NICE). National clinical practice guideline number 26 PTSD. The management of PTSD in adults and children in primary and secondary care. 2005, London: Gaskell and the British Psychological Society. 1-176.

32. American Psychiatry Association. Practice guideline for the treatment of patient with acute stress disorder and post traumatic stress disorder. 2004, Arlington (VA): American Psychiatry Association.

33. Veterans Health Administration Department of Defense. VA/DoD Clinical Practice Guideline forthe Management of PTSD. Version 1.0. 2004, Washington DC: Veterans Health Administration.

34. Canadian Psychiatric Association. Clinical practice guidelines: management of anxiety disorders. Can J Psychiatry. 2006. 51[suppl 2]: p. 9-91.

35. Marshall RD, Beebe KL, Oldham M, Zaninelli R. Efficacy and safety of paroxetine treatment for chronic PTSD: A fixed-dose, placebo-controlled study. Am J Psychiatry 2001; 158:1982-1988.

36. Tucker P, Zaninelli R, Yehuda R, Ruggiero L, Dillingham K, Pitts CD. Paroxetine in the treatment of chronic posttraumatic stress disorder: Results of a pacebo-controlled, flexible dosage trial. J Clin Psychiatry 2001; 62:860-868.

37. Bisson JI. Post-traumatic stress disorder. Occup Med (Lond), 2007. 57(6): p. 399-403.

38. Martenyi F, Brown EB, Caldwell CD. Failed efficacy of fluoxetine in the treatment of posttraumatic stress disorder: results of a fixed-dose, placebo-controlled study. J Clin Psychopharmacol 2007;27:166-170.

39. Connor K, Sutherland S, Tupler L, and others. Fluoxetine in post-traumatic stress disorder. Randomised, double-blind study. Br J Psychiatry 1999;175:17-22.

40. Martenyi F, Soldatenkova V. Fluoxetine in the acute treatment and relapse prevention of combat-related post-traumatic stress disorder: Analysis of the veteran group of a placebo-controlled, randomized clinical trial. Eur Neuropsychopharmacol 2006;16:340-349.

41. Escalona R, Canive J, Calais L, Davidson J. Fluvoxamine treatment in veterans with combat-related post-traumatic stress disorder. Depress Anxiety 2002;15:29-33.

42. Seedat S, Stein D, Emsley R. Open trial of citalopram in adults

with post-traumatic stress disorder. Int J Neuropsychopharmacol 2000;3:135-140.

43. Robert S, Hamner MB, Ulmer HG, Lorberbaum JP, Durkalski VL. Open-label trial of escitalopram in the treatment of posttraumatic stress disorder. J Clin Psychiatry 2006;67:1522-1526.

44. Davidson J, Baldwin D, Stein DJ, Kuper E, Benattia I, Ahmed S, et al. Treatment of posttraumatic stress disorder with venlafaxine extended release: a 6-month randomized controlled trial. Arch Gen Psychiatry 2006;63:1158-1165.

45. Davidson J, Rothbaum BO, Tucker P, Asnis G, Benattia I, Musgnung JJ. Venlafaxine extended release in posttraumatic stress disorder: a sertraline- and placebo-controlled study. J Clin Psychopharmacol 2006;26:259-267.

46. Davidson J, Baldwin DS, Stein DJ, Pedersen R, Ahmed S, Musgnung J et al. Effects of venlafaxine extended release on resilience in posttraumatic stress disorder: an item analysis of the Connor-Davidson Resilience Scale. Int Clin Psychopharmacol 2008;23:299-303.

47. Davidson JR, Weisler RH, Butterfield MI, Casat CD, Connor KM, Barnett S, et al. Mirtazapine vs. placebo in posttraumatic stress disorder: a pilot trial. Biol Psychiatry 2003;53:188-191.

48. Bahk WM, Pae CU, Tsoh J, Chae JH, Jun TY, Lee C, et al. Effects of mirtazapine in patients with post-traumatic stress disorder in Korea: a pilot study. Hum Psychopharmacol 2002;17:341-344.

49. Chung MY, Min KH, Jun YJ, Kim SS, Kim WC, Jun EM. Efficacy and tolerability of mirtazapine and sertraline in Korean veterans with posttraumatic stress disorder: a randomized open label trial. Hum Psychopharmacol 2004;19:489-494.

50. Kim W, Pae CU, Chae JH, Jun TY, Bahk WM. The effectiveness of mirtazapine in the treatment of post-traumatic stress disorder: a 24-week continuation therapy. Psychiatry Clin Neurosci 2005;59:743-747.

51. Walderhaug E, Kasserman S, Aikins D, Vojvoda D, Nishimura C, Neumeister A. Effects of duloxetine in treatment-refractory men with posttraumatic stress disorder. Pharmacopsychiatry 2010;43:45-49.

52. Davidson J, Kudler H, Smith R, Mahorney SL, Lipper S, Hammett E et al. Treatment of posttraumatic stress disorder with amitriptyline and placebo. Arch Gen Psychiatry 1990;47:259-266

53. Kosten TR, Frank JB, Dan E, McDougle CJ, Giller EL Jr. Pharmacotherapy for posttraumatic stress disorder using phenelzine or imipramine. J Nerv Mental Disord 1991;179:366-370.

54. Shestatzky M, Greenberg D, Lerer B. A controlled trial of phenelzine in PTSD. Psychiatry Res 1988;24:149-155.

55. Onder E, Tural U, Aker T. A comparative study of fluoxetine, moclobemide, and tianeptine in the treatment of posttraumatic stress disorder following an earthquake. Eur Psychiatry 2006;21:174-179.

56. Neal LA, Shapland W, Fox C. An open trial of moclobemide in the treatment of post-traumatic stress disorder. Int Clin Psychopharmacol 1997;12:231-237.

57. Hertzberg MA, Moore SD, Feldman ME, Beckham JC. A preliminary study of bupropion sustained-release for smoking cessation in patients with chronic posttraumatic stress disorder. J Clin Psychopharmacol 2001;21:94-98.

58. Becker ME, Hertzberg MA, Moore SD, Dennis MF, Bukenya DS, Beckham JC. A placebo-controlled trial of bupropion SR in the treatment of chronic posttraumatic stress disorder. J Clin Psychopharmacol 2007;27:193-197.

59. Hertzberg MA, Feldman ME, Beckham JC, Davidson JR. Trial of trazodone for posttraumatic stress disorder using a multiple baseline group design. J Clin Psychopharmacol 1996;16:294-298.

60. Warner MD, Dorn MR, Peabody CA. Survey on the usefulness of trazodone in patients with PTSD with insomnia or nightmares. Pharmacopsychiatry 2001 ;34:128-131.

61. De Berardis D, Serroni N, Marini S, Moschetta FS, Martinotti G, Di Giannantonio M. Agomelatine for the treatment of posttraumatic stress disorder: a case report. Ann Clin Psychiatry 2012 ;24:241-242.

62. Forster PL, Schoenfeld FB, Marmar CR, Lang AJ. Lithium for irritability in post-traumatic stress disorder. J Trauma Stress 1995;8:143-149.

63. Lipper S, Davidson JR, Grady TA, Edinger JD, Hammett EB, Mahorney SL, et al. Preliminary study of carbamazepine in post-traumatic stress disorder. Psychosomatics 1986;27:849-854.

64. Wolf ME, Alavi A, Mosnaim AD. Posttraumatic stress disorder in Vietnam veterans clinical and EEG findings; possible therapeutic effects of carbamazepine. Biol Psychiatry 1988;23:642-644.

65. Adamou M, Puchalska S, Plummer W, Hale AS. Valproate in the treatment of PTSD: systematic review and meta analysis. Curr Med Res Opin 2007 ;23:1285-1291.

66. Davis LL, Davidson JR, Ward LC, Bartolucci A, Bowden CL, Petty F. Divalproex in the treatment of posttraumatic stress disorder: a randomized, double-blind, placebo-controlled trial in a veteran population. J Clin Psychopharmacol 2008;28:84-88.

67. Berlant JL. Prospective open-label study of add-on and monotherapy topiramate in civilians with chronic nonhallucinatory posttraumatic stress disorder. BMC Psychiatry 2004;4:24.

68. Tucker P, Trautman RP, Wyatt DB, Thompson J, Wu SC, Capece JA, et al. Efficacy and safety of topiramate monotherapy in civilian posttraumatic stress disorder: a randomized, double-blind, placebo-controlled study. J Clin Psychiatry 2007;68:201 −206.

69. Lindley SE, Carlson EB, Hill K. A randomized, double-blind, placebo-controlled trial of augmentation topiramate for chronic combat-related posttraumatic stress disorder. J Clin Psychopharmacol 2007;27:677−681.

70. Hertzberg MA, Butterfield MI, Feldman ME, Beckham JC, Sutherland SM, Connor KM, et al. A preliminary study of lamotrigine for the treatment of posttraumatic stress disorder. Biol Psychiatry 1999;45:1226−1229.

71. Malek-Ahmadi P. Gabapentin and posttraumatic stress disorder. Ann Pharmacother 2003;37:664−666.

72. Paslakis G, Gilles M, Deuschle M. Pregabalin in the treatment of posttraumatic stress disorder: a case report. Prog Neuropsychopharmacol Biol Psychiatry 2011;35:1160−1161.

73. Butterfield MI, Becker ME, Connor KM, Sutherland S, Churchill LE, Davidson JR. Olanzapine in the treatment of post-traumatic stress disorder: a pilot study. Int Clin Psychopharmacol 2001;16:197−203.

74. Pivac N, Kozaric-Kovacic D, Muck-Seler D. Olanzapine versus fluphenazine in an open trial in patients with psychotic combat-related post-traumatic stress disorder. Psychopharmacology (Berl) 2004;175:451−456.

75. Jakovljević M, Sagud M, Mihaljević-Peles A. Olanzapine in the treatment-resistant, combat-related PTSD-a series of case reports. Acta Psychiatr Scand 2003;107:394−396.

76. Carey P, Suliman S, Ganesan K, Seedat S, Stein DJ. Olanzapine monotherapy in posttraumatic stress disorder: efficacy in a randomized, double-blind, placebo-controlled study. Hum Psychopharmacol 2012;27:386−391.

77. Monnelly EP, Ciraulo DA, Knapp C, Keane T. Low-dose risperidone as adjunctive therapy for irritable aggression in posttraumatic stress disorder. J Clin Psychopharmacol 2003;23:193−196.

78. Kozarić-Kovacić D, Pivac N, Mück-Seler D, Rothbaum BO. Risperidone in psychotic combat-related posttraumatic stress disorder: an open trial. J Clin Psychiatry 2005;66:922−927.

79. Padala PR, Madison J, Monnahan M, Marcil W, Price P, Ramaswamy S, et al. Risperidone monotherapy for post-traumatic stress disorder related to sexual assault and domestic abuse in women. Int Clin Psychopharmacol 2006;21:275−280.

80. Rothbaum BO, Killeen TK, Davidson JR, Brady KT, Connor KM, Heekin MH. Placebo-controlled trial of risperidone augmentation for selective serotonin reuptake inhibitor-resistant civilian posttraumatic stress disorder. J Clin Psychiatry 2008;69:520−525.

81. Pae CU, Lim HK, Peindl K, Ajwani N, Serretti A, Patkar AA, et al. The atypical antipsychotics olanzapine and risperidone in the treatment of posttraumatic stress disorder: a meta-analysis of randomized, double-blind, placebo-controlled clinical trials. Int Clin Psychopharmacol 2008;23:1−8.

82. Ahearn EP, Mussey M, Johnson C, Krohn A, Krahn D. Quetiapine as an adjunctive treatment for post-traumatic stress disorder: an 8-week open-label study. Int Clin Psychopharmacol 2006;21:29−33.

83. Kozaric-Kovacic D, Pivac N. Quetiapine treatment in an open trial in combat-related post-traumatic stress disorder with psychotic features. Int J Neuropsychopharmacol 2007;10:253−261.

84. Siddiqui Z, Marcil WA, Bhatia SC, Ramaswamy S, Petty F. Ziprasidone therapy for post-traumatic stress disorder. J Psychiatry Neurosci 2005;30:430−431.

85. Villarreal G, Calais LA, Cañive JM, Lundy SL, Pickard J, Toney G. Prospective study to evaluate the efficacy of aripiprazole as a monotherapy in patients with severe chronic posttraumatic stress disorder: an open trial. Psychopharmacol Bull 2007;40:6−18.

86. Wheatley M, Plant J, Reader H, Brown G, Cahill C. Clozapine treatment of adolescents with posttraumatic stress disorder and psychotic symptoms. J Clin Psychopharmacol 2004;24:167−173.

87. Porter DM, Bell CC. The use of clonidine in post-traumatic stress disorder. J Natl Med Assoc 1999;91:475−477.

88. Miller LJ. Prazosin for the treatment of posttraumatic stress disorder sleep disturbances. Pharmacotherapy 2008;28:656−666.

89. Taylor HR, Freeman MK, Cates ME. Prazosin for treatment of nightmares related to posttraumatic stress disorder. Am J Health Syst Pharm 2008;65:716−722.

90. Raskind MA, Peterson K, Williams T, Hoff DJ, Hart K, Holmes H et al. A Trial of prazosin for combat trauma PTSD with nightmares in active-duty soldiers returned from Iraq and Afghanistan. Am J Psychiatry 2013;170:1003−1010.

91. Famularo R, Kinscherff R, Fenton T. Propranolol treatment for childhood posttraumatic stress disorder, acute type. A pilot study. Am J Dis Child 1988 ;142:1244−1247.

92. Vaiva G, Ducrocq F, Jezequel K, Averland B, Lestavel P, Brunet A, Marmar CR. Immediate treatment with propranolol decreases posttraumatic stress disorder two months after trauma. Biol Psychiatry 2003;54:947−949.

93. Glover H. A preliminary trial of nalmefene for the treatment of emotional numbing in combat veterans with post-traumatic stress disorder. Isr J Psychiatry Relat Sci 1993;30:255−263.

94. Lubin G, Weizman A, Shmushkevitz M, Valevski A. Short-term treatment of post-traumatic stress disorder with naltrexone: an open-label preliminary study. Hum Psychopharmacol 2002;17:181-185.

95. Braun P, Greenberg D, Dasberg H, Lerer B. Core symptoms of posttraumatic stress disorder unimproved by alprazolam treatment. J Clin Psychiatry 1990 51:236-238.

96. Kosten TR, Fontana A, Sernyak MJ, Rosenheck R. Benzodiazepine use in posttraumatic stress disorder among veterans with substance abuse. J Nerv Ment Dis 2000;188:454-459.

97. Hermos JA, Young MM, Lawler EV, Rosenbloom D, Fiore LD. Long-term, high-dose benzodiazepine prescriptions in veteran patients with PTSD: influence of preexisting alcoholism and drug-abuse diagnoses. J Trauma Stress 2007 ;20:909-914.

98. Duffy JD, Malloy PF. Efficacy of buspirone in the treatment of posttraumatic stress disorder: an open trial. Ann Clin Psychiatry 1994;6:33-37.

99. Ising M, Holsboer F. CRH-sub-1 receptor antagonists for the treatment of depression and anxiety. Exp Clin Psychopharmacol 2007;15:519-528.

100. Garakani A, Mathew SJ, Charney DS. Neurobiology of anxiety disorders and implications for treatment. Mt Sinai J Med 2006;73:941-949.

101. Baker JF, Cates ME, Luthin DR. D-cycloserine in the treatment of posttraumatic stress disorder. Ment Health Clin 2018;7:88-94.

102. Mithoefer MC, Mithoefer AT, Feduccia AA, Jerome L, Wagner M, Wymer J, et al. 3,4-methylenedioxymethamphetamine (MDMA)-assisted psychotherapy for post-traumatic stressdisorder in military veterans, firefighters, and police officers: a randomised, double-blind, dose-response, phase 2 clinical trial. Lancet Psychiatry 2018;5:486-497.

103. Shishko I, Oliveira R, Moore TA, Almeida K. A review of medical marijuana for the treatment of posttraumatic stress disorder: Real symptom re-leaf or just high hopes? Ment Health Clin 2018;8:86-94.

104. Charney ME, Hellberg SN, Bui E, Simon NM. Evidenced-Based Treatment of Posttraumatic Stress Disorder: An Updated Review of Validated Psychotherapeutic and Pharmacological Approaches. Harv Rev Psychiatry 2018;26:99-115.

105. Watts BV. Electroconvulsive therapy for comorbid major depressive disorder and posttraumatic stress disorder. J ECT 2007;23:93 95.

106. Cohen H, Kaplan Z, Kotler M, Kouperman I, Moisa R, Grisaru N. Repetitive transcranial magnetic stimulation of the right dorsolateral prefrontal cortex in posttraumatic stress disorder: a double-blind, placebo-controlled study. Am J Psychiatry 2004;161:515-524.

107. 송정민, 채정호. 외상후 스트레스 장애의 경두개자기자극치료. 신경정신의학 2005;44:158-164.

108. Nam DH, Pae CU, Chae JH. Low-frequency, repetitive transcranial magnetic stimulation for the treatment of patients with posttraumatic stress disorder: a double-blind, sham-controlled study. Clin Psychopharmacol Neurosci 2013;11:96-102.

109. Van't Wout M, Longo SM, Reddy MK, Philip NS, Bowker MT, Greenberg BD. Transcranial direct current stimulation may modulate extinction memory in posttraumatic stress disorder. Brain Behav 2017;7:e00681

110. 외상후 스트레스장애 근거중심의학 지침서 개발위원회. 외상후 스트레스장애 근거중심의학 지침서. 대한정신약물학회, 대한불안의학회. 2009.

111. International Society for Traumatic Stress Studies. International Practice Guideline. Available at https://www.istss.org/treating-trauma/international-practice-guidelines-for-post-trauma.aspx, 2018. Nov. 26.

물질관련장애 및
행위중독의 약물치료

CLINICAL NEUROPSYCHOPHARMACOLOGY

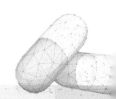

CHAPTER 31

알코올사용장애

정영철 · 김성곤

알코올사용장애는 최근 12개월 동안 임상적으로 현저한 손상이나 고통을 일으키는 알코올의 문제적 사용이 지속되는 장애이다. 2013년 발표된 미국 정신장애의 진단 및 통계 편람 제5판부터는 의존dependence과 남용abuse을 구분하지 않고 사용장애use disorder로 통합하였다. 2016년 정신질환 실태 역학조사에 따르면, 우리나라 알코올사용장애의 평생유병률은 12.2%이며, 남성(18.1%)이 여성(6.4%)보다 3배 이상 높다.[1] 알코올사용장애는 만성적인 경과를 보이는 경우가 많으며, 오랫동안 금주를 유지하더라도 언제든지 다시 재발할 수 있다는 특성을 가지고 있다. 우리나라에서 입원치료를 받은 알코올사용장애 환자의 70% 이상이 3개월 이내에 다시 술을 마실 만큼 재발의 가능성이 높기 때문에 단기적인 개입뿐만 아니라 지속적인 추적 관찰에 대한 치료 계획이 중요하다.[2]

알코올사용장애의 약물치료는 크게 두 단계로 나눌 수 있다. 첫 번째 단계는 술을 끊자마자 나타나는 금단증상을 치료하는 해독detoxification 단계이다. 알코올의 금단증상은 알코올사용을 중단하거나 감소하고 6~8시간이 경과한 이후부터 손떨림, 발한이나 빈맥 등의 자율신경계 항진, 오심과 구토, 불안과 정신운동초조 등이 나타나면서 시작된다. 12~24시간이 경과하면 경련이 나타날 수 있고, 48~72시간이 경과하면 알코올 금단 섬망이 나타날 수 있으며, 적절한 치료를 받지 못하는 경우에는 사망에 이를 수도 있다. 술을 끊고 4~5일이 경과하면 급성 금단증상들은 비로소 완화되기 시작하며, 2주가 경과하면 상당 부분

완화가 된다. 하지만 일부 금단증상들은 수개월 이상 만성적으로 지속되기도 한다. 해독 단계에서는 충분한 수액과 영양 공급이 필수적이며, 약물치료의 1차적인 선택 치료제는 chordiazepoxide, lorazepam과 같은 benzodiazepine계 약물이다.[3]

알코올사용장애의 두 번째 치료 단계는 해독치료가 끝난 이후부터 재발 방지를 도와주는 재활rehabilitation 단계이다. 재활 단계에서는 계속 금주를 유지하면서 술 없는 새로운 생활방식으로의 변화를 모색한다. 1950년대에 disulfiram이 개발되어 임상에서 사용되었지만 1980년대까지만 해도 알코올사용장애에 대한 명확한 의학적 치료 모델은 없었다. 그리하여 많은 알코올중독자들은 혼자 술을 끊으려고 노력을 하거나 Alcoholics Anonymous와 같은 상호자조집단과 12단계 프로그램의 도움을 받는 방법밖에 없었다. 1990년대에 들어와서 naltrexone과 acamprosate가 알코올사용장애의 치료제로 승인을 받고 갈망감에 대한 개념이 확립되면서부터 비로소 알코올사용장애를 치료하는 의학적 치료 모델이 확립되었다. 특히 인지행동치료, 동기강화치료 등 약물치료와 병행할 수 있는 다양한 심리사회적인 방법들이 함께 개발되어 보편적으로 이용되고 있다. 이번 장에서는 재활 단계에서 사용할 수 있는 다양한 약물들에 대해 살펴볼 것이다.

알코올사용장애 약물치료의 치료효과를 판단하는 기준은 원칙적으로는 금주를 얼마나 지속하는지를 평가하는 것이다. 알코올사용장애 환자들은 음주에 대한 조절능력

을 상실하였기 때문에 조절해서 술을 마시는 것보다는 금주를 목표로 설정하는 것이 일반적이며, 실제로 금주를 목표로 설정했을 때 약물치료의 치료효과가 더 높다.[4] 하지만 술을 전혀 마시지 않는 금주만을 유일한 기준으로 삼을 경우에는 치료효과에 대한 정량적인 평가가 어렵고, 실제 임상에서 치료 초기에 환자의 동기를 이끌어내는 것이 쉽지 않다. 따라서 경우에 따라서는 설사 술을 간헐적으로 마시는 경우가 있다고 해도 과음을 얼마나 감소시켰는지를 평가하는 것이 더 효과적일 수 있다. 임상적으로 과음의 기준은 남자는 하루에 4 표준음주잔을 초과하거나 일주일에 14 표준음주잔을 초과하는 경우이며, 여자는 하루에 3 표준음주잔을 초과하거나 일주일에 7 표준음주잔을 초과해서 마시는 경우이다.[5] 아직 병에 대한 인식이 부족하거나 동기가 약한 환자의 경우, 금주를 치료 목표로 설정하기 힘들다면 과음을 최소화하면서 음주량을 줄이는 것부터 차선의 목표로 세울 수 있으며, 이러한 경우에도 약물치료는 임상적으로 도움을 줄 수가 있다.

31.1 알코올사용장애 치료에 승인된 약물

현재까지 알코올사용장애의 재발 방지를 위해 미국 식품의약국FDA으로부터 승인을 받은 약물은 3개이며 (disulfiram, naltrexone, acamprosate), 이 세 약물의 약물학적 기전은 다르다. disulfiram은 간의 효소에 작용하여 술을 마시면 심한 오심과 구토 등의 혐오반응을 유발함으로써 환자로 하여금 술을 피하도록 하는 혐오치료제이다. 이에 반해 naltrexone과 acamprosate은 뇌의 중뇌변연계 도파민 회로mesolimbic dopamine pathway에 직간접적으로 작용함으로써 술에 대한 갈망감을 억제하는 항갈망제로 분류된다.

31.1.1 disulfiram

1951년에 미국 FDA로부터 알코올의존 치료제로 승인된 최초의 약물이다. 하지만 지금은 국내에서 약물을 생산하고 있지 않다.

(1) 약리학적 특성과 기전

알코올은 우리 몸의 간에서 대사가 두 단계로 일어난다. 알코올은 먼저 alcohol dehydrogenase에 의해 acetaldehyde로 대사되고, acetaldehyde는 다시 aldehyde dehydrogenase에 의해 acetate으로 대사된 이후에 체외로 배출된다. disulfiram은 이 중에서 두 번째 단계의 대사 효소인 aldehyde dehydrogenase의 활성도를 억제함으로써 알코올의 대사를 방해한다. disulfiram을 복용할 경우 우리 몸에서 acetaldehyde가 평소보다 10배 더 축적되며, 이로 인해 두통, 오심과 구토, 홍조 등 숙취 때 흔하게 느끼는 불쾌하고 불편한 증상들로 구성된 혐오반응이 나타난다. 소주 한 잔보다 적은 용량의 알코올에 대해서도 혐오반응이 유발될 수 있으며, 소주 2~3잔 정도에 해당되는 50mg/100ml (0.05%)에서는 혐오반응이 강하게 나타난다. 알코올 혈중 농도 125mg/100ml인 경우에는 호흡곤란, 의식장애가 나타날 수 있고, 생명이 위험한 상태로 이어질 수도 있다. disulfiram을 복용한 상태에서는 술을 마시면 혐오반응이 바로 나타나며, 1~2시간 동안 지속되기 때문에 환자는 음주를 회피하게 된다. 한편 술과 관련된 자극들에 대해서도 혐오반응들이 연상되는 학습 효과를 기대할 수 있다. 반감기가 60~120시간이기 때문에 disulfiram을 복용하면 몸에서 완전히 배설될 때까지 최소 1~2주가 소요된다.[6]

(2) 치료효과와 용량

disulfiram은 초기 1~2주 동안 250~500mg을 복용하며, 이후 125~250mg으로 유지하는 것이 일반적이다. 하지만 실제 임상에서의 치료효과는 기대만큼 일관되지 않다.[7] 그 이유는 많은 환자들이 혐오반응을 한두 번 경험한 이후부터는 음주를 자제하는 것이 아니라 오히려 disulfiram을 복용하지 않는 경우가 많기 때문이다. 따라서 disulfiram의 치료효과를 높이기 위해서는 약물을 정기적으로 복용하겠다는 강한 동기와 복약지도가 반드시 선행되어야 한다.

(3) 부작용과 주의점

disulfiram을 복용하기 전에는 최소 12시간은 술을 마시지 않아야 한다. 일단 복용을 시작하면 아주 작은 알코올 용량에도 오심과 구토, 두통, 빈맥, 홍조 등의 혐오반응이 나타날 수 있기 때문에 술뿐만 아니라 알코올 성분이 함유된 약이나 음식도 피해야 한다고 교육해야 한다. disulfiram을 복용하고 나서 2주 동안은 알코올로 인한 혐오반응이 나타날 수 있다. 술을 마시지 않더라도 주의해야 하는 부작용으로는 간염, 시신경염, 피부염, 간염 등이 있으며, 기분의 변화나 정신병적 반응 등이 나타날 수 있다.[8]

31.1.2 naltrexone

naltrexone은 처음에는 아편류 의존의 치료제로 1984년에 미국 FDA의 승인을 먼저 받았다. 그러다가 1990년대에 진행된 연구들[9,10]을 통해 알코올사용장애에 대한 치료효과들이 입증되면서 1994년 알코올사용장애 치료제로 승인되었다.

(1) 약리학적 특성과 기전

naltrexone과 그의 활성 대사산물인 6-β-naltrexol은 μ-아편계 수용체에 작용하는 competitive 길항제다. μ 외에 κ, δ 수용체에도 작용하지만 친화도는 훨씬 약하다. naltrexone은 간에서 대사되며, naltrexone과 6-β-naltrexol의 반감기는 각각 4시간 및 13시간이다.

알코올은 중뇌의 μ-아편계 수용체와 결합함으로써 중추신경 아편계를 활성화시키고 중뇌변연계 도파민 회로에서 도파민의 분비를 증가시킨다(그림 31.1). naltrexone은 이 단계를 차단함으로써 술을 마실 때 느끼는 행복감을 약화시키고, 음주에 대한 조절능력을 잃지 않도록 도와준다. 약을 복용한 상태에서 술을 마시면 불쾌한 혐오반응을 유발하는 disulfiram과는 달리 naltrexone은 술을 마시면 혐오반응이 유발되지는 않는다. 하지만 술로 인한 행복감이 약화됨으로써 과음으로 이어지는 것을 줄인다.

naltrexone은 또한 알코올에 대한 갈망감을 약화시킨다. 알코올사용장애 환자는 술과 연관이 있는 자극에 노출되면 중뇌변연계 도파민 회로가 활성화되면서 갈망감을 느낀다. 예를 들어 환자는 술을 자주 마셨던 단골집을 지나가거나, 술을 주로 마셨던 금요일 저녁이 되거나, 술과 함께 자주 먹었던 음식을 보면 술을 마시고 싶은 갈망감을 강하게 느낀다. 이러한 갈망감은 중뇌변연계 도파민 회로의 학습으로 인해 나타나는 현상으로 많은 환자들이 금주를 유지하는 데 어려움을 겪는 가장 큰 이유 중 하나이다. naltrexone은 이러한 갈망감을 억제함으로써 금주를 유지하고 재발을 방지하는 효과가 있다.

(2) 치료효과와 용량

naltrexone이 임상에서 사용된 지 20년이 넘었다. 지난 20년 동안의 연구들을 토대로 2014년 미국의사협회지Journal of American Medical Association에 발표된 종설[11]에 따르면, naltrexone은 금주를 유지하는 효과와 과음을 줄이는 효과가 모두 우수하며, 특히 과음을 방지하는 효과가 크

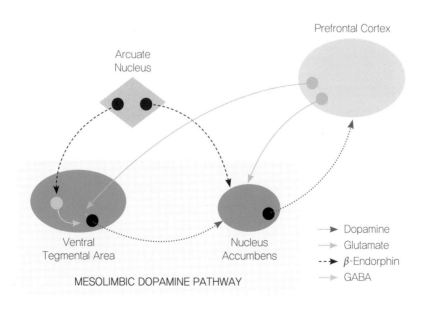

그림 31.1   Brain Reward Pathway and its related Neuronal Networks

다. naltrexone은 위약에 비해서 한 잔이라도 술을 다시 마실 위험성을 5% 감소시키고, 4잔 이상의 과음이 재발할 위험성을 9% 감소시킨다. 한편 naltrexone과 acamprosate 치료효과를 비교한 메타분석[12]에 따르면, naltrexone은 acamprosate에 비해 과음이 재발하는 것을 방지하는 효과가 더 크다.

naltrexone은 하루에 한 번 25~50mg을 경구투여하도록 권장하고 있으며, 필요하다고 판단될 때에는 100mg까지 증량할 수 있다. 하지만 50mg 초과 투여로 인한 간세포 손상의 위험이 증가할 수 있으므로 50mg 초과 투여는 주의를 요한다.[13] naltrexone은 술을 끊고 나서 최소 4~7일이 지난 이후부터 투여할 경우에 치료효과가 더 좋다.[4]

naltrexone의 치료효과에 대한 예측인자로서 μ-아편계 수용체 유전자OPRM1에 대한 연구가 많은데, 특히 μ-아편계 수용체 유전자 다형성 A118G에서 G 대립유전자를 하나 이상 가지고 있는 경우, naltrexone의 치료효과가 더욱 좋다.[14] 한국인을 대상으로 실시한 연구에서도 μ-아편계 수용체 유전자의 다형성 A118G에서 G 대립유전자를 하나 이상 가지고 있는 경우 재발까지 걸리는 시간이 더 늘어났으며, 음주량이 감소하는 등 치료효과가 더 우수하였다.[15] 아시아인에서는 μ-아편계 수용체 다형성 A118G에서 G 대립유전자를 하나 이상 가지고 있는 경우가 30~50%인 반면 코카시아인에서는 20% 이내이기 때문에 naltrexone은 한국을 포함한 아시아인에서 치료효과가 더 클 가능성이 있다.[16]

(3) 부작용과 주의점

부작용으로는 두통, 어지러움, 오심, 구토, 식욕저하 등이 나타날 수 있다. 아편류 약물을 제외하고는 주의해야 약물 상호작용은 아직 밝혀진 것은 없다. 아편류 진통제를 복용 중인 환자, 아편류 의존이 의심되는 환자, 급성 간염이나 중증의 간질환 환자, 신질환 환자, 18세 미만의 청소년에서는 투여하지 말 것을 권장하며, 활동성 간질환을 가지고 있는 경우에도 투여를 신중히 해야 한다. 임부 투여 안정성은 C로 분류된다. 많은 알코올사용장애 환자들은 다양한 알코올성 간질환이 공존하기 때문에 naltrexone으로 치료를 시작할 때는 우선적으로 간기능 검사를 실시하고, 추적치료 중에도 주기적으로 검사를 하는 것이 필요하다.[13]

(4) naltrexone depot injection

4주 동안 효과가 지속될 수 있는 naltrexone 근육주사는 미국 FDA로부터 2006년에 알코올의존 환자의 치료제로 승인되었다.[17] 그러나 아직 국내에서는 시판되고 있지 않다.

31.1.3 acamprosate

acamprosate는 1989년 유럽에서 알코올의존 치료제로 승인되었고, 이후 2004년 미국 FDA의 승인을 받았다.

(1) 약리학적 특성과 기전

acamprosate의 정확한 기전은 명확하지 않지만 NMDA 수용체에 길항제로 작용하며, γ-amino-butyric-acidA(GABAA) 수용체에 positive allosteric modulator로 작용하는 것으로 생각하고 있다. acamprosate의 반감기는 20~33시간으로 간에서 대사되지 않고 소변으로 배출되며 생물학적 이용률은 11%이다.

알코올은 중추신경 GABA 수용체에 작용함으로써 GABA의 억제 효과를 증가시킨다. 술을 장기적으로 남용하는 경우에는 GABA 수용체의 down regulation이 일어나는데, 이런 상황에서 음주를 중단하게 되면 GABA 수용체의 탈감각으로 인해 중추신경계가 과도하게 흥분되는 금단증상이 나타나게 된다. 이러한 금단증상들은 대개 4~5일째가 경과하면서부터 서서히 완화가 되지만, 일부 금단증상들은 약한 강도로 2~6개월 동안 지속된다. acamprosate는 GABA 수용체에 positive allosteric modulator로 작용함으로써 이러한 만성적인 금단증상을 완화시키고 갈망감을 억제하는 것으로 생각하고 있다. 하지만 acamprosate는 알코올 급성 금단증상 치료에는 효과가 없으며, 알코올 급성 금단증상이 남아 있는 상태에서 복용할 경우에는 치료효과가 크게 떨어진다.

알코올 금단증상은 술을 마시고 6~8시간 경과한 이후부터 나타난다. 따라서 알코올사용장애 환자는 전날 밤에 술을 마시고 아침에 일어나면 이미 금단증상을 경험하게 된다. 정상인은 과음한 다음 날 숙취 때문에 고생을 하지만 알코올사용장애 환자는 숙취와 함께 금단증상으로 인해 더 힘들어한다. 많은 환자는 이러한 금단증상을 해결하기 위해서 아침에 일어나서 바로 해장술을 마시는데, 이는 금단증상에 대한 일종의 자가치료이다. 즉, 즐거움을 추구하기 위해서 술을 마시는 것이 아니라, 금단증상을 피하기 위해서 술을 마시는 것이다. 금단증상이 만성적으로 지속되는 경우에도 알코올중독 환자들은 불안, 초조, 불면 등의 증상을 완화시키기 위한 목적으로 술에 대한 갈망감이 있다. acamprosate는 이러한 갈망감을 감소시키는 것으로 생각하고 있다.

(2) 치료효과와 용량

2014년 미국의사협회지에 발표된 종설[11]에 따르면, acamprosate는 금주를 유지하는 효과가 우수하다. acamprosate는 위약에 비해서 한 잔이라도 술을 다시 마실 위험성을 9% 감소시키고, 4잔 이상의 과음이 재발할 위험성을 1% 감소시킨다. 한편 naltrexone과 acamprosate 치료 효과를 비교한 2012년 메타분석[12]에 따르면, acamprosate는 naltrexone에 비해 술을 한 잔도 안 마시는 금주를 유지하는 효과가 크다.

유럽에 먼저 승인을 받은 acamprosate는 미국에서 진행된 대규모 COMBINE 연구에서는 치료효과를 입증하지 못하였고[5], 이로 인해 미국에서 승인이 유럽보다 늦어졌다. 여기에는 몇 가지 요인이 작용했던 것으로 추정하고 있다. 하나는 연구에 참여했던 연구대상자들의 음주 형태와 심각도의 차이이다. 미국의 알코올사용장애 환자들은 주중보다는 주말에 폭음을 하는 음주 형태를 많이 보이는 반면, 유럽의 환자들은 매일매일 술을 마시는 음주 습관을 가지고 있기 때문에 과음을 줄이는 효과가 더 강한 naltrexone의 치료효과가 미국인 환자들에게서 acamprosate보다 우수하게 나타났을 가능성이 있다. 또 하나는 미국의 연구 대상자들은 유럽에 비해 항갈망제를 시작하기 전에 금주를 유지했던 기간이 상대적으로 짧았는데, 이것이 acamprosate의 효과가 약화시켰던 것으로 생각하고 있다.[5,18] 미국 FDA는 acamprosate를 치료제로 2004년에 승인하면서 복용을 시작하기 전에 충분한 금주 기간(최소 4~7일)을 갖는 것이 필요하다고 명시하였다. 2003년 우리나라에서 진행되었던 대규모 연구에서도 acamprosate의 치료효과를 입증하지 못하였는데, 이 역시 acamprosate를 사용하기 전에 충분한 금주 기간을 가지지 못했던 것이 영향을 미쳤던 것으로 생각하고 있다. 연구에 참여한 환자들 중에서 70%가 술을 끊고 2일 이내에 약물 투여를 시작했는데, 이들은 약물치료 초기 2주 내에 금주를 유지하지 못하고 음주할 위험이 유의미하게 높았다.[19]

acamprosate는 acamprosate calcium 제형으로 제작되며, 1정당 333mg이다. 환자의 체중이 60kg 이상이면, 아침 점심 저녁 2정씩 1일 3회 총 1,998mg 경구투여를 권장하고, 체중이 60kg 미만인 경우 아침 2정, 점심과 저녁은 1정씩 1일 3회 1,332mg 경구투여를 권장하고 있다. 술을 끊고 나서 최소 4~7일이 지난 이후부터 투여할 것을 권장하며, 급성 금단증상에 대한 해독치료가 끝난 이후에 투여를 시작하는 것이 원칙이다. 약물치료를 시작하기 전에 2주 이상 금주를 유지한 경우에는 그렇지 않은 경우보다 금주를 유지할 가능성이 60% 증가한다.[4]

(3) 부작용과 주의점

부작용으로는 두통, 설사, 장에 가스 차는 느낌 등이 나타날 수 있다. 임상적으로 주의를 요하는 약물 상호작용은 아직 밝혀진 것은 없다. 18세 미만의 청소년에서는 투여하지 말 것을 권장하여, 간질환 환자에서는 사용이 가능하지만, 중증 신부전 환자에서는 금기이다. 칼슘 침착이 생길 수 있으므로 신장결석이 있는 환자에서는 투여를 신중히 해야 한다. 임부 투여 안정성은 C로 분류된다. acamprosate를 처방하기 전에는 신장기능에 대한 평가가 필요하다.

31.1.4 naltrexone과 acamprosate의 병용

naltrexone과 acamprosate의 약리학적 특성과 기전을 고려하였을 때, naltrexone은 술의 긍정적 강화로서 작용하는 도파민과 오피오이드계와 연관된 보상을 추구하는 음주 형태를 차단하는 효과가 있는 반면 acamprosate는 술의 부정적 강화로 작용하는 glutamate와 GABA계와 연관된 증상 완화를 목적으로 하는 음주 형태를 차단하는 효과가 있기 때문에 이론상으로는 상호 보완적인 역할을 기대할 수 있다.[20,21]

naltrexone과 acamprosate를 단독으로 사용했을 때와 두 약물을 병용하였을 때를 비교한 연구들을 살펴보면, naltrexone+acamprosate 병용군은 위약군에 비해 금주를 유지하는 효과와 과음을 예방하는 효과가 모두 우수하였다.[22] 그렇지만 naltrexone+acamprosate 병용군은

naltrexone 단독 사용군에 비해 더 우수한 효과를 보이지는 않았으며, acamprosate 단독 사용군에 비해서는 더 우수한 효과를 보였다. 이러한 결과 역시 앞에서 기술한 것처럼 미국에서 진행된 연구 대상자들의 특성 및 투약 전 단주기간의 차이로 인해 acamprosate의 효과가 저평가되었을 가능성이 크다. 하지만 이러한 naltrexone＋acamprosate 병용요법의 우수성은 이후 진행되었던 대규모 COMBINE 연구에서는 입증되지 못하였다.[5]

naltrexone과 acamprosate를 병용하는 경우에는 naltrexone은 혈중농도에 변화가 없는 반면, acamprosate의 혈중농도는 25% 증가한다.[21] 두 약물을 병용하는 경우 약물 순응도는 단독 투여하는 경우와 유의한 차이는 없다. 새로운 부작용은 없지만 기존의 부작용인 설사(13.8%)와 오심(5.6%) 등이 단독 투여하는 경우보다 조금 더 많이 나타날 수 있다.

31.2 알코올사용장애 치료에 고려해볼 수 있는 약물

31.2.1 nalmefene

2013년 유럽에서 알코올사용장애 치료제로 승인되었지만 아직까지 미국과 한국에서는 승인을 받지 못하였다.

nalmefene은 naltrexone과 유사하게 μ-아편계 수용체의 길항제로 작용한다. 반면 naltrexone과는 다르게 κ-수용체에는 부분작용제로 작용한다. μ-아편계 수용체는 술을 마실 때 느끼는 행복감과 연관이 있는 것으로 잘 알려져 있으며, κ-아편계 수용체는 술의 동기적인 측면을 매개하는 것으로 생각하고 있다. nalmefene은 naltrexone보다 반감기가 길고, 생체이용률이 높으며 dose-dependent 간 독성이 없다.

nalmefene은 임상연구 단계에서부터 naltrexone과는 두 가지 측면에서 다르게 치료적으로 알코올사용장애에 접근하고 있다.[23] 첫째 치료의 목표가 다르다. nalmefene은 금주를 유지하는 것이 목표가 아니라 음주량의 감소가 약물치료의 목표이다. nalmefene은 또한 약물을 복용하기 전에 먼저 금주를 유지할 것을 요구하지도 않는다. 따라서 임상

에서 술을 도저히 끊을 수 없고 조절 음주를 계속 고집하는 환자에게 적용할 수 있다. 둘째, nalmefene은 매일 정해진 용량을 정기적으로 복용하는 것이 아니라, 술을 마시고 싶은 갈망감이 느껴지는 고위험 상황에서 필요할 때 복용하는 방법을 권고한다. naltrexone도 매일 복용하지 않고 술을 마실 위험이 증가하는 상황에서만 선택적으로 복용하는 방법을 사용할 수도 있지만, naltrexone은 일반적으로 매일 정해진 용량을 복용할 것을 권한다.

31.2.2 topiramate와 gabapentin

topiramate는 항경련제와 편두통의 치료제로서, gabapentin은 항경련제와 신경병성 통증의 치료제로서 임상에서 사용되고 있다. 두 약물 모두 아직 알코올사용장애 치료제로 승인을 받지는 못하였다.

topiramate는 monosaccharide D-fructose 유도체로서 GABA(γ-amino-butyric-acid) 수용체를 항진시키고, Na^+ 채널을 차단함으로써 glutamate 수용체를 억제하는 효과를 가지고 있다. 반감기가 20~24시간이며, 생체이용률은 약 80%이다. topiramate는 GABA-A 수용체에 작용하여 중뇌변연계 도파민 회로에서의 도파민 활성을 억제하고 술의 보상효과를 감소시키는 것으로 생각하고 있다. 이에 반해 gabapentin은 GABA 수용체에 직접 작용하지 않지만 voltage-dependent calcium channels에 작용해서 GABA의 활성을 증가시킨다. 반감기는 5~7시간이며, 생체이용률은 30~70%로 용량이 증가할수록 감소한다.

topiramate는 2014년까지 진행된 24개의 연구를 검토한 결과,[24] 금주를 유지하는 효과, 과음을 방지하는 효과가 모두 우수한 것으로 나타났다. topiramate 사용에서 부작용들을 주의해야 하는데, 가장 흔한 부작용은 손발저림과 감각이상, 어지러움, 집중력저하, 체중감소, 미각의 변화, 가려움증 등이다. 이러한 부작용들은 용량 의존적이기 때문에 용량을 낮추면 대개 완화가 된다. 알코올사용장애에서는 저용량의 치료효과를 검증한 연구들이 많다. 항경련제로 사용하는 경우 topiramate는 초기 25mg부터 시작해서 5~8주에 걸쳐 300~400mg까지 증량하는 것이 일반적이지만, 알코올사용장애에서는 이보다 낮은 용량인 75~100mg에서도 음주량이 줄어들고, 우울과 불안, 술에 대한 강박적인 사고가 완화된다는 보고가 있다. 한편 topiramate

의 알코올 금단증상 치료효과를 검증한 연구들에 따르면 topiramate는 위약보다는 더 우수하였지만 benzodiazepine계 diazepam과 비교하였을 때는 유의미한 차이가 없었다. 알코올 금단경련의 과거력이 있거나 경련의 위험성이 높은 환자의 경우 topiramate의 투여를 고려해볼 수 있다.

gabapentin은 미국에서 2014년에 진행된 연구에서 3개월 동안 1,800mg을 복용하였을 때 금주를 유지하고, 과음을 방지하는 효과가 기존의 naltrexone이나 acamprosate와 비슷한 수준으로 보고되었다. 최근 미국에서 두 번째로 진행된 대규모 연구가 완료되었으며, 곧 결과가 발표될 예정이다.[25] gabapentin은 초기 300mg부터 시작해서 2일째 600mg, 3일째 900mg으로 증량하여, 1,200~2,400mg까지 증량하는 것이 일반적이다. gabapentin의 대표적인 부작용은 졸림이다. 이와 연관해서 정신과 영역에서는 불면증이나 불안증의 치료에서 사용되기도 하며, 알코올 금단증상에 대한 치료제로서 gabapentin의 가능성에 대한 연구결과들도 긍정적이다.[26] 알코올 금단증상의 1차적 치료제는 benzodiazepine이지만, benzodiazepine계를 장기간 사용하는 경우에 benzodiazepine에 대한 의존성이 임상적으로 문제가 될 수 있다. gabapentin은 불면, 불안을 호전시키며, 만성적인 금단증상과 연관된 알코올사용장애의 재발을 감소시키는 효과가 있다. 하지만 아직까지는 최적의 용량에 대해서는 추가 연구가 필요하다. 부작용으로는 졸림 외에 복시, 설사, 피로 등이 생길 수 있다.

31.2.3 aripiprazole

aripiprazole은 현재 조현병, 양극성정동장애, 주요우울장애의 치료제로 승인되어 임상에서 사용되고 있으며, 아직 알코올사용장애 치료제로 승인을 받지는 못하였다.

aripiprazole은 도파민 D2 수용체에 부분작용제로 작용한다. 이와 함께 세로토닌 5-HT1A 수용체와 5-HT2A 수용체에는 길항제로, 5-HT2B 수용체는 역작용제로 작용한다. 이론적으로 도파민 D2 수용체 길항제로 작용하는 항정신병약물들은 알코올로 인한 중뇌변연계 도파민 회로의 과도한 활성화를 차단함으로써 음주의 보상효과를 억제할 수 있을 것으로 기대하였지만 아직까지는 알코올사용장애 치료제로 승인된 항정신병약물은 없었다. aripiprazole은 기존의 항정신병약물과는 달리 도파민 D2 수용체에 부

분작용제로 작용하기 때문에 도파민계를 단순히 억제하는 것이 아니라 도파민계의 활성도를 적절하게 조율할 수 있을 것으로 추정하고 있다. 하지만 아직까지는 알코올사용장애에 대한 치료효과는 일관적이지는 않다. 알코올사용장애의 경우 aripiprazole은 고용량보다는 저용량에서 부작용 없이 더 효과적인 보고들이 있다.[27] aripiprazole을 하루 5~15mg 복용하는 경우 음주량을 감소시키는 한편 환자의 충동성, 불안, 우울 완화에도 도움이 될 수 있다. 하지만 하루 30mg 복용하는 경우에서는 안절부절한 느낌, 불면증 등의 부작용으로 인해 중단한 경우가 많았다.

31.2.4 baclofen

baclofen은 근육이완제로서 현재 근육강직의 치료제로 승인되어 임상에서 사용되고 있으며, 알코올사용장애 치료제로 승인을 받지는 못하였다.

baclofen은 GABA-B 수용체에 작용제로 작용하며, voltage-dependent calcium channels을 차단함으로써 GABA의 활성을 증가시킨다. 반감기는 2~4시간으로 짧으며, 간을 통해 대사되지 않기 때문에 알코올성 간질환이 동반된 환자에서 사용이 가능하다. baclofen을 하루 30mg 복용하는 경우 위약에 비해 금주의 가능성을 높이고, 금주 누적 기간을 연장시킨다는 결과들[28] 이 유럽에서 발표되어 프랑스에서 2014년부터 알코올사용장애 치료제로 한시적인 승인을 받았다. 하지만 미국 연구에서는 치료효과를 입증하지 못하였다. 최근에는 baclofen 30mg보다는 60mg에서 치료효과가 더 우수하다는 결과들이 발표되고 있어 최적 용량에 대한 연구들이 필요하다.[29,30]

31.3 알코올사용장애와 공존질환의 치료에 고려할 수 있는 약물

31.3.1 우울 및 불안 : 세로토닌 재흡수 억제제 및 수용체 길항제

알코올사용장애는 다양한 정신과 질환들이 동반되는데, 특히 우울장애와 불안장애가 가장 흔하고 공존한다. 미국의 국립역학조사에 따르면, 알코올사용장애 치료를 받

기 위해 내원한 환자들 중에서 최근 1년 동안 독립된 기분 장애나 불안장애를 가지고 있을 가능성이 각각 40.7%와 33.4%이다.[31]

알코올사용장애에 대한 약물치료가 임상적으로 시작한 1990년대부터 선택적 세로토닌 재흡수 억제제SSRI의 치료효과에 대한 기대는 높았다. 하지만 실제 연구결과들은 이를 충분히 뒷받침해주지 못하였고,[32] 심지어 SSRI를 복용하고 나서 오히려 음주량이 늘어난다는 보고도 있었다. 이처럼 상반되는 결과들이 보고되는 이유는 알코올과 세로토닌계의 관계가 복합적이기 때문이다.[33] 세로토닌은 중뇌에서는 5-HT2C 수용체를 통해서 도파민의 신호전달을 억제하는 반면 5-HT3 수용체를 통해서는 도파민계를 활성화시키는 상반된 작용을 한다. 세로토닌은 편도체의 5-HT2C 수용체를 통해서 알코올 금단으로 인한 부정적 강화를 매개하지만, 반대로 5HT1A 수용체는 이것을 차단하기도 한다. 따라서 각 개인의 세로토닌계의 유전적인 다형성에 따라 SSRI의 치료효과가 달라질 수 있다. 일부 연구에서는 도파민 운반체 5-HTTLPR LL형인 경우, SSRI가 오히려 음주와 연관된 우울증상을 악화시키고 술에 대한 갈망감이 커질 수 있다고 보고하였다.

알코올사용장애와 우울증상이 공존하고 있는 경우, 선택적 세로토닌 재흡수 억제제의 항우울효과는 일관되지 않다.[34,35] 이는 알코올이 항우울 효과를 방해하기 때문일 수도 있지만, 알코올사용장애에서 특징적으로 나타나는 보상결핍reward deficiency 때문일 수도 있다.[36] 술을 장기 복용한 사람들은 중뇌변연계 도파민 회로의 신경적응으로 인해 보상을 느끼는 역치가 상승해서 보상에 대해 점점 둔감해진다. 이로 인해 중독된 물질에 대해서는 내성이 생기고, 일상생활에서 경험하는 자연적인 보상들에 대해서는 흥미와 의욕을 느끼지 못하게 되는데, 이러한 무감동, 무의욕 상태는 술을 끊고 나서도 수개월 지속된다. 이처럼 술을 끊고 금주를 유지하는 환자에게는 술에 대한 갈망감을 참는 것도 힘들지만, 술 이외에 다른 것에 대해서 흥미도 의욕도 잃어버리는 보상결핍 상태가 더 힘들 수도 있다. 이러한 경우에는 항우울제의 효과가 제한적일 수 있으며, 환자로 하여금 술을 대체할 수 있는 새로운 자극과 활동에 대해 탐색해 나가도록 도와주는 것이 필요하다.

한편 ondansetrone은 세로토닌 5-HT3 수용체 길항제로서 항암제를 치료하기 전에 오심과 구토를 예방하는 진토제로서 승인되어 임상에서 사용되고 있지만, 알코올사용장애 치료제로서의 가능성에 대한 연구들이 꾸준히 진행되고 있다. 특히 ondansetrone은 세로토닌 운반체 5-HTTLPR LL형인 경우에 음주량을 감소시키는 등 치료효과가 더 유의미하게 나타난다.[37] 임상적으로 25세 이전에 발병하는 조기 발병형과 25세 이후에 발병하는 후기 발병형을 비교하였을 때, ondansetrone은 조기 발병형에서의 치료효과가 더 좋은 반면, SSRI는 후기 발병형에서의 치료효과도 기대해볼 수 있다. 결국 이런 결과들은 세로토닌계 약물을 사용하는 경우에 알코올사용장애의 아형에 대한 고려가 필요하다는 것을 시사한다.[38]

31.3.2 담배사용장애 : varenicline

알코올의존환자는 일반 인구보다 흡연 가능성이 3배 더 높고, 담배사용장애 환자는 알코올의존 가능성이 4배 더 높은 등 알코올사용장애와 담배사용장애의 공존율은 매우 높다.[39] 두 물질은 모두 중뇌변연계 도파민 회로에 작용한다는 공통점이 있다. 임상에서 환자가 술을 끊은 직후에 담배 흡연량이 갑자기 증가하는 모습을 자주 볼 수 있으며, 반대로 담배를 오랫동안 끊은 사람이라 할지라도 유독 술자리에서는 흡연 욕구를 참지 못하고 담배를 피우는 경우에서 볼 수 있듯이 음주와 흡연에 대한 갈망감은 서로 얽혀 있는 경우가 많기 때문에 두 물질에 대해서는 통합적인 치료적 접근이 필요하다.

varenicline은 nicotinic acetylcholine 수용체에 작용하는 부분작용제로서, 미국 FDA로부터 2006년 담배사용장애의 치료제로 승인을 받았으며 국내에서 널리 사용하고 있다. 지금까지 알코올사용장애에 대한 varenicline의 치료효과를 검증한 연구들에 따르면, varenicline은 과음을 감소시키는 효과가 있으며, 이는 환자의 흡연량과는 무관하였다.[40] 하지만 금주를 유지시키는 효과는 임상적으로 유의미하지는 않았다. varenicline의 가장 흔한 부작용은 오심이며, 생생한 꿈, 기분의 변화 등이 나타날 수 있다. varenicline을 복용한 상태에서 과음을 하는 경우, 술에 대한 내성이 약해지고 충동적인 행동이 나타나거나 필름이 끊기는 현상 등이 생길 수 있다.

31.4 요약

항갈망제 약물들이 임상에서 보편적으로 사용한 지 벌써 20년이 넘었지만 알코올사용장애 환자들 중에서 약물치료의 도움을 받는 환자들은 여전히 10% 미만이다. 아직도 많은 환자들은 항갈망제 약물에 대한 편견, 예컨대 benzodiazepine처럼 의존의 위험성이 높다거나, disulfiram 처럼 술과 함께 복용하면 혐오반응이 생긴다고 오해하고 항갈망제의 복용을 꺼리는 경우가 많다. 하지만 지난 20년 동안 발표된 임상연구들은 일관되게 naltrexone과 acamprosate의 치료효과와 안정성을 입증하고 있다. 이러한 효과는 일반적으로 금주를 유지하는 것을 목표로 하든, 아니면 차선책으로 조절 음주를 하면서 과음 재발 방지를 목표로 하든 동일하게 나타난다. 알코올사용장애에 대한 naltrexone과 acamprosate의 효과를 더 높이기 위해서는 투약을 바로 시작하지 않고, 술을 먼저 끊고 최소한 4~7일이 지난 후에 시작하는 것이 좋다. 만약 금단증상이 있다면 이에 대한 적절한 해독치료가 선행되는 것이 중요하다. 특히 알코올사용장애는 다양한 정신과적 질환들이 공존하기 때문에 환자의 음주력과 함께 정신병리에 대한 정확한 평가가 병행되어야 하며, 그 평가를 기반으로 항갈망제와 함께 병용할 수 있는 다양한 약물의 조합에 대한 고려가 필요하다.

참고문헌

1. 홍준표. 2016년 정신질환실태조사. 서울: 보건복지부, 2017.
2. 김경훈, 안이수. 알코올 의존 환자의 퇴원 후 지속적 외래방문 영향 요인. 보건사회연구 2015; 25:116-130.
3. Sadock BJ, Sadock VA, Ruiz R, editors. Synopsis of Psychiatry. Philadelphia: Wolters Kluwer; 2015.p.966-968.
4. Gueorguieva R, Wu R, O'Connor PG, Weisner C, Fucito LM, Hoffmann S, et al. Predictors of abstinence from heavy drinking during treatment in COMBINE and external validation in PREDICT. Alcohol Clin Exp Res 2014;38:2647-2656.
5. https://www.rethinkingdrinking.niaaa.nih.gov/How-much-is-too-much/Is-your-drinking-pattern-risky/Whats-At-Risk-Or-Heavy-Drinking.aspx
6. Sadock BJ, Sadock VA, Ruiz R, editors. Synopsis of Psychiatry. Philadelphia: Wolters Kluwer; 2015.p.635-639.
7. Fuller RK, Branchey L, Brightwell DR, Derman RM, Emrick CD, Iber FL, et al. Disulfiram treatment of alcoholism: A Veterans Administration Cooperative Study. Journal of the American Medical Association 1986;256:1449-1455.
8. Fuller RK, Gordis E. Does disulfiram have a role in alcoholism treatment today? Addiction. 2004; 99:21-4
9. Volpicelli JR, Alterman AI, Hayashida M, O'Brien CP. Naltrexone in the treatment of alcohol dependence. Archives of General Psychiatry 1992;49:881-887.
10. O'Malley SS, Jaffe AJ, Chang G, Schottenfeld RS, Meyer RE, Rounsaville B. Naltrexone and coping ksills therapy for alcohol dependence: A controlled study. Archives of General Psychiatry 1992;49:881-887.
11. Jonas ED, Amick HR, Feltner G, Bobashev G, Thomas K, Wines R, et al. Pharmacotherapy for Adults with Alcohol Use Disorders in Outpatient Settings: A systematic review and meta-analysis. Journal of the American Medical Association 2014;311:1889-1900
12. Maisel NC, Blodgett JC, Wilbourne PL, Humphreys K, Finney JW. Meta-analysis of naltrexone and Acamprosate for treating alcohol use disorders: when are these medication most helpful? Addiction 2012;108:275-293.
13. Ray LA, Chin PF, Miotto K. Naltrexone for the treatment of alcoholism: Clinical findings, mechanisms of action, and pharmacogenetics. CNS and Neurological Disorders-Drug Targets 2010;9:13-22
14. Anton RF, Oroszi G, O'Malley S, Couper D, Swift R, Pettinati H, et al. An evaluation of μ-opioid receptor (OPRM1) as a predictor of naltrexone response in the treatment of alcohol dependence: Results from the combined pharmacotherapies and behavioral interventions for alcohol dependence (COMBINE) study. Archives of General Psychiatry 2008;65:135-144.
15. Kim SG, Kim CM, Choi SW, Jae YM, Lee HG, Son BK, et al. A mu opioid receptor gene polymorphism (A118G) and naltrexone treatment response in adherent Korean alcohol-dependent patients. Psychopharmacology 2009;201:611-618.
16. Kim SG, Kim CM, Kang DH, Kim YJ, Byun WT, Kim SY, et al. Association of functional opioid receptor genotypes with alcohol dependence in Koreans. Alcoholism: Clinical and Experimental Research 2004;28:986-990.

17. Garbutt JC, Kranzler HR, O'Malley SS, Gastfriend DR, Pettinati HM, Silverman BL, et al. Efficacy and tolerability of long-acting injectable naltrexone for alcohol dependence: A randomized controlled trial. Journal of the American Medical Association 2005;293:1617-1625.

18. Mann K, Lehert P, Morgan MY. The efficacy of acamprosate in the maintenance of abstinence in alcohol-dependent individuals: results of a meta-analysis. Alcohol Clin Exp Res. 2004;28:51-63.

19. Namkoong K, Lee BO, Lee PG, Choi MJ, Lee E. Acamprosate in Korean alcohol-dependent patients: a multi-centre, randomized, double-blind, placebo-controlled study. Alcohol Alcohol. 2003;38:135-41.

20. Jung YC, Namkoong K. Pharmacotherapy for alcohol dependence: anticraving medications for relapse prevention. Yonsei Med J. 2006;47:167-78.

21. Kiefer F, Wiedemann K. Combined therapy: What does Acamprosate and naltrexone combination tells us? Alcohol Clin Exp Res. 2004;29:542-47.

22. Kiefer F, Jahn H, Tarnaske T, Helwig H, Briken P, Holzbach, et al. Comparing and combining Naltrexone and Acamprosate in relapse prevention of alcoholism. Achieves of General Psychiatry 2003;60:92-97

23. Soyka M, Friede M, Schnitker J. Comparing Nalmefene and Naltrexone in alcohol dependence: Are there any differences? Results from an indirect meta-analysis. Pharmacopsychiatry 2016; 49:66-75.

24. Guglielmo R, Martinotti G, Quatrale M, Ioime L, Kadilli I, Di Nicola M, et al. Topiramate in alcohol use disorders: Review and update CNS Drugs 2015;29:383-395.

25. Lyon J. More Treatments on Deck for Alcohol Use Disorder. JAMA. 2017 Jun 13;317(22):2267-2269.

26. Soyka M, Müller CA. Pharmacotherapy of alcoholism-an update on approved and off-label medications. Expert Opinion on Pharmacotherapy. 2017;18:1187-1199.

27. Anton RF, Kranzler H, Breder C, Marcus RN, Carson WH, Han J. A randomized, multicenter, double-blind, placebo-controlled study of the efficacy and safety of aripiprazole for the treatment of alcohol dependence. Journal of Clinical Psychopharmacology 2008;28:5-12.

28. Addolorato G, Leggio L, Ferrulli A, Cardone S, Vonghia L, Mirijello A, et al. Effectiveness and safety of baclofen for maintenance of alcohol abstinence in alcohol-dependent patients with liver cirrhosis: randomized, double-blind controlled study. Lancet 2007;370:1915-1922.

29. Addolorato G, Leggio L, Ferrulli A, Cardone S, Bedogni G, Caputo F, et al. Dose-response effect of baclofen in reducing daily alcohol intake in alcohol dependence: Secondary analysis of a randomized, double-blind, placebo-controlled trial. Alcohol and Alcoholism 2011;46:312-317.

30. Pastor A, Jones DML, Currie J. High-dose baclofen for treatment-resistant alcohol dependence. Journal of Clinical Psychopharmacology 2012;32:266-268.

31. Grant BF, Stinson FS, Dawson DA, Chou SP, Dufour MC, Compton W, et al. Prevalence and co-occurrence of substance use disorders and independent mood and anxiety disorders: Results from the national epidemiologic survey on alcohol and related conditions. Arch Gen Psychiatry 2004;61:807-816.

32. Garbutt JC, West SL, Carey TS, Lohr KN, Crews FT. Pharmagological Treatment of Alcohol Dependence. Journal of the American Medical Association 1999;281:1318-1325.

33. Kenna GA. Medications acting on the serotonergic system for the treatment of alcohol dependent patients. Current Pharmaceutical Design 2010;16:2126-2135.

34. Kranzler HR, Burleson JA, Korner P, Del Boca FK, Bohn MJ, Brown J, Liebowitz N. Placebo-controlled trial of fluoxetine as an adjunct to relapse prevention in alcoholics. Am J Psychiatry. 1995;152:391-7.

35. Pettinati HM, Volpicelli JR, Luck G, Kranzler HR, Rukstalis MR, Cnaan A. Double-blind clinical trial of sertraline treatment for alcohol dependence. J Clin Psychopharmacol. 2001;21:143-53.

36. Koob GF1, Le Moal M. Plasticity of reward neurocircuitry and the 'dark side' of drug addiction. Nature Neuroscience 2005;8:1442-4.

37. Johnson BA, Roache JD, Javors MA, Diclemente CC, Cloninger CR, Prihoda TJ, et al. Ondansetron for reduction of drinking among biologically predisposed alcoholic patients: A randomized controlled trial. Journal of the American Medical Association 2000;284:963-971.

38. Kenna GA, Zywiak WH, McGeary JE, Leggio L, McGeary C, Wang S, et al. A within-group design of nontreatment seeking 5-HTTLPR genotyped alcohol-dependent subjects receiving ondansetron and sertraline. Alcoholism: Clinical and Experimental Research 2009;33:315-323.

39. Grant BF, Hasin DS, Chou SP, Stinson FS, Dawson DA. Nicotine dependence and psychiatric disorders in the United States: results from the national epidemiologic survey on alcohol and related conditions. Arch Gen Psychiatry. 2004;61:1107-15.

40. Mitchell JM, Teague CH, Kayser AS, Bartlett SE, Fields HL. Varenicline decreases alcohol consumption in heavy-drinking smokers. Psychopharmacology 2012;223:299-306.

CHAPTER 32

니코틴 및
기타 물질사용장애

오홍석 · 김대진

32.1 니코틴사용장애

20세기 들어 흡연자의 수가 폭발적으로 증가하며 담배의 유해성에 대해 오랫동안 논란이 있었다. 의료계의 공식적인 견해가 담배는 유해하다는 결론으로 정리된 것은 1960년대에 들어서의 일이며, 니코틴을 다른 습관성 사용을 야기하는 의존성 물질들과 동등하게 취급하고 니코틴 의존을 물질의존의 차원에서 하나의 질환으로 공식적으로 기술하게 된 것은 DSM-III-R이 발표된 1987년 이후의 일이다. 니코틴과 연관된 질환을 정신과에서 치료해야 할 대상으로 인식하기 시작한 지 30년 이상의 시간이 흘렀으나 다른 물질남용에 비해 행동문제가 두드러지지 않기에 그동안 흡연자들은 금연에 대한 치료 필요성을 인지하지 못하였고, 개인 의지만으로 금연에 성공하는 비율은 매우 낮았다. 그러나 점차 흡연이 인체에 만성질환과 암을 발생시키는 중요한 건강문제라는 인식이 증대되고 금연의 중요성이 부각되며 다양한 치료적 시도가 진행되었으며, 최근에는 약물치료를 통해 니코틴 의존을 극복하려는 노력이 활발하게 이루어지고 있다.

32.1.1 약물학적 특성

담배 한 개비에는 1~2%의 니코틴이 함유되어 있어, 담배 한 개비를 피우면 총 2~3mg의 니코틴이 연기와 함께 흡입된다. 흡연 시 니코틴은 약 7~15초 만에 뇌에 도달하여 니코틴 아세틸콜린 수용체nicotinic acetylcholine receptor(nACh 수용체)에 작용하여 아세틸콜린, 도파민, 노르에피네프린, 세로토닌, 글루타메이트, GABA 등의 신경전달물질 분비에 영향을 미친다. 니코틴의 반감기는 약 2시간 정도다. 뇌에 도달한 니코틴은 nACh 수용체를 통해 간접적으로 뇌 보상회로의 도파민 경로를 활성화시켜 긍정적 재강화positive reinforcement를 일으키며 이로 인해 의존성을 가지게 된다.[1] nACh 수용체의 세부 단위에 따른 아형들은 매우 다양하며, 현재 치료약물로 사용되는 varenicline이 작용하는 $\alpha4\beta2$ 니코틴 수용체가 니코틴 의존의 병인에 가장 중요한 역할을 한다고 알려져 있다.[2]

32.1.2 임상양상

니코틴은 뇌 보상회로의 도파민 경로를 활성화시켜 흡연자는 이로 인해 기분이 좋아짐을 느끼게 된다. 또한 니코틴은 이 도파민 경로뿐 아니라 노르에피네프린, 에피네프린, 바소프레신, 엔도르핀, ACTH, 코르티솔의 혈중농도를 증가시켜 중추신경계를 각성시키는 효과가 있어 흡연을 하게 되면 각성 수준이 높아지고, 집중력이나 학습 효율이 향상될 수 있으며, 기분이 고양되어 우울감이 덜해질 수 있다. 하지만 몇 대의 담배를 피우고 난 후에는 빠르게 탈감작 현상이 일어나게 되어 급성 내성acute tolerance이 생기고 담배를 피워도 기대되는 효과가 떨어지게 된다. 따라서 니코틴 의존자의 경우 이러한 효과는 니코틴에 의한

직접적인 대뇌의 정신활성 효과라기보다는 금단증상이 해소되면서 나타나는 일시적인 현상으로 볼 수 있다.[3]

니코틴에 대한 내성은 뇌에만 국한되어 일어나는 현상이기 때문에 흡연자가 니코틴에 대한 내성이 생겨 흡연량이 지속적으로 증가하는 경우, 니코틴이 뇌에 미치는 정신활성 증상에는 큰 변화가 없으나 심장, 폐, 간 등 다른 신체기관에 대해서는 고용량의 니코틴뿐만 아니라 담배에 포함된 각종 유해성분으로 인한 독성이 발생될 수 있다.

니코틴 독성증상으로는 구역, 구토, 타액 과다분비, 심장박동 증가, 혈관수축, 혈압상승, 빈맥, 어지럼증, 두통, 손떨림, 식은땀, 복부통증(증가된 연동운동), 설사 등이 있으며, 렘수면의 시간도 감소될 수 있다.[4]

(1) 금단

니코틴의 금단증상은 마지막으로 담배를 피운 지 2시간 이내에 혈중 니코틴 농도가 떨어지며 발생하여 첫 24~48시간 사이에 최고조를 이루고, 금연을 수주 또는 수개월 간 유지하는 동안에도 지속될 수 있다. 흔한 증상으로 ① 우울한 기분, ② 불면, ③ 짜증, ④ 좌절감, ⑤ 분노, ⑥ 불안, ⑦ 집중력저하, ⑧ 안절부절못함, ⑨ 식욕증가 등이 있다. 니코틴 금단 증후군의 증상은 보통의 담배에서 니코틴 함량이 낮은 담배로 바꿀 때도 약하게나마 나타난다. 니코틴 금단증상은 비특이적이며, 기간이나 강도가 다양하여 흡연자가 정확하게 인식하기 어렵다. 따라서 금연을 시도할 때 금단증상을 예방할 수 있는 적절한 니코틴 대체요법과 다양한 증상에 대한 적절한 교육과 치료를 동반할 때 보다 성공적인 치료효과를 얻을 수 있다.

(2) 갈망

갈망craving은 흡연하고 싶은 충동이 있다는 것을 인식할 때에 경험하게 되는 물질의존의 특징적 형태로, 개정된 정신장애의 진단 및 통계 편람DSM-5 진단기준에도 새로이 추가되었다.[5] 갈망은 금단증상과 마찬가지로 몸에서 더 이상 니코틴이 존재하지 않는다는 것을 인지하면서 생기기 시작한다. 갈망의 유형은 배경 갈망background craving과 삽화 갈망episodic craving으로 구분된다. 배경 갈망은 하루 종일 일정하고 지속적인 상태로 경험하며, 금연 후 1~2일에 가장 높으나 며칠에서 몇 주에 걸쳐 점차 줄어드는 특

징이 있다. 삽화 갈망은 더 강력하게 나타나는 갈망으로 유발자극 노출 이후 몇 초 내에 갈망이 증가하며 노출 상황이 없어지면 몇 초에서 몇 분 내로 다시 감소하게 된다. 이러한 삽화 갈망은 금연 몇 년 후에도 나타날 수 있으며, 배경 갈망처럼 강도가 줄어들지 않아 흡연과 관련되었던 자극에 직면하게 되면 어려움을 겪게 된다.[6]

32.1.3 일반적인 치료원칙

니코틴 의존 환자를 위한 치료는 크게 비약물적인 정신사회적 치료와 약물치료로 나눌 수 있다. 비약물적 치료는 일반적으로 다양한 습관성 질환의 치료에 사용되는 동기강화치료, 인지행동치료 등이 활용된다. 금연치료 임상 지침서에서는 적절한 행동요법과 함께 약물치료의 병용을 권고하고 있다.[7,8,9] 이러한 약물치료의 권고는 잘 통제된 연구결과에서 위약에 비해 약물치료가 금연을 유지하는데(최소 6개월) 약 2배 이상의 효과가 있었기 때문이다. 따라서 약물치료에 특별히 배제되어야 하는 조건이나 근거가 불충한 대상(예 : 임산부, 단순 흡연자, 청소년 등)을 제외한 모든 금연치료에 약물치료를 받도록 권고하여야 한다.[10]

32.1.4 약물치료

현재까지 니코틴 의존에 대한 효과가 입증된 1차 약물치료로는 니코틴 대체요법NRT과 bupropion SR(sustained-release bupropion), varenicline 등의 경구 약물이 있다(표 32.1).[11] 이 중 NRT는 의사 처방 없이 약국에서 구입할 수 있다. 금연 시도자의 선호도와 금기사항 등을 종합적으로 고려하여 적절한 약물을 선택하여야 한다.

(1) 니코틴 대체요법

니코틴 대체요법nicotine replacement therapy, NRT의 목표는 담배의 성분 중 중독성이 가장 강력하지만 신체에 대한 유해성은 비교적 미미하다고 알려진 니코틴 성분만을 선택적으로 공급함으로써 금연 중 금단증상을 줄이고, 갈망을 감소시켜 점진적으로 니코틴 의존으로부터 회복시키고자 하는 것이다.

니코틴 대체 제제는 제형에 따라 여러 형태가 있는데, 패치, 껌, 사탕, 비강 분무제, 흡입기 등 다섯 가지를 미국

표 32.1 국내에서 시행 가능한 금연 약물치료

	brand name	start day	method	duration
1차 약물				
니코틴 패치	16시간 지속형 -니코레트® 패치 24시간 지속형 -니코맨® 패치 -니코스탑® 패치 -니코틴엘® TTS -니코® 패치 -니코덤® 패치	금연 목표일 당일	니코레트® 패치 15mg을 12주간 → 10mg을 2~3주간 → 5mg을 2~3주간 고농도 패치 4주간 → 중간 농도 패치 4주간 → 저농도 패치 4주간	최장 6개월 최장 3개월
니코틴 껌	니코레트® 껌 니코맨® 껌 니코틴엘® 껌 니코스탑® 껌	금연 목표일 당일	- 2mg인 경우 일반적으로 흡연 충동 시 한 개 씩 30분간 천천히 씹음 - 1일 8~12개 사용되며, 최대 15개까지 사용	3개월
니코틴 사탕	니코맨® 트로키 니코틴엘® 트로키	금연 목표일 당일	- 흡연 충동 시 한 개를 천천히 빨아 먹음 - 초기에는 흡연 충동이 있을 때마다 1~2시간 간격으로 사용. 통상 8~12정이며, 1일 최대 25정까지 사용	최장 3개월
bupropion SR	웰부트린 서방정®	금연 목표일 1~2주 전	1일 150mg q.d.로 시작하여 7일 투여 → 1일 150mg b.i.d.로 증량	금연 유도 7~12주간 유지 6개월까지
varenicline	챔픽스정®	금연 목표일 1~2주 전	1~3일 : 0.5mg씩 1일 1회 4~7일 : 0.5mg씩 1일 2회 8일~종료 : 1mg씩 1일 2회	6개월 유지 권장
2차 약물				
nortriptyline	센시발®	금연 목표일 10~28일 전	1일 75~100mg	12주
clonidine	클로니딘정®	금연 목표일 10~28일 전	1일 0.15~0.75mg	3~10주

FDA에서 임상 사용을 승인하였으며, 국내에서는 패치, 껌, 사탕의 형태가 활용되고 있다.[12]

니코틴 대체요법은 금연 목표일자target quit day, TQD를 정한 후 반드시 금연 상태에서 시작하여야 한다. 니코틴이 과다해지면 사망에 이를 수 있기 때문에 니코틴 과량 투여도 주의해야 하나, 부족한 공급량으로 인해 금단 유발 및 갈망조절이 충분하지 못한 경우도 발생하기 때문에 기존의 1일 흡연량을 참고하여 니코틴 대체 제제의 하루 투여량을 결정해야 한다. 이때 니코틴 패치와 껌은 제품에 표기된 니코틴 용량의 약 절반 정도만이 혈액 내로 흡수되는 점을 고려해야 한다.[13]

니코틴 대체 제제의 일반적인 부작용은 두통, 혈압 상승, 구역, 다발성 동통 등이 있다. 급성 심혈관계 질환이 있는 경우를 제외하고는 심혈관계 질환이 있는 흡연자에게도 적용이 가능하다.[14] 금기증으로는 활동성 소화성 궤양환자, 급성 심근경색 후 2주 이내, 불안정성 협심증, 심한 부정맥 환자, 최근의 뇌졸중이 있다.

임산부나 청소년에 대한 니코틴 대체요법의 금연 효과에 대해서는 몇몇 연구가 진행되었으나 최종적인 결론에는 도달하지 못하였다.[15,16] 영국의 National Health Service에서는 이득이 위험을 상회한다고 판단되는 경우 동의를 구하고 사용하기도 한다.[17]

가. 니코틴 패치

니코틴 패치는 지속 시간에 따라 16시간 지속형과 24시간 지속형으로 나뉜다. 16시간 지속형은 각성 시에만, 24시간 지속형은 취침 중에도 지속적으로 니코틴에 노출시키는 것이다. 16시간 지속형은 불필요한 과다 노출을 피할

수 있다는 점에서, 24시간 지속형은 니코틴 의존자들이 가장 심하게 금단증상을 경험하는 기상 직후의 증상을 조절할 수 있다는 점에서 각각 이점이 있다. 수면장애가 있는 경우 16시간 지속형을 권한다. 다만 16시간형의 경우 아침 기상 후 흡연갈망과 금단증상이 심할 수 있으므로 속효성인 니코틴 껌이나 사탕을 활용하도록 한다. 두 제형의 단기 금연 효과는 유사한 것으로 보고되었으며, Cochrane의 메타분석의 결과 위약과 비교한 우도비는 1.66[95% CI; 1.53~1.81]이었다.[18]

니코틴 패치는 피부의 털이 없는 부위에 1매를 부착하며 매일 부착 부위를 변경한다. 1일 20개비 이상 흡연자는 가장 높은 용량에서 시작하고, 1일 20개비 이하의 흡연자는 중간 단계 용량으로 시작하여 사용 후 점차 감량해 가며, 12주 동안 사용하도록 권장하고 있다.

니코틴 패치의 부작용으로는 부종, 작열감, 수포, 피진 또는 사용 부위의 조임 증상 및 심한 경우는 홍반 등 국소 피부 증상이 보고되었고, 간혹 빈맥, 구역, 두통, 불면 등이 나타날 수 있다.

나. 니코틴 껌

니코틴 껌은 2mg 제제와 4mg 제제가 있으며, 니코틴 의존 정도에 따라 달리 투여하도록 되어 있다. 니코틴 껌은 흡연 충동이 있을 때마다 1개씩 천천히 씹어 구강 점막을 통해 니코틴이 흡수되도록 하는데, 처음에는 통상적으로 하루 4~12개를 사용하고 이후 그 사용량을 점차 줄여나가 12주 이내에 중단하도록 한다. 1일 최다 사용량이 24개를 넘지 않도록 권장하고 있어 하루 30개비 이상 흡연자에게 단독 사용하는 것은 효과에 한계가 있으며, 니코틴 의존도가 심한 경우 다른 약물이나 다른 니코틴 제형, 혹은 정신사회적 치료와 병합하는 것을 권장하고 있다.[12] 니코틴 껌의 치료효과에 대한 Cochrane 메타분석에서 위약에 비교하여 1.43[95% CI; 1.33~1.53]의 우도비를 나타내었다.[18]

모든 니코틴 껌 제형은 구강 점막을 통해 니코틴의 흡수를 촉진시키기 위한 완충제를 포함하고 있다. 껌을 씹은 후 약 30분이 되어야 혈중 니코틴 농도가 최고로 올라가는 완만한 상승을 보이므로 그동안 니코틴이 구강 점막을 통해 흡수되도록 천천히 씹어야 한다. 커피나 주스 및 탄산음료 등 산성을 띠는 음료는 구강 점막에서 니코틴의 흡수

를 억제하므로 니코틴 껌을 씹기 15분 전에는 마시지 않도록 해야 한다. 니코틴 껌의 특이적인 부작용으로는 타액분비 과다 등이 있으며, 위염 혹은 급성 위장관 궤양 환자와 의치를 한 흡연자에게서는 투여하지 않는 것이 좋다.[19]

다. 니코틴 사탕

니코틴 사탕은 니코틴 껌과 유사하게 사탕을 먹는 동안 니코틴이 유리되어 구강 점막을 통해 혈액으로 흡수되도록 되어 있다. 니코틴 껌과 대체적으로 유사하나 보다 간편하게 복용할 수 있다는 특징이 있다. 다른 니코틴 대체요법은 주로 하루에 피는 담배 개비 수를 기준으로 용량을 결정하지만, 니코틴 사탕은 하루에 처음 담배 피우는 시간이 30분 이내인지 여부에 따라 용량을 결정하는 것으로 되어 있다.[20] 일반적인 복용 방법으로 흡연 욕구가 있을 때마다 하루에 8~12개를 복용하도록 되어 있고, 하루에 최대 25개를 넘지 않으며, 흡연 욕구의 감소에 따라 점차 복용량을 줄여 가도록 권장하고 있다.[21] 니코틴 사탕 또한 하루 30개비 이상의 흡연자에게는 권장되지 않는다.[12] 니코틴 사탕의 치료효과에 대한 Cochrane 메타분석에서 위약에 비교하여 2.00[95% CI; 1.63~2.45]의 우도비를 나타내었다.[18]

(2) 비니코틴 약물요법

가. bupropion SR

bupropion은 항우울제로 개발되었으나 1997년 FDA에 의해 금연치료제로 승인되었다. bupropion의 기전은 도파민과 노르에피네프린의 재흡수를 차단하고, 니코틴 아세틸콜린 수용체 길항제로 작용하여 갈망과 금단증상을 줄이는 것으로 생각된다.[22,23] bupropion은 6개월 이상의 금연에 대해 Cochrane 메타분석에서 위약에 비해 1.94[95% CI; 1.72~2.19]의 우도비를 나타내었고,[18] 이에 따라 대부분의 금연치료 지침에서는 1차 약물로 권장하고 있다.[24] 기전상으로는 우울증을 동반한 흡연자에서 우선적으로 고려할 수 있지만 임상적인 근거는 부족한 편이다.[25] 약물복용 과정에서 체중증가를 약간 억제하는 효과가 있으므로 금연 초기 체중증가를 두려워하는 흡연자에서 유용할 수 있다. 다만 체중증가 억제효과는 1년 후에는 사라진다.[26]

일반적인 금연치료에서 bupropion SR의 처방은 6일간 하루 1번 150mg을 오전에 복용하고, 7일째부터 완전금연

과 함께 아침저녁으로 150mg을 하루 2번 복용하며, 8~12주간 복용하는 것이 표준용법이다. 재발 방지를 위해서는 치료기간을 6개월 이상 연장할 수 있다.[19]

bupropion은 니코틴 패치와 함께 병합하여 사용하는 경우에도 안정성에 문제가 없다고 알려져 있어 함께 사용할 수 있으나, 치료 성과에 대한 비교에서는 논란의 여지가 있다.[27] 부작용으로는 불면, 입마름, 두통 등이 있을 수 있다. bupropion은 1,000명당 1명꼴로 간질 유발의 위험성이 있어 경련 질환의 병력이 있거나 의식 소실을 동반한 심각한 두부외상의 병력이 있는 경우, 식이장애가 있거나 간질발작의 역치를 낮출 수 있는 다른 약물을 복용하고 있는 사람에게는 금기이다. 경련 위험성은 용량의존적이므로 하루 300mg을 넘지 않도록 하며 경련 가능성을 줄이기 위해 8시간 이상의 복용 간격을 지키도록 한다. 복용 기간 중에 과도한 음주를 할 경우 경련의 가능성이 증가하므로 술을 줄이거나 끊도록 조언한다.

나. varenicline

varenicline은 뇌에서 니코틴 의존에 중추적인 역할을 담당하는 α4β2 니코틴 아세틸콜린 수용체에 대한 선택적 부분효현제selective partial agonist로 작용하여 중뇌변연계 도파민 보상회로에서 도파민을 소량씩 지속적으로 분비되도록 하여 금연으로 인한 금단증상을 경감시키고 동시에 니코틴의 보상 효과를 감소시키는 이중 효과로 금연에 도움을 준다.[28,29] Cochrane 메타분석에서 varenicline의 6개월 금연율과 관련하여 위약에 비교하여 2.27[95% CI; 2.02~2.55]의 우도비를 나타내어,[30] 현재 금연의 약물치료에서는 금연 효과가 가장 우월한 것으로 보고되고 있다.

금연 시작일 일주일 전부터 1~3일간 0.5mg을 1일 1회, 4~7일은 0.5mg을 1일 2회 복용하고, 그 이후부터는 1mg의 약물을 1일 2회씩 투여하는 일정이 권장된다. 투여 기간은 금연 유도를 위해서는 12주간의 기간 동안 투여하는 것이 바람직하며, 이후 재발 방지를 위해 12주간 추가적으로 투여할 수도 있다.[31]

시판 초기 제기되었던 정신행동증상이나 심혈관계 질환 증가에 대한 위험성은 현재 여러 연구결과를 통해 타 금연치료 약제와 차이가 없는 것으로 알려져 있으나,[32] 미국 FDA에서는 심혈관계 질환에 대한 고려 및 기분이나 행동의 변화가 있을 경우 전문가와 상의할 것을 권장하고 있다. 흔한 부작용으로는 오심과 구토, 변비, 두통, 불면, 불쾌한 꿈 등이 있으며, 이 중 오심이 가장 많이 보고되었는데 식사 직후 충분한 양의 물과 함께 복용하도록 하여 오심을 줄일 수 있으며, 구토 등 증상이 심한 경우 용량을 반으로 줄이거나 복용 횟수를 줄여보는 것을 고려한다.[33] 약물 상호작용은 드문 편이고, 신장을 통해 배설되므로 혈액투석을 받는 말기 신부전 환자의 경우에는 0.5mg을 하루 1회로 제한해야 한다. 과도한 음주와 함께할 경우 공격적 행동이나 기억상실이 보고된 바 있으므로 varenicline을 복용할 때 술은 줄이거나 끊도록 교육한다.[34]

다. 기타 약물

nortriptyiline은 bupropion SR 이외에 니코틴 의존치료에 활용 가능한 또 하나의 항우울제로, 1일 25mg으로 시작하여 75~100mg으로 천천히 증량하도록 권장되며, 금연 시작일보다 10~28일 정도 이전부터 복용을 시작해야 한다. 입마름, 어지럼증, 변비, 시력장애, 졸림 등의 부작용으로 인해 2차 약물로 권고된다.[9]

clonidine은 원래 항고혈압제로 개발된 약물이다. adrenergic α2 수용체의 효현제로 청반locus coeruleus의 교감활성을 감소시켜 니코틴의존의 금단증상을 줄여주어 치료효과가 있다고 알려져 있으나, 입마름, 변비, 기립성 저혈압 및 반동성 고혈압 등의 부작용에 대한 호소가 많아 1차 권고 약물보다는 2차 권고 약물로 사용될 수 있다.[9]

32.1.5 요약

니코틴은 대뇌 보상회로의 중추적인 영역을 담당하는 복측피개역에서 측좌핵에 이르는 도파민 신경전달에 작용하는데, 니코틴에 의한 양성 강화 현상은 GABA, 글루타메이트, 노르에피네프린, 세로토닌 등이 관여하는 여러 신경전달 과정에 의해 중뇌변연계 도파민 시스템을 활성화한다. 또한 만성적으로 노출되는 경우 도파민과 아세틸콜린 시스템을 중심으로 신경 적응 및 니코틴 관련 자극에 대한 연관 학습이 일어나 니코틴 의존 및 금단증상을 야기하고, 중독 상태로 진행하게 된다.

니코틴의존 환자를 위한 치료는 크게 비약물적인 정신사회적 치료와 약물치료로 나눌 수 있다. 비약물적 치료는 일반적으로 다양한 습관성 질환의 치료에 사용되는 동기강화치료, 인지행동치료 등이 활용된다. 금연치료 임상지침서에서는 적절한 행동요법과 함께 약물치료의 병용을 권고하고 있다. 이러한 약물치료의 권고는 잘 통제된 연구결과에서 위약에 비해 약물치료가 금연을 유지하는 데 약 2배 이상의 효과가 있었기 때문이다. 현재까지 니코틴 의존에 대한 효과가 입증된 1차 약물치료로는 니코틴 대체요법NRT과 bupropion SR, varenicline 등의 경구약물이 있다. 흡연의 심각성 및 약물 순응도, 환자의 선호도와 금기사항 등을 종합적으로 고려하여 적절한 약물을 선택하여야 한다.

32.2 기타 물질사용장애

32.2.1 아편유사제 관련장애

아편유사제opioids는 아편과 기능적으로 연관성을 지닌 천연 및 합성 화합물을 통칭하는 용어이다. 아편유사제는 천연 아편제제인 morphine, codeine 등, 반합성 아편제제인 heroin, hydrocodone, hydromorphine, oxycodone 등, 합성 아편제제인 methadone, pethidine, fentanyl, propoxyphene 등, 내인성 아편유사물질인 endorphin, enkephalin, dynorphin 등으로 나눌 수 있다.

(1) 약물학적 특성

아편유사제는 일차적으로 아편유사물질 수용체를 통해 약리학적 효과를 나타낸다. 아편유사제 수용체들은 μ, δ 및 κ 수용체(각각 MOPR, DOPR, KOPR로 칭함)로 나뉜다. 각각의 아편유사제 수용체들에 대한 자극은 그 수용체가 위치한 영역에 따라 다른 효과를 나타내게 된다. MOPR에 결합하는 길항제는 진통효과와 더불어 수면유도, 호흡저하, 서맥, 오심/구토 및 장운동의 저하를 유발할 수 있다. 반면 KOPR의 경우 척추의 마취효과, 이뇨 및 불쾌감을 유발할 수 있다. 남용 및 의존의 매개와 조절에 관여하는 수용체는 대개 μ-아편유사제 수용체MOPR로 일련의 연계 반응들을 통해 궁극적으로 중격의지핵nucleus accumbens의 도파민 분비를 증가시킴으로써 쾌감을 느끼게 한다. 불법적으로 사용되는 아편유사제 약물들 중 가장 흔하게 남

용되는 헤로인의 경우 모르핀을 농축한 형태로 정맥주사 시 혈액 내 반감기가 3분에 불과하며 효과 또한 10배 이상 강하다. 헤로인은 투여 즉시 혈류-뇌 장벽blood-brain barrier을 통과하여 모르핀으로 대사되어 즉시 MOPR에 결합한 후 4~5시간 동안 작용하게 된다.

(2) 임상양상

아편유사제는 구강, 비강, 정맥 또는 피하로 섭취된다. 대표적인 아편유사제 약물인 헤로인의 투여 후에는 중독자들이 'rush'라고 표현하는 급격한 쾌감이 밀려오게 된다. 강력한 쾌감과 함께 피부가 따뜻하게 달아오르는 느낌이 들며, 입이 마르고 사지가 무겁게 느껴지기 시작한다. 또한 구역질 및 구토를 느끼기도 하고 피부의 가려움증도 느낄 수 있다. 이러한 초기 효과가 나타난 후에는 수 시간 동안 졸린 상태가 된다.

(3) 급성중독 및 금단증상

심각한 급성중독intoxication에 이르게 되면 동공이 축소되며 무감동, 불쾌감, 정신운동 초조 또는 지연, 판단력의 저하와 함께 꾸벅꾸벅 졸거나, 혼수, 어눌한 말투, 집중력 혹은 기억력의 저하를 보이게 된다. 아편유사제 제제를 과량 투여하게 되는 경우에는 혼미 혹은 혼수, 호흡부전 및 동공 축소의 특징적인 세 가지 징후가 나타나게 되며 경련발작을 동반하는 경우도 있다. 심장과 호흡기계의 기능이 심각한 수준으로 저하되어 때로는 사망에 이를 수도 있다.

아편유사제의 금단증상은 각 제제의 특성에 따라 발현 및 지속시간의 차이를 보일 수 있으나 대개는 투여 중단 후 6~8시간 후에 금단증상이 나타나기 시작하여 36~72시간 후에 최고조에 달한 후 약 7~10일간 지속된다. 작용시간이 빠른 헤로인의 경우 1, 2일 후에 금단증상이 최고조에 이른 후 약 일주일 정도면 회복되는 반면에 반감기가 긴 methadone의 경우 금단증상이 비교적 늦게 나타나지만 회복에 걸리는 시간도 2주 가까이 걸릴 만큼 늦게 회복된다. 금단증상은 불안, 초조, 근육 및 뼈의 통증, 불면, 설사, 구토, 발한, 하품, 눈물/콧물, 발열, 동공산대, 닭살이 돋듯 소름이 돋는 현상 등이 나타나게 된다.

(4) 일반적인 치료원칙과 약물치료

가. 급성중독의 치료

아편유사제 제제의 과량 투여로 인한 급성중독 상태에서는 가장 우선적으로 기도 확보가 중요하다. 이후 아편유사제 수용체 길항제인 naloxone을 투여한다. 초기 치료에는 0.8mg/70kg에 맞춰 느린 속도로 정맥으로 투여한다. 초기 용량에 반응이 없으면 수분 간격으로 naloxone 투약을 반복하며 호흡수 증가, 동공산대 등의 호전 여부를 확인한다. naloxone의 작용 지속 시간이 일반적으로 아편유사제 제제의 작용 지속 시간보다 짧기에 naloxone 투여로 급성 중독증상이 일시적으로 호전된 후 반복적인 투약이 필요할 수 있다.

나. 금단증상의 치료

① methadone : methadone은 합성 아편제제로 헤로인의 대체제로 투여하여 헤로인 사용을 줄이게 하고, 갈망과 금단증상을 억제한다. 일반적으로 하루 20~80mg을 투여하며, 최대 120mg까지 투여할 수 있다. 작용 지속 시간이 24시간을 넘으므로 하루 한 번 투약이 적당하다. 환자가 투약을 중단할 수 있을 때까지 methadone을 유지하게 되는데, methadone 자체에도 의존성이 생기고 중지 시 금단증상이 발생할 수 있지만 헤로인보다 미약하고, $\alpha2$ 수용체의 효현제인 clonidine(0.1~0.3mg 하루 3~4번) 등을 투여하여 교감신경 과활성을 감소시킴으로써 금단을 완화할 수 있다.

② opioid 길항제(naltrexone, naloxone) : 아편유사제 수용체 길항제는 아편유사제의 효과를 차단 또는 길항하는 기전을 통해 쾌감을 줄여 약물추구행동을 줄이는 목적으로 사용된다. methadone과 달리 마약 효과가 없고 의존을 야기하지 않는다. 길항제 치료 모델의 가장 큰 약점은 환자가 길항제를 꾸준히 복용해야 하는데 동기가 부족한 경우가 많다는 것이다.

③ 기타 약물 : buprenorphin은 아편유사제 효현제로 2002년 미국 FDA에서 아편유사제 의존의 치료약물로 승인되었다. 하루 8~10mg의 용량으로 복용 시 헤로인 이용을 줄이며, 아편유사제 수용체에서 서서히 분리되기에 주 3회 사용 또한 효과적이다. 반복적인

투약 시 구강으로 복용하는 헤로인의 주관적 효과를 감소 또는 차단하는 것으로 알려져 있다. 장기간 사용 후 약물 중단 시 경한 금단증상이 일어난다.

levomethadyl(LAAM) 역시 아편유사제 효현제로 헤로인 금단증상의 치료에 사용되었으나, 지연된 QT 간격과 관련된 치명적인 부정맥이 발생될 수 있음이 밝혀져 더 이상 사용되지 않는다.

32.2.2 자극제 관련장애

암페타민amphetamine과 암페타민의 유도체인 메스암페타민methamphetamine 및 코카인cocaine이 전 세계적으로 가장 많이 남용되는 대표적인 정신자극제들이다. 일반적으로 코카인에 비해 암페타민의 효과가 더 강력하고 오래 지속되는 것으로 알려져 있으나, 중독성은 코카인이 암페타민보다 더 강하다.

(1) 약물학적 특성

정신자극제들은 중격의지핵nucleus accumbens 내 시냅스 전 말단presynaptic terminal에 위치한 소낭포vesicular 및 형질막 모노아민 재흡수 전달체plasma membrane monoamine reuptake transporters에 영향을 끼쳐 효과를 발휘한다. 코카인의 경우 도파민, 노르에피네프린 및 세로토닌 재흡수 전달체reuptake transporter에 부착되어 경쟁적으로 억제함으로써 이들 신경전달물질의 세포 밖 농도를 증가시킨다. 암페타민계는 도파민 전달체를 억제하는 것뿐만 아니라 이들 전달체의 기능을 역전시킴으로써 도파민의 농도를 증가시킨다. 일반적으로 암페타민보다는 메스암페타민이 보다 중독성이 강한 것으로 알려져 있는데, 도파민의 분비에 대한 약동학적 성상은 두 물질 사이에 큰 차이가 없으나 메스암페타민의 경우 지용성 물질로서 혈관-뇌 장벽에 보다 높은 투과율을 보이는 것은 물론 도파민 전달체에 의해 매개된 세포의 생리작용에도 보다 강력한 영향력을 미치기 때문인 것으로 여겨진다. 메스암페타민은 코카인보다 훨씬 긴 반감기(10~12시간)를 보인다.

(2) 임상양상

정신자극제는 경구, 정맥혈관주사, 코를 통한 흡입, 흡연 등의 다양한 방식을 통해서 투여될 수 있다. 정신자극제를

투여하면 각성 효과, 기분고양, 다행감이 유발되며, 피로 감이 줄어들어 작업능률이 향상되기도 한다. 이 외에도 말이 많아지고 자신감이 증가하며 사회성이 향상되기도 한다. 성욕과 성행동이 증가하는 경우가 많지만 실제로 성적 능력이 향상되는지 여부에 대해서는 이견이 많다.[35]

(3) 급성중독 및 금단증상

정신자극제의 사용은 급성기에 급속한 신경전달물질들의 분비를 유발하여 다행감, 에너지 및 성욕의 증가, 피로 및 식욕의 감소를 유발한다. 급성 아드레날린성 효과는 용량-반응적으로 빈맥과 혈압상승을 유발한다. 투여 용량의 증가는 보다 강한 쾌감을 유발하지만 불면, 불안, 이자극성, 혼미, 편집증, 공황발작 및 환각들은 물론 과대망상과 공격성을 유발할 수 있다. 또한 고열, 과반사hyperreflexia, 떨림, 발한, 빈맥, 과호흡 및 혈압 상승을 유발하며 과량복용했을 경우 경련발작, 대뇌출혈 혹은 뇌경색, 부정맥, 심근경색, 호흡부전 및 횡문근 융해증 등을 유발하게 된다.

정신자극제 사용을 중단 혹은 감량했을 경우 불쾌한 기분과 함께 피로, 생생하고도 기분 나쁜 꿈, 불면(또는 과수면), 식욕증가, 정신운동 지연(또는 초조) 등의 금단증상들이 나타날 수 있다. 그러나 아편유사제 등과 같은 중추신경계 억제제 계통의 약물과는 달리 두드러진 생리적 반응이나 생명을 위협할 만한 부작용을 유발하지는 않는다.

(4) 일반적인 치료원칙과 약물치료

정신자극제 사용장애 관련 질환자의 경우 약물에 의한 긍정적 경험이 매우 강력하며, 약물에 대한 갈망 또한 매우 강력하기 때문에 치료가 매우 어려울 수 있으므로 반드시 폭넓은 방법으로 치료를 시도해야 한다. 일반적으로 인지행동치료, 12단계 치료 등 정신사회적 치료와 약물치료를 함께 적용하는 것이 치료효과를 높이는 데 도움이 된다.

현재로서는 정신자극제 관련 질환의 치료에 있어 FDA 등에서 공식적으로 승인된 약물은 없다. 정신자극제 급성중독 시 초조불안과 정신병적 증상 완화를 위해 항정신병약물, 항불안제를 단기간 사용해볼 수 있다. 전통적인 방법으로 haloperidol 5mg에 lorazepam 1~2mg를 조합하여 경구나 비경구적으로 반복하여 투여하는 것이 추천되고 있으며, 비정형 항정신병약물(quetiapine, olanzapine,

risperidone 등)을 lorazepam 1~2mg과 조합하여 환자 상태를 잘 평가하면서 12시간에 거쳐 여러 번 투여하는 것을 시도해볼 수 있다. 급성중독 상태에서 탈수와 고체온이 발생할 가능성이 높기에 이를 잘 확인하고 치료해야 한다.

정신자극제 금단증상은 1~2주가 지나면 자연스럽게 사라질 수 있으며, 초조, 불면증상에 대해 short-acting benzodiazepine 사용을 고려할 수 있다. 동반이환 질환을 파악하여 치료해볼 수 있으며, 우울증이 의심되는 경우 bupropion과 같은 항우울제를 사용해볼 수 있다. 다른 약물 관련 질환을 치료하기 위해 사용되는 약물들(naltrexone, bupropion, methylphenidate, topiramate 등)이 정신자극제 사용장애의 치료를 위해 시도되고 있으나 치료성과에 있어서는 아직까지 논란의 여지가 많은 상황이다.

32.2.3 환각제 관련장애

환각제는 자신 및 현실에 대한 지각, 감각, 사고, 감정 등을 심각하게 변화시키는 능력을 지닌 다양한 화학적 물질들을 일컫는다. 식물로부터 얻은 환각제들(psilocybin을 함유한 버섯, mescaline을 함유한 peyote 선인장 등)은 수천년 동안 종교적 · 주술적 의식들을 통해서 제례적인 용도로 사용되어 왔다. 환각제들의 다양한 화학적 특성으로 인해 각기 달리 분류될 수 있지만 DSM-5에서는 환각제들을 phencyclidine(PCP)계와 기타 환각제로 분류해 놓았다. phencyclidine계에 해당하는 물질로는 ketamine, cyclohexamine 등이 포함되며, 기타 환각제에는 lysergic acid diethylamide(LSD), 엑스터시3,4-methylenedioxymethamphetamine, MDMA 등이 포함된다.

(1) 약물학적 특성

PCP는 해리성 마취제dissociative anesthetics로 개발되었으나 곧 LSD와 유사한 환각 효과를 지닌 것이 알려지며 확산되었다. NMDA 수용체에 대한 비경쟁적 길항제로 작용하여 세포 내 칼슘 유입을 차단하는 효과는 물론 보상계의 도파민 뉴런을 활성화하는 효과를 나타낸다.

LSD는 버섯에 존재하는 lysergic acid로부터 합성된 알칼로이드이다. 원료물질인 lysergic acid는 환각 효과가 없음에도 불구하고 LSD의 경우에는 기존의 환각제들(mescaline, psilocybin)보다 수백에서 수천 배 더 강력한 환각 효과를 나타낸다.

엑스터시MDMA는 암페타민과 유사한 성상으로 인해 정신자극제로 분류되기도 하지만 정신자극제와는 전혀 다른 독특한 특성을 지니고 있다. 엑스터시는 여러 신경전달물질 시스템에 작용하지만 대표적으로 세로토닌 항진제로서 작용한다. 엑스터시를 투여하게 되면 활성 통로를 통해 세로토닌 세포 안으로 유입되어 축적되어 있던 세로토닌의 분비를 유발함은 물론 세로토닌의 재흡수도 막아서 효과가 지속되도록 한다. 그러나 새로운 세로토닌의 생성 또한 방해하기 때문에 급성중독이 유발되는 경우는 드물다.

(2) 임상양상

PCP는 경구 혹은 담배 형태로 피우지만, 코로 흡입하거나 주사기를 통해서 투여되기도 한다. 흡입한 지 5분 이내에 환각을 느끼게 되며 저용량에서는 해리 현상을 유발하지만 고용량에서는 편집증과 공격성이 매우 빈번하게 나타나며 광범위한 심혈관계 및 신경계(예 : 경련, 근육긴장이상, 고체온증 등) 독성을 초래하여 심한 경우 혼미, 혼수를 유발하여 사망에 이를 수 있다. PCP 급성중독의 경우 심각한 행동/심리적 변화(예 : 충동 공격성, 예측 불가성, 정신운동 초조, 판단력 상실)와 더불어 사용 후 1시간 이내에 안구진탕, 고혈압 혹은 빈맥, 감각이상 혹은 통증에 둔감, 실조, 어눌한 발음, 근육강직, 발작 또는 혼수, 청각 과민 등의 증상이 나타난다. 그러나 기타 중독성 물질과는 달리 특별한 금단증상은 보고되지 않고 있다.

LSD는 환각제 중 가장 널리 알려진 물질로서 감각을 강렬하게 느끼게 하고 환각을 형성하거나 기분의 변화, 시간에 대한 느낌을 변화시킨다. 또한 초조, 급격한 불안감, 때로는 우울감을 유발하기도 한다. 일반적으로 우표나 스티커 형태의 종이 혹은 정제에 LSD 용액을 흡착하여 사용한다. 환각이 지속되는 시간 소위 'trip'은 8~12시간 동안 지속될 수 있으며 환각 작용이 끝난 직후 지각장애와 함께 극도의 미칠 것 같은 공포감과 불안과 함께 자해 혹은 타해의 충동이 일어나는 'bad trip' 현상을 경험하기도 한다. LSD의 효과가 사라진 이후 수개월이 지난 후에도 잠깐씩 강한 환각(주로 환시), 움직이는 물체의 잔상이 남거나 후광이 비치는 것처럼 느껴지는 'flashbacks' 현상을 경험할 수 있다.

엑스터시MDMA는 거의 대부분 경구 알약 형태로 투여하며 투여 후 20~40분 후부터 효과가 나타나기 시작하며 종종 'rush'라고 표현하는 구역감과 갑작스러운 변의를 동반하기도 한다. 효과 지속 시간은 3~4시간이며 급격한 친밀감의 증가, 성욕 증가, 정신행동 초조증상, 이갈이, 발한, 홍조, 떨림 등이 동반될 수 있으며, 투여 이후에는 졸음, 의욕의 감소, 무기력감, 우울 및 피로 등의 증상이 뒤따라오게 된다. 드물지만 급성중독 현상으로 의식의 변화, 경련, 고열, 급격한 혈압의 변동, 빈맥, 혈액응고장애, 급성신부전, 간독성, 횡문근 융해증은 물론 사망에 이를 수도 있다.

(3) 일반적인 치료원칙과 약물치료

환각제 급성중독의 1차적인 치료는 우선 환자를 안심시키고 지지적 접근을 하는 것이다. 조용하고 안전한 환경에서 말로써 안심시키면 시간이 지나면서 증상이 서서히 감소한다. 불안이 심할 때는 benzodiazepine계 항불안제를 경구 또는 혈관 내 투여한다. PCP 급성정신증에는 항정신병약물이 1차적 치료제이다. 일반적으로 haloperidol 5mg을 한 시간 간격으로 근주한다. 항콜린성이 강한 약물은 PCP 자체의 항콜린성 독성을 강화시킬 수 있기 때문에 사용에 주의가 필요하다. 환각제 지속성 지각장애는 반감기가 긴 benzodiazepine인 clonazepam이 효과가 있고, valproic acid, carbamazepine 등의 항경련제가 유용하다.

32.2.4 흡입제 관련장애

흡입제는 기체나 증기를 코나 입을 통해 들이마심으로써 환각작용과 같은 정신과적 증후군을 일으킬 수 있는 휘발성 용매를 말한다. 구체적인 예로는 탄화수소류로서 본드로 사용되는 아교, 페인트시너, 매니큐어 제거제, 드라이클리닝 용매, 톨루엔, 담배 라이터액, 가솔린, 아세톤, 나프탈렌옥산, 벤젠, 에테르, 클로로포름 등이고 비탄화수소류로는 에어로졸 스프레이, 질산아, 마취제인 아산화질소가 여기에 해당된다.

(1) 약물학적 특성

흡입제를 코나 입을 통해 들이마시면 폐를 통하여 신속하게 흡수되고 혈관-뇌 장벽을 빠르게 통과하여 뇌로 전달된다. 흡입제는 중추신경을 억제하는 작용을 하는데 효과는 보통 5분 이내에 나타나며 30분에서 몇 시간 동안 지속될 수 있으며 다른 유형의 약물에 비해 보다 즉각적이어서 빠른 쾌감 효과를 갖는다. 사용 후 4~10시간 후 혈액에서 검사가 가능하다. 최근 연구에 따르면, 본드 및 페인트 등에 포함되어 있는 톨루엔toluene이 중추신경계에서 도파민계를 활성화시킨다고 보고하였다. 흡입제는 금단증상은 약하지만 내성이 잘 발생한다.

(2) 임상양상

초기에는 알코올에 취한 상태와 비슷하게 어지럽거나 어눌한 발음, 협동운동 실조, 다행감, 흥분, 유쾌한 기분, 무기력감, 감각과 운동이 느려지는 증상이 나타날 수 있지만, 짧은 시간에 고용량을 흡입할 경우 방향감각 상실, 자아통제 상실, 무의식, 발작, 공포감, 환각 및 혼수 상태에 도달할 수도 있다. 장기간 사용할 경우에는 자극과민성, 감정적 불안정성, 기억력장애 및 지속적인 정신질환을 유발할 수 있다.

(3) 일반적인 치료원칙과 약물치료

흡입제 사용장애의 일반적인 치료원칙은 흡입 중단과 의학적 합병증 치료이다. 흡입제의 사용을 예방하고 치료하기 위해서 정신사회적인 개입들이 효과적이다. 흡입제로 인한 섬망이나 정신증은 급성중독 이후 수시간 내지 수주 동안 지속되는데, 이때 항정신병약물을 단기간 사용해볼 수 있다. 흡입제 갈망을 줄이기 위해서 lamotrgine이나 선택적 GABA transmitter inhibitor 인 vigabatrin을 사용한다는 연구가 있으나 아직 확립된 치료는 없다. 또한 흡입제로 인한 불안 및 정동장애에서 항불안제나 항우울제의 사용은 급성기에는 도움이 되지 않으나 급성기가 지난 후에도 공존장애가 있다면 사용될 수 있다.

32.2.5 대마 관련장애

대마초, 즉 마리화나marijuana와 cannabis는 흔히 혼용해서 쓰는 단어들이지만 보다 정확히 말하자면 cannabis는 대마(삼) 작물cannabis sativa을 지칭하는 식물학적 용어이며, 마리화나는 이 작물로부터 얻어진 정신활성약물을 의미한다.

(1) 약물학적 특성

대마는 입과 꽃에 400여 종 이상의 화학물질이 함유되어 있고, 그중에서도 카나비놀cannabinol, CBN, 카나비디올cannabidiol, CBD, 델타-9-테트라히드로카나비Delta-9-tetrahydrocannabinol, THC는 대마 제제 내에 존재하는 세 가지 기본이 되는 카나비노이드cannabinoids들이다. 대마초의 종류에 따라 이 세 가지 성분이 차지하는 비율은 서로 다르다. 이들 화학물질 중 가장 향정신성 활성 작용이 강한 것은 THC이다. THC는 환각물질로서 환각 작용과 신경억제작용을 가지고 있으며 쾌감과 관련한 중추적인 역할을 하는 활성 성분이다. 특이한 점은 CBD와 THC는 상호 반대 작용을 한다는 점이다. CBD의 경우 불안해소 및 항정신증 효과를 지닌 반면 THC는 불안을 유발하며 일시적으로 정신증을 유발할 수 있다.

(2) 임상양상

대마 제제는 피우는 형태로 흡입하는 것이 가장 쉽고 빠르게 쾌감 상태에 도달할 수 있다는 점에서 흡연이 가장 선호되는 투여 방식이다. 급성기 쾌감 효과는 약 2, 3시간 동안 지속되며 쾌감과 안락감을 경험하게 된다. 기분이 들뜨게 되고, 쉽게 웃고, 말이 많아지며, 졸리거나, 시간이 흘러가는 것이 왜곡되게 느껴지고, 외부 자극에 민감해지는 등의 경험을 하게 된다. 또한 식욕의 증가, 입마름, 빈맥과 혈압의 상승 및 기관지 확장의 증세를 동반하게 된다. 기분 좋은 느낌은 불쾌감으로 바뀔 수도 있는데, 대마 제제로 인한 급성기의 부작용으로 불쾌감, 불안, 공황상태, 편집증은 물론 환청과 피해망상과 같은 정신증을 경험할 수도 있다. 인지기능에 있어서는 단기기억, 집중력, 판단력, 운동 협조능력, 복잡한 정신적 과제들의 수행, 반응 시간 등에 장애를 유발하게 된다. 특히 처음 사용하는 사람들에 있어서 고용량의 투여는 이인증, 비현실감, 지남력 상실, 망상, 환각, 와해된 사고, 정신운동 지연 및 정서적 불안정을 유발할 수 있다.

대마 제제를 장기적으로 사용 후 투여를 중단하게 될 경우 이자극성, 불면, 불쾌감, 식욕 감퇴, 우울, 불안 및 여러 신체증상(복통, 떨림, 발한, 열, 두통, 오한 등)과 같은 금단 증후군이 나타날 수 있다.

(3) 일반적인 치료원칙과 약물치료

대마사용장애의 일반적인 치료원칙은 약물사용 중단과 지지적 접근을 하는 것이다. 정신치료적 접근이 표준치료 방법이고, 동기강화치료, 인지행동치료, 12단계 촉진치료, 그리고 증상에 따른 약물학적 치료가 활용된다. 약물학적 치료는 아직 FDA 등에서 승인된 것은 없다. 항불안제가 대마 제제 금단증상의 단기 완화를 위해 유용할 수 있고, 우울장애가 동반되어 있는 경우 항우울제가 도움이 될 수 있다.

32.2.6 진정제, 수면제, 또는 항불안제 관련장애

진정, 수면, 불안 감소를 위해서 사용되는 약물들은 경구 또는 주사로 정신과 영역뿐 아니라 통증, 마취 분야에서도 널리 사용되고 있다. 일반적으로 진정제, 항불안제 등은 비슷한 뜻으로 사용되고 있으며 중추신경계의 특정 부위에 작용하여 진통효과와 긴장완화, 수면유도, 간질 예방, 근육이완 등 효과를 가진다. 이러한 약물에는 바르비투르산염류barbiturates 및 벤조디아제핀류benzodiazepines 등이 있다. 오늘날 가장 많이 쓰이는 항불안제인 벤조디아제핀류 약물로는 리브리움, 바리움, 옥사제팜, 로라제팜 등이 있다. 또한 최근에는 진정 및 항불안 효과는 비교적 적으면서 수면유도의 효과가 강한 졸피뎀과 같은 약물도 많이 사용되고 있다. 바르비투르산염은 벤조디아제핀류 약물이 도입되기 전까지는 가장 많이 사용되었으나 남용 가능성이 높아서 엄격히 규제되면서 현재는 잘 처방되지 않는다.

(1) 약물학적 특성

진정제는 염소이온통로를 포함한 GABA, 벤조디아제핀이 결합하는 GABA-A 복합수용체에 작용한다. 바르비투르산염은 GABA-A 수용체의 α 혹은 β subunit에 결합하여 GABA 효과를 강화시킨다. 따라서 신경세포의 과분극이 발생하고 GABA의 억제성 효과가 강화되어 진정 및 항불안 효과가 나타나게 된다. 벤조디아제핀은 GABA-A 수용체의 α subunit에 결합하여 항불안 작용을 하게 된다. 특히 벤조디아제핀의 경우 4주 이상 장기 투여하게 되면 GABA 수용체의 친화성이 감소되어 세포 내 염소이온의 유입이 줄어들게 되고, GABA에 대한 반응성 자체가 탈감작된다.

또한 GABA 수용체와 벤조디아제핀 결합 부위 사이의 연결이 분리되면서 GABA에 대한 염소이온통로의 활성화가 감소되는 것이다. 졸피뎀은 이미다조피리딘이라 불리는 새로운 정신약물로 선택적 오메가 1 수용체 아형에 의해서 GABA 수용체 기능에 작용한다.

(2) 임상양상

진정, 수면, 항불안제는 긴장완화, 불안감소, 수면유도 등의 의료용 목적으로 사용된다. 단시간 동안의 특정 목적을 위해서 사용되기도 하지만 지속적인 효과를 얻기 위해서 장기간 정기적으로 사용되기도 한다. 대부분 경구로 복용할 수 있으며, 주사제로 처방받을 경우 증상의 신속한 완화를 기대할 수 있으나 내성과 의존을 빨리 일으킬 수 있으므로 주의가 필요하다.

바르비투르산염류는 심리적 의존, 내성, 신체적 의존도 일으키며 과다복용 시 호흡 억제 효과 때문에 사망할 수 있다. 중독 상태의 증상으로는 동작이 둔해지며 사고력과 기억력의 장애가 오며 이해력, 판단력, 집중력이 떨어진다. 금단증상으로는 불안, 심한 쇠약감, 불면 등 가벼운 증상으로부터 간질발작, 섬망, 쇼크와 같은 심한 증상까지 다양하게 나타난다.

벤조디아제핀류는 행동의 탈억제로 인해 적대적이고 공격적인 행동을 유발할 수 있다. 복용 시 다행감을 덜 일으키므로 바르비투르산염류에 비해 남용과 의존의 가능성이 적다. 벤조디아제핀은 안전 영역이 넓으며 호흡 억제를 심하게 유발하지 않으므로 사망/효과 용량의 비가 200대 1이다. 알코올과 비슷하게 평안과 이완을 가져오며, 치료용량이라 하더라도 장기간 복용하면 정신적 의존 이외에도 신체적 의존이 생길 수 있다. 금단증상으로는 불안, 불면, 좌불안석, 구역질, 소화기계의 통증, 간질, 섬망 등이 나타난다. 이 중 간질발작은 약물의 체내 배설속도가 늦어짐에 따라 약물의 사용 중단 수 주일 후에 나타나는 경우도 있다. 금단증상의 강도는 약물의 반감기가 짧고 단위 용량당 약효가 강할수록 더 심하게 나타난다.

졸피뎀은 과량복용하였을 경우 다양한 비정상적인 사고 및 행동 변화들이 발생하는 것으로 보고되었다. 다른 진정, 수면제와 마찬가지로 중추신경계 억제와 관련된 효과와 유사한 행동 변화들이 알려져 있다. 항불안 효과뿐 아니라, 수면 운전과 같은 행동을 하고 기억을 하지 못하는 경우나 음식을 먹거나 전화 또는 성관계에 이르기까지 다양한 복합 수면행동을 유발할 수 있다. 벤조디아제핀에 비해서 금단 및 의존 현상의 가능성이 작기는 하지만, 고용량을 사용한 이후에 중단할 경우 벤조디아제핀과 유사한 불안, 초조, 빈맥, 발한 등과 같은 금단 현상이 발생될 수 있다.

(3) 일반적인 치료원칙과 약물치료

벤조디아제핀 중에서 천천히 배설되는 약물은 금단증상이 수 주일간 나타날 수 있으므로 주의를 요한다. 금단증상을 예방하기 위해서는 용량을 천천히 감량한다. carbamazepine이 벤조디아제핀의 금단치료에 유용하다는 보고가 있다. 이러한 약물의 과량복용 시에는 위세척, 활성화 약용탄 등이 사용될 수 있으며 활력징후와 중추신경계 활동 등도 확인해야 한다. 특정 길항제인 flumazenil을 사용해볼 수 있겠으나 flumazenil 또한 경련, 발작, 호흡마비를 일으킬 수 있어 사용에 주의해야 한다.

바르비투르산염류 과량복용의 가장 중요한 치료법은 병원이나 응급차에 구비된 특수한 호흡장치에 의한 인공호흡법이다. phenobarbital과 같이 작용시간이 긴 약물을 금단증상 치료를 목적으로 사용해볼 수 있으며 금단증상이 완전히 사라지고 난 뒤에는 다른 계열의 진정제, 수면제, 또는 항불안제를 사용해볼 수 있으나 또 다른 의존으로 이어질 수 있으므로 주의해야 한다.

졸피뎀을 과도하게 사용하였을 경우 아직까지 정립된 치료법은 없지만 반감기가 긴 벤조디아제핀 등을 사용한 시도들이 보고되고 있다.

32.2.7 카페인 관련장애

카페인은 커피, 차, 에너지 드링크, 다양한 음료, 진통제, 감기약, 두통약, 각성제 등에 포함된 자극제로서 일상생활에서 다양한 음식물을 통해서 쉽게 섭취할 수 있다. 커피 한 잔은 일반적으로 100mg에서 150mg 정도의 카페인을 함유하며, 고용량의 카페인 음료는 300mg 이상의 카페인을 함유하고 있는 경우도 있다. 일부 편두통약 등의 약제에는 더 많은 양이 함유되기도 한다. 한국식품의약품안전처에서는 카페인 1일 섭취 기준량으로 성인은 400mg, 임

산부는 300mg, 어린이는 2.5mg/kg을 넘지 않아야 한다고 권장하고 있다(2013, 식품의약품안전처).

(1) 약물학적 특성

카페인은 메틸잔틴methylxanthine의 하나로서 인체 내에서 반감기는 대략 3~10시간으로, 섭취 후 30분에서 60분 사이에 최고 농도에 달한다. 또한 쉽게 혈액-뇌 장벽을 통과할 수 있다는 특성을 가지고 있다. 카페인의 1차적인 작용 기전은 아데노신adenosine 수용체에 대한 길항작용이다. 아데노신 수용체는 inhibitory G-protein을 활성화하여 2차 전달물질인 cAMP 농도를 증가시킨다. 카페인을 고용량 섭취할 경우 도파민과 노르에피네프린에도 영향을 주어 이들 신경전달물질을 활성화시킨다. 이 중 도파민의 활성은 카페인의 정신병적 증상의 악화와 관계가 많고, 노르에피네프린의 활성은 카페인 금단증상과 관련이 있다. 카페인은 광범위한 대뇌혈관 수축을 일으켜서 대뇌 혈류를 감소시킨다.

(2) 임상양상

카페인은 100mg 미만의 소량에서는 다행감, 기능수행의 개선이 나타나며 긍정적인 강화제로 작용하지만, 300mg 이상이면 오히려 그 효과는 크게 떨어지고 불안, 초조 및 불쾌함을 일으킨다. 카페인은 신체적으로 이뇨 효과, 심근 자극, 장운동 자극, 위산분비 증가, 혈압 상승 등이 나타날 수 있다. 카페인 급성중독 시기에 카페인 유발성 수면장애나 불안장애가 발생할 수도 있다. 카페인은 공황장애를 겪는 사람에게 공황발작을 유도하고 악화시킬 수도 있다. 카페인은 기존의 심장질환이 있는 사람에게는 부정맥을 야기할 수도 있으며 위산 분비를 증가시키거나 위궤양을 촉진할 수도 있다.

카페인 사용자의 50~75%에서 금단 현상을 보고하고 있는데, 가장 흔한 증상은 두통과 피곤함이다. 그 외에도 불안, 자극과민성, 가벼운 우울증상, 정신운동 수행의 저해, 오심, 구토, 근육통 등이 있다. 카페인 금단증상은 마지막 복용 후 12~24시간에 시작하고 그 증상은 24~48시간에 최고조를 이루며 일주일 내에 감소한다.

(3) 일반적인 치료원칙과 약물치료

1차적 치료는 카페인 관련된 음식물을 제한하거나 양을

줄이고 카페인 함량이 적은 물질로 대체하는 것이다. 카페인은 금단 현상을 잘 동반하므로 갑자기 중단하기보다는 하루에 약 10%씩 서서히 줄여나가는 것이 도움이 된다. 카페인 금단 시 동반되는 증상은 진통제나 항불안제 등을 사용하여 대증요법으로 치료할 수 있다. 두통과 근육통이 있을 때는 아스피린 등의 진통제를 사용하고 심한 금단증상 시에는 벤조디아제핀 등이 사용될 수 있는데, 가능한 한 적은 용량을 짧은 기간 사용해야 한다.

참고문헌

1. Watkins SS, Koob GF, MarkouA. Neural mechanism underlying nicotine addiction: acute positive reinforcement and withdrawal. Nicotine Tab Res 2000;2:19-37.

2. Rollema H, Coe JW, Chambers LK, Hurst RS, Stahl SM, Williams KE. Rationale, pharmacology and clinical efficacy of partial agonists of alpha4 beta2 nACh receptors for smoking cessation. Trends Pharmacol Sci 2007;28:316-325.

3. Spilich GJ, June L, Renner J. Cigarette smoking and cognitive performance. B J Addict 1992;87:1313-1326.

4. Benowitz NL. Pharmacologic aspects of cigarette smoking and nicotine addiction. N Engl J Med 1988;319(20):1318-30.

5. American Psychiatric Association. Diagnostic and statistical manual of mental disorders(DSM-5®). American Psychiatric Pub;2013.

6. Kim MH, Min S. Craving and treatment in smoking. J Korean Med Assoc 2011;45:401-408.

7. Phs Guideline Update Panel L, Staff. Treating tobacco use and dependence: 2008 update U.S. Public Health Service Clinical Practice Guideline executive summary. Respir Care 2008;53:1217-1222.

8. Hays JT, Ebbert JO, Sood A. Treating tobacco dependence in light of the 2008 US Department of Health and Human Services clinical practice guideline. Mayo Clin Proc 2009;84:730-735; quiz 735-736.

9. The Clinical Practice Guideline Treating Tobacco Use and Dependence 2008 Update Panel, Liaisons, and Staff. A clinical practice guideline for treating tobacco use and dependence: 2008 update. A U.S. Public Health Service report. Am J Prev Med 2008;35:158-176.

10. Hudmon KS, Corelli RL, Prokhorov AV. Current approaches to pharmacotherapy for smoking cessation. Ther Adv Respir Dis 2010;4:35-47.

11. Rigotti NA. Clinical practice. Treatment of tobacco use and dependence. N Engl J Med 2002;346:506-512.

12. 조근호. 니코틴의존의 약물치료. 중독정신의학 2008;12:3-9

13. Palmer KJ, Buckley MM, Faulds D. Transdermal Nicotine. A review of its pharmacodynamic and pharmacokinetic properties, and therapeutic efficacy as an aid to smoking cessation. Drugs 1992;44:498-529.

14. Hobbs SD, Bradbury AW. Smoking cessation strategies in patients with peripheral arterial disease: an evidence-based approach. Eur J Vasc Endovasc Surg 2003;26:341-347.

15. Berlin I, Grange G, Jacob N, Tanguy ML. Nicotine patches in pregnant smokers: randomised, placebo controlled, multicentre trial of efficacy. BMJ 2014;348:g1622.

16. Cooper S, Taggar J, Lewis S, Marlow N, Dickinson A, White-more R, Coleman T; Smoking, Nicotine and Pregnancy (SNAP) Trial Team. Effect of nicotine patches in pregnancy on infant and maternal outcomes at 2 years: follow-up from the randomised, double-blind, placebo-controlled SNAP trial. Lancet Respir Med 2014;2:728-737.

17. National Centre for Smoking Cessation and Training. Local stop smoking services: service and delivery guidance 2014 [Internet]. London: National Centre for Smoking Cessation and Training; 2014 [cited 2016 Sep 7]. Available at: http://www.ncsct.co.uk/publication_service_and_delivery_guidance_2014.php.

18. Stead LF, Perera R, Bullen C, Mant D, Lancaster T. Nicotine replacement therapy for smoking cessation. Cochrane Database Syst Rev 2008:CD000146.

19. 조근호, 김대진. 중독성 질환으로서의 흡연. 신경정신의학 2009;48:213-219.

20. Transdisciplinary Tobacco Use Research Center Tobacco D, Baker TB, Piper ME, McCarthy DE, Bolt DM, Smith SS, et al. Time to first cigarette in the morning as an index of ability to quit smoking: implications for nicotine dependence. Nicotine Tob Res 2007;9 Suppl 4:S555-570.

21. Talwar A, Jain M, Vijayan VK. Pharmacotherapy of tobacco dependence. Med Clin North Am 2004;88:1517-1534.

22. Fiore MC, Jaen CR. A clinical blueprint to accelerate the elimination of tobacco use. JAMA 2008;299:2083-2085.

23. Slemmer JE, Martin BR, Damaj MI. Bupropion is a nicotinic antagonist. J Pharmacol Exp Ther 2000; 295:321-327.

24. George TP, O'Malley SS. Current pharmacological treatments for nicotine dependence. Trends Pharmacol Sci 2004;25:42-48.

25. Van der Meer RM, Willemsen MC, Smit F, Cuijpers P. Smoking cessation interventions for smokers with current or past depression. Cochrane Database Syst Rev 2013;(8):CD006102.

26. Farley AC, Hajek P, Lycett D, Aveyard P. Interventions for preventing weight gain after smoking cessation. Cochrane Database Syst Rev 2012;1:CD006219.

27. John Stapleton, Robert West, Peter Hajek, Jenny Wheeler, Eleni Vangeli, Zeinab Abdi, Colin O'Gara, Hayden McRobbie, Kirsty Humphrey, Rachel Ali, John Strang, Gay Sutherland. Randomized trial of nicotine replacement therapy (NRT), bupropion and NRT plus bupropion for smoking cessation: effectiveness in clinical practice. Addiction 2013 Dec; 108(12): 2193-2201.

28. Coe JW, Brooks PR, Vetelino MG, Wirtz MC, Arnold EP, Huang J, et al. Varenicline: an alpha4beta2 nicotinic receptor partial agonist for smoking cessation. J Med Chem 2005;48:3474-3477.

29. Foulds J. The neurobiological basis for partial agonist treatment of nicotine dependence: varenicline. Int J Clin Pract 2006;60:571-576.

30. Cahill K, Stead LF, Lancaster T. Nicotine receptor partial agonists for smoking cessation. Cochrane Database Syst Rev 2012;4:CD006103.

31. Huang Y, Li W, Yang L, Jiang Y, Wu Y. Long-term efficacy and safety of varenicline for smoking cessation: a systematic review and meta-analysis of randomized controlled trials. J Public Health 2012;20:355-365.

32. Anthenelli RM, Benowitz NL, West R, St Aubin L, McRae T, Lawrence D, Ascher J, Russ C, Krishen A, Evins AE. Neuro-psychiatric safety and efficacy of varenicline, bupropion, and nicotine patch in smokers with and without psychiatric disorders (EAGLES): a double-blind, randomised, placebo-controlled clinical trial. Lancet 2016;387:2507-2520.

33. Faessel HM, Gibbs MA, Clark DJ, Rohrbacher K, Stolar M, Burstein AH. Multiple-dose pharmacokinetics of the selective nicotinic receptor partial agonist, varenicline, in healthy smokers. J Clin Pharmacol 2006;46:1439-1448.

34. US Food and Drug Administration. FDA Drug Safety Communication: FDA updates label for stop smoking drug Chantix (varenicline) to include potential alcohol interaction, rare risk of seizures, and studies of side effects on mood, behavior, or thinking [Internet]. Silver Spring: Food and Drug Administration
[cited 2016 Sep 7]. Available from: http://www.fda.gov/Drugs/DrugSafety/ucm436494.htm.

35. McCann UD, Ricaurte GA. Amphetamine (or Amphetamine-like)-related disorders. In: Sadock BJS, Sadock VA, Ruiz P, eds. Kaplan & Sadock's Comprehensive Textbook of Psychiatry. 9th ed. Philadelphia: Lippincott Williams & Wilkins; 2009:1288.

CHAPTER 33

행위중독

최삼욱 · 신영철

33.1 도박장애

도박장애gambling disorder는 DSM-IV TR까지는 병적 도박pathological gambling으로 명명되었으며 충동조절장애의 하나로 분류되었다. 그런데 다른 중독성 질환과 원인, 생물학적 근거, 경과, 임상적 특징 및 치료적 측면에서 유사한 점이 인정되어 DSM-5로 개편되면서 비물질관련장애(행위중독)로 재분류되었으며, 그 병명도 도박장애로 개명되었다.[1]

도박장애는 다음과 같은 임상적 행태를 보인다. (1) 일상생활에 곤란을 가져올 정도로 도박 행위와 관련된 것들에 집착하게 된다. (2) 바라는 흥분을 얻기 위해 도박 액수를 늘리거나 도박의 횟수를 늘리려는 욕구가 강해진다. (3) 도박을 줄이거나 중지시키려고 시도할 때 안절부절못하거나 과민해진다. (4) 도박을 줄이거나 중지하려는 노력이 반복적으로 실패한다. (5) 부정적인 기분 상태나 문제로부터 도피하려는 수단으로써 도박을 사용한다. (6) 도박으로 잃은 금전적 손실을 만회하기 위해 반복적으로 도박을 한다. (7) 도박하는 것을 숨기기 위해 가족, 치료자 혹은 가까운 타인들에게 거짓말을 일삼는다. (8) 도박으로 인해 중요한 관계가 위태로워지거나 직업적·교육적 기회 및 출세의 기회를 상실하게 된다. (9) 도박으로 생긴 자금 사정의 문제를 완화시키기 위해 다른 사람들에게 경제적으로 의존한다.

도박장애의 원인에 대해서 사회환경적 측면뿐 아니라 생물학적 원인에 대한 여러 연구결과가 있었는데, 그중에서도 도파민계에 대한 연구가 가장 활발히 진행되었다. 즉, 다른 물질중독과 유사하게 도박장애는 중뇌변연계의 도파민 활성 증가에 따른 비정상적인 욕구와 이를 조절하는 전두엽의 조절기능 저하에 따른 행동으로 볼 수 있다. 그 밖에도 세로토닌, 노르아드레날린, 오피오이드의 이상이 원인으로 주목되었다.

이러한 생물학적 기전을 배경으로 도박장애는 다양한 임상양상으로 나타나고 공존질환이 많기 때문에 오피오이드 길항제, 항우울제 그리고 기분조절제 등이 도박장애의 약물치료에 시도되었다. 2007년 발표된 메타분석[2]에서 도박장애의 증상을 호전시키는 데 있어서 약물치료의 전반적인 효과크기는 0.78로 나타나 비교적 큰 효과크기를 보였다(효과크기는 Cohen이 제시한 바에 의하면, 0.2는 작음, 0.5는 보통 그리고 0.8은 큰 효과 크기를 나타낸다). 그러나 아직 도박장애의 치료에 있어서 국내외 식약처에서 승인을 받은 약물은 없다. 또한 체계화된 연구 디자인으로 시행된 문헌의 양이 다른 질환에 비해 부족한 편이고, 위약 효과가 비교적 높은 편이라는 점을 고려하여야 한다. 따라서 도박장애 환자의 약물치료에서 공존질환, 임상적 유형 그리고 갈망 정도 등을 고려하여 약물을 선택하는 것이 바람직하며, 임상가가 도박장애 환자에게 약물치료가 유용하다고 판단한 경우에도 약물치료와 병행하여 인지행동치료, 동기강화치료 등의 정신사회적 치료가 함께 시행되어야 한다.

33.1.1 치료약물

(1) 오피오이드 길항제

naltrexone은 알코올사용장애 환자들의 갈망을 줄여주는 것으로 알려져 있어 같은 기전으로 도박장애에도 효과가 있을 것으로 생각되어 왔다. μ opioid 수용체 길항제인 naltrexone은 중추신경계에서 오피오이드 체계에 대한 길항작용을 통해 보상회로의 도파민을 조절하여 도박장애의 주된 문제인 갈망을 줄여주는 데 도움을 주는 것으로 생각된다.[3]

89명의 도박장애 환자를 대상으로 12주간(초기 1주는 위약 투여)의 이중맹검 위약-대조연구를 실시한 연구에서 naltrexone군(75%)이 대조군(24%)에 비해 통계적으로 유의미한 호전을 보였다. 이 연구에서 naltrexone을 서서히 증량하여 필요에 따라 최고 250mg까지 사용(1일 평균 용량, 188mg)하였는데, 고용량에도 불구하고 심각한 부작용이 나타나지 않았다.[4] 특징적인 부분은 갈망이 높은 환자에서 치료반응이 더 높게 나타났다. 이후 naltrexone을 사용하여 18주간 이중맹검 위약-대조실험을 시행하였다. 이 연구에서는 도박 척도 수치, 갈망, 도박행동 그리고 정신사회적 기능 영역에서 대조군에 비해 유의하게 호전되었으나, 50mg, 100mg 그리고 150mg의 용량 간 효과의 차이는 나타나지 않아 적은 용량에서도 효과가 있음을 증명하였다.[5]

naltrexone과 유사한 약리작용을 가지고 있지만 간독성이 적은 것으로 알려진 nalmefene에 대한 연구가 뒤를 이었다. 207명의 환자를 대상으로 16주간 진행된 다기관, 이중맹검, 위약-대조연구결과에 따르면 저용량의 nalmefene(25mg/day) 치료 집단에서 59%가, 위약군에서 34%가 치료반응을 보여, nalmefene 사용이 부작용이 적으면서도 위약에 비해 유의한 효과를 보였다.[6] 이어진 nalmefene을 사용한 233명의 환자를 대상으로 한 다기관, 이중맹검, 위약-대조연구에서 20mg이나 위약군에 비해 40mg 사용군에서 유의한 효과성의 차이가 관찰되어 치료효과를 얻기 위한 용량조절의 중요성을 시사하였다.[7]

6개월간 naltrexone 치료를 시행하여 치료효과가 있었던 환자들은 약물 중단 이후에도 6개월간 치료효과가 지속되는 결과를 보였다.[8] 또한 이러한 naltrexone의 치료효과는 알코올사용장애 가족력이 있는 집단에서 더 효과가 있는 것으로 분석되었다.[9]

이와 같이 naltrexone과 nalmefene이 도박장애 환자들의 갈망을 줄여주고 도박 생각과 행동을 완화시키는 데 효과가 있는 것으로 나타나 도박장애 치료의 1차 약물로 고려되고 있다. 그러나 용량에 대해서는 임상적 주의와 판단이 필요하며, nalmefene은 2018년 현재 아직 국내에서 시판되지 않아 사용할 수 없다.

(2) 선택적 세로토닌 재흡수 억제제SSRI

도박장애가 강박성과 관련되고 SSRI가 강박장애에 효과적이라는 사실로 인해 SSRI가 도박장애에도 효과가 있을 것으로 기대하였다. 또한 뇌의 낮은 세로토닌 농도가 충동적 행동과 연관된 것으로 알려져 SSRI가 도박장애 환자들의 충동적 행동을 감소시킬 것으로 기대하였다.

paroxetine을 사용한 8주(일 평균 51.7mg)간의 위약 대조, 이중맹검 연구에서 약물치료군이 대조군에 비해 유의한 효과가 있는 것(약물군: 61%, 위약군: 23%)으로 나타났다.[10] 그러나 paroxetine을 사용하여 16주간 진행된 다기관 연구에서는 위약군의 높은 양성 반응률로 인해 두 집단에 유의한 효과성 차이(약물군: 59%, 위약군: 48%)는 관찰할 수 없었다.[11] fluvoxamine의 효과를 검증하기 위한 위약 대조, 이중맹검 교차시험에서는 8주간의 투약 후(일 평균 195mg) 위약 대조군(16.6%)에 비해 fluvoxamine 사용군(40.6%)에서 유의한 호전을 보였다.[12]

SSRI를 이용한 기존 연구는 이중맹검의 연구 수가 부족하며, 대상 환자 수가 적고, 연구기간이 짧다는 제한점이 있어 추후 이와 관련된 문제를 고려한 대규모 연구가 필요할 것으로 생각된다.

(3) 기분조절제

충동조절장애를 양극성장애의 스펙트럼으로 보는 관점에서 기분조절제가 일부 도박장애 환자들에게 효과가 있을 것으로 생각되어 연구가 진행되었다. 2007년 메타연구에서 도박장애 치료에 기분조절제가 효과가 있는 것으로 분석되었으나,[2] 개별 연구에서는 혼재된 결과를 보였다. 예를 들면 lithium, topiramate를 치료에 사용하여 진행된 연구결과가 도박갈망의 감소에는 긍정적이었으나 도박행동의 감소에 영향이 없는 등 결과가 확정적이지 않았다.[13,14] 이러한 차이는 도박장애 환자의 아형이나 공존질환 여부가 영향을 준 것으로 보인다.

33.1.2 약물치료

도박장애는 다른 중독성 질환처럼 환자가 조기에 치료 동기를 가지고 내원하는 것이 쉽지 않으며, 한 번 시작하면 만성적으로 반복되며 진행하는 경향을 보인다. 따라서 첫 진료 시에는 무비판적이며 공감적인 태도로 치료 동기를 강화하는 것이 중요하며, 도박행동의 심각성과 함께 가족력, 기질과 성격적 특성, 신경생리적 기능, 공존질환, 재정과 법적 상황, 가족 상황 등을 종합적으로 평가하는 것이 필요하다.[15-20]

도박장애 환자는 물질사용장애, 우울증, 불안증, ADHD, 양극성장애 등이 공존하는 경우가 많다. 따라서 Grant와 Potenza는 도박장애의 임상적 치료지침pathological gambling: a clinical guide to treatment에서 도박장애 환자의 공존질환을 고려하여 약물을 선택할 것을 권고하고 있다.[21] 즉, 도박장애의 적절한 치료를 위해서는 공존질환에 대한 자세한 평가가 필요하며, naltrexone과 같은 오피오이드 길항제는 주로 알코올사용장애와 같은 물질사용장애에, 우울증과 불안장애가 동반되는 경우는 주로 SSRI를 처방할 것을 권장한다(그림 33.1).

저자들도 임상현장에서 공존질환을 고려할 뿐만 아니라

환자와의 면담과 기질성격검사, 신경심리검사 등을 통해 알게 된 임상적 유형을 고려하여 naltrexone과 SSRI를 단독, 또는 병합 투여한다. 도박장애 환자는 기질적으로 감각추구 성향과 충동성이 강하고 갈망이 높은 감각추구형과 내향적이며 우울 성향이 높고 사회적응에 어려움을 보이는 적응장애형으로 크게 나눌 수 있다. 감각추구형은 남성에 많고 이들은 대부분 조기에 여러 중독 성향을 보이는 경우가 많다. 이들에게는 주로 naltrexone을 선택하고 초기 25mg에서 시작하여 서서히 증량 후 1일 50~100mg 정도를 사용하는데 보험 적용 등의 문제로 증량에 어려움이 있다. 오심과 어지러움 등의 가벼운 부작용이 가끔 있지만 사용하는 데 거의 문제가 없다. 간독성을 확인하는 것이 필요하지만 실제 간독성이 나타나는 경우가 거의 없으며 다른 부작용도 적어 사용에 큰 어려움이 없는 것으로 생각된다. 적응장애형의 경우 주요우울증 혹은 우울증상이 동반되어 있는 경우가 많다. 우울증상이 일시적인 경우 약물을 사용할 필요가 없지만 지속되는 경우 항우울제가 도움이 되는 경우도 많고 주로 SSRI를 사용한다.[19]

가끔 naltrexone과 SSRI를 병합 투여하는 경우도 있다. 특히 도박장애에 우울증이 동반된 경우나 알코올사용장애와 같은 다른 중독성 질환이 동반된 경우 병합치료가 효과가 있을 것으로 생각되는데, 아직 병합치료의 안전성과 효과성에 대한 연구가 부족하여 근거는 제한적이지만 일부 외국의 치료기관과 치료지침에서 제안하고 있는 것으로 알려지고 있고, 저자의 경험으로도 특별한 부작용은 관찰할 수 없었다. naltrexone이나 SSRI를 얼마나 지속해야 되는지 장기치료의 효과와 필요성에 대한 연구는 거의 없어 현재로서는 임상 상황에서 치료자의 판단에 의해 사용할 수밖에 없는 실정이다. 최근에는 도박장애와 성인 ADHD의 공존율이 높다는 연구결과들이 발표되면서 도박장애와 성인 ADHD 공존 시 ADHD 치료제를 적용해보려는 시도를 하고 있으나, 아직 체계적 연구가 더 필요하다.

약물치료 시 고려하여야 할 가장 중요한 것은 약물 순응도의 문제이다. 많은 환자들이 약물치료를 꺼리고 실제 처방을 제대로 복용하지 않는 경향이 있다. 따라서 약물을 처방할 경우 치료자는 반드시 약물치료의 중요성과 효과, 규칙적 복용의 필요성 등에 대해 설명하고 순응도에 관심을 갖는 것이 필요하다. 저자들이 도박클리닉 10년 자료를

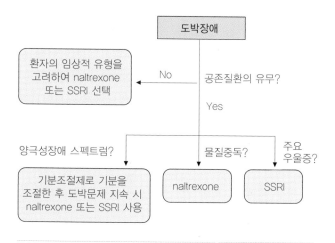

그림 33.1 Proposed treatment algorithm for gambling disorder and co-occurring disorders

분석한 결과 집중적인 인지행동치료와 약물치료를 병행한 집단이 외래 탈락률이 제일 적었다.[22] 재발이 잦은 만성질환인 도박중독의 지속적인 치료는 약물치료뿐 아니라 반드시 인지행동치료 혹은 동기강화치료 등 정신사회적 치료가 병행되어야 한다.

33.2 인터넷게임장애

인터넷게임장애Internet gaming disorder는 Goldberg가 '인터넷중독장애internet addiction disorder', Young이 '인터넷중독internet addiction' 용어를 각각 제시한 1990년대 중반부터 현재까지 학자들마다 다른 개념을 가지고 '인터넷의존internet dependence', 인터넷중독장애internet addiction disorder, '문제성인터넷사용problematic internet use', '컴퓨터중독computer addiction' 등으로 명명하였다.[23] 이후에는 인터넷게임장애의 하위 유형으로 온라인 게임의 문제가 임상적 관심의 대상이 되면서 '문제성온라인게임사용problematic online gaming', '인터넷게임중독internet game addiction'으로 구분하는 움직임이 있었고, 일부에서는 '게임 과몰입'으로 순화된 용어를 사용하는 등 아직 그 개념과 구체적인 명칭에 혼란이 있다.[24-26] 그러나 뇌과학적 특성에 대한 연구를 비롯한 관련 연구결과들이 축적되면서 DSM-5에 '추가 연구가 필요한 진단적 상태'로 '인터넷게임장애'라는 용어와 진단기준이 제시되었고, 이를 계기로 통일된 개념으로 추가 연구가 진행될 수 있는 바탕이 마련되었다.[1]

DSM-5에서 제안한 인터넷게임장애는 게임을 하기 위해 지속적이고 반복적으로 인터넷을 사용하는 행동이 임상적으로 현저한 손상이나 고통을 일으키는 경우를 말하고, 다음과 같은 임상적 증상을 특징으로 한다. (1) 이전 게임 내용을 생각하거나 다음 게임 실행에 대해 미리 예상함, (2) 인터넷 게임이 제지될 경우에 나타나는 금단증상, (3) 더 오랜 시간 인터넷 게임을 하려는 욕구, (4) 인터넷 게임 참여를 통제하려는 시도에 실패함, (5) 인터넷 게임을 제외하고 이전의 취미와 오락 활동에 대한 흥미가 감소함, (6) 정신사회적 문제에 대해 알고 있음에도 불구하고 과도하게 인터넷 게임을 지속함, (7) 가족, 치료자 또는

타인에게 인터넷 게임 한 시간을 속임, (8) 부정적인 기분에서 벗어나거나 이를 완화시키기 위해 인터넷 게임을 함, (9) 인터넷 게임 참여로 인해 중요한 대인관계, 직업, 학업 또는 진로 기회를 위태롭게 하거나 상실함.

진단 시 주의할 점은 인터넷 도박, 성적인 인터넷 사이트, 업무나 전문적 활동을 위한 인터넷 사용, 기분 전환이나 사회적 목적의 인터넷 사용은 DSM-5 진단기준에 제외된다는 점이다.

인터넷게임장애도 다른 중독성 질환과 같이 다양한 공존질환이 관찰되는데, 기분장애, 범불안장애 및 사회불안장애 등의 불안장애, ADHD, 다른 중독성질환 등이 가장 흔한 공존질환으로 보고되고 있다.[27-30]

33.2.1 약물치료

인터넷게임장애의 임상증상, 정신병리 및 생물학적 기전에 대한 연구가 보고되기 시작하면서 이에 근거한 약물치료가 시도되고 있다.[31-33] 인터넷게임장애가 '뇌 보상회로의 교란'과 관련된 행위중독의 하나라는 것에 근거하여 naltrexone의 효과를 기대할 수 있으며, 또한 강박장애 스펙트럼이라는 가설에 근거하여 SSRI 제제인 escitalopram의 효과를 관찰할 수 있었다.[34] bupropion을 인터넷게임장애 성인에게 6주간 투여한 후 대조군에 비해 중독 척도, 사용 시간, 기능적 MRI로 평가한 뇌 활성도 변화 등에 호전이 관찰되었다.[35] 또한 ADHD를 진단받은 인터넷게임장애 소년들에게 methylphenidate를 8주간 처방하면서 사전, 사후를 측정한 연구에서 주의력결핍, 인터넷게임 과다 현상, 인지적 능력이 호전되는 연구결과를 얻어서 인터넷게임장애의 약물치료에 효과가 있을 가능성을 제시하였다.[36]

인터넷게임장애는 개인의 생물학적 요인뿐 아니라 심리적 요인과 사회환경적 요인이 복합적으로 영향을 주어 발생하므로, 치료적 개입도 다면적 차원에서 이루어져야 한다. 임상현장에서는 효과적인 치료를 위해 증상의 심각도, 공존질환, 신경인지적 특성을 평가하고 적절한 치료 목표를 설정하는 것이 중요하다.[37] 치료약물은 자극추구 기질, 충동성, 보상 민감성 등 기질 및 신경인지적 특성, 공존질환을 고려하여 선택하는 것이 도움이 된다. 예를 들어 우울장애, 불안장애, 강박장애가 동반된 경우에는 SSRI, bupropion 등의 항우울제, ADHD가 동반된 경우에

는 methylphenidate를 적용해볼 수 있다.[38] 약물치료는 인지행동치료나 동기강화치료와 같은 정신사회적 치료와 함께 적용되어야 하고, 법과 정책적 측면, 문화와 교육 측면에서의 접근도 함께 고려되어야 한다.[39] 인터넷게임장애의 약물치료 및 정신사회적 치료의 효과성에 대한 보다 체계적인 연구와 함께 최근 주목되고 있는 스마트폰, SNS와 관련된 중독 현상에 대해서도 보다 체계적인 연구가 필요하다.[40]

33.3 성중독

문제가 되는 반복적인 성적 행동을 강박증의 하나로 생각하기도 한다.[41] 그러나 쾌감을 얻거나 고통을 회피하는 목적으로 성적 행동에 집착하고, 이와 관련된 부정적인 결과가 발생함에도 불구하고 조절되지 않고 반복된다는 점에서 중독질환의 하나로 설명하기도 한다.[42,43] 문제가 되는 성적 행동으로는 음란물 이용과 음란 채팅, 강박적 자위, 성매매, 다수의 성적 파트너 관계가 포함된다. 관음증이나 노출증과 같은 성도착증, 성학대나 성폭력 등은 성중독의 범주에서 제외하는 것이 타당하다는 의견이 많다.[43]

　성중독 환자들은 점점 성적 활동이 증가하고, 성적 행동이 줄어들거나 중단된 경우 우울, 불안, 후회, 죄책감 같은 금단증상을 경험한다. 강한 갈망이 성적 활동 이전에 나타나고, 이러한 성적 활동을 조절하기가 어려워진다. 성적 활동에 관련된 여러 생각, 계획 혹은 활동에 많은 시간을 할애하게 되고, 다른 활동에 쏟는 관심과 시간이 줄어들며, 법적 문제, 성병, 부부 갈등 등 부정적인 결과가 나타나도 이러한 성적 행동은 지속되는 특징이 있다. 현재 DSM-5에서 성중독은 중독장애로 분류되지 않아 임상가들은 '미분류된 충동조절장애'나 '미분류된 성도착장애'로 진단하고 있다.[43,44]

33.3.1 약물치료

치료는 자발적인 경우보다는 공존질환이나 법적인 문제로 시작되는 경우가 많다. 이때 치료자와 환자의 건강한 관계 형성이 중요하다. 치료 과정은 성적인 관계가 아닌 상황에서 친밀감을 형성할 수 있다는 것을 배우는 좋은 기회

가 되며, 치료 목표는 건강한 성적 행동뿐 아니라 수치심과 왜곡된 자아상에서 벗어나 건강한 자아를 형성하는 것으로 삼아야 한다.

　약물치료에 대해서는 성중독자를 대상으로 잘 통제된 이중맹검 연구결과가 없는 상황이며, 몇 개의 연구결과와 다른 중독장애 약물치료의 원리를 참고할 수밖에 없다. 임상현장에서는 다른 중독질환처럼 우울, 불안, ADHD 등 공존질환을 잘 평가하여 약물을 선택하고 치료에 적용해볼 수 있다. 먼저 SSRI와 naltrexone을 사용해볼 수 있다. fluoxetine 20~40mg을 사용한 약명-개방 연구에서 기분 호전과 부적절한 성행동의 감소를 관찰하였고, 이러한 결과는 기분증상의 호전과 무관하였다.[45] 또한 강박적 성행동으로 진단된 남성 동성애자들을 대상으로 12주간 citalopram 20~60mg을 사용한 이중맹검 연구에서, 위약 대조군에 비해 성적 욕구, 자위 빈도, 포르노 사용의 빈도가 유의미하게 감소하는 결과를 보였다.[46] 또한 약명-개방 연구에서 고용량(150~200mg/day)의 naltrexone이 성도착 환자의 증상을 호전시켰다는 연구결과가 있다.[47] 약물치료와 함께 환자의 임상적 특성과 치료 목표를 고려하여 동기 강화치료, 인지행동치료, 12단계 치료, 가족치료 또는 부부치료, 정신치료 등을 함께 적용하는 것이 필요하다.[44,48]

33.4 음식중독

조절되지 않는 채로 과도하게 강박적인 음식 섭취를 보여 폭식장애로 불리거나, 쾌미를 주는 음식이 중독성이 있고 이와 관련된 행동이 중독질환의 임상적 특징을 공유하여 음식중독이라고 부른다.[49] 아직 음식을 구체적인 물질 substance로 분류하고 있지 않고 섭식 과정에 초점을 두어 행위중독 범주로 분류하는 것이 적절하다. 음식중독의 신경생물학적 원인으로 중독질환과 관련된 보상회로의 교란과 관련된다는 연구결과와, 비만 환자에서 도파민 D2 수용체 가용성 저하는 전전두피질의 대사 저하와 관련이 있다는 보고 등 중독질환의 특성을 증명하는 여러 연구가 있다.[49-51] 그런데 음식 추구 행동이 기존 물질중독과 다른 점은 시상하부의 핵이 leptin이나 ghrelin과 같은 신호를 외부 신호로부터 받거나 통합하여 대사적 필요와 음식 추구

를 조정하는 역할을 한다는 점이다. 따라서 원인, 임상적 특징 및 치료방법에 대해 기존 중독질환과 비교하여 유사점과 차이점을 신경생물학적 연구를 포함한 다양한 연구를 통해 증명할 필요가 있다.

임상적으로는 많은 양의 음식을 단기간에 먹고, 음식을 먹는 동안에는 조절이 안 된다는 상실감을 갖는다. 전형적으로 배고픔이 없을 때에도 음식을 과도하게 섭취한다. 음식에 대한 집착이 심하여 음식을 생각하고, 계획하고, 구하는 데 걸리는 시간이 지나치게 많다. 폭식장애binge eating disorder, 비만 등 음식중독과 관련이 있는 질병 연구결과들을 고찰하면 음식중독을 이해하는 데 도움을 줄 것으로 생각된다. 아직 음식중독에 대한 개념과 이에 관한 연구가 초보 단계인 상황이므로 공식적인 진단기준은 없다. 연구 목적과 임상현장에서는 예일음식중독척도Yale Food Addiction Scale를 사용할 수 있다.[52]

33.4.1 약물치료

치료는 섭식장애와 중독질환의 치료에 효과가 있는 인지행동치료와 약물치료를 적용해볼 수 있다. 인지행동치료는 폭식행동의 빈도와 정도를 모니터링하고, 폭식행동과 관련된 자동적 사고와 고위험 상황을 발견하며, 이를 대신할 대처 방식을 개발하여 훈련하는 방법이 적용될 수 있다. 또한 필요한 경우 왜곡된 사고에 대한 인지적 교정을 함께 적용할 수 있다.

약물치료는 공존질환을 고려하여 약물을 선택하는 것이 도움이 된다. fluoxetine, fluvoxamine, sertraline, escitalopram과 같은 SSRI가 효과가 있다는 보고가 있으며, topiramate도 글루타메이트 수용체를 조절하여 효과가 있다는 연구결과가 있다.[53-55] naltrexone, ADHD 치료제, naltrexone과 bupropion을 합성한 contrave ER 등이 음식중독치료에 적용할 만한 대안으로 생각되어 이와 관련된 추가 연구가 필요하다.

참고문헌

1. Fifth edition of the diagnostic and statistical manual of mental disorders (DSM-5): The American Psychiatric Association;2013.

2. Pallesen S, Molde H, Arnestad HM, Laberg JC, Skutle A, Iversen E, et al. Outcome of pharmacological treatments of pathological gambling: a review and meta-analysis. J Clin Psychopharmacol 2007;27:357-364.

3. Kim SW. Opioid antagonists in the treatment of impulse-control disorders. J Clin Psychiatry 1998;59:159-164.

4. Kim SW, Grant JE, Adson DE, Shin YC. Double-blind naltrexone and placebo comparison study in the treatment of pathological gambling. Biol Psychiatry 2001;49:914-921.

5. Grant JE, Kim SW, Hartman BK. A double-blind, placebo-controlled study of the opiate antagonist naltrexone in the treatment of pathological gambling urges. J Clin Psychiatry 2008;69:783-789.

6. Grant JE, Potenza MN, Hollander E, Cunningham-Williams R, Nurminen T, Smits G, et al. Multicenter investigation of the opioid antagonist nalmefene in the treatment of pathological gambling. Am J Psychiatry 2006;163:303-312.

7. Grant JE, Odlaug BL, Potenza MN, Hollander E, Kim SW. Nalmefene in the treatment of pathological gambling: multicentre, double-blind, placebo-controlled study. Br J Psychiatry 2010;197:330-331.

8. Dannon PN, Lowengrub K, Musin E, Gonopolsky Y, Kotler M. 12-month follow-up study of drug treatment in pathological gamblers: a primary outcome study. J Clin Psychopharmacol 2007;27:620-624.

9. Grant JE, Kim SW, Hollander E, Potenza MN. Predicting response to opiate antagonists and placebo in the treatment of pathological gambling. Psychopharmacology (Berl) 2008;200:521-527.

10. Kim SW, Grant JE, Adson DE, Shin YC, Zaninelli R. A double-blind placebo-controlled study of the efficacy and safety of paroxetine in the treatment of pathological gambling. J Clin Psychiatry 2002;63:501-507.

11. Grant JE, Kim SW, Potenza MN, Blanco C, Ibanez A, Stevens L, et al. Paroxetine treatment of pathological gambling: a multi-centre randomized controlled trial. Int Clin Psychopharmacol 2003;18:243-249.

12. Hollander E, DeCaria CM, Finkell JN, Begaz T, Wong CM, Cartwright C. A randomized double-blind fluvoxamine/placebo crossover trial in pathologic gambling. Biol Psychiatry 2000;47:813-817.

13. Hollander E, Pallanti S, Allen A, Sood E, Baldini Rossi N. Does sustained-release lithium reduce impulsive gambling and affective instability versus placebo in pathological gamblers with bipolar spectrum disorders? Am J Psychiatry 2005;162:137-145.

14. Berlin HA, Braun A, Simeon D, Koran LM, Potenza MN, McElroy SL, et al. A double-blind, placebo-controlled trial of topiramate for pathological gambling. World J Biol Psychiatry 2013;14:121-128.

15. 최삼욱, 신영철, 김대진, 최정석, 김서희, 김승현, 윤현철. 도박장애의 선별, 진단, 평가 및 치료 알고리듬. 중독정신의학 2017;21:3-9.

16. 신영철, 최삼욱. 우울, 불안, 스트레스와 병적 도박. Anxiety and mood 2006;2:86-93.

17. Lim SW, Ha JW, Choi SW, Kang SG, Shin YC. Association Study on Pathological Gambling and Polymorphisms of Dopamine D1, D2, D3, and D4 Receptor Genes in a Korean Population. J Gambl Stud 2012;28:481-491.

18. Shin YC, Lim SW, Choi SW, Kim SW, Grant JE. Comparison of Temperament and Character Between Early- and Late-Onset Korean Male Pathological Gamblers. J Gambl Stud 2009;25:447-453.

19. Choi SW, Shin YC, Kim DJ Choi JS, Kim S, Kim SH, Youn HC. Treatment modalities for patients with gambling disorder. Ann Gen Psychiatry. 2017;16:23.

20. Lee JY, Park SM, Kim YJ, Kim DJ, Choi SW, Kwon JS, Choi JS. Resting-state EEG activity related to impulsivity in gambling disorder. J Behav Addict. 2017; 6(3):387-395.

21. Grants JE, Potenza MN. Pathological gambling: a clinical guide to treatment. 2004 APA; p202.

22. Choi SW, Shin YC, Youn H, Lim SW, Ha J. Pharmacotherapy and group cognitive behavioral therapy enhance follow-up treatment duration in gambling disorder patients. Ann Gen Psychiatry. 2016;15:20.

23. KS Young. Caught in the Net: How to Recognize Internet addiction and A Winning Strategy for Recovery. New York, John Wiley & Sons. 1998.

24. Petry NM, O'Brien CP. Internet gaming disorder and the DSM-5. Addiction. 2013;108(7):1186-1187.

25. Weinstein A, Lejoyeux M. Internet addiction or excessive internet use. The American journal of drug and alcohol abuse. 2010;36(5):277-283.

26. 21. Shaw M, Black DW. Internet addiction: definition, assessment, epidemiology and clinical management. CNS drugs. 2008;22(5):353-365.

27. Yen JY, Ko CH, Yen CF, Chen SH, Chung WL, Chen CC. Psychiatric symptoms in adolescents with Internet addiction: comparison with substance use. Psychiatry clinical

neurosciences. 2008;62(1):9-16.

28. Yoo HJ, Cho SC, Ha J, et al. Attention deficit hyperactivity symptoms and internet addiction. Psychiatry and clinical neurosciences. 2004;58(5):487-494.

29. Ko CH, Yen JY, Yen CF, Chen CS, Chen CC. The association between Internet addiction and psychiatric disorder: a review of the literature. European psychiatry. 2012;27(1):1-8.

30. Ko CH, Yen JY, Chen CS, Yeh YC, Yen CF. Predictive values of psychiatric symptoms for internet addiction in adolescents: a 2-year prospective study. Archives of pediatrics and adolescent medicine. 2009;163(10):937-943.

31. Ko CH, Liu GC, Hsiao S, et al. Brain activities associated with gaming urge of online gaming addiction. Journal of psychiatric research. 2009;43(7):739-747.

32. Kim SH, Baik SH, Park CS, Kim SJ, Choi SW, Kim SE. Reduced striatal dopamine D2 receptors in people with Internet addiction. Neuroreport. 2011;22(8):407-411.

33. Choi JS, Park SM, Lee J, Hwang JY, Jung HY, Choi SW, Kim DJ, Oh S, Lee JY. Resting-state beta and gamma activity in Internet addiction. International journal of psychophysiology. 2013;89(3):328-333.

34. Dell'Osso B, Hadley S, Allen A, Baker B, Chaplin WF, Hollander E. Escitalopram in the treatment of impulsive-compulsive internet usage disorder: an open-label trial followed by a double-blind discontinuation phase. The Journal of clinical psychiatry. 2008;69(3):452-456.

35. Han DH, Hwang JW, Renshaw PF. Bupropion sustained release treatment decreases craving for video games and cue-induced brain activity in patients with Internet video game addiction. Exp Clin Psychopharmacol. 2010;18(4):297-304.

36. Han DH, Lee YS, Na C, et al. The effect of methylphenidate on Internet video game play in children with attention-deficit/hyperactivity disorder. Comprehensive psychiatry. 2009;50(3):251-256.

37. Cho H, Kwon M, Choi JH, Lee SK, Choi JS, Choi SW, Kim DJ. Development of the internet addiction scale based on the internet gaming disorder criteria suggested in DSM-5. Addictive behaviors. 2014;39:1361-1366.

38. 백수현, 조현, 최정석, 최삼욱, 김대진. 인터넷게임장애의 치료적 접근. 중독정신의학 2017;21: 10-16.

39. 최삼욱, 이보혜, 김나리, 김현수, 이형초, 황석현, 방수영, 임숙희, 이해국. 인터넷게임중독의 단계적, 맞춤형 조절력 향상 치료개입 프로그램의 개발. 중독정신의학. 2014;18:53-59.

40. Mok JY. Choi SW, Kim DJ, Choi JS, Lee J, Ahn H, Choi EJ, Song WY. Latent class analysis on internet and smartphone addiction in college students. Neuropsychiatric Disease and Treatment. 2014;10:817-828.

41. Schwartz SA, Abramowitz JS. Are non-paraphilic sexual addictions a variant of obsessive-compulsive disorder? A pilot study. Cognitive and behavioral practice. 2003;10:373-378.

42. Raymond NC, Coleman E, Miner MH. Psychiatric comorbidity and compulsive/ impulsive traits in compulsive sexual behavior. Comprehensive psychiatry. 2003;44(5):370-380.

43. Potenza MN. Should addictive disorders include non-substance -related conditions? Addiction. 2006;101(Suppl 1):142-151.

44. Garcia FD, Thibaut F. Sexual addictions. The American journal of drug and alcohol abuse. 2010;36(5):254-260.

45. Kafka MP, Prentky R. Fluoxetine treatment of nonparaphilic sexual addictions and paraphilias in men. The Journal of clinical psychiatry. 1992;53(10):351-358.

46. Wainberg ML, Muench F, Morgenstern J, et al. A double-blind study of citalopram versus placebo in the treatment of compulsive sexual behaviors in gay and bisexual men. The Journal of clinical psychiatry. 2006;67(12):1968-1973.

47. Bostwick JM, Bucci JA. Internet sex addiction treated with naltrexone. Mayo clinic proceedings. 2008;83(2):226-230.

48. Guay DR. Drug treatment of paraphilic and nonparaphilic sexual disorders. Clinical therapeutics. 2009;31(1):1-31.

49. Gearhardt AN, White MA, Potenza MN. Binge eating disorder and food addiction. Current drug abuse reviews. 2011;4(3):201-207.

50. Cassin SE, von Ranson KM. Is binge eating experienced as an addiction? Appetite. 2007;49(3):687-690.

51. Volkow ND, Wang GJ, Fowler JS, Tomasi D, Baler R. Food and drug reward: overlapping circuits in human obesity and addiction. Current topics in behavioral neurosciences. 2012;11:1-24.

52. Gearhardt AN, Corbin WR, Brownell KD. Preliminary validation of the Yale Food Addiction Scale. Appetite. 2009;52(2):430-436.

53. Devlin MJ, Goldfein JA, Petkova E, Liu L, Walsh BT. Cognitive behavioral therapy and fluoxetine for binge eating disorder: two-year follow-up. Obesity. 2007;15(7):1702-1709.

54. Munsch S, Biedert E, Meyer A, et al. A randomized comparison of cognitive behavioral therapy and behavioral weight loss treatment for overweight individuals with binge eating disorder. The International journal of eating disorders. 2007;40(2):102-113.

55. Marazziti D, Rossi L, Baroni S, Consoli G, Hollander E, Catena -Dell'Osso M. Novel treatment options of binge eating disorder. Current medicinal chemistry. 2011;1(18): 5159-5164.

PART 8

신체증상 및
관련장애의 약물치료

CHAPTER 34

신체증상 및 관련장애

홍정완 · 이상열

신체화somatization란 정신적 또는 감정적 불편함이 신체적 증상으로 표현되는 것으로 의학적으로 설명할 수 없다고 알려져 있다. 정신장애의 진단 및 통계 편람, 제5판 DSM-5에서는 신체증상 및 관련장애라 명명하였고, 정신건강의학과 이외의 타과 영역에서는 특발성 신체증상idiopathic physical symptom, IPS, 기능적 신체 증후군functional somatic syndrome, FSS, 의학적으로 설명할 수 없는 신체증상medically unexplained physical symptoms, MUPS, painful physical symptoms(PSS), psychosomatic symptoms 등의 다양한 명칭으로 부르고 있다.

신체화 증상은 일차 진료의사를 방문하는 환자의 1/3 이상에서 흔히 호소하는 주증상들이며, 정신건강의학과, 신경과, 소화기 내과, 순환기 내과, 류머티스 내과 의사들이 자주 만나게 되는 증상이다. 신체증상장애 환자들은 증상에 대한 검사결과 특별한 이상소견이 없기 때문에 지속적으로 검사를 요구하며 여러 의사들을 방문함으로써 많은 의료비용을 소모할 뿐 아니라 주요 정신장애와 유사한 기능손상의 원인이 되기도 한다. 신체증상장애 환자에 대한 정신사회적 요인의 원인만 강조하는 경우, 환자에게는 적절한 치료가 제공되지 못하여 고통과 불만족을 주고 의사에게는 신체증상장애 환자가 고민스러운 환자로 인식된다.[1-3] 몇몇 의사들은 신체증상장애 환자들을 경멸 섞인 단어들로 조롱하기도 하고, 환자들이 증상을 꾸며 낸다고 생각하기도 한다.

DSM-5의 신체증상 및 관련장애에는 신체증상장애, 질병불안장애, 전환장애, 기타 의학적 상태에 영향을 미치는 심리적 요인, 인위성장애, 달리 명시된 신체증상 및 관련장애, 그리고 명시되지 않는 신체증상 및 관련장애의 진단들이 포함된다. 이 중 가장 주요한 진단인 신체증상장애는 신체증상에 대한 의학적 이상소견의 증거가 없다는 것에 집중하기보다는 고통스러운 신체증상들과 이러한 증상에 수반하는 비정상적인 사고, 느낌, 행동들을 중심으로 진단할 것을 강조한다. 일반 인구 중 신체증상장애 유병률은 5~7%이며, 이 중에서 20~25%의 환자들은 만성화되는 경향이 있다.[4]

일반적으로 신체화 증상들은 기질적 병태생리로 설명할 수 없어, 그 원인이 정신사회적 스트레스에서 기인하였다고 추정되어 왔다. 이러한 원인론적 설명에 맞추어 치료법도 인지행동치료, 마음챙김 명상치료 등의 정신사회적 방법을 사용하였다. 그러나 신체증상장애 환자를 치료하는 치료자는 한 가지 방법의 치료를 고집하기보다는 환자 개개인에게 잘 맞추어진 다양한 치료적 접근을 시도하는 것이 필요하며, 항우울제 등을 포함한 정신약물치료 또한 환자의 증상 호전 및 삶의 질을 개선할 수 있다는 다양한 연구결과도 있다.

이번 장에서는 정신약물치료법이 비교적 잘 연구된 신체증상장애에 대한 다양한 약물치료 방법을 소개하고자 한다.

34.1 신체증상장애에서 정신약물치료의 효과와 근거

약물치료는 환자의 고통과 증상의 심각도를 감소시키는 효과적인 방법이다. 비록 정신치료가 더욱 권장되고 있기는 하지만 약물치료는 신체증상장애 환자를 치료하는 임상현장에서 가장 흔히 사용되는 치료 중재 방법이다. 신체증상장애 환자들 대부분은 불안장애와 우울장애를 동시에 가지고 있는 경우가 있으나, 공존하는 불안 및 우울장애의 부적절한 치료는 신체화 증상이 지속되는 요인이 된다. 때로는 신체화 증상이 기저의 불안 혹은 우울장애 자체의 신체적 표현일 수 있다.

선택적 세로토닌 재흡수 억제제SSRI와 세로토닌과 노르에피네프린 재흡수 억제제SNRI는 모두 말초와 중추에서 신체증상장애에서 흔히 나타나는 신체증상의 지각이나 통증지각을 감소시킨다.[5,6] 졸피움과 식욕항진 같은 항우울제의 부작용은 수면장애와 식욕의 저하가 있는 환자에게 치료적 도움이 될 수 있다. 삼환계 항우울제TCA, SSRI, SNRI, 항정신병약물 등이 신체증상장애에 통상적으로 사용되는 정신약물들이다.

여러 정신약물 중에서도 항우울제가 신체증상장애에 가장 많이 사용되고 있다. 신체증상장애에서 항우울제는 다양한 장점이 있다. 첫째, 항우울제는 원인에 상관없이 통증에 대한 진통 효과가 있다.[5] 둘째, 신체화 증상은 기저의 불안과 우울장애의 신체증상일 수 있다. 다양한 정신장애, 특히 항우울제에 반응하는 우울증에서 신체증상의 유병률이 높다. 또한 항우울제는 불안장애의 진단기준에 부합하지 않는다 할지라도 불안증상에 효과가 있다. 셋째, 신체화 증상은 자극에 대한 강화된 지각이고 항우울제가 중추와 말초 기전을 통하여 이에 대한 효과가 있다는 증거[7]들이 있다.

34.2 신체증상장애에서 정신약물치료의 방해 요인

신체증상장애에서 정신약물치료가 유용할 수 있으나, 정신약물치료를 시도하는 데 방해요인들이 있다. 첫째, 명백한 증거가 없음에도 불구하고 정신사회적 원인론이 과도하게 강조되고 있다. 임상현장에서 신체화 증상의 원인을 정신사회적 원인으로 섣불리 추정하여 환자에게 설명하나 환자는 받아들이지 못하는 경우가 많다. 때로는 의사와 환자 사이에서 신체화 증상의 원인에 대하여 누가 옳은지 서로 논쟁하는 일도 나타나게 된다. 둘째, 정신치료를 모든 환자에게 제공하는 데 어려움이 많음에도 불구하고 신체증상장애에서 정신치료의 효과가 과도하게 강조되고 있다. 모든 신체증상장애 환자에게 정신치료가 제공될 수 없으며, 비용과 제한된 접근성 또한 고려되어야 한다. 정신약물치료는 신체증상장애에서 정신치료의 경쟁자가 아니며 다른 치료방법으로서 인식되어야 한다. 셋째, 신체증상장애의 개념이 명료하지 못하고 기능적 신체 증후군과 경계가 모호하기 때문에, 신체증상장애 환자들이 정신건강의학과에서 적절히 치료받지 못하고 타과 의사 및 1차 진료의들의 부적절한 치료를 장기간 받고 있을 수 있다. 이런 경우 환자들은 신체증상장애에 대한 적절한 이해 없이 단순히 신체화 증상에 따른 어떤 특정 약물을 장기간 복용하고 있을 가능성이 있다. 예를 들면 소화불량을 호소하며 소화제를 수개월 이상 복용하고 있거나, 원인 모를 통증으로 진통제를 지속적으로 복용하고 있을 수 있다. 그러다가 신체화 증상의 호전이 없는 경우 정신사회적 원인이 있을 수 있음을 강조하며 정신건강의학과 의사에게 의뢰할 수 있다. 이렇게 타과에서 의뢰된 신체증상장애 환자들을 치료하는 정신건강의학과 의사들도 정신사회적 원인만을 고려하여 정신약물치료를 시도하지 않으려 할 수 있다. 넷째, 정신건강의학과 의사를 포함한 전문가들 사이에서도 신체증상장애에 대한 정신약물을 포함한 의료적 모델을 적용하는 것에 대한 비합리적인 두려움이 있을 수 있다. 신체증상장애 환자에 대한 정신약물치료는 기존의 정신치료 등의 비약물적 치료를 시도한 이후에 마지막으로 시도하는 것으로 인식하고 있다. 다섯째, 신체증상장애 환자에 대한 정신약물치료의 효과에 대한 확신이 없고 부작용만 고려하는 경우가 많다. 또한 신체증상장애 환자들은 질병의 특성상 약물 부작용에 대해 매우 민감하여, 환자들은 정신약물치료의 가벼운 부작용을 질병의 증상으로 오인할 수 있다. 이러한 여러 가지의 이유 때문에 신체증상장애에서 정신약물치료에 대한 과학적 증거들은 한정적이다.

34.3 신체증상장애 관련 약물

34.3.1 항우울제

항우울제는 신체증상 및 관련장애 치료에 가장 널리 사용되는 약물이다. 그러나 그 작용기전은 명확히 밝혀진 것이 없다. 신체증상장애를 호소하는 환자들에서 세로토닌 5-HT과 노르에피네프린NE 활성을 조절하는 전전두엽에서 이상소견이 발견된다는 보고가 있고, 5-HT와 NE이 inhibitory descending pain pathway를 통해 진통 효과를 나타낸다는 보고들이 있다.[8,9] 항우울제는 이러한 기전들을 통하여 중추 및 말초신경계의 통증조절에 관여하는 것으로 알려져 있다. 또한 항우울제들은 우울증, 불안장애 등의 공존 정신질환의 증상을 조절하여 신체증상장애를 호전시킨다는 보고도 있다.[10] 이 외에도 항우울제들이 염증 작용을 촉진하는 pro-inflammatory cytokine의 발현을 줄여 신체화 증상을 조절한다는 보고도 있다.[11]

신체증상 및 관련장애에서 정신약물치료 효과에 대한 연구는 주로 SSRI, SNRI에 대한 연구들이 많았다. 개방연구로는 nefazodone과 fluvoxamine의 효과에 대한 연구가 있다. 신체증상장애 환자에서 nefazodone 300mg을 하루에 두 번 투여한 후 의미 있는 효과를 보였다는 연구[12] 및 fluvoxamine 300mg이 29명의 신체증상장애 환자에서 효과적이었다는 연구[13]도 있었으나 연구 기간이 8주로 단기간이었고 연구 대상도 30명 미만의 소규모여서 일반화하기는 어려운 연구들이었다. 위약 비교연구로는 TCA의 한 종류인 opipramol[14], SNRI인 venlafaxine[15], SSRI인 escitalopram[16]과 fluoxetine[17]이 신체증상장애에서 위약보다 효과가 있었다.

그러나 메타분석에서는 이러한 항우울제의 효과가 명확히 드러나지 않는 한계가 있다. Cochrane Review에 의하면 TCA는 신체화 증상의 정도 및 강도에 위약보다 효과적이지 못했고, 동반된 우울, 불안 등의 증상에도 효과가 없었으며, 삶의 질에도 영향을 미치지 못한 것으로 밝혀졌다. 새로운 항우울제인 SNRI, SSRI 등도 동반 우울증상과 삶의 질 향상에 위약보다 효과적이었으나, 신체화 증상의 강도 및 정도에는 효과가 적었다고 보고하였다.[18]

34.3.2 항경련제

항경련제는 일반적으로 통증에서 많이 사용되고 있으나 신체증상장애에서 유용성에 대한 연구는 극히 적다. topiramate가 신체증상장애에서 효과가 있다는 개방연구가 있다.[19] 항경련제의 작용기전도 명확히 밝혀진 것은 없다. neuropathic pain에 효과가 있다고 알려진 gabapentin과 pregabalin은 Ca^+ 통로 차단과 GABAnergic neurotransmission 조절을 통해 통증을 조절하는 것으로 알려져 있다.

34.3.3 항정신병약물

신체증상장애에서 항정신병약물의 사용은 항정신병약물의 진통 효과 때문이다. 항정신병약물의 진통 효과는 opioid mechanism, serotonin antagonism 또는 alpa2-adrenoreceptor 활성을 통해서 이루어질 것으로 추정되나 그 기전은 명확히 밝혀지지 않았다.

74명의 신체증상장애 환자에 대한 이중맹검 위약 대조 교차연구에서 levosulpiride는 위약에 비하여 4주째부터 유의미한 신체화 증상의 호전을 보고[20]하였다. 그러나 피험자 수가 적고 단기 연구여서 일반화에 제한점이 있다.

34.3.4 기타 약물

실제 임상현장에서는 항우울제, 항정신병약물, 항경련제 이외에도 베타차단제, 벤조디아제핀, NSAID 등의 다양한 약물들이 사용되고 있으며, 이러한 약물들에 대한 체계적인 연구가 필요하다.

34.4 정신약물치료의 차원적 접근

신체증상 및 관련장애에 관한 분류적 접근 방식은 한계가 있다. DSM-5에서는 감정, 인지 및 행동의 구성요소들을 신체증상장애의 진단기준으로 통합하여 환자를 더욱 종합적이고 정확하게 진단할 수 있도록 하였다. 그러나 대부분의 의사들은 이러한 차원적 방식의 진단보다는 분류적 방식의 진단에 익숙하고, 치료적 접근 또한 분류적 방식을 사용하려 하는 경향이 있다. 즉, 우울증에는 항우울제를 사용하는 것과 같이 특정 진단에는 특정 약물이 효과적일 것이라는 분류적 방식의 정신약물치료를 고집하려 한다. 신체증상 및 관련장애는 그 원인과 병태생리가 명확히 밝혀진 것이 없고, 환자가 호소하는 증상들도 매우 다양하다. 이러한 신체증상장애 환자들을 한두 개의 특정 약물만으로 치료하려는 접근 방식은 효율적이지 못하다.

신체증상 및 관련장애 환자들이 호소하는 증상들은 불안/공포, 슬픔/의기소침, 분노/공격성, 집착, 무감각, 충동성, 현실 왜곡, 사고의 혼란, 신체화, 각성 등의 다양한 차원으로 분류할 수 있고, 정신약물학적 치료도 환자 개개인이 호소하는 각 차원적 증상에 맞추어 접근하는 것이 옳다는 주장도 있다.[21] 같은 신체증상장애로 진단받은 환자들이라 하더라도 각 개인이 가진 정신병리와 서로 다른 증상의 차원을 고려하여 항우울제, 항불안제, 항경련제, 항정

신병약물 등 다양한 정신약물을 적용한다면 환자의 증상 호전 및 삶의 질 향상에 도움이 될 것이다.

34.5 결론

신체화 증상은 매우 흔하며 심각한 기능장애를 초래한다. 신체화 증상의 병리학적 증거가 없기 때문에 신체증상장애 환자들은 꾀병을 부리는 것으로 취급받기 쉽다. 현재의 정신약물치료법 중 신체증상 및 관련장애의 치료에 효과적인 치료법으로 밝혀진 것은 없으나 항우울제가 가장 많이 사용되는 약물이다. 이 외에도 항경련제, 항정신병약물 등이 사용되는 경우도 있으나 그 효과에 관한 체계적인 연구는 부족한 상황이다. 신체화 증상을 호소하는 환자들에게는 환자 개개인의 정신병리 및 주된 호소증상에 맞는 개별화된 치료법을 제공하는 것도 하나의 대안이 될 수 있다.

참고문헌

1. Bass C, Peveler R, House A. Somatoform disorders: severe psychiatric illnesses neglected by psychiatrists. The British Journal of Psychiatry 2001;179:11-14.

2. Jackson JL, Kroenke K. Prevalence, impact, and prognosis of multisomatoform disorder in primary care: a 5-year follow-up study. Psychosomatic Medicine 2008;70:430-434.

3. Kroenke K. Patients presenting with somatic complaints: epidemiology, psychiatric co-morbidity and management. International journal of methods in psychiatric research 2003;12:34-43.

4. Croicu C, Chwastiak L, Katon W. Approach to the patient with multiple somatic symptoms. Medical Clinics 2014;98:1079-1095.

5. Lynch ME. Antidepressants as analgesics: a review of randomized controlled trials. Journal of Psychiatry and Neuroscience 2001;26:30.

6. Sussman N. SNRIs versus SSRIs: mechanisms of action in treating depression and painful physical symptoms. Prim Care Companion J Clin Psychiatry 2003;5:19-26.

7. Fishbain DA, Cutler R, Rosomoff H, Rosomoff RS. Do antidepressants have an analgesic effect in psychogenic pain and somatoform pain disorder? A meta-analysis. Psychosomatic Medicine 1998;60:503-509.

8. Jones S. Descending noradrenergic influences on pain. Progress in brain research: Elsevier;1991.p. 381-394.

9. Richardson BP. Serotonin and nociception. Annals of the New York Academy of Sciences 1990;600:511-519.

10. De Waal MWM, Arnold IA, Eekhof JA, Van Hemert AM. Somatoform disorders in general practice: prevalence, functional impairment and comorbidity with anxiety and depressive disorders. The British Journal of Psychiatry 2004;184:470-476.

11. Maes M. The immunoregulatory effects of antidepressants. Human Psychopharmacology: Clinical and Experimental 2001;16:95-103.

12. Menza M, Lauritano M, Allen L, Warman M, Ostella F, Hamer RM, et al. Treatment of somatization disorder with nefazodone: a prospective, open-label study. Annals of clinical psychiatry 2001;13:153-158.

13. Noyes Jr R, Happel RL, Muller BA, Holt CS, Kathol RG, Sieren LR, et al. Fluvoxamine for somatoform disorders: an open trial. General hospital psychiatry 1998;20:339-344.

14. Volz H-P, Möller H-J, Reimann I, Stoll K-D. Opipramol for the treatment of somatoform disorders results from a placebo-controlled trial. European Neuropsychopharmacology

2000;10:211-217.

15. Han C, Pae C-U, Lee B-H, Ko Y-H, Masand PS, Patkar AA, et al. Venlafaxine versus Mirtazapine in the Treatment of Undifferentiated Somatoform Disorder. Clinical drug investigation 2008;28:251-261.

16. Muller JE, Wentzel I, Koen L, Niehaus DJ, Seedat S, Stein DJ. Escitalopram in the treatment of multisomatoform disorder: a double-blind, placebo-controlled trial. International clinical psychopharmacology 2008;23:43-48.

17. Luo Y-L, Zhang M-Y, Wu W-Y, Li C-B, Lu Z, Li Q-W. A randomized double-blind clinical trial on analgesic efficacy of fluoxetine for persistent somatoform pain disorder. Progress in Neuro-Psychopharmacology and Biological Psychiatry 2009;33:1522-1525.

18. Kleinstaeuber M, Witthoeft M, Steffanowski A, Van Marwijk H, Hiller W, Lambert MJ. Pharmacological interventions for somatoform disorders in adults. 2014.

19. García-Campayo J, Sanz-Carrillo C. Topiramate as a treatment for pain in multisomatoform disorder patients: an open trial. General hospital psychiatry 2002;24:417-421.

20. Altamura AC, Di Rosa A, Ermentini A, Guaraldi G, Invernizzi G, Rudas N, et al. Levosulpiride in somatoform disorders: a double-blind, placebo-controlled cross-over study. International journal of psychiatry in clinical practice 2003;7:155-159.

21. Biondi M, Pasquini M. Dimensional psychopharmacology in somatising patients. Clinical Challenges in the Biopsychosocial Interface: Karger Publishers;2015.p. 24-35.

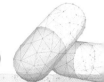

CHAPTER 35

통증장애

김선미 · 은헌정

통증장애의 치료는 한 분야의 전문 의술만으로 다루기 어렵기 때문에 임상의들에게 도전이 되는 분야이다. 만성통증이 우울장애나 불안장애와 같은 정신질환과 함께 시기적으로나 증상의 심각도 측면에서 밀접한 연관을 가지고 동반되는 경우에는 만성통증이 없는 정신질환의 치료법에 준한 개입을 우선적으로 시도해볼 수 있다. 하지만 통증이 있는 경우 동반된 정신질환의 진단을 간과할 경우가 많고, 정신질환이 인식되면 오히려 통증 자체에 대한 충분한 치료가 이루어지지 않는 경우도 흔하므로 주의가 필요하다.[1]

통증장애의 약물치료에서 가장 강조되는 몇 가지 원칙은 다음과 같다. 우선 우울장애와 동반된 만성통증이면서 항우울제 약물치료에 좋은 치료반응을 보이는 경우, 항우울제의 최대 치료용량까지 사용한다.[1] 진통제는 일반적으로 대부분의 통증장애 환자에게 도움이 되지 않으며, 만성통증에서 마약성 진통제는 사용하지 않는 것이 원칙이다.[1] 또한 장기간의 통증치료를 받는 환자들에게서 물질사용장애가 자주 발생한다는 것에 주의한다.[2] 벤조디아제핀 등의 항불안제는 통증장애에서 뚜렷한 효과가 없는 경우가 많으며, 오남용 및 부작용의 위험이 있으므로 사용하지 않는 것이 원칙이다.[1,2]

이와 같은 기본적인 원칙을 바탕으로 통증장애 치료를 위하여 다양한 약물치료를 시도해볼 수 있다. 약물치료 방법의 선택은 효과, 부작용, 공존질환, 타 약제와의 상호작용, 사용 편의성, 비용 및 환자의 선호도 등을 종합적으로 고려하여, 개개인에 맞게 이루어져야 한다. 이 장에서는 통증장애 치료약물의 종류와 약물치료 시 정신의학적으로 고려해야 할 사항들을 정리해보고자 한다.

35.1 보조진통제

진통제는 일반적으로 대부분의 통증장애 환자에게 도움이 되지 않는 것으로 알려져 있으므로, 통증장애에서는 비마약성 진통제나 마약성 진통제보다 보조진통제를 먼저 고려해볼 수 있다. 보조진통제에는 항우울제, 항경련제, benzodiazepine, 정신자극제, lithium, N-Methyl-D-Aspartate(NMDA) 수용체 길항제 및 근이완제 등이 포함된다. 보조진통제 중에서는 항우울제와 항경련제가 가장 많이 이용되며, 통증의 강도에 관계없이 어느 단계에서도 쓰일 수 있다. 통증장애 환자는 기존에 타과 진료 시 처방받은 진통제를 이미 복용하고 있는 경우도 많은데, 보조진통제를 병용하는 경우 기존 진통제의 용량을 줄여주면서 상승작용에 의해 이전과 동등하거나 더 큰 진통 효과를 얻을 수 있다.

35.1.1 항우울제

항우울제는 우울증이 없는 환자의 통증치료에도 자주 사용된다. 항우울제는 신경병증(예 : 포진 후 신경통, 당뇨병성 신경병증 및 뇌졸중 후 통증), 두통(긴장형 두통, 편두통), 구강안면통증, 섬유근육통 및 기능성 위장장애와 관

표 35.1 보조진통제의 종류 및 특성

분류	적용	처방 시 고려할 점
항우울제	당뇨병성 신경병증, 포진 후 신경통, 비정형 안면통증, 만성 비암성 통증, 두통(긴장형 두통, 편두통), 섬유근육통, 기능성 위장장애, 동반된 우울과 불안, 마약성 진통제와 병용 시 진통 효과 상승	SNRI는 SSRI보다 진통 효과가 우수하면서도 부작용 측면에서는 TCA보다 안전하기 때문에 통증장애 치료약물에서 가장 선호됨 TCA 처방 시 고혈압, 기립성 저혈압 및 부정맥 등의 심혈관계 부작용, 낙상, 과량 투여 시의 잠재적 치사율 등에 주의
항경련제	신경병증성 통증, 중추성 통증, 환상지 통증, 편두통, 암성 신경병증통증에 마약성 진통제와 병합 투여	gabapentin과 pregabalin이 진통 효과에 대한 가장 강력한 근거 보유 중추신경계 부작용(두통, 졸림, 어지러움)이 흔하여 저용량으로 시작하여 점차 증량, 약물 상호작용에 주의
benzodiazepine	섬유근육통 등 근육경련과 연관된 통증, 환상지 통증, 하지불안 증후군, 긴장형 두통, 삼차신경통 및 신경병증성 통증에 단기적 사용	장기간 사용 시 의존성, 과도한 진정, 보행 불안정 및 기억손상 등의 부작용
정신자극제	마약성 진통제의 효과를 증가, 마약성 진통제 사용 시 나타날 수 있는 진정작용, 불쾌감 및 인지기능저하 감소 효과	남용/의존 위험성, 과자극, 식욕억제, 불면 등의 부작용
lithium	만성군발두통의 예방치료	삽화군발두통에는 비효과적. 대체제로서 칼슘통로차단제가 1차 선택제
NMDA 수용체 길항제	ketamine: 마약성 진통제 불응성 통증 및 암성 신경병증통증	ketamine 부작용: 악몽, 환각, 섬망, 혈압상승, 맥박증가, 안구진탕, 구역, 구토, 침 분비 과다
근이완제	근육의 긴장 또는 손상으로 발생하는 급성통증. 통증장애에서 근이완제의 장기 사용에 대한 유용성은 불분명. 단 섬유근육통 환자에서 cyclobenzaprine 치료가 효과적이었다는 연구결과	carisoprodol과 methocarbamol의 남용 가능성에 주의. baclofen 사용 중 정신병적 우울증 부작용 보고. 갑작스러운 baclofen 중단 시 섬망 발생 가능

SNRI: serotonin and norepinephrine reuptake inhibitors, SSRI: selective serotonin reuptake inhibitors, TCA: tricyclic antidepressants, NMDA: N-Methyl-D-Aspartate.

련된 통증을 치료하는 데 유용할 수 있다.[3] 삼환계 항우울제TCA는 선택적 세로토닌 재흡수 억제제SSRI와 동등하거나 더 큰 효과를 보이는 것으로 나타났다. 세로토닌-노르에피네프린 재흡수 억제제SNRI는 SSRI보다 진통 효과가 우수하면서도 부작용 측면에서는 TCA보다 안전하기 때문에 통증장애 치료약물에서 점차 가장 선호되고 있다.[3-5]

항우울제가 항우울 작용을 통해 통증을 감소시키는가, 아니면 독립적이고 직접적인 진통 작용을 갖는가에 대해서는 논란이 있었지만,[2] 우울증이 없는 환자에서 항우울제의 진통 작용은 항우울 효과와는 무관하게 독립적으로 나타난다는 주장이 받아들여지고 있다.[1] 항우울제의 통증완화 효과는 지속적으로 연구되고 있으며, 척추위supraspinal, 척추 및 말초의 여러 신경 경로가 복합적으로 관여하는 것으로 보인다. 특히 SNRI나 TCA와 같은 약물이 세로토닌과 노르에피네프린 경로를 통한 하행성 통증 억제 시스템을 강화시켜주는 것이 진통 효과의 주요 기전

으로 여겨진다.[6] 또한 일부 항우울제는 마약성 진통제와 동시에 투여될 때, 그 진통 효과를 증가시킬 수 있다.[7] 특히 우울하지 않은 만성통증 환자에서 항우울제의 진통 효과가 항우울효과에 비하여 더 빨리, 그리고 훨씬 낮은 용량에서 달성된다는 것이 입증되었다.[8] 따라서 우울증 유무와 관계없이 통증장애 환자에게 항우울제를 사용할 수 있다.

항우울제 종류를 선택할 때 환자의 공존질환을 고려한다. 심차단heart block, 부정맥, 또는 중증 심장질환 존재 시에는 TCA는 금기이다. 신기능저하가 있는 경우에는 venlafaxine의 용량을 줄여야 하며, 기능저하가 심각하다면 이 약제의 사용은 금기이다. 간질환을 동반한 환자에서는 TCA가 뇌증encephalopathy의 위험을 악화시킬 수 있음에 주의한다.[3]

(1) 삼환계 항우울제TCA

TCA는 여러 가지 항우울제 중 가장 오랜 기간 여러 종류

의 통증을 치료하는 데 이용되어 왔다. 축적된 임상경험과 저렴한 비용이 TCA의 장점이라고 볼 수 있다. 연구결과로 예를 들자면 당뇨병성 신경병증과 대상포진 후 신경통과 관련된 통증치료에 대한 TCA와 항경련제의 효과를 비교한 무작위 대조연구에서, TCA와 항경련제 모두 1/3의 환자에서 50% 이상의 통증완화 효과를 보였다.[9] 최근의 메타분석 연구에서도, TCA는 SNRI와 pregabalin 및 gabapentin 등의 항경련제와 함께 신경병증성 통증의 1차 선택제로 권고된 바 있다.[5]

보통 통증에 대한 TCA 효과를 검증하기 위한 여러 임상시험에서 사용된 TCA의 투여량은 통상적인 우울증치료 용량보다 적었다(amitriptyline 25~100mg 혹은 타 약제의 경우 동등한 용량). 그러나 일부 전문가들은 부작용에 주의하기만 한다면, TCA를 보다 더 높은 용량으로 투여하는 경우 몇몇 환자에서는 더 큰 치료적 이득을 볼 수 있다고 주장한다.[10]

최상의 치료효과를 얻기 위해서는 질병의 초기부터 서둘러 치료를 시작해야 한다. 예를 들어 대상포진 발진이 나타난 지 3개월 이내에 amitriptyline 치료를 시작한 경우 추후 대상포진 후 신경통의 발생률이 감소한다는 연구결과가 있다.[11] 말초 및 중추신경계의 주요 병태생리작용이 이미 시작된 후 TCA 약물을 투여할 경우 진통 효과가 제한적이거나 지연될 수 있다. 치료는 저용량으로 시작하여 3~7일의 간격으로 점차적으로 증량하는 것이 좋다. 통증완화 효과가 부족한 경우 부작용이 수반되지 않는 한 투여량을 점차 늘린다.

하지만 TCA의 심혈관계 및 항콜린성 부작용에 주의하여 투약해야 한다. TCA 투약 시 고혈압, 기립성 저혈압 및 부정맥 등의 심혈관계 부작용, 노인 환자에서의 낙상, 과량 투여 시의 잠재적 치사율 등의 부작용이 나타날 수 있다.[10]

(2) 세로토닌 노르에피네프린 재흡수 억제제SNRI

SNRI에 속하는 venlafaxine과 duloxetine은 항우울제 중 우수한 진통 효과를 가지며, TCA에 비하여 부작용이 적다는 이점이 있다. venlafaxine과 duloxetine은 동반된 우울증이 있는 경우와 없는 경우 모두에서 신경병증 및 섬유근육통의 통증완화에 효과가 있는 것으로 나타났다.[3]

duloxetine은 당뇨병성 신경병증, 섬유근육통, 만성 근골격 통증의 치료에 대하여 미국 식품의약국FDA의 승인을 받았다. 국내에서 duloxetine은 당뇨병성 말초신경통증, 섬유근육통, 비스테로이드성 소염진통제NSAIDs에 반응이 적절하지 않은 골관절염 통증의 치료에 대한 적응증으로 식약처 허가를 받았다. duloxetine은 20mg/day의 저용량에서도 노르에피네프린 및 세로토닌에 대하여 동시에 영향을 미치는 것으로 나타났다.[12] 이에 반해 venlafaxine은 저용량에서는 세로토닌에 대한 영향이 우세하며, 통증완화 효과를 얻으려면 통상적인 항우울 치료용량 수준의 투약이 필요하다.[3] 당뇨병성 신경병증 환자를 대상으로 한 무작위 대조연구에서 6주간의 venlafaxine 치료가 위약보다 우수한 통증조절 효과가 있었다.[13] 이 외의 통증장애에 대해서도 venlafaxine이 유용할 수 있지만, 아직 통증과 관련하여 미국 FDA 및 한국 식약처에 의한 적응증은 없는 상태이다.

그 외 milnacipran도 SNRI에 속하는데, 최근의 메타분석 연구에 따르면 milnacipran이 섬유근육통으로 인한 통증치료에 일부 효과적이었다.[14] 즉, 메타분석 결과 30% 이상의 통증완화 효과를 본 환자들이 위약군에서는 약 30% 정도인 데 비해, milnacipran 사용군에서는 약 40%였던 것으로 나타났다.[14] milnacipran은 미국 FDA와 한국 식약처로부터 섬유근육통 치료에 승인을 받은 바 있다.

SNRI의 부작용으로는 오심, 고혈압, 성기능장애, 구강건조, 신경과민, 변비, 졸음 등이 있다.

(3) 선택적 세로토닌 재흡수 억제제SSRI

SSRI를 통증장애치료에 사용할 수 있다고 권고하는 문헌들이 있지만,[2] 그 효과에 대해서는 TCA나 SNRI보다 하위에 있다고 보는 견해가 받아들여지고 있다.[3-5] SSRI의 효과를 TCA와 간접적으로 비교한 메타분석 연구결과, 통증을 포함한 신체화 증상에 대한 SSRI의 완화 효과는 TCA에 비하여 낮은 것으로 나타났다.[15] 제한적이지만 SSRI의 진통 효과를 긍정적으로 보고한 기존 연구들이 있다. 즉, 기존 연구에서 paroxetine과 citalopram이 당뇨병성 신경병증의 증상을 경감시키는 데 효과적이고,[16] fluoxetine은 섬유근육통에 유용하다고 보고하였다.[17] 하지만 신경병증 및 섬유근육통과 관련된 통증완화에 대한 SSRI의 효능을 평가한 임상시험 결과들은 서로 상충되는 경우가 많으며, TCA 혹은 SNRI와 같이 일관되게 유의한 진통 효과를 보이지는 않는다.[3] SSRI의 부작용으로는 오심, 설사, 어지러움, 성기능장애 등이 있다.

35.1.2 항경련제

항경련제는 편두통뿐만 아니라 삼차신경통 및 환상지 통증 등 신경병증성 통증에서 효능을 입증해왔으며, 항우울제와 함께 통증장애치료를 위한 가장 중요한 약물 중 하나로 여겨져 왔다.[3] 그중 gabapentin과 pregabalin이 진통 효과에 대한 가장 강력한 학술적, 이론적 근거를 가지고 있다. gabapentin은 미국 FDA에서 포진 후 신경통 치료에 대한 승인을 받았고, 한국 식약처에서 신경병증성 통증으로 적응증을 받았다. 이 두 가지 약물을 'gabapentinoids' 약물이라고 일컫는데, 뇌의 여러 부위 및 척수의 표재성 배면각 superficial dorsal horn에서 칼슘 통로의 $\alpha2\delta$-subunit 단백질에 선택적으로 결합하여, 신경전달을 조절한다. 이로 인해 통증을 일으키는 흥분성 신경전달물질의 방출이 억제되면서 진통 효과를 얻게 된다.[6,10] 그 외에도 항경련제의 진통 효과는 다양한 기전을 갖는 것으로 여겨진다. 예를 들어 carbamazepine, lamotrigine 및 oxcarbazepine은 전압-의존성 나트륨 통로의 억제를 통하여, 일차성 구심성 섬유의 말초신경전달을 지연시키고, 중추신경계에 전달되는 통증 정보를 약화시키는 효과가 있는 것으로 여겨진다.[6]

pregabalin은 신경병증성 통증, 포진 후 신경통, 섬유근육통, 당뇨병성 말초신경병증에 미국 FDA 승인을 받았으며, 국내에서는 신경병증성 통증 및 섬유근육통에 적응증을 받았다. carbamazepine은 삼차신경통 치료에 대하여 미국 FDA와 한국 식약처 허가를 받았다. topiramate는 편두통의 예방치료에 미국 FDA와 한국 식약처 허가를 받았다. sodium valproate는 편두통의 예방치료에 미국 FDA 승인을 받았지만, 아직 국내 식약처 승인은 받지 못한 상태이다. levetiracetam은 만성 신경병증성 통증에는 효과가 없으나 sumatriptan과 병합요법 시 삼차신경통에 유용할 수 있다.[18] 또한 편두통 예방 시 sodium valproate의 효과와 동등하며 두통의 빈도와 심각도를 감소시킨다고 알려져 있다.[19] 그 외에도 lamotrigine, oxcarbazepine 및 tiagabine 등과 같은 항경련제들은 아직 진통 효과에 대한 근거가 충분

히 축적되지는 않았지만 보조진통제로서의 가능성을 지니며, 일부 오래된 항경련제보다 더 큰 내약성을 지닌다는 장점이 있다.

항경련제와 항우울제는 작용기전이 서로 다르기 때문에, 항우울제를 충분히 사용했음에도 불구하고 지속적인 통증이 있거나 항우울제 사용이 불가능한 환자에게 항경련제가 실용적인 대안이 될 수 있다. 혹은 작용기전의 상호보완 가능성을 이용하여 항우울제와 항경련제의 병용요법 또한 시도할 수 있다. 병용요법 시 항우울제나 항경련제 중 한 가지 약제 혹은 두 약제 모두를 보다 낮은 용량을 사용해도 효과를 보는 경우가 있어, 부작용 유발 투여량을 피할 수 있다는 장점도 있다.[3] 한편, 항경련제는 기분안정 효과가 있어 통증을 동반한 양극성장애 환자에게 이상적일 수 있다.[20]

대부분의 타 정신약물과 마찬가지로 항경련제의 투여 용량은 저용량으로 시작해서 점진적으로 증가시켜야 하며, 부작용 및 이상반응이 있는지 모니터링해야 한다. 통증치료에 쓰이는 용량은 항경련 효과를 위해 일반적으로 사용하는 용량과 유사하다.[3]

특정 내과적 공존질환을 가진 경우, 항경련제의 사용이 제한될 수 있다. 신장기능의 저하가 있는 경우 carbamazepine, oxcarbazepine, gabapentin, pregabalin 및 topiramate의 용량을 줄여야 하며, 증상이 심각하면 이들 약물의 사용은 금기이다. 간질환이 있는 환자에서는 carbamazepine, oxcarbazepine 및 lamotrigine의 용량을 줄여야 한다.

항경련제의 공통적인 부작용으로는 진정작용, 피로, 위장장애 및 운동성 부작용(예 : 진전, 운동실조 및 안구진탕 등) 등이 있다. levetiracetam은 진정, 허약감, 감정기복 악화 및 정신병 유사증상을 나타낼 수 있다. carbamazepine과 lamotrigine 사용 시 반점과 Stevens-Johnson 증후군이 발생할 수 있으므로 주의한다. 항경련제는 alcohol, benzodiazepine, 혹은 barbiturate와 병용할 때 진정효과를 가중시킬 수 있다. carbamazepine, oxcarbazepine, phenytoin 및 topiramate는 피임약의 효능을 감소시켜 원치 않는 임신의 위험을 높일 수 있다. 또한 임신 중 carbamazepine, valproate, topiramate 및 phenytoin의 사용은 태아기형을 일으킬 수 있다.

35.1.3 항불안제

(1) benzodiazepine

benzodiazepine의 단기 사용은 섬유근육통 등 근육경련과 연관된 통증, 환상지 통증, 하지불안 증후군, 긴장형 두통, 삼차신경통 및 신경병증성 통증 등의 완화에 사용되어 왔다.[3,21]

하지만 장기간의 benzodiazepine 사용은 역효과를 나타낼 수 있다. 미국에서 3차 의료기관의 통증 클리닉에 의뢰된 만성통증 환자에 대한 연구를 시행한 결과, 장기간의 benzodiazepine 사용은 낮은 활동 수준, 높은 외래진료 이용률 및 높은 일상생활 기능장애의 예측 인자였다.[22] 또한 GABA 수용체 시스템을 통해 작용하는 benzodiazepine은 세로토닌 신경전달물질 방출에 영향을 주어 opioid의 진통 작용을 약화시킬 수 있다.[23] 또한 장기간의 benzodiazepine 사용은 의존성, 과도한 진정, 보행 불안정 및 기억손상 등의 부작용이 있기 때문에 주의해야 한다.

(2) buspirone

buspirone은 통증에 동반되는 불안치료에 유용할 수 있다. 하지만 직접적인 통증완화 효과는 입증되지 않았다.[24]

35.1.4 정신자극제

통증 관리에서 정신자극제의 사용은 다른 진통제의 효과 증대 및 부작용 완화라는 크게 두 가지의 목적을 가진다.[3] 그 작용기전은 불분명하지만, 마약성 진통제의 효과를 증대시키기 위해 dextroamphetamine, methylphenidate 등의 정신자극제가 사용되어 왔다. 일부 환자에서는 SSRI의 보조제로 amphetamine을 사용하는 경우 통증조절에 도움이 된다는 연구결과도 있다.[2] 또한 정신자극제는 마약성 진통제 사용 시 나타날 수 있는 진정작용, 불쾌감 및 인지기능 저하 등의 부작용을 감소시키기 위해 사용된다.

그러나 정신자극제는 과자극(예 : 불안, 불면증), 식욕억제, 착란 및 편집증 등의 부작용이 있으므로 사용에 주의해야 한다. 과다 투여 시 부정맥, 발작, 환각, 정신착란 및 사망에 이를 수 있으므로 투여량을 신중하게 모니터링해야 한다. 정신자극제 처방 금기 대상으로는 녹내장, 잘 조절되지 않는 고혈압, 부정맥 및 심혈관 질환, 식욕 부진,

경련장애 및 갑상선기능항진증 등이 포함된다. 남용의 위험성이 있기 때문에, 물질사용장애 병력이 있는 환자에게 처방할 때는 주의해야 한다.

35.1.5 lithium

lithium은 만성군발두통chronic cluster headache(이틀에 1번에서 하루 8번 사이의 군발발작 빈도, 12개월 내 지속적 관해기가 1개월 미만인 군발두통)의 예방치료에 사용되어왔는데, 군발두통에 대하여 이 약물의 효과가 어떻게 나타나는지 그 작용기전은 거의 알려지지 않았다.[25] 그러나 lithium은 삽화군발두통episodic cluster headache(관해기가 1개월 이상인 군발두통)의 예방에는 효과적이지 못하다고 알려져 있으며, 칼슘통로차단제(예 : verapamil)가 삽화 및 만성군발두통의 예방치료에서 1차 선택약이다.

35.1.6 N-Methyl-D-AspartateNMDA 수용체 길항제

작용기전이 아직 완전히 밝혀지지는 않았고, 효과에 대해서도 아직 논란의 여지가 있지만, dextromethorphan, ketamine, memantine, amantadine 등과 같은 NMDA 수용체 길항제가 신경병증, 만성 환상지 통증, 섬유근육통 및 척수손상과 관련된 통증을 포함하는 만성통증을 완화시킨다는 몇몇 연구결과가 있다.

그중 NMDA 수용체의 비경쟁적 길항제인 ketamine은 수술, 검사 및 외과적 처치 시의 전신마취 용도로 승인을 받은 약물이지만, 통증치료에도 널리 쓰여왔다.[26] ketamine은 수술 및 외상 후의 통증을 줄이고, 마약성 진통제 사용량을 감소시킨다고 알려져 있다. 그리고 마약성 진통제 내성, 급성통각과민증acute hyperalgesia 및 신경병증성 통증치료에서 사용되어 왔다. 또한 암성 통증 및 비암성 통증 모두에서 만성통증 관리에 쓰인다. 국내에서 국립암센터가 발행한 암성통증관리지침 권고안 6판에 따르면, ketamine을 마약성 진통제 불응성 통증 및 암성 신경병증성 통증에 투여할 것을 권고하고 있다.[27] ketamine의 부작용으로는 악몽, 환각, 섬망, 혈압상승, 맥박증가, 안구진탕, 구역, 구토 및 침 분비 과다 등이 있다. 그 외 다른 NMDA 길항제들도 진정작용, 구강 건조, 두통 및 변비 등의 부작용이 있다.

35.1.7 근이완제

일반적으로 근이완제(진경제)는 허리통증과 같이 근육의 긴장 또는 손상으로 발생하는 급성통증에 사용된다. 이 계통으로 분류되는 약물들로는 대표적 근이완제인 dantrolene, GABA-B 작용제인 baclofen, GABA-A 작용제인 diazepam, α2 adrenergic 작용제인 tizanidine, 그리고 여러 시냅스의 반사 작용을 억제하는 것으로 여겨지는 carisoprodol, cyclobenzaprine, methocarbamol, orphenadrine 등의 중추신경 작용제들이 있다. 대부분의 근이완제는 경련(baclofen, dantrolene 및 tizanidine) 또는 근골격계 질환에 수반하는 동통성 연축의 완화(carisoprodol, chlorzoxazone, cyclobenzaprine, metaxalone, methocarbamol 및 orphenadrine)를 위한 치료제이다. 동통성 근골격계 질환에는 요배통증(허리, 등 통증), 경견완증후군(목, 어깨, 팔 증후군), 견관절(어깨관절) 주위염, 변형성 척추증 등의 질환이 포함된다.

현재까지 대부분의 근이완제에 대한 임상연구는 만성통증보다는 급성통증의 치료에 초점을 맞춰왔고, 통증장애에서 근이완제의 장기 사용에 대한 유용성은 불분명하다. 이 중 cyclobenzaprine은 근골격계 질환에서 가장 잘 연구된 근이완제인데, 섬유근육통 환자에서 cyclobenzaprine 치료가 효과적이었다는 메타분석 연구결과가 있다.[28]

현재까지의 연구에서는 여러 근이완제 간에 효과, 이상반응, 안전성, 그리고 의존성에 차이가 없다고 보고되었다. 다만 carisoprodol과 methocarbamol은 남용 가능성이 있을 수 있으며, 이들 근이완제의 갑작스러운 중단은 복부 경련, 불면, 오심, 두통 및 불안 등의 금단증상을 유발할 수 있다. 또한 baclofen 사용 중 정신병적 우울증과 같은 심각한 부작용이 보고되었으며, 갑자기 baclofen을 중단할 경우 섬망이 발생할 수도 있으므로 주의한다. 여러 근이완제들의 공통적인 부작용으로는 진정과 항콜린성 효과가 있다. 알코올, 진정수면제, benzodiazepine 또는 barbiturates와 같은 다른 약제와 병용하면 진정작용이 가중될 수 있다. 또한 근이완제를 TCA와 병용투여하면 항콜린성 독성을 증가시킬 수 있으며, 특히 cyclobenzaprine과 TCA 병용 시에는 더욱 유의해야 한다. cyclobenzaprine과 단가아민 산화효소 억제제제MAOI의 조합은 고열을 포함한 독성 반응을 일으킬 수 있다.

35.1.8 비정형 항정신병제

통증에 대한 비정형 항정신병제의 치료효과에 관한 연구는 아직 불충분하다. 최근의 체계적 검토 연구에 따르면, olanzapine과 quetiapine의 진통 작용에 대한 기존 연구가 11개와 6개로 가장 많았다.[29] 그중 olanzapine은 섬유근육통과 두통/편두통에서 아직은 예비적이긴 하지만 비교적 일관된 효능을 보였다. quetiapine 관련 여러 연구에서는 그 진통 효과를 입증하지 못했거나 연구 설계가 미흡하였다.

35.2 비마약성 진통제

35.2.1 비스테로이드성 소염진통제NSAID

NSAID는 경증에서 중등도의 급성 및 만성통증과 만성염증 관리를 위해 광범위하게 사용되고 있다. aspirin를 포함한 NSAID는 프로스타글란딘prostaglandin의 생성 억제를 통하여 작용하며, 프로스타글란딘은 주로 생리작용을 담당하는 cyclooxygenase-1(COX-1)과 염증반응을 매개하는 cyclooxygenase-2(COX-2) 효소로 생성된다. NSAID는 이들 효소에 대한 선택성에 따라 비선택적 NSAID와 COX-2 선택적 NSAID(COX-2 길항제)로 구분된다. NSAID는 항염증, 진통 및 해열의 세 가지 약리학적 효과를 가지며, 비선택적 NSAID와 COX-2 길항제의 소염 및 진통 효과는 비슷하다.

비선택적 NSAID의 가장 큰 문제점은 COX-1의 억제로 인하여 위장관계에 미치는 위궤양 및 위출혈 등의 부작용이며, COX-2 길항제는 비선택적 NSAID에 비하여 위장관계 부작용이 덜한 장점이 있다. 하지만 COX-2 길항제에서 심혈관계 위험성이 높은 것으로 보고되고 있는데, COX-2 길항제의 선택성의 정도에 따라 차이가 있다. 또한 COX-2 길항제의 장기적인 사용 또한 위장관 출혈 및 천공 등 심각한 위장관계 부작용을 초래한다. 위궤양, 신기능저하, 천식 등이 있는 환자나 혈액응고장애 및 혈소판 감소증 등 출혈 경향성이 큰 환자에서는 기존 질환을 악화시킬 수 있으므로 NSAID 사용을 피한다.

35.2.2 acetaminophen

acetaminophen의 정확한 작용기전은 분명하지 않지만 프로스타글란딘 합성의 약한 억제제로 생각된다. acetaminophen은 NSAID와 유사한 진통 및 해열 효과를 나타내지만, 특정 항염증 효과는 없다. acetaminophen은 NSAID보다 약간 약한 진통제로 볼 수 있으며, 보다 유리한 안전성과 저렴한 비용으로 인해 1차 선택약제로 널리 쓰인다. 단 acetaminophen 복용량이 1일 최대 용량 4,000mg을 초과할 경우 간손상을 일으킬 수 있으므로 주의한다. 또한 nefazodone, chlorzoxazon 및 alcohol과 같이 간독성의 위험성을 증가시킬 수 있는 다른 약물과 함께 투약하거나, 알코올사용장애 혹은 간질환 환자에게 투약할 경우 주의를 요한다.

35.2.3 tramadol

tramadol은 약물이 가지는 약한 아편계 작용기전 때문에 문헌에 따라 비마약성 진통제로 분류되기도 하고, 마약성 진통제로 분류되기도 한다. tramadol은 경증부터 중등도의 급성 및 만성통증의 치료에 유용하며, 두 가지 약리학적 기전을 가지고 있다는 점에서 독특한 약물이다. 즉, tramadol은 약한 아편계 작용제이자 노르에피네프린과 세로토닌의 재흡수 억제제라는 두 가지 기전을 가진다. tramadol을 사용할 때 주의해야 할 경우는 경련(특히 경련장애 환자에서 주의), 두부외상, 알코올 금단, 세로토닌 증후군이 포함되며, 특히 세로토닌성 항우울제 또는 MAO 억제제와 병용 투여 시 유의한다.[30,31] 신체적 의존성은 비교적 약하지만,[32] 약물 중단 시 tramadol 갈망의 정신적 의존증상을 보고할 수 있으므로, 특히 기존에 약물사용장애 혹은 알코올사용장애의 과거력이 있는 환자의 경우 주의한다.[33]

35.3 마약성 진통제

35.3.1 마약성 진통제의 효과

마약성 진통제opioid analgesics, opioids는 중등도 이상의 급성통증 및 암성 통증치료에 주로 권장되며, 중등도에서 중증의 비암성 통증의 관리에도 점점 더 많이 사용되고 있다.[34] 이들 약제는 mu, kappa 혹은 delta opioid 수용체를 자극하여, 말초신경계 및 중추신경계에서 통증 전달을 억제한다.

만성통증에서 마약성 진통제 처방에 관한 미국의 Centers for Disease Control and Prevention(CDC) 진료지침의 내용을 살펴보면 다음과 같다.[35] 우선, 가장 중요한 점은 만성통증치료를 위해서는 비마약성 진통제 치료를 선호한다는 것이다. 마약성 진통제는 환자의 통증과 기능에 대한 이득이 위험을 능가할 것으로 기대되는 경우에 제한하여 사용해야 한다. 마약성 진통제를 시작하기 전에 임상의는 환자와 함께 치료 목표를 수립하고, 이득이 위험보다 크지 않은 경우 어떻게 마약성 진통제를 중단해야 하는지도 고려해야 한다. 마약성 진통제를 사용하는 경우 임상의는 최소 유효 복용량을 처방하고, 하루 50mg morphine milligram당량(equivalents, Eq) 이상으로 투약량을 늘릴 것을 고려할 때는 그 이득과 위험을 신중히 재평가해야 한다. 또한 가능한 한 마약성 진통제와 benzodiazepine을 병용하는 것을 피해야 한다. 임상의는 3개월에 한 번 이상의 빈도로 환자와 마약성 진통제 치료를 지속할 때의 이득과 위험을 검토하고, 고위험 조합이나 용량에 대해 약물 처방 내역을 검토해야 한다. 아편계사용장애 환자의 경우, buprenorphine이나 methadone을 이용하여 약물보조요법과 같은 근거기반의 치료를 제공해야 한다.

만성 비암성 통증에 대한 마약성 진통제의 효과에 대한 메타분석 연구결과에 따르면, 위약과 비교했을 때 마약성 진통제는 통증에 대해서는 중등도의 효과크기를 보였고, 기능적 결과에 대해서는 경도의 효과크기를 보였다.[36] 마약성 진통제와 다른 진통제의 효과를 비교한 8개의 임상연구를 따로 분석한 결과, 마약성 진통제는 비마약성 진통제와 비교했을 때 진통 효과에 유의한 차이가 없었으며, 그 차이가 미미하긴 했지만 기능적 결과는 비마약성 진통제에 비하여 통계적으로 유의하게 더 나빴다.

35.3.2 마약성 진통제의 부작용 및 약물 상호작용

만성통증에 대한 마약성 진통제 치료의 부작용으로 오심, 변비, 졸음, 어지럼증, 구토 등이 보고된 바 있다. 성선기능저하증, 발기부전, 무월경과 같은 내분비 이상 또한 생

길 수 있다. 일부 환자에서는 마약성 진통제에 의해 유발
된 통각과민증이 발생할 수 있으며, 이는 통각억제–통각
촉진 시스템 간의 균형이 마약성 진통제 노출 후에 깨지면
서 통증에 대한 취약성이 높아지는 현상이다.[37]

마약성 진통제와 다른 정신신경계 약물이 동시에 투
여되는 경우 약물의 상호작용에 주의하여야 한다.[3,38]
benzodiazepine, 삼환계 항우울제, 또는 기타 진정수면제와
병용 투여 시 과도한 진정이 나타날 수 있어, 병용 투여 약
물의 조정이 필요할 수 있다. carbamazepine이나 phenytoin
과 마약성 진통제를 병용 투여하는 경우 마약성 진통제 대
사를 증가시켜 진통 효과가 감소할 수 있으며, 금단증상을
유발하는 경우도 있다. venlafaxine이나 mirtazapine과 같은
일부 항우울제는 마약성 진통제와 동시에 투여될 때 그 진
통 효과를 증가시킬 수 있다고 알려져 있지만,[7] paroxetine
은 codeine이 morphine으로 전환되는 과정의 대사를 방해
하여, 진통 효과를 감소시킬 수 있다. meperidine과 MAO
억제제를 함께 투여하면 세로토닌 증후군을 유발하여 치
명적일 수 있으므로 주의해야 한다.

35.3.3 마약성 진통제의 의존성

임상의들은 중독에 대한 우려로 인하여 통증을 보다 덜 적
극적으로 관리하게 될 수 있다. 하지만 말기질환 환자의
통증관리 시에는 중독에 대하여 지나치게 우려할 필요는
없다. 급성통증이나 암성 통증치료 중에 마약성 진통제에
대한 중독이 발생하는 경우는 거의 없으며, 물질사용장애
의 과거력이나 가족력이 없는 환자, 기존의 정신병리가 없
는 환자에서는 특히 드물다고 알려져 있다.[3]

하지만 만성 비암성 통증에 대한 장기간의 마약성 진통
제 치료를 할 때는 중독에 대한 우려가 커진다. 정신건강
의학과 의사는 타과로부터 아편계사용장애 환자의 치료에
대한 자문을 의뢰받는 경우가 종종 있다. 물질사용장애는
환자가 마약성 진통제 복용을 통하여 심리적 안정을 얻으
려 하는 등, 통증조절 이외의 효과를 얻고자 할 때 의심할
수 있다. 진통제에 중독된 환자는 약물 복용량에 대한 통
제력을 상실하고, 약물로 인하여 일상생활기능 및 대인관
계에 문제가 있음에도 불구하고 약물을 강박적으로 사용
하게 된다. 만성통증 환자에서 아편계사용장애가 동반될
위험요인으로는 젊은 연령, 남성, 과거의 알코올 또는 코

카인 남용, 이전의 약물관련 범죄 경력, 기존의 정신질환,
다발성 통증 및 교통사고 후의 통증 등이 있다.[39]

만성통증 환자에서 마약성 진통제 치료를 시작하거나
용량을 증량할 때, 서면 동의서를 작성하는 것이 도움이
될 수 있다.[40] 마약성 진통제 치료의 위험과 이익에 대한
정보를 제공하고, 약물 처방 중에 지켜야 할 사항들을 설
명한 뒤 환자의 서명을 받는다. 중요한 합의 사항들은 약
물 투약 빈도를 지킬 것, 처방전 분실 또는 도난 시에는 재
처방이 불가능하다는 것, 안전한 보관 의무를 다할 것, 단
일 의료진에게서만 마약성 진통제의 처방을 받을 것, 소변
검사를 통한 모니터링에 응할 것, 모니터링 방문일을 준수
할 것 등이다.

35.3.4 마약성 진통제의 용량조절 및 약물 중단

임상의는 마약성 진통제를 복용하는 통증 환자의 일부 행
동들을 약물사용장애의 신호로 오인할 수 있다. 장기간의
마약성 진통제 치료를 받는 환자에게 내성이 생길 수 있지
만 내성이 있다고 해서 모두 의존성을 의미하는 것은 아니
다. 이전에 효과가 있었던 진통제가 시간이 지남에 따라
효과가 없어질 수 있으며, 그런 경우에는 기존 약물의 용
량을 증량하거나, 다른 약물을 추가해야 할 수 있다. 마약
성 진통제 전환은 마약성 진통제를 순차적으로 바꾸어 가
며 사용하는 것을 말하며, 내성이 생겼을 때 다시 적절한
진통 효과를 얻는 데 도움이 될 수 있다. 그러나 완전한 작
용제를 투여받고 있는 환자에서 작용제–길항제로 전환하
는 것은 통증을 악화시킬 수 있으므로 피해야 한다. 항우
울제, NMDA 수용체 길항제, 또는 칼슘통로차단제와 같
은 보조적 약물의 병용 투여 또한 통증완화에 도움이 될
수 있다.

환자가 기존의 통증치료가 갑자기 효과가 없어졌다고
보고할 때는 새로운 상해 또는 질병, 병의 진행 및 마약성
진통제의 대사를 촉진시키는 병용 약물의 추가 등을 고려
해야 한다.

여러 가지 마약성 진통제를 시도했지만 만성통증에 효
과적이지 않은 경우, 약물을 차차 감량하여 중단하는 것을
고려해야 한다. 감량은 대개 10일에 걸쳐 이루어질 수 있
지만 알맞은 감량 주기는 복용 약물의 종류, 용량 및 치료
기간에 따라 다르다.[10]

참고문헌

1. Gelder M, Juan J Nancy A. New Oxford textbook of psychiatry, Vol 1 & 2. Oxford University Press, Oxford, 2004.

2. Sadock BJ Sadock VA. Kaplan and Sadock's synopsis of psychiatry: Behavioral sciences/clinical psychiatry. Lippincott Williams & Wilkins, Philadelphia, PA, 2015.

3. Hales RE. The American psychiatric publishing textbook of psychiatry. American Psychiatric Pub, 2008.

4. Sindrup SH, Otto M, Finnerup NB Jensen TS. Antidepressants in the treatment of neuropathic pain. Basic Clin Pharmacol Toxicol 2005; 96: 399-409.

5. Finnerup NB, Attal N, Haroutounian S, McNicol E, Baron R, Dworkin RH, et al. Pharmacotherapy for neuropathic pain in adults: a systematic review and meta-analysis. Lancet Neurol 2015; 14: 162-173.

6. Stahl SM. Stahl's essential psychopharmacology: neuroscientific basis and practical applications. Cambridge University Press, Cambridge, UK, 2013.

7. Schreiber S, Bleich A Pick CG. Venlafaxine and mirtazapine. Journal of Molecular Neuroscience 2002; 18: 143-149.

8. Ansari A. The efficacy of newer antidepressants in the treatment of chronic pain: a review of current literature. Harv Rev Psychiatry 2000; 7: 257-277.

9. McQuay HJ. Neuropathic pain: evidence matters. Eur J Pain 2002; 6 Suppl A: 11-18.

10. Kroenke K, Krebs EE Bair MJ. Pharmacotherapy of chronic pain: a synthesis of recommendations from systematic reviews. Gen Hosp Psychiatry 2009; 31: 206-219.

11. Bowsher D. The effects of pre-emptive treatment of postherpetic neuralgia with amitriptyline: a randomized, double-blind, placebo-controlled trial. J Pain Symptom Manage 1997; 13: 327-331.

12. Goldstein DJ, Lu Y, Detke MJ, Lee TC Iyengar S. Duloxetine vs. placebo in patients with painful diabetic neuropathy. Pain 2005; 116: 109-118.

13. Rowbotham MC, Goli V, Kunz NR Lei D. Venlafaxine extended release in the treatment of painful diabetic neuropathy: a double-blind, placebo-controlled study. Pain 2004; 110: 697-706.

14. Cording M, Derry S, Phillips T, Moore RA Wiffen PJ. Milnacipran for pain in fibromyalgia in adults. Cochrane Database Syst Rev 2015: Cd008244.

15. O'Malley PG, Jackson JL, Santoro J, Tomkins G, Balden E Kroenke K. Antidepressant therapy for unexplained symptoms and symptom syndromes. J Fam Pract 1999; 48: 980-990.

16. Sindrup SH Jensen TS. Efficacy of pharmacological treatments of neuropathic pain: an update and effect related to mechanism of drug action. Pain 1999; 83: 389-400.

17. Arnold LM, Hess EV, Hudson JI, Welge JA, Berno SE Keck PE, Jr. A randomized, placebo-controlled, double-blind, flexible-dose study of fluoxetine in the treatment of women with fibromyalgia. Am J Med 2002; 112: 191-197.

18. Tomic MA, Pecikoza UB, Micov AM, Popovic BV Stepanovic-Petrovic RM. The effects of levetiracetam, sumatriptan, and caffeine in a rat model of trigeminal pain: interactions in 2-component combinations. Anesth Analg 2015; 120: 1385-1393.

19. Sadeghian H Motiei-Langroudi R. Comparison of Levetiracetam and sodium Valproate in migraine prophylaxis: A randomized placebo-controlled study. Ann Indian Acad Neurol 2015; 18: 45-48.

20. Chandramouli J. Newer anticonvulsant drugs in neuropathic pain and bipolar disorder. J Pain Palliat Care Pharmacother 2002; 16: 19-37.

21. Bartusch SL, Sanders BJ, D'Alessio JG Jernigan JR. Clonazepam for the treatment of lancinating phantom limb pain. Clin J Pain 1996; 12: 59-62.

22. Ciccone DS, Just N, Bandilla EB, Reimer E, Ilbeigi MS Wu W. Psychological correlates of opioid use in patients with chronic nonmalignant pain: a preliminary test of the downhill spiral hypothesis. J Pain Symptom Manage 2000; 20: 180-192.

23. Nemmani KV Mogil JS. Serotonin-GABA interactions in the modulation of mu-and kappa-opioid analgesia. Neuropharmacology 2003; 44: 304-310.

24. Pavlakovic G, Tigges J Crozier TA. Effect of buspirone on thermal sensory and pain thresholds in human volunteers. BMC Clin Pharmacol 2009; 9: 12.

25. Ekbom K Hardebo JE. Cluster headache: aetiology, diagnosis and management. Drugs 2002; 62: 61-69.

26. Tawfic QA. A review of the use of ketamine in pain management. J Opioid Manag 2013; 9: 379-388.

27. 국립암센터. 암성 통증관리지침 권고안 6판. 2015.

28. Tofferi JK, Jackson JL O'Malley PG. Treatment of fibromyalgia with cyclobenzaprine: A meta-analysis. Arthritis Rheum 2004; 51: 9-13.

29. Jimenez XF, Sundararajan T Covington EC. A Systematic Review of Atypical Antipsychotics in Chronic Pain Management: Olanzapine Demonstrates Potential in Central Sensitization, Fibromyalgia, and Headache/Migraine. Clin J Pain 2018; 34: 585-591.

30. Lange-Asschenfeldt C, Weigmann H, Hiemke C Mann K. Serotonin syndrome as a result of fluoxetine in a patient with

tramadol abuse: plasma level-correlated symptomatology. J Clin Psychopharmacol 2002; 22: 440-441.

31. Farajidana H, Hassanian-Moghaddam H, Zamani N Sanaei-Zadeh H. Tramadol-induced seizures and trauma. Eur Rev Med Pharmacol Sci 2012; 16 Suppl 1: 34-37.

32. Adams EH, Breiner S, Cicero TJ, Geller A, Inciardi JA, Schnoll SH, et al. A comparison of the abuse liability of tramadol, NSAIDs, and hydrocodone in patients with chronic pain. J Pain Symptom Manage 2006; 31: 465-476.

33. McDiarmid T, Mackler L Schneider DM. Clinical inquiries. What is the addiction risk associated with tramadol? J Fam Pract 2005; 54: 72-73.

34. Clark JD. Chronic pain prevalence and analgesic prescribing in a general medical population. J Pain Symptom Manage 2002; 23: 131-137.

35. Dowell D, Haegerich TM Chou R. CDC Guideline for Prescribing Opioids for Chronic Pain--United States, 2016. Jama 2016; 315: 1624-1645.

36. Furlan AD, Sandoval JA, Mailis-Gagnon A Tunks E. Opioids for chronic noncancer pain: a meta-analysis of effectiveness and side effects. Cmaj 2006; 174: 1589-1594.

37. Yi P Pryzbylkowski P. Opioid Induced Hyperalgesia. Pain Med 2015; 16 Suppl 1: S32-36.

38. Jackson K Lipman A. Opioid analgesics. Lippincott Williams & Wilkins, Philadelphia, PA, 2001.

39. Hojsted J Sjogren P. An update on the role of opioids in the management of chronic pain of nonmalignant origin. Curr Opin Anaesthesiol 2007; 20: 451-455.

40. Gourlay DL, Heit HA Almahrezi A. Universal precautions in pain medicine: a rational approach to the treatment of chronic pain. Pain Med 2005; 6: 107-112.

수면장애의 약물치료

CLINICAL NEUROPSYCHOPHARMACOLOGY

CHAPTER 36

불면증

강승걸 · 김린

36.1 서론

국제수면장애진단분류 3판International Classification of Sleep Disorders, Third Edition, ICSD-3에서 정의하는 불면증은 잠들기 어렵거나 수면을 유지하기 어렵고 불면증상이 주간 기능의 저하를 유발하는 것이다.[1] 또한 불면이 환경이나 수면의 기회 부족 때문이 아니어야 한다. ICSD-3와 정신장애의 진단 및 통계 편람 5판Diagnostic and Statistical Manual of Mental Disorders, DSM-5에서 정의하는 만성불면장애 chronic insomnia disorder 또는 불면장애insomnia disorder는 3개월 이상 불면증상이 지속되고 주 3회 이상 불면증상을 경험할 때 진단된다.

불면증상은 많은 사람들이 경험하는 흔한 증상이다. 단기 불면증상은 인구의 30~50%가, 만성 불면증은 인구의 5~10%가 경험한다.[2,3] 한국에서 이루어진 불면증에 대한 역학연구에 의하면 주 2회 이상 불면증을 경험하는 사람이 14.9%에 달한다.[4]

만성불면증은 여러 가지 기능, 건강, 삶의 질의 문제를 초래한다. 증상으로 인한 결석, 조퇴, 교통사고 등이 보고되었고, 우울증을 포함한 정신질환의 발생, 자살의 위험성 증가와 연관되어 있다. 또한 심장질환과 연관되어 사회경제적 비용을 발생시키기도 한다.[5]

불면증의 가장 근원적이고 효과적인 치료는 인지행동 치료지만 전문적 식견을 갖춘 치료자와 상대적으로 많은 치료비용과 시간투자를 필요로 한다. 특히 한국의 의료수가 체계 등의 문제로 우리나라에서 불면증에 대한 인지행동치료를 시행하는 것은 여러 가지 어려움이 있다. 이러한 이유로 실제 임상에서는 수면제가 널리 처방되고 있으며 수면제 처방량은 점차 증가하고 있다. 때로는 수면제 외의 다른 약물들도 불면증상에 흔히 처방되고 있다. 이 장에서는 만성불면증에 대한 적절한 약물치료에 참고가 될 내용들을 기술할 것이다.

36.2 불면증의 치료원칙

불면증의 핵심 증상은 잠들기 어려움, 수면유지의 곤란, 새벽에 일찍 깨는 것이다. 만성불면증의 원인은 매우 다양하여 그에 따라 치료도 달라지고 개별화되어야 한다. 불면증의 원인 중 대략 50% 정도는 다른 정신질환과 연관된 것으로 보고되며 가장 흔한 문제는 기분장애나 불안장애이다.[6] 수면무호흡증이나 하지불안 증후군 등의 특정한 수면장애가 원인이거나 동반되는 경우도 흔하다. 통증이나 야간빈뇨 등의 신체적인 문제와 약물로 인해 유발되는 불면도 원인을 평가할 때 고려되어야 한다.

불면증의 원인이 정신질환인 경우는 정신질환에 대한 치료도 함께해야 한다. 특정수면장애 때문인 것으로 의심되는 경우에는 수면다원검사를 고려하고 불면증 외의 다른 수면장애가 진단되는 경우에는 그에 대한 치료도 동시에 해야 한다. 또한 특별한 다른 원인이 없이 일차성 불면증으로 밝혀지고 수면과 불면에 대한 왜곡된 인지양상과 잘못된 수면습관이 주된 이유가 되는 경우에는 인지행동치료가 주된 치료가 되어야 한다. 임상에서는 한 가지 원인으로 불면이 생기는 경우보다는 여러 가지 원인이 복합된 불면증이 많기 때문에 이에 대한 고려와 개별화된 치료적 접근이 필요하다.

따라서 불면증의 약물치료에 앞서 불면증상의 원인 평가를 위한 병력조사와 불면의 양상, 수면 스케줄, 교대근무 여부, 수면환경 등의 수면력 조사가 중요하다. 또한 수면각성리듬과 수면습관을 파악하고 교정하기 위해 1~2주간의 수면일기를 작성하도록 하는 것이 중요하다.

약물치료보다 앞서 또는 약물치료와 동시에 수면위생교육과 인지행동치료의 시행을 고려해야 한다는 것은 불면증 환자의 치료에 있어 시종일관 견지해야 할 원칙이다. 인지행동치료의 요소 중 가장 중요한 것은 수면시간 제한 치료와 자극조절 치료기법이며, 그 외 수면과 불면에 대한 불합리한 믿음과 태도를 교정하는 인지적 교정도 매우 중요하다.

불면증의 약물치료를 시도할 때에는 불면의 양상, 불면증 치료의 목적, 과거 약물치료반응, 환자가 선호하는 약물, 약물의 가격과 사용가능 여부, 환자가 동반하고 있는 정신질환·수면장애·내과질환, 약물의 부작용, 약물 상호작용, 약물사용에 금기가 되는 상황 등을 고려해야 한다. 또한 약물치료에 앞서서 다음의 사항을 반드시 환자들에게 교육시켜야 한다: 치료의 목표와 예상되는 경과, 약물의 잠재적 부작용과 약물 상호작용, 불면증과 약물치료로 인한 안전사고에 대한 주의, 다른 치료방법(인지행동치료 등)의 필요성, 약물 중단 시 발생할 수 있는 반동성 불면증 등.

2008년 미국수면학회가 발표한 약물치료의 방침은 다음과 같다.[7] 치료 초기에는 약물의 효과, 부작용, 향후 약물치료의 필요성 등을 평가하기 위해서 가능하면 규칙적인 추적관찰을 하는 것이 바람직하다. 효과적인 최저 용량을 투여하고 환자의 증상이 허락한다면 약물을 점차 감량하여 중단하는 것이 바람직하다. 약물의 감량과 중단은 불면증 인지행동치료를 동시에 할 때 촉진될 수 있다. 심한 난치성 불면증, 객관적인 수면부족이 있는 불면증, 또는

만성적인 다른 동반질환이 있는 경우에는 수면제의 장기 사용의 적응증이 될 수 있다. 장기적 수면제 치료 중이더라도 가능한 상황이라면 언제나 환자에게 적절한 인지행동치료가 시도되어야 한다. 수면제를 장기 처방하는 경우에 지속적 경과관찰, 약물의 효과와 부작용에 대한 지속적 평가, 동반되는 질환의 새로운 발생이나 악화에 대한 평가 등이 이루어져야 한다. 장기적 수면제 치료의 경우에 매일 밤 투여, 간헐적 투여(예 : 1주일에 2~3일 밤), 또는 필요 시에 복용의 방식으로 투여될 수 있다.

수면 목적으로 사용되는 약물 처방의 현황에 대해서는 몇 가지 연구가 이루어졌다. 미국에서 불면증에 처방되는 수면제 처방의 빈도는 20년 동안(1970~1990년) 3.5%에서 2.5%로 감소되었다.[8] 벤조디아제핀에 대한 내성과 의존성의 우려 때문에 치료효과를 입증한 연구가 부족함에도 불구하고 미국에서는 1987~1996년 기간에 미국 FDA에서 승인받지 않았으나 진정작용을 가지는 trazodone과 같은 항우울제의 처방이 점차 증가하는 추세가 있었다.[9] 그보다 최근인 1999년에서 2010년 사이에 미국에서 이루어진 National Health and Nutrition Examination Survey(NHANES) 자료에 따르면 zolpidem이 불면에 가장 흔히 처방되는 약물(인구의 1.23%)이었고, 그다음으로는 trazodone(0.97%), benzodiazepines(0.4%), quetiapine(0.32%), 그리고 doxepin이었다.[10] 그러나 이 연구결과들은 2005년 미국 National Sleep Foundation 조사에서 인구의 7%가 한 달에 수회 이상 수면을 위해서 약물을 사용한다고 답한 결과를 감안했을 때 실제 수면제를 사용하는 인구수가 과소평가된 것으로 보인다.[11]

임상에서 흔히 사용되는 수면제 또는 수면제 대용으로 사용되는 약물의 종류는 다음과 같다. (1) benzodiazepine 수용체 효현제, (2) melatonin과 melatonin 수용체 효현제, (3) 진정효과가 있는 항우울제, (4) 진정효과가 있는 항정신병약물, (5) orexin 길항제, (6) 항경련제, (7) 항히스타민제. 이 장에서는 수면 목적으로 사용되는 각 약물을 소개하되 한국에서 처방이 가능한 약물들을 중심으로 기술할 것이다.

36.3 benzodiazepine 수용체 효현제

이 계열은 일반적으로 불면증에 대한 1차 수면제로 사용되는 약물들이다. 이 계열에 포함되는 약물들로는 benzodiazepine의 화학적 구조를 가지는 약물들과 이 구조를 가지지 않는 nonbenzodiazepines으로 나누어진다. benzodiazepines으로는 triazolam, lorazepam, clonazepam, diazepam, temazepam, estazolam, quazepam 등이 있다. nonbenzodiazepine은 흔히 Z drug이라고 불리는 약물들로 zolpidem, zaleplon, zopiclone, eszopiclone이 대표적이다. 약물의 반감기와 대사물에 따라서 약물의 작용시간이 달라서 triazolam이나 zolpidem 같은 약은 건강한 성인에 대해서 4~7시간의 효과를, flurazepam은 24시간 이상의 작용시간을 보인다.[12]

모든 benzodiazepine 수용체 효현제는 GABA-Agamma-aminobutyric acid A 수용복합체의 inotropic benzodiazepine 수용체에 결합하여 GABA의 알로스테릭조절자allosteric modulator로 작용한다. GABA는 중추신경계에서 가장 흔한 억제성 신경전달물질로 GABA-A의 수용복합체는 α, β, γ, δ, ρ의 다섯 가지 소단위로 구성되어 있다. benzodiazepine은 GABA-A 수용복합체의 chloride 이온 채널을 열리게 하고 채널의 세포 내 유입을 증가시켜 신경세포를 과분극시키고 억제하게 된다. benzodiazepine 수용체 효현제는 GABA-A 수용복합체에 위치한 네 가지 benzodiazepine 수용체 아형(α1, α2, α3, α5)에 대해 유사한 정도의 친화력을 가지는 데 반해 zolpidem은 α1 아형에 더 높은 친화력을 보인다.[12]

Z drug 중에 한국에서 시판되는 약물은 zolpidem이 유일하다. zolpidem 즉각 방출 제형과 서방정이 있다. zolpidem은 imidazopyridine 화합물로 즉각 방출 제형의 경우 보통 5mg으로 투여를 시작하고 효과가 부족한 경우 10mg까지 증량한다. 최대 농도까지 도달하는 데 걸리는 시간인 T_{max}(1.6시간)와 반감기(2.5시간)가 짧다. 따라서 입면장애를 호소하는 불면증 환자에 효과가 좋고 다음 날까지 졸음이 오는 부작용은 적다. cytochrome P450(CYP 450)으로 대사되며 benzodiazepine 수용체 1형의 α1 소단위에 선택적으로 작용한다. 이 때문에 zolpidem은 수면효과를 가지고 기

억상실, 낙상의 위험성 증가 부작용을 가지지만 항불안효과, 근육이완 효과, 호흡억제 효과는 적다.[13]

zolpidem의 수면유지 효과를 증강시키기 위해서 개발된 서방형 제형인 zolpidem CR(extended release)은 약물이 이중막으로 구성되어, 외부 코팅막은 zolpidem 즉각 방출 제형처럼 즉시 분비되어 입면에 효과가 있고 내부막은 3시간 이후 붕해되어 약물의 치료농도를 유지하고 수면을 유지시킨다. T_{max}는 1.5시간이고 반감기는 2.8시간으로 초기 용량으로 6.25mg을 사용하며 효과가 부족한 경우에는 12.5mg까지 사용할 수 있다.

zoolpidem은 즉각 방출 제형과 서방형 모두 취침 전에 복용하는 것이 통상의 용법이고 수면 중 각성 시에 수면제를 사용하는 것은 미국 FDA의 공인을 받거나 충분히 연구되지는 않았으나 zolpidem 2.5mg은 기상 예정시간이 4시간 정도 더 남았을 경우에는 수면을 다시 유도하는 데 사용되기도 한다.[14]

zopiclone은 cyclopyrrolone이며 eszopiclone은 racemic zopiclone의 S-isomer이다. zaleplon은 pyrazolopyrimidine으로 빠른 작용시간을 가진다. 세 가지 약물 모두 한국에서 사용할 수 없는 약물이다.

미국 FDA가 불면증에 승인한 benzodiazepine인 temazepam, triazolam, quazepam, estazolam, flurazepam 중에 한국에서 사용이 가능한 약물은 triazolam과 flurazepam이다.

triazolam은 노인에게는 0.125~0.25mg, 65세 미만에서는 0.125~0.5mg 사용될 수 있으며 반감기가 2.5시간으로 짧다. 작용시간이 짧은 편으로 입면장애를 주로 호소하는 불면증에 사용될 수 있다. 그러나 최근 미국수면학회에서 발표한 불면증 약물치료 가이드라인에 의하면 수면잠재기를 감소시키고 주관적인 수면의 질을 향상시키는 데는 효과가 있지만 총수면시간의 증가나 입면 후 각성시간wake after sleep onset, WASO의 감소에는 효과가 없는 것으로 나타났으며, 치료적 이득과 위험성평가에서 치료적 이득과 위험성이 유사한 수준으로 평가되었다.[15]

flurazepam은 15~30mg이 사용될 수 있으며 T_{max}는 1.5~4.5시간, 반감기는 40~120시간에 달한다. 약물치료 가이드라인에 따르면 불면증에 대해 일관성 있는 효과를 보이지 못했다.[15] 긴 반감기로 인해 수면유지에는 효과가

있을 수 있지만 다음 날 아침까지 졸음 등의 부작용이 있을 수 있다.

미국 FDA의 승인을 받지는 못하였지만 임상에서 수면제로 흔히 사용되는 benzodiazepine으로는 lorazepam, alprazolam, clonazepam, diazepam이 있다. lorazepam은 65세 미만에서 0.5~2mg 정도, 65세 이상에서는 0.5~1mg 정도가 사용되며 0.7~1시간의 T_{max}와 10~20시간의 반감기를 가진다. alprazolam은 0.5~1mg 정도가 불면에 사용되며 0.6~1.4시간의 T_{max}와 6~20시간의 반감기를 가진다. clonazepam은 0.25~1mg의 용량이 불면에 사용되며 1~2.5시간의 T_{max}와 20~40시간의 반감기를 가진다. diazepam은 2~10mg 정도가 불면에 사용되며 30~100시간의 반감기를 가진다.[16] clonazepam과 diazepam은 긴 반감기로 인해 주간에 부작용을 가져올 수 있으므로 불안, 렘REM수면행동장애, 하지불안 증후군 등의 증상을 동반하지 않은 단순 불면증에는 추천되지 않는다.[14]

benzodiazepine은 단기적으로는 불면증에 효과가 좋다. 주관적 수면개선 효과와 수면다원검사상 수면효율과 수면시간의 증가, 수면잠재기의 감소를 보였다. 수면상태 오지각sleep state misperception 증상에도 효과가 있다. 그러나 서파수면과 렘수면 감소 등의 수면구조의 변화를 유발한다. 또한 수면뇌파에서 수면방추파sleep spindle의 증가를 유발한다.

benzodiazepine 수용체 효현제를 포함한 수면제들의 공통적인 부작용은 주간졸음이며 반감기가 긴 약물일수록 이 문제가 더 심하다. 약물을 사용하기 전 가능성이 있는 부작용에 대해서 환자에게 충분한 설명을 해야 한다. 졸음으로 인한 운동실조, 기계조작 실수로 인한 교통사고 등의 사고, 인지기능감퇴, 섬망, 근육이완으로 인한 낙상 등의 부작용이 발생할 수 있다. 호흡을 억제하는 부작용이 있을 수 있으므로 호흡기질환, 만성폐쇄성폐질환, 수면무호흡증이 의심되는 경우에는 주의해서 사용해야 한다. 술이나 다른 중추신경계 억제 약물과 같이 복용하는 경우에는 위험성이 증가하므로 더욱 주의해야 한다. 수면무호흡증과 호흡억제의 부작용은 Z drug이 benzodiazepines보다 덜하다. benzodiazepines과 Z drug 모두 약물 복용 이후 전진성 기억상실anterograde amnesia을 보이거나 수면 중 식사행동 등의 이상행동을 보이는 경우가 있으므로 주의해야 한다.

benzodiazepine 수용체 효현제의 사용에서 가장 문제가 되는 것은 의존성, 내성, 남용 등의 문제이다. 환자나 약물에 따라 다르지만 1개월 이상 사용하는 경우에는 상당수의 환자에서 내성이 발생할 수 있다.[17] 따라서 benzodiazepine 수용체 효현제의 처방 시 약물의 이득과 위험성을 정기적으로 평가하는 것이 좋다. 중단하여야 하는 경우라면 점차적으로 의사의 지시에 따라서 서서히 점감해야 한다. 장기간 사용해왔던 사람이라면 2주마다 원래 용량의 25%씩 줄여나가며 인지행동치료를 병합하여 사용하는 것이 필요하다. 그러나 이 방법을 사용하는 경우에도 2년 뒤 경과관찰에서 약물을 다시 복용하게 되는 사람이 1/3 정도 되었다. 장기적으로 복용하던 환자에서 약물을 갑자기 중단하는 경우에 다양한 문제가 생길 수 있다. 반동성 불면증, 금단증상, 재발 등의 문제가 생길 수 있다. 반동성 불면증은 약물의 중단 이후 투약 이전보다 불면증이 더 심해지는 것을 의미하고 금단증상은 이전에는 없던 불안, 기분변화, 다양한 신체증상, 오심, 진전 등이 나타나는 것이다. 재발은 약물을 중단하면서 불면증이 다시 발생하는 것이다. 이러한 문제들을 최소화하기 위해서 약물의 감량은 서서히 하여야 한다. 통상 반동성 불면증이나 금단증상은 약효가 빨리 발생하는 속효성 benzodiazepines에서 더욱 심하다.[18]

36.4 멜라토닌과 멜라토닌 수용체 효현제

멜라토닌은 송과샘에서 생산되는 호르몬으로 어둠 속에 있을 때 분비된다. 멜라토닌은 경구로 복용 시 수면을 촉진시키는 효과와 일주기 리듬을 조절하는 효과가 있다. 임상적으로는 수면유도에 사용될 수 있고 알츠하이머 치매와 신경발달장애 소아들에게 안전하게 사용되었다는 보고가 있다. 멜라토닌은 주로 MT1과 MT2 수용체에 결합하여 작용한다. 미국에서는 처방 없이 일반의약품over the counter, OTC으로 구입할 수 있지만 한국에서는 불가하다. 멜라토닌은 0.5시간의 T_{max}와 대략 1시간 정도의 반감기를 가진다. 심각한 부작용은 보고된 바 없으나 가장 흔하게 보고되는 부작용은 다음 날 졸음과 두통이다. 멜라토닌은 벤조디아제핀계 수면제보다 의존성과 남용 우려가 적다는 장점이 있다. 어떤 문헌에서는 고용량의 멜라토닌을 사용했을 때 정자 형성과 배란을 가역적으로 억제한다는 보고가 있어 임신을 계획 중인 경우에는 복용하지 않는 것이 좋다는 권고가 있다.[19] 주간의 졸음과 반응시간 증가도 보고된 바 있다.

서방형 멜라토닌(Circadin®)은 한국에서는 55세 이상의 수면유지장애가 있는 불면증에 승인되어 있다. 2mg 제형으로 신체 내 멜라토닌 분비 방식과 유사하게 8시간에서 10시간 동안 서서히 방출되도록 만든 약제이다. 수면의 유지에 효과적이고 의존성 등의 부작용이 적은 편이다.

ramelteon은 MT1과 MT2 수용체 효현제로 미국 FDA의 승인을 받아 사용되고 있는 약으로 8mg 제형이 출시되었다. 한국에는 도입되지 않았다.

36.5 진정효과가 있는 항우울제

주로 antihistaminergic, anticholinergic, serotonergic과 adrenergic antagonistic effect가 가지는 진정효과를 활용하는 것이다. 대개 불면증에는 우울증에서 사용되는 용량보다는 저용량으로 사용하게 된다. 단순 불면증보다는 우울증이나 불안장애가 동반된 경우 보다 적합하게 사용될 수 있다. 항우울제가 불면증 치료에 널리 사용되는 이유는 (1) 항우울제가 benzodiazepine 수용체 효현제보다 의존성이 덜 발생할 것으로 예상되고, (2) 항우울제는 투여기간 등의 제한이 benzodiazepine 등의 향정신성의약품보다 덜하고, (3) 불면증에는 흔히 우울증이 동반될 것이라는 생각 때문인 것으로 보인다.

doxepin은 삼환계 항우울제로 개발되었으나 미국 FDA에서 불면증 치료제로 승인받았고, 한국에서도 수면제로 시판되고 있는 약물이다. 3mg과 6mg 제형이 사용되고 있으며, 이 용량에서의 약리학적인 효과는 주로 H1 histamine 수용체를 차단하는 것이다. 입면과 수면유지에 효과가 있다고 보고되나 수면유지 효과가 보다 우수하다. amitriptyline은 불면증 치료제로 공인받지는 못하였으나 통증을 동반하는 불면증 환자에 효과적으로 사용될 수 있다. 용량은 10~50mg 정도 사용해볼 수 있다. 두 가지 약 모두 1.5~6시간의 T_{max}와 대략 10~50시간의 반감기를 가

진다. amitriptyline과 doxepin이 수면구조에 미치는 영향은 렘수면의 비율이 감소하고 위상성 렘 활동과 렘수면잠재기가 증가한다. 용량 증가에 따라 항콜린성 부작용(구갈, 발한증가, 변비, 요저류 등)이 발생할 수 있다. 간혹 협우각 녹내장과 같은 부작용이 발생할 수도 있다. $\alpha1$ 길항과 연관된 부작용들은 기립성 저혈압과 연관된 어지럼, 실신, 낙상 등이 있을 수 있다. 수면제로 인증된 doxepin의 용량(6mg 이하)에서는 부작용 빈도가 낮지만 졸음과 두통이 흔한 편이다. 치료용량 이상의 용량을 사용했을 때 삼환계 항우울제는 심전도의 이상(예 : QRS 기간과 PR 간격과 QT 간격의 연장 등)을 통해 심혈관계 부작용을 보일 수 있다.[20]

trazodone은 사환계 항우울제다. 불면증 치료효과에 대한 잘 통제된 연구근거는 제한되어 있지만 미국 성인의 대략 1%가 사용하는 수면제이다. 최근 미국수면학회에서 출판한 불면증 약물치료 지침에서는 치료효과에 대한 통제된 연구의 부족과 잠재적 부작용을 고려할 때 약물로 인한 위험이 이익보다 더 클 수 있다고 보고했으며 불면증 치료에 권고하지는 않았다.[15] 통상 사용되는 용량은 25~100mg이다. 부작용은 기상 시 졸음, 기립성 저혈압, 드물게는 음경 지속발기증이 있다. T_{max}는 1~2시간이고 5~9시간의 반감기를 가진다. 세로토닌 재흡수 수송체의 억제제로 작용하며 5-HT1A, 5-HT1C, 5-HT2 수용체를 억제한다. 총 수면시간, 수면잠재기, 입면 후 각성시간, 주관적 수면의 질 모두에 효과를 보인다. 삼환계 항우울제와는 달리 trazodone은 렘수면의 양에 큰 영향을 미치지 않는다. 또한 3, 4단계 비렘수면의 증가가 나타난다.[21] 장기간 사용 시 수면에 대한 효과는 출판된 바 없지만 수 주일간 사용 후 중단 시 반동성 불면증은 보고되었다.

mirtazapine은 주요우울장애에 미국 FDA의 승인을 받은 약으로 7.5~45mg의 용량이 우울증에 사용된다. 불면증에 주로 사용되는 용량은 7.5~30mg이다. 그러나 mirtazapine의 진정효과는 용량이 증가함에 따라서 adrenergic effect의 증가로 인해 감소하는 경향이 있다. 이 약물의 항우울, 수면유발, 부작용이 발생되는 기전은 adrenergic($\alpha1$ and $\alpha2$), serotonergic(5-HT2 and 5-HT3), histaminergic(H1) 수용체들의 길항작용이다. T_{max}는 0.25~2시간이고 반감기는 대략 20~40시간이다. 불면증 환자에 대한 효과는 위약 대조

연구에서 시험되지 못하다. 불면에 대한 효과 근거는 우울증 환자와 정상 수면자를 대상으로 fluoxetine과 비교한 개방형 임상시험에서 입면과 수면유지에 대한 효과에서 나왔다.[22] 그러나 mirtazapine의 S-isomer인 S-mirtazapine은 선택적 H1 길항작용으로 일차성 불면증 환자들에 대해 4개의 위약-대조군 연구에서 수면유지와 입면에 대한 효과를 입증했다.[23] mirtazapine은 우울증이 있는 불면증 환자에 적합하게 처방할 수 있는 약이지만, 약물이 유발하는 식욕과 체중의 증가, 구갈, 변비 등의 부작용을 고려해야 한다. 또한 다음 날의 주간졸음도 고려해야 한다.

agomelatine은 주요우울장애에 승인받은 항우울제이다. 유럽에서 사용이 가능하며 최근 한국에 출시되었다. 미국에서는 시판되지 않았다. agomelatine은 세로토닌 수용체인 5HT2C에 대한 길항제이자 멜라토닌 수용체 효현제(MT1, MT2)로 항우울효과와 수면 촉진 효과를 나타내는 것으로 보인다. 수면장애를 동반한 우울증 환자에게 효과적으로 사용될 수 있으며, 정상적인 일주기 리듬을 회복하는 것을 돕는다. 통상 초기 용량은 25mg이며 취침 전 투약한다. 효과가 없는 경우 우울증에서는 50mg까지 사용할 수 있다. 드물게 간독성을 발생시키기 때문에 간질환이 있는 사람에게는 사용하지 않는 것이 바람직하며, 주기적인 간기능검사가 권장된다.

36.6 진정효과가 있는 항정신병약물

많은 2세대 항정신병약물은 진정효과를 가지고 있으며, 이 효과는 심한 우울증, 양극성장애, 정신병적 장애를 가지고 있는 환자들의 불면증에 유용하게 사용될 수 있다. 이에 해당되는 약물로는 olanzapine과 quetiapine이다. 수면에 사용되는 용량은 quetiapine은 25~200mg, olanzapine은 2.5~20mg이다. 이 약물들은 통상 dopamine, histamine(H1), serotonin, muscarinic cholinergic, adrenergic(α1) 수용체를 길항하는 작용을 한다. olanzapine은 20~54시간의 반감기를 가지고 있으며 T_{max}는 4~6시간이다. 입면에는 큰 효과를 보일 것으로 생각되지 않지만 수면시간을 연장시키는 데 도움이 될 수 있다. quetiapine은 7시간의 반감기를 가지고 있으며 T_{max}는 1~2시간이다.

약동학적인 측면에서 보면 입면과 수면유지에 모두 효과를 가질 수 있다. 두 가지 약 모두 건강한 정상적 수면을 취하는 소규모의 피험자들을 대상으로 한 연구에서 수면을 향상시키는 것으로 보였다.[24] 또한 조현병, 조증, 양극성장애 우울증, 단극성 우울증 환자들을 대상으로 한 공개 임상시험과 위약-대조연구에서 수면을 향상시키는 결과를 보였다.[25,26] 이 항정신병약물들의 부작용으로는 기립성저혈압, 어지럼, 구강, 변비, 시야 혼탁, 요저류, 식욕증가, 체중증가, 졸음 등이다. 또한 심근경색이나 심장전도장애, 폐쇄각 녹내장, 감소된 위장운동, 요저류, 저혈압 등의 경우에는 주의해서 사용되어야 한다.[27] 비록 2세대 항정신병약물에서 드물게 발생하기는 하지만 도파민 수용체를 차단하기 때문에 parkinsonism, 급성 근긴장 반응, 좌불안석증, 지연성 운동장애 등의 추체외로계 부작용이 발생할 수 있다. olanzapine 또한 인지기능감퇴, 혈당불내성, 치매 환자 중 사망률 증가와 연관된 결과를 보여왔다.[28] 의존성은 benzodiazepine 수용체 효현제에 비해서 적은 편이다. 원래 항정신병약물의 적응증이 있는 질환을 동반하지 않는 단순불면증의 치료 목적으로 사용할 때는 환자에게 불면증에 승인받지 않은 약물임과 잠재적 부작용에 대한 충분한 설명이 이루어져야 한다.

36.7 orexin 길항제

suvorexant는 orexin 길항제로서 2014년 불면증 치료제로 10~20mg의 용량이 미국 FDA에서 승인받았다. orexin A와 orexin B는 hypocretin이라고도 불리며 측면 시상하부에서 분비되는 각성에 관여하는 펩타이드이다. orexin이 각성에 역할을 하기 때문에 orexin 길항제는 수면을 유발할 것으로 기대된다. suvorexant는 orexin A와 B 수용체를 모두 차단하는 약물로 T_{max}는 3시간이고 반감기는 9~13시간이다.[29] 한국에는 도입되지 않아 사용 가능하지 않다.

36.8 항경련제

gabapentin과 pregabalin은 구조적으로 GABA와 유사한 물

질로 alpha2-delta subunit of N-type voltage-gated calcium channels에 작용하며 glutamate와 norepinephrine의 유리를 감소시킨다. 두 약 모두 뇌전증과 신경병성 통증에 미국 FDA의 승인을 받은 약이다. pregabalin은 또한 섬유근육통에 승인을 받았다. 이 약제들은 불면증, 주기적 사지운동장애, 하지불안 증후군, 양극성장애에 효과가 있는 것으로 보인다. gabapentin은 5~9시간의 반감기를 가지고 있으며 T_{max}는 3~3.5시간으로 불면증 치료에 사용되는 용량은 통상 100~900mg이다. gabapentin은 상대적으로 느린 흡수 속도 때문에 수면잠재기 단축에는 강력한 효과를 보이지 못한다. pregabalin은 보다 빨리 흡수되어 T_{max}는 1시간이고 4.5~7시간의 반감기를 가지고 있다. 두 가지 약제 모두 신장에서 배설된다. 두 가지 약제 모두 일차성 불면증에 대해 위약과 비교한 통제된 연구에서 효과가 입증되지는 않았다. 가장 흔한 gabapentin의 부작용은 졸음, 어지러움, 운동실조, 복시이다. pregabalin의 가장 흔한 부작용은 졸음, 어지럼, 구갈, 인지기능감퇴, 식욕증가이다. 두 가지 약 모두 승인받은 적응증인 통증이나 부분경련partial seizure이 있는 환자의 불면증에서 고려될 수 있다. 또한 하지불안증이나 주기적 사지운동장애가 있는 불면증에서 유용하게 사용될 수 있다.

36.9 항히스타민 계열 약물

이 계열의 약물로 흔히 사용되는 것이 diphenhydramine과 doxylamine이다. 주로 알레르기 치료제로 개발되어 시판되었고 일반의약품으로 불면증의 치료제로 사용되고 있다.

diphenhydramine은 일반적으로 25~50mg이 불면증 치료에 사용된다. H1 길항작용이 가장 큰 효과이고 muscarinic cholinergic 길항작용이 그다음 중요한 효과이다. 이 약물의 T_{max}는 2~2.5시간이고 반감기는 5~11시간이다. 입면보다는 수면유지에 보다 일관된 효과를 보인다. 가장 중요한 부작용은 졸음, 어지러움, 정신운동장애, 인지기능감퇴, 구갈, 시야 혼탁, 변비, 요저류, 체중증가 등

이다. 알레르기 증상이나 호흡기 감염과 함께 동반된 수면장애 때 유용하게 사용될 수 있다. 약물의 이익과 위험은 거의 유사한 것으로 알려져 있다.[15]

doxylamine은 diphenhydramine과 유사한 특성을 가진다. 일반적으로 25~50mg이 사용되고 T_{max}는 1.5~2.5시간이고 반감기는 10~12시간이다. 부작용은 diphenhydramine과 거의 유사하다. 마찬가지로 알레르기 증상이나 호흡기 감염과 동반된 불면증의 치료에 유용하게 사용될 수 있다.

36.10 결론

불면증은 다양한 원인의 조합으로 발생하며 개인마다 치료가 개별화되어야 한다. 만성불면증의 1차 선택치료는 인지행동치료이지만 임상적 현실에서 적절하게 이루어지지 못하는 것이 사실이다. 불면증에 대해서 한국에서 승인되어 사용 가능한 약물은 zolpidem, triazolam, flurazepam, 서방형 melatonin 등이 있다. 불면증에 대한 승인을 받지 않았으나 졸음을 유발하는 항우울제와 항정신병약물들이 자주 사용되는데, 부작용을 유발할 수 있어 적절한 치료였는지에 대한 문제가 제기될 소지가 있다. 따라서 졸음을 유발하는 항우울제와 항정신병약물들은 단순불면증보다는 우울증, 조울증, 정신병적 장애 등의 수면문제에 사용하는 것이 바람직하다. 불면증에 대한 수면제 치료에 앞서 약물의 부작용과 약물치료의 한계점 등에 대해 환자에게 미리 설명해야 하며 가급적 약물의 사용은 최소화하고 부작용에 대해서 지속적으로 관찰하는 것이 좋다. 수면제는 의존성과 내성이 있으므로 불면증 약물치료에 있어서 약물의 용량이나 가짓수가 늘어나는 것에 대해 경계심을 가져야 한다. 또한 금단증상 등을 고려하여 약물을 감량할 때에는 서서히 하는 것이 안전하고 현실적이다. 장기간 약물치료를 하는 경우에도 불면증치료의 인지행동치료적 접근과 수면위생에 대한 강조를 병행하는 것이 불면증 치료에 대한 이해와 만족도를 높이고 약물을 최소화할 수 있는 방법이다.

표 36.1 medications used for insomnia in Korea

medication	indication	dosage for insomnia(mg)	T_{max}(h)	$T_{1/2}$(h)	frequent side effects[*]
benzodiazepine receptor agonists (non-benzodiazepine)					
zolpidem	insomnia	5 (age>65 yrs) 5~10 (age<65 yrs)	1.6	2.5	dependence, tolerance, daytime sedation, anterograde amnesia, sleep related behaviors
zolpidem extended release	insomnia	6.25 or 12	1.5	2.8	
benzodiazepine receptor agonists (benzodiazepine)					
lorazepam	anxiety	0.5~2	0.7~1	10~20	dependence, tolerance, daytime sedation, ataxia, anterograde amnesia, sleep related behaviors, respiratory suppression
clonazepam	anxiety, seizure, panic	0.25~1	1~2.5	20~40	
triazolam	insomnia	0.125~0.25	1~2	2~6	
flurazepam	insomnia	15~30	1.5~4.5	48~120	
etizolam	insomnia, anxiety, panic attack	0.5~1.5 (age>65 yrs) 0.5~3 (age<65 yrs)	0.5~2	6.2	
melatonin prolonged release	insomnia (maintenance)	2	0.75	3.5~4	daytime sedation
sedating antidepressants					
doxepin	insomnia, depression	3~6	1.5~6	10~50	daytime sedation, headache
trazodone	depression	25~100	1~2	5~9	daytime sedation, orthostatic hypotension
mirtazapine	depression	7.5~30	0.25~2	20~40	daytime sedation, increased appetite, dry mouth
amitriptyline	depression	10~50	10~50	10~50	daytime sedation, dry mouth, constipation
sedating antipsychotics					
quetiapine	schizophrenia, bipolar disorder, depression	25~200	1~2	7	daytime sedation, increased appetite, orthostatic hypotension, dizziness, dry mouth, extrapyramidal symptoms
olanzapine	schizophrenia, bipolar disorder	2.5~20	4~6	20~54	

참고문헌

1. American Academy of Sleep Medicine. International Classification of Sleep Disorders. 3rd ed; 2014.
2. Ellis JG, Perlis ML, Neale LF, Espie CA, Bastien CH. The natural history of insomnia: focus on prevalence and incidence of acute insomnia. J Psychiatr Res. 2012;46:1278-1285.
3. Ohayon MM. Epidemiology of insomnia: what we know and what we still need to learn. Sleep Med Rev. 2002;6:97-111.
4. Cho YW, Shin WC, Yun CH, Hong SB, Kim J, Earley CJ. Epidemiology of insomnia in korean adults: prevalence and associated factors. J Clin Neurol. 2009;5:20-23.

5. Ozminkowski RJ, Wang S, Walsh JK. The direct and indirect costs of untreated insomnia in adults in the United States. Sleep 2007;30:263-273.

6. Ford DE, Kamerow DB. Epidemiologic study of sleep disturbances and psychiatric disorders. An opportunity for prevention? JAMA 1989;262:1479-1484.

7. Schutte-Rodin S, Broch L, Buysse D, Dorsey C, Sateia M. Clinical guideline for the evaluation and management of chronic insomnia in adults. J Clin Sleep Med. 2008;4:487-504.

8. Balter MB, Uhlenhuth EH. The beneficial and adverse effects of hypnotics. J Clin Psychiat. 1991;52 Suppl:16-23.

9. Roehrs T, Roth T. 'Hypnotic' prescription patterns in a large managed-care population. Sleep Med 2004;5:463-466.

10. Bertisch SM, Herzig SJ, Winkelman JW, Buettner C. National use of prescription medications for insomnia: NHANES 1999 -2010. Sleep 2014;37:343-349.

11. 2005 Adult Sleep Habits and Styles. National Sleep Foundation Web site. 2005 [cited 2016 March]; Available from: https://sleepfoundation.org/sleep-polls-data/sleep-in-america-poll/2005-adultsleep-habits-and-styles.

12. Walsh JK, Roth T. Chapter. Pharmacologic Treatment of Insomnia: Benzodiazepine Receptor Agonists. In: Kryger M, Roth T, Dement WC, editors. Principles and Practice of Sleep Medicine (Sixth Edition): Elsevier; 2017. p.832-841.e834.

13. Kolla BP, Lovely JK, Mansukhani MP, Morgenthaler TI. Zolpidem is independently associated with increased risk of inpatient falls. J Hosp Med. 2013;8:1-6.

14. Winkelman JW. CLINICAL PRACTICE. Insomnia Disorder. NEJM. 2015;373:1437-1444.

15. Sateia MJ, Buysse DJ, Krystal AD, Neubauer DN, Heald JL. Clinical Practice Guideline for the Pharmacologic Treatment of Chronic Insomnia in Adults: An American Academy of Sleep Medicine Clinical Practice Guideline. J Clin Sleep Med. 2017;13:307-349.

16. Kilduff TS, Mendelson WB. Hypnotic Medications: Mechanisms of Action and Pharmacologic Effects. In: Kryger M, Roth T, Dement WC, editors. Principles and Practice of Sleep Medicine (Sixth Edition): Elsevier; 2017. p. 424-431.

17. Dubovsky S. Benzodiazepine receptor agonists and antagonists. Comprehensive textbook of Psychiatry 2005;2:2789.

18. Morin CM, Belanger L, Bastien C, Vallieres A. Long-term outcome after discontinuation of benzodiazepines for insomnia: a survival analysis of relapse. Behav Res Ther. 2005;43:1-14.

19. Partonen T. Melatonin-dependent infertility. Med hypotheses. 1999;52:269-270.

20. 김석주. 불면증의 약물치료. 대한의사협회지 2009;52:719-726.

21. Charf MB, Sachais BA. Sleep laboratory evaluation of the effects and efficacy of trazodone in depressed insomniac patients. J Clin Psychiatry. 1990;51 Suppl:13-17.

22. Winokur A, Sateia MJ, Hayes JB, Bayles-Dazet W, MacDonald MM, Gary KA. Acute effects of mirtazapine on sleep continuity and sleep architecture in depressed patients: a pilot study. Biol Psychiatry. 2000;48:75-78.

23. Krystal A, Roth T, Pong A, Stet L, Ivgy-May N. Efficacy and safety of esmirtazapine in elderly patients with primary insomnia in a 2-week sleep laboratory trial. Sleep; 2012: p.A222-A222.

24. Krystal AD, Goforth HW, Roth T. Effects of antipsychotic medications on sleep in schizophrenia. Int Clin Psychopharmacol. 2008;23:150-160.

25. Todder D, Caliskan S, Baune BT. Night locomotor activity and quality of sleep in quetiapine-treated patients with depression. J Clin Psychopharmacol. 2006;26:638-642.

26. Moreno RA, Hanna MM, Tavares SM, Wang YP. A double-blind comparison of the effect of the antipsychotics haloperidol and olanzapine on sleep in mania. Braz J Med Biol Res. 2007;40:357-366.

27. Krystal AD. Pharmacologic Treatment of Insomnia: Other Medications. In: Kryger M, Roth T, Dement WC, editors. Principles and Practice of Sleep Medicine (Sixth Edition): Elsevier; 2017. p. 842-854.e845.

28. Kirshner HS. Controversies in behavioral neurology: the use of atypical antipsychotic drugs to treat neurobehavioral symptoms in dementia. Curr Neurol Neurosci Rep. 2008;8:471-474.

29. Smith HS, Barkin RL, Barkin SJ. Personalized pharmacotherapy for treatment approaches focused at primary insomnia. Am J Ther. 2011;18:227-240.

CHAPTER 37

과다수면장애 및 기타 수면장애

정석훈 · 홍승철

37.1 기면병과 과다수면장애

기면병은 주간의 과도한 졸림을 호소하는 질환들 중 가장 대표적인 질환으로, (1) 주간의 과도한 졸림excessive daytime sleepiness, (2) 탈력발작cataplexy, (3) 수면마비 sleep paralysis, (4) 입면 시 환각hypnagogic hallucination, (5) 야간수면장애nocturnal sleep disturbance 등 다섯 가지 주 증상을 보이는 것이 특징이다. 그리 흔하지는 않은 질환으로, 미국과 서구권에서는 0.02~0.18%, 일본에서는 0.16~0.18%의 유병률이 보고되었다. 시상하부에서 분비되는 각성 유지 신경펩타이드인 하이포크레틴/오렉신이 기면병 환자의 뇌척수액에서 부족하다는 보고가 있었고, 시상하부에서 하이포크레틴/오렉신을 분비하는 세포가 정상인에 비해 저하되어 있는 것으로 보고되어, 하이포크레틴/오렉신의 저하가 기면병 증상 발생의 원인인 것으로 파악되고 있다.[1] 세포가 파괴되는 과정에 자가면역이 역할을 하는데, 인종 간에 다소 차이가 있으나 기면병 특이 유전자로 human leukocyte antigen(HLA) DQB1*0602가 약 90%에서 관찰되고 antistreplysin O(ASO) 항체가 증가되는 것 등이 관찰된다.[2] 특히 H1N1 신종플루 때 백신 접종 이후 기면병이 증가한 것이 보고된 바 있어,[3] 자가면역질환으로서의 가설을 지지한다. 기면병은 뇌손상으로 인하여 2차적으로도 발생할 수 있는데, 시상하부 및 하이포크레틴/오렉신 신경계 부위의 뇌출혈 및 손상으로 발생하는 것

으로 추측되나, 임상에서는 뚜렷한 뇌손상이 관찰되지 않고도 낮졸림증이 발생하는 경우도 있다.

37.1.1 임상양상

주로 낮졸림증을 주소로 내원하는데, 청소년기에 호발하기 때문에 수업시간에 자주 졸다가 문제가 되어 내원하는 경우가 잦다. 밤에 잠을 충분히 잤음에도 불구하고 심한 낮졸림증을 호소하며, 일상생활 중에 갑자기 잠에 빠져들기도 한다. 단조롭고 지루한 일을 할 때 더 심해서, 운전이나 대화, 식사 중에 잠이 들기도 한다. 낮졸림증 때문에 집중력이나 기억력이 저하되고 그로 인하여 일상생활이나 업무 수행에 큰 지장을 받는다. 기면병은 과도한 낮졸림증과 함께, 웃거나 화가 나는 감정적인 촉발요인에 의하여 일시적으로 전신근육에 힘이 빠지거나 턱근육에 힘이 빠져 입이 벌어지거나 쓰러지는 등의 탈력발작을 70~75%에서 경험한다. 뇌전증에서의 경련과는 달리 의식소실이 없고 각성상태 및 기억이 유지된다. 보통 수 초에서 수 분 내로 짧은 시간 지속되고 완전하게 회복한다. 수면마비는 잠들 무렵 의식은 깨어 있지만 전신근육에 힘이 빠져 몸을 움직일 수 없는 상태를 말하며, 흔히 '가위 눌린다'라고 표현한다. 증상은 보통 수분 정도 지속되다 회복된다. 입면 시 환각은 밤에 잠이 들 무렵 환각을 경험하는 것으로 보통 수면마비와 동반되는 경향이 있다. 또한 기면병 환자들은 밤에 자주 깨기도 하는데, 이로 인하여 깊은 잠을 잘 못

자게 되어 낮졸림증을 악화시키기도 한다.

37.1.2 진단

임상적으로는 심한 낮졸림증과 뚜렷한 탈력발작을 호소하면 진단 가능하다. 다만 약 30% 정도에서는 탈력발작이 동반되지 않을 수 있기 때문에 검사가 필요하다. 이 때문에 국제수면장애진단분류 3판international classification of sleep disorders, ICSD-3에서는 탈력발작 유무에 따라 제1형 기면병(탈력발작이 동반된 기면병)과 제2형 기면병(탈력발작이 동반되지 않는 기면병)으로 나누기도 했다. 기면병의 진단은 야간 수면다원검사 상 낮졸림증을 설명할 만한 다른 수면문제가 관찰되지 않으면서, 주간 수면잠복기 반복검사multiple sleep latency test, MSLT상 평균 수면잠복기가 8분 이내이며 2회 이상의 수면 개시 REMsleep-onset REM periods, SOREMP이 관찰되는 경우에 내려진다. 침습적이기는 하나 뇌척수액 검사상 하이포크레틴 농도 저하 소견이 도움이 된다. 또한 HLA 항원 분석도 도움이 될 수 있다. 낮졸림증을 유발하는 다른 질환들을 감별하는 것이 진단에 중요하다.

(1) 감별진단

가. 과다수면장애

과다수면장애idiopathic hypersomnia는 주요 수면 시간이 7시간 이상임에도 불구하고 과도한 졸림을 호소하는데, 다른 수면장애로는 주간의 과도한 졸림이 설명되지 않는 경우를 말한다. 주간의 졸림으로 인하여 사회적·직업적 기능에 문제가 되는 경우가 많다. 보통 15~21세 사이에 증상이 시작되며, 발생하면 많은 경우에서 비교적 오랫동안 지속하는 경향이 있다. 기면병 치료에 사용하는 중추신경자극제로 치료한다.

나. Kleine-Levin syndrome

심각한 낮졸림증이 주기적으로 악화와 호전을 반복하는 증후군이다. 국제수면장애진단분류 제3판에 의하면, 2일에서 길게는 5주간 졸림증이 지속되고 1년에 한 번 이상 적어도 18개월에 한 번씩은 재발할 때 진단한다. 낮졸림증 시기에는 16~20시간 동안 내리 잠만 자는 경향이 있고 식사하거나 화장실 갈 때만 겨우 일어난다. 깨우면 일어날

수는 있으나 짜증을 내는 경향이 있다. 삽화 동안에는 심한 낮졸림증과 함께 인지장애, 섭식장애, 우울감, 과다성욕증, 환각 등의 증상이 동반될 수 있으나, 삽화와 삽화 사이에는 정상적인 모습을 보인다. 보통 청소년기에 발생하며 긴 시간이 지나면서 점차로 호전될 수 있다. 리튬이나 발프로산이 치료효과가 있다고 알려져 있다.[4]

37.1.3 치료

기면병의 치료는 낮졸림증에 대한 치료와 탈력발작에 대한 치료로 이뤄진다. 낮졸림증에 대한 치료는 중추신경자극제를 비롯한 여러 약물을 사용하거나 수면각성 주기를 조절하고 시간이 될 때 잠을 자 두는 등의 행동요법이 필요하다. 탈력발작을 해결하기 위해서 렘수면을 감소시킬 수 있는 약물들이 주로 사용된다.

(1) 낮졸림증에 대한 치료

가. modafinil/armodafinil

modafinil은 기면병의 낮졸림증을 해결하기 위하여 처방되는 대표적인 약제이다. 아직까지 주 작용기전은 명확하게 알려져 있지 않으나, tuberomamillary nucleus나 lateral hypothalamus의 신경에 작용하여 히스타민이나 오렉신 분비를 증가시키는 것으로 보고 있다. 특히 도파민 전달체에 작용하여 도파민의 재흡수를 차단하는 것이 기전의 하나로 예측되고 있다. armodafinil은 madafinil의 R-거울상 이성질체로 개발된 약제이다. 반감기가 10~15시간 정도로, 반감기가 3~4시간 정도인 modafinil에 비해 긴 반감기를 갖는다. 따라서 modafinil 은 하루 2회 정도의 복용이 필요할 때도 있는 반면, armodafinil 은 하루 한 번만 복용해도 된다. modafinil은 임상적으로 아침 공복에 복용 시 가장 효과가 극대화되는 것으로 알려져 있는데 100~400mg의 용량으로 조절하며 사용된다. 만약 400mg 사용에도 낮졸림증 개선 효과가 충분하지 않은 경우 600mg까지도 사용이 권장되기도 한다. armodafinil의 경우 아침 1회 150~250mg에서 사용된다. 두통이나 오심 등의 부작용이 있을 수 있으나 2~3주 사용하면 호전되기도 한다.

나. methylphenidate/amphetamine

amphetamine은 phenethylamine계의 약물로 내인성 카테콜

아민과 유사한 양상을 갖는 화합물이며, methylphenidate
는 amphetamine과 유사한 형태의 piperidine 유도체이다.
amphetamine이 보통 도파민 전달체에 작용하여 도파민 농
도를 증가시키고 도파민 재흡수를 차단시키는 것과 달리,
methylphenidate는 일종의 도파민–노르에피네프린 재흡
수 차단제NDRI와 유사한 양상의 작용을 한다. 국내에서는
amphetamine이 사용되고 있지 않으나 methylphenidate의
경우 1일 20mg(5~60mg) 정도에서 사용 가능하다. 반감기
가 2~4시간으로 짧은 편이어서 낮졸림증 해결을 위하여
하루 2~3회 복용하게 되는 경우도 잦다. 식욕저하, 오심,
두통, 불면증, 정신증 등의 부작용이 발생할 수 있다.

다. sodium oxybate(γ-hydroxybutyrate, GHB)

아직 국내에는 출시되지 않았으나 GHB는 저녁에 복용하
는 시럽 형태의 제제로, 주간의 졸림증과 탈력발작을 동시
에 해결하기 위해 사용되는 약물이다. 또한 야간에 수면효
율을 증가시켜주고 서파수면을 증가시키는 것으로 알려져
있다. 오심, 두통, 불면증 등의 부작용이 발생할 수 있는
데, 그 외에도 약을 잘못된 방법으로 남용하는 문제가 제
기된 바 있다.

라. pitolisant

히스타민은 주로 각성에 관여하는 신경전달물질로, H1 효
현제는 각성에 관여할 수 있는 것으로 알려져 있고 길항제
는 수면유도에 도움이 된다. pitolisant는 H3 inverse agonist
로서 inhibitory autoreceptor이며, 각성을 유지하는 데 도움
이 되는 것으로 알려져 있다. 유럽에서는 이미 시판 중이
며 소화장애, 식욕증가, 체중증가 등의 부작용이 있는 것
으로 알려져 있다.

(2) 탈력발작에 대한 치료

항우울제의 아드레날린계 억제작용이 탈력발작을 호전시
키는 데 도움이 된다는 연구가 많이 있다. clomipramine이
나 imipramine과 같은 삼환계 항우울제부터 SSRI 계열 항
우울제들도 탈력발작 조절에 도움이 된다. 특히 SNRI 계
열 항우울제들 중에서 venlafaxine의 효과는 잘 알려져 있
다. 다만 항우울제마다의 부작용과 수면효율에 대한 부
작용이 다를 수 있으므로, 탈력발작의 호전뿐 아니라 야
간 수면에 미치는 영향까지 고려하여 선택할 필요가 있다.

GHB도 낮졸림증 호전과 함께 탈력발작 호전에 도움이 되
는 것으로 알려져 있다. 또한 현재 기면병에서 부족한 하
이포크레틴/오렉신 수치를 보충하는 작용제가 개발되고
있다.

37.2 일주기 리듬 수면각성장애

불면장애나 과다수면장애를 진단하기 전 수면각성 리듬,
즉 잠을 자고 깨는 패턴이 어떠한가에 대한 평가를 반드시
해야 한다. 수면각성 패턴에 따라 아직 잠이 오지 않을 상
황을 불면증으로 오인하거나, 잠을 자야 할 상황을 낮졸림
증으로 오인할 수 있기 때문이다. 예를 들면 우울증이 있
거나 늦게까지 일을 해야 하는 경우에는 늦게 잠을 자기
때문에 기상 시간도 늦어지는데, 그러다가 결국 늦게 자고
늦게 일어나는 현상이 나타난다. 반대로 노인의 경우 일찍
잠자리에 누워서 잠을 청하는 경우가 흔한데, 그러다 보면
새벽에 잠이 깨게 되어 일찍 자고 일찍 일어나는 현상이
나타난다. 이를 단순한 불면증이나 낮졸림증으로 오인하
게 되면 약물치료를 지속적으로 시행하여도 효과가 나타
나지 않는다.

뒤처진 수면위상형의 경우 일반 인구집단에서의 유병
률은 잘 알려져 있지 않으나, 청소년기에는 7~16% 정도
의 유병률이 알려져 있다. 앞당겨진 수면위상형의 경우
40~64세의 중년 나이에서 1% 정도의 유병률이 보고된 바
있다. 사회환경적 요소들이 발병에 많은 관여를 하는데,
일주기 리듬 관련 유전자들의 변이도 역할을 하는 것으로
보인다.

37.2.1 임상양상

(1) 아형

가. 뒤처진 수면위상형

뒤처진 수면위상형은 수면–각성 주기가 일반적으로 기대
되는 시간대에 비해 지연(대개 2시간 정도 이상)되어 있고
이로 인한 불면과 낮졸림증이 발생하는 경우를 말한다. 늦
게까지 잠을 잤기 때문에 늦게까지 잠이 잘 오지 않는데,
이를 불면증으로 오인하는 경우가 잦다. 늦게 일을 시작하
고 늦게 일이 끝나는 근무 혹은 학업 패턴에 의하여 영향

받을 수도 있고, 우울증이나 성격장애와 같은 정신질환에 동반되어 나타날 수 있다.

나. 앞당겨진 수면위상형

수면-각성 주기가 일반적으로 기대되는 시간대에 비해 앞당겨진(대개 2시간 이상) 경우를 말한다. 보통 일찍 잠자리에 들기 때문에 이른 새벽에 잠이 깨는 경향이 있는데, 이를 이른 아침 불면증으로 오인하는 경우가 많다. 대개 성인기 후기에 발병하고 나이가 들수록 유병률이 증가하는 경향이 있다.

37.2.2 진단

진단은 주로 병력청취와 연속된 여러 날의 수면-각성 주기를 수면일지나 활동기록계 등을 이용하여 평가한 것을 바탕으로 이뤄진다. 일상적으로 기대되는 수면-각성 주기에 비하여 수면 개시 및 각성 시간이 지연되어 있는가(뒤처진 수면위상형) 혹은 앞으로 당겨져 있는가(앞당겨진 수면위상형)에 따라 진단이 내려진다. 그 외에도 일시적으로 와해된 수면-각성 양상으로, 잠들어 있고 깨어 있는 기간이 24시간에 걸쳐 다양하게 나타나는 경우(불규칙형), 수면-각성 주기의 양상이 24시간 환경에 일치하지 않은 경우(비 24시간 수면-각성형), 교대근무형 등이 있다.

37.2.3 치료

(1) 일주기 리듬 수면각성장애 치료의 이론적 근거

일주기 리듬 수면각성장애의 치료는 일반적으로 기대되는 수면-각성 주기 시간대로 환자의 수면-각성 주기를 맞춰주는 것이다. 예를 들어 평균 7~8시간 정도의 수면시간을 가정하면, 11시경 잠을 자고 아침 6시경 일어나는 것으로 수면-각성 주기를 맞춰볼 수 있다. 뒤처진 수면위상형의 경우 아침 기상 시간이 오전 7시가 될 때까지 20~30분씩 천천히 당겨준다. 반대로 앞당겨진 수면위상형의 경우에는, 너무 이른 시간부터 잠을 자는 것을 방지하고 취침 시작 시간이 11시가 되도록 천천히 뒤로 늦춰준다. 이러한 시간치료요법chronotherapy을 시행할 때에는 광치료와 멜라토닌이 도움이 된다.[5]

우리 몸의 생체리듬은 상시각교차핵suprachiasmatic nucleus에 의하여 조절이 되는데, 정상적인 일주기 리듬은 24.2시간에 맞춰져 있다.[6] 그러나 24시간에 맞춰져 있는 일중 변동에 맞춰 생체활동을 조정하는 작업이 필요하며, 이 작업에 도움이 되는 것zeitgeber이 빛이다. 빛은 인간의 눈을 통하여 상시각교차핵을 자극하고, 이를 통해 생체 내의 일주기 리듬을 만들어낸다.

빛의 위상반응곡선에 의하면, 체온의 최저점이 되는 시점(보통 새벽 4시경) 이전에 빛을 쬐게 되면 수면위상이 뒤처지게 되고, 체온 최저점이 되는 시점 이후에 빛을 쬐게

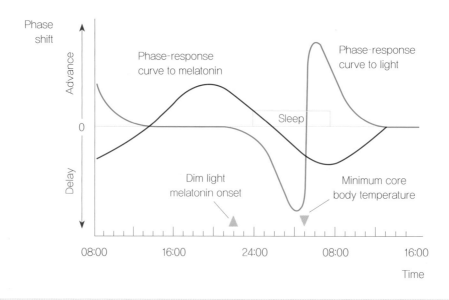

그림 37.1 빛과 멜라토닌의 위상반응곡선

되면 수면위상이 앞당겨지게 된다.[7] 멜라토닌의 경우에는 7시 기상하는 것을 기준으로 할 때 보통 새벽 1시부터 오후 1시까지는 수면위상이 뒤처지게 되고, 오후 1시부터 새벽 1시까지는 수면위상이 앞당겨지게 된다.[8]

(2) 각 아형에 따른 치료

가. 뒤처진 수면위상형

잠들기 전 멜라토닌을 투여하고 아침 기상 시간 이후 광치료를 시행하면서 점차로 아침 기상 시간을 목표로 하는 시간이 될 때까지 당겨주는 작업을 한다. 광치료는 보통 2,500~10,000lux의 빛을 쐬도록 하는데,[9] 가시광선의 전파장을 포함하는 bright light도 도움이 되나, 460~480nm대의 푸른빛 파장만으로도 효과가 있다. 멜라토닌은 잠들기 5시간 전 5mg을 4~6주 투여하였을 때, 수면 개시 시간이 1.3시간 당겨지고 아침 기상 시간이 2시간 당겨졌다는 보고가 있다.[10]

나. 앞당겨진 수면위상형

일반적으로 저녁 7~9시경 광치료를 실시하면 수면주기가 뒤로 늦춰지고 수면유지도 잘 되는 것으로 알려져 있다.[11] 멜라토닌의 경우 위상반응곡선에 따르면 아침 기상 시 투여하면 도움이 될 것으로 예측은 되나 실제 잘 적용하지는 않는다.

다. 교대근무형

교대근무형의 치료는 2교대, 3교대 등 교대근무의 형태가 어떠하냐에 따라 치료가 달라지며 개별 근무 형태에 맞는 치료 전략을 수립하는 것이 필요하다. 기본적으로 수면-각성 주기를 저해하는 근무 형태이므로 치료가 매우 어렵다. 전체적인 큰 원칙은 근무시간에는 조명을 밝게 하고, 근무가 아닌 시간에는 밝은 조명을 피하며, 시차에 따라 주간 졸림음이 심하거나 야간에 불면증이 심할 때에는 적절하게 각성제 혹은 수면제를 사용하며, 주위 가족이나 친구, 직장 동료들의 지지와 이해가 필요하다.

37.3 하지불안 증후군과 주기적 사지운동증

하지불안 증후군은 다리에 불편하고 불쾌한 느낌으로 인해 다리를 움직이고 싶은 충동이 생기고, 다리를 움직이면 증상이 호전되며, 이는 특히 누워 있거나 휴식 중, 특히 밤에 더욱 심해지는 질환을 말한다. 대체로 5~10% 정도의 유병률이 보고되고 있으며 나이가 들수록 유병률이 증가한다. 하지불안 증후군 환자의 70%가 잠이 쉽게 들지 않는다는 호소를 하고 잠이 겨우 들어도 다시 깨는 경우가 많다. 주기적 사지운동증은 수면을 취하는 동안 다리를 툭 터는 행동이 반복되는 질환으로, 수면유지장애의 한 원인이 될 수 있는 질환이다. 하지불안 증후군 환자의 약 70~80%가 주기적 사지운동증을 경험하는 반면, 주기적 사지운동증 환자의 약 20%만이 하지불안증을 경험한다.

하지불안 증후군의 발생은 유전적 요인, 철분 대사과정 이상, 도파민 기능이상 등이 제기되고 있다. 기본적으로 도파민 농도의 저하가 하지불안 증후군 발생에 기여를 하는 것으로 알려져 있는데, 항정신병약물과 같은 도파민 길항제가 하지불안 증후군을 악화시키고, 도파민 효현제가 하지불안 증후군의 증상을 호전시킨다. 도파민 생성과정에 tyrosine hydroxylase가 작용할 때 철이 역할을 한다. 즉, 철분결핍 또한 도파민 생성과정에 영향을 미쳐 하지불안 증후군 발생에 영향을 줄 수 있다. 실제 뇌 속의 철분농도가 하지불안 증후군의 발생기전에 중요한 역할을 하는 것으로 받아들여지고 있는데, 혈액뇌장벽의 혈관내피세포가 철분의 저장고로서 기능한다는 보고가 있어 이의 기능이상이 뇌 속 철분농도 이상과 연관이 있는 것으로 보인다.[12] 유전적 소인도 연관이 있는 것으로 보고되고 있는데, 조기 발생한 하지불안 증후군의 60% 이상이 가족력이 있는 것으로 보고되고 있다. MEIS1, BTBD9, PTPRD, MAP2K5/LBXCOR1 등의 유전자가 거론되고 있다.[13]

이차성으로 하지불안 증후군이 발생할 수도 있는데, 도파민 농도를 저하시킬 수 있는 항정신병약물이나 항우울제의 사용, 철분결핍을 일으킬 수 있는 빈혈, 출혈, 임신 및 출산 등이 그 원인이 될 수 있다. 혈액투석을 실시하는 신장기능저하 환자들에게서도 요독증에 의하여 이차적으

로 하지불안 증후군이 나타날 수 있는데, 신장이식을 한 이후에 호전되는 경향을 보인다.[14]

37.3.1 임상양상

하지불안 증후군 환자의 경우 밤에 잠자리에 누우면 다리 안쪽 장딴지 부근에 벌레가 기어가는 불쾌한 기분이 들거나 전기가 흐르는 것 같고, 뭔가가 당기는 듯한 느낌이 드는 등 제대로 설명하기 어려운 불쾌한 감각을 호소하게 된다. 감각은 주로 양측성으로 하지에 잘 발생하나, 경우에 따라서는 팔이나 어깨 등에서 느껴지기도 한다. 주로 야간에 잠을 자려고 누울 때 증상이 발생하지만, 주간에도 오랫동안 앉아 있거나 누워 있을 때 나타나기도 한다. 불쾌한 기분 때문에 자꾸 다리를 주무르거나 움직이고 싶은 충동이 발생한다. 그 결과 잠이 쉽게 들지 않고 깊은 잠을 자지 못하고 중간에 자주 깨는 경향을 보인다.

주기적 사지운동증은 자는 동안 하지근육의 주기적인 경축이 일어난다. 보통 다리를 차는 것 같은 양상으로 발생하고, 4~90초 간격으로 나타난다. 증상이 심한 경우는 하지 움직임으로 인하여 각성이 되어 잠이 깨기도 하지만, 보통은 증상이 있다는 것을 잘 인식하지 못하는 경우가 많다.

37.3.2 진단

하지불안 증후군의 진단은 병력 청취로 이뤄진다. 일반적으로 수면다원검사를 기본적 검사로 시행하지는 않는다. 다만 하지불안 증후군의 70~80%가 주기적 사지운동증을 동반하기 때문에 수면다원검사에서 주기적 사지운동증이 관찰되는 것으로 하지불안 증후군의 진단을 뒷받침하는 소견으로 활용하기도 한다.

37.3.3 치료

하지불안 증후군과 주기적 사지운동증의 발생기전이 유사하기 때문에 치료의 원칙도 비슷하다. 주로 ropinirole과 pramipexole 등 비-ergot 계열 도파민 효현제를 가장 흔하게 사용한다. ropinirole이 간대사를 거치는 반면 pramipexole은 신장을 통해 배설되므로, 환자의 내과적 상태에 따라 선택할 필요가 있다. 보통 ropinirole은 0.25mg에서 시작하여 1mg 정도까지, pramipexole은 0.125mg에서 시작하여 0.75mg까지 사용하지만, 임상에서는 환자 증

상에 따라 증량하기도 한다. rotigotine이라는 약물이 패치 형태로 나와 있기도 하여 환자에 따라 사용해볼 수 있다. ergot 계열의 pergolide나 cabergoline등은 일차적으로 권유되지 않는다.[15] 도파민 제제를 장기간 사용 시 하지불안 증후군의 증상이 더 이른 시간에 발생하고 증상이 심해지는 강화효과가 발생할 수 있어 주의를 요한다.[16]

하지불안 증후군의 증상과 동반하여 야간에 불면증상이 심한 경우에는 벤조디아제핀도 사용해볼 수 있고, 주로 clonazepam이 사용된다. gabapentin이나 pregabalin과 같은 항경련제에 반응하는 경우도 있어 사용해볼 수 있다. 증상이 심한 경우에는 아편양 제제도 사용해볼 수 있다. 특히 도파민 효현제 사용 이후 강화효과가 발생한 경우에 항경련제나 아편양 제제가 도움이 된다.

철결핍에 의하여 이차성으로 하지불안 증후군이 발생할 수 있기 때문에 치료 전 혈중 ferritin 농도를 재는 것이 좋으며, 혈중 ferritin 농도가 75μg/L 이하로 저하된 경우에는 경구 혹은 정주로 철분 투여를 하는 것이 도움이 된다.

37.4 호흡관련 수면장애

호흡관련 수면장애는 폐쇄성 수면무호흡 저호흡, 중추성 수면무호흡증, 수면관련 환기저하로 분류되어 있다. 수면무호흡증은 잠을 자는 동안 호흡이 멈추거나 얕아지는 것을 특징으로 하는 질환이다. 코로 들이쉰 숨이 폐까지 전달이 될 때, 수면 중에 상기도 내의 구조물들이 폐쇄되면서 호흡이 제대로 전달되지 않을 수 있다. 상기도는 콧구멍에서 시작하여 비인구를 거쳐, 혀뿌리가 있는 구강 인두와 하인두를 거쳐 하기도로 연결되는데, 상기도에서 주로 코, 연구개, 혀 뒷부분에서 기도의 폐쇄가 일어나게 된다. 낮 동안에는 주변 근육 조직들의 긴장도가 잘 유지되기 때문에 쉽게 폐쇄가 일어나지 않지만, 밤에 잠을 자는 동안에는 근육 긴장도가 감소하면서 흡기 시 음압이 걸리면서 쉽게 폐쇄가 일어난다. 이로 인하여 산소포화도가 저하되고 쉽게 각성이 되어 자주 깨게 되기도 한다. 밤 동안 숙면을 못 취하게 됨으로써 주간 졸리움을 호소하고 만성적으로 피로감을 느끼게 될 수 있다. 유병률은 성인 남성의 3~7%, 성인 여성의 2~5% 정도이며, 나이가 들수록 높아

지는 경향을 보인다.

위험인자로는 비만, 남성, 고령 등이 있는데, 비만할수록 상기도 주변을 둘러싸고 있는 조직에 지방이 침착되어 기도를 좁게 하고 쉽게 막히게 만든다. 남성에서 수면무호흡증이 더 흔하게 관찰되는데, 여성호르몬이 근육의 탄력성을 유지시켜주기 때문에 여성에게서 수면무호흡증은 상대적으로 유병률이 낮다. 다만 폐경기 이후에는 여성호르몬의 분비가 줄어들면서 코골이, 수면무호흡증의 발생이 증가하는 경향이 있다. 나이가 들면서 근육의 탄력성이 더 저하되는데, 상기도 주변 근육들의 근력이 약해지면서 작은 음압에도 쉽게 기도가 폐쇄되는 경향을 보인다.

37.4.1 임상양상

코골이나 수면무호흡증은 낮졸림증을 유발하여 사고 위험성을 높인다. 게다가 중간에 잠을 자주 깨고 숙면을 취하기 어렵기 때문에 아뇨증이 발생하거나 꿈을 자주 꾸게 되고, 집중력이 저하되어 업무나 일상생활에 지장을 주고 성욕감소 등으로 가정생활에 지장을 주기도 한다. 건강에도 악영향을 미칠 수 있는데, 잠을 자는 동안 산소공급이 저해되면서 혈관내피세포의 평활근 이완작용이 저해되고, 혈압 및 맥박수 증가가 발생하여 심혈관계 합병증 및 뇌혈관 질환의 발생률을 높일 수 있다.[17] 또한 반복적으로 산소포화도가 저하되고 잦은 각성상태가 되면서 잠을 깊게 못 자게 되어 주간에 심한 졸음을 경험하게 된다. 작업 및 운전 시 사고 발생 위험이 높아진다. 소아의 경우에는 수면부족으로 인하여 집중력저하를 유발하여 주의력결핍 과잉행동장애ADHD 유사 증상이 나타나기도 한다.[18,19]

37.4.2 진단

수면무호흡증의 진단은 뇌파, 안구운동, 아래턱 근전도, 다리 근전도, 심전도, 코골이, 호흡운동, 혈중 산소포화농도 등을 측정하는 수면다원검사 시행으로 이뤄진다. 수면다원검사상 자는 동안 호흡이 완전히 멈추는 무호흡이나, 호흡이 저하되는 저호흡이 최소 10초 이상 되는 이벤트가 시간당 몇 회가 있었는지를 나타내는 수면무호흡 저호흡apnea-hypopnea index, AHI을 기준으로 심각도를 평가한다. 통상적으로 AHI<5를 정상으로 보고, 5~15까지는 경도, 15~30까지는 중등도, 30 이상은 고도로 평가한다. 폐쇄성 수면무호흡증은 상기도의 공기 흐름이 막히지만, 복부와 흉부에 숨을 쉬고자 하는 노력이 나타난다. 중추성 수면무호흡증은 상기도의 공기 흐름이 막힐 때 복부와 흉부 역시 숨을 쉬고자 하는 노력이 관찰되지 않는데, 주로 심장질환이나 중추신경계 질환과 연관되어 나타난다. 타입에 따라 치료 전략이 달라질 수 있기 때문에 AHI를 통한 심각도 평가뿐 아니라 폐쇄성인지 혹은 중추성인지 평가하는 것 또한 매우 중요하다.

37.4.3 치료

수면무호흡증의 치료는 수술적 요법이나, 구강 내 장치, 지속적 상기도 양압술continuous positive airway pressure, CPAP을 주로 적용한다. 다만 비만한 경우에는 체중을 줄이는 노력이 필요하고, 똑바로 자는 경우 무호흡이 더 심해질 수 있어 옆으로 누워 자는 것이 권장된다. 수술의 경우 구개수 구개인두 성형술uvulo-palato-pharyngoplasty, UPPP, 이설근 전진술genioglossus advancement, 설골근절개거상술hyoid myotomy/suspension, 양악/상하악전진술bimaxillary/maxillomandibular advancement 등의 기법을 사용한다. 그렇지만 무호흡 증상이 심한 경우에는 CPAP이 더 효과적일 수 있다. 중등도 이상의 수면무호흡증에 적용할 수 있는데, 양압기를 착용하고 수면다원검사를 시행하면서 적정 압력을 확인하는 것이 중요하다. 치료효과는 좋은 편이나 CPAP에 대한 순응도가 생각보다 높지 않다는 단점이 있다. 그 외에 구강 내 장치를 사용해볼 수도 있는데, 연구개를 들어 올려주는 연구개 거상장치, 혀를 전방으로 당겨주는 혀 유지장치, 하악을 전방으로 위치시켜주는 아래턱 전방이동장치 등의 형태가 있다.

수면무호흡증의 치료에서 약물치료의 효과는 아직까지는 제한적이다. 렘수면 때 근육긴장도가 더 저하되기 때문에 무호흡이 더 심해지는 경향이 있는데, 이런 경우 렘수면을 감소시키는 SSRI 등의 약물을 처방해보는 방법이 있다. 중추성 무호흡증의 경우 호흡중추에 작용하여 호흡 노력을 증가시키는 약으로 theophyline과 acetazolamide를 활용해볼 수도 있다.[20] 수면무호흡증에 대한 치료를 하고 있음에도 불구하고 졸림증이 너무 심한 경우에는 modafinil을 사용하여 주간 졸림증을 줄이는 방법도 사용해볼 수 있다.

37.5 사건수면

사건수면은 렘수면 각성장애와 비렘수면 각성장애로 크게 나눌 수 있다. 수면보행증이나 야경증 등은 비렘수면 각성 장애에 해당하며, 악몽장애나 렘수면 행동장애 등은 렘수 면 각성장애에 해당한다.

37.5.1 비렘수면 각성장애

(1) 임상양상

수면보행증은 수면 동안 갑자기 일어나서 걸어다니는 행동을 반복하는 것이고, 야경증은 자다가 소리를 지르고 울면서 깨는 행동을 반복하는 것이다. 두 경우 모두 개인은 깊은 잠을 자고 있는 상태이므로, 다른 사람이 말을 거는 노력에 대해 반응하지 않는다. 주로 서파 수면 시기에 관찰되기 때문에 수면 중 첫 1/3 시점에서 많이 발생한다. 각 삽화에 대해서는 거의 기억하질 못하거나 부분적으로만 기억한다. 진단분류체계에 따라 다소간의 차이가 있으나 수면관련식이장애나 수면섹스장애는 수면보행증으로 분류되기도 한다. 수면관련식이장애sleep-related eating disorder는 의도치 않게 밤에 음식을 먹거나 부적절한 물질을 섭취하는 행위가 반복되는 것으로, 본인은 전혀 기억하지 못하거나 부분적으로만 기억을 하며 주로 아침에 음식 먹은 흔적을 발견하게 되는 경우가 흔하다. 수면섹스장애 역시 의도치 않게 수면 중 성적인 행동을 반복하는 것으로 매우 드물기는 하지만, 여성보다는 남성에게서 흔하고 경우에 따라 심각한 법적인 문제가 초래되기도 한다.

유병률은 사건수면마다 다소간의 차이가 있으나, 수면 보행증이나 야경증은 주로 소아에서 흔하게 발생하며 사춘기 이후 급격히 줄어든다. 건강한 소아의 약 15~30%에서 한 번 이상의 비렘사건수면을 경험하며 약 3~4%에서 반복적인 증상을 경험한다. 사춘기 이후에는 드물기는 하지만 약 1% 정도에서 한 번 이상의 비렘사건수면을 경험한다.

수면관련 식이장애의 경우에는 DSM-5에서는 수면보행증형의 한 부분으로 분류가 되어 있으나 국제수면장애진단분류 제3판에서는 비렘사건수면에서 수면보행증과는 별개의 독립된 질환으로 분류되어 있다. 수면관련식이장애가 특발성으로 발생할 수는 있으나 대부분 수면무호흡증과 같은 다른 수면장애[21] 혹은 수면제와 같은 약물에 의하여 발생[22]하기 때문에 정확한 유병률은 잘 알려져 있지 않다.

(2) 치료

소아에서의 사건수면은 성장하면서 호전되는 경향이 있기 때문에 약물치료보다는 환경적인 요소들을 해결하는 것을 우선으로 한다. 많은 경우 수면호흡장애가 동반되어 각성 역치를 낮춘다는 보고도 있다. 깊은 잠을 자는 동안 각성을 유발할 수 있는 환경들이 원인이 될 수 있기 때문에, 온도나 습도를 조절하여 쾌적한 침실 환경을 조성하고 같은 방에서 많은 가족들이 같이 자는 것을 피한다. 또한 수면 보행 중 다칠 수 있는 위험들을 미리 제거해 두는 것도 중요하다. 증상이 심하고 너무 잦다면 약물치료를 고려해볼 수 있는데, clonazepam과 같은 벤조디아제핀을 사용해보거나 imipramine과 같은 삼환계 항우울제를 사용해볼 수 있다.

수면관련식이장애의 경우 원인이 되는 요인을 제거해주면 호전되는 경우가 대부분이다. 그러나 특발성인 경우에는 pramipexole이나 topiramate 등이 효과가 있다는 보고가 있다.

37.5.2 렘수면 행동장애

(1) 임상양상

렘수면 행동장애는 렘수면 때 이상한 행동을 보이는 것을 특징으로 하는 질환으로 싸우거나 쫓기거나 공격당하는 등의 꿈을 꾸면서 행동을 그대로 하기 때문에 침대에서 떨어지거나 다치게 된다. 렘수면 시기에는 근육 긴장도가 소실되는 것이 특징인데, 렘수면 동안 소실되어야 할 근육 긴장도가 유지되면 꿈 내용과 관련된 행동을 그대로 하게 되는 것이다. 남성에서 흔하게 나타나며 주로 50세 이후에 발병한다. 유병률은 약 0.5% 정도로 알려져 있다. 특발성으로 나타나는 것으로 알려져 있으나 파킨슨병, 루이체 치매와 같은 신경과적 질환과 동반되어 나타나는 경우도 흔하다.[23]

잠을 자면서 꿈 꾸는 내용과 관련된 행동을 그대로 하기 때문에 고함을 지르거나, 울거나, 소리 치는 등의 잠꼬

대와 함께 주먹질을 하거나, 발길질을 하거나, 침대에서 뛰어내리는 등의 위험한 행동이 동반된다. 환자는 벽을 치거나 침대에서 굴러 떨어져서 다치기도 하며, 옆에서 같이 자는 사람을 다치게 하기도 한다.

(2) 진단

진단은 주로 병력 청취로 이뤄지나, 비렘사건수면과 감별을 위하여 수면다원검사상 렘수면 동안 근육 긴장도가 증가해 있는 것이 관찰되는지를 확인하는 것이 필요한 경우가 있다. 렘수면 행동장애가 발생한 후 약 10년 동안 30%의 환자가 파킨슨병으로 이환되었다는 보고가 있고, 파킨슨병 환자의 30%가 렘수면 행동장애를 동시에 갖고 있다. 즉, 비렘사건수면과 렘수면 행동장애는 경과와 예후가 전혀 다르기 때문에, 장기적인 경과 및 예후를 판단하기 위해서도 수면다원검사를 실시해보는 것이 필요하다.

(3) 치료

수면 중 꿈꾸는 것과 관련한 행동 때문에 침대에서 떨어지거나 벽을 치거나 같이 자는 사람을 다치게 할 위험이 있기 때문에, 위험을 예방하는 것이 가장 중요하다. 날카로운 물건이나 위험한 물건들을 치우고, 침대를 창문 옆에 두지 않아야 한다.

약물로는 clonazepam이 가장 많이 사용된다. 보통 0.25~2mg 정도로 사용하며, 87~90%에서 반응을 보인다. 작용기전은 렘수면 동안의 근육 긴장도를 감소시킨다기보다는 꿈과 관련된 난폭한 행동 자체를 억제시키는 것으로 보인다. 낙상이나 기억력장애 등의 부작용을 주의해야 한다.

멜라토닌도 3~15mg 정도에서 사용되기도 한다. 작용기전은 렘수면 동안 증가된 근육 긴장도를 약 50% 정도 회복하는 것으로 알려져 있다. 그런 이유로 멜라토닌과 clonazepam을 병합하여 사용하기도 한다. pramipexole과 같은 도파민 효현제도 사용해볼 수 있다.

참고문헌

1. Liblau RS, Vassalli A, Seifinejad A, Tafti M. Hypocretin (orexin) biology and the pathophysiology of narcolepsy with cataplexy. Lancet Neurol 2015;14:318-328.
2. Bonvalet M, Ollila HM, Ambati A, Mignot E. Autoimmunity in narcolepsy. Curr Opin Pulm Med 2017;23:522-529.
3. Sarkanen TO, Alakuijala APE, Dauvilliers YA, Partinen MM. Incidence of narcolepsy after H1N1 influenza and vaccinations: Systematic review and meta-analysis. Sleep Med Rev 2018;38:177-186.
4. Arnulf I. Kleine-Levin Syndrome. Sleep Med Clin 2015;10:151-161.
5. Pandi-Perumal SR, Trakht I, Spence DW, Srinivasan V, Dagan Y, Cardinali DP. The roles of melatonin and light in the pathophysiology and treatment of circadian rhythm sleep disorders. Nat Clin Pract Neurol 2008;4:436-447.
6. Czeisler CA, Gooley JJ. Sleep and circadian rhythms in humans. Cold Spring Harb Symp Quant Biol 2007;72:579-597.
7. Minors DS, Waterhouse JM, Wirz-Justice A. A human phase-response curve to light. Neurosci Lett 1991;133:36-40.
8. Lewy AJ. Clinical applications of melatonin in circadian disorders. Dialogues Clin Neurosci 2003;5:399-413.
9. Dodson ER, Zee PC. Therapeutics for Circadian Rhythm Sleep Disorders. Sleep Med Clin 2010;5:701-715.
10. Dahlitz M, Alvarez B, Vignau J, English J, Arendt J, Parkes JD. Delayed sleep phase syndrome response to melatonin. Lancet 1991;337:1121-1124.
11. Lack L, Wright H, Kemp K, Gibbon S. The treatment of early-morning awakening insomnia with 2 evenings of bright light. Sleep 2005;28:616-623.
12. Lee KA, Zaffke ME, Baratte-Beebe K. Restless legs syndrome and sleep disturbance during pregnancy: the role of folate and iron. J Womens Health Gend Based Med 2001;10:335-341.
13. Jimenez-Jimenez FJ, Alonso-Navarro H, Garcia-Martin E, Agundez JAG. Genetics of restless legs syndrome: An update. Sleep Med Rev 2018;39:108-121.
14. Kahvecioglu S, Yildiz D, Buyukkoyuncu N, Celik H, Tufan F, Kilic AK, et al. Effect of Renal Transplantation in Restless Legs Syndrome. Exp Clin Transplant 2016;14:45-49.
15. Brindani F, Vitetta F, Gemignani F. Restless legs syndrome: differential diagnosis and management with pramipexole. Clin Interv Aging 2009;4:305-313.
16. Geyer J, Bogan R. Identification and treatment of augmentation in patients with restless legs syndrome: practical recommendations. Postgrad Med 2017;129:667-675.

17. Chung S, Yoon IY, Shin YK, Lee CH, Kim JW, Lee T, et al. Endothelial dysfunction and C-reactive protein in relation with the severity of obstructive sleep apnea syndrome. Sleep 2007;30:997-1001.

18. Chervin RD, Archbold KH, Dillon JE, Panahi P, Pituch KJ, Dahl RE, et al. Inattention, hyperactivity, and symptoms of sleep-disordered breathing. Pediatrics 2002;109:449-456.

19. Chung S, Hodges EK, Ruzicka DL, Hoban TF, Garetz SL, Guire KE, et al. Improved behavior after adenotonsillectomy in children with higher and lower IQ. Int J Pediatr Otorhinolaryngol 2016;80:21-25.

20. White DP. Pharmacologic Approaches to the Treatment of Obstructive Sleep Apnea. Sleep Med Clin 2016;11:203-212.

21. Guilleminault C, Kirisoglu C, Bao G, Arias V, Chan A, Li KK. Adult chronic sleepwalking and its treatment based on polysomnography. Brain 2005;128:1062-1069.

22. Morgenthaler TI, Silber MH. Amnestic sleep-related eating disorder associated with zolpidem. Sleep Med 2002;3:323-327.

23. St Louis EK, Boeve AR, Boeve BF. REM Sleep Behavior Disorder in Parkinson's Disease and Other Synucleinopathies. Mov Disord 2017;32:645-658.

다양한 상황에서의 약물치료

CLINICAL NEUROPSYCHOPHARMACOLOGY

CHAPTER 38

섭식장애

김율리

38.1 서론

38.1.1 섭식장애

DSM-5의 급식 및 섭식장애 분야에는 이식증pica, 회피 제한적 섭식장애avoidant/restrictive food intake disorder, 신경성 식욕부진증anorexia nervosa, 신경성 폭식증bulimia nervosa, 폭식장애binge eating disorder, 잔류범주로 특정 섭식장애 진단에 충분히 부합하지 않는 경우에 적용하는 역치하 섭식장애subthreshold eating disorders, 제거장애purging disorder 및 야간섭취증후군night eating syndrome 등이 있다.[1] 신경성 식욕부진증은 자아동조적 식사제한으로 초래된 정상의 85% 미만의 체중이 특징이며, 식사제한과 과운동이 특징인 제한형과 폭식 및 구토가 특징인 폭식구토형으로 구분할 수 있다. 신경성 폭식증에서의 식사행태는 식사제한의 반복, 이로 인한 폭식, 체중증가를 막기 위한 보상행동으로써의 구토와 하제/이뇨제 남용 등이다. 폭식장애의 특징은 보상행동이 동반되지 않는 폭식 삽화로 설명된다. DSM-5에서 신경성 폭식증은 제거형을 지칭하며 비제거형은 폭식장애로 분류한다.[1]

38.1.2 섭식장애의 치료

섭식장애 치료는 약물치료뿐 아니라 영양 상담, 정신치료 그리고 의학적 합병증까지 다루어야 하는 복잡한 과정이다. 섭식장애는 정신병리와 내과적 이상이 공존하는 것이

특징이다. 신경성 식욕부진증 치료의 주된 목표로는 체중 증가, 집중치료 후 체중감소 방지, 섭식행동의 변화, 관련 정신병리(예 : 신체상에 대한 집착)의 감소, 우울, 강박장애, 관련 의학적 상태(예 : 성선축 이상, 불임, 골다공증)의 치료 등이 포함된다. 신경성 폭식증 치료의 주된 목표는 폭식 멈추기, 보상행동(예 : 구토, 하제와 이뇨제의 남용), 관련 정신병리의 감소와 관련 의학적 상태의 치료를 포함한다. 폭식장애 치료의 주된 목표는 폭식 멈추기, 관련 정신병리의 감소, 비만을 동반한 경우 이에 대한 치료이다. 영국의 근거중심치료지침인 NICE 가이드라인[2,3]에서 약물치료는 섭식장애의 치료에 있어 단독치료가 아니라 신체적 문제 또는 공존하는 정신과적 문제를 치료하기 위해 병행하는 방법으로 추천한다.

호주와 뉴질랜드의 신경성 식욕부진증 치료 가이드라인[4]에서는 신경성 식욕부진증의 치료로써 다각적(가족치료, 인지행동치료, 영양 상담 등 포함) 접근을 권장한다. 이 가이드라인에서 신경성 식욕부진증의 약물치료에서 항우울제는 공존정신병리를 가진 신경성 식욕부진증 환자의 치료에 도움이 되고, olanzapine은 과활동의 완화에 유용하다는 결론을 냈다. 한편, Claudino 등[5]은 Cochrane 보고서에서 신경성 식욕부진증의 치료에 항우울제를 권유할 만큼 충분한 증거를 찾지 못했다고 보고했다.

본 장에서는 세계 생물정신의학회연방world federation of societies of biological psychiatry, WFSBP에서 발표한 섭식장애 약물치료의 지침[6]과 이후 업데이트된 약물학적 연구결

표 38.1 근거수준 분류[7]

A - 통제연구에서 모든 근거를 만족
B - 통제연구에서 제한된 근거를 만족
C - 비통제연구나 사례보고/전문가 의견에서 근거가 있음
D - 일치되지 않는 결과
E - 반대의 근거
F - 근거의 부족

표 38.2 근거수준에 따른 등급[7]

1 - 근거수준 A 및 위험대비 이득 좋음
2 - 근거수준 A 및 위험대비 이득 중간
3 - 근거수준 B
4 - 근거수준 C
5 - 근거수준 D

과들을 토대로 설명하였다. WFSBP 지침에서 섭식장애는 영양 상담, 정신치료, 의학적 합병증 치료의 필요성을 전제로 약물학적 치료의 가능성을 제시하였다.

(1) 섭식장애의 공존질환

섭식장애 환자에서는 광범위한 타 정신질환이 공존된 경우가 흔하다. 우울증, 알코올의존 그리고 많은 불안장애의 공존율이 높으며 급성기뿐 아니라 평생의 공존율도 높다.[8] 대인관계 민감성, 우울함 등도 흔하다.[9] 신경성 식욕부진증이 있는 경우 우울함, 아스퍼거 증후군Asperger's syndrome, 자폐스펙트럼장애autism spectrum disorder를 보이기 쉽고, 강박장애를 포함한 불안장애로 고통을 받는 것으로 나타났다.[10]

38.1.3 섭식장애에서의 정신과적 약물치료

섭식장애와 공존하는 광범위한 정신질환과 정신병리가 섭식행동에 미치는 영향에 대한 치료약물로서 항우울제, 항정신병제, 항전간제, 항히스타민제 및 다른 약물학적 화합물을 포함한 많은 정신약물들이 연구되었다.

(1) 항우울제

항우울제의 주작용기전은 세로토닌 그리고/또는 노르아드레날린 시스템에서 작용하는 것으로 생각된다. 중추 세로토닌의 기능이상은 식욕, 정서 그리고 충동 제어의 조절

이상에 기여할 수 있다.[11] 신경성 식욕부진증과 신경성 폭식증에서의 이상은 세로토닌 및 다른 단가아민의 기능이상과 관련되며, 심지어 회복 후에도 이 신경전달물질 관련 기능들이 방해받는다.

(2) 항정신병제

신경성 식욕부진증 환자들의 인지적 경직과 높은 불안도라는 특성으로 인해 이 병의 치료에 항성신병약물을 고려해 왔다.[12] 섭식장애에서 항정신병제의 주요 작용 부위는 비정형 항정신병제의 도파민 시스템과 부가적인 세로토닌 작용으로 생각된다.[11]

(3) 항전간제

항전간제의 신경안정 효과는 섭식장애의 치료에 이득이 될 수 있다. 예를 들어 항전간제인 topiramate는 대뇌 여러 부위에 작용한다(예 : 나트륨·칼슘·칼륨 통로, GABA 및 글루타메이트 수용체, carbonic anhydrase 억제).[13]

(4) 항히스타민제

히스타민은 식욕과 에너지 대사를 조절하는 신경전달물질이다. 신경계와 관련된 히스타민은 paraventricular nucleus와 ventromedial hypothalamus에서 histamine-1-recpetor를 통해 음식 섭취를 억제한다.[14]

38.2 신경성 식욕부진증의 약물치료

38.2.1 진단

신경성 식욕부진증은 최소한의 정상 체중을 유지하기 거부하는 것으로 정의된다.[1] 두 가지의 아형이 있는데 폭식구토형과 제한형이다. 미국의 국가유병률조사에 따르면 신경성 식욕부진증의 평생유병률은 여성에서 0.9%, 남성에서 0.3%로 높지 않지만,[15] 모든 정신장애 중 치사율이 가장 높다.

38.2.2 항우울제 치료

신경성 식욕부진증을 항우울제로 치료하는 근거는 (1) 신경성 식욕부진증에서의 병태생리에서는 세로토닌과 노르

아드레날린 시스템의 기능장애가 추정되고, (2) 공존질환으로 불안장애, 강박장애, 우울증이 흔하기 때문이다.

(1) 삼환계 항우울제TCA

신경성 식욕부진증 환자 25명에서 amitryptiline으로 진행한 5주간 이중맹검 실험에서 체중증가 효과가 유의하지 않았다.[16] 결론적으로 일반적으로 사용하는 삼환계 항우울제amitryptiline and clomipramine는 신경성 식욕부진증 환자의 치료에 체중 회복에 대한 명확한 근거가 없다.

(2) 선택적 세로토닌 재흡수 억제제SSRI

신경성 식욕부진증에서의 SSRI 효과를 평가하는 개방연구에서 약물의 효과에 대한 결과는 일관적이지 않았다.[17-21]

가. citalopram

신경성 식욕부진증 환자 26명을 대상으로 약물치료를 하면서 다른 26명에게는 투약을 하지 않으면서 개방적 무작위 연구를 시행한 결과,[20] 약물군과 비약물군 간 체질량 지수에 차이가 없었으며 우울증, 강박증상, 충동성, 분노 특성에서 개선이 있었다.

나. fluoxetine

35명의 신경성 식욕부진증 환자를 대상으로 한 이중맹검 위약 대조군 비교연구에서 효과가 있을 경우에만 약물을 유지하는 방법을 사용하였다.[22] fluoxetine 복용 유지 환자들에서 재발률이 감소하였고 체중증가와 거식증상이 더 많이 호전되었다. 반면 Walsh 등[23]이 진행한 1년간의 이중맹검 위약 대조군 연구에서는 fluoxetine이 신경성 식욕부진증 환자에게 효과가 있다는 것이 입증되지 못하였다.

결론적으로 신경성 식욕부진증에서 SSRI(citalopram, fluoxetine, sertraline)의 사용은 섭식장애 병리 자체를 개선하는 측면에서는 확실한 근거가 없지만, 공존한 정신병리의 개선에 효과가 있다.

(3) 기타 항우울제

가. mirtazapine

만성 신경성 식욕부진증 성인 환자를 대상으로 mirtazapine의 효과를 9개월간 추적 관찰한 결과 체중 유지와 기분 개선이 있었다.[24] mirtazapine은 특히 나이가 많고, 만성화된 신경성 식욕부진증 환자에서 우울증이 동반되어 있을 때

효과적이었다.

38.2.3 항정신병약물 치료

(1) 정형 항정신병약물

신경성 식욕부진증에서 정형 항정신병제제haloperidol, sulpiride, pimozide 등을 고려해볼 수 있으나 일반적으로 사용하기에는 근거가 부족하다.

(2) 비정형 항정신병약물

가. olanzapine

olanzapine을 사용한 개방적 또는 후향적 연구들이 몇 가지가 시행되었는데 신경성 식욕부진증 환자에서 체중증가 및 정신병리 호전의 가능성이 제시되었다. 신경성 식욕부진증 환자들을 대상으로 olanzapine을 이용해 3개월간 이중맹검 위약 대조실험을 시행한 결과(첫 1개월 2.5mg, 이후 2개월간 5mg)[25], olanzapine군과 위약군 간 체중증가에 차이는 없었지만, 폭식-구토 양상을 보이는 군에서 체질량 지수와 일부 정신병리가 변화했다. 또 다른 이중맹검 위약 통제연구에서는[26] olanzapine군은 체중증가율이 유의하게 높았고, 강박사고(강박행동은 아님)도 유의하게 감소했다. 신경성 식욕부진증에서 olanzapine을 고려한다면 반드시 행동치료와 병행해서 사용해야 한다.[12]

나. risperidone

일부 사례연구에서 risperidone이 신경성 식욕부진증에서 유용할 수 있다고 보고하였지만,[27] 이후 다른 연구에서는 효과가 없었다.[28]

다. quetiapine

신경성 식욕부진증 환자들을 대상으로 저용량 quetiapine(100~400mg/day)과 기존의 치료방법을 비교하는 개방적 무작위 대조군 연구에서 저용량의 quetiapine을 사용한 군에서 심리적·신체적 호전을 보였다.[29] 반면 이중맹검 위약 대조군 연구에서는 유의한 효과를 보이지 않았다.[30]

라. amisulpiride

단일맹검 무작위 연구를 통해 신경성 식욕부진증 환자의 치료에서 amisulpride(12명), clomipramine(13명),

fluoxetine(10명)의 효과를 비교한 연구에서 3개월간 치료 후 amisulpride와 fluoxetine군에서는 체중이 증가했으며, 두 군은 차이가 없었다.[31]

마. aripiprazole

최근 연구결과에서 aripiprazole이 신경성 식욕부진증의 체중증가에 긍정적일 가능성을 보고하고 있으나 아직 위약 대조군 연구가 종료되지 않았다.[32]

38.2.4 기타

(1) 항히스타민 제제

가. cyproheptatine(CYP)

81명의 여성 환자를 4군으로 나눈 무작위 위약 통제실험에서 cyproheptatine 12~32mg을 사용했을 때 체중감소가 심한 신경성 식욕부진증 환자 및 기존 외래치료에 실패한 환자에서만 체중증가가 있었다.[33] 72명의 신경성 식욕부진증 환자를 대상으로 amitryptiline(최고 용량 160mg), cyproheptatine(최고 용량 32mg)을 사용한 이중맹검 위약 대조연구에서 cyproheptadine군에서만 유의한 체중증가가 있었는데 제한형 신경성 식욕부진증에서만 체중증가가 있었고 폭식구토형에서는 효과가 없었다.[34] 우울증상은 두 군 모두 반응을 보였다. 단, 항히스타민의 H1 차단작용은 졸음, 대사증후군, QT 간격 연장 등의 부작용을 초래할 수 있다.[35]

(2) 위장관운동 촉진제

가. cisapride

12명의 신경성 식욕부진증 환자에게 cisapride 정맥주사를 시행한 결과,[36] 위배출 시간이 단축되었다. 뒤이어 또 다른 이중맹검 위약 통제시험에서[37] cisapride는 체중증가와 관련이 없었다. 또 다른 연구도 cisapride와 체중증가 간의 연관성을 확인하지 못했으며, 위 배출 시간의 차이도 발견하지 못했다. 따라서 신경성 식욕부진증 환자에게 cisapride를 사용하는 것은 근거가 없다. cisapride는 삼환계 항우울제나 항정신병제제와 연관하여 QT 간격을 증가시킬 위험이 높다.[38,39]

나. metoclopramide

위 배출 촉진에 있어 metoclopramide는 급성기 효과가 있는 것으로 보인다.[37,40,41] 위장운동 촉진제는 위 배출을 촉진할 수 있지만, 신경성 식욕부진증에서 체중 회복과는 명확한 연관이 없다.

(3) zinc

이중맹검 위약 통제시험에서 청소년기 신경성 식욕부진증 환자는 아연 결핍의 위험이 있고, 아연 보충(50mg elemental zinc/day) 후에는 치료에 잘 반응하는 것으로 나타났다.[42] Birmingham과 Gritzner[43]는 모든 신경성 식욕부진증 환자들에게 2개월간 필수적으로 저용량인 하루 14mg의 아연을 경구투여해야 한다고 결론을 내렸다. 아연이 결핍되어 있을 때 음식 섭취를 자극하는 neuropeptide Y에 대한 저항이 생기기 때문이다.[44]

(4) lithium

16명의 신경성 식욕부진증 환자에게 lithium을 사용한 위약 통제연구에서 4주차부터 체중증가의 차이가 나타났지만(3.9 kg),[45] 소수의 실험군과 짧은 기간으로 인해 해석에 한계가 있다.

(5) naltrexone

자가중독 모델에서는 신경성 식욕부진증과 신경성 폭식증 모두 opioid와 연관된 중독이 있음을 주장한다.[46] 19명의 신경성 폭식증 또는 신경성 식욕부진증 환자를 대상으로 크로스오버 디자인으로 이중맹검 위약 통제시험을 시행하였고, 100mg naltrexone 복용을 하루 두 번 6주간 지속하면서 치료기간 사이에 약물 농도가 완전히 빠지지 않도록 하였다. 폭식 및 구토행동은 두 그룹 모두에서 감소하였지만 6주 동안 신경성 식욕부진증 환자의 일부에서는 체중 회복이 없었다.

(6) growth hormone

신경성 식욕부진증 환자 15명에게 재조합 인간 성장 호르몬rHGH으로 4주간 맹검 위약통제 예비연구를 시행한 결과 약물 투여군과 위약군에서 체중 회복의 차이는 통계적으로 유의하지 않았다.[47]

(7) oxytocin

oxytocin은 동물연구에서 애착과의 관련이 입증되었으며,

인간 대상의 연구에서 신뢰, 정서지각, 부정적 주의편향 감소 등의 효과가 입증되었다. 신경성 식욕부진증 환자를 대상으로 한 개념 입증 연구에서 oxytocin 투여군에서 음식자극에 대한 주의편향 감소가 있었으며,[48] 무작위 대조군 임상시험에서 섭식장애 병리 감소 효과가 있는 것으로 나타났다.[49] 이는 oxytocin이 섭식장애의 유지요인인 음식 섭취와 관련된 불안과 공포를 감소시키는 기전에 관여하는 것으로 생각되며, 신경성 식욕부진증 부가치료제로서의 가능성이 있다.

(8) d-cycloserin

신경성 식욕부진증 환자들을 대상으로 노출치료 개입을 하면서 d-cycloserine을 투여한 연구에서 대조군과 비교하여 칼로리 섭취가 유의하게 증가하지는 않았다.[50]

(9) 비위관 영양공급

신경성 식욕부진증을 치료하는 데 비위관 식이요법의 효과를 보기 위한 맹검시험에서 대조군에 비해 비위관 치료군에서 체중증가가 39% 높게 나타났다.[51] 퇴원 이후 무병기간 또한 비위관 치료군에서 길었다. 연구자는 신경성 식욕부진증의 영양실조 환자에서 섭식행동의 방해 없이 체중을 회복하는 데 비위관 영양 식이가 효과적이라고 결론을 내렸다.

38.3 신경성 폭식증

38.3.1 진단

신경성 폭식증bulimia nervosa은 자가유발 구토, 하제 또는 이뇨제 남용, 금식 혹은 과활동 등의 부적절한 보상행동에 뒤이은 반복적인 폭식 삽화가 특징이다.[1]

38.3.2 항우울제 치료

신경성 폭식증을 항우울제로 치료하는 근거는 세로토닌과 노르아드레날린 시스템의 역기능과 불안장애, 강박스펙트럼장애, 우울증이 동반질환으로 나타나기 때문이다.

(1) 삼환계 항우울제

imipramine과 구조화된 집단심리치료로[4] 그룹을 나누어 시행한 12주 비교연구에서(즉, 위약, imipramine, 집단심리치료＋위약, 집단심리치료＋imipramine) imipramine은 위약에 비해 섭식행동을 유효하게 호전시키지 못했지만, 우울증상 및 불안증상을 감소시켰다.[65] desipramine을 사용하여[3] 그룹 통제시험을 진행하였을 때(즉, desipramine, 약물치료와 인지행동치료 복합치료, 인지행동치료 단독), 16주 차에 인지행동치료 그룹과 복합치료를 한 그룹에서는 약물치료 그룹에 비해 우세한 효과를 보였다. 이에 연구자들은 약물치료와 인지행동치료를 병행하는 것이 신경성 폭식증 일차치료로 추천한다고 결론을 내렸다.[52]

(2) 세로토닌계 항우울제

가. citalopram

citalopram과 flutamide(androgen antagonist)을 4그룹으로 나누어서 시행한 이중맹검 위약통제 예비연구(즉, flutamide, citalopram, citalopram＋flutamide, 위약)에서 폭식은 flutamide 그룹에서 유의하게 감소하였지만, citalopram 단독 그룹에서는 효과가 없었다.[53] 신경성 폭식증 환자에서 citalopram 대 fluoxetine의 단일맹검 무작위 대조군 연구에서 두 약물 간 유의한 차이는 없었다.[54]

나. fluoxetine

76명의 신경성 폭식증 환자를 3그룹(fluoxetine, 개인 인지행동치료, 복합치료)으로 나누어 16주 이상 치료를 진행하였다. 복합치료군에서 약물치료에 비해 특정 영역에서 우세한 효과를 보였으나, 개인 인지행동치료 단독군에 비해 우세하지 않았다.[55] 또 다른 이중맹검 무작위 대조연구의 층화 분석(우울 vs. 비우울)을 시행하였다. fluoxetine 60mg이 우울증상 유무에 관계없이 신경성 폭식증의 치료에 효과적이었다(즉, 폭식과 구토 삽화의 감소를 보임).[56]

22명의 난치성 신경성 폭식증 환자에게 심리치료(인지행동치료 또는 대인관계정신치료)를 병행하여 위약 통제시험을 시행하였다.[57] fluoxetine 그룹에서 폭식과 구토의 빈도가 감소하였고, 따라서 fluoxetine이 적절한 심리치료에 반응이 없는 신경성 폭식증 환자에게 유용한 도움이 될 것이라고 결론을 내렸다. 인지행동치료와 fluoxetine을 이용한 3그룹 연구결과 (인지행동치료, fluoxetine과 인지행동치료 복합, fluoxetine) 복합치료군이 인지행동치료군에 비해 더 효과가 있지는 않았다.[58]

52주간의 무작위 위약 통제시험에서 급성기 치료에 반응이 있던 사람들에서 지속적인 fluoxetine 치료를 통해 결과적으로 호전을 보였고 재발 가능성이 낮아질 수 있다고 했다.[59] 청소년 신경성 폭식증 환자를 대상으로 fluoxetine 60mg으로 8주간 개방연구를 시행한 결과, 내야성이 양호하였으며, 청소년 그룹에서 효과적인 치료방법이 될 수 있다고 했다.[60]

다. fluvoxamine

72명의 신경성 폭식증 환자를 대상으로 시행한 이중맹검 위약 통제시험에서 fluvoxamine은 폭식행동의 재발을 막는 데 효과가 있었다.[61] 또 다른 연구에서는 267명의 신경성 폭식증 환자를 3그룹으로 나누어서 1년간 시행한 이중맹검 위약 통제시험에서 (8주 단기간 fluvoxamine 치료에 뒤이어 44주 위약 투약 그룹, 52주 전 기간 fluvoxamine 투약 그룹, 위약 그룹) 단기간 및 장기간 fluvoxamine 치료 그룹 모두 심리치료를 통해 얻을 수 있는 이점에 도달하지 못했다.[62]

라. sertraline

20명의 여성 신경성 폭식증 환자에게 sertraline 100mg/day으로 12주간 무작위 위약 통제시험을 시행하였을 때 위약군에 비해 sertraline 그룹에서 폭식 위기와 구토 삽화가 감소했다.[63]

(3) 가역적 MAO 억제제[RIMA]

가. moclobemide

정상 체중의 신경성 폭식증 여성 52명을 대상으로 6주간의 위약통제 이중맹검 연구를 시행하여 moclobemide 600mg의 효과와 내성을 확인하였을 때 moclobemide와 위약 사이에서 식이와 관련한 태도, 행동 관련 지표에 의미 있는 차이는 없었다.[64]

나. phenelzine

62명의 신경성 폭식증 여성을 대상으로 phenelzine을 사용하여 위약통제 이중맹검 연구를 시행하였다.[65] phenelzine은 위약과 비교하여 일반적인 정신과적 증상, 섭식태도,

주관적 및 객관적 우울감 감소에 우위를 보였다. 폭식 삽화 감소 경향을 보이기도 했다. 그러나 부작용이 많아서 12명의 환자가 중도 탈락했다.

다. isocarboxazid

18명의 신경성 폭식증 여성을 대상으로 시행한 위약통제 이중맹검 연구에서 isocarboxazid군에서 폭식과 구토 행위가 유의미하게 감소하였다.[66]

라. brofaromine

36명의 여성을 대상으로 brofaromine을 사용한 8주간의 위약통제 이중맹검 연구에서 brofaromine은 위약에 비해 이점이 발견되지 않았다.[67]

(4) 타계열 항우울제

가. duloxetine

duloxetine을 사용하여 신경성 폭식증 환자의 폭식 및 보상행위가 관해에 이른 증례를 보고하였다.[68]

나. bupropion

81명의 신경성 폭식증 환자를 대상으로 bupropion을 사용하여 위약통제 이중맹검 연구를 시행하였다.[69] 폭식과 보상행동이 유의하게 감소했으나 4명이 bupropion 치료 중 대발작을 보였다. 이로 인해 신경성 폭식증 치료의 금기 contraindication이다.

다. trazodone

46명의 신경성 폭식증 여성을 대상으로 trazodone을 사용한 위약통제 이중맹검 연구에서 trazodone은 폭식과 구토의 빈도 감소에서 위약에 대해 우위성을 보였다.[70] trazodone의 부작용은 유의하지 않았다.

라. mianserin

50명의 여성을 대상으로 mianserin을 사용하여 8주간의 위약통제 이중맹검 연구에서 mianserin군에서 섭식병리 및 일반 정신병리 모두 위약에 비해 유의한 호전은 없었다.[71]

38.3.3 항전간제

(1) topiramate

69명의 신경성 폭식증 환자를 대상으로 10주간 topiramate

를 사용하는 무작위 위약통제 이중맹검 연구에서 폭식과 보상행위에서 유의미하게 감소되었다. 또 다른 연구에서는 60명의 신경성 폭식증 환자를 대상으로 topiramate(n = 30) 혹은 위약(n = 30)을 사용하여 10주간 위약통제 이중맹검 연구를 시행하였을 때 폭식과 보상행위 빈도에 유의한 감소가 있었으며, 체중과 건강 측면이 호전되어 삶의 질이 증진되었다.[72] 일부에서는 졸음, 어지러움, 두통, 마비가 보고되었지만 정신증적 증상이나 심각한 부작용은 없었다.

38.3.4 기타 약물치료 및 광치료

(1) d-fenfluramine

43명의 신경성 폭식증 환자를 대상으로 8주간 d-fenfluramine을 사용한 위약 통제연구에서 단기 정신치료와 비교해 부가적 효과를 입증해내지 못하였다.[73]

(2) ondansetron

26명의 신경성 폭식증 환자를 대상으로 5-HT3 길항제인 ondansetron을 4주간 4mg/day 사용하는 무작위 위약통제 이중맹검 연구를 시행하였다.[74] 위약과 비교하여 ondansetron은 폭식/구토 빈도의 감소 효과가 있었으며 섭식병리행동의 정상화(폭식행위에 소비하는 시간, 섭식병리행동 삽화의 수)에 효과가 있었다. 이 약은 심각한 부작용의 잠재적 위험으로 인해 사용에 유의해야 한다.

(3) lithium

91명의 신경성 폭식증 여성을 대상으로 lithium을 사용하여 무작위 위약통제 이중맹검 연구를 시행하였다.[75] 8주간의 연구에서 위약과 비교하여 폭식 삽화의 호전에 유의미한 차이를 보이지 않았다.

(4) naltrexone

항우울제 저항성 신경성 폭식증 환자 10명을 대상으로 naltrexone 300mg을 사용한 개방연구에서 7명에서 75%의 폭식증상이 감소하였다.[76] 저자들은 naltrexone이 치료불응성 신경성 폭식증에 효과가 있음으로 결론지었다. 두 번째 연구에서 16명의 폭식 환자를 대상으로 naltrexone의 표준용량(50~100mg/day)과 고용량(200~300mg/day)의 효과를 비교하였고, 고용량 치료만이 성공 가능성이 있음을 보여주었다.[77] Marrazzi 등의 자가중독이론auto-addiction

model에서는 신경성 식욕부진증과 신경성 폭식증의 opioid 관련 중독 가설을 제시하였다. 그들은 19명의 신경성 식욕부진증 혹은 신경성 폭식증 환자를 대상으로 6주간 naltrexone 100mg을 하루 두 번 복용하는 위약통제 이중맹검 연구를 시행하였다. 신경성 식욕부진증과 신경성 폭식증 환자 모두 폭식과 보상행동이 감소하였다.

(5) methylphenidate

정서불안정성 성격장애를 동반한 치료불응성 신경성 폭식증 두 환자의 사례에서[78] 두 환자 모두 methylphenidate를 하루 20mg까지 복용한 4일째가 지나면서 폭식과 보상행동이 감소하였고 그 효과는 10주에서 12주까지 지속되었다. 그러나 이 약물의 잠재적 위험성으로 인해 치료로 추천되지 않는다.

(6) aripiprazole

3명의 신경성 폭식증 환자를 대상으로 4개월 이상 aripiprazole로 치료한 사례에서 결과는 긍정적이었으나,[79] 통제연구결과가 필요하다.

(7) oxytocin

동물연구에서 oxytocin이 음식 섭취 및 대사를 조절하는 기능이 밝혀졌다. 비만환자를 대상으로 한 8주간의 임상시험에서 비강용 oxytocin이 폭식성 음식의 섭취를 줄이고, 체중감소를 초래하는 것으로 나타났다.[80] 개념 입증 연구에서 비강용 oxytocin이 신경성 폭식증 환자에서 섭취열량을 줄이고 정서인식을 증가시키며[81] 부정적 정서에 대한 주의편향을 감소시키는 것으로 나타났다.[82] 이러한 결과는 oxytocin이 폭식성 섭식장애 및 비만의 새로운 치료제로서의 가능성을 시사하나, 통제된 전향적 연구가 필요하다.

(8) 광치료

17명의 신경성 폭식증 여성을 대상으로 밝은 백색광(하루 30분씩 10,000lux 노출)과 희미한 적색광(하루 30분씩 500lux 노출)을 사용하여 교차연구를 시행하였다.[83] 연구자들은 증상에 계절성 패턴이 있는 신경성 폭식증에서 밝은 백색광이 정동과 섭식장애 모두에 효과적인 단기치료가 될 수 있을 것으로 결론지었다.

38.3.5 약물학적 치료와 정신심리치료의 병합

삼환계 항우울제를 사용한 무작위 통제연구의 36%에서는 정신심리치료(인지행동치료)를 동반하였다. 삼환계 항우울제와 정신치료 병행이 약제 단독에 비해 명확히 치료효과가 우위라는 것은 입증되지 않았다(근거수준 C). 한편, 정신심리치료에 fluoxetine을 추가한 경우 부가적인 이점이 없었으며, 이는 정신심리치료와 약물치료를 병행한 군에서는 천장 효과가 있는 것으로 보인다. 이러한 결과는 d-fenfluramine과 lithium의 경우에도 마찬가지였다.

38.4 폭식장애

38.4.1 진단

폭식장애binge eating disorder, BED는 DSM-IV에서 '달리 분류되지 않는 섭식장애'에 포함되었으나 DSM-5에서 독립된 진단이 되었다. 폭식장애는 반복적인 폭식 삽화에 동반한 곤란감, 조절상실, 자기혐오, 우울, 죄책감 등이 특징이다. 상당수의 폭식장애 환자들은 중증도의 비만(40 이상의 체질량 지수)과 연관된다.[15]

38.4.2 항우울제

항우울제 치료의 근거는 폭식장애는 세로토닌과 노르아드레날린 체계에 기능장애가 온다는 점과 불안장애 및 우울증과 정신병리적 측면을 공유하는 부분이 있다는 점이다. 신경성 폭식증에서 항우울제의 효과와 유사하게 항우울제는 폭식장애에서 폭식 삽화를 감소시키는 것으로 보인다. SSRI(fluoxetine,[84] citalopram,[85] sertraline,[86] fluvoxamine[87])나 SNRI(우울을 동반한 경우 duloxetine[88])는 서로 비견할 만한 효과가 있고 내약성이 좋다. 그러나 대부분의 항우울제는 이 환자들의 체중감소에는 거의 효과가 없는 것으로 보인다.

38.4.3 항전간제

(1) topiramate

61명의 폭식장애 환자를 대상으로 14주간의 무작위 위약 통제연구에서 topiramate는 폭식 빈도, 체중/체질량 지수, 전반적 질환 심각도, 폭식 강박증상에 효과가 있었다.[89] 9명이 중도 탈락하였으며, 그중 6명은 topiramate의 부작용 때문이었다. 두통과 마비가 가장 흔한 부작용이었다. 43명의 폭식장애 환자를 대상으로 위약통제 이중맹검 연구를 시행한 후 42주간 추적 관찰한 연구에서 topiramate는 폭식빈도, 체중감소와 관련이 있었다.[90] 68%의 환자가 중도 탈락하였으며, 프로토콜 비순응(n=17), 부작용(n=14)이 이유였다. 가장 흔한 부작용은 마비, 구갈, 두통, 미각이상, 인지기능의 문제였다. 부작용 때문에 약 복용을 중단한 환자들은 다른 환자들보다 고용량의 topiramate를 복용하고 있었다. 부작용을 피하기 위해서는 topiramate를 점진적으로 증량하는 것을 권장한다. 73명의 폭식장애 환자를 대상으로 무작위 위약통제 이중맹검 연구를 시행하였을 때 topiramate와 인지행동치료의 병합은 체중감소와 관련이 있었다.[91] 이차적인 결과는 우울척도 감소, 폭식행위의 경감 등이었으나 폭식 빈도는 감소하지 않았다. 모두 17명이 중도 탈락하였다. topiramate 치료군 중 1명은 부작용으로 연구 진행을 철회하였다. 관련된 부작용은 마비, 미각이상, 불면이었다. topiramate군 195명, 위약군 199명을 대상으로 16주간의 위약통제 연구에서 일별, 주별 폭식과 주별 폭식 삽화, 체중/체질량 지수가 감소했다.[13] 30%는 중도 탈락하였다. topiramate군의 16%가 부작용으로 중단하였다. 마비, 상기 호흡기 감염, 졸음, 오심이 가장 흔한 부작용이었다.

(2) zonisamide

60명의 환자를 대상으로 zonisamide를 사용하여 16주간의 무작위 위약통제 이중맹검 연구에서 폭식 삽화의 빈도(p=.021), 체중(p<0.01), 체질량 지수(p=.001), 전반적 질환 심각도 점수(p<.001), 폭식강박(p<.001), 섭식병리(p<.001)가 감소했다.[92] Ricca 등[93]은 개인 인지행동치료에 zonisamide를 병용하는 것이 폭식장애 환자의 치료를 개선시킬 수 있으며, 체중과 폭식 삽화를 감소시킨다고 보고하였다. 이러한 결과는 치료 종료 후 1년 추적 시에도 유지되었다.

38.4.4 체중조절제

(1) sibutramine

60명의 환자를 대상으로 12주간의 무작위 위약통제 이중 맹검 연구에서 sibutramine은 폭식 빈도, 체중감소, 폭식척도 및 우울 점수 감소에 영향을 주었다.[94] 약물 sibutramine 치료군에서 구갈(p=0.01)과 변비(p<0.001)가 유의미했다. 이 약물사용 시에는 반드시 혈압을 측정해야 한다. 24주간의 무작위 위약통제 이중맹검 연구에서 sibutramine은 폭식 빈도 감소, 체중감소, 체질량 지수 감소, 폭식에 대한 자제 정도를 포함한 전반적인 호전 및 반응, 섭식정신병리(인지적 제한, 탈억제, 갈망)의 감소에 효과가 있었다(sibutramine군: 58.7%, 위약군: 42.8%).[95] 위약과 비교하여 sibutramine 치료는 두통, 구갈, 변비, 불면, 어지러움의 발생률이 유의미하게 높았다. 이 약은 더 이상 사용되지 않는다.

(2) orlistat

89명의 환자를 대상으로 24주간 무작위 이중맹검 연구에서 orlistat는 체중감소, 섭식병리의 감소 효과가 있었다.[96] 50명의 환자를 대상으로 orlistat 치료와 자가인지행동치료를 시행하여 12주간 연구에서 orlistat는 체중감소, 폭식 관해에 효과가 있었다.[97] 50명의 환자를 대상으로 orlistat와 자가인지행동치료를 비교하였을 때 orlistat는 폭식의 빠른 관해와 관련 있었으며 5%에서는 체중이 감소하였다.[98] orlistat는 일반적으로 부작용이 유의하지 않았으며, 2명만이 부작용으로 중도 탈락하였다. 3개의 개방연구[99-101] 및 1개의 무작위 통제연구에서[102] orlistat가 폭식장애와 관련된 소아비만에 이점이 있다고 보고했다. 1개의 무작위 통제연구에서는[103] 반대의 결과였다.

(3) d-fenfluramine

28명의 환자를 대상으로 8주간 위약통제 이중맹검 연구에서 d-fenfluramine은 주당 폭식행위의 감소에 효과가 있었으나 두통(25% vs. 8%)과 설사(17% vs. 8%)가 d-fenluramine 군에서 더 흔했다.[104] 1명의 환자는 치료 시작 2일 뒤부터 발적을 보였으나 3개월 후에는 관찰되지 않았다.

(4) lisdexamphetamine

2015년에 lisdexamphetamine은 FDA로부터 폭식장애의 치료제 적응증을 받은 최초의 약물이 되었다. 255명을 대상으로 LDX 70mg/day, 50mg/day, 30mg/day과 위약의 효과를 비교한 무작위 임상대조군 연구에서 LDX군에서 폭식 삽화 빈도 감소, 폭식 삽화 중단(70mg/day에서 50%, 50mg/day에서 42%, 위약에서 21%)이 위약에 비해 유의하게 차이 있었다. 위약과 비교하여 30mg/day은 전반적 임상양상이 유의하게 향상되었다.[105] 대규모의 52주간의 개방연구에서 70mg/day, 50mg/day의 안전성을 평가하였을 때 84.5% 환자들이 부작용을 경험하였으나, 대다수는 경하였으며(구갈, 두통, 불면, 상기도염) 9%만이 치료를 중단하였다. 또한 임상적으로는 차이가 없었으나 통계적으로는 혈압 및 맥박의 상승이 있었다.[106] 연구자들은 LDX는 주의력결핍 과잉행동장애에서와 마찬가지로 폭식장애에서도 안전하고 내약성이 있다고 결론을 내렸다. LDX를 장기복용하는 폭식장애 환자들은 심박수, 혈압, 그외 심혈관계 건강지표에 대한 면밀한 모니터링이 필요하다.

38.4.5 기타

(1) naltrexone

비만인 폭식장애 환자 88명과 정상 체중의 신경성 폭식증 환자 60명을 대상으로 naltrexone(100~150mg/day)과 imipramine(150mg/day)을 사용하여 8주간 위약통제 이중맹검 연구에서 naltrexone은 폭식증 환자들의 폭식 지속 시간에, imipramine은 비만인 폭식장애 사람들의 폭식 지속 시간에 유의미한 감소를 보였다.[107] 연구자들은 naltrexone과 imipramine이 폭식행위의 치료에 유용할 것으로 결론지었다.

38.4.6 약물치료와 정신심리치료의 조합

섭식장애에 대한 약물임상연구설계에서 정신심리치료는 기저치료로써 병행한다. 폭식장애에서 삼환계 항우울제를 사용한 무작위 통제연구의 50%에서 정신심리치료를 병행했다. 1개의 무작위 통제연구에서 인지행동치료에 대한 우위성이 없었다. 또한 fluoxetine과 정신심리치료 병용은 단독 정신심리치료에 비해 우위성이 없었다. 정신심리치료 없는 fluoxetine 단독치료는 위약에 비해 우위성이 있었다.[84] 정신심리치료 없는 sertraline 단독치료는 위약에 비해 우위성을 보였다. atomoxetine도 같은 결과였다. topiramate는 정신심리치료와 병용하였을 때 체중감소에서 우위성을 보였다.[91] orlistat는 2개의 무작위 통제연구에서 정신심리치료와 병용하였을 때 효과를 보였다.

38.5 섭식장애의 약물치료 요약

38.5.1 신경성 식욕부진증

clomipramine과 amitriptyline은 체중증가 측면에서 보면 위약에 비해 유의한 결과를 보지 못했다. 위약에 비해 우울증상의 호전이 있었다[34](근거수준 E). citalopram의 맹검 대조시험에서는 위약에 비해 체중증가의 효과가 없었고, 우울증상의 호전이 있었다. 맹검 통제시험에서는 fluoxetine이 위약군에 비해 체중증가의 유의한 효과가 없었다. 심리치료가 포함된 체중 회복 프로그램에 참여한 신경성 식욕부진증 환자에서 재발 방지 관련하여 fluoxetine은 유의한 효과가 없었다.[108] 강박적인 증상은 낮아졌다[22](근거수준 E). 항우울제 치료는 신경성 식욕부진증 환자에서 체중 회복에 추가적 도움을 주지 못하는 것으로 보이지만, 우울증상과 강박증상에는 효과가 있다. 결론적으로 항우울제는 우울증이나 강박장애가 동반된 신경성 식욕부진증에서 사용될 수 있지만 신경성 식욕부진증 전반에 일반적이지는 않다.

sulpiride와 pimozide의 맹검 통제시험에서는 위약에 비해 효과가 없었다(근거수준 E). olanzapine은 신경성 식욕부진증 환자에서 체중 회복률을 높이고 체중 회복 시기를 줄이는 데 효과적인 것으로 보인다(근거수준 B). 신경성 식욕부진증에서 olanzapine을 고려한다면 반드시 행동치료와 병행해서 사용해야 한다. 사례연구와 후향적 연구에 기초할 때 risperidone, quetiapine, amisulpride의 유망한 효과를 보기 위한 연구에서는 근거가 부족하다(근거수준 C).

cyproheptadine은 체중증가에 관한 사후분석을 통해 위약과 비교하여 아주 조금의 효과가 있는 것으로 보인다. 항히스타민에서 체중증가의 효과가 있을 수 있지만, 맹검 통제연구를 통한 뚜렷한 근거가 없는 상태이다(근거수준 F). cisapride의 위 배출 시간 단축 효과는 연구 간 모순된다. 한 연구에서는 위 배출시간 단축 효과가 없는 것으로 밝혀졌고, 한 연구에서는 위 배출 시간 단축에서 효과가 있는 것처럼 보였기 때문이다. 체중증가에 관해서는 두 연구 모두 효과가 없는 것으로 나타났다(근거수준 E). 아연에 대한 무작위 대조군 연구에서 위약에 비해 체중증가, 우울증, 불안증에 효과가 있는 것으로 나왔다(근거수준 B). 맹검 통제연구에서는 lithium이 위약에 비해 효과가 없는 것으로 나왔다. 맹검 통제연구에서는 naltrexone이 위약에 비해 폭식이나 구토에서 효과가 있는 것으로 나왔다. 맹검 통제연구에서는 성장호르몬이 위약에 비해 효과가 없는 것으로 나왔다. oxytocin은 한 무작위 대조군 임상시험에서 섭식병리 감소 효과가 있었다.[49]

결론적으로 신경성 식욕부진증의 치료에 있어 근거수준 A에 해당하는 치료는 없지만, 근거수준 B의 아연 보충과, 근거수준 C에 해당하는 비위관 영양요법치료가 있다. 위장관 촉진제의 사용이 위배출 시간을 촉진시키는 근거가 있지만 모든 신경성 식욕부진증 환자에 대한 통상적 치료방법은 아니다. 신경성 식욕부진증의 동반정신질환과 섭식장애의 일부 정신병리 측면에서는 항우울제의 사용이 득이 될 수 있을 것이다. 신경성 식욕부진증에서 비정형 항정신병약물의 사용 특히 olanzapine은 체중증가에 이득이 되는 것으로 보이나 행동, 심리치료 없는 단독치료로 권유되지는 않는다.

38.5.2 신경성 폭식증

폭식행위를 감소시키는 효과에 대한 imipramine의 무작위 통제연구에서(근거수준 A, 권고수준 2), amitryptiline은 위약과 비교하여 우위성을 입증하지 못했으며, 우울함을 보이는 하위군에서만 위약군과 의미 있게 차이가 있었다(근거수준 D). 무작위 통제연구에서 desipramine은 폭식행위 감소 효과가 있었다(근거수준 A, 권고수준 2). citalopram은 위약과 비교하여 효과가 없었다(근거수준 E). fluoxetine은 무작위 통제연구에서 위약과 비교하여 폭식행위에 효과가 있었다(근거수준 A, 권고수준 1). fluvoxamine은 무작위 통제연구 3건 가운데 2건에서 위약과 비교하여 폭식행위에 효과가 있었다(근거수준 B, 권고수준 2). sertraline은

1건의 무작위 통제연구에서 위약과 비교하여 폭식행위에 효과를 보였다(근거수준 B). 선택적 세로토닌 재흡수 억제제로 신경성 폭식증에서 항폭식antibulimic 효과를 얻기 위해서는 항우울 효과를 위한 경우보다 많은 용량이 필요하다.

가역적 MAO 억제제인 moclobemide는 무작위 통제연구에서 신경성 폭식증에 효과를 보이지 않았다(근거수준 E). phenelzine은 무작위 통제연구에서 위약과 비교하여 폭식행위에 효과가 있었다. phenelzine 치료 시에는 티로신 무함유 식이를 유지하지 못할 경우 심각한 부작용이 있을 수 있어, 폭식행위에 대한 효과가 입증되었지만 추천하지 않는다(근거수준 A, 권고 안 함). isocarboxazide는 무작위 통제연구에서 위약에 비해 효과를 보였다(근거수준 B). brofaromine은 신경성 폭식증에서 일반적인 효과를 보이지 않았지만, 체중감소와는 관련이 있었다. reboxetine은 신경성 폭식증에 대한 효과를 제시한 개방연구 1건만이 있었다(근거수준 C1). duloxetine의 경우도 같았다. bupropion은 trazodone과 같이 무작위 통제연구에서 신경성 폭식증에서 정신병리와 행동 측면에서 위약에 비해 효과를 보였다. mianserin은 무작위 통제연구에서 신경성 폭식증에 대한 효과를 입증하지 못했다. topiramate는 무작위 통제연구에서 신경성 폭식증의 정신병리, 행동 측면에서의 효과를 입증했다. 신경성 폭식증에서의 topiramate는 근거수준 A이며, 위험 대비 중간 정도의 효과가 있었다.

d-fenfluramine은 정신치료에 비해 나은 효과가 없었다. lithium은 신경성 폭식증에 효과가 없었다. ondansetron은 1건의 무작위 통제연구에서 위약에 비해 신경성 폭식증 행동에 효과를 보였다. 근거수준 B 등급이었지만, 잠재적 심각한 부작용 때문에 사용에 주의를 요한다. naltrexone은 신경성 폭식증에 대해 일치된 결과를 보이지 않았다(근거수준 D). methylphenidate와 baclofen은 무작위 통제연구가 없다. 광치료는 무작위 통제연구에서 신경성 폭식증의 정신병리 측면에 효과가 있는 것으로 입증되었다(근거수준 A). oxytocin은 개념 입증 연구에서 폭식성 섭식장애의 새로운 치료제로서의 가능성을 시사했다.

결론적으로 신경성 폭식증에서 항우울제를 이용한 약물학적 치료는 1차 선택치료이며, 특히 인지행동치료를 적용할 수 없는 경우에 그러하다. 연구들은 대부분이 6개월 미만인 상대적으로 단기간 진행된 것으로, 이러한 치료의 장기간 효과에 대한 정보는 충분하지 못하다.

표 38.3에 신경성 폭식증의 약물학적 치료를 요약하였다.

38.5.3 폭식장애

폭식장애에 대한 무작위 통제연구에서(2개의 imipramine, 1개의 desipramine 연구, 4개의 Vyvanse® 연구), 위약에 비해 폭식 빈도가 유의하게 감소했다. Vyvanse®(lisdexamfetamine dimesylate, LDX)는 내약성과 효과가 입증되어 FDA에서 폭식장애 치료제로 승인받은 최초의 약물이 되었다.

imipramine은 근거수준 A, 위험대비 이득 중간 정도, 권고수준 2였다. citalopram/escitalopram은 폭식장애에 대해 위약 대비 효과를 보인 2개의 무작위 통제연구가 있었다(근거수준 A, 권고수준 1). fluvoxamine은 폭식장애와 관련하여 1개의 좋은 결과, 3개의 좋지 않은 결과가 있었다(근거수준 D). fluoxetine은 폭식장애에서의 효과에 대해 논쟁이 있다. 2개의 연구에서는 체중이 감소했으나 다른 2개의 연구는 그렇지 않았다. 2개의 연구에서는 우울증상이 감소했으나, 다른 2개의 연구는 그렇지 않았다(근거수준 D). sertraline은 폭식장애의 정신병리와 행동 측면에서 위약보

표 38.3 신경성 폭식증의 약물치료

계열	약물	반응 폭식 삽화	반응 증상 소멸(%)
삼환계	amitriptyline	0	보고 없음
	imipramine	++	보고 없음
	desipramine	++	14.5
세로토닌 재흡수 억제제	fluoxetine	++	17.9
	fluvoxamine	++	보고 없음
	citalopram	0	보고 없음
MAO 억제제	brofaromine	±	31.5
	moclobemide	0	0.0
5-HT2 길항제	trazodone	++	10.0
기타 항우울제	bupropion[a]	++	30.0
항전간제	topiramate	++	22.6
기타 약물	ondansetron	++	보고 없음
	lithium	0	17.0
	flutamide	++	보고 없음

[a] bupropion은 경련의 위험으로 인해 신경성 폭식증에서 사용금기 약제

다 효과가 있다는 무작위 통제연구가 있었다(근거수준 A, 권고수준 1). 폭식장애에서 atomoxetine이 효과가 있다는 1개의 무작위 통제연구가 있었다(근거수준 B). venlafaxin은 폭식장애에서 효과가 있을 수 있다는 증례만이 있었다(근거수준 C).

reboxetine이 폭식장애에서 위약보다 효과가 있을 수 있다는 개방연구가 있다(근거수준 C). topiramate가 폭식장애에서 위약보다 효과가 있다는 무작위 통제연구가 있다(근거수준 A, 위험대비 이득 중간, 권고수준 2). zonisamide가 폭식장애에서 정신병리, 체중, 행동 측면에서 위약보다 효과가 있다는 무작위 통제연구가 있다(근거수준 B). baclofen이 폭식 빈도의 감소에 도움이 될 수 있다는 개방연구가 있다(근거수준 C). orlistat는 폭식장애의 체중감소에 위약보다 효과적이라는 무작위 통제연구가 있다(근거수준 A, 위험대비 이득 낮음). d-fenfluramine이 폭식장애에서 폭식 감소에 위약보다 효과가 있다는 무작위 통제연구가 있다(근거수준 B). naltrexone이 폭식장애에서 폭식 지속 시간의 감소에 위약보다 효과가 있다는 무작위 통제연구가 있다(근거수준 B). 폭식장애의 약물치료에 관한 연구들은 상대적으로 단기간 진행된 것으로(대부분 6개월 이하), 이러한 약물치료의 장기적인 효과에 대해서는 정보가 충분하지 않다.

폭식장애의 약물치료를 요약하면 다음 표 38.4와 같다.

표 38.4 폭식장애의 약물치료

계열	약물	반응	
		폭식 삽화	체중감소
삼환계	imipramine	+ +	±
	desipramine	+ +	±
세로토닌계 항우울제	citalopram	+ +	+
	s-citalopram	+ +	+
	fluvoxamine	+ +	+
	sertraline	+ +	+
노르아드레날린계	atomoxatine	+ +	+
	venlafaxine	+ +	+
	duloxetine	+ +	+
항전간제	topiramate	+ +	+ + + +
	zonisamide	+ +	+ + + +
정신자극제	lisdexamfetamine (Vyvanse®)	+ + + +	+ + +
기타	orlistat	±	+ +
	baclofen[a]	+	−

[a] 적합한 연구방법으로 수행되지 못했음

참고문헌

1. American Psychiatric Association. Diagnostic and Statistical Manual of Mental Disorders (5th Edition) Washington DC: American Psychiatric Association 2013.

2. NICE Guidelines. Eating Disorders: Core Interventions in Treatment and Management of Anorexia Nervosa, Bulimia Nervosa and Related Eating Disorders. 2004.

3. National Collaborating Centre for Mental Health. National Institute for Clinical Excellence Guideline. Eating Disorders: Recognition and Treatment. 2017.

4. Royal Australian New Zealand College of Psychiatrists. Australian and new zealand clinical practice guidelines for the treatment of anorexia nervosa. Australian and New Zealand Journal of Psychiatry 2004;38:659-670.

5. Claudino AM, Hay P, Lima MS, Bacaltchuk J, Schmidt U, Treasure J. Antidepressants for anorexia nervosa. Cochrane Database of Systematic Reviews 2006.

6. Aigner M, Treasure J, Kaye W, Kasper S, Disorders WTFE. World federation of societies of biological psychiatry (wfsbp) guidelines for the pharmacological treatment of eating disorders. World Journal of Biological Psychiatry 2011;12:400-443.

7. Bandelow B, Zohar J, Kasper S, Moller HJ. How to grade categories of evidence. World Journal of Biological Psychiatry 2008;9:242-247.

8. PF, Bulik CM, Fear JL, Pickering A. Outcome of anorexia nervosa: a case-control study. Am J Psychiatry 1998;155:939-946.

9. Fletcher B, Kupshik GA, Uprichard S, Shah S, Nash AS. Eating disorders and concurrent psychopathology: a reconceptualisation of clinical need through rasch analysis. European Eating Disorders Review: The Professional Journal of the Eating Disorders Association 2008;16:191-198.

10. Berkman ND, Lohr KN, Bulik CM. Outcomes of eating disorders: a systematic review of the literature. Int J Eat Disord 2007;40:293-309.

11. Kaye W. Neurobiology of anorexia and bulimia nervosa. Physiol Behav 2008;94:121-135.

12. Davis H, Attia E. Pharmacotherapy of eating disorders. Current Opinion in Psychiatry 2017; 30(6):452-457.

13. McElroy SL, Hudson JI, Capece JA, Beyers K, Fisher AC, Rosenthal NR, et al. Topiramate for the treatment of binge eating disorder associated with obesity: a placebo-controlled study. Biol Psychiatry 2007;61:1039-1048.

14. Gotoh K, Fukagawa K, Fukagawa T, Noguchi H, Kakuma T, Sakata T, et al. Hypothalamic neuronal histamine mediates the thyrotropin-releasing hormone-induced suppression of food intake. J Neurochem 2007;103:1102-1110.

15. Hudson JI, Hiripi E, Pope HG, Kessler RC. The prevalence and correlates of eating disorders in the national comorbidity survey replication. Biol Psychiatry 2007;61:348-358.

16. Biederman J, Herzog DB, Rivinus TM, Harper GP, Ferber RA, Rosenbaum JF, et al. Amitriptyline in the treatment of anorexia-nervosa: a double-blind, placebo-controlled study. J Clin Psychopharmacol 1985;5:10-16.

17. Brambilla F, Draisci A, Peirone A, Brunetta M. Combined cognitive-behavioral, psychopharmacological and nutritional therapy in eating disorders. Neuropsychobiology 1995;32:59-63.

18. Brambilla F, Draisci A, Peirone A, Brunetta M. Combined cognitive-behavioral, psychopharmacological and nutritional therapy in eating disorders. Neuropsychobiology 1995;32:54-67.

19. Gwirtsman HE, Guze BH, Yager J, Gainsley B. Fluoxetine Treatment of anorexia-nervosa: an open clinical-trial. J Clin Psychiatry 1990;51:378-382.

20. Fassino S, Leombruni P, Daga GA, Brustolin A, Migliaretti G, Cavallo F, et al. Efficacy of citalopram in anorexia nervosa: a pilot study. Eur Neuropsychopharmacol 2002;12:453-459.

21. Holtkamp K, Konrad K, Kaiser N, Ploenes Y, Heussen N, Grzella I, et al. A retrospective study of ssri treatment in adolescent anorexia nervosa: insufficient evidence for efficacy. J Psychiatr Res 2005;39:303-310.

22. Kaye WH, Nagata T, Weltzin TE, Hsu LG, Sokol MS, McConaha C, et al. Double-blind placebo-controlled administration of fluoxetine in restricting-and restricting-purging-type anorexia nervosa. Biol Psychiatry 2001;49:644-652.

23. Walsh BT, Kaplan AS, Attia E, Olmsted M, Parides M, Carter JC, et al. Fluoxetine after weight restoration in anorexia nervosa: a randomized controlled trial. JAMA 2006;295:2605-2612.

24. Safer DL, Darcy AM, Lock J. Use of mirtazapine in an adult with refractory anorexia nervosa and comorbid depression: a case report. Int J Eat Disord 2011;44:178-181.

25. Brambilla F, Garcia CS, Fassino S, Daga GA, Favaro A, Santonastaso P, et al. Olanzapine therapy in anorexia nervosa: psychobiological effects. Int Clin Psychopharmacol 2007;22:197-204.

26. Bissada H, Tasca GA, Barber AM, Bradwejn J. Olanzapine in the treatment of low body weight and obsessive thinking in women with anorexia nervosa: a randomized, double-blind, placebo-controlled trial. Am J Psychiatry 2008;165:1281-1288.

27. Newman-Toker J. Risperidone in anorexia nervosa. Journal of the American Academy of Child and Adolescent Psychiatry 2000;39:941-942.

28. Hagman J, Gralla J, Sigel E, Ellert S, Dodge M, Gardner R, et al. A Double-Blind, Placebo-Controlled Study of Risperidone for the Treatment of Adolescents and Young Adults with Anorexia Nervosa A Pilot Study. J Am Acad Child Adolesc Psychiatry 2011;50(9.:915-924.

29. Court A, Mulder C, Kerr M, Yuen HP, Boasman M, Goldstone S, et al. Investigating the effectiveness, safety and tolerability of quetiapine in the treatment of anorexia nervosa in young people a pilot study. J Psychiatr Res 2010;44:1027-1034.

30. Powers PS, Klabunde M, Kaye W. Double-Blind Placebo-Controlled Trial of Quetiapine in Anorexia Nervosa. European Eating Disorders Review 2012;20(4):331-334.

31. Ruggiero GM, Laini V, Mauri MC, Ferrari VMS, Clemente A, Lugo F, et al. A single blind comparison of amisulpride, fluoxetine and clomipramine in the treatment of restricting anorectics. Prog Neuropsychopharmacol Biol Psychiatry 2001;25:1049-1059.

32. Frank GK, Shott ME, Hagman JO, Schiel MA, DeGuzman MC, Rossi B. The partial dopamine D2 receptor agonist aripiprazole is associated with weight gain in adolescent anorexia nervosa. Int J Eat Disord 2017;50(4):447-450.

33. Goldberg SC, Halmi KA, Eckert ED, Casper RC, Davis JM. Cyproheptadine in anorexia-nervosa. Br J Psychiatry 1979;134:67-70.

34. Halmi KA, Eckert E, Ladu TJ, Cohen J. Anorexia-nervosa: treatment efficacy of cyproheptadine and amitriptyline. Arch Gen Psychiatry 1986;43:177-181.

35. Kuchar DL, Walker BD, Thorburn CW. Ventricular tachycardia following ingestion of a commonly used antihistamine. Med J Aust 2002;176:429-430.

36. Stacher G, Bergmann H, Wiesnagrotzki S, Kiss A, Schneider C, Mittelbach G, et al. Intravenous cisapride accelerates delayed gastric-emptying and increases antral contraction amplitude in patients with primary anorexia-nervosa. Gastroenterology 1987;92:1000-1006.

37. Stacher G, Abatziwenzel TA, Wiesnagrotzki S, Bergmann H, Schneider C, Gaupmann G. Gastric-emptying, body-weight and symptoms in primary anorexia-nervosa: long-term effects of cisapride. Br J Psychiatry 1993;162:398−402.

38. Glassman AH, Bigger JT. Antipsychotic drugs: prolonged qtc interval, torsade de pointes, and sudden death. Am J Psychiatry 2001;158:1774−1782.

39. Vieweg WVR, Wood MA. Tricyclic antidepressants, qt interval prolongation, and torsade de pointes. Psychosomatics 2004;45:371−377.

40. Saleh JW, Lebwohl P. Gastric-emptying studies in patients with anorexia-nervosa-effect of metochlopramide. Gastroenterology 1979;76:1233−1233.

41. McCallum RW, Grill BB, Lange R, Planky M, Glass EE, Greenfield DG. Definition of a gastric-emptying abnormality in patients with anorexia-nervosa. Dig Dis Sci 1985;30:713−722.

42. Katz RL, Keen CL, Litt IF, Hurley LS, Kellamsharrison KM, Glader LJ. Zinc-deficiency in anorexia-nervosa. J Adolesc Health 1987;8:400−406.

43. Birmingham CL, Gritzner S. How dose zinc supplementation benefit anorexia nervosa?. EWD 2006;11:109−111.

44. Shay NF, Mangian HF. Neurobiology of zinc-influenced eating behavior. J Nutr 2000;130:1493S−1499S.

45. Gross HA, Ebert MH, Faden VB, Goldberg SC, Nee LE, Kaye WH. A Double-blind controlled trial of lithium-carbonate in primary anorexia-nervosa. J Clin Psychopharmacol 1981;1:376−381.

46. Marrazzi MA, Bacon JP, Kinzie J, Luby ED. Naltrexone use in the treatment of anorexia-nervosa and bulimia-nervosa. Int Clin Psychopharmacol 1995;10:163−172.

47. Hill K, Bucuvalas J, McClain C, Kryscio R, Martini RT, Alfaro MP, et al. Pilot study of growth hormone administration during the refeeding of malnourished anorexia nervosa patients. J Child Adolesc Psychopharmacol 2000;10:3−8.

48. Kim YR, Kim CH, Cardi V, Eom JS, Seong Y, Treasure J. Intranasal oxytocin attenuates attentional bias for eating and fat shape stimuli in patients with anorexia nervosa. Psychoneuroendocrinology 2014;44:133−142.

49. Russell J, Maguire S, Hunt G, Kesby A, Suraev A, Stuart J, et al. Intranasal oxytocin in the treatment of anorexia nervosa: randomized controlled trial during re-feeding. Psychoneuroendocrinology 2018;87:83−92.

50. Steinglass J, Sysko R, Schebendach J, Broft A, Strober M, Walsh B. The application of exposure therapy and d-cycloserine to the treatment of anorexia nervosa: a preliminary trial. J Psychiatr Pract 2007;13:238−245.

51. Rigaud D, Brondel L, Poupard AT, Talonneau I, Brun JM. A randomized trial on the efficacy of a 2-month tube feeding regimen in anorexia nervosa: a 1-year follow-up study. Clin Nutr 2007;26:421−429.

52. Agras WS, Rossiter EM, Arnow B, Schneider JA, Telch CF, Raeburn SD, et al. Pharmacological and cognitive-behavioral treatment for bulimia nervosa: a controlled comparison. Am J Psychiatry 1992;149:82−87.

53. Sundblad C, Lunden M, Eriksson T, Bergman L, Eriksson E. Effects of the androgen antagonist flutamide and the serotonin reuptake inhibitor citalopram in bulimia nervosa: a placebo-controlled pilot study. J Clin Psychopharmacol 2005;25:85−88.

54. Leombruni P, Amianto F, Delsedime N, Gramaglia C, Abbate-Daga G, Fassino S. Citalopram versus fluoxetine for the treatment of patients with bulimia nervosa: a single-blind randomized controlled trial. Advances in Therapy 2006;23:481−494.

55. Goldbloom DS, Olmsted M, Davis R, Clewes J, Heinmaa M, Rockert W, et al. A randomized controlled trial of fluoxetine and cognitive behavioral therapy for bulimia nervosa: short-term outcome. Behav Res Ther 1997;35:803−811.

56. Goldstein DJ, Wilson MG, Ascroft RC, Al-Banna M. Effectiveness of fluoxetine therapy in bulimia nervosa regardless of comorbid depression. Int J Eat Disord 1999;25:19−27.

57. Walsh BT, Agras WS, Devlin MJ, Fairburn CG, Wilson GT, Kahn C, et al. Fluoxetine for bulimia nervosa following poor response to psychotherapy. Am J Psychiatry 2000;157:1332−1334.

58. Jacobi C, Dahme B, Dittmann R. Cognitive-Behavioural, Fluoxetine and combined treatment for bulimia nervosa: short- and long-term results. European Eating Disorders Review 2002;10:179−198.

59. Romano SJ, Halmi KA, Sarkar NP, Koke SC, Lee JS. A placebo-controlled study of fluoxetine in continued treatment of bulimia nervosa after successful acute fluoxetine treatment. Am J Psychiatry 2002;159:96−102.

60. Kotler LA, Devlin MJ, Davies M, Walsh BT. An open trial of fluoxetine for adolescents with bulimia nervosa. J Child Adolesc Psychopharmacol 2003;13:329−335.

61. Fichter MM, Kruger R, Rief W, Holland R, Dohne J. Fluvoxamine in prevention of relapse in bulimia nervosa: effects on eating-specific psychopathology. J Clin Psychopharmacol 1996;16:9−18.

62. Schmidt U, Cooper PJ, Essers H, Freeman CPL, Holland RL, Palmer RL, et al. Fluvoxamine and graded psychotherapy in the treatment of bulimia nervosa: a randomized, double-blind, placebo-controlled, multicenter study of short-term and long-term pharmacotherapy combined with a stepped care approach

to psychotherapy. J Clin Psychopharmacol 2004;24:549-552.

63. Milano W, Petrella C, Sabatino C, Capasso A. Treatment of bulimia nervosa with sertraline: a randomized controlled trial. Advances in Therapy 2004;21:232-237.

64. Carruba MO, Cuzzolaro M, Riva L, Bosello O, Liberti S, Castra R, et al. Efficacy and tolerability of moclobemide in bulimia nervosa: a placebo-controlled trial. Int Clin Psychopharmacol 2001;16:27-32.

65. Walsh BT, Gladis M, Roose SP, Stewart JW, Stetner F, Glassman AH. Phenelzine vs placebo in 50 patients with bulimia. Arch Gen Psychiatry 1988;45:471-475.

66. Kennedy SH, Piran N, Warsh JJ, Prendergast P, Mainprize E, Whynot C, et al. A trial of isocarboxazid in the treatment of bulimia nervosa. J Clin Psychopharmacol 1988;8:391-396.

67. Kennedy SH, Goldbloom DS, Ralevski E, Davis C, Dsouza JD, Lofchy J. Is there a role for selective monoamine-oxidase inhibitor therapy in bulimia nervosa? a placebo-controlled trial of brofaromine. J Clin Psychopharmacol 1993;13:415-422.

68. Hazen E, Fava M. Successful treatment with duloxetine in a case of treatment refractory bulimia nervosa: a case report. J Psychopharmacol 2006;20:723-724.

69. Horne RL, Ferguson JM, Pope HG, Hudson JI, Lineberry CG, Ascher J, et al. Treatment of bulimia with bupropion: a multicenter controlled trial. J Clin Psychiatry 1988;49:262-266.

70. Pope HG, Keck PE, McElroy SL, Hudson JI. A placebo-controlled study of trazodone in bulimia nervosa. J Clin Psychopharmacol 1989;9:254-259.

71. Sabine EJ, Yonace A, Farrington AJ, Barratt KH, Wakeling A. Bulimia nervosa: a placebo controlled double-blind therapeutic trial of mianserin. Br J Clin Pharmacol 1983;15:S195-S202.

72. Nickel C, Tritt K, Muehlbacher M, Gil FP, Mitterlehner FO, Kaplan P, et al. Topiramate treatment in bulimia nervosa patients: a randomized, double-blind, placebo-controlled trial. Int J Eat Disord 2005;38:295-300.

73. Fahy TA, Eisler I, Russell GFM. A placebo-controlled trial of d-fenfluramine in bulimia-nervosa. Br J Psychiatry 1993;162:597-603.

74. Faris PL, Kim SW, Meller WH, Goodale RL, Oakman SA, Hofbauer RD, et al. Effect of decreasing afferent vagal activity with ondansetron on symptoms of bulimia nervosa: a randomised, double-blind trial. Lancet 2000;355:792-797.

75. Hsu LKG, Clement L, Santhouse R, Ju ESY. Treatment of bulimia-nervosa with lithium-carbonate: a controlled-study. J Nerv Ment Dis 1991;179:351-355.

76. Jonas JM, Gold MS. Treatment of antidepressant-resistant bulimia with naltrexone. Int J Psychiatry Med 1986;16:305-309.

77. Jonas JM, Gold MS. The use of opiate antagonists in treating bulimia: a study of low-dose versus high-dose naltrexone. Psychiatry Res 1988;24:195-199.

78. Sokol MS, Gray NS, Goldstein A, Kaye WH. Methylphenidate treatment for bulimia nervosa associated with a cluster b personality disorder. Int J Eat Disord 1999;25:233-237.

79. Trunko ME, Schwartz TA, Duvvuri V, Kaye WH. Aripiprazole in anorexia nervosa and low-weight bulimia nervosa: case reports. Int J Eat Disord 2011;44:269-275.

80. Lawson E, Marengi D, DeSanti R, Holmes T, Schoenfeld D, Tolley C. Oxytocin reduces caloric intake in men. Obesity 2015 in press.

81. Kim YR, Eom JS, Yang JW, Kang J, Treasure J. The impact of oxytocin on food intake and emotion recognition in patients with eating disorders: a double blind single dose within-subject cross-over design. PLoS One 2015;10(9).

82. Kim Y, Eom J, Leppanen J, Leslie M, Treasure J. Effects of intranasal oxytocin on the attentional bias to emotional stimuli in patients with bulimia nervosa. Psychoneuroendocrinology 2018;91:75-78.

83. Lam RW, Goldner EM, Solyom L, Remick RA. A controlled-study of light therapy for bulimia-nervosa. Am J Psychiatry 1994;151:744-750.

84. Arnold LM, McElroy SL, Hudson JI, Welge JA, Bennett AJ, Keck PE. A placebo-controlled, randomized trial of fluoxetine in the treatment of binge-eating disorder. J Clin Psychiatry 2002;63:1028-1033.

85. McElroy SL, Hudson JI, Malhotra S, Welge JA, Nelson EB, Keck PE. Citalopram in the treatment of binge-eating disorder: A placebo-controlled trial. J Clin Psychiatry 2003;64(7):807-13.

86. McElroy SL, Casuto LS, Nelson EB, Lake KA, Soutullo CA, Keck PE, et al. Placebo-controlled trial of sertraline in the treatment of binge eating disorder. Am J Psychiatry 2000;157:1004-1006.

87. Hudson JI, McElroy SL, Raymond NC, Crow S, Keck PE, Carter WP, et al. Fluvoxamine in the treatment of binge-eating disorder: a multicenter placebo-controlled, double-blind trial. Am J Psychiatry 1998;155:1756-1762.

88. Guerdjikova AI, McElroy SL, Winstanley EL, Nelson EB, Mori N, McCoy J, et al. Duloxetine in the Treatment of Binge Eating Disorder with Depressive Disorders: A Placebo-Controlled Trial. Int J Eat Disord 2012;45(2):281-289.

89. McElroy SL, Arnold LM, Shapira NA, Keck PE, Rosenthal NR, Karim MR, et al. Topiramate in the treatment of binge eating disorder associated with obesity: a randomized, placebo-controlled trial. Am J Psychiatry 2003;160:255-261.

90. McElroy SL, Shapira NA, Arnold LM, Keck PE, Rosenthal NR, Wu SC, et al. Topiramate in the long-term treatment of

binge-eating disorder associated with obesity. J Clin Psychiatry 2004;65:1463-1469.

91. Claudino AM, de Oliveira IR, Appolinario JC, Cordas TA, Duchesne M, Sichieri R, et al. Double-blind, randomized, placebo-controlled trial of topiramate plus cognitive-behavior therapy in binge-eating disorder. J Clin Psychiatry 2007;68:1324-1332.

92. McElroy SL, Kotwal R, Guerdjikova AI, Welge JA, Nelson EB, Lake KA, et al. Zonisamide in the treatment of binge eating disorder with obesity: a randomized controlled trial. J Clin Psychiatry 2006;67:1897-1906.

93. Ricca V, Castellini G, Lo Sauro C, Rotella CM, Faravelli C. Zonisamide combined with cognitive behavioral therapy in binge eating disorder: a one-year follow-up study. Psychiatry (Edgmont) 2009;6(11):23-28.

94. Appolinario JC, Bacaltchuk J, Sichieri R, Claudino AM, Godoy-Matos A, Morgan C, et al. A randomized, double-blind, placebo-controlled study of sibutramine in the treatment of binge-eating disorder. Arch Gen Psychiatry 2003;60(11):1109-1116.

95. Wilfley DE, Crow SJ, Hudson JI, Mitchell JE, Berkowitz RI, Blakesley V, et al. Efficacy of sibutramine for the treatment of binge eating disorder: a randomized multicenter placebo-controlled double-blind study. Am J Psychiatry 2008;165(!):51-58.

96. Golay A, Laurent-Jaccard A, Habicht F, Gachoud JP, Chabloz M, Kammer A, et al. Effect of orlistat in obese patients with binge eating disorder. Obes Res 2005;13(10):1701-1708.

97. Grilo CM, Masheb RM, Wilson GT. Efficacy of cognitive behavioral therapy and fluoxetine for the treatment of binge eating disorder: a randomized double-blind placebo-controlled comparison. Biol Psychiatry 2005;57(3):301-309.

98. Grilo CM, Masheb RM. Rapid response predicts binge eating and weight loss in binge eating disorder: findings from a controlled trial of orlistat with guided self-help cognitive behavioral therapy. Behav Res Ther 2007;45(11):2537-2550.

99. Norgren S, Danielsson P, Jurold R, Lötborn M, Marcus C. Orlistat treatment in obese prepubertal children: a pilot study. Acta Paediatr 2003;92:666-670.

100. McDuffie JR, Calis KA, Uwaifo GI, Sebring NG, Fallon EM, Frazer TE, et al. Efficacy of orlistat as an adjunct to behavioral treatment in overweight african american and caucasian adolescents with obesity-related co-morbid conditions. J Pediatr Endocrinol Metab 2004;17(3):307-319.

101. McDuffie JR, Calis KA, Uwaifo GI, Sebring NG, Fallon EM, Hubbard VS, et al. Three-month tolerability of orlistat in adolescents with obesity-related comorbid conditions. Obes Res 2002;10(7):642-650.

102. Chanoine JP, Hampl S, Jensen C, Boldrin M, Hauptman J. Effect of orlistat on weight and body composition in obese adolescents: a randomized controlled trial. JAMA 2005;293(23):2873-2883.

103. Maahs D, de Serna DG, Kolotkin RL, Ralston S, Sandate M, 0, Qualls C, et al. Randomized, double-blind, placebo-controlled trial of orlistat for weight loss in adolescents. Endocr Pract 2006;12:18-28.

104. Stunkard A, Berkowitz R, Tanrikut C, Reiss E, Young L. d-Fenfluramine treatment of binge eating disorder. Am J Psychiatry 1996;153(11):1455-1459.

105. McElroy S, Hudson J, Mitchell J, Wilfley D, Ferreira-Cornwell M, Gao J, et al. Efficacy and safety of lisdexamfetamine for treatment of adults with moderate to severe binge-eating disorder a randomized clinical trial. JAMA psychiatry 2015;72(3) 235-246.

106. Gasior M, Hudson J, Quintero J, Ferreira-Cornwell M, Radewonuk J, McElroy S. A phase 3, multicenter, open-label, 12-month extension safety and tolerability trial of lisdexamfetamine dimesylate in adults with binge eating disorder. J Clin Psychopharmacol 2017;37(3):315-322.

107. Alger SA, Schwalberg MD, Bigaoueite JM, Michalek AV, Howard LJ. Effect of a tricyclic antidepressant and opiate antagonist on binge-eating behavior in normoweight bulimic and obese, binge-eating subjects. Am J Clin Nutr 1991;53:865-871.

108. Walsh BT. Fluoxetine after weight restoration in anorexia nervosa. JAMA 2006;295:2605-2612.

CHAPTER 39

성격장애

임은성 · 남범우

연구 대상 선정의 어려움[1]이나 진단의 부정확성, 평가 방법의 다양성 등의 이유로 임상연구를 통한 성격장애의 약물치료를 추천하기는 어려운 것이 현실이다.[2] 성격장애는 다른 여러 정신질환과 동반되어 있고,[3,4,5] 이러한 동반질환이 치료 도중 호전이 되면 기존 성격장애의 호전과 구별할 수 없고, 핵심 증상에 대한 평가 또한 혼란을 가중시킬 것이기에 연구결과에 대한 신뢰도는 낮을 것이다.[6,7,8] 성격장애의 기본적인 증상이나 대인관계의 저하 정도, 사회기능수준의 정도를 측정하는 것 또한 어려운 것이 현실이다. 단기간의 치료로 성격장애 증상이 변하여 정확한 진단이 어려울 수 있지만, 진단과 치료에 관계없이 환자는 정체성의 문제 및 직업, 사회적 적응에 장애를 보인다.[9,10,11] 이러한 어려움에도 불구하고 성격장애에 대한 적절한 치료지침은 꼭 필요하다. 성격장애, 특히 경계성 성격장애는 안정화될 때까지 시간이 오래 걸리고, 예후가 좋지 못하다는 통념이 있으나, 자살시도 등의 위험한 행동이나 공격적 폭발성 등은 치료로 호전될 수 있다. 이러한 호전은 개인, 보건서비스, 사회 전반에 걸쳐 긍정적으로 작용한다. 그러나 이러한 호전에도 불구하고 대인관계와 사회적 적응의 어려움은 계속될 수 있으며 정체성 문제 또한 남아 있을 것이다. 결과적으로 환자들은 자신의 삶에 대해 비관적인 생각에 빠져들고, 교육이나 취직 등 사회적 기능이 떨어진 상태에서 삶과 투쟁하게 될 것이다. 중증의 성격장애일수록, 특히 반사회적이나 경계성 성격장애와 같은 자신이나 타인에게 해를 입힐 가능성이 높은 환자에서 이러한 어려

움은 더 두드러진다. 이러한 측면에서 적절한 치료법의 기준은 장애의 핵심 증상의 호전뿐만 아니라 장기간의 사회적응에도 효과적이어야 할 것이나, 현재 이러한 장기간의 치료방법은 거의 없다.[11,12] 성격장애 치료를 평가할 때 더 어려운 점은 연구가 주로 경계성과 반사회적 인격장애에 집중되어 있으며, 결과 또한 그들에게 편향되어 있다는 것이다.

대부분의 연구 논문들은 정신장애의 진단 및 통계 편람 DSM[13,14] 진단기준에 맞춰 기술되었으며, 각 성격장애를 상호 유사성과 계층적 심각도, 적응의 실패 및 치료의 난이도에 따라 3개의 군으로 구분하였다. A군은 기괴하고 편협된, 사회적으로 혐오적인 유형으로 치료하기가 가장 어려운 타입이다. B군은 감정적이고 행동조절에 장애가 있는 유형으로 사회적응에 가장 어려운 타입이며, 치료에 있어서는 다양한 결과를 보인다. C군은 불안감과 신경증을 특징으로 하며, 세 가지의 군 중 사회적응이 가장 양호하며, 치료의 예후 또한 가장 나은 편이다.

39.1 치료적 접근

성격장애의 주된 치료는 정신치료를 포함한 정신사회적 치료와 약물치료이다. 정신사회적 치료는 경계성 성격장애를 포함한 성격장애들의 주된 치료방법이다.[15,16] 전통적인 치료법인 정신사회적 치료는 인격과 관련된 질병이 유

전적 소인과 발달과정에서 겪는 부정적 사건들의 복잡한 상호작용으로 발생하여, 개인적 사회적 관계에서의 어려움을 주요 증상으로 한다는 것에 근거하고 있다. 치료 범위는 행동요법부터 전통적인 정신분석적 정신치료에 이르기까지 광범위하다.[17] 치료의 대상도 입원 환자 및 외래 환자를 포함하여 다양한 시간과 포괄적인 범위에서 적용된다. 개인정신치료와 집단치료 등 다른 포맷의 치료에서 어느 것이 더 추천된다는 근거는 없다. 다만 영국의 NICE[UK National Institute for Health and Care Excellence] 가이드라인에 따르면 집단치료와 개인치료의 적절한 혼용이 가장 효과적이라고 제시하였다.[15] 성격장애의 심각도, 정신치료의 빈도 및 치료기간에 따른 예후의 차이 또한 명확한 연관성은 밝혀지지 않았다.[18]

성격장애에서 약물치료를 하는 근거는 성격장애의 행동장애가 중추신경에서의 신경화학적 이상과 연관되어 있기 때문이다.[19] 임상적 경험에 근거한 DSM-III의 축 II의 분류는 약물치료의 근거를 제시하지 못하였고, 이에 여러 연구자들은 정신병리에 근거한 구분을 제시하기 시작하였다. 이 중 Siever와 Davis[20]에 의해 제시되고 Soloff[21]에 의해 발전된 알고리듬이 가장 설득력 있게 보고되었다. 이 알고리듬에서는 성격장애를 4개의 축(정서적 불안정성, 불안-억제, 인지-지각 불일치, 충동 공격성)으로 나누고 각 성격장애를 증상에 따른 분류나 진단보다는 4개의 축에 따른 분류를 하여 인지-지각 불일치에는 소량의 항정신약물을, 정서적인 조절곤란deregulation, 통제 곤란discontrol 등은 선택적 세로토닌 재흡수 억제제SSRI나 MAO 억제제MAOI를, 정서적 불안정성에는 기분안정제(lithium, carbamazepine, valproate)를, 충동적 행동에는 SSRI를 선택해야 한다고 주장하였다. 이 연구는 타당성이 있는 분류이나, 이에 대한 연구가 거의 없어 근거는 미약하다.[22] 그럼에도 불구하고 이러한 분류체계는 성격장애에 대한 약물치료를 이해하고 권고사항을 개발하는 데 큰 틀을 마련하였다. 불행하게도 이 알고리듬은 모든 성격장애를 구분하는 도구로써 개발되었으나, 실제 임상에서는 거의 경계성 성격장애에만 적용되었다.[23]

요약하자면 많은 연구자들이 모든 성격장애가 약물치료에 반응이 있을 것으로 추측하고 있으나, 경계성 성격장애 이외의 다른 성격장애에 대해서는 연구가 미비하여 약물치료를 언급하기에는 시기상조이다. 대부분의 성격장애에 대한 약물치료의 연구가 부실하다. Duggan 등은 성격장애의 임상연구의 평균 참가자가 22.4명, 대조군이 19.3명으로 연구 숫자가 매우 부족하고, 치료기간이 평균 13.2주로 연구기간이 짧으며, 결과를 도출하는 방법이 59가지나 되는 등 성격장애의 약물치료 연구가 매우 부실함을 지적하였다.[23]

39.2 성격장애의 진단적 측면

DSM-IV에서 성격장애들은 축 2에 서술하며 이들은 정신치료 이외의 방법은 별로 효과적이지 못한 것으로 정의되었다.[13] 즉, 약물치료에 효과가 없는 지속적이고 만성적인 인격 상태로 묘사되었다. 다만 축 1에 동반질환이 있을 경우 약물치료를 하는 경향이 많았다. DSM-5에서는 다축진단체계를 채택하지 않아 추후 성격장애의 약물치료에 영향을 미칠 수 있을 것으로 본다.[14]

DSM-IV, DSM-5, ICD-10에서 분류되었던 성격장애의 개별적인 진단기준은 상호 이질적이고, 진단적 범주가 겹치는 문제 때문에 진단과 치료에 상당한 문제를 보였다. 또한 DSM과 ICD의 진단분류의 차이로 인해 연구 및 진단적 접근에 차이를 보였다. 이에 국제질병분류 11판International Classification of Diseases 11th edition, ICD-11[24]에서는 성격장애의 진단적 방향을 획기적으로 변화시켰다. 우선 과거의 분류적 접근보다는 경도, 중등도, 중도 등 임상적 심각도를 위주로 범주적 접근이 가능하도록 하였다. 각 심각도에 negative affectivity, detachment, disinhibition, dissociality, anankastia 등 5개의 분류를 추가할 수 있도록 하였는데, 이는 DSM-5의 Section III에 수록된 Alternative DSM-5 Model for Personality Disorders[14]와 상당한 유사성을 갖는다(표 39.1).[25] DSM-5의 alternative model에서는 Negative Affectivity, Detachment, Antagonism, Disinhibition, Psychoticism의 5개의 domain으로 구분을 하였다. 추후 진단 변화에 따른 부가적인 연구가 활발히 진행될 것으로 생각된다.

표 39.1 DSM-5와 ICD-11의 성격장애 비교[25]

성격장애		DSM-5 Domains	ICD-11 Domains
A군	편집성	detachment negative affectivity antagonism	detachment negative affectivity dissociality
	분열형	psychoticism detachment –	[schizotypal disorder] detachment (anankastia)
	분열성	detachment low negative affectivity	detachment low negative affectivity
B군	경계성	negative affectivity disinhibition psychoticism	negative affectivity disinhibition –
	자기애성	antagonism	dissociality
	히스테리성	disinhibition negative affectivity low detachment antagonism	disinhibition negative affectivity low detachment dissociality
	반사회성	antagonism disinhibition low negative affectivity	dissociality disinhibition low negative affectivity
C군	회피성	negative affectivity detachment low antagonism	negative affectivity detachment low dissociality
	의존성	negative affectivity low antagonism	negative affectivity low dissociality
	강박성	– low disinhibition negative affectivity	anankastia low disinhibition negative affectivity

39.3 동반질환

동반질환은 그나마 적은 성격장애의 약물치료 연구를 해석하는 데 중요한 문제를 야기한다. 한 가지의 성격장애로 진단된 사람이 적어도 하나의 다른 성격장애의 진단을 충족하는 경우가 흔하게 발생한다.[26] 또한 많은 환자들이 우울증, 불안장애, 알코올 및 약물사용장애 등을 동반하고 있으나,[27] 대부분의 연구에서 이러한 질환에 대한 상세한 결과 보고는 없는 상태이다. 성격장애 증상의 호전은 동반된 우울증상이나 불안증상의 호전도 야기할 것이다. 우울증과 경계성 성격장애의 동반율은 매우 높은 편이며,[4] 성격장애가 동반된 우울증 환자에서의 항우울제의 반응은

성격장애가 동반되지 않았을 때보다 떨어진다.[27]

39.4 치료의 목표

성격장애의 치료 목표는 간결한 편이다. 경계성 성격장애의 정신사회적 치료는 생명을 위협하는 증상을 줄이고 고통스러운 정신 상태에 대한 조절을 목표로 하는 데 반해,[28] 약물치료는 정신병리적 측면에 입각하여 정서적 불안정성이나 인지-지각 불일치 등 특정 부분에만 초점을 맞춘다. 일부 정신사회적 치료에서 실제적인 문제만을 대상으로 하는 경우가 있으나,[29] 다른 정신건강 전문가들이 위험하거나 폭력적인 행동 등의 급성증상을 관리한다.

초기 목표는 급성증상의 경감이지만, 궁극적인 치료의 목표는 인격의 전반적인 구조 변화 및 호전이다. 초점에 맞춘 치료이든, 내용에 맞추든, 치료의 형태 문제이든 치료의 목표는 동일하다.

39.5 A군 성격장애

분열성, 분열형, 편집성 성격장애 등 A군 성격장애는 사회적 혐오, 친밀한 인간관계 형성의 실패, 무관심이 특징적이다. 이들은 자아인식능력과 공감능력의 저하를 보인다. 이들은 (분열형 성격장애를 제외하고는) 외로움을 느끼거나, 다른 사람과 경쟁이나 시기심을 보이지 않기 때문에(큰 문제를 일으키는 정신증상이 아니기 때문에) 정신과 의사들은 A군 성격장애의 연구나 치료에 별로 노력을 기울이지 않는다. 잘 디자인된 연구결과가 없기에 치료적 권고사항도 없는 것이 현실이다.

분열형 성격장애는 다른 A군 성격장애보다 사회적 혐오가 좀 더 극단적인 행동화 양상(마술적 사고, 투시력 등)을 보이며 현실감각이 더 떨어져 있어 ICD-11에서는 성격장애보다는 조현병에 가깝게 분류되어 있다. 실제 분열형 성격장애 환자들에서는 조현병과 유사하게 작업기억력 working memory, 실행능력executive function을 포함한 전반적인 인지기능의 퇴행양상을 보이고, 정서적 교감능력의 저하를 보이기도 한다.[30,31,32]

39.5.1 A군 성격장애의 약물치료

개념적으로는 분열형 성격장애, 특히 정신증적 증상을 보이는 경우 항정신병약물이 효과적일 것으로 인식되고 있다.[33] 분열형 성격장애에 대한 비정형 항정신병약물의 open-label study[34]에서 증상의 심각도가 호전되었다는 결과가 있으나, 이의 이해손실에 대해서는 알려진 바가 없다. 분열형 성격장애 환자에서 나타날 수 있는 자해행동이나 우울감에 대해 항우울제를 사용한 개방형 연구가 있으나 효과가 신뢰할 만한 수준이 아니었다.[35,36] 분열형 인격장애에서 동반되는 인지기능저하 증상에 대해 도파민 D1, D2 수용체의 효현제인 pergolide를 사용한 경우[37]와 노르아드레날린 α2A 수용체 효현제인 guanfacine을 사용한 경우[38] 인지기능의 호전이 있다는 연구결과가 있다. 분열성 및 편집성 성격장애에 관한 약물치료에 대한 연구는 거의 없는 상태이다.

39.6 B군 성격장애

경계성, 반사회성, 히스테리성, 자기애성 성격장애 등 B군 성격장애는 연극적, 감정적, 변덕스러운 성격적 특징을 갖는다. 연구는 대체로 경계성 성격장애와 반사회성 성격장애에 초점이 맞춰져 있다.

39.6.1 경계성 성격장애의 약물치료

American Psychiatric Association Guideline[39]에서는 증상목표 정신약물학을 중요한 부가적 치료법으로 제시한다. Siever와 Davis[20]가 제시한 이 치료법에 따르면 정서적 불안정서에는 SSRI나 MAO 억제제를 사용하고, 충동적 공격성에는 SSRI나 기분조절제를, 인지-지각 불일치에는 소량의 항정신병약물을 사용하도록 권고하고 있다. 반면에 영국의 NICE 가이드라인[15]에 따르면 위기상황을 제외하고는 약물치료는 되도록 피하도록 권고하고 있고, 약물치료를 하더라도 1주 이내로 사용을 권고한다. WFSBPWorld Federation of Societies of Biological Psychiatry 가이드라인[40]에서는 인지-지각 불일치에 항정신병약물이 효과적이며, 정서조절장애에 SSRI와 기분조절제가 효과가 있으며, 충동적 공격성에는 항정신병약물과 기분조절제가 효과가 있다고 언급하였다. Second Cochrane Review[41]에서는 SSRI가 효과가 있다는 증거는 없으며, 단지 기분조절제가 정서조절장애와 충동적 공격성에 효과가 있고, 항정신병약물이 인지-지각 불일치 증상과 정서조절장애 증상에 효과적이라고 하였다. 최근에 발표된 호주의 NHMRCNational Health and Medical Research Council 가이드라인[42]에서는 모든 약물치료가 경계성 성격장애의 임상경과를 호전시킨다는 증거가 없으며, 따라서 경계성 성격장애에 약물치료 단독이나 최우선 치료는 의미가 없다고 하였다.

(1) 삼환계 항우울제TCA

경계성 성격장애borderline personality disorder, BPD 환자는

충동성, 자해행동, 자살시도 등의 증상이 세로토닌의 조절장애로 인한 뇌척수액 내의 낮은 세로토닌 농도와 연관이 있다.[43,44] 이러한 이유로 삼환계 항우울제를 사용한 연구가 이루어졌으나 효과가 없는 것으로 나타났다.[45] 특히 amitriptyline을 사용하였을 때 역설적으로 자살시도가 증가하고, 정신증적 증상이 악화되었으며, 약물의 항콜린성 부작용으로 인해 인지기능의 저하를 보이는 등의 문제점이 관찰되었다[46].

(2) MAO 억제제MAOI

MAOI는 비정형 우울증에 효과가 있는 것으로 알려져 있어, 경계성 성격장애에서도 효과를 보일 수 있을 것이라는 생각에서 연구되었다. tranylcypromine[47]과 phenelzine[48] 등의 약물이 적대감, 불안감 등 경계성 성격장애 증상을 호전시켰으나, 고혈압성 발증이나 세로토닌 증후군 등의 부작용이 문제가 되어 사용은 제한적이다.

(3) 선택적 세로토닌 재흡수 억제제SSRI

SSRI는 강력한 효과뿐만 아니라 부작용 측면에서도 장점을 가져 경계성 성격장애 환자에게 가장 많이 사용되는 약물 중 하나이다. fluoxetine, paroxetine 등이 충동성, 공격성, 과민성, 화냄 등의 증상에 효과적이었으나, 만성적 공허함이나 자기비하, 신체적 통증 등의 증상을 감소시키지는 못하는 것으로 나타났다.[49,50] fluvoxamine은 감정기복을 줄이나, 다른 증상에는 효과가 없는 것으로 나타나는 등[51] 약물마다 차이가 있어, 추후 지속적인 연구가 필요하다.

(4) 비정형 항정신병약물

Cochrane Review[41]에서 소량의 haloperidol이 내재된 화를 감소시키고, flupenthixol이 자살시도를 감소시킨다는 언급이 있었으나, 정형 항정신병약물은 부작용으로 인해 추천되지는 않는다. olanzapine은 내재된 화와 불안감을 감소시키고, 예민한 대인관계를 호전시키며, 피해망상 등 정신증적 증상을 호전시키는 것으로 나타났으나, 우울증을 호전시키지는 못하였다.[52] 하지만 최근의 대규모 무작위 대조군 연구에서는 이러한 효과가 확인되지 못하였고,[53] haloperidol과의 비교연구에서도 차이를 보이지 않았다.[54]

aripiprazole은 독특한 작용기전을 가지며, 추체외로 증후군 및 대사증후군 등의 부작용 측면에서도 장점을 보여

최근 들어 경계성 성격장애 환자에게 사용이 늘고 있으며, 효과 측면에서도 불안감과 공격성, 자해행동의 감소, 정신증적 증상의 감소, 우울증의 호전을 보이는 것으로 나타났다.[55]

(5) 기분조절제

경계성 성격장애 환자는 정서적 불안정성을 특징으로 하며, 양극성장애와 자주 공존하여, 양극성 스펙트럼장애로 분류하기도 한다.[56] 증상 위주의 정신약물치료의 필요성 측면에서 기분조절제는 상당히 유용하게 사용되고 있다.

lithium은 감정의 기복을 줄여주는 역할을 할 수 있으나, 경계성 성격장애 환자의 자기파괴적 행동, 자살사고로 인해 과량복용 시 심각한 부작용을 초래할 수 있어 사용이 제한적이다. carbamazepine은 편차가 큰 연구결과들로 인하여 효과에 있어 논란의 여지가 있다. valproate는 경계성 성격장애 환자의 증상을 호전시킨다는 연구결과가 있으나, 인지기능저하, 대사증후군 등의 부작용에서 자유로울 수 없으며, 약물 중단 비율이 높은 것으로 나타났다.[57] lamotrigine[58] 및 topiramate[59]가 경계성 성격장애 환자의 전반적인 증상을 호전시키는 것으로 나타났으나, 약물 부작용을 주의해야 할 것이다.

요약하자면 NICE, NHMRC, Cochrane Review에서는 약물치료에 부정적인 견해를 보였으며, APA, WFSBP 및 소수의 연구에서는 비정형 항정신병약물(aripiprazole, olanzapine)과 기분조절제(topiramate, lamotrigine, valproate)가 경계성 성격장애의 증상을 약간 호전시킬 수 있다고 하였다. 중요한 점은 제안된 대부분의 약물들이 장기적인 치료에서는 부작용의 우려가 있으나, 정신사회적 치료는 부작용의 위험성이 없다는 점을 간과해서는 안 된다.

임상연구의 뒷받침이 없더라도 현실적으로는 경계성 성격장애에 대부분 약물치료가 이루어지고 있다. Zanarini 등에 의하면 경계성 성격장애의 78%에 달하는 환자가 6년 중 75% 이상의 기간 동안 약물치료를 받았으며, 이 중 37%는 세 가지 이상의 약물을 처방받았다고 한다.[4] 환자에게 약물을 처방할 때는 효과가 있다고 가이드라인에서 제시한 약물을 주의 깊게 사용해야 할 것이다. NICE 가이드라인에서는 만약 경계성 성격장애 환자가 동반질환이 없을 시에는 약물치료를 하지 말 것을 권유하고 있다.[15]

39.6.2 반사회성 성격장애의 약물치료

반사회성 성격장애에 관련된 몇 개의 유용한 논문이 있으나, 사이코패스와 진단기준 및 개념을 다르게 하여 서로 분리하였거나, 사회의 환자들보다는 재소자를 대상으로 하였으며, 성격장애의 인격 변화보다는 행동과 증상에 초점이 맞춰져 있다. 반사회성 인격장애는 사회에서 격리되거나, 스스로 치료에 대한 생각을 갖기 힘들기 때문에 재소자를 대상으로 한 연구가 많다. 재소자를 대상으로 한 연구에서 lithium이 규칙의 위반을 줄였다는 보고가 있으며,[60] phenytoin은 긴장도를 낮추고 공격성과 충동성을 감소시켰다는 보고[61]가 있다. 몇몇 반사회성 성격장애를 동반한 다른 성격장애(주로 경계성 성격장애)에 대한 연구가 있으나 반사회성 성격장애만을 독립적으로 보고한 것이 아니어서 참고할 만한 연구는 거의 없는 것이 현실이다.

NICE 가이드라인[62]에 따르면 반사회성 성격장애에 일반적인 약물치료는 추천되지 않으며, 다른 정신질환과 동반되었을 때에 사용할 수 있다고 하였다. Khalifa 등에 따르면 8개의 반사회성 성격장애 메타 연구에서 약물사용이 추천되지 않는다고 결론지었다.[63]

39.7 C군 성격장애

C군 성격장애에 약물치료와 관련한 무작위 대조연구는 존재하지 않는다. 다만 WFSBP 가이드라인[40]에서 사회공포증 증상이 있을 경우 항우울제가 위약보다 효과가 좋다는 보고가 있어 회피성 성격장애에 항우울제가 효과가 있을 수 있다는 추론이 가능하다.

39.8 결론

성격장애 환자에 대해 최근의 임상적인 치료법으로 증상 위주의 약물치료와 정신치료를 통합하여 치료하고자 하는 움직임이 정신약물학의 발전과 함께 경계성 성격장애를 중심으로 시작되었으나, 현재까지는 연구가 다소 부족한 상황이다. 하지만 지금까지의 연구결과들을 미루어 추론해볼 때 몇 가지 일반적인 결론이 가능하다.

1. 정신사회적 치료에 부가적으로 약물치료를 할 것
2. 특별한 목표 증상에 제한적으로 사용할 것
3. 목표 증상이 소실되면 약물치료를 중단할 것

현재까지 밝혀지지 않은 성격장애의 정신사회적, 생물학적 발달과정의 이해를 위해 앞으로 더욱 효과적인 정신치료와 약물치료의 개발이 이루어지고, 정신치료와 약물치료의 상호작용에 대한 연구가 진행되어야 할 것이다.

참고문헌

1. Becker DF, Grilo CM, Edell WS, McGlashan TH. Comorbidity of borderline personality disorder with other personality disorders in hospitalized adolescents and adults. Am J Psychiatry 2000;157: 2011-16.
2. Zanarini MC, Stanley B, Black DW, et al. Methodological considerations treatment trials for persons personality disorder. Ann Clin Psychiatry 2010;22: 75-83.
3. Corruble E, Ginestet D, Guelfi JD. Comorbidity of personality disorders and unipolar major depression: a review. J Affect Disord 1996;37: 157-70.
4. Zanarini MC, Frankenburg FR, Hennen J, Reich DB, Silk KR. Axis I comorbidity in patients with borderline personality disorder: 6-year follow-up and prediction of time to remission. Am J Psychiatry 2004;161: 2108-14.
5. McGlashan TH, Grilo CM, Skodol AE, et al. The Collaborative Longitudinal Personality Disorders Study: baseline Axis I/II and II/II diagnostic co-occurrence. Acta Psychiatr Scand 2000;102: 256-64.
6. Leichsenring F, Leibing E. The effectiveness of psychodynamic therapy and cognitive behavior therapy in the treatment of personality disorders: a meta-analysis. Am J Psychiatry 2003;160: 1223-32.

7. Perry JC, Banon E, Ianni F. Eff ectiveness of psychotherapy for personality disorders. Am J Psychiatry 1999;156: 1312-21.

8. Leichsenring F, Rabung S. Effectiveness of long-term psychodynamic psychotherapy: a meta-analysis. JAMA 2008;300: 1551-65.

9. Zanarini MC, Frankenburg FR, Reich DB, Fitzmaurice G. Attainment and stability of sustained symptomatic remission and recovery among patients with borderline personality disorder and axis II comparison subjects: a 16-year prospective follow-up study. Am J Psychiatry 2012;169: 476-83.

10. Skodol AE, Pagano ME, Bender DS, et al. Stability of functional impairment in patients with schizotypal, borderline, avoidant, or obsessive-compulsive personality disorder over two years. Psychol Med 2005;35: 443-51.

11. Bateman A, Fonagy P. 8-year follow-up of patients treated for borderline personality disorder: mentalization-based treatment versus treatment as usual. Am J Psychiatry 2008;165: 631-38.

12. Davidson KM, Tyrer P, Norrie J, Palmer SJ, Tyrer H. Cognitive therapy vs. usual treatment for borderline personality disorder: prospective 6-year follow-up. Br J Psychiatry 2010;197: 456-62.

13. American Psychiatric Association. Diagnostic and statistical manual of mental disorders (DSM-IV). Washington DC: American Psychiatric Publishing, 1994.

14. American Psychiatric Association. Diagnostic and statistical manual of mental disorders (DSM-5). Washington DC: American Psychiatric Publishing, 2013.

15. NICE. Borderline personality disorder: treatment and management. 2009. https://www.nice.org.uk/guidance/cg78/resources/guidanceborderline-personality-disorder-pdf (accessed Nov 21, 2013).

16. Gabbard G. Personality Disorders. Gabbard"s treatment of psychiatric disorders 4th edition. Washington DC: APPI, 2007.

17. Oldham J, Skodol AE, Bender DS, eds. Textbook of personality disorders. Arlington, VA: American Psychiatric Publishing, 2005.

18. Chiesa M, Fonagy P, Holmes J. Six-year follow-up of three treatment programs to personality disorder. J Pers Disord 2006;20: 493-509.

19. Mulder R. The biology of personality. Aust N Z J Psychiatry 1992;26: 364-76.

20. Siever LJ, Davis KL. A psychobiological perspective on the personality disorders. Am J Psychiatry 1991;148: 1647-58.

21. Soloff PH. Algorithms for pharmacological treatment of personality dimensions: symptom-specific treatments for cognitive-perceptual, affective, and impulsive-behavioral dysregulation. Bull Menninger Clin 1998;62: 195-214.

22. Kendall T, Burbeck R, Bateman A. Pharmacotherapy for borderline personality disorder: NICE guideline. Br J Psychiatry 2010;196: 158-59.

23. Duggan C, Huband N, Smailagic N, Ferriter M, Adams C. The use of pharmacological treatments for people with personality disorder: a systematic review of randomized controlled trials. Pers Ment Health 2008;2: 119-70.

24. World Health Organization (WHO) (2017) Beta draft of the ICD-11 classification of mental and behavioural disorders. International Classification of Diseases. accessed 2 March 2017.

25. Bach B, Sellbom M, et al. ICD-11 and DSM-5 personality trait domains capture categorical personality disorders: Finding a common ground. Aust N Z J Psychiatry 2017;1-11.

26. Lenzenweger MF, Lane MC, Loranger AW, Kessler RC. DSM-IV personality disorders in the National Comorbidity Survey Replication. Biol Psychiatry 2007;62: 553-64.

27. Newton-Howes G, Tyrer P, Johnson T, et al. Influence of personality on the outcome of treatment in depression: systematic review and meta-analysis. J Pers Disord 2014;28: 577-93.

28. Linehan MM. Cognitive-Behavioural Treatment of Borderline Personality Disorder. New York: Guilford; 1993.

29. McMurran M, Coupe S. Problem solving for personality disorder. Psychologist 2012;25: 276-78.

30. Bergida H, Lenzenweger MF. Schizotypy and sustained attention: confirming evidence from an adult community sample. Journal of Abnormal Psychology. 2016;115: 545-551.

31. McClure MM, Barch DM, Romero MJ, Minzenberg MJ et al. The effects of guanfacine on context-processing abnormalities in schizotypal personality disorder. Biol Psychiatry. 2007;61: 1157-1160.

32. Parc S, McTigue K. Working memory and the syndromes of schizotypal personality. Schizophr Res 1997;29: 213-220.

33. Goldberg SC, Schulz SC, Schulz PM, Resnick RJ et al. Borderline and schizotypal personality disorders treated with low-dose thiothixene vs. placebo. Arch Gen Psychiatry 1986;43: 680-686.

34. Silk K, Feurino L. Psychopharmacology of personality disorders. In: Widiger T, ed. Oxford handbook of personality disorders. Oxford: Oxford University Press 2012: 713-26.

35. Jensen HV, Andersen J. An open, noncomparative study of amoxapine in borderline disorders. Acta Psychiatr Scand 1989;79: 89-93.

36. Markovitz PJ, Calabrese JR, Schulz SC, Meltzer HY. Fluoxetine in the treatment of borderline and schizotypal personality disorders. Am J Psychiatry 1991;148: 1064-1067.

37. McClure MM, Harvey PD, Goodman M, Triebwasser J et

al. Pergolide treatment of cognitive deficits associated with schizotypal personality disorder: continued evidence of the importance of the dopamine system in the schizophrenia spectrum. Neuropsychopharmacology 2010;35: 1356-1362.

38. McClure MM, Barch DM, Romero MJ, Minzenberg MJ et al. The effects of guanfacine on context-processing abnormalities in schizotypal personality disorder. Biol Psychiatry 2007;61: 1157-1160.

39. Oldham J, Phillips K, Gabbard G, Soloff P, and the American Psychiatric Association Practice Guidelines. Practice guideline for the treatment of patients with borderline personality disorder. Am J Psychiatry 2001;158 (suppl): 1-52.

40. Herpertz SC, Zanarini M, Schulz CS, Siever L, Lieb K, Möller HJ, and the WFSBP Task Force on Personality Disorders, and the World Federation of Societies of Biological Psychiatry (WFSBP). World Federation of Societies of Biological Psychiatry (WFSBP) guidelines for biological treatment of personality disorders. World J Biol Psychiatry 2007;8: 212-44.

41. Lieb K, Völlm B, Rücker G, Timmer A, Stoffers JM. Pharmacotherapy for borderline personality disorder: Cochrane systematic review of randomised trials. Br J Psychiatry 2010;196: 4-12.

42. National Health and Medical Research Council. Clinical practice guidelines for the management of borderline personality disorder. Melbourne: National Health and Medical Research Council, 2012.

43. Coccaro EF, Siever LJ, Klar HM, Maurer G et al. Serotonergic studies in patients with affective and personality disorders: correlates with suicidal and impulsive aggressive behavior. Arch Gen Psychiatry 1989;46: 587-599.

44. Pitchot W, Hansenne M, Pinto E, Reggers J et al. 5-Hydroxytryptamine 1A receptors, major depression, and suicidal behavior. Biol Psychiatry 2005;58: 854-858.

45. Montgomery SA, Roy D, Montgomery DB. The prevention of recurrent suicidal acts. Br J Clin Pharmacol 1983;15: 183S-188S.

46. Soloff PH, George A, Nathan RS, Schulz PM et al. Paradoxical effects of amitryptiline on borderline patients. Am J Psychiatry 1986;143: 1603-1605.

47. Cowdry RW, Gardner DL. Pharmacotherapy of borderline personality disorder: alprazolam, carbamazepine, trifluoperazine, and tranylcypromine. Arch Gen Psychiatry 1988;45: 111-119.

48. Parsons B, Quitkin FM, McGrath PJ, Stewart JW et al. Phenelzine, imipramine, and placebo in borderline patients meeting criteria for atypical depression. Psychopharmacol Bull 1989;25: 524-534.

49. Salzman C, Wolfson AN, Schatzberg A, Looper J et al. Effects of fluoxetine on anger in symptomatic volunteers with borderline personality disorder. J Clin Psychopharmacol 1995;15: 23-29.

50. Verkes RJ, van der Mast RC, Hengeveld MW, Tuyl JP et al. Reduction by paroxetine of suicidal behavior in patients with repeated suicide attempts but not major depression. Am J Psychiatry 1998;155: 543-547.

51. Rinne T, van den Brink W, Wouters L, van Dyck R. SSRI treatment of borderline personality disorder: a randomized, placebo-controlled clinical trial for female patients with borderline personality disorder. Am J Psychiatry 2002;159: 2048-2054.

52. Zanarini MC, Frankenburg FR. Olanzapine treatment of female borderline personality disorder patients: a double-blind, placebo-controlled pilot study. J Clin Psychiatry. 2001;62: 849-854.

53. Schulz SC, Zanarini MC, Bateman A, Bohus M et al. Olanzapine for the treatment of borderline personality disorder: variable-dose 12-week randomized double-blind placebo-controlled study. Br J Psychiatry 2008;193: 485-492.

54. Shafti SS, Shahveisi B. Olanzapine vs. haloperidol in the management of borderline personality disorder: a randomized double-blind trial. J Clin Psychopharmacol 2010;30: 44-47.

55. Nickel MK, Muehlbacher M, Nickel C, Kettler C et al. Aripiprazole in the treatment of patients with borderline personality disorder: a double-blind, placebo-controlled study. Am J Psychiatry 2006;163: 833-838.

56. Akiskal HS. Demystifying borderline personality: critique of the concept and unorthodox reflections on its natural kinship with the bipolar spectrum. Acta Psychiatr Scand 2004;110: 401-407.

57. Hollander E, Swann AC, Coccaro EF, Jiang P et al. Impact of trait impulsivity and state aggression on divalproex vs. placebo response in borderline personality disorder. Am J Psychiatry 2005;162: 621-624.

58. Reich DB, Zanarini MC, Bieri KA. A preliminary study of lamotrigine in the treatment of affective instability in borderline personality disorder. Int Clin Psychopharmacol 2009;24: 270-275.

59. Nickel MK, Nickel C, Kaplan P, Lahmann C et al. Treatment of aggression with topiramate in male borderline patients: a double-blind, placebo-controlled study. Biol Psychiatry 2005;57: 495-499.

60. Sheard MH, Marini JL, Bridges CI, Wagner E. The effect of lithium on impulsive aggressive behavior in man. Am J Psychiatry 1976;133: 1409-1413.

61. Barratt ES, Stanford MS, Felthous AR, Kent TA. The effects of phenytoin on impulsive and pre-meditated aggression: a controlled study. J Clin Psychopharmacol 1997;17: 341-349.

62. NICE. Antisocial personality disorder: treatment, management and prevention. 2009. https://www.nice.org.uk/guidance/cg77/resources/guidance-antisocial-personality-disorder-pdf (accessed Nov 21, 2013).

63. Khalifa N, Duggan C, Stoffers J, et al. Pharmacological interventions for antisocial personality disorder. Cochrane Database Syst Rev 2010;CD007667.

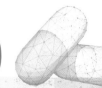

CHAPTER 40

신체질환이 동반된
경우의 약물치료

고영훈 · 이상열

신체질환이 동반된 환자에서 정신약물을 사용하는 경우 위험과 이점을 면밀히 살펴보아야 한다. 기저의 건강 상태, 신체질환의 치료를 위해 사용된 타 약물과의 상호작용, 신체질환에 따른 약동학의 변화 등을 충분히 고려해야 한다. 또한 간, 신장, 심장의 장애와 위장기능의 손상으로 인한 약물 부작용에 대한 감수성의 변화도 주의 깊게 평가해야 한다. 이 장에서는 신체질환이 동반된 환자에서의 정신약물학 원칙과 약동학 및 약력학적 약물 상호작용을 이해하고, 다양한 의학적 상태에서 정신약물을 적절히 사용하기 위해 필요한 사항을 살펴보고자 한다.

40.1 신체질환자에서의 정신약물학 원칙

환자의 의학적 문제, 검사실 및 영상검사 결과를 가능한 자세히 검토한다. 또한 정신약물 및 기타 약물, 처방전 없이 구입할 수 있는 약물, 한약 및 보충제 등 모든 입원 및 외래 약물을 검토하고, 이러한 약제를 실제로 복용하고 있는지를 확인한다. 특히 항콜린성 약물, 아편유사제, 벤조디아제핀과 같이 정신 상태의 변화를 유발할 수 있는 약물을 확인한다.

약물 투약 시에는 하루 한 번 투약이 가능한 반감기가 긴 약제를 선택하는 것이 좋다. 다약제의 복용을 피해야 하며, 증상의 치료를 위해 새로운 약물을 추가하는 것보다

는 복용량을 줄이거나 약물 중단을 먼저 고려한다. 또한 정신약물에 대한 과거 반응을 확인하고, 원하는 반응을 얻기 위해 필요한 최소 용량의 약물을 사용한다. 필요에 따라 복용하는 약물은 최소화하며, 꼭 필요한 경우에는 복용량과 사용 빈도를 모니터링해야 한다. 투약 변경 시 동시에 여러 약제를 변경하면 효능 및 약물 유해 반응을 결정하는 데 어려움이 있을 수 있으므로, 한 번에 하나의 약물을 추가 또는 중단하는 것이 바람직하다.

환자들에게는 약물의 잠재적인 부작용, 약효 발생 시기, 시간에 따른 내약성의 변화 등에 대해서 설명을 해준다. 실제 많은 정신약물은 약효 발생에 상당한 시간이 필요한 반면, 부작용은 투약 즉시 발생하는 경우가 많다. 따라서 이러한 시간적인 관련성에 대해 이해하지 못하는 경우 약물 순응도가 떨어지게 된다. 약물의 혈청 농도의 측정이 가능한 경우에는 이를 이용하여 약물의 독성 및 순응도를 확인하는 것이 도움이 될 수 있다. 또한 순응도에 영향을 미칠 수 있는 환자의 심리적, 재정적 배경을 이해하는 것도 중요하다.

40.2 신체질환자에서의 약동학 및 약력학

약물의 치료효과와 부작용 등의 약물반응은 약동학과 약력학의 영향을 받게 된다. 신체질환이 있는 환자에서 간,

신장, 심장, 위장기능의 장애는 정신약물의 흡수, 대사, 분포 및 배설을 변화시킬 수 있다.

약물이 체순환으로 전달되는 정도인 생체이용률은 약물 투여 경로에 따라 차이를 보이게 되는데, 정맥이나 동맥을 통한 투여 시에는 생체이용률이 100%에 이르게 되고, 다른 경로에서는 상당히 낮은 생체이용률을 보이게 된다. 약물의 흡수는 장의 표면적, pH, 점막의 손상 여부와 기능, 국소 혈류, 약물의 화학적 성질 등에 의해 영향을 받게 된다. 특히 경구투여 약물은 음식, pH, 킬레이트 약물, 장내 세균총 변화, 질병, 위장 또는 소장기능에 영향을 미치는 다른 약물에 의해 영향을 받는다. 일례로 ziprasidone과 lurasidone 등의 약물은 음식과 함께 복용 시에 생체이용률이 증가하게 된다.

처음통과대사first-pass metabolism는 간장과 간문맥을 통해 장내에서 체순환으로 약물을 전달하는 과정이다. 여기에는 두 가지의 과정이 관여하여 약물의 통과를 제한하게 된다. 한 가지는 p-glycoprotein(P-gp) 유출 운반 펌프efflux transport pump로 많은 약물들을 장 내로 역전달하여 흡수를 제한한다. 또 다른 과정은 장벽에 위치한 시토크롬cytochrome P450 3A4CYP3A4 효소로서 장벽에서의 대사를 통해 약물의 생체이용률을 감소시킨다. 따라서 설하 혹은 경피투여 약물의 경우에는 처음통과대사의 영향을 피하게 되며, 근육주사의 흡수는 근육량과 조직의 관류량에 의존하게 된다. paroxetine, sertraline, trifluoperazine, verapamil 등과 양성자 펌프 억제제는 P-gp 억제제로 작용하게 된다. P-gp는 장 내에서의 흡수를 억제하므로 이를 억제하는 약물에 의해 다른 약물의 생체이용률은 증가하게 된다.

약물의 분포는 혈청 pH, 혈류, 단백질 결합, 지질용해도, 이온화 등의 영향을 받는데, 심장, 간, 신장에 장애가 있는 경우 이들의 변화도 동반된다. 대부분의 정신약물과 같은 친지질성 약물은 신체의 지방에 주로 자리잡게 되므로 혈장 내 농도는 상당히 낮으나 분포 용적은 크다. 반대로 lithium, oxazepam, valproate와 같은 친수성 약물은 주로 순환기계나 수분이 높은 기관에 분포되므로 혈장 내 농도는 높고, 분포 용적은 적어지게 된다. 따라서 질환으로 인하여 조직이나 기관으로의 관류량이 변화되는 경우 약물의 분포에도 변화가 생기게 된다. 일례로 울혈성 심부

전, 간경화, 신증후군에서 흔히 나타나는 부종은 세포외액의 용적을 증가시키므로 친수성 약물의 분포 용적도 증가된다. 비만이나 노화와 같이 지방이 증가하는 경우에는 친지질성 약물의 분포 용적이 커지게 된다.

대부분의 약물은 정도의 차이는 있지만 혈장 단백질인 알부민과 α-1-산당단백질과 결합하게 된다. valproic acid, barbiturate와 같은 산성 약물은 대부분 알부민과 결합하고, phenothiazine, amphetamines, benzodiazepine, 삼환계 항우울제TCA와 같은 염기성 약물은 글로불린과 결합한다. 혈장 내의 약물은 혈장 단백질과 결합하지 않은 유리형과 단백질 결합형으로 존재하게 되는데, 유리형의 약물만이 약물학적으로 활성을 가지므로 혈장 단백질의 농도와 혈장 단백질과 결합하는 다른 약물의 농도에 따라 약물 효과는 차이를 보이게 된다. 혈장 단백질에 차이를 보이는 신체질환은 표 40.1에서 확인할 수 있다.

정신약물의 대부분은 간 대사에 의해 제거되고, 일부는 신장 청소에 의해 제거된다. 약물의 간 대사는 간질환 시에 영향을 받게 된다. 간경화와 같은 질환에서는 간으로의 약물 전달 속도에 영향을 줄 수 있는 간 혈류가 감소하며, 효소의 대사능력이 감소되어 약물의 대사와 제거가 약

표 40.1 혈장 단백질의 농도를 변화시키는 질환

	감소	증가
알부민	간경화 급성 췌장염 수술 세균성 폐렴 신장염/신증후군/신부전 알코올중독 영양결핍 임신 조절되지 않는 당뇨 패혈증 화상/외상	갑상샘저하증
α-1-산당단백질	간염/간경화 요독증 임신 췌장암	갑상샘저하증 급성 심근경색 급성 신장염/신부전 뇌전증 뇌졸중 류머티스관절염 암 염증성 장질환 외상 전신홍반루푸스 화상

화된다. 한편 약물의 신장 청소는 신부전증 등의 질환에서 영향을 받을 수 있으므로, 이 경우에는 낮은 용량으로 시작하고 천천히 증량하는 용량의 조절이 필요하다.

간에서의 약물 대사는 두 단계로 나뉜다. 1단계는 산화, 환원, 가수 분해가 포함된다. 이 과정은 약물의 수용성을 증가시키며, 화학적으로 활성화되고 잠재적으로는 유독한 대사산물을 생성할 수 있다. 시토크롬 P450 효소는 1단계 대사에 관여하는 주요 효소이다. 이 효소는 50개의 동형으로 이루어져 있으며, 그중 6개가 약물 대사의 90%를 차지하고, CYP3A4와 CYP2D6 두 효소가 가장 중요하다.[1] 2단계는 글루쿠로니드화glucuronidation, 아세틸화acetylation, 황산화sulfation가 포함되며, UGTuridine glucuronosyltransferases가 주요 역할을 한다. 간에서의 약물 대사는 간 효소까지의 약물 전달 속도나 간 효소의 능력에 따라 제한된다. 심각한 심혈관계 질환, 만성 폐질환, 간경화 등에서는 간 혈류의 감소가 나타나며, 울혈성 심부전, 신장질환, 간질환 등은 간 효소의 기능을 저하시키게 된다.

40.3 약물 상호작용

대부분의 약물 상호작용은 경미하거나 인식할 수 없기 때문에 흔히 간과할 수 있다. 그러나 치료 지수therapeutic index, TI가 좁은 약물을 사용하거나, 심각한 약물 부작용이 있는 경우, 혹은 치료효과가 없을 때는 약물 상호작용에 대한 고려가 필요하다.[2] 타 약물을 복용 중인 환자에서는 약물 상호작용이 적은 정신약물을 우선적으로 선택하는 것이 바람직하다(표 40.2).

대사 변화에 관여하는 약동학적 약물 상호작용은 대사 유도와 대사 억제의 형태로 나타나는데, 전자는 약물농도의 감소를 초래하고 후자는 약물농도를 증가시킨다. P450의 강력한 억제제로는 fluoxetine(2D6, 2C9), paroxetine(2D6, 2B6), fluvoxamine(1A2, 2C19), sertraline(2D6), bupropion(2D6), haloperidol(2D6), cimetidine(모든 CYP450), ciprofloxacin(1A2), fluconazole(2C9), ketoconazole(3A4), erythromycin(3A4), isoniazid(2C19), diltiazem(3A4), 자몽 주스(1A2, 3A4),

표 40.2 약동학적 상호작용이 적은 정신약물

대부분의 항정신병약물	
인지기능 개선제	donepezil, galantamine, memantine, rivastigmine
정신자극제	amphetamine, dextroamphetamine, methamphetamine, methylphenidate
항우울제	세로토닌 재흡수 억제제 citalopram, escitalopram, sertraline (하루 200 mg 이상에서 CYP2D6 억제) 세로토닌-노르에피네프린 재흡수 억제제 desvenlafaxine, venlafaxine 삼환계 항우울제 amitriptyline, clomipramine, desipramine, doxepin imipramine, maprotiline, nortriptyline 기타 항우울제 amoxapine, mirtazapine, trazodone, vortioxetine

omeprazole(2C19), protease inhibitor(3A4), quinidine(2D6), diphenhydramine(2D6), valproic acid(2C9), ritonavir(2C9, 2C19, 2D6, 3A4)가 있다.[1,2] P450의 강력한 유도제로는 rifampin, carbamazepine, phenobarbital, phenytoin, St. John's Wort 등이며, 만성 흡연의 경우도 약물 대사를 증가시킨다. 일례로 ethinyl estradiol을 함유한 피임약을 복용하는 여성에서 3A4 유도제인 carbamazepine을 투약하는 경우 estradiol의 농도 감소로 인하여 피임이 실패할 수 있다.[3] 또 다른 예로 risperidone을 투약하는 환자에게 2D6 억제제인 fluoxetine이나 paroxetine을 투여하게 되면 risperidone의 혈중농도의 증가로 인하여 추체외로 부작용의 위험성이 증가하게 된다(표 40.3).[4]

약력학적 약물 상호작용은 약물의 작용 위치에서 나타나는 약물 상호작용이며, 이로 인하여 약물의 효과가 부가되거나, 상쇄되는 결과를 가져올 수 있다. 약동학적 약물 상호작용에 비해 비교적 예상이 쉬운 편이다. 대표적으로 단가아민 산화효소 억제제MAOI와 선택적 세로토닌 재흡수 억제제SSRI를 동시 투약하는 경우 세로토닌 증후군의 발생 위험성이 커진다. 또 TCA와 benztropine을 동시에 투약하는 경우 항콜린성 독성이 증가되고 인지기능의 저하가 생긴다. diphenhydramine, loperamide, olanzapine, paroxetine도 항콜린성 작용을 갖는 약제이다. 약력학적 상

표 40.3 주요 시토크롬 P450 효소의 억제제 및 유도제

효소	억제제	유도제
CYP1A2	cimetidine, ciprofloxacin, fluvoxamine	phenytoin, rifampin
CYP2C9	fluconazole, fluoxetine, cimetidine	carbamazepine, rifampin
CYP2D6	bupropion, duloxetine, fluoxetine, cimetidine, diphenhydramine, haloperidol, paroxetine, quinidine, sertraline, terbinafine	
CYP3A4	azole antifungals (fluconazole, itraconazole, ketoconazole, voriconazole), cimetidine, ciprofloxacin, fluoxetine, fluvoxamine, macrolides (erythromycin, clarithromycin), protease inhibitors (indinavir, ritonavir, saquinavir), valproic acid	carbamazepine, modafinil, phenobarbital, phenytoin, rifabutin, rifampicin, St. John's Wort

호작용은 치료적인 목적으로 이용되기도 하는데 만성통증 환자에서 아편유사제와 amphetamine, methylphenidate 같은 정신자극제를 병용하는 경우 아편유사제의 진정작용을 줄일 수 있다.[5]

경구 약물 복용을 거부하거나 메스꺼움, 구토, 경구 섭취 제한, 흡입의 위험, 삼키기 어려움, 구강이나 상악 수술 후 또는 위 또는 장의 기능이상 또는 수술적 절제로 인해 생리학적으로 장 흡수가 불가능한 상태 등 정신약물의 경구투여가 불가능한 경우가 있다. 이러한 상황에서는 정신약물을 투여하기 위해 대체 경로가 필요하다.[6] 정맥 내, 근육 내, 설하, 직장과 같은 대체 경로를 사용하면 처음통과 대사를 우회하게 되어 약물의 생체이용률이 크게 증가된다. 정맥이나 근육 등의 비경구적 경로는 불안, 초조가 심한 환자를 진정시키기 위해 사용된다. 하지만 근육 위축이 심한 환자나 조직 관류가 떨어지는 심부전 환자 같은 경우에는 근육주사는 피해야 한다. haloperidol의 정맥 투여는 생체이용률이 40% 향상되고[7] 추체외로 부작용이 적지만[8] QTc 연장의 위험이 증가하고, 용량이 높아지면 torsade de pointes(TDP)라고 불리는 치명적인 다형성 심실 빈맥성 부

정맥이 발생할 수 있으므로 심장의 모니터링이 필요하다. 심한 초조, 불안을 보이는 환자에서 lorazepam을 정맥주사로 사용할 수 있지만 호흡 저하를 확인해야 한다. 비경구 경로로 사용할 수 있는 유일한 기분안정제는 valproate이다. 저장형depot 항정신병약물도 근육 내로 투여되는 데 이들의 속도제한에는 피하 지방의 양이 관여한다.

노인 환자는 약물의 흡수, 대사, 제거 속도가 느리다. 약물의 분포는 간, 신장 및 심장기능의 영향을 받을 수 있다. 또한 약물 부작용에도 민감하므로, 저용량에서 정신약물을 시작하고 부작용을 모니터링하면서 천천히 복용량을 조절해야 한다. 또한 낙상의 위험을 줄이기 위해 TCA나 benztropine과 같은 항콜린성 약물은 피해야 한다.

40.4 만성질환에서의 정신약물학

40.4.1 간질환

간질환은 약물사용장애가 동반된 환자에서 많이 발생한다. 간은 단백질 및 응고 인자의 합성을 비롯하여, 약물 및 기타 물질의 대사 등 여러 가지 생리학적 과정을 담당한다. 간기능의 이상은 비정상적인 혈액 응고, 복수, 정맥류 출혈, 근육 소모, 피로감, 성격 변화, 정신운동장애, 기분 증상, 기억력장애나 집중력 및 반응 시간을 포함한 인지장애를 유발하고, 심한 경우 혼수 상태까지 유발할 수 있다. 말기 간질환 환자의 정신증상은 기저의 간질환뿐 아니라 말기 질환 치료의 스트레스에 의해서도 나타난다.[9]

간질환은 흡수에서 대사, 분포 및 제거에 이르는 약동학 전반에 영향을 줄 수 있다. 또한 약물농도, 활성 지속 시간에 영향을 줄 수 있으며 부작용의 위험을 증가시킬 수 있다. 간경화에서 혈장 단백질의 합성이 변화하면 약물의 단백질 결합에 영향을 미쳐서 유리된 상태의 활성 약물농도가 올라갈 수 있다. 간 효소의 합성이 감소하고 간으로의 혈류가 감소하기 때문에 약물의 대사와 제거에도 장해가 있다. 대부분의 정신약물은 지용성이며 광범위한 1단계 간 대사를 거치게 되며, 신장 청소에 의존하는 약물은 lithium, gabapentin, topiramate 등 소수에 불과하다. 간세포이portal triad 내의 중심부에 위치한 1단계 효소(시토크

롬 P450 동종 효소군)는 간경화의 영향을 주로 받는 반면, 2단계 대사는 간경화에서도 비교적 보존된다.[10] 따라서 간경화 환자에서는 2단계 경로를 주로 사용하는 lorazepam, temazepam, oxazepam 등의 약물을 선택하는 것이 좋다.[9] 하지만 진정수면제는 간성 뇌병증을 촉발할 수 있으므로 간기능장애에서는 주의해서 사용해야 한다.[11]

간질환 환자에서는 약물 독성 및 부작용을 예방하기 위해 정신약물의 사용에 신중해야 한다. nefazodone, duloxetine, valproic acid, carbamazepine 등의 약물은 간독성을 가지므로 간질환 환자에서는 상대적으로 금기이거나 극도의 주의하에 사용해야 한다. 투약이 꼭 필요한 경우에는 치료 첫 6개월 동안은 정기적으로 간기능 검사를 해야 한다.

약물 투약에 따른 아미노전달효소의 경미한 상승은 흔히 나타나며, 일반적으로는 임상적 의미가 높지 않지만 기저 수준에 비해 2~3배의 AST/ALT 수치의 상승은 임상적으로 주의를 요한다. 간부전으로 인하여 혈소판이 적은 상태에서 저혈소판증을 유발할 수 있는 valproic acid와 같은 약물을 사용하는 경우 출혈의 위험을 높일 수 있다. TCA 및 저역가 항정신병약물과 같이 항콜린성 효과를 갖는 약물은 장 운동의 저하와 중추신경계에 대한 영향으로 간경화 환자의 간성 뇌병증을 악화시킬 수 있다. 간성 뇌병증과 관련된 정신병적 증상과 초조에는 저용량의 haloperidol이 흔히 사용된다.[12] lithium 역시 모니터링이 필요한 정신약물로서 신장으로 배출되는데, 복수가 동반된 간질환 환자는 체액의 변동이 심하기 때문에 혈중농도가 변동될 수 있음을 고려하여야 한다.

간질환 환자의 정신약물의 투여 시 초기에는 약제 용량을 줄이고, 간에서 대사되는 약물은 천천히 복용량을 결정하며, 광범위한 TI를 갖는 약물을 선택하고, 수시로 부작용을 모니터링해야 한다.

40.4.2 신장질환

질환으로 분류하기 어려운 준임상적 우울증은 말기 신장질환의 25%에서 나타나며, 주요우울증은 말기 신장질환 환자의 5~22%에서 나타난다.[13] 불안, 물질사용장애, 섬망, 치매 또한 이들 환자에서 흔한 정신의학적 상태이다. 대부분의 정신약물은 말기 신장질환이나 신부전증 환자에서 내약성이 좋으며 효과적이다. 말기 신장질환은 약물의 약동학에 영향을 미칠 수 있으므로, 대부분의 정신약물은 상용량의 2/3를 투여할 것을 권장한다.

말기 신장질환에서 과다한 요소urea의 생성은 위를 알칼리화시키고 가스트린의 농도를 변화시켜 약물 흡수에 영향을 미친다. 악액질cachectic 환자는 체액과 체질량이 적으며 분포 용적도 적어 약물의 농도가 높아진다. 복수와 부종이 있는 환자는 많은 분포 용적을 가지게 되어 약물의 초기 투여량이 더 필요할 수 있다. 신부전이 있는 환자는 종종 알부민의 양이 감소한다. 또한 혈장 단백질 결합 부위에 대해 경쟁하는 물질의 농도도 증가하여, valproic acid와 같이 혈장 단백질에 결합하는 약물의 경우 유리분율free fraction이 증가된다. 따라서 단백 결합이 큰 약물일수록 신부전 시에 필요한 용량은 낮아지게 된다. 약리적으로 활성인 대사산물도 신부전증 환자에서 정체되어 부작용을 일으킬 수 있다.

말기 신장질환에서 fluoxetine과 sertraline의 배출은 변하지 않으나, paroxetine의 혈장농도는 증가되므로 1/2의 초기 용량이 권장된다.[13] venlafaxine과 mirtazapine은 활성 대사산물을 가지고 있으며, 청소율은 신장질환에서 50% 감소한다. bupropion에는 신장을 통해 배설되는 활성 대사산물이 있으므로, 이들 환자에서 경련을 일으킬 수 있다. 말기 신장질환자에서는 수산화된 대사산물이 현저하게 증가하고, 이는 TCA 부작용의 원인이 된다. TCA 중에는 nortriptyline이 신장질환에서 선호되는 데 혈중농도가 임상적 효과와 상관성을 보이고, 신장질환자에서도 치료 적정 농도가 건강한 사람과 같다는 장점이 있기 때문이다.

haloperidol은 1% 미만이 소변으로 배설되므로 사용하기에 비교적 안전하다. risperidone과 그 대사산물인 9-hydroxy risperidone의 청소율은 신부전증에서 60% 감소한다.[14] 말기 신장질환에서는 전해질의 변화로 인하여 부정맥의 위험이 높기 때문에 thioridazine과 ziprasidone과 같이 QTc를 연장시키는 항정신병약물은 주의해야 한다. benzodiazepine은 주로 간에서 대사되므로 용량을 줄일 필요는 없지만, lorazepam의 반감기는 말기 신장질환자에서 연장될 수 있다.[15] lithium은 급성 신부전에서는 금기이지만 투석 중인 만성 신부전 환자에서는 사용할 수 있다. lithium은 완전히 투석되기 때문에 혈액 투석 후에는 1회

경구투여량(300~600mg)을 투여할 수 있다. lithium의 농도는 투석 시에 즉시 저장된 조직으로부터 재분배되기 때문에 투석한 지 적어도 2~3시간이 경과한 이후 측정해야 한다.

40.4.3 위장관계 질환

장 마비나 변비가 있는 환자에서는 항콜린성 약물을 함유한 정신약물은 피해야 한다. 항우울제는 염증성 장질환에서의 기분장애를 치료할 때 재발률, 스테로이드 사용 및 내시경 검사 빈도를 감소시키며,[16] TCA는 과민성 대장증후군의 증상을 조절하는 데 효과적이다.[17] SSRI의 위장관계 부작용은 투약 시작 시에 흔하며, 위의 운동성이 증가되거나 설사가 있는 환자에서는 피하는 것이 좋다. SSRI 치료를 받는 경우에서 출혈시간의 지연, 얼룩출혈ecchymosis, 자반증, 코피, 위장관이나 비뇨생식기의 출혈, 수술 후의 출혈, 두개 내 출혈 등의 발생이 보고되고 있다. 이 과정에는 세로토닌이 중요한 역할을 한다. 혈소판은 혈관손상에 반응하여 세로토닌을 방출하며, 세로토닌은 인접한 혈소판의 수용체에 결합하여 혈소판 응집에 기여한다. SSRI는 혈소판에서 세로토닌 운반체의 활성을 약 90% 억제한다. 따라서 혈소판의 세로토닌 감소는 비정상적인 출혈의 위험을 증가시킬 수 있다.[18, 19] 비정상적인 출혈의 위험은 항우울제에 의한 세로토닌 재흡수 억제의 정도와 관련이 있다. 세로토닌 재흡수 억제 정도가 높은 항우울제의 경우 억제 정도가 낮은 항우울제에 비해 출혈 위험도가 2.6배 높다.[20] 노년, 위장장애의 병력, 비스테로이드성 항염증제nonsteroidal anti-inflammatory drug, NSAID의 병용이 SSRI에 의한 상부 위장관 출혈의 위험 요인이다.[21,22] 위산이 증가하거나 위궤양이 있는 경우에도 SSRI의 사용은 출혈의 위험성을 높인다. 상부 위장관 출혈이나 소화성 궤양의 과거력이 있는 환자, NSAID, 경구 항응고제, 항혈소판제 또는 코르티코스테로이드를 복용하는 환자에게 SSRI 사용 시에는 제산제를 추가하면 출혈의 위험을 줄일 수 있다.[19]

40.4.4 심혈관계 질환

우울증은 심혈관계 질환에서 흔하며, 나쁜 예후에 독립적인 요인이다.[23] 허혈성 심장질환 환자에서 우울증은 심혈관계 질환의 이환율과 사망률의 위험을 약 3~4배 높인다.[24] 따라서 우울증 환자는 심혈관 질환이 발생할 가능성이 높으며 일반 인구보다 사망률이 높아지는데, 우울증이 심할수록 사망률 및 기타 심혈관계 질환의 발생 위험도 높아진다.[25] 관상동맥질환 환자의 31~45%는 임상적으로 의미 있는 우울증상을 보이고,[26] 이들 환자의 15~20%는 주요우울장애의 진단기준을 충족한다.[27] 우울증은 개인의 건강 상태 변화와 관련이 있으며 심혈관 질환의 발병과 진행에도 영향을 미칠 수 있다. 즉, 의학적 치료에 대한 낮은 순응도, 흡연 및 고혈압과 같은 심혈관 질환의 위험 요인의 증가, 신경계의 생리학적 변화, 심전도의 장애, 전신적 그리고 국소적 염증과 과도한 혈액 응고 등의 변화와 관련성을 보인다.[23]

일반적으로 정신약물은 빈맥, 기립성 저혈압, 전도장애 및 부정맥 등의 심혈관 질환을 유발할 수 있다. SSRI는 심혈관 질환자에서 안전하게 사용할 수 있는 항우울제이다. 특히 sertraline은 심근경색 후의 재발성 우울증 환자에서 안전하고 효과적이며, 심각한 심혈관계 질환(사망, 심근경색, 울혈성 심부전, 뇌졸중, 재발성 협심증)의 발병을 감소시킨다.[28] 반면 citalopram은 용량 의존적인 QT 연장을 보이므로 주의해서 사용하여야 하며, 40mg 이상의 투약은 피하고 노인에서는 20mg까지만 권장된다.[29]

TCA와 낮은 역가의 항정신병약물은 α-1 수용체의 차단으로 인하여 체위성 저혈압을 유발하고 실신과 낙상의 위험성을 증가시킨다. TCA는 QTc 연장, 체위성 저혈압, 항콜린성 효과 및 전도 지연과 같은 심장 독성을 가지므로 심근경색 후의 투약은 피해야 한다. 하지만 nortriptyline의 경우에는 울혈성 심부전 환자에서 기립성 저혈압의 원인이 되는 심박출률의 변화에 거의 영향을 미치지 않기 때문에 안전하게 사용할 수 있다.[30] venlafaxine은 높은 용량에서 고혈압의 원인이 될 수 있다.

lithium은 심전도 T파 형태를 변화시키며, 특히 비특이적 T파의 평편화가 흔히 나타난다. lithium은 독성 농도뿐 아니라 치료 농도에서도 동방결절의 기능장애 또는 동방차단, 방실전도장애를 유발하며, 심실의 흥분성을 높이거나 조기 심실 수축을 유발하거나 악화시킨다.[31,32] lithium 농도는 연장된 QTc와 상관관계를 보이며, lithium에 의한 심장 합병증은 연령에 따라 증가하게 된다.[33] 따라서 염분

제한과 이뇨제 치료를 받고 있는 울혈성 심부전 환자에서는 lithium을 주의해서 사용해야 한다.

methylphenidate는 신체질환 환자, 말기 환자, 고령자에서 비교적 내약성이 높다. 약 5~30%의 환자가 methylphenidate에 대해 부작용을 경험하지만 대개 경미하며 약물 중단으로 해결된다.[34] 가장 흔한 부작용은 초조 또는 불안, 동방결절성 빈맥 또는 심계항진, 섬망, 불면 등이다. 노년층에서는 methylphenidate 복용 중 혈압의 변화가 생길 수 있다. 부정맥은 드물지만 발생하더라도 약물 중단과 함께 회복된다.

정형 및 비정형 항정신병약물은 갑작스러운 심장사의 위험을 가지고 있으며, 이는 용량에 의존적이다.[35] 이는 심전도의 문제와 관련된 것으로 추정되는 데 항정신병약물을 포함한 대부분의 정신약물은 심장 재분극을 지연시키고 QTc를 연장시킬 수 있다. 드문 경우이지만 QTc의 연장은 TDP와 같은 부정맥으로 이어질 수 있다. TDP의 증상은 전형적으로 현기증, 경련, 실신으로 나타나며, 심실세동이나 갑작스러운 심장사를 일으킬 수 있다. 항정신병약물 중에는 thioridazine과 ziprasidone이 QTc 연장 위험이 가장 크다.[36,37] 또한 높은 용량의 haloperidol 정맥주사는 임상적으로는 상당히 위험하므로 적극적인 모니터링이 필요하다. quetiapine, risperidone, olanzapine, clozapine 등도 QTc 연장 위험이 높으므로, 이들 약물의 혈중농도를 변화시키는 약제를 병용하는 경우 주의하여 사용해야 한다(표 40.4). 대부분의 삼환계 및 사환계 항우울제, citalopram, fluoxetine, paroxetine, venlafaxine, lithium 등도 QTc 연장의 위험성이 있다.

65세 이상, 여성(남성보다 QTc 간격이 길고 약물 유발성 TDP의 위험이 2배), 기존 심혈관 질환, 선천성 QT 간격연장증후군, 서맥(동서맥, 2도 및 3도 방실 차단), 전해질 불균형(저칼륨혈증, 저마그네슘혈증) 등이 약물에 의한 QTc 연장의 위험 요인이다. 또한 기저에 연장된 QTc도 약물에 의한 QT 연장과 치명적인 부정맥의 위험 인자이다.[38] QTc는 개인 내의 변이가 커서, 24시간 동안 76~102ms까지 다양하게 나타난다.[37] 정상인의 평균 QTc는 약 400ms이지만, 여성의 경우 460ms, 남성의 경우 450ms까지 정상으로 판단하며, 500ms 이상인 경우는 TDP 발병의 주요 위험 요인으로 간주된다. 과량 투여, 빠

표 40.4   주요 항정신병약물의 시토크롬 P450 대사

	CYP1A2	CYP2D6	CYP3A4
정형 항정신병약물			
chlorpromazine	+	− (Inhibitor)	−
fluphenazine	+	− (Inhibitor)	−
haloperidol	+	− (Inhibitor)	+
perphenazine	−	− (Inhibitor)	−
pimozide	+	− (Inhibitor)	+
thioridazine	+	+	
비정형 항정신병약물			
amisulpride	−	−	−
aripiprazole	−	+	+
asenapine	+	− (Inhibitor)	−
clozapine	+	+	+
olanzapine	+	+	+
paliperidone	−	−	−
quetiapine	−	+	+
risperidone	−	+	+
ziprasidone	−	−	+

른 약물 주입, 타 약물에 의한 약물 대사의 억제, 신장 또는 간부전으로 인한 약물 제거의 감소 등도 QTc를 연장시킬 수 있다.[37] QT 간격을 연장시키는 약물은 심장의 포타슘 채널에 결합하고, 그 결과 심근세포에서의 포타슘 배출을 막아 재분극 상태를 연장하게 된다.

정신약물의 투여 시에는 심혈관계 부작용에 대한 개개인의 위험 요인을 신중하게 고려해야 한다. 위험을 줄이기 위해서 고위험군 환자에서 치료 전 QTc에 대한 EKG 검사를 시행하고, 대사에 영향을 주는 타 약제를 복용 중인 경우 천천히 증량하며, 고위험 환자 및 QTc를 연장시키는 약물을 복용하는 환자에서는 정기적으로 EKG를 모니터링한다. 또한 구토, 설사, 이뇨제 투여, 섭식장애가 있는 환자에서 QTc가 현저하게 연장된 경우 혈청 포타슘과 전해질 변화를 모니터링하며, 치료가 필요한 경우에는 황산 마그네슘을 투여한다.[37] 특히 QTc가 500ms보다 길면 정신약물 치료를 중단하며, QTc가 정상 상태로 돌아올 때까지 초조 등의 증상에 대해서는 benzodiazepine이나 항경련제로 대체하는 것을 고려한다.

40.4.5 신경학적 질환

뇌혈관질환이 있는 환자는 정신약물의 중추신경계 부작용에 민감하다. TCA와 저역가의 정형 항정신병약물과 같이

체위성 저혈압을 유발하는 정신약물은 실신의 삽화가 있는 환자에서 피해야 한다. SSRI는 뇌졸중 후의 우울증에서 선호되는데, 뇌졸중 후 환자에서 SSRI 사용은 언어적 · 시각적 기억기능을 포함한 전반적인 인지기능을 호전시키고,[39] 신체장애에 따른 의존성, 신경학적 장애, 불안 및 우울 등을 감소시킨다.[40] 하지만 SSRI는 항응고제와 함께 투여하는 경우 뇌출혈의 위험성을 증가시킬 수 있다.[41] 모든 항정신병약물은 노인성 치매 환자에서 사용하는 경우 뇌졸중의 위험이 증가하므로 주의해서 사용해야 한다.[42,43]

뇌전증 환자의 우울증 유병률은 일반 인구 집단의 20~30%에서, 간질 클리닉에서는 50~55%이며[44] 자살의 위험도 4~5배 높다.[45] 모든 항우울제와 항정신병약물은 경련 역치를 낮추는 것으로 알려져 있으며, 용량 의존적인 양상을 보인다. 경련의 발병률이 일반 인구에서는 0.07~0.09%이나 치료용량으로 정신약물을 복용하고 있는 집단에서는 약 0.1~1.5%이다. 특히 과다복용 시 경련 위험은 4~30%로 증가한다.[46] 경련의 위험 요인에는 유전적으로 낮은 경련 역치, 경련의 병력, 뇌손상, 노년 및 약물 청소 감소 등이 있다. 약물에 따른 위험 요인으로는 고용량, 빠른 약물의 증량, 갑작스러운 약물 중단 등이 포함된다. 경련의 위험을 줄이려면 복잡한 약물 조합을 피하면서 천천히 증량하고 저용량으로 약물을 투여하는 것이 필요하다.[46] 경련의 위험이 높은 정신약물에는 항우울제로 bupropion, maprotiline, clomipramine, 항정신병약물로 chlorpromazine, clozapine이 있다. phenelzine, tranylcypromine, fluoxetine, paroxetine, sertraline, trazadone, venlafaxine은 경련의 위험성이 낮은 항우울제이며, fluphenazine, haloperidol, pimozide, risperidone은 경련 위험이 낮은 항정신병 약물이다.[46]

파킨슨병의 신경정신의학적 증상으로는 우울증, 불안, 무감동, 피로, 인지장애 등이 있으며, 도파민 제제 등의 치료약물에 의해서도 망상, 환각, 조증, 충동적 행동, 초조 등의 증상이 발생할 수 있다. 우울증상은 파킨슨병 환자의 30~40%에서 나타나고 40%의 환자는 불안증상을 갖고 있다.[47] 대부분의 항우울제는 이들의 우울증과 불안증상에 효과적이고 내약성도 좋은 것으로 보고되었다. 하지만 SSRI는 selegiline과 같이 파킨슨병 치료에 사용되는 MAOI와의 상호작용을 통해 세로토닌 증후군의 발생 위험을 증

가시킨다. benzodiazepine은 낙상 위험을 증가시키고 인지, 자율신경, 수면 등의 문제를 악화시킬 수 있으므로 조심스럽게 사용해야 한다.[47]

무감동과 피로는 파킨슨병 환자에서 일반적인 증상이다. 이들 환자의 17~70%에서 무감동을 보이며, 피로의 유병률은 약 32~58%로 운동증상이 발병하기 전에 시작될 수 있고, 시간이 경과함에 따라 심해질 수 있다. 이들 증상의 치료에는 도파민 작용제, 정신자극제 및 modafinil 등이 사용되지만 효능에 대한 근거는 아직 부족하다.[47] 정신병적 증상도 파킨슨병 환자에서 빈번히 발생하며, 기분 및 행동증상이 동반되기도 한다. 정형 항정신병약물은 운동증상을 현저히 악화시키므로, 파킨슨병 환자에서 사용하지 않는 것이 좋다. clozapine은 파킨슨 증상의 악화 없이 정신병적 증상의 치료에 효과적이어서 50mg 이하의 낮은 복용량에서도 파킨슨 증상을 악화시키지 않으며, 약물 유발성 정신병적 증상을 개선시킨다.[48] quetiapine도 파킨슨병의 정신병적 증상의 치료에 자주 사용되고 있다. quetiapine은 위약 대조군 연구에서 일관된 결과를 보여주지는 못했지만, 여러 개방적 임상시험에서는 효능이 확인되었고, clozapine과의 비교연구에서도 유사한 효능이 나타났다.[49] 반면 olanzapine은 파킨슨 증상을 악화시키는 것으로 보고되고 있다.[50]

40.4.6 내분비계 질환 및 대사증후군

당뇨는 정신질환과 높은 관련성을 보이며, 일반 인구에 비해 1.5~2배 높은 우울과 불안을 보이게 된다. catecholamine의 증가는 혈당을 높이며 인슐린의 분비와 민감도를 감소시킨다. 반대로 세로토닌의 활성은 인슐린의 민감도를 높이고 혈당을 감소시킨다. 따라서 SSRI는 당대사에 미세한 영향을 미치기 때문에 당뇨병 환자에서는 선호된다. 특히 fluoxetine은 2형 당뇨병 환자에서 체중감소와 공복혈당 및 중성지방을 낮추는 효과가 있어 선호된다.[51] duloxetine, venlafaxine 등의 SNRI는 우울증과 당뇨병성 신경병증 통증에 모두 도움이 된다.[52] TCA는 신경병증 통증에 도움이 되지만, 항콜린성 부작용, 체위성 저혈압, 성기능장애 등의 문제가 생길 수 있다. 당뇨병에서 비정형 항정신병약물을 사용하는 경우에는 체중증가, 포도당불내성, 2형 당뇨병, 당뇨병 케톤산증, 고지혈증 등의 발생

위험을 고려해야 한다. 대사증후군의 경우 TCA, valproic acid, lithium 등의 약물이 관련되어 있지만, 항정신병약물은 대부분 영향을 미치며 관련 유병률은 30~50% 정도로 추정된다.[53] 대사증후군의 진단기준은 표 40.5에 제시되어 있다. 항정신병약물에 의한 체중증가는 약물의 H2 수용체와 5-HT2C 수용체의 차단에 의해 발생하게 되는데 치료 초기 1년 동안 clozapine은 6~12kg, olanzapine은 3~12kg, quetiapine은 2~4kg, risperidone은 2~3kg의 체중증가가 나타난다. 따라서 항정신병약물의 투약이 필요한 경우 체중 변화에 대해 월 1회의 정기적인 모니터링이 필요하다. 따라서 당뇨병 환자에서는 clozapine과 olanzapine은 피해야 하며,[54] ziprasidone과 aripiprazole이 권장된다. 체중증가가 심각한 경우 metformin, topiramate, zonisamide 등을 보조적으로 투약해볼 수 있다.

항이뇨호르몬antidiuretic hormone, ADH은 콩팥단위의 먼쪽세관 및 집합관에서 수분을 보유하도록 한다. SIADHsyndrome of inappropriate release of antidiuretic hormone는 뇌하수체 후엽에서 ADH가 지속적으로 분비되거나 신장에서 ADH의 작용이 과활성되는 경우 발생한다. 이 경우 소변을 희석하는 신장의 능력이 손상되어 섭취한 물과 농축된 소변의 배설이 감소하게 된다. 따라서 수분 섭취를 제한하지 않으면 혈청 저장성hypotonicity과 저나트륨혈증이 발생할 수 있다. SIADH의 일반적인 증상은 쇠약, 기면, 두통, 식욕 부진, 체중증가 등이며, 심한 경우에는 혼란, 경련, 혼수, 사망을 초래한다. 초기 증상은 모호하고 비특이적이며, 정신의학적 증상과 유사한 경우도 있다.[55] SIADH는 lithium을 제외한 모든 종류의 정신약물에서 보고되고 있다. 정신약물을 사용하면서 발생하는 SIADH와 저나트륨혈증에 대한 위험 요인으로 thiazide 이뇨제, 여성, 고령, 낮은 BMI, 약물치료 초기, 다중 약물요법, CYP3A4 상호작용, 기저의 저나트륨혈증 및 고칼륨혈증 등이 있다. SSRI와 관련된 SIADH나 저나트륨혈증은 다수의 보고가 있으며, 발생률은 0.5에서 32%까지 다양하다.[56] 기존의 증례 보고들을 종합해보면 fluoxetine은 약 75%, paroxetine은 약 12%, sertraline 및 fluvoxamine은 약 11%에서 관련되어 있었다. 저나트륨혈증 발병 시기의 중위값은 13일(3~120일)이었고, 대부분에서 65세 이상의 환자가 포함되어 있었다.[57] 따라서 노인 환자에서 SSRI 치료

표 40.5 대사증후군의 IDF 진단기준

중심부 비만(허리둘레 남성 ≥ 90cm, 여성 ≥ 80cm)과 다음 4개 요인 중 2개 이상이 동반되는 경우	
높은 중성지방	≥ 150mg/dL 혹은 지질이상에 대해 치료 중인 경우
낮은 HDL 콜레스테롤	< 40mg/dL (남성), < 50mg/dL (여성) 혹은 지질이상에 대해 치료 중인 경우
혈압의 증가	수축기 혈압 ≥ 130 또는 이완기 혈압 ≥ 85mmHg 혹은 고혈압을 진단받고 치료 중인 경우
공복 혈당의 증가	≥ 100mg/dL 혹은 2형 당뇨병으로 진단받은 경우

IDF: international diabetes federation

를 시작할 때 첫 4주 동안에는 저나트륨혈증의 가능성에 대해 면밀히 모니터링해야 한다. SIADH 발생 시에는 문제가 되는 약물을 중단하고, 수분 섭취를 제한하며, 심한 경우에는 염화나트륨을 보충한다. 항우울제나 항정신병약물을 계속 사용해야 하는 경우에는 약리적 특성이 다른 약물을 선택해야 하며, 혈청 나트륨 수치도 면밀히 모니터링해야 한다. SIADH를 유발한 약물을 계속 사용해야 한다면, demeclocycline을 투약할 수 있다.

lithium은 흔히 갑상샘종, 갑상샘저하증, 만성 자가면역 갑상샘염 등 갑상샘기능에 이상을 가져오는 정신약물이다. 준임상적 갑상샘저하증이 25%의 환자에서 나타날 수 있으며, 10~20%는 갑상샘저하증이 발생한다. 그러나 갑상샘저하증은 치료가 가능한 상태이기 때문에 지속적인 lithium의 사용이 금기가 되는 것은 아니다.

40.4.7 호흡기계 질환

만성폐쇄성폐질환chronic obstructive lung disease, COPD에서 불안의 유병률은 10~55%에 이른다.[58] 심한 COPD 환자에서 우울증상의 유병률은 대조군보다 2.5배 높다.[59]

대부분의 호흡기계 질환에서는 약동학의 영향이 크지 않지만, 낭성섬유증과 흡연에서는 약물 상호작용에 대한 고려가 필요하다. 낭성섬유증에서는 세포막의 이온 전달자의 기능에 변화가 생기기 때문에 약물의 흡수가 느리고, 간에서는 산화대사가 증가하는 양상을 보인다. 하지만 영향을 받는 효소는 CYP1A2와 CYP2C8에 국한된다. 또한 lithium의 혈중농도의 변화에 대한 보고들이 있기 때

문에 초기에 소량으로 시작하고 독성 예방을 위해서 주의 깊은 모니터링이 요구된다. 흡연은 약동학과 약력학에 모두 영향을 미치게 된다. 흡연은 CYP1A2에 의한 대사를 촉진시키는데, 이 경우 영향을 받는 정신약물로는 clozapine, olanzapine, duloxetine 등이 있다. 따라서 흡연자에게 이들 약물의 투약 시에는 용량이 적절한지를 고려하여야 한다. 흡연 중단 시에도 CYP1A2가 정상화될 때까지는 증량이 유지될 필요가 있다.

SSRI와 SNRI 등의 항우울제는 COPD 환자의 우울과 불안을 치료하기 위한 최우선 약제이다. benzodiazepine 은 저산소증에 대한 환기 반응을 크게 감소시킬 수 있으며, 호흡 예비력에 제한이 있는 환자에서 호흡부전을 일으킬 수 있다. 심한 기관지염, 심한 제한성 폐질환, 수면무호흡증도 benzodiazepine의 부작용에 취약하다. 하지만 모든 COPD 환자에서 benzodiazepine의 사용이 제한을 받는 것은 아니다. 불안 역시 호흡의 효율을 저하시키기 때문에 benzodiazepine이 천식이나 폐기종 환자의 일부에서 호흡 상태를 실질적으로 향상시킬 수 있다. 일반적으로 중간 지속성 benzodiazepine인 oxazepam, temazepam, lorazepam 은 호흡 억제 효과가 거의 없어서 COPD 환자의 항불안제로 사용이 가능하다. 단기 지속성인 triazolam과 zolpidem 은 주간 고탄산혈증을 보이지 않는 경도에서 중등도의 COPD 환자에서 안전하게 사용할 수 있다.[60]

소량의 항정신병약물은 COPD의 급성 불안치료에 있어 안전한 대안이지만, 신체질환 환자에서 사용하기 전에 잠재적인 신경학적 부작용이나 심혈관계 부작용을 고려해야 한다. buspirone도 호흡 억제를 일으키지 않으므로 수면무호흡증이나 폐질환 환자에서 안전하게 사용할 수 있다.

40.5 특수한 임상 상황에서의 정신약물학

40.5.1 수술 전후의 정신약물

전신마취 수술 전에 정신약물을 언제 중단할 것인가는 복잡하지만 중요한 주제이다. 예약된 수술을 위해 입원한 환자의 43%가 정신약물을 투약하고 있으며, 그중 35%는 항우울제, 34%는 benzodiazepine, 19%는 여러 종류의 약물을 복용하고 있고, 11%는 항정신병약물과 lithium 등을 투약하고 있다.[61] 수술 전까지 정신약물을 복용하는 경우 마취제와의 상호작용, 혈류역학의 변화(고혈압이나 저혈압), 진정이나 장마비 등의 수술 후의 합병증의 발생 위험이 증가하게 된다. 정신약물을 중단하는 경우에도 치료효과의 저하, 정신질환의 악화, 금단증상 등의 증상이 발생할 수 있다. 정신약물의 중단 여부는 환자 개인의 상태에 따라 결정하게 되지만, 일반적으로 lithium, MAOI, TCA, clozapine은 수술 전에 중단하고 SSRI는 유지하게 된다. SSRI는 수술 전후의 출혈 위험성을 높일 수 있지만, 출혈 위험성이 높은 응고병이나 혈소판감소증을 제외한 환자에서 사용하는 경우에는 출혈량이 임상적으로 큰 차이가 없다. 따라서 정신약물의 투약 여부는 환자 개개인에 따른 위험과 이득을 고려하여 결정하는 것이 좋으며, 일반적으로는 약물의 투약 유지에 따른 이득이 중단에 따른 위험보다는 우위에 있는 경우가 많다.

성인이 수술 전에 보이는 불안과 관련해서는 benzodiazepine이 효과적이다. 수술 전날 저녁에 diazepam 이나 clorazepate를 경구투여하거나 수술 15분 전 midazolam을 정맥주사함으로써 수술 전 불안을 완화시킬 수 있다. 다른 약물로는 melatonin, gabapentin, mirtazapine 을 시도해볼 수 있다. 심각한 신체적 손상이나 주요 수술을 받은 경우, 중환자실 치료를 받는 경우에는 외상후 스트레스 증상이나 외상후 스트레스장애PTSD가 발생할 수 있다. 신체손상 후 지연되어 나타나거나 ICU에서 경험하게 되는 PTSD의 경우에는 일반적으로 SSRI가 우선 사용된다. 수술과 관련된 PTSD의 예방을 위해 어떤 정신약물이 효과적이라고 단정지을 만한 연구는 아직 부족하다. 하지만 일부 연구들에서 수술 중의 ketamine 투여나[62] 신체외상 후의 고용량 morphine[63] 혹은 hydrocortisone[64]의 투여는 수술 후 PTSD의 발생 위험을 낮출 수 있음을 보고하고 있다.

흡입마취제로 사용되는 enflurane, halothane, isoflurane, methoxyflurane, desflurane 등을 진정수면제와 함께 사용하는 경우에는 과도한 진정과 호흡 억제의 위험이 있으며, TCA, MAOI, 항정신병약물과 같이 α1 차단 정신약물과 투여하면 혈압 저하가 발생할 수 있다. halothane의 경우 bupropion이나 SNRI, TCA, 정신자극제와 같이 사용하게 되면 부정맥의 위험성이 있다. TCA, SNRI, bupropion과 opioid는 청색반과 아편유사제 신경원의 활성을 통해 nitrous oxide의 마취 효과를 증가시킬 수 있다. lithium과 carbamazepine은 신경근차단제에 대한 저항을 높이거나, 이들 약제의 효과를 연장시킬 수 있으며, 항정신병약물은 수술 중에 저체온증을 유발할 수 있다. dexmedetomidine의 경우 호흡 억제 효과가 크지 않기 때문에 주로 중환자실에서 진정제로 사용된다. dexmedetomidine은 CYP2D6의 기질이자 억제제이므로 지속적으로 주입하는 경우 일부 정신약물과 약동학적 상호작용을 보이지만 단기간의 투약 시에는 두드러지지 않는다.

40.5.2 감염성 질환

급성 감염은 CYP와 UGT의 하향 조절을 유도하고 결과적으로 약물의 대사, 분비를 억제하여 약물 독성이 나타날 수 있다.[65] 이러한 효과는 인터페론, 인터루킨-1/6, 종양 괴사인자 등의 시토카인이 매개가 된다. 특히 CYP1A2와 CYP3A4의 억제가 임상적으로 중요하며, 이와 관련된 정신약물의 투약에 주의해야 한다.

항생제와 정신약물의 병용 시에는 약동학적 상호작용이 흔히 나타난다. macrolide, fluoroquinolone, azole계의 항진균제, 항레트로바이러스제 등은 CYP를 억제하지만, 항결핵제인 rifampin은 CYP3A4를 유도한다. isoniazid, linezolid는 MAO-A의 활성을 억제하며, erythromycin과 ketoconazole은 QT를 연장시키는 정신약물과 병용하는 경우 심실부정맥이 발생할 수 있다. 특히 linezolid는 SSRI, SNRI와 병용하는 경우 세로토닌 증후군을 유발하는 것으로 보고되고 있으므로, linezolid 투약 시에는 세로토닌 증후군 발생 가능성을 염두에 두어야 한다. 또한 정신자극제 등의 교감신경자극제와 linezolid를 병용하는 경우에 고혈압의 위험성이 높아진다.[66]

azole계 항진균제(itraconazole, ketoconazole), macrolide(erythromycin, clarithromycin), cyclosporine은 주로 CYP3A4를 억제하는 약물이다. 이들 약물의 경우 CYP3A4에서 대사되는 carbamazepine, doxepine, amitriptyline, alprazolam, triazolam, diazepam, pimozide 등의 혈중농도를 두드러지게 증가시킨다. 특히 doxepine, amitriptyline, pimozide 등의 혈중농도 증가는 QTc 연장

과 부정맥을 유발할 수 있다. 항진균제인 terbinafine은 CYP2D6의 억제제로 TCA와 phenothiazine 등의 정신약물과 사용하는 경우 부정맥의 위험이 있다.

HIV 바이러스 감염자에서는 항경련제인 carbamazepine, phenytoin, phenobarbital 등의 사용에 주의해야 한다. protease inhibitor에 의해 항경련제의 대사가 억제되어 항경련제의 약물 독성이 나타날 뿐 아니라 역으로 항경련제가 protease inhibitor의 대사를 촉진시켜 바이러스 치료 실패를 가져올 수 있다. ritonavir, saquinavir, indinavir의 투약은 발기부전 치료제인 sildenafil의 혈중농도를 증가시켜 심각한 심혈관계 질환을 유발할 수 있다. 또한 ritonavir는 MDMA, methamphetamine과 병용하는 경우 치명적이다.

40.5.3 장기이식

장기이식 환자에서 절대 금기가 되는 정신약물은 없지만 약물 선택에 있어서는 주의를 기울여야 한다. 장기이식 대기 환자들은 대부분 약물 부작용에 민감하다. 요독증, 저산소증, 간성뇌병증 등으로 인하여 정신운동지체나 인지기능 손상이 있는 환자는 mirtazapine, paroxetine, benzodiazepine과 같이 진정작용이 큰 약물에 대한 내약성이 저하된다. 장기부전이 생기면 흡수, 분포, 대사, 배설 등의 전반적인 약동학에서 변화가 발생하게 되므로 용량의 조절도 필수적이다. 장기이식 후에는 면역 억제제나 항생제들의 약물과도 상호작용을 고려해야 한다.

항우울제는 장기부전에 따른 오심, 식욕부진, 수면장애 등의 증상치료에 도움이 될 뿐 아니라 장기이식 후에 발생할 수 있는 약물에 의한 이차적 정신증상의 치료에도 효과적이다. SSRI는 장기이식 환자에서 일차 선택 항우울제이지만 출혈 위험성이 높은 환자에서는 주의해서 사용해야 한다. citalopram과 escitalopram은 약물 상호작용이 가장 적은 SSRI이므로 안전하게 사용할 수 있지만, fluvoxamine은 여러 CYP 억제제로 작용하므로 장기이식 환자에서는 피하는 것이 좋다.

paroxetine과 mirtazapine은 식욕증가와 체중증가가 필요한 경우 사용할 수 있으며, 특히 mirtazapine은 약물 상호작용이 적다는 장점이 있다. 하지만 mirtazapine은 무과립구증, 중성구감소증 등이 발생할 수 있어 면역 억제제를 사용하는 환자에서 주의가 필요하다. trazodone의 진정작용

은 불면에 효과적이지만 정신운동지체와 인지기능저하를 보이는 말기 장기부전 환자와 면역 억제제를 투약하는 환자에서는 내약성이 떨어진다. TCA는 부작용으로 인하여 장기이식 환자에서는 이차 약제로 선택하는 것이 좋으며, 심각한 부작용이 적은 nortriptyline이 선호된다. 정신약물 투약 시 발생할 수 있는 혈액학적 부작용은 표 40.6에 제시되어 있다.

불안증상의 치료를 위해 benzodiazepine이 도움이 되지만 진정작용과 호흡 억제, 인지손상을 악화시킬 수 있다. 간이식 환자에서는 lorazepam, oxazepam, temazepam이 유용하다. buspirone과 항정신병약물도 불안증상의 조절에 도움이 되지만, buspirone은 CYP3A4 억제제인 면역 억제제의 영향을 받으며 항정신병약물은 QTc 연장의 위험성이 있다. olanzapine과 quetiapine은 QTc 연장의 위험이 낮고 진정작용으로 인하여 흔히 사용된다. 진정작용이 필요하지 않은 경우에는 aripiprazole을 선택할 수 있다.[36]

표 40.6 정신약물의 혈액학적 부작용

부작용	SSRI	TCA	Other AD	TAP	AAP	BDZ or AED
무과립구증	citalopram fluvoxamine	amitriptyline clomipramine desipramine imipramine nortriptyline	mirtazapine	chlorpromazine fluphenazine haloperidol loxapine thioridazine	amisulpride clozapine risperidone olanzapine quetiapine ziprasidone	carbamazepine chlordiazepoxide diazepam
빈혈	citalopram escitalopram sertraline		mirtazapine nefazodone trazodone venlafaxine	chlorpromazine	clozapine risperidone	carbamazepine chlordiazepoxide clonazepam diazepam lamotrigine valproate
중성구감소증	citalopram	amitriptyline clomipramine desipramine imipramine nortriptyline	milnacipran mirtazapine nefazodone trazodone venlafaxine	chlorpromazine haloperidol fluphenazine thioridazine	amisulpride aripiprazole clozapine olanzapine paliperidone quetiapine risperidone ziprasidone	clonazepam diazepam lorazepam valproate
호산구증		amitriptyline desipramine imipramine nortriptyline		chlorpromazine	clozapine	carbamazepine clonazepam
혈소판감소증	citalopram escitalopram sertraline	amitriptyline clomipramine desipramine imipramine nortriptyline	milnacipran mirtazapine	chlorpromazine fluphenazine loxapine thioridazine	aripiprazole clozapine olanzapine paliperidone quetiapine risperidone	carbamazepine chlordiazepoxide clonazepam diazepam lamotrigine valproate
혈소판 응집 저하	citalopram escitalopram fluoxetine fluvoxamine paroxetine sertraline		desvenlafaxine venlafaxine			chlordiazepoxide diazepam

SSRI: selective serotonin reuptake inhibitor, TCA: tricyclic antidepressant, AD: antidepressant, TAP: typical antipsychotics, AAP: atypical antipsychotics, BDZ: benzodiazepine, AED: antiepileptic drug

표 40.7 면역 억제제와 정신약물의 CYP3A4 작용 효과

면역 억제제		정신약물	
억제	유도	억제	유도
corticosteroid (고용량) cyclosporin everolimus	corticosteroid (저용량)	fluvoxamine nefazodone fluoxetine valproic acid	carbamazepine oxcarbazepine phenytoin modafinil St. John's Wort

면역 억제제와 타 약물의 약물 상호작용은 흔히 발생하고, 대부분의 면역 억제제는 심각한 독성과 좁은 TI를 가지고 있으므로 면역 억제제를 투약하는 환자에서는 신중한 정신약물의 선택이 필요하다. 대부분의 면역 억제제는 CYP3A4에 의해 대사가 되므로 CYP3A4 억제제나 유도제에 의해 약물 농도가 변화하게 되면 독성이 생기거나 면역 억제 효과의 저하가 나타나게 된다(표 40.7). glucocorticoid는 저용량에서는 CYP3A4의 대사를 유도하지만 고용량에서는 억제하는 역할을 하므로 quetiapine과 같은 정신약물의 혈중농도를 변화시킬 수 있다. SSRI로는 fluvoxamine, sertraline, paroxetine이 CYP3A4의 억제 작용이 있으므로 면역 억제제의 혈중농도를 높일 수 있으므로 주의하여 사용하여야 한다. carbamazepine, oxcarbazepine, phenytoin, modafinil, St. John's Wort 등은 CYP3A4 유도제로 대부분의 면역 억제제의 대사를 증가시켜 혈중농도의 저하를 유발함으로써 이식거부의 위험이 높아진다. 면역 억제제 투약 시 흔히 나타나는 위장관계 증상은 SSRI, SNRI의 부작용과 감별해야 하며, 체중증가, 고지질증 등의 대사 관련 부작용이 발생하는 경우에도 정신약물의 효과를 고려해야 한다.

40.5.4 통증

급성기 통증은 대부분 수술, 외상, 만성질환의 악화 등에 의해 발생하며 특히 근골격계의 문제가 주된 원인이 되며, 대개 NSAID, acetaminophen, 아편유사제 등의 약물로 치료한다. 하지만 만성통증의 경우에는 기질적인 원인에 부가하여 다양한 사회심리학적 요인이 관여하기 때문에 정신약물의 투여를 포함한 다양한 정신의학적인 치료가 도움이 된다. 만성통증은 통증 수용기 통증과 신경병성 통증으로 구분되며, 통증 수용기 통증은 조직의 손상이나 염증으로 인하여 통증 수용기가 감작되어 발생하며, 신경병성 통증으로는 대상포진 후 신경통, 당뇨병성 통증, 삼차신경통, 복합부위 통증증후군, 뇌졸중 후 통증, 척추손상에 의한 통증들이 있다.

만성통증의 치료에는 TCA, SSRI, SNRI, 항경련제, 아편유사제가 사용되며, benzodiazepine은 통증에 동반되는 불면, 불안의 치료에 사용된다. 항정신병약물은 보조치료 약물로 사용되며 통증과 동반되는 정신증상에 도움이 되지만 진통 효과는 명확하지 않다. 진통제와 정신약물은 주로 CYP 억제와 유도에 따른 약동학적 상호작용을 주로 고려해야 한다. 많은 아편유사제들이 CYP2D6에 의해 대사되므로 fluoxetine, paroxetine, moclobemide, bupropion 등에 의해 대사가 억제된다. aspirin을 제외한 NSAID는 lithium의 배출을 억제하여 lithium의 독성을 발현시킬 수 있다. valproate는 글루쿠로니드화를 억제하여 lamotrigine의 혈중농도를 7배까지 증가시키므로, lamotrigine 용량을 최소 50% 이상 감량하지 않으면 부작용이 발생할 수 있다.[67] meperidine, fentanyl, tramadol, methadone, dextromethorphan, propoxyphene 등의 약제는 세로토닌의 재흡수를 억제하여, MAOI나 SSRI와 병용 시에 세로토닌 증후군이 발생할 수 있다. 따라서 세로토닌 재흡수의 성상을 가진 MAOI, TCA, SSRI, SNRI 등의 약물을 사용할 때는 morphine, codeine, oxycodone, buprenorphine이 선호된다. 아편유사제는 TCA를 포함한 항아세틸콜린성 약제와 사용 시에 변비가 발생하거나 악화될 수 있다. methadone은 QTc 연장의 부작용이 있어서[68] fluvoxamine, fluoxetine, nefazodone 등의 CYP3A4 억제제나 QT를 연장시키는 TCA, 항정신병약물과 병용 시에는 주의해야 한다.

참고문헌

1. Lynch T, Price A. The effect of cytochrome P450 metabolism on drug response, interactions, and adverse effects. Am Fam Physician 2007;76:391–396.

2. Sandson NB, Armstrong SC, Cozza KL. An overview of psychotropic drug-drug interactions. Psychosomatics 2005;46:464–494.

3. Crawford P, Chadwick D, Martin C, Tjia J, Back D, Orme M. The interaction of phenytoin and carbamazepine with combined oral contraceptive steroids. British journal of clinical pharmacology 1990;30:892–896.

4. Spina E, Avenoso A, Scordo MG, Ancione M, Madia A, Gatti G, et al. Inhibition of risperidone metabolism by fluoxetine in patients with schizophrenia: a clinically relevant pharmacokinetic drug interaction. Journal of clinical psychopharmacology 2002;22:419–423.

5. Dalal S, Melzack R. Potentiation of Opioid Analgesia by Psychostimulant Drugs. Journal of Pain and Symptom Management 1998;16:245–253.

6. Thompson D, DiMartini A. Nonenteral routes of administration for psychiatric medications. Psychosomatics 1999;40:185–192.

7. Chang W-H, Lam YF, Jann MW, Chen H. Pharmacokinetics of haloperidol and reduced haloperidol in Chinese schizophrenic patients after intravenous and oral administration of haloperidol. Psychopharmacology 1992;106:517–522.

8. Menza MA, Murray GB, Holmes VF, Rafuls WA. Decreased extrapyramidal symptoms with intravenous haloperidol. The Journal of clinical psychiatry 1987;48:278–280.

9. Crone CC, Gabriel GM, DiMartini A. An overview of psychiatric issues in liver disease for the consultation–liaison psychiatrist. Psychosomatics 2006;47:188–205.

10. Pacifici G, Viani A, Franchi M, Santerini S, Temellini A, Giuliani L, et al. Conjugation pathways in liver disease. British journal of clinical pharmacology 1990;30:427–435.

11. Häussinger D. Hepatic encephalopathy. Acta Gastroenterol Belg 2010;73:457–464.

12. Prabhakar S, Bhatia R. Management of agitation and convulsions in hepatic encephalopathy. Indian journal of gastroenterology: official journal of the Indian Society of Gastroenterology 2003;22:S54–58.

13. Cohen LM, Tessier EG, Germain MJ, Levy NB. Update on psychotropic medication use in renal disease. Psychosomatics 2004;45:34–48.

14. Heykants J, Huang M, Mannens G, Meuldermans W, Snoeck E, Van LB, et al. The pharmacokinetics of risperidone in humans: a summary. The Journal of clinical psychiatry 1994;55:13–17.

15. Wagner B, O'Hara DA. Pharmacokinetics and pharmacodynamics of sedatives and analgesics in the treatment of agitated critically ill patients. Clinical pharmacokinetics 1997;33:426–453.

16. Goodhand J, Greig F, Koodun Y, McDermott A, Wahed M, Langmead L, et al. Do antidepressants influence the disease course in inflammatory bowel disease? A retrospective case-matched observational study. Inflammatory bowel diseases 2011;18:1232–1239.

17. Rahimi R, Nikfar S, Rezaie A, Abdollahi M. Efficacy of tricyclic antidepressants in irritable bowel syndrome: a meta-analysis. World journal of gastroenterology 2009;15:1548–1553.

18. Bismuth-Evenzal Y, Gonopolsky Y, Gurwitz D, Iancu I, Weizman A, Rehavi M. Decreased serotonin content and reduced agonist-induced aggregation in platelets of patients chronically medicated with SSRI drugs. Journal of affective disorders 2012;136:99–103.

19. de Abajo FJ, Garcia-Rodriguez LA. Risk of upper gastrointestinal tract bleeding associated with selective serotonin reuptake inhibitors and venlafaxine therapy: interaction with nonsteroidal anti-inflammatory drugs and effect of acid-suppressing agents. Archives of General Psychiatry 2008;65:795–803.

20. Meijer WE, Heerdink ER, Nolen WA, Herings RM, Leufkens HG, Egberts AC. Association of risk of abnormal bleeding with degree of serotonin reuptake inhibition by antidepressants. Archives of internal medicine 2004;164:2367–2370.

21. Andrade C, Sandarsh S, Chethan KB, Nagesh KS. Serotonin reuptake inhibitor antidepressants and abnormal bleeding: a review for clinicians and a reconsideration of mechanisms. Journal of Clinical Psychiatry 2010;71:1565–1575.

22. Dalton SO, Johansen C, Mellemkjær L, Sørensen HT, Nørgård B, Olsen JH. Use of selective serotonin reuptake inhibitors and risk of upper gastrointestinal tract bleeding: a population-based cohort study. Archives of internal medicine 2003;163:59–64.

23. Joynt KE, Whellan DJ, O'Connor CM. Depression and cardiovascular disease: mechanisms of interaction. Biological psychiatry 2003;54:248–261.

24. Zellweger MJ, Osterwalder RH, Langewitz W, Pfisterer ME. Coronary artery disease and depression. European Heart Journal 2004;25:3–9.

25. Hare DL, Toukhsati SR, Johansson P, Jaarsma T. Depression and cardiovascular disease: a clinical review. European heart journal 2013;35:1365–1372.

26. Celano CM, Huffman JC. Depression and cardiac disease: a review. Cardiology in review 2011;19:130-142.

27. Carney RM, Freedland KE. Depression in patients with coronary heart disease. The American journal of medicine 2008;121:S20-S27.

28. Glassman AH, O'connor CM, Califf RM, Swedberg K, Schwartz P, Bigger Jr JT, et al. Sertraline treatment of major depression in patients with acute MI or unstable angina. Jama 2002;288:701-709.

29. Administration USFaD. FDA Drug Safety Communication: Revised recommendations for Celexa (citalopram hydrobromide) related to a potential risk of abnormal heart rhythms with high doses. 2012 3-28-2012 [cited 2018 08-14]; Available from: https://www.fda.gov/Drugs/DrugSafety/ucm297391.htm

30. Roose SP, Glassman AH, Giardina EV, et al. Nortriptyline in depressed patients with left ventricular impairment. JAMA 1986;256:3253-3257.

31. Mitchell JE, Mackenzie TB. Cardiac effects of lithium therapy in man: a review. The Journal of clinical psychiatry 1982;43:47-51.

32. Mohandas E, Rajmohan V. Lithium use in special populations. Indian journal of psychiatry 2007;49:211-218.

33. Mamiya K, Sadanaga T, Sekita A, Nabeyama Y, Yao H, Yukawa E. Lithium concentration correlates with QTc in patients with psychosis. Journal of electrocardiology 2005;38:148-151.

34. Hardy SE. Methylphenidate for the treatment of depressive symptoms, including fatigue and apathy, in medically ill older adults and terminally ill adults. The American journal of geriatric pharmacotherapy 2009;7:34-59.

35. Ray WA, Chung CP, Murray KT, Hall K, Stein CM. Atypical antipsychotic drugs and the risk of sudden cardiac death. New England Journal of Medicine 2009;360:225-235.

36. Beach SR, Celano CM, Noseworthy PA, Januzzi JL, Huffman JC. QTc Prolongation, Torsades de Pointes, and Psychotropic Medications. Psychosomatics 2013;54:1-13.

37. Wenzel-Seifert K, Wittmann M, Haen E. QTc prolongation by psychotropic drugs and the risk of Torsade de Pointes. Deutsches Ärzteblatt International 2011;108:687.

38. Schouten EG, Dekker JM, Meppelink P, Kok FJ, Vandenbroucke JP, Pool J. QT interval prolongation predicts cardiovascular mortality in an apparently healthy population. Circulation 1991;84:1516-1523.

39. Jorge RE, Acion L, Moser D, Adams HP, Robinson RG. Escitalopram and enhancement of cognitive recovery following stroke. Archives of general psychiatry 2010;67:187-196.

40. Mead GE, Hsieh C-F, Lee R, Kutlubaev MA, Claxton A, Hankey GJ, et al. Selective serotonin reuptake inhibitors (SSRIs) for stroke recovery. Sao Paulo Medical Journal 2013;131:208-209.

41. Hackam DG, Mrkobrada M. Selective serotonin reuptake inhibitors and brain hemorrhage A meta-analysis. Neurology 2012;79:1862-1865.

42. Douglas IJ, Smeeth L. Exposure to antipsychotics and risk of stroke: self controlled case series study. Bmj 2008;337:a1227-a1231.

43. Gill SS, Rochon PA, Herrmann N, Lee PE, Sykora K, Gunraj N, et al. Atypical antipsychotic drugs and risk of ischaemic stroke: population based retrospective cohort study. Bmj 2005;330:445.

44. Jackson M, Turkington D. Depression and anxiety in epilepsy. Journal of Neurology, Neurosurgery & Psychiatry 2005;76:i45-i47.

45. Matthews WS, Barabas G. Suicide and epilepsy: a review of the literature. Psychosomatics 1981;22:515-524.

46. Pisani F, Oteri G, Costa C, Di Raimondo G, Di Perri R. Effects of psychotropic drugs on seizure threshold. Drug Safety 2002;25:91-110.

47. Aarsland D, Marsh L, Schrag A. Neuropsychiatric symptoms in Parkinson's disease. Movement Disorders 2009;24:2175-2186.

48. Eng ML, Welty TE. Management of hallucinations and psychosis in Parkinson's disease. The American journal of geriatric pharmacotherapy 2010;8:316-330.

49. Shotbolt P, Samuel M, David A. Quetiapine in the treatment of psychosis in Parkinson's disease. Therapeutic advances in neurological disorders 2010;3:339-350.

50. Weintraub D, Hurtig HI. Presentation and management of psychosis in Parkinson's disease and dementia with Lewy bodies. American Journal of Psychiatry 2007;164:1491-1498.

51. Ye Z, Chen L, Yang Z, Li Q, Huang Y, He M, et al. Metabolic effects of fluoxetine in adults with type 2 diabetes mellitus: a meta-analysis of randomized placebo-controlled trials. PLoS One 2011;6:e21551.

52. Zin CS, Nissen LM, Smith MT, O'callaghan JP, Moore BJ. An update on the pharmacological management of post-herpetic neuralgia and painful diabetic neuropathy. CNS drugs 2008;22:417-442.

53. Ko YK, Soh MA, Kang SH, Lee JI. The prevalence of metabolic syndrome in schizophrenic patients using antipsychotics. Clin Psychopharmacol Neurosci 2013;11:80-88.

54. Jin H, Meyer JM, Jeste DV. Atypical antipsychotics and glucose dysregulation: a systematic review. Schizophrenia research 2004;71:195-212.

55. Spigset O, Hedenmalm K. Hyponatraemia and the syndrome of inappropriate antidiuretic hormone secretion (SIADH) induced by psychotropic drugs. Drug Safety 1995;12:209-225.

56. Jacob S, Spinier SA. Hyponatremia associated with selective serotonin-reuptake inhibitors in older adults. Annals of Pharmacotherapy 2006;40:1618-1622.

57. Liu BA, Mittmann N, Knowles SR, Shear NH. Hyponatremia and the syndrome of inappropriate secretion of antidiuretic hormone associated with the use of selective serotonin reuptake inhibitors: a review of spontaneous reports. Canadian Medical Association Journal 1996;155:519-527.

58. Willgoss TG, Yohannes AM. Anxiety disorders in patients with COPD: a systematic review. Respiratory care 2013;58:858-866.

59. Van Manen J, Bindels P, Dekker F, IJzermans C, Van der Zee J, Schade E. Risk of depression in patients with chronic obstructive pulmonary disease and its determinants. Thorax 2002;57:412-416.

60. Greenberg J, Goss JB. Therapies for Insomnia and Comorbid Chronic Obstructive Pulmonary Disease With a Focus on Ramelteon (Rozerem). Pharmacy and Therapeutics 2009;34:502-508.

61. Scher CS, Anwar M. The self-reporting of psychiatric medications in patients scheduled for elective surgery. Journal of Clinical Anesthesia 1999;11:619-621.

62. Feder A, Parides MK, Murrough JW, et al. Efficacy of intravenous ketamine for treatment of chronic posttraumatic stress disorder: A randomized clinical trial. JAMA Psychiatry 2014;71:681-688.

63. Bryant RA, Creamer M, O'Donnell M, Silove D, McFarlane AC. A Study of the Protective Function of Acute Morphine Administration on Subsequent Posttraumatic Stress Disorder. Biological Psychiatry 2009;65:438-440.

64. Amos T, Stein DJ, Ipser JC. Pharmacological interventions for preventing post-traumatic stress disorder (PTSD). Cochrane Database of Systematic Reviews 2014.

65. Morgan ET, Goralski KB, Piquette-Miller M, Renton KW, Robertson GR, Chaluvadi MR, et al. Regulation of Drug-Metabolizing Enzymes and Transporters in Infection, Inflammation, and Cancer. Drug Metabolism and Disposition 2008;36:205.

66. Lodise TP, Patel N, Rivera A, Tristani L, Lazariu V, Vandewall H, et al. Comparative Evaluation of Serotonin Toxicity among Veterans Affairs Patients Receiving Linezolid and Vancomycin. Antimicrobial Agents and Chemotherapy 2013;57:5901-5911.

67. Gidal BE, Sheth R, Parnell J, Maloney K, Sale M. Evaluation of VPA dose and concentration effects on lamotrigine pharmacokinetics: implications for conversion to lamotrigine monotherapy. Epilepsy Research 2003;57:85-93.

68. Ehret GB, Desmeules JA, Broers B. Methadone-associated long QT syndrome: improving pharmacotherapy for dependence on illegal opioids and lessons learned for pharmacology. Expert Opinion on Drug Safety 2007;6:289-303.

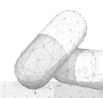

CHAPTER 41

난폭행동

박성용 · 손인기

공격성aggression은 누군가에게 해를 끼칠 의도가 있는 행동이다. 이 의도의 유추로 우발적 손상과 공격성을 구분할 수 있다. 난폭violence은 협의로 인간에게만 적용되며, 인간이 인간에게 행한 공격행동이다. 충동성impulsivity은 결과에 대한 고려 없이 행동하는 경향으로 정의되며, 결과에 대해 잘못된 예측을 하는 판단력 손상과는 다르다. 정신질환자의 난폭한 범죄행동은 다음과 같은 역학적 특징을 갖는다. 우선 거의 대부분의 환자는 난폭한 범죄를 하지 않는다. 둘째, 난폭한 범죄를 하는 경우 보통 낯선 사람이 아니라 가족과 같은 본인에게 중요한 사람에게 한다. 셋째, 적절한 치료를 받으면 그 가능성은 현저히 줄어든다. 마지막으로 흔히 동반이환되는 알코올남용을 줄이는 것이 중요하다.[1]

난폭행동의 유병률은 질환에 따라 다양하다. Epidemiologic Catchment Area Study[ECA]에서는 정신질환이 없는 집단에서 난폭행동의 유병률이 2%라면, 조현병에서는 8%였고, 물질남용이 동반된 경우에는 30%까지 증가한다고 보고하였다.[2] 다른 지역사회 기반 연구에서도 물질사용이 동반되지 않는 경우에는 정신질환에서 난폭행동의 유병률은 17.9%로 비정신질환 집단과 차이가 없지만 물질사용이 동반된 경우에는 73%로 증가한다.[3]

난폭행동에 대한 개입은 그 방법에 따라 언어, 신체적 강박physical restraint, 화학적 강박chemical restraint, 특이적 약물치료로 나뉜다. 화학적 강박은 단지 환자의 행동을 조절하거나 환자의 움직임을 제한하는 데 목적이 있는 반면, 특이적 약물치료는 환자 상태 혹은 질병에 대한 평가 및 이에 따른 치료 계획의 일환으로 투약하는 경우이다. 최근 들어 특이적 약물치료의 개념이 넓어지면서 상황에 따라서 같은 약물이라 하더라도 특이적 약물치료로 평가될 수도 있고, 화학적 강박으로 정의될 수도 있다. 예를 들어 중독 상태인지 정신병적 상태인지를 구분하기 위한 짧은 시간의 평가 후에 투약하는 경우도 특이적 약물치료로 보는 경향이 있다.[4] 치료 단계에 따라 응급 개입을 요하는 급성 위기 단계, 통상적 관리 단계, 만성 및 반응하지 않는 환자 관리 단계로 나눌 수 있다. 급성 위기 단계는 수분에서 30분 사이에 본인 혹은 타인에게 해를 끼칠 것으로 판단되는 경우이다. 통상적 관리 단계는 급성 위기 단계가 지난 후 약물치료가 시작되는 단계이다. 이 단계가 시작되기 전에 진단이 확립되어야 한다. 일단 약물치료가 시작되면 치료 용량을 적절한 기간 동안 유지하는 것이 중요하다. 이 기간 동안 난폭행동에 대한 측정과 모니터가 필요하며, 이를 바탕으로 약물치료의 중단 여부를 결정할 수 있다.

41.1 공격성의 종류

공격성은 복잡하고 이질적인 특성이 있다. 그렇지만 지금까지의 다양한 연구들을 바탕으로 공격성을 구분하려고 시도하고 있다. 가장 지지받고 있는 이론은 공격성을 충동적-감정적impulsive-emotional 공격성과 통제적-수단적

controlled-instrumental 공격성으로 나누는 방법이다.[5,6] 충동적-감정적 공격성은 위협, 약 올림, 모욕에 대한 반응으로 사전에 별다른 고려 없이 갑자기 일어나며, 분노한 상태에서 매우 충동적이고 감정적으로 발생하는 행동이다. 통제적-수단적 공격성은 특정의 목적을 얻고자 비교적 감정의 표출 없이 공격성을 표현하는 것으로서, 미리 계획되고 조정하려는 목적으로 이루어진다. 그렇지만 실제 폭력적이고 공격적인 행동을 관찰해보면 두 가지 특성이 모두 나타날 수 있다.[7] 예를 들면 충동적인 공격성이 예기치 않게 발생한 이후 지속적으로 분노나 적대적 감정을 유발하게 된다. 어떤 경우에는 높은 자존감이나 엄포를 하는 것으로 공격성을 통제할 수도 있지만, 적대적 감정을 해소하기 위해 미리 계획한 공격적 행동을 보일 수 있다. 이러한 관점에서 공격성을 반응적reactive 공격성과 능동적proactive 공격성으로 나누기도 한다.[8] 이는 각각의 공격성이 같이 존재할 수 있으며 서로 간에 영향을 미친다는 의미를 내포하고 있다.

한편, 정신과 병동에서 발생한 난폭행동에는 크게 세 가지 요인이 관여한다.[9] 첫째, 환청, 망상 및 정신병적 오해와 같은 정신병적 증상과 관련된 요인이다. 예로 피해망상에 의한 공격행동이 있다. 둘째는, 난폭행동을 한 이유를 대지 못하거나, 행동에 대해 자세히 기술하지 못하거나, 심지어는 난폭행동을 했다는 사실조차 기억하지 못하는 경우이다. 예로 난폭한 행동을 한 것은 인정하나, 무슨 일이 일어났는지 정확히 기억하지 못하는 경우이다. 이 환자는 단지 아침 내내 특별한 이유 없이 불안해서 왔다 갔다 하다 자신 혹은 타인을 해칠 것 같은 충동이나 생각에 몰두하였던 기억밖에 나지 않는다고 하면서 환청은 절대로 아니었다고 주장하였다. 이 환자에서는 후회가 관찰되었다. 셋째는 계획성-후회 요인이다. 이 경우 계획된 경우가 많고, 후회가 없는 정신병질적psychopathic 요인과 후회가 많지만, 계획되지 않은 충동적 요인으로 대별된다. 정신병질적 요인의 예는 전날 뺨을 한 대 맞은 후, 비록 사과를 받고, 이를 받아들이는 듯하지만, 이에 대한 복수로 다음 날 그 환자를 불러내서 턱을 두 대 때린 후, 잘못을 시인하지 않는 경우이다. 충동적 요인의 예로 병실 모임에서 웃으면서 껌을 질겅질겅 씹었다면서, 화를 내고 모임이 끝난 후 상대를 밀어 쓰러뜨린 경우를 들 수 있다.

우선 분명한 정신병적 증상에 의한 경우는 약물치료 반응이 양호하므로 이를 찾아내는 것이 매우 중요하다. 둘째의 경우는 현저한 정신병적 증상을 분명히 보이지는 않지만 혼돈confusion, 혼란disorganization과 관련되어 있고, 피해자의 행동을 오해해서 난폭한 행동을 하는 것으로 보인다. 이 경우는 인지 부작용이 적은 비정형 항정신병약물이 도움이 될 것이다. 셋째, 충동성에 의한 경우는 다양한 형태를 나타내는데, 실제로 계획성 유무를 평가하기보다 후회의 유무로 판단하는 것이 더 정확하다. 대부분의 경우 환경적 유발인자가 관련되지만, 그 유발인자를 분명히 찾기란 쉽지 않다. 마지막으로 정신병질적 요소는 계획되어 있고, 후회가 없는 것이 특징이나 이를 숨기는 경우가 있어 주의해야 한다. 치료하기가 가장 힘들다.

41.2 충동적-감정적 공격성의 신경생물학

공격성과 난폭행동은 생물학적, 심리적, 사회적 요인들의 복합적 작용의 결과이다. 충동적이고 감정적인 공격성은 정서조절의 실패, 부정적 감정에 대한 낮은 역치, 결과를 예측하지 않고 행동하는 경향이 복합된 결과일 수 있다.

신경해부학적 측면에서 이러한 과정에 중요한 역할을 담당하고 있는 구조물은 편도체, 변연계, 전두엽이다. 우선 편도체는 공격성이 높은 사람에서 그 크기가 감소되어 있다는 비교적 일관된 결과를 보였다.[10-12] 또한 이러한 구조적 변화와 관련된 기능 변화에 대한 PET 연구에서는 충동성과 공격성이 주된 특성인 증후군들에서 편도핵의 활성증가를 보고하였다.[13] 다음으로 공격성에 관여하는 구조물인 변연계-전두엽은 과거 안와전두피질orbitofrontal cortex-전대상피질anterior cingulate cortex 회로에 대한 구조적 변화 및 기능 변화에 초점을 맞춰왔다.[14,15] 하지만 이는 분류된 공격성을 모두 설명하는 데 한계가 있었다.[8] 최근에는 편도체와 배측전전두피질ventral prefrontal cortex 회로에 주목하고 있다.[16] 이 부위는 공격성과 관련하여 비교적 일관된 연구결과를 보이고 있으며, 특히 세로토닌 시스템과 연관되어 공격성을 설명하는 데 지지를 받고 있다.

신경화학적인 측면에서 현재까지 가장 많이 연구된

것은 세로토닌 시스템이다. 공격성이 높은 환자에서 세로토닌의 주요 대사물질인 5-HIAA의 뇌척수액 내 농도와 공격성 사이에 음의 상관관계가 일관되게 나타났다.[17,18] 세로토닌 시스템과 관련된 공격성은 트립토판 수산화효소-2 Tryptophan hydroxylase-2, 세로토닌 수송체5-HT transporter, 5-HTT, 모노아민 산화효소amonoamine oxidase A, 수용체receptor 등의 유전자 이상 등이 관여되어 있으며, 이외에도 도파민, 스테로이드 호르몬, 남성호르몬, 바소프레신vasopressin의 이상이 공격성과 연관되어 있다는 보고가 있다.[10] 또한 앞서 언급한 편도체에서는 GABA가 주로 작용을 하는 구조물이다. 결국 세로토닌, 도파민, GABA와 같은 신경전달물질들이 공격성과 충동성과 연관되었다고 생각되며, 약물치료도 이에 근거하는 경향이 있다. 공격성과 충동성은 행동의 개시와 활성화에 중요한 도파민과 이 행동들을 억제 조절하는 세로토닌 사이의 균형의 상실일 수도 있고, 각성을 유지하는 데 중요한 자극성 아미노산 신경전달물질(글루타메이트)과 억제성 아미노산 신경전달물질(GABA) 사이의 균형의 상실이 관여될 수도 있다.[19]

41.3 치료에 대한 함의

신경생화학적 소견은 치료약물 선택에서 있어 몇 가지 실마리를 제공하지만, 분명하게 확립되어 있지 않으며, 심리사회적 요인 역시 주요 소인predisposition인 것으로 알려져 있다.[20] 따라서 공격성에 대한 특이 약물이 아직 없는 상황에서 치료 방침을 결정하기 위해 몇 가지를 고려해야 한다. 공격행동의 종류가 충동적-감정적인 것인지 아니면 조절적-수단적인 것인지, 일반 의학 상태 또는 물질중독, 금단에 의한 것인지, DSM I축 진단에 의한 것인지, 인격장애에 의한 것인지, 급성적인지, 만성적인지, 과도한 자극에 의한 것인지, 환경적 맥락(법적 문제, 대인관계, 경제적 문제), 개인적 맥락(성격 요소, 갈등) 등에 의한 것인지에 대해 고려한 후 정신사회적 요소와 약물치료 전략을 모두 구사해야 할 것이다.[6]

41.4 급성 위기 단계에서의 치료

급성 상태를 성공적으로 조절하기 위해서는 잠재적인 위기 상황을 조기에 발견하고 대처하는 것이 중요하다. 초기에 진정작용sedation effect이나 안정작용calming effect이 있는 약제를 즉각적이고 조기에 사용하는 것이 필수적이다. 물론 환경적인 개입과 비약물적 치료도 중요하다는 점을 명심해야 하며, 물질사용이 흔한 동반이환 질환이고 이 물질사용이 난폭행동의 중요 원인일 가능성이 크다는 점을 반드시 고려해야 한다.

41.4.1 화학적 강박

급성 위기 단계에서 신체적 강박을 실시한 후 환자가 안정을 찾게 되면, 일반적으로 주사제는 투여하지 않는다. 그러나 계속해서 환자가 격정 상태이거나 난폭한 경우에는 강박된 상태에서 주사제를 투여하거나 경구용 약제를 투여하게 된다. 약물처치의 일차 목적은 과도한 진정이나 다른 부작용 없이 안정효과calmness가 빠르게 나타나도록 하는 것으로 신체적 강박의 후유증과 강박 시간을 줄이는 데 그 목적이 있다.[4]

약물을 선택하는 데 있어 고려할 요소로는 효과, 병용요법combination treatment 여부, 작용 개시 시간, 투여 경로, 용량 및 투여 빈도, 환자의 선호 등이다. benzodiazepine은 이런 상황에서 자주 사용되며, 특히 알코올이나 진정제 금단증상의 가능성이 클 때 선호되는 약물이다. lorazepam을 근주하는 경우가 흔하다. 호흡마비의 가능성을 주의해야 하며, 내성과 의존의 가능성 때문에 장기간 지속 사용은 권장하지 않는다.[21] 비정형적 약물의 경우 추체외로계 부작용이 정형적 약물에 비해 적다. 정형 항정신병약물은 정좌불능증이나 급성근긴장증 같은 부작용의 우려가 있기는 하지만 아직도 난폭행동을 조절하기 위한 주요 약물로 간주된다.

일반적으로 전문가들이 가장 선호하는 투약은 haloperidol 및 lorazepam을 병용 근주하는 것이다. 정형 항정신병약물과 lorazepam의 병용치료의 효과는 무작위 이중맹검 연구에서 입증되었다. haloperidol과 lorazepam을 병용 근주한 집단은 단독 근주한 집단에 비교하여 더 빠른 진정작용이 관찰되었지만, 부작용에서는 의미 있는 차이가 없었다.[22] haloperidol의 경우 2~5mg을 선호하며, lorazepam의 경우 최소 0.5mg, 최대 2mg을 1회 용량으로 추천한다.[23] haloperidol과 lorazepam을 병용 근주할 경우 잠이 들기까지 걸리는 시간은 평균 45분(표준편차 25분)이다.[24] 투여 경로는 가능한 한 경구투여를 먼저 고려해야 하는데, 이는 덜 침투적이며, 장기 투약 시 순응도를 높일 수 있기 때문이다.[4] 그러나 작용의 신속성 및 흡수의 확실성 측면에서 근주가 더 선호된다. 정형 항정신병약물들 간에 효능과 부작용의 차이가 있다. 예로서 chlorpromazine과 haloperidol을 비교한 연구에서 chlorpromazine을 근주하는 것은 haloperidol과 달리 추가적인 투약이 필요 없었지만, 심각한 저혈압이나 status epilepticus의 위험성이 있다.[25] 비정형 항정신병약물도 난폭한 행동을 조절하기 위해서 사용될 수 있다. 단기작용 근주 제형(ziprasidone, olanzapine과 aripiprazole)이 시판되고 있으며 각각의 효과크기는 haloperidol이나 lorazepam과 유사하다.[26] 미국 FDA는 조현병의 난폭행동에 세 약제의 근주 제형을 승인하였고, 양극성장애의 난폭행동에 대해서는 olanzapine과 aripiprazole의 근주 사용을 승인하였다. 난폭행동에 대한 ziprasidone 근주 연구는 조현병, 조현정동장애와 양극성장애를 대상으로 하였다. 이 연구에서 20mg에서 적절한 효과를 보였다.[27,28] ziprasidone에 대한 자연 추적연구 역시 효능을 입증하였다.[26] 조현병과 양극성장애의 난폭행동에 대해서 olanzapine 근주의 효능 역시 입증되었다.[29,30] 통상 10mg이 추천되지만, 노인이나 쇠약한 환자의 경우에는 2.5mg이나 5mg으로 용량을 낮춘다. 근주 후 어지러움을 느낀다면 누워 있는 상태에서 관찰하면서 기립성 저혈압이나 서맥, 저환기hypoventilation 여부를 관찰해야 한다. 일반적으

로 olanzapine 근주와 benzodiazepine 정주나 근주의 병용은 권장되지 않는다.[31] aripiprazole 근주의 경우도 조현병과 양극성장애에서 난폭행동에 대한 효능이 입증되었다.[32,33] 9.75mg이 권장되며, lorazepam과 병용 투여 시 기립성 저혈압과 진정의 위험성이 증가한다. loxapine은 1세대 항정신병약물이지만, 비정형성 때문에 흡입 제형이 개발되었다. 흡입 제형 loxapine은 키트 작동 시 순간적으로 고온 상태가 되면서 loxapine이 기화되고, 이렇게 기화된 형태로 흡입될 수 있도록 개발되었다.[34] 1초 안에 1에서 3.5 마이크론micron의 에어로솔 입자가 호흡기로 흡입된다.[35] 이 제형은 조현병과 양극성장애에서 효능이 입증되었고,[36,37] 근주를 할 때와 동등한 효과를 보인다.[36] 흡입 제형은 협조적이지 않은 환자에서는 권장되지 않지만, 빠른 효과 때문에 주사제에 대한 대안이 될 수 있다. 비경구용법으로 사용할 수 있는 비정형 항정신병약물을 표 41.1에 정리하였다.

비정형 정신병약물의 경구 제형 역시 사용될 수 있지만, 근주를 하는 경우보다 작용 시간이 길기 때문에 경구 붕해 제형과 액상 제형이 더 적절할 수 있다. 조현병, 조현정동장애, 정신병적 양상이 동반된 조증, 급성 편집반응이나 망상장애에 대한 연구에서 risperidone 액상 제형과 lorazepam의 경구 병용 투여는 haloperidol과 lorazepam 근주와 동등한 효과를 보였다.[38] 조현병, 조현정동장애, 조현양 장애, 양극성장애에 대한 olanzapine의 이중맹검 연구에서 olanzapine 20~40mg 경구투여와 olanzapine 10mg과 4mg의 lorazepam 경구 병용 투여를 비교하였다.[39] 두 집단 모두 초조가 감소하였으나, 첫 24시간 동안에는 고용량 집단에서 더 효과적으로 감소하였다. 조현병, 양극성장애와 조현정동형장애에 대한 평가자 맹검 연구에서 olanzapine 근주, olanzapine 경구 분해제와 risperidone 액상 제제 사이

표 41.1 난폭행동에 대해서 사용할 수 있는 비경구 비정형 항정신병약물

약물	용법	용량	주의사항
aripiprazole	근주	9.75mg	benzodiazepine과 병용 시 주의(기립성 저혈압과 진정 증가)
olanzapine	근주	10mg (노인 2.5~5mg)	기립성 저혈압(근주 후 누워 있는 상태에서 관찰) benzodiazepine과 병용은 권장하지 않음
ziprasidone	근주	20mg	신기능 저하 시 주의 QT 간격 연장 위험성
loxapine	흡입	10mg	기관지 경련의 위험성(사전에 천식 등 호흡기질환에 대한 점검 필요)

에 차이가 없었다.[40] 급성정신증 상태를 대상으로 한 연구에서 72시간 동안 초조의 감소 정도는 2세대 항정신병약물(risperidone, olanzapine, quetiapine)과 haloperidol 사이에 차이가 없었다.[41]

41.4.2 원인 및 진단에 따른 치료

급성위기 단계에서는 진단보다는 증상이나 증상의 심각도를 고려하여 대처하지만, 각 환자의 상태에 특이적인 치료적 개입을 하는 것이 바람직하다. 초기에 가장 중요한 단계는 임상 상황이 일반적 의학적 상태나 물질과 연관된 질환에 의한 것은 아닌지를 감별하는 것이다.

(1) 일반 의학적 상태

환자가 혼돈 상태로 일반 의학적 상태general medical conditioning가 의심되면, 우선적으로 활력 증후를 측정하고, 보호자에게서 병력을 청취하며, 가능한 한 환자에게 말을 하고, 시진visual inspection을 한다. 응급의학과에 자문을 내고, 혈중 산소농도, 혈당 및 약물 선별검사를 시행한다. 환자의 자해 혹은 타해를 방지하기 위해 즉각적인 개입이 요한다고 판단이 되는 경우 신체적 강박을 우선적으로 고려하며,[42] 투약을 할 경우에는 정형 항정신병약물, benzodiazepine계 약물, 혹은 이 둘을 병용 투여하는 것을 선호한다. 가장 중요한 것은 일반 의학적 원인에 대한 치료이다.[4]

(2) 물질중독

물질중독substance intoxication이 의심되는 환자를 볼 때 특히 치료자의 안전에 유의해야 한다. 언뜻 보기에 멍해 보이고, 난폭해 보이지 않는 환자가 갑자기 난폭한 행동을 하곤 하기 때문이다. 물질중독의 경우 물질 자체가 충동성 및 공격성을 증가시킬 뿐만 아니라, 물질중독에 이환된 환자들의 일반적 성향이 충동적이란 점도 함께 고려해야 한다.[6] 물질중독의 경우 먼저 활력 증후를 측정하고, 환자에게 가능한 한 말을 하고, 시진을 하며, 보호자에게 병력을 청취하고 약물 선별검사를 시행한다. 다음으로 투약을 우선적으로 고려한다. 신체적 강박 역시 권유되기는 하나, 구토 및 이에 따른 기도 폐쇄를 주의해야 한다. 이는 일반 의학적 상태에 의한 섬망에서 신체적 강박이 우선시

되고, 투약이 혼돈을 증가시킬 가능성을 고려하는 것과 대비된다.[4,42] 투약할 경우 benzodiazepine계 약물이 우선적으로 고려된다. 이는 자극제를 남용한 경우 추체외로계 증상이 더 잘 발생한다고 알려져 있고, cocaine toxicity는 경련을 유발할 수 있으며, hallucinogen은 항콜린성 효과가 있기 때문에 추체외로계 증상 등으로 항콜린약물을 투여할 가능성이 있는 항정신병약물의 처방을 가능한 한 피하려하기 때문이다.[4]

(3) 반응이 없을 경우의 처치

일반적으로 투여 후 45~60분이 경과하여도 환자가 안정되지 않으면, 추가 투여를 고려하게 된다. 처음에 benzodiazepine계 약물 혹은 항정신병약물만 단독 투여한 경우에는 1~2회 정도 동일 약물을 단독 투여하기도 하고, 두 약물을 병용 투여하기도 한다. 처음부터 두 약물을 병용 투여한 경우에는 2~3회 정도 더 병용 투여한 후 교체 투여를 고려한다.[4]

41.5 만성 및 비반응성 환자에 대한 투약

장기치료의 목적은 장래에 발생할 수 있는 초조나 공격성의 빈도와 강도를 감소시키는 것이다. 이를 위해서는 기저 질환을 발견하는 것이 중요하다. 즉, 정신증에 대해서는 항정신병약물을 처방해야 하고, 양극성장애에 대해서는 기분안정제, 우울증에 대해서는 항우울약물을 처방해야 한다. 또한 중요한 것은 동반이환된 질환이나 환경적 스트레스를 발견하여 적절한 대처를 하는 것이다. 실제 임상에서는 약물치료만으로 난폭한 행동을 감소시키기에는 충분하지 못한 경우가 많아서 환경적 개입이나 비약물적 치료가 필요한 경우가 대부분이다. 그러나 이 장에서는 약물치료에 국한하겠다.

항정신병약물의 경우 단기간의 투여는 크게 문제되지 않으나, 장기 투여의 경우 적응증을 좁혀야 한다. 조현병이나 조증에서 장기 투약이 가능하다. 조현병의 경우 치료에 대한 반응은 양호하나, 순응도의 문제로 인해, 폭력행동과 입원이 반복되는 경우와 순응도와 무관하게 지속적으로 폭력행동을 보이는 경우를 구분하는 것이 중요하

다. 정신증과 연관된 난폭행동에 대해서는 정신증에 효과적인 항정신병약물을 처방하는 것이 필수적이다. 그러나 공격적 행동 자체에 대한 효능은 항정신병약물 중에서도 clozapine이 주목할 만하다. 조현병의 여러 증상을 치료하는 clozapine의 효능은 다른 항정신병약물보다 우수하다는 것은 여러 메타분석이 지지한다.[43,44] 특히 만성적인 공격성만을 고려했을 때도 다른 약물보다 우수한 것으로 알려져 있다. 조현병과 조현정동장애 환자 중 최초 치료에 불충분한 반응을 보였던 경우를 대상으로 한 무작위 이중맹검 대조군 연구에서 clozapine은 haloperidol이나 risperidone보다 PANSS hostility item 점수 감소 정도에서 더 우수하였다.[45] 적대감에 대한 이러한 효과는 clozapine의 다른 증상 척도에 대한 효과 및 진정작용의 효과와 독립적인 것으로 보인다. 이 연구에서 risperidone과 olanzapine은 haloperidol보다 우수하지 않았다. 난폭행동을 보였던 조현병 환자를 대상으로 한 이중맹검 연구에서 clozapine 투여군에서 MOAS^modified overt aggression scale 척도 중 physical aggression 점수와 overall aggression 점수가 olanzapine 투여군과 haloperidol 투여군보다 더 많은 감소를 보였다. olanzapine은 aggressive incidents의 빈도와 심각도의 감소가 haloperidol보다 더 컸다. 같은 연구에서 세 집단 간에 PANSS 척도상 변화는 차이가 없었다.[46] 다른 항정신병약물들에 대한 메타분석 연구들에서도 amisulpiride, olanzapine과 risperidone은 이점이 있지만, 항적대감 효과^antihostile effect가 clozapine의 경우처럼 명백하지는 않는 것으로 보인다. Clinical Antipsychotic Trials of Intervention Effectiveness^CATIE 연구에서 6개월간 투약을 완료한 집단은 공격성이 16%에서 9%로 감소하였지만, 약물들 간에 차이는 없었고, perphenazine이 quetiapine보다 더 많은 감소를 보였다.[47] 약물에 대한 순응도가 좋지 않은 것이 공격적 행동의 중요 요인이다.[48] 이런 이유 때문에 데포^depot 제형 혹은 장기지속형 주사제^long-acting injectable, LAI의 항정신병약물이 조현병에서 도움이 될 수 있다. 먼저 난폭한 조현병 환자를 대상으로 경구 zuclopenthixol과 데포 제형을 비교한 무작위 대조군 연구에서 1년의 추적 기간 동안 난폭한 행동은 낮은 치료 순응도와 심한 양성증상과 비례하여 많았고, 데포 제형으로 치료한 집단에서 난폭행동이 적었다.[49] 투여 방법 자체보다는 치료에 대한 비순응

이 난폭한 행동의 예측 인자였다. 조증 삽화 시에 이자극성과 적개심의 감소 효과에 대한 무작위 위약 대조연구에서 valproate가 lithium보다 우수한 결과를 보였다.[50] 정신지체의 경우 정신병적 증상이 동반되어 있지 않는 한 항정신병약물의 장기 투여는 바람직하지 않다.[42] 둘째, 조현병, 조현정동장애 환자의 공격성 감소에 대한 장기지속형 주사제의 효과 연구가 이루어지고 있다. 영국에서 난폭행동을 보이는 입원 환자 159명을 대상으로 평균 65주간 risperidone-LAI를 투여하였다.[51] 그 결과 36% 환자에서 임상적 호전을 보였다고 하며, 이후 LAI를 중단한 118명의 환자 25%에서 자/타해 행동이 감소됨을 보고하였다. 또한 paliperidone-LAI,[52] olanzapine-LAI[53,54]의 경우 비록 대상 환자수는 적지만 약 50~80%의 환자에서 난폭행동이 감소했다는 결과를 보고하였다. 622명의 조현병으로 진단된 입원 환자를 대상으로 aripiprazole lauroxil-LAI를 투여한 전향적 연구에서 위약군에 비하여 초조, 적대감이 유의미하게 감소하였고, 고용량을 사용할수록 난폭행동이 감소한다고 보고하였다.[55] 하지만 데포 제형 및 장기지속형 주사제의 난폭행동, 초조, 적대감 등을 감소시키는 효과에도 불구하고 여러 가지 단점이 존재한다. 이러한 제형의 약물은 그 효과를 나타내기 위한 시간이 필요하기 때문에 경구 제제의 사용이 필요할 수 있으며, 한 번 투여한 후 용량을 유연하게 조절하기가 어렵다. 따라서 약물의 부작용에 대처하기 쉽지 않으며 주사제로 인한 통증 등 주사 자체 부작용도 고려해야 한다. 난폭한 환자에서 장기지속형 주사제의 효과에 대한 논란은 지속되고 있으나 전향적, 후향적 연구와 증례 보고 등 경험적인 증거들을 통해 그 효과를 지지하고 있다.[56]

항정신병약물 외의 약물을 항정신병약물에 병용하는 강화전략은 임상에서 흔히 사용되는 방법이지만, 결과는 다양하다. 공격성에 대한 효과가 있다고 입증된 약물을 공격성이나 난폭행동이 문제인 환자들을 대상으로 하여 무작위 대조군 연구를 했을 때 그 효과가 입증되지 못하는 경우가 종종 있다. benzodiazepine계 약물의 경우 대체로 폭력행동에 대해 장기간 투여하는 것은 바람직하지 않다. 탈억제 및 혼돈을 유발할 수 있기 때문이다. 인격장애 환자로 난폭행동을 하는 환자에서 benzodiazepine계 약물의 장기간 투여는 주의해야 한다. 남용의 우려와 함께 약물 금

단 자체가 공격성, 이자극성을 유발할 수 있으므로 문제가 더 복잡해질 수 있기 때문이다.[57] 조현병에 대한 연구에서도 clonazepam을 부가용법으로 사용하였을 때 추가적인 이득이 없었다.[58]

간헐적 폭발장애를 보이는 환자에 대한 fluoxetine를 이용한 무작위 이중맹검 위약 대조연구에서 fluoxetine 집단은 MOAS 척도 중 aggression과 irritability 점수가 지속적으로 감소하였고, CGI 점수에서도 위약 대조군보다 우수하였다. 이 효과는 항우울이나 항불안 효과는 독립적인 것으로 보인다.[59] fluoxetine은 인격장애 환자에게서 우울증상의 개선과는 독립적으로 충동적인 행동을 감소시켰다.[60] 난폭한 조현병 환자를 대상으로 하여 citalopram의 부가용법을 조사한 이중맹검 위약대조 교차연구에서 공격적 행동의 빈도가 감소함을 보고하였다.[61]

충동적인 성격장애 환자를 대상으로 한 연구에서 valproate 같은 기분조절제가 도움이 되었다.[62] valproate의 경우 경계성 성격장애에 대한 연구[63]와 폭발성 분노를 보이는 소아청소년에 대한 이중맹검 연구[64]에서 효과가 입증되었다. 그러나 조현병을 대상으로 valproate를 병용하는 연구에서는 적개심이나 충동성에서 추가적인 이득이 없었으며,[65] 치매 환자를 대상으로 위약 대조군과 비교한 연구에서는 공격적 행동에 의미 있는 차이가 없었다.[66] carbamazepine의 경우 복합 부분발작이든, 전신발작이든 경련 환자가 난폭한 행동을 보일 때 효과적이며, 초조를 보이는 치매 환자에 대한 무작위 위약 대조연구에서 위약보다 우수하였다.[67] 또한 이 약은 이상뇌파의 동반 유무와 무관하게 정신분열증 환자의 폭력행동, 육안적 뇌손상을 동반하지 않은 환자, 혹은 정신지체 환자에서의 삽화적 폭력행동에 도움이 된다는 보고가 있다.[57]

lithium은 정신병적 증상 없이 충동성과 공격성을 보이는 죄수를 대상으로 한 연구에서는 난폭한 행동의 빈도를 감소시켰으며,[68] 양극성장애, 정신지체 성인 및 품행장애 문제를 보이는 청소년에서 효과를 보인다. 이때 용량은 조증을 치료할 때와 같은 혈중농도를 유지해야 한다.[42] 반면에 입원한 조현병 환자를 대상으로 한 연구에서는 추가적인 이득이 없었다.[69]

β차단제의 경우 주로 기질성 정신장애 환자와 다른 약물에 반응이 없는 환자에 대한 보고가 대부분이다.[41] 외상 후 뇌손상 환자에서 격정 및 난폭행동 모두에 효과적이며, 이는 엄밀한 검토 결과에서도 지지되는 소견이다. 외상 후 초기에 보이는 격정이나 후기에 보이는 격정 모두에 효과적이다. 보통 투약 2~6주 이내에 반응을 보인다. 따라서 6주가 경과하여도 반응이 없다면, 감량 후 다른 약으로 교체해야 한다.[70] nadolol을 조현병 환자에게 부가요법으로 사용한 위약 대조군 연구에서 공격성의 빈도가 감소하였다.[71] 다른 이중맹검 위약 대조군 연구에서도 조현병의 공격성을 감소시킨다는 보고가 있었다.[72] pindolol을 부가용법으로 사용한 연구에서도 추가적인 이득이 확인되었다.[73] 항정신병약물과 병용 투여 시 말초에서 정좌불능증, 불안 등을 감소시키는 것이 항공격성 효과의 한 기전일 가능성이 보고되기도 하였다.[51] 또한 β차단제는 항정신병약물, 특히 thioridazine의 혈중농도가 수배까지 증가할 수 있으므로 주의를 요한다.[51]

전기경련치료electroconvulsive therapy의 경우 1차 치료로 이용되지는 않으나 약물치료에 반응이 없는 조현병, 기분장애 환자에게 보조적 치료로 사용된다.[74] 메타분석 연구에서 초조함과 공격성을 보이는 조현병 환자에서 전기경련치료 단독요법에 비해 항정신병약물과 병용하면 전체 PANSS 점수의 호전과 흥분 하위 점수가 더 호전된다고 보고되었다.[75] 하지만 전기경련치료 병용요법은 항정신병약물 단독요법에 비해 두통, 기억장애 등의 부작용 위험이 크기 때문에 주의해야 한다.

41.6 요약

동물실험 결과 공격성은 충동적-감정적 공격성과 통제적-수단적 공격성으로 나뉜다. 이 공격성에 대한 구성은 대체로 인간에서도 적용되나, 실제 임상 관찰 결과를 보면 정신병적 오해, 망상, 환청과 관련된 경우, 정신병적 혼란과 관련된 경우, 충동성과 관련된 경우, 그리고 정신병질적인 경우를 고려해야 한다. 여기서 충동성과 관련된 경우 후회가 있는지 여부가 중요한 가늠자가 된다. 이 공격성과 난폭행동은 생물학적, 심리적, 사회적 요인들의 복합적 작용의 결과이다. 세로토닌, 노르에피네프린, 도파민과 GABA와 같은 신경전달물질들이 공격성 및 충동성과 연관되었다고 생각되며, 약물치료도 이에 근거하는 경향이 있다.

급성 상태인 경우 통상 증상에 초점을 맞추어 대처하지만, 특이적인 치료적 개입을 하는 것이 바람직하다. 초기에 가장 중요한 단계는 일반적 의학적 상태나 물질과 연관된 질환에 의한 것은 아닌지를 감별하는 것이다. 특히 물질사용이 흔한 동반이환 질환이라는 점을 반드시 고려해야 한다. 장기치료의 목적은 장래에 발생할 수 있는 초조나 공격성의 빈도와 강도를 감소시키는 것이다. 이를 위해

서는 기저 질환을 발견하는 것이 중요하다. 즉, 정신증에 대해서는 항정신병약물을 처방해야 하고, 양극성장애에 대해서는 기분안정제, 우울증에 대해서는 항우울약물을 처방해야 한다. 또한 중요한 것은 동반이환된 질환이나 환경적 스트레스를 발견하여 적절한 대처를 하는 것이다. 실제 임상에서는 약물치료만으로 난폭한 행동을 감소시키기에는 충분하지 못한 경우가 많아서 환경적 개입이나 비약물적 치료가 필요한 경우가 대부분이다.

참고문헌

1. Beck JC, Wencel H. Violent crime and axis I psychopathology. In: Skodol AE, editors. Psychopathology and violent crime. Review of Psychiatry Series, vol 17. Washington DC: American Psychiatric Press;1998.p.1-28.

2. Swanson J, Holzer CE, Ganju V, Jono R. Violence and psychiatric disorder in the community: evidence from the Epidemiological Catchment Area surveys. Hosp Comm Psychiatry 1990;41:761-770.

3. Steadman HJ, Mulvey EP, Monahan J, Robbins PC, Appelbaum PS, Grisso T, et al. Violence by people discharged from acute psychiatric inpatient facilities and by others in the same neighborhoods. Arch Gen Psychiatry 1998;55:393-401.

4. Allen MH, Currier GW, Hughes DH, Docherty JP, Carpenter D, Ross R. Treatment of behavioral emergencies: a summary of the expert consensus guidelines. J Psychiatr Pract 2003;9:16-38.

5. Scarpa A, Raine A. Violence associated with anger and impulsivity. In: Borod JC, editors. The Neuropsychology of Emotion. New York, Oxford: Oxford University Press;2000. p.320-339.

6. Swann AC. Neuroreceptor mechanisms of aggression and its treatment. J Clin Psychiatry 2003;64(suppl 4):26-35.

7. Bushman BJ, Anderson CA. Is it time to pull the plug on the hostile versus instrumental aggression dichotomy? Psychol Rev. 2001;108(1): 273-279.

8. Daniel R. Rosell, Larry J. Siever. The neurobiology of aggression and violence. CNS Spectrums 2015; 20: 254-279.

9. Nolan KA, Czobor P, Roy BB, Platt MM, Shope CB, Citrome LL, et al. Characteristics of assaultive behavior among psychiatric inpatients. Psychiatr Serv 2003;54:1012-1016.

10. Matthies S, Rusch N, Weber M, et al. Small amygdala-high aggression? The role of the amygdala in modulating aggression in healthy subjects. World J Biol Psychiatry. 2012; 13(1): 75-81.

11. Pardini DA, Raine A, Erickson K, Loeber R. Lower amygdala volume in men is associated with childhood aggression, early psychopathic traits, and future violence. Biol Psychiatry. 2014; 75(1): 73-80.

12. Bobes MA, Ostrosky F, Diaz K, et al. Linkage of functional and structural anomalies in the left amygdala of reactive aggressive men. Soc Cogn Affect Neurosci. 2013; 8(8): 928-936.

13. Davidson RJ, Putnam KM, Larson CL. Dysfunction in the neural circuitry of emotion regulation-a possible prelude to violence. Science 2000;289:591-594.

14. Gansler DA, McLaughlin NC, Iguchi L, et al. A multivariateapproach to aggression and the orbital frontal cortex in psychiatricpatients. Psychiatry Res. 2009; 171(3): 145-154.

15. Antonucci AS, Gansler DA, Tan S, Bhadelia R, Patz S, Fulwiler C. Orbitofrontal correlates of aggression and impulsivity inpsychiatric patients. Psychiatry Res. 2006; 147(2-3): 213-220.

16. Hoptman MJ, D'Angelo D, Catalano D, et al. Amygdalofrontal functional disconnectivity and aggression in schizophrenia. Schizophr Bull. 2010; 36(5): 1020-1028.

17. Brown GL, Goodwin FK, Ballenger JC, Goyer PF, Major LF. Aggression in humans correlates with cerebrospinal fluid amine metabolites. Psychiatry Res. 1979; 1(2): 131-139.

18. Brown GL, Ebert MH, Goyer PF, et al. Aggression, suicide, and serotonin: relationships to CSF amine metabolites. Am J Psychiatry. 1982; 139(6): 741-746.

19. Swann AC. Neuroreceptor mechanisms of aggression and its treatment. J Clin Psychiatry 2003;64(Suppl 4):S26-35.

20. 김찬형, 김지웅. 공격성의 신경생물학. 대한정신약물학회지 1998;9:3-18.

21. Salzman C. Use of benzodiazepines to control disruptive behavior in inpatients. J Clin Psychiatry 1988; 49 (12 Suppl.): 13-15.

22. Battaglia J, Moss S, Rush J, Kang J, Mendoza R, Leedom L, et al. Haloperidol, lorazepam, or both for psychotic agitation? A multicenter, prospective, double-blind, emergency department study. Am J Emerg Med 1997; 15 (4): 335-340.

23. Allen MH, Currier GW, Hughes DH, Reyes-Harde M, Docherty JP. The expert consensus guideline series. Treatment of behavioral emergencies. Postgrad Med 2001;suppl:1-88.

24. Currier GW, Simpson GM. Risperidone liquid concentrate and oral lorazepam versus intramuscular haloperidol and intramuscular lorazepam for treatment of psychotic agitation. J Clin Psychiatry 2001;62:153-157

25. Man PL, Chen CH. Rapid tranqulization of acutely psychotic patients with intramuscular haloperidol and chlorpromazine. Psychosomatics 1973; 14 (1): 59-63.

26. Citrome L. Comparison of intramuscular ziprasidone, olanzapine, or aripiprazole for agitation: a quantitative review of efficacy and safety. J Clin Psychiatry 2007; 68 (12): 1876-1885.

27. Lesem MD, Zajecka JM, Swift RH, Reeves KR, Harrigan EP. Intramuscular ziprasidone, 2mg versus 10 mg, in the short-term management of agitated psychotic patients. J Clin Psychiatry 2001;62 (1): 12-18.

28. Daniel DG, Potkin SG, Reeves KR, Swift RH, Harrigan EP. Intramuscular (IM) ziprasidone 20 mg is effective in reducing acute agitation associated with psychosis: a double-blind, randomized trial. Psychopharmacology (Berl) 2001; 155 (2): 128-134.

29. Wright P, Birkett M, David SR, Meehan K, Ferchland I, Alaka KJ. Double-blind, placebo-controlled comparison of intramuscular olanzapine and intramuscular haloperidol in the treatment of acute agitation in schizophrenia. Am J Psychiatry 2001; 158 (7):1149-1151.

30. Meehan K, Zhang F, David S, Tohen M, Janicak P, Small J.A double-blind, randomized comparison of the efficacy and safety of intramuscular injections of olanzapine, lorazepam, or placebo in treating acutely agitated patients diagnosed with bipolar mania. J Clin Psychopharmacol 2001; 21 (4):389-397.

31. Marder SR, Sorsaburu S, Dunayevich E, Karagianis JL, Dawe IC, Falk DM. Case reports of postmarketing adverse event experiences with olanzapine intramuscular treatment in patients with agitation. J Clin Psychiatry 2010; 71 (4): 433-441.

32. Andrezina R, Josiassen RC, Marcus RN, Oren DA, Manos G, Stock E. Intramuscular aripiprazole for the treatment of acute agitation in patients with schizophrenia or schizoaffective disorder: a double-blind, placebo-controlled comparison with intramuscular haloperidol. Psychopharmacology (Berl) 2006; 188 (3): 281-292.

33. Zimbroff DL, Marcus RN, Manos G, Stock E, McQuade RD, Auby P. Management of acute agitation in patients with bipolar disorder: efficacy and safety of intramuscular aripiprazole. J Clin Psychopharmacol 2007; 27 (2): 171-176.

34. Spyker DA, Munzar P, Cassella JV. Pharmacokinetics of loxapine following inhalation of a thermally generated aerosol in healthy volunteers. J Clin Pharmacol. 2010; 50(2):169-179.

35. Dinh KV, Myers DJ, Noymer PD, Cassella JV. In vitro aerosol deposition in the oropharyngeal region for Staccato Loxapine. J Aerosol Med Pulm Drug Deliv. 2010;23(4):253-260.

36. Citrome L. Aerosolised antipsychotic assuages agitation: inhaled loxapine for agitation associated with schizophrenia or bipolar disorder. Int J Clin Pract 2011; 65 (3): 330-340.

37. Lesem MD, Tran-Johnson TK, Riesenberg RA, Feifel D, Allen MH, Fishman R. Rapid acute treatment of agitation in individuals with schizophrenia: multicentre, randomised, placebo-controlled study of inhaled loxapine. Br J Psychiatry 2011; 198 (1): 51-58.

38. Currier GW, Chou JCY, Feifel D, Bossie CA, Turkoz I, Mahmoud RA. Acute treatment of psychotic agitation: a randomized comparison of oral treatment with risperidone and lorazepam versus intramuscular treatment with haloperidol and lorazepam. J Clin Psychiatry 2004; 65 (3): 386-394.

39. Baker RW, Kinon BJ, Maguire GA, Liu H, Hill AL. Effectiveness of rapid initial dose escalation of up to forty milligrams per day of oral olanzapine in acute agitation. J Clin Psychopharmacol 2003; 23 (4): 342-348.

40. Hsu WY, Huang SS, Lee BS, Chiu NY. Comparison of intramuscular olanzapine, orally disintegrating olanzapine tablets, oral risperidone solution, and intramuscular haloperidol in the management of acute agitation in an acute care psychiatric ward in Taiwan. J Clin Psychopharmacol 2010; 30 (3): 230-234.

41. Villari V, Rocca P, Fonzo V, Montemagni C, Pandullo P, Bogetto F. Oral risperidone, olanzapine and quetiapine versus haloperidol in psychotic agitation. Prog Neuropsychopharmacol Biol Psychiatry 2008; 32 (2): 405-413.

42. Tardiff K. Violence. In: Hales RE, Yudofsky SC, Talbott JA, editors. Textbook of Psychiatry. Washington DC: American Psychiatric Press;1999. p.1405-1428.

43. Leucht S, Corves C, Arbter D, Li C, Davis JM. Second-generation versus first-generation antipsychotic drugs for schizophrenia: a meta-analysis. Lancet 2009; 373 (9657): 31-41.

44. Leucht S, Komossa K, Rummel-Kluge C, Corves C, Hunge H, Schmid F. A metaanalysis of head-to-head comparisons

of second-generation antipsychotics in the treatment of schizophrenia. Am J Psychiatry 2009; 166 (2): 152-163.

45. Citrome L, Volavka J, Czobor P, Sheitman B, Lindenmayer JP, McEvoy J. Effects of clozapine, olanzapine, risperidone, and haloperidol on hostility among patients with schizophrenia. Psychiatr Serv 2001; 52(11): 1510-1514.

46. Krakowski MI, Czobor P, Citrome L, Bark N, Cooper TB. Atypical antipsychotic agents in the treatment of violent patients with schizophrenia and schizoaffective disorder. Arch Gen Psychiatry 2006; 63 (6): 622-629.

47. Swanson JW, Swartz MS, Van Dorn RA, Volavka J, Monahan J, Stroup TS. Comparison of antipsychotic medication effects on reducing violence in people with schizophrenia. Br J Psychiatry 2008; 193 (1): 37-43.

48. Volavka J, Citrome L. Pathways to aggression in schizophrenia affect results of treatment. Schizophr Bull 2011; 37 (5): 921-929.

49. Arango C, Bombı´n I, Gonza´lez-Salvador T, García-Cabeza I, Bobes J. Randomised clinical trial comparing oral versus depot formulations of zuclopenthixol in patients with schizophrenia and previous violence. Eur Psychiatry 2006; 21 (1): 34-40.

50. Swann AC, Bowden CL, Calabrese JR, Dilsaver SC, Morris DD. Pattern of response to divalproex, lithium, or placebo in four naturalistic subtypes of mania. Neuropsychopharmacology 2002; 26 (4): 530-536.

51. Gibbon S, Silva E, Kaler R, et al. Long-acting Injection (RLAI)-real world outcomes from the United Kingdom high-secure hospitals. Br J Forensic Pract. 2011;13:264-269.

52. Baruch N, Das M, Sharda A, et al. An evaluation of the use of olanzapine pamoate depot injection in seriously violent men with schizophrenia in a UK high-security hospital. Ther Adv Psychopharmacol. 2014;4:186-192.

53. Mortlock AM, Larkin F, Ross CC, et al. Effectiveness of paliperidone depot injection in seriously violent men with comorbid schizophrenia and dissocial personality disorder in a UK high-security hospital. Ther Adv Psychopharmacol. 2017;7:169-179.

54. Kasinathan J, Sharp G, Barker A. Evaluation of olanzapine pamoate depot in seriously violent males with schizophrenia in the community. Ther Adv Psychopharmacol. 2016;6:301-307.

55. Citrome L, Du Y, Risinger R, et al. Effect of aripiprazole lauroxilon agitation and hostility in patients with schizophrenia. Int Clin Psychopharmacol. 2016;31:69-75.

56. Mohr P, Knytl P, Voráčková V, Bravermanová A, Melicher T. Long-acting injectable antipsychotics for prevention and management of violent behaviour in psychotic patients. Int J Clin Pract. 2017 Sep;71(9)

57. Volavka J. The long-term treatment of violent patients. In: Liberman JA, Murray RM, editors. In: Comprehensive care of schizophrenia: a textbook of clinical management. UK: Martin Dunitz;2001.p.235-241.

58. Karson CN, Weinberger DR, Bigelow L, Wyatt RJ. Clonazepam treatment of chronic schizophrenia: negative results in a double-blind, placebo-controlled trial. Am J Psychiatry 1982; 139 (12): 1627-1628.

59. Coccaro EF, Lee RJ, Kavoussi RJ. A double-blind, randomized, placebo-controlled trial of fluoxetine in patients with intermittent explosive disorder. J Clin Psychiatry 2009; 70 (5): 653-662.

60. Coccaro EF, Kavoussi RJ. Fluoxetine and impulsive aggressive behavior in personality-disordered subjects. Arch Gen Psychiatry 1997; 54 (12): 1081-1088.

61. Vartiainen H, Tiihonen J, Putkonen A, Koponen H, Virkkunen M, Hakola P. Citalopram, a selective serotonin reuptake inhibitor, in the treatment of aggression in schizophrenia. Acta Psychiatr Scand 1995; 91 (5): 348-351.

62. Hollander E, Tracy KA, Swann AC, Coccaro EF, McElroy SL, Wozniak P. Divalproex in the treatment of impulsive aggression: efficacy in Cluster B personality disorders. Neuropsychopharmacology 2003; 28(6): 1186-1197.

63. Hollander E, Allen A, Lopez RP, Bienstock CA, Grossman R, Siever LJ. A preliminary double-blind, placebo-controlled trial of divalproex sodium in borderline personality disorder. J Clin Psychiatry 2001; 62(3): 199-203.

64. Donovan SJ, Stewart JW, Nunes EV, Quitkin FM, Parides M, Daniel W. Divalproex treatment for youth with explosive temper and mood lability: a double-blind, placebo controlled crossover design. Am J Psychiatry 2000; 157 (6): 818-820.

65. Citrome L, Shope CB, Nolan KA, Czobor P, Volavka J. Risperidone alone versus risperidone plus valproate in the treatment of patients with schizophrenia and hostility. Int Clin Psychopharmacol 2007; 22 (6): 356-362.

66. Sival RC, Haffmans PM, Jansen PA, Duursma SA, Eikelenboom P. Sodium valproate in the treatment of aggressive behavior in patients with dementia: a randomized placebo controlled clinical trial. Int J Geriatr Psychiatry 2002; 17 (6): 579-585.

67. Tariot PN, Erb R, Podgorski CA, Cox C, Patel S, Jakimovich L. Efficacy and tolerability of carbamazepine for agitation and aggression in dementia. Am J Psychiatry 1998; 155 (1): 54-61.

68. Sheard MH, Marini JL, Bridges CI, Wagner E. The effect of lithium on impulsive aggressive behavior in man. Am J Psychiatry 1976; 133 (12): 1409-1413.

69. Collins PJ, Larkin EP, Shubsachs AP. Lithium carbonate in

chronic schizophrenia: a brief trial of lithium carbonate added to neuroleptics for treatment of resistant schizophrenic patients. Acta Psychiatr Scand 1991; 84 (2): 150-154.

70. Fleminger S, Greenwood RJ, Oliver DL. Pharmacological management for agitation and aggression people with acquired brain injury. The Cochrane Database of Systematic Reviews 2004;2.

71. Ratey JJ, Sorgi P, O'Driscoll GA, Sands S, Daehler ML, Fletcher JR. Nadolol to treat aggression and psychiatric symptomatology in chronic psychiatric inpatients: a double-blind, placebo-controlled study. J Clin Psychiatry 1992; 53 (2): 41-46.

72. Alpert M, Allan ER, Citrome L, Laury G, Sison C, Sudilovsky A. A double-blind, placebo-controlled study of adjunctive nadolol in the management of violent psychiatric patients.

Psychopharmacol Bull 1990; 26 (3): 367-371.

73. Caspi N, Modai I, Barak P, Waisbourd A, Zbarsky H, Hirschmann S. Pindolol augmentation in aggressive schizophrenic patients: a double-blind crossover randomized study. Int Clin Psychopharmacol 2001; 16 (2): 111-115.

74. Wang W, Pu C, Jiang J, et al. Efficacy and safety of treating patients with refractory schizophrenia with antipsychotic medication and adjunctive electroconvulsive therapy: a systematic review and meta-analysis. Shanghai Arch Psychiatry. 2015;27:206-219.

75. Zheng W, Cao XL, Ungvari GS, et al. Electroconvulsive therapy added to non-clozapine antipsychotic medication for treatment resistant schizophrenia: meta-analysis of randomized controlled trials. PLoS One. 2016;11:e0156510..

CHAPTER 42

비만

우영섭

비만에는 유전적·환경적 요인을 포함한 다양한 요인이 복합적으로 작용하며, 일반적으로 체질량 지수body mass index, BMI가 기준 이상인 경우를 의미한다. 세계보건기구 WHO에서는 성인의 경우 저체중(BMI<18.5kg/m²), 정상 체중(18.5kg/m²≤BMI<25kg/m²), 과체중(25kg/m²≤BMI<30kg/m²), 비만(30kg/m²≤BMI<35kg/m²), 고도 비만(35kg/m²≤BMI<40kg/m²), 초고도 비만(BMI≥40kg/m²)으로 구분하였다. 그러나 이는 주로 유럽계 인종을 대상으로 한 것으로 이들의 경우 BMI가 체지방의 비율을 잘 반영하지만, 아시아계의 경우에는 BMI 대비 체지방 비율이 다른 인종에 비해 높게 나타나 BMI가 낮은 경우에도 당뇨병이나 고혈압의 위험성이 높다. 이에 따라 WHO에서는 아시아계의 경우, 정상 체중을 18.5kg/m²≤BMI<23kg/m², 과체중을 23kg/m²≤BMI<25kg/m², 비만을 25kg/m²≤BMI<30kg/m²로, 고도 비만을 BMI≥30kg/m²으로 제시하여, 국내의 경우 일반적으로 이 기준을 따르고 있다.

비만은 전 세계적으로 증가하고 있는 건강 문제로 WHO에 의하면 1975년 이후 비만의 유병률은 3배 가까이 증가하여, 2016년에는 전 세계 성인 중 39%가 과체중 이상, 13%가 비만이라고 하였으며, 소아와 청소년의 비만 유병률은 여성의 경우 1975년 0.7%에서 2016년 5.6%로, 남성의 경우 1975년 0.9%에서 2016년 7.8%로 증가하였다.[1] 국내의 자료를 이용한 연구에서도 성인의 비만 유병률은 1998년 26%에서 2011년 31%로 증가하였으며,[2] 최근 연구에 의하면 과체중 이상의 비율이 성인 여성에서는 1998년 48%에서 2014년 45%로 거의 변화가 없었으나, 성인 남성의 경우 1998년 50%에서 2014년 62%로 크게 증가하였다.[3]

비만은 고혈압, 2형 당뇨병, 심혈관 질환, 특정 암의 발생, 관절염 등 신체적 질환의 위험성을 증가시켜 수명을 단축시킬 뿐만 아니라 여러 정신질환과도 관련된다. 비만과 정신질환은 만성적이라는 공통점을 가지며, 아직 그 기전은 분명하지 않으나 비만과 정신질환은 단순한 공존을 넘어서 상호작용하는 것으로 여겨진다. 실제로 정신질환 환자에서 비만의 유병률은 정상 대조군에 비하여 2~3배 높으며, 비만 환자에서 정신질환의 유병률은 최대 70%까지 보고되어 역시 정상 체중 대조군에 비하여 크게 높다.[4] 특히 비만과 연관되는 정신질환으로는 기분장애, 주의력결핍 과잉행동장애, 식이장애, 조현병 등이 있으며 정신질환 치료에 사용되는 약물의 부작용 또한 관련될 것으로 생각된다.[5]

비만의 치료에는 신체적 활동의 증가나 식습관의 개선 등 생활 습관 교정과 행동 중재가 1차적 치료방법으로 권고된다. 당연히 이러한 방법을 통하여 체중감소를 이룰 수 있겠지만, 실제 많은 환자에서는 이러한 노력을 지속하지 못하고 그 결과 신체적·정신적 건강을 개선할 수 있는 장기적 체중감소를 유지하지 못하는 경우가 빈번하다. 이러한 경우 항비만 약물치료를 통하여 체중감소를 유발하고, 이와 동시에 비만과 관련된 대사성 문제의 개선을 기대할 수 있다. 그러나 일부 항비만 약물의 경우 정신과적 부작용의 위험성이 있어 사용에 주의가 필요하다. 이에 본 장에서는 항비만 약물치료의 원칙과 국내외에서 사용 가능한 항비만 약물들의 기전, 유효성과 안전성을 정리하여 제시하고자 한다.

42.1 항비만 약물치료의 원칙

항비만 약물치료 시 중요한 원칙은 비약물적 치료를 시도한 후 충분한 체중감소가 나타나지 않는 경우에 한하여 생활 습관 교정에 부가적으로 사용하여야 한다는 것이다. 약물치료는 생활 습관 교정에 대한 순응도를 증가시킬 수 있고, 환자들의 신체적 활동을 조금 더 쉽게 할 수 있다. 약물치료는 일반적으로 비약물적 치료에 의해 임상적으로 의미 있는 체중감소(3개월간 5%의 감소)가 나타나지 않거나 체중감소가 유지되지 않으며, BMI가 비만 기준에 해당하는 경우, 혹은 과체중이면서 2형 당뇨병, 고혈압, 이상지질혈증 등 합병증이 동반된 경우에 고려할 수 있다.[6] 국내에서 사용 가능한 항비만 약물은 표 42.1에 제시하였다.

약물치료를 시행하였음에도 3개월 내에 5~10%의 체중 감량이 나타나지 않거나 동반질환이 개선되지 않으면 약물의 변경이나 중단을 고려해야 한다.[6] 일반적으로 항비만 약물의 효과는 약물을 중단하면 사라지고, 약물에 의한 체중 감량 효과는 약물 투여 6~9개월 후에 최대에 도달하며 그 이후에는 더 이상 체중감소 효과는 잘 나타나지 않는다.

항비만 약물의 효과는 약물을 복용 중인 동안에만 유지되기 때문에, 장기적 투여가 필요한 경우가 흔하며, 따라서 부작용에 대하여 반드시 주의해야 한다. 실제로 과거 항비만 약물로 승인된 후 수년 내에 부작용이 발견되어 사용이 불가능해진 약물이 있었다. fenfluramine과 dexfenfluramine은 amphetamine계 약물로 중추신경계 세로토닌을 증가시킨다. 이들은 각각 1973년과 1996년에 미국 FDA에서 항비만 약물로 승인되었으나, 심장 판막 질환이나 폐동맥 고혈압의 위험성 때문에 1997년 승인이 취소되었다. 또한 SNRI인 sibutramine은 심혈관 질환의 위험성으로 2010년에, endocannabinoid receptor blocker인 rimonabant는 우울증과 자살 위험성으로 인하여 2009년에

표 42.1 국내에서 사용 가능한 항비만 약물

약물명	미국 FDA 승인 연도	국내 상품명
단기적 사용 (12주 이내)		
phentermine	1959	노브제, 디에타민, 레디펜, 레티스, 로우칼, 로페트, 메타맥스, 비엠진, 비터펜, 슬레민, 씬스펜, 아디펙스, 아트민, 웰트민, 케이터민, 틴틴, 판베시, 페니민, 페딘, 페스틴, 펜더, 펜민, 펜키니, 펜타인, 펜타젠, 펜타지아, 펜터라민, 펜터미, 펜터민, 펜트민, 푸리민, 피티엠, 휴터민
diethylpropion	1959	디피온, 레노씬, 레피온, 암페몬, 에닝, 에피온, 엠피온, 웰피온, 염산디에칠프로피온, 테누아트, 테뉴에이트
phendimetrazine	1959	다이트린, 디에트, 라이트진, 아드펜, 아트라진, 엔슬림, 페닝, 페티노, 펜디라, 펜디라진, 펜디멘, 펜디민, 펜디세미, 펜디씬, 펜디예뜨, 펜디, 펜디진, 펜디펜, 펜슬림, 펜타씬, 펜트라, 펜틴, 펜홀드, 푸링세미, 푸링
mazindol	1973	마자놀, 사노렉스
장기적 사용		
orlistat	1999	락슈미, 리피다운, 올리다운, 올리엣, 제니칼, 제로다운, 제로엑스, 제로팻
lorcaserin	2012	벨빅
phentermine/topiramate ER*	2012	
naltrexone/bupropion SR	2014	콘트라브
liraglutide	2014	삭센다

*phentermine/topiramate ER 복합제는 국내에 도입되지 않았으나 phentermine과 topiramate 각각은 국내 사용 가능함

사용이 중단되었다. 항비만 약물에 대한 연구에서, 대부분의 경우 기분장애를 포함한 정신질환을 동반한 환자들은 제외되기 때문에 항비만 약물이 정신질환에 미치는 영향이나 정신질환치료에 사용되는 약물과의 상호작용에 대한 분명한 근거는 부족하다. 그러나 rimonabant의 예와 같이 일부 항비만 약물은 정신과적 부작용을 유발할 수 있다는 점은 분명하다. 특히 교감신경작용제 계열의 약물은 빈맥이나 혈압 상승과 같은 심혈관계 부작용뿐만 아니라 기분 변화, 정신병적 증상, 불면, 불안, 초조 등의 정신적 부작용과 남용 위험성 등이 문제가 될 수 있다.

42.2 amphetamine계 약물 : sympathomimetics

중추신경계에 자극 효과를 보이는 amphetamine이나 amphetamine계(phentermine, diethylpropion, phendimetrazine 등) 항비만 약물들은 음식 섭취량을 감소시켜 체중감소 효과를 나타내는 것이 주된 작용기전이다. 이러한 약물은 중추신경계에서 dopamine과 noradrenaline 분비를 증가시킨다.[7] phendimetrazine은 국내에는 도입되지 않은 phenmetrazine의 전구 약물pro-drug로, 체내에서 phendimetrazine의 methyl기가 분리되면 phenmetrazine이 되어 효과를 나타낸다. 이때 일부만이 phenmetrazine으로 활성화되기 때문에 phendimetrazine은 phenmetrazine에 비해 남용 위험성이 낮다. phendimetrazine을 1일 용량 210mg 투여한 경우, 32주간 7%의 체중감소 효과가 있다는 보고가 있었으나, 이 연구에는 위약군이 포함되지 않아 해석에 주의가 필요하다.[8] diethylpropion은 12주 이내로 사용하도록 되어 있으며, 최근의 메타분석에 의하면 1일 75mg의 diethylpropion은 위약과 비교했을 때 6개월 미만에서는 1.3kg, 6개월 이상에서는 6.5kg의 체중감소 효과가 있었다.[9] phentermine 또한 12주 이내 사용으로 제한되어 있으며, 주로 norepinephrine 분비를 증가시킨다. 1일 30~37.5mg의 용량으로 사용하는데, 12주간 위약 대비 4~8kg 정도의 체중감소 효과를 나타낸다.[10]

　미국에서는 이러한 약물이 1950~60년대에 널리 사용되었으나 이후 심혈관 질환이나 남용의 위험성으로 인하여 사용이 감소하였다. 또한 sympathomimetics 계열의 약물은 불면, 불안, 자극 과민성, 조증, 정신병적 증상 등의 부작용과도 관련되어 있으며, 200개 이상의 연구에 대한 대규모 메타분석 결과, amphetamine계 약물은 통계적으로 유의한 수준이지만 경미한 수준의 체중감소 효과만을 보였다.[11] 실제로 European Medicines Agency에서는 2000년대 이후 편익 비율risk-benefit ratio을 고려하여 phentermine, diethylpropion, mazindol과 같은 약물의 판매 중단을 권유하였다.[12] 그러나 법적 분쟁에서 phentermine과 diethylpropion의 제조사가 승소하였고, 이러한 안전성에 대한 우려에도 불구하고 phentermine은 아직도 널리 사용되고 있다. 6개의 단기 연구에 대한 메타분석 결과, phentermine을 복용한 환자 중 지속 투여군에서는 24%, 간헐적 투여군에서는 27%가 불면, 자극 과민성, 불안 등의 중추신경계 자극 증상을 보였다.[13] 이 외의 diethylpropion, phendimetrazine 등도 이와 유사한 부작용을 나타낸다. 이에 따라 여러 위험성과 이득을 비교하여 amphetamine계 약물의 사용은 대개 12주 이내의 단기간으로 제한된다.[11]

42.3 liraglutide

liraglutide는 glucagon-like peptide 1(GLP-1) 수용체 작용제로, 2형 당뇨병 치료제로 사용되던 중 체중감소 효과가 발견되었다. liraglutide는 hypothalamus와 뇌의 기타 부위에 작용하여 식욕을 억제하고, 이와 동시에 미주신경계에 작용하여 음식 섭취를 억제하고 위장운동을 저하시키며 포만감을 증가시켜 체중감소 효과를 나타내는 것으로 알려져 있다.[14] liraglutide는 당뇨병 치료제로는 1일 0.6~1.8mg 용량을 복용하지만, 항비만 효과를 위해서는 1일 3mg을 피하 투여한다. 처음 1주일간은 1일 0.6mg을 사용하고, 이후 1주 간격으로 0.6mg씩 증량하여 1일 용량 3mg까지 증량한다. liraglutide는 BMI 30 이상, 혹은 BMI 27 이상이면서 고지혈증 혹은 고혈압을 동반하고 당뇨병이 없는 환자를 대상으로 시행된 미국 FDA 승인을 위한 연구에서 치료 1년 후 약 6.5%의 체중감소 효과를 보였는데, 위약군에서는 1.6% 체중감소만이 있었다. 5% 이상의 체중감소는 56%, 10% 이상 체중감소는 28%에서 나타나 위약군의

23%와 8%에 비하여 우월하였다.[15] 당뇨병 전단계, 당뇨병, 고혈압, 고지혈증 등이 동반된 과체중 혹은 비만 환자를 대상으로 시행된 다른 연구에서도 liraglutide는 6~8%의 체중감소 효과를 보였고, 위약에 비해 5%의 추가적인 체중감소를 나타냈다.[16] liraglutide는 혈당, 지질, 혈압과 같은 대사성 위험 요인 또한 개선시킨다. 최근의 메타분석에 의하면 liraglutide는 1년간 위약에 비해 약 5.24kg의 체중을 감소시켰으며, 5% 이상의 체중감소는 61.6%에서 나타나 위약에 대한 교차비는 5.09(95% CI=4.07~6.37), 10% 이상 체중감소는 31.8%에서 나타났고, 위약에 대한 교차비는 4.36(95% CI=3.61~5.26)이었다.[17] 지속적 투여에도 적절한 체중감소 효과가 없다면 투여 중단을 고려해야 하는데, 미국 FDA에서는 16주간 투여 후에도 체중이 4% 이상 감소하지 않는 경우, 유럽의 EMA에서는 12주간 투여에도 5% 이상 체중이 감소하지 않는 경우 투여를 중단할 것을 권유한다.[18]

liraglutide에 의한 흔한 부작용으로는 오심, 설사, 변비가 있으며 이러한 위장관계 부작용으로 인한 치료 중단이 가장 흔하다. 오심은 약 40%에서, 설사는 21%, 변비는 19%에서 보고되었고, 이 외에 구토(16%), 두통(14%) 등도 흔하다.[19] 메타분석 결과 부작용으로 인한 연구 중단은 10%에서 나타났으며, 위약에 비교한 연구 중단의 교차비는 2.82(95% CI=2.10~3.77)로 나타났다.[17] 한 연구에서는 liraglutide 투여군 중 6.3%가 심각한 위해 사례serious adverse event, SAE에 해당하였는데, 특히 급성 담낭염이나 담석증의 위험성이 있었으나 이것이 체중감소 때문인지 혹은 약물 자체의 부작용인지는 불분명하다.[15] 이 외에도 3,384명의 3상 연구 대상 환자 중 6명(0.2%)이 자살사고를 보고하였고, 이 중 한 명은 자살시도를 했는데, 1,941명의 위약군에서는 자살사고가 보고되지 않았다.[20] 또한 liraglutide 투여군 중 2.4%가 불면, 2.0%가 불안을 보고하였는데, 위약군에서는 각각 1.7%와 1.6%가 이러한 부작용을 보였다.

42.4 lorcaserin

세로토닌 2C(5-HT2C) 수용체는 유전적으로 비활성화될 경우 비만을 유발한다는 점에서 항비만 약물 개발의 초점이 되어왔다. 5-HT2C 수용체가 체중에 미치는 영향은 뇌의 melanocortin 회로를 통한 하방 신호전달에 의해 나타난다. hypothalamus의 pro-opiomelanocortin(POMC) 뉴런 중 40% 정도는 5-HT2C 수용체를 가지고 있는데, POMC의 활성화는 α-MSH의 분비를 촉진하고, α-MSH는 melanocortin 4 수용체(MC4R)에 결합하여 식욕을 억제하고 에너지 소비를 증가시킨다. 이 외에도 약물에 의한 5-HT2C 수용체의 활성화는 혈당을 조절하기도 한다. lorcaserin은 선택적 5-HT2C 작용제로, hypothalamus의 POMC 뉴런의 5-HT2C 수용체에 작용하여 식욕 억제와 포만감의 증대를 통해 음식 섭취를 감소시켜 체중을 감소시킨다.[21] 현재까지 연구결과에 의하면 에너지 소비에는 영향을 주지 않는다.[22] lorcaserin은 5-HT2C 수용체에 대하여 5-HT2A 수용체에 비하여 7배, 5-HT2B 수용체에 비해 11배 높은 친화도를 보여, 5-HT2A 수용체 자극에 의한 환각과 같은 정신과적 부작용, 그리고 5-HT2B 수용체 자극에 의한 심장 판막 질환 및 폐동맥 고혈압과 같은 부작용의 위험성이 낮다.[21] lorcaserin은 10mg을 1일 2회 경구 투여하며 별도의 증량 과정은 반드시 필요하지는 않다.

lorcaserin의 효과에 대해서는 당뇨병이 없는 비만 혹은 당뇨 외의 대사성 이상을 동반한 과체중 환자를 대상으로 진행한 두 개의 3상 연구(BLOOM[23]과 BLOSSOM[24])와 2형 당뇨를 동반한 과체중 혹은 비만 환자를 포함하는 한 개의 3상 연구(BLOOM-DM)[25] 결과가 잘 알려져 있다. BLOOM 연구에서는 식사 조절 및 운동 요법과 동시에 lorcaserin 10mg 1일 2회(1일 용량 20mg)와 위약을 비교하였는데, 1년 시점에서 위약군에서는 2.2kg, lorcaserin 투여군에서는 5.8kg의 체중감소가 나타나 유의한 차이를 보였으며, 2년 시점에서도 위약군에서는 2.6kg, lorcaserin 투여군에서는 6kg의 체중이 감소하여 역시 유의한 차이를 보였다. 1년 시점에서 5% 이상 체중이 감소한 환자의 비율은 위약군 중 20%, lorcaserin 투여군 중 48%였으며, 10% 이상 체중감소는 위약군 중 8%, lorcaserin 투여군 중 23%에서 나타나 유의한 차이가 있었다.[23] BLOSSOM 연구에서는 식사 조절 및 운동 요법과 동시에 lorcaserin 10mg 1일 1회(1일 용량 10mg), 10mg 1일 2회(1일 용량 20mg) 혹은 위약을 1년간 투여하여 비교하였는데, 체중감소가

5% 이상인 환자의 비율은 10mg군에서는 40%, 20mg군에서는 47%로 위약군의 25%에 비하여 유의한 차이를 보였다. 또한 10% 이상 체중감소를 보인 환자의 비율에서도 10mg군 17%, 20mg군 23%로 위약군의 10%와 20mg군 사이에 유의한 차이가 있었다.[24] BLOOM-DM 연구에서는 lorcaserin 1일 20mg, 1일 10mg 투여군과 위약군을 1년간 비교한 결과, 각각의 체중 감소량은 4.5kg, 5kg, 1.5kg이었으며, lorcaserin 투여군에서는 위약에 비하여 당화혈색소와 공복혈당의 유의한 감소가 나타났고, lorcaserin 투여군 중 절반가량이 당화혈색소가 7% 이하의 정상 수준으로 호전되었다. 메타분석 결과에서는 1년간 위약에 비해 3.25kg의 체중이 감소하였으며, 5% 이상 체중감소는 46.6%에서 나타나 위약 대비 교차비는 3.09(95% CI=2.49~3.83), 10% 이상 체중감소는 22.1%에서 나타났고, 위약 대비 교차비는 3.17(95% CI=2.53~3.97)이었다.[17] 그러나 만약 3개월간 치료에도 5% 이상의 체중감소 효과가 없다면, 미국 FDA에서는 lorcaserin 치료 중단을 권유한다.[18]

lorcaserin 투여 시에는 두통이 가장 흔한 부작용으로 여러 연구들을 종합하면 약 17%에서 보고되었고, 상기도 감염이 14%, 비인두염이 13%, 어지러움이 9%, 오심이 8%, 피로감이 7%에서 보고되었으며, 심장 초음파를 통한 심장 판막이상 평가 결과에서는 lorcaserin 투여군과 위약군에서 모두 2%로 차이가 없었다.[19] 메타분석에 의하면 lorcaserin 투여군에서 부작용에 의한 연구 중단 비율은 7.5%로, 위약 대비 연구 중단 교차비는 1.40(95% CI=0.96~2.03)으로 위약과 유의한 차이를 보이지 않았다.[17] 3상 연구에서는 정신과적 부작용 측면에서 안전한 것으로 나타났으나, 다행감이 0.2%에서 나타나 0.1% 미만인 위약에 비하여 경미하게 높게 나타났으며, 우울감으로 치료를 중단한 비율 또한 0.9%로 위약군의 0.5%에 비하여 높았다.[20] 또한 정신과 환자에게 사용할 경우 세로토닌계 약물과 병용 시 세로토닌 증후군의 발생 가능성에 유의해야 한다.

42.5 naltrexone/bupropion SR

bupropion은 noradrenaline과 dopamine 재흡수 차단제로 항우울제 및 금연 치료제로, naltrexone은 opioid 수용체 길항제로 opioid나 alcohol 사용장애치료에 사용되는데, 이 두 약물의 복합제인 naltrexone/bupropion SR(NB)은 체중감소에 대한 상승 작용을 통해 내장지방의 감소를 포함한 항비만 효과를 보인다. 이 두 약물 모두 식욕 억제 효과를 보이는데, 이 두 약물의 복합제는 hypothalamus의 melanocortin system을 통한 항상성 기전과 mesolimbic dopaminergic reward system을 통한 비항상성 기전 모두에 작용한다. NB는 hypothalamus에서 POMC 뉴런의 발화를 증가시키고, 그 결과 α-MSH가 분비되어 MC4R에 결합하여 식욕을 억제하고 에너지 소비를 증가시킨다. α-MSH의 분비와 동시에 POMC 뉴런은 μ-opioid 수용체 길항제인 β-endorphin을 분비한다. 이는 음성 되먹임 기전을 통해 α-MSH의 추가적 분비를 억제하는데, naltrexone은 μ-opioid 수용체를 차단하여 β-endorphin에 의한 음성 되먹임을 차단하여 POMC의 활성이 지속되게 하는 기전을 통해 체중감소를 유발한다.[26] 또한 동물실험에서 NB와 naltrexone, bupropion 각각을 ventral tegmental area에 투여하여 비교한 결과 NB는 개별 약물에 비해 음식 섭취를 더욱 억제하는 효과를 보여, 음식에 대한 보상기전을 상승적으로 억제하는 것으로 나타났다.[26] 또한 뇌영상연구에서는 NB가 음식과 관련된 자극에 의한 hypothalamus의 활성화를 억제하고, 동시에 뇌의 억제성 조절기전(anterior cingulate), 내면 인식(superior frontal, superior parietal, insula), 그리고 기억(hippocampus)을 담당하는 부위를 활성화하였는데, 이는 음식 자극, 기억, 자기조절 측면에서 피질의 활성도를 조절하여 체중감소 효과를 보일 가능성을 시사한다.[27]

NB의 기본적인 제형은 naltrexone 8mg과 bupropion 90mg이 복합된 것인데, 8/90mg을 1일 1회 경구투여하는 것으로 시작하여, 1주일 간격으로 8/90mg을 1일 2회, 8/90mg 2정을 아침에 투여하고 8/90mg 1정을 저녁에, 그리고 1일 2회 8/90mg 2정을 투여하는 식으로 증량한다.

naltrexone/bupropion SR의 체중감소 효과는 COR-I,[28] COR-II,[29] COR-BMOD,[30] COR-Diabetes[31]라고 명명된 연구에서 보고되었다. 비만 혹은 대사성 이상을 동반한 과체중 환자를 대상으로 식사 조절 및 운동 요법과 동시에 투여한 NB 32/360mg(NB32)과 NB 15/360mg(NB16), 그리고 위약을 3주의 증량 기간을 포함하여 56주간 비교한 COR-I 연구에서 1년 시점의 체중감소 정도는 NB16 투여군 5.0%, NB32 투여군 6.1%, 위약군 1.3%로 나타나 NB16과 NB32 모두 위약에 비해 우월하였다. 또한 5% 이상의 체중감소가 나타난 환자의 비율은 NB16 투여군 39%, NB32 투여군 48%로 위약군의 16%와 유의한 차이를 보였다.[28] NB32와 위약의 효과를 비교한 COR-II에서도 NB32 투여군은 28주(체중 6.5% 감소)와 56주(체중 6.4% 감소) 시점에 위약군에 비하여 유의하게 체중이 감소하였고, 5% 이상의 체중감소는 28주 시점에 NB32 투여군 중 56%와 위약군 18%, 56주 시점에 NB32 투여군 중 51%와 위약군 17%에서 나타나 유의한 차이를 보였다.[29] 2형 당뇨를 동반한 비만 혹은 과체중 환자에서 NB32와 위약의 효과를 56주간 비교한 COR-Diabetes 연구에서도 5% 이상 체중감소가 NB32 투여군에서 45%로 위약군의 19%보다 우월하였고, 당화혈색소 감소도 NB32 투여군에서 위약군에 비하여 유의하게 개선되었다.[31] 또한 COR 연구들 결과 NB 투여군에서는 체중뿐만 아니라 허리둘레, 혈중지질, 혈압 등 여러 심혈관 질환 관련 지표들도 개선되었다. 이 연구들을 종합한 메타분석에서 1년간 위약에 비해 4.95kg의 체중감소 효과가 있었으며, 5% 이상 체중감소를 보인 환자의 비율은 52.9%로 위약 대비 교차비는 3.90(95% CI =2.91~5.22), 10% 이상 체중감소를 보인 비율은 29.3%로 위약 대비 교차비가 4.11(95% CI =2.80~6.05)이었다.[9] 단, 미국 FDA에서는 12주간 치료, 유럽 EMA에서는 16주간 치료에도 5% 이상 체중감소가 나타나지 않으면 치료 중단을 권유한다.[20]

여러 연구들을 종합하면 가장 흔한 부작용은 오심(33%)이었으며, 변비(19%), 두통(18%), 구토(11%), 어지러움(10%), 불면(9%) 등도 흔하였다. 메타분석 결과 부작용으로 인한 연구 중단 비율은 24%였으며, 위약에 비교한 연구 중단 교차비는 2.60(95% CI =2.15~3.14)이었다.[17] naltrexone/bupropion SR은 맥박과 혈압을 높일 수 있으므로 조절되지 않는 고혈압에는 사용해서는 안 되며, 뇌전증, 섭식장애, 알코올이나 benzodiazepine, barbiturate, 항전간제 금단 시, 2주 내 MAOI 사용 시에는 금기이다.[19] 정신과적 부작용으로는 불면, 불안, 자극 과민성 등이 흔하다. 3상 연구에서 불면은 9.2%, 불안은 4.2%, 자극과민성은 2.6%에서 나타났으며, 이는 위약군의 5.9%, 2.8%,

1.8%보다 빈번하였다.[20] 또한 다른 연구에서도 정신과적 부작용으로 인한 치료 중단율이 3.1%로 위약군의 0.9%에 비하여 높았다.[32] 비록 bupropion이 다른 항우울제에 비하여 조증을 유발할 위험성이 낮지만, bupropion 단독 투여가 조증과 정신병적 증상을 유발하였다는 증례 보고가 있었다.[33] 반면 우울증과 비만이 동반된 환자에서는 우울증상과 체중이 동시에 호전된다는 결과도 보고된 바 있어, 조증 전환의 위험성에 주의하며 비만이나 체중증가로 고통받는 우울증 환자에서 도움이 될 가능성이 있다.[34]

42.6 orlistat

orlistat는 1999년 미국에서 출시되어 현재까지 사용 중으로, 장기간에 걸쳐 안전성이 입증된 약물이다. orlistat는 가역적 위장관계 lipase 억제제로 섭취한 중성지방이 지방산으로 분해되는 과정을 억제하여 위장관으로 흡수되는 과정을 차단한다. 이에 따라 섭취한 지방 중 약 30%를 배출시켜 항비만 효과를 나타내고, 항비만 약물 중 유일하게 식욕에 영향을 주지 않는다. 배설되는 지방의 양은 약 25~30g 정도로 200~250kcal의 에너지를 감소시킨다. lipase는 식사 후에 분비되기 때문에, orlistat는 매 식사 사이 혹은 식사 후 1시간 이내에 복용해야 한다.

16개의 무작위배정 대조연구를 종합한 메타분석 결과, orlistat는 1년간 위약에 비하여 2.6kg의 체중을 감소시켰으며, 5% 이상의 체중감소 효과를 나타낸 환자는 59.1%, 위약 대비 교차비는 2.69(95% CI =2.36~3.07), 10% 이상의 체중감소 효과는 환자 중 31.3%에서 나타났고 교차비는 2.41(95% CI =2.08~2.78)이었다.[17] orlistat는 체중감소뿐만 아니라 LDL cholesterol, 공복혈당, 수축기 및 이완기 혈압 등 또한 감소시켜 심혈관 질환의 위험성을 낮춘다.[35]

orlistat는 위장관계 내에서만 작용하기 때문에 부작용 또한 위장관계에 국한되며, 부작용은 특히 지방이 많은 음식을 섭취하였을 경우, 그리고 복용 초기(4주 이내)에 심하며, 설사, 변 실금, 기름진 분비물, 지방변, 가스 배출, 절박성 대변 등이 흔하다. orlistat는 이러한 부작용 때문에 환자의 내약성이 높지 않다는 제한점이 있다. 메타분석에서는 orlistat 투여군에서 부작용으로 인한 연구 중단율은 8.2%였으며, 위약에 비교한 연구 중단의 교차비는 1.84(95% CI=1.55~2.18)였다. orlistat는 담즙정체 cholestasis 혹은 만성적 흡수장애 환자에서는 금기이다. orlistat는 간에서 대사되지 않고 신장으로 배설되지 않아 약물 상호작용으로 인한 문제는 없을 것으로 보인다. 하지만 그 기전은 불확실하나 간기능 부전의 증례도 보고된 바 있는데, 이에 따라 미국 FDA에서 조사를 시행한 결과 10년간 4천만여 명 중 13례의 심한 간손상이 발견되어 그 위험성은 높지 않았다.[36] 또한 orlistat 복용 시 비타민 A, D, E, K 등 지용성 비타민 부족이 나타날 수 있다.[37] 비록 근거를 가지고 권장하는 수준은 아니지만, 지용성 비타민이 들어 있는 종합 비타민을 복용하는 것이 도움이 될 수 있으며, 이런 경우 orlistat 복용 최소 2시간 전 또는 복용 최소 2시간 후에 복용해야 한다.[38] 정신과적으로는 orlistat 투여 후 1년간 4.7%의 환자가 불안을 보고하여 위약군의 2.9%에 비하여 다소 높은 비율이었고, 2년차에는 orlistat군에서 2.8%, 위약군에서는 2.1%였다. 우울감은 2년차에만 보고되었는데, orlistat 투여군 중 3.4%, 위약군 중 2.5%에서 나타났다.[20] 반면 개방연구에서는 비만 환자에서 orlistat 투여가 우울증상을 개선시킬 수 있다는 보고도 있었다.[39]

42.7 phentermine/topiramate ER

phentermine/topiramate의 복합제(PHEN/TPM)는 속효성immediate release phentermine과 서방형extended release topiramate로 구성되는데, 항상성 기전(phentermine)과 비항상성 기전(topiramate) 모두를 조절하는 최초의 항비만 복합제이다. phentermine은 hypothalamus arcuate nucleus의 POMC 뉴런을 활성화하여 식욕을 억제하고, topiramate는 voltage-gated ion channel의 기능을 조절하고 GABA-A 수용체의 활성도를 증가시키며 AMPA/kainate glutamate 수용체를 억제하여 식욕을 저하시킨다.[40] PHEN/TPM은 phentermine 3.75mg과 topiramate 23mg 복합제(3.75/23mg)를 1일 1회 2주간 투여한 후 7.5/46mg의 유지용량으로 증량한다. 12주간 유지 후 체중이 3% 이상 감소하지 않으면 약물을 중단하거나 혹은 2주간 1일 용량 11.25/69mg으로 증량하여 투여한 후 15/92mg으로 증량할 수 있다.

비만 혹은 과체중과 대사성 질환을 동반한 환자들을 대상으로 7.5/46mg, 15/92mg, 그리고 위약을 투여하여 56주간 비교한 3상 연구인 CONQUER 연구[41]에서는 위약의 1.4kg 감소에 비하여 7.5/46mg군 8.1kg, 15/92mg군 10.2kg의 체중감소를 보여 유의한 차이를 나타냈으며, 5% 이상 체중감소를 보인 환자의 비율에서도 위약군의 21%에 비해 7.5/46mg군에서 62%, 15/92mg군에서 70%로 우월하였다. 10% 이상 체중이 감소한 비율 역시 위약군에서는 7%, 7.5/46mg군에서는 37%, 15/92mg군에서는 48%로 유의한 차이가 있었다. CONQUER 연구를 108주까지 연장한 SEQUEL 연구[42]에서는 위약군에서 기저 시점 대비 1.8%(2.1kg)의 체중감소가 있었으나, 7.5/46mg군에서는 PHEN/TPM 투여를 시작한 기저 시점에 비하여 9.3%(9.6kg), 15/92mg군에서는 10.7%(10.9kg)의 체중감소를 보여 체중감소 효과가 유지되었다. 이 외에도 PHEN/TPM 투여는 혈압, 혈중지질, 당화혈색소 등 대사 지표를 개선시켰고, 위약군에 비해 당뇨병의 발병 위험성 또한 저하시켰다. 메타분석 결과 1년간 투여 시 위약에 비하여 8.8kg의 체중감소 효과가 있었으며, 5% 이상 체중감소는 68.9%, 10% 이상 체중감소는 47.5%의 환자에서 나타났다. 위약에 비교한 5% 이상 체중감소의 교차비는 9.10(95% CI=7.68~10.78), 10% 이상 체중감소의 교차비는 11.34(95% CI=9.10~14.13)로 높게 나타났다.[14] 그러나 만약 3개월간 7.5mg/46mg을 투여하였음에도 3% 이상 체중감소가 나타나지 않으면 미국 FDA에서는 약물을 중단하거나 증량할 것을 권유한다. 약물 중단 시에는 7.5mg/46mg의 경우 단계적 감량 없이 치료 중단이 가능하지만, 15mg/92mg을 사용하였음에도 5% 이상 체중감소가 없으면 1주일 이상 격일로 복용하며 중단할 것을 권유한다.[16]

PHEN/TPM 사용과 관련하여 흔한 부작용은 감각이상(20%), 구갈(19%), 변비(16%), 상기도 감염(14%), 두통(11%), 비인두염(9%), 미각이상(9%), 불면(9%), 어지러움(9%) 등이다. 메타분석 결과에서는 PHEN/TPM 투여군 중 18.5%가 부작용으로 인하여 연구를 중단하였고, 위약에 비교한 연구 중단의 교차비는 2.32(95% CI=

1.86~2.89)였다.[17] phentermine이 교감신경계를 활성화할 수 있기 때문에 심혈관 질환의 과거력이 있는 경우 권고되지 않으며, topiramate는 대사성 산증과 관련될 수 있어 역시 주의가 필요하다. 녹내장, 갑상선항진증, 2주 내 MAOI를 사용하였던 경우 등에는 금기이다.[19] 3상 연구에서 phentermine/topiramate ER 투여군에서는 불면(11.1%), 우울 혹은 기분증상(7.6%), 불안(7.9%) 등이 위약군에 비하여 빈번하였다. 하지만 topiramate의 경우 일부 연구에서 항우울 효과가 보고되었다는 점에서 정신과적 치료에도 도움이 될 수 있다.[20]

42.8 항정신병약물 유발 체중증가에 대한 약물치료

비만 및 과체중 자체가 정신질환과 관련성이 높지만, 이외에 정신약물 치료로 인하여 체중증가 및 과체중 혹은 비만이 유발될 수 있다. clozapine, olanzapine 등의 비정형 항정신병약물, mirtazapine, paroxetine과 같은 항우울제, valproate나 lithium과 같은 기분조절제가 흔히 체중증가와 관련된다. 이 중 대표적인 비정형 항정신병약물에 의한 체중증가에 대처하기 위한 약물치료의 효과에 대해서는 위에 언급한 항비만 약물뿐만 아니라 fluoxetine, metformin, nizatidine, famotidine 등 체중감소 효과가 기대되는 약물들을 이용하여 많은 연구들이 시행되었다. 한 메타분석 결과, 이러한 약물 중 항정신병약물에 의한 체중이나 BMI 증가를 호전시키는 효과가 있는 약물은 metformin(−2.94kg, 95% CI = −4.89~−0.99), reboxetine(−1.90kg, 95% CI = −3.07~−0.72), topiramate(−2.52kg, 95% CI = −4.87~−0.16)였고, dextroamphetamine, famotidine, fluoxetine, rosiglitazone은 체중감소 효과가 유의하지 않았으며, amantadine(−2.27kg, 95% CI = −4.77~0.23), nizatidine(−2.07kg, 95% CI = −4.58~0.45), orlistat(−1.69, 95% CI = −3.69~0.31)는 체중감소 효과를 기대할 수 있으나 통계적으로 유의한 수준에는 미치지 못하였다.[43] metformin은 또한 허리둘레를 유의하게 감소시켰고, 항정신병약물에 의하여 7% 이상의 유의한 체중증가를 예방하는 효과에 대한 치료 필요 수number needed to treat,

NNT도 3으로 매우 효과적이었다. 항정신병약물에 의한 체중증가 예방 효과는 reboxetine에서 NNT 3, fluvoxamine에서 NNT 5로 위약에 비해 효과적이었으며, amantadine, famotidine, fluoxetine은 체중증가 예방 효과는 위약과 차이를 보이지 않았다.[43]

다른 메타분석에서는 기존 약물에 추가적으로 metformin(−3.17kg, 95% CI = −4.44~−1.90), aripiprazole(−2.13kg, 95% CI = −2.87~−1.39), reboxetine(−1.90kg, 95% CI = −3.07~−0.72), topiramate(−5.20, 95% CI = −9.55~−0.84)를 사용할 때 항정신병약물에 의한 체중증가를 호전시킬 수 있었으며, amantadine(−2.27kg, 95% CI = −4.76~0.23), nizatidine(−2.03kg, 95% CI = −4.53~0.47)은 통계적으로 유의한 수준에 미치지 못하였고, atomoxetine, famotidine, fluoxetine, orlistat, rosiglitazone은 체중감소 효과가 없었다.[44]

42.9 개발 중인 항비만 약물

beloranib은 methionine aminopeptidase2(MetAP2) 억제제로 혈관 형성 억제제로 개발되었으나, 이후 지방의 생합성을 억제하고 지방의 산화와 분해를 자극하는 효과가 발견되어 이를 통하여 항비만 효과를 나타낼 수 있을 것으로 기대된다. 동물실험에서 7일간 beloranib을 투여한 결과 음식 섭취량과 체중이 줄었으며, 지방세포와 부고환 및 장간막의 지방 조직을 감소시켰다. beloranib은 아마도 지방 조직으로의 새로운 혈관 형성을 억제하고, 내피 세포의 세포자멸사를 촉진하여 지방 조직의 확장을 저해하는 것으로 생각된다.[45] 최근 12주간 beloranib을 비만 여성에게 투여하는 2상 연구가 시행되었는데, 용량에 따라 5~10%의 체중감소 효과를 보였고, 이와 동시에 허리둘레와 체지방의 감소가 나타났다. 대상자들은 공복감의 감소를 보고하였고, beloranib에 의한 체중감소는 칼로리 섭취의 감소에 의한 것으로 생각되었다. beloranib에 의한 부작용으로는 불면과 소화기계 부작용이 있었다.[46]

bupropion/zonisamide 복합제는 bupropion과 항전간제인 zonisamide의 복합제로, 두 약물 모두 각각 체중감소 효과를 기대할 수 있다. 이 두 가지 약물을 복합함으로써 zonisamide에 의해 나타날 수 있는 우울증이나 진정과 같은 부작용을 bupropion을 통하여 극복할 수 있을 것으로 기대한다. 24주간의 2상 연구에서 bupropion 360mg과 zonisamide 360mg의 복합제는 9.2%의 체중감소를 보여, 위약의 0.4%, 그리고 bupropion 단독 투여의 6.6%와 zonisamide 단독 투여의 3.6%에 비하여 우월한 효과를 나타냈으며, 현재 3상 연구가 진행 중이다.[47]

cetilistat는 위와 췌장의 lipase 억제제로 3상 연구가 진행 중이다. 작용기전은 orlistat와 유사하나 2상 연구결과 cetilistat는 orlistat에 비해 안전성이 우수하였다. 2형 당뇨병이 동반된 비만 환자를 대상으로 한 연구에서 12주간 cetilistat와 orlistat를 비교하였는데, 위약군에서는 2.9kg의 체중감소가 있었고, orlistat 120mg 투여군에서는 3.8kg, cetilistat 투여군에서는 용량에 따라 3.9~4.3kg의 체중감소가 있었다. 안전성 측면에서는 orlistat 투여군 중 22%가 소화기계 부작용을 보고하였는데, cetilistat 투여군에서는 9~14%만이 이를 보고하였고, 소화기계 부작용으로 인한 연구 중단율은 orlistat 투여군에서 12%, cetilistat 투여군에서 2.5~5%였다.[48]

RM-493setemelanotide은 MC4R에 선택적인 작용제로, 동물 연구에서 8주간 투여 시 음식 섭취를 감소시키고 에너지 소모를 증가시켜 체중감소 효과를 보였다. 위약과 RM-493이 체중 유지 식단을 섭취하며 하루 30분의 표준 운동을 시행하는 비만 환자에서 에너지 소모량에 미치는 영향을 비교한 연구결과, RM-493은 위약에 비해 안정기 에너지 소모를 6.4% 증가시켰고, 혈중 GLP-1과 peptide YY 농도도 증가시켰다. 단 RM-493은 혈당과 insulin, C-protein 또한 증가시켜 insulin 감수성에 미치는 영향에 대한 장기적 연구가 필요하다.[49]

tesofensine은 norepinephrine, dopamine, serotonin의 비선택적 재흡수 억제제로 당초 알츠하이머병이나 파킨슨병의 치료제로 개발되었으나 이에 대한 효과는 없었다. 그러나 이후 용량 의존적인 체중감소 효과가 발견되었는데, 14주의 치료로 5% 이상 체중감소를 보인 환자의 비율이 32%였다. tesofensine은 동물 연구에서 16일간 투여로 음식 섭취를 49% 감소시키고, 체중은 14% 감소시켰다.[50] 이에 24주간 비만 환자를 대상으로 시행된 2상 연구에서 tesofensine은 용량에 따라 체중을 5~11% 감소시켰다.[51] 그러나 심장박동의 증가, 그리고 우울한 기분이 6%로 빈번하게 보고되는 등의 문제로 이에 대한 추가적 연구가 필요하다.

이 외에도 neuropeptide Y5 수용체 억제제인 velneperit (S-2367), cannabinoid type-I 수용체 차단제인 SR141716, AM251, AM6545, GLP-1 수용체 작용제인 semaglutide, glucose-dependent insulinotropic polypeptide 유사체인 ZP4165, GLP-1 수용체와 glucagon 수용체 억제제인 oxyntomodulin, leptin 유사체인 metreleptin과 pramilintide-metreleptin 등 또한 항비만 효과에 대하여 연구되고 있다.

42.10 결론

비만치료에 있어 가장 중요한 방법은 식사 조절, 운동, 행동 요법 등으로 약물치료가 이를 대신할 수 없다. 따라서 비만치료 약물은 생활 습관 개선에 부가적으로 적용되어야 한다. 약물치료가 필요한 대상자를 잘 선별하여 적절한 약물치료를 시행한다면 도움이 될 수 있지만, 각 약물의 안전성과 효과를 숙지한 상태에서 사용하여야 할 것이다. amphetamine계 약물은 반드시 단기간 사용에 국한되어야 하며, 장기적으로 약물치료가 필요한 경우, 안전성이 입증된 항비만 약물을 사용하여야 한다. 장기간 사용이 가능한 약물을 이용한 치료로 1년간 약 5~10%, 3~9kg 정도의 체중감소를 기대할 수 있으며, 5% 이상 체중감소는 약 50~60% 정도의 환자에서 기대할 수 있다. 장기적 사용이 가능한 항비만 약물 중 체중감소 효과는 PHEN/TPM, liraglutide, NB, lorcaserin, orlistat 순으로 생각할 수 있으며, 부작용으로 인한 치료 중단의 위험성은 PHEN/TPM, liraglutide, NB에서 높고 lorcaserin과 orlistat는 비교적 낮은 것으로 나타난다. 따라서 항비만 약물을 선택할 때에는 이러한 효과와 부작용 측면을 고려해야 할 것이며, 특히 정신과 환자에서는 정신질환을 포함한 동반질환에 미치는 영향과 약물 상호작용 등 또한 주의해야 할 것이다.

참고문헌

1. Collaboration NRF. Worldwide trends in body-mass index, underweight, overweight, and obesity from 1975 to 2016: a pooled analysis of 2416 population-based measurement studies in 128.9 million children, adolescents, and adults. Lancet 2017;390:2627-2642.

2. Song DK, Sung Y-A. Obesity: introduction. The Korean Journal of Medicine 2013;84:619-623.

3. Shin HY, Kang HT. Recent trends in the prevalence of underweight, overweight, and obesity in Korean adults: The Korean National Health and Nutrition Examination Survey from 1998 to 2014. J Epidemiol 2017;27:413-419.

4. De Hert M, Correll CU, Bobes J, Cetkovich-Bakmas M, Cohen D, Asai I, et al. Physical illness in patients with severe mental disorders. I. Prevalence, impact of medications and disparities in health care. World Psychiatry 2011;10:52-77.

5. Remington G. Schizophrenia, antipsychotics, and the metabolic syndrome: is there a silver lining? Am J Psychiatry 2006;163:1132-1134.

6. Ryan DH, Kahan S. Guideline Recommendations for Obesity Management. Med Clin North Am 2018;102:49-63.

7. Ioannides-Demos LL, Proietto J, McNeil JJ. Pharmacotherapy for obesity. Drugs 2005;65:1391-1418.

8. Le Riche WH, Van Belle G. Study of phendimetrazine bitartrate as an appetite suppressant in relation to dosage, weight loss and side effects. Can Med Assoc J 1962;87:29-31.

9. Lucchetta RC, Riveros BS, Pontarolo R, Radominski RB, Otuki MF, Fernandez-Llimos F, et al. Systematic review and meta-analysis of the efficacy and safety of amfepramone and mazindol as a monotherapy for the treatment of obese or overweight patients. Clinics (Sao Paulo) 2017;72:317-324.

10. Muller TD, Clemmensen C, Finan B, DiMarchi RD, Tschop MH. Anti-Obesity Therapy: from Rainbow Pills to Polyagonists. Pharmacol Rev 2018;70:712-746.

11. Colman E. Anorectics on trial: a half century of federal regulation of prescription appetite suppressants. Ann Intern Med 2005;143:380-385.

12. Glazer G. Long-term pharmacotherapy of obesity 2000: a review of efficacy and safety. Arch Intern Med 2001;161:1814-1824.

13. Haddock CK, Poston WS, Dill PL, Foreyt JP, Ericsson M. Pharmacotherapy for obesity: a quantitative analysis of four decades of published randomized clinical trials. Int J Obes Relat Metab Disord 2002;26:262-273.

14. Hansen L, Deacon CF, Orskov C, Holst JJ. Glucagon-like peptide-1-(7-36)amide is transformed to glucagon-like peptide-1-(9-36)amide by dipeptidyl peptidase IV in the capillaries supplying the L cells of the porcine intestine. Endocrinology 1999;140:5356-5363.

15. Astrup A, Rossner S, Van Gaal L, Rissanen A, Niskanen L, Al Hakim M, et al. Effects of liraglutide in the treatment of obesity: a randomised, double-blind, placebo-controlled study. Lancet 2009;374:1606-1616.

16. Kumar RB, Aronne LJ. Efficacy comparison of medications approved for chronic weight management. Obesity (Silver Spring) 2015;23 Suppl 1:S4-7.

17. Khera R, Murad MH, Chandar AK, Dulai PS, Wang Z, Prokop LJ, et al. Association of Pharmacological Treatments for Obesity With Weight Loss and Adverse Events: A Systematic Review and Meta-analysis. JAMA 2016;315:2424-2434.

18. Krentz AJ, Fujioka K, Hompesch M. Evolution of pharmacological obesity treatments: focus on adverse side-effect profiles. Diabetes Obes Metab 2016;18:558-570.

19. Nuffer W, Trujillo JM, Megyeri J. A Comparison of New Pharmacological Agents for the Treatment of Obesity. Ann Pharmacother 2016;50:376-388.

20. McElroy SL, Guerdjikova AI, Mori N, Keck PE. Managing comorbid obesity and depression through clinical pharmacotherapies. Expert Opin Pharmacother 2016;17:1599-1610.

21. Shukla AP, Kumar RB, Aronne LJ. Lorcaserin Hcl for the treatment of obesity. Expert Opin Pharmacother 2015;16:2531-2538.

22. Martin CK, Redman LM, Zhang J, Sanchez M, Anderson CM, Smith SR, et al. Lorcaserin, a 5-HT(2C) receptor agonist, reduces body weight by decreasing energy intake without influencing energy expenditure. J Clin Endocrinol Metab 2011;96:837-845.

23. Smith SR, Weissman NJ, Anderson CM, Sanchez M, Chuang E, Stubbe S, et al. Multicenter, placebo-controlled trial of lorcaserin for weight management. N Engl J Med 2010;363:245-256.

24. Fidler MC, Sanchez M, Raether B, Weissman NJ, Smith SR, Shanahan WR, et al. A one-year randomized trial of lorcaserin for weight loss in obese and overweight adults: the BLOSSOM trial. J Clin Endocrinol Metab 2011;96:3067-3077.

25. O'Neil PM, Smith SR, Weissman NJ, Fidler MC, Sanchez M, Zhang J, et al. Randomized placebo-controlled clinical trial of lorcaserin for weight loss in type 2 diabetes mellitus: the BLOOM-DM study. Obesity (Silver Spring) 2012;20:1426-1436.

26. Billes SK, Sinnayah P, Cowley MA. Naltrexone/bupropion for obesity: an investigational combination pharmacotherapy for weight loss. Pharmacol Res 2014;84:1-11.

27. Wang GJ, Tomasi D, Volkow ND, Wang R, Telang F, Caparelli EC, et al. Effect of combined naltrexone and bupropion therapy on the brain's reactivity to food cues. Int J Obes (Lond) 2014;38:682-688.

28. Greenway FL, Fujioka K, Plodkowski RA, Mudaliar S, Guttadauria M, Erickson J, et al. Effect of naltrexone plus bupropion on weight loss in overweight and obese adults (COR-I): a multicentre, randomised, double-blind, placebo-controlled, phase 3 trial. Lancet 2010;376:595-605.

29. Apovian CM, Aronne L, Rubino D, Still C, Wyatt H, Burns C, et al. A randomized, phase 3 trial of naltrexone SR/bupropion SR on weight and obesity-related risk factors (COR-II). Obesity (Silver Spring) 2013;21:935-943.

30. Wadden TA, Foreyt JP, Foster GD, Hill JO, Klein S, O'Neil PM, et al. Weight loss with naltrexone SR/bupropion SR combination therapy as an adjunct to behavior modification: the COR-BMOD trial. Obesity (Silver Spring) 2011;19:110-120.

31. Hollander P, Gupta AK, Plodkowski R, Greenway F, Bays H, Burns C, et al. Effects of naltrexone sustained-release/bupropion sustained-release combination therapy on body weight and glycemic parameters in overweight and obese patients with type 2 diabetes. Diabetes Care 2013;36:4022-4029.

32. Nissen SE, Wolski KE, Prcela L, Wadden T, Buse JB, Bakris G, et al. Effect of Naltrexone-Bupropion on Major Adverse Cardiovascular Events in Overweight and Obese Patients With Cardiovascular Risk Factors: A Randomized Clinical Trial. JAMA 2016;315:990-1004.

33. Fogelson DL, Bystritsky A, Pasnau R. Bupropion in the treatment of bipolar disorders: the same old story? J Clin Psychiatry 1992;53:443-446.

34. McElroy SL, Guerdjikova AI, Kim DD, Burns C, Harris-Collazo R, Landbloom R, et al. Naltrexone/Bupropion combination therapy in overweight or obese patients with major depressive disorder: results of a pilot study. Prim Care Companion CNS Disord 2013;15.

35. Zhou YH, Ma XQ, Wu C, Lu J, Zhang SS, Guo J, et al. Effect of anti-obesity drug on cardiovascular risk factors: a systematic review and meta-analysis of randomized controlled trials. PLoS One 2012;7:e39062.

36. Kang JG, Park CY. Anti-Obesity Drugs: A Review about Their Effects and Safety. Diabetes Metab J 2012;36:13-25.

37. McDuffie JR, Calis KA, Booth SL, Uwaifo GI, Yanovski JA. Effects of orlistat on fat-soluble vitamins in obese adolescents. Pharmacotherapy 2002;22:814-822.

38. Lee SY. 비만의 내과적 치료. The Korean Journal of Helicobacter and Upper Gastrointestinal Research 2017;17:66-71.

39. Kiortsis DN, Tsouli S, Filippatos TD, Konitsiotis S, Elisaf MS. Effects of sibutramine and orlistat on mood in obese and overweight subjects: a randomised study. Nutr Metab Cardiovasc Dis 2008;18:207-210.

40. Narayanaswami V, Dwoskin LP. Obesity: Current and potential pharmacotherapeutics and targets. Pharmacol Ther 2017;170:116-147.

41. Gadde KM, Allison DB, Ryan DH, Peterson CA, Troupin B, Schwiers ML, et al. Effects of low-dose, controlled-release, phentermine plus topiramate combination on weight and associated comorbidities in overweight and obese adults (CONQUER): a randomised, placebo-controlled, phase 3 trial. Lancet 2011;377:1341-1352.

42. Garvey WT, Ryan DH, Look M, Gadde KM, Allison DB, Peterson CA, et al. Two-year sustained weight loss and metabolic benefits with controlled-release phentermine/topiramate in obese and overweight adults (SEQUEL): a randomized, placebo-controlled, phase 3 extension study. Am J Clin Nutr 2012;95:297-308.

43. Maayan L, Vakhrusheva J, Correll CU. Effectiveness of medications used to attenuate antipsychotic-related weight gain and metabolic abnormalities: a systematic review and meta-analysis. Neuropsychopharmacology 2010;35:1520-1530.

44. Mizuno Y, Suzuki T, Nakagawa A, Yoshida K, Mimura M, Fleischhacker WW, et al. Pharmacological strategies to counteract antipsychotic-induced weight gain and metabolic adverse effects in schizophrenia: a systematic review and meta-analysis. Schizophr Bull 2014;40:1385-1403.

45. Kim YM, An JJ, Jin YJ, Rhee Y, Cha BS, Lee HC, et al. Assessment of the anti-obesity effects of the TNP-470 analog, CKD-732. J Mol Endocrinol 2007;38:455-465.

46. Kim DD, Krishnarajah J, Lillioja S, de Looze F, Marjason J, Proietto J, et al. Efficacy and safety of beloranib for weight loss in obese adults: a randomized controlled trial. Diabetes Obes Metab 2015;17:566-572.

47. Ioannides-Demos LL, Piccenna L, McNeil JJ. Pharmacotherapies for obesity: past, current, and future therapies. J Obes 2011;2011:179674.

48. Kopelman P, Groot Gde H, Rissanen A, Rossner S, Toubro S, Palmer R, et al. Weight loss, HbA1c reduction, and tolerability of cetilistat in a randomized, placebo-controlled phase 2 trial in obese diabetics: comparison with orlistat (Xenical). Obesity (Silver Spring) 2010;18:108-115.

49. Chen KY, Muniyappa R, Abel BS, Mullins KP, Staker P,

Brychta RJ, et al. RM-493, a melanocortin-4 receptor (MC4R) agonist, increases resting energy expenditure in obese individuals. J Clin Endocrinol Metab 2015;100:1639-1645.

50. Axel AM, Mikkelsen JD, Hansen HH. Tesofensine, a novel triple monoamine reuptake inhibitor, induces appetite suppression by indirect stimulation of alpha1 adrenoceptor and dopamine D1 receptor pathways in the diet-induced obese rat.

Neuropsychopharmacology 2010;35:1464-1476.

51. Astrup A, Madsbad S, Breum L, Jensen TJ, Kroustrup JP, Larsen TM. Effect of tesofensine on bodyweight loss, body composition, and quality of life in obese patients: a randomised, double-blind, placebo-controlled trial. Lancet 2008;372:1906-1913.

CHAPTER 43

임신과 수유 시 정신약물치료

서호석 · 김도훈

43.1 서론

임신과 수유 동안의 모성 정신질환을 치료하는 데 있어서 다양하고 복잡한 의학적인 문제를 접하게 된다. 임상의는 환자가 임신하면서 새로운 정신질환이 발병하는 경우, 기존의 정신질환이 임신하면서 악화되는 경우, 정신약물치료 중 우연히 임신하게 된 경우, 정신질환의 병력이 있거나 현재 향정신성 약물을 복용 중인 여성이나 산후 정신질환이 생길 가능성이 큰 여성에 대한 예방적 치료 계획에 대한 자문을 받게 되는 등 임신과 수유와 관계된 임상적 상황에 흔히 직면하게 된다. 이때 임상의는 임신 중인 환자의 정신질환을 치료하는 문제뿐만 아니라 모성 정신질환 또는 약물치료가 태아에 미치는 영향도 함께 고려해야만 하는 다소 복잡한 문제에 직면하게 된다.[1]

임신 중인 여성이 정신약물에 노출되었을 때 태아에 미치는 위험에 대한 평가에는 반드시 다음과 같은 경우를 고려해야만 한다. 첫째, 산과적 합병증과 발생학적 기형의 기본적인 빈도, 둘째, 배아와 태아 발달의 시간적 경과, 셋째, 비정신과적 약물에 노출될 잠재적인 위험, 넷째, 모성 정신질환이 치료되지 않았을 경우와 관련된 잠재적인 위험성 등이다.

2013년 5월 발표된 DSM-5에서[2] 우울증을 포함한 기분장애의 양상 특징specifier으로 기존 DSM-IV의 '산후 발병 postparum onset'에서 '주산기 발병peripartum onset'으로 변경되었다. 기분 삽화가 산후기뿐만 아니라 임신 중에도 흔히 발병하며, 50%의 산후 주요우울 삽화의 발병이 실제로 분만 전에 일어나기 때문에 최근에는 '주산기'라는 개념과 용어가 더 많이 쓰인다. 주산기 주요우울 삽화를 보이는 산모는 종종 더 심한 불안증상과 공황발작이 나타나며, 임신 중 기분 및 불안증상을 겪거나 '산후 우울감baby blue'을 경험한 산모들에게서 산후 주요우울 삽화의 위험이 높아진다. 또한 주산기 정신질환에 이환된 산모는 산모 본인의 고통과 기능저하뿐만이 아니라 자녀의 성장 발달과 정신건강에 악영향을 끼치고, 가족관계, 특히 배우자와의 관계문제를 야기하며, 이 시기에 관리가 제대로 되지 않을 경우 재발의 위험이 높아진다. 이러한 이유로 주산기 산모의 정신건강 문제에 대한 관심과 중요성이 더욱 대두되고 있다.

본 장에서는 임신과 수유 시 고려해야 할 사항, 임신 시 약동학/약력학의 변화, 각 향정신성 약물이 임신과 수유에 미치는 영향 등을 알아보고 정신질환에 기초를 둔 정신약물학적 치료지침에 대해 검토해보고자 한다.

43.2 임신과 수유 시 치료에서 고려해야 할 요소

임신과 수유 동안의 임상적 치료는 임신 기간에 약물치료에 대한 안전성과 정신질환이 치료되지 않았을 때의 모친과 태아에게 미칠 수 있는 잠재적인 위험성이라는 두 가지 요소 모두를 고려해야만 한다. 두통, 구역, 불면, 국소 감염 등의 가벼운 질환의 경우 약물에 대한 제한된 안전성 자료만을 가지고 다양한 약물로 치료를 한다. 그러나 정신질환이 있는 여성의 경우 일차 의료진, 산부인과 의사, 정신건강의학과 의사, 그리고 가족들로부터 임신과 수유 동안 정신과 약물을 중단하도록 권고받는 경향이 있다. 이러한 권고는 모성 정신질환으로 인히여 생길 수 있는 잠재적으로 유해한 산과적 영향에 대한 불충분한 지식과 향정신성 약물에 대한 빈약한 임신 안전성 자료에 근거해서 행해진다. 그러나 주산기 정신질환의 치료지침에는 모성 정신질환에 의한 영향과 약물치료가 태아에게 미치는 영향 중에서 어느 요소가 더 유해한 영향을 미치는지에 대한 상대적 안정성에 근거한 의학적 평가가 반영되어야 한다.

현재 임신했거나 또는 임신했을 가능성이 있는 정신질환 여성에 대한 위험-이득 평가risk-benefit analysis를 할 때, 임상의사는 정신질환의 치료뿐만 아니라 질병 자체가 태아에게 영향을 미칠 수 있다는 사실을 먼저 이야기해야만 한다. 임신 또는 모유 수유 중인 환자에게 정신과 약물을 중단하도록 조언할 때에는 태아에게 약물이 이미 노출되었을 가능성을 배제하지 말아야 한다. 치료에 따른 세밀한 위험과 이익 평가를 위해서는 태아에게 영향을 주는 기전을 이해할 필요가 있다. 주산기 정신질환에서 태아 또는 신생아 노출은 직접적 혹은 간접적으로 일어날 수 있다. 직접 노출은 생물학적 또는 약물학적 물질이 태아와 직접 접촉이 되는 것을 뜻한다. 모든 향정신성 약물은 태반을 통과하여 태아에 영향을 주게 되고, 대부분은 양수 내에 존재하게 되며, 모유로 분비가 된다. 간접 노출은 아이의 환경에 그와 같은 물질의 영향이 전해지는 것이다. 질병 자체나 치료에 의한 간접적인 노출의 영향은 분명하게 드러나지 않는 경향이 있다. 모성 정신질환이 자녀에 미치는 간접적인 영향에는 부실한 산전관리, 불충분한 영양 상태, 알코올이나 흡연의 증가, 모자 애착관계 형성의 부족 등이 있다. 향정신성 약물에 의한 간접적인 노출에는 약물치료와 관련되어 나타나는 졸림과 식욕 변화 등의 부작용들이 있다.

태아와 신생아 시기에 약물에 노출되었을 경우에 생기는 위험에는 약물에 의한 급성 영향acute effects과 발생학적 영향developmental effects으로 나눌 수 있다. 급성 영향은 대개 약물 노출 시에 즉각적으로 나타나는 유해한 증거가 있으며, 어떤 특정한 발생학적 시기에 약물 노출이 일어나는가에 따라 영향을 받지 않는다. 예를 들면 약물 독성drug toxicity, 약물 금단drug withdrawal, 약물 상호작용 등이다. 발생학적 영향들은 약물의 노출이 일어나는 특정 발생학적 시기에 따라 달라지며, 이후에는 자주 명백하게 나타나지는 않는다. 이들 영향은 체성 기형발생somatic teratogenesis과 뇌 발달상의 변화를 주어 행동, 인지기능, 감정조절 등에 영향 미치는 신경행동학적 기형발생neurobehavioral teratogenesis을 포함하고 있다. 체성 기형발생의 감수성 시기는 발생기 중 배아기에 한정되나, 중추신경계의 발달은 출산 후에도 계속되기 때문에, 태아와 모유 수유 중인 영아는 신경행동학적 기형발생의 위험에 노출될 수 있다. 향정신성 약물의 노출 위험은 비약물적 치료를 사용함으로써 피할 수 있다. 비약물적 치료는 대인정신치료, 인지행동치료, 수면박탈, 그리고 전기경련치료 등이 있으며, 임신 기간 중에 적용될 수 있다.[3]

43.2.1 미국 FDA 기준체계

임신이나 수유 동안에 향정신성 약물의 사용 여부에 대한 결정은 복합적인 의학적, 윤리적, 법적 문제를 동반할 수 있다. 임신 기간의 향정신성 약물사용의 안전성과 관련된 축적된 자료들을 이와 관련하여 참조할 수 있으나, 이들 연구 자료의 가장 뚜렷한 단점은 비교할 만한 적절한 대조군이 없다는 점이다. 따라서 임신과 약물사용에 대한 정신과적 연구결과들은 모성 정신질환의 영향을 약물치료의 영향으로 잘못 해석할 수 있는 오류를 내포하고 있다. 이러한 이유로 임신과 수유 동안의 정신과적 약물사용은 논쟁의 여지가 있으며, 일치된 결론은 나지 않는 경향이 있다. 지금까지 미국 식품의약국FDA에 의해 인정된 임신과 수유 시 사용 가능한 약물은 없는 실정이다. 임신 시 약물사용을 위한 FDA 기준체계는 임신 시에 약물 선택에 참고할 만한 자료로서 임상의에게 널리 사용되고 있지만, 참고 서적마다 약간의 차이가 있고 시기에 따라 달라지기 때문에 항상 유용한 최신의 자료를 반영하지는 못한다(표 43.1).[4]

표 43.1 FDA use-in-pregnancy ratings

Category	Interpretation
A	Controlled studies show no risk : Adequate, well-controlled studies in pregnant women have failed to show risk to the fetus.
B	No evidence of risk in humans : Either animal findings show risk but human findings do not or, if no adequate human studies have been done, animal findings are negative.
C	Risk cannot be ruled out : Human studies are lacking, and animal studies are either positive for fetal risk or lacking as well. However, potential benefits may justify the potential risk.
D	Positive evidence of risk : Investigation or postmarketing data show risk to the fetus. Nevertheless, potential benefits may outweigh risk.
X	Contraindicated in pregnancy : Studies in animals or humans, or investigational or postmarketing reports, have shown fetal risk that clearly outweighs any possible benefit to the patient.

43.2.2 Relative Infant Dose

최근 수유 시 약물 사용의 위험도를 직관적으로 판단하는 근거로 삼기 위하여 Hale[5]이 Relative Infant Dose(RID)를 제안하였다. RID는 영아가 모유를 통해 섭취하는 약물의 절대량(mg/kg/day)을 모체가 복용한 약물량(mg/kg/day)으로 나누어 도출한 백분율 값으로, 임상현장에서 수유모에게 약물을 처방할 때 영아가 노출될 약물의 용량을 가늠할 수 있는 편리한 수치이다. Bennett 등[6]에 따르면 정상 만삭 출생 영아를 대상으로 수유할 경우, 약물의 RID가 10% 이하인 경우 비교적 안전한 수준probably safe으로 가늠한다.

43.2.3 모유 수유 위험도 분류

Hale[5,7]은 수유 시 약물 사용의 위험도를 L1~L5 등급으로 나누어 서적과 모바일 애플리케이션을 통해 발표하고 있다. Hale의 모유 수유 위험도 분류Hale's lactation risk category 위험도 등급 기준은 다음과 같다.

L1. 가장 안전하다safest : 많은 수의 수유모가 복용했던 약물로 영아에서 어떤 부작용 증가도 관찰되지 않았다.

수유모의 대조연구에서 영아에 대한 위험성이 입증되지 않았고 수유하는 영아에게 해가 될 가능성이 희박하다. 또는 약물이 영아에서 경구 흡수되지 않는다.

L2. 안전하다safer : 제한된 수의 수유모에서 연구가 이루어진 약물로 영아에서 부작용 증가가 나타나지 않았다. 그리고/또는 수유모에서 이 약물을 사용함으로써 위험이 나타난다는 증거가 희박하다.

L3. 비교적 안전하다moderately safe : 수유모에서 이루어진 대조연구는 없으나 수유아에게 뜻밖의 영향을 미칠 위험성이 있다. 또는 대조연구에서 최소한의 위협적이지 않은 부작용만을 보였다. 잠재적 이익이 영아에 대한 잠재적 위험을 정당화할 때에만 약물을 투여해야 한다(연구된 자료가 없는 신약은 얼마나 안전한가와 관계없이 자동으로 이 등급으로 분류된다).

L4. 위험할 수 있다possibly hazardous : 수유아 또는 모유 생산에 위험을 미친다는 증거가 있으나, 영아에 대한 위험성에도 불구하고 수유모에게 약물을 사용하는 것이 유익하다고 받아들여지는 경우이다(예 : 생명을 위협하는 상황에서 약물이 필요한 경우 또는 중증질환에서 보다 안전한 약물을 쓸 수 없거나 효과가 없는 경우).

L5. 위험하다hazardous : 수유모 연구에서 경험에 근거한 유의하고 기록으로 증명된 영아에 대한 위험성이 입증되었다. 또는 영아에게 중요한 손상을 일으킬 수 있는 위험이 높은 약물이다. 수유모에서 이 약물을 사용할 때의 위험성이 모유 수유로 얻을 수 있는 이익보다 분명히 크다. 모유 수유하는 여성에게 금기되는 약물이다.

43.3 어머니의 정신과적 질환이 태아에 미치는 영향

주산기 동안 우울증을 경험한 여성들에서 나타나는 산과적, 발생학적 결과에 대해서는 많은 연구들이 진행되어 왔다. 예를 들어 출산 전 모성 우울증은 태아 성장을 느리게 할 수 있고, 머리 둘레가 작게 하며, 조산과 다른 산과적 합병증의 위험을 증가시키고, 영아에서의 장기적인 행동 변화를 촉진시키게 된다. 우울한 임신부들은 알코올남용을 하기 쉽고, 자살시도를 하고, 산전 관리를 게을리하고, 부적절한 영양섭취를 하게 되어, 태아에게 중대한 위험을 초래하게 한다. 임신 동안의 모성 우울증은 태아의 신경생물학적 변화를 유발한다. 예를 들어 임신 3기 우울증 산모에서 코르티솔cortisol과 카테콜아민catecholamines의 혈장 농도가 상승하는데, 이는 분만 후 24시간 후에 요중 코르티솔과 카테콜아민의 농도와 관련이 있다. 출산 후 모성우울증은 또한 영아 발달에 나쁜 영향을 미친다. 우울증이 있는 어머니의 자녀들은 생후 3개월째에 얼굴 표정, 고개 돌리기, 울기 등이 우울증이 없는 어머니의 아이들보다 덜 발달되어 있고, 좀 더 예민한 경향이 있다. 우울증 어머니의 아이들은 성장하면서 감정조절이 무력해지고, 6개월 만에 뚜렷한 운동 발달의 감소를 보이며, 우울증이 없는 어머니의 아이에 비해 통합된 상호작용이 부족하다고 한다. 또한 학령 전기부터 낮은 자존감, 공포와 불안의 증가, 증가된 공격성, 그리고 불안정하고 분열된 애착행동이 우울증이 있는 어머니의 자녀에서 자주 나타난다고 한다. 따라서 우울증이 있는 어머니의 자녀들은 결국 정서적 불안정서, 자살행동, 행동장애를 좀 더 경험하게 되고, 정신과적 치료를 필요로 하게 된다.

우울증 이외에 다른 모성 정신질환이 영아와 신생아 발달에 끼치는 영향은 잘 연구되어 있지 않다. 비록 연구가 부족하기는 하지만, 양극성장애의 조증 삽화의 특징인 부족한 판단력과 분별없는 행동이 소아 발달에 많은 지장을 주는 것은 분명해 보인다. 조현병 여성은 임신 동안 물질남용의 비율이 높으며 피임, 임신, 자녀 양육에 대해 보이는 괴이한 사고는 때로 주산기 경과를 복잡하게 할 수 있다. 주산기 동안 치료받지 않은 정신분열증의 경우 어머니와 아이 모두를 황폐화시키는 결과를 초래할 수 있다. 어머니의 자해, 영아 살해, 그리고 임신의 부정 및 이에 따른 육아 거부 등의 사례가 있다. 더불어 확증할 만한 최근의 연구들은 없지만, 조현병 어머니에게서 태어난 아이들은 산과적 합병증을 좀 더 경험하게 되는 것 같다고 보고되고 있다. 모성 조현병은 또한 높은 비율의 주산기 사망과도 연관되어 있다. 더욱이 조현병을 가진 어머니의 경우 자주 정도를 벗어난 육아 형태를 가지고 있어, 자녀들의 회피적인 행동을 증가시키는 경향이 있는 것 같다.

불안장애가 산과적인 결과obstetrical outcome에 미치는 영향은 분명하지 않다. 동물연구에 의하면, 특정한 생물학적 행동의 이상은 산전 스트레스에 의해 유발되고 성인이 될 때까지 지속될 수 있다고 한다. 예를 들어 태아기에 스트레스를 받은 쥐는 성인기에 우울증 양상의 행동, 새로운 상황에서의 불안행동, 그리고 스트레스에 대해 과도한 감정적 반응 등을 지속적으로 보인다고 한다. 산전에 스트레스를 받은 영장류의 경우도 감소된 탐색행동을 보인다고 한다. 이 같은 행동 변화들은 지속되는 신경생물학적 변화와 동반된다. 특히 산전에 스트레스를 받은 동물들은 hypothalamic-pituitary-adrenalHPA 축 기능에 다양한 변화를 보인다.

43.4 임신과 수유 시의 약동학 및 약력학

임신이나 수유 동안 정신과 약물을 사용하기로 결정하였다면, 최소 유효 용량minimum effective dose을 복용하는 것이 중요하다. 임상의들은 보통 환자가 임신하였을 때 태아의 노출을 줄이려는 의도로 정신과 약물의 용량을 줄이지만, 무분별한 용량 감소는 또한 환자의 재발 가능성을 높이게 된다. 부적절한 용량은 태아를 약물뿐만 아니라 모성질환에 의한 유해한 영향 모두를 경험하게 한다.

임신과 수유 동안의 정신약물치료의 목표는 첫째로 임상적 관해에 도달함으로써 아이에서 모성질환에 의한 유해한 영향을 배제하고, 둘째로, 향정신성 약물에의 태아 노출을 최소화하는 것이다. 용량 조절이 임신 동안의 약물의 치료효과를 유지하는 데 있어 필요하다는 것은 잘 알려져 있다. 일례로 임신 말기에는 치료농도를 유지하기 위해서는 초기보다 약 1.6배의 삼환계 항우울제TCA의 용량 증가가 필요할 수 있다. 그러나 임신 동안 모든 약물을 같은 형태로 용량조절을 하는 것은 아니다. 예를 들어 항경련제와 항우울제를 비교할 때, lamotrigine과 valproate의 혈장 내 농도가 임신이 진행함에 따라 꾸준하게 감소를 보이나, carbamazepine 농도는 좀 더 적은 변화를 보인다.

약물의 흡수, 분포, 대사, 제거는 임신에 의해 영향을 받는다. 일반적으로 임신 동안 경구투여된 약물의 흡수가 증가된다. 임신 시 위와 장의 운동성이 감소되어 경구투여 약제의 위장관 내 통과 시간이 증가되어 장 점막을 통한 약물의 흡수가 증가된다. 또한 소화조직으로의 혈류 증가는 흡수 속도의 증가를 가져온다. 약물의 분포 또한 임신 동안 변화가 있다. 혈장 내와 세포외 수분량 모두 증가한다. 게다가 임신 중의 체지방의 증가는 높은 지방친화성(lipophilic) 화합물로 구성된 향정신성 약물의 분포 용적을 좀 더 균일하게 증가시킨다. 증가된 분포 용적에 의한 농도의 희석 효과는 알부민과 같은 순환 혈장단백질의 농도 감소에 의해 상쇄된다. 그러나 일부 혈장단백질의 농도는 임신 동안 상대적으로 변하지 않거나(예 : α1-acid glycoprotein) 또는 증가하게 된다(예 : sex hormone binding globulin).

임신 동안의 약물대사의 속도 또한 여러 기전에 의해 영향을 받는다. 첫째, 약물의 조직 운반은 임신 중 50% 증가된 심박출량에 의해 증가하지만, 증가된 심박출량의 일부는 간과 자궁 그리고 다른 장기로 운반된다. 둘째, 임신은 다양한 간과 간외 효소 활성의 다양한 변화와 관련된다. 간의 cytochrome P450 3A4 효소의 활성은 임신 동안 증가되나, cytochrome P450 1A2의 활성은 감소된다. cytochrome P450 2D6 활성은 약리 유전학적으로 2D6의 대사 감소가 있는 사람을 제외한 모든 여성에서 임신 동안 증가한다. 많은 cytochrome P450 효소들은 태반조직에도 존재하고, 태반내 효소의 활성은 간내 활성보다 매우 낮은 경향이 있다. 그리고 임신 동안의 약물 제거는 신장 혈류와 사구체 여과 속도의 증가에 영향을 받게 된다. 즉, 임신의 약동학적인 변화는 이와 같이 다양한 변수에 의해 좌우된다고 할 수 있다.[8]

주산기 동안의 용량조절은 또한 향정신성 약물의 약력학적 변화에 의해 영향을 받을 수 있지만, 약력학에 대한 임신의 생리적 효과에 대해서는 거의 알려진 것이 없다. 산후 우울증이 방사성 표지된radio-labeled imipramine과 paroxetine에 대한 platelet serotonin transporter의 결합 친화력의 변화와 관련 있다는 보고는 주산기 동안의 약력학적 변화가 일어날 수 있다는 가능성을 제시한다. 태아의 향정신성 약물 노출의 정도는 임신 동안 투여되는 약물이 있을 때 또 다른 주요한 고려 사항이다. 태아에 대한 향정신성 약물 노출은 약물의 태반 통과에 의하여 진행되고, 모든 향정신성 약물들은 태반을 통과한다고 추정된다. 태반 전

달placental transfer의 속도는 세 가지 타입으로 구분될 수 있다.

① Type I-complete transfer: type I 약물의 농도는 빠르게 모체와 태아 구획 사이에 평형이 이루어진다.
② Type II-excessive transfer: 태아 농도가 모체 농도보다 높다.
③ Type III-incomplete transfer: 태아 농도가 모체 농도보다 낮다.

향정신성 약물의 태반 여과의 증거가 없음에도 불구하고, SSRI 항우울제 사이에는 태반 전달 속도에 현저한 차이가 있다. 태반 전달의 주요 기전은 단순 확산이며, 그 속도는 특정 약물의 생리화학적 특성에 의존한다. 약물의 태반 전달 속도의 주요한 결정인자는 분자량, 지방 용해도, 이온화 정도, 그리고 단백질 결합이다. 그러나 태아에서 약물의 혈장내 농도가 향정신성 약물의 태아 노출을 예측할 수 있는 결정적인 측정방법은 아니며, 더 중요한 측정수치인 태아 뇌 농도의 중요성과 필요성을 간과할 수 있다. 태아의 생리 상태는 높은 심박출량을 포함하여, 증가된 혈액-뇌 관문blood-brain barrier 투과도, 낮은 혈장단백질 농도와 혈장단백질 결합 친화도, 그리고 낮은 간 효소 활성도로 인해 정신과 약물의 혈장내 농도를 통해서 예측한 것보다 태아 뇌신경계 농도가 높게 나타날 수 있다. 수유 중인 정신과 약물을 투여받는 어머니로부터 신생아에 대한 약물 노출을 최소화하려고 할 때 이러한 고려가 필요하다. 출생 후 신생아는 비교적 낮은 간 효소 활성을 포함하여 독특한 생리적 특성을 보여준다. 영아에서의 간 성숙 속도는 다양하고, 미숙아에서는 좀 더 늦어진다. 간내 glucuronidation과 산화작용 모두, 처음 출생 시에는 성인의 20% 정도 수준으로 미성숙한 상태이다. 또한 신장에서의 사구체 여과glomerular filtration와 세뇨관 분비tubular secretion의 속도는 비교적 신생아에서는 낮은데 각각 성인보다 30~40%와 20~30% 정도 낮게 나타난다. 그러므로 정신과 약물에의 노출이 예상한 것보다 모유 수유 중인 신생아에게 높을 가능성이 있다. 약물은 대부분 비이온화된nonionized, 비결합 분획unbound fraction의 수동 확산에 의해 모유에 들어가기 때문에, 어머니의 혈장과 모유 간의 pH 경사도gradient가 모유로 분비되는 약물의 양을 결정

하는 중요한 역할을 하게 된다. 모유의 낮은 pH가 약물의 분자 구조를 변화시킬 수 있고, 모성 순환계로의 재확산을 막게 된다.[9] 수유를 통한 신생아 약물 노출의 정도를 예측하기 위해서는 분포 경사도distribution gradient와 시간 경사도time gradient 두 가지 모두를 고려할 필요가 있다. 첫째, 사람 모유에서의 약물농도의 분포 경사도는 단일 수유 과정 동안 존재한다. 대개 향정신성 약물은 높은 지방 친화도를 보이기 때문에 지방이 풍부한 hindmilk에 높은 농도로 존재한다. 따라서 초기에 나오는 모유인 foremilk와 후기에 나오는 hindmilk의 모유-혈장 간의 비milk to plasma ratio가 크게 다를 수 있다.[10] 또한 정신과 약물의 모유로의 분비에는 투약에 따른 시간 경사도가 존재한다. 모유로의 정신과 약물 분비의 시간 경과는 대부분 이들 약물의 위장관 흡수 양상과 일치하고, 따라서 대개 약동학적으로 예측될 수 있다. 예를 들어 sertraline의 최고 모유 농도는 마지막 투약 이후 약 8시간째에 나타나는 데 반해, 최저점은 다음 투약의 바로 직전에 나타난다.

43.5 임신 기간 중 정신약물치료 지침

1. 기존의 정신질환이 산모나 태아의 건강한 출산에 미칠 수 있는 위협 정도와 약물치료 개입으로 인한 상대적 위험과 비교 평가하여 치료 방식이 결정되어야 한다. 환자와 의사는 태아의 약물 노출에 대한 위험과 치료받지 않은 정신질환의 잠재적 위험에 대하여 서로 충분히 논의하여야 한다. 절대적 위험을 측정하는 것은 불가능하지만, 현재까지의 가능한 자료를 근거로 하여 임신 중 정신과 약물사용 여부에 대한 적절한 결정을 하고 세심한 치료 계획을 세우는 것이 필요하다.

2. 임신 시 치료적 결정은 각 환자의 특징에 따른 평가에 기초하는 것이 필요하다. 환자의 병력은 환자의 예후를 추측할 수 있는 가장 좋은 예측인자이다. 가장 중요한 요소 중의 하나는 환자가 약물치료를 받지 않고 있는 동안의 기능수준이다. 기능수준의 평가를 위해서는 과거 정신과 입원 경력(입원은 일반적으로 심각한 수준의 기능장애를 시사함), 자살력, 자기파괴적 사고나 행동, 가정, 학교, 직장에서 주어진 책임을 수행할 수 있는 능

력 등을 세심히 살펴보아야 한다. 과거 임신이나 분만 동안에 증상이나 기능장애의 병력은 기분장애 환자에게 특히 중요하다.

3. 주산기 약물치료의 목표는 증상의 소실을 위한 충분한 치료이다. 부분적 치료는 오히려 어머니와 태아에게 질환과 약물의 노출 기간을 연장시킬 수 있다. 가능한 한 최소한의 효과적인 약물 용량을 사용하는 것이 필요하다. 임신 초반기 특히 임신 1기에는 응급의 경우가 아닌 한 가능한 한 향정신성 약물을 쓰지 않는 것도 고려해 볼 수 있다. 임신 중반이나 후반에라도 불가피한 경우에는 최저 용량을 사용하거나 가능한 한 약물 대체요법을 고려하도록 한다. 그러나 약물치료에 대한 극단적인 회피, 중단 또는 불완전한 치료로 증상이 악화되면 오히려 고용량의 정신약물을 장기간 사용해야 되는 경우를 고려해야 한다. 또한 임신 중 약물 요구량이 증가할 수 있음을 염두에 두어야 한다. 임신 후기에는 약물 용적 분포가 변하기 때문에 용량조절이 필요할 수 있다. 분만 후 신생아 금단증상과 모성의 독성 가능성을 최소화하기 위해 부작용과 혈중 약물농도에 대한 철저한 감시가 필요하다.

4. 향정신성 약물을 대체하거나 보완할 수 있는 정신치료, 인지행동요법, 전기경련치료 그리고 입원치료 등을 적극적으로 사용한다. 비약물적 치료는 약물치료의 필요를 감소시키거나 대체할 수 있다.

5. 환자나 보호자와 약물치료의 이점, 위험성, 불확실성, 대체치료의 효과 및 제한점 등에 대해 충분히 토의하여야 하며, 치료방법 선택에 대한 서면 동의서를 받아야 한다.

6. 정신과 의사는 필요시 투약과 가능한 약물 상호작용에 대해 신생아 전문의 또는 산부인과 전문의와 상의하는 것이 좋다. 간장 성숙이 지연되는 경우 향정신성약물의 대사에 영향을 주어 다른 약물의 혈중농도를 변화시킬 가능성이 있다.

7. 약물을 선택할 때 목표는 약효를 극대화시켜서 어머니의 정신질환이 자녀에게 미치는 영향을 최소화하는 것이다. 따라서 가장 중요한 요소는 치료 병력이다. 과거 특별한 약물에 효과가 있었다면 가능하면 임신과 수유기에 새로운 약물을 시도하는 것을 피해야 한다. 과거

주산기에 사용한 약물이 있었다면 이를 다시 사용하는 것이 새로운 약을 시도함으로써 아기가 더 다양한 약물에 노출되고 어머니의 질병이 더욱 악화되는 위험을 낮출 수 있다.

8. 주산기 약물사용에 대한 많은 자료와 연구가 있었던 약물을 선택하는 것이 좋다. 주산기 시기에 새로운 약물을 사용하는 것은 권장되지 않는다. 가능하면 주산기 사용에 논란이 있는 약물은 사용을 자제함으로써 향후 가능성 있는 법적 문제를 최소화할 수 있다. 그리고 일부 약물에 대해 논란이 있기는 하지만 가능하면 낮은 FDA 위험도의 약물을 사용하는 것이 바람직하다.

9. 약물의 대사물이 없거나 적은 약을 선택하는 것이 좋다. 약물의 대사물은 대부분 반감기가 길고 태아의 혈중농도가 높게 나오는 경향이 있다. 또한 약물의 부작용과 약물 상호작용이 적은 약이 선호된다. 저혈압이나 항콜린성 부작용이 적은 약물이 권장된다.

43.6 임신과 수유 시의 향정신성 약물

임신과 수유 시에 향정신성 약물의 사용은 아직까지 논란이 많고 가까운 장래에 결론이 나기는 어렵겠지만, 지금까지 논의되고 있는 내용을 각 약물에 따라 정리해보고자 한다.

43.6.1 항우울제

최근의 보고에 의하면 임신 여성의 6.6%가 임신 중 어느 시점에 항우울제를 처방받는다고 한다.[11] 이렇게 항우울제는 다양한 정신질환에 흔하게 처방되고 있으며 항우울제의 임신 중, 수유 시의 약물사용 위험 등급을 표 43.2, 표 43.3에 제시하였다.

(1) SSRI

selective serotonin reuptake inhibitors(SSRI)계 항우울제의 생식기능에 대한 안전성 자료, 임신 및 수유 시의 약물요법에 대한 자료가 급속히 축적되면서 많은 연구가 이루어졌으며, SSRI가 임신과 수유 시 우울증 치료에 1차 선택약물로 대두되고 있다.

태아기 SSRI 노출이 아동의 신경행동학적 발달에 미치

는 효과에 대한 최초의 연구 보고는 Nulman 등[12]에 의해 발표되었다. 자궁 내에서 fluoxetine에 노출된 아동 55명, TCA에 노출된 아동 80명, 항우울제에 노출된 적이 없는 아동 84명을 전향적으로 추적 조사하여 16개월에서 7세 사이의 아동들의 전반적 IQ, 언어 발달, 체질, 기분, 활동력 그리고 행동에 대한 광범위한 신경 발달 정도를 조사하였다. 이 연구에서 세 그룹의 아동들 사이에 신경 발달 정도의 유의한 차이는 없었으며, 전반적 IQ와 언어 발달은 모든 그룹에서 거의 동일하게 나타났다. 결론적으로 태아기에 fluoxetine과 TCA의 노출이 입학 전 아동과 저학년 아동에게 미치는 명백한 신경행동학적 유해한 효과는 없다고 보고되었다. Oberlander 등[13]의 연구에서도 태아기에 SSRI의 노출이 아동에게 미치는 신경행동학적 유해한 효과는 없다고 보고하였다.

그러나 SSRI 중 paroxetine이 임신 1기에 노출되었을 때 태아에 기형을 유발하는 물질로 보고되었고, 선천성 심방세동congenital atrial fibrillation의 발생률이 1.5~2배 증가한다는 것이 대규모 역학연구들을 통해 보고되었다.[14, 15] 이들 연구에는 항우울제에 노출된 12,000명의 산모가 참여하였고, 그중 paroxetine에 노출된 경우는 1,600명이었다. paroxetine에 노출된 경우 전체 심혈관계 기형이 초래된 신생아의 비율은 다른 항우울제에 비해 0.5~1%p 높았으며 대부분은 심방중격결손이나 심실중격결손과 같이 가장 흔한 선천성 심장기형이었다. 이를 근거로 다른 SSRI와는 달리 paroxetine은 FDA 약물 투여 위험 등급이 C 등급에서 D 등급으로 변경되었다. 또한 미국 산부인과학회는 임신 중이거나 임신을 계획하는 여성의 경우에는 paroxetine의 투여를 피하고, 임신 초기에 노출되었던 경우에는 태아 심초음파를 실시할 것을 권고하였다.[1] 또 다른 대규모 역학 연구들도 paroxetine과 SSRI의 기형 유발 가능성에 대한 보고를 하였다. 9,622명의 선천성 기형아군과 4,092명의 정상 대조군을 대상으로 조사한 연구에서 임신 1기에 항우울제에 노출된 경우는 각각 2.4%와 2.1%로 차이가 없었고, 선천성 기형의 발생빈도에서도 유의한 차이가 발견되지는 않았지만 무뇌증, 배꼽 탈장omphalocele, 두개골 유합증의 발생이 2~3배가량 증가하였다. 이러한 주요 기형의 발생은 1,000명당 2명 정도였으며 대부분은 paroxetine과 관련된 것이었다.[16] 한편 9,849명의 기형아와 5,860명

표 43.2 antidepressant medications

generic name	trade name	daily dose(mg/day)[a]	risk category[b]	American Academy of Pediatrics rating[c]
selective serotonin reuptake inhibitors				
citalopram	Celexa	20~60	C	unknown, but of concern
escitalopram	Lexapro	5~20	C	N/A
fluoxetine	Prozac	20~60	C	unknown, but of concern
fluvoxamine	Luvox	50~300	C	unknown, but of concern
paroxetine	Paxil	20~50	D	unknown, but of concern
sertraline	Zoloft	50~200	C	unknown, but of concern
tricyclic antidepressants				
amitriptyline	Elavil, Endep	150~300	D	unknown, but of concern
amoxapine	Asendin	150~400	C_m	unknown, but of concern
clomipramine	Anafranil	150~250	C_m	unknown, but of concern[d]
desipramine	Norpramin	150~300	C	unknown, but of concern
doxepin	Sinequan, Adapin	150~300	C	unknown, but of concern
imipramine	Tofranil	150~300	D	unknown, but of concern
maprotiline	Ludiomil	140~225	B_m	N/A
nortriptyline	Pamelor, Aventyl	75~150	D	N/A
protriptyline	Vivactil	15~60	C	N/A
monoamine oxidase inhibitors				
isocarboxazid	Marplan	30~60	C	N/A
phenelzine	Nardil	45~90	C	N/A
tranylcypromine	Parnate	30~60	C	N/A
other antidepressants				
bupropion	Wellbutrin	150~450	C	unknown, but of concern
duloxetine	Cymbalta	30~90	C	N/A
mirtazapine	Remeron	15~45	C	N/A
nefazodone	Serzone	300~600	C	N/A
trazodone	Desyrel	200~300	C	unknown, but of concern
venlafaxine[e]	Effexor	150~375	C	N/A

Note. N/A = not available.

[a] dosing strategies adapted from Schatzberg and Cole 1991; Kaplan and Sadock 1993; and, for newer medications, the manufacturers' package inserts.

[b] risk category adapted from Briggs et al. 2005 and/or Physicians' Desk Reference 2007; "m" subscript indicates data taken from the manufacturer's package insert.

[c] American Academy of Pediatrics 2001.

[d] original committee report 1994 listed as "compatible," and a correction was later published.

[e] not listed in Briggs et al. 1994. Risk category taken from Physicians' Desk Reference (1992, 1993, 1994, and 1996 editions).

의 대조군을 분석한 연구에서는 이러한 주요 기형의 위험은 관찰되지 않았지만, paroxetine의 임신 1기 노출은 심장 우측 유출 지역 이상cardiac right outflow tract abnormalities과 관련되어 있고, sertraline은 심장중격결손 및 배꼽 탈장과 관련이 있는 것으로 조사되었다.[17] 대규모의 역학연구들을 통한 주요 기형의 절대위험도는 0.2% 정도로 매우 낮고 SSRI는 주요한 기형 유발물질이 아니라는 결론이 도출되었다.[1]

한편 1975년부터 2009년까지 보고된 15개의 전향적 연구를 분석한 연구에서 항우울제가 자연유산과 관련이 되

표 43.3 safety and pharmacokinetics parameters of antidepressant drugs during breastfeeding

drug	risk	RID(%)	$T_{1/2}$	T_{max}	comments
amytriptyline	L2	1.9~2.8	31~46	2~4	low enough to undetectable in infants
imipramine	L2	0.1~4.4	8~16	1~2	limited data, but no adverse effects reported
fluoxetine	L2	1.6~14.6	24~72	1.5~12	reports of sleepiness, colic, irritability,19 and seizures no means contraindicated in many thousands women
fluvoxamine	L2	0.3~1.4	15.6	3~8	low enough to undetectable in infants[25] limited data, but no adverse effects reported
sertraline	L2	0.4~2.2	26	7~8	extensively studied, preferred antidepressant in lactating women no change in blood platelet 5-HT level in 14 infants
paroxetine	L2	1.2~2.8	21	5~8	minimal to no effect on breastfed infants
escitalopram	L2	5.2~7.9	27~32	5	limited data, but no adverse effects reported
venlafaxine	L3	6.8~8.1	5	2.25	low to moderate exposure no adverse effects reported
duloxetine	L3	0.1~1.1	12	6	limited data, but no adverse effects reported
mirtazapine	L3	1.6~6.3	20~40	2	no adverse effects reported, but need to observe sedation
bupropion	L3	0.2~2.0	8~24	2	minimal to no effects on breastfed infants[60] one case of possible seizure in 6-month-old infant three cases of suppressed mothers' milk supply

risk: Dr. Hale's lactation risk category, RID: relative infant dose, $T_{1/2}$: adult elimination half-life(hours), T_{max}: time to peak plasma level(hours)

어 있을 가능성을 언급하고 있으며, 임신 중 paroxetine의 사용이 자연유산의 가능성을 1.7배 높인다고 조사되었다.[18] 그러나 대략 유산율이 증가된 것은 임신 기간 중 우울증을 경험한 여성들에서 조산이 증가되는 현상과 밀접하게 관련되어 있는 것으로 여겨진다. 따라서 항우울제 노출보다 산모질환에 의한 영향을 반영하는 것으로 사료된다.

이 외에도 SSRI는 저출생, 미숙아 등과 관련이 있는 것으로 보인다. 임신 중 SSRI 사용과 관련되어 나타나는 신생아의 증상은 두 가지 형태로 구분된다. 하나는 신생아 행동증후군으로 임신 3기에 SSRI 노출되는 경우 약 1/4에서 발견된다.[19,20] 대규모 코호트 연구[21]를 통해 SSRI(대부분은 fluoxetine과 paroxetine)에 노출될 경우 신생아 행동증후군 발생의 상대 위험도는 3.0으로 계산되므로 임상가는 이에 대한 관심을 가질 필요가 있겠다. 이 증후군은 안절부절jitteriness이나 몸떨림shivering, 근긴장도 증가, 수유 및 소화장애, 자극과민성이나 불안, 호흡곤란 등을 흔하게 나타내는데, 보통은 2일 이내에 자연 치유되는 경한 증후군으로 대증적인 치료가 필요하다. 또한 0.3%의 발현 빈

도로 드물기는 하지만 경련, 이상고열hyperpyrexia, 과도한 체중감소 등이 동반되어 기관 삽관이 필요한 경우도 있을 수 있는데, 이런 증상들은 성인에서 관찰되는 SSRI 독성증상이나 금단증상과 유사한 것으로 사료된다. 또 다른 SSRI와 관련된 신생아 증후군은 드물지만 폐혈관 저항의 증가와 좌우 단락화right-to-left shunting, 고도의 저산소증을 특징으로 하는 신생아 폐동맥 고혈압 지속증이다. 사망률이 20%에 이르고, 생존자는 장기간의 유병 상태를 지속하게 된다.[22] 폐고혈압이 있는 377명의 신생아와 이환되지 않은 386명의 신생아를 비교한 연구에서 임신 20주 이후에 SSRI에 노출된 경우 폐고혈압의 발생이 6배 정도 증가하며, 노출된 신생아에서의 발생률은 약 1%(1,000명당 6~12명)에 달한다고 보고되었다.[20] 그러므로 임신 중 SSRI 사용 여부를 결정하는 데에는 치료 중단으로 인한 우울증의 재발 가능성을 고려하여 환자 개개인에 맞게 고려하여야 할 것이다.[23]

수유 시에 SSRI들은 모두 RID가 낮고 심각한 유해 사례의 보고가 없어 모유 수유 위험도 등급 L2로 분류된다.[5]

fluoxetine은 임산부에서의 연구결과가 가장 많다는 측면에서 임신 중 선택될 수 있는 SSRI 중 하나이다.[24] 그러나 수유기의 경우에는 SSRI 중 모유를 통해 영아로 전달되는 비율이 가장 높고(RID 1.6~14.6%)[25] 수유아에서 급성통증,[26] 과 예민성, 발작[27] 등의 부작용이 보고된 바 있으므로 가능하다면 다른 SSRI로 대체를 고려한다. 그러나 fluoxetine이 수유 중 금기되어야 할 어떤 증거가 발견된 바는 없으므로, 환자에게 유일하게 효과적인 약물이라면 처방이나 수유를 포기할 필요는 없다.[5] sertraline은 수유모에서 비교적 광범위하게 연구된 약물로, 모유로의 전달률이 낮고,[28,29] 특히 혈소판 내 5-HT 농도 변화 측정 결과 수유모가 세로토닌 재흡수 억제 효과가 충분히 일어날 정도의 용량을 복용하였을 때에도 영아에서는 해당 효과가 거의 일어나지 않는다는 연구결과가 보고되어 수유모에서 보다 선호될 수 있는 약물이다.[30] paroxetine은 RID가 낮고 영아 혈장농도infant plasma concentration가 매우 낮거나 검출되지 않았으며[31,32] 예상치 못한 유해사례가 보고된 바는 없다.[25] 다만 임신 중 약물사용 위험도가 SSRI 중 유일하게 FDA의 D 등급인 약물이어서[24] 산전부터 산후까지 유지치료가 필요한 경우에는 선택되기 어려울 수 있으나, 수유기에 새로 시작하거나 교체약물로 선택되기에는 무리가 없다. escitalopram과 citalopram은 두 가지 약물 모두 10% 이하의 RID를 가지고 있으며 보고된 유해사례가 없다.[33,34] escitalopram은 citalopram의 50% 정도의 용량으로 같은 효과를 내므로 모체에 처방되는 약물의 절대량이 더 적다는 면에서 citalopram에 비해 선호된다.[5,9]

(2) SNRI

동물연구 및 인체연구에서 venlafaxine은 신체의 기형을 일으키는 주요 약제는 아닌 것으로 알려졌지만, serotonin norepinephrine reuptake inhibitors(SSRI)와 마찬가지로 자연유산이나 저체중, 미숙아, 신생아 세로토닌 증후군, 신생아 행동증후군, 호흡곤란과 같은 독성을 드물게 유발할 수 있다. 또한 신생아 폐동맥 고혈압 지속의 가능성도 있지만 아직은 확인이 필요한 상태이다. 임신 1기에 venlafaxine에 노출된 10명의 산모에 대한 연구에서는 추적이 가능했던 4명에서 모두 기형은 발견되지 않았다.[35] 또한 venlafaxine에 노출된 150명의 산모와 SSRI에 노출된

150명의 산모 및 대조군 150명에 대한 비교연구에서 자연유산, 인공유산, 출생 시 재태 연령, 정상 출산, 출생 시 체중, 주요 기형발생에 있어 각 군 간의 차이가 없었다. 발생된 주요 기형은 venlafaxine군에서 요도 하열, 신경관 결손 등의 2건, SSRI군에서 심실중격결손, 유문 협착pyloric stenosis, 결손 뇌량absent corpus callosum 등 3건 및 대조군에서 선천성 심장기형 한 건이 보고되었다.[36] 이러한 결과는 임신 중 venlafaxine에 노출되는 것이 주요 선천성 기형의 발생을 증가시키지 않는다는 것을 시사한다. 한편 최근 Broy 등[18]의 연구는 venafaxine이 자연유산을 유발시킬 수 있는 가능성이 2배 정도 높다고 보고하였다.

duloxetine에 대한 연구는 부족하지만, 그 약물작용이 venlafaxine이나 SSRI와 비슷하기 때문에 이들이 일으키는 자연유산, 저체중, 미숙아, 신생아 세로토닌 증후군, 신생아 행동증후군, 호흡곤란과 같은 독성을 드물게 유발할 수 있을 것으로 사료되며 추후 연구 자료의 축적이 필요하다.

수유기 동안 venlafaxine에 노출된 영아들의 경우에는 그들의 수유모보다 venlafaxine의 활성 대사물인 O-desmethylvenlafaxine의 혈장농도가 높게 나왔다. 이는 아마도 혈장단백질에 잘 결합하지 않는 venlafaxine의 물리화학적 특성 때문일 것으로 사료되며, 이로 인해 L3 등급으로 분류되어 있다. 또한 duloxetine은 자료가 부족하여 L3 등급으로 분류되어 있어 현재 시점에서 이들이 TCA나 SSRI에 비해 수유모에서 더 선호될 근거는 없다.[37]

최근에 국내에 도입된 desvenlafaxine은 FDA 약물 투여 위험 등급 분류상 C 등급이며, 수유 시 안전성 등급은 L3 등급으로 분류된다.

(3) TCA

tricyclic antidepressants(TCA)는 1963년 이후부터 광범위하게 사용되어 임신 및 수유와 관련되어 축적된 연구보고가 있다. TCA의 노출과 선천성 기형 간의 연관성에 대해서는 명확히 밝혀진 것은 없다. TCA에의 노출이 사지의 기형과 연관이 있다는 초창기 보고들이 있지만, Altshuler 등[38]이 300,000명 이상의 출생 아기들에 대한 14개의 연구를 대상으로 메타분석을 실시한 바에 의하면, 선천성 기형의 발생률은 임신 1기에 TCA에 노출된 414명의 영아 중에서 단지 3.1%였다. European Network of Teratology Information

Services의 자료들도 TCA에 노출된 후 기형의 비율은 이와 비슷했다. 이러한 비율은 정상적인 경우의 기형 발생률인 2~4%와 차이가 없다. 더구나 Nulman 등[12]에 의한 연구에서 임신 동안 TCA에 노출된 적이 있는 80명의 아동이 연구에 포함되었고, 산전에 이들 약물에 노출되는 것이 신경행동학적 부작용과 연관이 있다는 어떤 증거도 발견하지 못했다. TCA 노출의 급성 효과가 태아와 신생아 건강에 미치는 영향에 대해 보고된 자료는 거의 없다. 태아에서 빠른 호흡, 청색증, 흥분성, 과도한 긴장, 간헐성 경련 및 발작과 같은 다양한 신생아 증상들에 대한 증례보고가 있을 뿐이다. 소규모의 전향적 연구에서 분만과 출산 동안 합병증이 증가한다는 증거는 없지만, TCA에 노출된 신생아에서 일시적인 금단증상은 보고되었다. Wisner 등[39]의 nortriptyline에 대한 임신 동안 용량조절에 관한 약력학적 연구는 임신 말기에는 충분한 임상적인 효과를 얻기 위한 혈중 약물농도를 유지하기 위해서 평상시보다 1.6배 더 높은 용량을 사용해야 된다고 보고하고 있다.

수유 시에 TCA는 RID가 높지 않고 심각한 유해사례의 보고가 없어 모유 수유 위험도 등급 L2로 분류된다.[5] 다만 수유기에 doxepin에 노출된 수유아에게서 호흡부전이 발생한 사례가 있어 doxepine의 사용은 권유되지 않는다. 그러나 비록 임신 중 혹은 수유 시에 TCA 사용이 비교적 안전하다고는 하나 TCA 약물 자체가 가지고 있는 진정, 항콜린성 작용 등의 부작용 특성으로 인해 SSRI보다 선호되지는 않으며 점차 임상에서의 사용이 줄어들고 있는 실정이다.

(4) MAOI

비록 monoamine oxidase inhibitors(MAOI)가 40년 전에 소개되었지만 임신과 수유 중의 사용에 대한 임상적 자료는 제한적이다. 현재까지 사용 중인 MAOI는 대부분 FDA의 C 등급 약물이지만 몇몇 전향적 연구에서 산전 tranylcypromine의 노출이 태아 기형의 위험성을 증가시키는 데 연관이 있다고 보고하였다. 또한 동물 대상 연구에서도 태아기에 MAOI에 노출되는 것이 태아 기형을 일으킬 가능성이 있다고 보고되고 있다. 임신과 수유 중의 MAOI의 사용은 고혈압성 발작을 일으킬 위험이 있어서, 일반적으로 식이제한과 임신 또는 진통과 분만 중에

흔히 사용되는 pseudoephedrine, meperidine과 같은 약물의 사용을 엄격히 제한하는 것이 필요하다. 이러한 제한은 brofaromine과 moclobemide 같은 소위 가역적 MAOI에서는 부분적으로 제외될 수 있다. 그러나 MAOI도 TCA와 마찬가지로 여러 임상 적용의 어려움으로 인해 SSRI보다 선호되지는 않으며 점차 임상에서의 사용이 줄어들고 있는 실정이다.

(5) 기타 항우울제

bupropion이 한때 동물 및 사람에게 낮은 위험도를 보이는 것으로 인해 Briggs 등[37]의 Reference Guide to Fetal and Neonatal Risk에서 B 등급으로 분류되기도 하였으나, 현재 FDA의 C 등급으로 분류되고 있다. 초기의 후향적 연구에서는 28명의 bupropion 노출 임산부 중 3.6%에서 혈관기형이 있는 태아를 출산하였다고 하여 기형유발의 가능성이 제기되었다.[40] 그러나 임신 1기에 bupropion에 노출된 1,213명, 임신 2기 이후에 bupropion에 노출된 1,049명, 기타 항우울제에 노출된 4,743명을 비교한 Cole 등[41]의 대규모 전향적 연구에서는 임신 초기의 bupropion 노출이 기형을 유발할 가능성을 찾지 못하였다.[41] 또한 임신 중 항우울제에 노출된 928명(이 중 bupropion은 113명)과 나이, 흡연력, 음주력을 맞춘 928명의 대조군을 대상으로 한 Einarson 등[42]의 코호트 연구에서도 대조군에 비해 임신 초기 bupropion 노출이 주요 기형을 유발하지 않았다고 조사되었다. 한편 임신 중 buproion 사용이 자녀의 주의력결핍 과잉행동장애ADHD와 유의한 연관이 있다는 조사도 있었다. 38,074명의 가족 중 431명(1.13%)의 자녀에서 ADHD가 진단되었거나 치료를 받아 매우 높은 연관성을 보였으나, 이외에도 남아, 부모의 ADHD 병력, 모친의 양극성장애, 정신병적 장애, 우울증도 연관을 보이고 있었다. 또한 임신 중 bupropion 노출과 ADHD의 연관성은 임신 2기 이후의 노출만이 유의했고, 흡연력도 연관성을 보이는 등 많은 혼란 인자로 인해 임신 전후 bupropion을 복용하는 것이 자녀의 ADHD 위험성을 높인다고 단정지을 수는 없다.[43] 수유 시에 bupropion은 신생아 발작 등의 예상치 못한 부작용의 가능성[44] 등으로 인해 L3 등급으로 분류되어 있어 현재 시점에서 TCA나 SSRI에 비해 수유모에서 더 선호될 근거는 없다.

mirtazapine과 관련된 자료는 제한되어 있지만, 최소한 흔하게 발생하는 주요 기형에 대한 위험성은 적은 것으로 알려지고 있다. 임신 1기에 항우울제 노출과 주요 기형발생과의 연관성을 알아보기 위한 Einarson 등[42] 코호트 연구에서 항우울제 노출군에서는 2.5%의 주요 기형이 발생하였고, 대조군에서는 2.6%가 발생하였으며, mirtazapine 노출군에서 발생한 2건의 주요 기형은 기관연골 연화증 tracheomalacia과 방광요관 역류vesicoureteral reflux였다. 수유 시에 mirtazapine 또한 예상치 못한 부작용의 가능성 등으로 인해 L3 등급으로 분류되어 있어 현재 시점에서 TCA나 SSRI에 비해 수유모에서 더 선호될 근거는 없다.[5]

최근에 개발된 vortioxetine에 대한 연구는 부족하지만, 현재 FDA 약물 투여 위험 등급상 C 등급으로 분류되며, 수유 시 vortioxetine 투여에 대한 연구가 아직 없어 현재로서는 수유 시 다른 대체약물이 권고된다.

임신 중의 항우울제 사용은 치료 중단에 따른 재발 가능성을 고려하여 개별 환자에 맞게 선택되어야 한다. 비록 항우울제가 태아에게 미치는 영향이 비교적 안전한 것으로 생각되지만, 주요 기형의 발생 가능성 및 신생아 증후

군 등의 위험도를 고려하여야 하며, 특히 임신 1기에 노출된 경우에는 심초음파를 포함하는 산전 검사를 정기적으로 하는 것이 바람직할 것이다.

43.6.2 기분조절제

널리 사용되는 기분조절제mood stabilizers 중에서 인체 기형유발 물질로 구분되는 lithium, valproate, carbamazepine은 FDA 약물 투여 위험 등급 분류상 D 등급이며, 이외에 lamotrigine과 topiramate 등은 C 등급으로 분류된다(표 43.4). 수유 시 안전성 등급은 lithium과 lamotrigine이 L3 등급이며, valproate와 carbamazepine은 L2 등급이다(표 43.5).

lithium, valproate, carbamazepine은 기형유발 가능성이 크기 때문에 가급적 임신 중에는 피하는 것이 안전하다. 기분조절제가 반드시 필요한 경우에는 lamotrigine이나 topiramate가 비교적 안전하며, 엽산의 병용 투여도 기분조절제 투여에 따른 신경관 결손의 가능성을 낮출 수 있다.[23] 수유 시에는 기분조절제 치료 시 꼭 필요한 경우가 아니라면 lithium이나 lamotrigine보다는 valproate 혹은

표 43.4 mood-stabilizing and antiepileptic medications

generic name	trade name	daily dosage(mg/day)[a]	risk category[b]	American Academy of Pediatrics rating[c]
carbamazepine	Tegretol	400~1,600	D	compatible
clonazepam	Klonopin	0.5~10	C	N/A
gabapentin	Neurontin	900~1,800	C	N/A
lamotrigine	Lamictal	300~500	C	unknown, but of concern
levetiracetam	Keppra	500~3,000	C	N/A
lithium carbonate	Eskalith, Lithobid, Lithonate	900~2,100	D	contraindicated
oxcarbazepine	Trileptal	600~1,200	C	unknown, but of concern
tiagabine	Gabatril	160~320	C	N/A
topiramate	Topamax	200~800	C	unknown, but of concern
valproate	Depakote (divalproex sodium)	750~1,500	D	compatible

Note. N/A=not available.
[a] dosing strategies adapted from Schatzberg and Cole 1991; Kaplan and Sadock 1993; and for newer medications, the manufacturers' package inserts.
[b] risk category adapted from Briggs et al. 2005 and/or Physicians' Desk Reference 2007; "m" subscript indicates data taken from the manufacturer's package insert.
[c] American Academy of Pediatrics 2001.

표 43.5 safety and pharmacokinetics parameters of antimanic drugs during breastfeeding

drug	risk	RID(%)	$T_{1/2}$	T_{max}	comments
lithium	L3	12~30.1	17~24	2~4	exposure is high, reported some lithium toxicity effect in a breastfed infant not an absolute contraindication under close monitoring
carbamazepine	L2	3.8~5.9	18~54	4~5	one case of elevated live enzyme(GGT)
valproic acid	L2	1.4~1.7	14	1~4	infant may need monitoring for liver enzyme and platelet changes
lamotrigine	L3	0.3~1.4	15.6	3~8	exposure is high(23~50% of maternal level) one case of severe apnea in 16-day-old breastfed infant

risk: Dr. Hale's lactation risk category, RID: relative infant dose, $T_{1/2}$: adult elimination half-life(hours), T_{max}: time to peak plasma level(hours)

carbamazepine을 선택하는 것이 안전성 면에서 유리하다.[10]

(1) lithium

lithium은 가급적 임신 중에는 피하는 것이 권고되며, 특히 기관 형성기인 임신 1기에는 중단하는 것이 좋은데, 이는 심혈관의 선천성 기형의 빈도를 높일 수 있기 때문이다. lithium은 태반을 자유롭게 통과하며, 산모 및 제대 혈중농도가 평형을 이루며 양수 내 농도는 제대 혈중농도보다 높게 조사된다. 임신 중 특히 임신 1기에 lithium에 노출된 경우 가장 관심 있게 보고되는 내용은 엡스타인 기형Ebstein anomaly이 포함되는 심혈관계 기형이다. 엡스타인 기형은 우심방 비대 및 심장기능부전 등에 의해 호흡곤란, 피로, 청색증, 심부전 등의 증상이 나타나며 심방중격결손, 동맥관 등이 흔히 동반되는 희귀한 질환이다. 그러나 Warkany[45]는 최근 100년 동안 보고된 증례는 총 300건에 지나지 않고, 대부분의 증례는 lithium과 관련 없는 경우이므로 lithium과 엡스타인 기형의 연관성은 크지 않다고 주장하기도 하였다. 한편 임신 1기에 lithium에 노출된 148명의 산모와 대조군을 전향적으로 조사한 Jacobson 등[46]의 다기관 연구에서는 노출군의 76%와 대조군의 83%가 정상 분만을 하였고, 9%와 8%의 자연유산, 10%와 6%의 치료적 유산이 발생하였으며, 노출군에서 각각 1건씩의 자궁외 임신 및 사산이 있었고, 두 군 간의 차이는 없었다고 보고하였다. 출생아의 체중은 노출군에서 높았고(3,475g vs. 3,383g), 노출군의 산모에서 흡연하는 비율이 높았다(31.8% vs. 15.5%). 선천성 기형은 lithium 노출군과 대조

군에서 각 3건이 발생하였는데, 노출군에서는 2건의 신경관 결손 및 1건의 부분결손기형meromelia이 보고되었고, 대조군에서는 심실중격결손, 선천성 고관절 탈구congenital hip dislocation 및 뇌성마비가 발생하였다. lithium 노출군에서 고도의 엡스타인 기형으로 인해 임신 16주에 치료적 유산을 시행한 경우가 있었으며, 산모는 fluoxetine과 trazodone, L-thyroxine도 병용하고 있었다. 일반 인구에서의 엡스타인 기형발생은 인구 2만 명 중 1명으로 알려지고 있으므로 lithium 노출군에서의 심장기형 발생 위험이 크다고 할 수 있겠으나, 충분치 않은 대상자수로 인해 확정적인 결론을 내리기에는 많은 제한이 있어 결론적으로 lithium 자체는 인체에 주요한 기형발생물질이 아니며, 주요기분장애의 치료에 이점이 많기 때문에 임신 중에도 치료를 지속할 수 있다고 주장하였다.

하지만 임신 중 lithium을 사용하는 경우 산전 초음파 및 태아 심초음파를 통한 세심한 관찰이 필요하다. 이 외에 태아에게 흔히 보고되는 lithium 독성에는 청색증, 근긴장 저하증, 서맥, 갑상선기능저하 및 갑상선종, 심방세동atrial flutter, 간비대, 심전도이상T-wave inversion, 심비대, 위장관 출혈, 요붕증, 양수과다증, 경련 등이 있다. 신생아의 경우 lithium 반감기는 68~96시간으로 성인의 반감기인 10~20시간에 비해 지연되어 있으므로, 이들 lithium 독성증상은 신생아의 신배설renal elimination에 맞추어 대개 출생 1~2주 내에 소실되나, 2개월 이상 지속된 요붕증의 사례도 보고되었다. 또한 산모에서는 임신 중에는 lithium

의 신배설이 증가되어 있고, 이는 출산 후 빠르게 회복되기 때문에 임신 전 및 임신 중, 출산 후의 lithium 혈중농도에 대한 세심한 관찰이 필요하다.

lithium은 수유 중 정신약물치료에서 있어 가장 주의해야 할 약물이다. lithium의 RID는 12~30.1%로 안전성 기준인 10%를 상회하며 영아 혈장농도가 모체 혈장농도의 30~40%에 이르는 것으로 보고되고 있다.[28] 더욱이 영아 혈장 lithium 농도 0.6mEq/L에서 영아가 늘이지고 심선도상 inverted T wave가 나타나는 lithium 독성증상을 나타낸 사례가 있다는 점, 영아에서는 수분공급 상태에 따라 lithium 농도가 급격하게 변한다는 점에서 특히 주의를 기울여야 할 약물이다. 그러나 영아의 혈중 lithium 농도를 측정할 수 있으므로 면밀한 관찰이 수반된다면 수유 중 금기시할 필요가 없다는 의견이[47] 받아들여지면서 현재 모유수유 위험도는 L4에서 L3등급으로 조정되었다.

(2) valproate

valproate는 착상 후 17일부터 30일 사이에 노출될 경우 1~2%에서 신경관 결손을 유발할 수 있으므로 임신 초기에는 투약을 중단하는 것이 권고된다. valproate는 쉽게 태반을 통과하며 총 valproate의 산모 혈중농도에 대한 제대 혈중농도는 1.4~2.4 정도인 반면 단백질과 결합하지 않은 valproate의 산모 혈중농도에 대한 제대 혈중농도는 0.82로 측정된다. 태아에 valproate가 축적되는 기전으로는 산모 혈액 내 유리지방산 농도의 증가와 태아 혈청에서의 단백질결합 능력의 증가로 인해 산모 혈액 내의 valproate가 태아 쪽으로 이동한 때문인 것으로 생각된다. 임신 중에 valproate와 관련된 보고들은 주요 선천성 기형 및 미세 선천성 기형, 자궁 내 성장지연, 고빌리루빈증, 치사성 간독성, 단기 고혈당증, 혈전응고장애, 신생아 금단증상 등이다.

기형유발 가능성이 보고되기 이전까지는 임신 중 valproate와 carbamzepine의 사용이 권고되었는데, 이는 phenytoin의 위험성이 훨씬 더 컸기 때문이었다. 첫 번째 확정적 보고는 1980년에 Dalens 등[48]에 의해 제기되었다. 산모는 임신 기간 내내 1일 용량 1,000mg의 valproate를 복용하였고, 안면기형 및 심장기형, 사지기형이 동반된 성장 지체아를 출산하였고, 신생아는 출산 19일에 사망하였다. 이후 이와 관련된 많은 보고들이 있었고, 가장 심각한

선천성 기형은 신경관 결손이었다. 임신 중 valproate에 노출된 환자에서 신경관 결손의 발생 위험성은 1~2%이며, 이는 가족력이 있는 환자에서의 위험성과 같다.[49] 또한 임신 1기에 valproate에 단독 노출된 1,565명의 pooled data는 118명에서 주요 선천성 기형이 발생하였고, 선천성 기형을 보인 14명은 가족적 발생 가능성에 비해 더 흔한 빈도였으며, valproate가 임신 1기에 노출될 경우, 그렇지 않은 경우에 비해 이분척추spina bifida의 발생 가능성은 12.7배, 심방중격결손atrial septal defect은 2.5배, 구개열cleft palate은 5.2배, 요도하열hypospadia은 4.8배, 두개골 유합증craniosynostosis은 6.8배 증가하는 것으로 보고하였다.[50] 이러한 연구결과들은 임신 1기에 valproate 사용이 선천성 기형의 유발과 깊은 연관이 있음을 시사한다. 이들 선천성 기형들의 특징을 정리하자면 ① 신경관 결손, ② 두개 및 안면부 이상, ③ 사지 이상, ④ 비뇨기계 이상, ⑤ 정신운동 발달지연으로 볼 수 있으므로 기관 형성기에 valproate에 노출된 임산부는 자세한 산전 검사가 필요할 것이다.

수유 시 valproate는 L2 등급 약물로 RID가 10% 이하이며 영아의 혈장에서 검출되는 약물농도가 낮아 수유 중 사용하기에 안전한 기분조절제로 받아들여지고 있다. 한편, 수유 시 valproate의 경우 혈소판 감소성 자반병thrombocytopenic purpura과 빈혈 1례가 보고된 바 있어 성인에서와 마찬가지로 이 약물에 노출된 영아에서 혈소판 수치를 확인해볼 필요가 있다.

(3) carbamazepine

임신 중의 carbamazepine 사용은 신경관 결손, 심혈관계 및 비뇨기관계 결손, 구개열 등의 발생 가능성을 높일 수 있으며, 두개안면부 결손이나 손톱 형성저하증fingernail hypoplasia, 발달지연 등의 태아 carbamazepine 증후군을 유발할 수 있으므로 사용에 신중을 기하는 것이 좋다. 동물 실험에서는 늑골 결함, 구개열, 내반슬talipes, 대안구증anophthalmos 등의 기형을 유발하는 것으로 알려져 있다. carbamazepine은 태반을 통과하며, 태아의 간이나 신장에 가장 높은 농도로 분포하고, 태아조직의 농도는 산모 혈중 농도의 대략 50~80% 정도이다. 임신 초기 carbamazepine에 노출된 72명의 환자에 대한 전향적 추적 연구결과, 54건의 출산이 이루어졌고, 자연유산 7건, 치료적 유산 5건,

추적 실패가 6건이었다. 1일 용량 200~1,200mg의 carbamazepine이 임신 기간 중 사용되었다. 이들 신생아의 10%에서 요천추 수막류lumbosacral meningocele, 다발성 심실중격결손, 간접적 탈장, 구개수열cleft uvula 등의 주요 기형이 발생하였고, 대조군에서는 7%에서 주요 기형이 발생하였다. 두 개의 미세 기형을 갖는 경우는 노출군과 대조군 간의 차이가 없었지만, 3개 이상의 미세 기형을 갖는 경우는 노출군에서 많았다(38% vs. 65%).

수유 시 carbamazepine은 L2 등급 약물로 RID가 10% 이하이며 영아의 혈장에서 검출되는 약물농도가 낮아 수유 중 사용하기에 안전한 기분조절제로 받아들여지고 있다. 한편, 수유 시 carbamazepine의 경우 간효소 수치 상승의 사례가 보고된 바 있어 성인에서와 마찬가지로 이 약물에 노출된 영아에서 간효소 수치를 확인해볼 필요가 있다.

(4) lamotrigine

동물연구에서 lamotrigine은 모성독성 및 태아독성(발달지연, 행동결함, 사망)을 나타냈으나 기형의 발생은 없었다고 보고된다.[51] 그러나 최근 임신 1기에 lamotrigine에 노출될 경우 구개열의 발생 빈도가 증가한다는 보고가 있었으나 예비연구의 수준이므로 추가적인 연구가 필요할 것으로 보인다.[52] 또한 lamotrigine과 관련된 주요 기형의 증가는 valproate와의 병합요법인 경우 증가하는 경향을 보이므로 임신 중의 병합 사용에는 주의를 기울여야 한다.

수유 시 lamotrigine은 L3 등급 약물로 RID가 9.2~18.3%이며 영아의 약물 혈장농도가 모체의 23~50%에 이르는 등 높은 전달률을 보인다.[53,54] 대부분의 연구에서 예상치 못한 부작용의 보고는 없었으나, 850mg의 lamotrigine을 복용한 산모의 생후 16일 된 수유아에서 심각한 무호흡 증상이 일어났다는 사례 보고가 있었다.[55] 수유모에서 기분조절제 치료 시 꼭 필요한 경우가 아니라면 lamotrigine보다는 valproate 혹은 carbamazepine을 선택하는 것이 안전성 면에서 유리하다.

(5) topiramate

topiramate도 동물연구에서는 독성을 보였고, 태반을 자유롭게 통과하기 때문에 제대혈과 모성 혈중농도는 거의 비슷한 것으로 보고된다.[56] topiramate는 에폭시드 대사물

epoxide metabolites을 생산하지 않으므로 carbamazepine이나 valproate와는 달리 임신 중 사용 시 위험성이 다소 낮을 것으로 사료된다. topiramate에 노출된 35명의 산모에 대한 조사에서는 주요 선천성 기형이 2명(7.1%)에서 발생하였는데, 1명에서 구개열이 나타났고 다른 1명에서는 요도하열이 관찰되었다.[57] 그러나 임신 1기에 노출된 산모를 대상으로 한 추후의 연구에서는 선천성 기형이 발생하지 않았다는 보고도[58] 있으므로 임신 중 topiramate 사용 시에는 산모의 치료 이익과 태아의 위험성을 비교해보아야 한다.

43.6.3 항정신병약물

미국 산부인과학회는 임신 중의 정신병적 상태는 일반적으로 약물 중단에 의한 재발 가능성이 높기 때문에 치료를 지속할 것을 권고하고 있다.[1,38] 40년 이상의 사용례를 조사하였을 때 정형 항정신병약물에서 심각한 태아이상이나 모성 후유증의 증거는 관찰되지 않았다. 한편 비정형 항정신병약물의 경우 아직까지 충분한 자료가 없기 때문에 통상적인 사용은 주의를 요한다. 그러므로 임신 중인 환자에서 정형 혹은 비정형 항정신병약물의 사용은 반드시 산모와 태아 모두에 발생할 수 있는, 약물로 인한 위험 가능성과 치료를 하지 않았을 때의 위험성에 대하여 충분히 고려해야 할 것이다(표 43.6).

수유 시 항정신병약물의 사용은 해당 약물을 사용하는 환자의 특성상 연구 자료가 전반적으로 부족한 편이며, 수유 시의 약물사용 위험 등급을 표 43.7에 제시하였다.

(1) 비정형 항정신병약물

가. clozapine

clozapine은 dibenzapines계 비정형 항정신병약물로서 현재까지 FDA 승인된 모든 항정신병약물 중 유일하게 FDA 약물 투여 위험 등급 분류상 B 등급으로 분류된다. 동물연구에서는 최대 치료용량의 2~4배 수준에서 수정 능력이나 태아 위험의 증거는 밝혀지지 않았다. 사람에 대한 최초의 보고는 치료 저항성을 보이는 만성 미분화 조현병 환자에 대한 보고이며, 이 환자는 임신 전부터 임신 기간 내내 clozapine을 복용하였으나 임신 말기에 3,689g의 정상아를 출산하였다.[59] 또한 산모 및 제대 혈중농도와 양수내 clozapine 농도에 대한 조사에서 산모는 임신 전부터 재태

표 43.6 antipsychotic medications

generic name	trade name	daily dosage(mg/day)[a]	risk category[b]	American Academy of Pediatrics rating[c]
first-generation antipsychotics				
chlorpromazine	Thorazine	200~800	C	unknown, but of concern
fluphenazine	Prolixin	5~10	C	N/A
haloperidol	Haldol	5~10	C$_m$	unknown, but of concern
loxapine	Loxitane	20~80	C	N/A
mesoridazine	Serentil	100~400	C	unknown, but of concern
molindone	Moban	20~80	C	N/A
perphenazine	Trilafon	8~32	C	unknown, but of concern
pimozide[d]	Orap	1~10	C	N/A
thioridazine	Mellaril	200~600	C	N/A
thiothixene	Navane	10~40	C	N/A
trifluoperazine	Stelazine	10~40	C	unknown, but of concern
second-generation antipsychotics				
aripiprazole	Abilify	10~30	C$_m$	N/A
clozapine	Clozaril	100~800	B$_m$	unknown, but of concern
olanzapine	Zyprexa	5~20	C$_m$	N/A
paliperidone	Invega	3~12	C$_m$	N/A
quetiapine	Seroquel	25~800	C	unknown, but of concern
risperidone[d]	Risperdal	1~16	C	N/A
ziprasidone	Geodon	40~160	C	unknown, but of concern
medications for side effects				
amantadine	Symmetrel	100~400	C$_m$	N/A
benztropine	Cogentin	0.5~6.0	C	N/A
diphenhydramine	Benadryl	25~150	B$_m$	N/A
propranolol	Inderal	20~120	C$_m$	compatible
trihexyphenidyl	Artane	2~15	C	N/A

Note. N/A=not available.

[a] dosing strategies adapted from Schatzberg and Cole 1991; Kaplan and Sadock 1993; and for newer medications, the manufacturers' package inserts.

[b] risk category adapted from Briggs et al. 2005 and/or Physicians' Desk Reference 2007; "m" subscript indicates data taken from the manufacturer's package insert.

[c] American Academy of Pediatrics 2001.

[d] not listed in Briggs et al. 1994. risk category taken from Physicians' Desk Reference (1992, 1993, 1994, and 1996 editions).

23주까지 1일 용량 100mg의 clozapine을 복용하였고, 이후 1일 용량 50mg으로 감량하여 임신 말기까지 유지하였다. 환자의 임신 동안 혈중 clozapine 농도는 38~55ng/mL(1일 용량 100 mg)과 14.1~-15.4ng/mL(1일 용량 50mg)이었고, 출생 시 혈중농도는 14.1ng/mL, 제대혈 농도는 27ng/mL 양수내 농도는 11.6ng/mL으로 조사되었다. 환자는 재태 41주에 정상아를 분만하였고, 신생아는 생후 6개월까지 정신운동계의 이상을 보이지 않았다. 한편 임신 기간 내내 1일 용량 200~300mg의 clozapine과 1일 용량 7.5~12.5mg의 lorazepam을 병용 투여한 임산부의 경우도 정상아를 출산했다고 보고되었고, 출생 시 신생아는 경도 이완소아증후군mild floppy infant syndrome을 보였으나 출생 5일 후에 증상의 소실이 관찰되었다.[60] 이 증상의 경우 clozapine 단독치료에서는 보고되지 않기 때문에 lorazepam에 의한 것으로 생각된다. 즉, clozapine은 현재까지 동물 및 인체에서 태아기형을 유발한다는 증거가 없으며, 치료 저항성을

표 43.7 safety and pharmacokinetics parameters of antipsychotics during breastfeeding

drug	risk	RID(%)	$T_{1/2}$	T_{max}	description
chlorpromazine	L3	0.3	30	1~2	long term use may be risky: long half life, sedating increased rate of SIDS with phenothiazines
perphenazine	L3	0.1	8~20	1~3	no adverse effects reported increased rate of SIDS with phenothiazines
haloperidol	L3	0.2~12	12~38	2~6	minimal to significant drug level in milk no adverse effects reported, but need to observe sedation and weakness
sulpiride	L2	2.7~20.7	6~8	2~6	small dose was useful in promoting initiation of lactation no adverse effects in two studies
olanzapine	L2	0.3~2.2	21~54	5~8	most extensively studied antipsychotics for breastfeeding no untoward adverse effect
quetiapine	L2	0.07~0.1	6	1.5	drug level in milk rapidly fell to almost predose levels by 2hrs
ziprasidone	L2	0.1~1.2	7	4~5	undetectable in milk no untoward adverse effect
clozapine	L3	1.4	8~12	2.5	high Milk/Plasma ratio(2.8~4.3), sedating no adverse effects reported, but use with great caution
risperidone	L3	2.8~9.1	3~20	3~17	increase milk production paliperidone: lower oral bioavailability than risperidone(90% vs. 28%)
aripiprazole	L3	1.0	75	3~5	several cases of somnolence

risk: Dr. Hale's lactation risk category, RID: relative infant dose, $T_{1/2}$: adult elimination half-life(hours), T_{max}: time to peak plasma level(hours), SIDS: sudden infant death syndrome

보이는 고도의 증상을 가지고 있는 환자에게 일반적으로 투여된다고 보았을 때, 산모에 대한 치료 이익이 알려지지 않은 태아의 위험 가능성보다는 높다고 할 것이다.

수유 시 clozapine은 모유/혈장농도비가 2.8~4.3으로 높게 측정된다. 영아에서 특이 부작용이 보고된 바는 없으나 연구사례 축적이 부족하고, 발생률은 낮지만 심각한 부작용인 무과립혈구증 등이 일어난다는 점에서 수유 시 사용에 유의할 필요가 있다.

나. olanzapine

dibenzapines계 비정형 항정신병약물에 포함되는 olanzapine은 FDA 약물 투여 위험 등급 분류상 C 등급으로 분류된다. olanzapine의 경우 동물연구에서는 최대 사용 용량의 9~30배에 해당하는 고용량에서도 기형발생의 증거는 없지만, 용량 의존적으로 태아 저체중 등의 독성이 관찰되었다. olanzapine은 태반을 통과하며 만삭에 산모

에서 [14C]-olanzapine을 이용한 태반통과 실험에서 4시간 동안 14%가 태아조직으로 통과된 것으로 조사되었는데, 10mg 투여 시 약물의 혈중최고농도는 양쪽 모두에서 같았다. 또한 태반조직에서 oxidative metabolite는 관찰되지 않았고, glucuronide metabolite는 태반을 통과하였지만, olanzapine보다는 통과 속도가 느린 것으로 조사되었다.[61] 한편 olanzapine의 인체 노출에 대한 연구결과는 23명의 임산부에서의 추적 결과 자연유산은 13%, 사산은 5%, 조산은 5%로 조사되어, 정상 대조군에서의 발생 빈도와 차이가 없었고, 동시에 진행된 후향적 연구에서도 분명한 태아 이상은 발견되지 않았다.[62] 또한 18명의 임산부에 대한 또 다른 조사에서도 비슷한 결과가 관찰되어 olanzapine이 임신기에 비교적 안전하게 사용될 수 있다고 제안하였다.[63] 그러나 안전성에 대한 결론을 내리기에는 자료가 비교적 제한적이므로, 임상가들은 각각 환자 증례에 따라 모두 개별적인 고려를 해야 한다.

비정형 항정신병약물 중 가장 많은 연구결과가 존재하는 약물은 olanzapine으로 모유 수유 위험도가 L2 등급이며 RID는 0.3~2.2%이고 영아 혈장농도는 검출되지 않을 정도로 낮았다.[64] 13사례에서 예기치 못한 부작용이 발생된 바 없었으며, 최근의 대조군 연구에서 olanzapine을 복용 중인 환자의 수유아와 비수유아 간에 부작용 발생의 유의한 차이는 없었다.[65]

나. quetiapine

dibenzapines계 비정형 항정신병약물에 포함되는 quetiapine은 FDA 약물 투여 위험 등급 분류상 C 등급으로 분류된다. quetiapine을 임신 중인 동물에 노출시켰을 때 주요 기형이 유발되지는 않았으나, 수부 및 족부에 미세 연부조직 기형이 관찰되었고, 고용량에서는 저체중이 발생하였다.[66] 한편 인체 노출의 경우 체계적인 조사는 없었으나 몇몇 증례보고가 있었다. 38세의 편집형 조현병 환자(1일 용량 300mg), 33세의 정신증 환자(1일 용량 200mg), 33세의 정신병적 양상을 보이는 고도의 주요우울장애 환자(1일 용량 400mg의 quetiapine과 1일 용량 200mg의 fluvoxamine), 26세의 심한 통증을 동반한 치료 저항성 우울증 환자(1일 용량 400mg의 quetiapine, 1일 용량 40mg의 fluoxetine, 1일 용량 60mg의 oxycodone) 등에서 임신 중 quetiapine에 노출되었으나 기형 발생이 없는 건강한 태아를 출생하였다는 보고들이[67] 있어 비교적 안전한 사용이 가능한 것으로 생각되지만 임신 중 사용의 안전성에 대한 결론을 내리기에는 아직 자료가 부족하다고 할 수 있다.

수유 시 quetiapine은 모유 수유 위험도가 L2 등급으로서 RID가 0.07~0.1%로 매우 낮고 최대 혈장 약물농도 도달시간(1.5시간)과 반감기(6시간)가 짧아 수유 중인 환자에 사용하기에 유리한 약동학적 특성을 가진다. 1일 200mg을 복용 중인 환자 1례에서 수유아의 약물 혈장농도가 미미했고, 다른 1례의 사례연구에서 관찰된 부작용이 없었다. 그러나 사례수가 충분치 않으므로 진정을 비롯하여 수유아의 상태를 관찰할 필요성이 있다.

라. benzisoxazoles 계열 약물

benzisoxazoles 계열에 포함되는 iloperidone, paliperidone, risperidone, ziprasidone은 FDA 약물 투여 위험 등급 분류상 C 등급으로 분류된다.

iloperidone의 경우 인체에서 임신과 관련된 이상보고는 없지만, 동물실험에서는 고용량에서 조기 자궁 내 사망, 사산, 조산, 저체중, 골형성 저하, 미세골격 이상 등이 보고되었다.[68]

paliperidone은 인체에서 임신과 관련 이상보고는 없으며, 최대 치료용량의 8배를 사용한 동물실험에서도 태아의 이상은 발견되지 않았다.

risperidone이 태반을 통과하는지 여부는 알려지지 않았지만, 분자량은 태반을 통과할 수 있는 정도이므로 배아 및 태아에 영향을 미칠 가능성이 있다. 대규모 시판 후 연구에서 10건의 임신 예가 포함되었고, 이 중 3건은 대기 출산하였고 나머지는 정상 분만을 하였는데, 모두 기형발생은 없다고 보고하였다.[69] 반면 동물연구에서는 치료용량의 1.5배를 사용했을 때, 사산율이 증가하였다.[70] 수유 시 risperidone은 2명의 수유아에서 혈장내 약물농도가 검출되지 않을 정도로 낮다는 보고가 있었다. 비정형 항정신병약물 중 도파민 친화성이 높은 편으로 2명의 수유모에서 유즙 분비 과다 사례가 보고된 바 있으므로 이 점에 유의한다.

ziprasidone은 인체에서 임신과 관련된 위험보고는 없었으나, 동물실험에서는 저체중 및 골화지연이 관찰되었고, 고용량에서는 심실중격결손 및 심혈관 기형에 대한 보고가 있었다.[71] 수유 시 ziprasidone은 모유 수유 위험도가 L2 등급으로서 1일 160mg을 복용 중인 환자의 모유에서 약물이 검출되지 않을 정도로 낮았으며,[72] 2례에서 약물 관련 증상이 보고된 바 없었다.

마. aripiprazole

quinolinones계의 비정형 항정신병약물인 aripiprazole은 C 등급으로 분류된다. 동물연구에서는 저체중, 성선발달지연, 골격계의 골화지연이 관찰되며, 기관 형성기에 고용량(최대 치료용량의 11배)의 aripiprazole에 노출된 경우 모체의 음식 섭취가 제한되고 유산이 증가하였다고 하였다.[73]

인체에 대한 세 가지 보고가 있는데, 첫 번째 보고는 3년간 편집형 조현병을 앓고 있는 22세의 여성으로 임신 1년 전에 모든 향정신성 약물을 중단한 상태였다. 임신 29주에 1일 용량 10mg의 aripiprazole을 다시 시작하였고, 15mg까지 증량하다 자연 분만 6일 전에 중단하였다. 환자는 임신 37주에 2.6kg의 남아를 출산하였고, 출생 1분 및 5분 Apgar score는 각각 9점, 10점이었고, 생후 6개월까지 추적관찰에서 이상소견이 발견되지 않았다.[74] 두 번째 증례는 1일 용량 15mg의 aripiprazole을 복용하는 27세 조현병 여성으로 임신 첫 8주간 약물을 중단하였다. 재발로 인하여 임신 20주에 10mg의 aripiprazole을 다시 시작하여 출산까지 유지하였다. 출산 말기에 태아는 빈맥이 동반된 태아가사fetal distress 상태를 보였고, 제왕절개를 통하여 3.25kg의 정상 상태로 출생하였으며, 출생 6개월까지 정상 상태를 유지하였다. 세 번째 증례는 24세의 분열정동장애 환자로 1일 용량 20mg의 aripiprazole을 임신할 때까지 복용하다가 태아에 대한 우려로 중단하였고, 간헐적으로 사용하던 마리화나는 임신 2주 전에 중단하였다. 임신 8주에 심도의 재발소견으로 다시 aripiprazole을 시작하여 계속 투여하였다. 임신 40주에 3.24kg의 정상 남아를 출산하였고, 출생 1분 및 5분 Apgar score는 모두 9점이었고, 생후 1년까지의 추적관찰에서 이상소견이 발견되지 않았다.[75]

수유 시 aripiprazole의 경우 모유 수유 위험도가 현재 L3 등급으로서 수유아에서 졸리움이 몇몇 사례에서 보고되었으며, 수유 시 사용에 유의할 필요가 있다.

이상의 연구결과들은 임신 중 비정형 항정신병약물의 사용이 비교적 안전하다는 것을 시사한다. 그러나 임상가는 실제의 적용에서는 반드시 산모와 태아 모두에 발생할 수 있는, 약물 투여 및 중단에 따른 위험성을 모든 환자에 개별적으로 고려해야 할 것이다. 또한 비정형 항정신병약물을 복용하는 환자에서 적절한 엽산 섭취가 어렵거나 비만이 있는 경우에는 신경관 결손neural tube defect의 예방을 위하여 1일 용량 4mg의 엽산 투여가 권장된다.[76]

(2) 정형 항정신병약물

비정형 항정신병약물 및 대부분의 다른 향정신성 약물과는 반대로, 정형 항정신병약물은 폭넓은 주산기 안전성에 대한 자료를 가지고 있다. 더욱이 임신과 관련된 구토증의 치료를 위한 phenothiazine의 빈번한 사용은 임신 시에 정신과 질환과 항정신병약물의 효과를 구분하는 데 도움이 되고 있다. chlorpromazine, haloperidol, 그리고 perphenazine에 대한 매우 세밀한 연구조사가 있었지만, 이들 약제와 주요한 선천성 기형 간에 상관관계는 밝혀지지 않았다.

임신 입덧 시에 haloperidol을 복용한 100명의 여성을 대상으로 한 연구는 임신 기간, 태아 생존율, 출생 체중에 대한 haloperidol의 유해한 영향은 발견되지 않았다고 보고했다. 입덧 시 phenothiazine으로 치료를 받은 20,000명의 여성을 대상으로 한 광범위한 전향적 연구에서 산모의 나이, 약물, 그리고 노출됐을 때의 임신 연령을 보정했을 경우에도 신생아 생존율 및 심각한 기형 발생률에서 대조군과 유의한 차이가 발견되지 않았다. Rumeau-Rouquette 등[77]은 출생 전 aliphatic side chain을 가진 phenothiazine의 복용과 주요한 선천적 기형이 상당한 상관관계가 있었지만, piperazine 혹은 piperidine 계열의 약물은 그렇지 않음을 보고하였다. Milkovich와 Van den Berg[78]는 기존 자료의 재분석을 통해서 임신 4~10주 사이에 phenothiazine에 노출되는 것이 유의하게 기형의 위험을 증가시킴을 보고하였다. 비록 임신 시에 여성들이 상대적으로 낮은 농도의 항정신병약물을 사용하였지만, 임신 동안 정형 항정신병약물에 노출된 203명의 아이들에 대한 임상적 신경행동 연구결과는 정형 항정신병약물의 노출이 4세의 IQ에 유해한 영향을 미치지 않았음을 보여주었다. 그러나 일부 실험실 동물 연구에서는 정형 항정신병약물에 노출된 자녀들에서 학습과 기억에 지속적 장애가 있음이 보고되었다. 정형 항정신병약물의 기형 발생 가능성 외에 신경이완제 악성증후군과 추체외로계 증상과 같은 독성이 태아와 소아에서 일어날 가능성도 있다. 즉, 근긴장도의 증가, 먹이찾기rooting 및 건반사의 증가가 수개월 동안 지속되어 나타날 수 있다.

수유 시 정형 항정신병약물에 대해 살펴보면, chlorpromazine과 perphenazine이 RID가 1% 이하로 모유 전달률은 매우 낮으나 phenothiazine 계열 약물에서 영아 급사 증후군sudden infant death syndrome의 보고가 늘어나고 있어 가능하다면 사용을 피하는 것이 좋다.[5] 특히 chlorpromazine의 경우 반감기가 길고 영아 혈장농도가 낮을 때에도 진정작용이 나타난 예가 있어 더욱 유의할 필요가 있다. haloperidol은 RID가 0.2~12%로 약물의 모유 전달 정도가 다양하게 나타났다. 영아에서 진정 등의 특별한 부작용이 보고된 바는 없으나 모유 내 약물농도가 일정치 않게 관찰되므로 사용에 주의할 필요가 있다. sulpiride는 소량(50mg)으로 모유량이 부족한 산모에서 수유를 증진시키는 약물로도 사용되었다. 약물 용량에 비례해 모유량이 계속 증가하지는 않으며, 상기 목적으로 사용 시 영아에서 보고된 부작용은 없으나 항정신병 효과를 나타낼 정도의 고용량에서의 연구결과는 부족하다.

(3) 부작용에 사용되는 약물

태아와 유아에서 추체외로 증후군 치료에 사용되는 약물(예 : diphenhydramine, benztropine, amantadine) 노출의 영향에 대한 연구도 행해졌다. Collaborative Perinatal Project의 결과는 이들 중 diphenhydramine에 임신 1기 동안 노출되는 것이 기형발생과 관련이 있음을 보여주었다. 다른 한 연구는 590명의 대조군과 비교해서 599명의 구열oral cleft이 있는 아동들에서 diphenhydramine 노출이 유의하게 더 많았다고 보고하였다. benztropine과 amantadine의 기형발생 가능성에 대한 임상적 연구는 없지만, 실험실 동물연구에서는 amantadine이 선천적 기형의 위험을 높이는 것으로 보고되었다. 그 외 임신 동안 benztropine에 노출된 후 신생아에서 나타나는 장폐색 등의 주산기 독성이나 진전, 설사 등의 diphenhydramine 금단증상이 보고되었다. benztropine과 같은 항콜린성 약물은 주산기 위험과 관련성이 높기 때문에 이들 약물의 사용은 가능하면 피해야 한다. 따라서 추체외로 증후군을 치료하기 위한 약물의 필요성을 극소화하기 위해서 주산기에 정형 항정신병약물의 용량은 최소화해야 한다.

43.6.4 항불안제 및 수면제

대부분의 benzodiazepine계 항불안제 및 수면제는 FDA 약물 투여 위험 등급에서 D 등급으로 분류되며, buspirone은 B 등급, zolpidem은 C 등급이다. triazolam과 flurazepam 등은 X 등급으로 분류되므로 임신 중에는 복용을 중단하는 것이 권고된다(표 43.8).

수유 시 benzodiazepine계 약물은 영아에 흡수될 경우 진정, 성장장애failure to thrive를 일으킬 수 있어 수유모에 처방 시 주의해야 할 약물이다. 그럼에도 불안증상은 환자들이 주관적으로 견디기 힘들어하는 증상으로 benzodiazepine계 약물 처방이 요구되는 경우가 많다. 모든 benzodiazepine계 약물의 모유 수유 위험도 등급은 동등하게 L3이나 영아로의 전달을 최소화하기 위해 alprazolam이나 lorazepam 같은 반감기가 짧은 약물을 최대한 단기간 사용하는 것을 원칙으로 한다. 증상이 있을 시 1회 복용single-dose하게 하면서 최고 농도 도달 시간을 고려하여 복용 후 빠른 시간 내 수유하거나 유축하는 방법을 환자에게 권유해줄 수 있다. 환자에게는 영아가 과도하게 수면하지 않는지, 충분히 먹고 그에 적절하게 몸무게가 늘어나는지 관찰하도록 설명한다(표 43.9).

(1) benzodiazepine계 약물

임신 중 benzodiazepine계 약물의 경우 사용 용량이 많거나 장기간 사용하게 되면 태아에게 약물의 축적이 일어날 수 있다. 결과적으로 출생 후 태아 독성을 나타내게 되어 영아 저긴장 증후군과 신생아 금단증후군을 일으킬 수 있다. 영아 저긴장 증후군은 저긴장증, 저체온, 기면, 호흡력의 저하 및 수유장애 등이 나타나며, 금단증후군으로는 초조, 과긴장증, 반사항진, 미진, 수면무호흡증, 설사/구토 등의 증상이 출산 직후 발생할 수 있으므로 출산에 임박해서 benzodiazepine계 약물을 감량하는 것이 태아 독성을 피할 수 있는 좋은 방법이 될 수 있다.

임신 중의 alprazolam 사용이 태아의 주요 기형을 유발한다는 증거는 없으나, 많은 수의 환자가 추적 실패(24.2%)하였으므로 해석에 유의하여야 한다. 한편 출산에 임박할 무렵까지 사용하는 경우에는 신생아 금단증상이 나타날 수 있다. 임신 후반기 alprazolam에 장기 노출과 관련된 신경행동학적 증상에 대한 보고는 아직까지는 없지만, 가능성은 있을 수 있으므로 이에 대한 고려도 필요할 것이다.

동물연구에서 clonazepam은 토끼에서만 구개열, 사지 결손과 같은 기형이 유발되었지만 다른 동물에서는 기형이 유발되지 않았다. 임신 초기에 clonazepam에 노출된 29명의 산모를 조사한 결과는 선천성 기형이나 금단증상은 없었지만 음낭수종hydrocele과 제대혈관 이상two-vessel umbilical cord의 미세기형이 관찰되었다.[79] 한편 임신 초기 clonazepam에 단독 노출된 43명의 산모를 조사한 연구에서는 1건(3.0%)의 출산에서 주요 기형이 발생하였고, 안면 변형, teratology of Fallot 및 성장제한 등이 동시에 발생하였다.[80] 이와 함께 태아 독성이 보고되기는 하였지만 기형 유발이나 태아 독성의 발생률을 정확히 확인할 수 없는 정

표 43.8 anxiolytic and hypnotic medications

generic name	trade name	daily dosage (mg/ day)[a]	risk category[b]	American Academy of Pediatrics rating[c]
benzodiazepines				
alprazolam	Xanax	0.5~6.0	D_m	unknown, but of concern
chlordiazepoxide	Librium	15~100	D	N/A
clonazepam	Klonopin	0.5~10	D	N/A
clorazepate	Tranxene	7.5~60	D	N/A
diazepam	Valium	2~60	D	unknown, but of concern
estazolam[d]	ProSom	1~2	X	N/A
flurazepam	Dalmane	15~30	X_m	N/A
halazepamd	Paxipam	60~160	N/A	N/A
lorazepam	Ativan	2~6	D_m	unknown, but of concern
oxazepam	Serax	30~120	D	N/A
prazepam[d]	Centrax	20~60	D	unknown, but of concern
quazepam[d]	Doral	7.5~30	X_m	unknown, but of concern
temazepam	Restoril	15~30	X_m	unknown, but of concern
triazolam	Halcion	0.125~0.25	X_m	N/A
nonbenzodiazepines				
buspirone[d]	BuSpar	20~30	B_m	N/A
chloral hydrate	Noctec	500~1,500	C_m	compatible
eszopiclone	Lunesta	2~6	C	N/A
ramelteon	Rozerem	8	C	N/A
zaleplon	Sonata	5~20	C	unknown, but of concern
zolpidem tartrate[d]	Ambien	5~10	C	N/A

Note. N/A=not available.
[a] dosing strategies adapted from Schatzberg and Cole 1991; Kaplan and Sadock 1993; and for newer medications, the manufacturers' package inserts.
[b] risk category adapted from Briggs et al. 2005 and/or Physicians' Desk Reference 2007; "m" subscript indicates data taken from the manufacturer's package insert.
[c] American Academy of Pediatrics 2001.
[d] not listed in Briggs et al. 1994. risk category taken from Physicians' Desk Reference (1992, 1993, 1994, and 1996 editions).

도이므로 추가 연구가 필요한 상태이다. 현재까지의 결과로는 임신 중 clonazepam의 사용은 피하는 것이 안전할 것으로 생각되나, clonazepam이 필요한 경우에는 임신을 이유로 중단할 필요는 없을 것으로 보인다.

　diazepam을 포함하는 benzodiazepine계 약물이 인간의 배아나 태아에 영향을 주는지에 대해서는 아직까지도 논란이 많은 실정이다. 일부 연구에서는 여러 종류의 선천성 기형을 보고하였으나 다른 연구에서는 이러한 관계가 관찰되지 않는다고 하였다. 여기에는 알코올이나 흡연과 같이 benzodiazepine계 약물과 동시에 노출될 경우 독성이 증가할 수 있는 물질에 대하여 산모가 노출 사실을 부정하

는 경우도 많으므로 연구결과의 해석에 신중해야 할 것이다. 또한 diazepam이 기형을 유발한다면 그 위험성은 낮을 것으로 사료된다. 임신 기간 내내 복용하는 경우에는 태아에게 금단증상이 나타날 수 있으며, 이는 출산에 임박해서 사용할 경우 더 분명하게 용량 의존적으로 발생한다. 결과적으로 산모가 diazepam을 필요로 하는 상태인 경우에는 가급적 낮은 용량을 사용하는 것이 안전하며, 갑작스러운 중단은 피하는 것이 바람직하다.

　lorazepam은 임신 1기와 3기에 노출될 경우 태아에 영향을 미칠 수 있다. 항문폐쇄anal atresia가 임신 초기 lorazepam 노출과 관련이 있다는 보고가 있으며, 출산에 임

표 43.9 safety and pharmacokinetics parameters of benzodiazepines and zolpidem during breastfeeding

drug	risk	RID(%)	$T_{1/2}$	T_{max}	description
triazolam	L3	no data	1.5~5.5	0.5~2	no human data
midazolam	L2	0.004~0.6	2~5	20~50(mins)	level in milk was undetectable by 4 hours post dose in 22 women
alprazolam	L3	8.5	12~15	1~2	level in milk was clinically insignificant in 8 women taking a single dose of 0.5mg withdrawal symptoms were reported in infant after long-term use
lorazepam	L3	2.6~2.9	12	2	level in milk was clinically insignificant in 2 case studies
clonazepam	L3	2.8	18~50	1~4	level in milk was undetectable in 10 of 11 women receiving 0.25~2mg daily
diazepam	L3	7.1	43	1~2	level in milk was low some reports of lethargy, sedation, and poor suckling in infants
flurazepam	L3	no data	47~100	0.5~1	no human data
zolpidem	L3	4.7~19.1	2.5~5	1.6	rapid clearance from milk; undetectable by 4~5 hours post dose

risk: Dr. Hale's lactation risk category, RID: relative infant dose, T1/2: adult elimination half-life(hours), T_{max}: time to peak plasma level(hours)

박해서 사용하는 경우에는 신생아 독성의 가능성도 있다.

triazolam은 임신 중의 투여가 기형유발 위험성이 최소한의 한도를 넘어간다는 연구결과[5]를 바탕으로 FDA 약물투여 위험 등급에서 X 등급으로 분류되었다.[81] 임신 1기에 triazolam에 노출된 100명 이상의 산모에 대한 추적연구에서는 5명에서 주요 기형발생이 확인되었다. 기형은 다지증extradigit과 구개수열, 난공원foramen ovale 불완전 폐쇄, 골반내 이소성 신장pelvic ectopic kidney, 심실중격결손, 폐동맥 협착증과 수두증이 동반된 심실중격결손 등으로 확인되었다.[82] 그러나 이 연구는 중도 탈락이 많았고, 기형의 종류가 다양하여 triazolam과의 인과성을 확인하기는 어려울 것으로 보인다.

X 등급으로 분류되는 flurazepam 또한 초기 연구에서 태아에 미치는 영향이 최소한을 초과하는 것으로 보고되었다.[81] 또한 신생아에서 금단성 경련이 발생하였다는 보고가 있었는데 이들 연구들은 자료의 질 문제와 clomipramine을 병용 투여하는 경우였으므로 직접적인 flurazepam과의 관련성을 확정하기에는 어려움이 있을 것으로 생각한다.

(2) non-benzodiazepine계 약물

buspirone의 임신 중 사용과 관련된 연구는 아직까지 제한적이다. 임신 1기에 buspirone을 복용한 16명의 산모를 대상으로 한 연구에서는 2건의 인공유산, 1건의 자궁내 사망, 12건의 정상 분만과 함께 유전적 질환인 낭포성 섬유증cystic fibrosis을 보인 태아가 출생하였다고 보고하였으나, 설문조사였던 관계로 미세기형이나 신경행동학적 증상에 대한 체계적인 조사는 시행할 수 없었다.[83] 5HT1A partial agonist인 항불안제 buspirone은 FDA 약물 투여 위험 등급에서 B 등급이므로 대부분 D 등급인 benzodiazepine계 항불안제의 대안으로 임신 중 사용할 수 있으나 치료효과가 benzodiazepine계 약물보다 서서히 나타나 급성기 불안 증상의 호전을 기대하기 어렵다는 것이 제한점이다.

non-benzodiazepine계 수면제인 zolpidem은 C 등급으로 분류되며, 현재까지 선천성 기형발생의 보고는 없었다. 임신 1기에 zolpidem에 노출된 18명의 산모에 대한 설문조사는 2건의 자연유산, 6건의 인공유산, 11건의 정상분만이었다.[79] 그러나 zolpidem의 배아나 태아에 미치는 영향에 대한 결론을 내리기에는 충분한 결과로 볼 수는 없으므로 추가적인 관찰이 필요할 것이다.

43.7 임신 중 정신과 질환에 따른 치료 전략

43.7.1 정신증

임신 전부터 오랜 기간 항정신병약물을 사용하고 있었던 환자인 경우에는 저용량의 항정신병약물을 사용할 수 있다. 소량의 유지용량을 오랜 기간 사용한 만성 정신증 환자가 갑자기 항정신병약물을 중단했을 때 심한 정신증 증상의 발현으로 증상을 치료하기 위해서 더 많은 용량의 약물이 투여될 수 있다. 따라서 만성 정신증의 임신 환자를 항정신병약물로 유지하는 것은 잠재적인 재발 후에 고용량 약물로 다시 치료하는 것을 피함으로써 전반적인 산전 약물 노출을 줄일 수 있는 이점이 있다.[84]

임신 중 정신증의 새로운 발병은 임신하지 않은 환자에서 행해지는 것과 비교하여 더욱 적극적인 감별진단이 필요하다. 임산부 정신 상태의 변화를 단지 임신한 후에 이차적으로 생기는 반응성 증세로 가볍게 취급해서는 안 된다. 가능한 한 즉시 입원하여 모든 필요한 진단검사를 통해서 뇌종양, 감염 등의 다른 기질적 원인을 배제하여야 한다.

현재까지 보고된 문헌에서 임신 중 고역가의 항정신병약물이 상대적으로 안전하다고 보고되고 있으나, 이러한 약물의 사용은 가능한 한 최소화하여야 한다. 출산 시에 항정신병약물에 노출된 경우, 신생아의 추체외로증상이 보고되었으나 진통이나 분만 직전에 항정신병약물을 중단해야 할 필요는 없다. 급히 약물을 중단하는 경우에 재발 위험이 높아지고, 출산 후 재발이 출산 몇 주 내에 일어날 수 있기 때문이다. 수유는 피하는 것이 좋다.

43.7.2 우울증

임신 중 주요우울증의 가장 적절한 치료 방식은 기존 장애의 심한 정도severity에 달려 있다. 임신 동안 생긴 경한 우울증에는 약물치료 대신 비약물치료만으로도 적절한 치료가 가능할 수 있다. 이러한 경우에는 항우울제를 투여하기보다는 인지치료나 대인관계치료가 도움이 될 수 있다. 비약물적 치료는 항우울제 복용 중에 임신을 원하는 경도나 중등도 우울삽화가 있는 환자에게 적절하다. 약물을 줄이거나 끊는 것이 이러한 환자에게는 도움을 줄 수 있다. 약물치료적 개입은 중등도에서 중증의 우울증이 있는 임신부에게 적절하다. 이러한 환자는 대개 식욕저하, 자살사고가 있거나 정신증의 증상을 가지고 있다. 우울증 환자의 약물치료는 가능한 한 최소 용량을 쓰는 것이 바람직하며 자살사고, 식욕 감퇴, 수면장애 등의 산모나 태아의 건강을 위협하는 증상이 심할 때에 사용해야 한다. 항우울제 중단과 관련하여 반복적인 주요우울증의 과거력을 가진 환자도 임신 시 항우울제를 계속 투여하는 것이 필요하다. 정신증 증상이 있는 환자는 전기경련치료나 입원치료를 적극적으로 고려해야 한다.

43.7.3 양극성장애

가장 적절한 치료방법의 선택은 각 환자의 증상의 심각도에 따라 달라진다. 양극성장애의 과거력이 있는 여성이 기분조절제로 유지요법을 하고 있는 동안에 임신을 원한다면 사전에 임신 계획을 세우고 환자의 병력에 대한 세밀한 평가를 통해 치료방침을 정해야 한다. 가족계획에 참여시키고 임신을 원하는 경우 적절히 도와주어야 한다. 한 번의 조증 삽화 후 완전 관해된 상태로 오랜 기간 안정적으로 유지되는 경우나 II형 양극성장애를 가진 여성에서는 임신 전에 약을 줄이거나 끊을 수 있다. 이때 기분조절제를 서서히 감량하면서 중단해야 하는 것이 재발방지에 도움이 된다. 잦은 조증이나 양극성장애의 우울증 삽화의 과거력을 가진 양극성장애 환자의 치료는 몇 가지 선택할 대안이 있다. 한 가지 방법은 임신 전에 기분조절제를 서서히 감량하면서 끊는 방법이며, 다른 하나는 임신이 확인될 때까지 약물사용을 지속하는 방법이다. 자궁-태반 혈액순환이 임신 후 2주까지는 형성되지 않아 태아에 약물이 노출될 위험이 적기 때문에 후자의 방법이 제안되었다. 가정용 임신진단 시약을 손쉽게 사용할 수 있고 임신 후 10일 정도에 임신 여부를 비교적 신속히 알 수 있기 때문에 약물을 신속하게 중단할 수 있다. 이 방법의 장점은 태아에 대한 약물 노출을 최소화하면서 임신 때까지 기분조절제에 의한 재발방지 효과를 극대화할 수 있다는 점이다. 그러나 임신 확인 시 약물을 갑작스럽게 중단해야 되므로 재발의 위험성을 높일 수 있다는 단점이 있다. 나이가 들어 임신을 원하는 여성인 경우에는 임신하기까지 걸리는 시간을 젊은 환자보다 더 예측하기 어렵기 때문에 임신을 확인할 때까지 기분조절제를 유지하는 것이 현명한 방법이다.

대부분의 잦은 심한 기분 삽화, 정신증 증세, 자살사고 등의 심한 양극성장애 병력을 가진 여성은 임신 전과 임신 중 기분조절제를 유지하는 것이 권장된다. 이러한 환자들이 약물을 중단하는 것은 임상 증상의 극심한 악화를 가져올 가능성이 크며 태아와 산모 모두에게 매우 위험할 수 있다. 따라서 기분조절제의 사용과 관계된 위험의 정도와 증상의 재발 위험성 및 재발 시 약물 투여의 증가로 인한 위험성에 대한 비교 설명과 함께 치료방법 선택에 대한 동의를 받는 것이 필요하다.

심한 양극성장애 환자는 입원이 필요하며 전기경련치료와 항정신병약물이나 clonazepam과 같은 부가약물의 사용이 필요할 수도 있다. 양극성장애의 과거력을 가진 환자에서 주산기의 재발률이 높기 때문에 출산 전후로 재발 예방을 위한 약물치료가 중요하다.

43.7.4 불안장애

공황장애 약물을 복용하면서 임신을 원하는 공황장애 환자는 약물을 서서히 감량하도록 권고되어야 한다. 급하게 공황장애 약물을 중단하는 것은 재발의 위험성 때문에 권장되지 않는다. 인지행동치료을 비롯한 비약물적 요법들은 약물을 중단하는 환자들에게 좋은 치료적 대안이 될 수 있으며 재발 시점을 늦출 수 있다.

약물의 감량 기간에 증상이 다시 생긴다면 SSRI나 benzodiazepine계 약물을 다시 시작하는 것이 필요하다. 임신 첫 3개월에 benzodiazepine계 약물의 사용과 관련하여 구개열의 위험이 있으므로 SSRI의 사용이 바람직하다. alprazolam이 공황장애에 흔히 쓰이는 benzodiazepine계 약물인데, 이 약물의 선천성 기형 유병률에 관한 체계적인 연구보고가 아직 부족한 실정이다. 흔히 임신 동안 alprazolam을 대체하기 위한 약물로는 clonazepam이 선호된다. clonazepam은 alprazolam에 비해 비교적 긴 반감기를 가지고 있어 불안증상의 반동 현상이 훨씬 적게 나타난다.

Sullivan 등[85]은 불안 초조의 증상이 너무 심해서 임신 초기이지만 항불안제를 써야 하는 임산부에게 clonazepam은 선천성 기형의 유발 가능성이 적다고 보고하였다.

강박장애 치료 시 임신 첫 3개월 동안 인지행동치료가 약물치료의 대안으로 고려되어야 한다. 임신 시 강박장애 약물치료에는 SSRI가 임신 첫 3개월 동안이나 특히 그 이후에 우선 고려할 수 있는 약물이다. SSRI가 많은 검증이 이루어졌으므로 1차 선택약물로 권장되지만 가능한 한 최소 용량으로 사용하여야 된다. 과거 치료력상 clomipramine이 효과적이었다면 사용될 수도 있다. clomipramine의 기형발생의 위험은 높지 않은 것으로 알려져 있다. 그러나 이 약물은 기립성 저혈압이나 신생아 간질을 일으켰다는 보고가 있으므로 이의 사용은 임신 중에는 가능하면 피하는 것이 좋다. 임신 3기에 환자가 benzodiazepine계 약물을 복용하였다면 신생아에서 금단 증상이 나타날 수 있기 때문에 임신 말기에 서서히 감량하여야 한다. 신생아 금단증상으로는 이자극성, 진전, 설사, 구토, 과다긴장성hypertonicity 등의 증세가 나타날 수 있다. 수유 중 benzodiazepine계 약물의 사용은 되도록 피해야 한다. 그러나 불안증상이 심하여 처방해야 할 경우 모유 수유의 중단을 권유하거나 영아로의 전달을 최소화하기 위해 alprazolam이나 lorazepam 같은 반감기가 짧은 약물을 최대한 단기간 사용하는 것을 원칙으로 한다.

43.8 위험-이득 평가 시 고려해야 할 사항

임신과 관련되어 밝혀진 사실은 다음과 같다. 첫째, 모든 임신 중 15%는 사산이고 7~15%는 조산이다. 사산이 아닌 태아 중 2~4%는 심한 기형을 가지고 태어나며, 12% 정도는 경한 기형을 가지고 있다. 그리고 모든 여성의 60% 이상은 적어도 한 가지 약물을 임신 중 복용한다는 사실이다. 둘째, 대부분의 여성은 임신 5~8주에 임신 사실을 알게 되는데, 이 시기는 향정신성 약물과 관계된 태아 기형의 위험 시기가 이미 지난 때이다. 그리고 임신은 정신질환을 예방하는 효과가 없다고 한다. 반면에 다음과 같은 사항은 확실한 단계는 아니지만 많은 자료가 가능성을 제시하고 있는 사항으로 임신과 관련되어 참조할 내용이다. 첫째, 주요우울증은 주산기 동안 발병률이 타 시기와 비교해서 비슷하다. 강박장애는 임신 기간에 시작하거나 악화될 수 있다. 정신증의 발병은 임신 기간 중 다양하다. 임신 기간 중 항정신병약물 용량을 낮추어야 한다는 보고는 아직까지 제한적이다. 둘째, 향정신성 약물의 태아 기형의 위험도는 역사적으로 과장된 경향이 있다. 모성의 정신질환이 치료되지 않으면 산과적 결과나 태아 발달에 부정적 영향을 줄 수 있다는 사실이다. 자궁 내에서 향정신성 약물에 노출되었을 때 장기간의 신경행동학적 영향은 아직 밝혀지지 않았다.

다음은 수유와 관련되어 밝혀진 사실이다. 첫째, 모든 여성의 60% 이상은 모유 수유를 계획하고 있으며 모든 육아 여성의 5~17%는 수유 동안 약물을 복용하고 있다는 사실이다. 그리고 육아 여성의 12~20%는 흡연가라고 한다. 둘째, 모유 수유는 영아에게 좋은 방식으로 대부분의 전문기관에서 지지하고 있다는 사실이다. 셋째, 산후기는 정신질환의 발생이나 재발에 매우 취약한 시기이다. 그리고 지금까지 조사된 모든 향정신성 약물은 모유로 분비된다고 한다. 반면에 다음과 같은 사항은 확실한 단계는 아니지만 많은 자료가 가능성을 제시하고 있는 사항으로 수유와 관련되어 참조해야 한다. 첫째, 치료되지 않은 모성 정신질환은 모자 간 애착 형성과 영아 발달에 부정적 영향을 끼친다. 둘째, 영아에 대한 향정신성 약물의 부정적인 영향은 아직까지 사례보고 수준이며 제한적이다. 셋째, 양육 영아의 향정신성 약물의 농도는 어머니의 상용 용량보다 적으며 태아기 노출보다 적다고 한다. 넷째, 향정신성 약물이 모유로 분비될 때 특정한 개별적인 시간 경과를 보이기 때문에 모유 수유를 지속하는 데 있어서 영아 노출을 최소화할 수 있는 여지가 있다. 마지막으로 모유 수유 시 향정신성 약물의 영아 노출로 인한 신경행동학적인 장기적 영향은 아직까지 밝혀지지 않았다.

43.9 결론

위험–이득 평가를 통해서 어머니와 영아 모두가 치료받지 않은 질병 상태가 초래할 나쁜 결과, 그리고 특정 발달 시기에 정신과 약물에 노출된 아이에 있을 수 있는 불리한 효과 등을 비교 검토해서 치료방침을 결정해야 한다. 어머니와 아이 모두 치료받지 않았을 때의 위험에 대해 환자와 함께 의논하고 동의하는 것 또한 중요하다.

약물 선택에서 가장 중요한 사항은 치료 병력이다. 만일 환자가 특정 약물에 긍정적인 반응을 보인 기록이 있다면, 새로운 약물은 임신 또는 수유 중에는 시작하지 말아야 한다. 만일 환자가 특정 약물을 임신 이전에 복용했고 효과가 있었다면, 그 약물을 계속 사용하거나 다시 사용하는 것이 더 바람직하다. 약물은 임신 안전성이 뛰어난 약물, 낮은 FDA 위험군에 속하는 약물, 대사물이 적은 약물, 부작용과 약물 상호작용이 거의 없는 약물이 선호된다.

정신과 의사가 잠재적인 약물 상호작용에 대해 마취과, 산부인과, 소아과 의사 모두와 함께 토론하는 것이 권장된다. 임신과 수유 동안의 치료 목표는 증상 소실이다. 최소한의 유효 용량이 치료 동안 유지되어야 하며, 임상의는 필요로 하는 용량이 임신 동안 변할 수 있다는 것을 잊지 말아야 한다. 잠재적인 신생아 금단증상withdrawal symptom과 출산 후의 모체 독성maternal toxicity을 최소화하기 위해 부작용과 혈장농도의 주의 깊은 관찰을 필요로 한다.

참고문헌

1. ACOG Committee on Practice Bulletin. ACOG Practice Bulletin: Clinical management guidelines for obstetrician-gynecologists number 92, April 2008 (replaces practice bulletin number 87, November 2007). Use of psychiatric medications during pregnancy and lactation. Obstetrics and gynecology 2008;111:1001-1020.

2. American Psychiatric Association. Diagnostic and Statistical Manual of Mental Disorders, 5th edition. Washington, DC: American Psychiatric Publishing; 2013.

3. Schatzberg AF, Nemeroff CB. Textbook of Psychopharmacology, 4th edition. Washington, DC: American Psychiatric Publishing; 2008.

4. Physicians' Desk Reference (PDR), 61st Edition. Montvale, NJ: Thomson Healthcare; 2007.

5. Hale TW. Medication and Mothers' Milk. Amarillo: Hale Publishing; 2012.

6. Bennet PN. Use of the monographs on drugs. Amsterdam: Elsevier; 1996.

7. Hale TW. Infant Risk Center Mobile Applications for Health Care Professionals. In: Texas Tech University Health Sciences Center; 2011.

8. Koren G, Pariente G. Pregnancy-Associated Changes in Pharmacokinetics and their Clinical Implications. Pharm Res. 2018;35(3):61.

9. Ilett KF, Kristensen JH. Drug use and breastfeeding. Expert Opinion on Drug Safety 2005;4:745-768.

10. 이수영, 임원정, 서호석, 정종현. 수유모에 대한 정신약물치료의 최신 지견. 대한정신약물학회지. 2013;24:115-123.

11. Andrade SE, Raebel MA, Brown J, et al: Use of antidepressant medications during pregnancy: a multisite study. Am J Obstet Gynecol. 2008;198(2):194.e1-194.e5.

12. Nulman I, Rovet J, Stewart DE, Wolpin J, Gardner HA, Theis JG, et al. Neurodevelopment of children exposed in utero to antidepressant drugs. N Engl J Med. 1997;336:258-262.

13. Oberlander TF, Reebye P, Misri S, et al: Externalizing and attentional behaviors in children of depressed mothers treated with a selective serotonin reuptake inhibitor antidepressant during pregnancy. Arch Pediatr Adolesc Med. 2007;161:22-29.

14. Product information. Paxil. GlaxoSmithKline, 2006.

15. Källén B, Otterblad Olausson P. Antidepressant drugs during pregnancy and infant congenital heart defect. Reprod Toxicol 2006;21:221-222.

16. Alwan S, Reefhuis J, Rasmussen SA, Olney RS, Friedman JM; National Birth Defects Prevention Study. Use of selective serotonin-reuptake inhibitors in pregnancy and the risk of birth defects. N Engl J Med 2007;356:2684-2692.

17. Louik C, Lin AE, Werler MM, Hernández-Díaz S, Mitchell AA. First-trimester use of selective serotonin-reuptake inhibitors and the risk of birth defects. N Engl J Med 2007;356:2675-2683.

18. Broy P, Bérard A. Gestational exposure to antidepressants and the risk of spontaneous abortion: a review. Curr Drug Deliv. 2010;7:76-92.

19. Costei AM, Kozer E, Ho T, Ito S, Koren G. Perinatal outcome following third trimester exposure to paroxetine. Arch Pediatr Adolesc Med 2002;156:1129-1132.

20. Chambers CD, Hernandez-Diaz S, Van Marter LJ, Werler MM, Louik C, Jones KL, et al. Selective serotonin-reuptake inhibitors and risk of persistent pulmonary hypertension of the newborn. N Engl J Med 2006;354:579-587.

21. Moses-Kolko EL, Bogen D, Perel J, Bregar A, Uhl K, Levin B, et al. Neonatal signs after late in utero exposure to serotonin reuptake inhibitors: literature review and implications for clinical applications. JAMA 2005;293:2372-2383.

22. Jankov RP, McNamara PJ. Inhaled nitric oxide therapy for persistent pulmonary hypertension of the newborn: when is it enough? J Crit Care 2005;20:294-295.

23. 정종현, 서호석, 임원정, 이수영. 임신 여성에서의 정신약물치료. 대한정신약물학회지. 2013;24:102-114.

24. Patil AS, Kuller JA, Rhee EH. Antidepressants in pregnancy: a review of commonly prescribed medications. Obstet Gynecol Surv. 2011;66(12):777-787.

25. Weissman AM, Levy BT, Hartz AJ, Bentler S, Donohue M, Ellingrod VL, et al. Pooled analysis of antidepressant levels in lactating mothers, breast milk, and nursing infants. The American journal of psychiatry 2004;161:1066-1078.

26. Lester BM, Cucca J, Andreozzi L, Flanagan P, Oh W. Possible association between fluoxetine hydrochloride and colic in an infant. Journal of the American Academy of Child & Adolescent Psychiatry 1993;32:1253-1255.

27. Brent NB, Wisner KL. Fluoxetine and carbamazepine concentrations in a nursing mother/infant pair. Clinical Pediatrics 1998;37:41-44.

28. Nielsen RE, Damkier P. Pharmacological treatment of unipolar depression during pregnancy and breast-feeding-a clinical overview. Nord J Psychiatry 2012;66:159-166.

29. Wisner KL, Perel JM, Findling RL. Antidepressant treatment during breast-feeding. The American journal of psychiatry 1996;153:1132-1137.

30. Epperson N, Czarkowski KA, Ward O'Brien D, Weiss E,

Gueorguieva R, Jatlow P, et al. Maternal sertraline treatment and serotonin transport in breast-feeding mother-infant pairs. The American journal of psychiatry 2001;158:1631-1637.

31. Hendrick V, Fukuchi A, Altshuler L, Widawski M, Wertheimer A, Brunhuber MV. Use of sertraline, paroxetine and fluvoxamine by nursing women. Br J Psychiatry 2001;179:163-166.

32. Misri S, Kim J, Riggs KW, Kostaras X. Paroxetine levels in postpartum depressed women, breast milk, and infant serum. J Clin Psychiatry 2000;61:828-832.

33. Rampono J, Kristensen JH, Hackett LP, Paech M, Kohan R, Ilett KF. Citalopram and demethylcitalopram in human milk: distribution, excretion and effects in breast fed infants. Br J Clin Pharmacol 2000;50:263-268.

34. Castberg I, Spigset O. Excretion of escitalopram in breast milk. J Clin Psychopharmacol 2006;26:536-538.

35. Ellingrod VL, Perry PJ. Venlafaxine: a heterocyclic antidepressant. Am J Hosp Pharm 1994;51:3033-3046.

36. Einarson A, Fatoye B, Sarkar M, Lavigne SV, Brochu J, Chambers C, et al. Pregnancy outcome following gestational exposure to venlafaxine: a multicenter prospective controlled study. Am J Psychiatry 2001;158:1728-1730.

37. Briggs GG, Freeman RK, Yaffe SJ. Drugs in Pregnancy and Lactation: A Reference Guide to Fetal and Neonatal Risk, 9th edition. Philadelphia, PA: Lippincott Williams & Wilkins; 2011.

38. Altshuler LL., Cohen L, Szuba MP, Burt VK, Gitlin M, Mintz J. Pharmacologic management of psychiatric illness during pregnancy: dilemmas and guidelines. Am J Psychiatry 1996;153:592-606.

39. Wisner KL, Perel JM, Wheeler SB. Tricyclic dose requirements across pregnancy. Am J Psychiatry. 1993;150:1541-1542.

40. The Bupropion Pregnancy Registry. Final report, 1 September 1997 through 31 March 2008. GlaxasoSmithKline, August 2008.

41. Cole JA, Modell JG, Haight BR, Cosmatos IS, Stoler JM, Walker AM. Bupropion in pregnancy and the prevalence of congenital malformations. Pharmacoepidemiol Drug Saf 2007;16:474-484.

42. Einarson A, Choi J, Einarson TR, Koren G. Incidence of major malformations in infants following antidepressant exposure in pregnancy: results of a large prospective cohort study. Can J Psychiatry 2009;54:242-246.

43. Figueroa R. Use of antidepressants during pregnancy and risk of attention-deficit/hyperactivity disorder in the offspring. J Dev Behav Pediatr 2010;31:641-648.

44. Chaudron LH, Schoenecker CJ. Bupropion and breastfeeding: a case of a possible infant seizure. J Clin Psychiatry 2004;65:881-882.

45. Warkany J. Teratogen update: lithium. Teratology 1988;38:593-597.

46. Jacobson SJ, Jones K, Johnson K, Ceolin L, Kaur P, Sahn D, et al. Prospective multicentre study of pregnancy outcome after lithium exposure during first trimester. Lancet 1992;339:530-533.

47. Davanzo R, Copertino M, De Cunto A, Minen F, Amaddeo A. Antidepressant drugs and breastfeeding: a review of the literature. Breastfeed Med 2011;6:89-98.

48. Dalens B, Raynaud EJ, Gaulme J. Teratogenicity of valproic acid. J Pediatr 1980;97:332-333.

49. Lammer EJ, Sever LE, Oakley GP Jr. Teratogen update: valproic acid. Teratology 1987;35:465-473.

50. Jentink J, Loane MA, Dolk H, Barisic I, Garne E, Morris JK, et al. Valproic acid monotherapy in pregnancy and major congenital malformations. N Engl J Med 2010;362:2185-2193.

51. Dichter MA, Brodie MJ. New antiepileptic drugs. N Engl J Med 1996;13;334:1583-1590.

52. Holmes LB, Baldwin EJ, Smith CR, Habecker E, Glassman L, Wong SL, Wyszynski DF. Increased frequency of isolated cleft palate in infants exposed to lamotrigine during pregnancy. Neurology 2008;70:2152-2158.

53. Ohman I, Vitols S, Tomson T. Lamotrigine in pregnancy: pharmacokinetics during delivery, in the neonate, and during lactation. Epilepsia 2000;41:709-713.

54. Page-Sharp M, Kristensen JH, Hackett LP, Beran RG, Rampono J, Hale TW, et al. Transfer of lamotrigine into breast milk. Ann Pharmacother 2006;40:1470-1471.

55. Nordmo E, Aronsen L, Wasland K, Smabrekke L, Vorren S. Severe apnea in an infant exposed to lamotrigine in breast milk. Ann Pharmacother 2009;43:1893-1897.

56. Ohman I, Vitols S, Luef G, Söderfeldt B, Tomson T. Topiramate kinetics during delivery, lactation, and in the neonate: preliminary observations. Epilepsia 2002;43:1157-1160.

57. Morrow J, Russell A, Guthrie E, Parsons L, Robertson I, Waddell R, et al. Malformation risks of antiepileptic drugs in pregnancy: a prospective study from the UK Epilepsy and Pregnancy Register. J Neurol Neurosurg Psychiatry 2006;77:193-198.

58. Vajda FJ, Hitchcock A, Graham J, O'Brien T, Lander C, Eadie M. The Australian Register of Antiepileptic Drugs in Pregnancy: the first 1002 pregnancies. Aust N Z J Obstet Gynaecol 2007;47:468-474.

59. Waldman MD, Safferman AZ. Pregnancy and clozapine. Am J Psychiatry 1993;150:168-169.

60. Di Michele V, Ramenghi L, Sabatino G. Clozapine and lorazepam administration in pregnancy. ur Psychiatry 1996;11:214.

61. Schenker S, Yang Y, Mattiuz E, Tatum D, Lee M. Olanzapine

transfer by human placenta. Clin Exp Pharmacol Physiol 1999;26:691-697.

62. Goldstein DJ, Corbin LA, Fung MC. Olanzapine-exposed pregnancies and lactation: early experience. J Clin Psychopharmacol 2000;20:399-403.

63. Biswas PN, Wilton LV, Pearcel GL, Freemantle S, Shakir SA. The pharmacovigilance of olanzapine: results of a post-marketing surveillance study on 8858 patients in England. J Psychopharmacol 2001;15:265-271.

64. Gardiner SJ, Kristensen JH, Begg EJ, Hackett LP, Wilson DA, Ilett KF, et al. Transfer of olanzapine into breast milk, calculation of infant drug dose, and effect on breast-fed infants. Am J Psychiatry 2003;160:1428-1431.

65. Gilad O, Merlob P, Stahl B, Klinger G. Outcome of infants exposed to olanzapine during breastfeeding. Breastfeed Med 2011;6:55-58.

66. Product information. Seroquel. AstraZeneca Pharmaceuticals, 2003

67. Rampono J, Kristensen JH, Ilett KF, Hackett LP, Kohan R. Quetiapine and breast feeding. Ann Pharmacother 2007;41:711-714.

68. Product information. Fanap. Vanda pharmaceuticals, 2009

69. Mackay FJ, Wilton LV, Pearce GL, Freemantle SN, Mann RD. The safety of risperidone: a post-marketing study on 7684 patients. Hum Psychopharmacol Clin Exp 1998;13:413-418.

70. Product information. Risperdal. Janssen, 2002

71. Product information. Geodon. Pfizer 2007

72. Schlotterbeck P, Saur R, Hiemke C, Grunder G, Vehren T, Kircher T, et al. Low concentration of ziprasidone in human milk: a case report. Int J Neuropsychopharmacol 2009;12:437-438.

73. Product information, Abilify. Otsuka America Pharmaceutical, 2004

74. Mendhekar DN, Sharma JB, Srilakshmi P. Use of aripiprazole during late pregnancy in a woman with psychotic illness. Ann Pharmacother 2006;40:575.

75. Mendhekar DN, Sunder KR, Andrade C. Aripiprazole use in a pregnant schizoaffective woman. Bipolar Disord 2006;8:299-300.

76. Koren G, Cohn T, Chitayat D, Kapur B, Remington G, Reid DM, et al. Use of atypical antipsychotics during pregnancy and the risk of neural tube defects in infants. Am J Psychiatry 2002;159:136-137.

77. Rumeau-Rouquette C, Goujard J, Huel G. Possible teratogenic effect of phenothiazines in human beings. Teratology. 1977;15:57-64.

78. Miklovich L, van den Berg BJ. An evaluation of the teratogenicity of certain antipsychotic drugs. Am J Obstet Gynecol. 1976;125:244-248.

79. Weinstock L, Cohen LS, Bailey JW, Blatman R, Rosenbaum JF. Obstetrical and neonatal outcome following clonazepam use during pregnancy: a case series. Psychother Psychosom 2001;70:158-62.

80. Lin AE, Peller AJ, Westgate MN, Houde K, Franz A, Holmes LB. Clonazepam use in pregnancy and the risk of malformations. Birth Defects Res A Clin Mol Teratol 2004;70:534-536.

81. Friedman JM, Little BB, Brent RL, Cordero JF, Hanson JW, Shepard TH. Potential human teratogenicity of frequently prescribed drugs. Obstet Gynecol 1990 ;75:594-5999.

82. Barry WS, St Clair SM. Exposure to benzodiazepines in utero. Lancet 1987;1(8547):1436-1437.

83. Wilton LV, Pearce GL, Martin RM, Mackay FJ, Mann RD. The outcomes of pregnancy in women exposed to newly marketed drugs in general practice in England. Br J Obstet Gynaecol 1998;105:882-889.

84. 최희연, 이수영, 서호석, 정종현, 임원정. 임신을 계획하는 여성의 정신약물치료 전략. 대한정신약물학회지. 2013;24:85-101.

85. Sullivan FM, McElhatton PR. A comparison of the teratogenic activity of the antiepileptic drugs carbamazepine, clonazepam, ethosuximide, phenobarbital, phenytoin, and primidone in mice. Toxicol Appl Pharmacol. 1977;40:365-378.

CHAPTER 44

자살 및
자해의 약물치료

전홍진 · 민성호

44.1 자살 및 자해의 현황

자살suicide은 2017년 현재 우리나라에서 암, 심장질환, 뇌혈관 질환, 폐렴에 이어 사망원인 중 5위를 차지하고 있다.[1] 10대부터 30대까지 사망원인 중에서는 1위이고, 40대와 50대의 사망원인 중 2위이다. 2017년 한 해 동안에만 12,463명이 자살로 사망하였다. 자살률은 2011년 인구 10만 명당 31.7명으로 가장 높았다가 매년 소폭 감소하고 있지만, OECD 국가 간 자살률 비교 시 OECD 평균 12.0명에 비해서, 한국은 2017년 현재 23.0명으로 두 번째로 높은 수준이다.[1] 특히 60대는 10만 명당 30.2명, 70대는 48.8명, 80대는 78.1명인데 외국에 비해서 노인 자살률이 매우 높은 특징을 보인다. 2006년 전국 정신질환실태 역학조사 연구에 의하면 전국민의 3.2%가 평생 한 번 이상의 자살시도를 경험한 적이 있으며, 1.1%는 2회 이상의 자살시도를 한 것으로 나타났다(그림 44.1). 이에 비해서 자해행동의 유병률이나 실태에 대해서는 연구된 바가 적다.

자살의 위험요인은 어릴 때부터 가지고 있었던 원위요인distal factor과 자살 전에 나타난 근위요인proximal factor으로 나누어 볼 수 있는데, 원위요인 중에는 세로토닌, 시상하부–뇌하수체 축의 신경생물학적 장애가 포함되어 있고, 근위요인에는 우울증 등 정신질환과 심한 통증을 동반한 신체질환이 포함되어 있다(표 44.1).[3] 이처럼 자살에는 생물정신사회적인 영향이 크게 작용하는데, 자살 전뿐 아

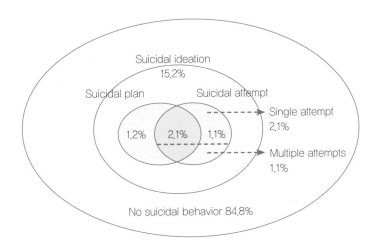

그림 44.1   전국 정신질환실태 역학조사에서 자살생각, 계획, 시도의 분포[2]

표 44.1 자살의 위험요인[3]

원위요인 (distal factor)	• 유전적인 영향 • 성격적인 특성(예 : 충동성, 공격성) • 태아 성장 및 출생 전후의 환경의 제한 • 어린 시절에 경험한 트라우마 사건 • 신경생물학적 장애(예 : 세로토닌 기능장애, 시상하부–뇌하수체 축의 과다활성)
근위요인 (proximal factor)	• 정신질환(특히 우울증) • 신체질환(특히 심한 통증을 동반) • 정신사회적 위기상황(예 : 사회경제적 수준이 급격히 추락하는 경우) • 자살에 이를 수 있는 수단을 쉽게 얻을 수 있는 경우(예 : 번개탄, 농약) • 자살 모델에 노출, 베르테르 효과(예 : 연예인 자살에 대한 상세한 보도)

표 44.2 정신건강 및 공공보건에서 자살예방의 근거중심적 전략[4]

강력한 근거	
건강관리적 접근	– 우울증의 치료(약물치료와 정신치료) – 지속적인 돌봄
공공보건적 접근	– 자살에 이를 수 있는 수단에 대한 접근 차단 – 학교 기반으로 한 보편적인 예방
추가 연구 필요	
건강관리적 접근	– 일차진료의에 대한 교육 – 일차진료에서의 선별
공공보건적 접근	– 게이트키퍼 교육 – 미디어에 대한 교육 – 인터넷 기반의 중재 – 전화상담서비스

니라 오랜 기간 진행된 신경생물학적 장애, 어린 시절의 트라우마, 성격적인 문제, 유전적인 문제 등 복합적인 요인이 작용하게 된다.

미국국립정신보건원National Institute of Mental Health, NIMH에 의하면 우울증을 포함한 정신질환이 자살의 중요한 위험 인자이며, 자살자 가운데 90% 이상에서 이를 나타낸다고 하였다. 특히 "자살이나 자살행동은 스트레스에 의한 정상적인 반응이 아니다."라고 명시하고 있다.[2] 자살은 세로토닌을 포함하여 신경전달물질이라고 불리는 뇌 내 화학물질의 변화와 관련이 있으며, 세로토닌의 저하는 우울증, 충동조절장애, 자살기도자, 자살사망자의 뇌에서 관찰된다고 하였다.

유럽의 근거중심 국가 자살예방 태스크포스Evidence-based National Suicide Prevention Taskforce in Europe, EESPP에서는 유럽 17개국의 29명의 자살예방전문가로 구성된 위원회에서 회의를 하고 기존의 문헌을 검토해서 의견을 정리해 발표하였다(표 44.2).[4] 여기에서 EESPP는 우울증의 약물 및 정신치료가 자살예방에 있어 강력한 근거를 가지고 있다고 하였다. 국가 자살예방의 원칙에서 자살예방계획은 일반 정신건강증진 계획과는 분리해서 독립적으로 재원을 마련해야 하지만, 서로 조화롭게 운영되어야 한다고 명시하였다.

자살이 어떠한 수단과 방법으로 행위자가 자신의 죽음을 초래할 의도를 가지고 스스로 목숨을 끊는 행위를 말한다면,[1] 자해self-injury는 죽음을 초래할 의도는 없이 자신의 몸에 상해를 가하는 것을 의미한다. 하지만 자살에 비해서 자해는 국가적인 통계가 마련되어 있지 않다. 다만 자살보다는 더 흔히 발생하는 것으로 알려져 있다.

44.2 약물치료의 종류

전기경련치료ECT가 심한 우울증, 조증, 정신병에서 자살충동을 빠르게 감소시키는 것으로 보고되었지만, 전기충격에 대한 두려움, 시술에 대한 근거 없는 편견, 법적인 규제, 전신마취를 적용해야 하는 데 대한 어려움, 전문인력의 필요 등으로 인해서 자살위험이 있는 경우에 쉽게 사용하기에 어려움이 있다.[5] 약물치료는 이에 비해서 적용하기에 쉽지만 자살위험을 감소시키는 것으로 입증된 약물은 lithium, clozapine, ketamine 등 소수의 약물에 그치고 있고,[6] 항우울제, 항전간제, 수면제 등은 오히려 자살위험을 증가시킬 수 있다는 결과도 보고되고 있다. 자살시도나 자살에 비해서 자해행동의 약물치료에 대해서는 잘 디자인된 연구가 적다.

44.2.1 항우울제

항우울제antidepressants가 자살위험성을 증가시키는지 또는 감소시키는지에 대해서 지난 10년이 넘는 동안 많은 논란이 있었다. 미국 FDA에서는 2006년 12월 13일부터 372

개의 이중맹검 무작위연구double-blind randomized placebo controlled trials, RCT에 포함된 99,839명을 대상으로 항우울제가 자살위험을 증가시키는지 평가하고 메타분석 연구를 진행하였다.[7] 연구에서 항우울제와 관련된 자살위험은 연령에 관계가 있는데, 특히 25세 미만의 청년에서 자살위험과 자살행동이 위약에 비해서 유의하게 증가하였다. 반대로 25~64세 사이에는 중립적이지만 자살생각에 도움이 될 수도 있을 것으로 분석이 되었고, 65세 이상에서는 자살위험과 자살행동의 위험을 감소시키는 데 도움이 될 수 있는 것으로 나타났다.

FDA에서는 2007년 5월 2일부터 항우울제 사용 시에 25세 미만에서 자살위험을 증가시킬 수 있다는 경고 블랙박스를 포함하도록 하였다(그림 44.2).[8] 또한 항우울제 사용 시에 모든 연령의 환자에서 자살위험에 대해서 평가 및 관찰이 필요하고, 가족들에게도 자살위험에 대한 설명과 관찰의 필요성에 대한 권고를 해야 한다는 내용을 포함하였다. FDA는 소아청소년에 대한 항우울제 사용을 다시 분석하여 자살생각, 자살행동, 또는 자살시도가 새로운 항우울제에서 4%로 위약군 2%보다 더 높게 발생한다고 하였다.[9]

하지만 이후 기분장애 환자의 항우울제 사용에 대한 대규모 추적관찰 연구에서 항우울제가 자살시도와 사망을

그림 44.2   미국 FDA의 항우울제와 자살경향성에 대한 경고 문구

Suicidality and Antidepressant Drugs: The U.S. Food and Drug Administration (FDA)[8]

Antidepressants increased the risk compared to placebo of suicidal thinking and behavior (suicidality) in children, adolescents, and young adults in short-term studies of major depressive disorder (MDD) and other psychiatric disorders. Anyone considering the use of [Insert established name] or any other antidepressant in a child, adolescent, or young adult must balance this risk with the clinical need. Short-term studies did not show an increase in the risk of suicidality with antidepressants compared to placebo in adults beyond age 24; there was a reduction in risk with antidepressants compared to placebo in adults aged 65 and older. Depression and certain other psychiatric disorders are themselves associated with increases in the risk of suicide. Patients of all ages who are started on antidepressant therapy should be monitored appropriately and observed closely for clinical worsening, suicidality, or unusual changes in behavior. Families and caregivers should be advised of the need for close observation and communication with the prescriber.

20% 정도 감소시킬 수 있다는 보고가 나오고,[10] 전역군인에 대한 대규모 우울증 연구에서 선택적 세로토닌 재흡수억제제SSRI가 모든 연령에서 자살시도 위험을 낮추는 것으로 나타났다.[11] 대규모 관찰연구에서 자살위험은 항우울제를 사용하는 환자에서 감소하며, 항우울제를 더 사용하는 지역에서 자살률이 오히려 낮음을 보고하였다. 따라서 항우울제가 소아청소년을 비롯한 전 연령의 우울증에서 자살위험을 낮추는 데 도움이 될 수 있지만, 주기적인 추적관찰과 자살위험의 평가가 필요하다고 할 수 있다.[9]

44.2.2 항정신병약물

치료저항성 조현병에 표준치료로 사용되고 있는 clozapine은 미국 FDA에서 자살위험을 가진 조현병 환자에 대한 항자살 치료로 승인되었다.[12] 이는 980명의 조현병과 조현정동장애 환자에 대한 2년에 걸친 무작위 전향적 연구인 InterSePT International Suicide Prevention Trial의 결과를 바탕으로 하였는데, 자살위험이 있는 조현병과 조현정동장애 환자에서 clozapine을 사용한 경우에 olanzapine과 비교할 때 자살위험이 유의하게 감소하고, 입원을 더 적게 하고, 항우울제를 덜 사용해도 되는 것으로 밝혀졌다.[13]

하지만 항정신병약물을 사용할 때 발생할 수 있는 추체외로계 부작용 중 하나가 정좌불능증akathisia인데 자살위험을 높일 수 있기 때문에 주의가 필요하다.[14] 정좌불능증은 안절부절agitation, 충동성, 우울증상을 유발할 수 있기 때문에 자살위험을 높일 수 있는 것으로 보인다.[15]

44.2.3 기분안정제

lithium이 자살과 자해를 예방하는 효과가 있다는 사실이 지난 40년 동안 일관되게 보고되었고, 최근의 메타 연구에서도 lithium의 자살예방 효과가 보고되었다.[16] 양극성장애 및 단극성 우울증에서 lithium이 자살의 위험을 낮추는 효과의 교차비odds ratio는 위약과 비교해서 0.13(95% CI=0.03~0.66)으로 나타났다.[17] 영국에서 전자의무기록을 이용한 연구에서 6,671명의 양극성장애 환자를 대상으로 lithium, valproate, olanzapine, quetiapine을 비교했을 때 lithium이 다른 약물에 비해서 자살과 자해의 위험을 유의하게 낮추는 것으로 보고되었다.[18] 양극성장애 환자에서 lithium을 갑자기 중단하는 경우에 자살사망의 위험성

이 9배 정도 증가하였다.[19] 따라서 양극성장애 환자에서 lithium 복용의 순응도를 높이는 것이 자살위험을 낮추는 데 매우 중요하다. lithium이 치료 저항성 우울증treatment-resistant depression에서도 자살의 위험을 낮춘다는 임상연구가 있다.[20] glycogen synthase kinase-3β(GSK-3β)가 뇌신경 내부에서 신호전달에 중요한 역할을 하는데, lithium에서 GSK-3β의 조절기능이 자살예방과 관련이 있을 가능성이 알려져 있다.[21]

44.2.4 ketamine, esketamine

ketamine은 ionotropic glutamatergic NMDAR(N-methyl-D-aspartate receptor) antagonist로 주요우울증 환자에게서 빠른 항우울 효과가 있다는 사실이 알려져 있었다. *Nature*에 발표된 Andy 등의 논문에 의하면 주요우울증 환자에서 ketamine을 정맥내 주사했을 때 2시간 내에 우울증상이 감소하고 2주까지 효과가 지속되었다.[22] ketamine의 빠른 항우울 효과는 뇌유래신경영양물질brain-derived neurotrophic factor, BDNF을 빠르게 합성하는 것과 관련이 있는 것으로 동물 모델에서 밝혀졌다(그림 44.3).[22,23] 이것은 ketamine이 NMDAR을 차단해서 eukaryotic elongation factor 2(eEF2)을 비활성화시키는 데 eEF2 kinase 차단이 빠른 항우울 효과를 가져오는 것에 기인한다.[22]

혈관내 ketamine 주사가 치료 저항성 우울증 환자에서 자살경향성을 감소시킨다는 사실이 밝혀졌다.[24] 그런데 ketamine이 우울증 환자에서 자살생각을 호전시키는 것은 우울이나 불안을 감소시키는 것과 관계는 있지만 연관 없이도 일어나는 것으로 보고되었다.[25] 하버드대 매사추세츠 종합병원MGH에서 연구 당시에 3개월 이상의 자살생각을 가지고 있는 주요우울증 환자에서 3주간 0.5mg/kg의 ketamine을 혈관내 주입하고 그 후 나머지 3주간 0.75mg/kg의 ketamine을 주입하는 연구를 진행하였다. 이 중 50%의 주요우울증 환자에서 자살생각이 관해되었고 빠르게 감소되는 결과를 보고하였다.[26] 이후 주요우울증에서 기존에 없는 항자살약물anti-suicidal drug의 개발 가능성에 대해서 주목을 받게 되었다.

esketamine은 ketamine의 거울상이성질체enantiomer로, glutamate NMDAR에 대한 결합력이 ketamine의 약 4배에 달하는 것으로 보고되었다. esketamine은 현재 비강에 분무하는 형태로 개발되었는데 ketamine과 유사하게 주요우울증 환자에 대한 항우울 효과와 항자살 효과가 있는 것으로 밝혀졌다. 미국 FDA에서 'breakthrough therapy'로 지정되었고, 치료 저항성 우울증 치료제로 2019년 3월에 허

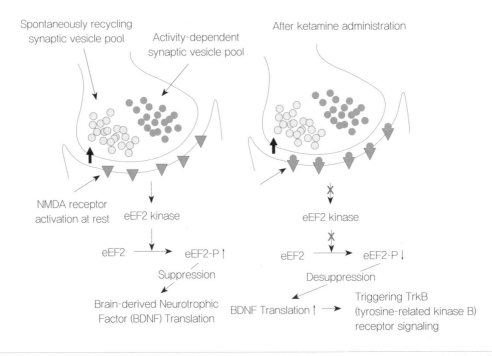

그림 44.3 Action of Ketamine on Glutamatergic Signaling at Rest and the Regulation of BDNF Translation에 대한 모델[23]

가를 받았다.[27] 비강분무형 esketamine에 대한 이중맹검 무작위 위약 대조군 연구에 의하면 84mg을 4주간 일주일에 2회씩 투여하였을 때, 투여 후 4시간 뒤와 24시간 뒤에 유의하게 자살생각의 감소가 관찰되었고, 우울증상의 개선효과도 유의하게 큰 것으로 보고되었다. 하지만 25일 뒤에는 자살생각의 감소가 위약군과 차이가 없었다.[28]

하지만 ketamine이나 esketamine은 주요우울증 이외에 양극성장애 환자에서는 자살생각을 유의하게 감소시키지 못하는 것으로 나타났고,[29] 적응장애나 성격장애를 가진 환자를 대상으로는 연구된 바가 없다. esketamine의 투여중에 나타난 부작용 중 가장 흔한 것은 구역질, 어지러움, 해리증상, 유쾌하지 않은 맛, 두통으로 보고되었다.[28] 또한 ketamine이 의존성을 일으킬 가능성이 있지만, 최근 연구에 의하면 알코올의존 환자에서 재발률을 감소시키는 데 도움이 된다는 보고도 있다.[30]

ketamine에 대한 이와 같은 우려에도 불구하고 자살에 의한 개인, 가족, 국가적인 손실과 트라우마는 매우 심각하다. 자살시도 및 자살사망은 주요우울증과 밀접하게 관련되어 있으며,[2] 자살사망자의 10~20배에 달하는 자살시도가 매년 발생하고 있다.[31,32] 이 때문에 ketamine이 자살의 가장 중요한 원인인 우울증에서 효과가 있다는 사실은 향후 정신의학의 임상에서 매우 중요한 발전을 가져올 수 있을 것으로 기대된다.

44.3 결론

자살은 2017년 현재 우리나라에서 사망 원인의 5위를 차지하고 있고, 10대부터 30대까지 사망원인 중 1위일 정도로 중요한 사회적 문제이다. 자살은 우울증과 밀접한 관련이 있고,[2] 자살시도 환자에 대한 응급실 연구에서도 주요우울증이 가장 흔한 동반질환으로 나타났다.[33] 하지만 자살은 약물치료만으로 예방할 수 없으며 환자가 가진 자살생각과 동반된 우울감에 대한 깊이 있는 이해, 신뢰를 바탕으로 한 의사-환자관계, 가족에 대한 설명과 협력, 정신치료적 접근 등 다양한 측면에서의 치료가 반드시 동반되어야 한다. 정신치료가 자살시도를 효과적으로 감소시키는 데 도움이 된다는 보고가 있다.[34]

항우울제는 FDA에서 25세 미만에서의 사용이 자살위험을 증가시킨다고 블랙박스로 경고하고 있지만 도움이 된다는 보고도 있다. 항우울제가 우울증에서 자살위험을 낮추는 데 도움이 될 수 있지만, 주기적인 추적관찰과 자살위험도 평가가 필요하다. clozapine은 난치성 조현병 환자에서 lithium은 양극성장애 환자에서 자살을 예방하는 데 효과가 있다고 일관되게 보고되었다. ketamine 또는 esketamine은 주요우울증 환자에서 빠른 항우울 효과와 자살생각을 감소시키는 효과로 주목을 받고 있다. 향후 이에 대한 지속적인 연구가 필요하다. 자살예방은 정신의학에서 중요한 미충족 수요이다. 향후 이에 대한 약물 및 다양한 치료에 대한 근거중심적 연구가 필요하다.

참고문헌

1. 통계청. 2017년 사망원인 통계 결과. 대전: 통계청 2017.
2. 진홍진. 우울증과 자살. J Korean Med Assoc 2011;54:370-375.
3. Hawton K, van Heeringen K. Suicide. Lancet 2009;373:1372-1381.
4. Zalsman G, Hawton K, Wasserman D, van Heeringen K, Arensman E, Sarchiapone M, et al. Evidence-based national suicide prevention taskforce in Europe: A consensus position paper. Eur Neuropsychopharmacol 2017;27:418-421.
5. Fink M, Kellner CH, McCall WV. The role of ECT in suicide prevention. J ECT 2014;30:5-9.
6. Al Jurdi RK, Swann A, Mathew SJ. Psychopharmacological Agents and Suicide Risk Reduction: Ketamine and Other Approaches. Curr Psychiatry Rep 2015;17:81.
7. Stone M, Laughren T, Jones ML, Levenson M, Holland PC, Hughes A, et al. Risk of suicidality in clinical trials of antidepressants in adults: analysis of proprietary data submitted to US Food and Drug Administration. BMJ 2009;339:b2880.
8. (FDA) USFDA. Antidepressant Use in Children, Adolescents, and Adults http://wayback.archive-it.org/7993/20161022163803/http://www.fda.gov/Drugs/DrugSafety/InformationbyDrugClass/ucm096273.htm. New

Hampshire U.S. Food & Drug Administration (FDA) 2007.

9. Simon GE. The antidepressant quandary--considering suicide risk when treating adolescent depression. N Engl J Med 2006;355:2722-2723.

10. Leon AC, Solomon DA, Li C, Fiedorowicz JG, Coryell WH, Endicott J, et al. Antidepressants and risks of suicide and suicide attempts: a 27-year observational study. J Clin Psychiatry 2011;72:580-586.

11. Gibbons RD, Brown CH, Hur K, Marcus SM, Bhaumik DK, Mann JJ. Relationship between antidepressants and suicide attempts: an analysis of the Veterans Health Administration data sets. Am J Psychiatry 2007;164:1044-1049.

12. Hogan MF. Increasing the Use of Lithium and Clozapine in US Suicide Prevention-Reply. JAMA Psychiatry 2017;74:423-424.

13. Meltzer HY, Alphs L, Green AI, Altamura AC, Anand R, Bertoldi A, et al. Clozapine treatment for suicidality in schizophrenia: International Suicide Prevention Trial (InterSePT). Arch Gen Psychiatry 2003;60:82-91.

14. Tondo L, Ghiani C, Albert M. Pharmacologic interventions in suicide prevention. J Clin Psychiatry 2001;62 Suppl 25:51-55.

15. Hansen L, Kingdom D. Akathisia as a risk factor for suicide. Br J Psychiatry 2006;188:192.

16. Smith KA, Cipriani A. Lithium and suicide in mood disorders: Updated meta-review of the scientific literature. Bipolar Disord 2017;19:575-586.

17. Bastiampillai T, Sharfstein SS, Allison S. Increasing the Use of Lithium and Clozapine in US Suicide Prevention. JAMA Psychiatry 2017;74:423.

18. Hayes JF, Pitman A, Marston L, Walters K, Geddes JR, King M, et al. Self-harm, Unintentional Injury, and Suicide in Bipolar Disorder During Maintenance Mood Stabilizer Treatment: A UK Population-Based Electronic Health Records Study. JAMA Psychiatry 2016;73:630-637.

19. Tondo L, Baldessarini RJ, Hennen J, Floris G, Silvetti F, Tohen M. Lithium treatment and risk of suicidal behavior in bipolar disorder patients. J Clin Psychiatry 1998;59:405-414.

20. Cipriani A, Girlanda F, Agrimi E, Barichello A, Beneduce R, Bighelli I, et al. Effectiveness of lithium in subjects with treatment-resistant depression and suicide risk: a protocol for a randomised, independent, pragmatic, multicentre, parallel-group, superiority clinical trial. BMC Psychiatry 2013;13:212.

21. Malhi GS, Das P, Outhred T, Irwin L, Morris G, Hamilton A, et al. Understanding suicide: Focusing on its mechanisms through a lithium lens. J Affect Disord 2018;241:338-347.

22. Autry AE, Adachi M, Nosyreva E, Na ES, Los MF, Cheng PF, et al. NMDA receptor blockade at rest triggers rapid behavioural antidepressant responses. Nature 2011;475:91-95.

23. Kavalali ET, Monteggia LM. Synaptic mechanisms underlying rapid antidepressant action of ketamine. Am J Psychiatry 2012;169:1150-1156.

24. Price RB, Nock MK, Charney DS, Mathew SJ. Effects of intravenous ketamine on explicit and implicit measures of suicidality in treatment-resistant depression. Biol Psychiatry 2009;66:522-526.

25. Ballard ED, Ionescu DF, Vande Voort JL, Niciu MJ, Richards EM, Luckenbaugh DA, et al. Improvement in suicidal ideation after ketamine infusion: relationship to reductions in depression and anxiety. J Psychiatr Res 2014;58:161-166.

26. Ionescu DF, Swee MB, Pavone KJ, Taylor N, Akeju O, Baer L, et al. Rapid and Sustained Reductions in Current Suicidal Ideation Following Repeated Doses of Intravenous Ketamine: Secondary Analysis of an Open-Label Study. J Clin Psychiatry 2016;77:e719-725.

27. Molero P, Ramos-Quiroga JA, Martin-Santos R, Calvo-Sanchez E, Gutierrez-Rojas L, Meana JJ. Antidepressant Efficacy and Tolerability of Ketamine and Esketamine: A Critical Review. CNS Drugs 2018.

28. Canuso CM, Singh JB, Fedgchin M, Alphs L, Lane R, Lim P, et al. Efficacy and Safety of Intranasal Esketamine for the Rapid Reduction of Symptoms of Depression and Suicidality in Patients at Imminent Risk for Suicide: Results of a Double-Blind, Randomized, Placebo-Controlled Study. Am J Psychiatry 2018;175:620-630.

29. Grunebaum MF, Ellis SP, Keilp JG, Moitra VK, Cooper TB, Marver JE, et al. Ketamine versus midazolam in bipolar depression with suicidal thoughts: A pilot midazolam-controlled randomized clinical trial. Bipolar Disord 2017;19:176-183.

30. McAndrew A, Lawn W, Stevens T, Porffy L, Brandner B, Morgan CJ. A proof-of-concept investigation into ketamine as a pharmacological treatment for alcohol dependence: study protocol for a randomised controlled trial. Trials 2017;18:159.

31. Jeon HJ, Lee JY, Lee YM, Hong JP, Won SH, Cho SJ, et al. Unplanned versus planned suicide attempters, precipitants, methods, and an association with mental disorders in a Korea-based community sample. J Affect Disord 2010;127:274-280.

32. Jeon HJ, Lee JY, Lee YM, Hong JP, Won SH, Cho SJ, et al. Lifetime prevalence and correlates of suicidal ideation, plan, and single and multiple attempts in a Korean nationwide study. J Nerv Ment Dis 2010;198:643-646.

33. 전홍진. 우울증과 자살 역학연구. J Korean Med Assoc 2012;55:322-328.

34. Calati R, Courtet P. Is psychotherapy effective for reducing suicide attempt and non-suicidal self-injury rates? Meta-analysis and meta-regression of literature data. J Psychiatr Res 2016;79:8-20.

CHAPTER 45

신경정신약물의 주요 부작용 및 예방

문은수 · 권영준

45.1 신경정신약물의 부작용 분류

신경정신약물은 도파민, 아세틸콜린, 노르아드레날린, 히스타민, 세로토닌 등의 다양한 신경전달물질의 수용체에 작용하는 특성들을 가지고 있다. 이 약물들은 각 수용체에 작용하여 치료효과 이외에 다양한 부작용을 일으킬 수 있으며, 이러한 신경정신약물은 약동학적 특성에 따라 부작용을 분류해볼 수 있다(표 45.1). 또한 신경정신약물이 작용하는 인체기능에 따라 다른 부작용이 발생하므로 이러한 기준으로도 부작용을 분류해볼 수 있다(표 45.2).

표 45.1 신경정신약물의 약동학적 특성과 관련된 부작용 종류

부작용 기전	관련 부작용
항도파민성 작용	추체외로증상 : 파킨슨 유사증상, 급성 근긴장, 정좌불능, 지연성 운동장애, 항정신병약물/신경이완제 악성증후군
	내분비이상 : 고프로락틴혈증, 유즙분비, 생리불순, 무월경, 성욕저하
항콜린성 작용	입마름, 코막힘, 안구건조, 시야흐림, 협우각 녹내장, 변비, 장폐색, 배뇨곤란, 지루, 역행성 사정, 졸림, 빈맥, 집중력저하, 기억력저하, 혼동
항아드레날린성 작용	기립성 저혈압, 어지러움, 반사빈맥, 졸림
항히스타민성 작용	졸림, 체중증가
세로토닌성 작용	정좌불능, 초조, 불안, 설사, 두통, 불면, 졸음, 오심, 구토, 성기능장애

표 45.2 인체기능에 따른 신경정신약물의 부작용 종류

인체기능	관련 부작용
소화기계 부작용	위장관계 부작용, 간기능저하, 담즙정체성 황달, 췌장염
심혈관계 부작용	기립성 저혈압, 혈압상승, 부정맥 발생, QT 간격 연장
호흡기계 부작용	기관지분비물 감소, 천식 악화
혈액학적 부작용	백혈구증가증, 백혈구감소증, 호중구감소증, 무과립구증, 혈소판감소증, 범혈구감소증
신장 부작용	신기능저하, 물중독, 항이뇨호르몬분비이상증후군
내분비대사계 부작용	갑상선기능저하, 고프로락틴혈증, 체중증가, 혈당증가, 이상지질혈증, 대사증후군
비뇨기계 부작용	배뇨곤란
생식기계 부작용	성기능장애, 다낭성 난포 증후군
피부과적 부작용	발진, 여드름, 탈모, 광과민성 피부, 피부색소침착
안과적 부작용	시야 흐림, 복시, 협우각 녹내장, 망막색소침착, 눈부심
신경계 부작용	이상운동증, 떨림, 경련, 두통, 어지럼증
정신과적 부작용	불안, 무감동 증후군, 자살충동, 수면변화, 식이변화, 기억력저하

45.2 신경정신약물의 주요 부작용

45.2.1 추체외로증상

추체외로증상은 도파민 수용체 길항효과를 가진 항정신병약물이 nigrostriatal 도파민 신경회로에 작용하여 발생하게 된다. 추체외로증상에는 파킨슨 유사증상, 급성 근긴장, 정좌불능, 지연성 운동장애, 악성증후군이 있다.[1] 추체외로증상은 정형 항정신병약물에 의해 흔히 발생하였으나 도파민 길항효과 외에 세로토닌 길항효과를 가진 비정형 항정신병약물에서는 추체외로증상의 발생이 감소하였다.[2] 추체외로증상의 빈도는 약물 종류와 용량 등의 치료 상황에 따라 다를 수 있으나 정형 항정신병약물 데포 제제를 사용할 때는 추체외로증상이 약 1/3에서 발생하였고, 비정형 항정신병약물인 olanzapine의 경우에는 약 8%에서 발생하였다.[3] 비정형 항정신병약물 중에서는 risperidone이나 amisulpride와 같은 약물들이 olanzapine보다 추체외로증상 발생빈도가 높다.[3]

(1) 파킨슨 유사증상

파킨슨 유사증상pseudoparkinsonism은 마치 파킨슨병이 있는 것과 같이 근육강직이 오거나 떨림, 운동완서, 보행장애, 가속보행, 무표정, 침흘림 등이 나타나는 것을 말한다. 이러한 부작용은 대개 치료 시작 후 1주 이내에 발생한다.[4] 노인 환자들에게 이러한 부작용이 나타나게 되면 자신이 파킨슨병이 온 것이 아닌가 걱정하여 신경과 진료를 받기도 한다. 그러므로 부작용 발생 유무를 세심하게 관찰하고, 부작용이 발생하더라도 조절 가능한 것임을 미리 교육하고 안심시켜주는 것이 필요하다. 부작용이 나타나게 되면 약의 용량을 감량하거나 이러한 부작용이 적은 약물로 교체해볼 수 있다. 또한 benztropine과 trihexyphenidyl과 같은 항콜린성 제제를 사용하여 부작용을 경감시킬 수 있는데, 항콜린성 제제의 용량을 많이 사용해야 하는 경우에는 항콜린성 부작용의 발생 가능성도 주의 깊게 살펴야 한다. 때로는 도파민의 분비를 증가시키는 amantadine이나 도파민 효현제인 bromocriptine이 사용되기도 한다.

(2) 급성 근긴장

급성 근긴장acute dystonia은 갑자기 근육긴장도가 증가되는 현상이 나타나는 것을 말한다. 급성 근긴장은 약물투여 후 수 시간에서 수 일 이내에 발생하는 경우가 많으며, 치료가 1주 이상 경과한 경우에는 드문 편이다.[5] 급성 근긴장은 시간이 지날수록 감소하는 경향이 있으므로 부작용이 심하지 않은 경우에는 경과를 지켜볼 수 있다. 급성 근긴장은 나타나는 근육의 부위에 따라 다양한 형태로 표현될 수 있다. 눈 주위 근육일 경우에는 눈을 치켜뜨게 되는 현상(안구운동발작, oculogyric crisis)이 생길 수 있고, 혀 근육일 경우에는 발음이 어눌해지거나 삼키는 것이 어려워질 수 있으며, 목 근육일 경우에는 목이 돌아가는 느낌이 있을 수 있고, 허리 근육에 발생하면 몸이 뒤로 젖혀지는 후궁반장opisthotonus이 나타날 수도 있다.[5,6] 후두에 급성 근긴장이 발생하게 되면 후두 경련laryngeal spasm을 일으켜 호흡이 어려워져 응급처치가 필요할 수도 있다. 또한 침대 생활을 계속해야 하는 환자들의 경우에는 삼킴곤란으로 인해 흡인성 폐렴으로 이어지는 경우가 있으므로 주의가 필요하다. 처음 급성 근긴장 부작용이 나타나면, 환자들과 가족들은 놀라서 응급실을 찾기도 한다. 이러한 부작용은 환자를 매우 두렵게 하여 약물 순응도를 떨어뜨릴 수 있으므로 임상가의 세심한 관심이 필요하다. 그중 안구운동발작이나 후궁반장은 비정형 항정신병약물을 사용하게 되면서 많이 감소하였다. 비정형 항정신병약물을 사용하는 환자들은 대개 비교적 경한 형태의 급성 근긴장만을 경험한다. 급성 근긴장이 발생하면 벤조디아제핀 계열의 lorazepam과 diazepam을 사용해볼 수 있다.[7] 벤조디아제핀 계열의 약물을 주사제제로 사용할 경우에는 호흡 억제가 발생할 수 있으므로 활력징후를 자주 확인하여야 한다. 그 외에도 benztropine과 trihexyphenidyl과 같은 항콜린성 제제를 사용하여 부작용을 경감시킬 수 있다.[7]

(3) 정좌불능

정좌불능akathisia은 안절부절못하며 가만히 한곳에 앉아 있지 못하거나 가만히 누워 있지 못하는 증상을 말한다. 앉아 있으면 의자를 흔들거나, 앉았다 일어나기를 반복하기도 한다. 증상이 심할 경우에는 죽고 싶을 정도라고 표현하는 경우도 있으며, 때로는 이러한 증상으로 인해 환자들이 공격적으로 변하기도 한다. 정좌불능은 남성보다는 여성에서 더 흔히 나타난다. 그리고 다리 부위에 발생하는 경우가 많으나 팔에도 이러한 증상이 나타날 수 있다. 이러한 부작용은 약물치료 시작 이후 수 시간이나 수일 이내에 발생하는 경우가 많다.[8] 정좌불능은 마치 불안이나 초조 상태와 비슷해 보일 수 있으며, 정좌불능이 생겨서 그로 인해 환자들이 불안해하기도 한다. 불안, 초조 상태와 정좌불능을 혼동하는 경우에는 부작용을 일으킨 약물을 오히려 증량하여 정좌불능이 더 심해지게 만들기도 한다. 정좌불능은 환자에게 고통과 불편감을 주고 약물 순응도에 부정적인 영향을 준다. 따라서 이러한 부작용의 발생유무를 세심하게 관찰하고 적극적으로 조절해줄 필요가 있다. 정좌불능이 발생한 경우에는 베타차단제인 propranolol을 우선적으로 사용한다.[8] 베타차단제가 효과가 없으면 벤조디아제핀 계열의 약물이나 항콜린성 제제, amantadine, clonidine을 사용해볼 수 있다.[8] 이러한 치료 이후에도 부작용이 지속되면, 약물 감량이나 약물 교체를 시도할 필요가 있다.

(4) 지연성 운동장애

지연성 운동장애tardive dyskinesia는 약물을 사용한 이후 오랜 시간이 지난 이후에 반복적이고 불수의적인 운동 이상이 나타나는 경우를 말한다. 주로 혀나 입 또는 턱과 같이 얼굴에 나타나는 경우가 많으며, 혀를 돌리거나 날름거리며, 볼을 부풀리거나 입술을 오므리기도 하고, 입맛을 다시기도 한다. 껌을 씹는 듯한 모습을 보이기도 하며, 턱을 좌우로 움직이거나, 눈을 깜박이거나 얼굴을 찡그리기도 한다. 손이나 발을 움직이거나 몸을 흔들거나 몸이 뒤틀리는 증상이 있기도 한다. 지연성 운동장애는 정형 항정신병약물로 1년 치료 시 4~8%에서 발생하며, 이후 약물치료 기간이 길어질수록 발생률이 증가한다.[9] 정형 항정신병약물에서는 장기간 약물을 복용하는 환자의 약 20%에서 발생하였다.[3] 비정형 항정신병약물에서는 지연성 운동장애가 정형 항정신병약물에 비해 약 10배 감소하였으며, 비정형 항정신병약물인 olanzapine에서는 약 3%에서 지연성 운동장애가 발생하였다.[3,9] 지연성 운동장애는 약물을 중단하면 호전될 수도 있지만, 비가역적으로 지속되는 경우가 있다. 따라서 가능한 한 부작용이 발생하는 초기에 발

견하여 약물을 조절해주는 것이 중요하다. 지연성 운동장애의 위험인자로는 추체외로증상의 존재, 항정신병약물의 장기 사용과 고용량 사용 외에도 노인, 여성, 뇌손상 환자, 당뇨 환자, 기분장애 환자 등이 있다.[9] 지연성 운동장애가 발생하면, 우선 해당 약물의 용량을 줄이거나 약물을 중단하는 것이 좋다. 그러나 항정신병약물을 갑자기 끊었을 때 오히려 악화되는 경우도 있고, 항파킨슨 약물을 사용하였을 때 증상이 악화되는 경우도 있으므로 주의할 필요가 있다. 또한 지연성 운동장애의 발생률이 낮은 clozapine 등의 항정신병약물로 교체해볼 수 있다.[9,10] 그 외에도 벤조디아제핀 계열의 약물과 항콜린성 약물이 시도되기도 하며, 비타민 E와 같은 항산화 효과가 있는 약물을 투여해보기도 하지만 효과는 확실하지 않다.[9]

(5) 항정신병약물/신경이완제 악성증후군

신경이완제 악성증후군neuroleptic malignant syndrome, NMS은 추체외로증상이 아주 심할 때에 나타나는 부작용이다.[1,11,12] 심한 근육강직 외에도 자율신경계가 불안정해져서 체온조절이 되지 않고 혈압이 불안정해지며, 땀을 많이 흘리고 호흡도 빨라진다. 의식수준도 변할 수 있어 섬망이나 혼수상태가 되기도 한다. 혈액학적 검사상 백혈구 수가 증가하고, 근육강직으로 인해 근육이 손상되어 creatinine phosphokinase(CPK)가 증가하며, myoglobinuria가 생겨 급성 신부전이 올 수 있다.[12] NMS는 발생빈도가 흔하지는 않지만, 발생하게 될 경우 치명적일 수 있다. 시기적으로는 약물치료 후 4주 이내에 일어나는 경우가 많다. NMS는 항정신병약물로 치료받는 환자의 약 1%에서 발생하였고, 최근에는 비정형 항정신병약물을 주로 사용하면서 빈도가 약 0.1%로 많이 줄었다.[13-15] NMS의 위험인자로는 고역가 약물 사용, 고용량 사용, 약물 용량의 빠른 증량, 근육주사, 탈수, 영양결핍, 알코올 급성중독, lithium 병용 사용, 항콜린성 제제 병용 사용, 산후 시기, 기분장애, 기질성 뇌질환 등이 알려져 있다.[12] NMS는 빨리 알아차리는 것이 가장 중요하며, 적절한 응급치료가 빨리 적용되느냐가 중요한 예후인자이다. NMS를 발견하는 즉시 원인약물을 중단하고, 수액을 공급하며, 체온을 조절하고, 전해질 이상과 산-염기 불균형을 교정해야 한다.[12] 그리고 심장기능, 호흡기능, 신장기능의 이상유무를 관찰해야 한다. 벤

조디아제핀 계열의 약물과 항콜린성 제제가 catatonia와 추체외로증상을 조절하는 데 도움이 될 수 있다.[12] 경우에 따라서는 고용량의 벤조디아제핀계 약물을 정맥주사로 사용하는 것이 필요하나 이 경우에는 호흡 억제의 위험성을 주의해야 한다.[12] 이후에도 부작용이 조절되지 않을 때에는 도파민의 분비를 증가시키는 amantadine이나 도파민 효현제인 bromocriptine이 사용되기도 한다.[12] 40℃ 이상의 고열이 있고, 부작용이 아주 심한 경우에는 근육깅직을 치료하기 위해서 dantrolene과 같은 근육이완제를 2~3mg/kg으로 정맥주사로 사용하기도 한다.[12] NMS가 회복된 이후에는 기존에 사용하던 항정신병약물보다는 다른 약물로 교체하는 것이 좋다. 다른 약물에 효과가 없어서 기존의 약물을 다시 사용할 수밖에 없는 경우라면, 용량조절에 매우 신경을 써야 한다. 그리고 교정 가능한 위험요소를 제거하여 이러한 부작용이 다시 발생하지 않도록 주의해야 한다.

45.2.2 프로락틴 증가

프로락틴의 분비는 도파민에 의해 억제되고, 세로토닌에 의해 촉진된다. 따라서 도파민 수용체 차단제는 프로락틴의 분비를 증가시킬 수 있다. 프로락틴의 증가는 여성의 경우 무월경, 월경불순, 유즙분비galactorrhea, 유방확대, 성기능저하를 유발할 수 있으며, 남성의 경우에도 유방비대나 성욕저하 또는 발기부전, 성기능저하를 일으킬 수 있다. 프로락틴 증가가 장기적으로 지속될 경우 여성호르몬이 감소할 수 있고, 나아가 골다공증을 일으킬 위험성이 증가하게 된다. 프로락틴의 증가는 동일한 약물 용량을 사용하더라도 남성보다 여성에서 흔하다. 정형 항정신병약물을 복용하는 여성 환자의 약 20%에서 월경주기의 변화가 있으며, 전반적으로는 비정형 항정신병약물에 비해 정형 항정신병약물에서 프로락틴 증가가 흔하다.[16] 그러나 비정형 항정신병약물 중에서도 risperidone이나 amisulpride는 정형 항정신병약물보다 오히려 프로락틴 증가가 많다.[17] 약물치료 중에 프로락틴이 증가하는 경우 원인이 되는 약물을 감량하거나 프로락틴이 증가하는 부작용이 적은 약물로 교체해야 한다. 감량이나 교체가 어려운 경우에는 aripiprazole과 같이 프로락틴이 증가하는 부작용이 적은 약제를 병용해서 투여해볼 수 있다.[17] 경우에 따라서 도파민 효현제인 bromocriptine을 사용해볼 수 있다. 단

bromocriptine을 사용할 때에는 정신병적 증상의 악화 가능성이 있으므로 사용에 주의를 요한다.

45.2.3 항콜린성 부작용

신경정신약물은 항콜린성 작용을 가지고 있는 경우가 많다. 항콜린성 부작용은 주로 무스카린성 수용체 차단의 결과로 일어난다. 항콜린성 작용에 의해 발생하는 부작용으로는 입마름, 코막힘, 안구건조, 시야 흐림, 협우각 녹내장, 변비, 장폐색, 배뇨곤란, 지루, 역행성 사정, 졸림, 빈맥 등이 있다.[18] 항콜린성 부작용이 중추신경에게 작용할 경우에는 건망증이나 집중력 저하가 일어날 수 있다. 심한 경우에는 섬망이 발생할 수 있으며 고열이나 혼수 상태가 올 수도 있다.[18] 입마름은 가역적이며, 약물 중단 시 회복되나 입마름 증상에 잘 대처하지 못하면, 구취나 충치, 구강 칸디다증, 구내감염 등으로 이어질 수 있어 주의를 요한다.[19] 입마름을 호소하는 환자에게는 당분이 없는 껌이나 과자를 사용하게 하거나 구강 윤활제를 권고할 수 있다.[19] 안과적으로는 시야가 흐려지거나 복시가 발생할 수 있다. 일반적으로는 수 주일 내에 내성이 생기지만 불편감이 지속되는 경우도 있다. 이 경우 인공눈물을 사용하거나 pilocarpine과 같은 콜린성 안약을 사용할 수 있다.[20] 항콜린성 안과적 부작용은 보통 크게 문제가 되지 않지만, 협우각 녹내장이 있는 경우에는 이를 악화시킬 수 있으므로 이 경우에는 매우 주의를 해야 한다. 항콜린성 부작용이 소화기관에 영향을 미칠 경우에는 변비가 생길 수 있다. 변비가 만성화되는 경우에는 분변 매복fecal impaction이나 장폐색이 생길 수 있으므로 변비가 만성화되지 않도록 적절한 조치를 취해야 한다. 변비가 발생하면 섬유질과 수분을 충분히 섭취하도록 교육하고, 필요한 경우 연화제나 섬유질 변비약을 사용할 수 있다.[18,20] 항콜린성 작용은 비뇨기 계통에서는 배뇨곤란을 일으킬 수 있는데, 노인이나 전립선비대증이 있는 경우에는 특히 심할 수 있다.[21] 배뇨곤란이 있을 때에는 bethanechol과 같은 콜린성 약물을 사용할 수 있다.[21] 배뇨곤란이 지속되면 하부 비뇨기 감염이 발생할 수 있으므로 소변검사를 주기적으로 할 필요가 있다.

45.2.4 항히스타민성 부작용

항히스타민성 부작용이 중추신경에 작용할 때에는 졸림

을 유발할 수 있다. 항히스타민성 부작용은 때로는 환자를 진정시키고 수면을 돕는 이점이 있으므로 치료 목적으로 활용하기도 한다. 하지만 아침에 일어나기 힘들 수 있고, 주간졸음을 유발하며, 집중력이나 정신운동기능을 저하시키므로 이러한 부작용이 장기간 지속될 때에는 치료 순응도를 떨어뜨리는 요인이 되기도 한다. 대부분의 경우 수 주일 이내에 내성이 생기지만, 지속되는 경우도 있다. 항정신병약물이나 항우울제에 속하는 많은 약물들이 항히스타민성 작용을 가지고 있다. 항정신병약물 중에서는 olanzapine, clozapine, ziprasidone, risperidone, quetiapine 등이 항히스타민성 작용이 강하다.[22] 항우울제 중에서는 삼환계 항우울제TCA에 속하는 trimipramine, amitriptyline, doxepine 등과 mirtazapine과 trazodone이 항히스타민성 작용으로 인한 진정효과가 있으며, 이러한 약물들은 항히스타민성 진정효과를 이용하여 불면증 치료에 사용되기도 한다.[23] 또 다른 항히스타민성 부작용으로는 체중증가가 있다. 항히스타민성 작용을 가진 약물은 시상하부에 작용하여 식욕을 증가시켜 체중증가를 일으킨다.[24,25] 따라서 체중증가가 문제되는 환자에서는 사용에 주의를 요한다.

45.2.5 항아드레날린성 부작용

항아드레날린성 약물에 의해서 기립성 저혈압이나 어지럼증, 졸림, 고혈압성 위기 등의 부작용이 발생할 수 있다. 기립성 저혈압은 앉았다 일어서는 것과 같은 체위 변화 시 3분 이내에 수축기 혈압이 20mmHg 또는 이완기 혈압이 10mmHg 이상 낮아질 경우를 말한다.[26] 알파 아드레날린성α-adrenergic 수용체 차단 효과가 있는 신경정신약물을 사용할 경우에는 기립성 저혈압이 유발될 수 있다.[27,28] 저역가 항정신병약물이 알파 아드레날린성 수용체 차단 효과가 높은 경우가 많다. 그 외에도 risperidone 등과 같은 약물에서 기립성 저혈압이 자주 보고된다.[28] TCA 계열의 항우울제에서도 알파 아드레날린성 수용체 차단 효과가 높은 경우가 많으므로 주의를 요한다. 알파 수용체 차단제는 말초혈관을 확장시키기 때문에 체위 변화 시에 혈압을 유지할 수 없어 저혈압이 발생하게 된다. 기립성 저혈압이 생기면 환자들은 일어설 때 어지럽다고 느끼거나 현기증을 느끼며 실신할 수도 있다. 특히 노인 환자에서는 기립성 저혈압으로 인해 신체 균형을 잃고 넘어져 대퇴골두

골절이 발생하는 경우가 있을 수 있으므로 주의가 필요하다. 기립성 저혈압은 노인 환자, 여자 환자, 혈압강하제를 사용하고 있는 경우, 심혈관계 질환이 있는 환자에서 흔하다. 기립성 저혈압이 발생할 위험성이 높은 환자나 기립성 저혈압을 일으킬 수 있는 약물을 처방할 경우에는 세심한 설명이 필요하며, 소량의 약물을 우선 처방하여 기립성 저혈압 유무를 확인한 후에 서서히 용량을 증가시키는 것이 좋다. 기립성 저혈압은 보통 일시적이며, 체위 변동을 서서히 하면 예방도 가능하다. 따라서 환자에게 이러한 점을 충분히 설명해줄 필요가 있다. 기립성 저혈압이 발생한 경우에는 환자를 옆으로 눕게 하고, 다리를 머리보다 높은 위치에 두게 하는 것이 좋다.

반대로 일부 신경정신약물들은 혈압을 상승시킬 수 있다. 노르에피네프린 재흡수 차단 효과가 있는 약물의 경우에는 말초에서 노르에피네프린을 증가시켜 혈압을 상승시킬 수 있다. venlafaxine, duloxetine 등의 약물을 사용할 경우에 혈압이 상승할 수 있으므로 주의가 필요하다.[29,30] 각성에 관여하는 노르에피네프린의 길항효과 때문에 졸림 현상이 발생할 수 있다.[31] 각성이 필요한 일을 하는 경우에는 항아드레날린성 약물의 사용에 주의가 필요하다. 고혈압성 위기는 최근에는 잘 보고되지 않지만 과거에 단가아민 산화효소 억제제MAOI를 사용하던 환자에서 발생했던 부작용이다.[32] MAOI를 복용하는 환자에서 tyramine이 많이 함유된 음식을 섭취할 때는 노르에피네프린이 급격하게 증가하여 고혈압성 위기가 올 수 있다. 심한 고혈압으로 인해 때로는 사망에 이르는 경우가 있었으므로, 최근에는 MAOI를 잘 사용하지 않는다.

45.2.6 세로토닌성 부작용

세로토닌 신경전달의 과항진으로 인해 발생하는 일련의 증상들을 세로토닌 증후군이라고 한다.[33,34] 세로토닌 증후군을 증상의 경중에 따라서 구분해보면, 증상이 경할 때에는 정좌불능으로 시작해서 점차 떨림 증상이 발생하고, 의식이 혼탁해지며, 일시적인 근육경련이 유발되다가 점차 지속적인 근육경련으로 진행하게 된다. 더 심해지면 근육이 경직되고, 고열이 발생하면서 생명이 위험할 수 있다. 세로토닌 증후군의 증상들은 크게 정신기능의 변화, 자율신경계의 기능변화, 신경학적 증상들의 세 부분으로 나누

어진다. 정신기능의 변화는 초조 상태, 신경질적 반응, 불면 등으로 나타나며, 심해질수록 혼동, 기분 고양감, 반혼수 또는 혼수 상태로 이어질 수 있다. 자율신경계의 기능 변화는 빈맥, 과다호흡, 호흡곤란, 설사, 불안정한 혈압 등으로 나타나며, 심해질수록 고열, 발한 증상들이 발생하게 된다. 신경학적 증상은 협응운동의 장애, 산동mydriasis, 정좌불능으로 나타나며, 심해질수록 근육경련, 떨림, 오한, 근육경직, 반사항진hyperreflexia이 일어날 수 있다. 세로토닌 증후군은 다른 임상적 상태에서도 유사한 증상들이 관찰될 수 있으므로 감별이 필요하다. 감별이 필요한 진단으로는 NMS, 감염, 헤르페스성 뇌증, 열사병, 심근괴사, 아드레날린성/항콜린성 약물 독성, 항콜린성 증후군, 진전 섬망delirium tremens, 의학적 질환에 의한 섬망 등이 있다.[33-35]

세로토닌 증후군은 다양한 기전으로 일어날 수 있다.[33-35] 첫째로는 L-tryptophan과 같은 세로토닌의 전구물질이 과도하게 증가하여 세로토닌의 생성이 증가하는 경우이다. 둘째로는 암페타민과 같은 약제로 인해 세로토닌의 분비가 증가하는 경우이다. 셋째는 MAOI에 의해서 세로토닌 대사가 억제되어 시냅스 내의 세로토닌이 증가하는 경우이다. 넷째로는 선택적 세로토닌 재흡수 억제제SSRI나 세로토닌 노르에피네프린 재흡수 억제제SNRI 및 TCA 계열의 항우울제에 의해 시냅스 내로 분비된 세로토닌의 재흡수가 차단되어 시냅스 내의 세로토닌이 증가하는 경우이다. 다섯째는 세로토닌 효현제에 의해 시냅스후 신경세포들이 직접적으로 자극되는 경우이며, 이러한 기전을 가진 약물들이 과도하게 사용되거나 동시에 사용되게 될 때에 세로토닌 증후군이 발생할 수 있다. 세로토닌 증후군은 일차적으로 세로토닌 관련 약제들의 과다 사용으로 인해 일어나지만, 환자들에 따라 세로토닌 증후군의 발생 위험성이 다를 수 있다. 세로토닌 대사와 관련된 유전적인 차이가 존재할 수 있고, 심혈관 질환이나 간질환, 그리고 장기간의 흡연과 관련된 폐질환 환자에서 세로토닌 대사의 장애가 발생할 수 있기 때문이다.

세로토닌 계열의 약물을 처방할 때 세로토닌 증후군의 발생 가능성에 대해서 임상적으로 특히 주의해야 하는 경우들이 있다.[33-35] 첫째, 세로토닌 계열의 약물을 복합적으로 이미 사용하고 있는 경우, 둘째, tramadol과 같은 진통

제를 쓰고 있는 경우, 셋째, 마약을 사용하고 있을 가능성이 있거나 마약성 진통제를 사용하고 있는 경우, 넷째, 그람 양성균에 의한 감염을 치료하기 위해 linezolid 항생제를 사용하고 있는 경우, 다섯째, 기침을 억제하기 위한 감기약인 dextromethorphan을 사용하고 있는 경우, 여섯째, 항진균제인 fluconazole을 사용하고 있는 경우이다. 세로토닌 증후군이 발생한 증례보고들은 대부분 이러한 특수한 상황일 때가 많다. 하지만 경우에 따라서는 소량의 세로토닌 재흡수 억제제 단독 사용이나 한 번의 사용만으로도 세로토닌 증후군이 발생하는 경우가 있으므로 유전적인 취약성이나 개인의 일반의학적 상태를 고려해서 세로토닌 증후군의 잠재적 발생 가능성을 염두에 두는 것이 필요하다.

세로토닌 증후군이 발생하게 되면 일차적으로 세로토닌 관련 약제들을 중단할 필요가 있다. 그리고 증상들을 조절하고 완화시키기 위한 대증적인 치료를 시행해야 한다. 세로토닌 증후군의 치료를 위해 cyproheptadine, lorazepam, serotonin 차단제, nitroglycerin, chlorpromazine, olanzapine 등이 시도되기도 하였다.[33-35] 이 중에서는 cyproheptadine이 가장 많이 시도되었으며, 세로토닌 증후군이 중등도 이상일 때는 이 약제를 사용하는 것이 좋다. cyproheptadine을 사용할 경우에는 초기 용량을 12mg으로 하고 증상이 지속되는지를 관찰하고, 호전이 없을 시에는 2시간 간격으로 2mg씩 증량하여 적절한 용량을 찾아야 한다. 환자가 안정이 되고 나면, 6시간 간격으로 8mg을 유지하는 것이 좋다. 초조 상태나 떨림이 심한 경우에는 증상 조절 목적으로 lorazepam을 쓸 수 있다.[35]

45.2.7 소화기계 부작용

신경정신약물의 사용으로 인해 위장관계 부작용, 간기능 저하, 담즙정체성 황달, 췌장염 등의 부작용이 있을 수 있다.[36,37] 세로토닌성 신경정신약물은 대부분 위장관계 부작용을 가지고 있는데, 이는 세로토닌 수용체가 위장관에 많이 분포하고 있기 때문이다. 오심, 구토, 설사, 식욕저하, 소화불량 등이 흔하며 이러한 부작용은 시간이 지나면 해소되는 경우가 많다. 하지만 환자들은 위장관계 부작용이 불편할 수 있고, 소화계통에 치명적인 문제를 일으키는 것이 아닌지 걱정하여 약물을 중단하기도 한다. 따라서 약물 사용 전에 이러한 문제를 미리 교육하고 안심시키는 것이

필요하다.

　일부 신경정신약물은 간기능 저하를 일으킬 수 있다. nefazodone, pemoline, tacrine은 간독성으로 인해 더 이상 사용하지 않고 있다.[38] carbamazepine이나 valproate 및 naltrexone에서도 간독성이 보고되고 있으므로 간질환이 있는 경우에는 피하는 것이 좋으며, 간독성 유무를 주기적으로 평가하는 것이 필요하다.[38] 그 외에 항우울제와 항정신병약물들은 간독성의 빈도는 낮지만 주기적으로 간기능 저하를 관찰할 필요가 있다. 평소 간질환이 있거나 알코올을 남용하거나 acetaminophen을 복용하고 있는 환자에서는 특별히 주의해야 한다.[38] 또한 대부분의 약물이 간으로 대사되기 때문에 간기능이 저하된 환자에서는 이러한 약물들을 처방해야 하는 경우에는 약물용량을 적절하게 감량할 필요도 있다. 신경정신약물에 의한 간독성은 담즙정체성 황달cholestatic jaundice로 나타나기도 한다. 이러한 부작용이 생기면 열이 나거나 복통, 오한을 동반할 수 있다. chlorpromazine이나 haloperidol을 사용하는 환자에서 담즙정체성 황달이 발생하기도 하며, 이러한 부작용이 발생하면 해당 약물을 중단해야 한다.

　또한 신경정신약물은 췌장염을 유발할 수 있다. valproate, olanzapine, risperidone, quetiapine, aripiprazole, ziprasidone과 같은 약물들은 드물게 췌장염을 일으킬 수 있으므로 이러한 약물을 사용할 때에는 췌장염의 발생 가능성을 관찰해야 한다.[39,40] 평소 췌장염이 있는 환자에서는 이러한 약물들의 사용을 피하는 것이 좋다. 알코올남용의 병력이 있거나 당뇨 환자, 담관결석 환자, 췌장염을 일으키는 약물들과 병용할 때는 특별히 주의해야 한다.[39,40]

45.2.8 심혈관계 부작용

신경정신약물에 의해 발생할 수 있는 심혈관계 부작용으로는 기립성 저혈압, 혈압 상승, 부정맥, QT 간격 연장 등이 있다.[27-30,41] 기립성 저혈압을 보상하기 위해 빈맥이 발생할 수 있고, 항콜린성 작용이 강한 약제에 의해서 빈맥이 발생할 수 있다. 이러한 경우 발생하는 빈맥은 대체로 일시적이고 임상적으로 크게 문제되지 않는 경우가 많다. 그러나 QT 간격 연장이나 PR 간격 연장, ST 분절 오목, T파의 이상, T파 둔화, QRS 증가, torsade de pointes와 같은 심혈관계 부작용이 발생하게 되면 잠재적으로 위험할

수 있으므로 주의해야 한다.[42]

　QT 간격은 정상적으로 남자에서 430msec 이내, 여자에서 450msec 이내이며, 남자에서 450msec를 넘거나 여자에서 470msec를 넘으면 QT 간격 연장으로 본다.[43] QT 간격이 500msec 이상 경우에는 심장 전도의 이상이나 급사의 위험성이 높다.[43] QT 간격 연장은 thioridazine, haloperidol, pimozide, ziprasidone, zotepine, quetiapine, olanzapine, risperidone, clozapine, citalopram, escitalopram 등의 약물에서 발생할 수 있다.[42-44] 일반적으로는 QT 간격 연장이 보고된 약물이라 할지라도 신체적으로 건강한 환자에서는 큰 문제가 되지 않을 수 있지만, 심장 전도에 이상이 있을 수 있는 환자에서는 사용에 주의가 필요하다. 특히 torsade de pointes의 위험이 있는 환자에서는 사용에 특별한 주의를 요한다. torsade de pointes의 위험인자로는 서맥, 저칼륨증, 저마그네슘증, 심부전증, 선천성 QT 간격 연장 증후군congenital prolonged QT syndrome 등이다.[43] torsade de pointes는 심실세동으로 전환될 수 있으므로 잠재적으로 위험하다.[43] 이러한 위험인자를 가진 환자들에서 QT 간격 연장의 가능성이 있는 약물을 사용해야만 하는 경우에는 약물사용 전에 심전도 검사를 통해 QT 간격을 측정하고, 심장 전도에 이상을 초래할 수 있는 전해질의 변화를 확인할 필요가 있다. 위험인자가 없는 경우라 할지라도 약물사용 중에 QT 간격 연장이 확인된 경우에는 사용하는 약물을 다른 약으로 교체하는 것이 좋다.

45.2.9 호흡기계 부작용

신경정신약물 사용으로 인해 호흡기에 발생하는 부작용은 적은 편이다. 항콜린성 제제를 사용할 경우에 기관지 분비물을 감소시킬 수 있다.[45] 또한 천식이 있는 경우에 propranolol과 같은 베타차단제를 쓰게 되면 천식이 악화될 수 있다.[46] 따라서 베타차단제를 사용하기 전에 천식의 병력을 잘 확인해야 한다.

45.2.10 혈액학적 부작용

신경정신약물은 백혈구증가증, 백혈구감소증, 호중구감소증, 무과립구증, 혈소판감소증, 범혈구감소증을 유발할 수 있다. 백혈구증가증은 lithium을 사용할 경우에 나타날 수 있다.[47] 이 경우 lithium을 감량하면 대부분 회복되는 것으

로 알려져 있다. 항정신병약물을 사용하는 경우에도 백혈구증가증이 일어날 수 있다.[48] 백혈구증가증이 발생하면, 1차적으로 감염이나 혈액질환의 가능성을 평가해야 한다. 약물에 의해 발생한 백혈구증가증이 지속될 경우에는 해당 약제를 변경하는 것이 바람직하다.

백혈구감소증이나 호중구감소증, 무과립구증, 혈소판감소증, 범혈구감소증은 대체로 약물 투여 이후 12주 이내에 발생한다.[9] 무과립구증은 감염이나 패혈증과 같은 합병증이 없으면, 약물 중단 이후 대체로 회복되지만, 무과립구증이 발생하였을 때 2차적인 감염에 의하여 합병증이 발생하면 사망에 이르는 경우가 있으므로 매우 주의를 요한다. 따라서 혈구 감소가 있는 경우 발열, 인후통 등과 같이 감염과 관련된 증상이 없는지 주의 깊게 살펴야 한다. clozapine, chlorpromazine, carbamazepine, lamotrigine, mirtazapine, risperidone, valproate 등을 사용할 때는 혈액학적 부작용이 발생할 수 있으므로 주기적인 혈액 검사를 통해 이를 확인해야 한다.[47,49] 또한 이들 약제를 병용하는 경우에는 특별한 주의가 필요하다. 특히 clozapine을 사용하는 환자에서는 혈액학적 부작용의 빈도가 상대적으로 높으며, clozapine을 사용하는 환자에서 무과립구증 발생빈도는 연간 1.3%로 보고되고 있다.[9] 따라서 clozapine을 사용할 경우 무과립구증에 대한 주의가 필요하며, 정기적으로 CBCcomplete blood count 검사와 호중구 수 검사를 시행해야 한다. 검사 당시 백혈구 수가 3,500/mm^3 이내이거나 혈액학적 질환이 있거나 과거 clozapine으로 인한 무과립구증(절대 호중구 수 500/mm^3 이내)이 있었을 경우에는 clozapine을 사용하지 말아야 한다.[9] clozapine을 사용할 때에는 첫 6개월간 혈액학적 부작용이 발생하기 쉽기 때문에 매주 정기적으로 CBC를 확인해야 한다.[9] 무과립구증이 발생하지 않으면, 6개월 이후부터 2주마다 한 번씩 CBC 검사 기간을 늘릴 수 있다.[9] 백혈구 수가 2,000/mm^3 이내이거나 호중구 수가 1,000/mm^3 이내일 때에는 clozapine 투여를 중단하고, 감염 유무를 확인하고, 골수 검사를 고려해야 한다.[9] 백혈구 수가 2,000~3,000/mm^{3}이거나 호중구 수가 1,000~1,500/mm^{3}인 경우에는 clozapine 투여를 중단하고, 감염 유무를 확인해야 한다.[9] 약물 중단 이후 백혈구 수가 3,000/mm^3 이상이거나 호중구 수가 1,500/mm^3 이상으로 회복되면 clozapine을 다시 사용할 수

있지만, CBC 검사는 백혈구 수가 3,500/mm^3 이상이 될 때까지 주 2회로 시행하도록 한다.[9] 그리고 고열이나 인후통과 같은 감염이 의심되는 증상이 있을 경우에는 전문적인 내과진료를 받게 해야 한다. 무과립구증은 적절한 항생제의 투여와 G-CSFgranulocyte colony-stimulating factor 또는 GM-CSFgranulocyte-macrophage colony-stimulating factor 계열의 조혈성장인자를 사용하여 치료할 수 있다.

45.2.11 신장 부작용

신경정신약물은 신기능 저하나 물중독 및 항이뇨호르몬분비이상증후군syndrome of antidiuretic hormone secretion, SIADH을 유발할 수 있다.[50] 특히 lithium은 다뇨나 신성 요붕증을 일으킬 수 있는데, lithium으로 인한 다뇨 현상은 대부분 가역적인 경우가 많다. lithium으로 인해 다뇨가 발생하는 기전은 크게 두 가지로 볼 수 있다. 첫째, lithium은 신장세관에서 항이뇨호르몬antidiuretic hormone, vasopressin 길항작용을 통해 수분의 재흡수를 방해하므로 다뇨를 일으킬 수 있다. 둘째, lithium에 의해 vasopressin 저항성 신성 요붕증이 발생하여 소변의 요농축력이 저하되어 다뇨가 발생할 수 있다. 이와 같이 다뇨가 심하게 발생하면, 탈수나 전해질 불균형을 일으킬 수 있고, 갈증을 호소하거나 다음polydipsia이 발생할 수 있다. 이때 적절하게 수분 섭취를 하지 못하게 되면, lithium의 혈중농도가 증가하여 lithium 독성을 일으킬 수 있으므로 주의가 필요하다. 또한 lithium은 장기간 사용하였을 때에 신장기능이 저하될 수 있다. lithium은 간질섬유화interstitial fibrosis를 동반한 관손상tubular damage을 일으킬 수 있으며, 이러한 변화로 인해 사구체여과율glomerular filtration rate, GFR이 감소하고, creatinine이 증가할 수 있다. 이러한 손상이 심할 경우에는 만성신부전으로 발전할 수 있고, 투석을 요하게 될 수 있으므로 정기적으로 확인하여 이러한 신기능의 이상이 발생하기 전에 예방하는 것이 필요하다. lithium을 사용한 기간이나 누적용량이 신독성과 관련이 있을 것이라는 주장이 있었으나 장기간 안정적으로 lithium을 사용한 환자에서는 사용기간과 누적용량은 관련성이 없다고 밝혀졌다.[51] 그러나 고령이나 lithium 사용 전에 GFR이 낮았던 경우, 신장기능을 저하시킬 수 있는 내과적 질환이 있거나 신장질환이 있는 경우, 신장독성이 있는 약물을

동시에 사용하는 경우, lithium 독성의 경험이 있는 경우와 같이 위험인자가 있는 경우에는 lithium 사용에 주의를 요한다.[51] 신기능의 이상은 GFR, eGFR(estimated GFR), BUN(blood urea nitrogen)/Cr(serum creatinine), Cr 등과 같은 혈액 검사를 통해 확인할 수 있다.

항우울제나 항정신병약물, carbamazepine 등의 신경정신약물을 사용할 때에 SIADH가 발생할 수 있다.[52] SIADH는 일반적으로 시상하부의 이상이나 도파민 기능항진, 항이뇨호르몬 분비이상, 아편계 이상 등이 원인이 될 수 있으며, 약물에 의해서도 발생할 수 있다. 또한 정신증상이나 약물로 인해 다음polydipsia 증상으로 시작하여 SIADH로 이어지는 경우도 있다. 따라서 다음 증상을 보일 경우에는 소변검사에서 요비중을 확인함으로써 물의 과량섭취 정도를 확인하고, 저나트륨혈증 여부를 평가할 필요가 있다. SIADH가 발생하면 오심, 구토, 두통, 진전, 기면증상을 보이다가 점점 진행하면 운동실조, 혼동, 경련, 혼수 등의 증상이 발생할 수 있으며, 드물게는 사망하는 경우도 있다. SIADH는 예방과 조기발견이 중요하다. SIADH가 발견되면 경련을 예방하기 위해 항경련제를 투여할 필요가 있으며, 수분 제한을 통해 전해질의 이상을 서서히 교정하는 것이 중요하다. SIADH로 인해 발생한 저나트륨혈증은 빠른 속도로 교정하게 되면 연수마비, 사지마비, 사망에 이를 수 있으므로 주의해야 한다.

45.2.12 내분비대사계 부작용

약물치료 시 갑상선기능저하, 부갑상선기능항진, 고프로락틴혈증, 체중증가, 혈당증가, 이상지질혈증, 대사증후군이 발생할 수 있다.[41,53] 신경정신약물 중에서 lithium은 갑상선기능저하를 유발할 수 있다. 하지만 lithium이 갑상선에 미치는 영향은 일시적인 경우가 많고, 약물을 중단하면 대부분 회복한다. 갑상선 종대는 약 5%에서 보고되고 있고, 갑상선기능저하증은 약 20%에서 발견되고 있다.[50] 또한 lithium 사용 시에 4주 이내에 약 50%에서 칼슘이 증가하고 부갑상선 호르몬이 증가할 수 있다.[50] 이러한 변화가 지속될 경우에는 부갑상선 종양으로 발전하는 경우가 있으므로 주의가 필요하다.

항정신병약물은 체중증가를 일으킬 수 있다. 정형 항정신병약물에 비해 비정형 항정신병약물의 사용이 늘어나면서 체중증가의 부작용이 증가하였다.[54] 정형 항정신병약물 중에서는 molindone이 체중증가가 가장 적은 약물로 알려져 있다. 비정형 항정신병약물 중에서는 clozapine, olanzapine이 체중증가의 위험성이 높고, aripiprazole, ziprasidone이 체중증가의 위험성이 낮았으며, risperidone과 quetiapine은 중간 정도의 위험성을 가지고 있다.[54] 체중증가는 약물의 용량과는 크게 상관이 없으며, 1년 이내에 증가의 폭이 크고 그 이후에는 유지되는 경향을 보인다. 장기적인 체중증가와 관련된 인자로는 치료 전 BMI가 낮거나 치료 초기에 식욕증가나 체중증가의 폭이 큰 경우이며, 초발 환자일 경우이다. 항정신병약물이 체중증가를 일으키는 기전은 명확하지는 않으나 5-HT2C와 H1이 관련되어 있을 것으로 추정되고 있다.[54] 약물로 인한 체중증가는 대사관련 질환을 유발하는 위험인자이기 때문에 적극적으로 조절하는 것이 중요하다. 또한 최근에는 체형에 대한 사회적인 시선을 의식하는 경우가 많기 때문에 약간의 체중증가도 약물 순응도에 부정적인 영향을 줄 수 있다. 물론 정신병적 증상이 심하여 증상조절이 시급한 경우에는 체중 조절보다는 증상 조절이 우선시될 수밖에 없다. 그러나 정신병적 증상이 조절되고 있는 경우라면, 체중 조절에 대한 측면도 적극적으로 중재할 필요가 있다. 증상이 충분히 관해되어 감량이 가능한 경우라면 해당 약물을 감량해볼 수 있다. 감량이 어렵다면 체중증가가 적은 항정신병약물로 교체하거나 경우에 따라서는 체중감소에 일부 효과가 있는 것으로 알려진 metformin이나 topiramate 등을 시도할 수 있다.[55] 항정신병약물로 인해 이미 체중이 증가한 경우에는 치료가 제한적일 수 있으므로, 체중증가가 발생하기 이전부터 체중증가의 가능성을 설명하고, 활동을 권유하는 것이 보다 중요할 수 있다. 하지만 치료 초기에는 정신병적 증상으로 인해 합리적인 설명이 어려운 경우가 많기 때문에 임상가의 노련함이 요구되는 부분이라 할 수 있다.

신경정신약물은 혈당증가나 이상지질혈증을 유발할 수 있다.[56,57] 특히 비정형 항정신병약물을 사용할 경우에 혈당증가나 이상지질혈증이 흔히 발생한다. 비정형 항정신병약물을 복용한 환자의 약 16%에서 당뇨가 발생하였는데, olanzapine이나 clozapine은 혈당을 증가시키는 약물로 알려져 있다.[56,57] 따라서 이러한 약물을 사용할 경우에는 공복 시 혈당을 확인할 필요가 있다. olazapine이나 clozapine은 총콜레스테롤을 증가시키거나 중성지방을 증가시킬 수 있다.[56,57] 혈당증가나 이상지질혈증은 대사증후군으로 이어질 수 있으며, 심혈관 질환을 일으킬 위험성을 증가시킨다. 따라서 약물로 인한 혈당증가나 이상지질혈증은 조기에 적극적으로 대처하는 것이 중요하다.

대사증후군은 체중증가로 인한 복부비만 외에 고콜레스테롤혈증과 당뇨, 고혈압 등의 대사성 질환이 함께 나타나는 경우를 정의한 것이다. 미국 국립 콜레스테롤 교육 프로그램National Cholesterol Education Program, NCEP에서는 대사증후군 진단에 중요한 기준을 다음과 같이 제시하였다.[58] 첫째, 복부둘레가 남자의 경우 102cm 이상(40인치 이상)이고 여자의 경우 88cm 이상(35인치 이상)이며, 둘째로 혈청 triglyceride가 150mg/dL 이상이며, 셋째, 혈청 고밀도콜레스테롤(HDL)이 남자의 경우 40mg/dL 미만, 여자의 경우 50mg/dL 미만이며, 넷째는 혈압이 130/80mmHg 이상이며, 다섯째는 공복 혈당이 110mg/dL 이상일 경우이다. 이 중에서 세 가지 이상을 만족할 때 대사증후군으로 진단할 수 있다. 체중증가나 혈당증가 및 이상지질혈증을 유발하는 약물들은 대사증후군을 일으킬 가능성이 높다. 즉, 체중증가의 위험성이 높은 clozapine, olanzapine, valproate와 같은 약물들이 대사증후군의 위험성도 높다.[41] 이러한 약제를 변경하거나 감량하는 것이 가능한 상태라면 약물 조절이 필요하며, 약제 조절이 어려운 상태라면 대사증후군에 대한 전문적인 치료를 받도록 하는 것이 좋다. 대사증후군이 진단되기 이전이거나 심하지 않는 상태라면, 적극적인 체중 조절과 신체 활동 증가를 권유하여 대사증후군이 발생하거나 악화되지 않도록 해야 한다.

45.2.13 피부과적 부작용

신경정신약물치료 시 약발진, 여드름, 탈모, 광과민성 피부, 피부색소침착이 발생할 수 있다.[50] 약물치료 시 발생하는 약발진은 경하게는 양성 발진으로 일과성으로 호전되는 경우가 많지만, 스티븐스-존슨 증후군Stevens-Johnson syndrome이나 독성표피괴사용해toxic epidermal necrolysis로 진행할 수 있으므로 주의하며 관찰해야 한다.[50] 특히 lamotrigine과 carbamazepine과 같은 약물은 심각한 피부과적 부작용이 발생할 위험성이 높으므로 사용 시 주의가 필

요하다.[50] 약발진은 약물 용량과는 무관하다고 알려져 있으며, 약물 사용 초기부터 나타날 수 있다. 신경정신약물에 의해 여드름이나 건선이 발생할 수도 있는데, lithium과 같은 약제에서 간건이 발생할 수 있다. 이러한 부작용이 심할 때에는 약제를 변경하거나 용량을 감량하거나 피부과 치료를 함께 병행하는 것이 좋다. valproate를 사용하는 여성 환자에서는 다낭성 난포 증후군으로 인해 여드름이나 탈모가 일어나기도 한다.[59] 또한 lithium이나 carbamazepine을 사용할 경우에도 모발이 가늘어지거나 빠지는 경우가 있다. 약물로 인해 탈모가 발생하면, 약제 변경이 가능할 경우에는 다른 약물로 교체해주는 것이 좋다. 그러나 증상 조절에 어려움이 있어 약제 변경이 어려운 경우나 탈모가 심하지 않은 경우에는 아연이나 셀레늄과 같은 미네랄을 복용하도록 해볼 수 있다. 만일 미네랄 복용으로 호전되지 않고, 약을 교체하기 어려운 경우라면, 피부과에서 전문적인 탈모치료를 받도록 해야 한다. 약물에 의한 광과민성 부작용도 발생할 수 있다. chlorpromazine은 약복용 시에 광과민성 부작용이 나타날 수 있으며, 장기간 햇빛에 노출될 경우 광과민성에 의한 화상이 생기기도 한다.[60] chlorpromazine을 오랜 기간 복용한 환자에게서는 피부색소침착에 의한 피부변색이 일어날 수 있다. 피부색소침착은 일종의 chlorpromazine에 대한 염증성 반응과 유사한 것으로, chlorpromazine에 자외선이 작용하여 보라색이나 푸른색을 띤 자유 라디칼free radical이 형성되고 이것을 제거하기 위해 멜라닌 색소가 증가하게 되면서 일어나는 것으로 알려져 있다.[60] 이광과민성 부작용이나 피부색소침착이 일어날 경우에는 외출 시 자외선 차단제를 충분히 바르는 것이 좋고, 햇빛을 가릴 수 있는 옷이나 모자, 선글라스를 사용하는 것이 필요하다.

45.2.14 안과적 부작용

약물치료 시 시야 흐림, 복시, 협우각 녹내장, 눈부심, 망막색소침착이 발생할 수 있다.[61,62] 시야 흐림이나 복시, 협우각 녹내장 등은 항콜린성 작용을 가진 약제들에 의해 발생할 수 있는 부작용이다. 신경정신약물 복용 이후 햇빛을 볼 때에 눈부심이 심하여 사물을 볼 수 없을 정도로 광과민성이 생기는 경우가 있는데, 약제를 변경하는 것이 좋다. 망막색소침착은 아주 드문 부작용이지만 정형 항정

신병약물인 thioridazine과 chlorpromazine에서 발생하였다. thioridazine의 경우는 800mg 이상 사용한 경우에 발생할 가능성이 있어 약물판매가 중지되었다. chlorpromazine은 thioridazine에 비해서는 드물지만, 소량으로 처방한 경우에서도 망막색소침착이 발생한 경우가 있다. 따라서 chlorpromazine을 지속적으로 사용해야 하는 환자는 정기적으로 안과검진을 받는 것이 좋다. 망막색소침착은 주변부에서 시작되어 점점 중앙으로 진행된다. 초기에는 주변부 시야의 손실이 일어나고 야맹 증상이 생기며, 점차 진행하면 결과적으로 시력을 잃게 된다. 망막색소침착이 초기에 발견되면, 해당 약물을 중단시키면 대부분의 경우 시력을 유지할 수 있다. 그러나 일부 경우에는 약물 중단 이후에도 시력소실이 점차 진행하는 경우도 있다.

45.2.15 성기능저하

일부 신경정신약물은 성욕 감퇴, 발기부전증, 발기지속증, 사정지연, 극치감 저해 등의 성기능저하를 일으킬 수 있다.[63] 대부분의 경우 이러한 부작용은 약물 중단 시 회복되는 가역적인 특성을 지닌다. 하지만 성기능저하는 약물 순응도에 부정적인 영향을 끼치므로 이러한 문제에 대한 관심과 주의가 필요하다. 신경정신약물의 사용은 세로토닌과 노르에피네프린 및 도파민과 같은 신경전달물질의 변화를 통해 성기능저하를 일으킬 수 있다. 도파민은 성욕 유발이나 발기 및 극치감과 관련이 있다. 항정신병약물을 복용하는 경우 도파민 길항효과로 성욕 감퇴가 일어날 수 있으며 발기부전이 생기기도 한다. 노르에피네프린도 발기와 사정에 관련되어 있다. 알파 아드레날린성 수용체 차단으로 발기가 일어나며, 사정 또한 알파 아드레날린성 수용체에 의해 매개된다. 한편 trazodone은 알파 수용체를 차단하는 속성이 있어 발기지속증을 일으킬 수 있다. 세로토닌은 사정 억제와 관련이 있다. SSRI는 사정지연을 일으킬 수 있어 이러한 특성을 사용하여 SSRI를 조루의 치료제로 활용하기도 한다. 그러나 SSRI는 역행성 사정을 일으키기도 하고, 쾌감을 감소시키는 측면이 있어 불편감을 유발하기도 한다. 세로토닌, 도파민, 노르에피네프린, 이 세 가지 신경전달물질이 성기능에 미치는 영향을 고려해보면 항우울제가 성기능에 미치는 영향을 가늠해볼 수 있다. 즉, 항우울제 중에서는 SSRI가 성기능저하가 가장 심하고, SNRI에서는 그 빈도가 SSRI에 비해서 다소 감소하며, 도파민-노르에피네프린 재흡수 억제제DNRI는 성기능저하가 가장 적다.[63]

신경정신약물로 인해 성기능저하가 발생했을 경우에는 다음과 같은 방법으로 중재해볼 수 있다. 첫째, 성기능저하가 약물 사용 초기에 있다가 사라지는 경우도 있으므로 일정 기간 관찰해보는 것이다. 약물로 인해 성기능저하가 있다고 하더라도 약물을 중단하면 대부분 회복되기 때문에 치료가 시급한 정신질환의 급성기에는 성기능저하보다는 치료효과에 무게를 두는 것이 더 중요할 수 있다. 둘째, 사용하는 항우울제를 감량해볼 수 있다. 특히 해당 약물이 치료효과가 좋았고, 증상이 어느 정도 회복되어 감량이 가능한 경우라면 이 방법을 사용해볼 수 있을 것이다. 셋째, 성기능저하가 적은 약물을 교체해볼 수 있다. SSRI로 인한 성기능저하라면, 항우울제 중에서 성기능저하의 부작용이 적은 bupropion, mirtazapine, trazodone으로 교체해볼 수 있다. 하지만 약물 교체 시에 치료효과가 보장되는 것은 아니므로 환자의 상태에 대한 의사의 판단이 중요하다. 넷째, 환자의 성생활 일과를 감안해서 약물 복용을 일시적으로 쉬어 보는 복약 휴일을 가져보는 것도 가능하다. 예를 들면 일주일 중에서 목요일부터 일요일 점심까지 약을 중단해보는 것이다. 이 방법은 치료효과가 상대적으로 감소할 수 있기 때문에 재발 위험성이 높은 경우에는 사용하기 어렵다. 또한 복용하는 약물 중단 시 중단증후군discontinuation syndrome이 발생하게 되면 이 방법을 사용하기 어렵다. 다섯째, 성교 시간을 적절하게 조절하는 것이다. 반감기가 길지 않은 경우에는 약의 약력학적 특성을 이용하여 약을 복용하기 전에 성교를 하는 방법을 시도해볼 수 있다. 여섯째, 원인이 될 수 있는 신경전달물질에 대한 작용이 반대되는 성향의 약antidote을 사용하는 것이다. 예를 들어 SSRI에 의한 성기능저하가 있는 환자에게 5-HT1A 효현제인 buspirone과 같은 약물을 고용량으로 사용해볼 수 있다. 또한 도파민 길항제에 의한 성기능저하의 경우에는 도파민 분비를 촉진시키는 amantadine이나 bromocriptine, cabergoline, bethanechol 등을 시도할 수 있다. 일곱째, 성기능을 도울 수 있는 약물을 사용한다. 즉, 발기부전이 문제될 경우에는 발기를 도울 수 있는 sildenafil과 같은 phophodiesterase type 5 inhibitors 계열의 약물이나 알파 아드레날린성 수용체 길항제인 trazodone, yohimbin 등을 시도할 수 있다.[64] 여덟째, 약물 선택 초기부터 성기능저하가 적은 약을 미리 선택하는 것이다. 성기능저하를 우려하는 환자에게는 이 방법이 가장 좋을 것이다. 성기능저하를 중재하는 데 있어서 가장 중요한 것은 환자의 치료에 방해가 되지 않아야 한다는 점이다. 성기능저하의 원인을 평가하여 신경정신약물이 원인이 된다고 판단되면, 치료가 방해되지 않는 범위 내에서 환자의 선호도와 약물 순응도를 고려하고, 임상가의 경험을 잘 활용하여 성기능저하를 중재할 필요가 있다.

45.2.16 다낭성 난포 증후군

다낭성 난포 증후군polycystic ovary syndrome은 초음파 검사에서 지름이 2~9mm에 해당하는 난포가 12개 이상 존재하는 다낭성 난포가 확인되고, 고안드로겐혈증hyperandrogenism과 대사증후군metabolic syndrome을 동반한 경우를 말한다.[65] 다낭성 난포 증후군이 있는 여성 환자는 생리불순이나 무월경이 나타날 수 있고, 여드름이 생기며, 털이 많이 나거나 머리가 빠지게 된다.[65] 내분비적인 검사에서는 황체형성 호르몬luteinizing hormone, LH이 증가하고, 황체형성 호르몬/난포자극 호르몬luteinizing hormone/follicle-stimulation hormone 비율이 증가하며, 고안드로겐혈증hyperandrogenism을 보이며, 이상지질혈증dyslipidemia과 고인슐린혈증hyperinsulinemia을 보인다.[59, 65]

우울장애, 양극성장애, 사회공포장애, 식이장애, 신체이형성장애와 같은 정신질환에서 다낭성 난포 증후군의 발생빈도가 다소 높다.[66] 다낭성 난포 증후군이 이러한 정신질환과 병태생리학적으로 관련이 있는지, 사용하는 약물로 인한 것인지에 대해서는 아직 불분명하다. 하지만 valproate는 다낭성 난포 증후군을 유발할 수 있는 것으로 여겨지고 있다.[59] 다낭성 난포 증후군이 발생하게 되면, 다음과 같은 방법으로 중재해볼 수 있다.[65] 첫째, valproate를 대신할 약제가 있다면 valproate를 중단하는 것이 좋다. 둘째, 중단이 어렵다면 valproate의 용량을 최대한 감량하는 것이다. 마지막으로는 valproate를 중단하거나 감량하기 어려운 상황이라면, 다낭성 난포 증후군을 치료하면서 valproate를 유지하는 것이다. 일반적으로 다낭성 난포 증후군을 치료하기 위해서는 체중 감량과 운동과 같이 생활습관을 변화시키는 것이 필요하며, 대사증후군과 고안드로겐혈증을 치료하기 위한 약물들을 사용한다.

45.2.17 신경학적 부작용

신경정신약물은 이상운동증, 떨림, 경련, 두통, 어지럼증 등을 유발할 수 있다. 이상운동증은 주로 항정신병약물에 의한 추체외로증상과 관련된 경우가 많다. 또한 lithium과 valproate, carbamazepine, lamotrigine 등도 손떨림이나 입술떨림 등을 유발할 수 있다. 손가락을 뻗게 해보면 손가락이 떨리는 정도와 양상으로 약물에 의한 부작용 유무를 확인해볼 수 있다. 이러한 떨림은 용량의존적인 경우가 많기 때문에 떨림이 발생할 경우에는 약물의 용량을 감량해볼 수 있다. 또한 약력학적인 측면에서 혈중농도를 일정하게 하기 위해 약을 분복하거나, 낮 동안에 상대적으로 혈중농도가 낮아지도록 취침 전에 약을 복용해볼 수도 있다. 또한 베타차단제인 propranolol을 10~40mg씩 하루 3회가량 사용해볼 수도 있다. 도파민 길항제도 근긴장도를 증가시켜 떨림을 일부 유발할 수 있기 때문에 도파민 길항제에 의해 근긴장도가 증가한 것이 원인이라면, 추체외로증상의 조절과 유사하게 항콜린성 제제를 사용해볼 수 있다.

일부 신경정신약물은 경련의 역치를 낮추어 경련이 발생할 수 있으므로 주의가 필요하다. chlorpromazine, fluphenazine, haloperidol, molindone, pimozide, trifluoperazine과 같은 정형 항정신병약물이 경련의 역치를 낮출 위험성이 있으며, 그중에서 chlorpromazine이 경련의 위험성이 가장 높다.[67] 비정형 항정신병약물은 정형 항정신병약물에 비해 전반적으로 경련의 위험성이 더 높다.[68] 비정형 항정신병약물 중에서도 clozapine, olanzapine, quetiapine이 경련의 위험성이 높으며, 그중에서도 clozapine이 가장 위험성이 높다.[68] clozapine의 경우에는 경련의 발생이 용량의존적인 것으로 알려져 있다. clozapine의 용량이 300mg 이하에서는 1%, 300~600mg에서는 2.7%, 600mg 이상에서는 4.4%에서 경련이 발생하였다.[69] 모든 계열의 항우울제는 경련의 위험성을 증가시킬 수 있다. SSRI 계열의 항우울제보다도 TCA 계열의 항우울제와 SNRI 계열의 항우울제, 그리고 SARI 계열의 항우울제가 상대적으로 경련의 위험성이 높은 편이며, 특히 trazodone, lofepramine, venlafaxine이 경련 위험성이 높다.[70]

또한 항우울제를 과량으로 사용하거나 두 가지 이상을 병용하는 경우에는 경련의 위험성이 증가하므로 주의가 필요하다. 특히 bupropion 같은 약물은 450mg 이상 고용량에서 경련의 위험이 높으므로 450mg 이내에서 사용될 것이 권장되고 있다. 신경정신약물로 인한 경련의 위험인자로는 고용량을 사용하는 경우, 용량을 빨리 증가시키는 경우, 기질성 뇌손상이 있는 경우, 알코올이나 약물의 금단 증상이 있는 경우, 뇌파에서 이상이 발견되는 경우이다.[70] 약물로 인해한 경련이 발생했을 경우에는 증상이 안정되어 감량이 가능하다면 약물을 감량하는 것이 좋다. 임상적으로 감량이 어려운 상황이라면, 경련 유발이 적은 다른 약물로 교체하는 것이 좋다. 감량이나 교체가 모두 어렵다면, 항경련제나 경련을 억제하는 효과가 있는 벤조디아제핀 계열의 약물을 병용하는 것을 고려할 수 있다.

45.2.18 정신과적 부작용

신경정신약물이 때로는 정신과적 부작용을 일으키기도 한다. 신경정신약물로 인한 정신과적 부작용으로는 불안, 무감동 증후군, 자살충동, 수면 변화, 식이 변화, 기억력저하 등이 있을 수 있다. 항우울제는 불안장애의 치료에 사용되지만, 치료 초기에는 불안증상을 오히려 유발하는 경우가 있다.[71] 항우울제를 사용하는 초기에는 세로토닌 재흡수 억제의 효과로 시냅스 내에서 증가한 세로토닌이 불안과 관련된 5-HT2C 수용체에 작용하기 때문으로 추정되고 있다.[71] 하지만 대부분 일시적인 경우가 많으며, 항우울제를 지속적으로 유지하면 불안이 감소하는 경향이 있으므로 경과를 관찰할 필요가 있다. 소량의 항우울제를 초기에 사용하여 서서히 증가시키는 것도 도움이 된다.

또한 우울증 환자에서 SSRI를 사용할 경우에 무감동, 무관심, 의욕저하와 같은 일부 우울증상이 악화되는 경우가 있는데, 이를 무감동 증후군apathy syndrome이라 한다.[72] 무감동 증후군은 3개월 이상 항우울제로 치료하여 우울증상이 회복된 환자의 8~40%에서 나타나며, 이를 잔존 우울증상으로 보는 견해가 있다.[73] SSRI의 용량을 감소시키거나 중단하게 될 때에 오히려 호전되는 점을 고려할 때 SSRI에 의한 부작용으로 보기도 한다.[72] 무감동 증후군은 SSRI에 의해 증가한 세로토닌이 5-HT2C 수용체를 통해 전두엽에서 노르에피네프린과 도파민을 감소시키는 것

과 관련이 있다. 무감동 증후군이 발생하면 사용하는 SSRI를 SNRI나 DNRI로 교체하는 것이 일반적으로 추천된다.

항우울제는 일부 환자에서 자살충동을 유발할 수 있다. 양극성 우울장애를 항우울제로 치료하는 과정에서 혼재형 상태가 유발되는 것이 자살충동과 관련이 있을 수 있다.[74] 미국 FDA는 항우울제를 청소년 환자에서 사용할 때에 자살충동이 증가할 위험이 있다고 경고하고 있다. 청소년 환자에서 자살충동이 오히려 증가하는 것은 청소년기의 특성으로 보기도 하고, 청소년기에 발병하는 우울증이 양극성 우울증인 경우가 많기 때문인 것으로 보는 견해도 있다.[75] 항우울제가 모든 환자에서 자살충동을 증가시킨다고 보기는 어려우며, 적절하게 사용되면 자살률을 감소시키는 데 도움이 될 수 있다.[76] 따라서 양극성 우울장애 환자에서는 항우울제가 자살충동을 증가시킬 수 있다는 점을 고려하여 정확한 진단하에 사용되어야 하며, 자살충동의 변화를 주의 깊게 관찰해야 하므로 전문가적인 진단과 치료가 필요하다.

신경정신약물은 불면이나 졸림과 같은 수면 변화를 유발하기도 한다. 불면의 경우에는 주로 주의력결핍 과잉행동장애ADHD 치료제인 정신자극제를 사용할 경우에 발생하며, 항우울제를 사용할 경우에도 불면이 발생할 수 있고, 때로는 졸림을 호소하기도 한다.[77,78] 반면에 항히스타민성 작용이 강한 항우울제의 경우에는 주로 졸음을 유발하는 성향이 강하다.[23] 항정신병약물의 경우에도 불면이나 졸림 현상이 보고되고 있으며, 약물의 약동학적 특성에 따라 약간의 차이를 보인다.[22] 따라서 정신자극제의 경우는 수면에 방해가 된다면 반감기가 짧은 약물로의 교체가 필요하며, 복용시간을 조절하는 것이 필요하다. 항우울제도 자신의 생체 리듬을 고려하여 적절한 시간에 복용하도록 해야 한다. 즉, 아침에 복용하였을 경우 졸리다면, 저녁에 복용하도록 하고, 저녁에 복용하였을 경우 불면이 생긴다면, 아침에 복용하도록 조절해야 한다.

신경정신약물은 식욕 감소나 식욕 증가에 의한 식이 변화를 일으키기도 한다. 주의력결핍 과잉행동장애 치료제인 정신자극제를 사용할 경우에는 식욕 감소가 발생하며, fluoxetine도 식욕 감소가 일어날 수 있다.[77,79] 반면에 valproate, lithium과 같은 기분조절제나 clozapine, olanzapine 등과 같은 비정형 항정신병약물은 식욕을 증가

시킨다.[80] 이러한 약물들은 식욕 조절 중추인 시상하부의 궁상핵arcuate nucleus에 작용하여 식욕 촉진 신경군agouti-related protein neurons, AGRP neurons과 식욕 억제 신경군 pro-opiomelanocortin neurons, POMC neurons의 불균형을 초래하여 식욕 변화를 일으킬 수 있다.[81] 한편, zolpidem과 같은 수면제와 triazolam과 같은 벤조디아제핀 계열의 약물 복용 후 폭식을 하는 증상이 생길 수 있다.[82] 이러한 현상은 주로 잠이 든 이후에 발생하는 시건 수면과 관련되기도 하며, 이럴 경우 자신이 폭식한 것을 기억하지 못한다.[82] 수면 관련 식이장애가 발생할 경우 zolpidem이나 triazolam의 사용을 피하거나 감량하는 것이 좋으며, 중단이나 감량이 어려운 경우에는 clonazepam으로 교체할 수 있다.[82,83] clonazepam으로 조절이 안 될 경우에는 topiramate, levodopa, pramipexole, bupropion, fluoxetine 등을 시도해 볼 수 있다.[82,83]

신경정신약물은 기억력을 저하시키거나 기억상실을 일으킬 수 있다. flunitrazepam, midazolam 등의 벤조디아제핀 계열의 약물들이 흔히 전향적 기억상실을 유발할 수 있다.[84] 이러한 부작용은 약제를 과량복용하거나 술과 함께 복용할 경우에 발생할 위험성이 높다.[84] 약물에 의한 전향적 기억상실은 때로는 내시경이나 침습적인 검사 시에 치료적으로 이용되기도 한다. 하지만 이러한 부작용이 범죄에 이용되는 경우도 있으므로 약물 처방 시 주의할 필요가 있다. 벤조디아제핀 계열의 약물 부작용은 환자들에게 두려움을 줄 수 있으므로 약물 처방 시에는 이에 대한 충분한 약물 교육과 복약 지도를 통해 이러한 부작용을 최소화해야 한다. 약물치료 중에 전향적 기억상실이 자주 발생할 경우에는 벤조디아제핀 계열의 약물 사용을 가능한 줄이거나 다른 약물로 교체하는 것이 좋다.

또한 벤조디아제핀 계열 약물의 장기 복용은 치매의 위험성을 증가시킨다는 주장이 있다.[85] 벤조디아제핀 계열의 약물 장기 사용이 치매의 원인이 되는지를 명확하게 규명하기 위해서는 더 많은 연구결과가 필요하다. 현재로서는 벤조디아제핀 계열 약물의 장기 사용의 안전성이 확보되지 않았으므로 불필요한 벤조디아제핀 계열의 약물 사용을 줄이는 것이 좋으며, 꼭 필요한 경우에는 기억력저하 유무를 정기적으로 평가하면서 주의 깊게 사용할 필요가 있다.

항정신병약물의 복용이 인지기능저하를 일으키는 것이 아닌가 하는 주장도 있다.[86] 조현병 환자와 보호자는 이러한 이유로 약물치료를 꺼리기도 한다. 정형 항정신병약물은 인지과제 수행 시 반응시간을 느리게 하고, 운동기능과 관련이 있는 인지과제의 수행능력을 저하시켜 결과적으로 인지기능에 부정적인 영향을 미칠 수 있다.[86] 또한 정형 항정신병약물이 가진 항히스타민 작용이나 항콜린성 작용 또는 추체외로 부작용 조절을 위해 사용하는 항콜린성 약물의 영향으로 인해 학습능력이나 기억력이 손상받을 수 있다.[86] 그러나 조현병이 제대로 치료되지 못하면 질병으로 인해 인지기능의 저하를 일으킬 수 있으므로 항정신병약물의 사용이 질병으로 인한 인지기능 손상을 예방할 가능성도 있다. 조현병 환자를 실제 치료한 연구들에서는 perphenazine을 제외한 대부분의 정형 항정신병약물이 인지기능을 향상시키지는 못하였고, 인지기능저하가 발생하는 경우가 많았다.[86,87] 반면에 비정형 항정신병약물은 그 효과가 크지는 않지만 대부분의 경우 인지기능을 향상시킬 수 있었다.[86] 이는 비정형 항정신병약물의 처방으로 인해 추체외로증상 치료를 위한 항콜린성 약물처방을 감소시킬 수 있었기 때문일 수 있다. 또한 비정형 항정신병약물이 가진 5-HT2 길항작용은 전두엽의 실행기능을 향상시켜 인지기능을 개선시킬 수도 있다.[86] 한편 알츠하이머 치매 환자에서는 비정형 항정신병약물이 인지기능을 악화시킬 수 있다.[88] 조현병 환자와는 달리 치매 환자에서 비정형 항정신병약물이 인지기능에 부정적인 이유에 대해서는 아직 불분명하다. 비정형 항정신병약물이 치매의 병태생리를 직접적으로 호전시킬 수 없을 가능성이 높고, 치매 환자의 경우 항정신병약물의 부작용에 보다 취약하기 때문일 수 있다.[88] 또한 치매 환자의 경우에 비정형 항정신병약물이 대사관련 지표를 악화시킬 수 있으므로 뇌혈관질환을 유발 또는 악화시켜 인지기능에 부정적인 영향을 미칠 가능성도 있다.[89]

기분조절제를 복용하는 환자에서도 주의력 감소, 기억력 감소, 실행기능저하 등의 인지기능저하가 있을 수 있다.[90,91] 또한 lithium이나 valproate 및 carbamazepine은 혈중농도가 높아지게 되면 인지기능저하의 부작용이 발생하기도 한다. 따라서 적절한 치료 범위 이내로 조절되도록 주기적인 혈중농도 검사를 통해 약물 용량을 조절하는 것이 중요하다. 양극성장애도 조현병과 유사하게 적절하게 치료되지 못하였을 경우에 질병으로 인하여 인지기능이 저하될 수 있다. 기분조절제를 통한 알맞은 치료는 질병 악화에 따른 뇌기능을 회복시키고, 인지기능의 손상을 최소화할 수 있다.[92] 환자나 보호자가 기분조절제로 인해 인지기능이 저하될 것을 우려하게 되면 약물 순응도에 부정적인 영향을 끼친다. 그러므로 환자나 보호자가 질병에 의한 영향과 약제에 의한 영향을 혼동하지 않도록 치료과정에서 질병이나 약제가 인지기능에 미치는 영향에 대하여 환자와 가족에게 충분히 교육하는 것이 필요하다.

45.2.19 약제의 과량복용에 의한 약물독성

lithium이나 valproate 및 carbamazepine은 치료농도 범위가 좁은 약이므로 약물농도가 증가하면 독성 증상이 나타나기 쉽다. 따라서 약물의 혈중농도가 적절한 범위 내로 유지되는 것이 중요하다. 특히 lithium의 경우에는 약물 독성으로 인해 응급실에 내원하는 경우가 많으므로 각별한 주의가 필요하다. lithium의 경우 혈중 약물농도가 1.5mEq/L 이상이 되면 떨림, 오심, 구토, 시야 흐림, 어지럼증 등의 증상이 나타나며, 농도가 증가하면 부작용이 점점 심해져 오심과 구토가 지속되고, 근육수축, 근반사항진, 경련, 뇌파변화, 섬망, 혼동, 혼수 상태 등의 증상을 보인다.[93] 혈중 약물농도가 2.5mEq/L 이상이 되면 전신 경련을 일으킬 수 있으며, 심장 부정맥, 영구적인 신경손상, 사망에 이를 수도 있다.[93] lithium 중독은 자살을 목적으로 lithium을 과량복용할 때 발생한다. 그러나 자살시도가 아니더라도 lithium 중독이 일어날 수 있으므로 위험인자들을 평가하는 것이 중요하다.[94] lithium을 복용하는 환자가 충분한 수분을 섭취하지 못하거나, 여름에 땀을 많이 흘리거나, 사우나에서 땀을 많이 흘린 경우 lithium 중독이 일어날 수 있다. 또한 발열이 있거나, 감염으로 인해 설사나 구토 증상이 있는 경우나, 신성 요붕증이나 신부전이 있는 경우에도 위험하다. 또한 lithium 배설을 억제하는 약물인 thiazide 계열의 이뇨제, 비스테로이드 소염제인 indomethacine, 그리고 ACEangiotensin-converting enzyme 억제제, 칼슘 통로 길항제 등을 사용할 때에도 약물 상호작용에 의해 lithium 중독이 발생할 수 있다. lithium 독성이 의심될 경우에는 응급처치가 중요하다. 즉각 lithium 복용을 중단하고, 위

장에 남은 lithium을 제거하며, 충분한 수분을 공급하여 lithium을 체외로 배출하고, 적절한 전해질 농도를 유지해야 한다. lithium 혈중농도가 4.0mEq/L 이상일 경우에는 모든 환자에서 혈액투석을 시행하여야 하며, 2.5mEq/L 이상일 경우에는 신부전이나 심부전이 있거나, 심한 중독 증상이 있을 때에는 혈액투석을 해야 한다.[94] 2.5mEq/L 이내일 때에는 대개는 혈액투석을 요할 정도는 아니나 환자에 따라서 필요한 경우에 시행해야 할 수도 있다.[94]

valproate도 과량복용 시 독성 증상이 나타날 수 있으며, 졸려 하거나 심장전도이상, 의식 혼탁이나, 혼수 상태를 보이며, 심할 경우 사망할 수도 있다.[93] valproate 독성이 심할 경우 혈액투석이 필요할 수 있다. carbamazepine도 과량복용 시 치명적일 수 있다. carbamazepine 중독 시 이자극성 증가, 어지럼증, 과도한 진정작용, 복시, 안구진탕, 안구운동장애, 추체외로증상, 보행장애, 경련, 호흡부전, 심박동수 증가, 심장 부정맥, 심장전도이상, 의식 혼탁이나 혼수 상태가 일어날 수 있다.[93] carbamazepine이 위에서 흡수되기 전이라면 위세척을 할 필요가 있고, 흡수가 된 이후에는 혈액투석을 시행해야 한다.

45.2.20 약물 부작용 선별검사

약물 부작용은 주기적인 혈액 검사, 소변 검사를 통해서 조기에 확인할 수 있다.[95] 약물 부작용은 조기에 발견하면 대부분 효과적으로 대처할 수 있기 때문에 적절한 주기로 선별검사를 시행할 필요가 있다. 또한 환자가 일반의학적인 문제를 가지고 있을 경우에는 사용할 약제 선택이 달라질 수 있으므로, 모든 약물치료 시작 전에는 반드시 활력징후 측정vital sign check, 심전도 검사, 혈액 검사나 소변 검사, 영상학적 검사 등을 통해서 의학적인 상태를 확인해야 한다. 일반적으로 심전도 검사electrocardiogram, ECG, 전혈구수 검사complete blood count, CBC, 간기능 검사liver function test, LFT, 신장기능 검사renal function test, RFT, 갑상선기능 검사thyroid function test, TFT, 전해질 검사electrolyte test, 췌장염 검사amylase/lipase 검사, 공복 시 혈당 검사fasting blood sugar, FBS, 지질 검사lipid profile, 임신 소변 검사urine human chorionic gonadotropin, urine hCG, 소변 검사urine analysis, UA 등을 시행한다.[9, 93-96]

사용할 약제에 따라서 약물 부작용 선별검사의 종류나

횟수는 달라질 수 있다. lithium을 사용할 경우에는 ECG, CBC, urine hCG, TFT, RFT, 혈중농도 검사therapeutic drug monitoring, TDM를 시행할 필요가 있다.[93] 그리고 lithium의 혈중농도는 약물을 조정하는 경우에는 자주 재확인할 필요가 있고, lithium 농도에 영향을 줄 수 있는 의학적인 상태의 변화 시에 다시 확인되어야 한다. lithium을 복용하는 환자의 의학적인 상태는 특별히 정기적으로 점검할 필요가 있으며, 안정적으로 치료받고 있는 환자라 할지라도 최소 6개월에 한 번은 전반적인 의학적인 상태가 확인되어야 한다. 특히 RFT나 TFT는 더 자주 확인할 필요가 있다. RFT는 처음 6개월 동안에는 2~3개월 주기로 확인해야 하며, TFT는 처음 6개월 동안에는 1~2번 시행해야 한다.

valproate를 사용할 경우에는 CBC, LFT, amylase/lipase 검사, urine hCG, TDM을 시행할 필요가 있다.[93] 또한 여성 환자에서 valproate를 장기간 복용하는 경우에는 다낭성 난포 증후군PCOS의 가능성을 평가할 필요가 있다. valproate를 지속적으로 복용하는 환자에서는 최소 6개월마다 CBC나 LFT를 시행하여 부작용 유무를 확인해야 한다. 또한 valproate는 혈장내 단백질에 결합하는 비율이 높은 약물이므로 혈액내 알부민의 농도에 따라 혈중농도가 변할 수 있다. 따라서 알부민의 변화를 주기적으로 확인하고, 신체적인 상태의 변화 시에 valproate의 혈중농도를 확인하여 적절한 혈중농도를 유지할 수 있도록 주의해야 한다.

carbamazepine을 사용할 경우에도 CBC, LFT, RFT, amylase/lipase 검사, 전해질 검사, urine hCG, TDM을 시행할 필요가 있다.[93] 대부분의 부작용들이 carbamazepine을 사용한 지 3~6개월 이내에 발생하므로 초기 6개월 이내에는 혈액학적 검사들을 자주 시행해야 한다. CBC나 LFT는 초기 2개월 이내에는 2주에 한 번 시행해야 한다. CBC 검사에서 백혈구 수와 혈소판의 수치를 주의 깊게 살펴야 하며, 간기능을 확인할 때에는 LDH, AST, ALT, bilirubin, alkaline phosphatase를 확인해야 한다. 초기 혈액학적 검사 결과가 이상이 없다고 할지라도 CBC나 LFT 검사는 최소 3개월에 한 번씩 시행되어야 하며, 부작용을 의심할 만한 증상이 있는 경우에는 더 자주 시행할 필요가 있다.

정형 항정신병약물을 사용할 경우에는 고프로락틴혈증의 가능성을 잘 확인해야 한다. 고프로락틴혈증이 오랫동안 지속된 경우에는 골밀도 검사를 통해 골다공증의 가능성을 확인할 필요가 있다. 또한 심장전도이상 유무를 주기적으로 평가해야 한다. 비정형 항정신병약물을 사용할 경우에는 특별히 대사증후군의 위험성을 잘 확인해야 한다.[97] 비정형 항정신병약물을 사용하기 전에 대사증후군이나 당뇨, 고지혈증 등의 대사 관련 질환의 과거력이나 가족력을 확인한다. 체중과 체질량 지수BMI, 허리둘레WC를 확인하고, 혈압을 측정한다. 공복 시 혈당과 HbA1c를 확인하고, 지질검사를 시행한다.

TCA 계열의 항우울제를 사용할 경우에는 심장질환의 가능성을 잘 평가하여야 한다.[96] ECG를 시행하여 심장 전도기능에 이상이 없는지를 확인할 필요가 있다. QT 간격 지연의 가능성이 있는 것으로 보고된 약물을 사용해야 하는 경우에는 약물사용 전에 심전도 검사를 통해 QT 간격을 측정하고, 심장 전도에 이상을 초래할 수 있는 전해질의 변화를 확인할 필요가 있다. 또한 MAOI나 TCA 및 SNRI 계열의 항우울제를 사용할 경우에는 혈압 변화를 자주 확인해야 한다.

표 45.3 약물 종류에 따른 약물 부작용 선별검사

약물 종류	주요 검사
모든 약물	ECG, CBC, LFT, RFT, TFT, 전해질 검사, amylase/lipase 검사, FBS, lipid profile, urine hCG, UA
typical antipsychotics	prolactin level test, ECG, LFT
atypical antipsychotics	weight, BMI, WC, FBS, HbA1c, lipid profile
antidepressants	BP, ECG, LFT, 전해질 검사
mood stabilizers	ECG, CBC, urine hCG, TFT, RFT, amylase/lipase 검사, 전해질 검사, TDM

ECG: Electrocardiogram, CBC: Complete Blood Count, LFT: Liver Function Test, RFT: Renal Function Test, TFT: Thyroid Function Test, FBS: Fasting Blood Sugar, urine hCG: urine human Chorionic Gonadotropin, UA: Urine Analysis, BMI: Body Mass Index, WC: Waist Circumference, HbA1c: Hemoglobin A1c, TDM: Therapeutic Drug Monitoring

참고문헌

1. Haddad PM, Dursun SM. Neurological complications of psychiatric drugs: clinical features and management. Hum Psychopharmacol 2008;23 Suppl 1:15-26.

2. Tandon R. Antipsychotics in the treatment of schizophrenia: an overview. J Clin Psychiatry 2011;72 Suppl 1:4-8.

3. Novick D, Haro JM, Bertsch J, Haddad PM. Incidence of extrapyramidal symptoms and tardive dyskinesia in schizophrenia: thirty-six-month results from the European schizophrenia outpatient health outcomes study. J Clin Psychopharmacol 2010;30:531-540.

4. Gopal S, Liu Y, Alphs L, Savitz A, Nuamah I, Hough D. Incidence and time course of extrapyramidal symptoms with oral and long-acting injectable paliperidone: a posthoc pooled analysis of seven randomized controlled studies. Neuropsychiatr Dis Treat 2013;9:1381-1392.

5. Jhee SS, Zarotsky V, Mohaupt SM, Yones CL, Sims SJ. Delayed onset of oculogyric crisis and torticollis with intramuscular haloperidol. Ann Pharmacother 2003;37:1434-1437.

6. Thomas N, Sankar SS, Braganza D, Jayakrishnan S. Oculogyric crisis with exacerbation of psychosis: Possible mechanism and clinical implications. Neurosci Lett 2009;451:50-51.

7. Caroff SN, Hurford I, Lybrand J, Campbell EC. Movement disorders induced by antipsychotic drugs: implications of the CATIE schizophrenia trial. Neurol Clin 2011;29:127-148, viii.

8. Miller CH, Fleischhacker WW. Managing antipsychotic-induced acute and chronic akathisia. Drug Saf 2000;22:73-81.

9. Lehman AF, Lieberman JA, Dixon LB, McGlashan TH, Miller AL, Perkins DO, et al. Practice guideline for the treatment of patients with schizophrenia, second edition. Am J Psychiatry 2004;161:1-56.

10. Lieberman JA, Saltz BL, Johns CA, Pollack S, Borenstein M, Kane J. The effects of clozapine on tardive dyskinesia. Br J Psychiatry 1991;158:503-510.

11. Caroff SN, Mann SC. Neuroleptic malignant syndrome and malignant hyperthermia. Anaesth Intensive Care 1993;21:477-478.

12. Velamoor R. Neuroleptic malignant syndrome: A neuro-psychiatric emergency: Recognition, prevention, and management. Asian J Psychiatr 2017;29:106-109.

13. Keck PE, Jr., Pope HG, Jr., McElroy SL. Declining frequency of neuroleptic malignant syndrome in a hospital population. Am J Psychiatry 1991;148:880-882.

14. Farver DK. Neuroleptic malignant syndrome induced by atypical antipsychotics. Expert Opin Drug Saf 2003;2:21-35.

15. Trollor JN, Chen X, Chitty K, Sachdev PS. Comparison of neuroleptic malignant syndrome induced by first-and second-generation antipsychotics. Br J Psychiatry 2012;201:52-56.

16. Jung DU, Seo YS, Park JH, Jeong CY, Conley RR, Kelly DL, et al. The prevalence of hyperprolactinemia after long-term haloperidol use in patients with chronic schizophrenia. J Clin Psychopharmacol 2005;25:613-615.

17. Shim JC, Shin JG, Kelly DL, Jung DU, Seo YS, Liu KH, et al. Adjunctive treatment with a dopamine partial agonist, aripiprazole, for antipsychotic-induced hyperprolactinemia: a placebo-controlled trial. Am J Psychiatry 2007;164:1404-1410.

18. Lieberman JA, 3rd. Managing anticholinergic side effects. Prim Care Companion J Clin Psychiatry 2004;6:20-23.

19. Wolff A, Joshi RK, Ekstrom J, Aframian D, Pedersen AM, Proctor G, et al. A Guide to Medications Inducing Salivary Gland Dysfunction, Xerostomia, and Subjective Sialorrhea: A Systematic Review Sponsored by the World Workshop on Oral Medicine VI. Drugs R D 2017;17:1-28.

20. Mintzer J, Burns A. Anticholinergic side-effects of drugs in elderly people. J R Soc Med 2000;93:457-462.

21. Verhamme KM, Sturkenboom MC, Stricker BH, Bosch R. Drug-induced urinary retention: incidence, management and prevention. Drug Saf 2008;31:373-388.

22. Miller DD. Atypical antipsychotics: sleep, sedation, and efficacy. Prim Care Companion J Clin Psychiatry 2004;6:3-7.

23. Vande Griend JP, Anderson SL. Histamine-1 receptor antagonism for treatment of insomnia. J Am Pharm Assoc (2003) 2012;52:e210-219.

24. Wirshing DA, Wirshing WC, Kysar L, Berisford MA, Goldstein D, Pashdag J, et al. Novel antipsychotics: comparison of weight gain liabilities. J Clin Psychiatry 1999;60:358-363.

25. McIntyre RS, Mancini DA, Basile VS. Mechanisms of antipsychotic-induced weight gain. J Clin Psychiatry 2001;62 Suppl 23:23-29.

26. Freeman R, Wieling W, Axelrod FB, Benditt DG, Benarroch E, Biaggioni I, et al. Consensus statement on the definition of orthostatic hypotension, neurally mediated syncope and the postural tachycardia syndrome. Clin Auton Res 2011;21:69-72.

27. Darowski A, Chambers SA, Chambers DJ. Antidepressants and falls in the elderly. Drugs Aging 2009;26:381-394.

28. Gugger JJ. Antipsychotic pharmacotherapy and orthostatic hypotension: identification and management. CNS Drugs 2011;25:659-671.

29. Feighner JP. Cardiovascular safety in depressed patients: focus on venlafaxine. J Clin Psychiatry 1995;56:574-579.

30. Westanmo AD, Gayken J, Haight R. Duloxetine: a balanced

and selective norepinephrine-and serotonin-reuptake inhibitor. Am J Health Syst Pharm 2005;62:2481-2490.

31. Stahl SM. Psychopharmacology of wakefulness: pathways and neurotransmitters. J Clin Psychiatry 2002;63:551-552.

32. Blackwell B, Marley E, Ryle A. Hypertensive Crisis Associated with Monoamine-Oxidase Inhibitors. Lancet 1964;1:722-723.

33. Sternbach H. The serotonin syndrome. Am J Psychiatry 1991;148:705-713.

34. Boyer EW, Shannon M. The serotonin syndrome. N Engl J Med 2005;352:1112-1120.

35. Ables AZ, Nagubilli R. Prevention, recognition, and management of serotonin syndrome. Am Fam Physician 2010;81:1139-1142.

36. Ferguson JM. SSRI Antidepressant Medications: Adverse Effects and Tolerability. Prim Care Companion J Clin Psychiatry 2001;3:22-27.

37. Carvalho AF, Sharma MS, Brunoni AR, Vieta E, Fava GA. The Safety, Tolerability and Risks Associated with the Use of Newer Generation Antidepressant Drugs: A Critical Review of the Literature. Psychother Psychosom 2016;85:270-288.

38. Sedky K, Nazir R, Joshi A, Kaur G, Lippmann S. Which psychotropic medications induce hepatotoxicity? Gen Hosp Psychiatry 2012;34:53-61.

39. Wilmink T, Frick TW. Drug-induced pancreatitis. Drug Saf 1996;14:406-423.

40. Silva MA, Key S, Han E, Malloy MJ. Acute Pancreatitis Associated With Antipsychotic Medication: Evaluation of Clinical Features, Treatment, and Polypharmacy in a Series of Cases. J Clin Psychopharmacol 2016;36:169-172.

41. Newcomer JW. Antipsychotic medications: metabolic and cardiovascular risk. J Clin Psychiatry 2007;68 Suppl 4:8-13.

42. Al-Khatib SM, Allen LaPointe NM, Kramer JM, Chen AY, Hammill BG, Delong L, et al. A survey of health care practitioners' knowledge of the QT interval. J Gen Intern Med 2005;20:392-396.

43. Haddad PM, Anderson IM. Antipsychotic-related QTc prolongation, torsade de pointes and sudden death. Drugs 2002;62:1649-1671.

44. Beach SR, Celano CM, Noseworthy PA, Januzzi JL, Huffman JC. QTc prolongation, torsades de pointes, and psychotropic medications. Psychosomatics 2013;54:1-13.

45. Rogers DF. Pharmacological regulation of the neuronal control of airway mucus secretion. Curr Opin Pharmacol 2002;2:249-255.

46. Fallowfield JM, Marlow HF. Propranolol is contraindicated in asthma. BMJ 1996;313:1486.

47. Nooijen PM, Carvalho F, Flanagan RJ. Haematological toxicity of clozapine and some other drugs used in psychiatry. Hum Psychopharmacol 2011;26:112-119.

48. Liu F, Mahgoub N, Ferrando S. Leukocytosis associated with clozapine treatment: a case report. Psychosomatics 2011;52:488-491.

49. Flanagan RJ, Dunk L. Haematological toxicity of drugs used in psychiatry. Hum Psychopharmacol 2008;23 Suppl 1:27-41.

50. Dols A, Sienaert P, van Gerven H, Schouws S, Stevens A, Kupka R, et al. The prevalence and management of side effects of lithium and anticonvulsants as mood stabilizers in bipolar disorder from a clinical perspective: a review. Int Clin Psychopharmacol 2013;28:287-296.

51. Clos S, Rauchhaus P, Severn A, Cochrane L, Donnan PT. Long-term effect of lithium maintenance therapy on estimated glomerular filtration rate in patients with affective disorders: a population-based cohort study. Lancet Psychiatry 2015;2:1075-1083.

52. Ellison DH, Berl T. Clinical practice. The syndrome of inappropriate antidiuresis. N Engl J Med 2007;356:2064-2072.

53. Yogaratnam J, Biswas N, Vadivel R, Jacob R. Metabolic complications of schizophrenia and antipsychotic medications--an updated review. East Asian Arch Psychiatry 2013;23:21-28.

54. Haddad P. Weight change with atypical antipsychotics in the treatment of schizophrenia. J Psychopharmacol 2005;19:16-27.

55. Dayabandara M, Hanwella R, Ratnatunga S, Seneviratne S, Suraweera C, de Silva VA. Antipsychotic-associated weight gain: management strategies and impact on treatment adherence. Neuropsychiatr Dis Treat 2017;13:2231-2241.

56. Guenette MD, Hahn M, Cohn TA, Teo C, Remington GJ. Atypical antipsychotics and diabetic ketoacidosis: a review. Psychopharmacology (Berl) 2013;226:1-12.

57. Casey DE. Dyslipidemia and atypical antipsychotic drugs. J Clin Psychiatry 2004;65 Suppl 18:27-35.

58. Expert Panel on Detection E, Treatment of High Blood Cholesterol in A. Executive Summary of The Third Report of The National Cholesterol Education Program (NCEP) Expert Panel on Detection, Evaluation, And Treatment of High Blood Cholesterol In Adults (Adult Treatment Panel III). JAMA 2001;285:2486-2497.

59. Genton P, Bauer J, Duncan S, Taylor AE, Balen AH, Eberle A, et al. On the association between valproate and polycystic ovary syndrome. Epilepsia 2001;42:295-304.

60. Lamer V, Lipozencic J, Turcic P. Adverse cutaneous reactions to psychopharmaceuticals. Acta Dermatovenerol Croat 2010;18:56-67.

61. Oshika T. Ocular adverse effects of neuropsychiatric agents. Incidence and management. Drug Saf 1995;12:256-263.

62. Mitchell AC, Brown KW. Chlorpromazine-induced retinopathy. Br J Psychiatry 1995;166:822-823.

63. Segraves RT, Balon R. Antidepressant-induced sexual dysfunction in men. Pharmacol Biochem Behav 2014;121:132-137.

64. Gopalakrishnan R, Jacob KS, Kuruvilla A, Vasantharaj B, John JK. Sildenafil in the treatment of antipsychotic-induced erectile dysfunction: a randomized, double-blind, placebo-controlled, flexible-dose, two-way crossover trial. Am J Psychiatry 2006;163:494-499.

65. Stankiewicz M, Norman R. Diagnosis and management of polycystic ovary syndrome: a practical guide. Drugs 2006;66:903-912.

66. Himelein MJ, Thatcher SS. Polycystic ovary syndrome and mental health: A review. Obstet Gynecol Surv 2006;61:723-732.

67. Hedges D, Jeppson K, Whitehead P. Antipsychotic medication and seizures: a review. Drugs Today (Barc) 2003;39:551-557.

68. Lertxundi U, Hernandez R, Medrano J, Domingo-Echaburu S, Garcia M, Aguirre C. Antipsychotics and seizures: higher risk with atypicals? Seizure 2013;22:141-143.

69. Devinsky O, Honigfeld G, Patin J. Clozapine-related seizures. Neurology 1991;41:369-371.

70. Skowron DM, Stimmel GL. Antidepressants and the risk of seizures. Pharmacotherapy 1992;12:18-22.

71. Bagdy G, Graf M, Anheuer ZE, Modos EA, Kantor S. Anxiety-like effects induced by acute fluoxetine, sertraline or m-CPP treatment are reversed by pretreatment with the 5-HT2C receptor antagonist SB-242084 but not the 5-HT1A receptor antagonist WAY-100635. Int J Neuropsychopharmacol 2001;4:399-408.

72. Sansone RA, Sansone LA. SSRI-Induced Indifference. Psychiatry (Edgmont) 2010;7:14-18.

73. Fava M, Graves LM, Benazzi F, Scalia MJ, Iosifescu DV, Alpert JE, et al. A cross-sectional study of the prevalence of cognitive and physical symptoms during long-term antidepressant treatment. J Clin Psychiatry 2006;67:1754-1759.

74. Akiskal HS, Benazzi F, Perugi G, Rihmer Z. Agitated "unipolar" depression re-conceptualized as a depressive mixed state: implications for the antidepressant-suicide controversy. J Affect Disord 2005;85:245-258.

75. Hammad TA, Laughren T, Racoosin J. Suicidality in pediatric patients treated with antidepressant drugs. Arch Gen Psychiatry 2006;63:332-339.

76. Gibbons RD, Hur K, Bhaumik DK, Mann JJ. The relationship between antidepressant prescription rates and rate of early adolescent suicide. Am J Psychiatry 2006;163:1898-1904.

77. Storebo OJ, Pedersen N, Ramstad E, Kielsholm ML, Nielsen SS, Krogh HB, et al. Methylphenidate for attention deficit hyperactivity disorder (ADHD) in children and adolescents-assessment of adverse events in non-randomised studies. Cochrane Database Syst Rev 2018;5:CD012069.

78. Thase ME. Depression, sleep, and antidepressants. J Clin Psychiatry 1998;59 Suppl 4:55-65.

79. Michelson D, Amsterdam JD, Quitkin FM, Reimherr FW, Rosenbaum JF, Zajecka J, et al. Changes in weight during a 1-year trial of fluoxetine. Am J Psychiatry 1999;156:1170-1176.

80. Aronne LJ, Segal KR. Weight gain in the treatment of mood disorders. J Clin Psychiatry 2003;64 Suppl 8:22-29.

81. Sfera A, Osorio C, Inderias LA, Parker V, Price AI, Cummings M. The Obesity-Impulsivity Axis: Potential Metabolic Interventions in Chronic Psychiatric Patients. Front Psychiatry 2017;8:20.

82. Inoue Y. Sleep-related eating disorder and its associated conditions. Psychiatry Clin Neurosci 2015;69:309-320.

83. Howell MJ, Schenck CH, Crow SJ. A review of nighttime eating disorders. Sleep Med Rev 2009;13:23-34.

84. Liebrenz M, Schneider M, Buadze A, Gehring MT, Dube A, Caflisch C. High-Dose Benzodiazepine Users' Perceptions and Experiences of Anterograde Amnesia. J Am Acad Psychiatry Law 2016;44:328-337.

85. Lucchetta RC, da Mata BPM, Mastroianni PC. Association between Development of Dementia and Use of Benzodiazepines: A Systematic Review and Meta-analysis. Pharmacotherapy 2018.

86. Hill SK, Bishop JR, Palumbo D, Sweeney JA. Effect of second-generation antipsychotics on cognition: current issues and future challenges. Expert Rev Neurother 2010;10:43-57.

87. Keefe RS, Bilder RM, Davis SM, Harvey PD, Palmer BW, Gold JM, et al. Neurocognitive effects of antipsychotic medications in patients with chronic schizophrenia in the CATIE Trial. Arch Gen Psychiatry 2007;64:633-647.

88. Vigen CL, Mack WJ, Keefe RS, Sano M, Sultzer DL, Stroup TS, et al. Cognitive effects of atypical antipsychotic medications in patients with Alzheimer's disease: outcomes from CATIE-AD. Am J Psychiatry 2011;168:831-839.

89. Schneider LS, Dagerman K, Insel PS. Efficacy and adverse effects of atypical antipsychotics for dementia: meta-analysis of randomized, placebo-controlled trials. Am J Geriatr Psychiatry 2006;14:191-210.

90. Muralidharan K, Kozicky JM, Bucker J, Silveira LE, Torres IJ, Yatham LN. Are cognitive deficits similar in remitted early bipolar I disorder patients treated with lithium or valproate? Data from the STOP-EM study. Eur Neuropsychopharmacol 2015;25:223-230.

91. Sabater A, Garcia-Blanco AC, Verdet HM, Sierra P, Ribes J, Villar I, et al. Comparative neurocognitive effects of lithium and anticonvulsants in long-term stable bipolar patients. J Affect Disord 2016;190:34-40.

92. Machado-Vieira R. Lithium, Stress, and Resilience in Bipolar Disorder: Deciphering this key homeostatic synaptic plasticity regulator. J Affect Disord 2018;233:92-99.

93. American Psychiatric Association. Practice guideline for the treatment of patients with bipolar disorder (revision). Am J Psychiatry 2002;159:1 50.

94. Haussmann R, Bauer M, von Bonin S, Grof P, Lewitzka U. Treatment of lithium intoxication: facing the need for evidence.

Int J Bipolar Disord 2015;3:23.

95. Marwick KF, Taylor M, Walker SW. Antipsychotics and abnormal liver function tests: systematic review. Clin Neuropharmacol 2012;35:244-253.

96. American Psychiatric Association. Practice guideline for the treatment of patients with major depressive disorder (revision). Am J Psychiatry 2000;157:1-45.

97. American Diabetes Association, American Psychiatric Association, American Association of Clinical Endocrinologists, North American Association for the Study of Obesity. Consensus development conference on antipsychotic drugs and obesity and diabetes. J Clin Psychiatry 2004;65:267-272.

소아청소년기 정신장애의 약물치료

CLINICAL NEUROPSYCHOPHARMACOLOGY

CHAPTER 46

소아청소년기 약물치료의 기본 원칙

반건호

46.1 소아청소년 정신약물치료의 역사와 흐름

소아청소년에게 사용하는 정신약물은 대부분 성인에서 임상경과를 거친 뒤 선택되는 것이 대부분이지만, 일부 약물은 소아에서 먼저 투여하기 시작하였다. 오늘날 주의력결핍 과잉행동장애attention-deficit/hyperactivity disorder, ADHD의 주 치료제 중 하나인 암페타민계 약물은 독일에 거주하던 루마니아 화학자 Lazăr Edeleanu가 1887년에 합성하였고, 독일에서 유학한 일본인 화학자 Nagayoshi Nagai는 1893년 methamphetamine을 추출하였다.[1] 이들 합성물은 별 관심을 받지 못하다가 1930년대 benzedrine이라는 기관지 확장제로 천식이나 감기 환자들에게 사용되었다. 이후 미국 로드아일랜드 주에 위치한 Emma Pendleton Bradley Home(현재는 Bradley Hospital)의 의료 부장으로 재직하던 Charles Bradley가 기뇌조영술pneumoencephalography 후에 두통이 있는 아이들을 치료하기 위해 benzedrine을 투여하였다.[2] 그는 두통이 뇌척수액 손실로 인한 것이라고 여겼다. 따라서 두통을 치료하기 위해서는 맥락총에서 뇌척수액 생산을 촉진시키면 될 것이라고 생각하여 당시 사용되고 있던 가장 강력한 정신자극제인 benzedrine을 투여하였다. benzedrine 투여 후 두통은 그다지 호전되지 않았으나, 일부 환아에서 학교생활에 큰 변화가 있었고 학습효과도 눈에 띄게 좋아졌다. 아이들은 이 약을 'arithmetic pills'로

불렀다. 아이들의 행동 변화를 감지한 Bradley는 그의 병원에서 행동문제를 보이는 30명의 환아에게 benzedrine을 투여하였고, 그 결과 benzedrine을 투여한 반수의 환자들에서 학교 생활의 두드러진 호전이 나타났고, 일과 수행에 있어 훨씬 빠르고 정확하게 집중할 수 있게 되었다.[2] 하지만 당시에는 행동문제 치료에 정신분석이나 심리요법이 주류를 이루고 있었으므로 안타깝게도 이러한 약물 효과는 20여 년이 흐른 뒤 재현되었다.[1] Bradley의 논문과 같은 잡지, 같은 호에 게재된 Molitch와 Eccles[3]의 연구에서는 33명의 남자아이에게 benzedrine 투여 후 지능지수의 변화를 보고하였고, 이는 소아정신과 최초의 대조군 통제연구다.

ADHD에서 대표 치료약물인 methylphenidate 역시 오래전 합성된 약물이다.[1] 1944년 Ciba사의 화학자인 Leandro Panizzon이 합성하였고, 1954년부터 Ritalin®이라는 이름으로 판매되기 시작하였다. Ritalin®이라는 이름은 Panizzon의 아내의 애칭인 Rita에서 따왔다. 평소 저혈압을 앓고 있던 아내가 테니스 시합 도중 저혈압으로 쓰러질 것을 우려하여 시합 전 자극제로 이 약을 사용하였다. 시판 당시 만성피로, 기면증, 우울증, 그와 관련된 정신증상 등에 효과가 있는 것으로 알려졌다. 그러나 점차 과잉행동이나 주의산만 증상에 효과가 있음이 알려지면서 이러한 증상을 보이는 환자들에게 사용되기 시작하였다. methylphenidate 성분인 Ritalin®이 처음으로 의약품으로 승인된 것은 1957년이었다. 정신과 최초의 항정신병약물인 chlorpromazine이 1950년 12월 11일 합성된 것에 비하

면 오히려 소아정신약물의 개발이 훨씬 앞서갔음을 알 수 있다. 하지만 당시에는 소아정신장애에 대한 진단 분류 체계가 확립되지 못하였으므로 임상적·경험적 약물사용에 대한 근거 중심적 자료 축적이 이루어지지 못하였다. 이와 같이 ADHD 등 특정 질환에서는 소아청소년 고유의 약물연구가 성인보다 선도적이지만, 소아정신질환에서의 약물사용은 대부분 성인에서의 연구결과 및 기준에 맞추어 준용하고 있다.

46.2 소아청소년 정신약물치료의 특성

소아정신장애의 약물치료는 상당히 제한적이기는 하지만 그 역할은 점차 늘고 있다.[4] 그러나 모든 부모가 원래 자기 자녀들에게 약물을 사용하는 경우에 불안해한다. 의사가 약물 효과에 대해 확신하고 있다고 해도 약물치료를 권할 때는 부모의 불안을 감안해야 한다. 약물치료 이외의 다른 치료를 시도하면서 그 효과를 기다려 보는 것도 나쁘지 않다. 약물을 사용할 경우 부작용에 대해 예의주시해야 하며, 최소 기간 동안 사용하고 약물중독이나 의존 가능성이 없음을 알려주어야 한다. 부모가 읽어볼 수 있도록 약물에 대한 설명서를 준비해 두는 것도 부모들이 약물치료를 결정하는 데 도움이 된다. 약물치료를 성공적으로 진행하기 위해 다음과 같은 원칙이 도움이 된다.[5]

첫째, 소아청소년은 발달과정에 있다. 발달과정이 진행되고 있으므로 아동은 정신약물에 대한 반응이 성인과 달리 다양하게 나타난다. 성인에 비해 약물 대사 및 배설 속도가 성인보다 빠르므로 약물 반감기도 짧다. 신체 면적에서 간이 차지하는 비율이 높고 사구체 여과율도 성인에 비해 효율이 높기 때문이다. 약력학적 차이 때문에 임상에서는 일부 약물의 경우 적절한 혈중 치료농도에 도달하기 위해 체중에 맞춘 투여 약물 용량을 성인보다 높게 책정하기도 한다.

둘째, 진단체계의 한계 및 다양한 공존장애를 고려해야 한다. 소아기의 여러 정신장애는 다양한 요인에 의해 발생한다. 따라서 단일 질환보다는 몇 가지 장애가 공존하는 경우가 많다. 이는 약물치료 효과 및 반응이 나타나는 데 영향을 미친다. 자폐스펙트럼장애 아동에서 나타나는

과잉행동과 충동성에 대한 치료효과를 예로 들 수 있다. ADHD에서 치료효과가 좋은 중추신경자극제를 자폐스펙트럼장애 환아에게 사용한다면, 효과가 예상보다 낮고 부작용이 생길 확률은 높아질 수 있다. 다양한 원인 때문에 임상 반응에 차이가 생길 수 있으므로, 대규모 연구를 통해 치료에 제대로 반응하는 집단과 그렇지 않은 집단을 분류하고 각 집단의 예측인자를 찾아내야 하는 이유이다.

셋째, 다양한 정보제공자를 통해 치료 목표를 정해야 한다. 즉, 치료 개시 전 치료 목표를 분명히 하고 치료 전후 증상 평가를 위한 준비가 필요하다. 여러 증상 또는 질환이 공존할 수 있으므로 약물치료로 개선해야 할 목표 설정이 확실해야 치료효과도 높아진다. 소아정신과에서 가장 어려운 일 중의 하나가 바로 다양한 경로를 통한 정확한 정보 수집이다. 환아나 부모는 물론, 교사와 다른 관련자들에게서 정보를 취합한다. 행동측정척도, 아동의 자기보고형 설문, 임상가 평가척도를 활용한다. 교사와 부모가 평정하는 행동측정척도를 통해 건강한 아동과 환아를 비교할 수 있다. 임상가 평정척도는 특히 치료 전후 증상 심각도를 평가한다. 행동측정척도나 다른 평가도구들이 유용하기는 하나, 환아와 부모에 대한 임상가의 면담과 직접 관찰을 대신할 수는 없다. 모든 가능한 정보를 취합하고 분석함으로써 최우선적으로 해결해야 할 목표 증상을 정하고, 가장 적절한 약물과 기타 치료기법을 선택한다. 아동의 보호자와 임상가 사이에 이러한 치료방법에 대한 동의와 합의점을 찾아냄으로써 향후 치료 만족도와 협조를 이끌어낼 수 있다.

넷째, 약물치료효과를 극대화하고 부작용 발생 가능성을 최소화하기 위해 지속적 점검을 요한다. 임상에서 활용 가능한 새로운 약물의 증가로 소아 영역에서도 새로운 약물사용이 늘고 있으나, 발달 경과에 미치는 영향은 확립되지 못한 경우가 있으므로 예상치 못한 효과에 대해 지속적 평가가 필요하다. 약물 민감도, 특이성, 효율성에 대한 관심이 늘고 있으며, 이를 위해 개방형 질문, 약물 맞춤형 설문, 신체 각 계통의 세밀한 검토 등 세 가지 접근법이 제시되고 있다. 경험 많은 임상가가 신체 각 계통의 세밀한 검토를 시행한다면 약물 부작용을 찾아내는 데 가장 유리할 것이다. 단, 민감성은 높아지지만 위양성 반응률이 높아질 수도 있고, 소요 시간이 늘어나는 만큼 비용 발생도 높아

지므로 접근도의 특이성은 낮아진다. 개방형 질문법은 환아나 보호자가 치료 시작 전 또는 치료 종료 후 발생하는 모든 문제와 관심 사항을 보고할 수 있으므로 특이성은 높아질 수 있으나, 임상적 전문성이 없으므로 민감도는 낮을 것으로 예상된다. 따라서 실제 임상에서는 개방형 질문지를 우선 사용하고, 약물 맞춤형 설문을 보조적으로 이용하는 것이 일반적이다. 임상가는 혈압, 맥박, 체중 등을 확인하고 신경학적 검사, 심전도 등 신체적 평가를 진행한다.

다섯째, 보호자의 역할과 약물사용의 의미를 정립한다. 소아정신과 특성상 보호자와의 치료 동맹 수립은 약물치료는 물론 전반적 치료를 성공적으로 수행하기 위한 필수 조건이다. 치료 개시 전 사용 약물은 물론 보조치료에 대해 환자 및 보호자에게 설명한다. 실제 치료 과정에서 가장 중요한 동반자는 바로 환자와 그 가족이기 때문이다. 치료 여부를 결정하고 나면 향후 치료계획, 부작용, 목표 증상 개선 정도 예측치, 효과 개시 시점 등을 알려준다. 그렇게 함으로써 약물치료에 대한 비현실적 기대를 예방할 수 있다. 우리나라 ADHD 소아청소년 환자의 경우 약물치료 개시 후 6개월 이내에 약 40% 정도가 치료를 중단하였다.[6] 낮은 치료 유지율은 치료 개시 전 준비가 충분치 않았을 가능성을 시사한다. 약물에 따라서는 예상 가능한 부작용에 대한 치료약물을 미리 계획하고 필요시 사용하도록 처방할 수도 있다. 예를 들어 haloperidol 사용 시 근긴장이상 발생에 대비하여 benztropine을 사용하는 것 등이다. 청소년에 비해 소아 환자는 약물 순응도가 부모에 의해 결정될 확률이 더 높다. 부모가 치료계획 결정에 참여하지 못한다면 치료 유지에 걸림돌이 될 수 있다. 약물을 복용하는 의미에 대해 아동은 물론 가족이 충분히 납득할 수 있어야 한다. 일부 아동은 정신과 약물을 복용하게 되면 자신이 완전히 "미친 아이" 내지는 "이상한 아이"가 되는 것으로 받아들여서 치료를 거부할 수 있다. 이러한 우려를 치료 전에 충분히 다뤄준다. 치료 전에 잘 다루어 준 경우에도 치료 과정에서 다시 문제가 불거질 수 있다.

여섯째, 정신약물과 다른 치료기법을 병용한다. 치료자에 따라서는 약물치료 전에 놀이치료, 인지행동치료, 사회성 훈련 등 다른 치료를 먼저 시행하고, 그 효과 정도에 따라 약물치료를 개시하도록 권하기도 한다.[4] 소아에서 ADHD 치료가 필요한 아동에서 두 차례 이상의 임상가

면담과 다양한 심리평가 과정을 거친 경우에도 약 23%가 약물치료 개시 전 치료에서 탈락하였다. 장기치료가 필요한 질병의 경우 치료 개시를 위해 더 충분한 준비가 필요하다. 약물치료가 효과적이라고 해도 다양한 치료기법 중 하나일 뿐이다. 병합치료가 유익할 수 있으나, 문제는 임상가가 모든 치료에 정통할 수 없고, 다양한 기법을 적용하는 것도 현실적으로 쉽지 않다는 점이다.

일곱 번째, 임상치료지침 결정 시 근거중심 및 경험 정보가 필요하다. 소아정신약물치료 관련 자료가 늘어나고 있으나 오히려 임상가에게 압박으로 작용하는 경우도 있다. 세로토닌 재흡수 차단작용이 있는 항우울제 사용 시 청소년에서 자살사고가 증가한다는 보고 이후 해당 약물 사용이 감소하였고, 이후 청소년 자살률이 늘어났던 적도 있다.[8] 이러한 압박과 혼란을 피하기 위해 국제 공조를 통해 소아청소년에게 처방 가능한 약물의 순위를 정해 놓은 자료[9]에 따르면, A급 약물은 무작위 대조군 연구에서 일관되게 긍정적 결과를 보이며, 임상적으로 지지도가 우수한 약물이다. B급 약물은 소규모 집단 연구에서 긍정적 결과를 보이거나 무작위 대조군 연구에서는 결과가 일치하지 않지만 긍정적 결과를 보이는 경우로, 임상적 지지도가 양호한 약물이다. C급은 개방형 연구와 사례보고를 통해 지지 받고 있는 약물이 이에 해당된다. A급 약물로는 ADHD에 사용되는 중추신경자극제, atomoxetine, clonidine, 강박신경증과 소아기 불안장애에 처방하는 fluvoxamine, 강박증에 쓰는 sertraline, 우울증에 사용하는 fluoxetine, 틱장애에 사용하는 risperidone, haloperidol, pimozide, 자폐증에 사용하는 risperidone 등이다. B급은 틱장애에 쓰는 clonidine, ADHD에 사용하는 guanfacine, 공격성 및 품행장애에 사용하는 lithium 등이다.

46.3 약력학과 약동학

약물 대사에 관한 한 아이는 '작은 어른'이 아니다. 이는 약물 용량, 치료효과, 안정성에 대한 아동과 성인의 생리적 차이 때문이다.[10] 약력학은 체내 조직과 체액 내 약물 농도가 시간이 지나면서 변하는 생물학적 과정을 다루는 학문이다.[11] 일반적으로 약물의 효과와 부작용은 목표 기

관에서 약물이 얼마나 지속되는지에 따라 결정된다. 약물의 흡수, 분포, 대사, 배설 과정 동안 일어나는 변화는 목표 조직에 약물이 전달되는 데 영향을 미친다. 약력학 측면에서 볼 때, 소아청소년과 성인 사이에는 흡수 및 배설 과정은 크게 차이가 없는 것으로 알려져 있으며, 분포와 대사 측면에서 차이가 있다. 연령과 발달과정에 의한 영향보다는 연령과 관계없는 유전적 영향이 더 크기는 하지만 일부 소아청소년에게 독특한 약력학적 특성도 있다. 미숙아, 신생아, 걸음마기 아동, 소아, 청소년은 각각 약물 분포 형태 면에서 동일한 집단이 아니다. 생식샘호르몬 분비가 혈장 약물농도에 강력하게 영향을 미치는 신생아기와 사춘기 단계에서 특히 극적인 차이가 있을 수 있다.

46.3.1 흡수

위장관계 기능은 10~12세까지는 충분히 성숙되지 못한 상태이므로 경구투약 시 성인과 아동의 차이가 생길 수 있다.[10] 소아청소년에서 정신약물의 흡수는 위장관에 머무는 시간이 성인에 비해 상대적으로 짧고 위의 산성도가 다소 낮지만 실제 임상적으로는 별 차이가 없는 것으로 알려져 있다.[12]

46.3.2 분포

정신약물이 대부분 지용성이므로 체내 지방 축적률에 따라 약물 분포가 달라질 수 있다. 태아기에는 지방조직이 전체 몸무게의 5% 정도를 차지하며, 출생시 12~16%에 이르고 출생 후 12개월 동안은 점차 증가하다가 사춘기 이전까지는 점차 감소한다. 사춘기에는 다시 점차 증가한다. 따라서 지방조직의 양적 분포 면에서는 발달시기에 따라 약물 분포에 차이가 생길 수 있다.[12] 세포외 체액의 부피도 약물 분포에 영향을 미칠 수 있다. 투여 약물의 혈중 내 농도plasma concentration, Cp는 투여 약물의 용량amount of drug absorbed, D과 체내에서 분포하는 용량volume of distribution, Vd의 비율, 즉, Cp=D/Vd로 정의한다. 신생아기에는 수분이 체중의 75%를 차지하며, 세포외 수분 비율이 40% 정도 된다. 성인이 되면 전체 수분은 전체 체중의 40%, 세포외 수분 비율은 20% 정도에 달한다. 따라서 동량의 약물을 투여하는 경우 소아에서 성인보다 약물농도가 낮을 수 있으나, 소아기에는 체중보다는 체표면적이 세

포외 수분 함량을 더 정확하게 반영하는 점과 대사 효율성 증가 등을 함께 고려해야 한다.[13]

46.3.3 대사

lithium 등 일부 약물을 제외하면 정신약물 대부분이 간에서 대사과정을 거치므로 간의 크기와 대사효소 활성도에 따라 대사 속도가 달라진다.[12,13] 간의 무게보다는 전체 몸무게에 비하여 간이 차지하는 비율이 약물의 대사율과 관련된다. 간은 생후 두 살 무렵 성인에 비해 40~50% 더 크고, 6세경에는 30% 정도 더 크다. 주요 약물 대사 효소계인 microsome계는 신생아기에 이미 존재하지만 그 활성도는 성인의 20~70% 수준이며, 성장과 발육에 따라 점차 약물 대사능이 커진다.[14] 소아기의 약물 대사는 보다 활발하여 성인의 2배에 이르고 사춘기에 도달할 때까지 대사율이 점차 감소하여 청소년 초기 대사율은 성인의 1.5배 정도이므로, 성인에 비하여 혈중농도가 낮게 유지된다.[12] 소아에 투여되는 정신약물들은 특히 cytochrome P450 2D6(CYP2D6) 효소의 유전적 특성에 의한 영향을 받는다. 이는 CYP2D6 효소의 유전적 다형성 때문이며 개인은 물론 인종별로 차이가 있다. 기능적 차이에 따라 poor 2D6 metabolizer, intermediate metabolizer, extensive 또는 normal metabolizer, ultra-extensive metabolizer로 분류한다.[15] 이러한 유형을 미리 알고 대처해야 약물로 인한 부작용을 최소화할 수 있다. fluoxetine 대사와 관련된 CYP2D6 유전자 다형성 이상으로 사망한 최초의 소아 사례에서 교훈을 찾을 수 있다.[16] ADHD, 강박증, 투렛병 등 중복장애에 대해 methylphenidate, clonidine, fluoxetine을 사용하던 9세 남아가 중첩성 간질로 사망하였다. 부검에서 CYP2D6 poor metabolizer로 인한 fluoxetine 만성 중독이 사망 원인으로 밝혀졌다. poor metabolizer는 약물의 대사가 extensive metabolizer에 비하여 저하되어 있어 투여 용량을 낮게 조절해야 하며, 반면에 ultra-extensive metabolizer는 보다 많은 용량을 투여해야 한다. 특히 유전자형 검사를 통해 ultra-extensive metabolizer를 구분해내지 못하면 오랜 기간 통상적 약물 용량을 쓰더라도 효과를 경험하기 어렵다. 한편 ADHD 치료제인 atomoxetine도 CYP2D6 계열 분해 약물이므로 poor metabolizer는 atomoxetine의 혈중농도를 높이고 강한 진정효과 등 원치 않는 반응을 보일 수 있다. 하지

만 그러한 부작용을 견뎌 내기만 한다면 혈중농도가 높게 유지되어 유리할 수도 있다.[17]

46.3.4 배설

대사과정을 거친 약물은 주로 신장을 통해 배설되므로 신장기능의 성숙 정도에 따라 약물 효과에 차이가 생긴다. 출생 시 신기능은 성인의 20~40% 정도이며, 사구체 여과율은 생후 1~3세에 성인과 비슷해진다. 세뇨관 기능은 출생 시 사구체 여과기능보다 덜 발달되어 있으며, 3년 후에는 성인과 비슷해진다.[14]

약력학이 신체가 약물에 어떻게 작용하는가에 관한 학문이라면, 약동학은 약물이 신체에 어떻게 작용하는가에 대한 학문이다.[13] 즉, 약동학은 목표 부위에서 약물의 생화학적 및 생리적 효과에 관한 것이다. 따라서 중추신경계 및 신경전달물질 전달체계의 발달과정과 관련이 있을 것으로 알려져 있다. 예를 들어 성인 우울증에 유용한 삼환계 항우울제가 소아청소년 우울증에서는 효과가 덜하다. 연령에 따른 신경전달물질계의 성숙도 차이 때문이다. 기분, 생각, 행동조절에 중요한 역할을 담당하는 중추신경계의 세로토닌과 카테콜아민 회로는 20대 이후에 성인기 수준에 도달한다.[10]

46.4 소아 정신약물치료의 실제

정신약물치료는 정신증상을 줄여가면서 기능 개선을 목표로 약물을 사용하는 것이다. 약물치료는 다양한 치료기법의 일부로 활용될 때 더 나은 효과를 거둘 수 있다.[13] 약물이 즉각적으로 효과를 나타내기 어려운 경우라면 비약물 보조치료를 병행한다. 각 분야 전문가들과 치료 목표와 기법을 공유하는 소통 체계를 구축해야 한다. 치료 개시 전에 환아 부모 혹은 가족이 치료에 충분히 참여할 수 있도록 교육하고 안내한다. 가급적 치료 동의서 내지는 이에 준하는 내용을 병록지에 기록한다.

치료 시작 전 기본 평가를 시행한다. 목표 증상 및 진단을 평가할 수 있는 각종 심리평가 도구를 활용한다. 투여 약물이 결정되면 필요에 따라 약물 특성과 관련된 이학적 검사를 진행한다. 이러한 자료는 치료가 진행되는 동안, 그리고 치료 종결 시 비교 자료로 활용할 수 있다.

약물 투여는 소량으로 시작함으로써 예상되는 부작용을 최소화하고 순응도를 최대화한다. 적정 용량에 이를 때까지 서서히 증량한다. 치료용량은 개인에 따라 다를 수 있으며, 반응이 기대에 미치지 못한다면 대개 적정 치료용량에 이르지 못한 경우가 많다. 항우울제 중 일부는 약물 효과가 나타나는 데 시간이 오래 걸릴 수 있다. 다양한 증상 때문에 한 가지 이상의 약물을 쓰게 되는 경우가 있는데, 이런 경우일수록 목표 증상과 치료 목표를 명확하게 구분한다. 어떤 증상을 먼저 조절할 것인지 우선순위를 정하는 것도 중요하다. 복합약제 투여 시 하나씩 적정 용량을 맞춰 나간다. 약물 상호작용에 대해서도 점검한다. 비용 대비 효과도 고려 대상이다. 호전되는 가능성이 어느 정도인지, 예상되는 정도는 어떤지, 부작용이 발생한다면 가능성과 심각성은 어느 정도인지 근거를 가지고 있어야 한다. 투약기간이 길어져서 청소년기, 성인기로 이어질 경우도 대비해야 한다.

우리나라 식품의약품안전처는 대개 미국 식품의약국 약품사용 연령 기준을 준용하는 편이며, 일부 약품의 경우 건강보험심사평가원 기준을 따른다. 소아청소년에게 실제 사용할 수 있는 정신약물은 상당히 제한된 편이다(표 46.1). 예를 들면 ADHD 관련 약물의 경우 건강보험 적용이 더욱 제한적이다. 비중추신경자극제인 atomoxetine은 2009년 건강보험 적용이 시작되었으며, 성인 ADHD 환자의 경우 2013년부터 19세 이전 ADHD로 진단 및 약물치료 경력이 있는 성인에 한하여 19세 이후 치료약물의 건강보험 적용을 승인하였다. 2016년 9월부터는 일부 ADHD 약물치료제의 성인 환자에 대한 건강보험 적용을 승인하였다.

46.5 국내 소아청소년 정신약물치료 연구 현황 및 향후 연구 방향

1980년 소아정신과 전임의 수련 프로그램 시작과 1983년 대한소아청소년정신의학회 창립으로 국내 소아정신과 진료와 연구가 활성화되기 시작하였으나, 초기에는 약물치료보다는 정신분석적 놀이치료와 심리사회적 접근이 주를

표 46.1 소아청소년 정신장애 사용 약물 : 적응증 및 연령 기준

약물	국내 적응증	미국 식품의약국 기준	비고
ADHD 치료제			
methylphenidate	ADHD(2016년 9월 1일부로 19세 이상 성인도 건강보험 적용)	6세 이상	일부 제형에 따라 18세까지만 건강보험 적용 가능
dextroamphetamine	ADHD	3세 이상	국내 미도입
atomoxetine	ADHD(2016년 9월 1일부로 19세 이상 성인도 건강보험 적용)	6세 이상	
clonidine	ADHD(2013년 7월 이후)	6세 미만 안전성 및 유효성 미확립	건강보험 적용 연령 6~17세
SSRIs			
fluoxetine	우울증	8세 이상	국내 동일 연령 적용
	강박증	7세 이상	
escitalopram	우울증	12세 이상	
fluvoxamine	강박증	8세 이상	
sertraline	강박증	6세 이상	
classical antidepressants			
amytriptyline	우울증	12세 이하 안전성 및 유효성 미확립	
imipramine	유뇨증	6세 이상	
clomipramine	강박증	10세 이상	
trazodone	우울증	6세 이상	건강보험 기준 : 소아에서의 안전성과 효과가 확립되지 않음
typical antipsychotics			
pimozide	조현병	투렛장애, 12세 이상	건강보험은 투렛장애 적응증 미승인
chlorpromazine	조현병	조현병 급성 간헐성 포르피린증 양극성장애, 조증	6개월 미만 영아에게 안전성과 유효성이 확립되지 않았음
haloperidol	조현병	3세 미만 안전성 및 유효성 미확립	
perphenazine	조현병	12세 미만 소아: 사용을 권장하지 않음	
atypical antipsychotics			
risperidone	자폐증의 이자극성, 공격성, 자해행동 등	5~16세	
	조현병	13세 이상	
	양극성장애 1형(조증, 혼재성)	10세 이상	
olanzapine	조현병	13세 이상	
	양극성장애 1형(조증, 혼재성)	13세 이상	

약물	국내 적응증	미국 식품의약국 기준	비고
aripiprazole	조현병	13세 이상	
	양극성장애 1형(조증, 혼재성)	10세 이상	
	자폐증의 이자극성	6세 이상	
	투렛병	소아 안전성 미성립	6~18세 국내 사용 승인
quetiapine	조현병	13세 이상	
	양극성장애 1형(조증)	10세 이상	
paliperidone	조현병	만 12세 미만 안전성과 유효성 미확립 18세 미만 조현성 정동장애 환자에 있어서 이 약의 안전성과 유효성 연구 없음	
clozapine	조현병	만 18세 미만 안전성 및 유효성 미확립	
benzodiazepine			
alprazolam		18세 이하 안전성 미확립	
lorazepam		12세 이하 안전성 미확립(주사제 경우 18세 이하 안전성 미확인)	
diazepam	신경증 정신신체장애 간질치료보조제	6개월 이상 소아 안전성 유효성 확립	
bupropion		소아에게 안전성 미확립	
기타			
propranolol		소아에게 안전성 미확립	
desmopressin	일차성 야뇨증	6세 미만 아동 안전성 및 유효성 미확립	건강보험 5세 이상
lithium	양극성장애	양극성장애 12세 미만 아동 안전성과 유효성 미확립	
guanfacine	투렛병 ADHD	12세 미만 아동 안전성 및 유효성 미확립	국내 미도입

이루었다. 1962년부터 1998년까지 국내에서 인간을 대상으로 하고 약물을 투여한 후 약물 효과나 부작용, 혹은 생물학적 상태를 평가한 논문 212편을 분석한 결과, 소아청소년 정신의학과 관련된 연구는 5편뿐이었다.[18] 이러한 추세는 1990년 창간된 대한소아청소년정신의학회의 대표학술지인 '소아청소년정신의학'에 실린 소아 약물 관련 논문 편수에서도 알 수 있다(표 46.2). 척도 개발 및 심리사회적 주제를 다룬 논문이 주류를 이루며, 뇌영상연구 등 생물학적 연구 수도 매우 적은 편이다. 2002년 이후 생물학적 연구 논문 수가 줄고 약물 연구 논문이 늘지 않는 것처럼 보이지만, 이 무렵 이후에는 우수한 국내 생물학 및 약

표 46.2 학술지 '소아청소년정신의학'에 발표된 원저 분야별 논문 편수

기간	심리사회학	생물학	약물치료	합	비고
1990~1995	50	8	4	62	(연 1회 발행)
1996~2001	119	12	3	134	(연 2회 발행)
2002~2007	60	10	3	73	(연 2회 발행)
2008~2010	33	7	3	43	(연 3회 발행)
2011~2015	99	11	12	122	(연 4회 발행)
2016~2017	46	4	4	54	(연 4회 발행)

물 관련 논문의 해외 SCI(E)급 잡지 투고가 늘기 시작하였기 때문이다. 실제로 국내에서 시행된 소아청소년 투렛병 환자 대상의 aripiprazole 투여 연구결과가 해외 학술지에 게재되었고,[19] 그 자료를 토대로 세계 최초로 국내에서 aripiprazole의 소아청소년 투렛병 환자 적응증을 승인받았다. 약물학 연구를 포함한 신경생물학 관련 연구는 계속 활성화되고 있다. 한 예로 대한소아청소년정신의학회에서 2007년[20]에 이어 2017년[21] 개정 발표한 ADHD 치료권고안 약물치료 종설에도 우리나라 연구 자료가 과거 2편에서 17편으로 대폭 늘었다.

소아에서의 생물학 및 약물 관련 자료가 충분치 못한 이유 중 하나로 연구비 지원의 부족을 들 수 있다. 미국의 경우도 1990년대 중반까지 미국 국립정신보건연구원 이외에는 소아약물 관련 연구비를 확보하기 어려웠다.[22] 소아약물의 시장성도 문제였으나 소아를 대상으로 하는 연구의 경우 임상연구윤리기준이 매우 까다롭기 때문이다. 우리나라의 소아정신약물에 대한 국가 차원의 대규모 지원사업은 한국보건산업진흥원에서 2012년부터 ADHD[23]와 자폐스펙트럼장애[24]의 원인에 대한 규명 및 치료약물 개발을 위한 장기 다기관 연구를 지원하면서 시작되었다. 앞으로 다른 소아정신장애에 대해서도 국가 차원의 연구지원이 절실하다.

소아정신약물 연구는 생물학 연구기법의 발전과 더불어 빠르게 진화하고 있다. CYP2D6 등 유전자 아형 연구가 활발해지면서 정신약물유전학에 대한 관심도 늘고 있다. 정신약물 유전학 검사는 '적절한 약물'을 '적절한 질병'에 '적절한 용량'으로 처방할 수 있는 개인별 맞춤 처방을 가능케 할 것이며, 약물분해효소 유전자 감별을 통해 불필요한 부작용으로부터 환자를 보호할 수 있을 것이다.[15] 약물 투여 개시 전 이러한 유전자형 검사는 매우 유용한 임상 자료가 될 것이나 환자별, 사용 약물별 유전자형 감별에 드는 비용이 문제이다. 향후 지속 연구를 통해 검사 비용을 실용화하는 방법을 찾아내기를 기대한다. 개인별 맞춤 처방과 더불어, 약물 부작용으로부터 환아를 보호할 수 있도록 안전한 약물사용을 위한 정기적인 치료약물 감시therapeutic drug monitoring, TDM 장치가 필요하다.[25] 그 밖에 뇌영상연구 및 시냅스 수준에서의 발병기전 및 원인 규명에 대한 연구를 통해 근본적 치유를 위한 치료제 개발도 진행되고 있다. 임상의사로서 이러한 연구와 임상 실제를 연결하는 노력이 필요하다.

46.6 결론

소아청소년 정신약물치료는 비교적 오랜 역사에도 불구하고 여러 가지 제한 요소 때문에 발전 속도가 느린 편이다. ADHD 등 일부 질환을 제외하고는 대부분 성인 약물연구 결과에 의존하는 수준이었으나, 최근 연구기법의 발전과 새로운 약물 도입에 힘입어 소아청소년 대상의 연구가 늘고 있다. 국내 소아청소년정신 약물학 역시 초기 단계이기는 하지만 이러한 취약성 덕분에 우리나라가 선도적 역할을 할 수 있는 기회가 되기도 한다. 세계 최초로 투렛병 소아청소년에 대한 aripiprazole 사용 승인이 좋은 본보기이다.

소아의 경우 성인에 비해 체내 약물 저장 비율이 낮고 대사가 빠르기 때문에 높은 용량을 사용할 수 있지만, 체중 및 체격이 성인에 비해 작으므로 시작 용량은 낮을수록 좋고, 증량 속도도 천천히 하는 것이 바람직하다. 소아에 비해 청소년은 약물사용이나 치료에 대한 순응도가 낮으므로 약물치료 전에 충분한 의사-환자 관계 형성이 필요하다. 약물치료 이전에 비약물치료를 선행 혹은 병행하는 것이 약물치료의 효과를 극대화하고 순응도를 높이는 데 도움이 된다. 소아청소년 약물치료 시 가장 중요한 동반자가 부모 또는 가족임을 기억해야 한다.

소아청소년에 대한 정신약물치료는 근거 중심적 연구결과가 충분하지 않기 때문에 진단 과정과 치료 과정에서 임상가의 경험과 판단이 여전히 중요한 분야이다.

참고문헌

1. 반건호, 배재호, 문수진, 민정원. 주의력결핍 과잉행동장애, 과거에도 있었을까?-역사적 고찰을 중심으로. 소아청소년정신의학 2011;22(2):57-66.

2. BradLey C. The behavior of children receiving Benzedrine. Am J Psychiatry 1937;94:577-585.

3. Molitch M, Eccles AK. The effect of Benzedrine sulfate on the intelligence scores of children. Am J Psychiatry 1937;94:587-590.

4. Persico AM, Arango C, Buitelaar JK, Correll CU, Clennon JC, Hoekstra PJ, et al. Unmet needs in paediatric psychopharmacology: Present scenario and future perspectives. Eur Neuropsychopharmacol 2015;25(10):1513-1531.

5. Scahill L, Oesterheld JR, Martin A. General principles, specific drug treatments, and clinical practice. In: Lewis's child and adolescent psychiatry: A comprehensive textbook, 4th ed. Martin A, Volkmar FR, editors. Philadelphia:Lippincott Williams & Wilkins;2007. pp.754-756.

6. Hong M, Kim B, Hwang J, Bhang S, Choi HY, Oh I, et al. Naturalistic pharmacotherapy compliance among pediatric patients with attention deficit/hyperactivity disorder: a study based on three-year nationwide data. J Korean Med Sci 2016;31:611-616.

7. 김윤정, 오소영, 이지아, 문수진, 이원혜, 반건호. 주의력결핍 과잉행동장애 아동의 약물치료 순응도에 영향을 미치는 요인: 후향적 연구. 소아청소년정신의학 2010;21(3):174-181.

8. Gibbons RD, Hur K, Bhaumik DK, Mann JJ. The relationship between antidepressant prescription rates and rate of early adolescent suicide. Am J Psychiatry 2006;163(11):1898-1904.

9. Jobson KO, Potter WZ. International Psychopharmacology Algorithm Project Research: Introduction. Psychopharmacol Bull 1995;31:457-459.

10. Lee ES, Findling RL. Principles of psychopharmacology. In: Dulcan's textbook of child and adolescent psychiatry, 2nd ed. Dulcan MK. Arlington, VA:American Psychiatric Association Publishing;2016. pp.691-708.

11. Oesterheld JR, Shader RI, Martin A. Clinical and developmental aspects of pharmacokinetics and drug interactions. In: Lewis's child and adolescent psychiatry: A comprehensive textbook, 4th ed. Martin A, Volkmar FR, editors. Philadelphia:Lippincott Williams & Wilkins;2007.

12. 천근아, 송동호. 약물치료와 기타 생물학적 치료. [출처. 소아정신의학. 홍강의(대표저자). 서울:학지사;2014. pp.553-558.]

13. 조수철. 소아정신약물학, 개정판. 서울:서울대학교출판부;2000. pp.47-72.

14. 안효섭, 신희영 편. 홍창의 소아과학, 11판. 서울:미래엔;2016. pp.100-105.

15. Mrazek DA. Psychiatric pharmacogenomics. New York:Oxford University Press;2010.

16. Sallee FR, DeVane CL, Ferrell RE. Fluoxetine-related death in a child with cytochrome P-450 2D6 genetic deficiency. J Child Adolesc Psychopharmacol 2000;10:27-34.

17. Michelson D, Read HA, Ruff DD, Witcher J, Zhang S, McCracken J. CYP2D6 and clinical response to atomoxetine in children and adolescents with ADHD. J Am Acad Child Adolesc Psychiatry 2007;46(2):242-251.

18. 김영훈, 이홍식, 장문정, 정도운. 국내 정신과 임상약물연구:1962년-1998년. 대한정신약물학회지 2000;11(1):35-51.

19. Yoo HK, Joung YS, Lee JS, Song DH, Lee YS, Kim JW, et al. A multicenter, randomized, double-blind, placebo-controlled study of aripiprazole in children and adolescents with Tourette's disorder. J Clin Psychiatry 2013;74(8):e772-780.

20. 유희정, 양수진, 신동원, 강화연, 김붕년, 김지훈, 등. 주의력결핍 과잉행동장애 한국형 치료 권고안(III): 약물치료. 소아청소년정신의학 2007;18(1):16-25.

21. 김효원, 김은주, 김지훈, 박장호, 반건호, 이연정, 등. 주의력결핍 과잉행동장애 한국형 치료 권고안(III):약물치료. 소아청소년정신의학 2017;28(2):70-83.

22. 최성구. 소아청소년 정신과 영역 정신약물 연구의 과거, 현재, 미래. 신경정신의학 2007;46(4):324-331.

23. 이수민, 최재원, 김경민, 김준원, 김수연, 강태웅, 등. 주의력결핍 과잉행동장애 진단 및 치료: ADHD 중개연구센터 가이드라인. 소아청소년정신의학 2016;27(4):236-266.

24. Lee S, Lee AR, Hwangbo R, Han J, Hong M, Bahn GH. Is oxytocin application for autism spectrum disorder evidence-based? Exp Neurobiol 2015;24(4):1-13.

25. Gerlach M, Warnke A, Greenhill L, editors. Psychiatric drugs in children and adolescents: basic pharmacology and practical applications. New York:Springer;2014.

CHAPTER 47

주의력결핍 과잉행동장애

이소영 · 성형모

47.1 소아 및 청소년

주의력결핍 과잉행동장애attention deficit hyperactivity disorder, ADHD는 학령기 아이들에서 가장 흔하고 중요한 정신의학적 장애로 전 세계적으로 약 5%의 유병률이 보고되었으며,[1] 국내에서는 초등학생에서 약 13%, 중학생과 고등학생에서는 7% 내외의 유병률이 보고되었다.[2] ADHD의 원인은 명확하게 밝혀지진 않았지만 다양한 유전 및 신경학적 요인이 관여하며 도파민과 노르에피네프린의 감소와 관련이 있는 것으로 알려져 있다.[3] ADHD는 부산스러운 과잉행동, 집중력이 짧고 끈기가 없는 주의 산만함, 그리고 참을성이 적고 감정 변화가 많은 충동적 행동, 이렇게 세 가지 주된 임상양상을 보인다. ADHD의 진단은 전문가에 의해서 정밀한 평가와 함께 정확하게 이루어져야 하며, 공존질환도 같이 평가되어야 한다. ADHD 치료에서는 병에 대한 교육, 인지행동치료, 그리고 약물치료가 상호 보완적으로 필요하다.[4] 증상이 경하고 일상생활 기능의 문제가 두드러지지 않거나 학령기 이전 아동들에서는 부모교육이나 행동치료가 우선적으로 시도되어야 한다. 증상이 심하거나 일상생활 기능저하가 두드러질 때, 학령기 아이들에서는 약물치료가 중요하다.

47.1.1 ADHD의 약물치료

ADHD 약물치료는 소아청소년 정신의학에서 가장 많

이 연구된 치료 분야일 것이다. 대부분의 임상현장과 미국 소아청소년정신의학회와 소아과학회에서 제공하는 ADHD 치료 가이드라인을 비롯한 전 세계 대부분의 치료 가이드라인에서 ADHD 치료의 중심은 약물치료다.[5,6] ADHD 아동을 대상으로 한 장기적이고 체계화된 미국 MTAMultimodal Treatment Study of Children with ADHD 연구에 따르면 ADHD 약물치료를 한 대상자들이 행동치료를 한 대상자들보다 월등한 호전을 보였을 뿐 아니라 약물치료와 행동치료를 병합치료한 대상자들과도 유의한 차이를 보이지 않아 ADHD 치료에 있어서 약물치료효과의 우월성을 보여주었다.[7] 2014년 미국 전역에서 2,495명의 미국 ADHD 소아청소년을 대상으로 한 조사에서 ADHD로 진단받은 90%의 소아청소년들이 약물치료를 받았다는 보고가 있다.[8]

ADHD 약물치료에는 도파민과 노르에피네프린에 작용하는 약물들이 사용되고 있다. ADHD의 1차 선택약물로 중추신경자극제를 추천하고 있으며, methylphenidate와 amphetamine이 여기에 포함된다. 2차 선택약물은 atomoxetine과 α2 agonist(clonidine, guanfacine)이며 중추신경자극제에 치료효과가 없거나, 중추신경자극제 사용으로 인해 악화될 가능성이 있는 공존질환이 있을 때, 그리고 중추신경자극제로 인한 부작용이 발생했을 때 선택하도록 추천된다. 그 외에 bupropion을 비롯한 여러 약제들이 ADHD 치료에 효과가 있는 것으로 알려져 있다.

국내에서는 1970년대부터 속방형 methylphenidate와

pemoline이 사용되었고, 2003년에 지속형 methylphenidate가 식품의약품안전처의 승인을 받게 되었다. 뒤이어 간독성 문제로 pemoline의 국내 생산이 중단되었고, 이후 2007년부터 atomoxetine이 시판되었으며, 2013년부터 지속형 clonidine이 사용 가능해졌다.

(1) 중추신경자극제

ADHD 치료에서 우선적으로 선택하는 약물인 중추신경사극제psychostimulant는 수많은 연구를 통해 그 효과와 안정성이 확립되었다.[6] 중추신경자극제에 포함되는 methylphenidate와 amphetamine 모두 도파민 재흡수를 차단시켜 전전두피질prefrontal cortex과 선조체striatum 등에서 도파민의 양과 활동을 증가시킨다.[9] 또한 아직까지 그 기전은 불명확하나, 노르에피네프린에도 작용하는 것으로 알려져 있다. methylphenidate와 amphetamine의 작용기전상 차이가 있다면, amphetamine의 경우 더 직접적으로 새로 합성된 도파민의 분비를 유도하는 것으로 알려져 있다.[10]

중추신경자극제의 치료효과는 70%에 달하며, 위약치료 대비 효과 크기가 향정신성약물 중 가장 우수하다고 할 수 있다.[11] 중추신경자극제는 ADHD의 핵심증상인 부주의, 과잉행동, 충동성을 비롯한 문제행동을 호전시킬 뿐 아니라 자존감, 교우관계 및 가족관계, 사회적 기능 개선에도 도움을 준다는 근거가 뚜렷하다.[12] 국내 ADHD 아동청소년들을 대상으로 실시한 연구에서도 중추신경자극제로 인해 부모 및 또래관계 및 기능과 삶의 질을 개선시키는 것으로 보고되었다.[13] 그러므로 방과 후 시간이나 주말, 방학 때에도 약물을 유지해야 할 근거가 충분히 마련되어 있다.[10] 또한 중추신경자극제는 인지기능 및 학업능력을 높이는 것으로 알려져 있는데, 다만 최근 메타분석에 따르면 중추신경자극제로 인한 학업능력의 변화는 주로 생산성이 향상되는 것이며 정확도의 향상은 상대적으로 작게 나타났다.[14,15]

현재 미국 FDA의 승인을 받고 ADHD 치료에 사용되고 있는 중추신경자극제는 methylphenidate, dexmethylphenidate, dexamphetamine, lisdexamphetamine 등이 있으며 이들 약제들 간에는 유의할 만한 치료효과 크기의 차이가 없는 것으로 알려져 있고, 한 가지 제제에 치료효과가 없으면 다른 제제를 선택하도록 되어 있다.[6] 상대적인 남용 위험성과 안정성 측면을 고려해서 methylphenidate가 전 세계적으로 가장 많이 사용되고 있는 중추신경자극제이다.[16]

가. 중추신경자극제 사용 용법

우리나라 식품의약품안전처의 승인을 받아 국내에서 사용 가능한 중추신경자극제는 methylphenidate뿐이며, 만 6세 이상의 소아청소년과 성인에서 사용이 가능하다. methylphenidate는 속방형 제제와 지속형 제제로 출시되고 있으며 환자의 연령, 체중, 증상의 정도 등에 따라 적절한 제형을 선택하여 사용해야 한다. 약제의 용량이 증가할수록 임상 반응이 커지며, 부작용의 위험 역시 증가하게 된다.[17] 따라서 소아청소년의 경우 초기 용량은 가장 낮은 용량으로 시작하여 부작용의 발생 여부를 확인하면서 1주 간격으로 증량하는 것이 바람직하다. 치료 시작 후 임상 반응은 빠르게 나타나는 편으로, 환자의 임상 반응과 부작용을 살펴보면서 용량을 조절해야 한다. 약의 증량 과정에서 부모는 물론 교사의 평가도 참고할 필요가 있다. ADHD 증상이 충분히 조절되었거나 부작용이 나타났을 경우 증량을 중단하여 가장 효과가 좋으면서 부작용이 적은 용량으로 유지하도록 한다. 부작용이 나타나지 않고 ADHD 증상이 남아 있는 경우 최대 용량까지 증량해볼 수 있다. 치료용량은 대개 0.3~2.0mg/kg/day이며 환자 개개인의 특성에 맞추어서 최적 용량을 찾는다.[3]

① 속방형 methylphenidate
속방형 methylphenidate는 복용 후 약 30~60분이면 효과가 나타나고, 복용 90~150분 후에 혈장최고농도에 도달하며, 치료효과가 약 3~5시간 정도 지속된다. 4시간 이상 간격으로 하루 2~3회 복용해야 하는 번거로움이 있다. 일반적으로 5mg을 오전 복용으로 시작하는데, 식사 전 또는 식사 후 모두 무방하나 식욕저하 부작용을 감안했을 때 식후에 복용하는 것이 나을 수 있다. 환아의 임상 상태를 관찰하며 3~5일 간격으로 5mg씩 증량하고 1일 최대 사용 용량은 60mg이다. 오후에 약물농도 감소로 인한 반동작용이 나타나기도 한다. 또한 오후에 복용하는 약물은 순응도가 떨어지는 경우가 흔하다.

② 지속형 methylphenidate

지속형 methylphenidate의 경우 속방형 제제의 단점을 보완하기 위해서 개발되었다. 약물의 효과가 8~12시간 정도로 오래 유지되어 오전에 한 번만 약물을 복용하면 되기 때문에 약물 순응도가 좋은 편이고, 일정한 혈중농도를 유지해주며, 오남용의 가능성을 낮춘다. 약물대사 속도가 빨라 효과가 유지되지 못하는 환자의 경우 오후에 속방형 제제를 추가해서 사용할 수 있다. 현재 우리나라에서 사용 가능한 지속형 methylphenidate를 표 47.1에 제시하였다.

나. 중추자극신경계 약물 부작용

약물 부작용은 치료 순응도에 영향을 미쳐 질병의 예후에 중요한 영향을 준다. 따라서 약물치료를 시작할 때에는 환아와 부모에게 중추신경자극제의 효과와 함께 부작용에 대한 충분한 설명과 교육을 제공하는 것이 필요하다.[18] 중추신경자극제의 가장 흔한 두 가지 부작용은 식욕부진과 불면이며, 그 외에 두통, 오심, 구토, 복통, 자극 과민성과 감정 불안정성, 맥박과 혈압 증가 등이 있다.[19] 식품의약품안전처에서는 남용 가능성만을 black box warning으로 제시하고 있다.

① 식욕부진 및 성장에 미치는 영향

식욕부진은 중추신경자극제의 부작용 중 가장 흔하면서 성장기 소아청소년 환아들에게 우려될 수 있는 부작용이다. 중추신경자극제 복용과 관련하여 약효가 나타나는 낮 시간 동안에는 음식을 덜 먹다가 약의 효과가 떨어지는 늦은 오후나 저녁 시간대에 한꺼번에 많이 먹는 변화가 생길 수 있다. 또한 하루 동안 전체적인 식사량이 줄기도 한다. 식욕저하가 두드러지는 경우 아침식사 이후에 약물을 복용하게 하고 작용시간이 보다 짧은 약물로 교체하며 약효가 떨어질 때부터 칼로리와 영양분을 보충하여 식욕부진의 영향을 보완하도록 한다.

중추신경자극제가 궁극적으로 성장에 미치는 영향에 대해서는 많은 우려와 논란이 있어 왔다. 한 메타분석에서 중추신경자극제가 체중과 신장에 영향을 미치나 시간이 지나면서 그 영향은 희석되어 최종 성인기 신장은 영향을 미치지 않는 것으로 나타났다.[20] 1년 이상 methylphenidate 투약을 지속한 157명의 국내 ADHD 환아들을 대상으로 한 후향적 연구에서, 처음 1년 동안에는 신장과 체중이 예상치에 비해 저하된 것으로 나타났으나, 1년 이후에는 성장이 일반 아동과 차이 없이 진행되는 것으로 보고되었다.[21] 중추신경자극제를 복용 중인 아동은 주기적으로 신장과 체중을 측정하는 것이 바람직하다.

② 불면

입면 개시가 늦어지는 부작용은 대개 중추신경자극제를 늦은 시간대에 복용할 때 발생하는 경우가 많

표 47.1 국내에서 시판되고 있는 지속형 methylphenidate 제제

콘서타 Concerta®	삼투압 원리를 이용하여 약물의 흡수 속도를 조절하는 osmotic controlled-release oral delivery system(OROS) 기술을 사용하여 개발되었으며, 아침에 복용 후 1시간 이후부터 약물효과가 나타나 작용 개시 시간이 느린 특성이 있지만 약효가 대략 12시간 지속된다. 이러한 장기적인 지속 효과를 얻기 위해서는 OROS 제제를 분할하지 않고 그대로 복용해야 한다. 초기 용량은 18mg이고 1~3주 간격으로 증량하며 1일 최대 사용 용량은 72mg이다.
메타데이트 Metadate®	속방형 제제와 서방형 제제 methylphenidate가 3:7 비율로 섞여 있다. 속방형 성분이 먼저 용해되면서 빠른 효과를 나타내어 복용 후 1.5시간 만에 첫 번째 최고 농도에 도달하고 서방형 성분이 2차로 분해되면서 복용 후 6시간에 두 번째 고농도에 도달하며 효과가 8시간 동안 지속된다. 콘서타에 비해 작용 개시 시간이 더 짧고 오전 혈중농도가 높은 반면, 오후 혈중농도는 더 낮다. 아침에 한 번 복용하며, 초기 용량은 10~20mg이고 1일 최대 사용 용량은 60mg이다. 메타데이트 역시 분할하지 않고 그대로 복용하는 것을 권장하고 있지만, 필요한 경우에 캡슐을 열고 내용물을 유동식에 뿌려서 복용하는 것도 가능하여 알약을 삼키지 못하는 어린이들에게 유용하다.
메디키네트 Medikinet®	속방형 제제와 서방형 제제 methylphenidate가 5:5 비율로 섞여 있고, 이 약물 역시 유동식에 뿌려서 복용이 가능하다. 아침에 한 번 복용하여 약효가 빠르게 발현되며, 약효가 떨어지는 4시간 뒤에 두 번째 최고 농도에 도달하도록 고안되어 있고 효과는 8시간 동안 지속된다.
비스펜틴 Bisphentin®	다중층방출캡슐(multilayer release capsule)로 속방형 제제와 서방형 제제가 4:6으로 섞여 있고, 1시간 이내에 빠르게 효과가 나타나서 12시간 동안 지속된다. 아침에 한 번 복용하며, 10mg을 초기 용량으로 시작하여 치료반응과 내약성에 따라 매주 10mg씩 증량한다. 1일 최대 사용 용량은 60mg이다.

다. 이런 경우 복용 시간을 앞당기거나 작용 시간이 더 짧은 중추신경자극제로 교체하는 것이 도움이 된다. 이에 반해 ADHD 아동들 중 ADHD 증상 자체로 인해 약물 효과가 떨어지는 저녁이나 밤 시간대에 행동문제가 악화되어 잠들기 어려운 경우도 있다. 따라서 이 경우에는 오히려 늦은 오후에 속방형 약제를 투여하는 것이 수면에 도움이 될 수도 있다.[10] 그리고 ADHD에 동반되는 다른 질환으로 인해 불면이 나타날 수 있으므로, 중추신경자극제를 투여하기 전에 평소 수면 습관이나 불면증상을 먼저 확인하는 것이 바람직하다.

③ 자극과민성과 감정 불안정성

중추신경자극제를 복용하면서 자극과민성이나 공격성, 감정 불안정성이 나타날 수 있다. 다만 이 증상들이 약물농도가 유지되는 낮 시간 동안 나타난다면 약물을 감량하거나 다른 약물로 변경해볼 수 있다. 그러나 약물 효과가 떨어진 늦은 오후나 저녁 시간에 이러한 증상들이 나타난다면, 오히려 중추신경자극제의 농도가 낮아지면서 발생하는 반동 현상일 수 있으므로 이 경우는 작용 시간이 더 긴 중추신경자극제로 교체하거나 늦은 오후에 적정 용량의 속방형 중추신경자극제를 추가로 투여하는 것이 도움이 된다.

④ 심혈관계 영향

중추신경자극제로 인해 맥박이나 혈압의 상승이 있을 수 있다는 연구결과가 지속적으로 보고되었지만, 10년간 ADHD 환아들을 추적관찰한 MTA 연구결과, 중추신경자극제의 치료가 고혈압의 위험성을 증가시키지 않는 것으로 보고되었다.[22] 또한 120만 명의 성인과 아동청소년을 대상으로 한 후향적 코호트 연구에서 중추신경자극제 치료로 인해 급성 심정지, 급성 심근경색, 뇌졸중과 같은 심각한 심혈관계 질환의 위험성이 증가하지 않는다고 보고하였다.[23]

하지만 기존에 심장질환이 있는 경우 돌연사의 위험이 있을 수 있기 때문에 약물치료를 시작하기 전에 심장 돌연사, 부정맥의 가족력, 심장질환의 과거력 등이 있는지 확인해야 한다. 여기에 해당되는 환자들은 중추신경자극제 투여를 시작하기 전에 내과전문의의 협의진료가 권장된다. 현재까지는 건강한 환아에게 약물치료를 시작하기 전에 일괄적으로 심전도를 비롯한 심장검사를 시행해야 한다는 근거는 없다.[24] 그럼에도 불구하고 혈압과 맥박은 주기적으로 추적관찰하는 것이 바람직하다.

⑤ 남용 가능성

약물남용의 위험이 있는 환자의 경우에는 속방형 제제보다는 서방형 제제를 사용하는 것이 권상되고 항간에는 일반인들의 중추신경자극제의 남용 가능성에 대한 우려가 있다. 그러나 중추신경자극제를 올바르게 처방받은 ADHD 환자들에서 이를 남용한다는 근거는 아직까지 없다.[10] 중추신경자극제 투여로 인한 다른 약물남용의 이환과 관련하여서도 오히려 중추신경자극제 치료로 인하여 전반적인 약물사용장애의 위험이 더 낮아지는 것으로 보고되고 있다. 중추신경자극제 치료를 받은 ADHD 아동청소년은 약물치료를 받지 않은 경우와 비교했을 때, 성인이 되어 약물 관련 범죄 발생률도 더 낮은 것으로 나타났다.[25,26] 그럼에도 불구하고 처방약제가 ADHD 환아가 아닌 제3자한테서 남용될 가능성에는 유념해야 한다.

47.1.2 특정 대상에서의 ADHD 약물치료

(1) 학령기 이전의 ADHD

학령기 이전의 아동들을 대상으로 ADHD 약물치료를 실시한 연구들이 많지 않고, 아직까지 FDA에서 만 6세 미만의 아동에서 약물치료를 승인하지 않은 상태이기 때문에 학령기 이전 ADHD 환아들에서는 약물치료를 시작하기 전에 부모와 환아를 대상으로 행동치료를 먼저 시도해야 한다.[6] 그러나 최근 미국의 313명의 소아청소년정신건강의학과 전문의들을 대상으로 한 연구에서 71.3%의 대상자들이 행동치료가 임상적 효과가 없을 때 학령기 이전의 ADHD 아동들에게도 약물치료를 권유한다고 하였다.[42]

실제로 ADHD 진단을 받은 만 3~5세 환아들을 대상으로 실시한 대규모 다기관 연구에서 속방형 methylphenidate가 ADHD 증상을 감소시키는 데 효과적인 것으로 보고되었고, 적정 사용 용량은 0.7 ± 0.4mg/kg/day으로 학령기 아동 사용 용량보다 작게 제시하였다.[43] 하지만 30%에서 감정기복이나 과민함, 식욕감소, 불면 등의 부작용이 나타나

표 47.2 국내에서 ADHD 치료에 사용되는 비중추신경자극제

atomoxetine

atomoxetine은 선택적 노르에피네프린 재흡수 억제제로서, 미국 FDA에서 비중추신경자극제로는 최초로 ADHD 치료제로 승인을 받았다. 이 약제는 ADHD의 핵심증상의 호전은 물론, 재발 방지에 효과적이고 환자의 삶의 질, 자존감, 사회적 및 가족관계 등 전반적인 기능 향상에 도움이 된다.[27] atomoxetine이 중추신경자극제에 비해 치료효과 크기가 0.7(중추신경자극제 1.0 기준)로 상대적으로 작다는 보고도 있으나,[28] 중추신경자극제와 비교해서 치료효과가 유의할 만하게 차이가 없고 약물남용이나 심혈관 부작용과 관련하여 더 안전하다고 보고되기도 하였다.[29] 한 연구에 따르면 methylphenidate에 효과가 없었던 환자들의 50%가 atomoxetine에 치료반응을 보였고, methylphenidate에 효과가 있었던 환자들의 75%가 atomoxetine에도 효과가 있다고 하였다.[30] atomoxetine은 중추신경자극제에 비해 약물남용의 위험성이 적고, 반감기가 4시간 정도임에도 1회 투여로 하루 종일 효과가 지속되는 장점이 있다.

가. atomoxetine 사용 용법
atomoxetine은 중추신경자극제보다 임상 반응이 천천히 나타나기 때문에 최대 치료효과는 6~8주가 지나야 도달될 수 있다. 용량은 0.5mg/kg/day으로 1일 1회 투여로 시작하여 2주간 유지한 후에 적정 치료용량인 1.2mg/kg/day까지 서서히 증량하며 1일 최대 사용 용량은 1.4mg/kg/day 혹은 100mg/day이다. 1.2mg/kg/day을 초과하는 용량에서 더 좋은 치료효과를 보인다는 근거는 부족하지만, 1.8mg/kg/day까지 증량하면서 더 나은 효과가 보고되기도 하였다.[31] 부작용이 나타나거나 필요에 따라 2회 분복 투여가 가능하다. atomoxetine 복용을 갑작스럽게 중단하거나 가끔 빼먹게 되어도 반등 효과나 금단증상이 나타나지 않으며, methylphenidate에서 atomoxetine으로 약물을 변경할 경우 일시적으로 두 약물을 동시에 투약해도 된다.[32]

나. atomoxetine 부작용
atomoxetine의 부작용으로는 소화불량, 오심, 구토, 피로, 식욕감소, 체중감소, 감정기복, 두통, 변비, 불면, 어지러움증 등이 있다.[29] 이 중에서 식욕감소와 오심, 체중감소는 주로 치료 초기에 나타나며 약을 점진적으로 증량하면 시간이 지남에 따라 약화될 수 있다. 성장과 관련하여 최종적으로 성인 키에 미치는 영향이 크지 않은 것으로 보고되었으나, 정기적인 체중 및 신장 측정은 하는 것이 바람직하다.[33] atomoxetine 사용 시 혈압 및 맥박이 소폭 증가한다는 보고가 있어 혈압과 맥박도 정기적으로 확인하는 것이 도움이 될 수 있다.[34] 하지만 장기간의 추적관찰 결과 심혈관계 부작용으로 인해 약물을 중단하게 된 경우는 극히 소수였고, 치료 전 혹은 정기적인 심전도나 혈액 검사가 권고되지도 않는다.
atomoxetine의 경우 간독성의 위험성이 보고된 바 있어 이에 대해 FDA에서 black box warning으로 제시하고 있다.[10] 대부분 약물을 끊은 이후에 간기능이 정상화되었기 때문에 환자가 황달이 발생하거나 혈액 검사상 간기능저하가 의심된다면 투약을 중단하면 된다. 치료 초기에 위약에 비해 자살사고 발생이 더 많았던 것으로 보고되어 FDA에서는 자살 위험성에 대해서도 black box warning으로 제시하고 있어 이에 대한 주의관찰이 필요하다.[10]

α2 agonist

α2 agonist는 뇌간에 위치한 수용체를 자극함으로써 노르아드레날린 작용을 조절하여 혈압을 낮추는 작용을 하여 본래 성인의 항고혈압 약제로 개발되어 사용되었다. 소아청소년정신의학에서는 틱과 투렛증후군, ADHD와 ADHD로 인한 수면장애 치료에 도움이 된다는 연구결과들이 발표되면서 off-label로 사용되어 오다 최근에 서방형 clonidine과 guanfacine이 ADHD 치료에 FDA 승인을 받았다. 두 약제는 비슷한 효과를 나타내지만, guanfacine이 clonidine에 비해 진정작용이 덜하고 작용 시간이 긴 장점이 있다.[35] clonidine은 단독 혹은 methylphenidate와의 병합치료가 ADHD 증상 호전에 효과적인 것으로 보고되었다.[36] 여기서 clonidine이 ADHD의 과잉행동과 충동조절에는 효과적이지만 주의력저하에 대해서는 상대적으로 도움이 되지 않는다는 보고도 있다.[37] 중추신경자극제와 atomoxetine 치료결과 불면, 감정기복 등의 부작용을 보이는 환아에게 α2 agonist가 도움이 될 수 있다.

가. 지속형 clonidine 사용 용법
국내에서는 최근에 서방형 clonidine이 식품의약품안전처 허가를 받고 ADHD 치료에 사용되고 있다. 이 약제는 진정작용이 있으므로 처음에는 0.1mg을 자기 전에 복용하는 것이 권장되며, 서서히 용량을 증량하면서 소아의 경우 0.2mg/day을 하루에 2회 분복 투여하는 것이 권장된다. 약물효과가 점진적으로 나타나기 때문에 효과 판정은 6주간 사용한 후에 하는 것이 바람직하다.[3]

나. 지속형 clonidine 부작용
clonidine의 가장 흔한 부작용은 진정작용과 피곤이다. 그 외 혈압과 심박수를 낮추는 효과가 있으나 임상적으로 의미가 크지는 않다. 그럼에도 불구하고 정기적으로 혈압과 심박수를 관찰하는 것인 필요하다. 과용량을 복용할 경우 저혈압의 위험이 있으며, 불규칙한 복용은 반응성 고혈압을 발생시킬 수 있다. 따라서 이틀 이상 약물 복용을 중단한 경우에는 다시 초기 용량부터 시작하는 것이 안전하다.[3]

bupropion

bupropion은 도파민과 노르아드레날린에 모두 작용하여 성인에서 우울증과 금연치료 보조제로 FDA 승인을 받았으며 여러 연구들에서 소아청소년 ADHD에도 효과적인 것으로 보고되었다. 72명의 ADHD 어린이들을 대상으로 한 위약조절 연구에서 bupropion은 중추신경자극제보다는 치료효과 크기가 작지만 위약에 비해서는 유의하게 나은 치료효과를 나타내었다.[38] ADHD와 우울증이 공존하는 청소년들에서도 ADHD와 우울증 증상 모두에서 치료효과를 나타내었다.[39] atomoxetine이나 α2 agonist보다 작용 개시 시간이 빠르면서 methylphenidate보다 부작용이 덜하고 의존성의 위험이 거의 없다는 장점이 있지만, 아직까지 무작위 배정, 이중맹검 약물연구가 부족한 상태에서 임상에서는 개인의 다른 치료제의 효과에 따라 사용을 고려해볼 수 있다.

가. bupropion 사용 용법
초기 용량은 3mg/kg/day(100~150mg)으로 시작하며 6mg/kg/day(300mg)까지 증량할 수 있으며 어린이의 경우 1회 투여량이 150mg을 넘지 않도록 한다. SR(Sustained Release) 제제는 2회 분복하고 XL 제제는 1회 투여할 수 있다.[3]

나. bupropion 부작용
bupropion의 부작용은 초조, 불면, 피부발진, 오심, 구토, 변비, 손떨림 등이 있다. 또한 간질발작의 역치를 낮출 수 있어 간질이나 식이장애의 병력이 있는 경우 권장되지 않는다.[3]

(계속)

표 47.2 국내에서 ADHD 치료에 사용되는 비중추신경자극제(계속)

기타 약물
삼환계 항우울제는 atomoxetine과 α2 agonist 이전에 off-label로 ADHD 치료에 가장 많이 쓰이는 비중추신경자극제였다. 특히 여러 연구에서 ADHD 치료에 desipramine이 효과적이라는 결과가 보고된 바 있다. 그러나 삼환계 항우울제는 심혈관계 부작용의 위험성이 있어 널리 사용되지 않았고, 효과가 다른 약물들에 비해 부족한 편이다.[40] 이를 사용할 경우에는 사용 전에 심전도를 시행하고 심혈관계 위험성을 평가할 필요가 있다. modafinil은 기면증 치료에 사용하는 약물로 각성효과로 인해 ADHD 치료에 효과적일 거라는 기대가 있었으며, 190명의 ADHD 소아청소년들을 대상으로 시행한 이중맹검 위약연구에서 ADHD 증상 호전에 효과적이라고 보고된 바 있다.[41] 그러나 심각한 피부발진의 위험성이 보고되어 ADHD 치료에 FDA 승인을 받지는 못하였다. 항정신병약물들의 경우 과잉행동이나 충동조절에 효과가 있을 수는 있으나, 부작용의 위험으로 우선적으로 선택되는 약물은 아니고 중추신경자극제로 인해 증상이 악화되거나 어떤 약물로도 과잉행동이 조절되지 않을 때 고려해볼 수 있다.

는 것으로 보고되었고, 11%의 대상자들이 부작용으로 인해 약물치료를 중단하였다. 학령기 이전의 ADHD 환아의 경우 학령기 아동보다 methylphenidate 대사가 느리고, 체중 대비 용량이 같았을 때 혈중농도가 더 높다는 연구결과가 있어 더 적은 초기 용량에서 시작하여 더 작은 단위로 점진적으로 약물을 조절해야 한다.

(2) 틱장애가 동반된 ADHD

틱장애에서 가장 흔하게 동반되는 정신의학적 장애가 ADHD이며 약 55~70% 동반되는 것으로 보고되었다.[44] 중추신경자극제의 경우 틱을 유발하거나 악화시킬 가능성에 대해서 많은 논란이 있어 왔으나, 최근 연구들에서는 중추신경자극제가 대부분의 틱장애가 있는 환자들에서 틱을 악화시키지 않는다고 보고하였다.[45] 틱장애가 동반된 ADHD 환아들의 경우 중추신경자극제로 치료받은 경우 일부에서 틱이 호전되는 양상을 나타내기도 하였다. 그러므로 틱장애가 동반된 ADHD 환아에서도 중추신경자극제를 사용할 수 있으며, 다만 치료 시작 후 틱증상이 악화되는지 주의 깊게 관찰하는 것이 필요하다.[46]

만약 중추신경자극제 치료 과정 중에 틱이 악화되었다면, 중추신경자극제를 비중추신경자극제로 약물로 교체해볼 수 있다. atomoxetine과 clonidine은 ADHD와 틱장애가 있는 아동들에게서 틱의 악화 없이 ADHD 증상 호전에 효과적이라고 보고되었고, 일부에서는 틱증상이 완화되기도 하였다.[47] 반면 ADHD 치료를 위해 중추신경자극제가 유일하게 효과적이라면, 중추신경자극제를 유지하면서 틱증상의 완화를 위한 약제를 추가할 수 있다.

(3) 불안장애가 동반된 ADHD

ADHD로 진단받은 아동의 25~50%에서 분리불안장애,

사회불안장애, 범불안장애 등 한 가지 이상의 불안장애가 동반된다고 하며, 불안장애가 동반될 경우 그렇지 않은 ADHD 환자보다 삶의 질과 전반적인 일상생활 기능이 현저히 저하된다.[48] methylphenidate와 atomoxetine 모두 불안장애가 동반된 ADHD 환아에서 ADHD 증상 호전과 함께 불안장애 호전도 보고되었으나, 여러 연구에서 atomoxetine이 methylphenidate에 비해 불안감 감소에 더 효과적이었다.[49] 불안장애가 동반된 ADHD 환아의 경우 methylphenidate보다 atomoxetine을 우선적으로 선택하거나 methylphenidate로 치료를 한 이후에 불안감이 지속될 경우 SSRI 계열 약물을 추가해볼 수 있다.

(4) 자폐스펙트럼장애가 동반된 ADHD

자폐스펙트럼장애 진단을 받은 환자의 41~78%에서 ADHD가 동반되는 것으로 알려져 있다.[4] 자폐스펙트럼장애와 ADHD가 공존하는 환아들의 경우 중추신경자극제가 ADHD 증상을 완화시키는 데 효과가 있는 것으로 나타났으나, ADHD만 있는 환아보다는 치료효과가 낮았으며, 사회적 위축이나 과민성과 같은 부작용이 더 흔하게 나타나는 것으로 보고되었다. 최근 메타분석에 따르면 methylphenidate의 경우 자폐스펙트럼장애와 ADHD가 공존하는 환아들에서 과잉행동과 주의력 호전에 효과가 있었으며, 자폐스펙트럼장애 핵심증상이나 상동행동을 호전시키거나 악화시키는 데는 영향이 없었다고 하였다.[50] atomoxetine도 자폐스펙트럼장애와 ADHD가 동반된 환아들에서 ADHD 증상 호전에 효과적이었고 제한적인 관심과 상동행동과 의사소통에 유의한 효과가 있었다는 연구결과가 보고되었지만 아직까지는 근거가 부족한 편이다.[51] 자폐스펙트럼장애가 동반된 ADHD 환아들에서는 보다

점진적으로 약물을 증량하고 부작용 발생에 대해 더 면밀히 관찰하여야 한다.

(5) 뇌전증이 동반된 ADHD

뇌전증이 있는 소아청소년에서 ADHD 유병률은 12~40%로 일반 인구의 2.5~5.5배로 매우 높은 편이다. 그런데 중추신경자극제가 뇌전증을 악화시킬 가능성이 있다고 논란이 되어 왔다. 하지만 최근 연구에서 뇌전증을 동반한 ADHD 아동청소년 중 경련이 잘 조절되는 경우에는 중추신경자극제를 사용하여 ADHD를 치료하는 것이 안전하다고 제시하였다.[53] 뇌전증을 동반한 ADHD 소아청소년에서 중추신경자극제의 효과는 ADHD 증상을 비롯해서 삶의 질을 모두 개선하는 것으로 보고되었다.[52]

그러나 경련이 계속 나타나거나 뇌파 이상이 지속적으로 나타나는 경우, 즉 뇌전증이 잘 조절되지 않는 경우에는 중추신경자극제 사용에 있어 각별한 주의가 필요하다. 국내에서 뇌전증을 동반한 ADHD 아동청소년 중 중추신경자극제로 치료받은 105명을 대상으로 실시한 후향적 연구에서 20%의 대상자들에서 경련이 악화되었으며, 주로 약물치료를 시작하기 전에 경련이 잘 조절되지 않았거나 불안장애가 동반되었던 대상자들에서 중추신경자극제 치료 중에 경련이 악화되는 위험이 있었다.[54] 그러므로 잘 조절되지 않는 뇌전증 환자의 경우 경련을 악화시킬 위험이 적은 비중추신경자극제를 우선적으로 선택해야 한다. atomoxetine의 경우 경련을 악화시키지 않는 것으로 보고되었다.[55]

47.1.3 ADHD 장기적인 약물치료

중추신경자극제를 복용 중인 환아에서 부작용이 심할 때 휴일이나 방학을 이용하여 약물을 중단하는 약물 휴일을 가져볼 수 있다. 그러나 약물 중단 시 ADHD 증상이 다시 악화될 수 있어 환아의 증상과 부작용에 따라 신중히 결정해야 한다. 임상에서 1년에 한 번 정도 여유가 있는 시기에 약물을 중단해보고 약물치료의 유지 필요성을 다시 평가해보는 것은 권장될 수 있으나, 약물 부작용을 우려하여 자주 그리고 일정하게 약물 휴일을 가지는 것은 추천되지 않는 방법이다. 비중추신경자극제의 경우 중추신경자극제와는 달리 매일 일정기간 이상 복용해야 충분한 효과를 볼

수 있기 때문에 약물 휴일을 갖는 것에 더욱 주의가 필요하다.

ADHD는 소아기에 발병하지만 대다수에서 성인기까지 증상이 지속되는 만성질환이기 때문에 장기치료가 필요하다. 그런데 건강보험심사평가원 자료를 분석한 결과, 우리나라 18세 이하 ADHD 환아의 약 40%가 약물치료 개시 후 최초 6개월 이내에 중단하며, 36개월 후 치료 유지율이 약 23.1%로 매우 짧다.[56] 그나마 치료율이 가장 높은 연령대는 7~9세로 35.6%였으나, 연령이 높아지면서 점차 낮아져서 16~18세에서는 7.6%에 불과하였다.[57] 이와 같이 ADHD 치료 탈락률이 높은 데에는 여러 요인이 작용할 수 있는데, 사회 전반에 광범위하게 퍼져 있는 ADHD 약물치료에 대한 오해와 편견이 환아나 부모에게 약물치료를 주저하게 만들 수 있다. 또한 약물 복용을 건너뛰고, 외래 방문 예약 날짜를 맞추지 못하는 ADHD 환자들의 특성도 기여할 것으로 보인다. 특히 치료 초기에 약물 순응도가 낮으면 충분히 치료효과를 보지 못한 상태에서 약물치료에 대한 중요성을 인식하지 못하는 경우도 흔하다. 따라서 ADHD의 안정적인 장기치료를 위해서는 약물치료 시작 전에 환아와 보호자에게 ADHD에 대해 충분히 교육을 하고, 약물치료의 중요성과 예상되는 부작용 및 대처 요령 등에 대해 상세한 정보를 제공하는 것이 필요하다. 약물치료를 시작한 이후에는 개별적인 특성에 맞는 최적의 약제와 용량을 찾고, 부작용을 모니터할 뿐 아니라 환아의 동반이환 질환과 다양한 영역에서의 기능과 삶의 질을 향상시킬 수 있는 비약물학적 치료를 병행하는 것이 치료 순응도와 장기치료를 가능하게 한다.

47.2 성인

세계보건기구WHO의 자료에 따르면 성인 ADHD의 유병률은 소득에 따른 국가 간에 차이는 있지만 평균 2.8% 정도인 것으로 보고되었고, 우리나라와 같은 고소득 국가에서는 3.6%인 것으로 나타났다.[1] 소아청소년기 ADHD 유병률은 여성에 비해 남성에서 4배 이상으로 월등히 높게 나타나지만, 성인기의 남녀 비율은 거의 비슷하게 나타난다. 대부분의 성인 ADHD는 소아청소년기 ADHD가 성인

기까지 지속되는 것으로 알려져 있는데, 대략 치료받지 않는 소아 ADHD 환자의 40~60%에서 성인기까지 지속되는 것으로 보고되고 있다.[2] 소아기 ADHD 환자의 약 60% 정도는 성인이 되어서도 일부 ADHD 증상을 가지고 있으며, 70%가량은 기능적인 저하를 동반하는 것으로 알려져 있다. 또한 소아기 ADHD 환자들 중 15% 정도는 성인기에서도 ADHD의 진단이 가능한 정도의 증상과 기능저하가 지속된다고 한다.[3] 따라서 ADHD는 아주 오랫동안 지속되는 만성적인 정신병리라는 것과 소아기부터 성인기까지 꾸준히 치료되고 조절되어야 하는 정신질환이라는 것을 염두에 두어야 할 것이다.[4] 성인기에 발병하여 진단이 되는 만발성late-onset ADHD가 존재하는가에 대한 논란은 있지만,[5] 성인기 ADHD를 소아청소년기부터 지속되어 온 정신병리로 볼 때, 소아청소년기 ADHD의 증상이 심각할수록 성인까지 지속되는 위험성이 커지고, ADHD 치료를 받지 않았거나, 품행장애conduct disorder가 있는 경우, 그리고 주요우울장애가 병발한 경우, 부모가 정신질환을 가진 경우에 소아청소년기의 ADHD가 성인기까지 지속되는 위험도가 커지는 것으로 알려져 있다. 이에 반해 지능IQ, 사회경제적 상태, 부모의 교육 수준, 부모-자녀 관계 등은 ADHD의 증상이 지속되는 것과는 관련이 없는 것으로 나타났다.[6,7]

소아청소년기 ADHD와 비교하였을 때, 성인 ADHD에서 보이는 기능의 저하는 소아청소년기에 나타나는 기능의 저하보다 훨씬 더 많은 분야에서 나타나게 되고, 훨씬 더 심각한 결과를 가져오게 된다. 유급이나 자퇴와 같은 학업과 관련된 영역 이외에도 잦은 이직과 저임금 직업 등의 직업 영역에서의 문제, 높은 이혼율과 대인관계에서의 문제와 같은 사회생활에서의 문제, 과속과 난폭운전 같은 법적인 문제 등이 일반 인구에 비해 훨씬 빈번하게 나타나며, 정신질환의 공존유병률도 매우 높은 것으로 나타났다.[8] 그뿐만 아니라 이런 이유들로 인해 삶의 질이 나빠지고, 사고로 인한 조기사망이 증가하게 되며, 자살의 위험성도 증가하는 것으로 나타났다.[9] 특히 공존질환의 경우 성인 ADHD 환자의 87%는 한 가지 이상의 다른 정신질환을 가지며, 56%는 두 가지 이상의 다른 정신질환이 공존한다는 보고도 있다.[10] 성인 ADHD 환자에서 흔히 공존하는 정신질환으로는 사회불안장애를 포함한 불안장애

(25~35%), 양극성장애(5~20%), 우울장애(20~50%), 물질사용장애(30~47%)가 가장 흔한 것으로 나타났다.[11] 따라서 성인 ADHD의 진단에 있어 이런 공존질환들에 대한 신중한 고려와 평가가 반드시 이루어져야 할 것이다. 특히 성인 ADHD의 치료적 측면에서는 공존질환과 성인 ADHD의 증상으로 인한 기능의 저하, 심각도 등을 고려하여 어떤 것을 먼저 치료할 것인지를 결정하고 치료의 우선순위를 정하는 것이 치료의 초기 단계에서 결정되어야 하며, 이런 과정을 통해 이후의 치료 방향이 결정되어야 한다.[3]

성인 ADHD의 치료에 있어 가장 중요한 원칙은 통합적 치료multimodal treatment이지만, 이 장에서는 성인 ADHD의 약물치료와 관련된 내용에 한하여 기술하고자 한다. 최근까지 발표된 성인 ADHD의 치료 가이드라인에 나타난 약물치료의 대략적인 원칙들을 먼저 알아보고, 약물군별로 성인 ADHD에서의 효과와 특성, 안정성, 공존질환이 있는 경우의 약물치료 등에 대해 기술할 것이다.

47.2.1 성인 ADHD의 약물치료 지침

2003년 유럽 18개국 40여 명의 전문가들이 모여 'The European Network Adult ADHD'가 만들어진 후 2010년에 최초로 성인 ADHD만을 다룬 전문가 합의expert consensus가 발표되었다. 이전까지는 미국소아청소년정신의학회의 ADHD 가이드라인이나 영국의 NICE 가이드라인 등에서 소아청소년 ADHD를 주로 다루는 중에 일부 성인 ADHD가 언급된 정도였다.[12] 2010년에 발표된 'European consensus statement on diagnosis and treatment of adult ADHD'에서는 성인 ADHD의 진단과 치료에 있어 전문가들의 의견이 처음으로 제시되었는데, 약물치료와 관련된 부분의 주된 내용은 성인 ADHD로 진단되는 경우 반드시 치료하고, 약물치료가 1차적으로 고려되어야 하며, 장기지속형 정신자극제를 1차 약제로 선택하여야 한다는 점을 강조하고 있다. 또한 물질사용장애가 공존하는 경우 약물치료에 주의를 기울여야 하며, 공존질환이 있는 경우 ADHD와의 경중을 따져 우선적으로 치료해야 할 질환을 정하거나 혹은 두 질환을 동시에 치료하도록 권하고 있다.[13] 이후에도 영국의 NICE 가이드라인, 캐나다의 Canadian ADHD 가이드라인, 미국의 소아청소년정신

의학회AACAP와 미국소아과학회AAP에서 각각 발표한 진단 및 치료 가이드라인 등이 발표되면서, 성인 ADHD에 관한 내용들이 적극적으로 포함되었고, 성인 ADHD의 약물치료에 관해 계속 내용이 추가되고 있다. 성인 ADHD만을 다룬 가이드라인은 Royal College of Psychiatrists(영국과 스코틀랜드)에서 2017년도에 발표한 가이드라인이 있지만, 내용의 상당 부분이 이후에 발표된 NICE 가이드라인 등에 포함되었고, 전 세계적으로 보편적으로 사용되고 있지는 못한 것 같다. 가장 최근에 발표된 NICE 가이드라인, Canadian ADHD 가이드라인 등에서 제시된 성인 ADHD의 약물치료의 내용을 종합해보면, 성인 ADHD의 치료에서는 정신사회적 치료와 같은 비약물적 치료보다 약물치료를 우선 시행하여야 하며, 약물치료 시 약물의 선택은 남용의 위험이 적은 lisdexamphetamine(LDX)이나 장기지속형 methylphenidate(MPH), 장기지속형 mixed amphetamine salt(MAS)를 1차 약물로 선택해야 한다. 이후 일정 기간(NICE 가이드라인의 경우 6주) 이후 효과가 없다면 서로 다른 계열의 1차 약물로 변경을 하고, 이후에도 효과가 부족하다면 2차 약물로 atomoxetine(ATX)을 선택할 수 있다. 단기지속형의 amphetamine(AMP)과 MPH는 남용의 위험이 높고, 하루 2~3번 이상 복용해야 하므로 순응도를 감소시킬 수 있고, 체내 약물농도의 변화가 커서(peak/valley effects) 부작용의 우려가 높아 2차 약물로 제시되고 있다.[14,15] 성인 ADHD에 사용되는 모든 약물은 위약에 비해서는 효과가 있지만, 위약에 비해 부작용이 많은 것으로 나타난다. 약물 간의 효과를 비교한 대규모 메타분석에서는 정신자극제가 비정신자극제에 비해 효과가 우수한 것으로 나타났다.[16] 성인 ADHD 환자들의 약물치료에 대한 순응도adherence는 대략 52~87%인 것으로 보고되고 있지만, 장기치료 시 치료를 중단하는 비율은 소아청소년에 비해 성인에서 더 높은 것으로 나타났다.[17]

47.2.2 amphetamine(AMP) derivatives

성인 ADHD에서도 amphetamine(AMP) 제제는 치료효과가 입증되어 있는 대표적인 약제이지만, 남용 위험성이 높은 단기지속형(혹은 속붕형) 제제는 치료제로서의 사용이 권유되지 않거나 2차 선택약물로 분류되고, 남용의 위험성이 상대적으로 낮은 장기지속형의 혼합 암페타민염

mixed amphetamine salt, MAS, lisdexamphetamine(LDX)이 1차 약제로 사용된다. 2018년에 발표된 영국의 NICE 가이드라인에서는 LDX를 1차 약제로 선택한 경우 충분한 용량을 6주간 사용한 후에도 한 가지 영역 이상에서 기능의 저하가 있다면 MPH로 변경할 것을 권유하고 있고, LDX에 치료반응을 보이지만 내약성이 문제가 되는 경우에 d-AMP로 바꾸는 것을 권고하고 있다.[14] 하지만 캐나다와 미국의 가이드라인에서는 장기지속형 MAS와 LDX를 장기지속형 MPH와 함께 1차 선택약물로 제시하고 있다.[15] 메타분석 등을 통해 정신자극제가 비정신자극제에 비해 성인 ADHD에서 효과가 더 우수한 것으로 나타났지만, 정신자극제 사이에는 차이가 없었다.[16] AMP 제제만을 비교하였을 때도 세 가지 AMP 제제 모두 성인 ADHD의 증상 개선에는 효과가 있고, 세 약제 간의 효과 차이는 없는 것으로 나타났으며, 단기지속형과 장기지속형 사이에도 차이는 없는 것으로 나타났다. 다만 내약성은 MAS만이 위약 대비 우수한 것으로 나타났다.[18,19]

성인에게 있어 주목할 만한 부작용은 비교적 흔히 나타나고 위험성이 높은 심혈관계 부작용인 혈압 및 심박동수의 상승을 들 수 있는데, 성인을 대상으로 장기지속형 MAS를 사용한 24개월 개방연구에서 평균적으로 수축기혈압이 1.3mmHg, 수축기혈압이 2.3mmHg, 심박동수는 2.1회 정도 증가하였으며, QTc 간격도 7.2msec 증가하는 것으로 나타났다. 이런 수치는 통계적으로는 유의하지만, 임상적인 중요도는 상대적으로 낮은 것이라 판단된다.[20,21]

47.2.3 methylphenidate(MPH)

성인 ADHD에 대한 MPH의 효과는 다양한 RCT 연구 및 메타분석을 통해 확인이 되었는데, 모든 MPH 제제가 단기·장기치료에 효과가 있는 것으로 확인되었지만, 부작용과 오남용의 위험성, 복용 편리성과 내약성, 환자의 만족도 등의 측면에서 장기지속형 MPH 제제가 더 우수한 것으로 나타났다.[22,23] 이런 연구결과들을 바탕으로 소아청소년 ADHD의 치료에서와 마찬가지로, 모든 성인 ADHD 치료 가이드라인에서 장기지속형 MPH 제제가 1차 약제로 권고되고 있고, 중·단기지속형 제제는 성인 ADHD 치료의 2차 약제로 분류된다. 다만 단기지속형 제제의 경우 장기지속형 제제를 사용하던 중 약효의 지속시간을 좀

더 늘릴 필요가 있을 때 추가해서 사용하는 경우, 하루 수 시간 동안의 짧은 기간만 약효의 유지가 필요할 때 등 상황에 따라 제한적으로 사용하는 것이 권고되고 있다.[14,15]

성인 ADHD에서 MPH의 치료반응률은 연구에 따라 25~78%로 다양하게 보고되고 있고, 증상개선의 효과 및 치료반응률, 실행기능 및 인지기능이 용량에 비례하여 증가한다.[24-27] 하지만 용량의 증가에 비례하여 부작용의 위험성도 증가하기 때문에, 거의 모든 성인 ADHD 치료 가이드라인에서 MPH의 적정 용량optimal dose은 부작용과 효과를 비교하여 견딜 수 있는 최대 용량maximum effective tolerated dose으로 규정하고 있다.[28]

정신자극제에서 공통적으로 나타나는 부작용인 통계적으로 유의한 정도의 혈압 상승과 심박동수의 증가가 나타나지만, 임상적으로 중요하게 여겨야 할 정도는 아니며, OROS-MPH와 같은 장기지속형 제제의 경우 대체로 안전한 것으로 확인되고 있지만, 심혈관계 부작용에 대한 꾸준한 모니터링은 필요하다.[29]

47.2.4 atomoxetine(ATX)

atomoxetine(ATX)은 성인 ADHD의 치료제로 미국 FDA의 승인을 받은 최초이자 유일한 비정신자극제non-stimulator 이다. 소아청소년과는 달리 최근 발표된 NICE 가이드라인과 캐나다 CADDRA 가이드라인에서 ATX는 성인 ADHD 치료의 2차 선택약물로 제시되고 있다. 2018년도 NICE 가이드라인에 따르면 1차 선택약물인 LDX와 장기지속형 MPH를 적정 용량으로 각각 6주 이상 사용하였음에도 불구하고 증상의 호전이 충분히 호전되지 않는 경우에 ATX를 사용하도록 권고하고 있다.[14,15] 다른 성인 ADHD 치료제에 비해 ATX가 가지는 장점은 동반질환이 있는 경우 특히 유용하게 사용될 수 있다는 것이다. 성인 ADHD에 흔히 병발되는 공존질환인 사회불안장애와 범불안장애, 물질사용장애, 주요우울장애가 동반된 경우 ATX가 ADHD 증상뿐 아니라 공존질환도 개선시킨다는 것이 다양한 연구들을 통해 확인되었다.[11] 소아청소년 ADHD에서 틱장애의 과거력이나 증상이 있는 경우, 불안증상이 동반된 경우, 알코올사용장애가 동반된 경우 등에서 정신자극제에 비해 효과적이었다는 사실은 성인 ADHD에서도 동일하게 적용될 수 있을 것이라 추정해볼

수 있다.[30]

부작용 측면에서 보면 ATX는 상당히 안전한 약물이다. 하지만 심혈관계 부작용에 대한 정기적인 모니터링이 필요한데, Royal College of Psychiatrists에서 발간된 성인 ADHD의 치료 가이드라인에서는 구체적으로 체중과 혈압, 심박동수를 약물사용 전과 약물 용량을 변경한 후, 장기적으로는 3개월마다 모니터링하도록 권고하고 있으며, QTc 간격을 증가시킬 수 있는 약물과 병용할 때는 심실성 부정맥의 위험이 높아지기 때문에 더욱 주의를 요한다는 점도 강조하고 있다.[28]

47.2.5 항우울제

성인 ADHD의 치료에 있어 항우울제의 효과는 ADHD증상의 개선뿐 아니라, 성인 ADHD에서 불안장애 및 우울장애의 공존 유병률이 아주 높게 나타난다는 점에서 임상적으로도 중요한 위치를 차지한다. 특히 도파민-노르에피네프린 재흡수 억제제인 bupropion은 메타분석을 통해 성인 ADHD의 치료에 효과가 있고, 부작용과 내약성의 측면에서도 우수한 것으로 나타났다.[31] 다른 항우울제에 비해 bupropion을 성인 ADHD에 사용한 연구들은 비교적 많이 있지만, 대부분의 연구가 12주 이하의 단기간 연구들이어서 장기 사용에 따른 효과가 아직 입증되지는 못하였고, 이런 이유로 인해 대부분의 성인 ADHD 치료 가이드라인에는 약물사용장애가 동반된 경우가 아니라면 1차 혹은 2차 약제로 추천되지는 않는다. 다른 항우울제들을 이용한 연구들을 보면 desipramine, paroxetine, moclobemide, venlafaxine 등의 항우울제 모두 증상 개선에 대한 효과와 부작용, 내약성의 측면에서 유용성이 입증되지 않았다.

47.2.6 기타 약물

대표적인 α-2 agnoist인 clonidine과 guanfacine의 경우 성인 ADHD 환자를 대상으로 한 연구는 거의 없어서 효과를 단정 지어 이야기할 수는 없을 것 같다. 다만 일부 연구에서 부가요법 등에서의 유용성을 시사하는 결과를 보여 이에 대한 추가적인 연구들이 필요할 것으로 보인다.[32,33] modafinil은 앞서 설명한 정신자극제와는 다른 기전으로 집중력과 각성 수준을 높이는 약물로, 작용기전에 대해서는 아직 명확하게 확립되지는 않았다. 소아청소년에서

와 마찬가지로 성인 ADHD에 있어 modafinil의 효과를 조사한 연구 역시 극히 제한적이다. 소수의 환자들을 대상으로 한 연구에서는 성인 ADHD의 증상과 신경인지기능을 개선시키는 것으로 나타났지만, 338명을 대상으로 진행된 RCT 연구에서는 modafinil이 성인 ADHD에 효과가 없는 것으로 나타나 추후 이와 관련된 더 많은 연구들을 통해 확인되어야 할 것이다.[34]

47.2.7 동반질환이 있는 경우의 약물치료

앞서 언급한 바와 같이 성인 ADHD는 높은 공존질환의 유병률을 보이고 있고, 공존질환이 있는 경우 치료 초기부터 적절한 치료 방향을 설정하는 것이 필요하다. 대부분의 치료 가이드라인과 치료 알고리듬에서 제시한 바대로 ADHD와 공존질환의 경중을 비교하여 치료의 우선순위를 정하고, 순차적 혹은 동시에 치료를 적용시켜야 한다. 치료의 우선순위에 있어 일반적으로는 현재 증상이 있는 알코올과 물질사용장애, 중증의 기분장애, 중증의 불안장애, 그리고 ADHD의 순서로 우선순위를 정하는 것이 추천되지만, 임상현장에서 환자와 증상, 기능의 정도에 따라 치료의 순위를 정하거나 동시에 치료하는 것이 더욱 중요하다.[3,35]

공존질환들 중에는 물질사용장애가 가장 대표적이다. ADHD와 물질사용장애가 병발하는 경우 ADHD가 없는 경우에 비해 복합물질사용poly-substance use이 더 많이 나타나고, 더 복잡하고 만성적인 양상을 보이는 것으로 알려져 있다. 또한 반사회성 인격장애, 경계성 인격장애, 불안장애, 양극성장애, 외상후 스트레스장애 등의 정신질환의 발병 위험성이 더 커진다.[36,37] ADHD와 약물사용장애가 공존하는 경우에는 치료 시 약물치료와 정신치료를 같이 사용하는 것을 원칙으로 해야 하며, 약물치료에는 남용 가능성이 낮은 장기지속형 MPH, 장기지속형 APM 제제, ATX를 사용할 수 있다. 약물치료의 용량은 대부분 ADHD의 치료 상용량을 사용하지만, 일부 환자에서는 상용량보다 훨씬 고용량으로 사용해야 하는 경우도 있고, 약물치료 시 오남용abuse and diversion을 방지하기 위해 더욱 주의를 기울여야 한다.[38]

불안장애가 병발되어 있는 성인 ADHD의 약물치료에는 ATX가 효과적으로 사용될 수 있다. 몇몇 RCT와 Open Trial을 통해 ADHD와 사회불안장애, 범불안장애가 동반된 경우 ATX의 단독투여가 ADHD의 증상 개선뿐 아니라 불안증상도 개선시키는 것으로 나타났다.[11] 임상적으로 보다 적용 가능한 방법으로는 병합요법을 생각할 수 있는데, SSRI나 SNRI에 부분적인 반응을 보인 범불안장애-ADHD 환자에서 혼합 암페타민 제제(MAS)의 부가요법과 atomoxetine 부가요법이 효과적이라는 개방연구도 있다.[39,40]

성인 ADHD와 기분장애가 병발된 경우 대개는 기분장애의 치료가 우선되는 경우가 많지만, 임상에서는 현재 병발된 질환의 심각도를 고려하여 우선순위를 정해야 한다. 예를 들어 ADHD와 중증의 주요우울 삽화가 병발된 경우에는 주요우울장애의 치료가 우선이 되지만, 만성적인 경증의 우울증과 병발된 경우에는 ADHD의 치료가 우선시될 수 있을 것이다. MPH나 ATX의 사용에 따른 조증이나 경조증으로의 전환이 보고되기도 하였기 때문에 양극성장애에 사용할 경우 주의가 필요하며,[41,42] ADHD 증상 개선 외에 기분증상을 효과적으로 개선시키지는 못하는 것으로 보인다.[11] bupropion을 이용한 6주간의 개방연구에서 ADHD 증상뿐 아니라 조증 및 우울증상의 개선에 효과가 있다는 보고가 있기도 하지만, 다른 항우울제들의 경우 어떤 결론을 내리기에는 연구가 부족한 실정이다.[43]

47.3 요약

지난 수십 년간 소아청소년 ADHD에 관한 연구결과들이 축적되면서, 소아청소년기 ADHD가 성인기까지 이어질 수 있고, 다양한 생활 영역에서 기능저하가 뚜렷하다는 것이 알려졌다. 이와 관련하여 학문적·임상적으로 많은 발전을 보이고 있지만, 성인 ADHD의 정신병리와 관련된 다양성, 진단과 관련된 다양한 문제들, 특히 치료와 관련된 가이드라인이나 근거의 부족 등 여전히 많은 부분에서 부족한 것들이 많고, 성인 ADHD의 진단과 치료는 여전히 매우 복잡하고 어려운 과정이다. 성인 ADHD의 약물치료는 최근 NICE 가이드라인과 CADDRA 가이드라인을 중심으로 근거중심의 치료 가이드라인이 제시되고 있고, 1차 선택약물로는 남용의 위험성이 낮은 장기지속형의 정신자극제psychostimulants가 권고되고 있다. 비정신자극제nonpsychostimulant로는 유일하게 atomoxetine이 2차 선택약물로 권고되고 있고, 단기지속형 정신자극제의 경우 남용의 위험성과 부작용 때문에 아주 제한적으로 사용하기를 권고하고 있다.

성인 ADHD의 치료에 있어 중요한 문제들 중 하나는 공존질환이 많다는 것이다. 성인 ADHD 환자의 87%가 다른 정신질환을 함께 가지고 있다는 연구결과에서 알 수 있듯이, 성인 ADHD의 치료에 있어 어떤 공존질환이 있는지, 어느 것이 더 심각한지 등의 문제는 치료를 할 때 아주 중요한 문제가 된다. 물질사용장애를 제외하면 관련 연구들이 매우 부족한 실정으로, 공존질환에서의 ADHD 치료제의 역할이나 공존질환의 치료제가 성인 ADHD에 미치는 영향 등에 대한 체계적인 연구가 필요하며, 이는 성인 ADHD의 치료뿐 아니라 병발된 정신질환의 치료와 예후에도 아주 중요한 문제가 될 것이다.

참고문헌 : 소아 및 청소년 (47.1)

1. Polanczyk G, De Lima MS, Horta BL, Biederman J Rohde LA. The worldwide prevalence of ADHD: a systematic review and metaregression analysis. American journal of psychiatry 2007; 164: 942-948.
2. 김붕년, 정동선, 황준원, 김재원 조수철. 서울시 소아청소년 정신건강문제 역학조사 보고서. 서울: 서울시소아청소년정신건강센터 2006.
3. Martin A, Bloch MH Volkmar FR. Lewis's child and adolescent psychiatry: a comprehensive textbook. Wolters Kluwer, 2018.
4. 홍강의. 소아정신의학. 학지사, 2014.
5. ATTENTION-DEFICIT SO. ADHD: clinical practice guideline for the diagnosis, evaluation, and treatment of attention-deficit/hyperactivity disorder in children and adolescents. Pediatrics 2011; peds. 2011-2654.
6. Pliszka S Issues AWGoQ. Practice parameter for the assessment and treatment of children and adolescents with attention-deficit/hyperactivity disorder. Journal of the American Academy of Child & Adolescent Psychiatry 2007; 46: 894-921.
7. Jensen PS. A 14-month randomized clinical trial of treatment strategies for attention-deficit/hyperactivity disorder. Archives of general psychiatry 1999; 56: 1073-1086.
8. Danielson ML, Visser SN, Chronis-Tuscano A DuPaul GJ. A National Description of Treatment among United States Children and Adolescents with Attention-Deficit/Hyperactivity Disorder. The Journal of pediatrics 2018; 192: 240-246. e241.
9. Volkow ND, Wang G-J, Fowler JS, Logan J, Gerasimov M, Maynard L, et al. Therapeutic doses of oral methylphenidate significantly increase extracellular dopamine in the human brain. Journal of Neuroscience 2001; 21: RC121-RC121.
10. Dulcan MK. Dulcan's Textbook of Child and Adolescent Psychiatry. American Psychiatric Association, 2016.
11. Group MC. National Institute of Mental Health Multimodal Treatment Study of ADHD follow-up: 24-month outcomes of treatment strategies for attention-deficit/hyperactivity disorder. Pediatrics 2004; 113: 754-761.
12. Molina BS, Hinshaw SP, Swanson JM, Arnold LE, Vitiello B, Jensen PS, et al. The MTA at 8 years: prospective follow-up of children treated for combined-type ADHD in a multisite study. Journal of the American Academy of Child & Adolescent Psychiatry 2009; 48: 484-500.
13. Hwang JW, Kim B, Kim Y, Kim TH, Seo WS, Shin DW, et al. Methylphenidate-osmotic-controlled release oral delivery system treatment reduces parenting stress in parents of children and adolescents with attention-deficit/hyperactivity disorder. Human Psychopharmacology: Clinical and Experimental 2013; 28: 600-607.
14. Kortekaas-Rijlaarsdam AF, Luman M, Sonuga-Barke E Oosterlaan J. Does methylphenidate improve academic performance? A systematic review and meta-analysis. European child & adolescent psychiatry 2018: 1-10.
15. Prasad V, Brogan E, Mulvaney C, Grainge M, Stanton W Sayal K. How effective are drug treatments for children with ADHD at improving on-task behaviour and academic achievement in the school classroom? A systematic review and meta-analysis. European child & adolescent psychiatry 2013; 22: 203-216.
16. Renoux C, Shin JY, Dell'Aniello S, Fergusson E Suissa S. Prescribing trends of attention-deficit hyperactivity disorder (ADHD) medications in UK primary care, 1995-2015. British journal of clinical pharmacology 2016; 82: 858-868.
17. Rapport MD Denney C. Titrating methylphenidate in children with attention-deficit/hyperactivity disorder: is body mass predictive of clinical response? Journal of the American Academy of Child & Adolescent Psychiatry 1997; 36: 523-530.
18. 김효원, 김은주, 김지훈, 박장호, 반건호, 이연정, et al. 주의

력결핍 과잉행동장애 한국형 치료 권고안 개정안(III)-약물 치료. 소아청소년정신의학 2017; 28: 70-83.

19. Feldman HM Reiff MI. Attention deficit-hyperactivity disorder in children and adolescents. New England Journal of Medicine 2014; 370: 838-846.

20. Faraone SV, Biederman J, Morley CP Spencer TJ. Effect of stimulants on height and weight: a review of the literature. Journal of the American Academy of Child & Adolescent Psychiatry 2008; 47: 994-1009.

21. Kim H-W, Kim S-O, Shon S, Lee J-S, Lee H-J Choi J-H. Effect of methylphenidate on height and weight in Korean children and adolescents with attention-deficit/hyperactivity disorder: a retrospective chart review. Journal of child and adolescent psychopharmacology 2014; 24: 448-453.

22. Vitiello B, Elliott GR, Swanson JM, Arnold LE, Hechtman L, Abikoff H, et al. Blood pressure and heart rate over 10 years in the multimodal treatment study of children with ADHD. American Journal of Psychiatry 2012; 169: 167-177.

23. Cooper WO, Habel LA, Sox CM, Chan KA, Arbogast PG, Cheetham TC, et al. ADHD drugs and serious cardiovascular events in children and young adults. New England Journal of Medicine 2011; 365: 1896-1904.

24. Perrin JM, Friedman RA, Knilans TK Group BBW. Cardiovascular monitoring and stimulant drugs for attention-deficit/hyperactivity disorder. Pediatrics 2008; 122: 451-453.

25. Humphreys KL, Eng T Lee SS. Stimulant medication and substance use outcomes: a meta-analysis. JAMA psychiatry 2013; 70: 740-749.

26. Lichtenstein P, Halldner L, Zetterqvist J, Sjölander A, Serlachius E, Fazel S, et al. Medication for attention deficit-hyperactivity disorder and criminality. New England Journal of Medicine 2012; 367: 2006-2014.

27. Michelson D, Faries D, Wernicke J, Kelsey D, Kendrick K, Sallee FR, et al. Atomoxetine in the treatment of children and adolescents with attention-deficit/hyperactivity disorder: a randomized, placebo-controlled, dose-response study. Pediatrics 2001; 108: e83-e83.

28. Newcorn JH, Kratochvil CJ, Allen AJ, Casat CD, Ruff DD, Moore RJ, et al. Atomoxetine and osmotically released methylphenidate for the treatment of attention deficit hyperactivity disorder: acute comparison and differential response. American Journal of Psychiatry 2008; 165: 721-730.

29. Kratochvil CJ, Heiligenstein JH, Dittmann R, Spencer TJ, Biederman J, Wernicke J, et al. Atomoxetine and methylphenidate treatment in children with ADHD: a prospective, randomized, open-label trial. Journal of the American Academy of Child & Adolescent Psychiatry 2002;

41: 776-784.

30. Michelson D. Results from a double-blind study of atomoxetine, OROS methylphenidate, and placebo. Scientific Proceedings of the 51st Annual Meeting of the American Academy of Child and Adolescent Psychiatry D. 2004; 49.

31. Newcorn JH, Spencer TJ, Biederman J, Milton DR Michelson D. Atomoxetine treatment in children and adolescents with attention-deficit/hyperactivity disorder and comorbid oppositional defiant disorder. Journal of the American Academy of Child & Adolescent Psychiatry 2005; 44: 240-248.

32. Wernicke JF, Adler L, Spencer T, West SA, Allen AJ, Heiligenstein J, et al. Changes in symptoms and adverse events after discontinuation of atomoxetine in children and adults with attention deficit/hyperactivity disorder: a prospective, placebo-controlled assessment. Journal of clinical psychopharmacology 2004; 24: 30-35.

33. Spencer TJ, Newcorn JH, Kratochvil CJ, Ruff D, Michelson D Biederman J. Effects of atomoxetine on growth after 2-year treatment among pediatric patients with attention-deficit/hyperactivity disorder. Pediatrics 2005; 116: e74-e80.

34. Reed VA, Buitelaar JK, Anand E, Day KA, Treuer T, Upadhyaya HP, et al. The safety of atomoxetine for the treatment of children and adolescents with attention-deficit/hyperactivity disorder: a comprehensive review of over a decade of research. CNS drugs 2016; 30: 603-628.

35. Chappell PB, Riddle MA, Scahill L, Lynch KA, Schultz R, Arnsten A, et al. Guanfacine treatment of comorbid attention-deficit hyperactivity disorder and Tourette's syndrome: preliminary clinical experience. Journal of the American Academy of Child & Adolescent Psychiatry 1995; 34: 1140-1146.

36. Hirota T, Schwartz S Correll CU. Alpha-2 agonists for attention-deficit/hyperactivity disorder in youth: a systematic review and meta-analysis of monotherapy and add-on trials to stimulant therapy. Journal of the American Academy of Child & Adolescent Psychiatry 2014; 53: 153-173.

37. Kurlan R. Treatment of ADHD in children with tics: a randomized controlled trial. Neurology 2002.

38. Conners CK, Casat CD, Gualtieri CT, Weller E, Reader M, Reiss A, et al. Bupropion hydrochloride in attention deficit disorder with hyperactivity. Journal of the American Academy of Child & Adolescent Psychiatry 1996; 35: 1314-1321.

39. Daviss WB, Bentivoglio P, Racusin R, Brown KM, Bostic JQ Wiley L. Bupropion sustained release in adolescents with comorbid attention-deficit/hyperactivity disorder and depression. Journal of the American Academy of Child & Adolescent Psychiatry 2001; 40: 307-314.

40. Otasowie J, Castells X, Ehimare UP Smith CH. Tricyclic

antidepressants for attention deficit hyperactivity disorder (ADHD) in children and adolescents. Cochrane Database of Systematic Reviews 2014.

41. Swanson JM, Greenhill LL, Lopez FA, Sedillo A, Earl CQ, Jiang JG, et al. Modafinil film-coated tablets in children and adolescents with attention-deficit/hyperactivity disorder: results of a randomized, double-blind, placebo-controlled, fixed-dose study followed by abrupt discontinuation. The Journal of clinical psychiatry 2006; 67: 137-147.

42. Chung J, Tchaconas A, Meryash D Adesman A. Treatment of Attention-Deficit/Hyperactivity Disorder in Preschool-Age Children: Child and Adolescent Psychiatrists' Adherence to Clinical Practice Guidelines. Journal of child and adolescent psychopharmacology 2016; 26: 335-343.

43. Greenhill L, Kollins S, Abikoff H, McCracken J, Riddle M, Swanson J, et al. Efficacy and safety of immediate-release methylphenidate treatment for preschoolers with ADHD. Journal of the American Academy of Child & Adolescent Psychiatry 2006; 45: 1284-1293.

44. Larson K, Russ SA, Kahn RS Halfon N. Patterns of comorbidity, functioning, and service use for US children with ADHD, 2007. Pediatrics 2011: peds. 2010-0165.

45. Osland ST, Steeves TD Pringsheim T. Pharmacological treatment for attention deficit hyperactivity disorder (ADHD) in children with comorbid tic disorders. Cochrane Database of Systematic Reviews 2018.

46. Cohen SC, Mulqueen JM, Ferracioli-Oda E, Stuckelman ZD, Coughlin CG, Leckman JF, et al. Meta-analysis: risk of tics associated with psychostimulant use in randomized, placebo-controlled trials. Journal of the American Academy of Child & Adolescent Psychiatry 2015; 54: 728-736.

47. Bloch MH, Panza KE, Landeros-Weisenberger A Leckman JF. Meta-analysis: treatment of attention-deficit/hyperactivity disorder in children with comorbid tic disorders. Journal of the American Academy of Child & Adolescent Psychiatry 2009; 48: 884-893.

48. Sciberras E, Lycett K, Efron D, Mensah F, Gerner B Hiscock H. Anxiety in children with attention-deficit/hyperactivity disorder. Pediatrics 2014: peds. 2013-3686.

49. Snircova E, Marcincakova-Husarova V, Hrtanek I, Kulhan T, Ondrejka I Nosalova G. Anxiety reduction on atomoxetine and methylphenidate medication in children with ADHD. Pediatrics International 2016; 58: 476-481.

50. Sturman N, Deckx L van Driel ML. Methylphenidate for children and adolescents with autism spectrum disorder. The Cochrane Library 2017.

51. Harfterkamp M, Buitelaar JK, Minderaa RB, van de Loo-Neus G, van der Gaag R-J Hoekstra PJ. Atomoxetine in autism spectrum disorder: no effects on social functioning; some beneficial effects on stereotyped behaviors, inappropriate speech, and fear of change. Journal of child and adolescent psychopharmacology 2014; 24: 481-485.

52. Kaufmann R, Goldberg-Stern H Shuper A. Attention-deficit disorders and epilepsy in childhood: incidence, causative relations and treatment possibilities. Journal of child neurology 2009; 24: 727-733.

53. Baptista-Neto L, Dodds A, Rao S, Whitney J, Torres A Gonzalez-Heydrich J. An expert opinion on methylphenidate treatment for attention deficit hyperactivity disorder in pediatric patients with epilepsy. Expert opinion on investigational drugs 2008; 17: 77-84.

54. Park J, Choi H-W, Yum M-S, Ko T-S, Shon S-H Kim H-W. Relationship Between Aggravation of Seizures and Methylphenidate Treatment in Subjects with Attention-Deficit/Hyperactivity Disorder and Epilepsy. Journal of child and adolescent psychopharmacology 2018.

55. Wernicke JF, Holdridge KC, Jin L, Edison T, Zhang S, Bangs ME, et al. Seizure risk in patients with attention-deficit-hyperactivity disorder treated with atomoxetine. Developmental Medicine & Child Neurology 2007; 49: 498-502.

56. Hong M, Kim B, Hwang J-W, Bhang S-Y, Choi HY, Oh I-H, et al. Naturalistic pharmacotherapy compliance among pediatric patients with attention deficit/hyperactivity disorder: a study based on three-year nationwide data. Journal of Korean medical science 2016; 31: 611-616.

57. Bhang S-Y, Kwack YS, Joung Y-S, Lee SI, Kim B, Sohn SH, et al. Factors that affect the adherence to ADHD medications during a treatment continuation period in children and adolescents: a nationwide retrospective cohort study using Korean Health Insurance data from 2007 to 2011. Psychiatry investigation 2017; 14: 158-165.

참고문헌 : 성인 (47.2)

1. Fayyad J, Sampson NA, Hwang I, Adamowski T, Aguilar-Gaxiola S, Al-Hamzawi A et al. The descriptive epidemiology of DSM-IV Adult ADHD in the World Health Organization World Mental Health Surveys. Atten Defic Hyperact Disord 2017;9(1):47-65.

2. Volkow ND, Swanson JM. Adult Attention Deficit-Hyperactivity Disorder. N Engl J Med 2013;369(20):1935-1944.

3. Faraone SV, Asherson P, Banaschewski T, Biederman J, Buitelaar JK, Ramos-Quiroga JA et al. Attention-deficit/hyperactivity disorder. Nat Rev Dis Primers 2015;1:15020.

4. Turgay A, Goodman DW, Asherson P, Lasser RA, Babcock TF, Pucci ML et al. Lifespan persistence of ADHD: the life transition model and its application. J Clin Psychiatry 2012;73(2):192-201.

5. Sibley MH, Rohde LA, Swanson JM, Hechtman LT, Molina BSG, Mitchell JT et al., Late-Onset ADHD Reconsidered With Comprehensive Repeated Assessments Between Ages 10 and 25. Am J Psychiatry 2018;175(2):140-149.

6. Caye A, Spadini AV, Karam RG, Grevet EH, Rovaris DL, Bau CH et al. Predictors of persistence of ADHD into adulthood: a systematic review of the literature and meta-analysis. Eur Child Adolesc Psychiatry 2016;25(11):1151-1159.

7. Roy A, Hechtman L, Arnold LE, Sibley MH, Molina BS, Swanson JM et al. Childhood Factors Affecting Persistence and Desistence of Attention-Deficit/Hyperactivity Disorder Symptoms in Adulthood: Results From the MTA. J Am Acad Child Adolesc Psychiatry 2016;55(11):937-944.

8. Barkley RA. Educational, occupational, social, and financial impairments in adults with ADHD. In Barkley, R. A. (Ed.). Attention deficit hyperactivity disorder: A handbook for diagnosis and treatment (4th ed.). New York: Guilford Press;2015.

9. Geffen J and Forster K. Treatment of adult ADHD: a clinical perspective. Ther Adv Psychopharmacol 2018;8(1):25-32.

10. McGough JJ, Smalley SL, McCracken JT, Yang M, Del'Homme M, Lynn DE, Loo S. Psychiatric comorbidity in adult attention deficit hyperactivity disorder: findings from multiplex families. Am J Psychiatry 2005;162(9):1621-1627.

11. Clemow DB, Bushe C, Mancini M, Ossipov MH, Upadhyaya H. A review of the efficacy of atomoxetine in the treatment of attention-deficit hyperactivity disorder in children and adult patients with common comorbidities. Neuropsychiatr Dis Treat 2017;13:357-371.

12. Mahone EM, Denckla MB. Attention-Deficit/Hyperactivity Disorder: A Historical Neuropsychological Perspective. J Int Neuropsychol Soc 2017;23(9-10):916-929.

13. Kooij SJ, Bejerot S, Blackwell A, Caci H, Casas-Brugué M, Carpentier PJ et al. European consensus statement on diagnosis and treatment of adult ADHD: The European Network Adult ADHD. BMC Psychiatry 2010;10:67.

14. National Institute for Health and Clinical Excellence (NICE). Attention deficit hyperactivity disorder: Diagnosis and management. London: British Psychological Society and Royal College of Psychiatrists; 2018.

15. Canadian ADHD Resource Alliance (CADDRA): Canadian ADHD Practice Guidelines, Fourth Edition, Toronto ON;2018.

16. Cunill R, Castells X, Tobias A, Capellà D. Efficacy, safety and variability in pharmacotherapy for adults with attention deficit hyperactivity disorder: a meta-analysis and meta-regression in over 9000 patients. Psychopharmacology 2016;233(2):187-197.

17. Crescenzo F, Cortese S, Adamo N, Janiri L.. Pharmacological and non-pharmacological treatment of adults with ADHD: a meta-review. Evid Based Ment Health 2017;20(1):4-11.

18. Faraone SV, Glatt SJ. A comparison of the efficacy of medications for adult attention-deficit/hyperactivity disorder using meta-analysis of effect sizes. J Clin Psychiatry 2010 Jun;71(6):754-763

19. Castells X, Blanco-Silvente L, Cunill R. Amphetamines for attention deficit hyperactivity disorder (ADHD) in adults. Cochrane Database Syst Rev 2018;8:CD007813.[Epub ahead of print]

20. Weisler RH, Biederman J, Spencer TJ, Wilens TE. Long-term cardiovascular effects of mixed amphetamine salts extended release in adults with ADHD. CNS Spectr 2005;10:35-43.

21. Martinez-Raga J, Knecht C, Szerman N, Martinez MI. Risk of serious cardiovascular problems with medications for attention-deficit hyperactivity disorder. CNS Drugs 2013;27(1):15-30.

22. Castells X, Ramos-Quiroga JA, Rigau D, Bosch R, Nogueira M, Vidal X, Casas M. Efficacy of methylphenidate for adults with attention-deficit hyperactivity disorder: a meta-regression analysis. CNS Drugs 2011;25(2):157-169.

23. Kolar D, Keller A, Golfinopoulos M, Cumyn L, Syer L, Hechtman L. Treatment of adults with attention-deficit/hyperactivity disorder. Neuropsychiatr Dis Treat 2008;4(2):389-403.

24. Faraone SV, Spencer T, Aleardi M, Pagano C, Biederman J. Meta-analysis of the efficacy of methylphenidate for treating adult attention-deficif hyperaetivity disorder. J Clin

Psychopharmacol 2004;24(1):24-29

25. Bron TI, Bijlenga D, Boonstra AM, Breuk M, Pardoen WF, Beekman AT, Kooij JJ. OROS-methylphenidate efficacy on specific executive functioning deficits in adults with ADHD: a randomized, placebo-controlled cross-over study. Eur Neuropsychopharmacol 2014;24(4):519-528.

26. Sobanski E, Retz W, Fischer R, Ose C, Alma B, Hennig O, Rösle M. Treatment adherence and persistence in adult ADHD: Results from a twenty-four week controlled clinical trial with extended release methylphenidate. European psychiatry 2014;29(5):324-330.

27. Skoglund C, Brandt L, Almqvist C, D'Onofrio BM, Konstenius M, Franck J, Larsson H. Factors Associated with Adherence to Methylphenidate Treatment in Adult Patients with Attention-Deficit/Hyperactivity Disorder and Substance Use Disorders. J Clin Psychopharmacol 2016;36(3):222-228.

28. Royal College of Psychiatrists. ADHD in adults:good practice guidelines. Scotland;2017

29. Buitelaar JK, Trott GE, Hofecker M, Waechter S, Berwaerts J, Dejonkheere J, Schäuble B. Long-term efficacy and safety outcomes with OROS-MPH in adults with ADHD. Int J Neuropsychopharmacol 2012;15(1):1-13.

30. Van Brunt DL, Johnston JA, Ye W, Pohl GM, Sun PJ, Sterling KL, Davis ME. Predictors of selecting atomoxetine therapy for children with attention-deficit-hyperactivity disorder. Pharmacotherapy. 2005;25(11):1541-1549.

31. Maneeton N, Maneeton B, Srisurapanont M, Martin SD. Bupropion for adults with attention-deficit hyperactivity disorder: meta-analysis of randomized, placebo-controlled trials. Psychiatry Clin Neurosci 2011;65(7):611-617.

32. Cavanna AE, Selvini C, Termine C, Balottin U, Eddy CM. Tolerability profile of clonidine in the treatment of adults with Tourette syndrome. Clin Neuropharmacol 2012;35(6):269-272.

33. Butterfield ME, Saal J, Young B, Young JL. Supplementary guanfacine hydrochloride as a treatment of attention deficit hyperactivity disorder in adults: A double blind, placebo-controlled study. Psychiatry Res 2016;236:136-141

34. Arnold VK, Feifel D, Earl CQ, et al. A 9-week, randomized, double-blind, placebo-controlled, parallel-group, dose-finding study to evaluate the efficacy and safety of modafinil as a treatment for adults with ADHD. J Atten Disord.

2014;18(2):133-144

35. Goodman D. Treatment and assessment of ADHD in adults. In: Biederman J, ed. ADHD across the Lifespan: An Evidence-Based Understanding From Research to Clinical Practice. Hasbrouck Heights, NJ: Veritas Institute for Medical Education, Inc and MedLearning, Inc:2006:227-270.

36. van Emmerik-van Oortmerssen K, van de Glind G, Koeter MW, Allsop S, Auriacombe M, Barta C et al. Psychiatric comorbidity in treatment-seeking substance use disorder patients with and without attention deficit hyperactivity disorder: results of the IASP study. Addiction 2014;109:262-272.

37. Young JT, Carruthers S, Kaye S, Allsop S, Gilsenan J, Degenhardt L et al. Comorbid attention deficit hyperactivity disorder and substance use disorder complexity and chronicity in treatment-seeking adults. Drug Alcohol Rev 2015;34: 683-693.

38. Crunelle C, van den Brink W, Moggi F, Konstenius M, Franck J, Levin FR et al. International Consensus Statement on Screening, Diagnosis and Treatment of Substance Use Disorder Patients with Comorbid Attention Deficit/Hyperactivity Disorder. Eur Addict Res. 2018;24(1):43-51.

39. Gabriel A. The mixed amphetamine salt extended release (Adderall XR, Max-XR) as an adjunctive to SSRIS or SNRIS in the treatment of adult ADHD patients with comorbid partially responsive generalized anxiety: an open-label study. Atten Defic Hyperact Disord 2010;2(2):87-92.

40. Gabriel A, Violato C. Adjunctive atomoxetine to SSRIs or SNRIs in the treatment of adult ADHD patients with comorbid partially responsive generalized anxiety (GA): an open-label study. Atten Defic Hyperact Disord 2011;3(4):319-326.

41. Perugi G, Vannucchi G. The use of stimulants and atomoxetine in adults with comorbid ADHD and bipolar disorder. Expert Opin Pharmacother 2015;16(14):2193-2204

42. Viktorin A, Rydén E, Thase ME, Chang Z, Lundholm C, D'Onofrio BM. The Risk of Treatment-Emergent Mania With Methylphenidate in Bipolar Disorder. Am J Psychiatry 2017;174(4):341-348.

43. Wilens TE, Prince JB, Spencer T, et al. An open trial of bupropion for the treatment of adults with attention-deficit/hyperactivity disorder and bipolar disorder. Biol Psychiatry 2003;54(1):9-16.

CHAPTER 48

적대적 반항장애 및 품행장애

정유숙

적대적 반항장애 및 품행장애는 정신장애의 진단 및 통계 편람인 DSM-IV[1]에서는 '유아 또는 아동청소년기에 처음 진단되는 장애'에 포함되었다가 DSM-5[2]에서는 '파괴적, 충동조절 및 품행장애' 분류로 포함되었다. 이 장애 범주의 하위분류에는 적대적 반항장애oppositional defiant disorder, 품행장애conduct disorder, 간헐적 폭발장애intermittent explosive disorder, 반사회성 성격장애 antisocial personality disorder, 병적 방화pyromania, 병적 도벽kleptomania, 명시된 파괴적, 충동조절 및 품행장애other specified disruptive, impulse-control, and conduct disorder, 명시되지 않는 파괴적, 충동조절 및 품행장애unspecified disruptive, impulse-control, and conduct disorder가 포함된다. 이 분류에 포함되는 장애들은 정서나 행동의 자기조절이 어려운 문제들을 보이면서 이런 문제들이 타인의 권리를 침해하거나(타인에 대한 공격성, 기물 파손 등), 사회적 규범을 무시하거나 윗사람들과 심각한 갈등을 보이는 등 주로 행동 양상으로 나타나는 특성을 보이게 된다. 이 장에서는 DSM-5의 파탄(DSM-5에서는 파괴적으로 명명하고 있음)적 행동장애 · 충동조절장애 · 품행장애 진단 범주의 6개의 하위분류 중 성인기에 진단되는 반사회성 성격장애와 다른 장에서 다루게 되는 간헐적 폭발장애와 충동조절장애인 병적 방화와 병적 도벽에 대한 부분은 제외하고 아동청소년기의 주요한 정신장애인 적대적 반항장애와 품행장애에 대해서 기술하고자 한다.

48.1 개념

적대적 반항장애는 부모를 포함한 권위 있는 대상에 대한 반항적인 태도와 행동을 지속적으로 보이는 경우에 진단되며 품행장애는 지속적으로 타인의 기본 권리를 침해하고 자신의 나이에 지키도록 요구되는 사회규칙을 반복적으로 어기는 경우에 진단하게 된다

48.2 역학

DSM-5에 따르면 연령과 성별에 따른 차이는 있지만 평균적인 유병률은 적대적 반항장애는 3.3%, 품행장애는 4% 정도이다.

48.3 치료 원칙

적대적 반항장애와 품행장애 아동치료를 위해 다양한 방법의 심리, 행동, 또는 약물적 접근들이 단독 혹은 서로 병행하여 시도되고 있지만 대부분의 임상가 사이에서는 치료효과가 제한적이라는 의견이 지배적이다. 이로 인해 지난 사반세기 동안 많은 연구가 진행되었음에도 뚜렷하게 효과적이라고 할 만한 치료법을 아직까지는 제시하지 못

하는 상황이다. 다른 장애들과 마찬가지로 발병 이후 치료가 어려우므로 발병 이전 위험 요인들에 대한 개입이 필요하다. 적대적 반항장애 발현에 기여하는 요인들로는 비교적 높은 유전력, 예민하고 충동적이며 부정적 자극에 강한 반응성을 보이는 기질과 함께 비일관적 부모의 양육 태도 등의 가족 환경이 서로 상호작용하여 나타나는 질환이라는 견해가 많다. 또래관계의 영향 및 불량한 이웃 환경도 영향을 준다고 알려져 있다. 품행장애는 적대적 반항장애보다 상대적으로 발생 위험도를 증가시키는 요인들에 대한 연구가 좀 더 다양하게 이루어져 왔다. 그중 특정 유전자 다형성을 보이는 유전적 요인 및 유전적 취약성, 주산기 문제, 기질, 언어적 기능결핍, 수행기능이상, 사회적 인지 발달문제 등이 언급되었다. 최근에는 정서결핍과 타인에 대한 공감이 부족한 성향이 품행장애의 일부군에서 나타나는데, 이런 성향이 있을 때 증상이 더욱 심각하다고 알려져 있다. 이 밖에도 가정 내에서의 위험 요인들로서 빈곤, 불안정한 부모자녀 애착문제, 비일관된 훈육과 양육 방식, 부모 갈등이나 가정 폭력에의 노출, 학대나 방임 등이 있으며, 가정 외에서의 위험 요인들로는 열악한 주변 환경이나 같이 어울리는 또래의 특성 등이 보고되고 있다.[33] 이렇듯 가정 내외에서 나타날 수 있는 생물-심리-사회적 요인들은 각각의 요인이 기여하는 것과 함께 서로 간에 어느 정도의 연결을 가지면서 장애 발현에 기여하게 되므로 치료적 개입을 할 때에는 특정 위험 요인에만 초점을 맞춘 치료적 개입으로는 충분한 치료효과를 기대하기 어렵다. 다양한 영역에 걸쳐 다양한 위험 요인들에 대한 치료적 개입이 이루어질 때 증상의 호전과 함께 여러 영역의 기능 향상도 도모할 수 있을 것이다. 또한 적대적 반항장애와 품행장애는 다른 장애들과의 공존율이 높은데, 주의력결핍 과잉행동장애, 불안장애, 기분장애 및 물질남용장애 등과의 공존장애 여부에 대한 평가가 필수적이며, 이런 공존장애들의 치료가 적대적 반항장애나 품행장애의 증상을 호전시키기도 하므로[4] 공존장애에 대한 치료 계획을 같이 수립하는 것이 도움이 된다.

48.3.1 치료 시 일반적인 원칙

치료를 고려할 때 아래와 같은 일반적인 원칙들을 먼저 고려하도록 한다.[55]

(1) 적대적 반항장애나 품행장애는 만성질환으로 간주하고 여기에 맞추어 치료를 계획한다.

(2) 구조화된 심리사회적 접근이 가장 먼저 시도되어야 하며 이후에 약물치료가 시작되더라도 심리사회적 접근은 지속되어야 한다.

(3) 대부분의 치료가 질환의 초기에 시도될수록 효과적이다. 비적응적인 행동들은 부정적 지각, 정서 패턴들이 점차 심해지므로 시간이 지남에 따라 점차 강화되게 된다.

(4) 치료에는 반드시 부모를 포함한 가족이 포함되어야 한다. 대부분의 경우 부모기술이나 부모-자녀 관계 등을 회복시키는 것이 치료의 목표가 된다.

(5) 공존질환을 잘 찾아내어 치료하도록 한다. 흔한 공존질환은 주의력결핍 과잉행동장애ADHD와 우울장애이며, 외상후 스트레스장애도 자주 나타난다.

(6) 부모의 정신병리 여부를 알아보고 치료하도록 한다.

(7) 문제점에 집중하는 것 외에 아동청소년이나 가족의 장점을 발견하여 스스로 그것들을 알 수 있도록 하는 것이 상당히 효과적이다.

(8) 치료의 첫 단계에서 가족들이 자주 경험하는 스트레스, 화, 무력감을 다루어주고 안정감과 조절력을 가질 수 있도록 해야 한다.

(9) 치료의 목표는 현실적으로 잡고 치료가 진행됨에 따라 수정, 보완하도록 한다.

(10) 대부분의 아동청소년들은 여러 상황에서 문제를 일으키고 여러 영역에서 기능저하가 있기 때문에 치료는 반사회적 행동에 대한 치료 이외에 사회기술 습득이나 학습 등 다양한 영역을 아우를 수 있는 다중모델 접근 방법multimodal approach이 필요하다.

(11) 품행문제가 있는 또래들과 어울리는 것이 행동문제 발생 위험도를 높이기 때문에 좀 더 기능이 좋은 또래들과 어울리는 활동에 참여하는 경험을 하도록 해야 한다.

(12) 입원 치료 시 효과가 퇴원 이후에도 유지된다는 증거가 충분하게 없으므로 입원치료는 꼭 필요한 경우에 하고 대부분의 치료는 아동청소년이 생활하는 일상 환경에서 진행되도록 한다.

48.3.2 심리사회적 치료

(1) 개별적 접근

행동장애 아동청소년에서 문제해결 기술훈련이 임상적으로 효과적이라고 알려져 있다. 이는 게임, 구조화된 활동, 모델링, 역할놀이 등의 다양한 방법을 사용하여 자신의 대인관계 문제를 이해하고, 이를 해결하기 위한 적응적 방법을 배우는 것이다. 행동장애 아동청소년군에 대한 심리사회적 치료결과에 대한 82개의 연구를 분석한 종설 연구에서는[6] 자기주장 훈련이나 분노조절 훈련 등이 "아마도 효과적일 것probably efficacious"라는 평가를 받았고, 조기 발현 행동장애 아동을 직접 대상으로 하는 훈련 시 문제해결 기술과 갈등 상황 조정 기술이 향상되고 또래관계에서도 효과가 있다고 보고되고 있어[7] 임상에서 이용할 수 있는 치료적 접근일 수 있다. 그러나 개별적 접근은 다양한 영역에 걸친 위험 요인들에 대해 전반적인 개입을 진행하면서 병행하였을 때 가장 효과적일 수 있다.

(2) 부모 및 가족적 접근

부모 관리 훈련parent mamagement training, PMT, 부모-자녀 상호작용 훈련parent-child interaction trainig, PCIT, 가족 중심 문제해결 의사소통 훈련family-oriented problem solving communication training, FPSCT 등이 있는데, 이 중 PMT는 가장 많은 연구가 이루어진 치료방법으로 가정과 학교에서 호전이 이루어지고 이런 호전이 다른 영역에까지 긍정적 영향을 주면서 지속되는 것으로 알려져 있다.[8] The National Institute for Health and Clinical Excellence in the U.K.에서는 PMT를 행동장애에서 가장 첫 단계 치료방법으로 제시하고 있으나 효과 정도가 임상군을 정상화시켜주는 정도는 아니며 역기능적 가족에서는 효과가 별로 없고 주 대상군이 어린 아동군이라는 것 등에서 제한점을 갖고 있다. PCIT는 학령전기 아동들을 대상으로 할 때 가장 효과가 좋은 것으로 알려져 있다.[9] 기능적 가족치료 functional family therapy, FFT는 대상 연령이 11~18세로 청소년군에 해당된다. 참여 및 동기부여 단계, 행동변화 단계, 일반화 단계 등 4단계로 진행되고 실제적으로 이용할 수 있도록 구성되어 있으며 효과는 상당히 있다고 알려져 있다.[33]

(3) 통합적 접근

적대적 반항장애나 품행장애에서 증상이나 기능장애가 나타나는 영역이 다양한 점을 고려하면 통합적 개입이 최적화된 치료방법이 될 수 있다. PMT 단독 사용 시 치료효과가 학교 상황까지 일반화되기 어렵고 친구 사귀기 등의 기능을 향상시켜주지 못하기 때문에 PMT와 함께 아동의 문제해결 능력 증진이나 교사훈련 프로그램을 병행한다면 더욱 효과적일 수 있다. 통합적 개입이 PMT 단독치료보다 효과가 더 좋다는 결과가 보고되었다. 통합 프로그램 중 다중체계적 치료multisystemic therapy, MST는 Henggeler 등에 의해 개발되었는데, 심각한 수준의 비행을 보이는 품행장애 청소년을 대상으로 하여 시행되는 가정 중심의 목표 지향적 집중치료이다. 개인, 가족, 또래, 학교, 이웃 등 다양한 위험 요소들을 평가하여 이런 문제들에 대해 유연성 있게 접근할 수 있도록 하는 프로그램으로 비용 대비 효과가 좋고 공격적 행동 개선에 대한 효과가 보고되었지만[10] 치료효과가 치료팀의 숙련도 및 기술에 따라 달라질 수 있다는 제한점이 있다. 또 다른 통합 프로그램으로는 families and school together FAST Track가 있는데, MST가 품행장애 청소년군을 대상으로 하는 프로그램인 것에 비해 품행장애 아동군을 대상으로 한다. 조기에 부모와 학교를 같이 아우르는 치료적 개입을 하면서 지속적으로 치료를 유지하는 것이다. 치료 개입 1년 이후에도 치료군에서 사회적 적응기술, 또래관계, 학습능력 등에서 유의한 효과가 나타난다고 보고되고 있다.[11,12]

(4) 지역사회적 접근

지역사회적 접근 방법에는 위탁양육foster care기관을 통한 치료와 학교-기반 프로그램이 있다. 심한 행동장애 아동을 대상으로 한 치료적 양육에 대한 효과를 보고한 11개의 연구를 분석하였을 때 사회성 기술 증가에 큰 효과를 보였고, 공격행동 감소나 심리사회적 적응 향상에는 중등도의 효과가 있다고 보고하였다.[13] 학교-기반 예방 프로그램에서는 약간의 긍정적 효과는 있었으나 행동 변화는 거의 나타나지 않았다. 전반적으로 지역사회 기반 개입 관련 연구들은 아직까지는 방법론적 문제와 함께 일관적인 결과를 제시하지 못하는 상태이다.[13]

48.3.3 약물치료

적대적 반항장애 및 품행장애에서 나타나는 여러 증상 중 약물치료의 주요 목표는 공격성 및 충동성을 감소시키기 위한 것이다. 적대적 반항장애나 품행장애를 대상으로 한 임상연구들을 보면 장애에 대한 치료보다는 공격성과 충동성 경감을 위한 치료이기 때문에 이전의 연구들에서는 두 군을 각각 나눈 대상으로 연구를 진행하기보다는 파탄 행동장애disruptive behavior disorder를 갖고 있는 임상군을 대상으로 연구를 하는 경우가 많았다. 특히 품행장애 단독군을 대상으로 진행한 약물 연구들이 있는 것에 비해, 적대적 반항장애는 대부분의 연구에서 파탄 행동장애 환자군을 대상으로 할 때 같이 포함하는 연구들이 많다. 공격성이 두드러진 상태에서는 다른 종류의 치료적 접근이 효과적이지 않을 수 있으므로, 이렇듯 적대적 반항장애나 품행장애에서 공격성과 충동성 감소를 주된 치료 목표로 하는 치료적 접근방식이 유용할 수 있다. 충동조절 문제와 함께 부정적 정서, 불안, 둔마된 정서 반응성 등의 정서적 문제들이 공격성에 영향을 미치는 요소들로 알려져 있다.[14] 약물치료는 이러한 요소들을 호전시키기 위한 것인데 그동안 여러 계열의 약물들이 시도되었으나 두드러진 치료효과를 말하기에는 아직까지는 어려운 상태지만 최근 들어 유의한 호전을 보고한 연구들이 늘고 있는 추세이다. 치료효과를 보인 약물 종류들로는 정신자극제, 비정신자극제인 $\alpha2$ 수용체 효현제와 atomoxetine, 기분조절제, 비정형 항정신병약물 등이 있다. 특히 여러 종류의 비정형 항정신병약물들이 도입되면서 아동청소년 적대적 반항장애나 품행장애에서의 공격성 감소를 위해 다양한 비정형 항정신병약물들이 시도되고 있으며, 임상효과에 대한 연구결과들이 보고되고 있다. 또한 공격성 조절을 위한 기분조절제 치료효과에 대해서도 유의한 결과들이 나타나고 있다. 그동안 공격성 감소 효과 관련 증례보고나 개방형 연구 등이 주로 보고되었고, 제한된 종류의 약물들에 대해서 이중맹검 통제 디자인으로 시행된 연구결과들이 보고되었다. 점차 이중맹검 연구가 늘고 있으나 아직은 충분하지 않으며 아래에 소개되는 치료약물들의 명확한 치료효과를 검증하기 위해 이중맹검 위약 대조군 연구가 좀 더 활발히 이루어져야 하는 상황이다. 일반적인 약물치료 원칙은 적절한 치료반응을 위해 약물을 단계적으로 시도하고 다약제 사용은 최소화하도록 권유하고 있다.

(1) 항정신병약물

1980년대까지 haloperidol, molindone 등의 정형 항정신병약물들이 아동 공격성에 효과적이라는 보고들이 있었지만 동시에 추체외로 신경학적 부작용 등의 약물 부작용에 대한 우려가 제기되었다.[15] 1980년대 중반과 비교하여 1990년대 중반 아동청소년군에서 항정신병약물 사용이 급격히 늘었는데, 이는 1993년부터 사용 가능해진 비정형 항정신병약물인 risperidone의 도입이 상당한 역할을 한 것으로 알려져 있다. 이후 추가적으로 비정형 항정신병약물들이 개발되면서 주로 임상에서는 정형 항정신병약물 보다는 비정형 항정신병약물을 사용하게 되었다.[16] 그중에서 risperidone은 파탄 행동장애의 공격성 감소와 관련하여 단기적 치료효과, 재발방지 효과, 장기치료효과 및 안정성 등에 연구들이 다른 비정형 항정신병약물들에 비해 비교적 광범위하게 이루어진 약물이다. 공격적인 행동을 보이는 정신지체 아동을 대상으로 한 개방 risperidone 약물 연구나[17] 평균 이하 지능 아동들의 공격성에 대한 risperodone의 이중맹검 위약 대조군 통제연구 등의 결과를 통해 공격성 감소와 관련하여 risperidone이 효과가 있음을 보고하였다. 118명의 파탄 행동장애군에서 1일 용량 0.02~0.06mg/kg(평균 1일 용량 1.16mg)의 risperidone을 사용하였을 때 약물사용 일주일 만에 위약군에 비해 현저한 공격성 감소가 나타나서 감소 효과는 6주 동안 유지되었다.[18] 평균 이하 지능을 가진 청소년군에서도 6주간 평균 1일 용량 2.9mg의 risperidone 투약 시 위약군에 비해 유의하게 공격성 감소가 있었다. 또한 이후 2주간 약물을 중단하였을 때에는 다시 공격성이 증가하는 양상이었다.[19] 위약군에 비해 risperidone 투여군에서는 단기적인 피곤함, 오심, 경한 체중증가(체중의 3.5% 증가)가 나타났다. 파탄 행동장애에서의 단기적인 치료효과와 더불어 risperidone을 장기간 사용 시 치료효과를 보기 위한 연구들이 진행되었는데, 504명의 평균 이하 지능을 보이는 품행장애 아동을 대상으로 평균 1일 용량 1.5mg을 1년간 사용을 지속한 개방형 risperidone 연구에서 약물치료 이후 3~4주 정도 지나면 공격성에 대한 효과가 나타났으며, 이는 52주간 지속되었다고 보고하였다. 졸림, 비염, 두통 등의 흔히 나타나는 부작용 이외에 추체외로증상은 시간이 지남에 따라 오히려 감소하였다. 또한 일시적인 혈중 프로락틴 농도 증가 이외에 의미 있는 실험실 검사 이상은 발견되지 않았다.[20] 혈중 프로락틴 농도는 약물치료 이후 2개월 기간 중 증가하지만 이후 1년에 걸쳐 서서히 감소하는 추세였으며 고프로락틴혈증hyperprolactinemia이 다른 부작용을 증가시키지 않았고,[21] 성장이상이나 성적 발달에도 영향을 주지 않았다.[22] 이중맹검 통제연구 종료 이후 107명의 평균 이하 지능의 파탄 행동장애 아동군에 시행한 48주간에 걸친 개방연구가 추가적으로 진행되었다. 평균 1일 용량 1.51mg을 사용하였는데 48주 기간 중 지속적으로 공격성 감소 효과가 유지되었다. 흔한 부작용으로는 졸림, 두통, 비염, 체중 증가 등이 나타났다.[23] 또한 risperidone의 유지치료 효과를 보기 위하여 335명의 평균 지능을 보이는 파탄 행동장애 아동청소년군에서 6주간 개방치료 이후 반응군에서 6주간 단일맹검 치료를 진행하였다. 6주 치료 종료 시 효과적이었던 용량을 치료 지속군은 6개월간 유지하였고 위약군은 6개월간 약물을 중지하였다. 6개월 기간 중 재발률과 대상군의 25%에서 재발이 나타나는 기간을 비교하였을 때 risperidone 사용 지속군은 27%의 재발률, 재발에 119일이 경과하는 것에 비해 위약군에서는 42%의 재발률과 재발에 37일이 경과하는 것으로 나타나 재발 방지에 risperidone이 위약에 비해 매우 효과적임을 보여주었다.[24] ADHD와 적대적 반항장애나 품행장애가 공존하면서 심각한 신체적 공격성을 보이는 아동들에서 3주간의 정신자극제를 사용한 이후 충분한 변화가 없는 군에서 risperidone과 위약을 무작위 배정하여 병합치료하여 9주에 평가하였을 때 risperidone 병합군은 중등도로 공격성이 감소하였다. 계획된 공격성보다는 충동적이고 무계획적 공격성에서 효과가 더 두드러졌다.[25]

olanzapine을 파탄 행동장애 공격성 치료를 위해 사용한 연구는 별로 없지만 개방형 약물 연구와 후향적 연구가 보고되고 있다. Masi 등은[26] 기분조절제나 심리사회적 치료에 충분한 반응을 보이지 않았던 23명의 품행장애 청소년들에서 olanzapine을 투여한 임상기록을 검토한 결과 약물 사용 후 6~12개월까지 추적 관찰하였는데, 공격성 평가 척도인 The Modified Overt Aggression Scale의 50% 감소와

CGI-I 2점 이하를 반응군으로 하였을 때 대상군의 60.9%가 감소 효과를 나타내었고, 부작용으로는 4.6kg의 체중 증가와 졸림을 보고하였다. 평균 이하 지능을 보이는 16명의 파탄 행동장애 청소년군에서 시행된 개방형 연구에서는 8주간 치료 이후 약물군에서 The Aberrant Behavioral Checklist의 짜증과 과잉행동 소항목과 Conners Parent Rating Scale Hyperactivity Index에서 유의한 감소를 보고하였는데, 평균 1일 용량은 13.7mg이었다. 4명(25%)에서 증상 악화와 부작용으로 약물을 중단하였으며 가장 흔한 부작용은 체중증가로 평균 5.76kg 증가했으며, 그중 10명에서 4.53kg 이상의 체중증가를 보였다. 한편 유의한 정도의 프로락틴 증가가 있었지만 무월경이나 유즙분비 등의 프로락틴 증가와 관련되는 부작용은 나타나지 않았다.[27]

품행장애에서 공격성 치료를 위해 quetiapine 사용을 시도한 것은 2000년대 중반 이후로 아직은 시작 단계이다. 중등도의 공격성을 보이는 6~12세 품행장애 아동군에서 quetiapine에 대한 8주간에 걸친 효과, 내약성, 약동학 연구가 진행되었는데 17명의 대상군 중 12명이 연구를 종료하였다. 1일 투여량은 평균 4.4mg/kg 정도였으며 8주 후 현저한 공격성 감소가 나타났다. 가장 흔한 부작용은 피곤감이었고, 추체외로증상이나 프로락틴 수치의 증가는 나타나지 않았다.[28] 6~12세 사이의 9명의 품행장애 아동군에서 8주간의 치료 종료 이후 18주간 추가적으로 시행한 개방 확장형 연구에서도 quetiapine은 초반의 용량과 유사한 용량을 사용하여도 장기적인 치료효과와 내약성을 나타내었다. 연구 종료 시 평균 1일 용량은 150mg(75~350mg) 정도였으며 평균 체중증가는 2.3kg 정도였다.[29] ADHD를 공존질환으로 하는 적대적 반항장애와 품행장애 청소년군에서 methylphenidate 단독치료에 충분히 반응을 보이지 않는 중등도의 공격성을 보이는 경우 quetiapine 병합치료를 시행한 연구가 보고되었다.[30] 12~16세 사이의 30명의 대상군에게 3주간 OROS methylphenidate를 1일 용량 54mg까지 증량한 후 지속적인 증상을 보이는 24명에게 9주간 최고 용량 600mg까지의 quetiapine을 사용하였을 때 42%에서 현저한 치료효과가 있었으며, 79%에서는 경한 공격성을 보이는 정도였다. 가장 흔한 부작용으로는 대상군의 반 정도에서 경도의 일시적인 졸리움을 보고하였다. 첫 3주간 0.9kg의 체중감소, 병합치료 9주 이후에는 1.2kg

의 체중증가가 있었다. 연구결과가 많지는 않지만 현재까지의 결과들을 보면 적대적 반항장애나 품행장애에서 공격성 감소에 quetiapine이 비교적 효과적이라고 볼 수 있다.

품행장애에서의 aripiprazole을 사용한 연구도 아직 미미하지만 23명의 행동장애 아동청소년을 대상으로 한 개방형 연구에서는 15일간 약물사용 후 공격성 척도와 Clinical Global Impression-Severity에서 호전을 보여 52%에서 현저한 치료효과를 보였고, 비교적 내약성도 좋은 편이었다고 보고하였다. 연구 초반에 약물 1일 용량을 체중별로 25kg 미만에서는 2mg/day, 25~50kg에서는 5mg/day, 50~70kg에서는 10mg/day, 그리고 70kg 초과에서는 15mg/day으로 고정하였는데 구토, 졸림 등의 부작용이 심하게 나타나서 용량을 반으로 감량한 뒤에는 부작용이 감소되는 것으로 나타나, 효과적인 치료반응을 위해서는 약물 종류의 선택뿐만 아니라 적절한 용량 선택도 중요함을 보여주었다.[31]

아직까지는 항정신병약물에 대해 장기치료 효과 및 부작용에 대해 명확하게 제시할 수 있는 단계가 아니므로 임상적으로 효과적인 공격성 감소 효과를 위해 항정신병약물은 단기간(최대 4개월 정도까지) 저용량으로 사용하도록 권하는 경우가 많다.

(2) 기분조절제 및 항경련제

이중맹검 통제연구를 통해 lithium이 위약에 비해 품행장애 아동의 공격성을 감소시키는 데 효과적이라는 보고들이 있었는데, 치료 저항성 공격성을 보이는 입원 아동들을 대상으로 6주간 치료 시 lithium 사용군은 위약군에 비해 평균 혈장농도 1.12mEq/L의 용량에서 공격성을 감소시켰으며,[32] 4주간 치료 시 lithium군의 80%에서 공격성의 감소가 나타난 반면, 위약군의 30%에서만 공격성이 감소하였다. lithium 사용 시 오심, 구토, 빈뇨 등의 부작용이 위약군에 비해 증가되는 소견은 있으나 공격성 문제에 대해 lithium이 위약에 비해 유의한 효과가 있다고 보고하였다.[33] 한편 lithium 치료가 품행장애 공격성 감소에 효과적이라는 보고들과 달리 다른 연구에서는 33명의 품행장애 청소년들에게 공격성을 감소시키기 위해 lithium을 투여한 결과 위약군에 비해 유의한 효과가 나타나지 않는다고 보고하였다.[34] 그러나 이 연구는 치료기간이 2주간으로 다른 위약 대조군 연구들에 비해 상대적으로 짧은 기간

이었음을 고려할 필요가 있다. 위약, haloperidol, lithium의 효과를 비교한 연구에서는 치료 저항성 품행장애 입원 아동에서 1일 용량 500~2,000mg의 lithium과 1일 용량 1.0~6.0mg의 haloperidol은 위약군에 비해 공격성 감소에 뚜렷한 효과를 보였으며 lithium은 haloperidol보다 더 좋은 내약성을 나타내었다.[35]

divalproex는 품행장애군의 이중맹검 위약-대조군 교차 연구에서 공격성 감소에 효과가 있었다. 매우 공격성이 심한 20명의 품행장애 아동청소년군(10~18세)을 대상으로 무작위로 6주간 divalproex와 위약을 투여하였다. 첫 번째 단계에서 divalproex를 투여받은 10명 중 8명이 자가보고와 전반적 기능global functioning에서 유의하게 공격성 감소를 보고한 반면, 위약군 10명 중에서는 한 명도 공격성 감소가 나타나지 않았다. 20명 중 15명이 두 번째 단계까지 연구 과정을 진행하였으며 총 12명이 divalproex 사용 시 공격성 감소에 유의한 효과가 있음이 보고되었다.[36] 품행장애에서 공격성의 유형에 따라 divalproex 효과를 비교한 무작위 이중맹검 위약 통제연구에서는 1,500mg까지의 고용량과 250mg까지의 저용량을 각각 사용하였을 때 고용량 사용 시 도구적 공격성을 보이는 군에 비해 반응적/정서적/충동적 공격성을 보이는 품행장애군에서 공격성 감소에 더 효과적이라고 보고하였다.[37] DSM-IV에 의해 진단된 71명의 품행장애 청소년을 대상으로 한 7주간 divalproex를 사용한 무작위 통제연구에서도 저용량 사용시보다 고용량 사용 시 Clinical Global Impression-Severity of Illness와 Clinical Global Impression-improvement 척도에서 유의한 정도의 호전이 있었으며, 자가보고 충동조절에서도 유의한 감소가 보고되었다.[38] 71명의 품행장애 청소년군을 대상으로 divalproex 사용 시 공격성 감소를 예측할 수 있는 변인들에 대한 연구가 있었는데, 혈중 약물농도와 미성숙한 방어기제 사용 시 약물반응 정도가 유의하게 증가하였다.[39] carbamazepine은 입원한 품행장애 아동의 공격성에 대해 위약군에 비해 유의한 감소가 나타나지 않았다.[40]

(3) 정신자극제

적대적 반항장애나 품행장애에서 가장 높은 빈도로 공존하는 질환 중 하나가 ADHD인 것을 고려하면 ADHD 치

료제인 정신자극제나 비정신자극제인 α2 수용체 효현제 또는 atomoxetine 사용을 시도해보는 것은 자연스러운 일일 수 있다. 그러나 아직까지 ADHD가 공존하지 않는 적대적 반항장애나 품행장애에서의 약물 연구는 미미한 편이고 질환에 효과적이라는 증거는 명확하지 않다. 대부분의 연구들은 ADHD가 공존하는 경우 약물 효과를 비교한 연구들이다. 1990년대 후반 Klein 등에[41] 84명이라는 비교적 많은 인원수의 품행장애 외래 환자군을 대상으로 methylphenidate 효과를 발표하였다. 대상군 중 70% 정도에서 ADHD가 공존하는 상태였다. methylphenidate는 위약군에 비해 ADHD 증상뿐만 아니라 공격성에도 유의하게 효과를 보였으며 ADHD 증상 심각도를 통계적으로 보정한 후에도 품행장애의 공격성에 대해 유의하게 치료효과가 유지되었다. 다른 연구에서도 ADHD와 틱장애 아동에서 공존장애로 적대적 반항장애가 있었을 때 methylphenidate 사용 시 ADHD 증상뿐 아니라 적대적 반항장애의 반항적 행동에도 효과적임을 보고하고 있다.[42] 이런 연구결과는 methylphenidate가 ADHD 증상 심각도와 무관하게 단기적으로 적대적 반항장애나 품행장애의 공격성을 호전시키는 효과가 있음을 보여주는 것이다.

(4) α2 수용체 효현제

개방형으로 진행한 연구이기는 하나 공격성에 대해 clonidine을 사용한 연구는 Kemph 등에[43] 의해 시도되었다. 공격성을 보이는 17명의 아동청소년(5~15세)을 대상으로 clonidine을 사용하였을 때 15명에서 공격성이 감소하는 것을 보고하였다. 2000년대 이후에는 methylphenidate와 clonidine의 병합치료에 대한 연구가 시행되었다. ADHD와 파탄 행동장애 공존군에서 clonidine 단독 사용군, 정신자극제 단독 사용군, 그리고 정신자극제와 clonidine 병합 사용군 등의 세 군으로 무작위 배정하여 3개월간의 치료 후 부모, 교사용 평정척도, 실험실 검사를 사용하여 평가하였을 때 부주의성, 충동성, 행동장애 증상 등에서 세 군 모두 유의한 효과를 보여[44] 병합치료가 각 약물의 단독치료에 비해 추가적인 효과가 있음을 입증하지는 못하였다. 이와는 달리 clonidine 병합치료 시 추가적인 효과를 보고한 연구도 있었는데, ADHD와 공격성이 공존하면서 정신자극제를 복용 중인 아동군

에서 무작위로 clonidine과 위약군을 배정하여 6주 후 부모용 Conners Behavior Checklist 중 행동장애 척도와 과잉행동 척도를 사용하여 비교하였다. 1일 용량 0.1~0.2mg의 clonidine를 사용한 군에서 위약군에 비해 과잉행동 척도에서는 군 간에 차이가 없었으나 행동장애 척도에서는 유의한 감소가 나타났다. clonidine 사용군에서는 위약군에 비해 수축기 혈압 감소, 일시적인 졸리움, 어지러움 등을 더 많이 보고하였으나 오히려 정신자극제 사용에 따른 부작용이 감소되는 효과를 보고하였다.[45] 또 다른 α2 수용체 효현제인 guanfacine은 이전의 통제연구에서 약물 사용군이 위약군에 비해 ADHD 증상에 대해 유의한 효과가 있었으나 공격성 감소 효과는 나타나지 않았다는 결과를 보고하였지만[46] 이후의 이중맹검 위약 대조군 통제연구에서 guanfacine extended release(XR)는 적대적 반항장애가 공존하는 ADHD 임상군에서 ADHD 증상뿐 아니라 좌절에 대한 수용도를 증가시키고 이자극성을 감소시키는 등 반항적 행동에도 효과적인 결과가 있었다.[47]

(5) atomoxetine

ADHD 치료제로 사용하는 atomoxetine을 olanzapine과 병합하여 파탄 행동장애가 공존하는 10~18세 11명의 환자군에서 10주간 사용한 개방형 연구에서는 병합치료가 73%에서 ADHD 증상에 효과가 있었으며 55%에서 공격성 감소에 효과를 보였다. 또한 olanzapine 병합 사용 시 평균 3.9kg의 체중증가가 있었다.[48] 그렇지만 atomoxetine 단독 사용한 무작위 통제연구들에 대한 메타분석에서는 1.3mg/kg/day 용량 사용 시 공격성에 대한 효과크기가 0.18 정도로 작아서,[49] 공격성 감소를 위해 1차적으로 사용하기는 어려울 것이다.[50]

(6) 항우울제 및 항불안제

항우울제는 우울장애가 공존하는 품행장애에서의 효과는 알려져 있으나[51] 우울장애가 공존하지 않는 품행장애 공격성에는 큰 효과가 없는 것으로 알려져 있으며, benzodiazepine과 같은 항불안제는 복용 이후 오히려 탈억제와 공격성이 증가하는 경향이 있어 아동기 적대적 반항장애나 품행장애의 공격성 치료를 위해 권고되는 약물은 아니다.

48.4 요약

적대적 반항장애와 품행장애는 생물-심리-사회적으로 다양한 영역의 위험 요인들이 서로 복잡하게 연결됨으로써 발현에 기여하는 정신장애이다. 그러므로 치료적 접근을 위해서는 이런 다양한 위험 요인들을 평가하고 이런 요소들에 긍정적인 영향을 미칠 수 있도록 하는 포괄적이고 다중모델 접근 방법을 통한 치료적 개입이 필요하다. 개인, 부모, 가족, 학교, 또래 등 각각의 위험 요인들에 대한 치료 중에서 효과가 있다고 알려진 문제해결 기술훈련이나 PMT 등의 치료방법도 단독으로 사용하는 것보다 다른 영역의 다른 위험 요인들에 대한 치료를 같이 병행하는 통합적 접근을 할 때 가장 효과가 좋은 것으로 알려져 있다.

약물치료는 증상이 심한 파탄 행동장애 아동청소년군이나 또는 다른 치료적 개입에 반응하지 않는 파탄 행동장애군에서 공격적 행동 및 충동성 감소를 목적으로 사용한다. 공격성이나 충동성이 높은 상태에서는 다른 사회심리적 치료 개입에 대한 반응도 불량하게 되므로 적절하게 조절해주는 것은 도움이 될 수 있다. 그렇지만 약물치료는 파탄 행동장애의 다른 증상들에 대해 부분적인 효과만을 나타내므로 약물치료만을 단독으로 사용하는 치료적 접근은 지양하여야 하며 반드시 다른 치료적 개입들을 병행하도록 해야 한다. 즉, 여러 단계의 위험 요인들에 대한 각각의 치료를 병행하는 심리-사회적 치료 간의 통합적 접근뿐만 아니라 약물치료와 심리사회적 치료를 적절히 병행하여 치료적 개입을 할 수 있는 통합적 접근이 또한 필요하다.

참고문헌

1. AmericanPsychiarticAssociation. Diagnostic and statistical manual of mental disorders fourth edition text revision (DSM-IV-TR) fourth ed. Washington, DC American Psychiartic Association;2000.

2. AmericanPsychiatricAssociation. Diagnostic and statistical manual of mental disorders fifth edition (DSM-5).(점자추가) Washington, DC: American Psychiatric Association 2013.

3. Scott S. Conduct disorder. In: Rey J, editor. IACAPAP Textbook of Child and Adolescent Mental Health. Geneva: IACAPAP;2012. p. D.3 1-27.

4. Biederman J, Spencer TJ, Newcorn JH, Gao H, Milton DR, Feldman PD, et al. Effect of comorbid symptoms of oppositional defiant disorder on responses to atomoxetine in children with ADHD: a meta-analysis of controlled clinical trial data. Psychopharmacology (Berl) 2007;190:31-41.

5. M J, GW R, AS C. Oppositional Defiant and Conduct Disorder. In: A M, FR V, editors. Lewis's Child and Adolescent Psychiatry fourth ed. Philadelphia: Lippincott Williams @ Wilkins;2007.

6. Brestan EV, Eyberg SM. Effective psychosocial treatments of conduct-disordered children and adolescents: 29 years, 82 studies, and 5,272 kids. J Clin Child Psychol 1998;27:180-189.

7. Webster-Stratton C, Hammond M. Treating children with early-onset conduct problems: a comparison of child and parent training interventions. J Consult Clin Psychol 1997;65:93-109.

8. Scott S, Spender Q, Doolan M, Jacobs B, Aspland H. Multicentre controlled trial of parenting groups for childhood antisocial behaviour in clinical practice. BMJ 2001;323:194-198.

9. Schuhmann EM, Foote RC, Eyberg SM, Boggs SR, Algina J. Efficacy of parent-child interaction therapy: interim report of a randomized trial with short-term maintenance. J Clin Child Psychol 1998;27:34-45.

10. Huey SJ, Jr., Henggeler SW, Brondino MJ, Pickrel SG. Mechanisms of change in multisystemic therapy: reducing delinquent behavior through therapist adherence and improved family and peer functioning. J Consult Clin Psychol 2000;68:451-467.

11. ConductProblemPreventionREsearchGroup. Initial impact of the Fast Track prevention trial for conduct problems: II. Classroom effects. Conduct Problems Prevention Research Group. J Consult Clin Psychol 1999;67:648-657.

12. ConductProblemPreventionREsearchGroup. Initial impact of the Fast Track prevention trial for conduct problems: I. The high-risk sample. Conduct Problems Prevention Research Group. J Consult Clin Psychol 1999;67:631-647.

13. Reddy LA, Pfeiffer SI. Effectiveness of treatment foster care with children and adolescents: a review of outcome studies. J Am Acad Child Adolesc Psychiatry 1997;36:581-588.

14. Blader J, Jensen P. Aggression in Children : An Integrative Approach. In: A M FV, editor. Lewis's Child and Adolescent

Psychiatry. fourth ed. Philadelphia: Lippincott Williams @ Wilkins;2007.

15. Greenhill LL, Solomon M, Pleak R, Ambrosini P. Molindone hydrochloride treatment of hospitalized children with conduct disorder. J Clin Psychiatry 1985;46:20-25.

16. Patel NC, Crismon ML, Hoagwood K, Johnsrud MT, Rascati KL, Wilson JP, et al. Trends in the use of typical and atypical antipsychotics in children and adolescents. J Am Acad Child Adolesc Psychiatry 2005;44:548-556.

17. Buitelaar JK. Open-label treatment with risperidone of 26 psychiatrically-hospitalized children and adolescents with mixed diagnoses and aggressive behavior. J Child Adolesc Psychopharmacol 2000;10:19-26.

18. Aman MG, De Smedt G, Derivan A, Lyons B, Findling RL, Risperidone Disruptive Behavior Study G. Double-blind, placebo-controlled study of risperidone for the treatment of disruptive behaviors in children with subaverage intelligence. Am J Psychiatry 2002;159:1337-1346.

19. Buitelaar JK, van der Gaag RJ, Cohen-Kettenis P, Melman CT. A randomized controlled trial of risperidone in the treatment of aggression in hospitalized adolescents with subaverage cognitive abilities. J Clin Psychiatry 2001;62:239-248.

20. Croonenberghs J, Fegert JM, Findling RL, De Smedt G, Van Dongen S, Risperidone Disruptive Behavior Study G. Risperidone in children with disruptive behavior disorders and subaverage intelligence: a 1-year, open-label study of 504 patients. J Am Acad Child Adolesc Psychiatry 2005;44:64-72.

21. Findling RL, Kusumakar V, Daneman D, Moshang T, De Smedt G, Binder C. Prolactin levels during long-term risperidone treatment in children and adolescents. J Clin Psychiatry 2003;64:1362-1369.

22. Dunbar F, Kusumakar V, Daneman D, Schulz M. Growth and sexual maturation during long-term treatment with risperidone. Am J Psychiatry 2004;161:918-920.

23. Findling RL, Aman MG, Eerdekens M, Derivan A, Lyons B. Risperidone Disruptive Behavior Study G. Long-term, open-label study of risperidone in children with severe disruptive behaviors and below-average IQ. Am J Psychiatry 2004;161:677-684.

24. Reyes M, Buitelaar J, Toren P, Augustyns I, Eerdekens M. A randomized, double-blind, placebo-controlled study of risperidone maintenance treatment in children and adolescents with disruptive behavior disorders. Am J Psychiatry 2006;163:402-410.

25. Aman MG, Bukstein OG, Gadow KD, Arnold LE, Molina BS, McNamara NK, et al. What does risperidone add to parent training and stimulant for severe aggression in child attention

-deficit/hyperactivity disorder? J Am Acad Child Adolesc Psychiatry 2014;53:47-60 e41.

26. Masi G, Milone A, Canepa G, Millepiedi S, Mucci M, Muratori F. Olanzapine treatment in adolescents with severe conduct disorder. Eur Psychiatry 2006;21:51-57.

27. Handen BL, Hardan AY. Open-label, prospective trial of olanzapine in adolescents with subaverage intelligence and disruptive behavioral disorders. J Am Acad Child Adolesc Psychiatry 2006;45:928-935.

28. Findling RL, Reed MD, O'Riordan MA, Demeter CA, Stansbrey RJ, McNamara NK. Effectiveness, safety, and pharmacokinetics of quetiapine in aggressive children with conduct disorder. J Am Acad Child Adolesc Psychiatry 2006;45:792-800.

29. Findling RL, Reed MD, O'Riordan MA, Demeter CA, Stansbrey RJ, McNamara NK. A 26-week open-label study of quetiapine in children with conduct disorder. J Child Adolesc Psychopharmacol 2007;17:1-9.

30. Kronenberger WG, Giauque AL, Lafata DE, Bohnstedt BN, Maxey LE, Dunn DW. Quetiapine addition in methylphenidate treatment-resistant adolescents with comorbid ADHD, conduct/oppositional-defiant disorder, and aggression: a prospective, open-label study. J Child Adolesc Psychopharmacol 2007;17:334-347.

31. Findling RL, Kauffman R, Sallee FR, Salazar DE, Sahasrabudhe V, Kollia G, et al. An open-label study of aripiprazole: pharmacokinetics, tolerability, and effectiveness in children and adolescents with conduct disorder. J Child Adolesc Psychopharmacol 2009;19:431-439.

32. Campbell M, Adams PB, Small AM, Kafantaris V, Silva RR, Shell J, et al. Lithium in hospitalized aggressive children with conduct disorder: a double-blind and placebo-controlled study. J Am Acad Child Adolesc Psychiatry 1995;34:445-453.

33. Malone RP, Delaney MA, Luebbert JF, Cater J, Campbell M. A double-blind placebo-controlled study of lithium in hospitalized aggressive children and adolescents with conduct disorder. Arch Gen Psychiatry 2000;57:649-654.

34. Rifkin A, Karajgi B, Dicker R, Perl E, Boppana V, Hasan N, et al. Lithium treatment of conduct disorders in adolescents. Am J Psychiatry 1997;154:554-555.

35. Campbell M, Small AM, Green WH, Jennings SJ, Perry R, Bennett WG, et al. Behavioral efficacy of haloperidol and lithium carbonate. A comparison in hospitalized aggressive children with conduct disorder. Arch Gen Psychiatry 1984;41:650-656.

36. Donovan SJ, Stewart JW, Nunes EV, Quitkin FM, Parides M, Daniel W, et al. Divalproex treatment for youth with explosive

temper and mood lability: a double-blind, placebo-controlled crossover design. Am J Psychiatry 2000;157:818-820.

37. Padhy R, Saxena K, Remsing L, Huemer J, Plattner B, Steiner H. Symptomatic response to divalproex in subtypes of conduct disorder. Child Psychiatry Hum Dev 2011;42:584-593.

38. Steiner H, Petersen ML, Saxena K, Ford S, Matthews Z. Divalproex sodium for the treatment of conduct disorder: a randomized controlled clinical trial. J Clin Psychiatry 2003;64:1183-1191.

39. Saxena K, Silverman MA, Chang K, Khanzode L, Steiner H. Baseline predictors of response to divalproex in conduct disorder. J Clin Psychiatry 2005;66:1541-1548.

40. Cueva JE, Overall JE, Small AM, Armenteros JL, Perry R, Campbell M. Carbamazepine in aggressive children with conduct disorder: a double-blind and placebo-controlled study. J Am Acad Child Adolesc Psychiatry 1996;35:480-490.

41. Klein RG, Abikoff H, Klass E, Ganeles D, Seese LM, Pollack S. Clinical efficacy of methylphenidate in conduct disorder with and without attention deficit hyperactivity disorder. Arch Gen Psychiatry 1997;54:1073-1080.

42. Gadow KD, Nolan EE, Sverd J, Sprafkin J, Schneider J. Methylphenidate in children with oppositional defiant disorder and both comorbid chronic multiple tic disorder and ADHD. J Child Neurol 2008;23:981-990.

43. Kemph JP, DeVane CL, Levin GM, Jarecke R, Miller RL. Treatment of aggressive children with clonidine: results of an open pilot study. J Am Acad Child Adolesc Psychiatry 1993;32:577-581.

44. Connor DF, Barkley RA, Davis HT. A pilot study of methylphenidate, clonidine, or the combination in ADHD comorbid with aggressive oppositional defiant or conduct disorder. Clin Pediatr (Phila) 2000;39:15-25.

45. Hazell PL, Stuart JE. A randomized controlled trial of clonidine added to psychostimulant medication for hyperactive and aggressive children. J Am Acad Child Adolesc Psychiatry 2003;42:886-894.

46. Scahill L, Chappell PB, Kim YS, Schultz RT, Katsovich L, Shepherd E, et al. A placebo-controlled study of guanfacine in the treatment of children with tic disorders and attention deficit hyperactivity disorder. Am J Psychiatry 2001;158:1067-1074.

47. Connor DF, Findling RL, Kollins SH, Sallee F, Lopez FA, Lyne A, et al. Effects of guanfacine extended release on oppositional symptoms in children aged 6-12 years with attention-deficit hyperactivity disorder and oppositional symptoms: a randomized, double-blind, placebo-controlled trial. CNS Drugs 2010;24:755-768.

48. Holzer B, Lopes V, Lehman R. Combination use of atomoxetine hydrochloride and olanzapine in the treatment of attention-deficit/hyperactivity disorder with comorbid disruptive behavior disorder in children and adolescents 10-18 years of age. J Child Adolesc Psychopharmacol 2013;23:415-418.

49. Pappadopulos E, Woolston S, Chait A, Perkins M, Connor DF, Jensen PS. Pharmacotherapy of aggression in children and adolescents: efficacy and effect size. J Can Acad Child Adolesc Psychiatry 2006;15:27-39.

50. Gurnani T, Ivanov I, Newcorn JH. Pharmacotherapy of Aggression in Child and Adolescent Psychiatric Disorders. J Child Adolesc Psychopharmacol 2016;26:65-73.

51. Harrington RC. Childhood depression and conduct disorder: different routes to the same outcome? Arch Gen Psychiatry 2001;58:237-238.

CHAPTER 49

자폐스펙트럼장애

유희정

49.1 자폐스펙트럼장애의 개요

자폐스펙트럼장애는 어린 시절부터 시작되는 신경발달장애로, 사회적 의사소통과 사회적 상호교류의 지속적인 장애와, 한정되고 반복적이고 상동적인 행동, 관심 및 활동이 주된 특징이다. 의사소통과 상호교류의 장애는 사회정서적 상호 교환성의 결핍, 사회적 상호작용에 사용되는 비언어적 의사소통 행동의 결함, 부모가 아닌 사람과 발달연령에 맞는 적절한 관계를 형성하지 못하는 것 등을 의미한다. 반복적·상동적 행동의 특성에는 상동화되고 반복적인 움직임, 같은 상태를 고집하거나, 일상적인 루틴을 유지하려고 하는 것, 변화에 저항하는 것, 제한적이고 고정된 관심사, 감각 자극에 대한 지나치게 높거나 낮은 반응성, 감각 자극에 대한 과도한 관심 등을 포함한다. 자폐스펙트럼장애는 2세 전후에 진단이 가능하며, 이후 평생 지속되면서 아동 발달의 가장 기본적인 영역의 많은 부분에 이상을 초래한다. 그 결과 아동의 독립적인 발달, 교육, 가족의 삶의 질에 미치는 영향이 큰 장애이다. 또한 그 양상이 매우 다양하고, 사람마다 장애 영역의 증상이 행동으로 나타나는 형태가 모두 다르므로 '스펙트럼'이라는 개념을 도입하여 설명하고 있다. 지능 영역에서도 대체로 50% 정도에서는 정상지능을 가지며, 20%는 경계선 지능을, 나머지 30% 정도에서 지적장애를 동반하므로, 이것이 그 다양성을 더 증가시키는 경향이 있다.

미국 질병관리본부의 통계에 의하면 자폐스펙트럼장애는 최근 40년간 지속적으로 증가하는 추세로, 2016년에 발표된 최근 유병률은 59명당 1명 정도이고, 세계 보건기구WHO의 추정치는 160명당 1명이다.[1,2] 자폐스펙트럼장애의 세계적인 유병률이 공식적으로 발표된 적은 없지만, 발생빈도, 그리고 점차적인 증가 추세는 모든 인종과 사회경제적 계층에 걸쳐 공통적인 것으로 보인다. 국내에서의 전국 규모 역학 조사 결과는 아직 없는 상태이나, 한 지역의 초등학생을 대상으로 한 연구에서는 아동의 2.64%가 자폐스펙트럼장애를 갖고 있는 것으로 보고되었다.[3] 남자가 여자에 비해 4~5배 많으며, 이는 유병률과 관련 없이 모든 역학 연구에서 공통적으로 나타나는 현상이다.

49.2 자폐스펙트럼장애의 생물학적 원인론

49.2.1 유전적 원인

유전적 요인은 자폐스펙트럼장애의 가장 강력한 원인 가운데 하나로 유전율heritability index은 80% 정도로 알려져 있다.[4] 쌍생아간 일치율은 일란성에서는 60~70%, 이란성에서는 10% 전후이며, 1차 친척에서의 발생 위험도는 20배 이상 증가한다. 형제간 일치율은 5~30%로 다양한데, 자폐스펙트럼장애를 진단받은 아동의 어린 형제들

664명을 생후 36개월간 추적한 대규모 전향적 연구에서는 18.6%의 형제에서 자폐장애가 발병한 것으로 보고되었다.[5] 자폐스펙트럼장애는 다수 유전자의 변이가 동시에 작용하여 발생하는 복합 유전질환complex trait이다. 유전자 간의 상호작용뿐 아니라 유전적, 후성유전, 그리고 환경인자가 서로 상호작용한 결과로 나타나는 것으로 생각된다. 자폐스펙트럼장애는 이미 알려져 있는 유전 증후군의 표현형으로도 나타날 수 있다. 실제로 모든 자폐스펙트럼장애의 10% 정도가 이에 속하며, 전형적으로 형태학적 이상이나 기형을 동반하는 것이 특징이다. 원인을 알 수 없는 idiopathic 자폐스펙트럼장애에 대비되는 의미로 이를 자폐 증후군syndromic autism이라고 한다. 대표적인 예로는 취약 X 염색체 증후군, 레트 증후군, 결절성 경화증, 신경섬유종증, 치료되지 않은 페닐케톤뇨증, 엔젤만/프레더 윌리Angelman/Prader-Willi 증후군, 코넬리아 드 랑즈Cornelia de Lange 증후군 등이 있다.

자폐스펙트럼장애와 같이 복잡 형질을 갖는 질환의 경우 기능적으로 의미 있는, 흔한 다형성functional common polymorphism이 질병에 대한 취약성이나 내성을 결정한다는 가설이 있다. 이를 common variants common disease 가설이라고 한다. 즉, 질병에 대한 취약성을 높이는 유전자를 갖고 있는 개체가 직접적으로, 또는 간접적으로 환경에 의한 질병 발생 역치를 낮추는 방식으로 작용하여 질병을 일으킨다는 것이다. 이런 가설을 뒷받침하는 근거는, 일반 인구에서 자폐적인 형질의 유전율이 매우 높다는 점, 그리고 자폐스펙트럼장애가 다양한 신경발달성 장애의 연장선상 중에 양적으로 심각한 쪽에 위치한다는 점 등이다. 각각의 흔한 변이common variants의 영향력은 약하지만, 이들의 총합이 자폐스펙트럼장애 발생에 기여하는 역할은 대체로 40~60% 이상일 것으로 본다.[6] 흔한 변이와 대비되는, 다수의 드문 돌연변이rare mutation들도 자폐스펙트럼장애의 유전적 원인으로 보고되었으며, 이런 변이가 발생에 기여하는 정도는 5~15% 정도로 생각한다.[7] 2018년 8월 현재 대표적인 자폐스펙트럼장애 유전자 데이터베이스인 Simons Foundation Autism Research Institute(SFARI)에는 총 1,000여 개의 유전자가 자폐스펙트럼장애 관련 유전자로 등록되어 있다. 이 가운데 120여 개는 단일 유전자 변이로 자폐스펙트럼장애를 일으키는 syndrome 유전자이며,

약 25개가 여러 차례의 연구에서 자주 재현되는, 관련성이 가장 높은 유전자로 분류되어 있다. 즉, 자폐스펙트럼장애의 발병에는 다수의 복합적인 유전자가 관여하며, 유전자 변이로부터 출발하여, 유전자 간의 상호작용, 환경과 유전자의 상호작용, 후성유전체변이 등 다양하고 복잡한 상호작용의 결과로 보는 것이 더 적합하다는 관점이다.

49.2.2 뇌영상과 뇌신경 회로

자폐스펙트럼장애를 가진 아동에서 뇌신경 회로neural circuitry에 대한 종적 연구들은 사회적 정보의 처리 문제가 자폐스펙트럼장애의 기본 결함 중에 하나이며, 이것이 유전적으로도 의미 있는 내적 표현형일 것이라고 추정한다. 사회적 지각과 관련되는 소위 사회적 뇌social brain의 구조와 기능에 대한 연구들이 많이 이루어졌다. 이 중에 복측 후두측두피질ventral occipitotemporal cortex 내에 있는 외측 방추형이랑lateral fusiform gyrus은 "방추형 얼굴 영역 fusiform face area"이라 불리는 부위를 포함하고 있는데, 이 부위는 특히 얼굴 자극의 인식과 구별에 중요한 역할을 하는 것으로 알려졌다. 변연계에 위치하고 있는 편도는 다른 뇌피질 또는 피질하 구조들과 밀접하게 연결되어 있는데, 얼굴 표정을 통해 타인의 감정을 인지하거나 정서를 조절하는 데 중요한 역할을 하는 것으로 생각된다. 안와전두피질orbital frontal cortex은 사회적 강화 및 보상 과정과 관련되어 있다는 근거들이 많다. 편도는 측두엽의 외측 표면에 있는 위관자고랑superior temporal sulcus과 연결되어 있다. 특히 우반구의 후측 위관자고랑은 생물학적 운동을 지각하고 해석함으로써 타인의 행동, 의도, 심리적 상태와 성향 등을 해석하는 데 중심기능을 하는 부위로 생각되고 있다.[8]

49.2.3 흥분성-억제성 불균형

자폐스펙트럼장애에 대한 생물학적 연구의 비교적 초기 단계에서, 특정 신경전달물질의 이상에 대한 탐색이 많이 이루어졌다. 뇌에서 흥분성 신경과 억제성 신경의 불균형excitatory-inhibitory imbalance을 시사하는 연구들이 많이 있는데, 이는 glutamatergic system의 항진과 gamma-aminobutyric acid-ergic(GABAergic) system의 억제에 기인하는 것으로 생각된다.[9] 시냅스의 형성과 발달, 그리고 조절에 있어 GABA/glutamate의 불균형과 관련된 생물학적

연구들은 이후에 이들 신경전달물질과 관련되는 유전자의 연관 연구를 촉발하기도 하였으며, 동물 모델과 실험적 약물 개발에도 중요한 가설적 근거를 제공하고 있다.

49.2.4 환경적 요인

자폐스펙트럼장애에서 최근 수십 년간에 걸쳐 자폐스펙트럼장애의 유병률이 갑자기 증가되었다는 점, 유전자가 일치하는 일란성 쌍생아 일치율이 100%가 아니라는 점들로 인해 자폐스펙트럼장애에 환경적 요인이 기여할 가능성에 대한 관심이 높아졌다. 그동안 연구되어 온 환경 요인들은 태내 감염, 주산기 감염, 조산이나 저체중아, 출생시 호흡기 부전 등의 산전-주산기 관련 위험 요인, 고연령 임신, 아버지의 많은 나이, 자동차 등과 관련된 대기 오염 물질, 유기인산염organophosphates, 중금속 등 다양하다. 하지만 이 가운데 어떤 것도 자폐스펙트럼장애의 환경적 요인으로 확증된 것은 아니며, 방법론적으로 검증도 쉽지 않다.[10,11] 1990년대 후반부터 시작하여 홍역-볼거리-풍진measles, mumps, rubella, MMR 예방접종이 자폐스펙트럼장애를 유발한다는 주장이 있어서 한때 공중보건의 심각한 문제로 확대되었으나 이후 수행된 대규모 역학 연구에서 MMR 예방접종과 자폐스펙트럼장애는 관련이 없는 것으로 밝혀졌다.[12,13]

49.3 자폐스펙트럼장애 치료의 원칙

자폐스펙트럼장애의 치료는 가능한 조기에 발견하여 시작하는 것을 권하는데, 이는 치료가 지연될수록 뇌기능의 저하가 더 심해질 수 있기 때문이다. 치료는 평생에 걸쳐 이루어져야 하며, 생애 주기에 따라 장기간에 걸친 치료와 교육 계획을 세우는 것이 필요하다. 기능수준을 높이고 발달을 촉진시키기 위한 사회심리적 치료와 증상 완화를 돕기 위한 약물치료를 적절히 적용하여야 한다. 뚜렷한 목표를 가지고 잘 계획된 약물치료는 사회심리적 치료와 교육적인 개입을 더 효과적으로 할 수 있게 도울 수 있다.

자폐스펙트럼장애에 대한 사회심리적 치료에는 전 발달영역에 걸친 포괄적 개입과 특정 기능의 향상에 중점을 둔 개입이 있다. 자폐스펙트럼장애에 대한 포괄적 개입은 사회적 의사소통의 결핍, 언어 발달의 지연과 화용의 문제, 놀이기술의 결여, 제한된 관심 범위 및 강박적 반복 행동, 부적응적 기능과 행동문제를 모두 포함한다. 특정 기술의 향상을 목표로 하는 치료에는 사회기술훈련, 의사소통기술 훈련과 언어치료, 불안증상을 호전시키기 위한 인지행동치료 등이 있다. 아동의 특성에 맞는 특수교육적 개입도 꼭 필요하다. 부모에 대한 교육과 지지를 반드시 치료에 포함해야 한다.

49.4 자폐스펙트럼장애의 공존질환

자폐스펙트럼장애가 복잡한 원인과 증상을 가진 발달질환인 만큼, 공존질환 또한 흔하고 다양하다. 대체로 자폐스펙트럼장애인의 70~95%에서 적어도 한 가지 이상의 공존질환을 갖고 있으며, 60%에서는 두 가지 이상의 다른 정신과적 질환을 동반하고 있다고 보고하고 있다.[14] 그중 가장 흔한 것으로는 우울장애 등 기분장애, 불안장애, 주의력결핍 과잉행동장애, 강박장애, 도전적 반항장애, 틱장애 자해와 공격성 등을 주된 문제로 하는 자극과민성irritability 등이 있다. 그 밖에도 전반적인 발달지연, 지적장애, 학습장애, 언어장애 등 신경발달의 장애들, 까다로운 식성과 특정 음식에 대한 극단적인 선호 및 거부 등 식이의 문제, 만성 변비와 위식도역류, 소화불량, 복통, 설사 등 위장관장애, 수면장애와 같은 생리적 기능장애가 흔하며, 유전증후군이나 염색체 질환, 뇌전증 등 의학적 · 신경학적 질환 등에도 주의를 기울여야 한다.

자폐스펙트럼장애에서 공존질환에 특별히 관심을 가져야 하는 이유는, 이런 공존질환들이 자폐스펙트럼장애인의 삶의 질에 미치는 영향이 크고, 의사소통이나 사회적 상호작용의 문제와 같은 장애의 핵심증상을 악화시켜 기능의 저하를 초래하며, 부적응적인 행동을 증가시켜 핵심증상의 치료 과정을 어렵게 하기 때문이다. 특히 현재 자폐스펙트럼장애의 약물치료는 주로 공존질환의 치료에 효과가 알려졌으므로, 공존질환의 특성과 치료 원칙을 이해하는 것은 약물치료를 계획하고 유지, 조정해 나가는 데도 매우 중요하다. 중요한 공존질환들의 임상적 특성은 다음과 같다.

49.4.1 주의력결핍 과잉행동장애^{ADHD}

자폐스펙트럼장애에서 주의집중력의 결핍과 과잉행동, 충동성, 그리고 광범위한 실행기능의 장애는 매우 흔한 현상임에도 불구하고, DSM-IV-TR에서는 자폐스펙트럼장애와 주의력결핍 과잉행동장애를 공식적으로 함께 진단하지 못했으나, DSM-5™에서는 두 가지 질환의 진단기준을 모두 만족할 경우에는 두 가지 진단을 모두 내리는 것이 가능하게 되었다. 자폐스펙트럼장애를 가진 아동의 41~78%에서 주의력결핍 과잉행동장애를 동반하는 것으로 알려졌으며, 이를 동반하는 경우 학습능력이 좋지 않고, 또래 관계의 질도 더 나쁘며, 부모와의 의사소통 문제가 일어나고, 치료가 더 어렵다.[13]

49.4.2 불안장애

불안은 자폐스펙트럼장애를 가진 아동과 청소년에서 가장 흔하게 볼 수 있는 동반 증상 가운데 하나이다. 불안증상은 자폐스펙트럼장애의 핵심증상인 사회적 상호작용의 결함과 서로 양방향으로 영향을 미친다. 즉, 사회적 불안이 있는 사람들의 경우 사회적인 상황을 회피하고, 또래들과의 상호작용을 어색하게 만들며, 그 결과 사회적인 고립을 더 심해지게 만들기도 한다. 자폐스펙트럼장애에서 불안장애의 동반율은 11~84%로 보고되고 있으며, 종류는 단순공포증, 범불안장애, 분리불안장애, 사회공포증, 그리고 강박증 등으로 다양하다.[15]

49.4.3 우울장애와 자살

자폐스펙트럼장애에서 우울증상은 상당히 흔한 것으로 알려져 있으나, 환자들이 가진 특유의 증상, 즉 의사소통의 어려움, 제한된 얼굴 표정, 비언어적 의사소통의 문제들로 인하여 우울장애에서 보이는 저하된 기분이나 무관심, 슬픈 정동과 같은 전형적인 기분증상을 정확히 평가하고 진단하기 어려운 경우가 많다. 많은 고기능 자폐스펙트럼 환자들은 우울증상을 상당히 잘 설명할 수 있으며, 기능이 저하된 환자들의 경우에는 갑자기 기능수준이 저하되거나, 사회적 회피 또는 부적응 행동이 증가할 경우 우울증의 병발 가능성을 염두에 두어야 한다. 다른 일반적인 우울장애와 마찬가지로 우울증의 가족력이 있거나, 중요

한 상실의 경험, 보호자가 바뀌는 것, 환경의 변화 등이 중요한 유발 요인이 된다. 특히 사회적인 관계에서 경험하는 거절, 소외, 반복되는 관계의 실패, 실직, 학대와 폭력 등이 중요한 위험요인이 되는 경우가 많다. 또한 특히 고기능 자폐스펙트럼장애에서 이런 스트레스 사건들과 우울증은 모두 자살의 위험요인이 되는 경우가 많으므로 임상적으로 주의를 기울이고 적극적으로 치료해야 한다.

49.4.4 행동문제와 자극과민성

자폐스펙트럼장애에서 행동문제는 반복적인 행동, 비기능적인 집착, 강박 등으로 인해 유발되는 경우도 있고, 주의력결핍 과잉행동장애의 일부인 과잉행동, 충동성에 의해 나타나기도 하며, 비특이적인 자극과민성으로 인한 경우도 있다. 자극과민성은 사람에 대한 공격행동, 사물의 파괴 등으로 나타나는 충동적 공격성, 심한 떼쓰기temper tantrums, 그리고 자해행동을 의미한다. 대체로 자폐스펙트럼장애를 가진 사람의 약 30% 정도에서 중등도에서 중증의 자극과민성을 보인다고 보고되었다.[16] 자극과민성은 독립적인 일상생활과 교육, 치료, 환자의 안전 및 가족의 삶의 질에 미치는 영향이 크기 때문에 임상적으로 중요하며, 약물치료의 주된 표적 증상 가운데 하나이다. 이상행동척도aberrant behavior checklist, ABC로 주로 측정하는데, 이는 자폐스펙트럼장애의 약물 연구에서 일차 효과 판정 척도로 가장 많이 쓰이는 도구 가운데 하나로, 자극과민성 하위영역의 점수ABC-I로 이 증상을 양적으로 쉽게 평가할 수 있다. ABC에는 자극과민성 이외에도 상동행동, 무기력/사회적 위축, 상동행동, 과잉행동/비순응, 부적절한 언어의 하위척도가 있다.[17]

49.4.5 틱장애 및 투렛장애

틱은 자폐스펙트럼장애에 흔히 동반되는 운동증상 가운데 하나로, 공존율에 대한 체계적인 연구가 많지 않지만, 자폐스펙트럼장애의 10~25%에서 만성 틱장애와 투렛장애가 동반되며, 투렛장애를 가진 사람들 가운데 6~11%가 자폐스펙트럼장애를 갖고 있는 것으로 보고되고 있다.[18,19]

49.4.6 수면장애

자폐스펙트럼장애의 50~80%에서 수면장애를 함께 가지

고 있다고 알려져 있다.[20,21] 원인으로는 멜라토닌 생성 시스템의 이상, 환경 자극에 대한 감각적인 예민함, 수면 주기의 지연, REM 수면장애, 불안이나 우울 등의 공존증상, 낮에 있었던 일에 대한 집착과 반추, 입면장애, 일주기 이상, 수면으로 인해 촉발되는 뇌전증 등 다양한 요인들이 있는 것으로 생각된다.

49.5 자폐스펙트럼장애에서 약물치료의 원칙

자폐스펙트럼장애에서 약물치료는 몇 가지 특정 표적 증상의 개선에 대해 효과와 안정성이 확보되었다. 하지만 아직은 약물치료를 통해 사회적 상호작용이나 의사소통, 제한된 관심 등 핵심증상을 향상시키기보다는 공존증상의 개선이 치료의 주된 목표가 되고 있는 실정이다. 하지만 자폐스펙트럼장애에서 약물치료는 교육이나 비약물적인 치료에 참여할 수 있는 능력과 효율을 향상시켜주며, 심한 증상의 조절을 통해 제한이 덜한 환경에서 생활하도록 도울 수 있다. 증상의 평가 기술이 개선되고 체계적인 근거 연구를 거친 약물들이 많아짐에 따라, 점점 더 많은 수의 환자들이 약물치료를 받고 있는 것으로 나타나고 있다. 연구에 따라 편차가 크지만, 대체로 32~58% 정도의 환자들이 약물치료를 받고 있다고 보고되고 있다. 나이가 많아질수록 약물치료를 받는 비율은 더 높아지며, 적지 않은 수에서(5.4~54%) 두 가지 이상의 약물을 동시에 사용하는 것으로 알려졌다.[22]

자폐스펙트럼장애에서 약물치료를 결정하기 위해서는, 첫째 약물치료의 표적이 되는 증상 또는 공존증상을 명확히 인지하고 평가해야 하며, 증상의 현재 상태, 그리고 약물치료를 통한 개선 목표와 한계 등을 환자 본인 그리고/또는 부모에게 충분히 전달해야 한다. 둘째, 자폐스펙트럼장애에서 적지 않은 수가 뇌전증을 동반하고 있으며, 유전자 증후군이나 염색체 이상에 의한 다른 신체장애를 동반하는 경우가 많으므로, 약물치료를 결정하기 전에 기저의 신체적인 상태를 면밀히 살펴야 한다. 셋째, 심한 행동장애와 적응능력의 개선을 위해서는 약물치료 단독보다는 부모 교육과 결합했을 때 더 효과적임을 인지해야 한다.[23,24]

넷째, 환자의 의사소통 능력이 충분하지 않을 때, 특히 의미 있는 언어가 없는 경우에는 보호자의 보고에 의해 효과와 부작용을 판단해야 한다. 특히 이런 경우 보호자에 대한 교육이 더 중요하며, 환자의 일상 적응 능력이나 치료에의 참여 정도를 판단하기 위해 교육이나 비약물학적 치료를 담당하는 전문가와의 의사소통도 도움이 된다. 다섯째, 부작용이 비전형적인 경우가 많다.

49.6 증상에 기반한 약물 적용의 실제

49.6.1 주의력결핍 과잉행동장애

자폐스펙트럼장애에 동반되는 주의력결핍 과잉행동장애 증상의 치료에 대해서는 자폐스펙트럼장애가 없는 경우와 동일한 치료 가이드라인을 따를 것을 권유하고 있다.[13] 일반적인 주의력결핍 과잉행동장애의 치료에서와 마찬가지로 이 경우에도 역시 정신자극제가 효과적이므로, 이를 일차 치료제로 선택할 것을 권유한다. 만약 정신자극제에 효과가 없을 경우 이차로 선택할 수 있는 약물은 노르에피네프린 재흡수 억제제인 atomoxetine 또는 α agonist인 clonidine 또는 guanfacine이다. 2차 선택약물에 반응하지 않을 때, 특히 과잉행동, 자극과민성, 공격성, 초조가 동반되어 있을 때 세 번째로 비정형 항정신병약물을 선택할 수 있다.

(1) methylphenidate

methylphenidate의 효과와 부작용이 자폐스펙트럼장애 동반 여부에 따라 차이가 있을지에 대해서는 아직 연구마다 다소 비일관적인 편이다. 하지만 주의력결핍 과잉행동장애를 단독으로 가진 군에 비해 자폐스펙트럼장애를 동반한 군에서 치료 반응성이 낮고 부작용이 더 많다는 근거들이 상당히 있다. 예를 들어 총 72명의 소아, 청소년을 대상으로 methylphenidate의 효과를 검증했던 Research Unit on Pediatric Psychopharmacology[RUPP] 연구에서는 약 50%의 대상자가 약물에 반응했지만 이는 다른 연구에서 주의력결핍 과잉행동장애만을 가진 아동들 대상으로 했을 때 70~80%에서 약물에 반응한 것에 비해 다소 낮은 비율이었다. 이 연구에 참여했던 대상자들은 0.5mg/kg의 비교적 낮은 용량에도 불구하고 18%에서 약을 중단하였는데, 자폐스펙트럼장애 없이 주의력결핍 과잉행동장애만 단독으로 갖고 있는 대상자들의 중단율이 1.4%였던 것에 비해 현저히 높은 비율이었다. 이들은 자극과민성, 식욕부진, 수면장애, 감정 폭발 등을 나타내고 있다. 그리고 고용량에서는 사회적 위축 등 비자폐스펙트럼장애 대상자들과 비슷한 부작용 프로파일을 보였으나 빈도 면에서 좀 더 높은 것으로 나타났다.[25]

4개의 무작위 배정연구를 분석한 메타분석 연구에서는 자폐스펙트럼장애를 가진 아동들에서 methylphenidate가 주의력결핍 과잉행동장애 증상에 효과적인 것으로 보고하였다(효과크기=0.67). 최근의 가장 포괄적인 분석에 의하면 자폐스펙트럼장애를 가진 5~13세 아동에서 0.43~0.60mg/kg의 methylphenidate를 투여했을 때 부모와 교사가 ABC로 평정한 과잉행동이 유의미하게 감소한 반면, 교사가 Swanson, Nolan and Pelham, Fourth Version Questionnaire를 통해 측정한 부주의 증상에서는 통계적으로는 유의한 감소를 보였으나 임상적 연관성을 찾기 어려웠고, 충동성의 개선에 대해서는 근거가 부족하였다. methylphenidate가 자폐스펙트럼장애의 핵심증상을 악화시키거나 사회적 상호작용, 상동행동 등에 도움이 된다는 근거는 없었다.[26]

자폐스펙트럼장애는 매우 넓은 스펙트럼을 갖고 있으므로, methylphenidate의 효과와 부작용에 차이를 보이는 하위군이 있거나 영향을 미치는 요인들이 있을 것인지의 여부도 관심의 대상이다. 대체로 인지기능이 높은 군에서 내약성이 더 높으며, 지적장애가 동반되어 있거나 공격성이 심한 경우에는 효과가 부족하다.[27] methylphenidate의 효과는 DRD1, DRD4, ADRA2A, SLC6A3, SLC6A4, COMT 등 도파민, 카테콜아민 관련 유전자형에 따라 다르게 나타난다는 보고도 있다.[28] 즉, 자폐스펙트럼장애에서 methylphenidate의 효과는 개인이 가진 증상의 특성, 인지기능 수준, 유전형 등에 따라 차이가 클 가능성이 많으므로, 개인이 가진 다양한 특성을 고려하여 약을 선택하고 증상의 변화를 잘 관찰해야 한다.

요약하면 자폐스펙트럼장애와 병발된 주의력결핍 과잉행동장애에서 methylphenidate는 효과적이기는 하나 자폐스펙트럼장애가 동반되지 않은 경우에 비해 그 효과 크기가

다소 작고 비일관적인 경향이 있다. 자폐스펙트럼장애가 동반되었을 때 부작용이 더 빈번하고 심하게 나타난다는 보고들이 있으나 이에 대해서는 더 많은 연구가 필요한 상태이며, 자폐스펙트럼장애가 있는 사람들에게 특이적인 부작용이 있는지에 대해서도 아직 잘 알지 못하는 상태이다.

(2) atomoxetine

atomoxerine은 비정신자극제이며 선택적 노르에피네프린 재흡수 억제제norepinephrine reuptake inhibitor로, 주의력결핍 과잉행동장애에 효과가 입증된 약물 중 하나이다. 하지만 자폐스펙트럼장애에 동반된 주의력결핍 과잉행동증상에 대해서는 아직 소규모의 무작위 배정연구만이 보고되었을 뿐이며, 이들 연구결과에 따르면 과잉행동은 의미 있게 호전시킨 반면 부주의에 대한 효과는 크지 않은 편이다.[29,30] atomoxetine의 가장 흔한 부작용은 오심, 피로, 수면장애 등이다.[29] 총 128명의 비교적 대규모의 아동과 청소년을 대상으로 수행된 한 연구에서는 atomoxetine 단독으로 사용한 군과 atomoxetine과 부모 훈련을 결합한 군 모두에서 위약에 비해 주의력결핍 과잉행동증상과 비순응 행동을 감소시켰다. 치료 기간을 24주간으로 연장했을 때 부모 훈련을 결합한 군에서 약물 단독치료군보다 반응률이 더 높고 필요한 용량은 더 낮았는데, 이는 자폐스펙트럼장애의 주의력결핍 과잉행동증상의 치료에서 비약물적 개입이 치료의 효율을 높일 수 있다는 것을 강조하는 것이다.[31,32] atomoxetine은 자폐스펙트럼장애에서 보이는 주의력결핍 과잉행동장애 증상에 대해 methylphenidate와 유사한 효과를 보이면서 부작용은 오히려 더 적을 가능성이 있기는 하지만, 아직 더 많은 연구가 필요한 상태이다.

(3) 기타 약물

α2-adrenergic agonist인 clonidine은 소규모의 이중맹검 무작위 대조연구에서 자폐스펙트럼장애에 동반된 과잉행동과 자극과민성, 그리고 불안증상에 효과가 있음이 보고되었다. 또 다른 α2-adrenergic agonist인 guanfacine은 clonidine보다 더 긴 반감기를 갖고 있고, 저혈압이나 진정효과가 덜한 것으로 알려져 있다. methylphenidate에 반응하지 않거나 부작용 때문에 복용할 수 없는 자폐스펙트럼장애 아동, 청소년에서 약 48%의 반응률을 보였고, 심

각한 부작용은 거의 없었던 것으로 보고되었다.[33] 즉, α2-adrenergic agonist들은 자폐스펙트럼장애에서 보이는 과잉행동이나 부주의 증상에 대해 비교적 안전하게 사용할 수 있는 대안적인 약물로 제안할 수 있겠다.

49.6.2 불안과 강박증상

자폐스펙트럼장애에서 불안장애에 국한하여 치료효과를 검증한 연구는 거의 없고, 주로 동반된 불안과 강박증상에 대한 연구들이 보고되었다. 선택적 세로토닌 재흡수 억제제SSRI 계열의 항우울제들은 대체로 아동에서는 증상을 크게 호전시키지 못한 반면, 성인에서는 강박사고와 행동 등의 증상에 효과를 보고하였다.[34,35] 하지만 연구의 수가 적고 크기도 대체로 소규모이기 때문에, 근거 수준은 충분하지 않은 편이다. 오래전 연구이기는 하지만, 삼환계 항우울제이면서 비선택적 세로토닌 재흡수 억제제인 clomipramine은 10~12주간에 걸친 이중맹검 무작위 대조실험에서 강박증상 및 과잉행동에 대해 위약 또는 desipramine에 비해 의미 있게 우수한 효과를 보였다.[36,37] 하지만 삼환계 항우울제의 일반적인 부작용, 즉 QT 연장, 빈맥, 경련 등 부작용도 보고되어 널리 사용되지는 않고 있다. 강박증상에 대해서는 risperidone도 시도되었고 좋은 효과를 보고하기도 했으나, 대부분의 연구 대상자들이 심한 자극과민성도 동반하고 있었기 때문에 이것이 강박증상 또는 불안에 특이적인 효과인지는 불분명하다.[38]

49.6.3 우울과 기분증상

SSRI를 비롯하여 다른 항우울제들이 자폐스펙트럼장애에 동반된 우울증상 치료에 흔히 처방되고 있고, 어느 정도의 효과가 있다고 생각되고 있으나, 체계적인 연구는 의외로 별로 없는 편이다. 자폐스펙트럼장애에 동반된 양극성장애 증상에 대한 기분조절제 효과에 대한 연구도 상당히 제한적이다. 즉, 항우울제나 기분조절제의 효과가 자폐스펙트럼장애의 동반 여부에 따라 차이가 있는지에 대해서는 아직 분명하게 알지 못한다. 부작용에 있어서는 일반적인 우울증 환자들에 비해 자폐스펙트럼장애를 가진 환자에서 에너지의 상승, 충동성, 집중력 저하, 과잉행동, 상동행동, 불면 등의 부작용에 더 민감했다는 보고들이 있으므로, 부작용의 출현 여부에 더 주의를 기울여야 한다.[35,39]

49.6.4 행동문제와 자극과민성

파탄적 행동문제와 자극과민성은 자폐스펙트럼장애에서 약물치료의 대상이 되는 대표적인 증상이며, 약물치료의 효과와 부작용에 대한 지침이 비교적 잘 확립되어 있는 편이다. 약물치료를 고려하기 위해서는 우선 의학적·신체적 문제를 배제해야 하고, 다른 정신과 증상들도 감별해야 한다. 특히 자극과민성은 불안이나 기분장애를 동반하는 경우에 더 흔하므로, 감별진단 측면에서도 이를 고려해야 하고, 동반되는 증상을 함께 치료하는 것이 중요하다.[40] 그 다음으로는 행동문제가 환경적·심리적 요인에서 기인하는 것인지를 평가하는 것이 중요하다. 즉, 타인의 주의를 끌거나, 원하는 것을 얻기 위한 의사소통 방식으로 사용되는 것, 원하지 않는 상황을 피하는 방식, 자기 자극 등의 동기를 가진 행동인지를 평가한 후, 분명한 요인이 있다고 판단될 때는 행동요법 등 비약물적 치료를 우선 시도한다. 그런 동기가 분명하지 않거나, 행동치료적인 개입에도 불구하고 심한 행동문제와 자극과민성이 지속될 경우 약물치료를 시도할 수 있는데, 이런 경우에도 가능한 한 소량을 필요한 기간만 사용할 수 있어야 하고, 약물 효과와 부작용에 대한 정기적인 평가가 이루어져야 한다. 다학제간 협력과 의사소통을 통해 약물의 용량이나 투여 기간을 줄일 수 있다. 의사소통 기술, 적응 훈련, 부모 교육 등을 함께 시행해야 더 효과적이며, 특히 부모 훈련의 역할이 강조되고 있다.[23] 행동문제와 자극과민성에 대해 가장 보편적으로 사용되는 약물은 비정형 항정신병약물이며, 그 중 risperidone과 aripiprazole에 관한 연구가 가장 많이 이루어졌다. 두 약물은 미국 식품의약품국FDA으로부터 자폐스펙트럼장애의 자극과민성의 치료에 대해 승인되었다. 다른 항정신병약물들과 관련된 연구들은 별로 발표된 바가 없고, 따라서 다른 항정신병약물들의 치료 근거는 매우 제한적이다.

(1) risperidone

risperidone은 자폐스펙트럼장애에 동반된 행동문제의 치료에 대하여 가장 오래전부터 연구되어 온 약물이다. 아동, 청소년을 대상으로 한 대표적인 다기관 연구들에서 보고한 자극과민성 증상의 감소 정도는 ABC-I 척도를 기준으로 59~64%였다.[41,42] 이후 학령전기부터 성인에 이르기까지 다양한 연령의 환자들을 대상으로 한 10개 이상의 이 중맹검 무작위 대조시험에서 risperidone은 일관되게 자극 과민성에 유의미한 효과가 있으며, 효과크기도 상당히 큰 것으로 보고되었다(효과크기 0.7~1.2).[38,41,42] 모든 연구에 공통적이지는 않지만 자극과민성 외에도 상동행동, 부적 절한 말, 사회적 위축, 감각-운동 행동, 정서적 관계, 감각 반응 및 강박행동에서 중등도의 효과를 보인 연구들도 있 다.[41-43] 용량은 개인차가 다양하나, 하루에 1.25~1.75mg 의 고용량에서 저용량에 비해 유의하게 더 나은 효과를 보 였다는 연구가 있으며, 전형적으로는 하루 1.2~2.3mg 정 도를 사용한다.[38] 무작위 대조시험들의 heterogeneity는 중 간 정도 수준인 것으로 생각된다(I^2=40%).[44] 가장 흔하게 보고되는 부작용은 체중증가, 식욕증가, 피로, 졸음과 진 정, 변비, 유뇨증, 입마름 등이다. risperidone은 6개월 이상 장기간 투여한 경우에도 심각한 부작용을 많이 보이지는 않지만, 식욕 및 체중의 증가, 경도의 졸음, 타액 과다 분 비, 도파민의 차단에 따른 고프로락틴혈증 등이 지속될 수 있다.[45-47]

자폐스펙트럼장애가 만성 경과를 가진 질환인 만큼 장기간의 투여에서도 효과가 유지될 것인지, 그리고 우 려할 만한 부작용은 없는지가 임상에서의 관심사 중 하 나이다. 처음 RUPP Autism Network의 risperidone 연구 에 참여했던 아동들을 평균 21.4개월(범위 7~38개월)에 걸쳐 자연경과를 추적 조사한 연구가 보고되었다.[48] 처 음 연구에 참여했던 101명 가운데 84명의 아동과 청소 년을 분석한 결과 53%에서 risperidone을 유지하고 있었 고, 이들은 risperidone 투여 전에 비해 자폐스펙트럼장애 의 핵심증상과 비적응적 행동, 바인랜드 적응행동척도 Vineland Adaptive Behavior Scale, VABS로 측정한 사회성 기 술 등에서 의미 있는 호전을 보였다. 부작용 측면에서는 risperidone 투여군에서 유뇨증, 식욕 과다, 체중증가 등의 부작용이 더 많았다. 특히 risperidone 투여 기간 중의 체중 과 체질량 지수의 증가가 인구집단 평균에서 각각 0.43, 0.39 standard score unit만큼 증가되어 있었다. 그 외에 혈 액학 및 생화학적 지표, 요기능 검사, 심전도 등 심혈관계 지표에서는 의미 있는 변화가 없었으며, 이는 다른 연구들 과도 유사한 결과들이다. 아동, 청소년에게 risperidone을 장기 투여할 경우 가장 주의를 기울여야 하는 부작용은 체

중 및 체질량 지수의 증가, 이에 따른 인슐린 저항성 증가, 대사증후군의 위험 증가이다.[49]

약물치료가 행동문제를 현저히 줄이는 것은 사실이 지만, 비약물적 치료를 병행하는 것의 이점 또한 강조되 고 있다. 기능이 낮거나 나이가 어리다면 부모에 대한 훈 련이, 고기능이면서 나이가 많은 대상자에서는 인지행동 적 접근이 유용한 것으로 예상한다. RUPP Network에서 수행한 대표적인 다기관 무작위 배정시험에서 4~13세의 심각한 행동문제를 가진 전반적 발달장애 아동 124명을 risperidone 단독 투여군과 14주간의 구조화된 부모 훈련 을 결합한 군으로 나누어 비교하였는데, 부모 훈련을 병합 한 군에서 총 risperidone의 용량이 더 적었고(2.26mg/day; 0.071mg/kg vs. 1.98mg/day; 0.066mg/kg) VABS에서 연령 을 보정한 사회성 기술과 의사소통 능력이 의미 있게 증가 하였으며, 비순응지표noncompliance index는 의미 있게 감 소하였다.[50] 부모뿐 아니라 환자 본인을 대상으로 강화 계 획을 포함한 집중적인 행동치료 접근을 병행했을 때 치료 효과를 증대할 수 있다는 보고도 있다.[44,51] 하지만 이 주제 의 중요성에도 불구하고, 이에 대해 조사한 대규모의 연구 들은 아직 많지 않으며, 향후 더 검증되어야 할 것으로 생 각되고 있다.

risperidone의 활성 대사물질인 paliperidone은 많은 연구 가 되어 있지는 않지만 개방형 연구에서 역시 자극과민성 을 호전시키는 것으로 나타났다.[52]

(2) aripiprazole

aripiprazole은 비교적 최근에 개발되었지만, 많이 연구되 고 또한 점차 많이 사용하고 있는 약물이다. 총 8주간의 단기간 투여 방식으로 시행된 무작위 대조시험들에서 공 통적으로 자극과민성과 과잉행동에 만족스러운 효과를 나타냈고, 상동행동, 부적절한 말, 그리고 강박증상에도 일부 효과를 보인 것으로 나타났다. 체계적 메타분석에 서 효과크기는 0.64~0.78이었고, 연구들의 heterogeneity 는 risperidone보다 다소 높은 수준이다(I^2=72%).[53] 다만 ABC-I를 개별 항목별로 비교했을 때 자해에 대해서는 의 미 있는 효과를 보이지 않아, 자극과민성 가운데 자해증 상에 대한 효과는 아직 불분명한 상태이다.[54-56] 대체로 5~15mg의 용량을 사용하는 경우가 가장 많으며, 고정된

용량을 사용하는 것보다는 유연하게 조절하는 것이 더 효과가 크다는 견해들이 있다.[44] 가장 흔하게 나타나는 부작용은 졸음과 진정, 피로, 식욕증가이며, 구역, 구토 등을 보이는 아동들도 있었다. 단기간 투약했을 때 8주간에 걸쳐 1.3~2kg의 체중증가를 보고하고 있다(위약군 평균 1.13kg, $d=3.1$). aripiprazole 연구들에서는 혈중 프로락틴의 증가는 나타나지 않았으며, 일부 아동들에서는 오히려 저하된 경향을 보였다.[54-56] 즉, aripiprazole은 risperidone의 투여에 의한 고프로락틴혈증이 문제가 된 경우 대안이 될 수 있다고 하겠다. 모든 무작위 대조시험에서 임상적으로 의미 있는 안전성의 문제는 보고되지 않았다.

조금 더 장기간 투여했을 경우에도 자극과민성에 대한 효과는 aripiprazole이 유지되는 것으로 보이며, 안정성이나 내약성 면에서 대체로 양호한 것으로 생각된다. 하지만 52주간의 장기 투여 연구에 따르면 약 10% 정도의 아동들이 부작용으로 인해 약을 중단하였고, 이는 주로 체중증가와 공격적 행동 때문이었다.[54] 특히 30%에서 HDL 콜레스테롤의 변화를 보였고, 7%에서 LDL 콜레스테롤 5%에서는 총콜레스테롤과 트리글리세라이드, 2%에서는 혈당치의 변화를 보였다. aripiprazole은 olanzapine이나 clozapine, 그리고 risperidone과 비교할 때도 체중증가나 대사성 증후군의 위험은 상대적으로 적은 편이지만, 자폐스펙트럼장애가 장기간 지속되는 문제이며 아동의 성장, 청소년기 변화 등에 따라 증량이 필요한 경우가 많이 있으므로, 임상가는 체중과 대사성 증후군 문제에 대해 관심을 두고, 약물이 불필요하게 고용량, 장기간 투여되고 있지는 않은지를 주의 깊게 살펴야 한다. 이를 위해서는 약물 투여 기간 동안 아동과 보호자를 모두 정기적으로 진찰하는 것이 매우 중요하겠다.

(3) risperidone과 aripiprazole의 비교

risperidone과 aripiprazole은 증상 개선 측면에서 유사한 수준의 효과크기를 나타내는 것으로 보인다.[44] 두 약물을 직접 비교한 연구는 드문데, 한 연구에서 59명의 아동을 무작위 배정하여 8주간 비교한 결과 ABC의 하위척도의 변화에서 유사한 수준이었다. 부작용 측면에서는 식욕증가, 침흘림은 aripiprazole이 약간 적었고 주간 졸림증은 risperidone이 다소 적었지만 통계적인 유의성은 없었다.[57]

즉, 두 약물 중에서 어떤 약물을 선택할 때 표준 일차 약물을 일괄적으로 결정하기보다는 아동의 개인별 특성에 맞게 이루어지는 것이 바람직하다.

(4) naltrexone

naltrexone은 오피오이드 수용체 항진제로 알코올 및 오피오이드 의존에 흔히 사용되는 약물이다. 자폐스펙트럼장애에서 내인성 오피오이드의 기능부전에 의해 보상과 긍정적 강화에 대한 이상반응과 충동성이 유발된다는 가설에 의해 naltrexone을 시도하고 있으며, 실제로 몇몇 연구들에서는 자해와 과잉행동의 의미 있는 감소를 보고하였다. 다른 약물에 반응하지 않는 자해에 대해 임상적으로 사용 가능한 약물이나, 개인 및 아형에 따라 반응성의 차이가 있는 것으로 생각된다.[58] 따라서 자폐스펙트럼장애에서 나타나는 자해에 대해서는 비정형 항정신병약물을 우선 사용하고, 반응이 없는 경우 naltrexone을 고려해볼 수 있다.

49.6.5 수면장애

melatonin은 자폐스펙트럼장애에 동반된 수면장애에 가장 많이 쓰이는 약이다. melatonin은 소아, 청소년에서도 특별한 부작용 없이 대체로 안전하게 사용할 수 있으며, 총 수면시간을 늘이고, 수면 개시까지의 시간을 감소시킨다.[59,60] 반면 수면 중 각성이나 조기 각성을 줄이는 효과는 제한적이다. 인지행동치료와 melatonin을 결합했을 때 melatonin 단독으로 사용할 때보다 수면 개선 효과가 더 우수한 것으로 보고되었다.[61]

49.7 핵심증상 치료약물의 개발과 연구 현황

자폐스펙트럼장애의 핵심증상인 사회적 의사소통, 사회적 상호작용, 제한된 관심사와 반복행동을 효과적으로 치료할 수 있는 약물은 아직 없다. 하지만 자폐스펙트럼장애의 생물학적·유전적 원인론에 대한 연구가 진행되면서, 발생 기전에 근거하여 몇 가지 공통적인 치료제 타깃 경로들이 발굴되었고, 사람을 대상으로 자폐스펙트럼장애의 핵심증상 치료에 효과를 기대하는 약물들에 대한 몇 가지 임상시험을 시도하고 있는 중이다. 새로 개발되거나 시험 단계에 있는 약제들은 크게 시냅스에서의 신경전달조절제(GABA/glutamate 시스템 조절제, NMDA 수용체 길항제, dopamine D2 수용체 길항제, 세로토닌 수용체 작용 약물), vasopressin 길항제, oxytocin 유도체 등이다. 특히 결절성 경화증이나 취약 X 염색체 증후군fragile X syndrome과 같이 드문 유전 증후군에 의해 발생한, 비교적 균질한 한자군에 대한 연구들이 활발한 편이다. 하지만 아직 3상 이상의 임상시험에 진입하여 널리 상용화된 핵심증상 치료약물들은 많지 않다. 아래 약물들은 원인적 가설을 토대로 자폐스펙트럼장애에 적용하여 어느 정도 임상적으로 의미 있는 결과를 보인 약물들이다.

49.7.1 glutamate 관련 약물

glutamate는 신경 가소성과 인지기능의 유지에 중요한 역할을 한다고 생각되는 신경전달물질이다. 자폐스펙트럼장애의 발생에서 glutamate가 중요한 역할을 할 것이라는 가설은 동물 모델, 유전연구결과, 사후 뇌 연구결과 등에서 꾸준히 검증되어 왔으며, 이를 근거로 glutamate 관련 약물들이 핵심증상의 치료제로 시도되었다.

(1) N-methyl-D-aspartate 수용체 관련 약물

N-methyl-D-aspartate(NMDA) 수용체의 부분항진제인 D-Cycloserine은 소규모의 무작위 대조시험에서 자폐스펙트럼장애 환자에서 무기력과 사회적 위축에서 효과가 보고되었다.[62] 사회기술훈련을 받는 아동들에게 D-cycloserine을 함께 투여한 군에서 훈련의 효과를 약간 더 잘 유지시킨다는 연구도 있다.[63] 하지만 대규모의 이중맹검 무작위 대조시험에서 일반적인 효과가 확인되지는 않았으므로 약물의 효과는 한계가 있는 것으로 보인다.[64] 또 다른 약물은 NMDA 수용체 길항제인 amantadine으로, 한 무작위 대조시험에서 임상가가 평가한 전반적인 상태에서는 호전을 보였으나 다른 평정척도에서는 위약에 비해 의미 있는 변화를 보이지 않았고, 이후 연구는 거의 이루어지지 않고 있다.[65]

(2) memantine

최근 10여 년간에 걸쳐 알츠하이머 병에 의한 치매치료에 사용되어 온 memantine이 자폐스펙트럼장애의 가능성 있는 핵심증상 치료제로서 관심을 받았다. memantine은 비경쟁적 NMDA 수용체 길항제로, 전임상연구에서는 신경 연접부 glutamate 수준이 높으면 이를 차단하고, 낮을 경우에는 그 반대로 작용하는 독특한 기전을 가진 약이다. 몇 편의 소규모 개방형 연구에서 상동행동, 사회적 위축, 주의력결핍, 자극과민성, 과잉행동 등의 행동증상뿐 아니라 수용성·표현성 언어와 사회적 상호작용에 대해서도 호전을 보였다는 보고들이 있었다.[66-69] 하지만 이후에 121명의 6~12세 아동을 대상으로 시행한 대규모의 무작위 배정 대조군 통제 개방연구가 효과 부족으로 조기에 종료된 바 있어서, 이 약이 핵심증상 치료에 광범위하게 쓰이기는 어려울 것으로 생각된다. 다만 임상적으로 의미 있는 부작용은 별로 보고되지 않았다.[70] 그 외에 NMDA 수용체에 작용하면서 동시에 metabotropic glutamate 수용체mGluR 길항제인 acamprosate와 NMDA 수용체 조절제인 N-acetylcystein이 사용 가능한 약물로 제시되고 있으나, 아직 근거 수준은 미약한 상태이다.

(3) mGluR5 수용체 길항제

취약 X 염색체 증후군을 가진 사람들에서 mGluR5 수용체가 많아져 있다는 관찰결과와 mGluR5 수용체 길항제가 동물 모델에서 자폐스펙트럼장애 관련 증상을 호전시킨 연구결과를 근거로 mGluR5 길항제인 AFQ056을 사람에게 투여한 소규모 연구가 시행되었고, 일부 환자에서 의사소통과 사회적 위축을 호전시켰다는 보고도 있었으나 대규모 연구에서 재현되지 않았으므로, 그 결과는 다소 부정적인 쪽이다.[71,72]

49.7.2 GABA 관련 약물

(1) GABA 길항제

GABAgamma-aminobutyric acid는 glutamate와 밀접한 관계에 있다. arbaclofen(STX209)은 GABA를 활성화시키고 glutamate를 억제하는 기능을 갖고 있으므로, 자폐스펙트럼장애의 유력한 발병 기전 가설 중 하나인 흥분성/억제성 신경전달의 균형을 회복하는 데 도움이 될 수 있을 것이라는 추론에 근거하여 임상시험이 시행되었다. FMR 유전자의 돌연변이를 가진 취약 X 염색체 증후군 환자 및 자폐스펙트럼장애 환자를 대상으로 한 연구에서 사회적 회피와 무기력에 효과가 있을 가능성을 시사하였다.[73,74] 최근의 대규모 2상 무작위 대조시험에서는 ABC-사회적 위축 하위점수에서는 유의미한 차이가 없었고, VABS에서 사회화와 의사소통 하위점수에서 의미 있는 호전을 보였다.[75] 하지만 이를 임상에 적용하기까지는 아직 근거 수준이 부족한 상태로 더 많은 연구를 필요로 한다.

(2) bumetanide

bumetanide: bumetanide는 NKCC1 chloride pump 억제제로, GABA성 억제를 증가시키는 기능을 갖고 있는 이뇨제이다. 최근 자폐스펙트럼장애 소아, 청소년을 대상으로 한 두 개의 2상 임상연구에서 사회적 반응성 척도 social responsiveness scale, 소아기 자폐스펙트럼장애 척도 childhood autism rating scale 등으로 측정한 자폐스펙트럼장애의 핵심증상과 얼굴 표정으로부터 감정을 지각하는 능력을 호전시켰다고 보고하였으며, 향후 대규모의 임상연구를 필요로 하는 상태이다. 부작용으로는 저칼륨혈증, 다뇨증, 식욕부진, 탈수 등이 있어 주의를 요한다.[76-78]

49.7.3 콜린성 제제

아세틸콜린은 대뇌피질과 변연계로 가는 기저 전뇌 투사 basal forebrain projection를 통해 주의집중, 새로운 것에 대한 추구, 기억을 조절하는 것으로 알려져 있다. 실제로 콜린성 제제 cholinergic agents는 알츠하이머병에 의한 치매치료에 사용되고 있으며, 이 중 donepezil, tacrine, rivastigmine, galantamine과 같은 몇 가지 acetylcholinesterase inhibitor들이 자폐스펙트럼장애의 증상 개선에 시도되었다. 이 중 galantamine은 몇 편의 소규모 개방연구와 무작위 대조시험에서 자극과민성과 사회적 위축에 효과를 보였다. 하지만 연구 설계나 치료효과 면에서 아직 임상에 직접 적용할 만한 수준은 아니며, 향후 후속 연구들이 필요한 상태이다.[79]

49.7.4 oxytocin

oxytocin은 뇌하수체 후엽에서 분비되는 신경펩타이드로,

감정의 발달과 사회적인 관계 맺기 행동에 관여하는 것으로 알려져 있다. oxytocin 수용체 유전자에 대한 연관 연구 및 동물 모델 연구를 통해 oxytocin이 자폐스펙트럼장애의 발생에 관련될 것이라는 가설이 많은 지지를 얻고 있다. 다양한 생물학적 이론에 근거하여 oxytocin을 환자들에게 투여하기 시작하였고, 현재까지 핵심증상에 대한 치료제로 가장 많이 시도된 약이라고 할 수 있다. 하지만 쥐 모델에서 oxytocin을 투여했을 때 사회적 행동의 극적인 변화를 보이는 것과는 달리, 자폐스펙트럼장애 환자를 대상으로 한 연구들은 대체로 작은 규모일 뿐 아니라 그 근거가 일관되지는 않은 편이다. 즉, 소아, 청소년, 그리고 성인을 대상으로 한 일부 연구에서 상동행동이나 사회적 인지, 얼굴 변별, 삶의 질 등이 향상되었다고 보고된 정도이다. 하지만 최근에는 자폐스펙트럼장애를 가진 아동들에서 사회적 판단을 내리는 과제를 부여하고 기능적 자기공명영상을 촬영했을 때 oxytocin의 투여 후 편도와 전전두엽피질의 활성을 높인다는 보고도 있어서, 사회적 인지에 관련한 뇌기능 개선에 기여할 가능성도 시사하고 있다.[80] 또한 자폐스펙트럼장애를 가진 어린 아동들에게 비강내 oxytocin을 사용했을 때 보호자가 평정한 사회성 반응성 척도가 의미 있게 증가하였다는 보고가 있었다.[81,82] 한편 성인 남성을 대상으로 한 대규모 임상시험에서는 비강내 oxytocin이 반복적 행동에 효과적이었던 반면 다른 사회적 행동들을 의미 있게 증가시키지는 못하였다.[83] 다만 임상적으로 중대한 부작용은 별로 없는 것으로 생각된다. 즉, 다른 약물들과 마찬가지로 oxytocin은 향후 자폐스펙트럼장애에서 사회적 인지와 상호작용과 같은 핵심증상을 호전시키는 후보 약물로서 가능성은 있으나, 효과를 보이는 군의 특성, 용량, 기간 등에 대해 좀 더 많은 연구를 요한다.

49.7.5 기존의 치료약물

자폐스펙트럼장애에서 반복행동이나 변화에 대한 저항은 때로 강박적인 특성을 함께 갖고 있으므로, 이를 치료하기 위한 목적으로 escitalopram, fluoxetine, fluvoxamine 등의 SSRI가 시도되었으나, 아동을 대상으로 하는 무작위 대조시험에서 위약에 비해 큰 차이가 없었고, 성인에서는 일부 변화를 보였으나, 대상자 수가 적고 변화의 정도가 크지 않으므로 일반화하기에는 한계가 있는 상태이다.[34,35]

risperidone의 경우 주로 RUPP 연구에서 수집된 자료의 분석 결과 반복행동과 ABC-I의 상동행동, 무기력/사회적 위축 하위점수들을 중간 정도 효과크기로 감소시킨다는 보고들이 있었다(Cohen's d=0.55~0.8).[42,43,84] aripiprazole의 경우에도 risperidone과 마찬가지로 두 개의 무작위 대조시험에서 얻은 자료들의 분석 결과 ABC의 상동행동 하위점수, 그중에서도 반복적인 손, 몸, 또는 머리의 움직임 항목에서 의미 있는 호전을 보였다.[56,85] 하지만 두 가지 약물에 대한 연구들은 모두 심한 자극과민성을 동반한 아동들만을 대상으로 했기 때문에 그 결과를 일반화시키기는 어렵고, 오히려 효과를 입증하지 못한 다른 연구들도 상당히 있다. 요약하면 이들 약물은 일부 행동 증상 이외에 모든 반복적 행동 및 제한된 관심사 영역에 포함된 행동을 전반적으로 개선시키는 데는 분명한 한계가 있다.

49.8 보완대체요법과 임상가의 역할

자폐스펙트럼장애는 난치성 발달장애이면서 어린 시절부터 만성적으로 지속되는 문제이므로, 보완대체 의학의 영역에서도 많은 종류의 검증되지 않은 치료들이 시행되고 있다. 최근 많이 화제가 되고 있는 치료는 secretin 주사요법, 비타민 B6-마그네슘 등의 비타민/미네랄 투여, 오메가 3 지방산, gluten-free/casein-free 식이요법, 프로바이오틱스, 브로콜리 추출물sulforaphane, 한약과 침, 고압산소치료, 중금속 킬레이팅 제제, 반복적 경두개자기자극술이나 뉴로피드백과 같은 신경조절요법 등이다. 이 가운데는 secretin 주사요법과 같이 무작위 대조시험를 통해 효과가 없음이 이미 검증된 치료도 있고, 아직 연구 시작 단계에 있는 요법들도 있다. 또한 아동, 비타민이나 프로바이오틱스, 기타 건강보조식품처럼 소아청소년에게 별다른 심각한 부작용이나 해가 없는 것도 있고, 킬레이팅 제제처럼 사망 예가 발표될 만큼 심각한 부작용이 우려되는 것도 있다. 하지만 이들 중 어떤 것도 아직 체계적인 연구를 통해 자폐스펙트럼장애의 증상에 대해 효과가 검증된 것은 없다. 임상가의 역할은 현재 가족들이 받고 있는 보완대체요법에 대해 터놓고 이야기하고 의논할 수 있도록 열린 태도를 취하고, 각각 요법들의 한계와 부작용, 우려되는 위험에 대해 가족에게 바르게 교육하는 것이다.

참고문헌

1. World Health Organization. Autism Spectrum Disorders: Key Facts-Epidemiology. 2017.

2. Centers for Disease Control and Prevention. Autism Spectrum Disorders (ASD): Data & Statistics. 2016.

3. Kim YS, Leventhal BL, Koh YJ, Fombonne E, Laska E, Lim EC, et al. Prevalence of autism spectrum disorders in a total population sample. Am J Psychiatry. 2011;168(9):904-12.

4. Lichtenstein P, Carlstrom E, Rastam M, Gillberg C, Anckarsater H. The genetics of autism spectrum disorders and related neuropsychiatric disorders in childhood. Am J Psychiatry. 2010;167(11):1357-63.

5. Ozonoff S, Young GS, Carter A, Messinger D, Yirmiya N, Zwaigenbaum L, et al. Recurrence risk for autism spectrum disorders: a Baby Siblings Research Consortium study. Pediatrics. 2011;128(3):e488-95.

6. Klei L, Sanders SJ, Murtha MT, Hus V, Lowe JK, Willsey AJ, et al. Common genetic variants, acting additively, are a major source of risk for autism. Mol Autism. 2012;3(1):9.

7. Gaugler T, Klei L, Sanders SJ, Bodea CA, Goldberg AP, Lee AB, et al. Most genetic risk for autism resides with common variation. Nat Genet. 2014;46(8):881-5.

8. Pelphrey KA, Carter EJ. Brain mechanisms for social perception: lessons from autism and typical development. Ann N Y Acad Sci. 2008;1145:283-99.

9. Uzunova G, Pallanti S, Hollander E. Excitatory/inhibitory imbalance in autism spectrum disorders: Implications for interventions and therapeutics. World J Biol Psychiatry. 2016;17(3):174-86.

10. Hultman CM, Sandin S, Levine SZ, Lichtenstein P, Reichenberg A. Advancing paternal age and risk of autism: new evidence from a population-based study and a meta-analysis of epidemiological studies. Mol Psychiatry. 2011;16(12):1203-12.

11. Volk HE, Lurmann F, Penfold B, Hertz-Picciotto I, McConnell R. Traffic-related air pollution, particulate matter,

and autism. JAMA Psychiatry. 2013;70(1):71-7.

12. Chen W, Landau S, Sham P, Fombonne E. No evidence for links between autism, MMR and measles virus. Psychol Med. 2004;34(3):543-53.

13. Mahajan R, Bernal MP, Panzer R, Whitaker A, Roberts W, Handen B, et al. Clinical practice pathways for evaluation and medication choice for attention-deficit/hyperactivity disorder symptoms in autism spectrum disorders. Pediatrics. 2012;130 Suppl 2:S125-38.

14. Mazefsky CA, Oswald DP, Day TN, Eack SM, Minshew NJ, Lainhart JE. ASD, a psychiatric disorder, or both? Psychiatric diagnoses in adolescents with high-functioning ASD. J Clin Child Adolesc Psychol. 2012;41(4):516-23.

15. White SW, Roberson-Nay R. Anxiety, social deficits, and loneliness in youth with autism spectrum disorders. J Autism Dev Disord. 2009;39(7):1006-13.

16. Posey DJ, Stigler KA, Erickson CA, McDougle CJ. Antipsychotics in the treatment of autism. J Clin Invest. 2008;118(1):6-14.

17. Aman MG, Singh NN, Stewart AW, Field CJ. Psychometric characteristics of the aberrant behavior checklist. Am J Ment Defic. 1985;89(5):492-502.

18. Darrow SM, Grados M, Sandor P, Hirschtritt ME, Illmann C, Osiecki L, et al. Autism Spectrum Symptoms in a Tourette's Disorder Sample. J Am Acad Child Adolesc Psychiatry. 2017;56(7):610-7 e1.

19. Huisman-van Dijk HM, Schoot R, Rijkeboer MM, Mathews CA, Cath DC. The relationship between tics, OC, ADHD and autism symptoms: A cross- disorder symptom analysis in Gilles de la Tourette syndrome patients and family-members. Psychiatry Res. 2016;237:138-46.

20. Souders MC, Zavodny S, Eriksen W, Sinko R, Connell J, Kerns C, et al. Sleep in Children with Autism Spectrum Disorder. Curr Psychiatry Rep. 2017;19(6):34.

21. Kotagal S, Broomall E. Sleep in children with autism spectrum disorder. Pediatr Neurol. 2012;47(4):242-51.

22. Jobski K, Hofer J, Hoffmann F, Bachmann C. Use of psychotropic drugs in patients with autism spectrum disorders: a systematic review. Acta Psychiatr Scand. 2017;135(1):8-28.

23. Volkmar F, Siegel M, Woodbury-Smith M, King B, McCracken J, State M, et al. Practice parameter for the assessment and treatment of children and adolescents with autism spectrum disorder. J Am Acad Child Adolesc Psychiatry. 2014;53(2):237-57.

24. Howes OD, Rogdaki M, Findon JL, Wichers RH, Charman T, King BH, et al. Autism spectrum disorder: Consensus guidelines on assessment, treatment and research

from the British Association for Psychopharmacology. J Psychopharmacol. 2018;32(1):3-29.

25. Research Units on Pediatric Psychopharmacology Autism N. Randomized, controlled, crossover trial of methylphenidate in pervasive developmental disorders with hyperactivity. Arch Gen Psychiatry. 2005;62(11):1266-74.

26. Sturman N, Deckx L, van Driel ML. Methylphenidate for children and adolescents with autism spectrum disorder. Cochrane Database Syst Rev. 2017;11:CD011144.

27. Pearson DA, Santos CW, Aman MG, Arnold LE, Casat CD, Mansour R, et al. Effects of extended release methylphenidate treatment on ratings of attention-deficit/hyperactivity disorder (ADHD) and associated behavior in children with autism spectrum disorders and ADHD symptoms. J Child Adolesc Psychopharmacol. 2013;23(5):337-51.

28. McCracken JT, Badashova KK, Posey DJ, Aman MG, Scahill L, Tierney E, et al. Positive effects of methylphenidate on hyperactivity are moderated by monoaminergic gene variants in children with autism spectrum disorders. Pharmacogenomics J. 2014;14(3):295-302.

29. Arnold LE, Aman MG, Cook AM, Witwer AN, Hall KL, Thompson S, et al. Atomoxetine for hyperactivity in autism spectrum disorders: placebo-controlled crossover pilot trial. J Am Acad Child Adolesc Psychiatry. 2006;45(10):1196-205.

30. Harfterkamp M, van de Loo-Neus G, Minderaa RB, van der Gaag RJ, Escobar R, Schacht A, et al. A randomized double-blind study of atomoxetine versus placebo for attention-deficit/hyperactivity disorder symptoms in children with autism spectrum disorder. J Am Acad Child Adolesc Psychiatry. 2012;51(7):733-41.

31. Handen BL, Aman MG, Arnold LE, Hyman SL, Tumuluru RV, Lecavalier L, et al. Atomoxetine, Parent Training, and Their Combination in Children With Autism Spectrum Disorder and Attention-Deficit/Hyperactivity Disorder. J Am Acad Child Adolesc Psychiatry. 2015;54(11):905-15.

32. Smith T, Aman MG, Arnold LE, Silverman LB, Lecavalier L, Hollway J, et al. Atomoxetine and Parent Training for Children With Autism and Attention-Deficit/Hyperactivity Disorder: A 24-Week Extension Study. J Am Acad Child Adolesc Psychiatry. 2016;55(10):868-76 e2.

33. Scahill L, Aman MG, McDougle CJ, McCracken JT, Tierney E, Dziura J, et al. A prospective open trial of guanfacine in children with pervasive developmental disorders. J Child Adolesc Psychopharmacol. 2006;16(5):589-98.

34. Hollander E, Soorya L, Chaplin W, Anagnostou E, Taylor BP, Ferretti CJ, et al. A double-blind placebo-controlled trial of fluoxetine for repetitive behaviors and global severity in adult

autism spectrum disorders. Am J Psychiatry. 2012;169(3):292-9.

35. King BH, Hollander E, Sikich L, McCracken JT, Scahill L, Bregman JD, et al. Lack of efficacy of citalopram in children with autism spectrum disorders and high levels of repetitive behavior: citalopram ineffective in children with autism. Arch Gen Psychiatry. 2009;66(6):583-90.

36. Gordon CT, Cotelingam GM, Stager S, Ludlow CL, Hamburger SD, Rapoport JL. A double-blind comparison of clomipramine and desipramine in the treatment of developmental stuttering. J Clin Psychiatry. 1995;56(6):238-42.

37. Gordon CT, State RC, Nelson JE, Hamburger SD, Rapoport JL. A double-blind comparison of clomipramine, desipramine, and placebo in the treatment of autistic disorder. Arch Gen Psychiatry. 1993;50(6):441-7.

38. Kent JM, Kushner S, Ning X, Karcher K, Ness S, Aman M, et al. Risperidone dosing in children and adolescents with autistic disorder: a double-blind, placebo-controlled study. J Autism Dev Disord. 2013;43(8):1773-83.

39. Williams K, Brignell A, Randall M, Silove N, Hazell P. Selective serotonin reuptake inhibitors (SSRIs) for autism spectrum disorders (ASD). Cochrane Database Syst Rev. 2013(8):CD004677.

40. Mayes SD, Calhoun SL, Murray MJ, Ahuja M, Smith LA. Anxiety, depression, and irritability in children with autism relative to other neuropsychiatric disorders and typical development. Res Autism Spect Dis. 2011;5(1):474-85.

41. Shea S, Turgay A, Carroll A, Schulz M, Orlik H, Smith I, et al. Risperidone in the treatment of disruptive behavioral symptoms in children with autistic and other pervasive developmental disorders. Pediatrics. 2004;114(5):e634-41.

42. McCracken JT, McGough J, Shah B, Cronin P, Hong D, Aman MG, et al. Risperidone in children with autism and serious behavioral problems. N Engl J Med. 2002;347(5):314-21.

43. McDougle CJ, Scahill L, Aman MG, McCracken JT, Tierney E, Davies M, et al. Risperidone for the core symptom domains of autism: results from the study by the autism network of the research units on pediatric psychopharmacology. Am J Psychiatry. 2005;162(6):1142-8.

44. Fung LK, Mahajan R, Nozzolillo A, Bernal P, Krasner A, Jo B, et al. Pharmacologic Treatment of Severe Irritability and Problem Behaviors in Autism: A Systematic Review and Meta-analysis. Pediatrics. 2016;137 Suppl 2:S124-35.

45. Findling RL, McNamara NK. Atypical antipsychotics in the treatment of children and adolescents: clinical applications. J Clin Psychiatry. 2004;65 Suppl 6:30-44.

46. Luby J, Mrakotsky C, Stalets MM, Belden A, Heffelfinger A, Williams M, et al. Risperidone in preschool children with autistic

spectrum disorders: an investigation of safety and efficacy. J Child Adolesc Psychopharmacol. 2006;16(5):575-87.

47. Yoon Y, Wink LK, Pedapati EV, Horn PS, Erickson CA. Weight Gain Effects of Second-Generation Antipsychotic Treatment in Autism Spectrum Disorder. J Child Adolesc Psychopharmacol. 2016;26(9):822-7.

48. Aman M, Rettiganti M, Nagaraja HN, Hollway JA, McCracken J, McDougle CJ, et al. Tolerability, Safety, and Benefits of Risperidone in Children and Adolescents with Autism: 21-Month Follow-up After 8-Week Placebo-Controlled Trial. J Child Adolesc Psychopharmacol. 2015;25(6):482-93.

49. Scahill L, Jeon S, Boorin SJ, McDougle CJ, Aman MG, Dziura J, et al. Weight Gain and Metabolic Consequences of Risperidone in Young Children With Autism Spectrum Disorder. J Am Acad Child Adolesc Psychiatry. 2016;55(5):415-23.

50. Scahill L, McDougle CJ, Aman MG, Johnson C, Handen B, Bearss K, et al. Effects of risperidone and parent training on adaptive functioning in children with pervasive developmental disorders and serious behavioral problems. J Am Acad Child Adolesc Psychiatry. 2012;51(2):136-46.

51. Frazier TW, Youngstrom EA, Haycook T, Sinoff A, Dimitriou F, Knapp J, et al. Effectiveness of medication combined with intensive behavioral intervention for reducing aggression in youth with autism spectrum disorder. J Child Adolesc Psychopharmacol. 2010;20(3):167-77.

52. Stigler KA, Mullett JE, Erickson CA, Posey DJ, McDougle CJ. Paliperidone for irritability in adolescents and young adults with autistic disorder. Psychopharmacology (Berl). 2012;223(2):237-45.

53. Douglas-Hall P, Curran S, Bird V, Taylor D. Aripiprazole: a review of its use in the treatment of irritability associated with autistic disorder patients aged 6-17. J Cent Nerv Syst Dis. 2011;3:143-53.

54. Marcus RN, Owen R, Manos G, Mankoski R, Kamen L, McQuade RD, et al. Safety and tolerability of aripiprazole for irritability in pediatric patients with autistic disorder: a 52-week, open-label, multicenter study. J Clin Psychiatry. 2011;72(9):1270-6.

55. Marcus RN, Owen R, Manos G, Mankoski R, Kamen L, McQuade RD, et al. Aripiprazole in the treatment of irritability in pediatric patients (aged 6-17 years) with autistic disorder: results from a 52-week, open-label study. J Child Adolesc Psychopharmacol. 2011;21(3):229-36.

56. Marcus RN, Owen R, Kamen L, Manos G, McQuade RD, Carson WH, et al. A placebo-controlled, fixed-dose study of aripiprazole in children and adolescents with irritability

associated with autistic disorder. J Am Acad Child Adolesc Psychiatry. 2009;48(11):1110-9.

57. Ghanizadeh A, Sahraeizadeh A, Berk M. A head-to-head comparison of aripiprazole and risperidone for safety and treating autistic disorders, a randomized double blind clinical trial. Child Psychiatry Hum Dev. 2014;45(2):185-92.

58. Symons FJ, Thompson A, Rodriguez MC. Self-injurious behavior and the efficacy of naltrexone treatment: a quantitative synthesis. Ment Retard Dev Disabil Res Rev. 2004;10(3):193-200.

59. Rossignol DA, Frye RE. Melatonin in autism spectrum disorders. Curr Clin Pharmacol. 2014;9(4):326-34.

60. Gringras P, Gamble C, Jones AP, Wiggs L, Williamson PR, Sutcliffe A, et al. Melatonin for sleep problems in children with neurodevelopmental disorders: randomised double masked placebo controlled trial. BMJ. 2012;345:e6664.

61. Cortesi F, Giannotti F, Sebastiani T, Panunzi S, Valente D. Controlled-release melatonin, singly and combined with cognitive behavioural therapy, for persistent insomnia in children with autism spectrum disorders: a randomized placebo -controlled trial. J Sleep Res. 2012;21(6):700-9.

62. Posey DJ, Kem DL, Swiezy NB, Sweeten TL, Wiegand RE, McDougle CJ. A pilot study of D-cycloserine in subjects with autistic disorder. Am J Psychiatry. 2004;161(11):2115-7.

63. Wink LK, Minshawi NF, Shaffer RC, Plawecki MH, Posey DJ, Horn PS, et al. d-Cycloserine enhances durability of social skills training in autism spectrum disorder. Mol Autism. 2017;8:2.

64. Minshawi NF, Wink LK, Shaffer R, Plawecki MH, Posey DJ, Liu H, et al. A randomized, placebo-controlled trial of D-cycloserine for the enhancement of social skills training in autism spectrum disorders. Mol Autism. 2016;7:2.

65. King BH, Wright DM, Handen BL, Sikich L, Zimmerman AW, McMahon W, et al. Double-blind, placebo-controlled study of amantadine hydrochloride in the treatment of children with autistic disorder. J Am Acad Child Adolesc Psychiatry. 2001;40(6):658-65.

66. Ghaleiha A, Asadabadi M, Mohammadi MR, Shahei M, Tabrizi M, Hajiaghaee R, et al. Memantine as adjunctive treatment to risperidone in children with autistic disorder: a randomized, double-blind, placebo-controlled trial. Int J Neuropsychopharmacol. 2013;16(4):783-9.

67. Erickson CA, Chambers JE. Memantine for disruptive behavior in autistic disorder. J Clin Psychiatry. 2006;67(6):1000.

68. Owley T, Salt J, Guter S, Grieve A, Walton L, Ayuyao N, et al. A prospective, open-label trial of memantine in the treatment of cognitive, behavioral, and memory dysfunction in pervasive developmental disorders. J Child Adolesc

Psychopharmacol. 2006;16(5):517-24.

69. Erickson CA, Posey DJ, Stigler KA, Mullett J, Katschke AR, McDougle CJ. A retrospective study of memantine in children and adolescents with pervasive developmental disorders. Psychopharmacology (Berl). 2007;191(1):141-7.

70. Aman MG, Findling RL, Hardan AY, Hendren RL, Melmed RD, Kehinde-Nelson O, et al. Safety and Efficacy of Memantine in Children with Autism: Randomized, Placebo-Controlled Study and Open-Label Extension. J Child Adolesc Psychopharmacol. 2017;27(5):403-12.

71. Jacquemont S, Curie A, des Portes V, Torrioli MG, Berry-Kravis E, Hagerman RJ, et al. Epigenetic modification of the FMR1 gene in fragile X syndrome is associated with differential response to the mGluR5 antagonist AFQ056. Sci Transl Med. 2011;3(64):64ra1.

72. Berry-Kravis E, Des Portes V, Hagerman R, Jacquemont S, Charles P, Visootsak J, et al. Mavoglurant in fragile X syndrome: Results of two randomized, double-blind, placebo-controlled trials. Sci Transl Med. 2016;8(321):321ra5.

73. Erickson CA, Veenstra-Vanderweele JM, Melmed RD, McCracken JT, Ginsberg LD, Sikich L, et al. STX209 (arbaclofen) for autism spectrum disorders: an 8-week open-label study. J Autism Dev Disord. 2014;44(4):958-64.

74. Berry-Kravis EM, Hessl D, Rathmell B, Zarevics P, Cherubini M, Walton-Bowen K, et al. Effects of STX209 (arbaclofen) on neurobehavioral function in children and adults with fragile X syndrome: a randomized, controlled, phase 2 trial. Sci Transl Med. 2012;4(152):152ra27.

75. Veenstra-VanderWeele J, Cook EH, King BH, Zarevics P, Cherubini M, Walton-Bowen K, et al. Arbaclofen in Children and Adolescents with Autism Spectrum Disorder: A Randomized, Controlled, Phase 2 Trial. Neuropsychopharmacology. 2017;42(7):1390-8.

76. Hadjikhani N, Zurcher NR, Rogier O, Ruest T, Hippolyte L, Ben-Ari Y, et al. Improving emotional face perception in autism with diuretic bumetanide: a proof-of-concept behavioral and functional brain imaging pilot study. Autism. 2015;19(2):149-57.

77. Lemonnier E, Degrez C, Phelep M, Tyzio R, Josse F, Grandgeorge M, et al. A randomised controlled trial of bumetanide in the treatment of autism in children. Transl Psychiatry. 2012;2:e202.

78. Lemonnier E, Villeneuve N, Sonie S, Serret S, Rosier A, Roue M, et al. Effects of bumetanide on neurobehavioral function in children and adolescents with autism spectrum disorders. Transl Psychiatry. 2017;7(3):e1056.

79. Farmer C, Thurm A, Grant P. Pharmacotherapy for the core symptoms in autistic disorder: current status of the research.

Drugs. 2013;73(4):303-14.

80. Gordon I, Vander Wyk BC, Bennett RH, Cordeaux C, Lucas MV, Eilbott JA, et al. Oxytocin enhances brain function in children with autism. Proc Natl Acad Sci U S A. 2013;110(52):20953-8.

81. Guastella AJ, Gray KM, Rinehart NJ, Alvares GA, Tonge BJ, Hickie IB, et al. The effects of a course of intranasal oxytocin on social behaviors in youth diagnosed with autism spectrum disorders: a randomized controlled trial. J Child Psychol Psychiatry. 2015;56(4):444-52.

82. Yatawara CJ, Einfeld SL, Hickie IB, Davenport TA, Guastella AJ. The effect of oxytocin nasal spray on social interaction deficits observed in young children with autism: a randomized clinical crossover trial. Mol Psychiatry. 2016;21(9):1225-31.

83. Yamasue H, Okada T, Munesue T, Kuroda M, Fujioka T, Uno Y, et al. Effect of intranasal oxytocin on the core social symptoms of autism spectrum disorder: a randomized clinical trial. Mol Psychiatry. 2018.

84. Scahill L, Hallett V, Aman MG, McDougle CJ, Eugene Arnold L, McCracken JT, et al. Brief Report: social disability in autism spectrum disorder: results from Research Units on Pediatric Psychopharmacology (RUPP) Autism Network trials. J Autism Dev Disord. 2013;43(3):739-46.

85. Aman MG, Kasper W, Manos G, Mathew S, Marcus R, Owen R, et al. Line-item analysis of the Aberrant Behavior Checklist: results from two studies of aripiprazole in the treatment of irritability associated with autistic disorder. J Child Adolesc Psychopharmacol. 2010;20(5):415-22.

CHAPTER 50

양극성 관련장애,
우울장애 및 불안장애

심세훈

50.1 양극성 관련장애

50.1.1 정의

양극성장애에는 제1형 양극성장애와 제2형 양극성장애, 순환성장애cyclothymia 등의 다양한 아형이 포함된다. DSM-5Diagnostic and Statistical Manual of Mental Disorders 5th ed[1]는 조증 삽화의 경우 비정상적이고 지속적으로 증가된 목표 지향적 활동이나 에너지의 증가가 1주일 이상 지속되어야 하고, 경조증 삽화에서도 지속적이고 비정상적인 활동이나 에너지의 증가가 4일 이상 지속되어야 한다. 소아청소년 양극성장애는 성인과는 달리 정신병적 증상과 조울의 혼재성을 흔히 보이고 기분, 에너지 수준, 행동에 있어서 유동성이 심해 지속적이지 못하고 변덕스럽다.[2-6] 소아청소년 양극성장애는 자극과민성irritability, 호전성belligerence, 폭발성 및 혼재성 기분이 유쾌성 기분euphoria보다 더욱 흔하고[7-10] 진단기준에서 요구하는 것보다 삽화 기간이나 증상의 수가 부족하기 때문에 1형 양극성장애 대신에 달리 분류되지 않는 양극성장애BPD NOS로 진단되는 경우가 많다.[11]

50.1.2 역학

소아청소년을 대상으로 한 양극성장애 유병률 및 발생률은 0.6~34%까지 다양하게 나타난다.[12] 소아청소년 메타분석 연구에서 양극성 스펙트럼장애의 진단기준을 충족하여

최신 가중 평균유병률은 2.06%였다. 소아청소년에서 양극성장애 유병률은 자폐증이나 조현병보다 더 높고 우울증이나 주의력결핍 과잉행동장애보다는 훨씬 낮았다. 사춘기 이후에서 더 많은 자료가 있어 사춘기 이전보다 더 높은 유병률을 보였다.[13]

국내 청소년을 대상으로 한국형 기분장애 설문지Korean version of Mood Disorder Questionnaire를 이용한 양극성장애 선별검사에서 2,000명의 대상자 중 104명(5.2%)이 양극성 범주 장애로 선별되었다.[14] 이는 국내 성인 대상 평생유병률 연구[15]의 기분장애 4.81%, 양극성장애 0.16%에 비하면 높은 빈도이나 소아청소년을 대상으로 한 국내 연구는 부족하여 조기 발병 양극성장애에 대해 체계적인 선별이 필요하다.

50.1.3 원인

양극성장애는 유전 요인이 많은 정신질환 중 하나이고, 조기발병의 경우 더욱 그렇다.[16] 부모가 양극성장애인 경우 자녀들은 건강 대조군 자녀에 비해 감정기복, 불안, 주의력결핍, 과각성, 우울, 신체증상, 학교문제가 많았으며 이는 삽화적 양상으로 나타났다.[17,18] 쌍생아 및 가족 연구에서 유전율이 40~70%인 것처럼 1차 친족의 1형 양극성장애 병력이 강력한 위험 요인이다. 주요우울장애 소아청소년이 1형 양극성장애의 가족력이 있으면(50%) 없는 경우보다(10%) 양극성장애 발생 가능성이 높다.[17] 정신분석 이

론에서는 조증을 우울증에 대한 방어작용으로 설명하기도 한다. 학파에 따라 조증의 다행감을 우울증상의 보상작용이거나 무의식적으로 자기적인 열망을 충족시키는 과정으로 설명하기도 한다.

50.1.4 진단

양극성장애가 의심되는 소아청소년을 평가할 때, 성인에 대한 진단기준과 권장사항을 준수하되, 정기적으로 부모나 보호자를 참여시키고 소아청소년의 교육적 및 사회적 기능을 고려한다.[19] 소아 양극성장애의 과잉 진단과 과잉 치료를 우려하지만 여전히 청소년기의 양극성장애는 치료율이 낮고, 이에 따라 자살률이 증가하고 동반질환을 나타내는 경우가 있다. 치료가 지연되면 성인기에 나쁜 예후를 초래하기 때문에 소아청소년 양극성장애에서 과잉 진료만큼 과소평가의 위험성도 유의해야 한다.[20] Kiddie Schedule for Affective Disorders and Schizophrenia와 같은 반구조화된 면접도구가 소아청소년에서 양극성장애 진단의 신뢰도 및 타당도가 높다.[21]

50.1.5 약물치료

소아청소년은 성인에 비해 향정신성 약물, 특히 1차 치료로 고려되는 비정형 항정신병약물의 대사 부작용에 더욱 민감하다. 이에 소아청소년 양극성장애 약물치료는 기분증상, 전반적 기능, 그리고 신체건강 등을 참고하여 다중약물요법polypharmacy이 적절하다.[20] 식이요법, 물질남용, 흡연, 신체활동 등의 생활스타일 관리를 심리치료나 약물치료와 함께 시행한다. 성인에 비해 주의력결핍 과잉행동장애ADHD 공존이 더 빈번하고, ADHD 증상은 기분 안정 후에도 호전되지 않기 때문에 ADHD를 동반한다면 함께 치료한다. 한국형 양극성장애 약물치료 알고리듬 2018: 소아/청소년 부문[22]에서는 조증치료 시 기분조절제와 비정형 항정신병약물의 병합치료 및 비정형 항정신병약물 단독치료를 1차 전략, 기분조절제 단독치료를 상위 2차 전략으로 권장한다. 소아에서는 valproate를 상위 2차 약물, risperidone과 aripiprazole은 1차 약물, quetiapine은 상위 2차 약물로 채택한 반면(표 50.1), 청소년에서는 risperidone을 가장 우선적으로, 그리고 aripirazole, quetiapine, valproate, lithium도 1차 약물로 권장하였고

표 50.1 소아 양극성장애 조증 삽화에 대한 초기 약물치료 전략

	1st-line strategies	high 2nd-line alternatives	low 2nd-line alternatives
initial strategy	MS+AAP AAP monotherapy	MS monotherapy	MS+MS'
selection of mood stabilizers		valproate	lithium
selection of antipsychotics	aripiprazole risperidone	quetiapine	olanzapine

AAP: atypical antipsychotics, AD: antidepressant, ECT: electroconvulsive therapy, MS: mood stabilizer.
I & O: interview & observation
심세훈 등[22]의 논문에서 인용함. Korean Medication Algorithm for Bipolar Disorder 2018: Children & adolescents. Mood Emot, 2017; 15: 91-102.

olanzapine은 상위 2차 약물로 권장하였다(표 50.2).

국외 지침서에 따르면 lithium, risperidone, aripirazole, asenapine, quetiapine 이 1차 약제로 추천된다. risperidone은 비만하지 않은 청소년, ADHD를 동반한 청소년에게 lithium보다 선호된다. 근거는 확실하지만 안전성과 내약성에 대한 우려로 olanzapine과 zisprasidone은 2차 치료제로 추천된다. quetiapine 병합치료가 근거는 적은 편이지만 역시 2차 치료제로 추천된다. divalproex는 1차나 2차 치료제에 반응하지 않는 소아청소년에서 3차 치료제로 고려된다.[20]

우울장애 진단을 받은 소아청소년 중 28% 정도가 결

표 50.2 청소년 양극성장애 조증 삽화에 대한 초기 약물치료 전략

	1st-line strategies	high 2nd-line alternatives	low 2nd-line alternatives
initial strategy	MS+AAP AAP monotherapy	MS monotherapy	MS+MS'
selection of mood stabilizers	valproate lithium		carbamazepine
selection of antipsychotics	**risperidone** aripiprazole quetiapine	olanzapine	*ziprasidone*

AAP: atypical antipsychotics, AD: antidepressant, TAP: typical antipsychotics, MS: mood stabilizer.
이탤릭체: no consensus, 굵은 체: treatment of choice(TOC)
심세훈 등[22]의 논문에서 인용함. Korean Medication Algorithm for Bipolar Disorder 2018: Children & adolescents. Mood Emot., in press.

국 양극성장애로 발병하기에 첫 삽화가 우울 삽화일 때 이에 대한 감별이 중요하다.[23] 한국형 양극성장애 약물치료 알고리듬 2018: 소아/청소년 부문[22]에서는 소아청소년 양극성장애 우울 삽화일 때 초기 치료는 기분조절제와 비정형 항정신병약물 병합치료 및 비정형 항정신병약물 단독치료만을 상위 2차 전략으로 결정하였다. aripiprazole은 1차 약물로 선택되었고 valproate, risperidone, quetiapine, escitalopram과 fluoxetine은 상위 2차 약물로 선택되었다. 외국의 경우 lurasidone이 1차 약제로 추천되고 lithium과 lamotrigine은 2차 약제로 추천된다. olanzapine-fluoxetine 병합치료가 효과가 있다는 RCT가 있지만 olanzapine의 대사 부작용 문제와 병합치료의 임상적 제한 때문에 3차 치료제로 추천된다. quetiapine은 성인에서만 효과가 입증되어 소아청소년에서는 3차 치료제로 추천된다. 양극성장애에서 항우울제 사용 시 주의를 기울여야 하며, 기분조절제와 병합하여 사용한다.[20]

(1) 항정신병 약물

미국 식품의약국FDA은 riperidone과 aripirazole은 10세 이상 양극성장애 1형 조증 삽화와 혼재성 삽화, quetiapine은 10세 이상 양극성장애 1형 조증 삽화, olanzapine은 13세 이상 양극성장애 1형 조증 삽화와 혼재성 삽화 치료제로 승인하였다. 소아청소년 양극성장애 이중맹검 연구에서 10~17세 소아청소년 조증 또는 혼재성 삽화의 급성 치료는 risperidone 0.5~2.5mg/day 투여로 효과가 있었으며,[24] 급성 조증 또는 혼재성 삽화를 보이는 청소년에게 olanzapine 2.5~20mg/day 투여 시 3주 후 유의한 효과가 있었으나 유의한 체중증가도 있었다. 프로락틴, 공복혈당, 공복 총콜레스테롤, 요산, 간 효소 등도 증가하였다.[25] 10~17세 소아청소년의 이중맹검 연구에서 quetiapine 400~600mg/day으로 소아청소년 양극성장애의 급성 조증 치료에 효과가 있었다.[26] 10~17세 소아청소년 1형 양극성장애에 대한 이중맹검 연구에서 aripirazole 10~30mg/day으로 조증과 혼재성 삽화의 급성기 치료에 유의한 효과가 있었다.[27] ziprasidone은 성인 조증치료에 효과가 있고 체중증가가 적다는 장점이 있다. 10~17세 소아청소년 양극성장애의 이중맹검 연구에서 80~160mg/day의 ziprasidone으로 효과적이고 부작용이 적었다.[28] 다른 약물에 적절한 반

응을 보이지 않았다면 clozapine을 고려해볼 수 있다. 그러나 진정작용, 체중증가, 타액분비, 경련, 심근염, 무과립구증 등과 같은 부작용을 감안할 때 심한 치료 저항 사례에서만 사용하기를 권장한다.[29] 항정신병약물을 일상적으로 12주 이상 사용하는 것은 신중하게 결정해야 한다.[19]

(2) 기분조절제

lithium이 FDA에서 최초로 12세 이상 소아청소년 양극성장애 치료제로 승인되었다. 부작용은 오심, 설사, 두통, 진전, 야뇨증, 피로, 보행 실조증, 백혈구 수 증가 등이 있으며 치료적인 약물농도는 0.8~1.2mEq/L로 추정되며 치료창therapeutic window이 좁고 신독성과 같은 잠재적인 부작용으로 정기적인 혈액 검사가 필요하다. lithium의 신장 청소율은 밤에 감소되므로 취침 용량을 적게 하는 것이 내약성과 부작용 예방에 도움이 된다.[30]

valproate의 조증 삽화의 치료를 위해 요구되는 혈중농도는 50~125μg/mL이고 부작용은 졸리움, 오심, 구토, 식욕증가, 탈모, 어지럼증 등이며 드물게 치명적인 간기능부전이 있을 수 있다.[31]

최근 몇몇 국외 지침서에서는 valproate를 임신 가능성이 있는 여성 소아청소년에게 투약을 금하였다.[19]

50.2 우울장애

50.2.1 정의

DSM-5[1]는 우울한 기분 또는 과민한 기분, 흥미나 즐거움의 상실, 체중 및 식욕 변화, 수면 변화, 정신운동성 초조나 지체, 피로나 활력상실, 무가치함, 죄책감, 집중력 감소, 우유부단함, 자살사고 등의 우울한 증상이 2주 이상 지속되고, 이러한 증상으로 인해 기능장애를 야기하는 경우를 우울 삽화로 정의하고 있으나 주요우울장애 외에 지속적 우울장애persistent depressive disorder, 생리전불쾌기분장애premenstrual dysphoric disorder, 파괴적 기분조절이상장애disruptive mood dysregulation disorder, DMDD와 같은 새로운 우울장애 진단기준을 제정했다. 특히 DMDD는 지속적인 자극과민성과 빈번한 극도의 행동조절이상 삽화를 보이는 18세 이하 소아청소년에게 진단된다.

50.2.2 역학

국내에서 주요우울장애 유병률은 소아에서 0.5% 이하인 반면 중학생은 0.5%, 고등학생은 2.12%였다.[32] 국외에서는 우울장애 유병률은 소아에서 2.8%로 남녀 간의 차이가 없으나 청소년에서는 5.7%이고 남녀의 비율은 1:3으로 여자에서 더 높은 유병률을 보였다.[33]

50.2.3 원인

소아청소년 우울장애에서 이란성 쌍생아보다 일란성 쌍생아에서 일치율이 더 높았고 가족 연구에서는 1차 친족에서 우울장애 발생 위험도가 2~4배 더 높았고[34] 이로써 유전적인 요인이 중요시된다.

5~17세의 670명 쌍생아 연구를 보면 소아에서 청소년기로 발달하면서 우울증상의 유전적 영향이 증가했다.[35] 세로토닌 수송체 유전자의 저활성 대립유전자를 갖는 우울장애나 불안장애 청소년이 고활성 대립유전자를 갖는 청소년에 비해 fMRI에서 과도하게 증가하는 편도의 활성이 증가하였다.[36]

50.2.4 진단

소아청소년에서 우울증상이 확인되면 성인과 같이 DSM-5의 진단기준을 사용하지만 소아청소년은 성인과 달리 우울한 기분이 아닌 자극과민성이 주 증상이 될 수 있다. 소아청소년 우울장애의 진단과정에서는 자해나 타해에 대한 평가가 포함되어야 하고 우울장애와 연관된 부정적 사건이나 환경에 대해서도 조사하며 가족력 및 지지체계에 대한 평가도 함께한다.[37]

DSM-5[1]는 소아청소년에서 양극성장애의 과잉 진단과 치료 방지를 위해 파괴적 기분조절이상장애DMDD를 새로운 진단으로 제시했다. DMDD는 지속적 자극과민성과 빈번한 극도의 행동조절이상 삽화를 보이는 18세 이하 소아청소년에게 진단된다. DMDD 진단기준 중 배제 목록에 양극성장애가 있지만 DMDD 현상은 양극성장애 삽화를 나타내는 청소년의 25% 정도에서 확연히 나타난다.[20]

50.2.5 약물치료

소아청소년 우울장애의 치료는 약물치료뿐만 아니라 인지행동치료, 정신교육, 지지적 접근과 가족과 학교에 대한 개입 등이 포함되어야 한다. 치료 종류를 결정하기 위해서는 우울장애의 정도, 공존질환 유무, 정신사회적 장애의 정도 등을 고려하여야 한다. 소아청소년기에는 모든 치료에 있어 위약 효과가 높이 보고되고 있기 때문에 단기간이거나 복잡하지 않은 우울장애, 자살사고나 정신병적 증상을 보이지 않는 경우, 경도의 정신사회적 장애를 보이는 경우에는 먼저 교육이나 지지적 접근, 사례 관리로 효과적이다. 소아의 경미한 우울장애의 초기 치료를 위해 항우울제를 권장하지 않는다.[19]

한국형 우울장애 약물치료 알고리듬 2017[38]에 따르면 경도 및 중등도 삽화의 주요우울장애 소아청소년 초기 약물치료 전략으로 항우울제 단독치료가 최우선 치료treatment of choice로 권장되었으며, 1차 약물로 escitalopram과 fluoxetine이 선택되었다. 소아청소년 주요우울장애의 정신병적 양상이 없는 중증 삽화에서는 항우울제 단독치료와 항우울제와 비정형 항정신병약물의 병합치료가 1차 치료로 권장되었으며, 1차 약물로 escitalopram과 fluoxetine이 선택되었다. 소아청소년 주요우울장애의 정신병적 양상을 동반한 중증 삽화에서는 항우울제와 비정형 항정신병약물의 병합치료가 최우선 치료로 권장되었다. 1차 약물로 escitalopram과 fluoxetine이 선택되었고, 비정형 항정신병약물로는 aripiprazole과 risperidone이 선택되었다(표 50.3).

소아청소년 주요우울장애에 대한 텍사스 약물치료 알고리듬[39]에 따르면 1차로 치료효과가 밝혀진 SSRI 약물 중 단일약물(fluoxetine, escitalopram, citalopram, sertraline)로 시작하여 최소 4주 치료를 하고 8~10주까지 반응이 충분치 않으면 2차로 SSRI 계열 다른 약물로 치료를 한다. 약물 교체 후 충분한 치료반응이 없으면 3차로 lithium, bupropion, mirtazapine 등을 병합치료 하거나 SSRI 계열 이외의 약물(venlafaxine, bupropion, mirtazapine, duloxetine)을 투여하고, 4차로 그래도 반응하지 않을 때는 진단을 재평가하고 치료에 관한 자문을 받는다.

평균 연령 13세 우울장애 소아청소년을 대상으로 시행한 항우울제의 30개 무작위 이중맹검 위약 대조연구에 대한 메타분석[40]에서 항우울제 유형의 차이 없이 전반적으로 양호한 반응을 보였다. number needed to treat(NNT)

표 50.3 소아청소년 주요우울장애에 대한 초기 약물치료 전략

clinical presentation	1st-line strategies	2nd-lind strategies
mild to moderate depression	AD monotherapy*	AD+AD[†] AD+AAP[†] AD+MS[†]
severe non-psychotic depression	AD monotherapy AD+AAP	AD+AD AAP monotherapy[†] AD+MS[†]
severe psychotic depression	AD+AAP*	AD monohtherapy[†] AAP monotherapy[†] AD+AD[†] AD+TAP[†] AD+MS[†]

* : treatment of choice, † : no consensus, AD : antidepressant, AAP : atypical antipsychotics, TAP : typical antipsychotics, MS: mood stabilizer, ECT : electroconvulsive therapy
심세훈 등[38]의 논문에서 인용함. Korean Medication Algorithm for Depressive Disorder 2017(V) : Child and Adolescent/The Elderly/Female. Mood Emot. 2017; 15: 91-102.

로 보았을 때 전체적으로 9, TCA는 14, SSRI와 SNRI는 9, 기타 항우울제는 8이었다. 청소년군, 소아청소년군, 그리고 소아군 순으로 항우울제 반응이 효과적이고 연령이 증가함에 따라 NNT는 감소하여 소아는 21, 소아청소년은 10, 청소년은 8이었다. 뇌 성숙과 함께 약물 반응도 증가함을 시사했다. fluoxetine에 대한 최대 RCT인 Treatment for Adolescents with Depression Study(TADS)는 12주째에 fluoxetine군에서 61%의 반응률을 보여 위약군에서 35%와 비교해 유의한 차이가 있었다.[41] 소아청소년에서 항우울제에 대한 더욱 엄격하고 임상적인 성과 척도인 소아우울평가척도Children's Depression Rating Scale, Revised, CDRS-R의 28점 이하로 정의되는 관해율에 있어서 약물치료의 경우는 30~40%이다.[41,42] 관해율이 낮은 이유는 약물에 대한 치료용량이나 기간이 부족하거나, 공존질환에 대한 치료를 하지 못했거나 일부 우울장애 소아청소년은 정신치료 등의 병합치료가 필요하기 때문이다. SSRI 또는 SNRI 등과 같은 새로운 항우울제는 소아청소년에서 심각한 부작용이 거의 없고 내성이 좋은 편이다. 이들의 부작용은 유사하고 용량에 따라 나타나며 시간이 지나면 경감된다.[43-45] 흔히 보이는 부작용으로는 위장장애, 수면장애, 불안, 발한, 두통, 정좌불능증akathisia, 식욕 변화, 성기능장애 등

이 있다. 일부 소아청소년, 특히 소아에서 충동성, 초조, 자극과민성, 행동 둔화 및 증가[46,47] 등을 유발하고 이런 증상은 (경)조증이 촉발되는 것과 감별되어야 하고[47] 드물게는 세로토닌 증후군[48]이나 자살성 증가와도 연관된다. 출혈 위험 증가[49]로 외과수술을 받을 때에 SSRI나 기타 항우울제로 치료받는 환자는 의사에게 알려 수술 전에 약물중단을 고려해야 한다. 소아청소년 우울장애 약물치료 용량은 초기에 소량으로 시작하는 것 외에는 성인과 유사하다. sertraline, citalopram, paroxetine, bupropion SR의 반감기는 성인보다 매우 짧기 때문에[50,51] 하루 1회 복용 시에는 금단 부작용을 유의해야 한다. 부작용을 피하고 순응도를 올리기 위해 소량으로 시작하여 적정 용량까지 서서히 증량한다. 내성 범위에서 적정 용량으로 최소 4주 투여하고 임상 반응은 4주 간격으로 평가한다. 부작용 없이 적절한 반응이 없다면 용량을 증량한다.[39] 단계마다 임상 반응이 나타날 때까지 충분한 시간을 기다려야 하고 빈번하고 조기에 약물 용량 조정은 피해야 한다. 그러나 8주 약물치료 후에도 반응이 미약하면 교체를 고려해야 하고 12주 후 치료 목표는 증상의 관해이고, 그 시기에 관해가 없다면 다른 치료가 필요하다. NIMH 다기관 연구인 TORDIA는 우울장애 청소년에서 SSRI로 1차 약물치료에 호전을 보이지 않을 때 12주간 다른 종류의 SSRI(fluoxetine, paroxetine, citalopram) 20~40mg/day, venlafaxine 150~225mg/day 약물치료 그리고 각각의 약물과 인지행동치료의 병합치료를 한 경우 병합치료가 약물치료 단독치료보다 치료반응이 높았고 SSRI와 venlafaxine 단독치료에서는 차이가 없었다.[52]

우울장애 소아청소년이 치료 저항을 보일 때는 오진, 내과적 또는 정신의학적 공존질환의 진단 및 치료 유무(불안, 감정부전, 식이장애, 물질사용장애, 인격장애, 갑상선기능저하), 양극성장애 가능성, 부적절한 약물 및 정신치료, 치료 기간 및 용량 부족, 순응도, 약물 부작용, 극심한 만성 스트레스(성학대, 가족갈등), 정체성(성 경향성) 갈등, 문화적/인종적 요인 등의 원인이 고려되어야 한다. 치료 저항 우울장애 성인에서 권고되는 용량 적정 optimization, 약물 교체switching, 약물 강화augmentation, 약물 병합combination 등의 전략이 소아청소년에서도 적용될 수 있다. 최종적으로 치료 저항 우울장애 청소년에서

전기경련치료ECT에 반응을 보이기도 한다. 항우울제와 자살성 간의 작지만 유의한 연관성을 고려해볼 때, 항우울제를 복용하는 모든 환자는 좌불안석증, 자극과민성, 금단증상, 수면장애, 불안초조, 조증 및 혼재성 상태 등과 같은 자살성과 관련된 다양한 부작용뿐만 아니라 자살사고와 행동에 대해 주의 깊게 관찰되어야 한다. 과거 및 현재 자살성, 충동성, 물질남용, 성 학대 과거력, 자살 가족력이 있는 소아청소년은 특히 면밀히 조사해야 한다. 자살 관련 부작용에 대해서는 실제 자살시도 건수는 매우 적었지만 미국 FDA에서는 위약군에 비해 SSRI 사용군에서 자살 관련 사건이 증가한 것을 근거로 자살에 대한 부작용을 경고하고 우울장애 소아청소년은 계속해서 매주 면담이 가능하지 않더라도 첫 4주는 매주, 이후에는 2주 한 번 보기를 권고한다. 이러한 진료 계획이나 전화 상담이 자살 위험성에 영향을 미치는지에 대한 자료는 아직 없다. 이 중 paroxetine은 강력한 세로토닌 재흡수 억제제로 특히 소아청소년에서 자살사고에 대한 주의 깊은 관찰이 권고되고 있다.[37]

그러나 항우울제에 경고 문항이 삽입된 이후 항우울제 사용 억제로 감소 추세였던 청소년기 자살이 다시 증가하게 된 것도 간과할 수 없다. 이전 이중맹검 위약 대조연구들에 대한 메타분석[53]에서 항우울제를 투여하면 우울증에 대해 위약군보다 약물 효과는 있는 반면 자살 관련 사건의 위험도는 증가하지 않았고, 실제 자살도 보고되지 않았다는 근거를 바탕으로 약물이 필요한 경우에는 사용할 것을 권고하고 있다. 양극성장애 가족력이 있는 소아청소년은 조증이나 혼재성 삽화 발생에 대해 주의 깊게 관찰하여야 한다. 초기 치료로 호전된 후 9개월간 지속치료를 했을 때 하지 않은 군과 재발률의 차이가 있기 때문에[54] 6~12개월간 지속치료를 권하고 3회 반복되는 우울장애 삽화가 있거나 위험 요인을 가지고 2회 반복 삽화가 있는 경우, 만성 경과를 보이는 소아청소년의 경우 수년간의 유지치료가 필요하다.[9] 유지치료 종료 후 또는 항우울제를 중단할 필요가 있을 때 fluoxetine은 반감기가 길기 때문에 일시에 중단 가능하고 그 외에 모든 항우울제는 2~3개월에 걸쳐 서서히 중단해야 한다. 갑작스러운 중단은 우울삽화의 재발과 유사해 보이는 피로감, 자극과민성, 신체증상 등 금단증상을 유발하여 가끔은 자살을 자극할 수도 있다.[55] 금

단증상은 투여 6~8주 후부터 중단 24~48시간 안에 발생할 수 있다. 대부분의 항우울제는 간 효소 P450으로 대사되는 몇몇 약물의 대사를 억제하여 약물 간 상호작용에 주의 깊은 관찰이 권고된다. 항우울제가 다른 세로토닌성/아드레날린성 약물, 특히 단가아민 산화효소 억제제와의 상호작용으로 세로토닌 증후군인 심한 초조, 의식혼탁, 발열 등을 유발한다.[49] 소아청소년에서 항우울제 지속 기간에 대한 증거와 시침은 명확하지 않지만 성인에 대한 지침을 따르면 재발 위험이 낮은 첫 번째 삽화에서는 관해 후 6~9개월 동안 지속하고 위험이 높거나 재발하는 경우에는 더 오래 지속된다.[56]

(1) 선택적 세로토닌 재흡수 억제제SSRI

SSRI 중 fluoxetine과 escitalopram이 미국 FDA에서 소아와 청소년 우울장애 치료에 승인되었다.

최신 항우울제에 대한 코크란 메타분석은 약물-위약 차이는 fluoxetine에서 가장 크고 escitalopram과 sertraline도 위약보다 유의하게 우수하였지만 다른 SSRI, venlafaxine 및 mirtazapine은 위약보다 유의하게 우수하지 않았다.[57]

최근의 네트워크 메타분석으로 fluoxetine이 다른 항우울제에 비해 위약과 효과적 차이가 가장 큰 것으로 나타났다.[58]

최신 NICE 가이드라인에 따르면 fluoxetine을 중등도 이상의 우울장애 청소년(12~18세에서) 초기 치료를 위하여 심리치료와 함께 병용할 것을 권고하고 있다. 5~11세 소아에서는 4~6회의 심리치료 후에만 fluoxetine를 병행한다. fluoxetine은 1일 1회 10mg으로 시작하고 치료 단계마다 검토하면서 4~6주 동안 1일 1회 20mg으로 증량한다.[19]

fluoxetine은 효과 면에서 위약 간 유의한 차이를 보였고[59] SSRI에 대한 무작위 대조군 연구에 따르면 SSRI로 치료한 우울장애 소아청소년에서 비교적 좋은 반응률(40~70%)을 보이지만 위약 반응률(30~60%) 역시 높았다.[43,60] 일부 연구[42]에서 위약 반응률이 높아 SSRI와 위약 간의 효과 면에서 차이가 거의 없었다. 이는 소아청소년 우울증상은 지지치료에 반응이 좋고 경한 우울장애 소아청소년을 대상으로 했거나 적은 용량으로 치료했기 때문으로 이에 대한 고려가 있어야 한다.[47] 소아에서 위약의 치료반응이 높기 때문에 SSRI와 위약 간 유의한 효과 차이는 우울장애 청소년

에서만 보였다.[43]

우울장애 청소년에서 fluoxetine 약물치료가 인지행동치료보다 효과적이었고 병합치료의 경우 치료반응이 가장 높았다.[41] 12~17세의 주요우울장애 청소년 대상으로 무작위 위약 대조군 연구에서 escitalopram 10~20mg/day 치료군은 위약군보다 유의한 증상 호전을 보였고, 같은 연구에서 6~17세의 소아청소년을 대상으로 할 때는 차이가 없었다. 청소년에서 paroxetine, sertraline, citalopram에 대한 효과는 입증되지 못했다.[60] 메타분석[40]에 의하면 SSRI와 venlafaxine은 TCA보다 반응률이 높았고 4개 연구에 이용된 fluoxetine은 8개 연구에 이용된 다른 SSRI와 venlafaxine보다 효과가 더 좋았다. fluoxetin에 대한 4개의 연구 중 1개만 효과가 더 컸고 다른 3개는 moclobemide, mirtazapine, nefazodone 등의 다른 항우울제와 유사했다.

(2) 세로토닌 노르에피네프린 재흡수 억제제SNRI

소아청소년 우울장애에 대한 venlafaxine과 무작위 위약 대조연구에서 유의한 효과 차이는 없었지만, 7~11세 소아에서는 평균 80.4mg/day의 적은 용량으로 복용하여 효과가 없었고 평균 109.2mg/day 복용한 12~17세의 우울장애 청소년에서는 효과가 좋았다.[61] duloxetine의 7~17세 주요우울장애 소아청소년의 32주 개방형 연구[62]에서 60mg/day 이상의 용량이 필요했고 Clinical Global Impressions-SeverityCGI-S 점수에서 좋은 효과를 보였다. 72명의 소아청소년에서 duloxetine 30~120mg/day의 용량은 혈압 상승이 다수 발견되지만 일반적으로 안전하다. 1명의 자살시도, 2명의 자살사고가 발생했지만 초기에 자살사고가 있었던 19명 중 17명이 자살사고의 호전을 보였다.

7~18세 주요우울장애 소아청소년을 대상으로 한 SNRI의 RCT만을 포함한 메타분석에서 SNRI는 치료반응에 대해서 유의하게 효과적이지는 않았지만 관해에 있어서는 위약보다 유의하게 효과적이었다. 부작용에 의한 탈락률은 SNRI가 위약보다 높았다. 자살 관련 위험도는 유의한 차이가 없지만 SNRI는 소아청소년에서 유의한 효과는 입증하지 못하고 부작용도 있었다. 그러나 duloxetine은 소아청소년 우울장애에 잠재적으로 유익한 효과가 있기 때문에 더 많은 연구가 필요하다.[63]

(3) 삼환계 항우울제TCA

75~150mg/day의 clomipramine을 8주간 복용했을 때 소아청소년의 우울장애에서 20~40mg/day의 paroxetine과 유사한 효과가 있었고 소아청소년 우울장애 치료에 있어서 무작위 위약 대조연구나 메타분석[64]에서 TCA가 위약보다 더 좋은 효과를 입증하지 못했고 SSRI보다 부작용이 더 많고 과량복용 시에 치명적이기 때문에 1차 약제로 선택하지 않는다.

(4) 기타 항우울제

mirtazapine은 시냅스전 노르에피네프린과 시냅스후 세로토닌에 길항작용을 함으로써 그 약리효과를 나타내어 mirtazapine에 대한 소아청소년 우울장애 무작위 위약 대조연구에서 효과가 입증되지 못했다.[43, 60, 61] bupropion은 노르에피네프린과 도파민의 재흡수를 억제하여 효과를 나타내고 ADHD 동반 또는 동반하지 않은 우울장애 청소년의 소규모 개방형 연구에서 bupropion의 효과를 보고했지만[65] 아직 무작위 위약 대조연구는 없다.

50.3 불안장애

50.3.1 정의

불안과 공포는 평생 정상적으로 느낄 수 있다. 불안은 인지적이거나 실제의 위험 상황에 대한 자동적 반응으로써의 기능이 있다. 발달에 따라 다양한 유형의 불안증상이 발생하여 영아기에 낯선이 불안stranger anxiety, 걸음마기에 분리불안, 초기 아동기에 신체적 상해에 대한 불안, 청소년기에 사회 정체성 불안 등이 나타날 수 있다. 그러나 이러한 정상적 불안이 악화되어 다양한 삶의 영역에서 현저한 고통과 장해를 유발하여 불안장애를 발생하게 할 수 있다.[66] DSM-5[1]는 DSM-IV에서 불안장애에 속했던 강박장애와 외상후 스트레스장애posttraumatic stress disorder, PTSD가 강박관련장애와 외상과 스트레스 관련장애로 분류되면서 불안장애에는 분리불안장애separation anxiety disorder, SAD, 선택적 함구증, 특정공포증, 사회불안장애social phobia, SoP(사회공포증), 공황장애, 광장공포증, 범불안장애generalized anxiety disorder, GAD 등이 포함되었다.

50.3.2 역학

불안장애가 아동기에 발생되면 청소년기 또는 성인기에 흔히 다른 정신의학적 장애를 유발한다. 초기 아동기 불안장애는 청소년기에 품행장애, ADHD, 우울장애, 그리고 가장 흔히 다른 불안장애를 유발하고 성인기에 도달하면 정상적인 생활에 어려움을 겪기도 한다.[67]

아동기 불안장애는 흔하여 12개월 유병률이 10~20%이다.[68] 일반적으로 소아청소년 여자가 남자보다 불안장애가 더 많고 특히 특정공포증, 공황장애, 광장공포증, SAD 등이 그렇다.

50.3.3 진단

소아청소년에서 불안장애의 유병률이 높기 때문에 초기 정신 상태 평가에서부터 불안증상의 DSM 진단기준에 입각하여 발달학적으로 적절한 대화로 검진이 권고된다. 검진에서 유의한 불안이 나타나면 소아청소년에 대한 임상적 면담을 보완하는 여러 도구를 사용하여 진단한다.

소아 불안장애는 흔히 두통과 복통 등의 신체적 증상과 관련되고, 이에 대한 내과적 평가가 초기에 이루어져야 한다.[69]

50.3.4 약물치료

소아 및 청소년기 불안장애에 대해 심리사회치료, 인지행동치료, 가족치료, 약물치료 등 다양한 치료기법이 사용되며 약물치료는 일부 불안장애에서 그 효과가 입증되었다. 불안장애는 종종 소아청소년기에 처음 발생하여[70] 학업수행뿐만 아니라 사회적·가족적 관계에도 나쁜 영향을 미친다.[71] 불안장애 소아청소년은 일반 소아청소년이나 우울장애만 있는 소아청소년보다 자살사고나 자살시도를 더 보여 불안장애가 이에 대한 위험성을 높인다고 제시하고 있다.[72] 그러나 소아청소년에서 불안관련장애가 많이 발생하지만 이에 대해 잘 진단되지 못하고 정신치료 또는 약물치료가 이루어지고 있지 못하다.[73] 소아청소년 불안장애에 대한 치료원칙은 경한 불안장애는 주로 인지행동치료와 같은 정신치료가 1차 선택치료로 고려되고 중등도 또는 심한 불안장애로 악화되면, 정신치료와 병합하여 SSRI와 같은 약물사용의 이로움이 많은 연구로 입증되고

있다.[69] 아동기에 흔한 불안장애인 특정공포증은 주로 노출 중심exposure-focused 인지행동치료로 호전되지만 심한 장애일 때는 SSRI와 같은 약물을 사용할 수 있고[74] 벤조디아제핀계 약물이나 베타 수용체 차단제β blockers의 단기 사용으로 불안을 경감시켜 공포 대상에 노출을 시도해볼 수 있다. SAD, GAD, SoP 등 3대 불안장애는 흔히 공존하고 강박장애 또는 PTSD와는 생리적으로 다르며 SSRI와 인지행동치료 등의 치료에 유사한 반응을 보이기 때문에 불안장애를 보이는 소아청소년에서 약물치료 연구 대부분은 3대 불안장애에 집중되었다.[75] 소아청소년 불안장애에 대한 약물치료의 효과 입증에도 불구하고 미국 FDA에서는 소아청소년에서 SSRI(fluoxetine, sertraline, fluvoxamine, clomipramine) 사용을 강박장애에서만 공인되었지만 SSRI는 흔히 소아청소년 불안에 대한 치료를 위해 비인가off-label 약물로 사용되고 소아청소년 불안장애의 1차 선택약물로 고려된다.[76]

(1) 범불안장애

가. sertraline

첫 번째 소아청소년 범불안장애GAD에 대한 sertraline 위약 대조연구에서 5~17세 22명의 GAD 소아청소년을 대상으로 sertraline 50mg/day 고정용량으로 9주간 치료했을 때 위약군과 비교하여 Hamilton 불안평가척도HARS, CGI-S, CGI-Improvement 점수에서 sertraline 치료군이 유의한 호전을 보였고 유의한 부작용은 없었으며 공존 우울증상의 심한 정도를 조정하고 관찰했을 때 불안에 대해서는 매우 유의한 주요 치료효과가 있었지만 우울에 대해서 나타나지 않았다.[77]

나. fluoxetine

14명의 GAD 소아청소년을 대상으로 유동 용량 fluoxetine(5~40mg/day 또는 인지행동치료 연구에서 호전을 보였고 fluoxetine과 인지행동치료 병합치료 후 '분노 얼굴에 대한 반응'에서 우측 ventrolateral prefrontal cortex의 활성이 증가되는데, 호전과 연관되고 VLPFC가 편도체와 같은 뇌 부위의 불안의 신경학적 원인에 대한 효과적인 반응을 촉진한다고 했다.[78] GAD 또는 과잉불안장애(GAD의 DSM-III-R 진단)와 같은 복합 불안장애 소아청소년 연구에서[79] fluoxetine에 대한 효과를 검증했다.

다. venlafaxine

SNRI인 venlafaxine은 6~17세 GAD 소아청소년(n=323)의 8주 무작위 위약 대조연구로 평가되어[80] 모든 환자가 venlafaxine ER이 37.5mg/day으로 시작하였고 최고 용량은 체중이 25~39kg인 소아청소년에서 112.5mg/day, 40kg 이상 소아청소년에서는 225mg/day까지 투여했다. 동일한 방법으로 시행한 두 연구 중 첫 번째 연구에서만 venlafaxine ER이 HARS나 Pediatric Anxiety Rating Scale[PARS] 등의 효과 측정지표에서 위약보다 우세한 호전을 보였고, 두 번째 연구는 유의한 차이가 없었다. 두 연구의 결과를 합한 분석에서는 venlafaxine ER이 위약에 비해 유의하게 불안증상을 호전시켰고 반응률도 높았다. venlafaxine 복용 소아청소년은 위약에서보다 무력증, 통증, 식욕부진, 졸음, 체중감소 등을 더 많이 호소했다.[80]

라. buspirone

세로토닌 1A 작용제인 buspirone을 유동 용량(15~30mg/day)으로 6주간 투여한 연구에서 과잉불안장애 소아청소년의 불안이 유의하게 호전되었다.[81]

buspirone은 소아청소년에서 GAD에 대한 SSRI를 대신한 차선책이 될 수는 있겠지만 아직 연구가 부족하다. 청소년에게는 5~30mg의 용량으로 1일 2회, 소아에서는 5~7.5mg으로 1일 2회 사용할 수 있다.[82]

GAD로 진단된 6~17세 소아청소년 559명에게 15~60mg/day, buspirone을 사용한 2개의 RCT에서는 위약보다 유의한 효과를 보이지는 못했지만 소아청소년을 대상으로 한 2개의 개방연구에서는 효과를 나타내었다. 부작용으로는 진정, 구역, 복통, 두통 등을 호소했지만 전반적으로 안전하다.[83]

마. 벤조디아제핀

성인 불안장애 치료에 벤조디아제핀이 흔히 사용됨에도 불구하고[84] 불안장애 소아청소년에서의 연구는 거의 없고 결과도 다양하다. 벤조디아제핀의 흔한 부작용으로 졸림, 현기증 등이 있을 수 있고 일부의 경우 흥분, 초조증상을 유발하기도 한다.

lorazepam은 12세 이상에서 1~6mg/day, alprazolam은 18세 이상에서 0.5~6.0mg/day, triazolam은 18세 이상에서 0.125~0.25mg/day. diazepam은 생후 6개월 이상에서

0.1~0.3mg/kg/day, chlordiazepoxide는 6세 이상에서 5mg, 2~4회/day로 외국에서 승인되었고 oxazepam은 6세 이상에서 승인이 되어 청소년의 경우 10mg, 3회/day로 복용한다. clonazepam은 승인 나이가 특정되어 있지 않으나 일반적인 복용 용량은 0.5~3.0mg/day이다.[85] 12명의 과잉불안장애 청소년에서 개방형으로 alprazolam(0.5~1.5mg/day)을 4주간 투약했을 때 불안과 불면에 있어서 유의한 호전이 있었다.[82] 8~16세 과잉불안장애 소아청소년 30명에서 alprazolam 이중맹검 위약 대조연구에서는 위약과 임상 전반적 호전성 평가에서 유의한 차이가 없었다. alprazolam은 금단증상이 적고 일반적으로 좋은 내성을 보인다.[86]

(2) 사회공포증

가. paroxetine

사회공포증social phobia, SoP 소아청소년 322명에서 paroxetine의 16주 다기관 이중맹검 위약 대조연구의 이전 관찰치 적용 분석법LOCF에서 CGI-I 점수는 위약보다 더 높은 반응성을 보였다. paroxetine은 일반적으로 내성이 좋지만 불면, 식욕저하, 구토 등이 가장 흔한 부작용이었고, 4명의 paroxetine 투약 환자에서 자살사고 등이 나타났다. 투약을 중단할 때 구역, 구토, 어지럼증 등의 SSRI 금단증상은 paroxetine 투약 환자에서 위약보다 두 배 많이 발생했다.[87]

나. venlafaxine ER

8~17세 SoP 소아청소년 293명의 외래 환자를 대상으로 시행한 venlafaxine ER의 무작위 위약 대조연구에서 venlafaxine ER은 37.5mg/day으로 시작하여 16주간 증량하였다. 25~33kg 소아청소년은 112.5mg/day, 34~49kg 소아청소년은 150mg/day, 50kg 이상에서는 225mg/day을 최고용량으로 증량했다. venlafaxine ER을 복용한 소아청소년은 위약보다 사회불안증상의 더 큰 감소를 보였다. 무력증, 통증, 식욕부진, 졸림, 체중감소 등의 부작용이 위약보다 많이 나타났다. 3명의 venlafaxine ER 투약 환자에서 자살사고 등이 나타났다.[88]

다. fluoxetine

7~17세 SoP 소아청소년을 대상으로 비약물치료, fluoxetine(10~40mg/day), 위약을 이용한 무작위 위약 대

조연구에서 fluoxetine과 비약물치료는 SoP에 효과적일 뿐만 아니라 사회적 기술을 향상시켜 부가적인 도움을 준다. 일부에서는 설사와 같은 부작용이 나타났지만 심각한 부작용은 없었다.[89]

라. sertraline

10~17세 SoP 소아청소년 14명에서 8주간 개방형 sertralin(평균 용량, 123±37mg/day) 치료연구에서 CGI-I 점수 분석으로 36%(5/14)가 반응을 보였고, 29%(4/14)는 부분 반응을 나타냈다. 반응은 6주경에 발생했다. sertraline은 전반적으로 안전하고 탈억제 행동, 조증, 자살사고와 같은 부작용은 나타나지 않았다. 경한 정도의 구역, 설사, 두통 등이 가장 흔한 부작용이었다.[90]

마. escitalopram

사회불안장애 소아청소년 20명을 대상으로 한 12주간의 escitalopram 개방연구에서 CGI-I 등의 효과 측정지표에서 호전을 보였고 삶의 질 측정에서도 개선되었고 전반적으로 안전했다.[91]

(3) 공황장애

공황장애 소아청소년(평균 연령, 14.5±3.4) 12명을 대상으로 몇몇 SSRI(fluoxetine, sertraline, and paroxetine)가 6개월간 개방형으로 평가되었다. 공황장애 소아청소년의 75%에서 매우 호전을 보였고 전반적으로 안전하였다. 이 연구에서 67%가 벤조디아제핀(clonazepam, lorazepam) 부가요법으로 사용되었는데, SSRI의 임상적 반응을 기다리면서 벤조디아제핀을 함께 투약하는 것은 심한 공황장애 소아청소년에게 도움이 된다.[92]

(4) 복합 불안장애

소아 불안장애에 대한 대부분의 치료연구는 동종의 불안장애인 GAD, SoP, 그리고 SAD를 포함한 '3종 불안장애'를 나타내는 소아청소년에 집중되어 왔다. 이들은 매우 유사한 궤적을 나타내어 신경생리적 특성을 공유하여 흔히 동반되어 나타나고 SSRI나 CBT에 유사하게 반응한다.[93]

가. fluvoxamine

SAD, SoP, GAD 등의 불안장애 소아청소년을 대상으로 한 fluvoxamine의 이중맹검 위약 대조군 연구에서 128명의 불안장애 소아청소년에게 fluvoxamine이 투여되어 300 mg/day(평균 용량 2.9±1.3mg/kg)까지 증량되었고, CGI-I와 종결 당시 PARS 점수에서 유의한 차이가 확인되었다. fluvoxamine은 안전하여 복부 불편감과 과잉활동만이 투여군에서 더 많이 발생했다. 이 연구를 개방형으로 6개월간 연장했을 때 fluvoxamine 반응군의 94%는 반응 상태를 유지했고 반응이 없던 소아청소년의 71%는 fluoxetine에 반응을 보였다.[93]

나. fluoxetine

우울증상은 없고 정신치료에 반응을 보이지 않은 과잉불안장애, SoP, 또는 SAD 등의 복합 불안장애mixed anxiety disorders 소아청소년이 10개월까지 fluoxetine 유동 용량으로 치료되었을 때 복합 불안장애 소아청소년의 81%에서 중등도 이상의 호전이 확인되었고 매우 좋은 내성을 보였다.[79] 정신치료에 반응이 없는 16명의 9~18세 외래 환자가 유동 용량 fluoxetine으로(최고 용량: 소아에서 40mg/day, 청소년에서 80mg/day, 평균 용량, 0.7mg/kg) 개방형으로 투여되었을 때 SAD 소아청소년 10명 모두, SoP 10명 중 8명, 특정 공포증 6명 중 4명, 공황장애 5명 중 3명, GAD 7명 중 1명에서 임상적 호전이 나타났다. fluoxetine는 좋은 내성을 나타냈고 가장 흔한 부작용은 졸림, 수면장애, 식욕저하, 구역, 복통 등이다. 이 연구에서 약물에 의한 자살성은 발생하지 않았고 결론적으로 fluoxetine은 SAD와 SoP에 효과적이었다. 단일 불안장애를 갖는 소아청소년은 복합 불안장애를 갖는 경우보다 소량의 fluoxetine(0.49±0.14 vs 0.80±0.28mg/kg)으로 반응하는 경향이 있다. 7~17세 GAD, SAD, SoP 소아청소년을 대상으로 fluoxetine의 효과와 안정성을 평가하는 12주 무작위 위약 대조연구에서 fluoxetine을 10mg/day로 시작했고 1주 후에 20mg/day로 증량하였을 때 전반적으로 안전하여 투여된 소아청소년의 76%가 치료를 완수하여 위약과 차이가 없었다. fluoxetine 투여 소아청소년은 위약에 비해 PARS, CGI-I, CGI-S, CGAS 등에서 유의한 호전이 있었고 CGI-I 척도에 의한 반응률이 fluoxetine군에서 위약군보다 유의하게 높았다. 추적연구에서는 fluoxetine이 불안장애 소아청소년 유지치료로 효과적이었다.[93]

다. sertraline과 인지행동치료

7~17세 SoP, SAD, GAD 또는 이런 불안장애가 공존하는 소아청소년을 대상으로 sertraline(25~200mg/day), 인지행동치료, sertraline과 인지행동치료 병합치료의 효과를 비교한 '소아청소년 불안의 멀티모달치료연구'The Children and Adolescent Anxiety Multimodal Treatment Study, CAMS에서 병합치료군의 CGI-I가 점수가 가장 높았고, sertraline은 좋은 내성을 보였고, 부작용 발생률은 위약과 유사했다. 나이가 어리고 불안이 덜 심하며 우울과 같은 다른 내재화장애가 없고 SoP가 동반되지 않을 때 관해율이 높았다. CAMS 488명 중 78%가 GAD이고 82%가 SoP이며 50% 이상에서 DSM-IV-TR 진단기준의 SAD를 충족시키고 복합 불안장애를 보이고 있기 때문에 CAMS 결과를 각 불안장애 소아청소년에게도 적용할 수 있다.[93]

라. atomoxetine

SNRI인 atomoxetine의 ADHD, SAD, GAD, SoP 등이 동반된 소아청소년에 위약 대조연구에서 PARS 점수는 호전되었지만 ADHD 증상에서 차이가 없었다.[93]

50.4 외상후 스트레스장애

50.4.1 정의

외상적 사건 이후 정서, 행동, 발달학적 변화는 명백하지만 DSM-IV에 근거하여 외상후 스트레스증후군 진단을 내리기 어려운 경우도 종종 있고, 이러한 특성은 소아의 외상후 스트레스증후군 연구에 장애가 되기도 한다. 외상 후에 이런 변화를 겪은 소아를 대상으로 한 연구는 외상 이후에 대뇌 용적이 감소하고 스트레스에 대한 코르티솔 분비가 자극되는 신경 내분비적 변화에 대해 보고하고 있으며 그 결과 발달학적 장애를 야기하는 것으로 여겨진다. 아동기 외상은 소아청소년기에 불안장애를 발생시키는 지속적인 원인이 된다. 성인기 전에 4명 중 1명 이상이 유의한 외상을 겪고 외상후 스트레스장애 진단기준을 만족시키기 위해 소아는 외상적 사건과 관련된 증상을 기술할 수 있어야 한다.[94]

50.4.2 역학

국내 연구에서 고등학생 839명 중 약 35.8%가 한 가지 이상의 외상 경험을 한 적이 있고, 높은 수준의 외상후 스트레스 증상을 갖고 있는 경우는 약 17%이며, 증상을 3개월 이상 갖고 있는 경우도 34.3% 정도로 나타났다. 1007명의 미국 청소년 연구에서 PTSD의 평생유병률은 9.2%였고 1,035명의 독일 청소년 조사는 평생유병률이 1.6%라고 했다. 12~17세 청소년에 대한 미국 통계에서는 남자의 경우 3.7%, 여자의 경우 6.3%가 PTSD에 대한 진단기준을 충족시킨다고 한다. 성학대, 자연재해, 전쟁 그리고 학교 폭력 등에 의한 아동의 PTSD 자연경과가 성인과 마찬가지로 시간에 따라 감소하는 경향이 있다는 연구가 있지만 만성 PTSD를 보이는 경우도 있을 수 있다.

50.4.3 약물치료

(1) SSRI

PTSD 소아청소년에서 SSRI를 평가하는 초기 개방형 연구는 일부 임상적 호전을 나타냈지만 PTSD 소아청소년을 대상으로 한 2개의 무작위 대조연구에서 SSRI의 효과를 확인하지 못했다.

67명의 PTSD 소아청소년에서 sertraline과 위약을 비교했을 때 동등한 임상적 호전을 보였고 성학대를 받은 24명의 PTSD 소아청소년에서 TF-CBT와 sertraline 그리고 TF-CBT와 위약의 두 가지 병합치료를 비교했을 때 두 군의 차이가 없었다. 그러므로 PTSD 소아청소년에서 SSRI 단독치료는 권고되지 않고 가장 일반적인 치료 전략은 외상 중심 정신치료로 시작하고 매우 심한 초기 증상이 있거나 정신치료만으로 반응이 적을 때에만 SSRI를 부가한다. 주요우울장애나 기타 불안장애와 같은 SSRI 치료에 좋은 효과를 보이는 공존질환을 가지는 소아청소년에서 SSRI 투여가 치료 초기에 고려된다.[94]

(2) PTSD에 대한 다른 약물치료 전략

PTSD 소아청소년에서 나타나는 신경생화학적 변화에 근거하여 추가적인 치료 전략이 제안되었다.

PTSD 소아청소년은 아드레날린의 증가로 이와 관련된 경로의 과민반응이 나타난다. clonidine과 propranolol에 대한 개방형 연구로 지지되어 알파 아드레날린 차단제와 베타 아드레날린 차단제가 PTSD 소아청소년에서 흔히 사용된다. PTSD 소아청소년과 성인에서 도파민 증가가 외상 관련 불안장애 환자에서 보이는 공포 반응과 연관된다는 연구로 비정형 항정신병약물이 PTSD 소아청소년에서 흔히 사용된다. PTSD 소아청소년에 대한 risperidon의 개방형 연구에서 18명의 중증 PTSD 소아청소년 중 13명이 관해되었지만 양극성장애와 같은 공존질환을 가진 요인이 연관되었다.

비정형 항정신병약물은 정신병적 상태보다 PTSD에 의한 해리증상 또는 환청/환시를 치료하기 위해 흔히 사용된다. PTSD 소아청소년에게 항정신병약물을 장기 사용할 경우에는 대사증후군을 유의해야 한다.[94]

50.4.4 기타 치료

외상중심 정신치료trauma-focused CBT, TF-CBT가 PTSD 소아청소년에서 1차 치료로 고려되고, TF-CBT가 PTSD 소아청소년 치료에 가장 강력한 근거적 지지를 받지만 개인 정신역동 정신 치료와 외상중심 가족치료도 PTSD 소아청소년에 유익하다. 최근 AACAP의 PTSD 임상지침은 SSRI를 연구에 근거하여 또는 전문가 의견에 따르면 일부 사용할 수 있는 치료로 간주하고 있지만 PTSD 소아청소년에 대한 SSRI 약물치료는 다른 불안장애에 비해 연구가 부족하여 소아청소년정신과 전문의에 의한 강력한 근거나 합의가 부족하다.[94] 이런 결과는 다양한 항우울제에 좋은 효과를 보이는 PTSD 성인에 대한 연구와 극명한 차이를 보이기에 성인의 결과를 소아청소년에게 적용시키는 것은 바람직하지 않다.

참고문헌

1. American Psychiatric Association. Diagnostic and Statistical Manual of Mental Disorders(5th ed), American Psychiatric Association; Washington, DC: 2013.

2. Pavuluri MN, Graczyk PA, Henry DB, Carbray JA, Heidenreich J, Miklowitz D. Child-and family-focused cognitive-behavioral therapy for pediatric bipolar disorder: development and preliminary results. J Am Acad Child Adolesc Psychiatry. 2004; 43(5): 528-537.

3. Pavuluri MN, Henry DB, Carbray JA, Sampson G, Naylor MW, Janicak PG. Open-label prospective trial of risperidone in combination with lithium or divalproex sodium in pediatric mania. J Affect Disord. 2004; 82: S103-S111.

4. Pavuluri MN, Henry DB, Devineni B, Carbray JA, Naylor MW, Janicak PG. A pharmacotherapy algorithm for stabilization and maintenance of pediatric bipolar disorder. J Am Acad Child Adolesc Psychiatry. 2004; 43(7): 859-867.

5. Pavuluri MN, Herbener ES, Sweeney JA. Psychotic symptoms in pediatric bipolar disorder. J Affect Disord 2004; 80(1): 19-28.

6. Pavuluri MN, Birmaher B, Naylor MW. Pediatric bipolar disorder: a review of the past 10 years. J Am Acad Child Adolesc Psychiatry. 2005; 44(9): 846-871.

7. Bowring MA, Kovacs M. Difficulties in diagnosing manic disorders among children and adolescents. J Am Acad Child Adolesc Psychiatry 1992; 31(4): 611-614.

8. Biederman J, Faraone S, Wozniak J, Mick E, Kwon A, Aleardi M. Further evidence of unique developmental phenotypic correlates of pediatric bipolar disorder: findings from a large sample of clinically referred preadolescent children assessed over the last 7 years. J Affect Disord. 2004; 82: S45-S58.

9. Biederman J, Mick E, Faraone SV, Van Patten S, Burback M, Wozniak J. A prospective follow-up study of pediatric bipolar disorder in boys with attention-deficit/hyperactivity disorder. J Affect Disord. 2004; 82: S17-S23.

10. Wozniak J, Biederman J, Kiely K, Ablon JS, Faraone SV, Mundy E, et al. Mania-like symptoms suggestive of childhood-onset bipolar disorder in clinically referred children. J Am Acad Child Adolesc Psychiatry. 1995; 34(7): 867-876.

11. Axelson D, Birmaher B, Strober M, Gill MK, Valeri S, Chiappetta L, et al. Phenomenology of children and adolescents with bipolar spectrum disorders. Arch Gen Psychiatry. 2006; 63(10): 1139-1148.

12. Youngstrom EA, Freeman AJ, Jenkins MM. The assessment of children and adolescents with bipolar disorder. Child Adolesc Psychiatr Clin N Am. 2009; 18(2): 353-390.

13. Goldstein BI, Birmaher B, Carlson GA, DelBello MP, Findling RL, Fristad M, et al. The International Society for Bipolar Disorders Task Force report on pediatric bipolar disorder: Knowledge to date and directions for future research. Bipolar

Disord. 2017; 19(7): 524-543.

14. Bae SO, Yoon BH, Bahk WM, Kim MD, Kim HC, Seo JS, et al. Screening of bipolar disorders in high school students. J Korean Neuropsychiatr Assoc 2009; 48(6): 502-509.

15. Cho MJ, Hahm BJ, Kim JK, Park KK, Chung EK, Suh TW, et al. Korean Epidemiologic Catchment Area (KECA) study for psychiatric disorders: prevalence of specific psychiatric disorders. J Korean Neuropsychiatr Assoc. 2004; 43(4): 470-480.

16. Rice J, Reich T, Andreasen NC, Endicott J, Van Eerdewegh M, Fishman R, et al. The familial transmission of bipolar illness. Arch Gen Psychiatry. 1987; 44(5): 441-447.

17. Chang K, Steiner H, Ketter T, editors. Studies of offspring of parents with bipolar disorder. Am J Med Genet C Semin Med Genet: 2003; 123C(1): 26-35.

18. Egeland JA, Shaw JA, Endicott J, Pauls DL, Allen CR, Hostetter AM, et al. Prospective study of prodromal features for bipolarity in well Amish children. J Am Acad Child Adolesc Psychiatry. 2003; 42(7): 786-796.

19. National Collaborating Centre for Mental Health(UK). Bipolar disorder: The NICE guideline on the assessment and management of bipolar disorder in adults, children and young people in primary and secondary care. Leicester(UK): British Psychological Society: 2018 Apr.

20. Yatham LN, Kennedy SH, Parikh SV, Schaffer A, Bond DJ, Frey BN, et al. Canadian Network for Mood and Anxiety Treatments (CANMAT) and International Society for Bipolar Disorders (ISBD) 2018 guidelines for the management of patients with bipolar disorder. Bipolar Disord 2018; 20(2): 97-170.

21. Nottelmann E. National Institute of Mental Health research roundtable on prepubertal bipolar disorder. Journal of the American Academy of Child Adolescent Psychiatry. 2001; 40(8): 871-878.

22. Shim SH, Bahk WM, Yoon BH, Woo YS, Lee JG, Jeong JH, et al. Korean Medication Algorithm for Bipolar Disorder 2018: Children & adolescents. Mood Emot, in press.

23. Uchida M, Serra G, Zayas L, Kenworthy T, Faraone SV, Biederman J. Can unipolar and bipolar pediatric major depression be differentiated from each other? A systematic review of cross-sectional studies examining differences in unipolar and bipolar depression. J Affect Disord 2015; 176: 1-7.

24. Haas M, DelBello MP, Pandina G, Kushner S, Van Hove I, Augustyns I, et al. Risperidone for the treatment of acute mania in children and adolescents with bipolar disorder: a randomized, double-blind, placebo-controlled study. Bipolar Disord. 2009; 11(7): 687-700.

25. Tohen M, Kryzhanovskaya L, Carlson G, DelBello M,

Wozniak J, Kowatch R, et al. Olanzapine versus placebo in the treatment of adolescents with bipolar mania. Am J Psychiatry. 2007; 164(10): 1547-1556.

26. DelBello MP, Findling RL, Earley WR, Pathak S, Acevedo LD, Stankowski J, editors. Efficacy of quetiapine in children and adolescents with bipolar mania: a 3-week, doubleblind, randomized, placebo-controlled trial. Poster presentation at the 54th annual meeting of the American Academy of Child and Adolescent Psychiatry; Boston: October 23-28, 2007.

27. Findling RL, Nyilas M, Forbes RA, McQuade RD, Jin N, Iwamoto T, et al. Acute treatment of pediatric bipolar I disorder, manic or mixed episode, with aripiprazole: a randomized, double-blind, placebo-controlled study. J Clin Psychiatry. 2009; 70(10): 1441-1451.

28. DelBello MP, Findling RL, Wang PP, Gundapaneni B, Versavel M, editors. Safety and efficacy of ziprasidone in pediatric bipolar disorder Poster presentation at the American Psychiatric Association 161st Annual Meeting; Washington, D.C.: May 3-8, 2008.

29. Masi G, Mucci M, Millepiedi S. Clozapine in adolescent inpatients with acute mania. J Child Adolesc Psychopharmacol. 2002; 12(2): 93-99.

30. Rosen MS. Lithium in child and adolescent bipolar disorder. J American Journal of Psychiatry Residents' Journal. 2017; 12(2): 3-5.

31. Ayano G. Bipolar Disorders and Valproate: Pharmacokinetics, Pharmacodynamics and Therapeutic Effects and Indications of Valproate: Review of Articles. Bipolar Disord. 2016; 2(109).

32. 조수철, 고복자, 김봉석, 김붕년, 김재원, 신민섭. 2005년도 역학사업보고서: 서울시 소아청소년 정신장애 유병율 조사. 서울시 소아청소년 광역정신보건 센터. 2005: 10-12.

33. Costello JE, Erkanli A, Angold A. Is there an epidemic of child or adolescent depression? Journal of Child Psychology and Psychiatry. 2006; 47(12): 1263-1271.

34. Weissman MM, Wickramaratne P, Nomura Y, Warner V, Verdeli H, Pilowsky DJ, et al. Families at high and low risk for depression: a 3-generation study. Arch Gen Psychiatry 2005; 62(1): 29-36.

35. Scourfield J, Rice F, Thapar A, Harold GT, Martin N, McGuffin P. Depressive symptoms in children and adolescents: changing aetiological influences with development. J Child Psychol Psychiatry. 2003; 44(7): 968-976.

36. Lau JY, Goldman D, Buzas B, Fromm SJ, Guyer AE, Hodgkinson C, et al. Amygdala function and 5-HTT gene variants in adolescent anxiety and major depressive disorder. Biol Psychiatry 2009; 65(4): 349-355.

37. Birmaher B, Brent D, Bernet W, Bukstein O, Walter H,

Benson RS. Practice parameter for the assessment and treatment of children and adolescents with depressive disorders. J Am Acad Child Adolesc Psychiatry. 2007; 46(11): 1503-1526.

38. Shim SH, Park YM, Kim W, Woo YS, Bahk WM, Yoon BH, et al. Korean Medication Algorithm for Depressive Disorder 2017(V) : Child and Adolescent/The Elderly/Female. Mood Emot. 2017; 15: 91-102.

39. Hughes CW, Emslie GJ, Crismon ML, Posner K, Birmaher B, Ryan N, et al. Texas children's medication algorithm project: update from Texas consensus conference panel on medication treatment of childhood major depressive disorder. J Am Acad Child Adolesc Psychiatry 2007; 46(6): 667-686.

40. Tsapakis EM, Soldani F, Tondo L, Baldessarini RJ. Efficacy of antidepressants in juvenile depression: meta-analysis. The British Journal of Psychiatry 2008; 193(1): 10-17.

41. March J, Silva S, Petrycki S, Curry J, Wells K, Fairbank J, et al. Fluoxetine, cognitive-behavioral therapy, and their combination for adolescents with depression: Treatment for Adolescents With Depression Study (TADS) randomized controlled trial. JAMA. 2004; 292(7): 807-820.

42. Wagner KD, Ambrosini P, Rynn M, Wohlberg C, Yang R, Greenbaum MS, et al. Efficacy of sertraline in the treatment of children and adolescents with major depressive disorder: two randomized controlled trials. JAMA. 2003; 290(8): 1033-1041.

43. Cheung AH, Emslie GJ, Mayes TL. Review of the efficacy and safety of antidepressants in youth depression. J Child Psychol Psychiatry 2005; 46(7): 735-754.

44. Emslie G, Kratochvil C, Vitiello B, Silva S, Mayes T, McNulty S, et al. Treatment for Adolescents with Depression Study (TADS): safety results. J Am Acad Child Adolesc Psychiatry 2006; 45(12): 1440-1455.

45. Leonard HL, March J, Rickler KC, Allen AJ. Pharmacology of the selective serotonin reuptake inhibitors in children and adolescents. J Am Acad Child Adolesc Psychiatry 1997; 36(6): 725-736.

46. Martin A, Young C, Leckman JF, Mukonoweshuro C, Rosenheck R, Leslie D. Age effects on antidepressant-induced manic conversion. Arch Pediatr Adolesc Med 2004; 158(8): 773-780.

47. Wilens TE, Wyatt D, Spencer TJ. Disentangling disinhibition. J Am Acad Child Adolesc Psychiatry. 1998; 37(11): 1225-1227.

48. Boyer EW, Shannon M. The serotonin syndrome. N Engl J Med 2005; 352(11): 1112-1120.

49. Lake MB, Birmaher B, Wassick S, Mathos K, Yelovich AK. Bleeding and selective serotonin reuptake inhibitors in childhood and adolescence. J Child Adolesc Psychopharmacol 2000; 10(1): 35-38.

50. Axelson DA, Perel JM, Birmaher B, Rudolph GR, Nuss S, Bridge J, et al. Sertraline pharmacokinetics and dynamics in adolescents. J Am Acad Child Adolesc Psychiatry 2002; 41(9): 1037-1044.

51. Daviss WB, Perel JM, Rudolph GR, Axelson DA, Gilchrist R, Nuss S, et al. Steady-state pharmacokinetics of bupropion SR in juvenile patients. J Am Acad Child Adolesc Psychiatry 2005; 44(4): 349-357.

52. Brent D, Emslie G, Clarke G, Wagner KD, Asarnow JR, Keller M, et al. Switching to another SSRI or to venlafaxine with or without cognitive behavioral therapy for adolescents with SSRI-resistant depression: the TORDIA randomized controlled trial. JAMA. 2008; 299(8): 901-913.

53. Bridge JA, Iyengar S, Salary CB, Barbe RP, Birmaher B, Pincus HA, et al. Clinical response and risk for reported suicidal ideation and suicide attempts in pediatric antidepressant treatment: a meta-analysis of randomized controlled trials. JAMA. 2007; 297(15): 1683-1696.

54. Emslie GJ, Heiligenstein JH, Hoog SL, Wagner KD, Findling RL, McCracken JT, et al. Fluoxetine treatment for prevention of relapse of depression in children and adolescents: a double-blind, placebo-controlled study. J Am Acad Child Adolesc Psychiatry. 2004; 43(11): 1397-1405.

55. Zajecka J, Tracy KA, Mitchell S. Discontinuation symptoms after treatment with serotonin reuptake inhibitors: a literature review. J Clin Psychiatry 1997; 58: 291-297.

56. Cleare A, Pariante CM, Young AH, Anderson IM, Christmas D, Cowen PJ, et al. Evidence-based guidelines for treating depressive disorders with antidepressants: a revision of the 2008 British Association for Psychopharmacology guidelines. J Psychopharmacol 2015; 29(5): 459-525.

57. Hetrick SE, McKenzie JE, Cox GR, Simmons MB, Merry SN. Newer generation antidepressants for depressive disorders in children and adolescents. Cochrane Database Syst Rev. 2012; 11: 1-115.

58. Cipriani A, Zhou X, Del Giovane C, Hetrick SE, Qin B, Whittington C, et al. Comparative efficacy and tolerability of antidepressants for major depressive disorder in children and adolescents: a network meta-analysis. Lancet. 2016; 388(10047): 881-890.

59. Emslie GJ, Rush AJ, Weinberg WA, Kowatch RA, Hughes CW, Carmody T, et al. A double-blind, randomized, placebo-controlled trial of fluoxetine in children and adolescents with depression. Arch Gen Psychiatry 1997; 54(11): 1031-1037.

60. Wagner KD. Pharmacotherapy for major depression in children and adolescents. Prog Neuropsychopharmacol Biol Psychiatry.

2005; 29(5): 819-826.

61. Emslie GJ, Findling RL, Yeung PP, Kunz NR, Li Y. Venlafaxine ER for the treatment of pediatric subjects with depression: results of two placebo-controlled trials. J Am Acad Child Adolesc Psychiatry. 2007; 46(4): 479-488.

62. Prakash A, Lobo E, Kratochvil CJ, Tamura RN, Pangallo BA, Bullok KE, et al. An open-label safety and pharmacokinetics study of duloxetine in pediatric patients with major depression. J Child Adolesc Psychopharmacol. 2012; 22(1): 48-55.

63. Xu Y, Bai S, Lan X, Qin B, Huang T, Xie P. Randomized controlled trials of serotonin-norepinephrine reuptake inhibitor in treating major depressive disorder in children and adolescents: a meta-analysis of efficacy and acceptability. Braz J Med Biol Res. 2016; 49(6).

64. Hazell P, O_Connell D, Heathcote D, Henry D. Tricyclic drugs for depression in children and adolescents. Cochrane Depression, Anxiety and Neurosis Group. Cochrane Database Syst Rev. 2006.

65. Daviss WB, Bentivoglio P, Racusin R, Brown KM, Bostic JQ, Wiley L. Bupropion sustained release in adolescents with comorbid attention-deficit/hyperactivity disorder and depression. J Am Acad Child Adolesc Psychiatry 2001; 40(3): 307-314.

66. Martin A, Volkmar FR, Lewis M. Lewis's child and adolescent psychiatry: a comprehensive textbook. Lippincott Williams & Wilkins: 2007. p.538-547.

67. Connolly SD, Suarez L, Sylvester C. Assessment and treatment of anxiety disorders in children and adolescents. Curr Psychiatry Rep. 2011; 13(2): 99-110.

68. Peters TE, Connolly S. Psychopharmacologic treatment for pediatric anxiety disorders. Child Adolesc Psychiatric Clin N Am. 2012; 21(4): 789-806.

69. Connolly SD, Bernstein GA. Practice parameter for the assessment and treatment of children and adolescents with anxiety disorders. J Am Acad Child Adolesc Psychiatry 2007; 46(2): 267-283.

70. Beesdo K, Knappe S, Pine DS. Anxiety and anxiety disorders in children and adolescents: developmental issues and implications for DSM-V. Psychiatr Clin North Am. 2009; 32(3): 483-524.

71. Birmaher B, Yelovich AK, Renaud J. Pharmacologic treatment for children and adolescents with anxiety disorders. Pediatr Clin North Am 1998; 45(5): 1187-1204.

72. Jacobson CM, Muehlenkamp JJ, Miller AL, Turner JB. Psychiatric impairment among adolescents engaging in different types of deliberate self-harm. J Clin Child Adolesc Psychol. 2008; 37(2): 363-375.

73. Chavira DA, Stein MB, Bailey K, Stein MT. Child anxiety in primary care: prevalent but untreated. Depress Anxiety 2004; 20(4): 155-164.

74. Ollendick TH, March JS. Phobic and anxiety disorders in children and adolescents: A clinician's guide to effective psychosocial and pharmacological interventions. New York: Oxford University Press; 2004. p. 175-197.

75. Walkup JT, Albano AM, Piacentini J, Birmaher B, Compton SN, Sherrill JT, et al. Cognitive behavioral therapy, sertraline, or a combination in childhood anxiety. N Engl J Med 2008; 359(26): 2753-2766.

76. Reinblatt SP, Riddle MA. The pharmacological management of childhood anxiety disorders: a review. Psychopharmacology. 2007; 191(1): 67-86.

77. Rynn MA, Siqueland L, Rickels K. Placebo-controlled trial of sertraline in the treatment of children with generalized anxiety disorder. Am J Psychiatry 2001; 158(12): 2008-2014.

78. Maslowsky J, Mogg K, Bradley BP, McClure-Tone E, Ernst M, Pine DS, et al. A preliminary investigation of neural correlates of treatment in adolescents with generalized anxiety disorder. J Child Adolesc Psychopharmacol 2010; 20(2): 105-111.

79. Birmaher B, Axelson DA, Monk K, Kalas C, Clark DB, Ehmann M, et al. Fluoxetine for the treatment of childhood anxiety disorders. J Am Acad Child Adolesc Psychiatry 2003; 42(4): 415-423.

80. Rynn MA, Riddle MA, Yeung PP, Kunz NR. Efficacy and safety of extended-release venlafaxine in the treatment of generalized anxiety disorder in children and adolescents: two placebo-controlled trials. Am J Psychiatry 2007; 164(2): 290-300.

81. Kutcher SP, Reiter S, Gardner DM, Klein RG. The pharmacotherapy of anxiety disorders in children and adolescents. Psychiatr Clin North Am 1992; 15(1): 41-67.

82. Connolly SD, Bernstein GA; Work Group on Quality Issues. Practice parameter for the assessment and treatment of children and adolescents with anxiety disorders. J Am Acad Child Adolesc Psychiatry. 2007;46(2):267-83.

83. Jeffrey RS. An evidence-based approach to treating pediatric anxiety disorders. Current Psychiatry. 2012;11(9):16-21.

84. Tesar GE, Rosenbaum JF, Pollack MH, Herman JB. Clonazepam versus alprazolam in the treatment of panic disorder: Interim analysis of data from a prospective, double-blind, placebo-controlled trial. J Clin Psychiatry 1987; 15: 16-21.

85. Witek MW, Rojas V, Alonso C, Minami H, Silva RR. Review of benzodiazepine use in children and adolescents. Psychiatric Quarterly. 2005; 76(3): 283-296.

86. Simeon JG, Ferguson HB, Knott V, Roberts N, Gauthier B, Dubois C, et al. Clinical, cognitive, and neurophysiological

effects of alprazolam in children and adolescents with overanxious and avoidant disorders. J Am Acad Child Adolesc Psychiatry. 1992; 31(1): 29-33.

87. Wagner KD, Berard R, Stein MB, Wetherhold E, Carpenter DJ, Perera P, et al. A multicenter, randomized, double-blind, placebo-controlled trial ofparoxetine in children and adolescents with social anxiety disorder. Arch Gen Psychiatry 2004; 61(11): 1153-1162.

88. March JS, Entusah AR, Rynn M, Albano AM, Tourian KA. A randomized controlled trial of venlafaxine ER versus placebo in pediatric social anxiety disorder. Biol Psychiatry 2007; 62(10): 1149-1154.

89. Beidel DC, Turner SM, Sallee FR, Ammerman RT, Crosby LA, Pathak S. SET-C versus fluoxetine in the treatment of childhood social phobia. J Am Acad Child Adolesc Psychiatry 2007; 46(12): 1622-1632.

90. Compton SN, Grant PJ, Chrisman AK, Gammon PJ, Brown VL, March JS. Sertraline in children and adolescents with social anxiety disorder: an open trial. J Am Acad Child Adolesc Psychiatry 2001; 40(5): 564-571.

91. Isolan L, Pheula G, Salum GA, Oswald S, Rohde LA, Manfro GG. An open-label trial of escitalopram in children and adolescents with social anxiety disorder.Child Adolesc Psychopharmacol 2007;17(6):751-60.

92. Renaud J, Birmaher B, Wassick SC, Bridge J. Use of selective serotonin reuptake inhibitors for the treatment of childhood panic disorder: a pilot study. J Child Adolesc Psychopharmacol 1999; 9(2): 73-83.

93. Wehry AM, Beesdo-Baum K, Hennelly MM, Connolly SD, Strawn JR. Assessment and treatment of anxiety disorders in children and adolescents.Curr Psychiatry Rep. 2015;17(7):52.

94. Cohen JA, The Work Group On Quality Issues and the AACAP Work Group on Quaity Issues(WGQI). Practice parameter for the assessment and treatment of children and adolescents with posttraumatic stress disorder. J Am Acad Child Adolesc Psychiatry 2010; 49(4): 414-430.

CHAPTER 51

틱장애, 강박관련장애 및 배설장애

이문수

51.1 틱장애

51.1.1 임상양상

틱은 불수의적으로, 갑작스럽게 발생하며 빠르게, 짧게 반복하는 리듬이 없는nonrhythmic 근육의 움직임이나 발성을 말한다. 모든 짧게 발생하는 근육 운동이 다 틱은 아니다. 틱과 감별해야 하는 운동장애로는 motor stereotypy, compulsion, paroxysmal dyskinesias, seizure, myoclonus, dystonia, hyperekplexia, functional movement disorder, cataplexy/narcolepsy 등이 있다. 이 중에서 제일 임상적으로 중요한 틱과 stereotypy과의 감별에 대해서 표 51.1에 기술하였다.[1]

틱장애는 1885년 Georges Gilles de la Tourette이 처음 기술하였다. DSM-5에서 틱장애는 투렛장애, 지속성(만성) 운동 또는 음성 틱장애, 잠정적 틱장애, 달리 명시된 틱장애, 명시되지 않는 틱장애로 분류한다. 대표적인 틱장애로는 투렛장애, 지속성(만성) 운동 또는 음성 틱장애 및 잠정적 틱장애 세 가지를 들 수 있다. 투렛장애는 다양한 운동틱과 음성 틱이 악화와 호전을 반복하면서 1년 이상 지속되고 18세 이전에 발병한다. 지속성 틱장애는 운동 틱 또는 음성 틱이 1년 이상 지속되고, 발병연령이 18세 이전이면서 투렛장애의 진단기준을 만족하지 않는 경우이다. 잠정적 틱장애는 기존의 DSM-IV-TR까지는 일과성 틱장애라고 분류하였던 것을 이제는 이름을 바꾸어서 부르게 되

표 51.1 Differential diagnosis between tic and stereotypy

특징	틱	상동증
유형	다양하다.	고정되어 있고, 동일하며 예측 가능하다.
통상적인 발생연령	늦다(5~7세).	빠르다(2세 미만).
리듬	갑작스럽고, 빠르고, 목적이 없다.	리듬이 있다.
지속기간	간헐적이고, 갑작스럽고, 짧다.	간헐적이고, 반복되고, 더 지속적이다.
전조 충동	있다.	없다.
유발인자	흥분, 스트레스	흥분, 스트레스, 욕구를 느낄 때
억제 가능성	잠시 가능하다.	흔히 즐기는 듯하며, 외부로부터의 주의 분산 시에 가능하다. 의식적인 노력에 의해서는 거의 가능하지 않다.
치료	일차적으로 항정신병약물	약물에 거의 반응하지 않는다.

었는데, 운동 틱 또는 음성 틱이 적어도 12개월 이내로 지속되는 장애이다. 틱증상은 소아에서 매우 흔한 행동증상으로, 잠정적 틱장애는 이 중에서도 가장 흔한 틱장애로 2.99%의 유병률을 보이며 투렛장애의 경우 유병률은 0.77%로, 남아에서 더 흔해서 1.06%, 여아에서는 0.25%로 보고된다. 틱 행동은 연령이 증가함에 따라서 감소하여

서 학령전기 아동에서는 22.3%, 초등학생들에서는 7.8%, 청소년기에는 3.4% 수준으로 줄어들며,[2] 성인에서 투렛장애의 유병률은 0.05% 정도로 감소한다.[3]

공존질환이 있는 경우는 예외라기보다는 일반적이라고 볼 수 있어서, 약 90%의 투렛장애 환자들이 하나 이상의 정신과 공존질환을 갖는다.[4] 공존질환을 가질 가능성은 틱의 심각도가 증가할수록, 조기에 발병할수록, 가족력이 있을수록 높아진다. 주의력결핍 과잉행동장애ADHD, 강박장애, 학습장애, 기분장애, 불안장애 등 다양한 정신병리를 동반하며, 그중 ADHD와 강박장애가 가장 흔하다. ADHD가 동반되는 대부분의 경우 주의력 문제, 학업부진, 충동성과 같은 증상이 틱 자체보다 환아와 가족에게 더 많이 문제가 된다. 대개 주의력결핍 과잉행동장애는 틱장애보다 먼저 발생하며, 지속적인 경과를 밟는 것으로 알려져 있다. 투렛장애 또는 ADHD 한 가지만을 갖는 환아에 비하여 두 질환을 모두 가진 경우에 치료 예후가 좋지 않다. 투렛장애 환자의 40~70%에서 강박증상을 나타내며, 틱증상과 강박증상은 유전적 · 신경생물학적 · 임상적으로 연관성이 많다. 또한 틱과 강박행동이 뒤섞이는 경우 의도적인 행동인지 틱인지 구분하기가 애매한 경우가 있을 수 있다. 두 가지 질환이 함께 있는 경우에는 강박증상의 조절이 보다 더 어려우며, 장기간의 경과를 보인다.

특정 환경에서 다양한 틱증상의 정도 변화를 가져오게 된다. 공포, 기쁨, 또는 긴장과 같은 정서적 상태는 흔히들 틱증상이 증가하게 만든다. 학기가 시작되었거나 또래와 갈등을 빚는 경우, 공부가 어렵거나 피로한 경우, 다른 신체질병(예 : 열 감기, 알레르기성 비염 등)이 있는 경우, 부모의 이혼 등과 같은 가정 내 불화가 있을 때에도 악화될 수 있으며, 일시적으로는 지나친 흥분 때문(예 : 게임, TV)에 악화되기도 한다. 단순한 스트레스 상황에서는 잠시 악화되지만 발달 단계에서 겪는 불안과 갈등(예 : 이별불안이 해결되지 않은 아동이 학교에서 따돌림을 당하여 학교가는 것이 힘든 상황)처럼 비교적 긴 시간 지속되는 스트레스에 대해서는 지속적으로 악화된 소견을 보이기도 한다. 거꾸로 주의를 분산시키거나 고도의 집중을 요구하는 작업 및 음주, 정신적-신체적 이완 상태 등은 틱증상을 감소시킨다. 수면 중에도 틱은 빈도, 강도 및 복잡성은 감소하지만 나타날 수는 있다. 틱이 다양한 양상으로 나타날

수 있기 때문에, 틱을 다른 운동장애들과 감별진단하는 것은 중요하다. 또한 틱증상은 전형적으로 자연경과상 악화와 완화를 반복하는 경향이 있어서 자연경과와 치료반응을 구별하기가 쉽지 않다. 따라서 틱증상의 추이에 너무 민감하게 반응하여 약물 용량을 조절하는 것은 주의할 필요가 있다.[5]

51.1.2 신경생물학

틱장애와 투렛장애에서 나타나는 틱증상은 유전적 요인과 환경적 요인(사회심리적 스트레스 등)이 상호작용하여 대뇌의 대뇌피질-선조체-시상-피질 회로cortico-striatal-thalamo-cortical circuit, CSTC의 기능이상을 유발하여 발생하는 것으로 알려졌다. CSTC는 피질과 불필요하거나 지나친 동작을 차단하는, 즉 브레이크 역할의 선조체striatum와 감각 정보를 여과하는, 즉 필터 역할의 시상thalamus을 통과하는 회로이다. 최근에는 틱의 병태생리에서 복잡하지만 이 중 선조체가 속하는 기저핵basal ganglia의 중요성이 더더욱 강조되고 있다. 기저핵은 해부학적으로는 상대적으로 큰 선조체, 담창구globus pallidus를 포함하는 창백핵pallidum, 흑질substantia nigra 그리고 시상하핵subthalamic nucleus의 네 가지 구조로 구성된다. 선조체 내의 구조는 복잡한데, 인간의 경우 다수의 80%에 달하는 세포는 중간 크기 가시 신경세포medium spiny neurons, MSN로, 대뇌피질로부터 흥분성 글루타메이트glutamate성 신호를 받으며, 선조체 외부의 담창구와 흑질로 억제성 GABA성 신호를 내보낸다. 이 외에 상대적으로 소수에 속하는 선조체의 신경세포로 MSN들의 활성을 조절하는 역할을 하는 콜린성 tonically active neuron(TAN)과 GABA성 parvalbumin-positive fast-spiking interneuron(FSN)들이 있다. 대뇌피질이 활성화되면, 대뇌피질로부터의 흥분성 자극이 선조체의 억제성 MSN들을 활성화시키게 되고, 억제성 신호가 담창구와 흑질로 전달되며, 여기에서 기저핵 외부의 시상으로 전달되는 억제성 신호를 감소시켜서, 결과적으로 탈억제가 일어나며, 시상으로부터의 흥분성 신호가 증가한다. 이는 전조 충동premonitory urge을 느끼게 하고, 순차적으로 운동을 주관하는 상위 운동 신경세포upper motor neuron를 활성화시켜서 운동이 발생하게 하여 틱을 유발한다. 이 과정에서 MSN들의 활성을 조절하는 TAN

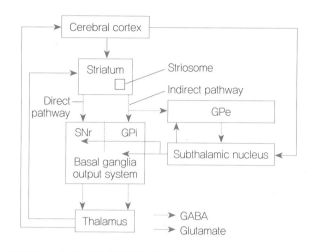

그림 51.1 Schematic diagram of the major connections of the basal ganglia.

GPe: Globus Pallidus pars externa, GPi: Globus Pallidus pars interna, SNr: Substantia nigra pars reticulata

과 FSN들이 감소하여, MSN에 대한 억제력이 저하되면, 대뇌피질의 자극들이 좀 더 쉽게 MSN들을 활성화시키게 되고, 따라서 틱의 악화로 이어지게 된다[6](그림 51.1). 이러한 회로의 이상은 정서와 주의력에도 영향을 미치므로 틱증상 등의 운동증상뿐 아니라 불안과 부주의를 함께 유발할 수 있다. 틱증상은 기저핵, 시상 및 전두엽을 포함하는 피질 및 피질하 영역들의 이상과 관련이 있다. CSTC는 피질로부터 피질하 구조들로 정보를 전달하며 이는 다시 피질의 특정 뇌영역들로 전달된다. 또한 틱 현상이 다양하게 나타나고, 공존병리도 흔하다는 사실은 투렛장애에서 하나 이상의 다양한 신경전달물질이 관여할 가능성을 말해준다. 투렛장애에서 관여하는 것으로 알려진 신경전달물질로는 노르아드레날린, 글루타메이트, 오피오이드, 아세틸콜린, GABA, 세로토닌 등이 있으나 가장 핵심적인 역할을 하는 것은 도파민이다.[7]

51.1.3 도파민계

도파민은 피질-피질하 신경전달에 중요한 영향을 미친다. 틱장애의 신경생화학적 기전으로 D2 도파민 수용체의 활성도 및 민감도의 증가가 가장 유력한 가설인데, 이를 뒷받침하는 증거로는 첫째, D2 차단효과를 나타내는 haloperidol, pimozide, tiapride, risperidone 등의 약물이 틱증상을 억제하고, 둘째, 도파민의 합성을 감소시키는

tetrabenazine 역시 틱증상 억제효과를 나타낸다는 점, 셋째, 중추성 도파민 활동을 증진시키는 L-dopa와 중추신경 자극제에 의하여 틱증상이 증가하며, 넷째, 선조체에 있는 D2 수용체의 결합력이나 D2 전달체의 친화력의 증감에 따라 틱증상의 심각도가 변화한다는 점들이 있다.

틱은 흔히는 도파민계 신경전달물질 시스템의 균형 이상 또는 과활동의 장애로 본다. 도파민계의 중요한 기능 중의 하나는 신호에 대한 보상이다. 만약 틱을 하는 것이 충동을 해소해주고, 이것이 환자가 좀 더 기분이 좋게 느끼게 만들어준다면 이는 결국 보상이 될 것이고, 이러한 보상행동은 반복될 것이다. 반복되면서 일종의 습관을 형성하게 되어서, 결과적으로 틱을 충동을 해소하기 위한 행동을 하게 만드는 보상을 주는 도파민 신호로부터 발생하는 일종의 습관이라고 볼 수 있다. 그러나 어린 아동들에서는 이러한 전조 충동이 흔하지 않기 때문에 이러한 습관 형성 이론에 대한 반론들도 존재한다.[8] 최근에는 도파민의 긴장-위상성tonic-phasic 분비 차원으로도 보고 있다. 위상성 도파민은 축삭 말단에서 시냅스 틈새로 극파 의존적spike-dependent으로 일어나는 도파민의 분비를 말한다. 도파민은 활동 전위의 결과로 관련성이 있는 외부 자극이 주어질 때 분비되는데, 시냅스후 도파민 수용체들을 자극하게 된다. 반면에 긴장성 도파민은 더욱 꾸준하게 저농도로 존재하는 세포 외의 도파민을 뜻한다. 틱장애에서는 basal ganglia에서의 긴장성 도파민 및 위상성 도파민의 분비가 증가되어 있으며, 이것이 각기 틱이 발생할 가능성 및 틱을 지속적으로 학습하게 할 경향성을 각기 높이는 것으로 보고하고 있다.[9]

51.1.4 노르아드레날린계

노르아드레날린 활성경로는 도파민의 경로에 직접적으로 영향을 주기 때문에 틱증상과 관련성이 높다. 노르아드레날린계는 청반locus ceruleus에서 다양하게 전전두엽 및 다른 피질부위로 분포한다. 노르아드레날린의 분비를 감소시키는 효과를 나타내는 α2-아드레날린성 작용제인 clonidine이 틱증상을 유의하게 줄여주는 것에서 노르아드레날린계가 틱의 병태생리에 관여할 것으로 생각되기 시작하였다. α2-아드레날린성 작용제인 clonidine과 guanfacine은 둘 다, 이중맹검 또는 개방성 연구에서 틱의

심각도를 줄이고, ADHD 증상들도 호전시키는 것으로 확인되었다. 이들은 틱증상 자체를 억제하기보다 틱증상에 영향을 끼치는 스트레스 및 정서적 반응에 관여하여 틱을 감소시키는 것으로 알려져 있다.[10]

51.1.5 세로토닌계

배후 솔기dorsal raphe에서의 세로토닌 상행섬유는 투렛장애와 강박장애 모두에서 역할을 할 것으로 생각된다. 투렛장애 환자의 사후 뇌연구가 기저핵 및 배후 솔기로부터 투사 섬유를 받는 몇몇 뇌영역의 세로토닌 및 그 대사물인 트립토판과 5-hydroxy-indoleacetic acid가 감소되어 있음을 보고하였으나, 더욱 최근의 사후 뇌연구에서는 전두엽 및 후두엽 영역에서 세로토닌 수용체의 상대적 농도에 차이가 없었다고도 하였다. 한편 SSRI들이 다른 형태의 강박장애에 비하여 틱과 틱 관련 강박장애를 치료하는 데 효과가 떨어지는 것은 분명해 보인다.[10]

51.1.6 기타

도파민, 노르아드레날린 및 세로토닌과 같은 생체 아민biogenic amine으로 구분되는 히스타민의 경우에도 투렛장애에서 중요한 역할을 하는 것으로 보고되고 있다. 선조체는 시상하부에서 위치한 히스타민성 신경세포들로부터 구심성 조절modulatory afferents을 받는데, 히스타민은 선조체의 MSN을 탈분극시킬 수 있어서, 대뇌피질로부터 흥분성 glutamate성 신호를 MSN이 받아들이는 것을 억제하고, 따라서 결과적으로 틱을 유발하는 경로를 억제하게 된다.[11]

이 외에도 가장 중요한 흥분성 신경전달물질인 아미노산 글루타메이트, 주된 억제성 신경전달물질인 GABA, 아세틸콜린, 내인성 카나비노이드endocannabinoid 및 코르티코이드corticoid 등 다양한 신경전달물질들이 관여하는 것으로 알려져서 복잡성을 더하고 있으며, 이는 투렛장애에서 더욱 다양한 정신약물학적 치료의 가능성을 열어주고 있다.[12]

51.1.7 틱장애의 일반적인 치료원칙

틱의 증상과 예후, 경과에 대한 교육이 필요하며, 학령기 아동의 경우 학교에서의 적응에 대한 것까지 치료 계획에 함께 포함을 시켜야 한다. 교육이 치료의 시작점이 되며, 틱장애는 평생은 아니더라도 흔히 만성적이어서 지속적 관리가 중요하다. 많은 틱장애들은 약물 처방 없이도 성공적으로 관리가 가능하다. 틱이 정도가 중등도 이상이면서 기능적 손상을 가져오거나, 약물에 반응을 보일 공존질환들이 함께 존재할 때에는 약물학적 치료를 사용하게 된다.

(1) 약물치료

틱증상의 가장 효과적인 치료방법은 약물치료이다. 그러나 약물을 투여받는 환자들의 대부분이 소아청소년 연령층이므로 약물을 투여함에 있어 신경발달학적 측면에서 몇 가지 고려할 점들이 있다. 특히 모든 틱장애 환자가 약물치료가 필요한 것은 아니며, 틱이 아동청소년의 일상생활에 큰 영향을 미치지 않는 경우도 많다.

약물치료의 적응증은 다음과 같다. 첫째, 틱증상으로 인하여 주관적인 불편감이 있는 경우이다. 심한 운동 틱으로 인하여 근육이나 관절의 통증이나 손상이 동반되는 경우를 들 수 있다. 둘째, 틱이 자존감의 저하를 야기하거나 '이상한 행동을 하는 아이'라는 낙인이 찍히거나 주변 아이들, 보호자 및 학교 교사들과의 관계 등에서 지속적인 사회적 문제가 발생하는 경우이다. 셋째, 틱증상이 빈번하여 주의집중이 어려운 경우 등 기능에 영향을 미치는 경우도 약물치료의 적응증이 된다.

틱장애에서 약물치료의 지속기간도 중요한 임상적인 문제이다. 틱장애에서 장기간 약물 투여를 지속하였을 때 틱증상의 변화, 틱장애의 자연경과에 약물이 미치는 영향 등에 대한 결론은 아직 확립되지 않았다. 하지만 청소년 후기와 성인기에 도달하면 대부분의 환자에서 틱증상이 완화된다는 점을 염두에 두어야 한다. 자발적으로 틱증상이 관해되는 비율이 높다는 것을 감안하면, 약물 중단이 필요한지 여부를 확인하기 위하여 후기 청소년기에 들어서면 약물의 감량이 필요할 수 있다. 또한 많은 환자에서 소아기 동안에도 틱증상이 상당한 수준으로 완화될 수 있고, 틱이 악화되는 경우라도 스트레스와 관련되어 틱증상의 정도가 다소 악화 또는 완화되는 수준인 경우가 많다. 통상적으로 일반 최적의 용량에 도달한 후에는, 약물은 중단을 고려하기 전에 적어도 1년간은 규칙적으로 복용하는 것이 필요하다.[13]

투렛장애에 대하여 다양한 약물들이 사용할 수 있는 근거가 확립되어 있다. 그러나 많은 경우 약물들은 off-label로 처방이 흔히 이루어진다. 즉, 틱에 대해서 승인이 된 약물들이 실제 추천 권고안과는 달라지는 경우가 많이 있다. 약물 처방의 목적은 최대의 효용성과 최소의 부작용 사이에서 최고의 균형점을 찾는 것이다. 약물치료로 틱이 완전히 사라지기를 기대하지는 않으며 증상들이 경감되는 정도를 목표로 하게 된다.

약물치료를 시작하기 이전에는 다음의 평가가 이루어져야 한다: 혈액 및 간기능 검사, 프로락틴 혈중농도 검사, 심전도, 기본적인 신체 검사 및 신경학적 검사. 이러한 검사들은 약물 처방 전에 기본적인 수치를 확인하고, 연장된 QT 간격과 같은 심장학적 금기 사항 여부의 확인 및 약물 처방에 문제가 될 수 있는 다른 신체질환이나 잠재적인 금기 조건들을 배제하기 위하여 필요하다. 추가적으로 틱장애나 다른 공존질환들 중에서 어떠한 것이 가장 큰 문제를 유발하고 있는지를 평가하는 것이 중요하다. 예를 들어 틱장애에서 공존하는 ADHD를 치료하는 것이 결과적으로는 틱만을 조절하는 것을 목표로 약물을 쓰는 것 없이도, 전반적인 임상증상의 호전을 통해서 틱을 억제하는 효과가 클 수 있다. 일반적으로 약물은 천천히 증량해야 하며 정기적으로 효과와 내약성이 평가되어야 한다. 항정신병약물들은 통상적으로 양극성장애나 다른 정신증에 사용하는 것보다는 훨씬 더 낮은 용량을 사용하게 되지만, 그럼에도 불구하고 주의 깊은 위험/이익 평가 및 부작용에 대한 감시가 필요하다. 최근에 총 4,077명의 참여자를 포함하는 60개의 연구를 대상으로 네트워크 메타분석을 수행하여 발표된 결과에 따르면 위약과 비교하여 haloperidol, risperidone, aripiprazole, quetiapine, olanzapine 및 ziprasidone이 유의하게 틱증상을 호전시키는 것으로 나타났다.[14]

가. 정형 항정신병약물

정형 항정신병약물 중에서는 haloperidol과 pimozide가 가장 많이 연구되었다. 이 약물들은 시냅스후 D 억제제로서 흑질에서 선조체에 이르는 경로에서 도파민성 유입을 감소시킨다. 약물의 부작용, 약물의 중단 및 급작스러운 감량에 따른 반동증상을 감안하여, 낮은 용량을 투여하기 시작하여 서서히 증량하는 것이 좋다. 투여 용량을 급격하게 증량하거나 틱증상의 변화에 따라 증량 또는 감량을 지속하는 것은 바람직하지 않다. 틱장애의 치료목표가 증상의 소멸이 아닌 생활의 적응이 유지되는 상태에 이르도록 틱 증상을 완화시키는 것이라는 점을 고려해야 하며, 가능한 한 최소 용량을 유지하도록 주의한다.

haloperidol은 비정형 항정신병약물이 개발되기 이전까지 투렛장애 치료에 가장 흔히 사용되던 약물이다. 일차적으로 이러한 정형 항정신병약물들의 틱장애에 대한 효능성 결과들은 주로 성인들을 대상으로 한 연구에서 나온 것이기는 하지만 효과가 입증되었다. haloperidol은 무작위 통제 임상연구들에서 효과가 입증되었다. 그러나 대략 84%에 달하는 환자들이 부작용을 경험하고, 대략 1/3에 달하는 환자들이 추체외로 부작용을 경험한다고 한다. haloperidol의 초기 1일 투여 용량 0.25~0.5mg을 저녁에 한 번, 5~7일 정도 투여한 후에 증량이 필요하면 0.25~0.5mg씩 증량하여 투여한다. 계속 증량이 필요한 경우 5~7일마다 0.25~0.5mg씩 증량하여 0.75~2.5mg을 상용량으로 투여한다.

pimozide의 틱장애 치료효과에 대해서도 여러 체계적 연구들이 발표되었으며, 위약 대조연구의 결과들을 고찰한 최근의 코크란 리뷰에서도 pimozide의 틱증상 조절 효과가 확인되었다. haloperidol과 pimozide의 두 약물에 대한 위약-통제 교차연구에 따르면, pimozide가 틱의 전체 횟수를 줄이는 데에 좀 더 효과적이었으며 haloperidol에 비하여 내약성이 좋았다고 보고하였다.[15] haloperidol을 고용량으로 투여할 때 추체외로증상, 진정작용, 우울증 등의 부작용이 pimozide에 비해 보다 흔하게 나타난다. 드물지만 심각한 신경이완제 악성 증후군의 위험성을 고려해야 하는데, 이러한 부작용은 주로 높은 도파민 억제 역가와 관련이 있다. 한편 pimozide는 심전도에서 QT 간격을 연장시키므로 투여 전후, 유지 용량에 도달하기 위해 약물을 증량할 때, 그리고 매년 정기적인 심전도 검사가 필요하다. 약물 상호작용 측면에서 주로 cytochrome P450 3A4에 의하여 대사되기 때문에, 이 효소를 억제하는 성분들(erythromycin, ketoconazole, 자몽 주스의 furanocoumarin)을 병용할 경우 혈중농도가 증가하므로 주의를 요한다. 일부 cytochrome의 유전적 다형성을 나타내는 환자들이

pimozide의 상용량에서 독성반응을 나타낸 증례들이 보고된 바 있다. pimozide의 경우 학령전기 소아에서는 1일 용량 0.5mg, 학령기 소아에서는 1mg으로 투여하기 시작하고, 증량이 필요하면 3~4주에 걸쳐 5~7일마다 0.5~1mg씩 증량하여 2~4mg을 상용량으로 분복하여 투여한다.

나. 비정형 항정신병약물

기존 임상연구들에서의 근거들은 여전히 정형 항정신병약물인 haloperidol과 pimozide 쪽에 많기는 하지만, 점차 이 약물들은 이제 비정형 항정신병약물들로 대체되어 가는 추세이다.[13] 비정형 항정신병약물은 D2 수용체와 5-HT 수용체 양쪽 모두에 친화성을 지닌 약제이다. 이 약물들은 지연성 운동장애의 발생 위험이 낮다. 비정형 항정신병약물은 일반적으로 정형 약물에 비해 추체외로 부작용은 적으나, 대사성 변화나 고프로락틴혈증 등의 부작용에는 여전히 유의해야 한다. 현재 가장 많이 연구되었으며 가장 확실한 근거를 가지고 있는 비정형 항정신병약물은 risperidone과 aripiprazole이다.

① risperidone

risperidone은 틱장애 치료에 있어 가장 많이 연구된 비정형 항정신병약물로, D2 수용체와 5-HT2 수용체에 대한 친화력이 높다. 이중맹검 위약 대조연구에서 위약 사용군에서 틱증상이 7% 감소한 것에 비해 risperidone을 사용한 군에서는 32%의 감소를 나타냈으며, 추체외로 부작용은 없었던 반면, 체중증가는 평균 2.8kg으로 유의하게 높았다.[16] 추가로 risperidone을 pimozide와, risperidone을 clonidine과 비교한 연구들에서는 각기 유사한 치료효과를 보였다.[17] risperidone의 초기 투여 용량은 1일 0.5mg이며, 필요한 경우 임상효과와 부작용을 관찰하면서 5~7일마다 0.5mg씩 증량하여 1~3mg을 1일 상용량으로 투여한다.

② aripiprazole

aripiprazole은 D2 수용체에 높은 친화력을 갖고, 억제 효과를 가지며 5-HT1A 수용체에는 부분작용제로, 동시에 5-HT2A 수용체에는 강력한 길항제로 작용하여, 소위 '도파민–세로토닌계 안정제'라는 독특한 기전을 가지고 있다. 국내에서 투렛장애 및 만성

틱장애 환아 61명을 대상으로 다기관, 위약대조, 이중맹검 연구를 시행하여 aripiprazole의 치료효과를 입증하였다. 본 연구는 틱증상을 가진 환아를 대상으로 aripiprazole을 투여한 최초의 체계적인 무작위 통제 임상연구이다. 10주간 aripiprazole 2~20mg (최종 평균 1일 용량 11mg)을 1일 용량으로 투여한 결과, 위약 대조군에 비교하여 보다 유의한 틱증상의 감소가 있었다. 부작용 면에서도 경미한 수준의 오심과 두통이 위약군에 비하여 다소 많은 정도로서 소아청소년 환자들에게 안전한 치료제로 알려졌다.[18] aripiprazole의 효과는 이후 다수의 개방 연구 및 사례 보고에서도 관찰되었으며, 대부분의 정형 및 비정형 항정신병약물에 비하여 체중증가 및 졸림 등의 부작용과 프로락틴에의 영향이 적다는 것이 장점이다. 가장 흔한 부작용은 오심과 진정작용이며 몇몇 연구에서 체중증가가 보고된 바 있으나, 체질량 지수나 지질의 변화까지는 관찰되지 않았다.

③ olanzapine

olanzapine의 효과는 다수의 증례 보고와 개방연구에서 보고된 바 있다. olanzapine은 D2 도파민 수용체보다 세로토닌 5-HT2 수용체에 대한 활성이 더 높으며, 이에 따라 추체외로증상이 적다. 또한 olanzapine은 결절누두로tuberoinfundibular pathway에서 도파민 차단 효과를 갖지 않는 것으로 보이는데, 이는 정형 항정신병약물이나 risperidone에 비하여 고프로락틴혈증의 발생이 더 적은 것과 관련이 있을 것으로 생각된다. 가장 흔히 보고되는 부작용은 진정작용과 식욕증가 및 이에 따른 체중증가이다. 다른 비정형 약물도 체중증가를 일으키지만, 특히 olanzapine은 clozapine과 함께 체중증가를 두드러지게 일으키며, 6주 혹은 8주간의 연구 동안 평균 4~5kg 정도의 체중증가가 관찰되었다. 당 및 지질대사의 이상 또한 보인다고 알려져 있다. 따라서 틱증상을 감소시키기는 하지만, 이러한 부작용들 때문에 olanzapine은 틱장애에서 첫 번째 선택으로 고려되어서는 안 된다.

④ quetiapine

quetiapine은 도파민 D2 수용체보다 5-HT2 수용체에 대한 친화력이 더 높은 약제이다. 보고된 네트워

크 메타분석 결과에 따르면, quetiapine은 haloperidol에 비교하여 틱증상의 호전 측면에서 유의하게 우월한 것으로 나타났다.[14] 가장 흔한 quetiapine의 부작용은 졸리움이다. 하지만 다른 적응증으로 quetiapine을 사용한 다수의 소아 및 성인 연구들에서 체중증가 등의 대사성 부작용의 위험성이 보고된 바 있으므로 이에 대한 정기적인 관찰이 필요하다. 1일 25~50mg으로 시작하며, 점진적으로 증량하여 2차례로 나누어 복용하면서 하루 최대 600mg까지 증량하는 것으로 연구에서는 보고하고 있다.[19]

⑤ ziprasidone

ziprasidone은 체중증가 부작용에 대해 새로운 대안이 될 수 있을 것으로 기대되었으나, 아직 연구가 많지 않다. 28명의 소아청소년 환자를 대상으로 한 개의 무작위 이중맹검 연구에서 1일 5mg으로 시작하여 유연하게 최대 40mg까지 약물을 사용하였는데, 1일 평균 상용량 28.2mg에서 위약에 비해 효과적으로 틱증상을 감소시켰다. 부작용으로는 일시적인 진정작용이 가장 흔했고, 임상적으로 유의한 추체외로증상, 좌불안석증 또는 지연성 이상운동증tardive dyskinesia은 나타나지 않았다.[20] 성인을 대상으로 한 연구결과는 아직 보고된 바 없다. 그러나 연구결과가 적어서 아직 추가적인 연구가 필요하다.

다. α2 작용제

clonidine과 guanfacine은 α2 아드레날린성 작용제로, ADHD가 동반된 틱장애 아동, 청소년에서 사용되기도 한다. clonidine은 뇌간의 시냅스전 α2 autoreceptor에 결합하는 α2 작용제로 기능하여, 교감신경계의 활성도를 줄이고 대신 부교감 신경계의 활성도를 높인다. guanfacine은 청반의 노르아드레날린 활성억제 효과는 clonidine보다 훨씬 약하여 졸림과 항고혈압 작용이 적은 반면, 전전두엽의 post-synaptic α2A receptor를 자극하여 전전두엽의 기능을 활성화하는 효과를 나타낸다.[21] 진정작용과 저혈압이 발생해서 종종 충분한 틱 조절을 위해 필요한 용량에 도달하지 못하는 경우가 있다. clonidine과 guanfacine의 틱 억제 효과가 항정신병 약물들보다 작은 것은 확실해 보인다. 또한 이 약물들은 순수한 틱장애보다는 ADHD를 공존질환으로 갖는 틱장애에서 더 효과가 큰 것으로 생각되며, 최근의 메타분석에서는 틱 감소 효과는 공존질환으로 ADHD를 갖는 아동에서는 보였지만, 공존질환으로 ADHD가 없는 군에서는 보이지 않았다고 하였다.[19]

① clonidine

clonidine은 국내에서도 이제 사용이 가능하다. clonidine의 효과에 대한 연구결과는 혼재된 양상이나, 무작위 대조군 연구들에서 유의미하게 틱증상이 감소하는 결과를 보였다. 부작용으로는 진정작용, 입마름, 두통, 짜증 등이 보고된 바 있으며, 혈압 및 맥박은 약물 시작 시와 용량 조절 시에, 그리고 정기적으로 확인해야 한다. 몇몇 가이드라인에서는 약물 시작 시와 후속 경과 관찰 시 심전도 검사를 추천하기도 한다. 초기 용량은 1일 0.05mg으로 시작하며, 주간의 피로, 진정, 어지러움 및 졸리움을 피하기 위해 취침 전에 시작한다. 증량이 필요한 경우 0.025~0.05mg씩 3~4일 간격으로 증량하여 상용량 0.15~0.3mg을 1일 3~4회 반복하여 투여한다. 반감기가 약 6시간으로 짧기 때문에 하루 2번에서 더 많은 횟수의 투여가 필요할 수 있으며, 최대 용량은 하루 0.3~0.4mg을 넘지 않도록 한다.

② guanfacine

무작위 대조군 이중맹검 연구에서 guanfacine은 투렛장애와 ADHD가 같이 있는 아동에서 틱장애 호전 효과가 있었으나, 투렛장애 아동을 대상으로 한 또 다른 이중맹검 연구에서는 위약에 비하여 유의미한 효과를 보이지 않았다. 한편 성인에서의 데이터는 아직 보고된 바 없다. 부작용은 항정신병약물에 비해 상대적으로 적은 편이나, 가장 흔한 부작용은 졸림, 진정작용, 두통, 피로, 어지러움, 짜증, 상복부 통증 및 오심이다. clonidine에 비하여 진정과 저혈압 문제도 덜 발생하는 편이나, 이 두 약물을 직접적으로 비교한 연구가 없어서 내약성이 clonidine보다 낫다고 확실히 말하기는 어렵다. 용량은 취침 시에 0.5mg으로 시작해서, 5~7일 간격으로 0.5mg씩 증량하여 최대 4mg까지 하루 한 번이나 두 번으로 나누어서 투여한다. clonidine에 비하여 guanfacine은 더 긴 지속 효과를 갖기 때문에 하루에 분복의 횟수를 더 줄여볼 수 있다. 그러나 현재 국내에는 수입되고 있지 않다.

라. botulinum

botulinum 독소 주사는 전신에 효과를 나타내는 것이 아니라, 주사 부위에 해부학적인 국소 효과를 나타내므로 주사하지 않은 부위의 틱증상은 호전되지 않는다. botulinum 독소 주사는 일시적으로 신경근육 전달을 차단해서, 통증까지 가져오는 국소 부위, 특히 목의 근육 틱을 치료하는 데에 아주 효과적이다. 부작용으로 근력 약화, 전조 충동의 증가, 주사 받은 근육들에서 인접 부위로의 틱의 전파가 있을 수 있다. 다양한 근육군들에 다량의 botulinum 독소를 장기간 사용하는 개별화된 치료도 통제되지 않은 관찰 연구에서 효과적이었다는 보고가 있다. 약 10~15%의 투렛장애 환자들에서 때로는 추가적인 치료로 도움이 된다고 추정하기도 한다.[19]

51.2 강박관련장애

51.2.1 임상양상

강박장애의 평생유병률은 1~3%에 달한다. 환자들 중의 1/3에서 절반에서는 강박증상이 사춘기 이전에 시작한다. 소아청소년에서의 강박장애의 유병률은 1~2% 정도로 보고된다. 소아기 강박장애는 3:2의 남녀 비를 보이며, 특히 어린 나이일수록 남아에서 더욱 많이 발견된다. 소아기 강박장애의 호발 연령은 7.5~12.5세(평균 10.5±2.5세)이나 질병의 진단은 12~15.2세(평균 13.2세)경에 이루어지는데, 평균적으로 발병 후 2.5년이 지나서야 진단이 이루어짐을 알 수 있다. 또한 최근 영국에서의 대규모 연구를 보면, 시점 유병률은 0.25% 정도인데, 거의 90%의 사례들은 인지되지 않고 치료받지 않는 것으로 조사되었다. 강박장애의 발생에서는 2개의 정점을 이루는 시기가 있는데, 첫 번째 시기는 청소년기 이전의 아동기이며 이후에 다시 초기 성인기(평균 연령 21세)에 두 번째 시기가 있다. 아동기의 강박증이 만일 성인기까지 지속된다면, 성인기에는 축적되어서 점차 더 높은 강박장애 빈도를 보이겠지만, 실제 임상에서는 아동기의 강박장애가 상당수에서 시간이 흐르

면서 임상양상이 경감되어서 그렇지는 않다.[22] 소아청소년 강박장애의 예후에 대한 연구는 제한적이다. 일부 연구에서 유발 심리사회적 스트레스 인자들이 때로는 극적인 강박장애의 발병을 보고하지만, 대부분의 PANDAS와 관련이 없는 강박장애는 뚜렷한 유발인자를 찾기 힘들며 완만한 발병경과를 보인다.

DSM-5에서 강박장애는 분류상 불안장애로부터 분리되어 강박관련장애obsessive compulsive and related disorder, OCRD라는 새로운 분류에 포함되었다. OCRD에는 신체이형장애body dysmorphic disorder, 발모장애trichotillomania, 저장장애hoarding disorder, 피부벗기기장애excoriation disorder 등이 포함되며, 이들의 상호 연관성에 대한 보고가 증가하고 있다. 소아의 강박장애는 원인, 증상 및 치료에 있어 성인의 강박장애와 연속선상에 있으나, 임상적 양상에 있어 몇 가지 특징이 있다. 병과 증상에 대한 병식이 제한적이라는 점, 증상의 양상이 발달상 연관이 있는 주제를 따르며 변화한다는 점 등이 그러하다. 나이가 어릴수록 강박증상은 흔히 숨겨져 있거나 잘 표현되지 않을 수 있으며, 아동은 명확한 강박사고 없이 강박행동을 보일 수 있다. 또한 흔히 나타나는 씻기나 확인하기 등의 일반적인 의례 행동 외에 눈 깜박거리기, 숨 쉬기와 같은 의례 행동을 보이기도 한다. 대부분의 아이들은 다수의 강박사고와 강박행동을 보이며, 부모의 죽음과 같은 가족의 재앙적 사건에 대한 두려움을 중심으로 강박증상이 생기는 경우가 흔하다. 강박증상들은 시간이 지나면서 악화와 호전의 경과를 변화해 가면서 보이고, 대다수의 환자들에서는 시간이 지남에 따라서 증상들의 내용도 변화한다.

오염, 성적인 내용, 신체 관련, 과도한 양심의 가책 혹은 죄책감과 관련된 강박사고, 씻기, 반복하기, 확인하기, 정리/배치하기와 관련된 강박행동이 가장 흔하다. 조기 발병 사례에서 주관적인 감각적 현상sensory phenomena이 강박행동에 선행하거나 강박행동과 동반하여 경험하는 경우가 많다. 이러한 신체적 감각들로는 국소부위의 촉각 및 근골격계의 감각, (촉각, 시각 및 청각 자극들에 대한) just-right 지각들을 포함하는 정신적 감각들, 그리고 불완전함 (또는 정확성에 대한 욕구) 등이 있다.[23] 진단에 있어 학령기 이전에 정상적으로 나타나는 의례 행동과 강박증상을 구별해야 하는데, 반복적인 의례 행동은 2~4세 사이에 가장

흔하며 이 연령 전후로 그 빈도가 감소한다. 즉, 이 시기의 반복적인 행동은 불안이나 공포 대상에 대하여 방어적인 것으로 심리적 안정감을 유지하려는 의도를 나타내는 것이며, 적응기능의 장애를 야기하지 않기에 점차 발달해 가면서 그 빈도가 감소한다. 그러나 의례 행동이 5~6세를 지나면서 감소하지 않고 비적응적인 양상을 나타내면서 감각-지각상의 'just-right' 현상으로 나타날 경우 강박장애로 진행될 가능성이 높다.

51.2.2 공존질환

소아의 강박장애는 많은 정신병리를 동반하며, 임상 상황이 아닌 역학연구에서도 공존율이 50% 이상이다.[24] 발병나이가 어릴수록 ADHD, 분리불안장애, 특정공포증, 광장공포증 및 다수의 불안장애 등이 동반될 위험이 높다. 기분장애 및 정신병적 장애는 나이가 들수록 더 흔하다. 틱장애는 강박장애와 관련성이 높아 같은 유전형의 서로 다른 표현형이라고 주장하기도 한다. 많은 공존질환이 강박장애의 치료적 경과를 악화시킬 수 있다.

(1) PANDAS

Sydenham은 Sydenham chorea 환자에서 감염성 질환을 앓은 이후에 강박증상과 틱증상을 나타내는 환자들을 보고하였으며, 이들은 Group A β-hemolytic streptococcus(GABHS)의 감염 후에 강박증상을 보였다. 이를 GABHS 감염과 관련한 신경정신질환으로 pediatric autoimmune neuropsychiatric disorders associated with streptococcal infections(PANDAS)라고 한다.[25] 미국 국립 정신건강연구원에서는 PANDAS의 진단을 위한 다섯 가지 기준을 제시하였다. 첫째, 강박장애가 동반되거나/동반되지 않은 틱장애, 둘째, 사춘기 이전의 발병으로 평균 발병연령이 7.4세라는 연구가 있었다. 셋째, 갑작스럽게 발병한 이후 재발과 관해를 반복하는 임상경과로 24~48시간 내에 증상이 악화된다. 넷째, 다른 신경정신과적 증상들과의 관련성으로 가장 흔한 공존병리로는 분리불안, 학교문제 및 과잉행동들이 있으며, 기타 수면문제나 빈뇨증상 및 정서적 불안정성도 흔히 보인다. 다섯째, GABHS 감염과 시간적인 연관성이다.[26] GABHS 감염에 대한 면역반응이 기저핵에서의 교차반응과 염증 소견으로 이어져 강박

장애, 틱, 과잉행동 등의 신경학적 행동증상이 나타난다. 한편 GABHS가 틱이나 강박장애를 악화시킬 수 있는 다양한 비특이적 생리학적 인자 중 하나일 뿐이라고 주장하는 반대 의견도 있다. 현재로서는 역학연구 및 전문가들의 임상적 경험에 의해, 강박장애 및 투렛장애 아동 중 소수에서는 발병과 임상양상의 악화가 GABHS와 연관이 있을 것으로 생각된다.

추가적인 감염에 대비해서 예방적으로 항생제를 쓰는 것이 유의하게 증상을 호전시킨다. 또한 다양한 감염 및 자가면역질환을 치료하기 위해 사용하는 immunoglobulin 정맥주사intravenous immunoglobulin, IVIG는 수천의 공여자의 혈장에서의 항체들을 모아서 투여하는 것인데 효과를 보이는 정확한 기전은 불분명하나, cytokine 항체들의 존재가 효과에 중요할 것으로 보인다. 이는 Sydenham's chorea에서 효과가 입증된 방법이다. 최근에 중등도 내지 위중한 정도의 PANDAS 기준을 만족하는 강박장애가 있는 아동들에게 초기에 페니실린을 처방하고, 이후에 이중맹검으로 IVIG 또는 위약을 투여한 연구에서 IVIG가 향상을 보였으나, 위약군과 통계적으로 유의한 차이를 보이지는 못하였다. 연구자들은 이 결과에 대해서 초기에 항생제를 투약한 것이 아마 위약군에서도 호전을 보인 이유로 보인다고 하였다.[27] 그러나 PANDAS의 치료에서 표준치료법이 아직 제시되고 있지 않으므로 자가면역치료 외에도 항강박효과나 틱 억제 효과를 지닌 약물을 투여하여도 무방하다.

51.2.3 예후

많은 아동들은 완전히 관해를 보이거나 시간이 지남에 따라서 임상적으로 역치하 수준으로 호전을 보인다. 강박장애 발병연령이 어릴수록, 강박장애의 경과가 길수록, 입원치료를 받을 정도일 때, 그리고 특정 형태의 아형들(성적, 종교적, 또는 저장 강박 등)은 증상이 지속될 가능성에 대한 예측인자가 된다. 재미있는 것은 처음 진단 시의 심각도는 지속 가능성에 대한 예측인자가 되지 않았다는 점이다. 145명을 9년간 추적 관찰한 연구에서 추적 관찰 시에 가장 흔한 질환들은 범불안장애(25%), 우울장애(16%), 틱장애(16%) 순이었다. 대략 2/3는 강박장애와 관련해서는 아주 많이 또는 많이 호전되었다고 평가하였으나, 거의 절반인 49%에서는 자신들이 추가 치료가 필요하다고 하였

다.[28] 특히 조기에 치료를 받을 때에 좋은 치료결과를 보인다고 한다. 장기간의 예후는 처음에 생각되었던 것보다는 좋은 것으로 보이지만, 그럼에도 불구하고 이러한 소견들은 소아청소년의 강박장애는 만성적이거나 재발과 관해를 반복하는 질환으로 장기간의 치료를 필요로 할 수 있음을 보여준다.

약물의 유지요법 후 재발에 관한 체계적인 연구는 제한적이다. 몇몇 예비 연구에서 재발과 가장 관련 깊은 요인이 공존질환의 유무임이 밝혀졌다. 공존질환이 없는 경우의 재발률은 32%인 데 반하여, 1개의 공존질환이 동반되면 46%, 2개의 공존질환인 경우 그 재발률이 56%로 증가하는 것으로 보고되었다.

51.2.4 신경생물학

소아 강박장애에서 신경생물학은 성인의 그것과 크게 다르지 않으며, 신경영상학적 연구에서 CSTC와의 관련성이 강조되었다. 기능적 뇌영상연구들은 orbitofrontal cortex, anterior cingulate 및 선조체가 강박장애 환자들에서 과활성을 보이고, 치료 후에는 이러한 과활성이 감소하는 것을 보였다. CSTC가 강박장애에 관여하는 만큼 신경심리학적 수행능력에서 일부가 영향을 받을 것으로 보이며, 아직 정교하게 특징이 밝혀진 것은 아니지만, 시공간 수행능력 및 처리 속도에서의 결함은 흔하게 나타난다.[22] 세로토닌계가 강박장애의 병태생리에 관련된 것으로 보이며, 많은 연구들이 세로토닌계 약물들의 사용 이후에 증상들의 감소를 보고한다.

51.2.5 비약물학적 치료(인지행동치료)

성인에서의 치료 권고안과 유사하게, 소아청소년에서의 강박장애의 치료는 인지행동치료, 약물치료 및 심리교육psychoeducation이다. 선택적 세로토닌 재흡수 억제제SSRI와 인지행동치료는 체계적으로 연구가 되었고 또 경험적으로도 치료에서 유용함을 보여주고 있다. 인지행동치료는 소아청소년기의 강박장애에서 효용성이 입증된 유일한 심리학적 치료기법이다. 가능한 한 경도와 중등도 정도의 소아 강박장애의 일차적 치료는 인지행동치료이며, 더 심한 경우나 인지행동치료가 여건상 가능하지 않을 때에는 인지행동치료와 약물치료를 병합하게 된다. 다수의 체계

적인 연구에서 인지행동치료의 효용성과 효과가 보고되었다. 인지행동치료에 대한 무작위 대조연구들의 메타분석 결과, 약물치료에 비해서 정확도가 떨어지고 그 안에 이질적인 여러 치료가 함께 있다는 약점에도 불구하고, 인지행동치료의 효과크기가 1.45로 나타났다.[29] 효과 있는 인지행동치료기법은 노출, 반응 방지response prevention 및 인지 재구조화cognitive restructuring이다. 인지 재구조화는 환아들이 생각과 믿음의 행동에 대한 영향(ritual들과 회피), 강박사고와 ritual 간의 기능적 관계를 이해하고, 증상을 경감시키면서 이러한 것들의 영향을 누그러뜨리기 위한 전략들을 세우도록 돕는다. 행동학적 모델들은 강박사고와 강박행동 간의 관계에 기초하여, 이들 간의 연관성 및 이들에 의한 스트레스를 줄이려는 목적으로 노출과 반응 방지 기법을 사용한다.

나이가 어릴수록 가족을 함께 인지행동치료에 참여시켜야 한다. 중등도 이상으로 중증의 심각도를 보이는 환자들에서는 약물치료가 동반되는 것이 바람직하다. Children's Yale-Brown Obsessive Compulsive Scale(CY-BOCS) 점수가 23점 이상이거나 Clinical Global Impression Severity Scale에서 marked impairment에서 severe impairment 수준인 경우 약물치료를 고려해야 한다. 또한 인지행동치료의 성공적인 진행을 방해할 수 있는 상황에서도 약물치료를 조기에 고려할 수 있는데, 예를 들어 우울증, 여러 불안장애, 행동장애 등이 동반된 경우 인지행동치료에 대한 순응도를 떨어뜨릴 수 있다.

51.2.6 약물치료

소아 강박장애의 1차 치료약제는 성인에서와 마찬가지로 SSRI이다. 중등도에서 중증의 강박장애에 대한 치료의 선택으로 인지행동치료와 약물의 병합요법이 추천된다. 소아청소년에서의 강박장애 치료연구The Pediatric OCD Treatment Study, POTS에서는 5년간 3곳에서 위약, sertraline, 인지행동치료 및 인지행동치료와 sertraline의 병합요법의 치료결과를 연구하였으며 병합요법이 인지행동치료나 sertraline 단독요법보다는 더 효과가 있다고 결론을 내렸다. 병합치료, 인지행동치료 단독 및 sertraline 단독요법의 효과크기는 각기 1.4, 0.97, 0.67이었다.[30] SSRI가 강박장애가 있는 소아, 청소년 및 성인들에서 첫 번째

선택약물이 된다.[22] clomipramine은 세로토닌성 삼환계 약물로 강박장애의 치료에 효과가 있다고 입증된 첫 번째 약물이었으나, 입증된 효과에도 불구하고 부작용들(위장관계, 자율신경계, 간 및 특히 심장전도 문제들) 때문에, 특히 소아청소년에서는 그 유용성이 제한적이다. 예를 들어 clomipramine을 처방하는 것은 처방 시작 시와 경과 관찰 시에 심전도 평가를 필요로 한다. clomipramine의 부작용은 입마름, 진정작용, 어지러움, 변비 등으로 비교적 흔하다. clomipramine 사용 전 기저의 의학적 상태를 평가해야 하는데, 특히 청진, 맥박 및 혈압의 확인, 그리고 심전도 촬영이 일반적으로 요구된다. 미국 식품의약국은 PR 구간이 200ms보다 긴 경우, QRS 구간이 기저 측정치보다 30% 이상 길어지거나 120ms를 넘는 경우, 수축기 혈압이 140 혹은 이완기 혈압이 90을 넘는 경우, 휴식 상태에서 맥박이 130회/분를 넘는 경우를 clomipramine 사용에 부적절한 심전도 결과로 권고하고 있으며, QTc 연장(>450ms)이 있는 경우는 심실성 부정맥증의 위험을 높이므로 clomipramine의 사용을 금한다. 일반적으로 clomipramine은 부작용으로 인하여 아동에서 일차적 치료약물로 사용하지 않는다.

잘 디자인된 임상연구들에서 SSRI인 fluoxetine, sertraline 및 fluvoxamine의 안정성과 효용성을 입증하였다. 현재까지 미국 식품의약국에서 소아에까지 강박장애의 사용을 승인한 약물은 clomipramine, fluoxetine, sertraline 및 fluvoxamine의 4종이다. 그러나 이 외에도 paroxetine, 국내에서는 단종된 citalopram 및 escitalopram 등도 강박장애가 있는 소아청소년에서의 효과를 보인 바 있다. 소아청소년에서 무작위 통제연구들을 모아서 메타분석을 한 결과를 보면 효과크기는 0.46으로, 위약과 비교하여 통계적으로 유의한 차이를 보였다.[31] SSRI는 비교적 안전하게 사용할 수 있다. 주요한 부작용은 불면증, 초조, 진전 등의 중추신경계 부작용과 오심, 소화불량 등의 위장관계 부작용이다. 소아 환자에서 가장 유의해야 할 부작용은 조증으로의 전환으로, 이는 불안이 감소한 후 뒤늦게 나타날 수 있다. 사춘기 전 아동은 청소년과 젊은 성인에 비하여 항우울제 사용 시 조증 상태로의 전환 확률이 더 높았다.[32] 미국 내에서는 모든 항우울제에서 자살에 대한 black box warning이 있으나, 소아를 대상으로 한 무작위 대조군 연구에서 자살이 보고된 사례는 한 건도 없었다. 소아 강박증 연구들을 종합한 연구결과, 자살사고 혹은 행동은 증가되어 있지 않았다.

약물은 부작용의 위험성을 줄이기 위해서 소량으로 시작한다. 약물의 투여 용량은 성인과 비교하여 결코 적지 않다. clomipramine의 경우 최대 1일 용량이 200mg 또는 3mg/kg에 달하며, sertraline의 평균 1일 투여량은 178mg, fluvoxamine은 165mg, paroxetine은 32mg이다.[33] SSRI를 3주 이상 증량 투여하여 임상적 호전이 나타나면, 최대 유지 용량을 적어도 10~12주 이상 지속적으로 투여하는 것이 좋다. 강박장애가 있는 소아청소년에서의 최적의 치료 유지기간은 아직 알려져 있지 않다. 대부분의 연구자들은 강박증상이 소실되거나 유의하게 감소하여 안정된 상태에 다다른 이후에도 적어도 12개월은 유지할 것을 권하고 있으며, 이후 아주 점진적으로 감량을 해볼 수 있다.[34] 두세 차례 이상 중등도 이상의 심각도로 재발 시에는 수년 이상의 더욱 장기적인 치료를 고려해야 한다. 표 51.2에 소아청소년 강박증에서 사용되는 각 약물과 그 근거 수준 정도를 함께 제시하였다.[35]

표 51.2 Medications used in child and adolescent patients with obsessive compulsive disorder

antidepressants
fluoxetine (Level 1)
clomipramine (Level 1)
citalopram (Level 2)
fluvoxamine (Level 2)
paroxetine (Level 2)
sertraline (Level 2)
antipsychotics
adjunctive aripiprazole (Level 3)
other
riluzole (Level 4)

Level 1: Meta-analysis or at least 2 randomized controlled trials (RCTs) that included a placebo condition, Level 2: At least 1 RCT with placebo or active comparison condition, Level 3: Uncontrolled trial with at least 10 subjects, Level 4: Anecdotal reports or expert opinion

51.2.7 공존질환을 가진 경우

경미한 틱증상을 동반한 경우 틱증상에 대한 약물치료가 따로 필요하지 않은 경우가 많으나, 불안과 강박증상에 대한 SSRI 치료 자체가 틱증상을 감소시키는 경우도 많다. 틱증상이 심할 경우 강박장애에 대한 약물과 더불어 항정신병약물이나 α2 작용제를 병용 투여할 수 있으나, SSRI와 약물 간 상호작용이 많기 때문에 부작용을 잘 관찰해야 하며, 특히 clonidine이나 guanfacine을 투여할 경우 심혈관계 부작용을 조심해야 한다. ADHD를 동반한 경우 중추신경자극제를 투여할 수 있으나, 중추신경자극제가 몇몇 아동에서는 불안과 강박사고를 증가시키는 경우가 있으므로 강박장애 치료가 안정화된 후에 ADHD를 다루는 것이 좋다. 때로는 집중력의 문제가 강박증상에 의한 것일 수 있으며, 반항적 행동 또한 불안이 감소하면서 호전되는 경우도 있다. 소아 강박장애와 조울증이 동반된 경우 SSRI가 조증증상을 악화시킬 수 있기에 가장 어려운 치료적 과제 중 하나이다. 일반적으로 강박장애를 다루기 전에 기분의 안정화를 우선적으로 다루는 것이 필요하다. 정신병적 증상을 가진 경우에는 소아청소년의 강박장애의 증상과 초기 정신병의 증상으로의 강박증상을 감별해야 한다. 두 경우의 강박증상 모두 병식이 상대적으로 결여되어 있고, 인지적 미성숙으로 인한 사고장애를 동반할 수 있기 때문이다. SSRI와 항정신병약물을 투여하는 것이 좋으며, risperidone이 가장 효과적인 약제로 알려져 있다. 정신과적 공존질환의 유무는 치료반응에 영향을 미친다. 소아청소년 환자에서 SSRI에 대한 치료반응률이 공존질환에 따라 차이가 있었는데, 강박장애만 있는 환자들에서 치료반응률이 75%였던 것과 비교하여, ADHD가 동반된 경우 56%, 틱장애가 동반된 경우 53%, 적대적 반항성장애가 동반되면 39%로 떨어지는 것으로 보고되었다.[31]

51.2.8 치료에 반응을 보이지 않는 경우

SSRI가 효과적이기는 하지만 거의 절반의 환자들은 적절한 기간 동안 치료를 받고 또 최대의 추천 용량이나 견딜 수 있는 최대 용량까지 사용하였음에도 불구하고, 반응을 보이지 않거나, 유의한 잔여 증상들을 보인다. 이 경우에는 다음과 같은 방법들을 시도해볼 수 있다.

첫 번째 전략은 다른 SSRI로 교체하는 것이다. SSRI에 부분적인 반응을 보이는 성인들에서는 항정신병약물과 clomipramine이 병합요법으로 사용되어 왔다. 이러한 약물학적 중재기법은 아직 소아청소년에서는 추가적인 연구가 필요하다. 틱장애가 있거나 병식이 부족한 경우에는 항정신병약물을 시도해볼 수 있다. 임상연구들에서는 aripiprazole, haloperidol, risperidone 및 quetiapine이 효과적일 수 있다고 한다. 소아에서는 olanzapine은 안전성의 문제와 대사증후군의 위험 때문에 피해야 한다. 항정신병약물의 병합요법에 대해서는 진정, 불쾌기분, 체중증가 및 추체외로증상들과 같은 부작용의 가능성들에 대한 우려가 있다. 기타 병합요법으로 사용할 수 있는 약물들에는 정신자극제, gabapentin, sumatriptan, pindolol, inositol, opiates, St. John's Wort, N-acetyl cysteine, memantine 및 riluzole과 같이 다양하게 결과가 나오고 있지만 이들을 통상적으로 사용하도록 권고 수준에 이르기 위해서는 추가적인 근거가 필요하다.[22] 또 다른 치료 전략은 ADHD, 틱, 우울증이나 품행장애와 같은 다른 공존질환들의 존재를 확인하는 것이다. 공존질환의 존재는 더 심한 증상 및 더 큰 보호자의 스트레스, 그리고 더 빈약한 치료반응들과 관련이 있다. 이러한 상황에서는 공존질환들을 같이 치료하는 것을 고려해야 한다. 약물들을 인지행동치료와 함께 병합하는 것도 항상 생각해야 하는 치료방법이다. 표 51.3에 강박장애에 대한 단계별 치료 권고안을 제시하였다.[34]

51.3 배설장애

51.3.1 유뇨증

(1) 임상양상

DSM-5에서 유뇨증은 소변을 못 가릴 만한 신체적 질환이 없는 상태에서 반복적으로 불수의적이거나 고의로 옷이나 침대에 배뇨를 보는 것으로, 최소한 3개월 동안 일주일에 2번 이상 유뇨 증세가 있으며, 소아의 발달연령이 최소한 5세 이상이어야 한다. 유뇨증의 증상은 낮이나 밤에 옷이나 침대에 소변을 보며, 이는 불수의적이지만 의도적일 수 있어서 참지 못하고 배뇨하기도 한다. 또한 빈뇨, 요실

표 51.3 Summary of recommendations for the treatment of OCD

Type	Recommended treatment
mild(CYBOCS score: 16~19)	CBT alone(single or group, minimum 10 sessions)
moderate(CYBOCS score: 20~29)	CBT alone or combined with an SSRI(minimum 10-week trial)
severe(CYBOCS score: 30~40)	CBT+SSRI(minimum 10-week trial)
remission(CYBOCS total score less than 10)	maintenance CBT(booster sessions for a minimum of 12 months)
	maintenance of SSRI at an optimal dose for a minimum of 12 months
partial response(35% to 50% decrease in CYBOCS score after achieving the optimal tolerated dose of SSRI for a minimum of 10 weeks)	switch to another SSRI
	augment with CBT(if not administered already)
	augment with atypical antipsychotic(E. g. risperidone, quetiapine, aripiprazole or haloperidol)
	Augment with clomipramine (ECG monitoring)
non-response(less than 35% symptom remission)	review diagnosis, comorbidities, compliance and family accommodation
	switch to another SSRI
	augment with CBT(if not administered already)
	augment with atypical antipsychotic(e. g., risperidone, quetiapine, aripiprazole or haloperidol)
	augment with clomipramine(ECG monitoring)
	treat comorbid disorders concurrently

CBT: cognitive behavior treatment provided by a competent clinician trained in this form of treatment in sessions lasting at least 60 minutes; CYBOCS: Children's Yale-Brown Obsessive-Compulsive Scale scores, SSRI: selective serotonin reuptake inhibitor

금, 긴박뇨urinary urgency 등이 동반될 수 있다. 유뇨증의 빈도는 나이가 증가하면서 감소하는데, 2세경에 80%, 4세에는 35%, 5세에 이르면 6~9% 정도로 감소하여, 매년 그 유병률은 15%씩 감소하는 것으로 알려져 있다. 그러나 청소년 중 1~1.5%가 유뇨증을 나타낼 수 있으며, 성인도 1%에서 유뇨증이 나타난다. 유뇨증 환아의 20% 정도에서 이차적인 정신과적 문제가 수반되는 우울증이 생기거나 자

신감이 결여되어 있다. 대부분의 성숙과 발달을 거치면서 저절로 호전되는 수가 많으나 1% 정도에서 성인기까지 지속된다. 배뇨훈련은 보통 1세 6개월과 2세 사이에 시작하며, 배뇨기능은 점진적으로 발달한다. 유뇨증의 원인은 명확하지 않으나 유전적 요인, 신경계의 미성숙, 방광근 수축의 기능장애, 심리사회적 스트레스, 부적절한 배뇨훈련들이 원인으로 제안된다. 유전적 요인이 높은 편인데, 유뇨증 환아의 부모형제 중에서 유뇨증이 비교적 많으며, 일란성 및 이란성 쌍생아에서의 일치율도 높다. 유뇨증 환자에서 항이뇨호르몬antidiuretic hormone, ADH의 야간 중 분비가 주간에 비하여 상대적으로 감소되어 있다는 보고가 있다. 즉 야간 중에 ADH의 분비 감소로 소변의 농도가 감소됨으로써 야간 중에 배뇨량이 증가하는 소견이 유뇨 증상과 관련성이 깊음을 시사하는 것이다. 일반적으로 유뇨증은 신경계의 성숙 및 발달의 지연에 의한 것으로 보는 견해가 지배적으로, 유뇨증은 정신지체나 전반적 발달장애 또는 여러 발달지연 아동에서 보다 흔하다. 1차성 유뇨증은 출생 후 현재까지 소변 가리기가 이루어지지 않은 채 계속 증상이 나타나는 경우이고, 2차성 유뇨증은 적어도 1년 이상의 기간을 소변을 잘 가려오던 아동이 다시 소변을 가리지 못하게 되는 경우를 말하는데, 일차성이 이차성보다는 더 흔하다. 밤에만 나타나는 야간형이 낮에만 나타나는 주간형보다 2~3배 정도 더 흔하며, 남아에서 여아보다 1.5~2배 정도 더 흔하다.[36]

(2) 비약물학적 치료

치료를 위한 일반적인 원칙으로는 다음과 같은 것들이 있다. 진단을 위한 나이는 최소한 5세는 되어야 하며, 치료를 소변 조절능력을 갖추는 것, 즉 증상에 초점을 맞추어야 한다. 따라서 일차적인 정신치료는 효과적이지 않다. 공존질환은 별도로 다루어져야 한다. 유분증 및 변비가 있을 때에는 이 질환들이 우선적으로 다루어져야 한다. 먼저 주간의 유뇨증상을 치료한다. 일차성 및 이차성 유뇨증의 치료방법은 기본적으로 같다. 부모에게 유뇨증에 대한 적절한 교육이 우선되어야 한다. 적절한 수분 섭취에 대한 교육과 부적절한 배뇨 패턴이 다루어져야 하며, 보상기법을 시도한다. 긍정적 보상은 유뇨 여부에 따라서가 아니며, 적절한 양으로 수분 섭취 조절, 자기 전 화장실 다녀오

기 등의 약속된 행동을 했을 때 제공된다. 만약 수분 섭취 조절과 적절한 배뇨훈련 및 보상기법의 사용에도 반응이 없는 경우 일차적 치료로 벨 경보요법이 권장된다. 벨 경 보요법은 가장 효과적이며 또한 지속적인 치료효과를 나타낸다. 만약 이러한 경보요법을 적절하게 시도한 후라면 약물은 이차적 치료기법이다. 약물치료는 치료를 받는 동안은 효과가 우수하나 약물 투여를 중단한 후에 효과가 지속되지 않을 수 있다.[37]

(3) 약물치료

약물치료는 유뇨증 아동에서 반드시 선택해야 할 치료법은 아니다. 약물치료의 적응증으로는 벨 경보요법을 시도하려고 하지 않는 경우, 아이가 동기가 부족할 때, 가족들이 벨 경보요법을 시행하기에 부담이 큰 경우(집안 일과 중, 다른 돌봐야 하는 영유아가 있는 경우 등), 학교 외부 활동 등으로 단기간에 조절이 필요할 때 등이 있다.

합성 항이뇨호르몬인 desmopressin(DDAVP)을 사용할 수 있다. DDAVP는 유뇨증의 일차적인 치료제로서, 1일 사용량은 0.2~0.4mg이며, imipramine을 투여할 경우에 나타날 수 있는 기면증, 변비, 어지러움, 심혈관계 부작용 등이 드물기 때문에 내약성과 안전성이 비교적 우수하다. 치료효과는 우수하여 70%에서 효과를 보이며, 30%는 완전히 반응을 보이고 40%는 일부 반응을 보이며 30%가 반응하지 않는 것으로 나타난다.[38] 그러나 약물 중단 시 효과는 지속되지 않았다. 0.4mg까지 사용을 해서도 효과를 보이지 않는다면 반응을 보이지 않는다고 판단하고 약물 투여를 중단한다. 가장 극적이면서 드문 부작용으로 저나트륨혈증 및 수분 중독이 있어서 이 경우에는 집중치료를 요한다. 삼환계 항우울제인 imipramine은 유뇨증에 오래전부터 사용되어 온 약물로, 기전은 명확히 알려져 있지 않았으나 중추성으로 수면의 구조를 변화시키거나 우울증을 치료하는 효과, 혹은 말초성 항콜린 작용에 의한 효과가 아닌가 추정된다. imipramine은 40~60%에서 효과적이나, 약물 중단 시에 그 효과는 유지되지 않았다. 보통 저녁에 10~25mg 정도(1mg/kg의 용량 이하)이면 흔히 충분하며, 만약 고용량이 필요하면, 하루 3번으로 분복을 하도록 하고, 최대 3mg/kg까지 천천히 증량해볼 수 있다. 과용량 복용 시 나타날 수 있는 심혈관계 및 간 독성에 대해 설명되

어야 한다. 치료용량에서도 심부정맥이 발생할 수 있기 때문에, 약물 투약 전과 후에 치료 중에는 심전도가 필요하며 심한 치료 저항성의 경우에 후순위로 사용한다.

유뇨증은 자연적으로 호전될 가능성이 높기 때문에 치료 도중 최소한 6개월이 경과하면 약물 투여를 중단해보는 것이 바람직하며, 이때 소량씩 매우 서서히 감량하여야 재발을 줄일 수 있다. 약물 투여를 중단한 후 재발할 경우 벨 경보요법 등의 행동치료를 함께 병용하면 재발률을 크게 줄일 수 있다.

51.3.2 유분증

(1) 임상양상

유분증은 만 4세 이상에서 대변을 못 가릴 만한 신체적 질환이 없는데도 적당한 장소가 아닌 곳이나 옷에 대변을 묻히는 것을 말한다. 조기의 배변훈련은 영유아기에 빨리 배변 절제를 할 수 있도록 해주기는 하지만 그럼에도 불구하고 4세경의 유분증 발생에는 영향을 미치지 못한다고 한다. 어머니의 우울과 불안 및 발달지연과 까다로운 기질이 선행한 후에 유분증이 뒤따를 수 있다는 보고가 있다.[39] 유전적 인자가 어느 정도 역할을 해서 일란성 쌍둥이에서의 일치율은 70%에 달하나, 이란성 쌍둥이에서는 18%로 감소하고, 부모 한 명이 병력이 있었을 때는 26%, 두 명이 병력이 있었을 때는 46%에서 발생하며, 특히 아버지가 병력이 있었을 때는 40%, 어머니가 병력이 있었을 때는 19%에서 발생한다.[40] 유분증의 유형은 정체성 유형functional constipation과 비정체성 유형functional non-retentive fecal incontinence, FNRFI으로 구분이 가능하다. 정체성 유형은 변비와 관련이 있으며 주기적으로 며칠 동안 대변을 장내에 정체시키다가 고통스럽게 배출을 하면서 변을 보는 것을 두려워하게 되고 악순환으로 변비가 더욱 악화된다. 이때 대변 덩어리가 커지면서 항문 입구를 막고 주변으로 대변의 수분 성분이 흘러나오는 현상을 초래하게 된다. 비정체성 유형은 변비와의 관련이 없이 정신적 혹은 신체적 이유로 배변 조절을 하지 못하는 것이다. 역학 연구가 워낙 드물지만, 10~16% 아동들 중에서 2%가 유분증을 보이고, 이들 중에서 18%가 비정체성 유형인 것으로 보고된 바 있다.[41]

(2) 비약물학적 치료

배설장애의 치료에서는 증상 자체의 조절 외에도 성격 및 환경의 조절 등과 같은 전반적인 치료적 접근을 요한다. 아동에게는 저하된 자존심과 관련한 안심과 격려가 필요하며, 이 과정에서 바람직한 행동과 협조가 이루어질 때 충분한 보상을 하는 행동수정요법이 효과가 있으며, 가족들에게도 전반적인 대장기능에 대한 교육이 필요하다. 유분증에서는 유뇨증의 경우보다는 기질적 원인에 의한 경우보다 심리적 요인이 작용하는 경우가 많아서 필요하다면 정신치료나 놀이치료를 통해서 이러한 내면의 심리적 갈등을 해소하는 것이 도움이 된다.[42]

(3) 약물치료

무작위, 통제연구들에 따르면 변비와 관련되지 않은 FNRFI에서는 경구 하제의 투여는 의미가 없다. 이는 오히려 변을 너무 묽게 만들어서 유분증상의 빈도가 늘어날 수도 있다. FNRFI에서 효과가 있다고 일부 증례에서 보고되는 것으로는 opiate 수용체 작용제인 loperamide가 있다. 이는 장 연동운동을 줄이고, 내부 항문 괄약근의 긴장도를 높이는 기능을 한다. 처방을 할 때에는 변비를 예방하기 위한 주의가 필요하다. 일부에서는 항우울제인 imipramine도 효과가 있다고 하는데, 이는 항콜린성 작용을 갖고 있다. 그러나 심혈관계 부작용의 우려가 있어서 일상적으로 처방해서는 안 되며 처방 시에는 주의를 요한다.[43]

변비와 관련된 경우에는 배변훈련과 함께 하제를 사용하여 처음에 대변에 의한 막힘을 제거하고 이후에는 유지치료를 하도록 한다. 일단 관장을 해서 박힌 대변 덩어리를 제거한 후에는 더 적은 용량으로 유지치료를 한다. 다시 분변의 재축적을 막기 위해서 최소 6개월에서 2년에 달하는 장기간의 유지치료가 필요하다. 하루 3번 식사 후에 배변훈련을 하고, 경구용 하제를 준다. 표준이 되는 가장 효과적인 하제는 polyethylene glycol(PEG)이다. 초기 용량은 하루에 0.4g/kg을 2번에 나누어서 시작하며, 변이 굳으면 용량을 늘리고 변이 묽으면 용량을 줄인다. 치료적 용량은 하루 0.2~1.4g/kg 범위이다. 기타 lactulose도 사용할 수 있다. 액상형 lactulose는 1일 1~3mg/kg의 용량을 1~3회에 걸쳐 복용한다.[39]

참고문헌

1. Mills S, Hedderly T. A guide to childhood motor stereotypies, tic disorders and the tourette spectrum for the primary care practitioner. Ulster Med J 2014;83(1):22-30.

2. Gadow KD, Nolan EE, Sprafkin J, Schwartz J. Tics and psychiatric comorbidity in children and adolescents. Dev Med Child Neurol 2002;44(5):330-8.

3. Knight T, Steeves T, Day L, Lowerison M, Jette N, Pringsheim T. Prevalence of tic disorders: a systematic review and meta-analysis. Pediatr Neurol 2012;47(2):77-90.

4. Freeman RD, Tourette Syndrome International Database C. Tic disorders and ADHD: answers from a world-wide clinical dataset on Tourette syndrome. Eur Child Adolesc Psychiatry 2007;16 Suppl 1:15-23.

5. Kim BN. Diagnosis and Treatment of Tic Disorders. J Korean Acad Fam Med 2004;25:359-70.

6. Du JC, Chiu TF, Lee KM, Wu HL, Yang YC, Hsu SY, et al. Tourette syndrome in children: an updated review. Pediatr Neonatol 2010;51(5):255-64.

7. Buse J, Schoenefeld K, Munchau A, Roessner V. Neuromodulation in Tourette syndrome: dopamine and beyond. Neurosci Biobehav Rev 2013;37(6):1069-84.

8. Hallett M. Tourette Syndrome: Update. Brain Dev 2015;37(7):651-5.

9. Maia TV, Conceicao VA. Dopaminergic Disturbances in Tourette Syndrome: An Integrative Account. Biol Psychiatry 2018;84(5):332-44.

10. Leckman JF, Bloch MH, Smith ME, Larabi D, Hampson M. Neurobiological substrates of Tourette's disorder. J Child Adolesc Psychopharmacol 2010;20(4):237-47.

11. Ellender TJ, Huerta-Ocampo I, Deisseroth K, Capogna M, Bolam JP. Differential modulation of excitatory and inhibitory striatal synaptic transmission by histamine. J Neurosci 2011;31(43):15340-51.

12. Udvardi PT, Nespoli E, Rizzo F, Hengerer B, Ludolph AG. Nondopaminergic neurotransmission in the pathophysiology of Tourette syndrome. Int Rev Neurobiol 2013;112:95-130.

13. Metzger H, Wanderer S, Roessner V. Tic disorders. In: Joseph M. Rey M, PhD, FRANZCP, Andrés S. Martin MD M,

editors. IACAPAP e-textbook of child and adolescent mental health. Geneva: International Association for Child and Adolescent Psychiatry and Allied Professions; 2012.

14. Yang C, Hao Z, Zhang LL, Zhu CR, Zhu P, Guo Q. Comparative Efficacy and Safety of Antipsychotic Drugs for Tic Disorders: A Systematic Review and Bayesian Network Meta-Analysis. Pharmacopsychiatry 2018.

15. Sallee FR, Nesbitt L, Jackson C, Sine L, Sethuraman G. Relative efficacy of haloperidol and pimozide in children and adolescents with Tourette's disorder. Am J Psychiatry 1997;154(8):1057-62.

16. Scahill L, Leckman JF, Schultz RT, Katsovich L, Peterson BS. A placebo-controlled trial of risperidone in Tourette syndrome. Neurology 2003;60(7):1130-5.

17. Pringsheim T, Doja A, Gorman D, McKinlay D, Day L, Billinghurst L, et al. Canadian guidelines for the evidence-based treatment of tic disorders: pharmacotherapy. Can J Psychiatry 2012;57(3):133-43.

18. Yoo HK, Joung YS, Lee JS, Song DH, Lee YS, Kim JW, et al. A multicenter, randomized, double-blind, placebo-controlled study of aripiprazole in children and adolescents with Tourette's disorder. J Clin Psychiatry 2013;74(8):e772-80.

19. Roessner V, Schoenefeld K, Buse J, Bender S, Ehrlich S, Munchau A. Pharmacological treatment of tic disorders and Tourette Syndrome. Neuropharmacology 2013;68:143-9.

20. Sallee FR, Kurlan R, Goetz CG, Singer H, Scahill L, Law G, et al. Ziprasidone treatment of children and adolescents with Tourette's syndrome: a pilot study. J Am Acad Child Adolesc Psychiatry 2000;39(3):292-9.

21. Arnsten AF. The use of alpha-2A adrenergic agonists for the treatment of attention-deficit/hyperactivity disorder. Expert Rev Neurother 2010;10(10):1595-605.

22. Practice parameter for the assessment and treatment of children and adolescents with obsessive-compulsive disorder. J Am Acad Child Adolesc Psychiatry 2012;51(1):98-113.

23. Rosario-Campos MC, Leckman JF, Mercadante MT, Shavitt RG, Prado HS, Sada P, et al. Adults with early-onset obsessive-compulsive disorder. Am J Psychiatry 2001;158(11):1899-903.

24. Flament MF, Whitaker A, Rapoport JL, Davies M, Berg CZ, Kalikow K, et al. Obsessive compulsive disorder in adolescence: an epidemiological study. J Am Acad Child Adolesc Psychiatry 1988;27(6):764-71.

25. Swedo SE, Leonard HL, Garvey M, Mittleman B, Allen AJ, Perlmutter S, et al. Pediatric autoimmune neuropsychiatric disorders associated with streptococcal infections: clinical description of the first 50 cases. Am J Psychiatry 1998;155(2):264-71.

26. Harvey JE, McCabe PC. A critical review of PANDAS research in the context of obsessive compulsive disorder. Health Psychology Report 2018;6(1):1-9.

27. Williams KA, Swedo SE, Farmer CA, Grantz H, Grant PJ, D'Souza P, et al. Randomized, Controlled Trial of Intravenous Immunoglobulin for Pediatric Autoimmune Neuropsychiatric Disorders Associated With Streptococcal Infections. J Am Acad Child Adolesc Psychiatry 2016;55(10):860-7 e2.

28. Micali N, Heyman I, Perez M, Hilton K, Nakatani E, Turner C, et al. Long-term outcomes of obsessive-compulsive disorder: follow-up of 142 children and adolescents. British Journal of Psychiatry 2010;197(2):128-34.

29. Watson HJ, Rees CS. Meta-analysis of randomized, controlled treatment trials for pediatric obsessive-compulsive disorder. J Child Psychol Psychiatry 2008;49(5):489-98.

30. Pediatric OCDTST. Cognitive-behavior therapy, sertraline, and their combination for children and adolescents with obsessive-compulsive disorder: the Pediatric OCD Treatment Study (POTS) randomized controlled trial. JAMA 2004;292(16):1969-76.

31. Geller DA, Biederman J, Stewart SE, Mullin B, Martin A, Spencer T, et al. Which SSRI? A meta-analysis of pharmacotherapy trials in pediatric obsessive-compulsive disorder. Am J Psychiatry 2003;160(11):1919-28.

32. Martin A, Young C, Leckman JF, Mukonoweshuro C, Rosenheck R, Leslie D. Age effects on antidepressant-induced manic conversion. Arch Pediatr Adolesc Med 2004;158(8):773-80.

33. Joshi G, Geller DA. 35. Assessment and Treatment of Obsessive-Compulsive Disorder. In: Andrés S. Martin MD M, Scahill L, Kratochvil CJ, editors. pediatric psychopharmacology: Oxford university press; 2011. 503.

34. Alvarenga PGd, Mastrorosa RS, Rosario MCd. Obsessive compulsive disorder in children and adolescents. In: Joseph M. Rey M, PhD, FRANZCP, editor. IACAPAP e-Textbook of Child and Adolescent Mental Health. Geneva: International Association for Child and Adolescent Psychiatry and Allied Professions; 2012.

35. Katzman MA, Bleau P, Blier P, Chokka P, Kjernisted K, Van Ameringen M, et al. Canadian clinical practice guidelines for the management of anxiety, posttraumatic stress and obsessive-compulsive disorders. BMC Psychiatry 2014;14 Suppl 1:S1.

36. Gonrard Av. enuresis. In: Joseph M. Rey M, PhD, FRANZCP, editor. IACAPAP e-Textbook of Child and Adolescent Mental Health. Geneva: International Association for Child and Adolescent Psychiatry and Allied Professions; 2012.

37. Glazener CM, Evans JH, Peto RE. Alarm interventions for nocturnal enuresis in children. Cochrane Database Syst Rev

2005(2):CD002911.

38. Neveus T, Eggert P, Evans J, Macedo A, Rittig S, Tekgul S, et al. Evaluation of and treatment for monosymptomatic enuresis: a standardization document from the International Children's Continence Society. J Urol 2010;183(2):441-7.

39. Gontard Av. encopresis. In: Joseph M. Rey M, PhD, FRANZCP, editor. IACAPAP e-Textbook of Child and Adolescent Mental Health. Geneva: International Association for Child and Adolescent Psychiatry and Allied Professions; 2012.

40. Bakwin H, Davidson M. Constipation in twins. Am J Dis Child 1971;121(2):179-81.

41. Rajindrajith S, Devanarayana NM, Benninga MA. Constipation-associated and nonretentive fecal incontinence in children and adolescents: an epidemiological survey in Sri Lanka. J Pediatr Gastroenterol Nutr 2010;51(4):472-6.

42. 손정우. 18장 배설장애. In: 정한용, editor. 신경정신의학교과서 3판. 서울: 대한신경정신의학회; 2017.

43. Koppen IJ, von Gontard A, Chase J, Cooper CS, Rittig CS, Bauer SB, et al. Management of functional nonretentive fecal incontinence in children: Recommendations from the International Children's Continence Society. J Pediatr Urol 2016;12(1):56-64.

노년기 정신장애의
약물치료

CLINICAL NEUROPSYCHOPHARMACOLOGY

CHAPTER 52

노년기 약물치료의 기본 원칙

임현국 · 이창욱

52.1 서론

최근 급격한 노인 인구의 증가에 따라 노인 정신질환 및 이와 연관된 약물치료의 빈도가 급격하게 증가하고 있다. 최근의 보고에 의하면, 20% 이상의 노인인구에서 정신작용약물을 복용하고 있으며, 요양원 등의 만성 기관 재원환자에서는 그 복용률이 20.9~44.3%까지 보고되기도 한다.[1,2] 일반적으로 노인의 경우, 다양한 신체적 정신적 변화로 인해 정신작용약물 복용 시 다양한 종류의 부작용을 경험한다. 정신작용약물을 복용하는 노인들이 겪을 수 있는 흔한 부작용에는 변비, 섬망, 인지기능장애 등의 항콜린성 부작용과 졸림 등의 항히스타민성 부작용, 기립성 저혈압 등의 항아드레날린성 부작용 등이 있다. 이러한 부작용의 결과 약물의 효과 저하, 순응도 저하 등의 결과로 이어질 수 있으며, 나아가 낙상이나 골절 등의 치명적인 사고로 이어질 수 있어 처방 시 많은 주의를 요한다. 따라서 노인들에게 정신작용약물을 투여할 경우, 정상적인 노화 과정과 연관된 약동학pharmacokinetics 및 약력학적pharmacodynamic 변화를 함께 고려하여 처방을 해야 한다. 아울러 노인이 되면서 겪게 되는 여러 가지 신체적인 질환 및 이와 연관된 기타 약물과 정신작용약물과의 약물 상호작용을 항상 고려하여야 한다.[3,4]

또한 노인 환자의 90% 이상에서 한 가지 이상의 약물을 복용하므로 약물 상호작용과 약동학, 약력학적 변화의 관찰은 필수적이라고 할 수 있다. 이를 통해 노인에서 수반되는 약물 부작용을 최소화하고 최대의 약효를 올림으로써 개개인의 신체적 변화에 따른 최적의 치료를 극대화할 수 있을 것이다. 하지만 노화와 연관된 신체 변화의 경우, 개인차가 항상 존재하고 있으므로 정신작용약물의 선택 및 치료 전략의 수립 시에는 단순한 나이에 따른 변화 외에도 개인에 따른 다양한 이학적 검사, 병력 청취에 기반한 치료전략을 세워야 한다. 또한 알츠하이머병과 같은 인지기능장애 환자에서는 항정신병약제의 사망률[5]과의 연관성이나, 벤조디아제핀계 약물의 장기 사용과 치매 위험도와의 연관성[6] 등 약물 자체의 위험 또한 고려해야 한다. 이처럼 노인 정신장애의 증상에 대한 약물치료 계획의 수립에는 다양한 요소들을 함께 고려해야 하는 복합적인 전략이 필요하다고 할 수 있다. 따라서 본 장에서는 노화에 의한 변화와 노인의 정신질환에서 살펴보아야 할 약물학적 특성과 아울러 약물치료의 기본적인 전략수립에 관하여 살펴보고자 한다.

52.2 노화와 연관된 약동학적 변화

노화에 따른 신체적인 변화, 특히 위장관기능 변화, 체중 변화, 수분량 변화 간 및 신장대사기능의 변화 등은 정신작용약물의 흡수, 분포, 대사, 배설에 있어 다양한 약동학적 변화를 일으키게 된다. 이 중 흡수 과정의 변화는 임상적으로 큰 문제가 되지는 않으나, 연령에 따른 변화 폭이 큰 분포, 대사, 배설의 과정은 노인에서 흔히 사용되는 정신작용약물의 효과와 이상반응을 예측하는 중요한 지표라고 할 수 있다. 하지만 노화에 따른 장기기능의 변화는 개인차가 심하여 같은 연령대의 노인이라도 약동학적 차이는 상당히 존재하여, 연령에 따른 객관적인 약동학적 변화를 예측하는 것에는 어려움이 있다. 따라서 노인 환자에 있어 정신작용약물의 투여 시 정확한 이학적 검사 및 병력 청취를 통한 질병 상태, 수분섭취 상태, 영양 상태, 심박출량이나 소변량 등에 대한 충분한 고려를 통하여 개인의 약동학적 변화에 대해 고려하는 것이 성공적인 약물치료를 위하여 무엇보다 중요하다 할 수 있다.

52.2.1 흡수

정상 노화 과정에서는 약물의 흡수가 일어나는 위장관기능의 변화가 수반되나, 이로 인하여 구강 투여 약물의 최대 농도까지 발현되는 시간T_{max}이나, 혈액 내 약물 최대 농도C_{max} 등은 영향을 받지 않는 것으로 알려져 있다.[7,8] 이처럼 노화로 인한 위장관 운동 변화가 약의 흡수에 영향을 미치지 않지만 그 반대의 현상, 즉 약물로 인하여 위장관 운동은 영향을 받게 된다.[9] 예를 들면 저역가 항정신병약제의 경우, 위장관 운동을 저해하여 변비, 소화불량 등의 증상을 일으키게 된다. 특히 치매 환자와 같이 본인의 증상을 명확하게 표현하지 못하는 환자의 경우 이러한 현상은 임상적으로 매우 중요하다. 알츠하이머병 환자의 경우 변비는 매우 빈번하게 발생하게 되며, 이로 인한 초조 및

공격성 등이 발생하게 된다. 이때 이러한 증상을 제어하기 위해 저역가 항정신병약제를 투여한다면, 위장관 운동은 악화되어 계속적으로 변비가 발생하고 다시 초조증상이 발생하는 악순환이 생기게 된다.

52.2.2 분포

통상적으로 약물의 분포는 노화에 따라 임상적으로 영향을 많이 받는다고 알려져 있다. 약물이 전신 순환을 하게 되면, 약물은 조직에 분포하게 되며, 이를 통해 약의 효과가 발생하게 된다. 약물이 체내에 흡수되면 혈장 내 단백질에 결합된 것과 유리된 것의 평형 상태를 이루게 된다. 노화와 연관된 약물 분포의 변화는 증가된 체지방량,[10] 감소된 체내 수분,[11] 감소된 알부민의 양,[9] 그리고 증가된 알파 1 글라이코 단백질[12]과 연관되어 있다. 체지방의 증가는 지용성 정신작용약물의 분포 증가를 일으키게 된다. 따라서 지용성 약물의 경우 분포가 증가하면서 제거가 지연되고, 약물의 작용 시간이 늘어나게 된다. 예를 들면 삼환계 항우울증 약제의 경우, 증가된 체지방으로 인하여 노인에게서 부작용 및 독성 효과가 더 빈번하게 발생할 수 있다.[13] 이와는 반대로 수용성 약제의 경우 노화와 연관된 체내 수분량으로 인해 체내 약물 분포가 감소하게 된다. 따라서 수용성 약제는 목표 혈중농도에 도달하기 위해 필요한 약 용량이 줄어들 수 있다. 또한 노화와 연관된 단백질 감소로 인하여 체내 알부민에 잘 결합되는 약물의 경우 유리 약물농도가 많이 증가하게 되어 노인의 경우 빨리 약물의 포화가 일어나게 되어 부작용 및 독성작용이 쉽게 일어나게 된다.

52.2.3 대사

간에서의 약물 청소율은 약물대사에 관여하는 효소의 활성도와 간 혈류량에 의해 결정된다.[4] 노인에서는 대사효소에 의한 약물의 대사와 간 혈류량에 의한 약물의 제거가 다소 저하되어 있다.[14] 이러한 변화는 여러 약물의 간 고유의 대사능력에 영향을 미쳐 간 청소율의 감소 및 제거 반감기의 증가를 유발한다.

52.2.4 배설

노인에서의 약동학적 변화 중 가장 두드러진 특징은 신장

표 52.1   노화와 연관된 신체기관의 기능 변화와 연관된 약동학적 변화

기관	기능 변화	약동학적 결과
순환기	혈장 알부민 농도의 감소 및 α-1-산당단백의 증가	약물의 유리 용량의 증가
소화기계	장기와 혈액 순환 감소	약 흡수 속도의 감소
신장	사구체 여과율 감소	활성 대사물의 신장 제거의 감소
간	간 크기 감소, 간 혈액 순환의 감소	간 대사의 감소
근육	체지방량 감소와 지방세포 증가	지용성 약물의 신체 분포 변화 및 이와 연관된 약물 반감기 증가

배설능력의 감소이다. 신장기능이 상대적으로 정상에 해당하는 노인에서도 신 혈류량, 사구체 여과율 및 세뇨관 분비율은 감소하고, 크레아티닌 청소율 또한 따라서 감소하게 된다. 이러한 변화로 인해 많은 약물들의 반감기가 상당히 길어지게 되므로 약물독성이 발생하지 않도록 하기 위해서는 약물의 용량이나 투여 횟수를 줄여야 한다.

52.3 노화와 연관된 약력학적 변화

약력학이란 약물 투여 후 인체에서 실제로 약물 반응이 생기는 현상 및 그 효과와 연관된 특성을 말한다. 일반적으로 신체적 차이에 따라 약의 효과는 개개인마다 다르며, 그 부작용의 양상도 차이가 있다. 이처럼 약물의 약력학적 특징에는 약물의 효과를 중재하는 데 필요한 생물학적 기전뿐 아니라 부작용에 대한 약리학적 작용까지 포함된다. 따라서 아미트립틸린amitriptyline과 같은 삼환계 항우울제와 같은 약물의 투여 시, 약효는 세로토닌과 노르에피네프린 재흡수 억제와 연관이 있고, 기립성 저혈압과 같은 부작용은 아미트립틸린의 알파 아드레날린 수용체의 차단과 연관이 있다. 표 52.2는 노인이 되면서 발생하는 주요 신경전달물질 체계와 연관된 약력학적 변화를 나타낸 것이다.

52.3.1 도파민 체계

정상 노화에서 도파민 신경전달물질 체계의 경우 도파민 D2 수용체의 감소를 선조체에서 보인다.[4] 정상 노인에서

표 52.2 노화와 함께 발생되는 주요 약력학적 변화

도파민 체계
↓ 선조체의 도파민 D2 수용체
콜린 체계
↓ 콜린아세틸전환효소
↓ 콜린세포 수의 감소
아드레날린 체계
↓ 베타 효현제에 대한 cAMP 생산
↓ 베타 아드레날린 수용체
↓ 베타 아드레날린 수용체 감수성
↓ 알파 2 아드레날린 수용체 반응성
GABA 체계
↓ benzodiazepine에 의한 정신운동
↑ GABA에 대한 시냅스후 수용체

이러한 감소는 운동장애와 연관되어 있다. 만약 도파민 세포 소실이 흑질에서 일정한 역치 이상이 되면 파킨슨 증상이 나타나게 된다. 파킨슨병에서는 이러한 세포의 소실이 연령의 증가와 함께 나타나게 되는 것이다. 도파민 D2 수용체의 소실은 약물 투여 시 추체외로증상 혹은 지연성 운동장애의 증가를 설명해준다고 볼 수 있다.[16,17] 따라서 노인들에게는 항정신병약물에 대한 민감도가 증가하므로, 일반 성인에 비해 적은 용량을 사용하는 것이 좋다. 또한 치매 환자의 배회, 망상, 폭력 등의 행동장애를 위해 투여하는 것은 사망률을 1.6~1.7배 정도 증가시키므로 가급적 자제하는 것이 바람직하다.

52.3.2 콜린 체계

정상 노화 시에는 콜린 세포의 감소와 아울러 아세틸콜린을 합성하는 콜린아세틸전환효소choline acetyltransferase 활동 감소가 발생하게 된다.[18] 대뇌피질, 해마, 마이너트 기저핵nucleus basalis of Meynert에서의 콜린세포의 감소와 콜린 체계의 활동성 감소는 기억력을 포함한 인지기능의 감소 및 알츠하이머병과 연관되어 있다.[19] 이러한 알츠하이머병에서의 콜린 가설은 현재 시판되고 있는 알츠하이머병 치료제의 기본적 약리학적 근간이 되고 있다. 또한 정상 노화 과정에서의 콜린 체계의 감소는 항콜린성 약물 투여 시 발생되는 섬망 현상의 주요 병리학적 요인으로 작용하고 있다.[20]

52.3.3 아드레날린 체계

정상 노화와 연관된 노르아드레날린 체계 변화는 주로 베타 아드레날린 수용체 변화와 연관되어 있다. 베타 아드레날린 수용체 반응의 생물학적 표지자인 cAMP의 농도는 정상 노화 시 감소된다. 아울러 노화에 따라 clonidine에 대한 알파 2 아드레날린 수용체의 반응성은 감소한다.[21] 알파 2 아드레날린 수용체의 경우 시냅스전에 위치하고 있어, 자극 시 음성 되먹임negative feedback 현상을 일으켜 시냅스전 뉴런에서 노르에피네프린 방출이 감소된다.[9] 따라서 노인에서는 알파 2 아드레날린 수용체의 반응성이 떨어짐에 따라 시냅스전 뉴런의 방출이 증가하여, 고혈압이 많아지게 된다. 정신과적 영역에서는 흔히 불안장애, 항정신병으로 인한 초조, 또는 금단현상의 치료를 위해 베타차단제인

propranolol이나, 알파 2 아드레날린 효현제인 clonidine을 흔히 사용하게 되며, 노인의 경우 젊은 성인에 비해 반응성이 떨어지게 된다.[9]

52.3.4 GABA 체계

노년기 환자의 불안 및 진정을 위해서 benzodiazepine계 약제는 가장 많이 사용된다. 특히 젊은 성인에 비해 단기작용 benzodiazepine의 투여는 노인에 있어 정신운동 활성의 감소 및 과다 진정 등의 부작용을 보인다. 이러한 현상은 흔히 약동학적 측면, 즉 약물 혹은 그 대사물질의 단순한 혈장농도 차이만으로는 설명되지 않는다.[11,22] 따라서 노인 환자에 있어 benzodiazepine의 투여 시에는 약력학적인 측면도 반드시 고려해야 한다. benzodiazepine계 약물과 연관된 약리학적 기전은 완전하게 설명되고 있지 않으나, 증가된 GABA 농도와 연관된 세포의 시냅스후 효과의 증가와 chloride ion channel의 증가된 세포 투과도와 연관이 있는 것으로 알려져 있다.[9]

52.4 약물 상호작용

대부분의 노인들은 연령의 증가에 따라 다양한 신체적 정신적 문제를 겪게 되며, 이와 연관된 다양한 종류의 약물을 복용하게 된다. 따라서 약물 간 상호작용의 이해는 효과를 극대화하고 부작용을 최소화하는 최적의 치료를 위해 필수적이라 할 수 있다. 많은 수의 정신작용 약제의 경우 Cytochrome P450(CYP) 효소군(CYP-1A2, CYP-2B6, CYP-2C9, CYP-2C19, CYP-2D6, CYP-3A4)에 의해 대사되고 있다(표 52.3).[23] 노화에 따른 CYP 효소군의 변화는 잘 알려지지 않았으나, 노화가 각각의 CYP 효소에 미치는 효과는 일정하지 않은 것으로 보고되고 있다.[14] 예를 들면 CYP 2D6은 노화에 따라 변화하지 않는 것으로 알려져 있으나, CYP 2C19나 CYP 3A4의 경우 연령에 따라 그 활성도가 감소하는 것으로 알려져 있다.[3,24] 앞서 언급한 대로 복합 약제 복용에 따라 흔히 복용하는 약물들 사이에서 경쟁적 또는 비경쟁적으로 중요한 약물 상호작용이 일어날 수 있다. 따라서 특정 효소를 효현하거나 길항하는 약물을 숙지하는 것은 약물 상호작용에 의한 부작용을 최소화할

수 있을 것이다.

52.5 노인 약물치료의 일반적 지침

연령이 증가함에 따라 약동학과 약력학도 함께 변화하기 때문에 대부분의 약물은 고령일수록 더 낮은 용량으로 투여되어야 한다. 더욱이 유전적 소인과 체질에 따른 개인의 차이는 약물의 치료효과와 부작용을 예측하기 어렵게 만들 수 있다. 따라서 노인의 정신약물치료에서는 "낮은 용량으로 시작하고 서서히 증량start low-go slow" 원칙을 명심해야 한다. 또한 약동학적 측면에서 노인은 성인보다 치료에 대한 반응이 늦게 나타날 수 있다. 예를 들어 우울증의 경우 성인에서는 치료반응이 나타나기까지 4주 정도의 기간이 소요되는 반면, 노인에서는 6주에서 8주의 기간이 필요할 수 있다. 이처럼 노인의 정신질환에 대한 약물치료 시에는 신체 변화와 연관된 다양한 변수가 존재하므로, 약물을 선택할 때에는 다음의 몇 가지 사항을 고려해야 한다. 첫째, 이전의 내외과적, 정신과적 치료반응을 고려한다. 따라서 병력 청취 시 이전 치료의 반응 정도, 부작용의 종류와 정도, 그리고 약에 대한 내성 등을 주의 깊게 청취해야 한다. 둘째, 환자의 유전적 성향에 따른 약물 반응을 고려한다. 만일 가족 중 한 사람이 정신과 약물을 투여받았다면 그 치료반응을 알아보는 것이 좋다. 이렇게 하면 어떤 약물이 환자에게 적합한지에 관한 대략의 예측을 할 수 있다. 셋째, 환자가 현재 복용하고 있는 다른 약물을 고려한다. 따라서 병력 청취 시 향후 환자에게 복용 중인 약물을 모두 가져오도록 권유하고, 그 약물들을 모으는 데 가족의 협조를 구하는 것이 도움이 될 것이다. 특히 한 약을 복용하고 있는지도 꼭 물어볼 필요가 있다. 넷째, 효과적이며 부작용을 최소화할 수 있는 병합 투여를 고려한다. 일반적으로 노인들은 한 가지 약물에 부분적으로 반응을 하거나 전혀 반응하지 않을 수 있다. 이러한 경우 질환이나 상태에 따라 몇 가지 치료제를 병합 투여하면 더 좋은 효과를 얻을 수 있다. 따라서 의사는 효과적인 병합치료 방법을 모색하고 병합 투여 시 발생할 수 있는 문제들에 관해 숙지하고 있어야 한다. 다섯째, 순응도를 고려해야 한다. 노화와 연관된 신체 변화, 생리적 변화, 약동학,

표 52.3 CYP 효소에 의해 대사되는 정신작용약물

CYP	약물			항우울제 길항제	기타 길항제		효현제
1A2	amitriptyline clomipramine clozapine cyclobenzaprine duloxetine estinyl estradiol fluvoxamine	haloperidol imipramine mexiletine mirtazapine olanzapine ondansetron pentazocine	tacrine tizanidine verapamil warfarin zileuton zolmitriptan	fluvoxamine paroxetine*	amiodarone cimetidine fluoroquinolones methoxsalen mibefradil ticlopidine		inhaled smoke insulin modafinil nafcillin omeprazole phenobarbital rifampicin
2B6	bupropion cyclophosphamide	efavirenz ifosfamide	methadone		thiotepa ticlopidine		phenobarbital rifampicin
2C8	amodiaquine cerivastatin	paclitaxel repaglinide	torsemide		gemfibrozil glitazones	montelukast	rifampicin
2C9	amitriptyline celecoxib diclofenac fluoxetine fluvastatin glipizide glyburide	meloxicam nateglinide phenytoin piroxicam irbesartan losartan	rosiglitazone tamoxifen tolbutamide torsemide sertraline warfarin	fluoxetine* fluvoxamine	amiodarone fluconazole fluvastatin isoniazid lovastatin phenylbutazone probenecid	sulfamethoxazole sulfaphenazole teniposide ticlopidine trimethoprim zafirlukast	phenobarbital rifampicin secobarbital
2C19	amitriptyline carisoprodol citalopram clomipramine cyclophosphamide diazepam	escitalopram fluoxetine hexobarbital imipramine indomethacin	lansoprazole mephenytoin phenytoin primidone sertraline	fluoxetine* fluvoxamine	chloramphenicol cimetidine felbamate indomethacin ketoconazole lansoprazole	modafinil omeprazole oxcarbazepine ticlopidine topiramate	carbamazepine norethindrone prednisone rifampicin
2D6	amitriptyline amphetamine aripiprazole atomoxetine carvedilol chlorpheniramine chlorpromazine citalopram clomipramine desipramine duloxetine encainide	escitalopram flecainide fluoxetine fluvoxamine haloperidol metoclopramide metoprolol mexiletine mirtazapine nortriptyline olanzapine ondansetron	paroxetine perphenazine phenothiazines propafenone risperidone sertraline tamoxifen thioridazine timolol tramadol TCAs venlafaxine	bupropion citalopram* duloxetine fluoxetine fluvoxamine paroxetine	amiodarone celecoxib chlorpheniramine chlorpromazine cimetidine clemastine clomipramine cocaine diphenhydramine doxepin doxorubicin halofantrine	haloperidol hydroxyzine levomepromazine methadone mibefradil moclobemide quinidine ritonavir terbinafine thioridazine ticlopidine tripelennamine	dexamethasone rifampicin
2E1	chlorzoxazone dapsone enflurane halothane	isoflurane isoniazid sevoflurane venlafaxine			disulfiram		isoniazid
3A4/ 5/7	alfentanil alprazolam amitriptyline amlodipine aripiprazole astemizole atorvastatin benzodiazepines buspirone cafergot	ergotamine escitalopram ethinyl estradiol ethosuximide etoposide felodipine fentanyl finasteride fluconazole fluoxetine	omeprazole ondansetron paclitaxel paroxetine pimozide progesterone quetiapine reboxetine risperidone salmeterol	fluvoxamine nefazodone	amiodarone aprepitant chloramphenicol cimetidine ciprofloxacin clarithromycin diethyl- dithiocarbamate diltiazem erythromycin	HIV protease inhibitors itraconazole ketoconazole macrolide antibiotics mibefradil mifepristone nefazodone norfloxacin	barbiturates carbamazepine efavirenz glucocorticoids modafinil nevirapine phenobarbital phenytoin pioglitazone rifabutin

(계속)

표 52.3 CYP 효소에 의해 대사되는 정신작용약물(계속)

CYP	약물			항우울제 길항제	기타 길항제		효현제

3A4/
5/7
	carbamazepine
	cerivastatin
	chlorpheniramine
	cisapride
	citalopram
	clarithromycin
	Clomipramine
	clozapine
	cocaine
	cyclosporine
	dapsone
	diazepam
	dihydropyridine
	  calcium channel
	  blockers
	diltiazem
	docetaxel
	doxycycline
	eplerenone
		haloperidol
		HIV protease
		  inhibitors
		hydrocortisone
		ifosfamide
		imatinib
		mesylate
		imipramine
		irinotecan
		isradipine
		itraconazole
		lidocaine
		loratadine
		lovastatin
		methadone
		midazolam
		mirtazapine
		nefazodone
			sertraline
			sildenafil
			simvastatin
			sirolimus
			tacrolimus
			tamoxifen
			telithromycin
			terfenadine
			testosterone
			trazodone
			triazolam
			venlafaxine
			verapamil
			vincristine
			zaleplon
			ziprasidone
			zolpidem
					fluconazole
					gestodene
						verapamil	rifampicin
							troglitazone

	CYP=Cytochrome P450 enzyme						

약력학 및 약물 상호작용을 고려한다 하더라도 환자의 약물 순응도가 떨어져, 약을 복용하지 않는다면 약의 효과를 기대할 수 없다. 약물 순응도를 높이기 위한 방법으로는 약의 복용 횟수를 1회에서 2회로 제한하거나, 복약에 대한 필요성에 대한 지속적 교육, 보호자의 교육 및 약품을 담는 용기나 도구 등을 이용한 순응도 증가도 고려할 수 있다. 이를 통해 노인 환자의 정신질환에 관한 약물 선택 시 최적의 효과를 낼 수 있는 약을 선택할 수 있을 뿐 아니라, 약으로 인한 부작용을 최소화함으로써 약물에 대한 최상의 치료반응을 이끌 수 있을 것이다. 아울러 약물의 투여와 연관된 노인의 삶의 질까지 고려할 수 있어야 할 것이다.

참고문헌

1. Aparasu RR, Mort JR, Brandt H. Psychotropic prescription use by community-dwelling elderly in the United States. J Am Geriatr Soc 2003;51:671-677.

2. Snowdon J, Day S, Baker W. Current use of psychotropic medication in nursing homes. Int Psychogeriatr 2006;18:241-250.

3. Pollock B, Forsyth C, Bies R. The critical role of clinical pharmacology in geriatric psychopharmacology. Clin Pharmacol Ther 2009;85:89-93.

4. Zubenko GS, Sunderland T. Geriatric psychopharmacology: why does age matter? Harv Rev Psychiatry 2000;7:311-333.

5. Schneider LS, Dagerman KS, Insel P. Risk of death with atypical antipsychotic drug treatment for dementia: meta-analysis of randomized placebo-controlled trials. JAMA 2005;294:1934-1943.

6. Zhong G, Wang Y, Zhang Y, Zhao Y. Association between Benzodiazepine Use and Dementia: A Meta-Analysis. PLoS One 2015;10:e0127836.

7. Evans MA, Triggs EJ, Cheung M, Broe GA, Creasey H. Gastric emptying rate in the elderly: implications for drug therapy. J Am Geriatr Soc 1981;29:201-205.

8. Montamat SC, Cusack BJ, Vestal RE. Management of drug therapy in the elderly. N Engl J Med 1989;321:303-309.

9. Catterson ML, Preskorn SH, Martin RL. Pharmacodynamic and pharmacokinetic considerations in geriatric psychopharmacology. Psychiatr Clin North Am 1997;20:205-218.

10. Novak LP. Aging, total body potassium, fat-free mass, and cell mass in males and females between ages 18 and 85 years. J Gerontol 1972;27:438-443.

11. Ritschel WA. Pharmacokinetic approach to drug dosing in the aged. J Am Geriatr Soc 1976;24:344-354.

12. Wallace SM, Verbeeck RK. Plasma protein binding of drugs in the elderly. Clin Pharmacokinet 1987;12:41-72.

13. Pentel PR, Bullock ML, DeVane CL. Hemoperfusion for imipramine overdose: elimination of active metabolites. J Toxicol Clin Toxicol 1982;19:239-248.

14. Howland RH. Effects of aging on pharmacokinetic and pharmacodynamic drug processes. J Psychosoc Nurs Ment Health Serv 2009;47:15-16, 17-18.

15. Olyaei AJ, Bennett WM. Drug dosing in the elderly patients with chronic kidney disease. Clin Geriatr Med 2009;25:459-527.

16. Jeste DV, Caligiuri MP, Paulsen JS, Heaton RK, Lacro JP, Harris MJ, et al. Risk of tardive dyskinesia in older patients. A prospective longitudinal study of 266 outpatients. Arch Gen Psychiatry 1995;52:756-765.

17. Saltz BL, Woerner MG, Kane JM, Lieberman JA, Alvir JM, Bergmann KJ, et al. Prospective study of tardive dyskinesia incidence in the elderly. Jama 1991;266:2402-2406.

18. Bowen DM, White P, Spillane JA, Goodhardt MJ, Curzon G, Iwangoff P, et al. Accelerated ageing or selective neuronal loss as an important cause of dementia? Lancet 1979;1:11-14.

19. Coyle JT, Price DL, DeLong MR. Alzheimer's disease: a disorder of cortical cholinergic innervation. Science 1983;219:1184-1190.

20. Tune LE, Bylsma FW. Benzodiazepine-induced and anticholinergic-induced delirium in the elderly. Int Psychogeriatr 1991;3:397-408.

21. Docherty JR. Aging and the cardiovascular system. J Auton Pharmacol 1986;6:77-84.

22. Reidenberg MM, Levy M, Warner H, Coutinho CB, Schwartz MA, Yu G, et al. Relationship between diazepam dose, plasma level, age, and central nervous system depression. Clin Pharmacol Ther 1978;23:371-374.

23. Ereshefsky L. Drug-drug interactions with the use of psychotropic medications. Interview by Diane M. Sloan. CNS Spectr 2009;14:1-8.

24. Bebia Z, Buch SC, Wilson JW, Frye RF, Romkes M, Cecchetti A, et al. Bioequivalence revisited: influence of age and sex on CYP enzymes. Clin Pharmacol Ther 2004;76:618-627.

CHAPTER 53

신경인지장애

이강수 · 홍창형

치매는 뇌의 신경세포가 손상되어 기억력, 판단력, 지남력, 언어능력, 시공간능력 등의 인지기능이 저하되고 이에 따라 일상생활 수행능력 및 사회생활 전반에 걸쳐 장애가 생기는 임상증후군을 일컫는다.[1,2] 치매의 유병률은 다소의 차이는 있지만 65세 이상에서 약 5~7%이고 80세 이상에서는 약 30~40%에 이른다고 보고되었다.[3] 치매를 일으키는 원인 질환으로는 약 80가지 이상의 질환이 보고되고 있지만 알츠하이머병, 혈관성 치매, 루이체 치매가 3대 주요 치매로 일컬어지고 있으며, 그 외 전두엽 치매 및 알코올성 치매 등이 주요 원인질환으로 부각되고 있다.

퇴행성 신경계 질환의 일종인 알츠하이머병의 일반적인 양상은 서서히 진행하는 경과를 밟으며, 혈관성 치매는 이와는 달리 급작스러운 발병을 보이고, 때로는 계단식의 악화를 나타내는 것이 특징적이다.[2] 반면 루이체 치매는 증상의 변동이 많으며, 추체외로증상 및 환각, 망상 등의 지각 및 사고장애의 정신병적 증상을 보이는 것이 특징적이다.[4] 치매의 전반적인 증상 및 경과는 초기의 기억장애에서 시작하여 중기에는 행동 · 정신장애가 두드러지며, 말기에는 신체장애가 동반되는 양상을 나타낸다. 치매에서 보통 발병에서 사망에 이르는 평균 기간은 8~10년으로 알려져 있으나, 신체적 합병증의 적절한 관리 시 15~20년까지도 늘어나는 것으로 보고되고 있다.[5] 치매의 치료는 약물치료와 정신사회적 치료로 크게 두 가지로 대별되며, 그중 대표적인 약물치료는 인지기능의 호전과 다양한 문제행동의 치료로 나누어진다. 정신사회적 치료는 인지기능의 저하 및 다양한 문제행동의 출현으로 인한 환자 및 가족의 정신적 및 사회적 문제들을 이해하고 돕는 데 있다.[6] 최근 약물치료의 발전으로 인지기능을 호전시키는 약물의 개발이 급속도로 이루어져 치매치료의 새로운 지평을 열어가고 있다. 치매의 약물치료를 현재까지 보고된 근거를 중심으로 일반적인 약물치료 원칙 및 알츠하이머형 치매, 혈관성 치매 및 루이체 치매를 중심으로 살펴보면 다음과 같다.

53.1 일반적 약물치료 원칙

치매의 치료원칙은 대부분의 만성적으로 진행되는 질환과 마찬가지로 일관성 있고 지속적으로 또 효율적으로 대처하는 것이 가장 중요하다.[6] 인지장애의 치료와 행동심리증상의 치료가 가장 중요하지만 환자의 일상생활 기능을 유지시켜주는 것과 아울러 가족들의 부담을 덜어줄 수 있는 치료, 그 외 법적인 문제와 윤리적인 측면도 동시에 치료 대상에 포함되어야 한다. 즉, 치매의 치료원칙은 의학적 모델에 입각하여 개개인의 특성을 고려하여 이루어져야 한다는 것이다. 첫째, 약물치료를 통한 증상의 완화 및 병의 급속한 진행의 억제, 둘째, 지속적이고 일관성 있는 치료 및 대처, 셋째, 환자 및 가족의 정신적 치료와 사회적인 지지체계 강화 등 통합적인 접근이 필요하다.

치매치료는 임상적으로 기억력 감퇴의 증상이나 증후가

있거나 신경인지기능 검사상 객관적인 인지기능의 약화소견을 보인다면 바로 시작할 수 있다. 그러나 치료 시작 전 원인적인 진단이 이루어져야 한다. 실제로 치매가 의심되는 환자를 대할 때 임상의사는 첫째, 이 환자의 기능장애는 정말로 치매인가 질문하여 다른 종류의 질병과 감별진단해야 하며, 둘째, 치매의 원인이 무엇인가 하는 원인진단, 셋째, 치매 과정이 가역적으로 호전될 수 있는 성질인가를 질문하는 세 단계의 진단적 노력을 수행하여야 한다. 치매의 진단은 기본적으로 환자 및 보호자의 정확한 병력 청취를 통한 병의 증세, 병의 경과는 물론 이학적·신경학적 검사, 신경인지기능 검사 및 뇌영상 검사 등의 체계적인 방법을 통하여 이루어져야 한다.[7]

많은 약물들이 치료제로서 시도되었으나 아직까지 효과가 뚜렷이 입증된 약물은 없다. 치매의 대표적인 인지장애의 증상이 주로 대뇌기저부의 콜린성 신경의 손상에 의해 기인된 것이라는 가설과 함께 여러 가지 기전을 갖는 콜린성 약물들이 개발되었다. 대표적인 것은 콜린에스테라제 억제제로 초기 및 중기의 알츠하이머형 치매 환자에서 약 25~40%의 범위에서 인지기능의 호전을 보였으나, 고도의 치매에서는 치료효과가 떨어지므로 치료의 시기가 무엇보다도 중요한 것으로 인식되고 있다. 항치매 약물은 치매 환자의 인지기능저하를 예방하고 회복시키며 아울러 일상생활기능을 증진시키는 모든 약물을 칭한다. 대표적으로는 콜린에스테라제 억제제cholinesterase inhibitor인 tacrine, donepezil, rivastigmine, galantamine 등이 여기에 속한다. 그 외에 뇌혈관 개선제, nootropics, 여성호르몬제, 각종 비타민 등도 인지기능저하를 치료할 수 있는 기전을 가진 약물로 제시되고 있다.[8] 또한 사고장애, 지각장애, 공격성 등 행동심리 증상의 치료제로는 과거에는 haloperidol 등 정형 항정신병약물을 사용했지만, 최근에는 비정형 항정신병약물인 risperidone, olanzapine, quetiapine의 소량 사용이 권장되고 있다.[9,10] 치매 환자에서 보이는 우울증 등 정동장애의 치료에는 세로토닌 재흡수를 차단시키는 sertraline, escitalopram 등의 항우울제가 비교적 폭넓게 사용되고 있다.[11] 기억장애, 언어장애, 인식장애 및 실행장애를 주소로 하는 인지기능장애와 공격적 행동, 배회, 환각, 망상, 우울 등을 주 증상으로 하는 행동심리증상의 치료의 두 가지로 나누어볼 수 있다. 치매의 약물치료는 초기, 중기까지

유지되어야 하나 고도로 인지기능이 손상되어 호전을 기대하기 어려운 말기에는 중단할 수 있다. 반면 행동심리증상을 개선시키기 위해 사용하는 항정신병약물, 항불안제, 항우울제 및 수면제 등은 환자의 상태에 따라 조절 내지는 중단할 수 있다. 대표적인 치매의 유형인 알츠하이머형 치매, 혈관성 치매 및 루이체 치매의 약물치료를 구체적으로 살펴보면 다음과 같다.

53.2 알츠하이머형 치매

알츠하이머형 치매에서 대뇌의 일차적인 병변은 신피질 choline 전달의 기시부인 Meynert 기저신경절의 신경세포들의 퇴행성 변화이며, 이로 인해 피질의 콜린계 활성이 감소된다.[1] 신경병리학적으로 볼 때 육안으로 관찰할 수 있는 소견으로 대뇌피질 위축, 피질구의 확장, 그리고 뇌실 확장이 관찰된다. 현미경의 소견으로는 대뇌의 전반적인 신경원 소실, 신경원 섬유층neurofibrillary tangles, 노인성 반점senile plaques, 과립공포변성granulovacuolar degeneration, 아밀로이드성 혈관증amyloid angiopathy 등을 관찰할 수 있다. 일반적으로 해마와 편도를 포함한 내측 측두엽에서 가장 심한 병리학적 변화를 관찰할 수 있다. 최근의 분자생물학적 연구에 따르면 β-아밀로이드 단백질과 아밀로이드 전구단백질amyloid precursor protein이 병적으로 과다 축적된다고 한다. 지금까지 밝혀진 유전자 이상으로는 상염색체 19, 21, 14, 1이며, 현재 유전자 이상과 관련되어 APP(Aβ), ApoE 및 presenilin(PS-1, PS-2)에 관한 연구가 활발히 진행되고 있다. 또한 기억에 관련된 신경전달물질로는 acetylcholine 및 glutamate가 관여하는 것으로 보고되었다.

알츠하이머형 치매의 약물치료는 상기의 병태생리에 근거하여 발전하여 왔으며, 1993년 미국 FDA에서 최초로 tacrine이 알츠하이머형 치매의 치료제로 공인을 받은 이후 약물치료는 새로운 가능성을 열어 가고 있다. 알츠하이머형 치매의 약물치료를 인지기능 개선제와 비인지기능 개선제로 구분하여 살펴보면 다음과 같다.

53.2.1 인지기능 개선제

1993년 최초로 미국 FDA에서 승인된 tacrine은 제1세대 콜린에스테라제 억제제[12]로 알츠하이머형 치매 환자에서 약 20~25%의 인지기능이 호전을 보였으나 부작용으로 간의 독성을 나타낸다고 보고되어 사용이 중단되었다. 그 후 제2세대 콜린에스테라제 억제제로 알려진 donepezil이 1996년에 미국 FDA에서 승인이 되었고, 2000년에는 rivastigmine이 승인되었다. 2001년에는 galantamine이 유럽 및 미국 FDA에서 승인되어 현재 임상에서 사용되고 있다. galatamine은 콜린에스테라제 억제기전뿐만 아니라 니코틴 수용체에도 작용하는 이중 작용을 지니고 있는 것으로 보고되고 있다. 2003년에 memantine이 미국 FDA에서 승인되어 중증 및 고도의 치매 환자에서 사용되고 있다.[13]

(1) 콜린성 약물

알츠하이머형 치매에서 콜린계가 중요한 역할을 한다는 증거로는 중추에 작용하는 항콜린계 약물이나 중추콜린계의 손상은 집중력과 기억력의 장애를 일으킨다는 점이다. 대표적인 콜린에스테라제 억제제는 콜린 신경전달을 증진시키는 치료제로서, 가역적인 콜린에스테라제 억제제를 투여함으로써 아세틸콜린의 불활성화를 막고 수용체에 대한 자극을 연장시키는 것이다.[12] 또한 콜린성 신경의 두 수용체인 니코틴계nicotinic receptor와 무스카린계muscarine receptor는 서로 연합하여 학습과 기억에 관여한다고 보고되었다. 콜린에스테라제 억제제는 공통적으로 다음과 같은 약물학적 및 임상적 특성이 있다.[14] 첫째, 콜린성 위장관 이상반응의 빈도는 약물 증량 속도와 밀접한 관련이 있다. 그러므로 자주 약물을 증량해야 하는 콜린에스테라제 억제제들에서 더 많은 콜린성 위장관 이상반응이 발생한다. 둘째, 말초에서의 acetylcholinesterase(AChE) 억제작용은 위장관 증상을 유발하고 중추에서의 AChE 억제 작용은 오심, 구토, 체중감소, 수면장애를 유발한다. 대부분의 이상반응은 일시적으로 발생했다가 시간이 경과하면서 곧 소실된다. 이상반응이 심각하면 약물 용량을 감소시키거나 다른 약물로 교체하거나 병용약물 투여를 고려할 수 있다. 하지만 대부분의 이상반응은 병용약물 투여로 호전되지 않는다. 셋째, 약물 투여 6개월 이후에는 알츠하이머병의 퇴행성 경과를 완화하는 효과가 현저히 감소하거나 소

실된다. 하지만 일부 환자에서는 수년간 약물 효과가 지속되기도 한다. 넷째, 필요하면 약물을 즉시 중단할 수 있다. 하지만 약물을 중단하면 기억력저하가 현저하게 악화된다. 약물 중단 후 발생한 저하는 재투여하거나 다른 콜린에스테라제 억제제를 투여해도 이전 수준으로 회복되지 않는다. 저용량에서 6개월 이내만 사용하다가 중단한 경우에는 미사용의 경우와 유의한 차이가 없다. 다른 콜린에스테라제 억제제로 교체하려고 할 때에는 기존 약물을 서서히 감량하면서 교체할 약물을 서서히 증량해야 한다. 기존 약물 중단 후 체내에서 약물이 완전히 배출될 때 기능적 저하가 유발될 수 있기 때문에 cross-titration하는 것이 바람직하다.

donepezil hydrochloride는 작용 시간이 긴 가역적 piperidine계 콜린에스테라제 억제제이다. tacrine과 달리 간 독성이 없다. donepezil 투여 시 가장 흔히 보고되는 콜린성 이상반응은 오심, 설사, 불면, 구토, 근육통, 피로 및 식욕부진이다. 오히려 주의를 기울여야 할 이상반응은 위산분비 과다, 체중감소, 현훈, 근육통 및 근육량 감소와 드물게 발생하는 실신 및 경련이다. 약물 투여 6개월 이후에 체중감소와 식욕부진이 심각한 수준이면 약물 투여를 중단하거나 교체할 필요가 있다. 불면증이 있으면 약물을 아침에 투여하는 것이 좋다. 이후에도 불면증이 지속되면 trazodone이나 반감기가 짧은 진정제를 단기간 사용할 수 있다. donepezil을 과량복용하게 되면 오심, 구토, 타액분비 과다, 저혈압, 서맥, 경련, 근육 약화 등이 발생할 수 있다. 그러므로 식욕부진, 악액질 및 저체중인 환자에서는 경과를 면밀히 관찰해야 할 필요가 있다. 자기 전에 5mg 혹은 10mg 투여한다. 처음 5mg 투여하고 4~6주 경과 후에 10mg으로 증량하는 것이 약물 이상반응을 줄여준다. donepezil의 위장관에서의 흡수는 음식 섭취의 영향을 받지 않는다. donepezil이 기억력이나 행동증상을 호전시키고 진행경과를 억제하는 효과가 있다고 일부 인정되지만 뇌의 퇴행성 변화를 중단시키거나 회복시킬 수는 없다. 효과 판정은 약물 투여 6주 후까지 기다린 후에 하는 것이 바람직하다. 효과가 없으면 증량하거나 다른 콜린에스테라제 억제제로 교체 투여하거나 보조약물을 병용 투여한다. 한편으로는 알츠하이머병 이외의 질환, 예를 들면 우울증 등이 있을 가능성을 검토해야 한다. 중등도 혹은 고도 알

츠하이머병 환자에게는 memantine을 donepezil과 병용 투여할 수 있다.

galantamine은 가역적, 경쟁적으로 작용하는 콜린에스테라제 억제제로 현재는 합성제제로 개발되었지만 원래는 수선화 구근에서 추출한 생약물질이었다. 흔한 이상반응으로는 오심, 설사, 구토를 들 수 있다. 16~24mg/day으로 투여할 때 약 15%에서 오심을 경험한다. 고용량을 일시에 투여하거나 급속히 증량하는 경우 오심을 경험하는 빈도가 증가하게 된다. 식욕저하와 체중감소는 약 10%에서 경험하게 된다. 약물 투여 6개월 후에 평가하여 식욕저하와 체중감소가 심각하다고 판단되면 약물 중단을 고려할 수 있다. 이 외에 두통, 현훈, 피로, 우울증 등도 발생한다. 드물지만 실신과 경련이 발생하기도 한다. galantamine을 과량복용하게 되면 오심, 구토, 타액분비 과다, 과도한 발한, 저혈압, 순환부전, 서맥, 경련, 근육 약화 등이 발생할 수 있다. galantamine 시작 용량은 8mg/day으로 4mg bid로 투여하고 4주일마다 8mg씩 증량하여 가능한 최대 용량까지 증량한다. 통상적으로 최대용량은 24mg/day이지만 32mg/day으로 투여할 수도 있다. 하루 한 번만 복용할 수 있도록 작용 시간이 연장된 galantamine PRC prolonged release capsule는 8mg, 16mg, 24mg의 세 가지 용량의 정제가 시

판되고 있다. galantamine PRC는 시작 용량은 8mg qd로 투여하고, 4주일마다 8mg씩 증량하여 가능한 최대 용량까지 증량한다. 통상적으로 최대 용량은 24mg qd이다.

rivastigmine은 가성-비가역적 선택적 콜린에스테라제 억제제이다. 흔한 이상반응으로는 오심, 설사, 구토, 식욕저하, 체중감소, 소화장애, 위산분비 증가를 들 수 있다. 이 외에 두통, 현훈, 피로, 쇠약, 과다발한 등도 발생하며 드물지만 실신과 경련이 발생하기도 한다. rivastigmine을 과량복용하게 되면 오심, 구토, 타액분비 과다, 과도한 발한, 저혈압, 순환부전, 서맥, 경련, 근육 약화 등이 발생할 수 있으며 호흡근이 심하게 약화되면 사망할 수도 있다. rivastigmine을 중단하였다가 재투여할 때에도 처음의 지침을 지켜 증량하지 않으면 위장관 이상반응을 경험한다. 시작 용량은 3mg/day으로 1.5mg bid로 투여하고 2주일마다 3mg씩 증량하여 가능한 최대 용량까지 증량한다. 통상적으로 최대 용량은 12mg/day이다. 오심은 같은 용량으로 유지하고 있을 때보다는 증량할 때 더욱 빈번하게 발생한다. rivastigmine을 빨리 증량하려고 시도하면 위장관 이상반응을 경험할 가능성이 훨씬 커진다.

현재 임상에서 폭넓게 사용 중에 있는 콜린에스테라제 억제제를 작용기전에 따라 요약하면 표 53.1, 53.2와 같다.

표 53.1 콜린에스테라제 억제제의 임상약물학

	donepezil	galantamine	rivastigmine
type of compound	Piperidine-based	Phenanthrene alkaloid	carbamate
mechanism of action	AchE inhibitor	AchE inhibitor Nicotinic AchR modulator	AchE inhibitor BuchE inhibitor
receptor binding	Non-competitive reversible	competitive reversible allosteric modulation	Pseudo irreversible
selectivity	AchE ≫ BuchE	AchE ≫ BuchE	AchE = BuchE
absorption affected by food	no	yes	yes
plasma half life	70 hours	6~8 hours	1.5 hours
plasma protein binding	high (95%)	minimal (0~20%)	low (40%)
dosing	5 or 10mg QD	8 or 12mg BID	1.5~6mg BID
tolerability	well tolerable, but may cause sleep disturbance	well tolerable	well tolerable, but may cause GI trouble, weight loss
metabolism	CYP450 2D6/3A4 glucuronidation	multiple pathways; low drug interactions	independent of CYP450 system

표 53.2 국내 치매 치료약물의 임상 가이드라인

	donepezil	galantamine	rivastigmine patch	rivastigmine	memantine
효능 및 효과	donepezil 5,10mg, 알츠하이머형 치매 또는 혈관성 치매 donepezil 23mg 중등도, 중증 알츠하이머형 치매	경도, 중등도 알츠하이머형 치매	1. 경도, 중등도 알츠하이머형 치매 또는 파킨슨 치매 2. 중증 알츠하이머형 치매	1. 경도, 중등도 알츠하이머형 치매 2. 경도, 중등도 파킨슨 치매	중등도, 중증 알츠하이머형 치매
용법 및 용량	donepezil 5, 10mg 1일 1회 5mg씩 취침 전 투여 이상반응의 빈도가 증량 속도에 의해 영향을 받을 수 있으므로, 4~6주간은 5mg 용량을 투여. 임상적 반응을 평가한 후 10mg까지 증량. 저체중인 85세 이상 여성은 이상반응 모니터링이 필요 donepezil 23mg 1일 1회 저녁 취침 직전에 음식과 상관없이 투여 분할, 분쇄하거나 씹어서는 안 된다. 최소 3개월 동안 10mg을 1일 1회 복용한 환자에게 23mg을 투여	1일 1회 아침 식사 직후 투여. 씹거나 분쇄하지 말고 적당량의 물과 함께 그대로 삼켜서 복용한다. 이 약을 투여하는 동안 적절한 수분 섭취를 하도록 한다. 처음 4주 동안 1일 1회 8mg 투여 이후 1일 1회 16mg을 최소 4주 이상 투여 임상적 유익성 및 내약성 등을 평가하여 최대 1일 24mg까지 증량	1. 1일 1회 5mg 시작. 최소 4주 투여 후 내약성이 좋다면 권장 유효 용량인 10mg 증량 인지기능의 저하를 보일 경우 6개월 이상 투여하였고, 내약성을 보인 경우 15mg 증량 2. 1일 1회 유효 용량인 15mg까지 증량 위장관계 이상반응 및/또는 추체외로계 증상의 악화가 관찰되는 경우 투여를 일시 중단 6mg 경구약: 패치 5mg 6mg~12mg 경구약: 패치 10mg 1일 1회 1매씩 등의 상부 또는 하부, 팔의 상부 깨끗하고 상처 없는 건조한 부위에 부착 패치는 과다한 햇빛, 사우나, 일광욕 등에 장시간 노출 되어서는 안 된다. 패치를 잘라 사용하지 않는다.	1일 2회 아침, 저녁 식사와 함께 경구투여 1. 초기 용량은 1일 3mg이며 환자별로 2주 이상의 간격을 두고 최고 내성 용량 혹은 최대 권장 용량인 1일 12mg으로 증량 목표 용량 범위는 1일 6~12mg 1회 1.5mg을 1일 2회 최소 2주 동안 투여 후 내약성이 좋으면 3mg씩 1일 2회로 증량. 1회 4.5mg을 1일 2회 투여하고 내약성이 좋다면 최소 2주 투여 후 1회 6mg을 1일 2회로 증량 2. 파킨슨 치매 환자도 같은 용법을 따른다.	반드시 알츠하이머 치매의 진단 및 치료 경험이 있는 의사에 의해 시작되어야 하며, 보호자가 환자의 약물 복용을 주기적으로 확인할 수 있는 경우에 한해 시작 음식물의 섭취와 상관없이 복용 첫째 주 : 1일 5mg 둘째 주 : 1일 10mg (5mg씩 1일 2회) 셋째 주 : 1일 15mg (아침에 10mg, 저녁에 5mg) 넷째 주 : 1일 20mg (10mg씩 1일 2회). 권장 유지 용량은 1일 20mg(10mg씩 1일 2회)

(2) 글루타메이트성 약물

글루타메이트는 신경세포에 대한 중요한 흥분성 신경전달물질로 학습과 기억에 중대한 역할을 하는 것으로 알려져 왔다. 그러나 한편으로 글루타메이트는 NMDA와 non-NMDA 수용체를 통한 신경독성 작용도 갖고 있으며, 중추신경계의 몇몇 퇴행성 질환의 원인이 되기 때문에 글루타메이트에 작용하는 약물치료는 복잡한 수용체 기능을 고려한 뒤에 이루어져야 할 것이다. 현재는 NMDA 수용체의 길항제인 memantine이 중등도 이상의 치매에서 글루타메이트에 의한 세포독성을 막는 효과를 위해 사용되고 있다.[13]

memantine은 N-methyl-D-aspartate(NMDA) receptor의 길항제로 흥분성 아미노산으로 인한 신경독성을 차단하지만 학습과 기억에 필요한 수준의 glutamate의 생리적 작용을 방해하지는 않는다. 중등도 및 고도 알츠하이머병에 대한 적응증을 획득하였다. 빈도가 높은 이상반응으로는 현기증, 변비, 혼돈, 두통이 있다. memantine은 하루 2회 투여해야 한다. 시작 용량은 첫 일주일간은 5mg/day으로 아침 5mg을 투여하고, 둘째 주일은 10mg으로 증량하여 5mg bid, 셋째 주일은 아침 10mg, 자기 전 5mg, 넷째 주일 이후는 10mg bid로 유지한다. 통상적인 유지 용량은 20mg/day(10mg bid 투여)이다. 보통 약물은 알약 형태이지만 연하곤란이 있는 환자를 위하여 액상으로 된 약물도 보급되어 있다.

53.2.2 비인지기능 개선제

비인지기능 개선제란 치매로 인한 대표적인 증상인 행동심리증상behavioral and psychological symptoms, BPSD의 치료약물을 말한다.[10] 비인지기능에 사용되는 약물치료는 첫째, antipsychotics/conventional antipsychotics, atypical antipsychotic, 둘째, antidepressants/trazodone, selective serotonin reuptake inhibitor, tricyclic antidepressant, 셋째, benzodiazepine 및 넷째, anticonvulsants 등을 증상 및 양상에 따라 아래와 같이 다양하게 사용될 수 있다.

(1) 행동심리증상의 치료

알츠하이머형 치매에서 정신병적 증상의 이환율은 30~40%이며, 중등도 이상 말기로 갈수록 더 높아지는데, 대개 피해망상과 환청이 흔하고 이로 인한 언어적 혹은 신체적 공격성, 초조, 비협조, 흥분, 파괴적 행동이 나타날 수 있다. 이러한 다양한 정신이상 증상 및 문제행동은 치매의 인지기능을 악화시키며 질병을 빠르게 진행시킬 수 있기 때문에 적절한 치료가 필요하다. 아울러 치매 환자는 복잡한 환경에 적응하기 어려워 더욱 많은 문제행동을 일으키므로 되도록 안전하고 단순한 환경에서 생활할 수 있도록 환경을 조성하고, 청각과 시각에 대한 정규적인 검사를 실시해 감각기능의 저하로 인한 문제행동을 예방해야 한다. 또한 문제행동이 나타나면 우선 원인에 대해 생각해보고 언제, 어디서, 어떻게 행동하는지 자세히 관찰한 후 비약물적인 대처 방법을 우선적으로 적용해야 하며, 이로써 호전이 없을 때 약물치료를 고려한다. 이러한 행동심리증상에 사용할 수 있는 약물은 첫째, 항정신병약물로 기존에는 haloperidol이 사용됐지만, 최근에는 비정형 항정신병약물로 알려진 risperidone, olanzapine, quetiapine의 사용이 권장되고 있다. risperidone의 초기 용량은 0.5mg/day, 유지 용량은 1~2mg/day이며, olanzapine의 초기 용량은 2.5mg/day, 유지 용량은 5~7.5mg/day으로 제시된다.[10] 수면장애가 동반될 경우는 zolpidem 5~10mg이 사용될 수 있다. 심한 흥분 시는 haloperidol 및 lorazepam 근육주사가 권장될 수 있다. 둘째, 치매 환자에서 보이는 초조, 과잉행동, 공격적 행동이 양극성장애의 조증기에 보이는 행동증상과 유사한 면이 있어 항조증약물을 시도해볼 만한데, carbamazepine이나 sodium valproate가 효과가 있었다는 임

상 보고도 있다.[19]

(2) 정동장애의 치료

치매 환자에서 흥미저하, 사고나 집중력의 저하, 무감동증, 정신운동성 지연, 수면장애 등의 증상이 흔한데 이런 우울증 증상이 인지기능을 더 악화시킨다. 치매 환자에서 동반된 우울증은 삼환계 항우울제, 단가아민 산화효소 억제제, 전기경련치료에 반응을 보였다고 보고되었다. 삼환계 항우울제는 인지기능 호전과 우울한 기분, 일상 활동력을 증가시킨다는 보고가 있다. 현재 선택적 세로토닌 재흡수 억제제가 주로 우울증상에 효과가 있었다고 보고되었으며 최근에 개발된 venlafaxine은 노인 우울증 환자에서 항콜린성 부작용이나 저혈압을 유발시키지 않아 비교적 안전하다고 보고되었다.[11]

53.2.3 약물사용의 선택 및 평가

일반적으로 콜린에스테라제 억제제의 약물사용의 지침은 표 53.3과 같다. 즉, 치매약물의 적합한 선택은 부작용 없이 안전하게 효율적인 증상의 완화를 기하는 데 목적이 있다. 기억, 언어, 인식 및 실행장애를 포함하는 인지기능 장애와 공격적 행동, 배회, 환각, 망상 등을 포함하는 행동심리증상의 치료에 중점이 주어진다.

인지기능 면에서 기존의 콜린에스테라제 억제제 치료에 반응하지 않을 경우 다른 종류의 콜린에스테라제 억제제로 바꾸어 사용할 수 있다. 인지기능 개선제는 초기, 중기,

표 53.3 콜린에스테라제 억제제의 치료지침

Prescription only for patients with	1. Probable Alzheimer(by McKhann Criteria) 2. Duration>6months 3. Mini-mental state examination 10~24
Three phase evaluation of response	1. Early (2 weeks) for side effects 2. Later (3 months) for cognitive state 3. Continued every 6 months for disease
Stop treatment if	1. There is early or poor tolerance or compliance 2. There is continued deterioration at pretreatment rate after 3~6 months 3. There is accelerating deterioration after maintenance 4. Drug-free period suggests drug is no longer helping

중·고도까지 유지되어야 한다. 단 심각한 고도 인지기능 장애로 호전을 기대하기 어려울 경우는 약물사용을 중단할 수 있다. 반면 비인지기능 개선제로 사용된 항정신병약물, 항불안제 및 항우울제, 수면제 등은 환자의 상태에 따라 임상의가 조절하거나 중단할 수 있다.

치료반응의 평가에서 초기의 추적관리는 약물의 안전성을 확인하기 위하여 특히 중요하다. 항치매약물은 약물치료 후 약 1~2주에서 4주까지의 기간에 추적관리를 해야 하며, 특히 약물의 부작용을 조심스럽고 주의 깊게 살펴보아야 한다. 임상적 효과의 추적관리는 6~8주에서 시작되어 분기별로 실시한다. 일반적으로 인지기능의 추적평가는 MMSE 및 ADAS-cog, 행동증상의 추적평가는 neuropsychiatric inventory(NPI), 일상생활 기능의 평가에는 activities of daily living(ADL) 평가도구를 사용한다.[7]

인지기능 개선제로 사용되는 콜린에스테라제 억제제의 부작용으로는 구토, 설사, 어지럼증이 나타날 수 있다. 임상적으로 약 10%에서 약물의 부작용이 보고되고 있다. 항정신병약물 사용 시에는 추체외로증상 등의 부작용에 유의하여야 한다. 일반적으로 치매 약물의 초기 시작 용량은 인지기능장애에 donepezil이 1일 5mg이 사용되며, rivastigmine이 6mg, galantamine은 8mg의 범위에서 1일 2회 사용된다. 또한 비인지기능장애의 대표적인 증상인 행동, 정신증상의 치료에 사용할 수 있는 atypical antipsychotics 중에서 risperidone의 초기 용량은 1일 0.5mg/day이며, olanzapine은 1일 2.5mg이 제시된다. 또한 유지 용량은 인지기능장애에 donepezil이 1일 5~10mg이 사용되며, rivastigmine이 9~12mg, galantamine은 16~24mg의 범위에서 사용된다. 또한 비인지기능장애의 대표적인 증상인 행동, 정신증상의 치료에 사용할 수 있는 risperidone은 1일 1.0~2.0mg/day이며, olanzapine은 1일 5.0~7.5mg으로 제시된다.[20]

53.2.4 약물치료의 전망

아세틸콜린에스테라제 억제제 및 NMDA 수용체 길항제는 알츠하이머병의 진행 속도를 완화시키거나 정지시킬 수 없는 대증적인 치료제에 머물고 있어서 근본적 치료제가 절실히 필요한 상황이다. 알츠하이머병의 원인과 발병 기전에 대한 이해가 진전되면서 질병의 경과를 변화시킬 수 있을 것이라 기대하는 수많은 새로운 약물들이 개발되고 있다.

(1) 아밀로이드 단백 표적 약물

알츠하이머병의 신약개발은 주로 아밀로이드 가설에 근거하여 이루어지고 있으며 대부분의 무작위 대조군 연구 또한 Aβ를 목표로 설계되고 있다. 아밀로이드는 β-secretase로 알려져 있는 단백분해효소인 β-site APP cleaving enzyme(BACE-1)에 의해 APP에서 Aβ 영역의 N-말단부가 절단되고 이어서 세포막에 붙어 있는 C-말단절편이 γ-secrestase에 의해 세포막 안에 함입되어 있는 부위가 절단되어 생성된다.[21] 그러나 어떤 타입의 Aβ가 독성이 있는지와 직접적으로 알츠하이머병을 일으키는지에 대한 논란이 있어 아밀로이드 가설도 계속하여 수정을 거듭하고 있다.[22,23] 비록 아밀로이드 가설이 의심할 여지 없이 알츠하이머병 연구의 중심에 자리하고 있지만, 무작위 대조군 연구의 결과들이 임상 실제로 이어지지 못하고 있다.

β-secretase inhibitors는 neuregulin-1을 포함한 많은 기질을 가지고 있으며 뇌혈관장벽을 통과해야 하는 등의 이유로 개발이 상당히 어려워 3상 임상시험도 손에 꼽을 정도이다. rosiglitazone은 제2형 당뇨병의 경구약제로 사용되고 있으며 nuclear peroxisome proliferator-activated receptor γ(PPAR γ)를 자극하여 β-secretase inhibitor로 작용한다. 경도 및 중등도 알츠하이머병에서 단독요법으로 rosiglitazone을 투여한 3상 임상시험에서 인지기능이나 전반적인 기능 모두에서 효과가 없었다.[24] 미국 FDA에서는 최근에 rosiglitazone의 사용과 관련하여 심장병의 위험이 있음을 경고하였으며, 이후로는 효과성 부족으로 인하여 더 이상의 임상시험은 진행되지 않고 있다.

semagacestat는 γ-secretase inhibitors들 중 최초로 3상 임상시험까지 도달한 약제이다. 하지만 2,600명 이상이 참가한 2개의 장기간 3상 임상시험에서 중간 분석결과 semagacestat는 질병의 진행을 억제하지 못하고 인지기능 저하와 일상생활의 기능저하를 초래하는 것으로 밝혀져 연구가 중단되었다. γ-secretase modulator는 Notch와 관련한 부작용 없이 선택적으로 APP의 생성을 억제할 수 있다는 장점에서 주목을 받고 있다. Notch 신호전달체계는 세포의 분화에 연관되어 있으며, 이를 억제하게 되면 여러 가지 혈액 관련 또는 위장관계 부작용, 피부 반응, 머리카락의 색깔 변화 등의 부작용이 나타나게 된다. 비스테로이드성 소염제NSAID의 일종인 ibuprofen, indomethacin, sulindac 등은 APP에 결합하여 γ-secretase modulator로 작용한다. 이들 중에서 selective β-amyloid lowering agents(SALA)로 알려진 tarenflurbil은 NSAID 계열 약물인 flurbiprofen의 R형 이성질체로서 γ-secretase modulator로서는 처음으로 3상 임상시험까지 간 최초의 약물이다. 미국의 133개 지역에서 안정화된 용량의 콜린에스테라제 억제제를 복용하고 있는 경도의 알츠하이머 치매 환자 1,600명을 대상으로 18개월간 3상 임상시험을 진행하였다. tarenflurbil 800mg TID 복용군과 위약 대조군을 비교했을 때 ADAS-cog와 ADAS-ADL 모두에서 유의한 차이가 관찰되지 않았다.[25]

Aβ의 농도가 일정한 역치를 넘게 되면, 비용해성 fibril이 증가하여 응집하게 되며 뇌에 침착된다. fibril 형성 과정에 관여하는 다양한 인자들에 대한 이해가 아직은 부족하지만, 이러한 과정들을 차단하는 것이 치매의 치료에 있어 도움이 될 것은 분명하다. 최근 동물 모델을 이용한 실험에서 Zn-Cu chelator가 Aβ의 축적을 억제하는 효과가 있었다고 보고된 바 있다. tramiprosate는 아미노산인 타우린을 변형한 것으로 soluble Aβ와 결합하여 아밀로이드 반amyloid plaque의 형성을 억제하는 antifibrillar agent로 작용한다. 북미 67개 센터에서 경도 및 중등도 알츠하이머 치매 환자 1,052명을 대상으로 한 3상 임상시험에서 tramiprosate 100mg, 150mg BID 복용군과 위약 대조군을 비교하였다. ADAS-cog, clinical dementia rating scale-sum of boxes(CDR-SOB), 뇌자기공명영상의 해마용적의 변화 모두에서 두 군 간의 차이는 관찰되지 않았다.[26]

인간의 APP를 과잉 생산하도록 형질전환된 쥐를 통한 실험에서 합성 Aβ를 복강 내에 주사할 경우 아밀로이드 반의 형성이 억제된다는 것이 밝혀졌다.[27] Aβ 예방접종vaccination은 Aβ의 침착을 막는 것에만 그치는 것이 아니라, Aβ 침착 방지와 제거까지 일으키는 것으로 보고되었다. 또한 Aβ의 예방접종은 형질전환 쥐에서 나이의 증가에 따른 학습저하와 기억력 손상에 대한 보호 작용이 있는 것으로 나타났다. 그러나 Aβ 예방접종에 의한 인지기능의 향상이 직접적으로 아밀로이드 반의 감소와 연관이 있는

지, 혹은 Aβ 대사의 어떤 단계가 예방접종에 의하여 영향을 받는지는 불명확한 상태이다. AN1792는 합성 Aβ1-42를 이용한 최초의 능동면역 임상시험 약제로서 2상 임상시험 도중 대상 환자 6%에서 무균성 뇌막염이 발생하여 연구가 중단되었다. 2세대로서 Th-1세포 활성능력이 적고 C-말단이 절단된 Aβ 절편을 이용한 안전한 능동면역 백신이 개발되고 있으나 아직 임상적 사용 허가를 획득한 약물은 없다. 능동면역 요법의 T-림프구 관련 부작용을 피해갈 수 있는 방법으로 Aβ 항원 결정인자에 대한 단일클론항체를 이용한 다양한 수동면역 요법이 개발되고 있다. 환자를 대상으로 bapineuzumab을 13주마다 한 번씩 총 6번 주입한 234명 대상의 18개월, 2상 임상연구결과가 2008년 International Conference on Alzheimer's Disease에서 발표되었다.[28] 안전성과 관련하여 주된 관심을 모았던 magnetic resonance image에서 관찰되는 혈관 부종은 12명의 환자에게 나타났지만 모두 관해되었다. 비록 위약 대조군보다 bapineuzumab 투여군에서 이상반응이 두 배 이상 관찰되었으나, 대부분의 이상반응이 경도에서 중등도였으며, 이로 인한 투약을 중단하게 된 비율은 두 그룹 간에 유의한 차이가 관찰되지 않았다. 대부분의 2상 임상연구와 마찬가지로 이 임상시험에서도 효과 면에서 통계적인 차이를 밝히지는 못했으나, 대조군과 비교하여 bapineuzumab 투여군에서 ADAS-cog 점수가 2.3점 상승하였다. 임상시험을 끝까지 수행한 78명에 국한해서 분석을 한 경우에 bapineuzumab 투여군에서 위약 투여군보다 4.3점의 점수가 향상되었다.[29] 2016년 바이오젠은 165명의 초기 알츠하이머병 환자를 대상으로 실시한 임상 1b상 연구에서 aducanumab의 Aβ 제거 및 인지기능 향상 효과를 확인하였으며, 북미·유럽·아시아 등 20여 개국에서 초기 환자 2,700명을 대상으로 2상 없이 바로 3상으로 진입하였다. crenezumab은 2/3상 진행 중이며, gantenerumab도 3상 임상시험을 재개하였다.

Aβ표적 항체 개발은 bapineuzumab의 3상 임상시험 중단, solanezumab의 3상 임상시험 중단 등에서와 같이 아직까지 임상 실패율이 높은 것으로 알려져 있다. 그러나 향후 알츠하이머 치료제 시장에서 압도적인 비중을 차지하며 시장 성장에 가장 큰 기여를 할 가능성이 큰 약물군으로 전망하고 있다.

(2) 타우 단백 표적 약물

타우의 주요 기능은 미세관을 안정화시키는 것으로 비정상적으로 인산화되어 응집이 일어나면 신경섬유농축체가 만들어져 신경세포에 독성을 나타낸다. 타우와 관련된 병리가 알츠하이머병을 일으킨다는 가설은 아밀로이드 가설과 더불어 주요한 가설로 자리매김하고 있다.[30] 그러나 3상 임상시험까지 도달한 타우를 목표로 한 약물은 glycogen synthase kinase 3β 억제제로 잘 알려져 있는 valproate 하나에 그치고 있으며 실망스럽게도 인지기능과 일상생활기능에서 효과를 보여주지 못했다.[31,32]

(3) 미토콘드리아 표적 약물

알츠하이머병의 치료에서 현재까지 진행된 연구의 주된 대상이었던 단백질에서 벗어나 미토콘드리아를 목표로 하는 것은 새로운 접근방법이다. 미토콘드리아의 기능부전은 알츠하이머병의 초기에 나타나며, 이는 시냅스의 손상과 세포의 사멸을 촉진시키며 신경퇴행의 원인이 되는 것으로 추측되고 있다.[33] latrepirdine은 경구 복용이 가능한 small molecule인데, 지난 20여 년 동안 러시아에서 비선택적 항히스타민제로 쓰이던 약제이다. latrepirdine은 아세틸콜린에스터라제를 억제하며 NMDA 신호전달계를 차단하는 약리기전을 가진 것으로 밝혀져 기존 치료제들의 복합효과를 기대할 수 있으나 가장 주요한 약리작용은 미토콘드리아 기능 안정화에 있다. 2상 임상시험에서는 안전하고 내약성이 우수하며 경도 및 중등도 알츠하이머병 환자의 임상경과를 유의하게 호전시켰으나[34] 3상 임상시험에서는 실패로 끝났다.[35]

(4) 기타 약물

National Institutes of Health's Complementary Medicine Initiative에서 2000년부터 2008년까지 5개 센터에서 3,069명의 지역사회 거주 지원자들을 대상으로 ginko biloba 120mg 하루 2회 투여한 군과 위약 투여군 간의 비교 임상시험이 이루어졌다.[36] 결과는 ginko biloba는 알츠하이머 치매의 진행 억제에 유의한 영향을 미치지 못하는 것으로 나타났다(hazard ratio=1.16, 95% CI, 0.97~1.39). 추가 분석에서도 연구 시작 당시 amnestic MCI였던 환자들 482명에서도 비슷한 결과를 보였다(hazard ratio=1.13, 95%

CI, 0.85~1.50). 결론적으로 ginko biloba는 알츠하이머 치매의 예방에 도움을 주지 못한다는 것을 시사한다.

염증은 신경손상의 중요한 기여인자라고 여겨지며, 알츠하이머형 치매 환자의 반plaque 주변에는 활성화된 소교세포, 성상세포, 사이토카인cytokine 등이 특징적으로 나타난다. 임상연구에서 비스테로이드계 소염제가 신경보호 효과를 가지는 것으로 알려져 있으며, 이로 인해 규칙적으로 NSAID를 복용하는 사람들이 알츠하이머병 발생률이 적었다는 연구결과가 보고된 바 있다.[37,38] 그러나 알츠하이머 치매 혹은 고위험군을 대상으로 한 무작위 임상시험에서 효과가 있었다는 보고는 아직까지 없었다.[39-41] 또한 고위험군을 대상으로 naproxen 220mg BID와 celecoxib 200mg BID를 약 2년간 투여한 Alzheimer's Disease Anti-inflammatory Prevention Trial에서 알츠하이머 치매의 진행에 예방적인 효과를 보여주는 데 실패했다.[42]

혈중 콜레스테롤 농도의 상승이 치매의 발생 위험성을 높이며, 실제로 statin과 같은 콜레스테롤 농도를 낮추는 약물로 치료받은 경우, 치매의 발병 위험성이 감소하였다는 보고도 있다.[43,44] 세포학적 연구들은 콜레스테롤이 APP의 단백질 분해 과정을 조절한다는 사실을 보여주는데, 높은 콜레스테롤 농도는 β-secretase에 의한 APP의 절단을 유도하여 Aβ의 생성을 촉진하며, 반면에 낮은 콜레스테롤 농도는 α-secretase에 의한 APP 절단을 촉진한다. 일반적으로 α-secretase는 Aβ부위를 절단하여 치매를 방지하는 역할을 하는 것으로 알려져 있다. 또한 최근 연구에서 cholesterol ester가 Aβ의 생산 조절에 관여한다는 보고가 있어, acyl-coenzyme A cholesterol acyltransferase(ACAT)도 치매 치료제의 개발 연구에 있어 좋은 표적이 될 수 있다.

Aβ의 생성과 관련하여 β-secretase, γ-secretase의 활성이 낮은 콜레스테롤 농도에 의해 억제된다[45-47] lovastatin은 용량의존적으로 혈장 Aβ 농도를 감소시키며,[48,49] statin을 복용한 환자들이 치매의 위험이 감소하였다는 역학연구도 있었다.[50,51] 그러나 반대로 인지기능에 대한 statin의 보호 효과를 보여주는 데 실패한 연구들도 있어서 논란이 있었다.[52-54] 결론적으로 최근의 3상 임상연구에서 atorvastatin 80mg을 600명의 donepezil을 투여받고 있는 알츠하이머 치매 환자에게 부가적으로 투여하였으나 어떠한 유용성도 발견되지 않았다.[55] 400명의 환자를 대상으로 한

simvastatin 단독요법을 실시한 3상 임상시험 역시 실패했다.[56]

신경세포의 산화가 치매의 발생을 증가시킨다는 보고들이 있다.[57] 항산화제 anti-oxidants인 비타민 E의 혈청농도가 낮을 경우 기억력장애가 잘 발생된다는 보고가 있었으며, 일부 연구소에서는 비타민 E의 혈중농도가 치매군에서 정상 대조군에 비하여 감소되어 있다는 보고도 있다. 동물세포 배양실험에서도 비타민 E는 $A\beta$에 의한 세포사멸을 감소시킨다는 연구결과가 보고되었다.

여러 연구에서 에스트로겐 대체요법이 치매 환자의 인지기능을 호전시킨다고 보고되었으나 아직은 논란이 많다. 에스트로겐의 치매에 대한 효과는 다음 두 가지 기전에 의하여 설명된다. 첫째, 에스트로겐이 자유기free radical에 의한 산화를 막는 역할을 할 수 있다. 둘째, 에스트로겐이 신경자극활성을 갖기 때문에 신경세포를 보호하는 역할을 할 수 있다. 단기간의 에스트로겐 투여가 신경인지증상의 심각성과 빈도를 줄이는 것으로 보고되었다.[58] 그러나 장기적인 에스트로겐의 투여는 심혈관계 위험을 증가시킬 수도 있어 risk-benefit 측면에 있어서 아직은 실용가능성이 낮을 것으로 생각되고 있다.[59]

혈중 homocysteine 농도의 상승이 치매 발생 위험성을 2배 정도 증가시킨다는 보고가 있다. 이러한 주장에 근거하면 엽산이나 비타민 B12가 풍부하게 함유되어 있는 음식을 섭취하는 것이 치매의 발병 가능성을 낮출 수 있을 것으로 기대된다.[60]

알츠하이머병의 치료에 대한 연구들은 현재까지 증상 경감의 차원에서는 어느 정도 성공을 거두었다고 볼 수 있으나, 반대로 질병의 경과를 변화시키는 근본적인 치료에는 실패를 겪고 있다. 비록 2002년 NMDA 수용체 길항제인 memantine이 알츠하이머병 치료제로 승인을 받은 이후 현재까지 10년이 지나도록 어떠한 신약도 발견하지 못했지만, 시간이 갈수록 신약개발을 위한 연구의 범위뿐만 아니라 깊이도 깊어지고 있다. 약물이 타깃으로 하는 부위가 다양화되어 단순히 $A\beta$나 타우와 같은 단백질에서 벗어나서 미토콘드리아까지 넓어졌으며, 작용기전 또한 한 가지에서 벗어나 여러 가지 복합적인 작용기전을 가진 약물들을 연구 중에 있다.

53.3 혈관성 치매

53.3.1 치료원칙

혈관성 치매의 치료원칙으로는 첫째, 급성기에는 뇌조직 괴사방지 및 최소화에 역점을 두며, 둘째, 만성기에는 뇌졸중의 재발방지 및 위험인자 조절 등 재활치료에 중점을 두며, 셋째, 재활치료로 예방 가능한 합병증의 예방, 뇌졸중으로 인한 증상치료 등 장애에 대한 기능적 재활로 일상생활 수행능력 및 삶의 질 회복에 중점을 두어야 한다. 혈관성 치매의 예방과 치료는 빠를수록 좋고, 가능하다면 치매에 이르지 않은 단계에서 시작해야 한다. 혈관성 치매의 치료는 크게 치매가 발병하기 전에 행해지는 예방적 치료와 일단 치매가 발병한 다음에 시행되는 대증요법으로 구분할 수 있다.

53.3.2 예방

혈관성 치매를 예방한다는 것은 뇌졸중을 예방하는 것을 의미한다. 뇌졸중의 예방은 위험인자를 밝히고 교정하는 것부터 시작해야 한다. 이미 뇌졸중을 경험한 환자에게는 뇌졸중의 재발을 억제하여 추가적인 뇌손상을 방지하는 것도 혈관성 치매를 예방하는 중요한 방법이다. 뇌졸중의 위험인자를 교정하면서, 약물치료가 필요한 경우에는 뇌졸중의 기전에 따라 항응고제 혹은 항혈소판제를 선택하여 투여한다. 심한 경동맥 질환이 있고 수술의 적응증이 되는 경우에는 경동맥 내막절제술endarterectomy을 시행할 수 있다. 최근에는 비수술적인 방법으로 스텐트를 이용한 혈관확장술이 경동맥 질환에서 많이 사용된다. 뇌졸중의 2차 예방을 위해 사용하고 있는 혈소판제로는 aspirin 50~1,300mg/day, ticlopidine 500mg/day, triflusal 600~900mg/day, clopidogrel 75mg/day, 또는 aspirin 50mg과 dipyridamole 400mg/day 병용요법 등이 사용되고 있다.[8]

53.3.3 치료

혈관성 위험인자에 대한 조절과 뇌졸중에 대한 일·이차 예방 전략은 일단 혈관성 치매가 발생한 후에도 매우 중요하며 지속되어야 한다. 아울러 혈관성 치매의 증상들은 대증요법으로 치료해야 한다. 현재까지 혈관성 치매 자체를 치료하는 단일 약물은 알려진 바가 없다. 아스피린의 투여, 고지혈증의 치료, 금연 등이 인지기능 개선에 도움이 되었다고 보고된다. 최근에는 알츠하이머병에서 인지기능 개선을 위하여 사용하는 콜린에스테라제 억제제가 혈관성 치매에서 효과가 있다는 보고가 나오고 있다. 그 외에 ergot alkaloid, xanthine-derivatives(pentoxifylline, propentofyllline), 칼슘 채널 차단제(예 : nimodipine), 은행잎 추출물 extract of ginkgo biloba, NMDA 수용체 차단제 NMDA receptor inhibitors 등이 다소 효과가 있다고 하지만 임상적인 효용성이 분명히 입증되지는 않았다.[8] 이 외에 혈관성 치매에서 나타나는 행동심리증상의 치료는 알츠하이머형 치매에서의 치료원칙과 동일하다.

53.4 루이체 치매

루이체 치매의 콜린성 신경계 장애는 인지기능장애 및 신경정신증상과 관련되어 있으며 알츠하이머병에 비해 기능장애가 훨씬 심하다. 아세틸콜린에스테라제 억제제는 인지기능의 개선과 행동장애 및 활동능력의 점진적 향상에 도움이 되며, 항산화제인 비타민 E도 질병의 진행을 늦추는 데 도움을 줄 수 있다고 한다. 환자의 약 20~25%에서 levodopa에 반응을 보이며, 항산화제 치료가 도움을 줄 수 있음이 보고되고 있다. 그러나 항정신병약물에 대한 감수성은 치명적일 수 있기 때문에 루이체 치매 환자에서 특히 유의하여야 한다. 피질 루이체와 연관된 치매에서 choline acetyltransferase의 농도가 특히 낮았다는 보고를 기초로 콜린에스테라제 억제제의 투여가 시도되었다.[61] donepezil을 투여한 루이체 치매 환자 중 일부에서 파킨슨 증상이 악화되었으며, 공통적으로 호전된 증상은 환각이었고, 인지증상과 전반적 기능의 호전과 행동증상의 경미한 호전이 나타났다고 보고하였다. rivastigmin의 경우 경도의 무감동,

불안증, 환각 및 망상증상이 개선되었다는 것이 보고된 바 있으며, 주의력과 기억력 등의 인지기능에도 개선이 보고되었다. 또한 2mg 이하 소량의 risperidone이 루이체 치매에서 환시를 치료하는 데 도움이 되었다는 보고도 있다.[62] 이 외에도 루이체 치매 환자의 일차적 예방에 흥분성 아미노산 길항제, 비타민 E 등 항산화제, 소염제 및 에스트로겐의 투여가 제시되고 있으며, 신경전달물질 보충요법으로서 콜린에스테라제 억제제 및 levodopa, 대증요법으로서 정신증상에 carbamazepine이나 chlormethiazole 등 GABA-ergic agent, 수면장애 시 clonazepam이나 desipramine, 기타 선택적인 5-HT3 길항제인 ondansetron, 불안 및 초조에 benzodiazepine, 그리고 neurotrophin 등의 시도가 제시되고 있다.[62]

53.5 결론

이상에서 치매의 약물치료를 현재 약물사용의 지침 및 근거를 중심으로 살펴보았다. 치매의 치료는 약물치료와 정신사회적 치료로 크게 두 가지로 구분되며, 그중 대표적인 약물치료는 인지기능의 호전과 다양한 문제행동의 치료로 나누어진다. 현재 치매의 치료지침은 다음과 같이 제시되고 있다. 첫째, 수용이 아닌 의학적 치료 모델로서 개개인에 초점을 맞출 것, 둘째, 약물치료를 중심으로 할 것, 셋째, 지속적인 치료, 넷째, 인지기능과 비인지기능의 호전 및 다섯째, 환자와 가족 모두를 치료 대상으로 삼는다는 것이다. 그러나 치매의 치료는 조기 진단하에 적합한 약물치료의 시작 및 유지가 가장 중요하다. 아울러 치매치료에 있어 무엇보다도 중요한 것은 치매에 대한 부정적 인식의 전환과 더불어 치매 환자 및 치매 가족의 삶의 질과 인격의 존엄성에 대한 고려가 필요하다는 것이다.

참고문헌

1. 오병훈. 노인정신의학 치매 편: 중앙문화사; 2004.

2. Diagnostic and statistical manual of mental disorders, Fourth edition. Washington DC: American Psychiatric Association; 1994.

3. 박종한, 고효진. 경북 영일군 어느 면지역 노인들에서 치매의 원인적 분류 및 주요 지역의 상대적 유병률. 신경정신의학 1991;30:885-891.

4. Burn DJ. Cortical Lewy body disease and Parkinson's disease dementia. Curr Opin Neurol 2006;19:572-579.

5. Burns A, Jacoby R, Levy R. Progression of cognitive impairment in Alzheimer's disease. J Am Geriatr Soc 1991;39:39-45.

6. 한일우. 노인성 치매의 치료와 관리. 노인정신의학 1999;3:32-39.

7. 김도관. 치매 환자의 평가. 노인정신의학 1997;1:23-33.

8. Daiello LA. Current issues in dementia pharmacotherapy. Am J Manag Care 2007;13 suppl 8:S198-S202.

9. Herz LR, Volicer L, Ross V, Rheaume Y. Pharmacotherapy of agitation in dementia. Am J Psychiatry 1992;149:1757-1758.

10. Daiello LA, Beier MT, Hoffmann VP, Kennedy JS. Pharmacotherapy of behavioral and psychological symptoms of dementia: a review of atypical antipsychotics. Consult Pharm 2003;18:138-152, 155-137.

11. Bains J, Birks JS, Dening TR. The efficacy of antidepressants in the treatment of depression in dementia. Cochrane Database Syst Rev 2002:CD003944.

12. Birks J. Cholinesterase inhibitors for Alzheimer's disease. Cochrane Database Syst Rev 2006:CD005593.

13. Areosa SA, Sherriff F, McShane R. Memantine for dementia. Cochrane Database Syst Rev 2005:CD003154.

14. 서국희. 알쯔하이머병의 약물요법. 대한의사협회지 2007; 50(4): 369-374

15. Kanowski S. Aging, dementia and calcium metabolism. J Neural Transm Suppl 1998;54:195-200.

16. Lopez-Arrieta JM, Birks J. Nimodipine for primary degenerative, mixed and vascular dementia. Cochrane Database Syst Rev 2000:CD000147.

17. Townsend KP, Pratico D. Novel therapeutic opportunities for Alzheimer's disease: focus on nonsteroidal anti-inflammatory drugs. FASEB J 2005;19:1592-1601.

18. Riederer P, Danielczyk W, Grunblatt E. Monoamine oxidase-B inhibition in Alzheimer's disease. Neurotoxicology 2004;25:271-277.

19. Herrmann N, Lanctot KL. From transmitters to treatment: the pharmacotherapy of behavioural disturbances in dementia. Can J Psychiatry 1997;42 (suppl 1):51S-64S.

20. Beier MT. Pharmacotherapy for behavioral and psychological symptoms of dementia in the elderly. Am J Health Syst Pharm 2007;64:S9-17

21. Cappai R, Barnham KJ. Delineating the mechanism of Alzheimer's disease A beta peptide neurotoxicity. Neurochem Res 2008; 33: 526-32.

22. Pimplikar SW. Reassessing the amyloid cascade hypothesis of Alzheimer's disease. Int J Biochem Cell Biol 2009; 41: 1261-68.

23. Hardy J. The amyloid hypothesis for Alzheimer's disease: a critical reappraisal. J Neurochem 2009; 110: 1129-34.

24. Gold M, Alderton C, Zvartau-Hind ME, et al. Effects of rosiglitazone as monotherapy in APOE4-stratifi ed subjects with mild-to-moderate Alzheimer's disease. Alzheimers Dement 2009; 5 (4 suppl 1): P86.

25. Green RC, Schneider LS, Amato DA, et al. Effect of tarenflurbil on cognitive decline and activities of daily living in patients with mild Alzheimer disease: a randomized controlled trial. JAMA 2009; 302: 2557-64.

26. Aisen P, Gauthier S, Ferris S, et al. A phase III, placebo-controlled, double-blind, randomized trial of tramiprosate in the clinical management of patients with mild-to-moderate Alzheimer's disease (the Alphase study). 61st American Academy of Neurology annual meeting; Seattle, WA, USA; April 25-May 02, 2009. S32.003.

27. Schenk D, Barbour R, Dunn W, et al. Immunization with amyloid-beta attenuates Alzheimer-disease-like pathology in the PDAPP mouse. Nature 1999;400:173-177.

28. Grundman M, Black R. Clinical trials of bapineuzemab, a beta-amyloid-targeted immunotherapy in patients with mild to moderate Alzheimer's disease. Alzheimer Dement. 2008;4(Suppl 1):T166. Abstract.

29. Salloway S, Sperling R, Gilman S, et al. A phase 2 multiple ascending dose trial of bapineuzumab in mild to moderate Alzheimer disease. Neurology 2009; 73: 2061-70.

30. Mudher A, Lovestone S. Alzheimer's disease-do tauists and baptists fially shake hands? Trends Neurosci 2002; 25: 22-26.

31. Tariot PN, Aisen PS. Can lithium or valproate untie tangles in Alzheimer's disease? J Clin Psychiatry 2009; 70: 919-21.

32. Tariot P, Aisen P, Cummings J, et al. The ADCS valproate neuroprotection trial: primary efficacy and safety results. Alzheimers Dement 2009; 5 (4 suppl 1): P84-85.

33. Reddy PH, Beal MF. Amyloid beta, mitochondrial dysfunction and synaptic damage: implications for cognitive decline in aging and Alzheimer's disease. Trends Mol Med 2008; 14: 45-53.

34. Doody RS, Gavrilova SI, Sano M, Thomas RG, Aisen PS,

Bachurin SO, et al. Effect of dimebon on cognition, activities of daily living, behaviour, and global function in patients with mild-to-moderate alzheimer's disease: A randomised, double-blind, placebo-controlled study. Lancet 2008; 372: 207−215.

35. Medivation. Pfizer and Medivation announce results from two phase 3 studies in dimebon (latrepirdine*) Alzheimer's disease clinical development program. 2010. http://investors. medivation. com/releasedetail.cfm?ReleaseID=448818 (accessed March 3, 2010).

36. DeKosky ST, Williamson JD, Fitzpatrick AL, et al, for the Ginkgo Evaluation of Memory (GEM) Study Investigators. Ginkgo biloba for prevention of dementia: A randomized controlled trial [published correction appears in JAMA. 2008;300:2730]. JAMA. 2008;300:2253−2262.

37. Int'Veld BA, Ruitenberg A, Hofman A, Launer LJ, van Duijn CM, Stijnen T, et al. Nonsteroidal anti-inflammatory drugs and the risk of Alzheimer's disease. N Engl J Med 2001;345: 1515−21.

38. Stewart WF, Kawas C, Corrada M, Metter EJ. Risk of Alzheimer's disease and duration of NSAID use. Neurology 1997;48:626−32.

39. Aisen PS, Schafer KA, Grundman M, et al, for the Alzheimer's Disease Cooperative Study. Effects of rofecoxib or naproxen vs placebo on Alzheimer disease progression: A randomized controlled trial. JAMA. 2003;289: 2819−2826.

40. Rogers J, Kirby LC, Hempelman SR, et al. Clinical trial of indomethacin in Alzheimer's disease. Neurology. 1993; 43:1609−1611.

41. Scharf S, Mander A, Ugoni A, et al. A double-blind, placebo-controlled trial of diclofenac/misoprostol in Alzheimer's disease. Neurology. 1999;53:197−201.

42. Lyketsos CG, Breitner JC, Green RC, et al, for the ADAPT Research Group. Naproxen and celecoxib do not prevent AD in early results from a randomized controlled trial. Neurology. 2007;68:1800−1808.

43. Panza F, Solfrizzi V, D'Introno A, et al. Higher total cholesterol, cognitive decline, and dementia. Neurobiol Aging. 2008.

44. Wolozin B. Cholesterol, statins and dementia. Curr Opin Lipidol 2004;15:667−672.

45. Cordy JM, Hussain I, Dingwall C, Hooper NM, Turner AJ. Exclusively targeting beta-secretase to lipid rafts by GPI-anchor addition up-regulates beta-site processing of the amyloid precursor protein. Proc Natl Acad Sci USA 2003;100:11735−40.

46. Wahrle S, Das P, Nyborg AC, McLendon C, Shoji M, Kawarabayashi T, et al. Cholesterol-dependent gamma-secretase activity in buoyant cholesterol-rich membrane microdomains. Neurobiol Dis 2002;9:11−23.

47. Fassbender K, Simons M, Bergmann C, Stroick M, Lutjohann D, Keller P, et al. Simvastatin strongly reduces levels of Alzheimer's disease beta-amyloid peptides Abeta 42 and Abeta 40 in vitro and in vivo. Proc Natl Acad Sci USA 2001;98:5856−61.

48. Friedhoff LT, Cullen EI, Geoghagen NS, Buxbaum JD. Treatment with controlled-release lovastatin decreases serum concentrations of human beta-amyloid(A beta) peptide. Int J Neuropsychopharmacol 2001;4: 127−30.

49. Wolozin B. Cholesterol and the biology of Alzheimer's disease. Neuron 2004;41:7−10.

50. Jick H, Zornberg GL, Jick SS, Seshadri S, Drachman DA. Statins and the risk of dementia. Lancet 2000;356:1627−31.

51. Wolozin B, Kellman W, Ruosseau P, Celesia GG, Siegel G. Decreased prevalence of Alzheimer disease associated with 3-hydroxy-3-methyglutaryl coenzyme A reductase inhibitors. Arch Neurol 2000;57: 1439−43.

52. Heart Protection Study Collaborative Group. MRC/BHF Heart Protection Study of cholesterol lowering with simvastatin in 20536 highrisk individuals: a randomised placebo-controlled trial. Lancet 2002; 360:7−22.

53. Li G, Higdon R, Kukull WA, Peskind E, Van Valen Moore K, et al. Statin therapy and risk of dementia in the elderly: a community-based prospective cohort study. Neurology 2004;63:1624−8.

54. Shepherd J, Blauw GJ, Murphy MB, Bollen EL, Buckley BM, Cobbe SM, et al. Pravastatin in elderly individuals at risk of vascular disease (PROSPER): a randomised controlled trial. Lancet 2002;360:1623−30.

55. Feldman H, Jones RW, Kivipelto M, et al. The LEADe study: A randomized controlled trial investigating the effect of atorvastatin on global and cognitive function in patients with mild-to-moderate Alzheimer's disease receiving background therapy of donepezil. Neurology. 2008;71:154. Abstract LBS.005.

56. Sano M. Multi-center, randomized, double-blind, placebo controlled trial of simvastatin to slow the progression of Alzheimer's disease. Alzheimer Dement. 2008;4(Suppl2):T200. Abstract.

57. Tabet N, Mantle D, Walker Z, Orrell M. Vitamins, trace elements, and antioxidant status in dementia disorders. Int Psychogeriatr 2001;13:265−275.

58. Kyomen HH, Hennen J, Gottlieb GL, Wei JY. Estrogen therapy and noncognitive psychiatric signs and symptoms in elderly patients with dementia. Am J Psychiatry 2002;159:1225

−1227.

59. Schneider LS. Estrogen and dementia: insights from the Women's Health Initiative Memory Study. JAMA 2004;291:3005−3007.

60. Gallucci M, Zanardo A, De Valentin L, Vianello A. Homocysteine in Alzheimer disease and vascular dementia.

Arch Gerontol Geriatr Suppl 2004:195−200.

61. 전진숙, 윤한철. 산재성 루이체 치매로 의심되는 증례. 노인정신의학 2000;4:199−206.

62. Fernandez HH, Wu CK, Ott BR. Pharmacotherapy of dementia with Lewy bodies. Expert Opin Pharmacother 2003;4:2027−2037.

CHAPTER 54

노년기 기분장애

심인희 · 김문두

54.1 서론

노년기 기분장애는 젊었을 때 발병하여 노년기까지 치료를 받고 있는 환자들과 늦은 나이에 초발한 환자들이 섞여 있는 이질적인 집단이다.[1] 따라서 다양한 병태생리, 치료 반응, 예후를 보이는 환자들이 혼합되어 있다고 볼 수 있다. 이들은 전반적으로 노화, 공존 내외과적 질환, 심각한 우울 및 불안증상, 잦은 재발, 인지기능저하 등 임상적 인자들로 인하여 치료반응이 불량할 가능성이 크다.[2] 이들에서 일차 약물치료에 반응하지 않을 가능성은 50%에 이르며, 일반적으로 치료효과가 높지 않은 것으로 알려져 있다.[3] 또한 노인에서는 항우울제의 사용이 주저되는 경우가 많으며, 적정 치료용량에 미치지 못하는 수준으로 약물을 사용하는 경우도 있어 치료의 걸림돌이 될 수 있다.[4,5]

이에 노년기 기분장애에서 적절한 치료를 적용하는 것이 임상적으로 매우 중요하다. 노년기 기분장애의 치료에는 약물치료, 정신치료, 그리고 전기경련치료 및 운동요법 등 다양한 접근이 가능하나, 이 장에서는 약물치료에 대해서만 다루고자 한다. 구체적으로 노년기 기분장애에서 최근 10년 이내에 진행된 임상시험을 중심으로 약물치료의 최신 지견을 알아볼 것이다.

54.2 주요우울장애

한국형 주요우울장애 약물치료 지침에 따르면 노인 주요우울장애의 1차 치료 전략은 경도 및 중등도에서는 항우울제 단독요법이, 중증에서는 항우울제 단독 또는 항우울제와 비정형 항정신병약물의 병합요법이 추천되었다.[6]

54.2.1 항우울제

(1) 선택적 세로토닌 재흡수 억제제SSRI

노년기 주요우울장애에서 효능과 안전성, 편의성 등을 고려하였을 때 1차 약제로서 SSRISelective Serotonin Reuptake Inhibitors가 고려될 수 있다. SSRI는 전통적인 삼환계 항우울제TCA에 비하여 부작용이 적고, 약물 상호작용이 덜하며 상대적으로 내약성이 우수하여 사용이 증가하였다. 하지만 SSRI가 위약 대비 우수성이 상대적으로 부족하며, 일부 환자들에서 유의한 잔류 우울증상을 보일 수 있다는 보고들이 있기도 하다. 따라서 다른 계열의 항우울제들에 비하여 효능 면에서 우수성을 주장하기에는 논란의 여지가 있다.[7,8] 그중 citalopram과 sertraline이 노인에서 선호되어 왔지만, 임상적인 근거는 부족한 실정이다. 메타 연구들에 의하면 citalopram과 다른 항우울제 간에 효능과 부작용으로 인한 중단율을 비교하였을 때 유의한 차이가 나타나지 않았다. 특히 15개의 무작위 임상시험을 종합한 메타 연구에서 부분적 관해를 1차 변수로 하였을 때에도 citalopram

보다는 sertraline, paroxetine, duloxetine이 위약보다 우수한 효과를 보였다.[9] 어지럼증 등을 비롯한 부작용의 발생 위험도에서도 sertraline, fluoxetine만이 다른 SSRI, 세로토닌－노르에피네프린 재흡수 억제제Serotonin-Norepinephrine Reuptake Inhibitor, SNRI 등에 비하여 우수한 것으로 나타났다.[9] 또한 2012년 미국 식품의약국FDA에서는 citalopram이 용량 의존적으로 부정맥을 유발할 수 있는 QT 간격 연장을 일으킬 수 있다는 경고를 발표하기도 하였다.[10,11] 따라서 노인에서 SSRI 간에 선호도 및 서열에 대한 체계적인 비교연구가 더 필요할 것으로 보인다.

노인들은 기저 내외과적 질환 및 병용 약물들이 많을 수 있으므로 약물 부작용에 취약한 편이다. 따라서 이들에서 SSRI를 사용했을 때에는 부작용에 유의해야 한다. 특히 paroxetine이 노인에서 항콜린성 부작용을 증가시킨다는 보고들이 있었으나, paroxetine과 다른 SSRI 간 사망률 및 치매 위험도, 인지기능 평가를 비교한 후향적 코호트 연구들에서는 유의한 차이가 없는 것으로 나타났다.[12-14] SSRI가 노인에서 용량 의존적으로 병적 골절 및 낙상의 위험성을 2배가량 높인다는 보고도 있으므로 주의해야 한다.[15] 무엇보다도 노인에서 SSRI를 복용한 첫 달에 다른 항우울제에 비하여 자살 위험도가 5배가량 높아진다는 연구결과를 주목해야 할 것이다.[16] 하지만 이후 기간에는 유의한 차이를 보이지 않았다. 물론 우울증 치료가 자살사고를 줄이는 데 효과적이라는 연구가 더 많지만 적어도 SSRI 복용 초기에는 자살사고에 관심을 가져야 할 것으로 보인다.

(2) 세로토닌－노르에피네프린 재흡수 억제제SNRI

SNRI는 일반적으로 SSRI 치료에 실패할 경우 2차적으로 고려되나, 일부에서는 SSRI와 동일한 1차 치료 전략으로 간주하기도 한다.[17] 노년기 주요우울장애에서 SSRI와 SNRI 간 비교연구는 부족하지만, 요양원에 거주하는 환자들을 대상으로 venlafaxine과 sertraline을 비교하였을 때 venlafaxine에 대한 내약성이 더 낮았다는 보고가 있기는 하다.[18] SNRI는 대부분의 노인에서 사용하기에 안전한 것으로 밝혀졌으나, 용량 의존적으로 이완기 고혈압, 세로토닌 증후군 등 부작용에 대한 보고가 있으므로 주의해야 할 것이다.[19] 이 약물들은 특히 공존질환으로서 통증 및 다양한 신체

증상이 있을 때 유용할 수 있다. 55세 이상의 통증을 동반한 주요우울장애 환자들에서 duloxetine의 효과를 확인하기 위하여 9주 동안 시행한 무작위 위약 대조연구를 살펴보면, duloxetine이 위약군에 비하여 우울증상에 대한 치료 반응은 물론, 전반적인 통증의 감소에서도 유의한 호전을 보였다.[20] 그러나 부작용으로 인한 중단율 역시 duloxetine 군에서 더 높았기 때문에 임상에서 신중하게 적용해야 할 것이다.[20] 그 외 노년기 기분부전장애 환자들에서 duloxetine의 효과를 확인하기 위하여 12주 동안 진행된 개방연구가 있다. 총 30명을 대상으로 duloxetine 20~120mg을 치료자의 판단에 따라 조절하여 적용하였다.[21] 결과적으로 비교적 고용량의 duloxetine 치료에서 효과가 더 뛰어난 것으로 나타났으며, 내약성에도 크게 문제가 없는 것으로 보고되었다.[21]

노년기 주요우울장애만을 대상으로 한 desvenlafaxine의 무작위 위약 대조연구는 없으나, 전체 나이대의 환자들에서 진행된 9개의 임상연구를 통합한 연구에서 나이에 따른 소집단 분석결과를 참고해볼 수 있을 것이다. 총 2,913명의 주요우울장애 환자에서 desvenlafaxine의 효과를 확인하기 위하여 8주 동안 무작위 위약 대조연구가 진행되었다.[22] Hamilton 우울증 평가척도Hamilton Depression Rating Scale, HAMD 총점의 변화에서는 노인 중 여성에서만 유의한 감소를 보였고, 치료반응률 및 관해율에서는 노인 환자들 모두에서 유의한 호전을 보였다.[22] 또한 여성에서 폐경 이후 주요우울장애에서 desvenlafaxine의 효과를 확인하기 위하여 8~10주 동안 desvenlafaxine 100~200mg/day 또는 50mg/day을 적용한 무작위 위약 대조연구에서도 폐경 전과 후에 관계없이 모든 여성에서 항우울 및 신체증상에 대한 효과를 증명하기도 하였다.[23]

54.2.2 기타 항우울제

(1) bupropion

Hewett 등[24]이 노년기 주요우울장애에서 bupropion의 효과를 확인하기 위하여 10주 동안 bupropion extended-release(이하 XR) 150~300mg을 사용하여 무작위 위약 대조연구를 시행하였다. 그 결과 bupropion 치료군에서 1차 변수인 10주째 Montgomery-Åsberg 우울증 평가척도

Montgomery-Åsberg Depression Rating Scale, MADRS 총점을 기준으로 호전을 증명하지는 못하였으나 2차 변수로서 동기, 삶의 만족감 등 척도에서는 위약군에 비하여 유의한 호전을 나타냈다.[24] bupropion은 일반적으로 활성화 경향이 있는 것으로 여겨지므로, 주간 졸림이나 피로감을 호소하는 환자들에서 사용해볼 수 있을 것이다.

(2) mirtazapine

mirtazapine은 불면, 불안, 식욕부진 및 체중감소 등을 호소하는 노인 환자에서 유용할 수 있다. 하지만 이러한 장점이 초기 적용 시에는 졸림, 식욕 및 체중증가, 입마름, 변비 등 부작용으로 나타날 수 있으므로 주의해야 한다. 약물의 이러한 진정효과는 시간이 경과하거나 고용량을 적용할 때에는 감소하기도 한다.

(3) agomelatine

60세 이상 노년기 우울장애에서 agomelatine의 효과를 확인하기 위하여 6주 무작위 위약 대조연구를 하였을 때 MADRS 점수에서 두 군간 유의한 차이를 보이지 않았고, 치료반응(MADRS 총점의 50% 이하 감소)에서도 차이가 없었다.[25] 하지만 러시아에서 시행된 임상연구에서는 42일 동안 60세 이상 우울장애 환자들(n=20)에서 25~50mg/day의 agomelatine을 작용하였을 때, 경도 및 중등도의 우울장애에서 우울, 불안 등의 영역에서 유의한 호전을 보였다.[26] 또한 중등도 이상의 심각도를 가진 노인 우울장애 환자들 222명을 대상으로 8주 무작위 위약 대조연구를 하였을 때에도 agomelatine이 위약에 비하여 유의하게 호전을 보였으며 내약성도 우수한 편으로 나타났다.[27] 하지만 전반적으로 노인을 대상으로 한 연구가 부족하여, 추가적인 연구들이 지속되어야 할 것으로 보인다.

(4) vortioxetine

재발성 주요우울장애 환자(평균 70.6세)를 대상으로 vortioxetine의 효과를 확인하기 위하여 8주 동안 무작위, duloxetine 60mg 및 위약 대조연구가 시행되었다.[28] vortioxetine과 duloxetine 모두 위약에 비하여 HAMD 총점의 변화, 치료반응률 및 관해율에서 우수한 항우울 효과를 보였다.[28] 특히 이 약은 위약에 비하여 정보 처리, 기억력 등 인지기능의 향상이 보고되었고, 내약성도 우수하여 노인들에서 유용할 수 있을 것으로 기대된다.

(5) trazodone

trazodone은 항우울제로 사용되는 경우는 거의 없지만, 저용량에서 가벼운 진정효과를 위하여 흔하게 사용된다. 노인 환자들은 간헐적으로 기립성 저혈압과 과도한 주간 졸림을 호소하기도 하므로 주의가 필요할 것이다. 또한 trazodone은 저나트륨혈증과 심각한 발기지속증이 드물게 발생할 수 있다.[29]

(6) TCA

노년기 주요우울장애에서 더 이상 TCA를 1차 치료로 고려하지는 않지만, 다른 항우울제 치료에 반응이 없을 때에는 유용할 수 있다. 최근의 한 메타 연구에서 TCA의 효과가 SSRI와 동등한 수준으로 보고되기도 하였다.[30] 특히 멜랑콜리아 양상이나 정신병적 양상을 동반한 우울증에서 효과가 뛰어날 수 있으며, 전기경련치료ECT 후 재발을 줄이는 데 도움이 되는 것으로 알려져 있다.[31,32] 하지만 이 계열 약물들은 노인에서 항콜린성 부작용 및 심장전도이상 등 부작용을 발생시킬 수 있으며, 알츠하이머형 치매에서 혼란 증상을 악화시킬 수 있다는 보고가 있으므로 주의해야 한다.

(7) 단가아민 산화효소 억제제MAOI

노인에서 이 약물에 대한 연구는 다소 부족한 실정이다. 일부 연구들에서 비정형 양상을 보이는 우울증, 불안-우울이 혼합된 상태, 공황장애에서 유의한 효과가 보고되기도 하였다. 하지만 단가아민 산화효소 억제제Monoanine Oxidase Inhibitor, MAOI 계열의 항우울제는 드물게 사용되며, 임상적인 이득이 많지 않다고 판단된다.[33]

54.2.3 항정신병약물

(1) quetiapine XR

노년기 우울장애에서 quetiapine XR 단독요법의 효과를 확인하기 위하여 66세 이상, 338명의 환자에서 9주간 무작위 위약 대조연구가 시행되었다.[34] 이때 quetiapine XR은 50~300mg 범위에서 사용하였는데, 9주 후 quetiapine XR군에서 위약군에 비하여 MADRS 총점이 유의하게 감소하였으며 이러한 차이는 치료 1주째부터 나타났다. 또한 치료반응률(MADRS 총점의 50% 이상 감소)과 치료 관해율(MADRS 총점≤8) 등 다양한 임상적 인자에서도 quetiapine XR군에서 위약군에 비하여 유의하게 우수하였다. 하지만 quetiapine XR군에서 부작용으로 인한 치료 중단율이 더 높았으며, 주로 진정, 입마름, 추체외로 부작용 등이 보고되었다. 따라서 노인 우울증에서 이 약물의 사용은 효과 면에서는 뛰어날 수 있으나, 내약성 면에서 주의가 필요하므로 단독요법으로는 1차 약제로서 선택되기 어려울 수 있을 것이다.

(2) aripiprazole

치료 저항성 노년기 우울장애에서 aripiprazole 부가요법은 효과적일 수 있다. venlafaxine으로 관해가 되지 않은 환자들을 대상으로 aripiprazole 부가요법의 효과를 확인하기 위하여 12주 무작위 위약 대조연구가 시행되었다.[35] 이때 aripiprazole은 하루 2mg으로 시작하여 2~15mg 범위에서 조절하였다. 치료 관해율은 aripiprazole군이 위약군보다 유의하게 우수하였으나, 정좌불능증, 파킨슨증, 체중증가 등 부작용이 aripiprazole군에서 위약군에 비하여 더 많았다.[35] 매우 치명적인 부작용은 아니지만, 노인에서 aripiprazole 부가요법 적용 시에 이러한 점에서 주의가 필요할 것이다. aripiprazole 부가요법은 trail making test로 평가한 실행기능이 높을수록, 초기에 불안이 적을수록 항우울 효과가 뛰어났고, 동반 신체질환은 영향이 없는 것으로 나타났다.[36]

54.2.4 기타 부가요법제

노년기 주요우울장애에서는 약물치료의 효과가 높지 않은 것으로 보고된다.[3] 따라서 임상적으로는 이차 약물로 교체 또는 항정신병약물 부가요법 등을 적용하게 된다. 하지만 일부 임상가들이 aripiprazole, bupropion, lithium 등 약물들의 부가요법의 효능과 위험성에 대하여 의문을 나타내기도 하였으므로 임상적인 숙고가 필요할 것이다.[37,38]

(1) methylphenidate

노년기 주요우울장애의 경우 초기에 항우울제와 methylphenidate 병합요법을 적용하는 것이 도움이 되기도 한다. 2주 이상 정신과적 약물치료를 받지 않은 70세 이상의 주요우울장애 환자들에서 citalopram(20~60mg/day)과 methylphenidate(5~40mg/day) 병합요법의 효과를 확인하기 위하여 citalopram과 methylphenidate 병합요법, citalopram과 위약 병합요법(citalopram 단독요법군) 또는 methylphenidate와 위약 병합요법(methylphenidate 단독요법군)을 비교하였다.[39] 그 결과 citalopram과 methylphenidate 병합요법군이 citalopram이나 methylphenidate 단독요법군에 비하여 유의한 효과(기분, 웰빙 등 임상 반응 및 관해율)를 보였다.[39] 부작용으로 인한 치료 중단은 세 군에서 유의한 차이를 보이지 않았으나, methylphenidate 계열 약물이 심장에 악영향을 줄 수 있다.

(2) memantine

노년기 우울장애에서 memantine 부가요법의 효과를 확인하기 위하여 8주 동안 citalopram에 memantine과 위약을 무작위 배정하였다(n=57). 하지만 4주 및 8주째 모두에서 두 군간 우울증 호전에 대한 지표에서 유의한 차이를 보이지 않았다.[40] 요양원에 있는 노인들에서 우울증치료에 memantine 단일요법의 효과를 확인하기 위한 무작위 위약 대조연구도 있었으나, 결과적으로 위약에 비하여 유의한 차이가 없었다.[41]

(3) 비타민 B군

높은 혈중 호모시스테인 수치가 우울증과 관련이 있는 것으로 알려지면서 비타민 B군의 치료효과에 대한 가능성을 고려하기 시작하였다. 이에 50세 이상의 주요우울장애 환자들을 대상으로 citalopram에 비타민 B군과 위약을 무작위 배정하여 52주간 우울증의 경과를 관찰하였다(n=153).[42] 12주째 비타민 B군 부가요법군이 위약군에 비하여 항우울 효과에서 유의한 차이를 보이지는 않았으나, 1년 동안 재발의 위험성은 유의하게 저하되는 것이 확인되었다.

54.3 양극성장애

54.3.1 급성기 조증/경조증 삽화

노인의 조증/경조증 삽화에 대한 치료에서는 비정형 항정신병약물 단독요법, 기분조절제 단독요법, 기분조절제와

표 54.1 노년기 주요우울장애에서 최근 10년 이내 진행된 무작위 위약 대조연구

저재(연도)	기간, 인원	용법 및 용량	1차 변수	결과	기타
escitalopram					
Chen 등 (2011)[43]	8주, 55명	단독요법(escitalopram 10mg/day vs. 위약)	치료반응률	74.1% vs. 16.7%(P<0.01)	부작용 : 오심, 입마름, 현훈
Bose 등 (2008)[44]	12주, 267명	단독요법(escitalopram 10~20mg/day vs. 위약)	MADRS 총점의 변화	negative result	치료 중단율 : 11% vs. 6% 부작용 : 두통, 오심, 설사, 입마름
duloxetine					
Robinson 등 (2014)[45]	24주, 370명	단독요법(duloxetine 60~120mg vs. 위약)	HAMD-17 maier 척도	negative result	4, 8, 16, 20주째 1차 및 2차 변수(GDS, CGI-S)에서 유의한 호전을 보임
Raskin 등 (2007)[46]	8주, 311명	단독요법 (duloxetine 60mg/day vs. 위약)	인지기능 점수	최소제곱평균차 1.95 vs. 0.76(P<0.02)	인지기능뿐 아니라 우울증상 및 일부 통증 평가에서도 호전, 안전성 및 내약성에서 우수한 결과를 보고함
bupropion					
Hewett 등 (2010)[24]	10주, 418명	단독요법(bupropion XR 150~300mg vs. 위약)	MADRS 총점의 변화	negative result	2차 변수에서는 유의한 호전, 부작용 및 안전성에서 우수한 결과를 보고함
agomelatine					
Heun 등 (2013)[27]	8주, 222명	단독요법(agomelatine 25~50mg vs. 위약)	HAMD 총점의 변화	agomelatine vs. 위약(P=0.013)	내약성이 우수한 것으로 보고됨
vortioxetine					
Katona 등 (2012)[28]	8주, 452명	단독요법 (vortioxetine 5mg vs. duloxetine 60mg/day vs. 위약)	HAMD 총점의 변화	vortioxetine vs. 위약(P=0.0011)	부작용으로 인한 중단율: 5.8%(vortioxetine) vs. 9.9%(duloxetine) vs. 2.8%(위약)
quetiapine XR					
Katila 등 (2013)[34]	11주, 338명	단독요법(quetiapine XR 50~300mg/day vs. 위약)	MADRS 총점의 변화	최소제곱평균차 : −16.33 vs. −8.79(P<0.05)	우울, 불안, 수면 등에서 quetiapine XR군이 위약군에 비하여 우수한 효능을 보고함(P<0.001)
aripiprazole					
Lenze 등 (2015)[35]	12주, 468명	부가요법(venlafaxine ER 150~300mg + aripiprazole 2~15mg vs. venlafaxine+위약)	관해율(MADRS≤10)	44 vs. 29%(P=0.03)	venlafaxine ER 단독요법으로 치료 실패한 환자들을 대상으로 aripiprazole 부가요법의 효과를 확인함
methylphenidate					
Lavretsky 등 (2016)[39]	16주, 143명	부가요법(citalopram 20~60mg/day + methylphenidate 5~40mg/day vs. citalopram+위약 vs. methylphenidate+위약)	HAMD 총점의 변화	citalopram+methylphenidate vs. 다른 단독치료군(P<0.05)	methylphenidate 부가요법이 노년기 우울장애에서 인지기능 상승에 유의한 차이를 보이지 않음

(계속)

표 54.1 노년기 주요우울장애에서 최근 10년 이내 진행된 무작위 위약 대조연구(계속)

저자(연도)	기간, 인원	용법 및 용량	1차 변수	결과	기타
vitamin B군					
Almeida 등 (2016)[42]	52주, 153명	부가요법(citalopram 20~40mg + vitamin B12 0.5mg, folic acid 2mg, vitamin V6 25mg vs. citalopram + 위약	관해율	52주째 OR=2.49, 95% CI 1.12~5.51(12주째 관해율 비교에서는 negative result)	비타민 B 부가요법군에서 위약군에 비하여 재발률을 감소시킴(OR=0.33, 95% CI 0.12~0.94)
memantine					
Omranifard 등 (2014)[40]	8주, 57명	부가요법(citalopram 20mg + memantine 20mg vs. citalopram + 위약)	우울증의 심각도	negative result	다른 항우울제와 memantine 부가요법의 효과를 비교할 필요가 있음

비정형 항정신병약물의 병합요법이 1차 전략으로 나타났다.[47] 이때 1차 약제로서는 lithium, valproate, aripiprazole, quetiapine 등이 추천되었다.[47] 노인 환자만으로 제한된 약물 간 비교연구는 부족하다. 따라서 약물 선택은 약물에 대한 과거의 반응, 부작용, 내외과적 동반질환, 약물 상호작용, 임상가의 선호도 등에 근거하여 이루어진다. 연구결과에 따라 다르지만, 대략 50~60% 정도의 환자가 1차 약제에 반응할 것으로 기대된다.[48,49]

(1) 기분조절제 단독요법

가. lithium

lithium은 노인 양극성장애 조증/경조증 삽화에서 중요한 치료 전략 중 하나이다. 이는 lithium이 신경보호 작용이 있어 치매의 위험을 감소시킬 수 있고, 자살사고를 줄인다는 근거와 관련된다.[50,51] 효능에 대한 근거로는 137명의 노인 양극성장애 조증 삽화 환자들에서 lithium을 사용하여 66%의 관해율이 보고된 적이 있다.[48] 노인에 대한 직접적인 근거는 부족하지만 다른 나이대의 환자들에서 lithium의 효능에 관한 연구들을 참고할 수 있을 것이다.

lithium은 일반적으로 노인 양극성장애 환자에서 1일 1회 또는 2회 150mg에서 시작하여 내약성에 따라 점차적으로 증량하게 된다.[1,52,53] 나이가 증가할수록 lithium의 반감기는 약 36시간까지 증가할 수 있다. 이는 사구체 여과율의 감소로 인하여 lithium의 배출이 더 적게 일어나기 때문이다.[52] 노인에서는 체질량 및 체내 수분의 감소로 인하여 lithium의 분포가 다소 좁은 범위에서 일어날 수도 있다. 따라서 노인 환자는 젊은 환자보다 안정적인 혈청 수준을 유지하기 위하여 상대적으로 적은 용량을 필요로 하는 경우가 많다.[54] 노인 환자들은 젊은 환자들보다 lithium 독성으로 인한 급성증상의 위험이 더 높아 주의가 필요하기도 하다. 특히 진통제, 항고혈압약, 이뇨제 등과 병행할 때는 5~7일 정도는 신중히 지켜보아야 한다.[1] 운동실조증, 진전, 인지기능저하, 소화기계 장애, 체중증가, 갑상선기능저하, 다뇨, 다갈 및 신장질환 등의 부작용 발생에 대해서도 신경을 써야 할 것이다.[53]

나. valproate

valproate도 노인의 급성기 조증 삽화에서 유용할 수 있다. Systematic Treatment Enhancement Program for Bipolar Disorder(STEP-BD) 연구에서 76명의 노인 양극성장애 환자를 대상으로 소집단 분석을 하였을 때, 임상적 호전을 보이기 위하여 평균 956mg/day 용량의 valproate가 적용되었다.[55] 후향적 차트 분석을 통한 연구 근거들도 있다.[56,57] 일반적으로 65~100mcg/mL의 혈청 수준에 도달하는 정도의 용량을 투여하도록 권장되나 일부 노인들은 고용량을 견디기 어려워하기도 하므로 임상적인 고려가 필요할 것이다.[58,59]

(2) 항정신병약물 단독요법

전체 나이대의 양극성장애 조증 환자들에서 quetiapine의 효과를 확인하기 위하여 12주간 진행된 무작위 연구에 대한 소집단 분석(n=59)이 이루어졌다. 이때 노인 양극성장애에서 quetiapine군(평균 550mg/day)이 위약군에 비하여 증상을 유의하게 호전시켰다.[49] 하지만 부작용으로 인한 치료 중단율도 quetiapine군에서 위약군에 비하여 높았기 때문에 내약성에 주의할 필요가 있을 것이다.[49]

asenapine을 투여받은 11명의 노인 조증 환자에서 63%가량이 완전 관해를 보였다는 개방연구도 있다.[60] olanzapine은 체중증가, 이상지질혈증, 고혈당뿐 아니라 낙상과 진정 등을 유발할 수 있다. 그 외 aripiprazole, risperidone 등도 고려될 수 있으나 이들에 대해서는 추가적인 연구가 더 필요할 것으로 보인다. 하지만 항정신병약물이 급성 신장독성 및 치매 관련 정신병적 증상으로 인한 사망의 위험성을 높이는 것으로 알려져 있으므로 주의해야 한다.[1,61]

(3) 병합요법(기분조절제+항정신병약물)

특정 병합요법이 더 우수한 효능이 있다는 근거는 없다. 이때는 부작용, 약물 상호작용, 동반질환, 임상의의 선호도 등에 따라 조합이 달라질 수 있을 것이다. lithium 또는 valproate 단일요법에 치료반응이 없는 치료 저항성 노인 조증/경조증 환자에게 다른 기분조절제 병합 또는 항정신병약물을 병합할 수 있고, 항정신병약물 단일요법을 사용하던 환자에게 lithium 또는 valproate를 추가해볼 수도 있다. 이러한 약물 전략에도 반응이 부족한 노인 양극성장애 환자들에서는 기분조절제나 항정신병약물의 종류를 전환해볼 수도 있을 것이다.

(4) 기타 약물

치료 저항성 조증/경조증에는 정형 항정신병약물 또는 clonazapine, carbamazepine, levetiracetam 등이 사용될 수 있다. 하지만 이러한 약물들은 노인에서 안전성 및 내약성 문제로 인해 사용하기에 어려움이 있다.[48,52] 특히 carbamazepine은 사이토크롬 P450 효소와 관련된 약물 상호작용, valproate 등 다른 약물과 관련하여 약물 감량 등을 고려해야 한다. 또한 진정, 운동실조, 시야 흐림, 안구 진탕, 백혈구 감소증, 더 심각하게는 무과립구증 등을 주의해서 살펴야 한다.[52] levetiracetam도 부가요법으로 적용하였을 때 조증을 호전시키고, 비교적 내약성이 우수했다는 사례 모음이 있어 고려해볼 수도 있다.[62]

정형 항정신병약물들은 비정형 항정신병약물에 비하여 추체외로증상, 지연성 운동이상증 등 부작용이 우려되며,

이는 나이에 따라 발생률이 증가한다는 보고가 있으므로 주의해야 한다.[61] haloperidol은 조증 및 혼재성 삽화에서 유의한 효과를 보였다는 메타 연구가 있으나, 노인만을 대상으로 하지는 않았다는 제한점이 있다.[63] clozapine도 유용할 수 있는데, 노인에서 clozapine을 적용할 때는 진정 및 기립성 저혈압과 관련된 낙상의 위험성을 상기하고, 무과립구증의 발생을 추적관찰해야 한다.

54.3.2 급성기 우울증 삽화

한국형 양극성장애 약물치료 지침에 따르면 노인 양극성 우울증 삽화의 치료에서는 기분조절제 단독요법, 비정형 항정신병약물 단독요법, 기분조절제와 비정형 항정신병약물 병합요법, 기분조절제와 lamotrigine 병합요법, 비정형 항정신병약물과 lamotrigine 병합요법이 1차 치료 전략으로 나타났다.[47] 1차 치료제로서 기분조절제는 lithium, valproate, lamotrigine이 추천되었고 비정형 항정신병약물은 olanzapine과 quetiapine이 고려되었다.[47]

(1) 항정신병약물

가. lurasidone

노인 양극성 우울증에서는 성인 양극성장애의 무작위 임상시험을 근거로 하여 quetiapine과 lurasidone이 권장될 수 있겠다.[64] 노인 양극성 우울증에서 lurasidone의 효과를 확인하기 위하여 무작위 위약 대조 임상시험에 대한 사후 분석이 시행되었다.[64,65] 이때 한 연구는 lurasidone 저용량(20~60mg/day) 또는 고용량(80~120mg/day) 단독요법을 위약과 비교하였고, 다른 연구는 lithium 또는 valproate에 lurasidone 20~120mg/day을 부가요법으로 적용하여 위약과 비교하였다. 단독요법 연구에서는 lurasidone이 위약에 비하여 6주 후 MADRS 총점의 유의한 감소를 보였으나, 부가요법 연구에서는 유의한 결과를 보이지 못했다. 하지만 내약성 면에서는 두 연구 모두에서 우수한 수준으로 보고되었다.

lurasidone은 노인 양극성 우울증에서 저녁 식후 20mg으로 시작하여 20~120mg/day 범위까지 천천히 증량해 나가야 한다. 구토 및 설사, 불면 또는 피로/졸음, 정좌불능증, 비인두염, 근육 경련 등의 부작용이 있을 수 있으므로 주의가 필요할 것이다.

나. quetiapine

양극성 우울증에서 quetiapine의 효과를 확인하기 위하여 시행된 무작위 위약 대조연구에서 55세 이상의 환자들만 소집단 분석한 연구가 있다. 이때 quetiapine 300mg군과 600mg군에서 위약군에 비하여 유의하게 높은 관해율이 보고되었다.[66] quetiapine은 주로 진정, 현기증, 변비, 입마름, 이상지질혈증, 고혈당증, 체중증가 등의 부작용이 있을 수 있다.[53]

olanzapine+fluoxetine 조합도 양극성 우울증에 효과적인 것으로 알려져 있으나, 노인에서 체계적인 연구는 드문 실정이다.

(2) 기분조절제

노인 양극성 우울증에서 lamotrigine 부가요법의 효과를 확인하기 위하여 57명의 환자를 대상으로 12주 동안 개방연구가 시행되었다.[67] MADRS 총점을 기준으로 평가한 치료 반응률 및 관해율에서 각각 57.4% 및 64.8%로 유의한 호전을 확인할 수 있었다. 이때 노인 양극성 우울증에서 평균 사용 용량은 150.9mg/day이었다.[67] 하지만 부작용으로 인한 치료 중단율도 11% 정도였기 때문에 노인에서 사용 시 안전성 및 내약성에 대한 추가 연구들이 필요할 것으로 보인다.

그 외 lithium과 valproate도 효과적일 수 있는데, 여러 약물치료 지침서에서 이와 같은 기분조절제 단독요법 또는 항정신병약물/항우울제/다른 기분조절제와 병합요법을 치료 전략으로 제시하기도 하였다.[1,47]

54.3.3 유지기

노인 양극성장애 유지기 치료에 대한 약물치료의 근거는 충분하지 않지만, lithium 또는 lamotrigine 사용을 고려해볼 수 있다. 전체 나이대 588명의 환자를 대상으로 lamotrigine, lithium, 그리고 위약의 효과를 비교한 연구에서 노인만을 소집단 분석한 연구가 있다.[68] 이때 lamotrigine은 우울증 삽화를 비롯한 모든 기분 삽화에서 재발을 방지하는 데 유의한 효과를 보였으며, lithium은 주로 조증/경조증/혼재성 삽화의 재발 방지에 효과가 있는 것으로 나타났다.[68]

하지만 다른 후향적 연구를 살펴보면 lithium이 양극성 우울증의 재발을 유의하게 막아주는 것으로 보고되기도 하였다.[69]

54.4 요약

노년기 기분장애는 노화, 기저 내외과적 공존질환 및 병용약물, 우울 및 불안 등 심각한 정신증상, 인지기능저하 등 임상적 인자들로 인하여 치료에 어려움을 겪는 경우가 많다. 이에 적절한 약물치료 전략을 세우는 것이 중요하며, 부작용 발생에 대하여 신중하게 관찰해야 한다. 주요우울장애에서는 SSRI, SNRI 등 비교적 내약성이 우수한 항우울제가 일차 약제로 고려될 수 있으며, 치료반응이 적을 경우 항우울제 교체 및 병합요법, aripiprazole, quetiapine 등 항정신병약물 부가요법을 적용해볼 수 있을 것이다. 양극성장애는 삽화의 극성에 따라 기분조절제, lamotrigine, 비정형 항정신병약물 단독요법을 가장 먼저 고려할 수 있으며, 치료반응에 따라 약물 교체 또는 병합요법을 적용할 수 있을 것이다. 하지만 노년기 기분장애에서 약물치료에 대한 무작위 위약 대조 임상시험의 근거가 부족한 실정이며, 특히 양극성장애의 경우 노인만을 대상으로 한 연구가 많지 않다. 따라서 노년기 기분장애 약물치료를 논하기 위해서는 추가적인 약물 연구들이 진행되어야 할 것이다.

참고문헌

1. Yatham LN, Kennedy SH, Parikh SV, Schaffer A, Bond DJ, Frey BN, et al. Canadian Network for Mood and Anxiety Treatments (CANMAT) and International Society for Bipolar Disorders (ISBD) 2018 guidelines for the management of patients with bipolar disorder. Bipolar Disord 2018;20:97-170.

2. Nelson JC, Delucchi KL, Schneider LS. Moderators of outcome in late-life depression: a patient-level meta-analysis. Am J Psychiatry 2013;170:651-659.

3. Nelson JC, Delucchi K, Schneider LS. Efficacy of second generation antidepressants in late-life depression: a meta-analysis of the evidence. Am J Geriatr Psychiatry 2008;16:558-567.

4. Wang PS, Schneeweiss S, Brookhart MA, Glynn RJ, Mogun H, Patrick AR, et al. Suboptimal antidepressant use in the elderly. J Clin Psychopharmacol 2005;25:118-126.

5. Barry LC, Abou JJ, Simen AA, Gill TM. Under-treatment of depression in older persons. J Affect Disord 2012;136:789-796.

6. Seo JS, Bahk WM, Wang HR, Woo YS, Park YM, Jeong JH, et al. Korean Medication Algorithm for Depressive Disorders 2017: Third Revision. Clin Psychopharmacol Neurosci 2018;16:67.

7. Wilson K, Mottram P. A comparison of side effects of selective serotonin reuptake inhibitors and tricyclic antidepressants in older depressed patients: a meta-analysis. Int J Geriatr Psychiatry 2004;19:754-762.

8. Solai LK, Mulsant BH, Pollock BG. Selective serotonin reuptake inhibitors for late-life depression: a comparative review. Drugs Aging 2001;18:355-368.

9. Thorlund K, Druyts E, Wu P, Balijepalli C, Keohane D, Mills E. Comparative efficacy and safety of selective serotonin reuptake inhibitors and serotonin-norepinephrine reuptake inhibitors in older adults: a network meta-analysis. J Am Geriatr Soc 2015;63:1002-1009.

10. Seitz DP, Gill SS, Conn DK. Citalopram versus other antidepressants for late-life depression: a systematic review and meta-analysis. Int J Geriatr Psychiatry 2010;25:1296-1305.

11. US Food & Drug Administration [homepage on the Internet]. Revised recommendations for Celexa (citalopram hydrobromide) related to a potential risk of abnormal heart rhythms with high doses [updated 2011 Aug 24]. Available from: https://www.fda.gov/Drugs/DrugSafety/ucm297391.htm

12. Bali V, Chatterjee S, Carnahan RM, Chen H, Johnson ML, Aparasu RR. Risk of dementia among elderly nursing home patients using paroxetine and other selective serotonin reuptake inhibitors. Psychiatr Serv 2015;66:1333-1340.

13. Bali V, Chatterjee S, Johnson ML, Chen H, Carnahan RM, Aparasu RR. Risk of cognitive decline associated with paroxetine use in elderly nursing home patients with depression. Am J Alzheimers Dis Other Demen 2016;31:678-686.

14. Bali V, Chatterjee S, Johnson ML, Chen H, Carnahan RM, Aparasu RR. Risk of mortality in elderly nursing home patients with depression using paroxetine. Pharmacotherapy 2017;37:287-296.

15. Richards JB, Papaioannou A, Adachi JD, Joseph L, Whitson HE, Prior JC, et al. Effect of selective serotonin reuptake inhibitors on the risk of fracture. Arch Intern Med 2007;167:188-194.

16. Juurlink DN, Mamdani MM, Kopp A, Redelmeier DA. The risk of suicide with selective serotonin reuptake inhibitors in the elderly. Am J Psychiatry 2006;163:813-821.

17. Beyer JL, Johnson KG. Advances in pharmacotherapy of late-life depression. Curr Psychiatry Rep 2018;20:34.

18. Oslin DW, Ten Have TR, Streim JE, Datto CJ, Weintraub D, DiFilippo S, et al. Probing the safety of medications in the frail elderly: evidence from a randomized clinical trial of sertraline and venlafaxine in depressed nursing home residents. J Clin Psychiatry 2003;64:875-882.

19. Mason PJ, Morris VA, Balczak TJ. Serotonin syndrome. Presentation of 2 cases and review of the literature. Medicine (Baltimore) 2000;79:201-209.

20. Nelson JC, Wohlreich MM, Mallinckrodt CH, Detke MJ, Watkin JG, Kennedy JS. Duloxetine for the treatment of major depressive disorder in older patients. Am J Geriatr Psychiatry 2005;13:227-235.

21. Kerner N, D'Antonio K, Pelton GH, Salcedo E, Ferrar J, Roose SP, et al. An open treatment trial of duloxetine in elderly patients with dysthymic disorder. SAGE Open Med 2014;2.

22. Kornstein SG, Clayton AH, Soares CN, Padmanabhan SK, Guico-Pabia CJ. Analysis by age and sex of efficacy data from placebo-controlled trials of desvenlafaxine in outpatients with major depressive disorder. J Clin Psychopharmacol 2010;30:294-299.

23. Kornstein SG, Clayton AH, Bao W, Guico-Pabia CJ. A pooled analysis of the efficacy of desvenlafaxine for the treatment of major depressive disorder in perimenopausal and postmenopausal women. J Womens Health (Larchmt) 2015;24:281-290.

24. Hewett K, Chrzanowski W, Jokinen R, Felgentreff R, Shrivastava RK, Gee MD, et al. Double-blind, placebo-controlled evaluation of extended-release bupropion in elderly patients with major depressive disorder. J Psychopharmacol

2010;24:521-529.

25. Howland RH. Critical appraisal and update on the clinical utility of agomelatine, a melatonergic agonist, for the treatment of major depressive disease in adults. Neuropsychiatr Dis Treat 2009;5:563-576.

26. Kalyn YB, Safarova TP, Yakovleva OB, Sheshenin VS, Kornilov VV, Shipilova ES, et al. Experience of the antidepressive therapy with valdoxan (agomelatine) in a psychogeriatric unit of the psychiatric hospital. Zh Nevrol Psikhiatr Im S S Korsakova 2015;115:55-62.

27. Heun R, Ahokas A, Boyer P, Gimenez-Montcsinos N, Pontes-Soares F, Olivier V. The efficacy of agomelatine in elderly patients with recurrent major depressive disorder: a placebo-controlled study. J Clin Psychiatry 2013;74:587-594.

28. Katona C, Hansen T, Olsen CK. A randomized, double-blind, placebo-controlled, duloxetine-referenced, fixed-dose study comparing the efficacy and safety of Lu AA21004 in elderly patients with major depressive disorder. Int Clin Psychopharmacol 2012;27:215-223.

29. Spina E, Scordo MG. Clinically significant drug interactions with antidepressants in the elderly. Drugs Aging 2002;19:299-320.

30. Kok RM, Nolen WA, Heeren TJ. Efficacy of treatment in older depressed patients: a systematic review and meta-analysis of double-blind randomized controlled trials with antidepressants. J Affect Disord 2012;141:103-115.

31. Flint AJ, Rifat SL. The treatment of psychotic depression in later life: a comparison of pharmacotherapy and ECT. Int J Geriatr Psychiatry 1998;13:23-28.

32. Sackeim HA, Haskett RF, Mulsant BH, Thase ME, Mann JJ, Pettinati HM, et al. Continuation pharmacotherapy in the prevention of relapse following electroconvulsive therapy: a randomized controlled trial. JAMA 2001;285:1299-1307.

33. Georgotas A, McCue RE, Hapworth W, Friedman E, Kim OM, Welkowitz J, et al. Comparative efficacy and safety of MAOIs versus TCAs in treating depression in the elderly. Biol Psychiatry 1986;21:1155-1166.

34. Katila H, Mezhebovsky I, Mulroy A, Berggren L, Eriksson H, Earley W, et al. Randomized, double-blind study of the efficacy and tolerability of extended release quetiapine fumarate (quetiapine XR) monotherapy in elderly patients with major depressive disorder. Am J Geriatr Psychiatry 2013;21:769-784.

35. Lenze EJ, Mulsant BH, Blumberger DM, Karp JF, Newcomer JW, Anderson SJ, et al. Efficacy, safety, and tolerability of augmentation pharmacotherapy with aripiprazole for treatment-resistant depression in late life: a randomised, double-blind, placebo-controlled trial. Lancet 2015;386:2404-2412.

36. Kaneriya SH, Robbins-Welty GA, Smagula SF, Karp JF, Butters MA, Lenze EJ, et al. Predictors and moderators of remission with aripiprazole augmentation in treatment-resistant late-life depression: An analysis of the IRL-GRey randomized clinical trial. JAMA Psychiatry 2016;73:329-336.

37. Arandjelovic K, Eyre HA, Lavretsky H. Clinicians' views on treatment-resistant depression: 2016 Survey Reports. Am J Geriatr Psychiatry 2016;24:913-917.

38. Maust DT, Oslin DW, Thase ME. Going beyond antidepressant monotherapy for incomplete response in nonpsychotic late-life depression: a critical review. Am J Geriatr Psychiatry 2013;21:973-986.

39. Lavretsky H, Reinlieb M, St Cyr N, Siddarth P, Ercoli LM, Senturk D. Citalopram, methylphenidate, or their combination in geriatric depression: a randomized, double-blind, placebo-controlled trial. Am J Psychiatry 2015;172:561-569.

40. Omranifard V, Shirzadi E, Samandari S, Afshar H, Maracy MR. Memantine add on to citalopram in elderly patients with depression: A double-blind placebo-controlled study. J Res Med Sci 2014;19:525-530.

41. Lenze EJ, Skidmore ER, Begley AE, Newcomer JW, Butters MA, Whyte EM. Memantine for late-life depression and apathy after a disabling medical event: a 12-week, double-blind placebo-controlled pilot study. Int J Geriatr Psychiatry 2012;27:974-980.

42. Almeida OP, Ford AH, Hirani V, Singh V, vanBockxmeer FM, McCaul K, et al. B vitamins to enhance treatment response to antidepressants in middle-aged and older adults: results from the B-VITAGE randomised, double-blind, placebo-controlled trial. Br J Psychiatry 2014;205:450-457.

43. Chen YM, Huang XM, Thompson R, Zhao YB. Clinical features and efficacy of escitalopram treatment for geriatric depression. J Int Med Res 2011;39:1946-1953.

44. Bose A, Li D, Gandhi C. Escitalopram in the acute treatment of depressed patients aged 60 years or older. Am J Geriatr Psychiatry 2008;16:14-20.

45. Robinson M, Oakes TM, Raskin J, Liu P, Shoemaker S, Nelson JC. Acute and long-term treatment of late-life major depressive disorder: duloxetine versus placebo. Am J Geriatr Psychiatry 2014;22:34-45.

46. Raskin J, Wiltse CG, Siegal A, Sheikh J, Xu J, Dinkel JJ, et al. Efficacy of duloxetine on cognition, depression, and pain in elderly patients with major depressive disorder: an 8-week, double-blind, placebo-controlled trial. Am J Psychiatry 2007;164:900-909.

47. 대한정신약물학회. 한국형 양극성 장애 약물치료 지침서. 서울: 한국형 양극성장애 약물치료 알고리듬 실무위원회;2018.

48. Young RC, Gyulai L, Mulsant BH, Flint A, Beyer JL,

Shulman KI, et al. Pharmacotherapy of bipolar disorder in old age: review and recommendations. Am J Geriatr Psychiatry 2004;12:342-357.

49. Sajatovic M, Calabrese JR, Mullen J. Quetiapine for the treatment of bipolar mania in older adults. Bipolar Disord 2008;10:662-671.

50. Kessing LV, Sondergard L, Forman JL, Andersen PK. Lithium treatment and risk of dementia. Arch Gen Psychiatry 2008;65:1331-1335.

51. Lewitzka U, Severus E, Bauer R, Ritter P, Müller-Oerlinghausen B, Bauer M. The suicide prevention effect of lithium: more than 20 years of evidence-a narrative review. Int J Bipolar Disord 2015;3:15.

52. Sajatovic M. Treatment of bipolar disorder in older adults. Int J Geriatr Psychiatry 2002;17:865-873.

53. Sajatovic M, Chen P. Geriatric bipolar disorder. Psychiatr Clin North Am 2011;34:319-333, vii.

54. Dols A, Kessing LV, Strejilevich SA, Rej S, Tsai SY, Gildengers AG, et al. Do current national and international guidelines have specific recommendations for older adults with bipolar disorder? A brief report. Int J Geriatr Psychiatry 2016;31:1295-1300.

55. Al Jurdi RK, Marangell LB, Petersen NJ, Martinez M, Gyulai L, Sajatovic M. Prescription patterns of psychotropic medications in elderly compared with younger participants who achieved a "recovered" status in the systematic treatment enhancement program for bipolar disorder. Am J Geriatr Psychiatry 2008;16:922-933.

56. Kando JC, Tohen M, Castillo J, Zarate CA, Jr. The use of valproate in an elderly population with affective symptoms. J Clin Psychiatry 1996;57:238-240.

57. Niedermier JA, Nasrallah HA. Clinical correlates of response to valproate in geriatric inpatients. Ann Clin Psychiatry 1998;10:165-168.

58. Chen ST, Altshuler LL, Melnyk KA, Erhart SM, Miller E, Mintz J. Efficacy of lithium vs. valproate in the treatment of mania in the elderly: a retrospective study. J Clin Psychiatry 1999;60:181-186.

59. Allen MH, Hirschfeld RM, Wozniak PJ, Baker JD, Bowden CL. Linear relationship of valproate serum concentration to response and optimal serum levels for acute mania. Am J Psychiatry 2006;163:272-275.

60. Baruch Y, Tadger S, Plopski I, Barak Y. Asenapine for elderly bipolar manic patients. J Affect Disord 2013;145:130-132.

61. Aziz R, Lorberg B, Tampi RR. Treatments for late-life bipolar disorder. Am J Geriatr Pharmacother 2006;4:347-364.

62. Kyomen HH. The use of levetiracetam to decrease mania in elderly bipolar patients. Am J Geriatr Psychiatry 2006;14:985.

63. Cipriani A, Barbui C, Salanti G, Rendell J, Brown R, Stockton S, et al. Comparative efficacy and acceptability of antimanic drugs in acute mania: a multiple-treatments meta-analysis. Lancet 2011;378:1306-1315.

64. Sajatovic M, Forester BP, Tsai J, Kroger H, Pikalov A, Cucchiaro J, et al. Efficacy of lurasidone in adults aged 55 years and older with bipolar depression: post hoc analysis of 2 double-blind, placebo-controlled studies. J Clin Psychiatry 2016;77:e1324-e1331.

65. Loebel A, Cucchiaro J, Silva R, Kroger H, Hsu J, Sarma K, et al. Lurasidone monotherapy in the treatment of bipolar I depression: a randomized, double-blind, placebo-controlled study. Am J Psychiatry 2014;171:160-168.

66. Sajatovic M, Strejilevich SA, Gildengers AG, Dols A, Al Jurdi RK, Forester BP, et al. A report on older-age bipolar disorder from the International Society for Bipolar Disorders Task Force. Bipolar Disord 2015;17:689-704.

67. Sajatovic M, Gildengers A, Al Jurdi RK, Gyulai L, Cassidy KA, Greenberg RL, et al. Multisite, open-label, prospective trial of lamotrigine for geriatric bipolar depression: a preliminary report. Bipolar Disord 2011;13:294-302.

68. Sajatovic M, Gyulai L, Calabrese JR, Thompson TR, Wilson BG, White R, et al. Maintenance treatment outcomes in older patients with bipolar I disorder. Am J Geriatr Psychiatry 2005;13:305-311.

69. Lepkifker E, Iancu I, Horesh N, Strous RD, Kotler M. Lithium therapy for unipolar and bipolar depression among the middle-aged and older adult patient subpopulation. Depress Anxiety 2007;24:571-576.

CHAPTER 55

노년기 정신증

천은진 · 이종훈

정신증은 고전적으로는 현실 검증력이 상실된 정신 상태를 의미하며, 망상, 환각, 와해된 사고(언어), 심하게 와해되거나 비정상적인 운동(긴장증을 포함하여) 또는 음성증상의 존재로 정의된다.[1] 정신증은 모든 연령대에서 발생할 수 있지만, 노인에서는 원인, 발현 및 치료에 특별한 고려가 필요하다. 노인 환자에서 정신병적 증상의 위험이 증가한다는 것은 잘 알려져 있다. 대규모 역학 조사에 따르면 고령 인구에서 정신증이 16%에서 23% 정도로 보고된다.[2] 많은 요인이 노인들의 정신증 위험 증가에 기여할 수 있는데, 노화와 관련된 신경화학적 변화뿐만 아니라 측두엽 또는 전두엽과 같은 피질 영역의 연령에 따른 변화가 정신증의 빈도 증가에 관여할 수 있다. 또한 노인 환자들에게서 흔히 볼 수 있는 신체질환의 합병, 사회적 격리, 감각결핍(청각 소실 등), 인지기능의 저하 및 다약제의 복용 등은 정신증에 대한 취약성을 증가시킬 뿐만 아니라 이러한 증상들의 치료를 복잡하게 만든다. 노인의 연령 증가에 따른 약력학 및 약동학적 변화는 약물 반응에 영향을 미치고 섬망의 위험을 증가시킬 수 있다.[3]

많은 진단 영역이 노년기 정신증과 연관될 수 있는데, 섬망과 치매를 포함한 신경인지장애, 조현병 스펙트럼 및 기타 정신병적 장애, 양극성 및 관련장애, 우울장애, 그리고 물질관련 및 중독장애 등이 해당된다. 그리고 신경학적 질환(뇌종양, 파킨슨병, 대사성 뇌병증 등)과 내외과적 질환에서 정신증적 증상이 나타날 수 있으며, 흔히 처방되는 여러 약물이 노인 환자에서 정신병적 증상을 일으킬 수 있다(표 55.1).[3]

표 55.1 노년기 정신증과 연관된 진단 영역과 대표 진단

신경인지장애	• 섬망 　물질중독 섬망, 물질 금단 섬망, 약물치료로 유발된 섬망, 다른 의학적 상태로 인한 섬망 • 주요 및 경도 신경인지장애 　알츠하이머병, 전두측두엽 변성, 루이체병, 혈관질환, 외상성 뇌손상, 　물질/치료약물 사용, HIV 감염, 프라이온병, 파킨슨병, 헌팅턴병, 다른 의학적 상태
조현병 스펙트럼 및 기타 정신병적 장애	• 망상장애 • 단기 정신병적 장애 • 조현양상장애 • 조현병 • 조현정동장애 • 물질/약물치료로 유발된 정신병적 장애 • 다른 의학적 상태로 인한 정신병적 장애
양극성 및 관련장애	• 제I형 양극성장애 조증 삽화 정신병적 양상 동반 • 제I형 양극성장애 및 제II형 양극성장애 주요우울 삽화 정신병적 양상 동반 • 물질/약물치료로 유발된 양극성 및 관련장애 • 다른 의학적 상태로 인한 양극성 및 관련장애
우울장애	• 주요우울장애 정신병적 양상 동반 • 물질/약물치료로 유발된 우울장애 • 다른 의학적 상태로 인한 우울장애

55.1 노년기 정신증에서의 약물치료

55.1.1 노인에서 항정신병 약물의 적응증

정신병적 증상이 있는 질환, 즉 조현병, 정신병적 양상을 동반한 조증 삽화, 망상과 초조 및 공격성을 나타내는 치매, 정신병적 양상을 동반한 주요우울 삽화, 그리고 망상장애가 적응증이 된다. 정신병적 양상을 동반하지 않은 조증 삽화, 섬망, 망상 없이 초조증상만을 동반한 치매에서도 항정신병약물의 사용을 때로는 고려할 수 있다. 정신병적 양상이 없으면서 초조감이나 심한 불안증을 동반한 주요우울삽화에서 항정신병 약물은 2차 선택약물로 고려된다. 다만 치료 저항성 혹은 난치성 주요우울증 환자에서는 항정신병약물의 사용이 적절할 수 있다(표 55.2).[4]

공황장애, 범불안장애, 질병불안장애, 심한 불안증 동반이 없는 비정신병적 우울증, 이자극성, 적대성, 심한 오심 및 구토(항암화학요법으로 인한), 주요 정신질환이 없이 수면장애만 보이는 경우, 신경병성 통증, 멀미 등은 노인에서 항정신병약물 사용의 적응증이 아니다.[4]

55.1.2 노인에서 항정신병약물의 임상적 사용

(1) 항정신병약물의 선택

노인에서 항정신병약물을 선택하는 것은 약물치료와 관련하여 부작용이 흔히 나타날 수 있고 심각한 부작용으로 이어질 수도 있어 많은 어려움이 있다. 정신병적 증상을 보

표 55.2 노년기 정신증에서 항정신병약물 사용의 적응증

항정신병약물의 주요 적응증이 되는 상태	• 조현병 • 정신병적 양상을 동반한 조증 삽화 • 망상과 초조 및 공격성을 나타내는 치매 • 정신병적 양상을 동반한 주요우울삽화 • 망상장애
항정신병약물 사용을 고려할 수 있는 상태	• 정신병적 양상을 동반하지 않은 조증 삽화 • 섬망 • 망상 없이 초조증상만을 동반한 치매
항정신병약물을 2차 선택약물로 고려할 수 있는 상태	• 정신병적 양상이 없으면서 초조감이나 심한 불안증을 동반한 주요우울삽화
항정신병약물 사용이 적절한 경우	• 치료 저항성 혹은 난치성 주요우울증

이는 노인 환자는 안전을 확보하고 지남력을 되돌리기 위한 사회적·행동적 및 환경적 개입이 먼저 필요하다. 약물치료에 따른 신체적 합병증이 흔히 수반되는 노인 환자의 특성을 고려할 때, 망상 또는 환각의 단순한 존재가 항상 추가적인 약물치료의 적응증이 되는 것은 아니다. 그러나 일부 환자는 종종 정신병적 증상이 초래하는 행동문제를 줄이기 위해 약물학적 개입이 필요할 수 있다. 기저의 건강 상태 및 신체질환, 정신병적 증상에 기여할 수 있는 복용 약물에 대한 신중한 평가는 약물 요법의 시작 이전에 필수적이다. 정신과적 병력 청취를 통해 노인 환사에서 정신병적 증상을 증가시킬 수 있는 이전의 정신증과 우울 삽화 등의 병력을 알아낼 수 있다. 정신병적 증상의 발현에 기여하는 하나 이상의 원인 인자가 있을 수 있고, 이러한 위험요인을 치료하거나 줄이는 것이 약물치료에 우선할 수 있다.[3]

(2) 용량 적정

일반적으로 약제는 특정 표적 증상에 대해 처방되며, 저용량에서 시작하여 임상적 효과가 나타날 때까지 점차적으로 천천히 증량한다.[3] 모든 노인 환자들에서 가장 낮은 용량부터 시작하는 것이 바람직하며 최소량만으로 잘 치료되는 경우도 있다. 일반적으로 조현병 노인 환자들은 높은 용량으로, 정신병적 증상을 보이는 치매 환자들은 그보다 낮은 용량으로 치료한다.[5] 초기에는 보통 일주일에 한 번이나 두 번 증량하지만, 내과적으로 상태가 좋지 않은 노인들은 더 천천히 증량하는 것이 좋다. 또 항정신병약물을 초기 단계에선 하루에 2~3번에 나누어 투여하는 것이 기립성 저혈압과 같은 부작용을 최소화하는 데 도움이 된다. clozapine, quetiapine, ziprasidone, 저역가의 정형 항정신병약물은 하루에 두 번 정도 나누어 투여하는 것을, olanzapine, risperidone, aripiprazole, 고역가의 정형 항정신병약물은 하루에 한 번 잠자기 전에 투여하는 것을 추천한다.[6]

(3) 약물의 변경

한 가지 약물에서 다른 약물로 변경할 때 일반적으로는 두 번째 약물의 투여를 시작하기 전에 이전 약물을 서서히 감량하고 중단하는 것이 안전하다. 정신병적 증상의 악화를 방지하고자 첫 번째 약물을 감량하는 동안 두 번째 약물을

추가하게 된다면 심장전도, 저혈압, 추체외로증상 등의 부작용을 조심해야 한다. 한 번에 바꾸는 것은 노인 환자에서 안전하지 않다.

(4) 치료기간

약물의 최적의 치료기간은 아직 정해져 있지 않으며, 환자의 잔류 임상증상 및 심리사회적 상황을 고려하여 결정한다. 조현병 환자가 아니라면 항정신병약물의 용량을 주기적으로 감량해보는 것이 추천된다. 중단할 경우에는 금단을 최소화하기 위해 서서히 감량해야 한다.

(5) 추적 관찰

일반적으로 항정신병약물 투여를 시작한 뒤 1~2주 내에 진료하는 것이 바람직하다. 약물의 용량을 변경한 뒤에는 10일에서 1개월 뒤에 진찰하는 것이 좋다.[4] 약물 적정기간 동안 입원 환자들은 혈압이나 체온, 맥박과 같은 활력 징후를 매일 측정하고, 외래 환자들은 방문할 때마다 측정한다. 그리고 운동장애는 3~6개월마다, 체중은 치료 초기 3개월 동안에는 매달, 이후에는 3개월마다 측정하는 것이 좋고 허리둘레는 매년 측정하는 것이 좋다.

55.1.3 노인에서 항정신병약물의 부작용

노인 환자는 항정신병약물의 부작용, 특히 운동 부작용에 대해 젊은 환자보다 취약하다. 부작용의 유형은 사용된 특정 항정신병약물에 따라 다르나, 일반적인 예에는 진정, 항콜린성 효과, 심혈관 효과, 추체외로증상 및 지연성 운동이상증, 대사작용과 고프로락틴혈증, 덜 흔하게는 무과립구증 및 신경이완제 악성증후군 등이 있다.[7] 정형 항정신병약물은 추체외로 증후군과 지연성 운동이상증의 위험성이 높아 최근에 비정형 항정신병약물의 사용이 증가해왔다. 그러나 최근 치매 노인에서의 비정형 항정신병약물의 높은 사망 위험성 때문에 단기 사용이 권장되고 있다.[8] 또한 체중증가, 혈당조절의 장애, 이상지질혈증, 대사증후군 등이 문제가 되고 있다.

(1) 신경학적 부작용

가. 추체외로 부작용

노인의 추체외로증상은 성인과는 약간 다른데 나이가 들수록 좌불안석증은 증가하며 근긴장이상증은 감소한다.[4]

치매를 동반한 파킨슨병이나 루이체병 치매에서는 항정신병약물에 민감하게 반응하여 진정, 혼란, 강직 등이 갑자기 발생하기도 한다.[9] 파킨슨 증상은 일상생활과 노인들의 삶의 질에 큰 영향을 준다. 그러나 항파킨슨 약물은 항콜린 작용을 가지고 있기 때문에 노인들에게 추천되지 않는다. 추체외로증상이 나타나면 약물을 중단하거나 감량하고 비정형 항정신병약물로 변경한다. 약물을 중단한 뒤 몇 주가 지나면 없어지지만 어떤 경우엔 1년 이상 지속되기도 한다. 부가적인 약물치료가 필요하면 amantadine이 사용될 수도 있다. 추체외로증상의 병력이 있는 환자에서 항정신병약물을 사용할 때 quetiapine을 1차 선택약물로 고려할 수 있고 olanzapine 및 aripiprazole은 우선순위가 높은 2차 선택약물로 생각된다. 정형 항정신병약물의 사용은 피하는 것이 좋다.[4]

나. 지연성 운동이상증

지연성 운동이상증은 항정신병약물 치료와 연관된 비정상적인 불수의적 운동증후군이다. 노인, 여성, 당뇨 환자에서 흔히 발생하며 일반적으로 항정신병약물의 사용 기간과 관련이 있다. 정형 항정신병약물로 3년 동안 치료한 후에 노인 환자에서의 지연성 운동이상증 유병률은 60%에 이른다. 비정형 항정신병약물의 경우 위험성이 정형 약물에 비해 반 정도로 줄어든다.[10]

다. 신경이완제 악성증후군

임상 실제에서 노인보다는 성인에서 더 흔하며 신경학적 질환이 존재하는 경우나 항정신병약물을 초기에 빠르게 증량할 때 잘 나타난다. 보통 정형 항정신병약물과 연관되지만 비정형 항정신병약물과도 연관되어 있다. 사망률은 비정형 항정신병약물에서 더 낮다. 신경이완제 악성증후군은 응급상황으로 수액을 투여하고 동반된 내과 질환을 적극적으로 치료하여야 한다. 원인이 되는 약물을 중단하고 크레아틴인산 활성효소creatinine kinase, CK가 매우 증가하고, 경직이나 열이 지속되면 dantrolene, bromocriptine 등을 투여한다. 전기경련치료ECT가 이 증후군의 빠른 회복에 효과적이라는 보고도 있다.[11]

라. 진정

모든 항정신병약물이 동일한 진정작용을 가지는 것은 아

니며 약물의 용량과 히스타민 수용체 중 H1에 대한 친화도가 연관성이 있다. olanzapine이 H1 수용체에 대해 가장 높은 친화도를 나타내며, 이어서 clozapine이 친화도가 높다. quetiapine의 경우 히스타민 수용체에 대한 친화도는 낮지만 효과를 발휘하기 위해서는 risperidone이나 ziprasidone에 비해 고용량이 필요하여 임상 실제 사용 시에 진정작용이 나타난다. 연구에 따르면 정형 항정신병약물에 비해 risperidone, olanzapine, quetiapine, ziprasidone과 같은 비정형 항정신병약물이 아주 고용량을 사용하는 경우를 제외하고는 일반적으로 진정작용이 적으면서도 정신증과 초조를 조절하는 데 효과적이다. 비정형 항정신병약물의 경우에도 여러 가지 약물을 함께 사용할 경우에 진정의 위험성이 더 높아졌다. 정형 항정신병약물의 경우 haloperidol 같은 고역가 약물이 진정작용이 덜하다. 특히 노인에서는 진정작용이 음식섭취의 감소, 낙상 위험성의 증가, 흡인의 위험과 연관된다.[12]

마. 경련

저역가 정형 항정신병약물과 clozapine이 경련의 증가와 연관되며 과거에 경련한 적이 있거나 구조적인 뇌병변이 있으면 경련의 발생이 증가한다. clozapine과 경련의 발생은 용량 의존적이다. 300mg/day 이하에서 1%, 600mg/day 이상에서 4~6%의 경련을 보인다.[13] 경련 발생 시 용량을 감량하고 서서히 적정하거나 항경련제를 추가한다.

(2) 항콜린 작용

콜린성 수용체 차단 효과는 구갈, 흐린 시야, 녹내장의 악화, 변비, 소변저류, 빈맥 등이며 무스카린 수용체 차단 효과는 어지러움, 이자극성, 지남력장애, 인지기능부전, 섬망 등이다. 콜린기능저하는 특징적인 치매 환자들이 영향을 크게 받는다. 정형 항정신병약물뿐만 아니라 clozapine, olanzapine 등도 항콜린 효과가 크다.[14]

(3) 심혈관 부작용

가. 저혈압

90mmHg 이하의 수축기 혈압으로 정의되며 기립성 저혈압은 누웠다 앉았을 때 15~20mmHg 이상 수축기 혈압이 떨어질 때를 말한다. 이러한 증상은 낙상, 심근경색, 뇌허혈, 드물게는 실신 등과 연관이 있으며 주로 항정신병약물 치료 초기에 발생된다. 정형 항정신병약물의 경우 저역가 약물의 위험도가 더 높다. 비정형 항정신병약물인 clozapine, olanzapine, quetiapine 및 risperidone은 모두 기립성 저혈압을 일으킬 수 있다. 이 중 clozapine이 가장 위험성이 높은데 이 약제의 콜린성 및 α1-아드레날린성 수용체에 대한 강력한 길항작용이 저혈압의 기전일 수 있다. 저혈압의 부작용을 방지하기 위해서 aripiprazole 같은 α1 수용체에 대해 낮은 친화력을 가진 항정신병약물이 선호된다.[15]

나. QTc 연장

QTc 연장은 남성에서 450ms 이상, 여성에서 470ms 이상으로 정의되며, 어지러움, 실신, 심실세동과 사망으로까지 이어질 수 있다. 특히 500ms 이상이 되면 심장박동장애와 급사의 위험성이 높아진다. QTc 연장 위험도의 순서는 sertindole > amisulpride > ziprasidone > iloperidone > risperidone > olanzapine > quetiapine > haloperidol > paliperidone > aripiprazole > lurasidone이며[16] 심혈관 질환, 전해질 이상, 갑상선질환, 구조적인 뇌질환 등이 존재할 때 위험성이 더 커진다. QTc 연장이 나타나면 ECG를 찍고 갑상선 호르몬과 전해질을 검사하고 심장질환의 과거력을 다시 평가해본 뒤 심장내과 의사에게 협진을 의뢰한다.[15,17]

(4) 대사증후군

대사증후군은 다음의 다섯 가지 상태로 정의되는데 (1) 복부 비만, (2) 고혈압, (3) 공복혈당 수준 증가, (4) 고중성지방혈증, (5) 고밀도 지단백질HDL 감소 등이 해당된다. 최근 국내 조현병 환자 845명을 대상으로 한 연구에서 대사증후군의 유병률은 36.5%로 남성에서 유의하게 높았으며 연령이 높을수록, 병의 유병 기간이 길수록 위험도가 높았다.[18] 해외 연구에서도 34%로 비슷한 수준이었으며 대사증후군과 항정신병약물 간의 연관성은 연령, 결혼 상태, 교육 수준, 조현병의 진단, 다제 약물치료, 치료기간, 당뇨병 및 고혈압의 가족력 등의 여부에 따라 달라졌다. 즉, 연령이 높을수록 대사증후군의 위험성이 높아질 수 있으며, 노인 환자들을 항정신병약물로 치료할 때 체중, 당뇨, 혈압, 지질에 이상이 없는지를 우선 확인해야 한다. 환자의 BMI를 체크하는 것이 좋으며 치료기간 중에는 대사증후군의 수치들을 모니터링해야 한다. clozapine과 olanzapine은 위험성이 높고 aripiprazole이나 ziprasidone은 낮다고 알려져 있다. 처방하는 정신건강의학과 의사는 위험성을 잘 인식하고 정기적으로 확인하되 필요한 경우 심장내과 의사나 내분비내과 의사에게 협진을 의뢰한다. 노인 조현병 환자에게 대사증후군이 발병하면 aripiprazole이나 ziaprasidone 등으로 바꾸는 것을 고려해보고, 변경이 어려울 경우엔 낮은 용량으로 잘 모니터링하면서 사용해야 한다.[19]

가. 체중증가

비정형 항정신병약물 복용과 함께 유의한 체중증가가 첫 6~12주에 일어난다. 일단 체중이 증가하면 교정이 쉽지 않으며 약물이나 행동 프로그램에 의해서는 감량 효과가 작다.[20] 체중은 첫 3개월에는 매달, 그 뒤엔 3개월에 한 번 측정하는 것이 좋다. 메타분석에서 항정신병약물 간의 체중증가의 효과를 비교했을 때, olanzapine > zotepine > clozapine > iloperidone > chlorpromazine > sertindole > quetiapine > risperidone > paliperidone > asenapine > amisulpiride > aripiprazole > lurasidone, ziprasidone, haloperidol 등의 순서였다.[16]

나. 당뇨

비정형 항정신병약물의 혈당조절 이상을 일으킬 가능성을 살펴보면 clozapine, olanzapine >> quetiapine > risperidone > ziprasidone, aripiprazole 순이다.[21,22] 혈당의 이상은 비정형 약물로 치료하는 어떤 환자에게서나 발생할 수 있으며, 이미 존재하고 있는 인슐린 의존 당뇨병을 앓던 환자에서 가장 큰 문제가 되고 있다. 이들 환자에게서 다뇨, 구갈, 체중감소, 오심, 구토, 탈수, 빠른 호흡 등이 나타나면서 당뇨병성 케톤산증으로 빠질 수 있다.

다. 과다지질

지질을 상승시키는 작용은 clozapine, olanzapine >> quetiapine > risperidone > ziprasidone, aripiprazole 순이다.[23] 지질이 높게 상승하면 aripiprazole 등으로 변경해보거나 지질을 낮추는 약물을 추가할 수도 있다. 질환의 과거력을 다시 평가해본 뒤 심장내과 의사에게 협진을 의뢰한다.[24]

(5) 혈액학적 부작용

무과립구증은 생명을 위협하는 상태이며 clozapine 치료와 연관이 있다. clozapine 치료 초반에 잘 나타나지만 어떤 시기에도 나타날 수 있고 용량 의존적이지 않다. 전반적인 위험성은 1% 이하지만 노인에서는 더 높을 수 있다. 무과립구증의 위험성 때문에 적어도 6개월 동안 백혈구를 매주 검사하고, 백혈구가 3,000/mm^3 이상, 절대 중립구가 1,500/mm^3 이상이면 다음 6개월 동안은 2주일에 한 번씩 검사한다. 계속해서 이상이 없으면 그 뒤부터는 1개월에 한 번씩 검사한다. 골수 억제 가능성이 있는 amoxicilline, carbamazepine, captopril, sulfonamides 등의 약물은 피한다.[25]

(6) 고프로락틴혈증

aripirazole, quetiapine, asenapine, chlorpromazine 및 iloperidone은 위약에 비해 유의하게 프로락틴 농도를 증가시키지 않는다. 반면 paliperidone과 risperidone은 haloperidol을 포함한 다른 약물보다 프로락틴 증가가 유의하게 더 높다.[16] 노인만을 대상으로 항정신병약물의 프로락틴 혈중농도에 미치는 영향을 조사한 연구로는 요양시설에 입원한 노인 환자에서 정형 항정신병약물이나 risperidone을 사용하다가 olanzapine으로 약물을 변경했을 때 프로락틴 혈중농도가 감소하였다는 보고가 있다.[13]

(7) 사망률의 위험

항정신병약물의 사용은 심장 돌연사의 위험 증가와 연관되어 있다. 치매 환자에서 비정형 항정신병약물의 사용은 위약에서보다 환자 사망률이 유의미하게 더 높은 것으로 나타났다.[26] 이와 별도로 노인 환자들에 대한 또 다른 연구에 의하면 정형 항정신병약물을 복용한 환자들의 원인별 사망률은 비정형 항정신병약물을 복용한 환자들과 유사했다. 결과적으로 모든 정형, 비정형 항정신병약물은 사망의 위험률이 증가할 수 있다.[27] 항정신병약물을 복용하는 치매 노인 환자가 사망률 증가 위험을 보이는 명확한 기전은 밝혀지지 않았다. 뇌졸중의 위험이 약간 증가하는 것으로 보이는데,[28] 그 역시 명확하게 확인되지 않았으며 뇌졸중 위험의 증가만으로 사망률의 증가를 설명하지는 못한다. 일반적으로 치매 환자 사망의 가장 보편적인 원인은 심장 또는 감염성 원인에 기인하고 가능한 기전 중 하나는 과도한 진정작용이 흡인과 이후에 발생하는 폐렴의 위험을 증가시키는 것이다.

55.2 노년기 정신증의 질환별 약물치료

55.2.1 조현병 스펙트럼 및 기타 정신병적 장애

후기 발병 조현병에 대한 연구결과, 조현병 환자의 약 20~25%가 40세 이후에 첫 발병을 경험한 것으로 밝혀졌으며, 노인 환자의 나머지 80%는 조기 발병에 해당한다. 조현병 환자의 생존율과 수명이 높아지면서 2025년까지 조현병 환자의 약 1/4이 55세 이상이 될 것이라고 추측된다. DSM-5도, ICD-10도 발병연령으로 후기 발병 조현병을 구별하지는 않지만, 연구자에 따라 '후기 발병 조현병 late-onset schizophrenia' 및 '매우 늦은 후기 발병 조현병 very late onset schizophrenia'을 각각 '40세에서 60세 사이', '60세 이후'에 발병한 경우로 제안하기도 하였다. 전자의 경우 조기 발병 조현병과 유사한 것으로 간주되고, 매우 늦은 후기 발병 조현병은 더 많은 뇌의 이상과 신경심리적 결함을 포함하는 신경 퇴행성 요소를 가지고 있다. 여성이 더 흔하며 피해 망상, 구금 망상이 많고, 촉각 및 후각 환각의 높은 비율을 보이며, 유전성이 덜하고 감각이상이 흔하다. 음성증상과 사고장애는 덜한 편이다.[17,29]

앞서 언급한 부작용에도 불구하고 항정신병약물은 노인에서 조현병의 정신병적 증상을 효과적으로 조절하는 것으로 입증되었다. 대부분의 연구는 후기 발병 조현병보다는 조기 발병 조현병에 초점을 맞추고 있으며 olanzapine과 risperidone이 치료 저항성이 아닌 노인 환자에서 유사하게 효과적이라는 것을 보였으며, 다른 비정형 항정신병약물의 경우 노년기 환자에서는 현재 이용 가능한 근거가 매우 제한되어 있다.[7] 소수의 연구가 노인 치료 저항성 환자에서 clozapine의 효능을 뒷받침하지만, 무과립구증의 위험성을 고려한다면 효능을 확인하기 위한 추가적인 연구가 필요하다. 새로운 항정신병약물(paliperidone, iloperidone, asenapine, lurasidone) 중 유일하게 paliperidone이 후기 발병 조현병에서 연구되었으며, 이 약물을 평가하는 유일한 위약 대조시험은 paliperidone이 위약보다 우월하다는 것을 한 통계 방법에서만 발견했다. 현재 노인 환자에서 항

정신성 약물 증강요법augmenting antipsychotics에 대해 찬성 혹은 반대하는 근거가 될 수 있는 연구는 거의 없다. 요약하면 비정형 항정신병약물의 사용을 지지하는 몇몇 근거가 있으며, 특히 olanzapine과 risperidone을 조현병이 있는 노인 환자에서 사용할 수 있는데, 부작용 때문에 이러한 약물을 처방할 때 주의를 기울여야 하며 가능한 가장 낮은 유효용량을 찾는 것이 중요하다. 이처럼 조현병이 있는 노인의 약물학적 치료에 관한 연구는 부족하며, 이러한 환자들의 근거에 기반한 치료는 주로 노년기까지 생존한 조기 발병자에 대한 연구에 의존하고 있다. 반면에 노인 조현병의 치료를 위해 risperidone, olanzapine, aripiprazole 및 clozapine을 사용하는 상당한 임상적 경험이 축적되어 있고, 현재 전문가 집단에 의해 권장되는 합의 지침이 다음과 같이 마련되어 있는데, risperidone 1.25~3.5mg/day, quetiapine 100~300mg/day, olanzapine 7.5~15mg/day, aripiprazole 15~30mg/day 등이 추천되고 있다.[14] 후기 발병 조현병 환자의 초기 복용량은 성인 복용량의 25% 정도가 적당하고 유지 용량으로는 성인 복용량의 25~50% 정도를 사용한다. 조기 발병 노인 조현병 환자를 위한 효과적인 용량은 젊은 환자의 50~75% 정도이다.[4,7,14,30]

후기 발병 조현정동장애에 대한 구체적인 치료연구는 거의 없으며, 대부분이 후기 조현병의 범주 안에 포함시켜 치료법을 제시한다. 앞서 언급한 바와 같이 성인을 위한 치료 표준지침에 따라 항정신병약물의 최소 유효 용량을 조심스럽게 투여하는 것이 권장된다. 기분 안정제(lithium, divalproex, lamotrigine)와 항우울제는 최소 유효 용량으로 주의 깊게 사용해야 한다.[4,30]

노인의 망상장애의 연구에 따른 유병률은 0.03%로 여성의 경우가 조금 더 높으며 망상장애와 관련된 명확한 신경해부학적 변화는 규명되지 않았다. 청력이나 시각장애가 망상장애의 발병에 영향을 줄 수 있다는 몇몇 연구가 있으며 환자의 일부가 감각손상의 맥락에서 망상을 일으킨다는 사실이 관찰되었다. 노인의 망상장애의 치료에 대한 이용 가능한 연구는 거의 없으며 다만 전문가 집단에 의한 치료지침은 다음과 같이 비정형 항정신병약물의 사용을 권장한다. 첫 번째 선택 약으로 risperidone 0.75~2.5mg/day이 권고되며 olanzapine 5~10mg/day, quetiapine 50~200mg/day 등을 사용할 수 있다.[4,14]

55.2.2 치매(신경인지장애)

정신증은 신경인지장애를 앓는 노인에게서 가장 흔하게 일어난다. 환자가 인지적 변화와 정신증을 함께 보이는 경우 인지 능력 저하와 정신증적 증상을 일으킬 수 있는 가역적인 원인이 없는지를 초기에 먼저 확인해야 한다. 또한 정신병적 증상을 갖는 신경인지장애의 평가 동안 정신병적 증상에 기여할 수 있는 감각 결손, 특히 시각장애가 있는지 주의를 기울여야 한다.[17]

정신장애의 진단 및 통계 편람 제5판에서는 질환 명명법에 많은 변화가 있었고, 이전에 '치매dementia'라고 불리는 신경인지장애는 복합적 주의, 집행기능, 학습과 기억, 언어·지각 운동 또는 사회인지 중 적어도 한 가지 이상의 신경인지 결함이 있어야 진단이 가능하며 '주요' 및 '경도' 인지장애로 세분화되었다.[1]

알츠하이머병의 정신병적 증상의 유병률은 망상의 경우 16~70%(중간값 37%), 환각의 경우 4~76%(중간값 23%)이다. 정신병적 증상의 비율은 병의 단계에 따라 다른데 알츠하이머병의 초기 단계에서 20%의 비율로, 질병의 3~4년까지는 50%에 다다른다. 전반적으로는 30~50%의 환자에서 정신병적 증상이 나타나고 질병의 중기 단계에서 가장 흔하게 발견된다.[26] 혈관성 치매와 관련된 정신증은 몇몇 현상학적 차이가 있지만 역학적으로는 알츠하이머병 치매와 유사하다. 환각은 알츠하이머병과 혈관성 치매에서 유병률이 비슷하고 망상은 알츠하이머병에서 혈관성 치매보다(23% vs. 8%) 더 많이 발생하는 것으로 나타났다.[31] 루이체병에서는 환시(25~83%), 착각(29~50%), 망상(13~75%)의 세 가지가 주요 정신증상으로 나타났다.[32] 정신증은 또한 파킨슨병과 파킨슨병으로 인한 신경인지장애(치매)의 흔한 후유증이다. 파킨슨병의 환각(약 25%)은 양성 환각으로 묘사되었으며 보존된 통찰력을 보이지만 파킨슨병으로 인한 신경인지장애의 환각(약 60%에서 나타남)은 더 복잡하고 고통스러운 통찰력 상실을 동반한다.[33] 이때 반드시 환자의 외인성 원인(항파킨슨 약물/도파민계 약물)을 배제할 필요가 있다. 다른 신경인지장애와 마찬가지로 이러한 증상은 예후를 악화시키고 간병인의 고통을 심화시키며 입원의 가능성을 높인다.[17]

노인의 정신증 치료에 사용되는 약물의 안전성에 대한 문제점을 기술한 수많은 연구결과를 바탕으로 다양한 치료 표준지침들이 동일하게 일차적으로는 비약물학적인 접근법을 권고한다.[30,34] 특히 환자 자신이 정신병적 증상과 관련하여 주관적인 고통이 없는 경우 이러한 비약물적인 치료법을 먼저 이용하기 위해 모든 노력을 기울여야 한다. 또한 감각 결손, 환자의 사회적 격리, 과다 또는 과소 자극 등과 같은 충족되지 않은 요구를 찾아 이를 해결하거나 완화(예: 보청기, 안경)하는 것이 중요하다.[30,34] 비약물학적인 접근법이 실패하고 중등도 이상의 증상이 남아 있는 경우 약물치료를 고려해야 한다.[30,34] 치매의 정신병적 증상에 대한 합리적이고 근거에 기반한 정신약물치료의 첫 번째 단계는 acetylcholine esterase inhibitor(donepezil, rivastigmine, galantamine)와 memantine의 적절한 사용을 포함해야 한다. 인지에 대한 효과 외에도 이러한 약물은 행동증상(정신병적 증상 포함)을 줄이고 추가 약물사용에 대한 필요성을 감소시킬 수 있는 것으로 나타났다.[35] 초기 치료가 실패했을 때는 항정신병약물의 사용을 고려해야 한다. 비정형 항정신병약물로 치료한 치매 환자에서 사망 위험이 증가한다는 대규모 메타분석 결과가 있으며[8] 사망률의 절대적인 증가는 1/50~1/100명 정도이다. 주요 사망 원인은 심혈관, 전염성 및 뇌혈관 원인 등이었다.[8,36] 연구결과에 대해서는 아직 논란이 있는데 일부 연구에서는 사망률 증가가 없다고 보고되고, 사망률 위험이 약물 복용량의 증가와 관련될 수 있으며, 일부 약물치료가 더 안전할 수 있다고 보고한 연구도 있다. 즉, 예를 들어 quetiapine 저용량의 경우 사망률이 가장 낮다.[17] 또 다른 주목해야 할 점으로 연구에 따르면 비정형 항정신병약물 치료군이 위약 대조군에 비해 인지기능저하가 증가한 것으로 나타났다.[37] 효과적인 대안이 부족하고 이러한 약물 중 일부는 위험 대비 이득이 그리 크지 않다는 점을 고려하여 전문가 표준 치료지침은 이들 약물을 심사 숙고하여 신중히 사용하도록 제시한다.[22,38] 항정신병약물 치료에 두드러지게 호전되는 증상 영역은 분노, 공격성, 편집사고 등이며 일상생활의 기능, 돌봄의 필요성 및 삶의 질은 개선되지 않는 것으로 보인다. 치매 노인에서 권고되는 항정신병약물의 종류 및 시작 복용량에서 최대 목표 복용량까지의 권장 용량은 risperidone 0.25~1.5mg/day, olanzapine 2.5~10mg/day, quetiapine 12.5~200mg/day, aripiprazole

2.5~12.5mg/day이다.[17,38] 항우울제(그중에서도 특히 sertraline과 citalopram)는 신경인지장애에서 행동장애의 치료에 가능성을 보였고, 특히 항정신병약물 및 위약과 비교했을 때 우수한 내약성을 보였다.[39] prazosin은 신경인지장애에서 초조의 치료에 대한 하나의 긍정적인 연구를 가지고 있지만, 추가 연구가 필요하다.[40]

파킨슨병 또는 루이체병 및 이차성 정신증으로 고통받는 환자를 대상으로 하는 치료는 이들 환자에서 추체외로 증상의 위험이 훨씬 높기 때문에 조심스럽다. 항정신병약물 치료를 시작하기 전에 정신병적 증상을 유발할 수 있는 항파킨슨 약물을 조절하는 것이 가장 중요하고 이러한 효과가 가장 약한 약물부터 시작해야 한다.[17] 정형 항정신병약물은 파킨슨병이나 루이체병 환자에서 사용되어서는 안 된다. clozapine은 무과립구증, 항콜린성 부작용, 기립성 저혈압, 혈액 모니터링의 필요성에 대한 우려로 사용이 제한되었지만 파킨슨병 환자에서 효능에 대한 가장 일관된 근거를 가지고 있다.[41] quetiapine은 이런 환자들에서 이익에 대한 일관된 근거가 부족하지만 앞서 언급한 부작용의 우려로 인해 clozapine보다 우선적으로 사용된다.[41] 권장되는 투약 범위는 clozapine 6.25~50mg, quetiapine 12.5~150mg이다.[30] donepezil과 rivastigmine은 파킨슨병의 정신병적 증상의 치료에 어느 정도 이득이 있었다.[42] 최근 세로토닌 역작용제인 pimavanserin은 3상 임상시험에서 위약에 비해 파킨슨 환자의 양성증상을 크게 감소시키는 것으로 나타났다.[43]

55.2.3 섬망

중환자실에 입원한 노인 환자에서 섬망의 유병률은 50%로 매우 높고 섬망은 노인 환자의 사망률, 치매의 진단, 요양기관 수용 여부, 기능저하 및 낙상의 상대적 위험에 큰 영향을 미친다. 섬망의 근본 원인에 대한 즉각적인 진단이 필수적이다. Confusion Assessment Method(CAM) 같은 검증된 검사 도구를 사용할 수도 있다. 뇌파검사는 치매 환자의 갑작스러운 악화 및 비경련 상태 간질 또는 비정형 부분 복합 발작에 대한 평가처럼 진단이 어려운 경우에 유용할 수 있다.[17] 환경적 및 행동적 치료 전략이 초기에 가장 적합한 치료이며, 항정신병약물은 무조건 투약하는 것이 아니라 심한 초조를 동반한 경우에만 제한적으로 사용

한다.[44] 항정신병약물의 사용이 꼭 필요한 경우에는 경구 또는 근주로 haloperidol과 olanzapine이 최적의 치료효과와 비용-효능성을 보였다.[17] 그러나 식품의약품안전처 승인을 받은 섬망의 약물학적 치료는 아직 없는 실정이다.[26]

55.2.4 정신병적 양상을 동반한 주요우울증

주요우울증을 가진 노인 환자들은 젊은 환자들보다 정신병적 양상을 동반할 확률이 높으며 치료 저항성일 가능성이 더 높다. 정신병적 양상을 동반한 우울증은 입원한 노인 우울 환자의 20~45%, 지역 거주 노인 우울증 환자의 15%에서 발생한다고 보고된다. 완전한 의학적 검사가 실시되어야 하며, 이 진단에 앞서 다른 정신질환의 진단을 배제해야 한다.[17] 진단이 확정되면 치료를 고려해야 하는데, 노년층에서는 ECT가 가장 효과적일 수 있으며 추가적인 약물 요법의 필요성을 줄일 수 있지만 좀 더 연구가 필요하다. 특히 신체적으로 허약한 정도가 클수록 ECT가 첫 번째 치료로 선택되어야 한다.[17,45] ECT가 가능하지 않은 경우 가장 효과적인 치료는 항우울제와 항정신병약물의 병용요법이다. 이 경우에 대한 유일한 무작위 대조군 연구randomized controlled study, RCT는 olanzapine과 sertraline이 우울증의 관해를 가져오는 데 좀 더 우수함을 시사하였다.[46] 정신치료 및 심리사회적 치료가 반드시 함께 시행되어야 하고 인지행동치료의 효과에 대한 근거가 가장 많다.

55.2.5 양극성장애

노인 환자에서의 치료에 대한 연구가 부족하기 때문에 성인 양극성장애의 치료 방침들을 가져와서 쓰는 편이다. 노인 양극성장애 조증 환자에서 divalproex와 lithium의 효과와 내약성을 비교하는 최근의 연구결과 두 약물 모두 충분히 안전하고 효과적인 것으로 밝혀졌다. 다만 lithium이 9주에 걸친 치료 동안 divalproex에 비해 조증 점수의 더 큰 감소를 보였다.[47] 급성 조증 상태에서 발생하는 정신증을 표적으로 하는 치료에서는 clozapine을 제외하고 현재 사용되는 모든 비정형 항정신병약물이 사용 가능하다. 하지만 노인 양극성장애 환자에서 항정신병약물의 유용성에 대한 연구는 제한적이며 risperidone(1.25~3mg/day), olanzapine(5~15mg/day), quetiapine(50~250mg/day) 등이 사용된다.[4]

55.3 요약

정신증은 평생유병률이 23%에 달할 정도로 노년기의 삶에서 흔히 경험할 수 있는 정신과적 증상 중 하나이다. 노인 환자에서 정신병적 장애의 유병률은 높지만, 근거에 기반한 실제 치료의 효용성은 이를 따라가지 못하고 있다. 노인 인구의 급격한 증가는 이 격차를 해소할 필요성을 강력히 제시한다. 노인 환자에서 정신병적 증상이 처음 발생했다면 신중한 평가가 필요하며 반드시 이차성 정신증의 원인을 찾기 위한 노력을 기울여야 한다. 새로 발생한 정신증을 겪고 있는 5명의 노인 환자 중 약 3명이 이차성 정신증을 겪고 있는 것으로 보인다. 따라서 새로 발생하는

모든 정신증 또는 기존 증상의 현저한 변화는 면밀한 의학적 검사를 필요로 한다. 치료는 정신증의 특정 원인을 대상으로 하되 동반질환이나 상태에 따라 개별 맞춤화된 접근이 요망된다. 종종 환경 및 심리사회적 개입은 노년기 정신증 환자의 일차 치료법이 된다. 정신증에 대한 약물치료, 특히 항정신병 약물치료를 시작할 때에는 모든 노인 환자에서 주의가 필요한데 항정신병약물이 사망률 증가와 관련이 되며 추가 약제가 다약제로 인해 이미 부작용 위험이 있는 노인 환자에게 약물 부담을 가중시키기 때문이다. 노년기 정신증 증상을 초기에 빨리 인식하고, 근본적인 병인 분석 및 적절한 치료 중재의 시작은 사망률과 이환율을 감소시키고 이들 환자의 삶의 질을 향상시킬 것이다.

참고문헌

1. American Psychiatric Association. Diagnostic and statistical manual of mental disorders. 5th ed. Arlington, VA: APA, 2013.

2. Myers JK, Weissman MM, Tischler GL, Holzer CE, 3rd, Leaf PJ, Orvaschel H, et al. Six-month prevalence of psychiatric disorders in three communities 1980 to 1982. Arch Gen Psychiatry 1984;41:959-67.

3. Targum SD. Treating Psychotic Symptoms in Elderly Patients. Prim Care Companion J Clin Psychiatry 2001;3:156-63.

4. Alexopoulos GS, Streim JE, Carpenter D. Expert consensus guidelines for using antipsychotic agents in older patients. Journal of Clinical Psychiatry 2004;65:100-5.

5. Lacro JP, Kuczenski R, Roznoski M, Warren KA, Harris MJ, Jeste DV. Serum Haloperidol Levels in Older Psychotic Patients. Am J Geriatr Psychiatry 1996;4:229-36.

6. Ereshefsky L. Pharmacokinetics and drug interactions: update for new antipsychotics. J Clin Psychiatry 1996;57 Suppl 11:12-25.

7. Sable JA, Jeste DV. Antipsychotic treatment for late-life schizophrenia. Curr Psychiatry Rep 2002;4:299-306.

8. Schneider LS, Dagerman KS, Insel P. Risk of death with atypical antipsychotic drug treatment for dementia: meta-analysis of randomized placebo-controlled trials. JAMA 2005;294:1934-43.

9. Wirshing WC. Movement disorders associated with neuroleptic treatment. J Clin Psychiatry 2001;62 Suppl 21:15-8.

10. Jeste DV, Lacro JP, Bailey A, Rockwell E, Harris MJ, Caligiuri MP. Lower incidence of tardive dyskinesia with risperidone compared with haloperidol in older patients. J Am Geriatr Soc 1999;47:716-9.

11. Fink M, Taylor MA. Catatonia: a clinician's guide to diagnosis and treatment. Cambridge; New York: Cambridge University Press; 2003.

12. Miller DD. Atypical antipsychotics: sleep, sedation, and efficacy. Prim Care Companion J Clin Psychiatry 2004;6:3-7.

13. Williams AM, Park SH. Seizure associated with clozapine: incidence, etiology, and management. CNS Drugs 2015;29:101-11.

14. Ozbilen M, Adams CE, Marley J. Anticholinergic effects of oral antipsychotic drugs of typicals versus atypicals over medium- and long-term: systematic review and meta-analysis. Curr Med Chem 2012;19:5214-8.

15. Mackin P. Cardiac side effects of psychiatric drugs. Hum Psychopharmacol 2008;23 Suppl 1:3-14.

16. Leucht S, Cipriani A, Spineli L, Mavridis D, Orey D, Richter F, et al. Comparative efficacy and tolerability of 15 antipsychotic drugs in schizophrenia: a multiple-treatments meta-analysis. Lancet 2013;382:951-62.

17. Reinhardt MM, Cohen CI. Late-life psychosis: diagnosis and treatment. Curr Psychiatry Rep 2015;17:1.

18. Lee JS, Kwon JS, Kim D, Kim SW, Kim JJ, Kim JH, et al. Prevalence of Metabolic Syndrome in Patients with Schizophrenia in Korea: A Multicenter Nationwide Cross-Sectional Study. Psychiatry Investig 2017;14:44-50.

19. Young SL, Taylor M, Lawrie SM. "First do no harm." A systematic

review of the prevalence and management of antipsychotic adverse effects. J Psychopharmacol 2015;29:353-62.

20. Faulkner G, Soundy AA, Lloyd K. Schizophrenia and weight management: a systematic review of interventions to control weight. Acta Psychiatr Scand 2003;108:324-32.

21. Koller EA, Weber J, Doraiswamy PM, Schneider BS. A survey of reports of quetiapine-associated hyperglycemia and diabetes mellitus. J Clin Psychiatry 2004;65:857-63.

22. Lindenmayer JP, Czobor P, Volavka J, Citrome L, Sheitman B, McEvoy JP, et al. Changes in glucose and cholesterol levels in patients with schizophrenia treated with typical or atypical antipsychotics. Am J Psychiatry 2003;160:290-6.

23. Casey DE. Dyslipidemia and atypical antipsychotic drugs. J Clin Psychiatry 2004;65 Suppl 18:27-35.

24. Baptista T, Kin NM, Beaulieu S. Treatment of the metabolic disturbances caused by antipsychotic drugs: focus on potential drug interactions. Clin Pharmacokinet 2004;43:1-15.

25. De Berardis D, Rapini G, Olivieri L, Di Nicola D, Tomasetti C, Valchera A, et al. Safety of antipsychotics for the treatment of schizophrenia: a focus on the adverse effects of clozapine. Ther Adv Drug Saf 2018;9:237-56.

26. Ray WA, Meredith S, Thapa PB, Meador KG, Hall K, Murray KT. Antipsychotics and the risk of sudden cardiac death. Arch Gen Psychiatry 2001;58:1161-7.

27. Jeste DV, Blazer D, Casey D, Meeks T, Salzman C, Schneider L, et al. ACNP White Paper: update on use of antipsychotic drugs in elderly persons with dementia. Neuropsychopharmacology 2008;33:957-70.

28. Brodaty H, Ames D, Snowdon J, Woodward M, Kirwan J, Clarnette R, et al. A randomized placebo-controlled trial of risperidone for the treatment of aggression, agitation, and psychosis of dementia. J Clin Psychiatry 2003;64:134-43.

29. Howard R, Rabins PV, Seeman MV, Jeste DV. Late-onset schizophrenia and very-late-onset schizophrenia-like psychosis: an international consensus. The International Late-Onset Schizophrenia Group. Am J Psychiatry 2000;157:172-8.

30. Iglewicz A, Meeks TW, Jeste DV. New wine in old bottle: late-life psychosis. Psychiatr Clin North Am 2011;34:295-318, vii.

31. Leroi I, Voulgari A, Breitner JC, Lyketsos CG. The epidemiology of psychosis in dementia. Am J Geriatr Psychiatry 2003;11:83-91.

32. Ballard C, Holmes C, McKeith I, Neill D, O'Brien J, Cairns N, et al. Psychiatric morbidity in dementia with Lewy bodies: a prospective clinical and neuropathological comparative study with Alzheimer's disease. Am J Psychiatry 1999;156:1039-45.

33. Forsaa EB, Larsen JP, Wentzel-Larsen T, Goetz CG, Stebbins GT, Aarsland D, et al. A 12-year population-based study of psychosis in Parkinson disease. Arch Neurol 2010;67:996-1001.

34. Wang LY, Borisovskaya A, Maxwell AL, Pascualy M. Common psychiatric problems in cognitively impaired older patients: causes and management. Clin Geriatr Med 2014;30:443-67.

35. Lachaine J, Beauchemin C, Crochard A, Bineau S. The impact of memantine and cholinesterase inhibitor initiation for Alzheimer disease on the use of antipsychotic agents: analysis using the Regie de l'Assurance Maladie du Quebec database. Can J Psychiatry 2013;58:195-200.

36. Schneider LS, Dagerman K, Insel PS. Efficacy and adverse effects of atypical antipsychotics for dementia: meta-analysis of randomized, placebo-controlled trials. Am J Geriatr Psychiatry 2006;14:191-210.

37. Vigen CL, Mack WJ, Keefe RS, Sano M, Sultzer DL, Stroup TS, et al. Cognitive effects of atypical antipsychotic medications in patients with Alzheimer's disease: outcomes from CATIE-AD. Am J Psychiatry 2011;168:831-9.

38. Disease APAWGoAs, other D, Rabins PV, Blacker D, Rovner BW, Rummans T, et al. American Psychiatric Association practice guideline for the treatment of patients with Alzheimer's disease and other dementias. Second edition. Am J Psychiatry 2007;164:5-56.

39. Seitz DP, Adunuri N, Gill SS, Gruneir A, Herrmann N, Rochon P. Antidepressants for agitation and psychosis in dementia. Cochrane Database Syst Rev 2011:CD008191.

40. Wang LY, Shofer JB, Rohde K, Hart KL, Hoff DJ, McFall YH, et al. Prazosin for the treatment of behavioral symptoms in patients with Alzheimer disease with agitation and aggression. Am J Geriatr Psychiatry 2009;17:744-51.

41. Miyasaki JM, Shannon K, Voon V, Ravina B, Kleiner-Fisman G, Anderson K, et al. Practice Parameter: evaluation and treatment of depression, psychosis, and dementia in Parkinson disease (an evidence-based review): report of the Quality Standards Subcommittee of the American Academy of Neurology. Neurology 2006;66:996-1002.

42. Diederich NJ, Fenelon G, Stebbins G, Goetz CG. Hallucinations in Parkinson disease. Nat Rev Neurol 2009;5:331-42.

43. Cummings J, Isaacson S, Mills R, Williams H, Chi-Burris K, Corbett A, et al. Pimavanserin for patients with Parkinson's disease psychosis: a randomised, placebo-controlled phase 3 trial. Lancet 2014;383:533-40.

44. Freudenreich O, Schulz SC, Goff DC. Initial medical work-up of first-episode psychosis: a conceptual review. Early Interv Psychiatry 2009;3:10-8.

45. Van der Wurff FB, Stek ML, Hoogendijk WL, Beekman AT. Electroconvulsive therapy for the depressed elderly. Cochrane

Database Syst Rev 2003;CD003593.

46. Meyers BS, Flint AJ, Rothschild AJ, Mulsant BH, Whyte EM, Peasley-Miklus C, et al. A double-blind randomized controlled trial of olanzapine plus sertraline vs olanzapine plus placebo for psychotic depression: the study of pharmacotherapy of psychotic depression (STOP-PD). Arch Gen Psychiatry 2009;66:838-47.

47. Young RC, Mulsant BH, Sajatovic M, Gildengers AG, Gyulai L, Al Jurdi RK, et al. GERI-BD: A Randomized Double-Blind Controlled Trial of Lithium and Divalproex in the Treatment of Mania in Older Patients With Bipolar Disorder. Am J Psychiatry 2017;174:1086-93.

CHAPTER 56

노년기 수면장애

정종현 · 윤진상

나이가 들어가면서 수면양상은 변하게 된다.[1] 그러나 노인의 수면장애를 정상적인 노화 과정의 일부로 볼 수는 없다. 또한 수면문제는 만성적인 내과적 질환과 병발하는 경우가 흔한데, 노인은 이러한 만성적인 내과적 문제가 매우 높은 편이다.[2,3] 65세 이상의 노인은 전체의 절반 정도가 만성적인 수면장애를 겪고 있다고 한다.[4] 노인의 수면장애는 입면 및 수면 유지의 어려움이 나타나며,[4] 결과적으로 주간활동에서 졸음이 증가하고, 집중력저하, 반응시간의 지연, 기억력저하 등의 인지기능 감퇴를 야기하며,[2] 나아가 삶의 질을 감소시키고, 여러 정신장애 발생의 선행요인으로 작용하는데, 특히 우울증의 발생 위험을 증가시킨다.[3]

56.1 노인 수면의 특성

노인들은 침대에서 누워 있는 시간은 많지만, 잠들기가 어렵고, 수면시간이 짧으며, 수면 중 더 자주 깨고, 아침에 일찍 깨는 경우가 흔하고, 낮잠을 많이 잔다.[4] 이러한 호소는 수면다원검사polysomnography에서도 확인되는데, 침대에서 보내는 시간time in bed, TIB은 증가하나, 총수면시간total sleep time, TST은 감소하고, 수면 중 각성awakening after sleep onset, WASO이 잦고, 입면잠복기sleep latency가 더 길다.[5] 또한 노인에서는 특별히 수면문제를 호소하지 않는 경우에도 수면다원검사상 이상소견이 흔히 관찰된다.[5]

56.1.1 각성뇌파의 변화

각성뇌파의 변화가 정상적인 노화 과정의 일환에 의한 것인지, 중추신경계의 병적인 변화와 연관된 것인지는 아직까지 분명하지 않다. 알파파alpha waves의 주파수는 일반적으로 60세 이상에서는 9Hz로 100세에서는 8~9Hz로 감소한다.[6-8] 노인에서의 알파파의 주파수 감소는 대개 정상적으로 일어나지만 8Hz 이하로 감소할 때는 일반적으로 비정상으로 간주한다. 또한 알파파의 전압과 지속성은 나이가 들어감에 따라 감소하며, 눈을 뜨고 감는 데 따른 알파파의 반응성도 감소한다.[9] 베타파beta waves 리듬의 발생빈도와 진폭은 노화에 따라 더욱 두드러지는데, 특히 여자에서 더 흔하다.[10]

산발적인 전반적 서파sporadic generalized slow waves가 노인에서는 더욱 흔히 나타날 수 있으며, 75세 이상에서는 정상적으로 주로 세타파theta wave 범위(5~7Hz)의 서파slow wave가 다소 증가한다.[7] 간헐적인 측두엽 서파intermittent temporal slow waves도 정상적으로 나타나는데, 이는 노인성 간헐적 양성 측두엽 서파benign temporal delta transients of the elderly라고도 불린다.[11] 이때 서파는 주로 좌측 측두엽에 나타나고, 전압은 70μV를 넘지 않으며, 배경파를 방해하지 않고 단독으로나 돌발파bursts로 나타난다는 특징을 가지고 있다.

56.1.2 수면뇌파의 변화

나이가 들어가면서 수면뇌파에도 변화가 생긴다. 수면뇌파의 가장 큰 변화는 서파수면의 진폭과 발생 빈도의 감소이다.[12] 수면 방추파sleep spindle는 주파수, 양, 진폭의 감소를 포함하는 많은 변화를 보이는데, 주파수는 16Hz에서 14Hz로 줄어들다가, 14Hz에서 12Hz로까지 감소한다.[13] 렘수면Rapid Eye Movement sleep, REM sleep에서 비렘수면 Non-Rapid Eye Movement sleep, NREM sleep으로의 전체적인 수면주기의 변화는 발생하지 않는다. 그러나 수면의 첫번째 주기가 단축되어 수면시작 렘기간Sleep Onset REM period, SOREMP이 빨리 나타난다.[14-16] 렘수면 잠복기REM sleep latency의 단축은 노화에 따른 서파수면의 감소 또는 일주기 리듬의 위상전진phase advance of circadian rhythms 때문이라고 한다. 렘 삽화의 길이length of REM episode와 총렘수면 시간total REM sleep time도 감소된다. 그러나 총수면시간에 대한 렘수면의 비율은 비교적 잘 유지되거나 변화가 있더라도 경미하다.[17,18]

수면단계의 변화를 보면, 1단계 수면이 증가하고 1단계로의 수면단계 이동이 많아지며 잠깐 동안의 알파파 침습을 동반하는 일시적인 각성이 보인다.[19] 2단계 수면의 양적 변화는 뚜렷하지 않으나, 서파 수면은 감소하고, 야간수면 구조의 분절이 심해져서 쉽게 각성이 일어난다.[20,21] 최근의 메타분석 자료는 나이가 들어감에 따라 1단계 및 2단계 수면분율은 증가하고, REM 수면분율은 감소한다는 것을 보여주고 있다. 한편 서파수면의 전체적인 양은 나이가 들어도 변화하지 않지만, 서파의 수면분율은 약 10년에 2%의 비율로 감소한다.[1] 노인의 수면은 수면분절의 증가, 수면단계 변화의 증가, 수면 중 각성의 증가를 보이게 되고 결과적으로 수면 효율이 감소한다. 또한 침대에 누워 있는 시간이 늘어나는 데 비해 밤 동안의 총수면시간은 감소하는 것을 볼 수 있는데, 이러한 경향은 중년에서 80대의 나이에 이르기까지 10년마다 약 27분씩 총수면시간이 감소한다.[22]

수면다원검사에서 확인되는 노화에 따른 수면뇌파의 변화는 노인에서 흔히 발생하는 수면의 질 감소, 수면 유지의 어려움, 조기 각성 등을 잘 설명해줄 수 있다.

56.1.3 수면 요구의 변화

나이가 들어감에 따라 잠을 잘 잘 수 있는 능력은 떨어지지만 절대적인 수면 요구는 변하지 않는다. 주간졸림증을 측정하는 객관적인 검사결과들은 주간졸림증의 정도가 노인에서 더 높다는 것을 보여준다.[23] 주간졸림증의 정도는 밤 동안의 불충분한 수면을 반영한다고 할 수 있으므로, 노인들은 밤 동안에 충분한 정도의 수면을 취하는 능력이 저하되어 있다고 할 수 있겠다.[24]

56.1.4 일주기 리듬의 변화

나이가 들어가면서 체온, 내분비계와 혈액 구성성분 등의 생리적 기능이 변하게 된다.[25] 일주기 리듬circadian rhythm도 나이에 따라 변화하는데, 일주기 리듬의 조절은 전시상하부에 있는 시상교차상핵suprachiasmatic nucleus이 담당하는 것으로 알려져 있으며, 노화에 따라 시상교차상핵이 점점 위축되어서 일주기 리듬의 장애를 유발하게 된다. 노인의 낮잠 및 피로감, 주간졸림증은 이러한 수면-각성 리듬의 재분포 때문일 가능성이 크다.

동조 상태entrained condition에서 보이는 노인의 체온, 호르몬, 휴식-활동 주기의 진폭 저하는 중심 일주기 리듬 신호에 대한 생리적 체계의 반응 결여나 부분적으로 내인성 진동자의 진폭의 감소로 인한 현상으로 보인다. 또한 노인에서 체온, 갑상선 호르몬, 코르티솔 등의 분비의 정점이 전진되어 있다는 사실에 비추어 위상전진의 영향도 배제할 수 없다. 노인들은 중심체온이 약 90분 정도 위상전진되어 있고, 진폭이 30% 정도 감소되어 있다고 한다. 노인에서의 조기 각성은 체온 일주기 리듬의 위상전진과 관련이 있는 것 같다.[26] 노화에 따른 일주기 리듬은 생물학적 기전의 장애가 주요인이라고 하더라도, 사회적 정신적 환경이 미치는 영향도 무시할 수는 없다.[27] 사회적 관계는 일상생활과 활동, 건강 상태, 정신사회적 요소 등에 의하여 좌우된다. 또한 잠자리에 드는 시간, 약물 복용 시간, 식사 시간 등의 자이트게버zeitgeber가 없을 시에는 일주기 리듬의 장애가 유발될 수 있다.[28]

56.1.5 수면장애의 위험요인

노인에서의 수면장애 위험을 증가시킨다고 알려진 요인은

다음과 같다: (1) 일주기 리듬의 변화 및 수면양상 등의 생리적인 변화요인이 불면증을 유발할 수 있다. 또한 교감신경계 활동과 교감신경전달물질인 노르에피네프린의 혈장내 농도 증가로 인해 외부자극에 대한 민감성이 증가되어 수면장애가 유발될 수 있다. (2) 노화에 따라 내외과적 질환이 증가하게 된다. 천식, 만성 폐쇄성 호흡기 질환, 고혈압, 당뇨, 류머티스 관절염, 퇴행성 관절염, 비만 등의 신체적 질환이 있을 경우 불면증의 유병률이 증가한다.[29] (3) 불안, 우울, 신경인지장애 등의 노인에서의 정신과적 요인들이 수면장애를 유발할 수 있다. (4) 노인들은 여러 내외과적 질환으로 인하여 사용하는 약물이 많기 때문에 이로 인하여 수면장애가 유발될 수 있다. (5) 직장에서의 은퇴, 자녀들의 분가, 대인관계의 위축, 배우자나 친구의 사망, 수면 중 사망하지 않을까 하는 두려움 등의 심리사회적 요인이 수면장애를 유발할 수 있다.

56.2 노인에서 흔한 수면장애

노인의 수면장애 유병률이 특히 높다는 것은 많이 알려진 사실이다.[30] 전술한 것과 같이 노년기에 수면장애가 증가하는 이유는 여러 가지 요인이 있다. 수면장애의 주요 증상들은 불면증, 주간졸림증, 수면 중 나타나는 이상행동, 그리고 일주기 리듬 수면장애 등으로 이 증상들은 특정한 수면장애에서 특징적인 증상으로 나타나거나 중복되어 나타난다. 수면장애의 분류는 ICD-10이나 DSM-5에서도 서술되어 있지만, 그 근간은 국제수면장애분류International Classification of Sleep Disorders, ICSD에 기초한다. 여기서는 미국수면의학회American Academy of Sleep Medicine가 2014년 발행한 ICSD 제3판CSD-3[31]에서 제시한 7가지의 수면장애 분류 가운데 노인에게 흔한 특정 수면장애를 중심으로 알아보겠다(표 56.1).

56.2.1 불면증

수면이 부족하다거나 부적절하다고 느끼는 불면증은 DSM-5에서는 수면-각성장애의 불면장애로 분류된다.[32] 노인 불면증의 유병률은 연구에 따라 차이가 있지만 19~38.4%로 보고되고 있다. 대규모 역학 조사는 65세 이

표 56. 1 The classification of sleep disorders by ICSD-3[31]

I. Insomnia
II. Sleep Related Breathing Disorders
III. Central Disorders of Hypersomnolence
IV. Circadian Rhythm Sleep-Wake Disorders
V. Parasomnias
VI. Sleep Related Movement Disorders
VII. Other Sleep Disorders

상에서 29%가 수면 유지의 장애를 보인다고 하였다.[4] 우리나라에서도 노인을 대상으로 한 역학 조사에서 57.7%가 DSM-IV의 기준을 적용할 때 불면증상에 해당된다고 하였으나,[33] 다른 연구들에서는 일주일간 하루 이상 불면증을 호소한 사람은 전체의 22%였고,[34] 11.7%가 거의 매일 잠을 못 자고 14.8%가 가끔 잠을 못 잔다고 응답하여 약 26.5%가 불면증상이 있음을 보고하였는데,[35] 이는 외국의 자료와 비슷한 수준이다. 또한 거의 대다수의 연구에서는 노인 여성에서 수면장애에 대한 호소가 많고, 매년 불면증의 발생빈도는 5%이나 3년 이상에 걸친 호전율은 50% 정도인 것으로 보인다.

불면증의 진단은 자세한 수면력 조사가 우선되어야 하며, 이외에도 내외과적 병력, 약물사용 여부, 정신과적 질환 여부에 대한 평가를 포함하게 된다. 노인에서는 다양한 내외과적 질환에 의하여 이차적인 수면장애가 유발될 수 있기 때문에, 수면장애를 유발할 수 있는 일차 질환에 대한 평가가 무엇보다도 중요하다. 또한 최근의 환경적·심리적·사회적 변화에 대한 조사도 꼭 필요하다. 수면다원검사도 많은 도움이 된다. 수면다원검사에서는 입면잠복기가 30분 이상이고, 수면 효율이 85% 이하면 불면증 진단이 가능하다. 불면증의 ICSD-3 진단기준은 다음과 같다.[31]

(1) 입면의 어려움, 수면 유지의 어려움, 혹은 조기 기상, 혹은 만성적으로 발생하는 수면질의 저하를 호소한다.

(2) 위의 수면문제가 수면에 적절한 환경하에서도 일주일에 3회 이상 발생한다. 3개월 이상 지속 시에는 만성불면증으로 진단하며, 3개월 이하인 경우는 단기

불면증으로 진단한다.

(3) 밤 동안의 수면문제로 인해 다음의 목록 중 1개 이상의 주간 증상을 보고한다.

　① 피곤, 피로감

　② 집중력 혹은 기억력저하

　③ 사회적, 직업적 비기능성 혹은 학습성적의 저하

　④ 기분변화 혹은 예민감

　⑤ 주간졸림증

　⑥ 동기, 활력 혹은 신취성의 감소

　⑦ 업무 혹은 운전 중의 실수나 사고

　⑧ 수면부족에 따른 긴장, 두통, 위장증상

　⑨ 수면에 대한 근심이나 걱정

56.2.2 수면관련 호흡장애

수면무호흡증은 65세 이상의 일반 인구의 약 24%가 이환되는 것으로 보고되었으며,[36] 나이가 들어감에 따라 유병률이 더욱 증가하는 것으로 알려져 있다. 환자는 수면 중에 심하게 코를 골면서 10초 이상 호흡이 중단되는 기간이 있고 불면증을 호소하기도 하지만, 전형적으로는 주간졸림증, 집중력과 지적 능력의 감퇴, 아침 시간의 두통 등의 증상을 보인다. 비만과 고혈압이 있을 경우도 수면무호흡증을 시사한다. 상기도가 폐색되어 생기는 경우를 폐쇄성 수면무호흡증obstructive sleep apnea syndrome이라 하며 공기의 흐름은 중단되나 호흡노력은 무호흡 삽화 동안 증가한다. 호흡중추의 기능장애에 의해 나타나는 경우를 중추성 수면무호흡증central sleep apnea syndrome이라 하며, 공기의 흐름과 호흡노력 모두가 무호흡 삽화 동안 멈추었다가 각성기 동안 다시 시작된다. 폐쇄성과 중추성 요소들이 같이 나타나는 경우를 혼합형 수면무호흡증mixed sleep apnea syndrome이라 하며, 나이가 들면서 증가하는 것으로 보인다.

(1) 폐쇄성 수면무호흡증

수면 중에 상기도의 허탈성collapse 증가로 인하여 발생하는 폐쇄성 수면무호흡증은 근육의 탄력성이 저하된 노인에 있어서 더욱 빈번히 발생한다. 수면다원검사가 진단에 필수적이며 공기의 흐름과 호흡노력의 기록이 중요하다. 가장 중요하게 연관되어 나타나는 증상은 코골이이므로

동침자의 보고가 중요하다. 코를 고는 동안 호흡이 중단되거나 약해질 수 있다. 노인 환자의 경우 무호흡 삽화는 대부분 임상증상 없이 발생하는 것이 흔하다. 이러한 폐쇄성 수면무호흡증은 체내 산소포화도의 감소를 유발하여 고혈압, 치매, 돌연사 등의 심장, 뇌질환과의 합병증을 유발할 수 있으므로 환자의 상태를 정확히 평가하여 진단하는 것이 중요하다.[37]

ICSD-3에서는 ① 각성 중의 갑작스러운 수면, 과도한 주간졸림증, 개운하지 않은 수면, 피로, 불면증의 호소, ② 호흡중단, 숨막힘으로 인한 각성, ③ 수면 중 나타나는 시끄러운 코골이, 호흡중단 등과 함께 수면다원검사상 시간당 5회 이상의 호흡 삽화(무호흡, 저호흡), 호흡 삽화 동안 발생하는 수면노력이 있으면 폐쇄성 수면무호흡증의 진단이 가능하다.[31]

(2) 중추성 수면무호흡증

일반적으로 증상이 뚜렷하지 않기 때문에 정확한 유병률은 알려져 있지 않으나 노인에서 흔한 것으로 보인다. 뇌혈관이나 심장질환이 원인으로 알려져 있으나, 호흡의 중추성 조절에 영향을 주는 신경학적 원인도 중요하다. 진단에는 수면다원검사가 필수적이며 전형적으로 10~30초간 지속되는 중추성 무호흡이 특징이며, 뒤이어 점차 혹은 갑자기 호흡을 다시 시작한다. 중추성 무호흡 삽화 후에는 10~60초간 과호흡이 일어난다. 중추성 무호흡의 정도는 매일매일의 변화가 심하며 각성에서 수면으로 이행 때 가장 흔하다.

ICSD-3에서는 ① 과도한 주간졸림증, 잦은 각성, 호흡 후의 각성 중의 최소 한 개 이상의 증상, ② 수면다원검사상 시간당 5회 이상의 중추성 무호흡 발생이 있으면 중추성 수면무호흡증으로 진단이 가능하다.[31]

56.2.3 일주기 리듬 수면-각성 장애

수면각성 주기는 시상교차상핵에 의해 조절되는데, 생물학적 리듬과 각성행동의 외부적 요구와의 사이의 불일치에 의해 장애가 생기게 된다. 노인에서는 전진위상 수면각성장애advanced sleep-wake phase disorder가 흔한데, 중년 나이에서 약 1%의 유병률을 보이며, 나이가 들면서 유병률이 증가하는 것으로 보인다.[31] 일주기 리듬 수면장애

circadian rhythm sleep-wake disorders는 불면증이나 과다 수면의 형태로 나타날 수 있으며, 내과적 질병과 정신사회적 기능의 장애, 교통사고를 유발할 수 있다.

ICSD-3에서는 (1) 내인성 일주기 시간 체계endogenous circadian timing system의 변화에 의한, 혹은 내인성 일주기 리듬endogenous circadian rhythm과 수면각성 시간표sleep-wake schedule 사이의 괴리에 의해 발생하는 만성적이고 반복적인 수면각성 주기의 혼란, (2) 수면각성장애(예 : 불면증 혹은 과다수면증), (3) 이들로 인해 발생하는 괴로움 혹은 손상이 있어야 한다. 그러나 이러한 장애는 시차지연에 의한 것이 아니어야 하며, 최소한 3개월 이상 지속되어야 진단이 가능하다.[31]

56.2.4 렘수면 행동장애

렘수면 행동장애REM sleep behavior disorder, RBD는 렘수면 중에 근이완 없이 렘수면의 요소가 동시에 일어날 때 발생하며, 난폭한 행동과 신체적 손상이 일어나기 쉬워 잠재적인 위험성 때문에 임상적으로 중요하다. 50~60대에 흔히 시작되며 남자에서 더 많이 발생한다. 정확한 유병률은 알 수 없지만 노인에서 0.5% 유병률이 보고되었다. 자세한 문진으로 진단을 내릴 수 있으나, 확진을 위해서 수면다원 검사가 필수적이다. 근이완이 없는 렘수면이 특징적이다.

ICSD-3에서는 (1) 근이완이 없는 렘수면, (2) 수면과 관련된 상해나 난폭한 행동 혹은 수면다원검사에서 발생하는 비정상적인 렘수면 행동이 반복적으로 있으면 진단이 가능하다.[31]

56.2.5 하지불안 증후군

하지불안 증후군restless leg syndrome, RLS은 수면 시작 무렵에 불면증을 일으키는 증후군인데, 전형적으로 장딴지의 깊숙한 부위에서의 근육의 이상감각이 나타나며 다리를 움직이고 싶은 욕구가 생기고, 이상감각은 움직임에 의해 완화된다. 증상은 대개 저녁이나 밤에 더욱 심해져 입면의 장애를 유발한다. 50세 이후에는 29%, 65세 이후에는 44%의 유병률을 보인다고 알려져 있으며, 대개 평생 지속된다. 원인이 되는 병태생리적 기전은 아직 확실하지 않다. 추체외로의 기능에 대한 하향성 억제요인이 억압되는 것으로 추정되며 중추성 도파민성 기전과 내인성 아편

양 물질의 기능부전이 원인으로 제시되기도 한다. 또한 스트레스가 발병의 중요한 요인이 된다.

자세한 문진만으로도 진단이 가능하지만 ICSD-3의 진단기준은 (1) 하지의 불편한 느낌과 함께 발생하는 다리를 움직이고 싶은 강한 느낌, (2) 위 (1)의 증상이 쉬거나 움직이지 않을 때 생기거나 악화됨, (3) 위 (1)의 증상이 움직임으로 인해 부분적 혹은 완전히 경감됨, (4) 위 (1)의 증상이 저녁 혹은 밤 동안에만 발생하거나 악화된다.[31] 빈혈, 임신, 야간 근경축, 당뇨병, 요독증, 말기 신질환 환자의 약 20%에서 나타날 수 있다.[38]

56.2.6 주기적 사지운동증

정확한 유병률은 알려져 있지 않으나, 나이가 들면서 증가하는데 60세 이상 노인의 34%에서 나타난다.[36] 노인 불면증의 원인의 20~30%를 차지한다. 노인에서 유병률이 증가하는 이유에 대해 알려진 바가 없으나, 소인이 되는 질환으로 요독증과 그 밖의 대사장애, 빈혈, 당뇨병, 야간간질, 말초신경염, 섬유근염, 헌팅턴병, 삼환계 항우울제, MAO 억제제나 lithium의 투여, 항경련제, benzodiazepine이나 수면제의 금단, 수면 중의 호흡장애, 기면병, 그리고 수면 중 운동장애 등이 있다. 주기적 사지 운동증periodic limb movement disorder, PLMD은 수면의 전반 1/2시기에 자주 나타나며, 비렘수면의 1, 2단계에서 주로 관찰된다. 증상으로는 수면 중 주로 하지에서 발생하는 매 20~40초 간격으로 반복적으로 나타나는 사지 근육의 경련이 특징이다. 이로 인해 수면 중 자주 깨게 되고, 수면의 분절화가 생기며, 주간졸림증을 유발하게 된다. 환자들은 대개 질환을 인식하지 못하지만, 다음 날 아침 다리통증과 수면이 충분치 못하다고 느낄 수는 있다. 수면다원검사가 진단에 필수적이며, 전측 경골부 근전도 돌발파anterior tibial EMG burst가 0.5~5초간 지속되며, 5~90초 간격(전형적으로는 20~40초 간격임)으로 나타난다.

ICSD-3에서는 주기적 사지운동 지수periodic limb movement index, PLM index가 15 이상일 경우 진단한다.[31] 그러나 하지불안 증후군, 기면병, 렘수면 행동장애, 폐쇄성 수면무호흡증이 있는 경우에는 흔하게 주기적 사지운동이 관찰되므로 이들 진단이 주 진단인 경우에는 주기적 사지운동증을 추가로 진단하지는 않는다.

56.2.7 치매에 의한 이차적인 수면장애

알츠하이머병은 뇌피질 및 해마의 신경원과 뇌교 및 연수의 망양체 신경원의 전연접부 콜린성 신경이 퇴행되기 때문에 수면장애가 빈번하다. 치매 환자의 19~44%가 수면장애를 보인다고 한다.[39] 주간졸림증으로 인한 낮잠이 수면 환자의 흔한 수면증상이며, 이와 더불어 비정상적인 야간행동(방황, 혼동, 초조 등)이 동반된다. 이들 수면장애는 보호자에게 큰 스트레스가 되며, 보호시설 입소와 관련된다.[40] 비록 치매 환자의 수면장애가 치매의 진행과정에 의해 발생할 수 있지만, 치매 환자에서도 수면장애의 원인을 찾는 것은 중요하다. 치매가 없는 노인에서와 마찬가지로 치매 환자의 수면장애는 통증, 약제, 수면위상변화, 우울증, 수면무호흡증, 주기적 사지운동증, 하지불안 증후군, 렘수면 행동장애 등이 관련되어 있을 수 있다. 수면다원검사에서 나타나는 치매 환자의 수면양상은 수면 중에 각성시간과 횟수가 증가하고, 수면 효율의 감소, 1단계 수면의 증가, 서파수면 및 렘수면이 감소한다. 수면방추파와 K-복합체의 빈도가 적어지며 낮잠이 증가한다. 또한 입면잠복기 반복검사Multiple Sleep Latency test, MLST상에서 주간졸림의 증가가 나타난다.

56.2.8 신체적 · 정신적 질환에 의한 수면장애

비록 불면증은 일차적 수면장애이지만, 노인 환자의 수면장애는 동반된 만성 신체적 · 정신적 증상이 있을 때 증가한다.[4] 수면장애와 관련된 질환은 우울증, 만성통증, 암, 만성 폐쇄성 호흡장애, 심혈관계 질환을 들 수 있다. 이들 환자의 약 28%가 만성 불면증을 겪고 있었으나 신체적 정신적 질환이 없는 노인에서의 불면증 유병률이 7%로 조사된 것으로 보아 나이 자체가 불면증을 유발하는 것은 아닌 것으로 보인다.[41] 한편 65세 이상의 노인들을 대상으로 한 대규모 연구에서는 심장질환, 폐질환, 우울증과 같은 신체적 · 정신적 질환을 가지고 있는 환자에서 더 많은 수면문제를 보고한다고 하였다. 또한 동반된 신체적 · 정신적 질환의 숫자가 많아질수록 수면장애는 증가하였다.[42]

정신과적 질환은 수면장애, 특히 불면증의 가장 흔한 원인이며, 노인에서 수면장애를 일으키는 중요한 정신과적 질환은 우울증이다. 우울증과 불면증의 연관성은 오래전부터 알려져 왔고, 우울한 기분이 있을 시 불면증을 예측할 수 있고, 치료하지 않은 불면증은 우울증을 야기한다.[43,44] 주요우울장애 환자의 65%, 공황장애 환자의 61%, 범불안장애 환자의 44%가 불면증을 겪고 있다.[45]

56.3 노인 수면장애의 약물치료

노인의 수면장애는 내과적 · 정신과적 요인, 약물, 일주기성 리듬의 변화, 정신사회적 요인 등의 다양한 원인들에 의하여 유발되므로, 이에 대한 평가와 치료도 역시 다차원적이어야 한다. 불면증을 유발하는 요인의 제거가 우선되어야 하며, 그다음이 비약물 요법인데, 약물치료 시에도 반드시 비약물 요법이 동반되어야 한다. 비약물 요법으로는 수면 제한치료, 광선치료, 수면위생, 인지행동치료 등이 있다.

노인에서 수면제는 주의 깊게 사용되어야 한다. 노인에서는 동반된 질환, 여러 약제의 동시 사용, 변화된 약물 동력학, 약물에 대한 뇌의 감수성 증가 등으로 인하여 쉽게 부작용이 나타날 수 있기 때문이다. 수면제의 사용으로 인하여 낙상이나 골절과 같은 사고의 위험이 생길 수 있으며, 인지기능의 장애, 약물의존과 남용을 초래할 수 있다는 것도 유의해야 한다. 대개 작용시간이 짧은 수면제를 처방하게 되는데, 작용시간이 긴 수면제의 경우 노인에서 낙상이나 골절의 위험성이 더 클 수 있다. 불면증, 특히 만성 불면증에서의 수면제 사용의 원칙은 (1) 가능한 최소 유효 용량을 사용하고, (2) 매주 2~4회로 간헐적으로 사용하며, (3) 최대 4주 이내로 단기간 사용하고, (4) 약물 중단 시에는 서서히 감량하며, (5) 이때 반동 불면증rebound insomnia에 주의해야 한다는 것이다. 이상적인 수면제는 작용시작 시간이 빠르고, 밤시간 내내 충분히 작용할 정도로 작용시간이 길지만 아침까지 잔류효과가 남지는 않고, 부작용이 없는 약이다.

진정수면제, 항히스타민제, 항우울제, 항정신병약물, 항경련제 등이 노인의 불면증 치료에 이용되어 왔다. 그러나 최근에는 항히스타민제, 항우울제, 항정신병약물, 항경련제의 불면증 치료효과에 대한 체계적인 증거는 없는 것으로 보인다고 주장하고 있다.[46] 특히 노인에서는 사용에 따른 이익보다는 위험이 더 클 수 있다. 진정수면제가 불면증의 약물치료로 가장 적합하다.[46] 진정수면제의 선택에 있어 가장 중요한 것은 개개인의 불면증 특성에 적합한 종류의 약제를 찾는 것이다. 예를 들어 작용 시작 시간이 늦은 약제는 입면장애가 있는 환자에게는 적합하지 않을 것이다. 특히 작용시간이 긴 수면제는 주간졸림증과 미세운동의 장애를 야기하여 낙상 등의 상해가 발생할 수도 있다. 최근에는 삼환계 항우울제의 일종인 doxepin 저용량요법, melatonin 수용체에 작용하는 ramelteon, 서방형 melatonin 제제, orexin(hypocretin) 수용체 차단제인 suvorexant 등이 노인 불면증 환자에게 비교적 안전하게 사용되고 있다.

56.3.1 benzodiazepine계 수면제

노인 수면장애 환자에 비교적 흔히 처방되는 약물은 benzodiazepine계의 수면제이다. 그러나 이러한 약물은 다음과 같은 몇 가지 단점을 가지고 있으므로 사용에 주의가 필요하다. (1) 수면구조를 변화시키며, 특히 서파수면과 렘수면을 감소시킨다, (2) 지속적으로 사용할 경우 내성이 생길 수 있다, (3) 반동 불면증이나 불안 같은 금단증상이 있을 수 있다, (4) 노인들에게 빈번한 간질환, 호흡기질환, 신장질환 및 심장질환 같은 신체질환을 악화시킬 수 있다.[47] 따라서 benzodiazepine계 수면제를 노인 환자에게 사용할 경우 단기 작용 수면제를 최저 용량부터 단기간 처방을 한다는 개념을 갖는 것이 중요하다. 일반적으로 benzodiazepine은 고용량에서는 수면제로, 저용량에서는 항불안제나 진정제 역할을 한다. benzodiazepine 중 estazolam, flurazepam, quazepam, temazepam, triazolam이 수면제로 사용된다(표 56.2). 이 중 flurazepam이 가장 반

감기가 길고 triazolam이 반감기가 가장 짧다. flurazepam의 경우 작용 시간이 상대적으로 길어 낮 동안의 진정효과, 운동기능의 저하, 낙상의 위험 증가와 연관이 있으므로 가급적 최소량부터 사용하는 것을 추천한다. 노인 환자에서는 반감기가 짧은 triazolam이 선호된다. 그러나 triazolam은 작용 시간이 상대적으로 짧아 약물남용 및 의존 가능성에 주의해야 한다. quazepam은 benzodiazepine 1 수용체 benzodiazpine type 1 receptor에 선택적으로 작용하므로 인지적 부작용이 적다.[48,49] 노인 불면증 환자에서 7.5mg과 15mg의 quazepam의 수면 효과가 비슷하였으므로 최소 유효량을 사용하는 것이 안전하다.

이 외에 clonazepam은 노인 환자에게 흔한 렘수면 행동장애, 주기적 사지운동증, 하지불안 증후군 치료에 효과적인 약물로 알려져 있다.

56.3.2 non-benzodiazepine계 수면제

노인 환자에서 가장 흔하게 처방되는 약제는 non-benzodiazepine계 수면제이다. 단기간 사용 후 중단해도 반동 불면증과 관련이 없고 1개월 이상 지속적으로 사용해도 부작용의 출현 빈도가 낮다. 약제의 잔류 효과, 금단증상, 중독, 내성 가능성이 작기 때문에 노인 환자에서 비교적 안전하고 효과적인 1차 선택제로서 사용될 수 있다(표 56.3). 그러나 이들 non-benzodiazepine계 수면제는 benzodiazepine과 화학구조가 다를 뿐 작용부위는 benzodiazepine 수용체이다. 다만 non-benzodiazepine계 수면제는 benzodiazepine 1 수용체에 더 선택적으로 작용하기 때문에 benzodiazepine계 약물의 공통적인 약물학적 특성인 진정수면, 항불안, 근이완, 기억장애 가운데 진정수면효과가 더 강한 것으로 볼 수 있다. 고용량에서는

표 56.2 benzodiazepine hypnotics

name	duration of action	indication	geriatric dosage	half-life
estazolam	intermediate	sleep-maintenance	0.5~1mg	10~24hr
flurazepam	long	sleep-maintenance	≤15mg	74±24hr
quazepam	long	sleep-maintenance	≤15mg	39hr
temazepam	intermediate	sleep-maintenance	7.5mg	11±6hr
triazolam	short	sleep-onset	0.125mg	2.9±1hr

표 56.3 non-benzodiazepine hypnotics

name	indication	geriatric dosage	half-life	time required to stay in bed
zolpidem	sleep-onset	5mg	2.5hr	7~8hr
zolpidem-CR	sleep-onset/sleep-maintenance	6.25mg	2.8hr	7~8hr
zaleplon	sleep-onset	5mg	1hr	4hr
eszopiclone	sleep-onset/sleep-maintenance	1mg	6hr	over 8hr

benzodiazepine계 약물의 공통적인 특성이 나타날 수 있음을 유의해야 한다. 또한 노인 환자의 경우 약물의 대사능력이나 배설능력의 저하 혹은 약물대사에 영향을 미칠 다른 약제를 동시 처방받고 있을 가능성을 항상 고려하여야 한다.

(1) zolpidem

zolpidem은 imidazopyridine계의 수면제로 benzodiazepine 1 수용체에 선택적으로 결합한다. 수면구조의 변화 없이 총수면시간과 수면 효율을 증가시킨다. 반감기가 6시간 이내로 비교적 짧고 빠르게 작용한다. 반동 불면증과 인지기능을 포함한 정신운동 기능의 부작용이 적다.[50,51] 65세 이상의 노인 환자의 추천 용량은 5mg이다. 2007년 미국 FDA는 zolpidem을 포함한 모든 수면제에서 수면관련 섭식장애sleep-related eating disorder를 포함한 수면관련 이상행동complex sleep-related behaviors이 나타날 수 있음을 경고하였다.[52] 특히 수면관련 섭식장애는 benzodiazepine보다 1일 용량 10mg 이상의 zolpidem에서 잘 일으키는 것으로 보고된다.[53,54]

(2) zaleplon

zaleplon은 pyrazolopyrimidine계의 수면제로 benzodiazepine 1 수용체에 매우 선택적으로 결합한다. 반감기가 1시간으로 매우 짧다. 입면 잠복기를 단축시키고 수면분절을 줄이며, 수면의 질을 높이는 것으로 보고된다.[55] 한편 4주 이상 투여해도 반동 불면증이나 금단증상이 없다.[56] 노인 환자에게 효과와 안전성이 입증되었으며,[51,57] 65세 이상 노인 환자의 추천 용량은 5mg이다.

(3) eszopiclone

eszopiclone은 cyclopyrrolone계의 수면제이다. 다른 non-benzodiazepine 계열 수면제와 비슷한 약효와 안전성을 보인다. 약 6시간의 반감기를 갖고 있어, 입면장애의 장기치료나 수면유지장애의 치료에 사용된다. 65세 이상의 노인 환자에서 추천 용량은 1mg이다.[51]

56.3.3 melatonin 및 melatonin 수용체 효현제

melatonin은 주로 야간에 송과선에서 분비되며 빛을 받으면 분비가 억제된다. 연령 증가에 따라 분비량은 점차적으로 감소한다. melatonin이 입면잠복기를 단축시키고, 총수면시간을 증가시키며, 수면유지에 도움이 된다는 등의 보고가 있지만 아직까지는 논란이 있다. 다만 melatonin 수용체에 선택적 효현제로 작용하는 약제들은 만성 불면증 및 위상전진 수면장애에 효과가 있는 것으로 보이며, 특히 ramelteon은 입면장애의 불면증에 대하여 FDA 승인을 받았고, 노인 환자에서 효과적으로 사용이 가능하다.[58] 또한 대규모 연구들에서는 서방형 melatonin 제제가 55세 이상의 노인 인구에서 입면잠복기를 단축시키고, 주관적인 수면의 질을 향상시키나, 우려할 만한 부작용은 없었다는 것을 제시하고 있어, 서방형 melatonin 제제가 노인 불면증의 치료에 유용할 것이다.[59-61]

56.3.4 항우울제

항우울제는 우울증에 의한 이차적인 불면증을 갖는 노인 환자의 유지 요법뿐만 아니라 저용량으로 사용할 경우 일차적 불면증 치료에 효과적이다.

삼환계 항우울제로 개발되었던 doxepin은 2010년 미국 FDA로부터 불면증 치료제로 저용량 요법을 승인받았다. doxepin의 약리작용은 선택적 H1 수용체 길항selective H1 receptor antagonism에 의해 나타난다. 저용량 doxepin은 노인에서 1단계 수면과 서파수면에는 영향을 주지 않고, 렘수면은 감소시키지 않았지만 2단계 수면은 증가시킨다. 수면다원검사에서 doxepin은 수면 중 각성을 감소시키고, 수면 효율과 총수면시간은 증가시켜 수면유지장애의 치료에 효과적임을 입증하였다. 그러나 입면잠복기에는 영향을 주지 않는 것으로 보인다.[62] 국내에서도 저용량의 doxepin이 2013년부터 불면증 치료에 사용되고 있으며, 일반적으로 65세 이상의 노인 불면증 환자에서 1일 용량 3mg의 doxepin이 추천되며 임상적으로 필요한 경우 1일 용량 6mg까지 사용이 가능하다.

25~50mg의 trazodone은 불면증을 장기간 치료해야 하는 경우 benzodiazepine계 수면제보다 선호되지만 항콜린 작용과 투약 중단 시 발생하는 반동 불면증을 조심해야 한다.

mirtazapine은 우울증 환자의 불면증상을, 특히 치료 초기에 감소시킨다.[63] 또한 mirtazapine은 서파수면을 증가시키고, 비정상적인 렘수면을 정상화시키는 데 도움을 준다.[64] paroxetine은 55세 이상의 불면증 환자에서 치료반응률이 50%이고, 주관적인 수면의 질, 주간 각성도 및 기분을 향상시켰으나, 수면 효율의 변화는 위약군과 같았다는 보고가 있었다.[65]

melatonin 수용체 효현제이지만 항우울제로 FDA 승인을 받은 agomelatine은 기전상 불면증에도 효과가 있을 것으로 생각되는데, 불면증상을 가지고 있는 주요우울장애 환자에서 SSRI와 비교했을때 수면의 질과 주간 각성도에서 우수한 차이를 보였다.[66]

56.3.5 orexin(hypocretin) 수용체 길항제

suvorexant는 최초의 orexin 수용체 길항제로 orexin A 및 B 수용체에 작용하며, 5~20mg의 suvorexant가 입면장애 및 수면유지장애의 치료제로서 미국 FDA 승인을 받았다.[67] suvorexant는 모든 수면시간을 증가시키고 수면구조는 유지시키는 수면제이다. 그러나 치료 초기에 비렘수면을 미세하게 감소시키고 렘수면은 다소 증가시켰는데, 1개월 및 3개월 후의 수면다원검사에서 이러한 변화는 소실되었다.[67] 또한 몇몇 연구에서 suvorexant는 총수면시간을 증가시키고, 입면 후 각성을 감소시켰으며, 입면시간을 단축시켰다.[68,69]

한편 1일 용량 15mg의 suvorexant에서 졸림증이 7%에서 발생하였고 0.5%의 환자에서는 심한 주간졸림증이 발생하였다.[69] 교통사고의 비율도 위약과 비교하여 다소 높게(2.8% vs. 1.0%) 보고되었으므로[69] 처방 시 이에 대한 주의가 필요할 수 있다. 그러나 갑작스러운 투여 중단에도 반동 불면증이나 금단증상은 없었다.[69] 만성폐쇄성폐질환이나 폐쇄성 수면무호흡증과 같은 호흡기계통의 문제가 동반된 모든 나이의 환자에서 suvorexant의 사용에 대한 안정성은 아직 확립되지 않았으나, 치료용량 이상의 고용량(40mg/day)에서도 산소포화도의 차이는 유의하지 않았으며, 무호흡/저호흡지수apnea/hypopnea index는 소폭 증가하였다.[70,71] 이러한 연구결과들은 suvorexant가 비교적 안전한 수면제로서 노인 환자에게 사용될 수 있음을 보여주는 것이다.

한편 almorexant 등의 orexin 수용체 길항제들도 추가로 개발되고 있으나 아직은 효과를 검증하기 위한 충분한 임상연구가 필요하다.

56.3.6 항히스타민제

diphenhydramine, hydroxyzine 같은 항히스타민 제제는 진정작용이 있어 건강한 사람에서 졸림을 유도하지만, 불면증 환자의 경우 적절한 수면유도 용량이 결정되어 있지 않으며 그 효과도 충분하지 않다. 빠르게 발생하는 내성 및 항콜린 작용이 있어 노인에게는 특히 주의를 요한다. 따라서 근거 없이 처방해서는 안 된다.[72,73]

56.4 요약

나이가 들어가면서 수면의 양상은 변화하게 되지만, 수면장애 자체를 정상적인 노화의 과정으로 볼 수는 없다. 노인 인구의 50% 정도가 만성 수면장애를 겪고 있으며, 이들에 대한 수면다원검사는 TIB의 증가, TST 감소, WASO의 증가, 입면시간 연장 등의 소견을 보인다. 노인에서 나타나는 일주기 리듬의 변화는 노인의 높은 수면장애 유병률에 대한 생물학적인 원인으로 거론될 수 있으나, 사회적·정신적 환경의 변화도 고려해야 한다. 불면증, 수면무호흡증, 일주기 리듬 수면각성장애, 렘수면 행동장애, 주기적 사지운동증, 하지불안 증후군, 치매에 의한 수면장애, 신체적·정신적 질환에 의한 이차적인 수면장애 등이 노인에서 빈발하는 수면장애이다. 노인의 수면장애는 내과적·정신과적 요인, 약물, 일주기성 리듬의 변화, 정신사회적 요인 등의 다양한 원인들에 의하여 유발되므로, 이에 대한 평가와 치료도 역시 다차원적이어야 한다. 불면증을 유발하는 요인의 제거가 우선되어야 하며, 그다음이 비약물 요법인데, 약물치료 시에도 반드시 비약물요법이 동반되어야 한다. 노인에서는 동반된 질환, 여러 약제의 동시 사용, 변화된 약물동력학, 약물에 대한 뇌의 감수성 증가 등으로 인하여 쉽게 부작용이 나타날 수 있으므로 수면제의 사용에 주의를 기울여야 한다. 낙상이나 골절과 같은 사고, 인지기능의 저하, 약물의존과 남용의 가능성을 고려한다. 대개 작용시간이 짧은 수면제를 처방하게 되며,

작용시간이 긴 수면제의 경우 낙상이나 골절의 위험성이 더 클 수 있다. 노인에게 가장 안전하고 효과적으로 사용할 수 있는 수면제는 non-benzodiazepine계 수면제이며, 여기에는 zolpidem, zaleplon, eszopiclone 등이 포함된다. 또한 benzodiazpeine계 수면제도 흔히 사용되며, triazolam, estazolam, temazepam 등이 고려될 수 있다. 이 외에도 최근 개발되었거나 FDA가 승인한 서방형 melatonin과 ramelteon, doxepin, suvorexant도 사용 가능하며, 필요에 따라 항우울제의 일부도 수면장애의 치료에 이용할 수 있다. 노인의 수면장애는 다양한 신체질환 및 정신질환과 밀접한 관련이 있으며, 환자의 사망률을 높일 수도 있으므로 이에 대한 적극적인 평가와 치료가 필요할 것이다.

참고문헌

1. Ohayon MM, Carskadon MA, Guilleminault C, Vitiello MV. Meta-analysis of quantitative sleep parameters from childhood to old age in healthy individuals: developing normative sleep values across the human lifespan. Sleep 2004;27:1255-1273.

2. Ancoli-Israel S, Ayalon L, Salzman C. Sleep in the elderly: normal variations and common sleep disorders. Harv Rev Psychiatry 2008;16:279-286.

3. Kim JM, Stewart R, Kim SW, Yang SJ, Shin IS, Yoon JS. Insomnia, depression, and physical disorders in late life: a 2-year longitudinal community study in Koreans. Sleep 2009;32:1221-1228.

4. Foley DJ, Monjan AA, Brown SL, Simonsick EM, Wallace RB, Blazer DG. Sleep complaints among elderly persons: an epidemiologic study of three communities. Sleep 1995;18:425-432.

5. Vitiello MV, Larsen LH, Moe KE. Age-related sleep change: Gender and estrogen effects on the subjective-objective sleep quality relationships of healthy, noncomplaining older men and women. J Psychosom Res 2004;56:503-510.

6. Hubbard O, Sunde D, Goldensohn ES. The EEG in centenarians. Electroencephalogr Clin Neurophysiol 1976;40:407-417.

7. Pedley TA, Miller JA. Clinical neurophysiology of aging and dementia. Adv Neurol 1983;38:31-49.

8. van der Zande JJ, Gouw AA, van Steenoven I, Scheltens P, Stam CJ, Lemstra AW. EEG Characteristics of Dementia With Lewy Bodies, Alzheimer's Disease and Mixed Pathology. Front Aging Neurosci 2018;10:190.

9. Kelley J, Reilly E, Beller S. Photic driving and psychogeriatric diagnosis. Clin Electroencephalogr 1983;14:78-81.

10. Brenner RP, Ulrich RF, Reynolds CF, 3rd. EEG spectral findings in healthy, elderly men and women--sex differences. Electroencephalogr Clin Neurophysiol 1995;94:1-5.

11. Klass DW, Brenner RP. Electroencephalography of the elderly. J Clin Neurophysiol 1995;12:116-131.

12. Feinberg I, Koresko RL, Heller N. EEG sleep patterns as a function of normal and pathological aging in man. J Psychiatr Res 1967;5:107-144.

13. Nicolas A, Petit D, Rompre S, Montplaisir J. Sleep spindle characteristics in healthy subjects of different age groups. Clin Neurophysiol 2001;112:521-527.

14. Kahn E, Fisher C. The sleep characteristics of the normal aged male. J Nerv Ment Dis 1969;148:477-494.

15. Feinberg I. Changes in sleep cycle patterns with age. J Psychiatr Res 1974;10:283-306.

16. Brezinova V. Sleep cycle content and sleep cycle duration. Electroencephalogr Clin Neurophysiol 1974;36:275-282.

17. Miles LE, Dement WC. Sleep and aging. Sleep 1980;3:1-220.

18. Kales A, Wilson T, Kales JD, Jacobson A, Paulson MJ, Kollar E, et al. Measurements of all-night sleep in normal elderly persons: effects of aging. J Am Geriatr Soc 1967;15:405-414.

19. Meyer TJ. Evaluation and management of insomnia. Hosp Pract (1995) 1998;33:75-78, 83-76.

20. Carskadon MA, Brown ED, Dement WC. Sleep fragmentation

in the elderly: relationship to daytime sleep tendency. Neurobiol Aging 1982;3:321-327.

21. Carskadon MA, Dement WC. Sleep loss in elderly volunteers. Sleep 1985;8:207-221.

22. Van Cauter E, Leproult R, Plat L. Age-related changes in slow wave sleep and REM sleep and relationship with growth hormone and cortisol levels in healthy men. JAMA 2000;284:861-868.

23. Carskadon MA, van den Hoed J, Dement WC. Sleep and daytime sleepiness in the elderly. J Geriatr Psychiatry 1980;13:135-151.

24. Cooke JR, Ancoli-Israel S. Sleep and its disorders in older adults. Psychiatr Clin North Am 2006;29:1077-1093; abstract x-xi.

25. Richardson GS, Carskadon MA, Orav EJ, Dement WC. Circadian variation of sleep tendency in elderly and young adult subjects. Sleep 1982;5 Suppl 2:S82-94.

26. Weitzman ED, Moline ML, Czeisler CA, Zimmerman JC. Chronobiology of aging: temperature, sleep-wake rhythms and entrainment. Neurobiol Aging 1982;3:299-309.

27. Bliwise DL. Sleep in normal aging and dementia. Sleep 1993;16:40-81.

28. Dew MA, Reynolds CF, 3rd, Monk TH, Buysse DJ, Hoch CC, Jennings R, et al. Psychosocial correlates and sequelae of electroencephalographic sleep in healthy elders. J Gerontol 1994;49:P8-18.

29. Dodge R, Cline MG, Quan SF. The natural history of insomnia and its relationship to respiratory symptoms. Arch Intern Med 1995;155:1797-1800.

30. Patel D, Steinberg J, Patel P. Insomnia in the Elderly: A Review. J Clin Sleep Med 2018;14:1017-1024.

31. Medicine AAoS. International classification of sleep disorders. 3rd ed. Darien, Illinois: American Academy of Sleep Medicine; 2014.

32. American Psychiatric Association. Diagnostic and statistical manual of mental disorders. 5 ed. Washington, DC: American Psychiatric Association; 2013.

33. 양창국, 유승윤, 주영희, 한홍무. 부산광역시 일 지역 65-84세 노인 인구에서의 수면습관 및 수면장애에 대한 조사. 수면정신생리 1997;7:66-76.

34. 윤진상, 신일선, 김재민, 강순아, 하형욱, 박인수, et al. 도시 및 농촌지역에서 한국 노인의 수면양상과 수면 문제. 수면의학 1999;1:42-49.

35. 조맹제, 홍진표. 한국노인의 정신건강실태와 건강증진 대도시 노인대상 연구. 서울: 집문당; 2000.

36. Ancoli-Israel S, Kripke DF, Klauber MR, Mason WJ, Fell R, Kaplan O. Sleep-disordered breathing in community-dwelling elderly. Sleep 1991;14:486-495.

37. Silverberg DS, Oksenberg A. Essential hypertension and abnormal upper airway resistance during sleep. Sleep 1997;20:794-806.

38. Winkelman JW, Chertow GM, Lazarus JM. Restless legs syndrome in end-stage renal disease. Am J Kidney Dis 1996;28:372-378.

39. McCurry SM, Reynolds CF, Ancoli-Israel S, Teri L, Vitiello MV. Treatment of sleep disturbance in Alzheimer's disease. Sleep Med Rev 2000;4:603-628.

40. Gaugler JE, Edwards AB, Femia EE, Zarit SH, Stephens MA, Townsend A, et al. Predictors of institutionalization of cognitively impaired elders: family help and the timing of placement. J Gerontol B Psychol Sci Soc Sci 2000;55:P247-255.

41. Foley DJ, Monjan A, Simonsick EM, Wallace RB, Blazer DG. Incidence and remission of insomnia among elderly adults: an epidemiologic study of 6,800 persons over three years. Sleep 1999;22 Suppl 2:S366-372.

42. Foley D, Ancoli-Israel S, Britz P, Walsh J. Sleep disturbances and chronic disease in older adults: results of the 2003 National Sleep Foundation Sleep in America Survey. J Psychosom Res 2004;56:497-502.

43. Cole MG, Dendukuri N. Risk factors for depression among elderly community subjects: a systematic review and meta-analysis. Am J Psychiatry 2003;160:1147-1156.

44. Buysse DJ, Reynolds CF, 3rd, Kupfer DJ, Thorpy MJ, Bixler E, Manfredi R, et al. Clinical diagnoses in 216 insomnia patients using the International Classification of Sleep Disorders (ICSD), DSM-IV and ICD-10 categories: a report from the APA/NIMH DSM-IV Field Trial. Sleep 1994;17:630-637.

45. Ohayon MM, Roth T. What are the contributing factors for insomnia in the general population? J Psychosom Res 2001;51:745-755.

46. Anonymous. National Institutes of Health State of the Science Conference statement on Manifestations and Management of Chronic Insomnia in Adults, June 13-15, 2005. Sleep 2005;28:1049-1057.

47. Martin J, Shochat T, Ancoli-Israel S. Assessment and treatment of sleep disturbances in older adults. Clin Psychol Rev 2000;20:783-805.

48. Iorio LC, Barnett A, Billard W. Selective affinity of 1-N-trifluoroethyl benzodiazepines for cerebellar type 1 receptor sites. Life Sci 1984;35:105-113.

49. Rowlett JK, Spealman RD, Lelas S, Cook JM, Yin W. Discriminative stimulus effects of zolpidem in squirrel monkeys: role of GABA(A)/alpha1 receptors. Psychopharmacology (Berl) 2003;165:209-215.

50. Tsutsui S. A double-blind comparative study of zolpidem versus zopiclone in the treatment of chronic primary insomnia. J Int

Med Res 2001;29:163-177.

51. Abad VC, Guilleminault C. Insomnia in Elderly Patients: Recommendations for Pharmacological Management. Drugs Aging 2018;35:791-817.

52. Greenblatt DJ, Roth T. Zolpidem for insomnia. Expert Opin Pharmacother 2012;13:879-893.

53. Hoque R, Chesson AL, Jr. Zolpidem-induced sleepwalking, sleep related eating disorder, and sleep-driving: fluorine-18-flourodeoxyglucose positron emission tomography analysis, and a literature review of other unexpected clinical effects of zolpidem. J Clin Sleep Med 2009;5:471-476.

54. Hwang TJ, Ni HC, Chen HC, Lin YT, Liao SC. Risk predictors for hypnosedative-related complex sleep behaviors: a retrospective, cross-sectional pilot study. J Clin Psychiatry 2010;71:1331-1335.

55. Dooley M, Plosker GL. Zaleplon: a review of its use in the treatment of insomnia. Drugs 2000;60:413-445.

56. Elie R, Ruther E, Farr I, Emilien G, Salinas E. Sleep latency is shortened during 4 weeks of treatment with zaleplon, a novel nonbenzodiazepine hypnotic. Zaleplon Clinical Study Group. J Clin Psychiatry 1999;60:536-544.

57. Hedner J, Yaeche R, Emilien G, Farr I, Salinas E. Zaleplon shortens subjective sleep latency and improves subjective sleep quality in elderly patients with insomnia. The Zaleplon Clinical Investigator Study Group. Int J Geriatr Psychiatry 2000;15:704-712.

58. Roth T, Stubbs C, Walsh JK. Ramelteon (TAK-375), a selective MT1/MT2-receptor agonist, reduces latency to persistent sleep in a model of transient insomnia related to a novel sleep environment. Sleep 2005;28:303-307.

59. Lemoine P, Nir T, Laudon M, Zisapel N. Prolonged-release melatonin improves sleep quality and morning alertness in insomnia patients aged 55 years and older and has no withdrawal effects. J Sleep Res 2007;16:372-380.

60. Wade AG, Ford I, Crawford G, McMahon AD, Nir T, Laudon M, et al. Efficacy of prolonged release melatonin in insomnia patients aged 55-80 years: quality of sleep and next-day alertness outcomes. Curr Med Res Opin 2007;23:2597-2605.

61. Wade A, Downie S. Prolonged-release melatonin for the treatment of insomnia in patients over 55 years. Expert Opin Investig Drugs 2008;17:1567-1572.

62. Krystal AD, Durrence HH, Scharf M, Jochelson P, Rogowski R, Ludington E, et al. Efficacy and Safety of Doxepin 1 mg and 3 mg in a 12-week Sleep Laboratory and Outpatient Trial of Elderly Subjects with Chronic Primary Insomnia. Sleep 2010;33:1553-1561.

63. Winokur A, DeMartinis NA, 3rd, McNally DP, Gary EM, Cormier JL, Gary KA. Comparative effects of mirtazapine and fluoxetine on sleep physiology measures in patients with major depression and insomnia. J Clin Psychiatry 2003;64:1224-1229.

64. Schittecatte M, Dumont F, Machowski R, Cornil C, Lavergne F, Wilmotte J. Effects of mirtazapine on sleep polygraphic variables in major depression. Neuropsychobiology 2002;46:197-201.

65. Reynolds CF, 3rd, Buysse DJ, Miller MD, Pollock BG, Hall M, Mazumdar S. Paroxetine treatment of primary insomnia in older adults. Am J Geriatr Psychiatry 2006;14:803-807.

66. Corruble E, de Bodinat C, Belaidi C, Goodwin GM. Efficacy of agomelatine and escitalopram on depression, subjective sleep and emotional experiences in patients with major depressive disorder: a 24-wk randomized, controlled, double-blind trial. Int J Neuropsychopharmacol 2013;16:2219-2234.

67. Snyder E, Ma J, Svetnik V, Connor KM, Lines C, Michelson D, et al. Effects of suvorexant on sleep architecture and power spectral profile in patients with insomnia: analysis of pooled phase 3 data. Sleep Med 2016;19:93-100.

68. Herring WJ, Connor KM, Ivgy-May N, Snyder E, Liu K, Snavely DB, et al. Suvorexant in Patients With Insomnia: Results From Two 3-Month Randomized Controlled Clinical Trials. Biol Psychiatry 2016;79:136-148.

69. Herring WJ, Connor KM, Snyder E, Snavely DB, Zhang Y, Hutzelmann J, et al. Suvorexant in Elderly Patients with Insomnia: Pooled Analyses of Data from Phase III Randomized Controlled Clinical Trials. Am J Geriatr Psychiatry 2017;25:791-802.

70. Sun H, Palcza J, Rosenberg R, Kryger M, Siringhaus T, Rowe J, et al. Effects of suvorexant, an orexin receptor antagonist, on breathing during sleep in patients with chronic obstructive pulmonary disease. Respir Med 2015;109:416-426.

71. Sun H, Palcza J, Card D, Gipson A, Rosenberg R, Kryger M, et al. Effects of Suvorexant, an Orexin Receptor Antagonist, on Respiration during Sleep In Patients with Obstructive Sleep Apnea. J Clin Sleep Med 2016;12:9-17.

72. Roth T, Roehrs T, Koshorek G, Sicklesteel J, Zorick F. Sedative effects of antihistamines. J Allergy Clin Immunol 1987;80:94-98.

73. Abraham O, Schleiden L, Albert SM. Over-the-counter medications containing diphenhydramine and doxylamine used by older adults to improve sleep. Int J Clin Pharm 2017;39:808-817.

CHAPTER 57

노년기 초조증상

곽경필 · 김희철

초조증상은 다양한 활동을 광범위하게 포괄하는 비특이적인 개념으로 목적이 없는 과다행동, 배회 증상, 소리를 지르고 욕하거나 물건을 집어던지는 등의 공격적인 행동, 돌봄을 거부하거나 의학적 검사에 협조하지 않는 행동, 수면-각성 주기 변동 등의 형태로 나타날 수 있다. 초조증상은 불안과 동일한 증상은 아니다.

노인의 초조증상은 여러 정신과적 상태 및 의학적 질환과 관련이 있다. 일반적으로 섬망, 신경인지장애, 불안장애, 기분장애, 정신병, 뇌졸중, 뇌손상, 통증이 있는 환자나 신경정신약물이나 기타 물질을 오남용한 환자에서 흔히 발생한다. 노인의 초조증상을 줄이거나 방지하기 위한 최적의 치료 전략을 찾기 위해 비약물적 처지 및 약물치료 등 다양한 접근법이 고려된다.

이 장에서는 노인의 초조증상의 원인을 살펴보고, 평가하고 관리하기 위한 임상적 접근 방법을 정리하였다.

57.1 원인

초조증상을 보이는 노인 환자의 치료는 가능한 원인을 탐색하는 것부터 시작해야 한다. 급성 초조증상은 다양한 상황과 질환의 맥락에서 발생하며 가장 흔히 섬망이나 치매와 관련되어 있다.

특히 섬망은 급성 초조 상태를 보이는 모든 환자에서 고려되어야 하며, 진단은 다른 질환이 입증될 때까지 섬망으로 잠정 추정을 하여야 한다. 섬망은 탈수, 저산소증, 전해질 이상 등과 같은 대사성 요인, 감염성 요인, 뇌졸중, 폐색전증, 변비 등의 구조적 요인, 치료 및 불법약물 오남용 및 금단에 의한 독성 요인, 환경적 요인 등에 의해 발생된다.[1]

알츠하이머병에서 약 70% 이상의 환자에서 초조증상이 나타날 정도로 흔하다. 일반적으로 병이 진행함에 따라 초조증상의 빈도가 증가하는 양상을 보이지만 말기 단계에 이르면 빈도가 오히려 감소한다. 초조증상의 발현과 관련되는 요인들로는 신체적 이상, 물리적 환경, 주변 사람의 변화나 자극, 동반된 우울이나 정신병적 증상, 인지기능의 저하 등이 있으며, 알츠하이머병으로 인한 뇌 병변의 변화가 중요한 역할을 한다.[2]

환자의 신체 상태를 철저히 평가하여 원인이나 유발요인을 조사한다. 이에 대한 배제 후 초조증상을 유발할 수 있는 정신질환 여부를 평가한다. 불안장애, 양극성장애, 우울장애, 조현병 등의 정실질환에서 초조증상이 관찰된다. 망상, 환각 등의 정신병, 조증 등의 양극성장애, 초조증상이 동반된 우울증, 불안장애, 정신적 외상에 대한 급성 반응 등이 원인이 될 수 있는 정신질환이다. 환자의 초조증상이 주로 정신병에 의해 야기되었다고 판단되면 정신과적 상태, 징후 또는 증상이 지배적인 진단을 내리고 그에 따라 신경정신약물로 치료하는 것이 필요하다.[3]

고려해야 할 다른 중요한 병인에는 알코올이나 벤조디아제핀 중독이나 금단증상, 뇌손상, 뇌졸중 등이 포함된다. 항불안제나 수면제의 용량 감소 또는 중단으로 인한 반동 효과, 그리고 드물지만 벤조디아제핀 사용이 역설적으로 불안을 증가시키고, 안절부절못함 등을 일으키는 탈억제 효과 때문에 초조증상을 악화시킬 수 있다.[4]

섬망, 치매와 정신질환과 심각한 신체적 상황 외에도 경한 정도의 신체적 상태와 질환도 간과해서는 안 되는 경우가 있다. 변비, 관절염, 설사, 요로감염, 질염, 위궤양, 역류성 식도염, 두통, 근육통, 치아 상태, 시력저하, 청력저하 등이 포함되며, 초조증상을 유발하는 데 간접적 원인이 됨을 유의해야 한다. 치매 환자도 섬망으로 급성 초조를 보일 수 있지만, 치매 환자의 초조증상은 여러 가지 신체적 또는 정서적 불편감, 두려움, 통증, 방향감각 상실, 변비, 과다자극, 의사소통장애로 충족되지 않은 욕구불만 등에 의해 나타날 수 있다. 이러한 상태는 치매 환자의 불안정한 행동에 더 기여할 가능성이 높으며, 부분적으로는 의사소통의 문제로 인해 신체적 통증이나 불편함에 대한 도움을 얻을 수 있는 능력이 부족하기 때문이다. 그리고 관절염, 청력손실 등은 만성적 특성 또는 환자 평가의 어려움 때문에 간과하는 경우가 많다.[5]

57.2 평가

초조증상의 치료 대상이 되는 증상을 구체적으로 기술하는 것이 중요하다. 초조증상은 내적 심리적 긴장에 의해서 조바심을 내거나 왔다 갔다 하는 등의 안절부절못하는 행동적 측면도 포함된다. 알츠하이머병의 정신행동증상을 기술하는 데 초조증상에는 다양한 부적절한 행동이 포함된다. 배회, 반복행동, 동일한 내용의 반복적 질문, 도움에 대한 거부나 반항, 의미 없이 왔다 갔다 하는 행동, 옷 벗기, 고함 지르기, 신체적·언어적 폭력, 야간 초조행동을 보이는 일몰증후군까지 매우 다양하다. 실제 초조증상과 행동을 명확히 규정짓는 것은 환자의 이해와 후속 조치 및 치료에서 일관성을 유지할 수 있도록 하는 데 중요하다. 예를 들어 병원관리자가 환자의 호전적인 말투와 행동을 초조증상으로 간주하고 다른 관리자는 과다 성적 행동을 초조증상이라고 사용하는 경우 효과적이고 일관성 있는 진료 계획을 세우는 것이 어렵다. 각 유형의 초조증상

이 정의되어야 각각의 고유한 행동 경과를 관리, 모니터링 및 평가하는 치료 계획을 수립할 수 있다.[3]

치료 대상의 증상이 확인되면 다음 단계는 적절한 개입을 위해 원인을 결정하는 것이다. 원인을 분류하는 임상적으로 적절한 방법은 먼저 초조를 촉발시키는 행동 징후와 증상에 영향을 미치는 상황을 파악한 다음, 그 초조증상을 악화시키는 질병이나 병리학적 상태를 판별하는 것이다. 비약물학적 개입은 그러한 선행 촉발인자에서 비롯되는 동요된 행동을 관리하는 데 종종 효과적이다. 해결 대책은 적절한 자극적인 환경을 조성하고, 유해한 자극에 노출되는 것을 제거 또는 제한하며, 환자에게 기본적인 영양과 개인적인 욕구를 만족시키는 것이다. 환자에게 적절한 자극을 주는 환경을 제공하고 환자의 초조증상을 유발할 수 있는 위기를 최소화하기 위해 다양한 비약물적 치료법이 사용된다. 아울러 초조증상을 악화시키는 환경 요인과 개인적 욕구 조사가 필요하다.[6] 초조증상을 가진 노인 환자에 대한 평가에는 초조증상의 원인뿐만 아니라 초조증상으로 초래되는 위험성, 개별화된 대처 방법의 위험과 이득도 포함되어야 한다.

초조증상의 원인을 구별하는 데 있어 철저한 병력 조사가 필요하며, 가족, 간병인, 이웃, 간호사에게서 받는 청취를 통해 얻은 환자의 증상의 이환시기와 지속 기간은 섬망과 치매 진단과 감별진단에 필수적이다. 루이체 치매를 암시하는 증상 유무를 확인하는 것은 치료약물 선택에 특별한 주의가 필요하며 마지막으로 정신질환의 과거력도 치료에 영향을 미친다.[7]

활력징후를 포함한 이학적 신체 검사와 신경학적 검사가 필요하다. 활력징후 이상으로 열 또는 저체온증인 경우 감염을, 빈맥의 경우 혈량저하증, 심장이상, 항콜린성 독성 상태 등을 추정할 수 있다. 실험실 검사는 초조증상을 보이는 섬망의 경우를 고려하여 전혈 검사, 전해질 검사, 간기능 검사, 요 분석, 혈당, 적혈구 침강속도, 심전도, 흉부X선 등을 실시할 수 있으나 체계적인 병력 조사와 신체 검사를 통해 불필요한 검사를 자제하는 것도 고려되어야 한다.[8]

전반적 신체 검사와 실험실 검사를 통한 의학적 평가는 설문이나 행동관찰을 통한 평가와 병행하여 수행하여야 한다. 노인 대상자에게는 자가보고식 설문보다는 환자 관

찰에 기초한 통증 평가가 필요한 경우가 많다. 자가보고가 어렵고 의사소통이 어려운 환자의 경우 의료진의 관찰에 의해 통증 감지를 하고 평가하는 것을 권장한다.[9]

의식과 주의력의 수준, 인지기능장애의 정도, 정신병적 징후를 기록하는 정신 상태 평가는 초조증상을 동반한 섬망 진단에 매우 중요하다. 편집증을 보이는 환자는 타인에게 위험을 초래할 수 있는 망상의 내용이 위험성 평가에 포함되어야 한다.[3] 섬망을 위한 전반적 신체 검사와 실험실 검사가 관리 계획에 필수적인 부분이지만, 행동적 문제 발생 상황에서는 수행할 시간이 거의 없다는 점에 유의해야 한다. 최초 조치는 평가가 완료되기 전이라도 시작해야 하는 경우가 있으며, 이와 같은 상황에서는 반복적인 재평가가 필수적이다.

특정 환자가 공격적 행동과 관련된 심한 정신병적 재발 삽화를 가진 조현병 환자의 과거력을 가지고 있고, 특정 항정신병약물 복용량에 반응하는 것으로 알려진 경우 약물치료 선택에 참고할 수 있다. 하지만 이 환자가 섬망과 초조증상을 보이는 경우 과거 진단과 치료 경력이 현재 평가에 맹목적으로 적용되거나 편견을 주어서 섣부른 진단 배제를 초래하여 섬망의 원인을 찾는 데 방해가 되어서는 안 된다.[8]

57.3 치료

57.3.1 비약물적 중재

비약물적 중재 시도는 알츠하이머병에 동반된 정신행동증상의 치료를 고려할 때 약물치료보다 먼저 고려되고 있으며, 노인의 초조증상에서도 이 접근방식은 동일하다. 증상 유발 요인 중 통증, 변비와 같은 신체적 문제나, 간병인의 갑작스러운 교체와 태도 변화로 인한 돌봄 환경 변화, 물리적 환경 변화 등은 의사소통이나 물리적 환경 조치에 의해 호전 가능성이 있다. 초조증상을 줄이기 위한 비약물학적 전략에는 환자의 관심을 유발하거나 좋아하는 음악을 듣는 것과 같은 특정한 활동을 제공하는 등 초조한 환자의 주의를 다른 것으로 돌리는 것이 포함된다. 환경 변화의 전략에는 익숙한 가족사진, 선호하는 물건, 출입구 주변의

위험 요소를 없애는 등의 위험 방지 환경, 위험한 장비 제거, 야간 혼란, 주간 공포, 불확실성을 줄이기 위한 조명 등이 포함된다. 다른 전략으로는 다음에 기술한 비약물요법 등을 고려할 수 있다. 대부분 비약물치료법은 인지저하나 치매에 걸린 노인을 위해 개발되었으나 개방연구에서 초조증상의 호전을 보고한 것이 대부분이다.[8] 약물치료와 비교하여 이러한 치료법은 근거 기반을 위해 추후 연구결과가 필요하다.

(1) 인정요법

인정요법validation therapy은 인지기능저하를 보인 노인을 위해 개발되었으며, 인정의 개념, 환자의 현실과 개인적인 경험의 수용에 기초한다. 치매 환자에서 보이는 인지기능의 저하보다는 주관적 감정에 초점을 두어 이를 인정해주고 표현을 격려하는 치료이다. 환자의 현재 상태를 공감하고 비판하지 않는 자세로 경청함으로써 환자의 존엄성을 유지하고 증상을 완화시키고자 한다. 인정요법이 치매 노인의 초조행동을 줄이는 데 도움이 된다. 환자-대조군 연구는 인정요법이 치매의 초조행동의 심각성과 빈도를 줄인다고 제시한다.[10] 그러나 인정요법의 효능에 대한 명확한 결론을 내릴 수 있는 무작위 임상시험의 증거가 부족하다.

(2) 다감각 자극요법

다감각 자극 혹은 스누젤렌Snoezelen 요법은 거주자 중심의 비위협적인 환경에서 청각, 촉각, 시각 및 후각을 능동적으로 자극하는 접근법이다. 제공되는 자극으로는 수시로 변하는 불빛을 이용한 시각자극, 허브를 이용한 후각자극, 음악을 이용한 청각자극, 다양한 촉감을 감지할 수 있는 직물을 이용한 촉각자극 등이 있다. 기억이나 학습과 같은 더 높은 인지 과정 없이도 개별화된 자극과 온화한 감각 자극을 제공할 수 있는 장점이 있다.[11] 다감각 자극을 이용한 대부분의 연구결과들은 치매 환자에서 초조증상이 호전되었다고 하나, 장기간의 스누젤렌 요법 프로그램은 회기 중 또는 회기 종료 후 증상에 대한 영향이 미미하다는 결과도 있다.

(3) 광선요법

광선요법은 우울증, 계절적 정서장애와 같은 다양한 조건을 치료하기 위해 시간 제한, 주간에 특정한 일광 노출, 특

정 빛의 파장을 사용한다. 치매에 걸린 노인들의 초조증상과 수면장애는 일광 노출의 부족으로 야기된 비정상적인 수면-각성주기 리듬과 관련이 있다.[12] 광선요법은 치매 환자들의 파괴적인 행동을 치료하는 데 사용되어 왔고, 경증 치매 환자에게는 더 효과적일 수 있으나 추후 연구가 필요한 상태이다.

(4) 음악요법

음악요법은 승인된 음악치료 프로그램이나 전문가에 의해 치료관계 내에서 개인화된 개입을 하였으나 전반적인 초조와 동요를 크게 감소시키지 않았다. 음악요법은 치매 환자에게 일반적인 명상음악이나 이완음악보다는 효과적이라는 보고가 있다.[13] 그러나 이러한 개입의 장기적인 효과는 불확실하다.

(5) 반려동물 지원

반려동물 지원 활동은 환자 건강, 사회화, 정신 및 감각운동 자극을 독려하기 위해 반려동물을 활용한다. 개를 활용한 치료에서는 초조와 동요가 감소되고, 치매 노인의 사회 활동을 증가시키는 효과가 있다. 치료용 로봇을 활용한 요양원에 있는 치매 노인은 만족도가 증가되고 초조증상의 발생 빈도가 감소되었다는 보고가 있다.[14,15] 활용가치가 기대되나 효과의 지속기간, 간병인에 의한 교란 효과를 배제하는 문제 등은 추후 연구가 필요하다.

(6) 조호자 교육

간병인이나 가족을 위한 행동 및 환경관리 기술은 환자를 존중하는 태도, 긍정적인 우려 표현 및 적절한 환자 접근 방식을 강조한다. 이러한 교육 프로그램은 환자의 동요와 초조증상을 효과적으로 감소시킨다. 치매 환자의 조호 기술을 쌓는 교육 프로그램은 보호자의 정서적 고통을 18개월 이상 감소시켰다.[16] 공식적·비공식적 조호 부담을 가진 조호자를 위한 가족교육 등의 프로그램은 조호자의 안정감 회복을 통해 치매 환자의 초조증상과 같은 정신행동증상을 줄이는 효과적인 방법이 될 수 있다.

57.3.2 격리 및 강박

신체적 강박은 보호복, 억제대, 보호조끼 등의 사용에 의한 개인의 자발적 움직임이나 행동에 대한 의도적인 제한이다. 심한 초조 및 동요, 공격적 행동의 관리에 사용될 수 있지만, 실제로 그러한 안전장치의 사용으로 압박 부위의 손상, 압박에 의한 내외과적 질환이 증가할 수 있으므로 주의할 필요가 있다. 격리와 강박은 타 방법에 대한 충분한 숙고 뒤에도 달리 대안이 없을 경우, 그리고 구속력 사용의 위험이 행위 위험보다 작은 경우에만 고려해야 한다.[3] 간호나 환자 관리의 편의를 위한 대체물로 사용해서는 안 되며, 항상 사전동의를 구해야 한다. 보건복지부 지침에서 정한 격리와 강박 절차를 따른다.

57.3.3 약물치료

비약물학적 전략이 초조증상을 관리하는 데 우선적으로 고려되어야 한다. 하지만 만약 비약물적 중재가 초조, 불안, 공격적인 행동을 통제하기에 불충분하다면 일반적으로 약물치료가 필요하다. 초조증상을 야기하는 명확한 정신질환과 이에 따른 표적 증상이 있다면, 신경정신약물치료에 반응할 가능성이 크다. 고역가 항정신병약물은 정신병적 특성을 보인 경우 급성 초조증상을 조절하는 데 효과적이나 추체외로 부작용의 위험이 높아질 때는 주의해야 한다. 비록 특정 비정형 항정신병약물이 다른 정형 항정신병약물보다 더 효과적이라는 증거는 없지만, 비정형 항정신병약물은 파킨슨병 등의 추체외로 부작용이나 지연성 운동장애의 빈도가 상대적으로 적다. 이 약물들의 선택적 도파민성 차단은 기저핵의 도파민 작용에는 덜 영향을 미치기 때문에 초조증상이 동반된 파킨슨병 환자들에게 유용하다.[17]

신경정신약물의 사용에 대해서 초조증상과 관련된 연구결과와 문헌을 통해 볼 때, 어떤 약물을 사용해야 하는지에 대한 결정은 주로 환자의 고유 특성과 요구되는 정도, 약물의 부작용 및 약물치료의 이익 대비 위험성의 정도에 따른다. 약물치료 개입을 선택할 경우 위험성과 이득에 대한 평가에 대해서는 환자 또는 법적 후견인에게 고지하고 사전동의를 얻고 문서화해야 한다. 미국 식품의약국은 치매 환자군에게 비정형 항정신병약물을 투여한 경우 뇌혈관질환의 위험과 사망률이 1.6~1.7배 높았다는 연구결과를 근거로 블랙박스 경고를 추가했다.[17] 초조와 동요와 함께 분명한 정신질환 징후와 증상을 보이는 치매 환자들에게 비정형 항정신병약물을 처방할 때조차도 블랙박스 경고를 무시할 수 없다.

일반적으로 초조증상이 지속적이고 일관된 문제로 판단되면, haloperidol 0.5mg 또는 risperidone 0.25~0.5mg의 저용량부터 시작한다. 초조증상의 경우 필요시 처방을 가급적 피한다. 필요시 처방으로 관리하는 것보다 정기적으로 투여하는 처방이 바람직하다.[17] 초조증상이 발생될 때마다 필요시 처방으로 대처하면 사용빈도가 늘어나고 투약 자체를 어렵게 하고, 조절을 위해 더 많은 양의 투약을 필요로 하며, 진정작용을 악화시킬 수 있다. 이러한 상황에서 일반적인 위험 요소는 다음과 같다. 첫째, 증상 또는 행동만을 치료하려고 하고 잠재된 원인 평가를 하지 않는다. 섬망과 같은 심각한 초조증상의 기저 원인을 치료하지 않고 방치하면 심각한 이환율과 사망률과 관련이 있다. 둘째, 초조증상을 보이는 환자에게 정확한 환자 상태 평가 없이 무분별하게 항정신병약물을 필요시 처방을 하고 있다. 이런 상황에서 복용량 조절은 환자에게 익숙하지 않은 간호인력에게 맡겨지기 때문에 문제소지가 된다. 셋째, 약물에 의한 지나친 진정작용은 탈수, 낙상, 호흡 억제, 흡인성 폐렴, 사망과 같은 심각한 부작용을 초래한다.

초조증상의 지속적인 약물치료의 필요성은 정기적으로 재평가되어야 한다. 일반적으로 초조증상에 대한 약물은 관련된 내재된 위험성 때문에 장기 요법을 권장하지 않는다. 그러나 일부 환자는 초조증상 조절을 위해서 장기적인 약물치료가 필요할 수 있다. 이 경우 항우울제나 항경련제가 선호되는 치료제로 등장하고 있다. 벤조디아제핀과 항정신병약물은 치매 노인 환자에게 만성적으로 사용될 때 명백한 내재된 위험성이 있으며 진정, 추체외로증상, 지연성 운동장애 등의 부작용에 대한 면밀한 관찰이 필요하다. 신경이완제를 정신질환 진단이 확정되지 않은 초조증상을 가진 환자에게 처방하는 경우 다른 약물에 대한 충분한 치료반응이 없었고, 환자 자신이나 타인에게 상당한 위협이나 가해를 가할 정도의 위험성이 있었음을 분명하게 의무기록에 기록해야 한다.

(1) 비정형 항정신병약물

비정형 항정신병약물인 clozapine, risperidone, olanzapine, quetiapine, ziprasidone 등에 대한 개방형 섬망 연구에서도 대부분 초조증상에 대한 좋은 결과를 보였다.[8] 초조증

상의 원인이 섬망인 경우 용량은 risperidone 0.5~4mg, olanzapine 2.5~20mg, quetiapine 25~600mg 범위에서 정한다.[17]

가. olanzapine

치매 환자의 초조증상의 효과는 위약과 비교해서 olanzapine 투여가 현저하게 호전된다. 투여 용량은 2.5mg부터 시작하며 소량 처방한 경우 추체외로증상을 유발하는 경우는 드물지만, 기면과 보행장애가 발생할 수 있음을 환자와 보호자에게 알려주어야 한다. 그리고 급성 초조증상의 치료에 olanzapine 근육주사제 사용을 고려할 수 있다. 응급실 환경에서 치매 환자에게 처치한 olanzapine 근육주사(2.5mg, 1~3회 주사/24시간)는 위약보다 유의한 초조증상의 감소를 보였고, lorazepam(1.0mg)보다 진정 효과가 적었다. 알츠하이머병과 혈관성 치매환자를 대상으로 olanzapine 근육주사(용량 2.5 및 5.0mg) 또는 lorazepam(1.0mg) 또는 위약의 효능 및 안전성을 비교한 이중맹검 무작위 연구에서 2시간 후, olanzapine과 lorazepam 모두 위약보다 초조증상 감소에 우위를 보였다. 진정제, 부작용, 추체외로증상, QT 간격 등 주요한 부작용과 관련된 증상과 징후는 없었다. 그러나 olanzapine의 근육주사 투여 중에 저혈압과 서맥이 부작용으로 보고되었다.[18]

나. risperidone

risperidone은 무작위 이중맹검 연구에서 치매 환자의 정신병적 증상, 초조 및 공격성과 행동증상을 완화하였고 위약군에 비하여 효과를 보였다. 투여 용량은 0.5mg부터 시작한다. 섬망의 초조증상을 조절하는 효과에 있어서도 haloperidol에 동등한 효과가 있는 것으로 밝혀졌다. 급성기 초조증상을 조절하기 위해 risperidone을 사용하는 것은 아직 연구되지 않았다. 그러나 신속한 용해가 가능한 경구정제가 있으며, 이러한 맥락에서 실질적인 이점을 가질 수 있다.[19]

다. quetiapine

quetiapine의 경우 초조증상에 효과적인 임상관찰 보고나 개방연구도 있고 알츠하이머병 환자의 초조증상을 치료하는 데 효과적이지 않고 오히려 인지저하를 초래한다는 이

중맹검 연구도 있다. 투여 용량은 25mg부터 시작하며 치료 용량을 결정할 때 어지럼증, 기립성 저혈압, 낙상 등의 부작용을 반드시 고려한다.[20]

(2) 정형 항정신병약물

haloperidol과 같은 고역가 정형 항정신병약물에 의한 급성 진정 효과는 유용하나, 추체외로 부작용과 신경이완제 악성증후군을 유발할 수 있다. 그러나 chlorpromazine 같은 저역가 정형 항정신병약물에 비해서 진정 효과가 적으면서도 흥분을 감소시키는 이점이 있고, 호흡 억제가 거의 없고, 혈당에 영향을 미치지 않으며, 혈압에도 덜 영향을 미친다. 또한 무스카린 수용체에 덜 영향을 미친다는 점이 노인 환자에게는 장점이 된다. haloperidol은 경구, 정맥, 근주 등의 다양한 경로로 투여가 가능하며 급성 초조증상이나 심한 초조증상의 경우 미국 식품의약국에서 승인을 받은 적은 없으나 정맥 투여할 수 있다. haloperidol의 용량은 0.5mg부터 시작하여 2~4시간마다 증량할 수 있으며 초조의 정도, 부작용을 고려하여 결정한다.[17]

초조증상을 보이는 섬망의 치료에 있어 항정신병약물 사용에 대한 코크란 리뷰에서는 비정형 항정신병약물인 olanzapine, risperidone과 비교해서 저용량 haloperidol의 효능이 동일하며 부작용의 빈도도 높지 않았다고 했다. 하지만 치매 환자 초조증상 치료에서의 haloperidol과 위약 대조군 간의 비교에서 초조증상 점수는 유의미한 차이를 보이지 않았고 공격성의 개선만 보였다는 상반된 보고도 있다. 아울러 초조한 증상을 보이는 치매 환자에서 정형 항정신병약물의 사용과 관련된 주요 쟁점 중 하나인 루이체 치매와 관련된 과감수성은 치명적 부작용이 발생할 수 있기 때문에 유의하여야 한다.[17]

(3) 기분조절제

carbamazepine과 divalproex sodium은 치매의 행동장애를 치료하는 데 효과적이며 항정신병약물과는 다른 부작용이 있다. 이중맹검 연구에서 위약 대조군과 비교하여 carbamazepine을 복용한 환자가 초조증상과 공격성에서 상당한 개선을 보였다. 상대적인 약물의 내약성과 안정성은 우수해서 노인 환자에게 유용하다. carbamazepine은 100mg의 저용량으로 시작하며 1일 투여량은 300mg 사

용이 가장 선호되며, 호전된 환자들의 평균 혈청농도는 5.3pg/mL이다.[21]

divalproex sodium은 치매의 초조증상에 효과적인 치료제로 알려져 있다. 평균 최종 divalproex sodium의 투여량은 1,650mg/day이었고, 평균 혈중농도는 64mg/mL이었다. 치료용량은 약물에 대한 내약성과 치료반응에 근거하여 결정하는 것이 바람직하다. divalproex sodium은 8명의 환자에서 가역적인 진정 부작용과 1명의 환자에서 일과성 보행과 의식착란을 보인 경우를 제외하고는 내약성과 안정성은 우수했다. 그러니 carbamazepine과 divalproex sodium을 처방하기 전에 혈액학적 검사를 시행하여야 한다. 백혈구감소증을 일으킬 수 있기 때문에 정기적인 혈액 모니터링이 필요하다. divalproex sodium은 간기능장애 및 췌장염을 유발할 수 있는 경우가 있으므로 정기적인 간기능 검사를 권장하고 있다.[22]

(4) benzodiazepine계 약물

진정작용을 나타내는 항정신병약물과 동등하게 효능이 있는 lorazepam과 같은 benzodiazepine은 추체외로증상과 관련이 없으며 신속한 초조증상 치료에서 내약성이 우수하고 작용 효과가 빨리 나타나고 체내 축적 위험이 낮으며 근주 시 생체이용률을 예측할 수 있는 장점이 있다. 그러나 midazolam, diazepam과 같은 약제의 경우 호흡 억제, 과도한 진정, 그리고 역설적인 탈억제 및 초조증상의 악화 등이 드물게 심각한 부작용으로 발생할 수 있음을 기억해 두어야 한다. 노인의 경우 체내 축적과 과다진정의 위험성을 고려할 때 반감기가 짧은 benzodiazepine을 선호한다. 간질 또는 알코올이나 수면제의 금단에 의한 섬망이나 항정신병약물의 부작용인 좌불안석증, 추체외로증상이 원인으로 추정되는 경우 치료제로 사용될 수 있다.[23]

lorazepam과 haloperidol의 병합요법은 단독요법보다 효능이 우수하다. 진정 효과는 적어도 단일 약제로 사용되는 benzodiazepine의 경우만큼 크다. olanzapine과 비경구적 benzodiazepine의 조합에 대해서는 보고된 바 없으며, olanzapine 투여 후 최소 2시간까지는 비경구적 benzodiazepine을 투여하지 말 것을 권장한다. 비경구적 benzodiazepine은 lorazepam, midazolam, clonazepam을 포함하지만 lorazepam을 제외하고는 노인 환자에서의 사용

에 대한 무작위 대조군 연구는 부족하다. diazepam 근육주사는 급성 진정에 사용하지 않는 것이 좋으며 노인 환자의 초조증상을 위해서 정맥주사제는 사용을 삼가야 한다.[23]

(5) 인지기능 개선제

인지기능개 선제인 cholinesterase inhibitor인 donepezil, rivastigmine, galantamine은 주의력과 집중력을 자극하여 초조증상을 감소시키는 것으로 나타났다.[24] 글루타메이트 수용체 중 하나인 NMDA 수용체 길항제 memantine은 매일 10~20mg의 투여량에서 일상생활 능력의 기능적 측면과 초조증상에 대해 호전적 결과를 보였다.[25]

(6) 항우울제

항우울제도 특정 상황에서 초조증상을 치료하는 데 유용할 수 있다. 특히 선택적 세로토닌 재흡수 억제제SSRI와 trazodone은 분명한 우울증 증상이 없어도 효과가 있다. SSRI를 사용한 초조증상 치료에 대해 정해진 치료용량 범위는 없으며, 임상가의 경험상 초조증상이나 동요, 흥분 상태를 치료하기 위해 사용된 최종 투여량은 매우 광범위하다.[18]

(7) 베타차단제

propranolol hydrochloride는 전두엽 손상 후 충동적인 행동

을 억제하며 치매의 초조, 흥분과 공격적인 행동을 감소시키는 데 사용될 수 있다. 이는 항정신병약물 사용으로 인한 추체외로증상이나 항콜린성 부작용을 줄이는 데 의미를 가진다. 그러나 서맥과 저혈압을 유발할 수 있으므로 신중하게 처방되어야 한다.[26]

57.4 요약

노인의 초조증상은 여러 가지 정신질환과 의학적 상태, 환경적 요인과 관련된 복잡한 증후군이다. 노인 환자, 간병인, 의료 비용에 미치는 영향에도 불구하고, 초조의 원인, 예방, 치료에 대한 불확실성이 존재한다. 그러나 환자 개개인에 맞춰 개인화된 다각적 차원의 접근법을 고려한 임상 개입이 필요하다. 우선적으로 비약물학적 개입을 시도하는 것이 바람직하다. 비약물학적 중재가 실패한 경우 항정신병약물을 비롯한 다양한 약물을 시도할 수 있다. 약물치료는 부작용과 내약성을 고려하여 적합한 약제를 선택하고 낮은 용량으로 시작하여 환자의 호전 정도를 관찰하면서 증량한다. 초조증상에 대한 치료 중에도 원인에 대한 재평가는 고려되어야 한다.

참고문헌

1. Eeles EM, Hubbard RE, White SV, O'Mahony MS, Savva GM, Bayer AJ. Hospital use, institutionalisation and mortality associated with delirium. Age Ageing 2010;39:470-475.
2. Valeriani L. Management of demented patients in the emergency department. Int J Alzheimers Dis 2011;2011:840312.
3. Peisah C, Chan DK, McKay R, Kurrle SE, Reutens SG. Practical guidelines for the acute emergency sedation of the severely agitated older patient. Intern Med J 2011;41(9):651-657.
4. Fong TG, Tulebaev SR, Inouye SK. Delirium in elderly adults: diagnosis, prevention and treatment. Nat Rev Neurol 2009;5:210-220.
5. Zuidema SU, de Jonghe JFM, Verhey FRJ, Koopmans RTCM. Environmental correlates of neuropsychiatric symptoms in nursing home patients with dementia. Int J Geriatr Psychiatry 2010;25:14-22.
6. Cohen-Mansfield J. Non-phamacological interventions for inappropriate behaviours in dementia: a review, summary and critique. Am J Geriatr Psychiatry 2001;9:361-381.
7. Lu JH, Chan DKY, O'Rourke F, Ong B, Shen Q, Reutens S, et al. Management and outcomes of delirious patients with hyperactive symptoms in a secured behavioural unit jointly used by geriatricians and psychogeriatricians. Arch Gerontol Geriatr 2011;52:66-70.
8. Nassisi D, Korc B, Hahn S, Bruns J, Jagoda A. The evaluation and management of the acutely agitated elderly patient. Mt Sinai J Med 2006;73(7):976-984.
9. Husebo B, Ballard C, Cohen-Mansfield J, Seifert R, Aarsland D. The response of agitated behavior to pain management in persons with dementia. Am J Geriatr Psychiatry 2014;22(7):708-717.

10. Tondi L, Ribani L, Bottazzi M, Viscomi G, Vulcano V. Validation therapy (VT) in nursing home: a case-control study. Arch Gerontol Geriatr 2007;44(suppl 1):407-411.

11. van Weert JC, van Dulmen AM, Spreeuwenberg PM, Ribbe MW, Bensing JM. Behavioral and mood effects of Snoezelen integrated into 24-hour dementia care. J Am Geriatr Soc 2005;53:24-33.

12. Dowling GA, Graf CL, Hubbard EM, Luxenberg JS. Light treatment for neuropsychiatric behaviors in Alzheimer's disease. West J Nurs Res 2007;29:961-975.

13. Ledger AJ, Baker FA. An investigation of long-term effects of group music therapy on agitation levels of people with Alzheimer's disease. Aging Ment Health 2007;11:330-338.

14. Filan SL, Llewellyn-Jones RH. Animal-assisted therapy for dementia: a review of the literature. Int Psychogeriatr 2006;18:597-611.

15. Libin A, Cohen-Mansfield J. Therapeutic robocat for nursing home residents with dementia: preliminary inquiry. Am J Alzheimers Dis Other Demen 2004;19:111-116.

16. Landreville P, Dicaire L, Verreault R, Lévesque L. A training program for managing agitation of residents in long-term care facilities: description and preliminary findings. J Gerontol Nurs 2005;31:34-42.

17. Reus VI, Fochtmann LJ, Eyler AE, Hilty DM, Horvitz-Lennon M, Jibson MD, et al. The American Psychiatric Association practice guideline on the use of antipsychotics to treat agitation or psychosis in patients with dementia. Am J Psychiatry 2016;173:543-546.

18. Battaglia J, Lindborg SR, Alaka K, Meehan K, Wright P. Calming versus sedative effects of intramuscular olanzapine in agitated patients. Am J Emerg Med 2003;21:192-198.

19. Brodaty H, Ames D, Snowdon J, Woodward M, Kirwan J, Clarnette R, et al. A randomized placebo, controlled trial of risperidone for the treatment pf agitation and psychosis of dementia. J Clin Psychiatry 2003;64:134-143.

20. Cheung G, Stapelberg J. Quetiapine for the treatment of behavioural and psychological symptoms of dementia (BPSD): A meta-analysis of randomised placebo-controlled trials. N Z Med J 2011;124:39-50.

21. Olin JT, Fox LS, Pawluczyk S, Taggart NA, Schneider LS. A pilot randomized trial of carbamazepine for behavioral symptoms in treatment-resistant outpatients with Alzheimer disease. Am J Geriatr Psychiatry 2001;9:400-405.

22. Konovalov S, Muralee S, Tampi RR. Anticonvulsants for the treatment of behavioral and psychological symptoms of dementia: A literature review. Int Psychogeriatr 2008;20:293-308.

23. Bieniek SA, Ownby RL, Penalver A, Dominguez RA. A double-blind study of lorazepam versus the combination of haloperidol and lorazepam in managing agitation. Pharmacotherapy 1998;18:57-62.

24. Howard RJ, Juszczak E, Ballard CG, Bentham P, Brown RG, Bullock R, et al. Donepezil for the treatment of agitation in Alzheimer's disease. N Engl J Med 2007;357:1382-1392.

25. Grossberg GT, Pejović V, Miller ML, Graham SM. Memantine therapy of behavioral symptoms in community-dwelling patients with moderate to severe Alzheimer's disease. Dement Geriatr Cogn Disord 2009;27:164-172.

26. Peskind ER, Tsuang DW, Bonner LT, Pascualy M, Riekse RG, Snowden MB, et al. Propranolol for disruptive behaviors in nursing home residents with probable or possible Alzheimer disease: A placebo-controlled study. Alzheimer Dis Assoc Disord 2005;19:23-28.

찾아보기